Thieme

SOPs in Anästhesie, Intensivmedizin, Notfallmedizin und Schmerztherapie

Alle relevanten Standards und Techniken für die Klinik

Herausgegeben von

Claudia Spies
Marc Kastrup
Thoralf Kerner
Christoph Melzer-Gartzke
Hendrik Zielke
Wolfgang J. Kox
Roland Francis

Mit Beiträgen von

Klemens Angstwurm
Klaus Arden
Burkhard Bartholome
Monika Berns
Dimitri S. Bezinover
Anna Bichmann
Oliver Birkelbach
Jürgen Birnbaum
Anne Blank
Angelika Bloch
Willehad Boemke
Götz Bosse
Florian Bubser
Matthias Carl
Florian Connolly
Philip Dahlinger
Christof Dame
Petra Degenhardt
Maria Deja
Andrej Dobbermann
Andreas Edel
Dirk Eggert-Doktor
Jens Eider
Lilian Engelhardt
Joachim Mathias Erb
Robert Falk
Bettina Föhre
Roland Francis
Robert Garnew
Martina Gaßner
Christine Geffers
Torsten Geyer
Florian Giering
Anton Goldmann
Jan Adriaan Graw
Ingo Greb
Herko Grubitzsch
Julius Grunow
Marion Haack
Hannes Haberl
Daniel Hadzidiakos
Laura Hagemann
Raphael Heidepriem
Anja Heymann
Matthias Hommel
Susanne Jöbges
Dinah Jörres
Marc Kastrup
Lutz Kaufner
Thoralf Kerner
Valesca Kipping
Sascha Kirsten
Maren Kleine-Brüggemann
Robin Kleinwächter
Ulrike Knipprath
Susanne Koch
Susanne König
Mareike Körber
Eva Kornemann
Holger Köth
Sylvia Kramer
Martin Krebs
Hanno Krieg
Michael Krimphove
Rainer Kuhly
Gunnar Lachmann
Franziska Lezius
Christian Lojewski
Alawi Lütz
Viktoria Martiny
Susanne Marz
Christoph Melzer-Gartzke
Mario Menk
Anika Müller
Lutz Müller-Lobeck
Irit Nachtigall
Tim Neumann
Phil Niggemann
Michele Ocken
Thomas Ocker
Britta Oldörp
Waldemar Olenberger
Akin Önder
Daniela Pfaff
Frieder Pfäfflin
Markus Piatkowski
Philipp Pickerodt
Christian Pille
Christoph J. Ploner
Birgit Puhlmann
Beate Rau
Rolf-Rüdiger Rodewald
Ute Rohr
Michael Römer
Christoph Rosenthal
Dirk Rumpff
Kay Rumschüßel
Ingrid Rundshagen
Martin Rusche
Martin Ruß
Farid Salih
Michael Sander
Thomas Schenk
Alexander Schiemann
Maren Schmidt
Katharina Schmitt
Ulf Schneider
Michael Schneider
Miriam Schneider
Kathrin Scholtz
Ute Scholz
Torsten Schröder
Martin Schuster
David Schwaiberger
Vladimir Skrypnikow
Katharina Spatz
Claudia Spies
Sascha Tafelski
Anja Thieme
Lars Töpfer
Evjenia Toubekis
Sascha Treskatsch
Joachim Unger
Stefan Verlohren
Stefan Verlohren
Oldrich Vlcherek
Falk von Dincklage
Vera von Dossow
Christian von Heymann
Katharina Weizsäcker
Steffen Weber-Carstens
Viktor Wegener
Elisa Weidner
Björn Weiß
Heike Wendt
Christina West
Stefan Wolf
Tobias Wollersheim
Simone Wolter
Hendrik Zielke

2., vollständig überarbeitete und erweiterte Auflage

137 Abbildungen

Georg Thieme Verlag
Stuttgart · New York

Bibliografische Information der Deutschen Nationalbibliothek
Die Deutsche Nationalbibliothek verzeichnet diese Publikation in der Deutschen Nationalbibliografie; detaillierte bibliografische Daten sind im Internet über http://dnb.d-nb.de abrufbar.

Ihre Meinung ist uns wichtig! Bitte schreiben Sie uns unter:
www.thieme.de/service/feedback.html

Georg Thieme Verlag KG
Rüdigerstraße 14, 70469 Stuttgart, Germany
www.thieme.com

Printed in Germany

1. Auflage 2013

externe Redaktion:
Saskia Dittgen, Kloster Lehnin;
Susanne Drosihn, Waldshut-Tiengen;
Michaela Mallwitz, Mühlhausen
Covergestaltung: © Thieme
Bildnachweis Cover: © Thieme. Cover Bildquelle – das Coverbild wurde von Thieme unter Verwendung der folgenden Bilder erstellt: © Kuzmaphoto/stock.adobe.com, © bsd studio/stock.adobe.com, © Sergey/stock.adobe.com, © PikePicture/stock.adobe.com
Zeichnungen: Christine Lackner, Ittlingen
Satz: Ziegler und Müller, text form files, Kirchentellinsfurt
Druck: Aprinta Druck GmbH, Wemding

DOI 10.1055/b000 000 066

ISBN 978-3-13-243250-5 1 2 3 4 5 6

Auch erhältlich als E-Book:
eISBN (PDF) 978-3-13-243251-2
eISBN (epub) 978-3-13-243252-9

Wichtiger Hinweis: Wie jede Wissenschaft ist die Medizin ständigen Entwicklungen unterworfen. Forschung und klinische Erfahrung erweitern unsere Erkenntnisse, insbesondere was Behandlung und medikamentöse Therapie anbelangt. Soweit in diesem Werk eine Dosierung oder eine Applikation erwähnt wird, dürfen die Lesenden zwar darauf vertrauen, dass Autor*innen, Herausgeber*innen und Verlag große Sorgfalt darauf verwandt haben, dass diese Angabe dem Wissensstand bei Fertigstellung des Werkes entspricht.

Für Angaben über Dosierungsanweisungen und Applikationsformen kann vom Verlag jedoch keine Gewähr übernommen werden. Jede*r Benutzende ist angehalten, durch sorgfältige Prüfung der Beipackzettel der verwendeten Präparate und gegebenenfalls nach Konsultation eines/r Spezialist*in festzustellen, ob die dort gegebene Empfehlung für Dosierungen oder die Beachtung von Kontraindikationen gegenüber der Angabe in diesem Buch abweicht. Eine solche Prüfung ist besonders wichtig bei selten verwendeten Präparaten oder solchen, die neu auf den Markt gebracht worden sind. **Jede Dosierung oder Applikation erfolgt auf eigene Gefahr des Benutzenden.** Autor*innen und Verlag appellieren an alle Benutzenden, ihnen etwa auffallende Ungenauigkeiten dem Verlag mitzuteilen.

Wo datenschutzrechtlich erforderlich, wurden die Namen und weitere Daten von Personen redaktionell verändert (Tarnnamen). Dies ist grundsätzlich der Fall bei Patient*innen, ihren Angehörigen und Freund*innen, z. T. auch bei weiteren Personen, die z. B. in die Behandlung von Patient*innen eingebunden sind.

Thieme Publikationen streben nach einer fachlich korrekten und unmissverständlichen Sprache. Dabei lehnt Thieme jeden Sprachgebrauch ab, der Menschen beleidigt oder diskriminiert, beispielsweise aufgrund einer Herkunft, Behinderung oder eines Geschlechts. Thiemewendet sich zudem gleichermaßen an Menschen jeder Geschlechtsidentität. Die Thieme Rechtschreibkonvention nennt Autor*innen mittlerweile konkrete Beispiele, wie sie alle Lesenden gleichberechtigt ansprechen können. Die Ansprache aller Menschen ist ausdrücklich auch dort intendiert, wo im Text (etwa aus Gründen der Leseleichtigkeit, des Text-Umfangs oder des situativen Stil-Empfindens) z. B. nur ein generisches Maskulinum verwendet wird.

Abkürzungsverzeichnis

A	
ABC-Ansatz	Atemwegssicherung → Beatmung → Kreislaufstabilisierung (engl.: Circulation)
ABCDE-Ansatz	Atemwegssicherung → Beatmung → Kreislaufstabilisierung (engl.: Circulation) → neurologische Untersuchung (engl.: Disability) → Entkleidung, orientierende chirurgische Untersuchung, Aufwärmen (Exposure)
ACC	Azetylzystein
ACE	Angiotensin converting Enzyme
Achm	muskarinerger Acetylcholinrezeptor
ACLS	Advanced Cardiac Life Support
ACT	Activated Clotting Time
ACTH	adrenokortikotropes Hormon
ADH	Alkoholdehydrogenase
ADP	Adenosindiphosphat
AKE	Aorten-Klappenersatz
ALAT	Alaninaminotransferase
AMA	antimitochondriale Antikörper
AMV	Atemminutenvolumen
ANA	antinukleäre Antikörper
ANCA	antineutrophile zytoplasmatische Antikörper
a.-p.	anteroposterior
APACHE II	Acute Physiology and chronic Health Evaluation II
APC	aktiviertes Protein C
aPTT	aktivierte partielle Thromboplastinzeit
ARDS	Acute respiratory Distress Syndrome
ASAT	Aspartataminotransferase
ASB	Assisted spontaneous Breathing
ASD	Atrium-Septumdefekt
ASS	Azetylsalizylsäure
AWR	Aufwachraum
B	
BESD	Beurteilung von Schmerzen bei Demenz (Skala)
BG	Blutgruppe
BGA	Blutgasanalyse
BIPAP	Biphasic positive Airway Pressure
BLS	Basic Life Support
BMI	Body Mass Index
BPS	Behavioural Pain Scale
BPS-NI	Behavioural Pain Scale – nicht intubiert
BtG	Betreuungsgesetz
BUN	Harnstoffstickstoffwert im Blut
BURP-Manöver	Backward, upward and rightward Pressure
C	
CABG	Coronary Artery Bypass Graft
CABG	Coronary Artery Bypass Graft (koronararterielle Bypass-Operation)
CAM-ICU	Confusion Assessment Method für die Intensivstation
cAMP	zyklisches Adenosinmonophosphat
CBF	zerebraler Blutfluss
CCO	Continuous cardiac Output
cCT	kraniale Computertomografie
CDT	Carbohydrase deficient Transferrin
cGMP	zyklisches Guanosinmonophosphat
CHE	Cholinesterase
CIRCI	Critical Illness related Corticosteroid Insufficiency
CK-MB	Isoenzym der Kreatinkinase
cMRT	kraniale Magnetspinresonanztomografie
CMV	Zytomegalievirus
CO	Kohlenmonoxid Cardiac Output
CO_2	Kohlendioxid
COPD	chronisch-obstruktive Lungenerkrankung
COX	Zyklooxygenase
CPAP	Continuous positive Airway Pressure
CPP	Cerebral Perfusion Pressure
CPR	kardiopulmonale Reanimation
CRP	C-reaktives Protein
CT	Computertomografie
CTA	computertomografische Angiografie
CYT	Cytochrom
D	
D 2	Dopaminrezeptor
DDS	Delirium Detection Score
DDT	Dichlordiphenyltrichloräthan
DECT	digitale, verbesserte schnurlose Telekommunikation
DIC	disseminierte intravasale Gerinnung
DIVI	Deutsche Interdisziplinäre Vereinigung für Intensiv- und Notfallmedizin e. V.
DKE	Doppelklappen-Ersatz
DMAP	Dimethylaminopyridin
DNA	Desoxyribonukleinsäure

DNE Do-not-escalate
DNR Do-not-resuscitate
DRG diagnosebezogene Fallgruppen
DSA digitale Subtraktionsangiografie

E

EBV Epstein-Barr-Virus
ECMO extrakorporale Membranoxygenierung
EDTA Äthylendiamintetraessigsäure
EDV enddiastolisches Volumen
EEG Elektroenzephalogramm bzw. -grafie
EK Erythrozytenkonzentrat
EKG Elektrokardiogramm bzw. -grafie
ELANA Eximer Laser-assisted nonocclusive Anastomosis
ELISA Enzyme-linked immunosorbent Assay
EMG Elektromyogramm bzw. -grafie
EOLD End of Life Decision
ERA Endothelin-Rezeptorantagonisten
ERC endoskopisch-retrograde Cholangiografie
ERCP endoskopisch-retrograde Cholangiopankreatikografie
ESBL Extended-Spectrum β-Laktamase-produzierende, gramnegative Erreger
ESKD End Stage Kidney Disease
$etCO_2$ endexspiratorische (endtidale) CO_2-Konzentration
EtG Äthylglukuronid
EVD externe Ventrikeldrainage
EVLW extravasales Lungenwasser
EVLWI extravasaler Lungenwasserindex

F

FAEE Fettsäureäthylester
FAST Face-Arm-Speech-Test
FFP Fresh frozen Plasma
FiO_2 inspiratorische O_2-Konzentration
FPS-R Faces Pain Scale – revised

G

GABA γ-Aminobuttersäure
GCS Glasgow Coma Scale
GEDV globales enddiastolisches Volumen
GEDVI globaler enddiastolischer Volumenindex
GFR glomeruläre Filtrationsrate
GGT γ-Glutamyltransferase
GLDH Glutamatdehydrogenase
GOT Glutamat-Oxalazetat-Transaminase

H

H1 Histaminrezeptor
HAES Hydroxyäthylstärke
Hb Hämoglobin
HBsAg Hepatitis B Surface Antigen
HBV Hepatitis-B-Virus
HCV Hepatitis-C-Virus
HDL-Cholesterin High-Density-Lipoprotein-Cholesterin
HELLP-Syndrom Syndrom mit: Hämolyse, erhöhten Leberwerten, Thrombozytopenie während der Schwangerschaft
HHV humanes Herpesvirus
HIPA-Test Heparin induced Platelet Activation Test
HIV humanes Immunschwächevirus
Hkt Hämatokrit
HLA humane Leukozytenantigene
HME Heat and Moisture Exchanger
HNO- Hals-Nasen-Ohren-
HSV Herpes-simplex-Virus
5HT 2/3/4 Serotoninrezeptoren 2/3/4
HZV Herzzeitvolumen

I

IABP intraaortale Ballonpumpe
IAP intraabdominaler Druck
ICDSC Intensive Care Delirium Screening Checklist
ICP intrakranieller Druck
I:E-Verhältnis Verhältnis von Inspirationszeit zu Exspirationszeit
Ig Immunglobulin
IL Interleukin i. m. intramuskulär
IMCU Intermediate Care Unit
INR International normalized Ratio (Blutgerinnungswert)
i.o. intraossär
ITBV intrathorakales Blutvolumen
ITBVI intrathorakaler Blutvolumenindex
ITS Intensivtherapiestation
i. v. intravenös
IVRT isovolumische Relaxationszeit

K

KED Kendrick Extrication Device
KG Körpergewicht

L

LCOS Low-cardiac-Output-Syndrom
LDH Laktatdehydrogenase
LDL-Cholesterin Low-Density-Lipoprotein-Cholesterin
LVAD linksventrikuläres Assist Device

LV-EDAI	Left ventricular End-diastolic Area Index
LV-EF	linksventrikuläre Ejektionsfraktion

M

µ	µ-Opioidrezeptor
MAO	Monoaminooxidase
MAP	mittlerer arterieller Druck
MCP	Metoclopramid (Antiemetikum)
MCV	Mean corpuscular Volume
MKE	Mitralklappen-Ersatz
MKG-Chirurgie	Mund-Kiefer-Gesichtschirurgie
MODS	Multiorgandysfunktionssyndrom
MRA	Magnetresonanzangiografie
MRSA	methicillinresistenter Staphylococcus aureus
MRT	Magnetresonanztomografie

N

NaCl	Kochsalz
NAS	numerische Analogskala
NK	Neurokininrezeptor
NO	Stickstoffmonoxid
NPN	Nitroprussid-Natrium
NRS-V	Numerische Rating-Skala – visualisiert
NSAR	nicht steroidale Antirheumatika
NSTEMI	Non-ST-elevated myocardial Infarciation
Nu-DESC	Nursing Delirium Screening Scale
NVK	Nabelvenenkanüle

O

O_2	Sauerstoff
OELM	Optimal external laryngeal Manipulation

P

p_aCO_2	Kohlendioxidpartialdruck
PACU	Post Anaesthesia Care Unit
PAK	Pulmonalarterienkatheter
p_aO_2	Sauerstoffpartialdruck
PAOP	Pulmonary Artery Occlusion Pressure
PAP	pulmonalarterieller Blutdruck
PAPm	mittlerer pulmonalarterieller Blutdruck
PAWP	Pulmonary Artery Wedge Pressure
$PbrO_2$	Sauerstoffpartialdruck im Hirngewebe
PCA	patientenkontrollierte Analgesie
PCCO	Pulse Contour cardiac Output
PC-HZV	kontinuierliches Pulskonturanalyse-Herzzeitvolumen
PCI	perkutane Koronarintervention
PCR	Polymerasekettenreaktion
PCT	Prokalzitonin
PCWP	pulmonalkapillarer Verschlussdruck
PDA	Periduralanästhesie
PDE	Phosphodiesterase
PDK	Periduralkatheter
PDMS	Patientendaten-Managementsystem
pECLA	pumpenloses, arteriovenöses Lungenunterstützungsverfahren
PEEP	positiver endexspiratorischer Druck
PELOD	Pediatric logistic Organ Dysfunction
PET	Positronenemissionstomografie
PEth	Phosphatidyläthanol
PF	Plättchenfaktor
PHT	Pressure-Half-Time
PKE	Pulmonalklappen-Ersatz
PIM	Pediatric Index of Mortality
PIP	Peak Inspiratory Pressure
PISA	proximale Flusskonvergenzmethode
p. o.	per os
POC	Point of Care
PPPD	partielle pyloruserhaltende Pankreatikoduodenektomie
PPSB	Prothrombinkomplex
PPV	Pulsdruckvariation
PRIND	Prolonged ischemic neurological Deficit
PSVT	paroxysmale superventrikuläre Tachykardie
PsychKG	Psychisch-Kranken-Gesetz
PTA	perkutane transluminale Angioplastie
PTCD	perkutane transhepatische Cholangiendrainage
PTT	partielle Thromboplastinzeit
PVC	Polyvinylchlorid
PVR	pulmonalvaskulärer Widerstand
PVRI	pulmonalvaskulärer Widerstands-index

Q

Qs/Qt-Verhältnis	Verhältnis von pulmonalem Shunt zum Herzzeitvolumen

R

RASS	Richmond Agitation Sedation Scale
REM	Rapid Eye Movement
RNA	Ribonukleinsäure
ROSC	Return of spontaneous Circulation
RSB	Rapid shallow Breathing
RSBI	Rapid shallow Breathing Index
RSI	Rapid Sequence Intubation
RSV	Respiratory syncytial Virus

RVAD rechtsventrikuläres Assist Device
RV-EDV enddiastolisches rechtsventrikuläres Volumen
RV-EF rechtsventrikuläre Ejektionsfraktion
RV-ESV rechtsventrikuläres endsystolisches Volumen

S

SaO_2 arterielle Sauerstoffsättigung
SAPS II Simplified acute Physiology Score II
s. c. subkutan
$ScvO_2$ zentralvenöse Sauerstoffsättigung
SIMV Synchronized intermittend mandatory Ventilation
SIRS Systemic Inflammatory Response Syndrome
SLEDD Slow low Efficiency daily Dialysis
Sludge-Phänomen Gallenblasen-Sludge = eingedickte Galle (Ultraschallphänomen) Mikrothrombenbildung durch Blutflussverlangsamung aber auch in der Mikrozirkulation
SMA Antikörper gegen glatte Muskulatur
SOFA Sequential Organ Failure Assessment Score (ehemals: Sepsis-related Organ Failure Assessment)
SOP Standard Operating Procedure
SPECT Single Photon Emission computed Tomography
SpO_2 Pulsoxymetrische Sauerstoffsättigung
SPV systolische Blutdruckvariabilität
SSD subsyndromales Delir
STEMI ST-Elevation myocardial Infarction (transmuraler Infarkt)
SvO_2 gemischt-venöse Sauerstoffsättigung
SVR systemischer Gefäßwiderstand
SVRI systemischer Widerstandsindex
SVV Schlagvolumenvariation

T

TAPSE Tricuspid annular Plane systolic Excursion
TEA Thrombendarteriektomie
TEE transösophageales Echokardiogramm bzw. -grafie
TEP Totalendoprothese
TIPPS transjugulärer intrahepatischer portosystemischer (Stent-)Shunt
TISS Therapeutic Intervention Scoring System
TK Thrombozytenkonzentrat
TKI Tyrokinaseinhibitoren
TNF Tumornekrosefaktor
t-PA Tissue Type Plasminogen Activator
TPZ Thromboplastinzeit
TRALI Transfusion-associated Lung Injury
TSH thyreoideastimulierendes Hormon
TTE transthorakales Echokardiogramm bzw. -grafie

V

VAS visuelle Analogskala
VRS verbale Rating-Skala
VSD Ventrikelseptumdefekt
Vt Tidalvolumen
VZV Varizella-Zoster-Virus

W

WHO World Health Organisation

Z

ZVD zentraler Venendruck
ZVK zentraler Venenkatheter

Vorwort zur 2. Auflage

Seit der Veröffentlichung der ersten, damals noch zweibändigen Auflage im Jahr 2012 haben wir wertvolles Feedback von unseren Kolleg*innen, Mitarbeiter*innen und Leser*innen erhalten. Dieses Feedback hat dazu beigetragen, neue SOPs zu entwickeln und unsere bestehende SOPs zu erweitern, zu verbessern und an neue Erkenntnisse und sich verändernde Anforderungen anzupassen. Mit der Publikation auf der Wissensplattform eRef und der Einbindung in das System zur Patient*innenaufklärung unseres Verlegers, konnten wir unser Zielpublikum noch einmal deutlich erweitern.

Der stetig zunehmende Prozessdruck und der finanzielle Rahmen, dem das Gesundheitssystem ausgesetzt ist, steht den hohen qualitativen Ansprüchen an unsere Arbeit, dem Recht der Patient*innen auf eine sichere Behandlung und den Anforderungen an ein modernes Qualitäts- und Risikomanagement gegenüber. Kontinuierlich weiterentwickelte und nach evidenzbasierten Kriterien entwickelte SOPs stellen dabei einen wichtigen Eckpfeiler dar, um auch in diesem Spannungsfeld eine Patient*innenversorgung auf klinisch höchstem Niveau sicherzustellen.

Gerade unter den schwierigen Bedingungen der COVID-Pandemie, mit den notwendigen tiefgreifenden und oftmals kurzfristigen Personalumsetzungen, konnten wir den Wert eines an unsere spezifischen Abläufe adaptierten und agil entwickelbaren SOP-Systems täglich erleben und schätzen.

Auch dieses nun in einem gemeinsamen Band vorliegende Buch ist damit wieder eine zwar kuratierte, aber schlussendlich doch nur Momentaufnahme unserer ständig im klinischen Alltag weiterentwickelten SOPs und soll neben der Funktion als Nachschlagewerk vor allem dazu inspirieren, eigene an die individuellen Umstände der Kliniken der Leser*innen angepasste Verfahren zu entwickeln. Ferner stellt es einen wichtigen Beitrag in der kompetenzbasierten Aus-, Fort- und Weiterbildung unserer Kolleg*innen dar. Elemente dieser SOPs werden regelhaft in die Vermittlungsinhalte integriert und ermöglichen so einen gemeinsamen Austausch und eine gemeinsame Plattform für unsere nächste Generation.

Wir möchten uns an dieser Stelle erneut herzlich bei allen Autor*innen und kommentierenden Nutzer*innen bedanken, die die Entwicklung unseres Systems und damit dieses Buches in diesem Umfang erst möglich gemacht haben.

Die Herausgeber hoffen, dass auch diese Auflage dazu beiträgt, dass mit der weiteren Verbreitung von individualisierten SOPs die Krankenversorgung auf breiter Front verbessert werden kann, und freuen sich auch weiterhin über kritische Anmerkungen und Beiträge aus dem Kreis der Leser*innen und Anwender*innen.

Berlin, Hamburg im November 2023
C. Spies, R. Francis, M. Kastrup, T. Kerner,
C. Melzer-Gartzke, H. Zielke, W. J. Kox

Vorwort zur 1. Auflage

Zwischen 10 und 15 Jahre dauert es, bis evidenzbasierte Medizin Einzug in die Krankenhäuser hält. Wissens- und Kommunikationsmanagement in den Krankenhäusern sollten dazu beitragen, dass Patienten die bestmögliche Behandlung erhalten. Qualität in der Krankenversorgung bedeutet, dass das gegenwärtige Wissen auch zeitnah umgesetzt wird und jeder Mitarbeiter einer Klinik daran interessiert ist, dieses Wissen in einer gemeinsamen Verantwortung zum Wohle des Patienten einzubringen.

Die Einführung von SOPs (Standard Operating Procedures) kann dazu beitragen, dieses evidenzbasierte Wissen an die lokalen Bedürfnisse anzupassen und es entsprechend in einen Prozess in der Klinik zu implementieren. Ferner tragen diese SOP-Module dazu bei, die Schnittstellen der Behandlung mit den interdisziplinären Partnern zu optimieren mit dem Ziel, dem Patienten eine nach neuesten medizinischen Erkenntnissen bestmögliche Behandlung zukommen zu lassen. So gehen unsere SOPs als Module in die klinischen Behandlungspfade ein, in denen die Abläufe innerhalb der Klinik von der Aufnahme bis zur Entlassung dargelegt sind; sie tragen so ihren Anteil zu der Prozessoptimierung in der Gesamtbehandlung bei. Innerhalb eines Krankenhauses sind der Operationstrakt und die Intensivstationen ein besonders kostenträchtiger Bereich. In zahlreichen Untersuchungen konnte gezeigt werden, dass durch die Einführung von SOPs eine schnellere Genesung des Patienten und eine kürzere Krankenhausverweildauer ermöglicht werden können.

Dem Berufsanfänger wird mit diesem Buch ein umfangreiches, praxisorientiertes Nachschlagewerk an die Hand gegeben. So stehen schnell und übersichtlich in einer Vielzahl von klinischen Situationen konkrete und bewährte Informationen zur Verfügung. Der erfahrene Kliniker kann dieses Buch als Grundlage für die Entwicklung von eigenen SOPs verwenden. Für die Pflegekräfte ist das Buch bei der Vorbereitung von Eingriffen und bei der Pflege auf der Intensivstation eine wertvolle Hilfe, da zu jedem Eingriff die praxisrelevanten Informationen, wie Medikamenten- und Materialbedarf, aufgeführt sind. Kritiker werden anführen, dass dieses Werk zu einer „Kochbuchmedizin" beiträgt. Aber der wissenschaftliche Fortschritt, der zur Einführung zahlreicher neuer Pharmaka und Methoden in unserem Fachgebiet geführt hat, erfordert eine zeitnahe interne Bewertung neuer Behandlungsmethoden für die eigenen Prozesse. Dieses Erlangen des Wissens und dessen Umsetzung kann ein Arzt heutzutage nur noch im Team erreichen.

In der eigenen Klinik gab es anfänglich auch Bedenken von einigen Kollegen gegenüber der „Standardisierung" ihrer Tätigkeiten. Im Verlauf haben die Kollegen erkannt, dass SOPs im klinischen Alltag eine hilfreiche Unterstützung sein können. Da bei der notwendigen regelmäßigen Überarbeitung und Weiterentwicklung die Ideen und Rückmeldungen von allen Mitarbeitern mitberücksichtigt wurden, konnte sich jeder aktiv bei der praktischen Weiterentwicklung der SOPs einbringen.

SOPs ersetzen aber nicht das eigene Denken und Bewerten. Im klinischen Alltag wird man selten den „Standardpatienten" vorfinden. Mit den hier dargestellten SOPs ist es zwar möglich, die Mehrheit der Patienten auf einem hohen Niveau zu versorgen; es liegt aber in der individuellen Verantwortung des jeweiligen Arztes, nur die Verfahren und Medikamente anzuwenden, die er auch sicher beherrscht. Trotz des standardisierten Vorgehens muss die Behandlung flexibel und zielorientiert durchgeführt werden. Beschriebene und bewährte Wege müssen auch verlassen werden können. Deswegen werden in diesem Buch teilweise auch mehrere Möglichkeiten angegeben. Es unterliegt dem Anwender zu entscheiden, welches Verfahren für den jeweiligen Patienten die optimale Behandlung darstellt und wann die SOP überhaupt nicht anwendbar ist und der Weg verlassen werden muss.

Durch die Implementierung von Standards in unserer Klinik wird eine Kontinuität in der Qualität der Patientenversorgung auf evidenzbasiertem höchstem Niveau sichergestellt. Durch die kompakte Darstellung wird eine Transparenz gegenüber den operativen Disziplinen, den Klinik- und den Verwaltungsdirektoren sowie den Kostenträgern geschaffen.

Die Vorteile, die durch die Einführung von SOPs geschaffen werden, sind

- die Optimierung von Prozessabläufen,
- die Anwendung evidenzbasierter Medizin,
- der rationale Umgang mit Ressourcen,
- die Verbesserung der Aus-, Fort- und Weiterbildung,
- die vereinfachte Einarbeitung,
- Qualitätsmanagement und Qualitätssicherung sowie
- Kostentransparenz.

Dieses Buch hat einen langen und teilweise auch mühsamen Weg hinter sich. Die einzelnen SOPs sind von Mitarbeitern der Klinik nach einem festgelegten Schema in Zusammenarbeit mit den operativen und konservativen Disziplinen erarbeitet worden. Nach der Überprüfung auf die Alltagstauglichkeit hin wurden die SOPs mehrfach überarbeitet, bis sie jetzt in der gegenwärtigen Fassung vorlagen. Für die Bereitschaft aller Mitarbeiter, an diesem mühsamen und zeitaufwendigen Prozess mitzuwirken, möchten wir uns herzlich bedanken. Am Ende dieses Prozesses steht ein Brückenschlag zwischen evidenzbasierter

Medizin und kontinuierlicher Qualitätsverbesserung zum Wohle unserer Patienten.

Die Herausgeber bedanken sich bei allen Autoren für den engagierten Einsatz bei der Erstellung und Überarbeitung der Kapitel. Ferner danken wir allen Mitarbeitern, die uns durch konstruktive Hinweise auf Fehler und alternative Behandlungsmöglichkeiten aufmerksam gemacht haben. Unser Dank gilt auch Herrn Dr. Hendrik Zielke, durch dessen Einsatz die SOPs von mehreren Standorten unserer Klinik in ein webbasiertes Informationssystem integriert worden sind. Diese anwenderfreundliche und an jedem Arbeitsplatz zugängliche Lösung ermöglicht auch eine einfache Überarbeitung der Inhalte und die Anpassung an neueste wissenschaftliche Erkenntnisse.

Durch die straffe Struktur der praxisorientierten Darstellung und der daraus resultierenden erforderlichen Kürzung der Sachverhalte ergeben sich Lücken, die aber gewollt sind. Dieses Buch dient nicht als Lehrbuch und soll und kann ein Lehrbuch auch nicht ersetzen. Viele der hier dargestellten Verfahrensweisen sind zwar evidenzbasiert, aber auch lokalen Bedürfnissen geschuldet. Viele Verfahrensweisen können und müssen sicherlich andernorts abweichend und/oder eingeschränkt durchgeführt werden. Dieses Buch soll eine Anregung geben, eigene Behandlungsalgorithmen zu entwickeln. Die Herausgeber freuen sich ferner über kritische Anmerkungen und Beiträge aus dem Kreis der Leser und der Anwender.

Wir hoffen, dass dieses Werk dazu beitragen kann, dass jede Klinik für sich einfacher eigene SOPs entwickeln kann und diese eigenen SOPs tägliche Begleiter für die praktische Routinearbeit werden. Unsere SOPs haben in unserer Klinik einen Anteil daran geleistet, dass die Behandlung unserer Patienten durch einen intensiven und interdisziplinären Dialog, auch zwischen den Berufsgruppen, verbessert werden konnte und sich kontinuierlich weiterentwickeln kann.

Berlin, Hamburg im Dezember 2012
C. Spies, M. Kastrup, C. Melzer-Gartzke,
T. Kerner, H. Zielke, W. J. Kox

Inhaltsverzeichnis

Teil I Anästhesiologie

3 Verfahren in der Anästhesie 121

4 Postoperative Behandlung 176

Teil II Intensivmedizin

Teil I

Anästhesiologie

I

1 Allgemeines

1.1 Präoperative Visite

G. Bosse, M. Kastrup, M. Krimphove, C. Melzer-Gartzke, P. Pickerodt, S. Tafelski

1.1.1 Aufklärungsgespräch

Die präoperative Visite hat das Ziel, Erkrankungen und pathologische Veränderungen, welche die Anästhesie und den perioperativen Verlauf beeinflussen, aufzudecken. Die präoperative Visite ist ein wichtiges Kernelement der Risikostratifizierung und Risikoprävention.

Vor dem Hintergrund der Grunderkrankung, der geplanten Operation und den sich daraus ergebenden Risiken muss sich der Anästhesist aus Anamnese, Status, Hausmedikation und gegebenenfalls weiteren Untersuchungen ein Bild über die Nebenerkrankungen und deren aktuelle Therapie verschaffen.

Zur präoperativen Visite am Vortag der Operation sollten vorliegen:

- Anamnese, Diagnose, Operationsverfahren und körperlicher Untersuchungsbefund
- der vom Patienten ausgefüllte Anästhesieaufklärungsbogen für Erwachsene bzw. Kinder
- OP-Anmeldung
- OP-Aufklärung oder (bei Behandlungspfaden) fachärztliche Indikationsbestätigung
- Sicherungsaufklärung zur Transfusion von Blutprodukten

Bei den meisten Patienten bzw. bei vielen Krankheitsbildern ist es möglich, zwischen unterschiedlichen Narkoseverfahren zu wählen. Der Patient muss über alle möglichen Verfahren, die für ihn infrage kommen, aufgeklärt werden und sich dann frei entscheiden können.

Vor dem anästhesiologischen Aufklärungsgespräch sollten nach Möglichkeit die operative Technik und Besonderheiten (z. B. Risikopatienten, Einschluss in Studien) zwischen Operateur, Patient und Anästhesist abgesprochen sein. Die Rechtsprechung erfordert, dass dem Patienten nach dem Aufklärungsgespräch und vor dem Eingriff eine „angemessene Bedenkzeit“ zur Verfügung stehen muss.

Die präoperative Risikoevaluation soll in ausreichendem zeitlichem Abstand vor dem operativen Eingriff erfolgen. Bei elektiven Eingriffen bedeutet dies, dass die Aufklärung spätestens am Vorabend des Operationstages erfolgen sollte. In Ausnahmefällen können Patienten der Klassifikation ASA I + II zu ambulanten Eingriffen oder ambulanten diagnostischen Eingriffen am OP-Tag aufgeklärt werden (s. Kap. 1.3: Ambulante Operationen). Dies darf jedoch nicht im OP oder Einleitungsraum geschehen. Patienten der Klassifikation ASA III + IV sollen mit größtmöglichem Abstand zur geplanten OP gesehen werden, um ggf. noch notwendige Untersuchungen zu initiieren und zu bewerten. Am Ende des Aufklärungsgesprächs muss der Patient schriftlich in das Anästhesieverfahren einwilligen.

Die Aufklärung mithilfe der Anamnesebögen ersetzt das persönliche Aufklärungsgespräch nicht. Individuelle Risiken des Patienten, Inhalt und Zeitpunkt des Aufklärungsgesprächs sollten aus forensischen Gründen stichwortartig notiert werden.

Ergänzt werden kann die Aufklärung mittels audiovisueller Medien, deren Kenntnisnahme der Patient ebenso schriftlich bestätigt.

Der Aufklärungsteil sollte dem Patienten zum persönlichen Verbleib mitgegeben werden. Dabei sollte man darauf achten, dass die individuellen, von den Standarderklärungen abweichenden Dinge auf dem Bogen geändert bzw. vermerkt wurden, damit sich aus den beiden Teilen des Aufklärungsbogens keine Differenzen ergeben.

Am Ende der präoperativen Visite werden die anästhesierelevanten Informationen auf dem Protokoll „Präoperative Visite“ (s. Kap. 1.9: Dokumentation Narkoseprotokoll) schriftlich dokumentiert:

- anamnestische Informationen, Alter, Größe, Gewicht, Blutdruck und Herzfrequenz
- Dauermedikation (perioperative Gabe der Dauermedikation)
- Informationen zu Organfunktionen, besondere Befunde und Risiken
- Angabe der kardialen Belastbarkeit in metabolischen Äquivalenten (METs)
- AUDIT-Score aus dem vom Patienten bearbeiteten Fragebogen zur Lebensstilanalyse
- PONV-Risiko (Apfel-Score)
- Allergien (Latexallergie, Penicillinallergie) mit beschriebener allergischer Reaktion (z. B. Schock, Exanthem, Ödem) und evtl. Prophylaxe
- Mallampati-Status, Zahnstatus (Schwieriger Atemweg)
- ASA-Klassifikation
- primäres Anästhesieverfahren und spezielle Anforderungen/erweitertes Monitoring
- Aufklärung über Blasenkatheteranlage bei OP-Zeiten von mehr als 150–180 min
- Prämedikation und weitere Anordnungen für die Station (z. B. Nüchternheit)
- fehlende Befunde, ggf. vereinbarte Wiedervorstellung mit den entsprechenden Befunden

Wenn ein Patient in der Anästhesieambulanz aufgeklärt worden ist, ist die Aufklärung für den spezifischen Eingriff gültig, auch wenn der Eingriff nicht zeitnah durchgeführt wird.

Die Aufklärung sollte dann aber **vorbehaltlich eventueller Änderungen des Gesundheitszustandes** zwischen Aufklärungs- und OP-Termin vorgenommen werden. Auf jeden Fall muss vor der Durchführung der Narkose dokumentiert werden, ob bzw. inwiefern sich der körperliche Status verändert hat und wie der Verlauf der Grunderkrankung sich entwickelt hat.

Im Notfall kann das Aufklärungsgespräch entfallen. Es ist jedoch unabdingbar, sich einen kurzen Überblick über relevante Diagnosen, Medikamenteneinnahme und Allergien zu verschaffen.

1.1.2 Hinweise für Individualisierung der Narkoserisiken

Die Aufklärung mithilfe der Anamnesebögen erfolgt zweigeteilt. Auf dem Anamnesebogen werden die allgemeinen Narkoserisiken erklärt. Im Aufklärungsgespräch erfolgt eine Individualisierung der Risiken für den Patienten und das gewählte Narkoseverfahren. Diese Aufklärung ist nachvollziehbar auf dem Anamnesebogen zu notieren. Mit der Freigabe in der elektronischen Patientenakte sind die Zustimmung des Patienten zum hinterlegten Narkoseverfahren und die erfolgte Aufklärung dokumentiert. In der Risikoaufklärung sind individuelle Faktoren des Patienten zu dokumentieren: z. B. Regionalanästhesie für die Sängerin oder die Allgemeinanästhesie für den Marathonläufer.

Folgende typische Risiken der verschiedenen Verfahren sind mit dem Patienten zu besprechen:

► **Allgemeinanästhesie mit Intubation/Larynxmaske**
- PONV
- Heiserkeit
- Atemwegssicherung
- Schäden an den Zähnen, Weichgeweben, Stimmbändern
- Lagerung und Nervenschäden
- Nüchternheit, Aspiration
- Delir
- Herz-Kreislauf-Risiko
- allergische Reaktion

► **Rückenmarknahe Regionalanästhesie.** Diese umfasst Spinalanästhesie, Periduralanästhesie mit und ohne Katheter, kombinierte Spinal-Peridural-Anästhesie, Psoaskompartmentblock.
- Versagen der Methode mit Notwendigkeit einer Allgemeinanästhesie
- postspinale Kopfschmerzen
- Harnverhalt
- Juckreiz
- Infektion
- Blutung
- Querschnittslähmung
- sensomotorisches Defizit (selten bleibend)
- allergische Reaktion
- Hygrome
- Wiedervorstellung bei neurologischen Symptomen

► **Periphere Nervenblockaden mit und ohne Katheter.** Allgemein:
- Versagen der Methode mit Notwendigkeit einer Allgemeinanästhesie
- Blutung
- Infektion
- Nervenschäden
- allergische Reaktion
- Lokalanästhetikaintoxikation

► **Infra-/Supraklavikuläre Plexusblockade**
- zusätzlich zu Risiken peripherer Nervenblockaden: Lungenverletzung mit Lungenkollaps (Pneumothorax)

► **Interskalenärer Plexus.** Medikamentöse Blockade benachbarter Nervenstrukturen:
- Horner-Syndrom bei Sympathikusblockade
- Heiserkeit bei Vagus-/Recurrensblockade
- erschwerte Atmung bei Phrenikusblockade
- Lungenverletzung mit Lungenkollaps (Pneumothorax)

► **Analgosedierung und Stand by**
- Erbrechen mit Lungenschaden (Aspiration)
- allergische Reaktion
- Übergang zur Allgemeinanästhesie möglich (s. dort)

► **ZVK/arterielle Kanülierung**
- Gefäß- oder Nervenschäden
- Blutung
- Lungenverletzung mit Lungenkollaps (Pneumothorax)
- Luftembolie
- Infektion

► **Blasenkatheter**
- Organverletzung
- Blutung
- Infektion

► **Individuelle Narkoserisiken**
- z. B. erhöhtes Komplikationsrisiko bei Nikotin-, Drogen- und Alkoholabusus

▸ **Weitere Festlegungen zur Dokumentation**

- Die Hinweise zu Häufigkeiten in den Aufklärungsbögen entsprechen nicht den Häufigkeiten, die für Häufigkeiten von Nebenwirkungen in Beipackzetteln definiert sind.
- Der Infoteil und eine Kopie des individualisierten und unterschriebenen Teils werden dem Patienten ausgehändigt. Wenn der Patient keine Kopie wünscht, wird dies so vor Unterschrift dokumentiert. Dies ist spätestens seit dem Inkrafttreten des „Gesetzes zur Verbesserung der Rechte von Patientinnen und Patienten" (Patientenrechtegesetz; 2013) auch aus medikolegalen Gründen ein zwingend notwendiger Bestandteil auch der anästhesiologischen OP-Aufklärung.

1.1.3 Nüchternheit und Nikotinkarenz

Eine orale Dauer- oder Prämedikation kann am Operationstag mit einem Schluck Wasser eingenommen werden..

Das Trinken klarer Flüssigkeit bis 2 h vor einer elektiven Operation verbessert ohne erhöhtes Risiko das subjektive Wohlbefinden des Patienten vornehmlich durch ein vermindertes Durstgefühl. In Anlehnung an die Leitlinien zur präoperativen Nüchternheit von verschiedenen nationalen Gesellschaften kann unter Beachtung der angegebenen Kontraindikationen das **Trinken klarer Flüssigkeit** für Erwachsene bis **2 h** vor Beginn der Anästhesie elektiver Eingriffe empfohlen werden. Als **klare Flüssigkeiten gelten** partikel- und alkoholfreie Getränke wie z. B. Wasser, Säfte ohne Fruchtfleisch, kohlensäurehaltige Getränke wie Mineralwasser, Limonade, oder Tee oder Kaffee (auch mit Milch) und kohlehydratreiche präoperative Trinklösungen.

Letztere tragen zur Reduktion der postoperativen Insulinresistenz bei.

- Ebenso sind die Einnahme einer kleinen **festen Mahlzeit** und das Trinken von Kuhmilch bis **6 h** vor einer Anästhesieeinleitung möglich.
- Die **„Zigarette davor"** bis **2 h** vor Narkoseeinleitung ist unter dem Aspekt der Aspirationsprophylaxe problemlos. Negative pulmonale und kardiale Auswirkungen des Rauchens hingegen legen eine langfristige präoperative Karenz nahe.
- **Kaugummikauen und Lutschen eines Bonbons** bis **2 Stunden** präoperativ ist unbedenklich. Auch wenn Kaugummis, Bonbons und Zigaretten in den letzten 2 h vor der Anästhesieeinleitung vermieden werden sollten, gibt es keine Empfehlung, den Eingriff deswegen zu verschieben.
- Die Empfehlungen gelten auch für Patienten mit Adipositas, Refluxerkrankung, Diabetes mellitus und in der Schwangerschaft.
- H_2-Antagonisten sind hinsichtlich der Reduktion des Magen-pH und des Mageninhaltes effektiver als Protonenpumpeninhibitoren und sollten am Vorabend sowie 60–90 min präoperativ gegeben werden.

Für elektive Patienten unter 18 Jahren ohne Einschränkungen der Magenmotilität gelten die Vorgaben der SOP Präoperative Nüchternheit bei Kindern (s. Kap. 12.1.2)

▸ **Achtung Kontraindikationen.** Ein gelockertes Nüchternheitsgebot kann nicht in jedem Fall angewendet werden. Bei Patienten mit verzögerter Magenentleerung muss eine individuelle Abwägung vorgenommen werden und die Nüchternheitszeiten unter den präoperativen anästhesiologischen Anordnungen schriftlich fixiert werden (s. Prämedikations-Protokoll).

1.1.4 Anxiolytische und sedierende Prämedikation

Am OP-Tag erhalten Patienten nach individueller Indikationsstellung gegebenenfalls ein kurzwirksames Benzodiazepin, in der Regel: **Midazolam 0,05–0,1 mg/kgKG p. o. mindestens 1 h vor Narkoseeinleitung**. Insbesondere Patienten über 65 Jahre erhalten im Hinblick auf die Entwicklung eines postoperativen Delirs keine Standardprämedikation und werden nach ihrer Anästhesie- bzw. operationsbezogenen Angst befragt. Wenn diesbezüglich Angst geäußert wird, kann dann auf Wunsch eine reduzierte Dosis für den OP-Tag verordnet werden.

Patienten über 65 Jahre, die aufgrund ihrer Vorerkrankung eine Hausmedikation mit Neuroleptika und Anxiolytika haben, erhalten diese möglichst ohne Unterbrechung auch am OP-Tag. In diesem Fall wird keine zusätzliche sedierende Medikation verordnet.

Besondere Vorsicht ist bei der Kombination von antiretroviralen Medikamenten (z. B. HIV-Medikamente) und Benzodiazepinen geboten. Im Regelfall wird bei Einnahme antiretroviraler Medikamente auf die Gabe zusätzlich sedierender Medikamente verzichtet.

1.1.5 Allergien

Patienten mit bekannten Allergien werden nach auslösenden Allergenen, der Art der Reaktion und einem Allergieausweis befragt. Soweit es sich um Arzneimittelallergien oder Unverträglichkeiten handelt, die im Zusammenhang mit der Narkose oder postoperativen Therapie relevant werden können, ist zusammen mit dem Bereichsoberarzt oder dem Oberarzt in der Anästhesieambulanz eine detaillierte Narkoseplanung mit evtl. Gabe einer Prophylaxe vorzunehmen. Hierzu sollten neben der Anamnese und ggf. dem Allergieausweis, die Protokolle der vorherigen Narkosen herangezogen werden. Bei elektiven Eingriffen ist eine allergologische Testung und Beratung mit Verschiebung des Eingriffes abzuwägen. Der so erstellte Plan wird dokumentiert und dem Anästhesieteam mitgeteilt. Erst dann kann die Freigabe in SAP erfolgen.

► **Präoperative Prophylaxe.** 20–30 min präoperativ und gegebenenfalls postoperativ:

- **Glukokortikoide**: 250–1000 mg Prednisolon i. v.
- H_1-**Blockade**: Dimetinden 4–12 mg i. v. (0,1 mg/kgKG)
- H_2-**Blockade**: 200 mg Cimetidin i. v.

Das Vorgehen bei bekannter Latexallergie oder Penicillinallergie ist in den entsprechenden SOPs beschrieben. Im Falle einer allergischen oder anaphylaktischen/anaphylaktoiden Reaktion ist die SOP Allergie zu beachten.

1.1.6 Hinweise zu Vorsorgevollmacht und Patientenverfügung

Beim Prämedikationsgespräch muss dezidiert nach dem Vorhandensein einer Patientenverfügung, Vorsorgevollmacht oder Betreuungsvollmacht gefragt werden. Dieses muss auf dem Prämedikationsprotokoll vermerkt werden.

Liegt kein Schriftstück vor so muss der Patient im Rahmen der Risikoaufklärung auf sein perioperatives Risiko, einschl. ITS-Aufenthalt aufgeklärt und auf die Möglichkeit der Erstellung einer Vorsorgevollmacht hingewiesen werden. Entsprechende Formblätter des Bundesministeriums für Justiz liegen in den Anästhesieambulanzen aus. Die Information hierüber und die Mitgabe der Vollmachtsunterlagen werden auf dem Narkoseaufklärungsbogen vermerkt. Wird im Prämedikationsgespräch eine Person benannt, die die Vorsorgevollmacht erhalten soll, wird diese auf dem Einwilligungsbogen als „vorgesehen für Vorsorgevollmacht" oder in dringlichen Fällen als „potenzieller Ansprechpartner" dokumentiert.

Für den Fall, dass zwischen Prämedikation und geplantem Eingriff ausreichend Zeit zur Verfügung steht, sollten diese Patienten darauf hingewiesen werden, eine Patientenverfügung erstellen zu können. Eine exemplarische Patientenverfügung (Ärztekammer) kann zur Verfügung gestellt werden.

Für weitere Einzelheiten s. Kap. 17.4: Klinischer Umgang mit dem Patientenwillen.

1.1.7 Aufklärung zur Übertragung von Fremdblut und Fremdblutbestandteilen

Im Regelfall müssen vor allen invasiven Eingriffen, bei denen intra- und perioperativ eine Transfusion ernsthaft in Betracht kommt (z. B. definiert durch hauseigene Daten), ein gültiger Befund der Blutgruppenbestimmung und ein Ergebnis des AK-Suchtests des zuständigen Laboratoriums vorliegen. Patienten, die sich einem Eingriff mit einer Transfusionswahrscheinlichkeit von mindestens 10 % unterziehen, müssen dazu schriftlich ihr Einverständnis geben und ebenso über mögliche Risiken aufgeklärt werden (allergische Reaktionen, Infektion mit Hep. B + C, HIV, Prionen). Ebenso sollten fremdblutsparende Maßnahmen erläutert werden (Cellsaver).

Diese Sicherungsaufklärung erfolgt in der Regel durch die operativen Disziplinen und sollte zusammen mit der operativen Aufklärung zur Anästhesievisite vorliegen. Sollte dies bei entsprechender Transfusionswahrscheinlichkeit nicht der Fall sein, so wird die Aufklärung im Rahmen der Anästhesievisite durchgeführt. Die dafür notwendigen Aufklärungsbögen liegen in den Ambulanzen aus.

1.1.8 Präoperative Untersuchungen

> **Merke** M!
>
> Bei leerer Anamnese und unauffälligem körperlichem Befund sind keine apparativen Untersuchungen für die Anästhesie notwendig!

Folgende Indikationen für ein **präoperatives EKG** bestehen:

- Verdacht auf oder Vorliegen einer Herzerkrankung
- Einnahme von Kardiaka oder potenziell kardiotoxischen Medikamenten
- Brust-, Thoraxschmerz, Belastungsdyspnoe

Folgende Indikationen für eine **präoperative Röntgenthoraxaufnahme** bestehen:

- pathologischer Untersuchungsbefund an Herz und/oder Lungen
- Lungen-, Herzerkrankungen, (z. B. Angina pectoris, Myokardinfarkt)
- intrathorakale Eingriffe
- Dyspnoe, Orthopnoe, Tachypnoe, Fieber, Schüttelfrost, Tachykardie, Infektionen

Folgende Indikationen für **präoperative Laboruntersuchungen** werden festgelegt:

- Bei allen gesunden Patienten bis zum 65. Lebensjahr sind bei geplanter Allgemeinanästhesie keine präoperativen Laboruntersuchungen für anästhesiologische Leistungen notwendig.
- Jenseits des 65. Lebensjahres oder bei Patienten mit schwerwiegenden Grunderkrankungen bzw. Organfunktionseinschränkungen (≥ ASA III) sollten die folgen-

den Laborwerte bestimmt werden: Elektrolyte, Kreatinin, Harnstoff, kleines Blutbild (HB, Hkt, Thrombozytenzahl), GPT, gGT
- Gerinnungsstatus (Quick, INR, PTT)

Wenn bei **ausgedehnten Operationen** Kreuzblut benötigt wird, sollte ebenfalls ein kleines Blutbild bestimmt werden.

Bei **geplantem rückenmarknahem Anästhesieverfahren** (Spinal- oder Periduralanästhesie), auch zur postoperativen Schmerztherapie, kann **bei unauffälliger Gerinnungsanamnese** von der laborchemischen Analyse des Gerinnungsstatus abgesehen werden.

Der Patient muss hierzu spezifisch nach der Einnahme gerinnungshemmender Medikamente, einer Gerinnungsstörung in der Eigen- oder Familienanamnese sowie nach Symptomen einer Gerinnungsstörung befragt werden; dies muss auf dem Narkoseprotokoll dokumentiert werden.

Bei Patienten mit **endokrinologischen Vor- oder Begleiterkrankungen** sind die entsprechenden Laborparameter zu bestimmen:
- z. B. Blutzucker vor OP bei Patienten mit Diabetes mellitus, (siehe Kap. 2.16)
- Schilddrüsenfunktionsparameter bei Patienten mit klinisch relevanter Schilddrüsenüberfunktion.

1.1.9 Konsile

Bei Patienten mit schwerwiegenden Vorerkrankungen, seltenen Erkrankungen und/oder anästhesierelevanten Befunden (z. B. maligner Hyperthermie) sollte einige Tage vor dem geplanten Eingriff ein fachärztlich-anästhesiologisches Konsil durch die operative Klinik angefordert werden.

Auch für Patienten, bei denen eine Organtransplantation geplant wird, wird im Rahmen der Transplantationsevaluation ein fachärztlich-anästhesiologisches Konsil durchgeführt. Ebenso erhalten Patienten, die für eine Wachkraniotomie evaluiert werden, ein anästhesiologisches Konsil. In dem Konsil wird festgelegt, ob weitere apparative Untersuchungen und Konsile notwendig sind. Je nach Dringlichkeit des Eingriffs wird im Team festgelegt, ob sich der Zustand des Patienten präoperativ verbessern lässt, um die perioperative Morbidität und Mortalität zu senken.

Präoperative Konsiluntersuchungen durch andere Kliniken (Kardiologen, Internisten, HNO etc.) werden immer nach Beurteilung durch einen Facharzt für Anästhesie angefordert.

1.2 ASA-Klassifikation

M. Krimphove, S. Tafelski

Die ASA-Klassifikation fasst ▶ Tab. 1.1 zusammen.

Tab. 1.1 ASA-Klassifikation.

ASA-Klasse	Definition	Beispiele erwachsene Patienten/Erwachsene	Beispiele pädiatrische Patienten/Kinder	Beispiele geburtshilfliche Patientinnen/Schwangere
I	• ein gesunder Patient	• gesund • Nichtraucher • kein oder minimaler Alkoholkonsum	• gesund (keine akute oder chronische Erkrankung)	• nicht anzuwenden
II	• ein Patient mit milder systemischer Erkrankung	• milde Erkrankungen ausschließlich ohne wesentliche/substanzielle funktionelle Einschränkungen • derzeitig Raucher • regelmäßiger Alkoholkonsum bei gesellschaftlichen Anlässen („social drinker“) • Schwangerschaft • Adipositas (BMI 30–40 kg/m²) • gut eingestellte(r) Diabetes mellitus/arterielle Hypertonie • milde Lungenerkrankung	• asymptomatische, angeborene kardiale Erkrankung • gut kontrollierte Herzrhythmusstörung • Asthma ohne Exazerbation • gut eingestellte Epilepsie • nicht-insulinpflichtiger Diabetes mellitus • nicht normale BMI-Altersperzentile • mild/moderates obstruktives Schlafapnoesyndrom • onkologische Grunderkrankung in Remission • Autismus mit milder Einschränkung	• unkomplizierte Schwangerschaft • gut eingestellte schwangerschaftsassoziierte Gestationshypertonie • kontrollierte Präeklampsie ohne schwere Organmanifestation • diätetisch eingestellter Diabetes mellitus

Tab. 1.1 Fortsetzung

ASA-Klasse	Definition	Beispiele erwachsene Patienten/Erwachsene	Beispiele pädiatrische Patienten/Kinder	Beispiele geburtshilfliche Patientinnen/Schwangere
III	• Patient mit schwerer systemischer Erkrankung	• substanzielle funktionelle Einschränkungen • eine oder mehrere moderate oder schwere Erkrankungen • schlecht eingestellte(r) Diabetes mellitus/arterielle Hypertonie • Adipositas (BMI $\geq 40\,kg/m^2$) • aktive Hepatitis • Alkoholabhängigkeit oder -abusus • Träger von Herzschrittmachern • moderate Reduktion der Ejektionsfraktion • terminale Niereninsuffizienz mit regelmäßigen Dialyseintervallen • zurückliegende(r) (> 3 Monate) Myokardinfarkt, Apoplex, TIA oder Vorgeschichte von cAVK bzw. Implantation von zerebralen Stents	• nicht korrigierte, stabile angeborene kardiale Erkrankungen • Asthma mit Exazerbation • schlecht eingestellte Epilepsie • Insulinpflichtiger Diabetes mellitus • morbide Adipositas* • Mangelernährung • schweres obstruktives Schlafapnoesyndrom • onkologische Erkrankung (keine Remission) • Nierenversagen • Muskeldystrophie • zystische Fibrose • stattgehabte Organtransplantation • Malformationen des ZNS (inkl. spinale) • symptomatischer Hydrozephalus • Frühgeburtlichkeit mit einem postkonzeptionellen Alter < 60 Wochen • Autismus mit schwerer Beeinträchtigung • metabolische Erkrankungen • schwieriger Atemweg • längerfristige parenterale Ernährung • reife Neugeborene/Säuglinge < 6 Wochen	• Präeklampsie mit schwerer Organmanifestation • Gestationsdiabetes mit Komplikationen oder hohem Insulinbedarf • Thrombophilie mit Indikation zur Therapie mit Antikoagulanzien
IV	• Patient mit schwerer systemischer Erkrankung, die eine konstante Bedrohung für das Leben darstellt	• frische (r) (< 3 Monate) Myokardinfarkt, Apoplex, TIA oder Vorgeschichte von cAVK bzw. Implantation von zerebralen Stents • fortbestehende kardiale Ischämie oder schwere Herzklappendysfunktion • schwere Reduktion der Ejektionsfraktion • Schock • Sepsis • dissemimierte intravasale Koagulopathie (DIC) • akutes Nierenversagen oder terminales Nierenversagen ohne regelmäßige Dialysetherapie	• symptomatische angeborene kardiale Erkrankungen • Herzinsuffizienz • aktive Folgeerscheinungen von Frühgeburtlichkeit • akute hypoxisch-ischämische Enzephalopathie • Schock • Sepsis • dissemimierte intravasale Coagulopathie (DIC) • ICD-Implantation • Beatmungspflichtigkeit • Endokrinopathie • schweres Trauma • schweres Atemnotsyndrom (Respiratory Distress) • fortgeschrittene onkologische Erkrankung	• Präeklampsie mit schwerer Organmanifestation, verkompliziert durch ein HELLP-Syndrom oder andere Komplikation(en) • peripartale Kardiomyopathie mit einer Ejektionsfraktion < 40 % • nicht korrigierte oder dekompensierte Herzerkrankung (erworben oder angeboren)

Tab. 1.1 Fortsetzung

ASA-Klasse	Definition	Beispiele erwachsene Patienten/Erwachsene	Beispiele pädiatrische Patienten/Kinder	Beispiele geburtshilfliche Patientinnen/Schwangere
V	• moribunder Patient, der voraussichtlich ohne operativen/interventionellen Eingriff nicht überleben wird	• rupturiertes Aortenaneurysma (thorakal/adominal) • massives Trauma • intrakranielle Blutung mit Masseneffekt • Darmischämie im Zusammenhang mit einer schweren kardialen Pathologie oder einem Multiorganversagen	• intrakranielle Blutung mit Masseneffekt • Notwendigkeit der ECMO-Therapie • pulmonales Versagen oder Atemstillstand • maligne Hypertension • dekompensierte Herzinsuffizienz • hepatische Enzephalopathie • Darmischämie oder Multiorganversagen	• Uterusruptur
VI	hirntoter Patient, dessen Organe zu Spende entnommen werden			

Als Zusatzbezeichnung soll ein E (= Emergency) verwendet werden, wenn es sich um eine Notfalloperation handelt. Diese ist so definiert, dass eine Verzögerung/ein Aufschub der Therapie zu einer signifikanten Erhöhung der Bedrohung des Lebens oder eines Körperteils führen würde.
* Eine genaue Definition anhand einer BMI-Perzentile wird in der ASA-Klassifikation nicht angegeben.
Abkürzungen:
BMI = Body Mass Index
cAVK = zerebrale arterielle Verschlusskrankheit
ECMO = extrakorporale Membranoxygenierung
HELLP = Hemolysis Elevated Liver Enzymes Low Platelets
ICD = implantierbarer Kardioverter-Defibrillator
TIA = transitorische ischämische Attacke

1.3 Ambulante Operationen

C. Melzer-Gartzke, P. Pickerodt

1.3.1 Präoperative Visite

Für Patienten, die sich einem ambulanten Eingriff unterziehen, ergeben sich für das postanästhesiologische Vorgehen Besonderheiten, die während der präanästhesiologischen Visite besprochen werden müssen:
- Abholung und Betreuung für 24 h nach der Entlassung durch eine volljährige Person
- telefonische Erreichbarkeit
- keine Benutzung von potenziell gefährlichen Maschinen
- der Patient muss prä- und postoperativ sowohl mündlich als auch schriftlich darüber informiert werden, dass innerhalb der ersten 24 h postoperativ Fahruntauglichkeit besteht und aufgrund Geschäftsunfähigkeit keine vertraglichen Abschlüsse jeglicher Art vorgenommen werden dürfen, sowie kein Alkohol bzw. Sedativa (außer den ihm empfohlenen Medikamenten) eingenommen werden dürfen.

Der Name der Person, die sich in den ersten 24 h nach der Operation um den Patienten kümmert, die Telefonnummer des Patienten und die Adresse des Hausarztes werden bei den Zusatzfragen im Anamnesefragebogen notiert.

Ambulante Erwachsene erhalten in der Anästhesieambulanz das **„Merkblatt Anästhesie bei ambulanten Operationen“** ausgehändigt und werden über die besonderen Verhaltenshinweise für ambulante Operationen aufgeklärt. Das Aushändigen des Merkblattes wird bei den Vermerken zum Aufklärungsgespräch dokumentiert.

Patienten aus der Kinderklinik erhalten das **„Merkblatt Anästhesie ambulante Operationen bei Kindern“** und das **„Merkblatt zur Terminvergabe“** mit der Telefonnummer, unter der am Vortag der OP der geplante OP-Termin abgefragt werden kann.

Merke **M!**

Alle Patienten, die ambulant operiert werden, werden, soweit indiziert, mit Midazolam prämediziert!

Aufgrund der potenziellen Gefahr eines Pneumothorax (0,2 %) sollten supra- und infraklavikuläre Blockaden für ambulante Eingriffe nur unter Sonokontrolle angelegt werden. Die Thorax-Sonographie kann auch Hinweise auf einen Pneumothorax liefern [42].

1.3.2 Patientenauswahl

Als ambulante Operationen sind alle Eingriffe geeignet, bei denen ein minimales Risiko einer Nachblutung und von Beeinträchtigungen kardiovaskulärer oder respiratorischer Parameter besteht sowie keine spezielle postoperative Pflegebedürftigkeit zu erwarten ist.

Für die Patientenauswahl sind folgende Aspekte zu berücksichtigen:

► **Soziale Aspekte**

- Bereitschaft des Patienten, sich ambulant operieren zu lassen.
- Verantwortliche volljährige Person für den Heimtransport sowie verantwortliche Person zur postoperativen Überwachung der ersten 24 h. In den ersten 24 h sollte auch die Person, die diese Betreuung durchführt, in der Lage sein, die Instruktionen zu verstehen und physisch und mental in der Lage sein, wenn notwendig, Entscheidungen zum Wohle des Patienten zu treffen.
- Vorhandene Telefonverbindung, Wohnung mit Minimalstandard (Heizung, Licht, Küche, Bad, Toilette).

► **Medizinische Aspekte**

- Einsicht in den geplanten Eingriff und in die Nachsorge.
- Körperlich und physisch stabiler Patient (ASA I/II) bzw. bei chronischer Erkrankung, wie z. B. Diabetes, Asthma, gut eingestellte Hypertonie, ASA III: nach Facharzt-Konsultation.
- Keine Adipositas per magna, kein Schlaf-Apnoe-Syndrom.
- Präoperativ vorliegende klinische Untersuchung, vorliegende Einwilligungserklärung sowie Aufklärung über mögliche Komplikationen.
- Auswahl des Patienten erfolgt nach physiologischem Status, nicht nach Alter.
- **Kinder** mit regelrechtem Geburtstermin > 3 Monate; bei jüngeren Säuglingen bzw. Frühgeborenen bis zur vollendeten 37. SSW (37 + 6!), bzw. Geburtsgewicht < 2500 g frühestens 60 Wochen postpartal, nach Facharztkonsultation.

1.3.3 Entlassung

Postoperativ gelten folgende Kriterien für die Entlassung aus der Klinik:

- stabile Vitalparameter für mindestens 1 h postoperativ (entspricht der Leitlinie der DGAI)
- Orientierung nach Zeit, Ort und bekannten Personen
- in Ruhe ein Schmerzniveau ≤ NRS 3 und ≤ 5 bei Belastung, damit eine ausreichende Schmerztherapie mit oralen Analgetika gewährleistet werden kann
- Mobilität entsprechend dem präoperativen Zustand; Übelkeit, Erbrechen oder Benommenheit sollten minimal sein (jede vorhandene Beeinträchtigung sollte genau dokumentiert sein)
- Aufnahme oraler Flüssigkeit ohne Erbrechen sollte toleriert werden
- minimale Blutung bzw. Wunddrainageverlust
- Fähigkeit, die Harnblase zu entleeren, sollte gesichert sein
- der verantwortliche Erwachsene zur Begleitung und Betreuung nach Hause sollte bereitstehen

Die Entlassung muss grundsätzlich vom Operateur und Anästhesisten (Facharztstandard) vorgenommen werden, und zwar frühestens 2 h nach dem operativen Eingriff. Patienten, die über die Stationen oder die Rettungsstelle zu ambulanten Operationen kommen, werden von anästhesiologischer Seite wieder dorthin entlassen.

Die Eltern bzw. die Begleitperson erhalten gegebenenfalls ein weiteres Exemplar des „Merkblatt Anästhesie bei ambulanten Operationen" (Merkblatt ambulante Operationen bei Kindern).

Der Patient wird noch einmal darauf hingewiesen, dass er in den ersten 24 h nach der Anästhesie nicht geschäftsfähig ist, nicht alleine am Straßenverkehr teilnimmt und außer den ihm empfohlenen Medikamenten keine Sedativa bzw. Alkohol zu sich nimmt.

Bei der Entlassung werden eine geeignete Analgetikatherapie für den 1. Tag nach der Operation vorgeschlagen und Hinweise zur Dauermedikation gegeben.

1.4 Geriatrische Assessments

O. Birkelbach, D. Rumpff, S. Tafelski

1.4.1 Allgemeines

► **Erweiterte Anamnese: Funktionelle geriatrische Frailty Assessments.** Operative Eingriffe und damit verbundene Anästhesien sind Belastungsmomente für das Herz-Kreislauf-System, die Lunge und das zentrale Nervensystem. Mit zunehmendem Lebensalter und einer herabgesetzten Kompensationsfähigkeit stellen diese Belastungsmomente erhöhte Komplikationsrisiken dar. Die jeweiligen Risikoausprägungen für eine herabgesetzte Kompensationsfähigkeit mit erhöhter Vulnerabilität und letztlich schlechter Prognose können präoperativ mittels einer erweiterten Anamnese und der Erhebung von relevanten präoperativen funktionellen geriatrischen Assessments in der Anästhesieambulanz spezifiziert werden. In Abhängigkeit von der Anzahl pathologischer Assessments können Patienten als **nonfrail**, **prefrail** oder **frail** klassifiziert werden.

► Tab. 1.2 stellt die Dimensionen von Frailty in körperlich, psychisch und sozial sowie Operationalisierungsmöglichkeiten dar.

Tab. 1.2 Dimensionen von Frailty und Operationalisierungsmöglichkeiten (nach De Vries et al. [12]).

Dimension	Komponente	Operationalisierungsmöglichkeiten
körperlich	Ernährungsstatus	Körpergewicht, Appetit, Body-Mass-Index (BMI), Gewichtsverlust
	körperliche Aktivität	Grad der körperlichen Aktivität, körperliche Aktivität in der Freizeit, sportliche Aktivität
	Mobilität	Schwierigkeiten oder Unterstützung beim Bewegen inner-/außerhalb der Wohnung, Gehgeschwindigkeit
	Energie	Müdigkeit, Energieniveau (z. B. Erschöpfung/Fatigue)
	Kraft	Anheben eines Objekts, das mehr als 5 kg wiegt, Kraftlosigkeit in Armen und/oder Beinen, Ausführung des „chair rise tests“, Treppensteigen, Greifkraft, Wadenumfang
psychisch	Kognition	Gedächtnisprobleme, diagnostizierte Demenz, kognitive Einschränkungen
	Stimmung	Depression/depressive Verstimmung, Traurigkeit, Angst, Nervosität
sozial	soziale Beziehungen	soziale Ressourcen, Unterstützungspotenzial

Aufgrund des demografischen Wandels sowie der Erhöhung der Lebenserwartung wird es in Zukunft immer mehr Menschen mit einem Lebensalter über 65 Jahren geben. Es kann davon ausgegangen werden, dass die Anzahl der älteren und damit oftmals multimorbiden Personen, die in Krankenhäusern behandelt werden, ebenfalls zunimmt.

1.4.2 Erweiterte medizinische Anamnese

Im Rahmen der erweiterten medizinischen Anamnese werden relevante Scores zum funktionellen geriatrischen Frailty Assessment und Funktionsparameter der Bereiche Kognition, Mobilität, Muskelkraft und Ernährung im Zuge der präanästhesiologischen Visite risikoadaptiert bei Patienten ab dem 65. Lebensjahr erfasst und in der Patientenakte dokumentiert.

▶ Frailty Assessment nach Fried

- Gewichtsverlust: unbeabsichtigt ≥ 5 kg oder mehr innerhalb eines Jahres
- Handkraftmessung
- Abgeschlagenheit: gemessen anhand 2 Aussagen CES-D-Skala
- herabgesetzte Aktivität: ermittelt aus der Anamnese
- herabgesetzte Gehgeschwindigkeit: Timed „Up and Go“-Test (TUG); 15-feet-Test

▶ Funktionelle Dimension

- Barthel-Index

▶ Kognitive Dimension

- Drei-Wörter-Uhrentest

▶ Dimension Ernährungsstatus

- Albumin im Serum
- Body-Mass-Index (BMI)

▶ Soziale Dimension

- Sozialanamnese
- Depressionsanamnese

▶ Medizinische Dimension

- Medikation, Polypharmazie (≥ 5 Medikamente)
- Sehhilfen, Hörgeräte
- Anamnese
- Komorbiditäten

1.4.3 Geriatrische Assessments

Drei-Wörter-Uhrentest

Der „Drei-Wörter-Uhrentest“ ist eine Weiterentwicklung des in den USA entwickelten „Mini Cog“ und verbindet den Uhrentest mit einer kurzen Gedächtnisaufgabe.

▶ Handlungsanleitung

- Bei der Gedächtnisaufgabe werden dem Patienten 3 Wörter (Buch – Haus – Blume) vorgesprochen, die der Patient zunächst unmittelbar erinnern und wiederholen soll.
- Danach wird gebeten, das Ziffernblatt einer Uhr mit allen 12 Ziffern zu zeichnen (ein Kreis kann vorgegeben werden) und die Zeiger auf 11:10 Uhr (10 Minuten nach 11) einzuzeichnen.
- Nach dem Uhrentest wird der Patient gebeten die 3 Wörter (siehe Schritt 1) zu erinnern.

▸ **Auswertung**

- Grün = kein Demenzverdacht: Patient erinnert sich an alle 3 Wörter und zeichnet eine perfekte Uhr.
- Gelb = Hinweis auf kognitives Defizit: 1–2 erinnerte Wörter und leichte Fehler im Uhrentest.
- Rot = starker Demenzverdacht: 0 erinnerte Wörter und schwere Fehler im Uhrentest.

Timed „Up and Go"-Test (TUG)

Zeitmessender Test zum Aufstehen und Gehen: Der Patient sitzt auf einem Stuhl mit Armlehne. Er darf ggf. ein Hilfsmittel (z. B. Stock) benutzen. Die Arme liegen locker auf den Armstützen und der Rücken liegt der Rücklehne des Stuhles an. Beim Erreichen dieser Position hilft der Untersucher nicht mit.

Nach Aufforderung soll der Patient aufstehen und mit normalem und sicherem Gang 3 Meter gehen (z. B. bis zu einer Linie, die dort auf dem Boden angezeichnet ist), sich dort umdrehen, wieder zurück zum Stuhl gehen und sich wieder setzen.

Die dafür benötigte Zeit wird in Sekunden notiert.

(Vor der eigentlichen Zeitmessung kann der Proband den Bewegungsablauf üben. Der Untersucher darf den Bewegungsablauf einmal demonstrieren.)

Handkraftmessung

Performancetest zur Bestimmung der Handkraft (rechts und links) mittels Druckmessgerät. Zur Durchführung des Tests sitzt der Patient gerade auf einem Stuhl. Die Schulter befindet sich adduziert und in Neutralrotation. Der Ellbogen befindet sich in 90° Flexionsstellung. Der Unterarm ist in Neutralposition, das Handgelenk ist 0–30° dorsalflektiert mit 0–15° ulnarer Abweichung (▸ Abb. 1.1).

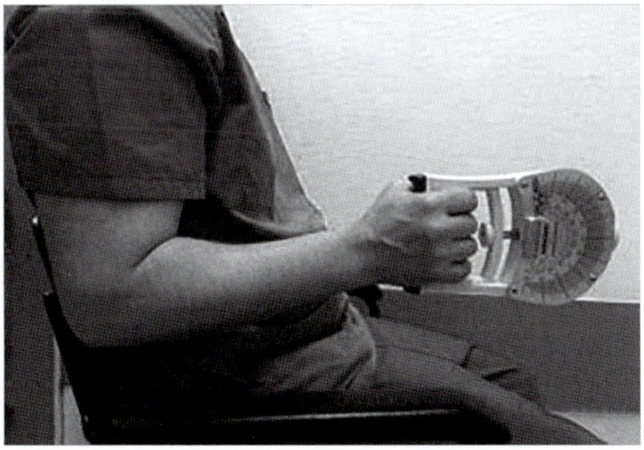

Abb. 1.1 Gerät zur Messung der Handkraft.

1.5 Perioperative kardiovaskuläre Evaluation

M. Krimphove, P. Pickerodt

1.5.1 Perioperative kardiovaskuläre Evaluation nichtkardiochirurgischer Patienten

Ziele eines präoperativen kardiologischen Konsils bei nichtkardiochirurgischen Eingriffen sind:

- die adäquate präoperative Behandlung einer unzureichend behandelten kardialen Erkrankung (z. B. instabile AP oder Herzinsuffizienz)
- die Gewinnung von Daten, die für die Anästhesieführung wichtig sind (z. B. ischämische Belastbarkeit bei KHK oder eingeschränkter Ejektionsfraktion)
- die Diagnostik neu aufgetretener Erkrankungen (z. B. neu aufgetretenes Vorhofflimmern)

Um diese Ziele effizient zu erreichen, sollten Konsile mit einer klaren Zielvorstellung angefordert werden. Ob ein Konsil erforderlich und sinnvoll ist, richtet sich nach folgenden Kriterien:

- Vorliegen einer akut symptomatischen Herzerkrankung
- kardiales Risiko und Dringlichkeit des operativen Eingriffs
- Vorliegen kardialer Risikofaktoren beim Patienten
- körperliche Belastbarkeit des Patienten

Insbesondere Patienten mit kardialen Risikofaktoren ohne kardiologische Evaluation des Patienten, die einem Hochrisikoeingriff unterzogen werden sollen, benötigen daher bei Notfalleingriffen eine kritische Re-Evaluation der Dringlichkeit des operativen Eingriffs. Akut symptomatische Herzerkrankungen sollen vor elektiven Eingriffen immer kardiologisch abgeklärt werden und die OP bis zur Umsetzung der aus den Untersuchungsbefunden resultierenden Therapiemaßnahmen zurückgestellt werden.

▸ Tab. 1.3 stellt die wesentlichen akut symptomatischen Herzerkrankungen dar.

▸ Tab. 1.4 stellt das kardiale Risiko verschiedener operativer Eingriffe dar. Es existieren weiterhin 3 Risikogruppen (niedriges, mittleres und hohes Risiko). Der Anteil der Hochrisiko-Operationen hat in den aktuellen Guidelines der ESA und des ESC deutlich zugenommen. Anzumerken ist, dass aktuell nicht mehr zwischen offenen und endoskopischen Prozeduren unterschieden wird. Die aktuelle Bewertung der operativen Eingriffe hinsichtlich ihres kardiovaskulären OP-Risikos wird in der Dokumentation zur Prämedikationsvisite hinterlegt.

I

Tab. 1.3 Akut symptomatische Herzerkrankungen (nach Fleisher et al. [16]).

Art der Erkrankung	Ausprägung
Instabile Koronarsyndrome	instabile oder schwere Angina pectoris frischer Myokardinfarkt (> 7 Tage und < 30 Tage)
Dekompensierte Herzinsuffizienz	NYHA IV oder Symptomverschlechterung oder Erstmanifestation einer Herzinsuffizienz
Signifikante Arrhythmien	höhergradiger AV-Block (Mobitz II; AV-Block III°) symptomatische Herzrhythmusstörungen supraventrikuläre Arrhythmie (HF > 100/min) symptomatische Bradykardie ventrikuläre Tachykardie
Schwere Herzklappenerkrankung	schwere Aortenstenose (KÖF < 1 cm^2 oder symptomatisch; Gradient > 40 mmHg) symptomatische Mitralstenose (progressive Belastungsdyspnoe; Belastungs(prä)synkopen; Zeichen der Herzinsuffizienz)

Tab. 1.4 Kardiales Risiko operativer Eingriffe (nach Kristensen et al. [24]).

Risiko	Eingriff
niedrig: < 1 %	• oberflächliche Eingriffe • Zahnoperationen • Mammachirurgie • Schilddrüsenoperationen • Augenoperationen • plastische Eingriffe • Karotisoperationen (Patienten ohne neurologische Symptome) • kleinere urologische, gynäkologische und orthopädische (z. B. Meniskus) Operationen
mittel: 1–5 %	• intraperitoneale Eingriffe • Aortenchirurgie endovaskulär • Operationen im Kopf-Hals-Bereich • periphere Gefäßchirurgie • Nierentransplantation • kleine intrathorakale Eingriffe • Karotisoperationen (Patienten mit neurologischen Symptomen) • große neurochirurgische, urologische, gynäkologische und orthopädische (z. B. Hüfte und Wirbelsäule) Operationen
hoch: > 5 %	• Leber-Gallengangs-Chirurgie • Aortenchirurgie (offen) • Duodenopankreatektomie • OP bei Darmperforation • Leber- und Lungentransplantation • Ösophagektomie • Nebennierenresektion, Zystektomie (total), Pneumektomie • offene peripherarterielle Gefäßeingriffe und Amputationen an der unteren Extremität

Das aus den kardialen Vorerkrankungen der Patienten resultierende individuelle perioperative Risiko wird durch den Revised-Cardiac-Risk-Index (RCRI) abgebildet. In der Originalversion war hier das operative Risiko des chirurgischen Eingriffs inkludiert. Dieses wird aber aktuell als eigenständiger Risikofaktor dargestellt (siehe ▶ Tab. 1.4). Die einzelnen Items des RCRI basieren auf der Anamnese und der klinischen Evaluation des Patienten. Je nach Anzahl vorliegender Risikofaktoren steigt das Risiko schwerwiegender perioperativer kardialer Komplikationen bei Vorliegen von 0, 1, 2, 3 und mehr Risikofaktoren auf 0,4 %, 0,9 %, 6,6 % und 11 % an. Die kardialen Risikofaktoren nach dem Revised Rardiac Risk Index sind (mod. nach [29]):

- Herzinsuffizienz
- KHK (Angina pectoris oder Z. n. Myokardinfarkt)
- zerebrovaskuläre Insuffizienz (Apoplex oder TIA)
- Diabetes mellitus (insulinpflichtig)
- Niereninsuffizienz (Serumkreatinin > 2 mg/dl)

Für die präoperative Evaluation von Patienten mit nichtkardiochirurgischen Eingriffen wurde vom „American College of Cardiology" und der „American Heart Association" ein Algorithmus entwickelt (▶ Abb. 1.2).

1.6 Evaluation fehlernährter Patienten

K. Scholtz, S. Tafelski

In der internationalen Literatur wird meistens der Begriff **Malnutrition** als Oberbegriff für klinisch relevante Ernährungsdefizite gebraucht. Die Deutsche Gesellschaft für Ernährungsmedizin (DGEM) unterscheidet den Begriff der Unterernährung, gekennzeichnet durch eine Verringerung der Energiespeicher (Fettmasse), von dem der Malnutrition, gekennzeichnet durch einen krankheitsassoziierten Gewichtsverlust und spezifische Nährstoffdefizite [36]. Es soll im Folgenden die Fehlernährung als Überbegriff für die Mangelernährung und die Adipositas verwendet werden.

Mangelernährung nach der WHO ist definiert als ein signifikantes Untergewicht, für Erwachsene messbar an einem Body-Mass-Index (BMI) < 18,5 kgKG/m². In deutschen Krankenhäusern ist jeder vierte Patient mangelernährt. Mangelernährung ist mit einer Verlängerung des Krankenhausaufenthaltes assoziiert. Höheres Alter, maligne Erkrankung und Komorbidität wurden als Hauptfaktoren für eine Mangelernährung ermittelt. Eine ausreichende Ernährungstherapie sollte eingeleitet werden, um das klinische Outcome dieser Patienten zu verbessern [37]. Für chirurgische Patient*innen ist in der Regel eine Mangelernährungsrate von durchschnittlich 15 % zu erwarten.

Adipositas ist definiert als eine über das Normalmaß hinausgehende Vermehrung des Körperfetts [50]. Die Prävalenz der Adipositas (BMI ≥ 30 kgKG/m²) nimmt in Deutschland seit vielen Jahren kontinuierlich zu. **Risiko für eine Fehlernährung:** In Deutschland sind rund zwei Drittel (67 %) der Männer und die Hälfte (53 %) der Frauen übergewichtig (BMI ≥ 25 kg/m²). Ein Viertel der Erwachsenen ist stark übergewichtig (adipös; BMI ≥ 30 kg/m²), das sind 23 % der Männer und 24 % der Frauen [41]. Auch bei Kindern und Jugendlichen wurde in den letzten Jahren ein kontinuierlicher Anstieg der Adipositasprävalenz beobachtet [26].

1.6.1 Detektion beim Erwachsenen

Das Screening zur Detektion einer drohenden oder bereits bestehenden Fehlernährung sollte so früh wie möglich, spätestens aber innerhalb von 48 h nach stationärer Aufnahme durchgeführt werden. Dazu ist es notwendig im Rahmen der präanästhesiologischen Visite bei allen Patient*innen den BMI (Body-Mass-Index), den bisherigen Gewichtsverlauf, die Handkraft, den Wadenumfang und die Gehgeschwindigkeit zu erheben.

Bei den folgenden Faktoren ist von einem Risiko für eine Fehlernährung auszugehen:

- BMI-Werte:
  - > 70. Lebensjahr BMI < 20 kgKG/m² [13], [17], [44]
  - 18.–70. Lebensjahr BMI < 18,5 kgKG/m²
  - > 18. Lebensjahr BMI ≥ 30 kgKG/m²
  - Übergewicht mit einem BMI zwischen 25 und 29,9 kgKG/m² und gleichzeitiges Vorliegen
    - übergewichtsbedingter Gesundheitsstörungen (z. B. Hypertonie, Typ-2-Diabetes) oder
    - eines abdominalen Fettverteilungsmusters oder
    - von Erkrankungen, die durch Übergewicht verschlimmert werden oder
    - eines hohen psychosozialen Leidensdrucks.
- Gewichtsverlauf bei Patienten ab 70 Jahre:
  - Gewichtsverlust von mindestens 5 %/5 kg in den letzten 12 Monaten [18]
- Muskelkraft/-masse [9] bei Patienten ab 70 Jahre (Risiko für Sarkopenie):
  - reduzierte Handkraft (wahrscheinliche Sarkopenie)
  - zusätzlich reduzierter Wadenumfang < 31 cm (Sarkopenie)
  - zusätzlich geringe Gehgeschwindigkeit (schwere Sarkopenie) aus dem Frailty-Screening (geriatrische Assessments).

Durch den Pflegedienst erfolgt ein Screening auf Mangelernährung bei erwachsenen Patient*innen mit einer zu erwartenden Krankenhausverweildauer von mindestens 3 Tagen bei Aufnahme mit dem **Ernährungsrisikoscreening ERS** (modifiziert nach Screening auf Mangelernährung im Krankenhaus/Nutritional Risk Screening [NRS 2002] [23]).

Eine Information an den ärztlichen Dienst über das Bestehen eines Risikos einer Mangelernährung zur Veranlassung und Einleitung weiterführender Diagnostik/Konsile erfolgt unverzüglich und wird im ERS-Bogen dokumentiert.

1.6.2 Detektion bei Kindern

Anders als bei Erwachsenen muss der BMI bei Kindern abhängig von Altersstufe und Geschlecht und in anderen Normbereichen interpretiert werden. BMI-Tabellen für den Altersbereich 0–18 Jahre geben einen Überblick über die Entwicklung des BMI bei Kindern. Um den BMI von Kindern interpretieren zu können, wurde eine große Anzahl von Daten bei verschiedenen Kindern erhoben [25]. Dadurch konnten repräsentative, nationale BMI-Perzen-

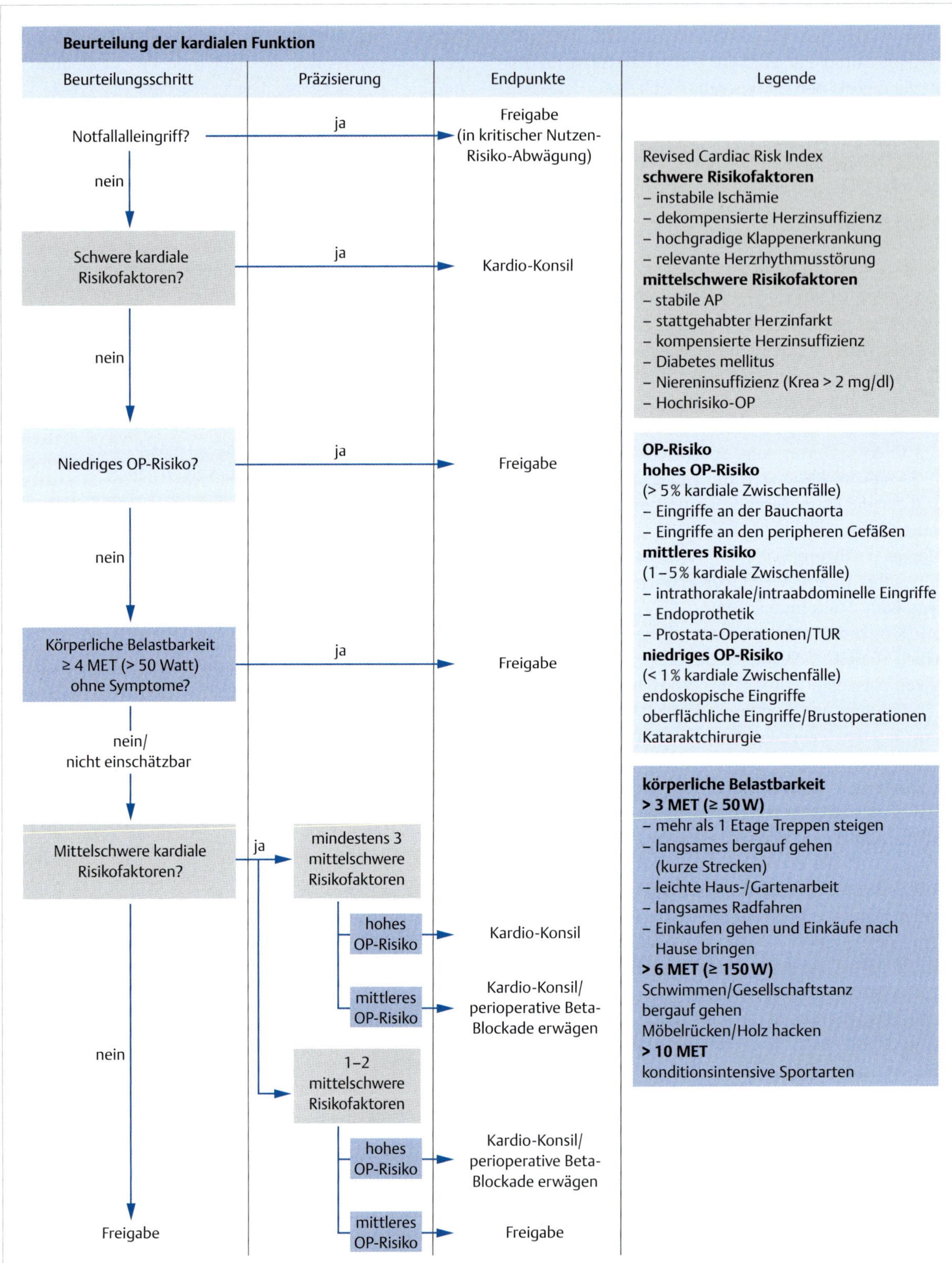

Abb. 1.2 Präoperative Evaluation bei nichtkardiochirurgischen Eingriffen.

tile, die den Alterszeitraum von der Geburt bis zum 18. Lebensjahr umfassen, erstellt werden. Bei diesen sogenannten Alters-Perzentil-Kurven gilt der ideale BMI eines Kindes als der Durchschnitt aus allen BMI-Werten der Altersgruppe.

Dabei haben 50 % der Kinder der Altersgruppe (nach Geschlecht getrennt) einen höheren BMI als das gemessene Kind und 50 % der Kinder einen niedrigeren BMI-Wert. Entsprechend der Festlegung von Grenzwerten für biologische Parameter bei Kindern und Jugendlichen kann man anhand der statistischen Verteilung der Referenzwerte auch beim BMI das Überschreiten des 97. Perzentils (ca. 2 SD) als Adipositas (Fettsucht) und das Unterschreiten des 3. Perzentile als schweres Untergewicht bezeichnen.

Merke **M!**

Nutze BMI-Tabellen 0–18 Jahre getrennt für Jungen und Mädchen. In Deutschland empfiehlt seit 2001 die Arbeitsgemeinschaft „Adipositas im Kindes- und Jugendalter" (AGA) zur Definition von Übergewicht und Adipositas im Kindes- und Jugendalter die alters- und geschlechtsspezifische 90. bzw. 97. Perzentile für den Body-Mass-Index für das Kindes- und Jugendalter unter Heranziehung verschiedener deutscher Stichproben [25].

Bei Kleinkindern kann der BMI ein geeignetes Maß sein, um zu bestimmen, ob das Kind sich normal entwickelt oder eventuell über- oder untergewichtig ist. Letzten Endes kann jedoch nur ein Arzt entscheiden, ob das Kleinkind sich korrekt entwickelt. Tabellen sind nur grobe Übersichtswerte. Bei Kindern unter 24 Monaten wird nicht die Höhe im Stand, sondern die Länge im Liegen gemessen. Beide Werte können sich um bis zu 7 cm unterscheiden, daher ist es wichtig das Kind im Liegen und nicht im Stehen zu messen. Hierdurch erklärt sich auch der Knick in den Kurven zwischen 24 und 25 Monaten.

Merke **M!**

Wird eine Fehlernährung detektiert, erfolgt eine Information an den ärztlichen Dienst zur Veranlassung weiterführender Diagnostik/Konsile. Der Pflegedienst wird informiert, um begleitende, patientennahe Maßnahmen einzuleiten.

1.6.3 Ernährungsberatung

Alle Patient*innen zur stationären Aufnahme oder auf den Stationen können eine Ernährungsberatung in Anspruch nehmen. Dafür muss von den behandelnden Stationen ein entsprechendes Konsil ausgelöst werden.

SGB § 115a: Die vorstationäre Behandlung ist auf längstens 3 Behandlungstage innerhalb von 5 Tagen vor Beginn der stationären Behandlung begrenzt. Die nachstationäre Behandlung darf 7 Behandlungstage innerhalb von 14 Tagen nicht überschreiten. Durch den Pflegedienst erfolgt ein Ernährungsscreening bei erwachsenen Patient*innen mit einer zu erwartenden Krankenhausverweildauer von mindestens 3 Tagen bei Aufnahme mit dem modifizierten Screening auf Mangelernährung im Krankenhaus [23].

- Inhalte der Ernährungsberatung:
  - Ernährungs-Screening bestätigen (Ergebnis ERS-Score, BMI, Gewichtsverlauf, Laborwerte/Anamnese des Patienten prüfen, ob ein Risiko für Fehlernährung besteht).
  - Ernährungs-Assessment: ausführliche Untersuchung des Ernährungszustandes durch eine Ernährungsfachkraft
  - Bedarfsermittlung (ggf. BIA-Messung, indirekte Kalorimetrie, auch auf der Intensivstation)
  - Empfehlungen/Listen an den Patienten; bei Bedarf auch Trinknahrung
  - Brief an behandelnden Arzt

1.7 Seltene Stoffwechselerkrankungen

P. Pickerodt, C. Rosenthal

Patienten mit seltenen Stoffwechselkrankheiten sollten in entsprechenden Kompetenzzentren betreut werden. Zu den Krankheitsbildern gehören u. a. die in der Übersicht genannten Erkrankungen.

Praxis

Seltene Stoffwechselkrankheiten

- Lysosomale Speicherkrankheiten
  - Morbus Fabry
  - Morbus Gaucher
  - Morbus Pompe
- Mucopolysaccharidosen
- Glykogenosen
- Aminosäurestoffwechselstörungen
  - Phenylketonurie
  - Alkaptonurie
  - Homozysteinurie
  - Methylmalonazidurie und viele andere
- Kohlenhydratstoffwechselstörungen
  - Galaktosämie
  - vererbbare Glukosestoffwechselstörungen (MODY-Formen)
  - seltene Ursachen der Hypoglykämie
- Störungen des Cobalamin-Stoffwechsels
- Eisenspeicherkrankheiten
  - primäre Hämochromatose
  - sekundäre Hämochromatose
- Kupferspeicherkrankheit
  - Morbus Wilson
- Endokrine onkologische Erkrankungen
  - Hypophysentumoren
  - multiple endokrine Neoplasie
  - Nebennierentumoren
- Vererbbare Tumorsyndrome
  - von Hippel-Lindau
  - Phakomatosen
- Hepatologische Erkrankungen
  - primär sklerosierende Cholangitis
- Hämatologische Erkrankungen
  - Thalassämie
  - Sichelzellanämie und andere seltene Anämien

Aufgrund der Seltenheit kann sich keine Routine im perioperativen Umgang mit diesen Patientengruppen entwickeln. Dies ist insofern kritisch, da viele der Krankheitsbilder ein spezielles perioperatives Vorgehen zur Vermeidung potenziell vital bedrohlicher Komplikationen erfordern.

1.7.1 Begleitbriefe des Zentrums für seltene Stoffwechselerkrankungen

Von den Kolleginnen und Kollegen des Zentrums werden für die Patienten mit speziellen Therapieansätzen und perioperativ/periinterventionellen Besonderheiten Begleitbriefe erstellt, welche im Rahmen der präoperativen Vorbereitung unbedingt eingesehen und die Empfehlungen umgesetzt werden müssen.

1.7.2 Anästhesiekonsil/ Anästhesieausweis

Bei erwachsenen und pädiatrischen Patienten mit seltenen Stoffwechselerkrankungen werden präoperativ anästhesiologische Konsile durchgeführt, in denen die Patienten mit Hinblick auf Narkoserisiko, spezifisch perioperativ anästhesiologische Besonderheiten (u. a. Airway-Management) und ggf. präoperativ notwendige Untersuchungen evaluiert werden. Die Patienten erhalten im Rahmen dieses anästhesiologischen Konsils Anästhesieausweise und werden im Umgang mit den Ausweisen geschult.

1.7.3 Risikofaktoren und Notfälle

Zum frühzeitigen Erkennen von Patienten mit seltenen Stoffwechselkrankheiten, welche ggf. nicht anamnestizierbar im Rahmen von Notfällen aufgenommen werden, wird in der elektronischen Patientenakte bei Risikofaktoren das gelbe Ausrufezeichen mit Hinterlegung „Seltene Krankheit" gesetzt. Bei diesen Patienten werden unter Konsilen und/oder Arztbriefen die o. g. Begleitschreiben sowie die anästhesiologischen Konsile hinterlegt.

Sollte noch kein Konsil bestehen bzw. der Begleitbrief nicht zu finden sein, so muss mit den Kolleginnen und Kollegen des Kompetenzzentrums Kontakt aufgenommen werden.

Weitere sehr gute Informationsquellen zu den seltenen Erkrankungen sowie auch zu deren perioperativen Management findet sich unter **Orphanet** (www.orpha.net) bzw. **OrphanAnesthesia:** (www.orphananesthesia.eu/de/). Diese ersetzen jedoch explizit *nicht* den Kontakt zu den jeweiligen betreuenden Spezialisten.

Patienten mit seltenen Krankheiten mit speziellen perioperativen Maßnahmen müssen durch Fach- oder Oberärzte prämediziert werden. Die Informationen zu diesen Patienten müssen auf dem OP-Plan vermerkt sowie mit dem am OP-Tag für den Patienten zuständigen anästhesiologischen Bereichsoberarzt kommuniziert werden.

Bei Patienten mit schwierigen Atemwegen sollte im Rahmen jeder Narkose der Atemweg erneut evaluiert werden, da es im Verlauf der Erkrankungen zu Verschlechterungen der Intubationsbedingungen kommen kann. Sollte sich eine Verschlechterung finden, so ist der Anästhesieausweis postoperativ im Rahmen einer postanästhesiologischen Visite zu aktualisieren.

1.8 Anästhesiearbeitsplatz

M. Kastrup, C. Melzer-Gartzke, P. Pickerodt, R.-R. Rodewald

1.8.1 Vorbereitungen

Vor Beginn jeder Narkose ist eine sorgfältige Überprüfung des Anästhesiearbeitsplatzes durchzuführen. Neben der einwandfreien technischen Funktion der Narkose- und Monitoringgeräte müssen sämtliche Medikamente und Materialien für den Notfall vorhanden sein. Neuere Narkose- und Beatmungsgeräte führen einen Selbsttest durch. Bei mechanischen Geräten erfolgt der Gerätecheck anhand der am Gerät befindlichen Checklisten.

Am Monatsersten werden die Narkosearbeitsplätze auf Vollständigkeit überprüft, die Opiatbücher kontrolliert und nach Materialien und Medikamenten mit abgelaufenen Verfallsdaten gesucht.

1.8.2 Gerätecheck nach MPBetreibV

Den Gerätecheck bei Inbetriebnahme oder 1 × in 24 h nach MPBetreibV fasst ▶ Tab. 1.5 zusammen.

1.8.3 Geräte-Kurzcheck vor Anschluss des Patienten

- Inspektion des Gerätes auf funktionelle Integrität, korrekte Montage der Schläuche, Leckage, Widerstände (APL-Ventil auf 30 mbar, Y-Stück schließen und mit Handbeatmungsbeutel prüfen)
- Gasfluss prüfen, Geruchsprobe (nicht mit Resten des Inhalationsanästhestikums präoxygenieren), O_2-Messung mit eingestellter F_iO_2 vergleichen
- alveoläre Ventilation mit Kapnometrie prüfen

1.8.4 Der Narkosearbeitsplatz

▶ Narkosegerät

- Gerätecheck
- Anschluss der Sauerstoff-, Druckluft- und Lachgasleitungen
- Anschluss Narkosegasabsaugung
- Dichtigkeitstest
- Beatmungsgerät Funktionstest
- Verdampferfüllung

▶ Monitoring und Geräte

- Monitor mit EKG, NIBP, S_pO_2, Temperatur
- optional invasive Druckmessung, BIS-Modul
- Kapnometrie
- Spritzenpumpen
- Absauggerät

Tab. 1.5 Gerätecheck nach MPBetreibV.

Automatischer Selbsttest		**Manuelle Prüfung bei Geräten ohne Selbsttest**
Sichtprüfung	Komponentenprüfung	
Äußere Schäden, Prüfsiegel		
Anschlüsse • Strom • Gase • Anästhesiegasabsaugung • evtl. Gasflaschen	Gasversorgung • Zentralversorgungsdrücke • ggf. Flaschendrücke • O_2-Flush	Dichtigkeit Atemsystem bei 30 mbar (APL-Ventil) • Leck < 150 ml/min
	Schläuche • Patientenschläuche • Handbeatmungsbeutel • Probengasleitung	Handbeatmung an Testlunge • APL-Ventil • Ventilfunktion • korrekter Sitz der Beatmungsschläuche
	CO_2-Absorber • Befülldatum • Farbumschlag • korrekter Sitz	Ventilatorbeatmung an Testlunge • Funktion • Dichtigkeit • Maximaldruck
	Anästhesiegasverdampfer • Nullstellung • korrekter Sitz • Füllstand	Standardeinstellungen • z. B. Monitor • Alarmgrenzen
	separater Handbeatmungsbeutel Sekretabsaugung	

1.8.5 Narkosewagen im Saal

► **Obere Arbeitsfläche**

- Vollelektrolytlösung (1000 ml)
- NaCl 0,9 % (10, 50 und 100 ml)
- Paracetamol 1000 mg/100 ml
- Abwurfbehälter für Spitzabfälle
- Sprühdesinfektion zur Hautdesinfektion
- Händedesinfektion
- Schale mit einer Rolle hypoallergenem Klebevlies, Pflasterrollen in diversen Größen und Schere
- Tupfer

► **Seite**

- Gelatinelösung 500 ml (1 ×)

► **Oberste Schublade**

- Augengel
- Aufziehkanülen
- Straußkanülen
- Orciprenalin 5 mg/10 ml
- Amiodaron 150 mg/3 ml
- Metoprolol 5 mg/5 ml
- Magnesium 1000 mg/10 ml
- Esmolol 100 mg/10 ml
- Midazolam 5 mg/1 ml
- Lidocain 1 % 5 ml
- Fenoterol-Spray
- Nitroglycerin-Spray
- Dexamethason 4 mg/2 ml
- Ondansetron 4 mg/2 ml
- Atropin 0,5 mg/1 ml
- Cafedrin 200 mg-Theodrenalin-HCl 10 mg/10 ml
- Etomidate 20 mg
- Propofol 1 % 200 mg
- Thiopental 500 mg
- Theophyllin 200 mg/10 ml
- Urapidil 50 mg/10 ml
- Dimenhydrinat 62 mg/10 ml
- Flumazenil 1 mg/10 ml
- Physostigmin 2 mg/10 ml
- Kalziumchlorid 10 mmol/20 ml
- Neostigmin 0,5 mg/1 ml
- Naloxon 0,4 mg/2 ml
- Clonidin 0,15 mg/1 ml
- Metamizol 1000 mg/2 ml
- Cimetidin 200 mg/2 ml
- Dimetinden 4 mg/4 ml
- Clemastin 2 mg/2 ml
- Prednisolon 250 mg/5 ml

► **Oben links**

- Spritzen (20, 10, 5, 2 ml)
- BGA-Spritzen
- Adapter für Blutentnahme
- Blutröhrchen (1 Satz)

► **Oben rechts**

- Drei-Wege-Hähne blau/rot
- Combi-Stopper
- Kanülen (Gr. 1, 17)
- Pflaster für Venenverweilkatheter/verschiedene Pflaster
- Venenverweilkatheter (22, 20, 18, 16 G)
- Aufziehspike

► **Mitte links**

- Laryngoskopgriff und 3er- und 4er-Spatel
- Narkosemasken 3er, 4er
- Guedeltuben 3er, 4er
- Larynxmaske Gr. 3, Gr. 4 je 1 ×
- Endotrachealtubus (ggf. Spiraltubus) mit Murphy-Auge ID 7,5/8,0 mm je 1 Stück
- Führungsstäbe
- Beißkeil, Zahnschutz
- Wendl-Tuben verschiedener Größen
- Gleitmittel wasserlöslich
- Magill-Zange
- Relaxometer
- Cuffdruckmesser
- Tubusverlängerung („Gänsegurgel“)

► **Mitte rechts**

- Infusionsleitungen
- Heidelberger-Verlängerungen
- Verlängerung mit Drei-Wege-Hahn
- Überleitspike, Rückschlagventile

► **Unten links**

- Spritzen für Spritzenpumpe und Infusionsleitungen
- Transfusionsbesteck

► **Unten rechts**

- Magensonden mit Mandrin (Silikon-MS)
- feste Magensonden ohne Mandrin
- Ablaufbeutel für Magensonde
- Blasenspritzen
- Adapter zum Konnektieren von Ablaufbeutel und MS
- Druckbeutel für Druckinfusion

1.8.6 Medikamente im Kühlschrank

- Bedside-Test
- Heparin 25 000 I.E./5 ml
- Noradrenalin 1 mg/1 ml
- Noradrenalin 25 mg/25 ml
- Adrenalin 1 mg/1 ml
- Adrenalin 25 mg/25 ml
- Altinsulin, Insulinspritzen
- Rocuronium 50 mg/5 ml
- Cis-Atracurium 5 mg/10 mg
- Succinylcholin 2 % 100 mg/5 ml
- Mivacurium 20 mg
- Isofluran
- Adapter für Isofluran

1.9 Dokumentation Narkoseprotokoll

A. Blank, C. Melzer-Gartzke, S. Tafelski

1.9.1 Anästhesieprotokoll

Das Narkoseprotokoll ist neben dem Aufklärungsbogen das einzige Dokument über den Anästhesieverlauf („Der Arztbrief des Anästhesisten"!) und wird vom Anästhesisten geführt. Alle im Anästhesieverlauf (präoperative Visite, Anästhesie, Aufwachraum) erhobenen Befunde und Maßnahmen sollen so dokumentiert werden, dass der Verlauf und die medizinischen Maßnahmen jederzeit nachvollzogen werden können.

Zusätzlich zu den forensischen Ansprüchen der Dokumentation muss die elektronisch unterstützte Dokumentation auch formalen Kriterien genügen. Zur vollständigen Anästhesiedokumentation gehören: der ausgefüllte Anamnesebogen mit individualisierter Dokumentation des Aufklärungsgespräches, das Protokoll „Präoperative Visite/Konsil" und die Anästhesieverlaufsdokumentation mit Aufwachraumprotokoll.

Die Narkoseprotokolle werden primär mit dem Patientendatenmanagementsystem geführt. Die Papierdokumentation soll nur noch dort geführt werden, wo keine Anbindung an das PDMS möglich ist. Alle Protokolle müssen 30 Jahre archiviert werden, ein regelhafter Ausdruck der Protokolle erfolgt bei Beendigung des Protokolls nur für die Krankengeschichte. Zusätzlich erfolgt eine zentrale elektronische Archivierung.

1.9.2 Dokumentation „Präoperative Visite/Konsil"

Die Organisation der Anästhesieaufklärung durch die Anästhesieambulanz bringt eine Arbeitsteilung mit sich, die eine besonders sorgfältige Dokumentation der präoperativen Visite erforderlich macht (s. a. präoperative Visite; Kap. 1.1). Informationen, die nicht dokumentiert sind, können in der Narkoseplanung nicht berücksichtigt werden.

Der **Anamnesebogen** soll von den Patienten vorausgefüllt und in einem persönlichen Arzt-Patienten-Gespräch durch gemeinsames Durchgehen und gezieltes Nachfragen des Anästhesisten ergänzt werden. Zur Eigen- und möglicherweise sinnvollen Fremdanamnese (betreute Patienten, Kinder etc.) können zusätzlich bereits vorhandene Dokumente (Rettungsstellenschein, alte Arztbriefe, vorherige Narkoseprotokolle etc.) hinzugezogen werden. Ziel ist es, allgemeine und individuelle Risiken für den Patienten aufzudecken, ihm verständlich zu machen und die Inhalte des Aufklärungsgesprächs (s. individuelle Risikodokumentation) zu dokumentieren. Der Patient soll nach umfassender Aufklärung in Entscheidungsprozesse (z. B. Wahl des Anästhesieverfahrens) mit einbezogen werden (partizipative Entscheidung) und der gefundene Konsens ebenfalls im Protokoll dokumentiert werden (z. B. „Patient lehnt nach ausführlicher Aufklärung über das Verfahren Regionalanästhesie aufgrund … ab").

1.9.3 OP-Prozesszeitendokumentation

Die Definitionen der Zeitpunkte zur OP-Prozesszeitendokumentation fasst ▸ Tab. 1.6 zusammen.

Tab. 1.6 Definition der Zeitpunkte zur OP-Prozesszeitendokumentation.

Zeitpunkt	Definition
Patientenanforderung	Zeitpunkt der Patientenanforderung.
Eintreffen Patient im OP-Bereich	Der Patient trifft am Eingangsbereich der OP-Einheit, z. B. der OP-Schleuse ein.
Beginn Vorbereitung Anästhesiologie-Funktionsdienst	Beginn aller notwendigen Arbeiten zur Vorbereitung einer Anästhesie durch den Anästhesiologie-Funktionsdienst.
Beginn Präsenz Anästhesiologiearzt	Beginn der Patientenbindung des Anästhesiologiearztes.
Beginn Anästhesie	Zeitpunkt der Injektion des ersten Narkosemedikaments bzw. bei Regionalanästhesie der Zeitpunkt der Hautpunktion.
Ende Anästhesieeinleitung	Ende aller Maßnahmen der Anästhesieeinleitung. Ende Anästhesieeinleitung ist nicht gleichbedeutend mit Freigabe Anästhesie. Beide Zeitpunkte können aber im Einzelfall identisch sein.
Freigabe Anästhesie	Der Anästhesist gibt den Patienten für den realistischen Beginn der chirurgischen Maßnahmen frei: operative Maßnahmen können beginnen. Kann im Vorraum erfolgen, wenn operative Maßnahmen durch chirurgische Disziplin getätigt werden. Erfolgt spätestens auf dem OP-Sockel, wenn vorher keine operativen Maßnahmen erfolgt sind. Diese operativen Maßnahmen (z. B. die Lagerung von Extremitäten, Rasieren von Hautbehaarung, Entfernung eines Gipses, Vorreinigung von kontaminierten Wunden vor Betreten des Saales etc.) können parallel zu abschließenden anästhesiologischen Leistungen (Anlage weiterer Venenverweilkanülen, Magensonde, Annaht des zentralen Venenkatheters) erfolgen. Zeitpunkt wird valide dokumentiert (**gemeinsame Abstimmung** im Team-Time-Out).
Ende Anästhesie	Ende der Patientenüberwachung im OP-Saal bzw. Ausleitungsraum. Bei Patienten, die in reiner Regionalanästhesie betreut wurden, ist dieser Zeitpunkt identisch mit Ende operative Maßnahmen. Bei Patienten, die am Ende der OP beatmet verlegt werden, ist dies der Zeitpunkt der Übergabe des intubierten Patienten an die nachsorgende Einheit.
Ende Präsenz Anästhesiologiearzt	Ende der Übergabe des Patienten an ärztliches oder pflegerisches Personal in der nachsorgenden Einheit (Aufwachraum, IMC, Intensivstation).
Ende Präsenz Anästhesiologie-Funktionsdienst	Ende der Patientenbindung des Anästhesiologie-Funktionsdienstes.
Beginn Vorbereitung OP-Funktionsdienst	Beginn OP-Saalvorbereitung durch den OP-Funktionsdienst.
Ende Vorbereitung OP-Funktionsdienst	Ende Vorbereitung OP-Funktionsdienst im betreffenden OP-Saal.
Beginn Maßnahmen Operateur am Patienten Synonym: Beginn chirurgischer Maßnahmen	Beginn der Maßnahmen durch einen Arzt der eingriffsdurchführenden Abteilung, z. B.: ärztliche Lagerung, Abwaschen durch den Operateur, Anlegen der Mayfield-Klemme, Einbringen von Navigationspins, radiologische Voruntersuchung zur OP, manuelle Narkoseuntersuchung vor operativen Eingriffen, starre Bronchoskopie vor thorakoskopischen Lungeneingriffen, geschlossene Reposition einer Fraktur/Luxation.
Präsenz erster Operateur	Beginn der Patientenbindung des ersten Operateurs.
Schnitt	Anlegen des Hautschnittes nach Hinzutreten des Operateurs an das Operationsfeld. Bei Eingriffen ohne Hautschnitt (z. B. isolierte geschlossene Reposition) gilt der Beginn der operativen Manipulation als Schnitt. Bei interventionellen Prozeduren (z. B. kardiovaskuläre Diagnostik, neuroradiologisches Coiling) wird die Anlage des perkutanen Gefäßzugangs als Schnitt gewertet. Bei reinen Transportleistungen (z. B. CT-Transport eines Intensivpatienten) oder sonstigen Fällen ohne Schnitt (Schockraumbetreuung) sollte die Dokumentation von Schnittzeiten unterbleiben. In diesen Fällen sind Beginn Anästhesie und Ende Anästhesie respektive Beginn Präsenz Anästhesiologiearzt und Ende Präsenz Anästhesiologiearzt zwingend zu dokumentieren.
Ende Präsenz Operateur	Ende der Patientenbindung des ersten Operateurs.
Naht	Ende der letzten Hautnaht.

Tab. 1.6 Fortsetzung

Zeitpunkt	Definition
Ende nachbereitender operativer Maßnahmen Synonym: Ende chirurgischer Maßnahmen	Abschluss aller der Operation zugeordneten operativen Maßnahmen am Patienten (Verband, Gips).
Ende Nachbereitung OP-Funktionsdienst	Ende aller notwendigen Arbeiten zur Nachbereitung einer Operation inkl. der Sieb-Logistik und der unmittelbar den Fall betreffenden Dokumentation.
Kennzeiten perioperative Überwachung	
Beginn Holding Area	Eintreffen des Patienten in der Holding Area
Ende Holding Area	Patient verlässt die Holding Area
Kennzeiten operative Nachsorge	
Beginn nachsorgende Einheit	Eintreffen des Patienten in der nachsorgenden Einheit
Ende nachsorgende Einheit	Abholung des Patienten aus der nachsorgenden Einheit durch transportierendes Personal

1.9.4 Dokumentation im Patientendatenmanagementsystem

Präoperative-Visite-Protokoll

Pflichtfelder hierbei sind:

- „erbringende OE" (Organisationseinheit)
- „Fallnummer" des Patienten
- „Beginn der Visite"
- „Beginn der Arztvisite"
- „Ort" der Leistungserbringung
- „Allergie"
- „laborchemische Befunde"
- „Abschluss Risikobewertung"
- „medikolegale Besonderheiten"
- „OP-assoziiertes kardiovaskuläres Risiko"
- „Allergie"
- ASA-Status
- „Anästhesieverfahren"
- „Atemwegssicherung"
- „Freigabe" bzw. bei nicht freigegebenen Patienten „Begründung"

Merke M!

Ohne die ausgefüllten Pflichtfelder ist es nicht möglich, die Prämedikation abzuschließen. Das heißt aber nicht, dass nun alle anästhesierelevanten Patientenfaktoren erfasst sind!

Mindestdokumentation

- Freifeld „Voruntersuchung + Anamnese" für Anamnese/Vorerkrankungen/Vornarkosen des Patienten
- aktuelle Untersuchungsbefunde: kardiopulmonale Auskultation, Mallampati, EKG, TTE, andere aktuelle Befunde (z. B. lokale Befunde vor geplanter Regionalanästhesie, Bewegungseinschränkungen/Lähmungen präoperativ)
- Zahnstatus
- Dauermedikation sowie die Festlegung, ob die Dauermedikation pausiert oder am OP-Tag verabreicht werden soll
- Sichtung der laborchemischen Befunde, Evaluation des Atemweges inklusive Erhebung des Arne-Atemwegs-Scores, Quantifizierung der anästhesierelevanten Nebendiagnosen, Festlegung des operativen Eingriffsrisikos für kardiale Komplikationen, ASA-Status
- Prämedikation und abhängig davon Transportmodalität (mit oder ohne begleitende examinierte Pflegekraft)
- präoperative Anordnungen/weitere anzufordernde Befunde inklusive anzufordernde EKs/FFPs/Thrombozytenkonzentrate
- Name des Anästhesisten
- Nicht zu vergessen nach Ausdruck des Protokolls: Unterschrift des prämedizierenden Anästhesisten!

1.9.5 Anästhesieverlaufsprotokoll

Wichtig für eine möglichst vollständige und nachvollziehbare Dokumentation ist, dass beim Eintreffen des Patienten im Operationstrakt ein Protokoll im PDMS angelegt und an dem entsprechenden Arbeitsplatz geöffnet wird. Dies sollte unabhängig von der Präsenz des Anästhesisten oder des Narkosebeginns erfolgen, sobald der Patient im

OP-Trakt angekommen ist, um bei möglichen Zwischenfällen eine Dokumentation zu gewährleisten.

Pflichtfelder der Dokumentation sind:

- Zeiten (Beginn Anästhesiearzt, Beginn Anästhesie, Ende Einleitung, OP-Freigabe, Ende Anästhesie, Ende Präsenz Anästhesiearzt), Ort der Leistungserbringung
- OP-Dringlichkeit, Allergie und ASA-Status, falls noch nicht von Prämedikation übernommen/ausgefüllt
- „1. Anästhesist", „Narkoseverfahren", „Kontrollmaßnahmen", „Ereignisse"

Das Anästhesieverlaufsprotokoll ist ein offizielles Dokument, das ggf. auch für forensische Zwecke herangezogen werden kann. Es ist somit unabdinglich, alle Maßnahmen, Ereignisse und Auffälligkeiten zeitgerecht zu dokumentieren. Dabei helfen zahlreiche Felder, die zwar keine Pflichtfelder sind, jedoch eine möglichst umfangreiche Dokumentation des Verlaufs gewährleisten sollen. Dies dient der nachvollziehbaren, forensisch belastbaren Beschreibung des Narkoseverlaufs genauso wie es dem nächsten Anästhesisten wichtige Hinweise für evtl. folgende Narkosen gibt.

Dazu zählen:

- Medikamente: auf Nachvollziehbarkeit achten und Reaktion auf Ereignisse dokumentieren (z. B.: nicht tolerabler Blutdruckabfall des Patienten → zeitnahe Gabe kreislaufunterstützender Medikamente)
- Beatmungsmodus
- Nachvollziehbarkeit: In welchem Zustand kam der Patient in den Saal? Wie zeigte er sich postoperativ? Unter welchen Umständen konnte er auf welche Station verlegt werden?
- Maßnahmen: Abfrage der Checkliste, Zeit von Intubation, Verwendung von Zahn- und Augenschutz, spezielle Maßnahmen wie Bronchoskopie/TEE/Blutsperre zur forensischen Dokumentation und Nachvollziehbarkeit der Vorgänge während der OP
- OP-Lagerung ggf. mit Wechsel der Lagerung in der OP (z. B. Verständnis von Blutdruckschwankungen oder Medikamentenanpassungen)
- „Besonderheiten": Freitextfeld zur Dokumentation besonderer Gegebenheiten/Anweisungen/Situationen zur Nachvollziehbarkeit von Entscheidungen oder Situationen, aber auch als Hinweise für die nächsten prämedizierenden Kollegen
- bei Beatmungsproblemen auch Dokumentation von deren Lösung
- Bei jeder Narkose sollte ein kurzer, zusammenhängender Überblick über die durchgeführte Narkose und ggf. aufgetretene Ereignisse sowie die ergriffenen Maßnahmen gegeben werden
- Art der Atemwegssicherung inkl. Han-Grad und Cormack/Lehane-Klassifizierung
- Art der Zugänge und ggf. deren Kontrolle (z. B. bei ZVK: Sono/Röntgen)
- „Weiterbildungsdokumentation": automatische Anrechnung für das Facharzt-Logbuch bei Abschluss des Protokolls
- Kontrollmaßnahmen: Atemwegssicherung atraumatisch, (seitengleiche) Belüftung geprüft, Zahnstatus nach In- und Extubation, Kontrolle von Zugängen wie Arterie/ZVK, Kontrolle der Lagerung von Kopf/Extremitäten
- ggf. Regionalanästhesieprotokoll
- „epikritische Nachdokumentation": Dieses Feld bietet eine weitere Möglichkeit zur Dokumentation, wird jedoch nicht regelhaft mit ausgedruckt
- Beginn Aufwachraum
- Verordnungen Maßnahmen/Medikamente für den Aufwachraum (nur anwählbar, wenn Arzt eingeloggt ist)
- Anordnungen für die periphere Station
- Es ist essenziell, dass die Dokumentation abgeschlossen wird, wenn der Patient verlegt wird. Dazu müssen alle Pflichtfelder ausgefüllt sein. Zudem ist auf eine vollständige und sinnvolle Dokumentation aller weiteren Felder zu achten (z. B.: Folgte einer Intubation auch eine Extubation, wenn der Patient auf die Normalstation verlegt wurde?). Nach Abschluss der Dokumentation kann das Protokoll nur noch von wenigen Befugten in absoluten Ausnahmefällen geändert werden!

▸ **Verlegung ohne AWR (z. B. Intensivstation)**

- Verlegenden Arzt und Verlegungsstation (z. B. PACU) eintragen
- Sofern die Patienten postoperativ auf eine Intensivstation verlegt werden, ist die Dokumentation bis zur Übergabe an die weiterbehandelnde Station fortzuführen. Das Protokoll kann nach der Übergabe vervollständigt und abgeschlossen werden

▸ **Verlegung mit AWR**

- „Entlassenden Arzt" und „Verlegungsfreigabezeit" eintragen

1.9.6 Anlageprotokoll Regionalanästhesie

Auch hier gilt, dass die Dokumentation im PDMS stattfinden soll und nur noch in Ausnahmefällen die Papierprotokolle Verwendung finden.

Die Felder „Katheter-Nr." und „Beurteilung Regionalanästhesie" sind Pflichtfelder. Ist das Anlageprotokoll durch die ersten beiden Felder aktiviert worden, kann das Anästhesieprotokoll ohne Ausfüllen dieser neu dazu gekommenen Pflichtfelder nicht abgeschlossen werden. Zusätzlich sollten jedoch auch die anderen Felder zur ausführlichen Dokumentation der Anlage (Pumpen-Nr., Regionalanästhesieverfahren, Lage, LOR, Kathetereinlagetiefe, ggf. Bemerkungen zu Nervenstimulation und Ultraschall, Parästhesien und Besonderheiten) vollständig ausgefüllt werden. Diese bieten die erforderliche Mindestdokumentation. Unter „Protokoll Regionalnetzwerk" sollten ggf. relevante Nebenbefunde wie Diabetes mellitus, chronische Schmerzmedikation oder Antikoagulation vermerkt werden.

Sollten bei der Anlage anderweitige Besonderheiten auftreten, kann eines der Freifelder des Narkoseprotokolls „Besonderheiten", „epikritische Nachdokumentation" oder „Ereignisse" genutzt werden, um diese möglichst klar und nachvollziehbar zu dokumentieren.

Bei den Papierprotokollen muss zusätzlich auf beiden Seiten ein großer Patientenaufkleber angebracht werden. Die Pflichtfelder sind rot gekennzeichnet. Angaben wie Allergien, Alter, Größe und Körpergewicht des Patienten müssen manuell übernommen werden. Die sterilen Standards, eine mögliche präpunktionelle Infektion und relevante Nebenerkrankungen wie Diabetes mellitus müssen zwingend angegeben werden. Lesbarer Name und Unterschrift des Anästhesisten sind zwingend erforderlich.

Handelt es sich um eine Regionalanästhesieanlage ohne OP, muss trotzdem ein PDMS-Protokoll zur Überwachung des Patienten/Vitalparameterdokumentation und Vernetzung von Regionalanästhesie-Anlage-Protokoll und ASD-Visiten-Bögen angelegt werden.

1.9.7 AWR-Protokoll

Nach Übergabe des Patienten an den AWR muss im PDMS „Beginn AWR" ausgewählt werden. Es muss darauf geachtet werden, den Patienten möglichst zeitnah aus dem Saal an den jeweiligen Bettenplatz des AWR zu verlegen, um eine möglichst lückenlose Dokumentation der Vitalparameter zu gewährleisten. Der „Ort der Leistungserbringung" sollte geändert werden. Zudem muss die Zeit „Ende Präsenz Anästhesiearzt" angegeben werden.

Sobald der Patient im AWR eintrifft, wird der PAR-Score n. Aldrete, der Schmerz und der Delir-Score erhoben, um den Patienten einzuschätzen und ggf. Gegenmaßnahmen einzuleiten. Diese Evaluierung wird zeitbezogen erfasst und vor Verlegung des Patienten auf eine andere Station wiederholt. Die Vitalparameter werden standardmäßig alle 15 min im PDMS dokumentiert, Bewusstsein und Schmerzen im zeitlichen Verlauf von Aufnahme bis Entlassung. Gegebenenfalls muss eine Anpassung der Messintervalle erfolgen.

Bei Regionalanästhesien wird die Blockadehöhe erfasst und dokumentiert.

Medikamentengaben sind zu dokumentieren. Sollten Komplikationen oder sonstige besondere Vorkommnisse auftreten, müssen diese dokumentiert werden. Vor Verlegung auf die Station muss erneut der Score n. Aldrete und der Nu-Desc erhoben und dokumentiert werden. Es muss darauf geachtet werden, dass das Protokoll vollständig und sinnvoll ist, alle Zeiten (Beginn und Ende AWR) eingetragen wurden und die Pflichtfelder vollständig ausgefüllt wurden. Die Verlegungsfreigabe ist durch einen Arzt zu bestätigen.

▶ **Verlegung aus AWR.** „Entlassenden Arzt" (nur anwählbar, wenn Arzt eingeloggt ist) und „Verlegungsfreigabezeit" eintragen → „Dokumentation abschließen"

Sollten bei der Anlage oder Dokumentation im PDMS Probleme auftreten, die nicht selbstständig behoben werden können, sind ggf. PDMS-Verantwortliche, der Bereichsoberarzt hinzuzuziehen sowie ggf. eine Fehlermeldung an die IT zu veranlassen.

1.9.8 Papiergebundene Narkoseprotokolle

Die Papierprotokolle sind durchnummeriert und mittels Kodierstreifen und QR-Punktmarken lesbar. Diese Felder sind auf allen Seiten vorhanden und dürfen nicht überschrieben werden. Alle rechteckigen Felder werden maschinell eingelesen.

Die Mindestdokumentation beinhaltet alle Pflichtfelder, damit die Protokolle beim Einscannen akzeptiert werden. Die elektronische Erfassung bietet die Möglichkeit der Auswertung in Anlehnung an den Kerndatensatz Anästhesie der DGAI, den Facharztkatalog und die Auswertung von Outcome-Parametern und Qualitätszielen. Die Zahlenfelder „Alarmzeit" und „AVB" (Anästhesiologische Verlaufsbeobachtung) werden maschinell erkannt und sollen mit Normzahlen ausgefüllt werden; beim Einscannen erfolgt kein manueller Abgleich mit der Vorlage. Wichtige Einzelheiten der Anästhesie bzw. Operation sollten auf den Freitextfeldern des Anästhesieprotokolls dokumentiert bzw. beschrieben werden.

Alle Protokolle müssen 30 Jahre archiviert werden. Die Protokolle des letzten Jahres stehen unter Verschluss, sind aber im Sekretariat Dokumentation einsehbar. Aus Datenschutzgründen muss der Zutritt zu diesen Räumen auf die Mitarbeiter der Klinik beschränkt werden.

1.9.9 Protokoll „Präoperative Visite/Konsil"

Mindestdokumentation (bitte nicht mit Pflichtfeldern verwechseln):

- Patientendaten mit 10-stelliger Fallnummer (großer Aufkleber mit Barcode)

- Datum, anfordernde Fachabteilung, Campus, Status, Geschlecht
- Medikamentenanamnese „Dauermedikation"
- Einschätzung des Narkoserisikos mittels ASA Status sowie der weiteren organbezogenen Funktionsscores
- Allergie
- patientenbezogener körperlicher Untersuchungsbefund (Zahnstatus, Mallampati, Lokalbefund bei geplanter Regionalanästhesie)
- vorhandene Befunde (Labor, Röntgen, Blutanforderungen nicht vergessen)
- geplantes Narkoseverfahren/Schmerztherapieverfahren ggf. erweitertes Monitoring
- Leistungserfassung: Zeitdauer, Dienstart OP/Ambulanz, Regelarbeitszeit/Dienst
- Stationscheckliste „Fehlende Befunde" im unteren Abschnitt des Protokolls
- Datum, Name in Druckbuchstaben und Unterschrift

1.9.10 Anästhesiedokumentation

- Patientendaten mit Fallnummer
- Datum, durchführende Fachabteilung, Dringlichkeit, Indikation, OP-Ort, ambulant, Eingriff und Operateure, Primärleistung
- die Primärleistung Allgemeinanästhesie erfordert eine Eingabe zur Beatmung, die Primärleistung Regionalanästhesie macht eine Eingabe des Regionalverfahrens erforderlich
- Die ZVK-Anlage ist eine Einzelleistung
- Alarmzeit computerlesbar eintragen
- AVB I; die zeitliche Zuordnung von AVBs erfolgt durch den vorangestellten zweistelligen Code
- Bei der Verwendung regionaler Formen der Anästhesie und Analgesie muss das Anlageprotokoll ausgefüllt werden; das Prozedere der Anästhesiedurchführung muss beschrieben werden
- Überprüfung des Narkosearbeitsplatzes

Zum Abschluss: Durchsicht des Prämedikationsprotokolls auf Vollständigkeit; Re-Evaluation relevanter und ausstehender Befunde (Nüchternheit, aktuelles Labor)

1.9.11 Dokumentation Anästhesieverlauf

- Patientendaten (kleiner Aufkleber)
- Startzeit/ggf. Zusatzseite folgt, mindestens die Startzeit numerisch in der Zeitskala:
  - **P-P:** Pflegepräsenz inklusive Rüstzeit des Saales bis Ende der anästhesiepflegerischen Maßnahmen und Nachrüsten
  - **A-A:** Anästhesiepräsenz bei Übernahme des Patienten bis Ende der Verantwortung des Anästhesisten, Übergabe im Aufwachraum oder Station
  - **X1-X1:** Anästhesiebeginn, Einleitung der Narkose oder des Regionalverfahren; Extubation
  - **X2-X2:** Anwesenheit eines zweiten Anästhesisten
  - **O-O:** Ende der Narkoseeinleitung; Freigabe zur chirurgischen Vorbereitung bis Ende der chirurgischen Maßnahmen, Verband
  - **S-S:** Hautschnitt, Beginn der chirurgischen Intervention bis Ende des Hautverschlusses; Ende der operativen Maßnahmen
- Basismonitoring und Dokumentation der Vitalparameter
- Zeitlicher Verlauf von Art und Dosis aller verwendeten Medikamente, Infusionen und Blutprodukte
- Anästhesieverfahren, Technik und Material
- Ereignisse im Anästhesieverlauf
- Vitalparameter alle 5 min
- Beatmungsparameter alle 15 min und bei Veränderungen
- Ausbreitung der Regionalanästhesie: zu Beginn und nach 10–15 min das sensible Niveau auf beiden Seiten
- Status des Patienten nach Beendigung der Narkose
- Datum, Name in Druckschrift und Unterschrift auf jeder Seite

1.9.12 Dokumentation Aufwachraum

- Patientendaten (kleiner Aufkleber).
- Startzeit, ggf. Zusatzseite folgt, mindestens die Startzeit numerisch in der Zeitskala
- AWR: Kodierung
- AWR-Zeit **M-M**
- Bettenplatznummer
- Zustand im AWR bei Aufnahme (das Ausfüllen des Aufnahme- und Verlegungsscores ist Pflicht)
- Schmerzen werden als NRS (numerische Ratingskala) und zeitbezogen erfasst; die Dokumentation der NRS bei Aufnahme und Verlegung ist Pflicht
- Übelkeit/Erbrechen werden in einer separaten Zeile unterhalb des Kreislaufblocks erfasst; dies ermöglicht eine zeitbezogene Erfassung von Ü/E
- Vitalparameter alle 15 min
- Blockhöhe und Bromage-Scale bei Regionalanästhesie
- Vitalparameter, Bewusstsein und Schmerzen im zeitlichen Verlauf von Aufnahme bis Entlassung
- Zeitlicher Verlauf von Art und Dosis aller verwendeten Medikamente, Infusionen und Blutprodukte
- Nebenwirkungen und Komplikationen nach Operation und Narkose
- Vor Verlegung in den Aufwachraum muss der Patient alle Schutzreflexe haben

- Vor Verlegung auf die Normalstation müssen der Aldrete-Score und Nu-Desc erfasst werden und dokumentiert sein
- Verlegung nach: Station, ICU etc.
- Eine AVB; die zeitliche Zuordnung von AVBs erfolgt durch den vorangestellten zweistelligen Code.
- Ggf. postanästhesiologische Visite
- Name in Druckschrift und Unterschrift der zuständigen Pflegekraft
- Datum, Name in Druckschrift, Unterschrift und Uhrzeit durch den entlassenden Arzt
- Name in Druckschrift und Unterschrift der abholenden Pflegekraft

1.9.13 Besonderheiten

Bei Komplikationen wird eine Aktennotiz angefertigt und mit Namen in Druckschrift und Unterschrift von Anästhesist und aufsichtführendem Oberarzt, Kopie an Sekretariat.

Verfahrensanweisung „Management schwerer Zwischenfälle".

1.10 Intrahospitaltransporte

R. Kuhly, S. Tafelski

1.10.1 Allgemeines

Innerklinische Intensivtransporte werden heute als Kontinuum der Intensivmedizin betrachtet, dennoch stellen diese immer noch ein erhöhtes Risiko für den Patienten dar.

Ein optimiertes Management solcher Transporte hat erheblich zur Minimierung von unerwünschten Ereignissen beigetragen. Ein deutlich erhöhtes Risiko besteht in Zusammenhang mit der Schwere der Erkrankung, sowie der Dringlichkeit des Transportes.

1.10.2 Indikationen, Anmeldung und Vorbereitung

Indikationen zum Intrahospitaltransport sind im Wesentlichen Transporte von ICU/IMCU/PACU zum OP oder zurück, zur Diagnostik (CT, Angio, Endoskopie etc.) und interne Verlegungen.

Es müssen vorbereitend folgende Daten erhoben werden:

- Ansprechpartner der abgebenden Klinik oder Abteilung (Name und Telefonnummer)
- Transportgrund einschließlich Ansprechpartner (Name und Telefonnummer)
- Patientendaten
- Hauptdiagnose und relevante Nebendiagnosen
- Patientenzustand spontanatmend/beatmet (Beatmungsform):
  - kreislaufstabil/-instabil (katecholaminpflichtig)
  - Blutungen (intrazerebrale Blutung, gastrointestinale Blutung, Gerinnungsstörung)
  - Narkose und Sedierung
  - aktuelle Probleme, Komplikationen, Allergien
- benötigtes Material
  - Sauerstoff
  - Transportbeatmungsgerät
  - Spritzenpumpen (Anzahl)
  - Lagerungshilfsmittel wie Halskrause oder Schienen
- Medikamente, die während des Transports verabreicht werden müssen:
  - Katecholamine
  - Narkotika, Sedativa
  - Opioide
  - Notfallmedikamente
- potenzielle Infektionsgefahr für das Personal, erforderliche Hygienemaßnahmen
- Thoraxdrainagen, externe Ventrikeldrainage, OP-Drainagen, Magensonde

1.10.3 Diagnostik/Bodycheck

Vor der Durchführung eines Intensivtranportes muss ein Übergabegespräch und eine Untersuchung des Patienten erfolgen, um folgenden Status zu erhalten:

- Bewusstsein
  - GCS, ggf. Analgosedierung, Ramsay-Score
- Atmung
  - AF, Atemtiefe, S_pO_2, Auskultation
- Untersuchung auf: Dyspnoe, Zyanose, in- und exspiratorische Nebengeräusche, Stridor
  - zusätzlich bei beatmeten Patienten: Beatmungsform, Beatmungsdruck, PEEP, F_iO_2, Spontanatmungsanteil, Druckunterstützung, aktuelle Blutgase
  - Tubus: Größe, Insertionstiefe, Druck der Blockmanschette
  - Trachealkanüle: Größe, Druck der Blockmanschette
  - ggf. aktuelle Aufnahme Röntgen-Thorax
- Kreislauf
  - HF, Blutdruck (invasiv/nichtinvasiv), EKG-Monitoring (Frequenz, regelmäßiger/unregelmäßiger Rhythmus, schmaler/breiter Kammerkomplex, ST-Streckenanalyse, P-Welle), zentralvenöse Sättigung
- Untersuchung auf: obere Einflussstauung, kapilläre Reperfusionszeit, kalte Extremitäten, Blässe, Kaltschweißigkeit, periphere Ödeme, Übelkeit, Erbrechen
  - aktuelle Flüssigkeitsbilanz, aktuelles 12-Kanal-EKG, u. U. aktuelle HZV-Messung

- Neurologie
  - Seiten- und Querschnittszeichen, Pupillengröße und -reaktion
- Vegetativum
  - Übelkeit, Erbrechen, Schwindel, Kaltschweißigkeit
- Schmerzen
  - VAS, Schmerzort
- Medikamente
  - Erfassung aller aktuell verabreichten Medikamente und Festlegung der während des Transportes erforderlichen Medikamentengaben (z. B. Analgosedierung, Katecholamine)
  - bei kontinuierlich verabreichten Medikamenten über Infusions- oder Injektionspumpen: Verdünnung und Laufrate festlegen
- Zugänge
  - venöse und arterielle Zugänge, Thoraxdrainagen (mit oder ohne Sog, ggf. mit Pumpe), intrakranielle Drucksonden, OP-/Wunddrainagen, Magensonden, Vakuumpumpen bei Vakuumverbänden

Merke **M!**

Komplettes Monitoring von ICU/IMCU bzw. OP wird zum Transport übernommen. Dies gilt auch für das Beatmungsgerät, insbesondere bei differenzierten Beatmungsformen!

1.10.4 Anamnese

Grunderkrankung und alle wesentlichen diagnostischen und therapeutischen Interventionen, einschließlich aktueller mikrobiologischer Befunde, Vorerkrankungen, Allergien, Schwangerschaft, Begleitumstände

1.10.5 Differenzialdiagnosen

Bei Intensivtransporten sollten die Haupt- und Nebendiagnosen feststehen, sodass differenzialdiagnostische Überlegungen i. d. R. nicht erforderlich sind.

1.10.6 Monitoring

Überlappender Wechsel des kontinuierlichen Monitorings nach dem Umlagern.

- HF
- Blutdruck (NIBP invasiv/nichtinvasiv, Intervall ≤ 5 min)
- EKG
- S_pO_2
- bei Beatmung: Beatmungsdrücke, AMV, AF, $etCO_2$

1.10.7 Basismaßnahmen und Therapie

- Atmung
  - spontanatmende Patienten:
    - O_2-Inhalation, Intubation und Beatmung bei entsprechender Indikation
  - beatmete Patienten:
    - initial Übernahme des vorgegebenen Beatmungsmusters, ggf. Anpassung im weiteren Verlauf
    - Beatmungspatienten müssen ggf. regelmäßig abgesaugt werden; v. a. nach Umlagerungen
    - vermehrt sind Patienten mit Heimbeatmungsgeräten ausgestattet, diese können für den Transport bei ausreichender Akkukapazität genutzt werden
- Kreislauf
  - ggf. Volumen-/Katecholamintherapie zur Stabilisierung des Kreislaufs
  - bei laufender Katecholamintherapie auf überlappenden Pumpenwechel achten
- Lagerung/Transport
  - Lagerung entsprechend der Grunderkrankung, bzw. -verletzung
  - bei intubierten und tracheotomierten Patienten Oberkörperhochlagerung (Aspirationsschutz)

1.10.8 Besonderheiten

Folgende Ausrüstung muss mitgeführt werden:

- Patientenmonitor: immer
- Messgerät Sauerstoffsättigung: immer
- Sauerstoff zur Inhalation: immer
- Beatmungsbeutel + Maske: immer
- Transportbeatmungsgerät: bei beatmeten Patienten
- Spritzenpumpen: entsprechend Bedarf
- Defibrillationseinheit: bei kardial instabilen Patienten

Alle Zugänge müssen gut fixiert sein, um während des Transportes nicht zu dislozieren; ggf. muss die Fixierung verbessert werden. Kennzeichnung von arteriellen Zugängen, Kennzeichnung von katecholaminführenden Zugängen.

Katecholamine sollten immer über einen eigenen, deutlich gekennzeichneten Schenkel eines zentralvenösen Zugangs verabreicht werden. Unkontrollierte, lebensgefährliche Bolusgabe von Katecholaminen muss verhindert werden.

Bei vorhandenem arteriellem Zugang sollte immer über das Monitoringsystem eine kontinuierliche Druckmessung erfolgen (v. a. bei katecholaminpflichtigen Patienten).

Bei infektiösen/MRE besiedelten Patienten (z. B. MRSA, offene Tuberkulose), Einmalkittel, Mundschutz, Einmaldecke und Handschuhe verwenden; Patient erhält ggf. Mundschutz.

1.10.9 Komplikationen

- Atemstillstand: Atemwegsobstruktion beseitigen, Beatmung
- Beatmungsprobleme
  - D Displacement of the tube (Tubusfehllage) → Korrektur
  - O Obstruction of the tube (Tubusobstruktion) → Absaugen
  - P Pneumothorax → Pleuradrainage
  - E Equipment failure (Geräte- oder Materialfehler)
  - S Stomach (geblähter Magen) → Magensonde
- Herz-Kreislauf-Stillstand → Reanimation einleiten
- Schock → SOP kardiogener, neurogener, hämorrhagischer, anaphylaktischer Schock
- ACS → SOP Akutes Koronarsyndrom
- Herzrhythmusstörungen → SOP Herzrhythmusstörungen
- Krampfanfälle → SOP Krampfanfall

1.10.10 Transportziel

Bitte immer vor Transportbeginn (> 30 min) die Ankunft des Patienten mit Zustandsbeschreibung ankündigen, damit alle notwendigen Vorkehrungen getroffen werden können, die zur Übernahme des Patienten notwendig sind.

1.10.11 Equipment und Dokumentation

Monitoring:

- HF
- Blutdruck
- S_pO_2
- Pupillen
- Beatmungsdrucke
- AMV
- AF (endtidales CO_2)
- Initial- und Übergabebefund

Bei Patienten mit Organunterstützungssystemen (ECMO, LVAD, BIVAD, RVAD, IABP) soll entsprechend geschultes Personal den Transport begleiten.

1.11 Literatur

[1] American Society of Anesthesiologists Task Force on Preanesthesia Evaluation. Practice advisory for preanesthesia evaluation: a report by the American Society of Anesthesiologists Task Force on Preanesthesia Evaluation. Anesthesiology 2002; 96 (2): 485–96

[2] American Society of Anesthesiologists. ASA Physical Status Classification System. Im Internet: http://www.asahq.org/clinical/physicalstatus.htm (Stand: 01.09.2021)

[3] Amrock LG, Deiner S. The implication of frailty on preoperative risk assessment. Curr Opin Anaesthesiol 2014; 27 (3): 330–5

[4] ASA Basic Standards for Preanesthesia Care 1987, 2005. Im Internet: https://www.asahq.org/standards-and-guidelines/basic-standards-for-preanesthesia-care

[5] Bauer M, Waeschle RM, Rüggeberg J et al. Glossar perioperativer Prozesszeiten und Kennzahlen. Anästh Intensivmed 2016; 57: 669–683

[6] Böhmer A, Defosse J, Geldner G et al. Die aktualisierte Version der ASA-Klassifikation. Anästh Intensivmed 2021; 62: 223–228

[7] Buigues C, Juarros-Folgado P, Fernández-Garrido J et al. Frailty syndrome and pre-operative risk evaluation: A systematic review. Arch Gerontol Geriatr 2015; 61 (3): 309–21

[8] Bundesministerium für Familie, Senioren, Frauen und Jugend. Sechster Bericht zur Lage der älteren Generation in der Bundesrepublik Deutschland (2010)

[9] Cruz-Jentoft AJ, Bahat G, Bauer J et al. Sarcopenia: revised European consensus on definition and diagnosis. Age Ageing 2019; 48 (1): 16–31

[10] De Hert S, Imberger G, Carlisle J et al. Preoperative evaluation of the adult patient undergoing non-cardiac surgery: guidelines from the European Society of Anaesthesiology. Eur J Anaesthesiol 2011; 28 (10): 684–722

[11] De Hert S, Staender S, Fritsch G et al. Pre-operative evaluation of adults undergoing noncardia surgery: Updated guideline from the European Society of Anaesthesiology. Eur J Anaesthesiol 2018; 35: 407–65

[12] De Vries NM, Staal JB, van Ravensberg CD et al. Outcome instruments to measure frailty: a systematic review. Ageing Res Rev 2011; 10 (1): 104–14

[13] Dey DK, Rothenberg E, Sundh V et al. Body mass index, weight change and mortality in the elderly. A 15 y longitudinal population study of 70 yr olds, Eur J Clin Nutr 2001; 55 (6): 482–92

[14] Empfehlungen der DIVI zum innerklinischen Transport kritisch kranker, erwachsener Patienten. Dezember 2004

[15] Entschließung der Deutschen Gesellschaft für Anästhesiologie und Intensivmedizin. Anästh Intensivmedn 1983; 24: 414–415 (letzte Überarbeitung 09/1999)

[16] Fleishear LA, Beckman JA, Brown KA et al. ACC/AHA 2007 guidelines on perioperative cardiovascular evaluation and care for noncardiac surgery: a report of the American College of Cardiology/American Heart Association Task Force on Practice Guidelines (Writing Committee to Revise the 2002 Guidelines on Perioperative Cardiovascular Evaluation for Noncardiac Surgery): developed in collaboration with the American Society of Echocardiography, American Society of Nuclear Cardiology, Heart Rhythm Society, Society of Cardiovascular Anesthesiologists, Society for Cardiovascular Angiography and Interventions, Society for Vascular Medicine and Biology, and Society for Vascular Surgery. Circulation 2007; 116 (17): e418–99

[17] Flodin L, Svensson S, Cederholm T. Body mass index as a predictor of 1 year mortality in geriatric patients. Clin Nutr 2000; 19: 121–5

[18] Fried LP, Tangen CM, Walston J et al. Cardiovascular Health Study Collaborative Research Group. Frailty in older adults: evidence for a phenotype. J Gerontol A Biol Sci Med Sci 2001; 56 (3): M146–56

[19] Fuchs J, Scheidt-Nave C, Gaertner B et al. Frailty in Deutschland: Stand und Perspektiven Ergebnisse eines Workshops der Deutschen Gesellschaft für Epidemiologie. Z Gerontol Geriat 2016; 49 (8): 734–42

[20] Bauer M, Auhuber TC, Kraus R et al. Glossar perioperativer Prozesszeiten und Kennzahlen. Eine gemeinsame Empfehlung von BDA, BDC, VOPM, VOPMÖ, ÖGARI und SFOPM. Anästh Intensivmed 2020; 61: 516–531. doi:10.19224/ai2020516

[21] Screening auf Mangelernährung im Krankenhaus/Nutritional Risk Screening (NRS 2002) nach Kondrup J et al., Clinical Nutrition 2003; 22: 415–421. Im Internet: https://www.dgem.de/sites/default/files/PDFs/Screening/Sch%C3%BCtz%20NRS%20Feb%202020.pdf

[22] Kamenski G, Dorner T, Lawrence K et al. Detection of dementia in primary care: comparison of the original and a modified Mini-Cog Assessment with the Mini-Mental State Examination. Ment Health Fam Med 2009; 6: 209–17

[23] Kondrup J et al. Nutritional Risk Screening (NRS 2002). Clinical Nutrition 2003; 22: 415-421. Aus: Schütz T, Valentini L, Plauth M. Screening auf Mangelernährung nach den ESPEN-Leitlinien 2002. Aktuel Ernaehr Med 2005; 30: 99-103. Im Internet: https://www.dgem.de/sites/default/files/PDFs/Screening/Nutritional%20Risk%20Screening.pdf

[24] Kristensen SD, Knuuti J, Saraste A et al. ESC/ESA Guidelines on noncardiac surgery: cardiovascular assesment and Management. Eur J Anaethesiol 2014; 31: 517– 73

[25] Kromeyer-Hauschild K, Wabitsch M, Kunze D et al. Perzentile für den Body-mass-Index für das Kindes- und Jugendalter unter Heranziehung verschiedener deutscher Stichproben. Monatsschrift Kinderheilkunde 2001; 149: 807–818

[26] Kurth BM, Schaffrath Rosario A. Die Verbreitung von Übergewicht und Adipositas bei Kindern und Jugendlichen in Deutschland. Ergebnisse des bundesweiten Kinder- und Jugendgesundheitssurveys (KiGGS). Bundesgesundheitsbl Gesundheitsforsch Gesundheitsschutz 2007; 50: 736–43

[27] Lachs MS, Feinstein AR, Cooney LM Jr. et al. A simple procedure for gerneral screening for functional disability in elderly patients. Ann Intern Med 1990; 112: 699–706

[28] Lahner D, Nikolic A, Marhofer P et al. Incidence of complicatioons in intrahospital transport of critically ill patients. Wien Klin Wochenschr 2007; 119 (13–14): 412–6

[29] Lee TH, Marcantonio ER, Mangione CM et al. Derivation and Prospective Validation of a Simple Index for Prediction of Cardiac Risk of Major Noncardiac Surgery. Circulation 1999; 100: 1043–9

[30] Mahoney FI, Barthel DW. Functional evaluation. The Barthel Index. MD State Med J 1965; 14: 61–65

[31] McCarten J, Anderson P, Kuskowski MA et al. Screening for cognitive impairment in an elderly veteran population: Acceptability and results using different versions of the Mini-Cog. J Am Geriatr Soc 2011; 59: 309–13

[32] Mensink GBM, Lampert T, Bergmann E. Übergewicht und Adipositas in Deutschland 1984–2003. Bundesgesundheitsblatt Gesundheitsforschung 2005; 48 (11): 1348–1356

[33] Opderbecke HW. Welche Bedeutung haben Leitlinien, Richtlinien und Standards für den Anästhesisten? Anästh Intensivmed 1997; 38: 313–5

[34] Park KW. Preoperative cardiology consultation. Anesthesiology 2003; 98: 754–62

[35] Philipps P. Grip strenght, mental performance and nutritional status as indicators of mortality risk among female geriatric patients. Age Ageing 1986; 15: 53–6

[36] Pirlich M, Schwenk A, Müller MJ. DGEM-Leitlinie Enterale Ernährung: Ernährungsstatus. Aktuelle Ernährungsmedzin 2003; 28: 10–25

[37] Pirlich M, Schütz T, Norman K et al. The German hospital malnutrition study. Clin Nutr 2006; 25 (4): 563–72

[38] Podsiadlo D, Richardson S. The Timed „Up & Go": a test of basic functional mobility for frail elderly persons. J Am Geriatr Soc 1991; 39: 142–8

[39] Prien T, Buerkle H, Czaplik M et al. Funktionsprüfung des Narkosegerätes zur Gewährleistung der Patientensicherheit. Anästh Intensivmed 2016; 57: 559–65

[40] Radloff LS. The CES-D scale: a self-report depression scale for research in the general population. Appl Psychol Measurement 1977; 1: 401

[41] Rober Koch Institut. https://www.rki.de/DE/Content/Gesundheitsmonitoring/Themen/Uebergewicht_Adipositas/Uebergewicht_Adipositas_node.html, zuletzt Zugriff am 01.11.2022

[42] Santorelli JE, Chau H, Godat L et al. Not so FAST—Chest ultrasound underdiagnoses traumatic pneumothorax. Journal of Trauma and Acute Care Surgery 2022; 92(1): 44–48

[43] Scanlan J, Borson S. The Mini-Cog: Receiver operating characteristics with expert and naïve raters. Int J Geriatr Psychiatry 2001; 16: 216–222

[44] Scholtz K, Spies CD, Mörgeli R et al. Risk factors for 30-day complications after cancer surgery in geriatric patients: a secondary analysis, Acta Anaesthesiol Scand 2018; 62 (4): 451–63

[45] Schütz T, Valentini L, Plauth M. Screening auf Mangelernährung nach den ESPEN-Leitlinien 2002. Aktuelle Ernährungsmedizin 2005; 30: 90-103

[46] Screening auf Mangelernährung im Krankenhaus/Nutritional Risk Screening (NRS 2002). Im Internet: https://www.dgem.de/screening

[47] Smith I, Kranke P, Murat I et al. Perioperative fasting in adults and children: guidelines from the European Society of Anaesthesiology. Eur J Anaesthesiol 2011; 28: 556–69

[48] Strotzka S, Psota G, Sepandj A. Uhrentest in der Demenzdiagnostik – Auf der Suche nach der verlorenen Zeit. Psychopraxis 2003; 4: 16–24

[49] Volkert D, Beck AM, Cederholm T et al. ESPEN guideline on clinical nutrition and hydration in geriatrics. Clin Nutr 2019; 38 (1): 10–47

[50] WHO. Obesity: preventing and managing the global epidemic. WHO Technical Report Series 894. Genf: WHO; 2000

[51] Yesavage JA, Brink TL, Rose TL et al. Development and validation of a geriatric depression screening scale: a preliminary report. J of Psych Res 1983; 17: 37–49

2 Perioperatives Management

2.1 Algorithmus Massivtransfusion

L. Kaufner, R. Kleinwächter, P. Pickerodt, C. von Heymann

Merke **M!**

In akuten lebensbedrohlichen Situationen, in denen eine chirurgische Blutstillung nicht möglich ist, besteht die Möglichkeit einer Notfallangiografie zur Intervention. Im interdisziplinären Konsens mit den operativen Kollegen sollte die Anmeldung bei der Radiologie mit dem Hinweis auf eine **Ultima-Ratio-Situation** und der sofortigen Einberufung des Interventions-Hintergrunddienstes erfolgen. Die Angiografie kann dann unmittelbar im Anschluss an die CT-Untersuchung erfolgen.

Einen Algorithmus zum Vorgehen bei Massivtransfusion zeigt ▶ Abb. 2.1.

2.2 Antibiotikaverordnung

I. Nachtigall, S. Tafelski

2.2.1 Perioperative Antibiotikaprophylaxe

Hintergrund

Eine perioperative antibiotische Prophylaxe trägt neben einer optimalen Operationstechnik und der Befolgung perioperativer Hygienemaßnahmen (Asepsis) zur Verminderung der Rate postoperativer Wundinfektionen bei. Durch gutes Timing der parenteralen Antibiotikagabe lassen sich im Operationsgebiet extrem hohe Wirkstoffkonzentrationen erreichen, die eine Etablierung und Vermehrung von im Rahmen der OP eingeschleppten, meist endogenen, Bakterien weitestgehend verhindern. Ins-

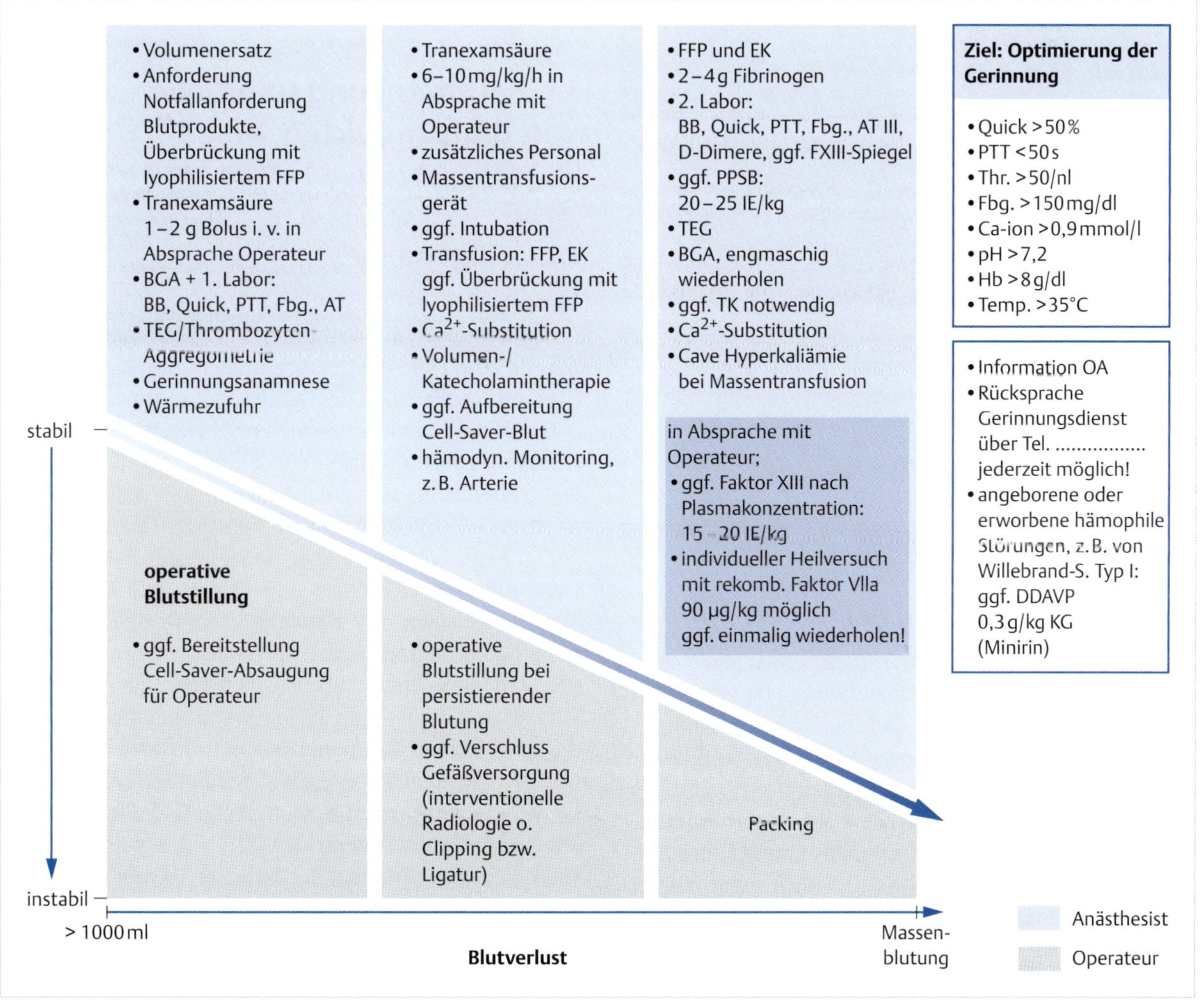

Abb. 2.1 Vorgehen bei Massivtransfusion.

gesamt ist die Evidenz für die konkrete Durchführung der perioperativen antibiotischen Prophylaxe bei Neugeborenen gering; es existieren keine nationalen oder internationalen Empfehlungen.

Indikation

Da bei sauberen und sauber-kontaminierten Eingriffen (► Tab. 2.1) schon die präoperative Hautantiseptik einen Eintrag von endogenen Infektionserregern in das Operationsgebiet zuverlässig verhindern kann und eine signifikante Kontamination während der Operation definitionsgemäß nicht eingetreten ist, wird bei diesen eine Prophylaxe nur dann als indiziert angesehen, wenn zusätzliche patientenseitige Risikofaktoren für postoperative Wundinfektionen vorliegen, Fremdmaterial implantiert wird oder wenn eine Infektion katastrophale Auswirkungen hätte (z. B. intrakranielle Eingriffe).

Bei kontaminierten und schmutzigen Eingriffen (z. B. bei Darmperforation) ist dagegen generell eine perioperative Prophylaxe indiziert.

Tab. 2.1 Wundkontaminationsklassen.

Wundkontaminationsklasse	Beschreibung
Aseptisch	OP in nichtinfiziertem Gebiet ohne Entzündung und ohne Eröffnung von Respirations-, Gastrointestinal- oder Urogenitaltrakt
Bedingt aseptisch	OP unter Einbeziehung des Respirations-, Gastrointestinal- oder Urogenitaltraktes unter kontrollierten Bedingungen und ohne ungewöhnliche Kontamination
Kontaminiert	offene, frische Zufallswunden bzw. Operationen mit einem größeren Bruch in der aseptischen Technik; Eingriffe in Gebieten, bei denen eine akute nichteitrige Entzündung vorhanden ist
Septisch	präoperativ bereits vorhandene Infektion (eitrige Entzündung) im Operationsfeld

Zeitpunkt und Anzahl der Gaben

Um über die gesamte Operationsdauer einen ausreichend hohen Wirkstoffspiegel im Operationsgebiet zu gewährleisten, ist der Zeitpunkt der Gabe ein kritischer Faktor.

Ziel: **Einzeldosis** auf Station bzw. durch den Anästhesisten ca. **30–60 min vor Operationsbeginn.**

Bei Operationen, die länger als 3–4 h dauern, sollte jeweils nach Ablauf dieses Zeitrahmens eine weitere Gabe erfolgen (Ausnahme: Vancomycin!). Auch hohe Blutverluste mit Volumenersatztherapie indizieren ggf. weitere Gaben. Kommen während der Operation unerwartete Indikationen für eine perioperative Prophylaxe hinzu (z. B. Bruch in der aseptischen Technik, ungeplanter Darmeingriff) sollte diese umgehend – also noch intraoperativ – verabreicht werden.

Merke **M!**

Eine Gabe nach Wundverschluss hat keinen nachweislichen Einfluss auf die Wundinfektionsrate.

Bei der Auswahl des Antibiotikums sind bakterizide den bakteriostatischen Wirkstoffen vorzuziehen.

Merke **M!**

Eine antibiotische Therapie länger als 24 h postoperativ ist keine Prophylaxe. Sollen mehr als 24 h postoperativ noch Antibiotikagaben erfolgen, so ist dies eine Therapie, die zusammen mit der rechtfertigenden Indikation durch den Arzt dokumentiert werden muss.

2.3 Bereitstellung und Gabe von Blutprodukten

C. von Heymann, M. Kastrup, L. Kaufner

2.3.1 Allgemeines

Maßgeblich in der Herstellung und Anwendung von Blutprodukten sind die Richtlinie Hämotherapie (Gesamtnovelle 2017) und die Querschnittsleitlinie Hämotherapie (Gesamtnovelle 2020) der Bundesärztekammer.

Damit die Patient*innen die Entscheidung über die Einwilligung zur Transfusion von Blutprodukten wohlüberlegt treffen können, sollte die Aufklärung rechtzeitig bzw. so früh wie möglich durch den Arzt/Operateur vorgenommen werden. Dabei sollte über Art, Umfang, Durchführung, zu erwartende Folgen und Risiken der Transfusion sowie ihre Notwendigkeit, Dringlichkeit, Eignung und Erfolgsaussichten aufgeklärt werden. In der Regel wird dabei innerhalb von 24 h vor einem elektiven Eingriff mit einer Transfusionswahrscheinlichkeit > 10 % die Einwilligung zur potenziellen Transfusion vor einer OP bei Patient*innen eingeholt. Neben der Transfusionseinwilligung müssen die Kreuzprobe und Bereitstellung von Erythrozytenkonzentraten (EK) in der Blutbank beantragt werden. Dabei sind die aktuellen Fristen der Gültigkeit der Kreuzprobe (in der Regel 72 h) und der Bereitstellung der EK durch die Blutbank (in der Regel 48 h) zu beachten. Der transfundierende Arzt hat sich über die Aufklärung und Einwilligung der Patient*innen (bzw. des Unterschriftsberechtigten), die schriftlich dokumentiert sein muss, vor Einleitung der Narkose bzw. der Transfusion zu versichern. Im Falle von nicht einwilligungsfähigen Patient*innen hat nach erfolgter Transfusion eine Sicherungsaufklärung zu erfolgen.

Die Indikation zur Anwendung von Blut und Blutbestandteilen muss aus der dokumentierten Diagnose sowie den korrespondierenden Befunden (insbesondere Laborbefunde, ggf. klinische Befunde) hinreichend ersichtlich sein. Die Dokumentation umfasst das Ergebnis der Blutgruppenbestimmung und des Antikörpersuchtests, der serologischen Verträglichkeitsprobe (Kreuzprobe) und des AB0-Identitätstests (Bedside-Test) des Empfängers, im Falle einer Eigenbluttransfusion auch mit dem des autologen Blutproduktes. Auf dem Konservenbegleitschein sind die Transfusion mit Datum und Uhrzeit, ggf. die anwendungsbezogenen Wirkungen und Nebenwirkungen der Blutprodukte sowie die nicht angewandten Blutprodukte und deren ordnungsgemäße Entsorgung lückenlos zu dokumentieren. Nach Transfusion muss der obere Abschnitt des Begleitscheins (mit dem Ergebnis der Kreuzprobe) in die Patientenakte und der untere Abschnitt (Transfusionsbericht) zurück in die Blutbank.

Bei Anwendung von Plasmaderivaten sowie gentechnisch hergestellten Plasmaproteinen müssen die Angaben über Hersteller und Produktbezeichnung und ggf. Chargennummer, Packungsgröße und Anzahl der verwendeten Packungen sowohl in der Patientenakte als auch zentral (OP-Ebenen, ITS) z. B. in einem Chargenbuch dokumentiert werden.

Für Transfusionen sind großlumige periphere Verweilkatheter oder zentrale Venenkatheter mit hoher Flussrate vorzuziehen. Über den gleichen Zugang dürfen wegen der Gefahr der Hämolyse keine Infusionslösungen, insbesondere Kalzium- und Glukoselösungen, verabreicht werden. Für die Transfusion sind spezielle Transfusionssysteme mit einem Standardfilter der Porengröße von 170–230 µm (DIN 58 360) vorgeschrieben. Diese können für mehrere Blutprodukte ohne zahlenmäßige, jedoch mit zeitlicher Begrenzung (maximal 6 h) genutzt werden, sofern der Fluss durch den Filter nicht beeinträchtigt ist.

Für das Erwärmen der EK und das Auftauen von gefrorenem Frischplasma (therapeutisches Plasma) dürfen nur dafür zugelassene Geräte verwendet werden. Diese Geräte stehen auf den Intensivstationen und im OP-Bereich zur Verfügung. Das Auftauen des therapeutischen Plasmas dauert je nach Gerät ca. 5–30 min. Blutprodukte, die die Kühlkette verlassen haben und somit nach Ausgabe nicht mehr von der Blutbank zurückgenommen werden dürfen, sollen entweder unmittelbar transfundiert oder bei fehlender Indikation verworfen werden.

Blutprodukte, die an den OP ausgegeben werden, müssen im Subdepot in den hierfür zugelassenen Kühlschränken im OP gelagert werden, wenn diese nicht sofort transfundiert werden. Blutprodukte aus dem Subdepot des OP dürfen nur dann den Patient*innen mit auf die ITS gegeben werden, wenn zum Zeitpunkt des Patient*innentransports die Transfusion notwendig ist oder mit hoher Wahrscheinlichkeit unmittelbar auf ITS vorgenommen werden soll. Ansonsten werden alle nicht transfundierten Blutprodukte, die offiziell dem Subdepot des entsprechenden OP-Bereichs zugeordnet sind, am Ende des Arbeitstages oder am Morgen des Folgetages an die Blutbank zurückgeschickt. Hierzu wird die ordnungsgemäße Lagerung dokumentiert. Besteht für ITS-Patient*innen nach Verlegung aus dem OP auch längerfristig eine relevante Transfusionswahrscheinlichkeit, können entsprechende Blutprodukte mit dem Vermerk „Bitte auf Abruf belassen“ an die Blutbank zurückgeschickt werden.

Um eine unnötige Vorratshaltung von Blutprodukten im Subdepot zu vermeiden, sollte grundsätzlich eine restriktive Bestellung von Blutprodukten vorgenommen werden. Eine entsprechende Regelung der Lieferfristen für „elektive“, „dringliche“ und „Notfall“-Lieferungen von Blutprodukten soll eine „On-demand“-Lieferung, also den Erhalt von Blutprodukten bei Transfusionsbedarf, sicherstellen (Hinterlegung z. B. im QMH Hämotherapie).

Die Transfusionseinleitung muss durch den transfundierenden Arzt vorgenommen werden (Registrierung akuter Transfusionsreaktionen). Nach der Transfusion müssen die Konservenbehältnisse steril abgeklemmt und hygienisch verpackt für 24 h im Kühlschrank aufbewahrt (entsprechend ausgewiesenes Fach) werden, um bei möglichen Transfusionsreaktionen entsprechende Laboruntersuchungen über z. B. die „Piloten“ der Blutproduktebeutel durchführen zu können).

In der Therapie akuter Blutungen wird über die Substitution von Blutprodukten zum einen die Aufrechterhaltung einer ausreichenden Sauerstofftransportkapazität und zum anderen die Balance des plasmatischen und zellulären Gerinnungssystems zur Prävention weiterer Blutungen gewährleistet.

2.3.2 Transfusion von Erythrozytenkonzentraten

Grundsätzlich sollte bei jeder Transfusion von Blutprodukten außerhalb der akuten lebensbedrohlichen Blutungen vorab geprüft werden, ob spezifische Maßnahmen des Patient Blood Managements (PBM, siehe SOP PBM), wie z. B. die Diagnostik und ursachengerechte Therapie der präoperativen Anämie (siehe AWMF-S3-Leitlinie Präoperative Anämie) zur Anwendung kommen können, um somit Risiken und Nebenwirkungen der Transfusion zu vermeiden und die knappe Ressource Fremdblut zu schonen.

Die Indikation zur Transfusion von Erythrozytenkonzentraten (EK) sollte nach klinischer und nicht allein nach laborchemischer Indikation gestellt werden und folgt der „Querschnittsleitlinie der Bundesärztekammer zur Therapie mit Blutkomponenten und Plasmaderivaten – Gesamtnovelle 2020".

Bei einem normalgewichtigen Erwachsenen ohne gesteigerten Erythrozytenumsatz führt die Transfusion eines EK zu einem Anstieg des Hb-Wertes um etwa 1,0–1,5 g/dl bzw. des Hk um 3–4 %.

EK sollten AB0-gleich transfundiert werden. Rhesus (D)-negative Mädchen und Frauen im gebärfähigen Alter sollten kein Rhesus(D)-positives Blut erhalten. In Ausnahmefällen, z. B. bei Notfalltransfusionen, bei Versorgungsengpässen oder um eine Rhesus(D)-inkompatible EK-Transfusion zu vermeiden, können auch AB0-blutgruppenkompatible EK transfundiert werden.

Tab. 2.2 AB0-Kompatibilität.

Patienten-blutgruppe	kompatible EK	kompatible Plasmen
A	A oder 0	A oder AB
B	B oder 0	B oder AB
AB	AB, A, B, oder 0	AB
0	0	0, A, B oder AB

Das Erwärmen von EK ist in der Regel nur bei Massivtransfusionen, unterkühlten Patienten, Transfusionen bei Neugeborenen (auch älteren Kindern) und Patienten mit bekannten Kälteantikörpern erforderlich.

Indikationen zur Transfusion von Erythrozytenkonzentraten (entspr. QL BÄK 2020)

Bei der Entscheidung für eine Transfusion muss außer den Laborwerten stets Folgendes berücksichtigt werden:

- Ursache, Dauer und Schweregrad der Anämie
- Ausmaß und Geschwindigkeit des Blutverlusts
- die Einschätzung der individuellen physiologischen Fähigkeit, den verminderten O_2-Gehalt des arteriellen Blutes zu kompensieren
- vorbestehende Erkrankungen der Patient*innen, welche die Kompensationsfähigkeit bei akuter Anämie limitieren, z. B. kardiale, vaskuläre, pulmonale Komorbiditäten
- der aktuelle klinische Zustand der Patient*innen, z. B. Fieber, akut eingeschränkte Herz- oder Lungenfunktion
- Symptome, die auf das Vorliegen einer anämischen Hypoxie hinweisen können (Blässe, Dyspnoe, Hypotension, Tachykardie, etc.) (s. u. physiologische Transfusionstrigger).
- Der intravasale Volumenstatus, da bei vermindertem Plasmavolumen (Hypovolämie) das Erythrozytendefizit nicht zuverlässig erkennbar ist und hohe Hämatokrit (Hk)-Werte gemessen werden können (Hämokonzentration) und bei erhöhtem Plasmavolumen (Hypervolämie) das Erythrozytendefizit durch die gemessenen Hk-Werte überschätzt wird (Dilutionsanämie).

Physiologische Transfusionstrigger, d. h. klinische Symptome, die bei laborchemisch gesicherter Anämie und erhaltener Normovolämie auf eine anämische Hypoxie hinweisen können (physiologische Transfusionstrigger).

► **Kardiopulmonale Symptome**

- Tachykardie
- Hypotension
- Dyspnoe
- Blutdruckabfall unklarer Genese

► **Ischämietypische EKG-Veränderungen**

- neu auftretende ST-Strecken-Senkungen oder -Hebungen
- neu auftretende Herzrhythmusstörungen
- neu auftretende regionale myokardiale Kontraktionsstörungen im Echokardiogramm

► **Globale Indizes einer unzureichenden Sauerstoffversorgung**

- Abfall der gemischtvenösen O_2-Sättigung (SvO_2) < 50 %
- Abfall der zentralvenösen O_2-Sättigung ($ScvO_2$) < 65–70 %
- Laktatazidose (Laktat > 2 mmol/l + Azidose)

Nach der QL BÄK 2020 sind bei der Transfusion von EK für einzelne Patientengruppen folgende Empfehlungen zu beachten:

- Für **hospitalisierte** Patient*innen ohne manifeste kardiovaskuläre Erkrankungen oder schwerwiegende Risikofaktoren für kardiovaskuläre Erkrankungen und ohne akute, schwere Blutung soll die Indikation zur EK-Gabe bei einem Hb-Wert unter 7 g/dl (unter 4,3 mmol/l) gestellt werden (1A-Empfehlung). Jedoch können bei adäquater Kompensation individuell niedrigere Hb-Werte ohne Transfusion toleriert werden (2C + -Empfehlung).
- Für **ältere** Patient*innen (> 65 Jahre), die sich unfallchirurgisch-orthopädischen Eingriffen unterziehen, und für Patient*innen mit erheblichen kardiovaskulären Erkrankungen soll die Indikation zur Gabe von EK bei einem Hb-Wert von unter 8 g/dl (unter 5,0 mmol/l) gestellt werden (1A-Empfehlung).

- Für **herzchirurgische** Patient*innen, die nicht akut bluten, soll die Indikation zur Gabe von EK bei einem Hb-Wert von unter 7,5 g/dl (unter 4,7 mmol/l) gestellt werden (1A-Empfehlung).
- Für Patient*innen mit akuter oberer gastrointestinaler **(GI)-Blutung**, die nicht im hämorrhagischen Schock sind, soll die Indikation zur Gabe von EK bei einem Hb-Wert unter 7 g/dl (unter 4,3 mmol/l), bei Patient*innen mit kardiovaskulären Risiken bei einem Hb-Wert unter 8 g/dl (unter 5,0 mmol/l), gestellt werden (1B-Empfehlung).
- Als Zielbereich für die Gabe von EK sollen bei Patient*innen mit **Massivblutungen** Hb-Werte von 7–9 g/dl (4,3–5,6 mmol/l) erreicht werden (1C + -Empfehlung)

Für eine EK-Transfusion bei einem Hb > 10 g/dl ist kein Nutzen für Patient*innen belegt, so dass diese unterbleiben sollte bzw. individuell begründet werden muss.

Die Therapie mit Erythrozytenkonzentraten erfordert ein engmaschiges Monitoring, welches unter anderem den Blutdruck, die Herzfrequenz, die Temperatur, die Sauerstoffsättigung (arteriell und zentralvenös), die Rekapillarisierungszeit, das Laktat, das Basendefizit oder organabhängige Ischämiezeichen (EKG) umfassen sollte.

Zur Indikationsstellung einer Erythrozytentransfusion wird die individuelle Berücksichtigung der Kriterien Hb-Konzentration, Kompensationsfähigkeit und Risikofaktoren der Patient*innen empfohlen (Tabelle mod. nach QL BÄK 2020):

Tab. 2.3 Hämoglobin als Transfusionstrigger.

Hb-Wert	Patient*innenstatus	Transfusionsentscheidung
Hb < 5–6 g/dl	Patient*innen ohne Risikofaktoren mit suffizienten Kompensationsmechanismen	Transfusion
Hb 7–8 g/dl	Patient*innen ohne Risikofaktoren mit suffizienten Kompensationsmechanismen	keine Transfusion
Hb 7–9 g/dl	Patient*innen mit Risikofaktoren und/oder limitierten Kompensationsmechanismen, bei Massivtransfusionen	Transfusion
Hb 8–10 g/dl	bei klinischem Verdacht auf anämische Hypoxie	Transfusion
Hb > 10 g/dl	kein Nutzen der Transfusion belegt	keine Transfusion

Tab. 2.4 Indikationsstellung einer Erythrozytentransfusion bei hospitalisierten Patient*innen.

Hb-Bereich	Kompensationsfähigkeit/Risikofaktoren	Transfusion	Bewertung
≤ 7 g/dl	–	ja	1 A
≥ 7 < 8 g/dl	Kompensation adäquat, keine Risikofaktoren	nein	1 A
	Kompensation eingeschränkt, Risikofaktoren vorhanden (z. B. KHK, Herzinsuffizienz, zerebrovaskuläre Insuffizienz)	ja	1 A
	Hinweise auf anämische Hypoxie (physiologische Transfusionstrigger: z. B. Tachykardie, Hypotension, EKG-Ischämie, Laktazidose)	ja	1 C+
≥ 8 < 10 g/dl	Hinweise auf anämische Hypoxie (physiologische Transfusionstrigger: z. B. Tachykardie, Hypotension, EKG-Ischämie, Laktazidose)	ja	2 C
> 10 g/dl	–	nein	1 A

Die Hämoglobinkonzentration allein ist kein adäquates Maß des O_2-Angebots.
Individuelle Faktoren können eine von den Empfehlungen abweichende Indikationsstellung erforderlich machen.
Bei Hypo- oder Hypervolämie geben die Hb-Konzentrationen und der Hämatokrit den Erythrozytengehalt nicht korrekt wieder.

Kontraindikationen

Absolute Kontraindikationen sind nicht bekannt, auch relative bestehen nicht, wenn die Indikationen für spezielle EK-Präparationen beachtet werden. Eine Ausnahme stellt die strikte Ablehnung einer Transfusion durch voll geschäftsfähige Patient*innen dar (z. B. Zeugen Jehovas).

2.3.3 Transfusion von therapeutischem Plasma

Die Indikation von therapeutischem Plasma sollte immer engmaschig durch Gerinnungskontrollen überwacht, aber in Notsituationen nicht auf diese gewartet werden. Ein Milliliter therapeutisches Plasma/kg KG erhöht die Faktoren- und Inhibitorenaktivität um etwa 1–2 %; dies gilt je nachdem, ob eine Umsatzsteigerung von Gerinnungsfaktoren vorliegt, näherungsweise auch für das Anheben des Quick-Wertes in % (1 ml/kg≈1 %). In der Regel ist bei normalen aPTT- und INR-Werten die Transfusion von therapeutischem Plasma nicht indiziert. Die Angaben zu Punkt 1 „Massivtransfusionen" (s. unten) verstehen sich als Richtwerte, von denen im Einzelfall abgewichen werden kann.

Ausgeprägte Gerinnungsfaktorendefizite bei schweren Blutungen und ausgedehnte Blutverluste sind häufig nicht durch die Substitution von therapeutischem Plasma allein erfolgreich zu therapieren. In dieser Situation kann die zusätzliche Gabe von Gerinnungsfaktorenkonzentraten ausreichende Faktorenaktivitäten rascher wiederherstellen. In der akuten Blutung kommt es rasch zu einem Abfall von Fibrinogen, dem Substrat der Gerinnung, das v. a. aufgrund einer zeitlich verzögerte endogene Neusynthese (≈12–24 h) von der Substitution durch Gerinnungsfaktorenkonzentrate profitieren kann.

Allgemeine Grundsätze, Art der Anwendung, Dosierung, Indikationen (entspr. QL BÄK 2020)

Prinzipiell ist eine Therapie mit Plasma indiziert, wenn:
- bei Massivblutungen Plasmavolumen ersetzt werden muss,
- Plasmaaktivitäten der Gerinnungsfaktoren V und ggf. auch XI – wenn kein FXI-Konzentrat verfügbar ist – oder die Von-Willebrand-Faktor-Cleaving(spaltenden)-Protease (ADAMTS 13) angehoben werden muss, für deren Substitution noch keine zugelassenen Konzentrate zur Verfügung stehen,
- bei der thrombotisch-thrombozytopenischen Purpura eine Plasmaaustauschbehandlung indiziert ist.

Die Behandlung anderer angeborener oder erworbener Koagulopathien erfolgt grundsätzlich mit Gerinnungsfaktorenkonzentraten, z. B. Hämophilie A mit FVIII-Konzentraten oder die schwere erworbene Hypofibrinogenämie mit Fibrinogenkonzentrat.

Die notfallmäßige Therapie des Effektes direkter oraler Antikoagulanzien (DOAC), der Vitamin-K-Antagonisten oder eines schweren Vitamin-K-Mangels sollte, mit den hierbei rascher und besser wirksamen Prothrombinkomplex-Konzentraten (PPSB) oder ggf. mit einem der zugelassenen Antidota vorgenommen werden. Therapeutisches Plasma ist zur Antagonisierung oraler Antikoagulanzien nicht geeignet.

PPSB-Präparate können therapeutisches Plasma zur Behandlung komplexer Koagulopathien nicht generell ersetzen, da sie die Gerinnungsfaktoren Fibrinogen, FV, FVIII, FXI, FXIII und vWF, nicht enthalten.

Indikationen

- Verlust- oder Verbrauchskoagulopathie (z. B. exzessiver Blutverlust bei Polytraumen, intra- und perioperative Massivtransfusionen, fortlaufender Blutverlust von 500–1000 ml/h oder bei Koagulopathie)
- bei manifester Verlustkoagulopathie und klinischer diffuser Blutungsneigung eine Substitution von 1:1 (EK:therapeutisches Plasma)
- **Dosis:** 1 ml Plasma/kg KG erhöht die Spiegel der Gerinnungsfaktoren und -inhibitoren oder den Quick-Wert um ca. 1 I.E./dl bzw. um 1 % bei fehlender Umsatzsteigerung, um 0,5–1,0 I.E./dl bzw. um 0,5–1,0 % bei Umsatzsteigerung (Fibrinogenspiegel: um 0,02–0,03 g/l bzw. 2–3 mg/dl)
- Bei nachgewiesener plasmatischer Gerinnungsstörung, insbesondere bei schwerem Leberparenchymschaden oder z. B. nach ausgedehnter Leberteilresektion (erweiterte Leberteilresektion li oder re, Trisektorektomien) oder auch bei kleineren Leberteilresektionen bei Patienten mit vorbestehender Leberzirrhose.
- bei ggf. großen intraabdominellen Eingriffen (ausgedehnte Darmresektionen, Pankreasresektionen, Gastrektomien bzw. multiviszeralen Resektionen mit u. U. multiplen Anastomosen oder auch bei Ösophagusresektionen) und möglicher Ödembildung bei z. B. hohem kristalloidem Volumenbedarf
- Disseminierte intravasale Gerinnung (DIC): Bis heute gibt es keine gesicherte, auf prospektiv-randomisierte Studien gestützte Empfehlungen zum Einsatz von therapeutischem Plasma bei DIC; als indiziert gelten sie wie andere Blutprodukte auch im Stadium des Verbrauchs mit Blutungsrisiko/Blutung.
- Faktor-V- und -XI-Mangel: nicht als Gerinnungskonzentrate erhältlich.

- akute Blutungen aufgrund einer komplexen Hämostasestörung (z. B. Lebertransplantation)
- thrombotisch-thrombozytopenische Purpura (TTP, syn. Morbus Moschkowitz, hier insbesondere beim Plasmaaustausch und bei der Erhaltungstherapie)
- Austauschtransfusion

Fehlende Indikation, Kontraindikationen

- Verbrennungen ohne Blutungskomplikationen ohne Koagulopathie
- primärer Volumenersatz
- parenterale Ernährung
- Substitution von Immunglobulinen
- Mangelzustände von Gerinnungsfaktoren und -inhibitoren, die mit Konzentraten wirksamer und verträglicher behandelt werden können, z. B. Hämophilie A und B, schwere kumarininduzierte Blutungen.
- Hämostasestörungen, die mit therapeutischem Plasma grundsätzlich nicht wirksam behandelt werden können: Thrombozytopenie, Thrombozytopathie, Hyperfibrinolyse.

Absolute Kontraindikationen bestehen bei Patient*innen mit bekannter Plasmaunverträglichkeit, insbesondere bei isoliertem IgA-Defekt mit Antikörpern gegen IgA.

Relative Kontraindikationen gibt es bei Patient*innen mit kardialer Dekompensation und der Gefahr der Volumenüberladung (**Cave:** Lungenödem) sowie der Verbrauchskoagulopathie ohne Behandlung der Grunderkrankung.

Die Inzidenz der immunogenen Transfusion-associated Lung Injury (TRALI) ist durch risikominimierende Maßnahmen (keine Gewinnung von Plasma für therapeutische Zwecke von Spenderinnen mit Schwangerschaftsanamnese ohne vorheriges Antikörper-Screening auf Anti-HLA-/-HNA-Antikörper) gesenkt worden.

2.3.4 Transfusion von Thrombozytenkonzentraten

Einzelspender-Apherese-Thrombozytenkonzentrate (TK) können durch eine hauseigene Blutbank ggf. hergestellt und unter ständiger Agitation bei 22 °C für max. 4 Tage gelagert werden. Eine kurzfristige Lagerung bis zur Transfusion außerhalb der Blutbank darf nur in Ausnahmefällen und unter Gewährleistung o. g. Lagerungsbedingungen erfolgen (z. B. Herz-OP). Bei der Substitution von Thrombozyten ist neben der Grunderkrankung auch immer die klinische Situation der Patient*innen zu berücksichtigen und folgt der „Querschnittsleitlinie der Bundesärztekammer zur Therapie mit Blutkomponenten und Plasmaderivaten – Gesamtnovelle 2020“. Unmittelbar postoperativ ist bei drohender Blutung die Transfusion von TK bei einem Grenzwert der Thrombozytenzahl von 50 000/µl indiziert. Wenn diese im Verlauf der postoperativen Intensivbehandlung ohne Zeichen einer diffusen Blutungsneigung abfallen, dann sollte ab einer Thrombozytenzahl von 20 000/µl [52] die Transfusion eines TK erwogen werden (Ausnahme: HIT II). Die Transfusion von 1 TK bei Erwachsenen führt in der Regel zu einem Anstieg der Thrombozytenzahl (Inkrement). Dieser Anstieg ist maßgeblich für den Transfusionserfolg und wird als „corrected count increment“ (CCI) angegeben: Thr.-Anstieg (pro µl) × Körperoberfläche (m^2)/Thrombozytendosis (pro TK ca. $2–4 \times 10^{11}$), wobei das CCI 1 h und 20 h nach der TK-Gabe erhoben werden soll. Nach 1 h sollte das CCI mindestens 7 500, nach 20 Stunden noch 4 500 betragen.

Bei der Transfusion von TK Rhesus-Faktor-positiver Spender auf Rhesus-Faktor-negative Frauen im gebärfähigen Alter ist unbedingt an eine zeitgerechte Anti-D-Prophylaxe mit einem Anti-D-Immunglobulinpräparat zu denken.

Indikation zur Transfusion von Thrombozytenkonzentraten

- s. [52]
- Thrombozytopenie im Rahmen einer gestörten Hämatopoese
- Thrombozytopathien durch Fehlbildung („intrinsic defect“)
- Thrombozytopathie durch Plasmafaktoren („extrinsic“), z. B. Von-Willebrand-Jürgens-Syndrom
- Thrombozytopenie als Folge erhöhten Umsatzes (DIC, Sepsis, ITP)
- neonatale Thrombozytopenie bei idiopathisch thrombozytopenischer Purpura der Mutter
- Thrombozytopenie bei Massivtransfusionen, nach ca. 1,5-fachem Blutvolumenverlust, Ziel > 50 000/µl, bei Polytraumen und Schädel-Hirn-Trauma: Ziel > 100 000/µl,
- prophylaktisch präoperativ:
  - bei einer Thrombozytenzahl < 20 000/µl
  - bei chirurgischen Eingriffen mit großen Wundflächen und/oder Blutungsgefahr bei einer Thrombozytenzahl ≤ 50 000/µl
  - bei neurochirurgischen Operationen und Eingriffen am Auge ab einer Thrombozytenzahl von 80 000–100 000/µl

Blutungen bei Patienten nach **Anschluss an eine Herz-Lungen-Maschine (HLM)** stellen aufgrund der Thrombozytenfunktionsschädigung nach der HLM eine Ausnahme dar, sodass die Indikation zur Transfusion in diesem Fall von der Schwere der Blutung abhängt. Sofern vorhanden, sollte in diesem Falle ein(e) Hämostaseolog*in konsultiert werden. Zum Monitoring der Thrombozytenfunktion und v.a. der medikamentös induzierten Thrombozytenaggregationshemmung kann eine Untersuchung mit dem PFA 100/200 oder dem Multiplate® durchgeführt werden. Voraussetzungen für ein valides Testergebnis sind für beide Verfahren eine Thrombozytenzahl > 80 000/µl (besser > 100 000/µl) sowie ein Hämatokrit > 30 %.

Bei **ASS-induzierten Blutungen** ist die intravenöse Gabe von DDAVP (Desmopressin, Minirin®) in einer Dosis von 0,3–0,4 µg/kg KG über 30 min alle 12 h zu erwägen (beachte Fachinformation hinsichtlich möglicher Nebenwirkungen wie z. B. Hyponaträmie; in der Regel begrenzte Therapiedauer < 48 h). Die Substitution von Thrombozyten wird nach Therapieerfolg (z. B. Rückgang der Blutverluste und des Transfusionsbedarfes) gesteuert.

Kontraindikationen

Absolute Kontraindikationen für Thrombozytenkonzentrate gibt es nicht. Relative Kontraindikationen bestehen bei thrombotisch-thrombozytopenischer Purpura und posttransfusioneller Purpura sowie der HIT II. Die Transfusion von TK ist in diesen Fällen häufig ohne Erfolg und kann zur Intensivierung der Thrombozytopenie mit verstärkter Blutungsneigung bzw. zu thromboembolischen Komplikationen bei HIT II führen. Weitere relative Kontraindikationen sind die sehr seltenen angeborenen Thrombozytenfunktionsstörungen wie die Thrombasthenie Glanzmann oder das Bernard-Soulier-Syndrom.

2.3.5 Transfusionsreaktionen

Das größte Risiko der Transfusion geht von der Anwendung des Blutproduktes aus (z. B. Verwechslungen, die zu AB0-inkompatiblen Transfusionen und u. U. zu akuten Hämolysen führen). Bezüglich der Klassifikation von unerwünschten Wirkungen und Risiken der Transfusionen sei auf weiterführende Literatur verwiesen. Transfusionsreaktionen sind sehr variabel in ihrer Dynamik und ihrer Schwere, können aber auch tödlich verlaufen.

Die akute hämolytische Transfusionsreaktion kündigt sich bei wachen Patienten meist schon unter laufender Transfusion mit Rückenschmerzen, Übelkeit, Unruhe und Kältegefühl an. Es können Kreislaufreaktionen bis zum anaphylaktischen Schock und Herz-Kreislauf-Stillstand auftreten. Bei Patient*innen in Allgemeinanästhesie macht sich die akute hämolytische Transfusionsreaktion vor allem durch anderweitig nicht erklärbare Hypotonie und Tachykardie sowie ggf. eine Hämoglobinurie bemerkbar. Die Hämolyse kann zum Nierenversagen führen. Maßnahmen bei Verdacht auf eine akute hämolytische Transfusionsreaktion sind im Folgenden dargestellt.

Maßnahmen bei Verdacht auf eine akute hämolytische Transfusionsreaktion

Angaben beziehen sich auf Erwachsene mit etwa 75 kg KG:

- Transfusion unterbrechen, Venenzugang erhalten
- Histamin-Antagonisten, z. B. Dimetindenmaleat 4–8 mg und Cimetidin 200 mg i. v.
- Kortikosteroide, z. B. Prednisolon 500–1000 mg i. v.
- Volumengabe
- ggf. Furosemid 20 mg i. v.
- bei bedrohlicher Hypotension Katecholamine (z. B. Noradrenalin fraktioniert 50–100 µg i. v., bei Schock Adrenalin 50–100 µg i. v., ggf. Katecholamin-Infusion)
- Blasenkatheteranlage, Kontrolle des Urins auf Hämolyse
- Intensivüberwachung und -therapie
- AB0-Identitätstest der Patient*innen wiederholen und auch die Konserve testen
- Abnahme Labor + fHb Plasma/Urin, LDH, Haptoglobin und Bilirubin im Serum
- Blutproben der Patient*innen (EDTA und Nativblut) an das Blutgruppenlabor senden; direkter Coombs-Test, Wiederholung der Blutgruppenbestimmung, Antikörpersuchtest, Kreuzprobe

Die transfundierenden Ärzt*innen haben beim Auftreten von Transfusionsreaktionen medizinische Maßnahmen zur Sicherung und Stabilisierung der Vitalfunktionen einzuleiten. Alle Nebenwirkungen sowie die veranlassten Gegenmaßnahmen sind patientenbezogen mit Datum und Uhrzeit vollständig zu dokumentieren und an die entsprechenden Institutionen und die Blutbank zu melden. Hierzu sollen die transfundierten Beutel der entsprechenden Blutprodukte asserviert werden.

2.3.6 Gerinnungsfaktoren

Die Indikation zur Substitution von Gerinnungsfaktoren sollte – wenn klinisch möglich – im Konsil mit den zuständigen Hämostaseolog*innen gestellt werden bzw. ist indiziert, wenn ein schwerer Mangel an Gerinnungsfaktoren besteht, der durch die Gabe von therapeutischem Plasma allein nicht ausreichend substituiert werden kann. Die errechnete Gerinnungsfaktorendosis wird auf die verfügbare Dosismenge gerundet.

Faktor VIII und Faktor IX

- Bei der Hämophilie A sollte die Aktivität je nach Größe der zu erwartenden Operation bei 60–100 % liegen.
- Ähnliches gilt auch für die viel seltenere Hämophilie B.
- Gemäß der Halbwertszeit von 10–18 h für FVIII und 18–30 h für FIX können Wiederholungsdosen in Ab-

ständen von 6–12 h erforderlich werden. Vor geplanten Operationen sollte mit dem behandelnden Hämophilie-Zentrum ein Diagnostik- (wie häufig sollen Faktorenaktivitäten gemessen werden?) und Therapieplan erstellt und mit den behandelnden Anästhesist*innen besprochen werden. Ein ausreichend bestücktes Gerinnungsfaktorendepot sowie die laborseitige Messung der FVIII- und FIX-Aktivität rund um die Uhr sollte verfügbar sein.

► **Dosierung**
- Faktor VIII: 1 I.E./kg KG erhöht die Plasmaaktivität um 1–2 %
- Faktor IX: 1 I.E./kg KG erhöht die Plasmaaktivität um 1 %

Bei Patient*innen mit Hämophilie mit bekannten Hemmkörpern gegen Faktor VIII oder IX und aktiver Blutung sollte in Absprache mit hämophilieerfahrenen Hämostaseolog*innen die Diagnostik (Plasmatauschversuch, Bethesda-Einheiten) und Therapie mit einem für diese Indikation zugelassenen Präparat begonnen werden.

Faktor I (Fibrinogen)

- Substitution als Faktorenkonzentrat bei Fibrinogen < 0,1–0,15 g/dl (100–150 mg/dl).
- Das Monitoring kann mit der viskoelastischen Point-of-Care-Testverfahren sowie der klassischen Fibrinogenbestimmung nach Clauss erfolgen.

Dosis: 2–4 g.

Faustformel zur Berechnung der Substitutionsdosis: (Fibrinogen [Soll] – Fibrinogen [Ist]) × 0,4 × kg KG

PPSB (Prothrombinkomplex-Konzentrat)

- Bei Blutungen erfolgt die Substitution von PPSB, wenn mit der Gabe von therapeutischem Plasma keine ausreichende Hämostase erreicht werden kann. Vor allem bei Verbrauchskoagulopathie (z. B. in der septischen DIC) ist die Gabe nur bei aktiver Blutung aufgrund eines Mangels an Prothrombinkomplexfaktoren indiziert. Eine vorherige Gabe von Antithrombin (AT) in äquivalenter Dosis sollte bedacht werden, um eine überschießende Gerinnungsaktivierung und damit die fortschreitende Thrombosierung der Mikrostrombahn zu vermeiden.
- Zum notfallmäßigen Ausgleich von Phenprocoumon-(Vitamin-K)Antagonisten oder Behandlung von DOAC-induzierten Blutungen. Begleitende AT-Substitution sollte auf Risikopatient*innen (niedrige AT-Aktivität, prothrombotisches Grundleiden, DIC etc.) beschränkt werden.
- Schwere Lebererkrankung sowie während und nach Lebertransplantationen.
- Vitamin-K-Mangelzustände mit lebensbedrohlicher Blutung.
- 1 I.E. PPSB/kg KG erhöht den Quick-Wert um durchschnittlich 0,8 %.

Faustformel zur Berechnung der Substitutionsdosis: (Quick [Soll] – Quick [Ist]) × 1,25 × kg KG

Merke **M!**

Prothrombogenes Potenzial von PPSB aufgrund des Gehaltes an aktivierten Gerinnungsfaktoren. Bei parallel erniedrigtem AT kann die vorherige Gabe von AT indiziert sein.

► **Kontraindikationen**
- DIC (Ausnahme: Blutungen durch Mangel an Prothrombinkomplexfaktoren)
- HIT II bei heparinbasierten Produkten; heparinfreie Produkte erhältlich
- Allergie gegen Bestandteile

Faktor XIII

Faktor XIII ist eine Transglutaminase und für die Quervernetzung der Fibrinmonomere und damit die Stabilisierung des Fibrinnetzwerks verantwortlich. Die Faktor-XIII-Aktivität wird nicht durch die klassischen Gerinnungstests erfasst, sondern muss separat gemessen werden. Bei anhaltender Blutungsneigung trotz Substitution von Frischplasma und Gerinnungsfaktorenkonzentraten (Fibrinogen, PPSB) könnte ein FXIII-Mangel vorliegen. In dieser Situation kann die Substitution – nach vorheriger Diagnostik! - von 1250–2500 I.E. FXIII (Fibrogrammin®, anzustrebende Aktivität 70 %) den Mangel rasch ausgleichen.

Antithrombin (AT, früheres Synonym: Antithrombin III)

Hinsichtlich der physiologischen Funktion, dem Einsatz beim angeborenen und erworbenen AT-Mangel sowie der Anwendung und Dosierung wird auf die aktuelle Querschnittsleitlinie der Bundesärztekammer 2020 verwiesen. Dabei ist anzumerken, dass eine Einheit AT/kg KG die AT-Aktivität um 1–2 % anhebt. Für den operativen Bereich ist bei einem bestehenden AT-Mangel eine Aktivität über 50 % anzustreben, insbesondere bei:

- therapeutischer Antikoagulation bei Organersatzverfahren mit extrakorporaler Zirkulation (Herz-Lungen-Maschine, ECMO, Dialyse, LVAD)
- therapeutischer Antikoagulation auf der ITS
- Antikoagulation bzw. Substitution bei Synthesestörung, z. B. Organtransplantation (insbesondere Lebertransplantation)

Kontraindikationen

- HIT II bei Antithrombinpräparaten, die Heparin enthalten.
- bekannte allergische Reaktionen auf das Präparat

2.3.7 Andere gerinnungsaktive Substanzen

Desmopressin

Desmopressin mobilisiert Faktor VIII-C, Von-Willebrand-Faktor und t-PA aus den Sinusoidalzellen der Leber und Endothelzellen (z. B. in Lunge und Niere).

► **Indikation**

- milder Faktor-VIII-Mangel
- mildes Von-Willebrand-Syndrom (außer Typen 2B und 3)
- ASS-induzierte Thrombozytenfunktionsstörung (s. oben)

► **Dosierung**

- 0,3 µg/kg KG über 30 min alle 12 h

Zu beachten ist, dass zum einen nicht alle Patienten auf eine Therapie mit DDAVP ansprechen und zum anderen die Endothelspeicher von Faktor VIII-c und vWF nach einigen Gaben entleert sind und somit keine weitere Freisetzung durch DDAVP zu erwarten ist. Sinnvollerweise sollte ein Stimulationstest im Vorfeld der geplanten Anwendung erfolgen, der die Wirkung des Desmopressins belegt.

Merke **M!**

Nebenwirkungen von Desmopressin (siehe oben), daher nur überwachte Anwendung < 48 h!

Tranexamsäure

- s. [53]
- Bindung an Lysinbindungsstellen des Plasminogens im Plasminogen-Plasminogen-Aktivatorkomplexes mit nachfolgender Hemmung des Fibrinabbaus
- HWZ ca. 120 min

► **Indikation**

- Blutungen: aufgrund einer vermehrten lokalen oder systemischen fibrinolytischen Aktivität (Hyperfibrinolyse)
- bei Operationen mit extrakorporalem Kreislauf

► **Dosierung**

- 0,5–1 g als Bolus initial, weiter mit 1–5 mg/kg KG/h (Niedrigdosistherapie) bzw. 10–15 mg/kg KG (Hochdosistherapie) iv.
- Kardiochirurgie (Erwachsene): 30–50 mg/kg KG als Kurzinfusion in 100 ml NaCl 0,9 % vor HLM, danach während OP und HLM 10 mg/kg KG/h über eine Spritzenpumpe bis zum Operationsende, ggf. Weiterführung der Therapie unter Gerinnungsmonitoring (POC) auf der ITS/PACU.
- Bei LTX nach Rücksprache mit dem Operateur, Dosierung 10 mg/kg KG/h als kontinuierliche Infusion (Ansatz: 5 g/50 ml).
- Bei Niereninsuffizienz Dosisreduktion nach Kreatininwert (Krea) (siehe auch Fachinfo).

Protamin

- bildet mit Heparin einen stabilen Komplex ohne gerinnungshemmende Wirkung
- intravenöse Antagonisierung der Heparinwirkung

► **Indikation**

- Therapie von Heparinüberdosierungen, bei heparininduzierten Blutungen, als Antidot der Heparinwirkung während Operationen mit HLM oder bei gefäßchirurgischen Operationen

► **Dosierung**

- 1:1 zur verabreichten Heparinmenge (1000 I.E. Protaminchlorid antagonisieren im Regelfall 1000 I.E. Heparin, Herstellerangaben des Protamins beachten)
- Cave: langsame Injektion! (Anaphylaxie, Hypotonie, Tachykardie, Erhöhung des pulmonal-vaskulären Widerstandes)

Vitamin K1

Vollständige Wirkung nach oraler Gabe erst nach 12–24 h, deshalb bei bedrohlichen Blutungen oder Akutoperationen/-interventionen PPSB (therapeutisches Plasma in der Regel für akute Antagonisierung nicht geeignet). Nach intravenöser Gabe kann ein Abfall der INR bereits nach 4 h gemessen werden.

► **Indikation.** Vitamin-K-Mangel bei:
- parenteraler Ernährung
- Malabsorption
- Einnahme von oralen Antikoagulanzien und Cephalosporinen

► **Dosierung**
- 10–20 mg Vitamin K1 p. o., zur intravenösen Therapie werden Dosen von 1–2 mg empfohlen, welche nach 4–6 h eine Anhebung des Quicks erzielen können.

2.3.8 Literatur

[52] Bundesärztekammer. Querschnittsleitlinien zur Therapie mit Blutkomponenten und Plasmaderivaten. Gesamtnovelle; 2020

[53] Pekrul I, Schachtner T, Zwißler B et al. Anaesthesist. 2021 Jun; 70(6): 515–21. doi: 10.1007/s00 101-021-00 928-5

[54] Kietaibl S, Ahmed A, Afshari A. et al. Management of severe peri-operative bleeding: Guidelines from the European Society of Anaesthesiology and Intensive Care: Second update 2022. Eur J Anaesthesiol. 2023 Apr 1; 40(4): 226–304. doi: 10.1097/EJA.000 000 0000 001 803. PMID: 36 855 941.

[55] Bundesärztekammer. Richtlinie zur Gewinnung von Blut und Blutbestandteilen und zur Anwendung von Blutprodukten (Richtlinie Hämotherapie). Gesamtnovelle 2017. Internet: Richtlinie Hämotherapie (bundesaerztekammer.de)

2.4 Perioperative echokardiografiebasierte hämodynamische Optimierung nichtkardiochirurgischer Patienten

O. Birkelbach, G. Bosse, P. Pickerodt, D. Rumpff, S. Treskatsch

2.4.1 Indikationskriterien

Die intraoperative, echokardiografiebasierte hämodynamische Optimierung kann bei Patienten angewandt werden, welche folgende Kriterien erfüllen:
- elektiver, nichtkardiochirurgischer Eingriff
- Operation mit hochgradigem Risiko (► Tab. 2.5)
- Operation mit mittelgradigem Risiko *und*
  - ≥ 1 kardiale Risikofaktoren (s. u.) *oder*
  - MET < 4 oder Belastbarkeit nicht sicher zu beurteilen *oder*
  - Faktoren einer Gebrechlichkeit („Frailty") (► Tab. 2.6)
- keine Kontraindikationen für die Durchführung einer TEE (s. Kap. 3.2); bei relativen Kontraindikationen ist zur Indikationsstellung der Einbezug eines erfahrenen Untersuchers erforderlich
- keine intraoperativen Limitationen, welche eine TEE unmöglich machen oder deutlich in der Durchführung/Aussagekraft erschweren (z. B. Bauchlagerung, kein Zugang zum Kopf, Laparoskopie)

Tab. 2.5 Chirurgische Risikostratifizierung nach Glance et al. [109] (Risiko kardialer Komplikationen inkl. Tod innerhalb der ersten 30 Tage).

Risiko	Eingriff
niedrig: < 1 %	• oberflächliche Chirurgie • Mammachirurgie • Zahnchirurgie • Schilddrüsen-OP • Augen-OP • Karotischirurgie (asymptomatisch, CEA) • kleine gynäkologische/urologische/orthopädische (z. B. TUR-P, Meniskus-OP)
mittel: 1–5 %	• intraperitoneale Eingriffe (z. B. Splenektomie etc.) • Karotischirurgie (mit Symptomatik, CEA) • periphere Gefäßeingriffe, endovaskuläre Aneurysmachirurgie • Operation im Kopf-Hals-Bereich • große orthopädische/gynäkologische/urologische Eingriffe (z. B. Hüft-/Wirbelsäulen-Chirurgie, Prostata etc.) • Nierentransplantation • intrathorakale Eingriffe (z. B. Segmentresektion, Thorakoskopie)
hoch: > 5 %	• Aortenchirurgie • große periphere arterielle Gefäßeingriffe (inkl. Thrombektomie) • duodenopankreatische Eingriffe, Leber-/Gallengangschirurgie, Ösophagektomie, Magen-/Darmperforationen • Leberresektion/-transplantation • Nebennierenoperation • Zystektomie • Pneumonektomie • Lungentransplantation

Tab. 2.6 2 Kriterien einer Gebrechlichkeit („Frailty").

Kriterium	Definition
Gewichtsverlust	> 5 kg im letzten Jahr
Erschöpfung	gem. CES-D Depression Scale
Körperliche Aktivität	gem. Minnesota Leisure Time Activity Fragebogen
5-Meter-Gehtest	korrigiert nach Größe und Geschlecht
Griffstärke	korrigiert nach BMI und Geschlecht
Auswertung:	Diagnose einer Gebrechlichkeit, wenn • ≥ 3 Kriterien *oder* • 2 Kriterien + kognitive Einschränkung gem. Mini-Mental State Examination (MMSE) vorhanden sind

I

> **Übersicht**
>
> **Kardiale Risikofaktoren**
>
> - Anamnese einer koronaren Herzerkrankung/Myokardinfakt
> - Herzinsuffizienz (≥ NYHA II)
> - Anamnese zerebrovaskulärer Erkrankungen
> - insulinpflichtiger Diabetes mellitus
> - chronische Niereninsuffizienz
>
> *(nach Revised Cardiac Risk Index [RCRI]; nach Lee et al. [141])*

2.4.2 Vorgehen

Anästhesieambulanz

- Screening der Patienten gemäß Indikationskriterien
- transtransthorakale Echokardiografie durch zertifizierten Echokardiografeur analog dem beschriebenen Untersuchungsgang in der SOP Echokardiografie plus Befunddokumentation
  - Morphometrie: LV, RV, LVOT, RV/LV-Index
  - systol. Funktion: LVEF, linksventrikulärer Schlagvolumenindex, TAPSE, RV-S´
  - diastol. Funktion: E/A, Septal-E´, Lateral-E´, Mean-E/E´, LA-Volumenindex, TI-Jet
  - Klappenfunktion: semiquantitative Einschätzung
  - Vena cava inferior: Größe/Reagibilität

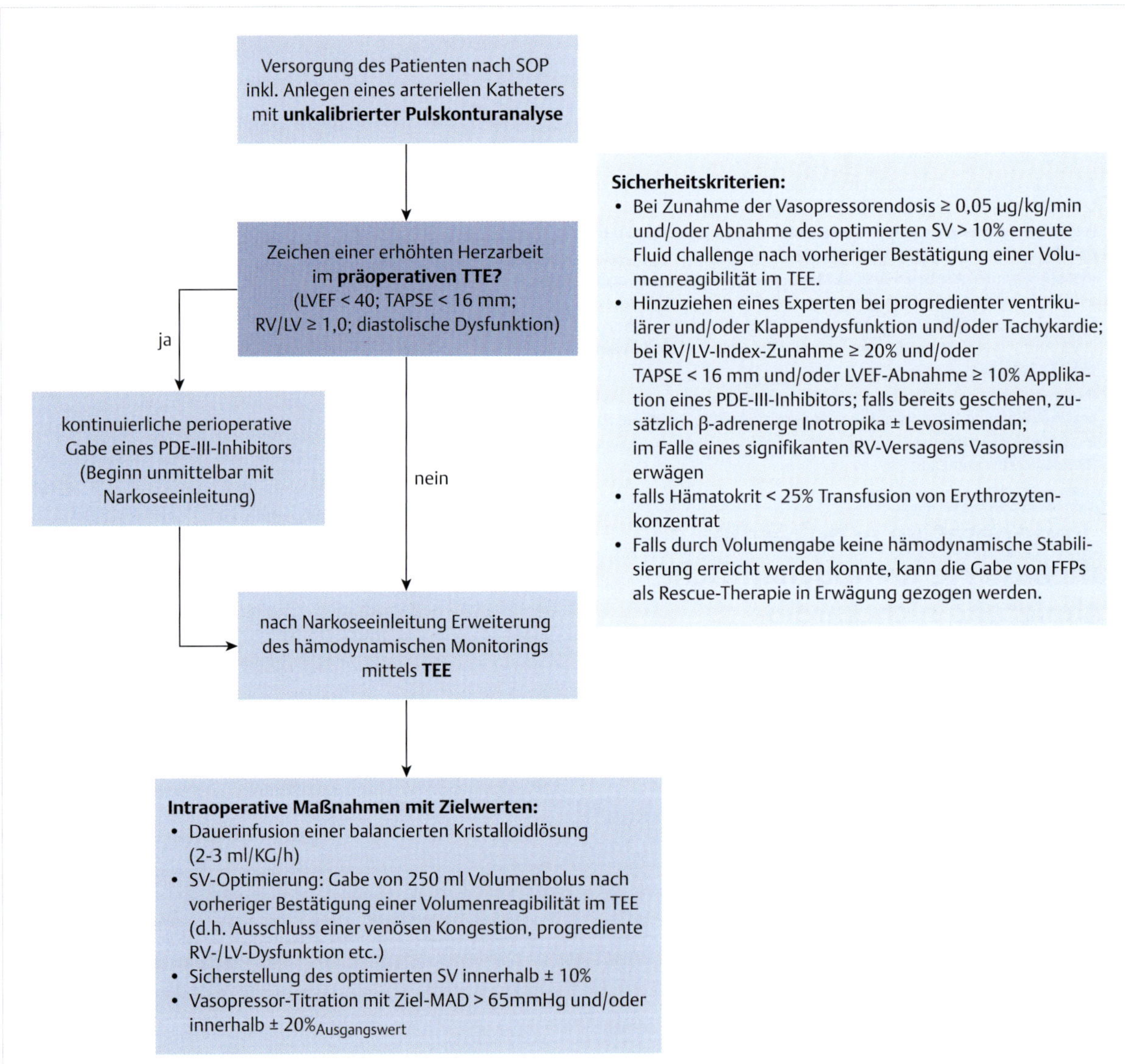

Abb. 2.2 Echokardiografiegestützter, hämodynamischer Optimierungsalgorithmus bei nichtkardiochirurgischen Operationen.

- Indikationsstellung zur Gabe eines PDE-III-Inhibitors gemäß Algorithmus (▶ Abb. 2.2)
- Im PDMS Dokumentation der Indikationsstellung bezüglich TEE PDE-III-Inhibitor, postoperative Weiterbehandlung auf ITS/IMC

Intraoperative Phase

Intraoperative hämodynamische Optimierung gemäß Algorithmus (▶ Abb. 2.2, ▶ Abb. 2.3, ▶ Abb. 2.4) unter Verwendung einer unkalibrierten Pulskonturanalyse und einer transösophagealen, hämodynamisch fokussierten Echokardiografie (Bildeinstellungen: Vena cava superior, midösophagealer 4-Kammer-Blick, transgastrischer Kurzachsenblick). Dokumentation anhand eines standardisierten Protokolls (z. B. Befundbogen-fokussierte Echokardiografie der DGAI: https://www.ak-ultraschall.dgai.de/echo-zert.html)

Postoperative Phase

Postoperative Behandlung im Aufwachraum und/oder auf ITS/IMC gemäß präoperativer Indikationsstellung und intraoperativem Verlauf und nach Rücksprache mit dem Operateur, dem anästhesiologischen Bereichsoberarzt sowie dem Intensivkoordinator. Die postoperative Überwachung/Therapie richtet sich nach den allgemein gültigen SOPs.

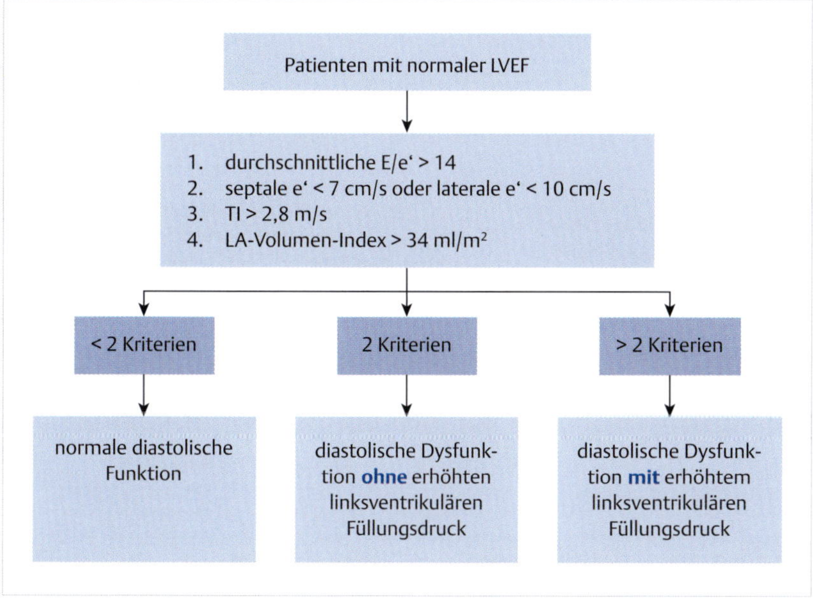

Abb. 2.3 Echokardiografische Bestimmung der diastolischen Dysfunktion. KG = Körpergewicht; SVC-CI = Superior Vena cava Collapse Index; MAD = mittlerer arterieller Blutdruck; E/E' = E/E'-Verhältnis = Mittelwert zwischen septalem und lateralem Mitralklappenanulus; Vp = Velocity Propagation; TTE = transthorakale Echokardiografie; TEE = transösophageale Echokardiografie.

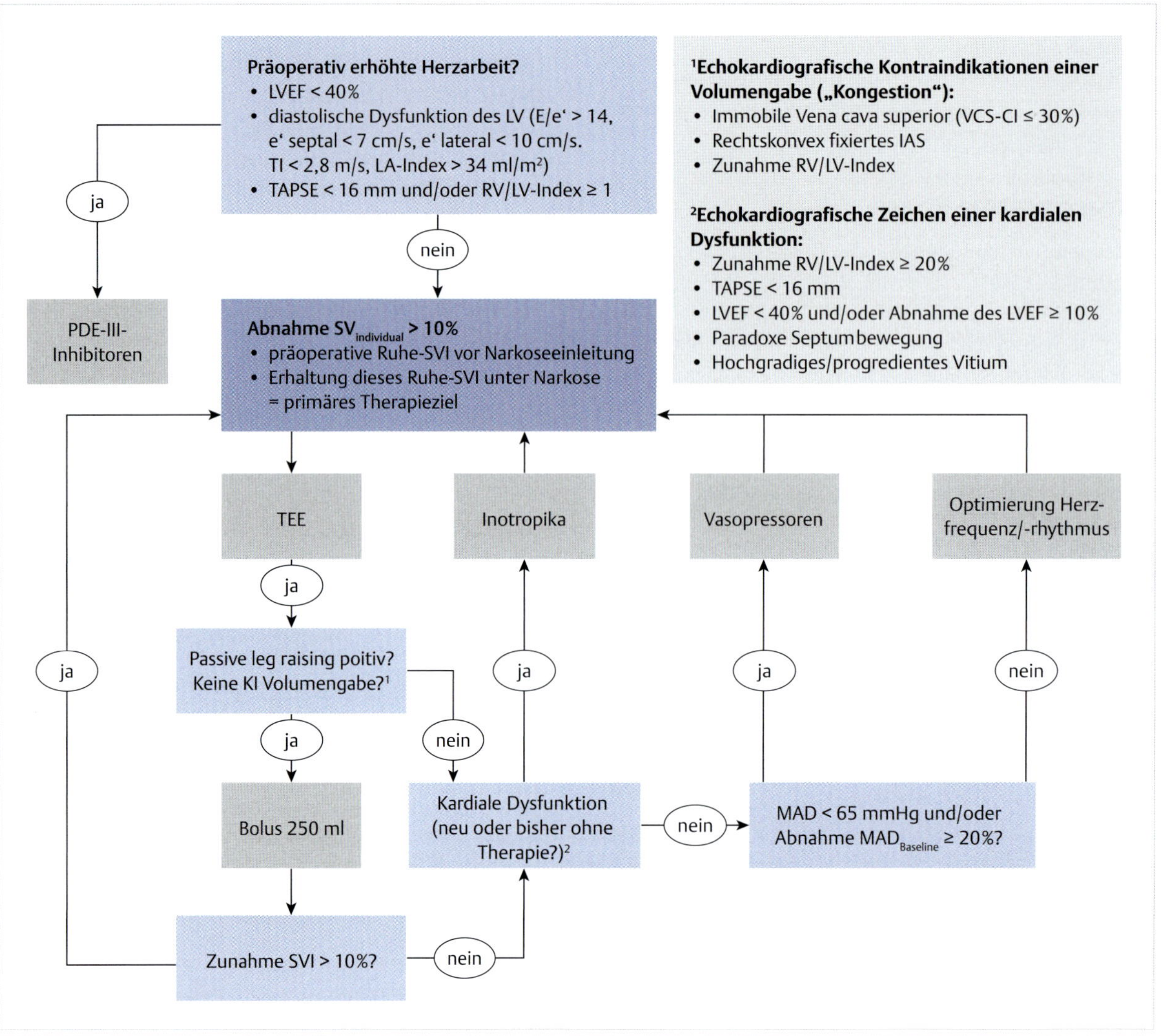

Abb. 2.4 Grafische Darstellung des intraoperativen Algorithmus.

2.5 Endokarditisprophylaxe

M. Kastrup, S. Tafelski

2.5.1 Prämedikation

2007 hat die American Heart Association (AHA) und 2009 die European Society of Cardiology (ESC) revidierte Guidelines zur Prophylaxe der infektiösen Endokarditits (IE) veröffentlicht, die gegenüber den bisherigen Empfehlungen deutlich zurückhaltender formuliert sind.

Die bisherig empfohlene IE-Prophylaxe könnte nur eine extrem kleine Anzahl an Endokarditisfällen nach Zahnbehandlungen verhindern, selbst wenn die IE-Prophylaxe zu 100 % effektiv wäre. Daher wird die Prophylaxe nur Patienten mit kardialen Konstellationen empfohlen, die mit dem höchsten Outcome-Risiko belastet sind. Für diese Patienten wird die IE-Prophylaxe für alle Eingriffe an Zahnfleisch, Zahnwurzel und mit Eröffnung der Mundschleimhaut empfohlen.

Eine Prophylaxe wird *nicht* für Patienten empfohlen, die lediglich ein generell erhöhtes Risiko für eine Endokarditis haben. Für Eingriffe am Gastrointestinaltrakt und am Urogenitaltrakt wird eine antibiotische Prophylaxe lediglich zur Prophylaxe der IE nicht empfohlen.

Praxis

Tipps

- Zur Prophylaxe der IE soll das Antibiotikum möglichst vor Auftreten der Bakteriämie gegeben werden, also 30 min bis 1 h vor Hautschnitt.
- Viele Syndrome können mit kardialen Fehlbildungen einhergehen und müssen vom prämedizierenden Anästhesisten aktiv erfragt werden.
- Bei der Anamneseerhebung sollte explizit nach einer durchgemachten Endokarditits gefragt werden.
- Wenn aus operativer Sicht eine perioperative Antibiotikaprophylaxe indiziert ist, ist eine weitere Gabe eines alternativen oder zusätzlichen Antibiotikums nicht indiziert.

2.5.2 Welche Patienten benötigen eine Endokarditisprophylaxe?

Patienten mit einem hohen Risiko, bei denen eine IE-Prophylaxe empfohlen wird:

- Patienten mit Herzklappenersatz (mechanische und biologische Prothesen)
- bakterielle (= infektiöse) Endokarditis (IE) in der Anamnese
- kongenitale Herzfehler (nur für die folgenden Indikationen ist eine Prophylaxe notwendig, für jede andere Form der kongenitalen Herzfehler wird keine spezielle Prophylaxe empfohlen):
  - unkorrigierte zyanotische Herzvitien, inklusive palliativer Shunts oder Conduits
  - korrigierte kongenitale Herzfehler mit Restdefekten an der Stelle oder unmittelbar neben Prothesenmaterial oder Fremdkörper (welche eine Endothelialisierung verhindern
- in den ersten 6 Monaten postoperativ nach vollständiger Korrektur von kongenitalen Herzvitien durch Katheterintervention oder Operation

2.5.3 Prophylaxeschemata

Einzeldosis 30 min bis 1 h präoperativ (bei langen Eingriffen Wiederholung). Dosierung: Ampicillin/Sulbactam 3 g i. v., Kinder 50 mg/KG i. v. 30 min – 1 h vor OP. Bei Penicillinallergie: siehe Kap. 2.10 oder 600 mg i. v. Clindamycin

2.5.4 Besonderheiten nach Fachgebieten

Eingriffe am Respirationstrakt

- spezielle IE-Prophylaxe nur indiziert bei den oben genannten Risikofaktoren, wenn eine invasive Prozedur mit einer Inzision oder einer Biopsie mit Verletzung der Mukosa verbunden ist (z. B. TE oder AT)
- keine Prophylaxe für eine Bronchoskopie, wenn keine PE entnommen wird
- Patienten mit einem Risikofaktor, welche eine Operation zur Therapie einer Infektion erhalten (Abszess-Drainage oder Empyen) sollten eine gezielte Therapie erhalten

Eingriffe am Gastrointestinal- oder Urogenitaltrakt

- Prophylaxe einer IE ist grundsätzlich nicht indiziert (z. B. bei diagnostischen Gastroduodenoskopien oder Koloskopien)
- bei Patienten mit einer vorliegenden Infektion und einem der genannten Risikofaktoren, sowie zur Prophylaxe einer Wundinfektion ist eine antibiotische Therapie indiziert (Enterokokken sollten dabei mit abgedeckt werden)
- bei Risikopatienten mit einer elektiven Zystoskopie oder anderen Eingriffen an den abführenden Harnwegen, welche eine Infektion haben, sollte eine Eradikationstherapie vor dem Eingriff erwogen werden, bei nichtelektiven Eingriffen sollte eine empirische Therapie durchgeführt werden (Enterokokken sollten dabei mit abdeckt werden)

Eingriffe an infizierter Haut oder Weichteilen

- Die Infektion sollte behandelt werden. Eine zusätzliche Gabe eines Antibiotikums ist nicht erforderlich.

Eingriffe mit Manipulation an infiziertem Gewebe

- Grundsätzlich gilt, dass eine gezielte antibiotische Therapie (entsprechend der Resistenztestung des/der Erreger) durchgeführt wird. Rücksprache mit Mikrobiologie empfohlen!

I

2.6 Evaluation alkoholkranker Patienten

I. Nachtigall, T. Neumann, P. Pickerodt

2.6.1 Präoperative Visite

Nur durch frühzeitige Differenzialdiagnose, gezielte Prophylaxe bzw. frühzeitige Therapie sind schwerwiegende Komplikationen zu vermeiden.

Screening auf gefährlichen oder schädlichen Alkoholkonsum bzw. Abhängigkeit nach dem vereinfachten Algorithmus mit dem AUDIT-Fragebogen (▶ Abb. 2.5). Die AUDIT-Werte werden auf dem Protokoll „Präoperative Visite/Konsil" (s. Dokumentation Narkoseprotokoll; Kap. 1.9) schriftlich dokumentiert.

Die Indikation zur präventiven Behandlung besteht nach positivem Befund, wird aber individuell gestellt. Dabei ist unter klinischen Aspekten das geringere Risiko einer indizierten Stressprophylaxe gegen das erhöhte Risiko von postoperativen Komplikationen abzuwägen. Die Indikation bzw. das geplante Vorgehen ist mit dem Patienten im Aufklärungsgespräch zu besprechen und dokumentieren. Hierbei sind auch Patientenpräferenzen zu erfragen, ggf. sollten auch anonymisierte Behandlungsangebote gemacht werden.

Eine ICD-10-kodierte Diagnose ist nach dem präanästhesiologischen Gespräch *nur in Übereinstimmung* mit dem Patienten zu dokumentieren.

Die Trinkmenge kann nur als Anhalt dienen: Ein täglicher Konsum von > 60 g (entspricht 3 Flaschen à 0,33 l Bier oder einer dreiviertel Flasche Wein/Sekt) ist definitiv mit einem erhöhten Risiko assoziiert.

Laborkontrollen (MCV, GGT, kohlenhydratdefizientes Transferrin – CDT) sollten bei Verdacht auf Alkoholkrankheit und negativem CAGE oder AUDIT erhoben werden, insbesondere dann, wenn ein Polytrauma oder alkoholbedingte Karzinome (Aerodigestivtrakt insbesondere Larynxkarzinome und Ösophagus-Plattenepithelkarzinome, Mammakarzinome, Leberkarzinome) vorliegen oder alkoholbedingte Begleiterkrankungen wie Nikotinabusus, Gicht, Fettstoffwechselstörungen, Diabetes, Hypertonus, Vorhofflimmern, Kardiomyopathie, Fettleber/Leberzirrhose, Pankreatitis oder Polyneuropathie vorhanden bzw. wiederholte Unfälle in der Anamnese bekannt sind.

Weitere präoperative Untersuchungen nur nach Klinik und nach Schwere der Erkrankung und Komorbidität:

- Labor bei Hinweis auf Leberschäden: γGT, ASAT, ALAT und plasmatische Gerinnung
- Labor bei Hinweis auf Pankreaserkrankung: AP, Lipase
- Labor bei Hinweis auf Gerinnungsstörungen: zusätzlich Blutbild und Thrombozytenfunktion
- Röntgen-Thorax und Lungenfunktionsprüfung: nur bei Hinweis auf begleitende Lungenerkrankung
- EKG und TTE: bei Hinweis auf alkoholische Kardiomyopathie (z. B. Herzrhythmusstörungen)

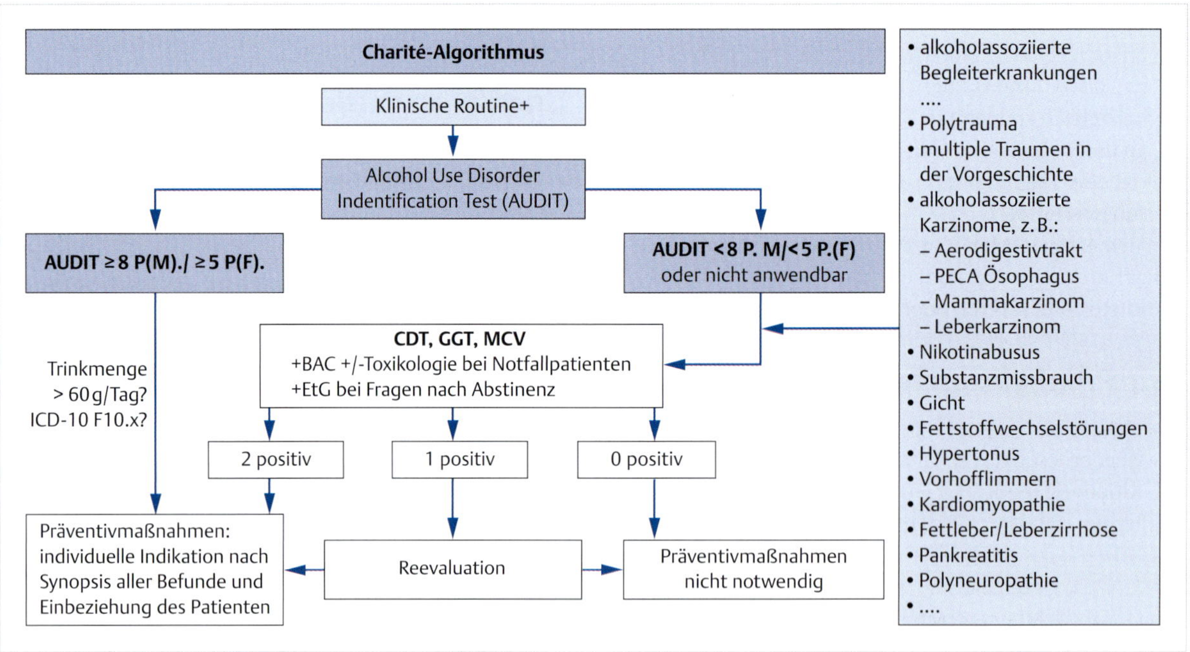

Abb. 2.5 Entscheidungsalgorithmus bei Alkoholkrankheit.

Bei Aufnahme eines bewusstlosen Patienten mit der Frage nach chronischem Alkoholabusus sollte GGT, CDT und MCV zusätzlich zur Blutalkoholbestimmung bzw. einer toxikologischen Untersuchung abgenommen werden. Diese Abnahme muss unmittelbar nach Aufnahme des Patienten erfolgen.

2.6.2 AUDIT-Test

Praxis

AUDIT-Test (Alcohol-Use Disorder Identification Test)

Folgend finden Sie einige Fragen zu Ihrem Alkoholkonsum während der letzten 12 Monate. Beantworten Sie bitte alle Fragen!

Wie oft trinken Sie Alkohol?

- (0) nie
- (1) 1 × im Monat oder seltener
- (2) 2–4 × im Monat
- (3) 2–3 × in der Woche
- (4) 4 × oder mehr die Woche

Wenn Sie Alkohol trinken, wie viele Gläser trinken Sie dann üblicherweise an einem Tag? Ein Glas Alkohol entspricht 0,33 l Bier, 0,25 l Wein/Sekt, 0,02 l Spirituosen.

- (0) 1–2
- (1) 3–4
- (2) 5–6
- (3) 7–9
- (4) 10 oder mehr

Wie oft trinken Sie sechs oder mehr Gläser Alkohol bei einer Gelegenheit (z. B. beim Abendessen, auf einer Party)? Ein Glas Alkohol entspricht 0,33 l Bier, 0,25 l Wein/Sekt, 0,02 l Spirituosen.

- (0) nie
- (1) seltener als einmal im Monat
- (2) jeden Monat
- (3) jede Woche
- (4) täglich oder fast täglich

Wie oft konnten Sie während der letzten 12 Monate nicht mehr aufhören zu trinken, nachdem Sie einmal angefangen hatten?

- (0) nie
- (1) seltener als einmal im Monat
- (2) jeden Monat
- (3) jede Woche
- (4) täglich oder fast täglich

Wie oft konnten Sie während der letzten 12 Monate Ihren Verpflichtungen nicht mehr nachkommen, weil Sie zu viel getrunken hatten?

- (0) nie
- (1) seltener als einmal im Monat
- (2) jeden Monat
- (3) jede Woche
- (4) täglich oder fast täglich

Wie oft haben Sie während der letzten 12 Monate morgens erst mal ein Glas Alkohol gebraucht, um in die Gänge zu kommen?

- (0) nie
- (1) seltener als einmal im Monat
- (2) jeden Monat
- (3) jede Woche
- (4) täglich oder fast täglich

Wie oft hatten Sie während der letzten 12 Monate Schuldgefühle oder ein schlechtes Gewissen, weil Sie zu viel getrunken hatten?

- (0) nie
- (1) seltener als einmal im Monat
- (2) jeden Monat
- (3) jede Woche
- (4) täglich oder fast täglich

Wie oft waren Sie während der letzten 12 Monate nicht in der Lage, sich an Dinge zu erinnern, weil Sie zu viel getrunken hatten?

- (0) nie
- (1) seltener als einmal im Monat
- (2) jeden Monat
- (3) jede Woche
- (4) täglich oder fast täglich

Haben Sie sich schon mal verletzt, weil Sie zu viel getrunken hatten? Oder ist jemand anderes schon mal verletzt worden, weil Sie zu viel getrunken hatten?

- (0) nein
- (2) ja, aber nicht während der letzten 12 Monate
- (4) ja, während der letzten 12 Monate

Hat sich ein Verwandter, Freund oder Arzt schon einmal Sorgen gemacht, weil Sie zu viel trinken, oder Ihnen geraten, weniger zu trinken?

- (0) nein
- (2) ja, aber nicht während der letzten 12 Monate
- (4) ja, während der letzten 12 Monate

► **Bewertung.** Der Test besteht aus 10 Fragen. Die Punktzahlen der vom Patienten gewählten Antworten werden addiert. Die minimale Punktanzahl ist 0, die maximale 40 Punkte.

Eine Punktzahl von 8 oder mehr weist auf einen gefährlichen oder schädlichen Alkoholkonsum hin. Diese Grenze kann bei Frauen niedriger angesetzt werden (5 Punkte oder mehr).

2.6.3 Definitionen

► **Riskanter Alkoholkonsum/gefährlicher Gebrauch.** Damit wird eine tägliche Trinkmenge oberhalb der „Gefährdungsgrenze" von mehr als 30 bzw. 40 g/d bei Männern und von mehr als 20 g/d bei Frauen bezeichnet. Bei Betroffenen, die diesen angegebenen Grenzwert länger dauernd (wenn auch nur geringfügig) überschreiten, muss von einem erhöhten Risiko ausgegangen werden, auf Dauer alkoholbedingte körperliche und/oder psychische Beeinträchtigungen zu erfahren.

Die Trinkmenge kann als Anhalt dienen (> 60 g/d ist definitiv mit einem erhöhten Risiko versehen).

► **ICD-10 DRG relevante Kodierung.**

- **Schädlicher Gebrauch (früher: Missbrauch):** Die Diagnose eines schädlichen Gebrauchs nach ICD-10 (F10.1) erfordert das Vorliegen einer tatsächlichen Schädigung der psychischen oder der körperlichen Gesundheit des Konsumenten. Diagnostische Hinweise für das Vorliegen eines schädlichem Alkoholkonsums können beispielsweise folgende körperlichen Beschwerden oder Verhaltensauffälligkeiten sein: „Filmrisse" (blackouts), chronische Bauchschmerzen, Leberfunktionsstörungen sowie Schlafstörungen, sexuelle Funktionsstörungen oder depressive Verstimmungen. Es müssen klar beschreibbare Schädigungen über einen Zeitraum von mindestens 1 Monat oder mehrfach während 12 Monaten vorliegen. Gleichzeitig muss das Vorliegen einer Alkoholabhängigkeit ausgeschlossen sein.
- Die Diagnose einer **Alkoholabhängigkeit** (F10.2) nach ICD-10 wird gestellt, wenn irgendwann während des letzten Jahres 3 oder mehr der folgenden Kriterien erfüllt waren:
  - ein starker Wunsch oder eine Art Zwang, Alkohol zu konsumieren („craving")
  - verminderte Kontrollfähigkeit bezüglich des Beginns, der Beendigung und der Menge des Konsums
  - ein körperliches Entzugssyndrom bei Beendigung oder Reduktion des Konsums
  - Nachweis einer Toleranz (um die ursprünglich durch niedrigere Dosen erreichten Wirkungen hervorzurufen, sind zunehmend höhere Dosen erforderlich; eindeutige Beispiele sind Tagesdosen, die bei Konsumenten ohne Toleranzentwicklung zu einer schweren Beeinträchtigung oder sogar zum Tode führen können)
  - fortschreitende Vernachlässigung anderer Interessen zugunsten des Alkoholkonsums, erhöhter Zeitaufwand, um die Substanz zu beschaffen, zu konsumieren oder sich von den Folgen zu erholen
  - anhaltender Substanzkonsum trotz Nachweises eindeutiger schädlicher Folgen, wie z. B. Leberschädigung durch exzessives Trinken, depressive Verstimmungen infolge starken Alkoholkonsums oder eine Verschlechterung der kognitiven Funktionen

2.6.4 Perioperative Entzugsprophylaxe unter Intensivüberwachung

► **Jüngere Patienten**

- Medikament der 1. Wahl: Benzodiazepine bei jungen Patienten
  - Lorazepam i. v. oder p. o. 0,25–2,5 mg alle 12 h
  - Diazepam i. v. oder p. o. (C 2: alle 12 h, in Schritten von 1–2,5–10 mg)
  - Chlordiazepoxid p. o. (C 2: alle 12 h in Schritten von 5 [Multum, Radepur] –25 (Librium) mg)
- Alternativ zu Benzodiazepinen:
  - Clomethiazol: 4 × 1 à 192 mg Kps. (max. 8 × 2 Kps.)
  - Levetiracetam, LEV (Keppra) 2 × 1 g tagsüber i. v. und 1 × 1 mg Lorazepam zur Nacht für die antidelirante Therapie auf der Intensivstation
- Plus:
  - Clonidin i. v. 0,15–0,3 mg zum Hautschnitt, ggf. kontinuierlich über Spritzenpumpe 0,2 µg/kgKG/h (nur unter hämodynamischen Monitoring)
- Plus (bei mit Benzodiazepinen prämedizierten Patienten):
  - Ketamin i. v. initial 0,5 mg/kgKG nach Narkoseeinleitung, danach jede Stunde 0,25 mg intraop. (nicht die letzte OP-Stunde)

► **Ältere Patienten**

- Medikament der ersten Wahl: Neuroleptika bei älteren Patienten (mit normalem QTc-Intervall > 456 ms; **Cave:** Torsade de Pointes)
  - Haloperidol i. v. alle 8 h (initial 0,5–1 mg bei älteren Patienten bzw. C 2: 2,5–10 mg) bzw.
  - Risperidon p. o. alle 12 h (initial 0,125–0,5 mg bei älteren Patienten bzw. C 2: 1–2 mg, danach 1 mg alle 24 h steigern bis max. 4 mg)
- Alternativ zu Neuroleptika:
  - Diazepam i. v., i. m. oder p. o. nur zur Nacht (in Schritten: 0,5–1–2 mg)
  - Levetiracetam, LEV (Keppra) 2 × 0,5 g i. v. für die antidelirante Therapie auf der Intensivstation

- Plus intraoperativ:
  - Clonidin i. v. als kontinuierliche Gabe mit Spritzenpumpe mit 0,1–0,2 µg/kgKG/h (nur unter hämodynamischem Monitoring; **Cave:** Hypotension vermeiden!)

► **Alkohol kann in Absprache mit dem Patienten und seinen Wünschen zur weiteren Abstinenz immer dazu gegeben werden, reicht allein aber *nicht* als Deliriumprophylaxe.**

- Ethanol 0,5 g/kgKG/d i. v. oder p. o.; plus additiv obige Medikamente

Merke M!

- Wichtig: differenzierte symptomorientierte Therapie.
- Bei vegetativen Symptomen Clonidindosis steigern (initial 0,15–0,3 mg).
- Bei produktiv-psychotischen Symptomen Haloperidoldosis steigern (initial 5–10 mg).
- Bei Angst oder Agitation Therapie mit Benzodiazepin erweitern.

Cave ⚠

Adäquate Schmerztherapie bei allen Patienten, da durch Stimulation der Stressachse Delirprogression zu erwarten ist.

Monitoring des Patienten auf Delir prä- und postoperativ alle 4 h.

2.6.5 Monitoring

- Wegen der Gefahr kardialer Arrhythmien empfiehlt sich ein 5-Kanal-EKG mit ST-Streckenanalyse und QTc-Dokumentation (**Cave:** Bei alten Patienten mit antipsychotischer Medikation kann per se schon eine zu lange QTc vorliegen, dann sind Neuroleptika kontraindiziert).
- Temperatursonde.
- Bei kardialer Anamnese Indikationsstellung für arterielle Druckmessung.
- Stündliche Elektrolyt- und Blutzuckerkontrollen, v. a. Kaliumkontrollen.
- Bei bestehender alkoholischer Kardiomyopathie mit einer EF < 30 %: zentralen Venenkatheter mit intermittierender oder kontinuierlicher Kontrolle der zentralvenösen Sättigung.

2.6.6 Besonderheiten Narkoseführung

- Keine Kombination aus Sevofluran und Paracetamol in der frühen Abstinenzphase, da beide wie Alkohol über die CYP 2E1 abgebaut werden. Dadurch können in der initialen Abstinenzphase hepatotoxische Metabolite des Paracetamol entstehen.
- Keine Low- oder Minimal-Flow-Anästhesie bei alkoholisierten Patienten, weil dies die Abatmung von Alkohol verzögert.
- Narkoseeinleitung bei alkoholkranken Patienten immer nach Wirkung titrieren, Hypovolämie, Hypothermie, erhöhte Aspirationsgefahr.
- Thiamingabe 250 mg i. v. bei alkoholkranken Patienten präoperativ bzw. auf ITS.

2.6.7 Postoperatives Management

- Bei bestehendem Alkoholentzugssyndrom mit Delir und vitaler Gefährdung ein Bett auf einer Intensivstation organisieren.
- Differenzialdiagnose der Delirformen immer überdenken!
- Bei fehlendem Wunsch zum Entzug Entlassung aus dem AWR und Zugang zu Alkohol unter kontrollierten Bedingungen ermöglichen.

2.6.8 Management Krankenhausentlassung

Bei Rückfragen zu den motivierenden Interviews und Konsilwunsch bitte an die Psychologen oder Psychiater wenden.

2.6.9 Delirium Detection Score (DDS)

Validierte Weiterentwicklung des CIWAr für intensivmedizinische Zwecke; alternativ können auch der NuDesc und die CAM-ICU verwendet werden.

Tab. 2.7 Delirium Detection Score (DDS).

Kategorie	0 Punkte	1 Punkt	4 Punkte	7 Punkte
Orientiertheit	orientiert zu Zeit, Ort und Person, kann sich konzentrieren	kann sich nicht konzentrieren, unsicher zu Zeit und/oder Ort	nicht orientiert zu Zeit und/oder Ort	nicht orientiert zu Zeit, Ort und Person
Halluzinationen	keine	zeitweise leichte	ständig leichte bis mittlere	ständig schwere
Agitation	normale Aktivität	etwas gesteigerte Aktivität	moderate Unruhe oder Ruhelosigkeit	schwere Unruhe
Angst	keine Angst in Ruhe	geringe Angst	zeitweise moderate Angst	akute Panikzustände
Myoklonien/ Krampfanfälle	keine	Myoklonien		Krampfanfälle
Paroxysmales Schwitzen	keine Hyperhidrosis	kaum fassbar, meist nur Handinnenflächen	Schweißtropfen auf der Stirn	schwere Hyperhidrosis nassgeschwitzt
Alternierter Schlaf-Wach-Rhythmus	keiner	mild, Patient klagt über Schlafstörung	Patient schläft nur mit hoher Medikation	Patient schläft trotz Medikation nachts nicht, Tagesmüdigkeit
Tremor (Arme ausgestreckt Finger gespreizt)	kein Tremor	nicht sichtbar, aber spürbar (Fingerspitzen)	moderater Tremor (ausgestreckte Arme)	schwerer Tremor (auch bei nicht ausgestreckten Armen)

Auswertung:
Die Punkte werden addiert, Delir: DDS 8 Punkte und mehr.

2.7 Intraoperative Lagerung

C. Melzer-Gartzke, S. Tafelski

2.7.1 Verantwortung für die Lagerung der Patienten im OP

Die Lagerung im OP erfolgt nach den Vereinbarungen des Berufsverbandes Deutscher Anästhesisten und des Berufsverbandes der Deutschen Chirurgen. Demnach obliegt die Verantwortung für die präoperative Lagerung bis zur operationsbedingten Lagerung dem Anästhesisten. Während der operationsbedingten Lagerung verbleibt dem Anästhesisten die Verantwortung für die Lagerung der Extremitäten, die er für die Durchführung oder Überwachung der Narkose benötigt. Hat der Anästhesist bezüglich der operationsbedingten Lagerung Bedenken hinsichtlich der Sicherheit für den Patienten oder der Entstehung von Lagerungsschäden, so muss er den Operateur darauf hinweisen. Die Abwägung muss gemeinsam mit dem Operateur und dem zuständigen Oberarzt der Anästhesie erfolgen. Soweit keine Einigung zwischen dem verantwortlichen Operateur und dem verantwortlichen Anästhesisten erzielt werden kann, geht auch die Verantwortung für die Lagerung der für die Anästhesie benötigten Extremitäten auf den Operateur über. Dies ist entsprechend zu dokumentieren.

Lageänderungen müssen auf dem Narkoseprotokoll dokumentiert werden. Intraoperative Lageänderungen müssen von beiden Seiten kontrolliert werden. Soweit sich durch beabsichtigte oder unbeabsichtigte Lageänderungen neue Risiken für den Patienten ergeben, muss der Operateur darüber informiert werden. Die Verantwortung verteilt sich sinngemäß wie oben dargestellt.

Durch Maßnahmen des Wärmemanagements oder durch das Einsetzen von Wundhaken können auch unbemerkte bzw. unbeabsichtigte Lageänderungen eintreten. Unabhängig von beabsichtigten Lageänderungen wird die Lagerung daher regelmäßig alle 15 min überprüft und auf dem Narkoseprotokoll dokumentiert.

Die Lagerung im OP dient der Vermeidung von:

- Druckschäden (Dekubitus an Hinterkopf, Rücken, Gesäß, Fersen)
- Durchblutungsstörungen
- Hautreizungen, Verbrennungen oder Unterkühlung
- Nervenschädigungen (Plexus brachialis, N. radialis, N. peroneus
- Feuchtigkeit
- lagerungsbedingten postoperativen Schmerzen

2.7.2 Allgemeine Lagerungshinweise

- Kopf in Neutralstellung lagern
- druckverteilende Unterlagen z. B. viskoelastische Polster verwenden
- Extremitäten nicht in Streckstellung lagern
- Dehnung und Überstreckung vermeiden
- bei Kontrakturen, ausgeprägter Skoliose oder Kyphose und Kachexie können zusätzliche Lagerungsmaßnahmen erforderlich sein

2.7.3 Transfer vom Bett auf den OP-Tisch und zurück

Wache Patienten von den Normalstationen werden bei Ankunft in der OP-Schleuse auf einen OP-Tisch umgelagert. Sofern dies für die Patient schmerzhaft ist oder nach Narkoseeinleitung ein erneuter Transfer erforderlich ist (z. B. Bauchlage) kann entweder auf eine Patiententrage umgelagert oder die Narkose im Bett eingeleitet werden.

Das Umlagern ist prä- wie postoperativ Aufgabe des gesamten OP-Teams und wird gemeinsam mit dem Operateur durchgeführt. Das Anästhesieteam sichert hierbei in der Regel Atemweg und intravasale Katheter. Soweit möglich sollten rückenschonende Techniken, sowie Rollbrett oder Tragetücher verwendet werden.

Postoperativ wird im Rahmen der Umlagerung der Hautstatus kontrolliert und auf der OP-Checkliste dokumentiert.

2.7.4 Rückenlagerung

- Lagerung auf OP-Tisch mit viskoelastischer Matratze
- Armlagerung auf Armschienen mit druckverteilenden Hilfsmitteln z. B. viskoelastische Polster
- Arme nicht mehr als 90° auslagern, bei Operationen an den unteren Extremitäten reicht in der Regel deutlich weniger
- Arme über Matratzenniveau lagern
- Kopflagerung in Neutralposition mit Kopfschale
- Wärmedecke über Oberkörper und beide Arme (Wärmegebläse erst nach sterilem Abdecken anstellen)
- Knierolle und Fersenkissen je nach Anforderung

2.7.5 Lagerungsschäden

Lagerungsschäden können auch bei korrekter Lagerung auftreten. Daher muss über die potenzielle Gefahr von Lagerungsschäden präoperativ im Rahmen des Prämedikationsgesprächs aufgeklärt werden.

Intraoperative Lagerungsschäden werden, sobald sie durch den Patienten oder Behandlungsteam bemerkt werden, dokumentiert. Dies kann im gesamten postoperativen Verlauf, aber auch nach Entlassung aus dem Aufwachraum auftreten.

Bei Regionalverfahren können Lagerungsschäden auch postoperativ noch entstehen, weshalb die Patienten vor Entlassung auf die Normalstation nochmal explizit über die Verhaltensregeln zur Vermeidung von Lagerungsschäden an der betroffenen Extremität aufgeklärt werden (Lagerung auf Kissen, erstes Aufstehen mit Hilfe etc.). Das Anästhesieteam (narkoseführender Anästhesist und OP-Aufsicht) muss im Ereignisfall unmittelbar informiert werden.

Der Befund wird dokumentiert, Diagnostik und Therapie werden mit den Operateuren und ggf. Konsiliarärzten geplant. Bei Verdacht auf Nerven- oder Plexusläsionen wird immer und unmittelbar ein neurologisches Konsil durchgeführt.

Jeder Dekubitus wird durch die Pflegekräfte im „Dekubitusdokument" festgehalten.

Alle Maßnahmen müssen dem Patienten erläutert werden und der Patient muss bis zur Restitution begleitet werden.

2.8 Patientensicherheit: OP-Checkliste

S. Tafelski

Ein einheitliches und standardisiertes Vorgehen bei der Betreuung des Patienten vor, während und nach der OP ist die wesentliche Voraussetzung, um einer Gefährdung des Patienten vorzubeugen. Zur Abbildung der einzelnen Handlungsschritte wurde in Gemeinschaftsarbeit des ärztlichen und pflegerischen Dienstes der Charité mit dem zentralen Qualitätsmanagement eine interdisziplinäre Checkliste entwickelt. In der ausgearbeiteten Checkliste werden prä-, peri-, und postoperative Maßnahmen in einem PDF-Dokument abgebildet (▶ Abb. 2.6).

Die Entwicklung basiert auf:

- Checklist [124]) und der DGAV (Chirurgische Sicherheits-Checkliste [123])
- dem formulierten Bedarf des Pflegedienstes (stationäre und operative Bereiche)
- den in den Kliniken vorhandenen Checklisten zur OP-Vorbereitung.

Bereich	Ablauf	Verantwortlichkeit
	Start	
Station	**Abfrage Patientensicherheit** (OP-Vorbereitung nach SOP, Identität, Nüchternheit, Prämedikation, Allergien, Hautstatus, Infektion/Besiedelung, Hilfsmittel/Wertgegenstände) **Dokument/Medikamentencheck** (Einwilligungserklärung, Patientenausweis, Mitgabe von Befunden und Medikamenten)	Pflegefachkraft
OP-Schleuse	**Abfrage Patientensicherheit** (Identität, Lokalisation, Prozedur, Infektion/Besiedelung) **Dokument/Medikamentencheck** (Bildmaterial, Medikamente)	Übernehmendes Personal Im OP Bereich – Dispatcher oder – Lagerungspfleger oder – FD-OP oder – FD-Anästhesie oder – Arzt
OP-Bereich – Vor Narkose	**Abfrage Patientensicherheit** (Identität, Prozedur, Lokalisation, Einverständnis-erklärung, Markierung Körperseite, Antibiotika, Allergien, Aspirationsrisiko, Blutprodukte) **Gerätescheck**	Anästhesieteam – Anästhesiepflege und – Anästhesiearzt
– Vor Schnitt	**Team Time out** Vorstellung Teammitglieder (Name, Funktion) Bestätigung: Identität Patient, OP-Lokalisation, Vorliegen Einverständniserklärung Fragen an Chirurgen Fragen an Anästhesisten Fragen an instrumentierende Schwester	Chirurg initiiert Team-Time-Out FD-OP fragt gemäß Checkliste ab
– Vor Verlassen des OP	**Untersuchungsmaterial** Fehlfunktionen Geräte Postoperatives Prozedere	Chirurg initiiert Team-Time-Out FD-OP fragt gemäß Checkliste ab
– Übergabe vom OP an AWR	Hautstatus Untersuchungsmaterial	Pflegekräfte Anästhesie/OP
	Ende	

Abb. 2.6 Checkliste Patientensicherheit.

2.9 Latexallergie

C. Melzer-Gartzke, S. Tafelski

2.9.1 Allgemeines

Allergische Reaktionen im Zusammenhang mit latexhaltigen Produkten werden bei Hautkontakt, Schleimhautkontakt, Inhalation, Ingestion, parenteraler Injektion oder auch durch Einbringen von Latexbestandteilen in Wunden beobachtet. Die Häufigkeit perioperativer, anaphylaktischer Reaktionen gegen Latex ist in den vergangenen Jahren nach Einführung latexreduzierter Handschuhe stabil. Bislang konnten verschiedene Hochrisikogruppen identifiziert werden. Eine komplett latexfreie perioperative Versorgung eines Patienten ist schwer umsetzbar. Ziel ist es daher, mit allen beteiligten Fachdisziplinen eine interprofessionelle, latexsichere Behandlungsstrategie bereitzustellen.

2.9.2 Präoperative Vorbereitung

Narkosevorgespräch

Patienten mit gesicherter Latexallergie sollten einige Tage vor dem geplanten OP-Termin in der Klinik zum Narkosevorgespräch vorgestellt werden. Die Befunde einer bisher erfolgten allergologischen Diagnostik sollten dazu vorliegen. Patienten, bei denen sich im Rahmen des Narkosevorgesprächs der Hinweis auf eine Latexallergie ergibt, sollten anamnestisch gezielt befragt werden.

Grundsätzlich sind folgende Risikogruppen zu berücksichtigen:

- Kinder mit Spina bifida
- Kinder mit urogenitalen Fehlbildungen
- Patienten mit häufigen vorausgegangenen Operationen (OPs an membranüberzogenen Grenzflächen, z. B. Perikard, Peritoneum etc., hier auch Patienten mit Spina bifida oder urogenitalen Fehlbildungen)
- Beschäftigte im medizinischen, insbesondere operativen Bereich
- Beschäftigte in der gummiverarbeitenden Industrie
- bekannte Allergiker (Banane, Kiwi, Avocado, Feige, Papaya, Passionsfrucht, Maronen/Esskastanien, Weihnachtsstern)

Der Patient sollte zur Verträglichkeit von Alltagsgegenständen/-situationen befragt werden: Verträglichkeit von Gummihandschuhen, Kondomen, Luftballons, Lebensmitteln (s. o.). Gezielt sollte nach Hautreaktionen wie Quaddeln und weiteren Symptomen wie Juckreiz gefragt werden. Ergibt sich der Verdacht auf das Vorliegen einer **Typ-I-Latexallergie** (nach Coombs und Gell), soll nach Rücksprache mit der operativ betreuenden Klinik je nach Dringlichkeit der OP-Indikation der OP-Termin ggf. neu organisiert werden, um eine allergologische Diagnostik zu ermöglichen. Alternativ kann ein Vorgehen wie bei einer gesicherten Latexallergie besprochen werden.

> **Merke** M!
>
> Bei Notfalleingriffen oder dringlicher Indikation soll bei Verdacht auf eine Latexallergie perioperativ ein latexsicheres Vorgehen erfolgen.

Diagnostik

Patienten mit anamnestisch begründetem Verdacht auf eine Latexallergie sollten präoperativ einem dermatologischen Facharzt oder Allergologen mit der Fragestellung „Verdacht auf Latexallergie" vorgestellt werden. Anamnese und Prick-Test ermöglichen diesem eine konkrete Aussage zur Latexallergie. Nach entsprechender Anamnese und eventueller Diagnostik werden folgende Patienten latexsicher versorgt:

- Patienten mit Latexallergie (Typ I–IV nach Coombs und Gell) oder V. a. Latexallergie
- Patienten mit Spina bifida
- Patienten mit urogenitalen Fehlbildungen

2.9.3 Perioperativer Ablauf

Vorbereitung

Identifizierte Patienten sollten an erster Stelle eines OP-Saals versorgt werden. Ist dies aus besonderen Gründen nicht möglich (z. B. hygienisch oder organisatorisch), so sind auch die Operationen davor latexsicher durchzuführen. Die latexsichere Versorgung muss im OP-Programm durch den Operateur und/oder den prämedizierenden Anästhesisten deutlich markiert werden. Gleichzeitig muss durch den prämedizierenden bzw. verantwortlichen Anästhesisten die OP-Koordination informiert werden.

Nach Entfernen von ungeschütztem latexhaltigem Material (u. a. latexhaltige Untersuchungshandschuhe) erfolgt am Vorabend eine Grundreinigung des OP-Saals. Alle Türen des betroffenen OP-Saals werden mit Hinweisschildern „Latexallergie" versehen. Durch die Nichtbenutzung des Saals über Nacht ist davon auszugehen, dass es zu einer deutlichen Reduktion von latexhaltigen Partikeln in der Luft kommt. Hauptursächlich für die Latexluftbelastung ist die Verwendung von latexhaltigen Handschuhen im OP. Sinnvolle Nichtnutzungszeiten zur Reduktion der Latexluftbelastung können aufgrund unterschiedlicher Räumlichkeiten und Leistungen raumlufttechnischer Anlagen nur pauschal (> 6 h) angegeben werden. Eine Messung der Latexluftbelastung ist aufwendig und im klinischen Alltag nicht umsetzbar. Bei dringlicher Indikation bzw. Notfallindikation und Patient mit Latexallergie (oder V. a.) sollte in Rücksprache mit der operierenden Klinik/dem OP-Koordinator/dem organisierenden Anästhesisten der Saal gewählt werden, der zu diesem Zeitpunkt die längste Ruhezeit nach Grundreinigung aufweist.

Materialien

Dringend zu achten ist auf die Nichtverwendung latexhaltiger Handschuhe. In Vorräumen sowie im Aufwachraum reduziert die standardisierte Verwendung von latexfreien nichtsterilen Handschuhen (Nitril) für den Patienten die Möglichkeit einer Latexexposition. Da bis auf wenige Ausnahmen heute alle Standardmaterialien latexfrei sind, können diese aus den Standardnarkosewagen entnommen werden. Umstellungen im Materialbereich (neu gelistete latexhaltige Produkte) sollten durch den Einkauf, die Apotheke sowie die Medizinproduktekommission unaufgefordert jeder Klinik mitgeteilt werden.

Latexhaltig sind bei fehlender Alternative u. a. weiterhin (Auswahl):

- Schutzhülle für Thermofühler in der Intensivpflege (Fa. Intertemp)
- großlumiger Magenschlauch als sterilisiertes Einzelinstrument (Rüsch)
- braunes Pflaster (Leukoplast)

Anästhesieeinleitung

Bei elektiven Eingriffen wird eine prophylaktische Prämedikation mit H_1-, H_2-Blockern oder Glukokortikoiden nicht empfohlen. Individuell kann über eine medikamentöse präoperative Prophylaxe mit Cimetidin (mg/kgKG i. v.), Demitinden (0,1 mg/kgKG i. v.) und Methylprednisolon (1 mg/kgKG i. v., 6 h postoperativ wiederholen) entschieden werden.

Operation

Der OP-Saal sollte für die Zeit der Versorgung des Patienten nur von dem an der Patientenversorgung beteiligten Personal betreten werden. Das Personal sollte latexhaltige Materialien nicht am Körper tragen (z. B. Stethoskope etc.).

Postoperative Behandlung

Grundsätzlich sollte die postoperativ übernehmende Normalstation/Postanesthesia Care Unit/Intensivstation über den Patienten mit Latexallergie am Vortag informiert werden. Bei neu übernehmenden Stationen wird damit gewährleistet, dass ausreichend Zeit zur Schaffung einer latexsicheren Umgebung zur Verfügung steht. Der Patient sollte nach Möglichkeit im latexsicheren OP-Saal oder dem ebenfalls latexsicheren Vorraum weiter postoperativ bis zur Verlegung überwacht werden oder im AWR (n. RS verantwortlicher Arzt: Vor allem Patienten ohne Latexisolation im Alltagsleben bzw. auf der peripheren Station und ohne Typ-I-Klinik in der Anamnese) postoperativ betreut werden. Eine Gefährdung des Patienten durch eine erhöhte Konzentration von latexhaltigen Partikeln in der Raumluft des AWR wird bei standardmäßiger Benutzung latexfreier Handschuhe im AWR nach derzeitigem Kenntnisstand als unwahrscheinlich angesehen. Die ggf. im AWR stattfindende Versorgung erfolgt unter einziger Verwendung latexfreier Produkte, insbesondere mit latexfreien Handschuhen bei Patientenkontakt.

Dies wird durch eine deutliche Markierung des Patientenbetts gewährleistet (Schild „Latexallergie"). Der Patient kann auf eine Normalstation verlegt werden, wenn die bereichsüblichen Kriterien zur Verlegung erfüllt sind (z. B. Post Anesthetic Recovery Score ≥ 9). Die Verlegung auf eine Intensivstation/PACU kann unmittelbar nach Ausleitung erfolgen. Dazu sollte die Station nochmals zur entsprechenden Vorbereitung 30 min vor Übernahme informiert werden.

2.9.4 Mitarbeiterfortbildung

Mitarbeiter der beteiligten ärztlichen und pflegerischen Bereiche sollen zum Thema des perioperativen Vorgehens bei Latexallergie regelmäßig geschult werden. Ein orientierendes Verzeichnis mit Herstellerangaben zu Latexgehalt der verwendeten Materialien kann erstellt und in beteiligten Bereichen zur Verfügung gestellt werden. Der Aufwand einer vollständigen Auflistung latexfreier oder latexhaltiger Materialien steht nicht im Verhältnis zum Nutzen einer solchen Liste.

2.10 Penicillinallergie

M. Kastrup, I. Nachtigall, P. Pickerodt

2.10.1 Präoperatives Vorgehen

Bei jedem Patienten muss präoperativ eine sorgfältige Allergieanamnese erhoben werden. Es sollte explizit nach Medikamentenunverträglichkeiten und dem Vorhandensein eines Allergiepasses nachgefragt werden.

Liegen bei einem Patienten Hinweise auf eine Ig-E-vermittelte Penicillinallergie (Typ-I-Allergie; z. B. Anaphylaxie, Urtikaria, Bronchospasmen) vor, darf der Patient folgende Antibiotika nicht erhalten:

- Ampicillin
- Amoxicillin
- Piperacillin

Bei vitaler Indikation und fehlender Möglichkeit von Alternativen sollte ein dermatologisches Konsil mit der Fragestellung einer intrakutanen Testung der Verträglichkeit von Penicillinen durchgeführt werden.

Cave ⚠

Ein negatives Ergebnis der Hauttestung ist noch kein Beweis dafür, dass der Patient Penicilline verträgt.

2.10.2 Perioperative Antibiotikaprophylaxe

Bei den Eingriffen, bei denen ein Penicillin zur perioperativen Antibiotikaprophylaxe gegeben wird, kann ersatzweise auf ein Basiscephalosporin ausgewichen werden. Es sollte wegen möglicher Kreuzallergien auf Cephalosporine der 1. Generation verzichtet werden.

Da Patienten mit einer Penicillinallergie ein erhöhtes allgemeines Risiko für allergische Reaktionen haben, ist eine engmaschige und sorgfältige Beobachtung der Patienten während und nach der Infusion von Antiinfektiva notwendig.

Merke M!

Wegen der erhöhten allgemeinen Inzidenz von Allergien muss bei Patienten mit bekannten Allergien eine besonders sorgfältige Beobachtung und Überwachung bei der Gabe von Antiinfektiva stattfinden.

2.11 Kokainabusus

I. Nachtigall, T. Neumann, P. Pickerodt

2.11.1 Präoperative Visite

Bei kokainabhängigen Patienten ist auf eine erhöhte Benzodiazepintoleranz zu achten.

Cave ⚠

„Crack-Ödeme" an Larynx und Glottis bei kokainabhängigen Patienten → auf inspiratorischen Stridor achten!

Insgesamt kann davon ausgegangen werden, dass jeder 50. Patient Kokain konsumiert.

2.11.2 Monitoring

Wegen der erhöhten Gefahr kardialer Ischämien ist die Indikation für ein erweitertes Monitoring mit 5-Kanal-EKG und arteriellem Zugang großzügig zu stellen.

Cave ⚠

Troponin kann wegen der Schädigung des Myokards auch ohne Vorliegen eines relevanten Koronarverschlusses positiv sein.

2.11.3 Narkoseführung

Bei dringlichen Eingriffen bei Kokainabusern sollten potenzierende Substanzen wie Inhalationsanästhetika, adrenerge Stimulanzien wie Ketamin, aber auch Muskelrelaxanzien mit autonomen Nebenwirkungen wie Pancuronium oder Lokalanästhetika mit Adrenalinzusatz vermieden werden.

Regionalanästhetika können zu einem verstärkten psychotischen Effekt führen. Empfohlen wird eine TIVA, Opioide sind dabei gut einsetzbar.

Die sympathikomimetischen Effekte von Kokain können die Beurteilung der Hämodynamik erschweren, auf einen ausgeglichenen Flüssigkeitshaushalt ist dabei zu achten.

2.11.4 Besonderheiten

Bei Kokainintoxikation und körperlichen Symptomen wie kokainassoziierten Thoraxschmerzen und EKG-Veränderungen, ist die Gabe von Benzodiazepinen, Acetylsalicylsäure und Nitraten sowie Sauerstoff indiziert. Ein rein anamnestischer Missbrauch rechtfertigt in der Regel keine Benzodiazepingabe. Therapie hierbei: psychiatrische und psychologische Beratung anbieten.

Bei der Therapie der Sympathikusstimulation unter Kokainabusus ist eine alleinige β-Blockade wegen der Gefahr verstärkter Vasospasmen (z. B. Koronarien) kontraindiziert. Hier sollten der selektive β_1-Blocker Esmolol zusammen mit einer Infusion von Natriumnitroprussid oder die Gabe von Kalziumantagonisten gewählt werden.

2.11.5 Postoperatives Management

Bei akuter Intoxikation sollte frühzeitig ein Bett auf einer Intensivstation organisiert werden. Auf eine auch nach dem Abusus bestehende erhöhte Gefahr kardialer Ischämien und Ischämien an anderen Lokalisationen (z. B. Darm) ist zu achten.

2.12 Opiatabhängigkeit und schädlicher Gebrauch

I. Nachtigall, T. Neumann, P. Pickerodt

2.12.1 Präoperative Visite

Die Prävalenz des Opioidkonsums ist in der Gruppe der unter 30-Jährigen am größten. Es muss davon ausgegangen werden, dass jeder 50. Patient unter 30 Jahren Opioide konsumiert.

Bei der präoperativen Visite ist auf frühere Entzugskomplikationen, neurologische Vorerkrankungen, Polytoxikomanie, psychiatrische Komorbidität, Infektionserkrankungen (bakteriell/viral), Trikuspidalinsuffizienz nach Rechts-Herz-Endokarditis, Nephropathien und Venenstatus einzugehen.

Bei der Schmerztherapie Abhängigkeitskranker gelten zunächst die gleichen Leitlinien wie bei Patienten, bei denen keine Suchterkrankung vorliegt.

Cave ⚠

Bei opiatabhängigen Patienten ist Vorsicht mit atemdepressiven Medikamenten besonders bei Methadonsubstitution geboten!

Bei *opioidentzogenen, abstinenten Patienten* bedarf die Opioidgabe einer strengen Abwägung. Präoperativ sollte die Gefahr eines Rückfalls besprochen werden.

Regionalanästhesieverfahren sind zu bevorzugen.

2.12.2 Narkoseeinleitung und Narkoseführung

Eine Substitutionsbehandlung soll immer weitergeführt werden. Mit erhöhtem Analgetikabedarf ist auch bei substituierten Patienten zu rechnen. α_2-Agonisten sind – falls dagegen keine Kontraindikationen bestehen – zur Vermeidung von Entzugssymptomatik auch postoperativ indiziert.

► **Abstinenter Patient.** Regionalanästhesieverfahren sind zu bevorzugen. Sollte eine Allgemeinnarkose unumgänglich sein kann eine Kombination von tiefer Inhalationsnarkose mit Lachgas, Ketamin und Clonidin in Kombination mit nichtopioidhaltigen Analgetika sinnvoll sein. Bei elektiven großen Eingriffen und Bedarf an Opioidanalgetika sind Opioide erst nach Narkoseeinleitung zu applizieren, ferner sind postoperativ retardierte Präparate zu bevorzugen. Bei akuten Eingriffen ist eine Opioidgabe unter Güterabwägung anderer Alternativverfahren unter Kontrolle der Vitalparameter abzuwägen.

2.12.3 Besonderheiten

Beim Notfallpatienten an eventuell vorausgegangene Hypoxie nach drogeninduzierter Atemdepression bzw. Aspiration, Lungenödem, Lagerungsschäden mit Rhabdomyolyse denken und gezielt prüfen.

Die Indikation zur Opioidantagonisierung sollte im Einzelfall gegen eine Intubation und Beatmung abgewogen werden.

Ferner sollte bei der Gabe von potenzierenden Medikamenten eine Überwachung und Dokumentation der Vitalparameter sowie von Parametern, die auf eine Entzugssymptomatik hinweisen können, erfolgen. Die Subjective Opioid Withdrawal Scale (SOWS) und die Objective Opioid Withdrawal Scale sind durchzuführen und entsprechend nach Punktwert zu behandeln.

2.12.4 Postoperatives Management

Abhängige und abstinente Patienten mit akuten Schmerzen sollten wie alle anderen Schmerzpatienten eine adäquate Schmerztherapie erhalten. Bei opioidabhängigen Patienten ist in einer postoperativen klinischen Situation eine Opioidtherapie in der Regel kaum vermeidbar, wobei der opioidgewohnte Patient einen höheren Bedarf als der opioidnaive Patient hat (► Tab. 2.8).

Bei Überdosierung sollte die Behandlung Sauerstoffgabe bzw. Beatmung und die einmalige Naloxongabe zur Differenzialdiagnose erfolgen. Zu beachten ist, dass Naloxon eine kürzere Halbwertszeit (Wirkdauer 30–60 min) als die meisten Opioide hat.

Bei Unterdosierung sollte die Behandlung mit µ-Agonisten symptomorientiert erfolgen.

Es sollten retardierte Präparate zur Behandlung verwendet werden, um die Relapserate zu reduzieren. Es sollten keine Partialanatagonisten appliziert werden, da dies zu Entzugserscheinungen führen kann.

Tab. 2.8 Übersicht zur Schmerztherapie bei Suchtpatienten im Vergleich zu abstinenten Suchtpatienten.

Schmerzkategorie	Suchtpatient	Abstinenter Suchtpatient
Akutschmerz (prä-, intra-, postoperativ, posttraumatisch)	**Alkohol- und Benzodiazepinabhängigkeit** • Opioide i. d. R. unbedenklich • Metamizol • COX-2-Inhibitoren (Cave: strenge Indikationsstellung) • Cave: Paracetamol	• Therapie nach allgemeinen Regeln • Aufklärung über erhöhte Rückfallgefahr • bei hoher Compliance von abstinenten Suchtpatienten und Möglichkeit zu realen Alternativverfahren: ○ Regionalanästhesie oder Cox-II-Hemmer prä- und postoperativ (z. B. bei Arthroskopien) ○ Narkotikumgabe vor Opioidgabe bei Narkoseeinleitung
	Opioidabhängigkeit • kontrollierte Opioidgabe (höherer Bedarf als bei einem opioidnaiven Patienten) • Gabe von NMDA-Rezeptor-Antagonisten (Methadon, Dextrometorphan u. a.) oder • Buprenorphin-Substitution (8–12 mg ggf. höher dosieren, 2 × tgl., Ceiling 16 mg; alternativ: 3 × /Woche 3-fache Dosis) Cave: nie zusammen mit Methadon (antagonisiert) • Metamizol • COX-2-Inhibitoren (Cave: strenge Indikationsstellung) • Paracetamol • Lokal- bzw. Regionalanästhetika • keine PCA	
Chronischer Schmerz/Tumorschmerz*	**Nonopioidanalgetika** • Paracetamol (Cave: Alkoholabhängigkeit) • COX-2-Inhibitoren (Cave: strenge Indikationsstellung) • Metamizol, Antiphlogistika • ggf. Ziconotid intrathekal (stark wirksam) • zusätzlich physikalische Therapie	
	Schwache Opioide + Nonopioidanalgetika • Tramadol • Codein • Dihydrocodein • Cave: ○ Aufklärung über erhöhte Rückfallgefahr ○ Vermeidung von Opioidpeaks ○ Mitbehandlung der opioidbedingten Nebenwirkungen	
	Starke Opioide + Nonopioidanalgetika • Morphin • Hydromorphon • Oxycodon • Methadon (nur Substituierte) und Levomethadon • Buprenorphin • Fentanyl • **Cave:** ○ Vermeidung von Opioidpeaks ○ rückenmarknahe Gabe bei chronischem Schmerz bevorzugt ○ langsam freisetzende Opioidanalgetika bei chronischem Schmerz bevorzugt ○ Mitbehandlung der opioidbedingten Nebenwirkungen ○ Methadon: trotz guter Erfolge bei neuropathischem Schmerz bei Nichtsubstituierten nicht ungefährlich	

* Abhängige Patienten und abstinente Suchtpatienten werden bei chronischen Schmerzen/Tumorschmerzen nach den gleichen Prinzipen behandelt.
Für alle Stufen gilt: zusätzliche Gabe von Koanalgetika und Kotherapeutika.
Interdisziplinäre Behandlung (psychologische Schmerztherapie: kognitive Verhaltenstherapie, operante Verfahren, Biofeedback, Entspannungsverfahren, Hypnose).

I

2.13 Perioperative Betablockade

M. Krimphove, S. Tafelski

2.13.1 Allgemein

Betablocker sollten bei allen Patienten, die diese bereits präoperativ als Dauermedikation erhalten, perioperativ weitergegeben werden. Darüber hinaus profitiert eine Gruppe von Patienten mit **hohem kardialem Risiko** von der perioperativen Implementation einer Betablockade, die postoperativ fortgesetzt werden sollte.

Die Indikation für eine perioperative Betablockade bei Patienten ohne bisherige Betablockertherapie richtet sich nach dem Vorliegen von patientenbezogenen Risikofaktoren und der Art des chirurgischen Eingriffes (▶ Tab. 2.9 ▶ Tab. 2.10).

2.13.2 Durchführung der perioperativen Betablockade

Die Indikation zur Betablockertherapie wird von den europäischen und amerikanischen Fachgesellschaften unterschiedlich beurteilt. Weiterhin sind bislang weder die Art des Betablockers für die perioperative Therapie noch der Zeitpunkt des Therapiebeginns eindeutig geklärt. Die Notwendigkeit der Einstellung auf einen Betablocker muss mit den Stationsärzten der betroffenen Fachdisziplinen abgeklärt werden. Hierbei sollte auch ein kardiologisches Konsil zur langfristigen Einstellung auf einen Betablocker besprochen werden. Wird eine perioperative Betablockade erwogen, sollte folgendes beachtet werden:

- Betablocker sollten titriert nach Herzfrequenz (60–70/min ESC; 60–80/min ACCF/AHA) und Blutdruck (> 100 mmHg ESC; Vermeidung Hypotension ACCF/AHA) gegeben werden.
- Die hochdosierte perioperative Betablockergabe wird nicht empfohlen!
- Beginn und Ende der Betablockertherapie: Der Beginn einer präoperativ durchgeführten Betablockertherapie scheint mit einem Zeitraum von 30 Tagen, spätestens 2 Tage präoperativ sinnvoll zu sein und ist wahrscheinlich bis zu mehrere Wochen postoperativ durchzuführen.

Tab. 2.9 Kardiale Risikostratifizierung gemäß chirurgischem Risiko.

Risikoeinstufung	Art des Eingriffs
Gefäßeingriff (hohes Risiko) (Inzidenz perioperativer kardiale Ereignisse > 5 %)	• Eingriffe an der Aorta oder großen Gefäßen • periphere Gefäßchirurgie
Mittleres Risiko (Inzidenz perioperativer kardiale Ereignisse 1–5 %)	• intraperitoneale oder intrathorakale Eingriffe • Karotis-Thrombendarterektomien • Hals- und Kopfchirurgie • orthopädische Eingriffe • Prostataoperationen
geringes Risiko (Inzidenz perioperativer kardiale Ereignisse < 1 %)	• endoskopische Eingriffe • oberflächliche Eingriffe • Kataraktchirurgie • Brustoperationen • ambulante Eingriffe

Tab. 2.10 Beurteilung patientenbezogener Risikofaktoren nach den europäischen und amerikanischen Leitlinien.

Leitlinie	Erkrankungen
ESC 2009 Leitlinien (clinical/cardiac Risk Factors)	• Angina pectoris • abgelaufener Myokardinfarkt • Herzinsuffizienz • Apoplex/TIA • Nierendysfunktion (Serumkreatininkonzentration > 170 µmol/l oder 2 mg/dl oder Kreatininclearance < 60 ml/min) • insulinpflichtiger Diabetes mellitus
ACC/AHA 2009 Leitlinien (clinical Risk Factors)	• koronare Herzkrankheit in der Anamnese • kompensierte oder frühere Herzinsuffizienz in der Anamnese • zerebrovaskuläre Erkrankung in der Anamnese • Diabetes mellitus

Tab. 2.11 Empfehlungen zur perioperativen Betablockertherapie.

Klasse	ESC-Leitlinien	ACC/AHA-Leitlinien
I	bekannte KHK oder Nachweis einer Myokardischämie im präoperativen Belastungstest Hochrisikoeingriff chronische Betablockertherapie bei KHK, Arrhythmien oder Hypertonus	chronische Betablockertherapie zur Behandlung von Krankheiten mit ACC/AHA-Klasse I Empfehlungen für Betablocker
IIa	Eingriffe von mittlerem Risiko chronische Betablockertherapie bei chronischer Herzinsuffizienz mit systolischer Dysfunktion	gefäßchirurgische Eingriffe bei Patienten mit KHK Nachweis Myokardischämie in der präoperativen Abklärung Eingriffe von mittlerem Risiko bei Patienten mit KHK oder ≥ 1 Risikofaktor gefäßchirurgische Eingriffe bei Patienten mit ≥ 1 Risikofaktor
IIb	Niedrigrisikoeingriffe bei Patienten mit Risikofaktor/en	gefäßchirurgische Eingriffe bei Patienten ohne Risikofaktoren, die keine Betablocker einnehmen gefäßchirurgische oder Eingriffe von mittlerem Risiko bei Patienten mit 1 Risikofaktor ohne KHK
III	hochdosierte perioperative Betablockertherapie ohne Titrierung Niedrigrisikoeingriffe bei Patienten ohne Risikofaktoren	hochdosierte perioperative Betablockertherapie ohne Titrierung bei Patienten, die zurzeit keine Betablocker einnehmen absolute Kontraindikation gegen Betablocker

Definitionen der Klassen:
ESC: I ist empfohlen („is recommended"), IIa sollte erwogen werden („should be considered"), IIb kann erwogen werden („may be considered"), III ist nicht empfohlen („is not recommended").
ACC/AHA: I sollte durchgeführt werden („should be performed") Nutzen > Risiko, IIa ist vernünftigerweise durchzuführen („reasonable to perform") Nutzen >> Risiko, IIb kann erwogen werden („may be considered") Nutzen ≥ Risiko, III sollte nicht durchgeführt werden („should not be performed") Nutzen ≤ Risiko

Merke **M!**

In jedem Fall ist das Ansetzen eines Betablockers mit den beteiligten Fachdisziplinen genau abzusprechen! Die nachfolgende Tabelle zeigt die unterschiedlichen Indikationen zur perioperativen Betablockertherapie der europäischen und amerikanischen Fachgesellschaften.

► **Kontraindikationen einer perioperativen Betablockade**

- Allergie gegen Betablocker

► **Abwägung der Indikation**

- schweres Asthma bronchiale oder schwere COPD (sauerstoff- oder steroidabhängig)
- ausgeprägte Herzinsuffizienz (EF < 30 % oder Dekompensation in den letzten 6 Monaten)
- Bradykardie < 50/min
- AV-Block II. oder III. Grades

Siehe Kap. Perioperative kardiovaskuläre Evaluation (S. 45).

2.14 Perioperative Gabe der Dauermedikation

M. Krimphove, P. Pickerodt

2.14.1 Allgemeines

Für den Anästhesisten sind 2 Gruppen von Medikamenten von Bedeutung: Solche, die der Patient als Dauermedikation einnimmt und solche, die der Patient perioperativ im Rahmen der OP/Anästhesie erhält.

In den meisten Fällen hat sich das Fortführen der Dauermedikation bewährt. Bei nachfolgend aufgeführten Medikamenten sind in Narkose Nebenwirkungen beschrieben, die beachtet werden müssen.

2.14.2 Kardial wirksame Medikamente

Siehe ► Tab. 2.12.

- Betablocker (siehe SOP Perioperative Betablockade (S. 90))
- Antihypertensiva
- Antiarrhythmika
- Medikamente zur Behandlung einer KHK

Tab. 2.12 Kardial wirksame Medikamente.

Medikament	Zeitpunkt der letzten Einnahme	Besonderheiten
Ca-Antagonisten	OP-Morgen	
ACE-Hemmer	OP-Morgen	Einnahme von ACE-Hemmern kann zu Hypotensionen führen Cave: Eingriffe mit hohen Blutverlusten
AT-II-Rezeptorantagonisten	OP-Morgen	Einnahme von AT-II-Rezeptorantagonisten kann zu Hypotensionen führen Cave: Eingriffe mit hohen Blutverlusten
Nitrate	OP-Morgen	
Diuretika	OP-Morgen	Elektrolytverschiebungen, K-Kontrolle, Potenzierung der Wirkung von Muskelrelaxanzien
Statine	OP-Morgen	
α_2-Agonisten	OP-Morgen	

2.14.3 Thrombozytenaggregationshemmer und Antikoagulanzien

Bei rückenmarknaher Regionalanästhesie (s. ▶Tab. 2.13, ▶Tab. 2.14).

Tab. 2.13 Generische Namen und Handelsnamen von zzt. verwendeten Antithrombotika/Thrombozytenaggregationshemmern, auch Mischpräparate).

Wirkstoff	Generikum	Handelsnamen (Beispiele)
Acetylsalicylsäure	Acetylsalicylsäure	ASS, Aspisol, Acesal, Aspirin, Alka-Seltzer, Boxazin, Cephapyrin, Dolomo, Dolviran, Eudorlin, Fibrex, Godamed, Melabon, Miniasal, Mipyrin, Neuralgin, Praecneural, Ratiopyrin, Ratiogrippal, Ring, Santasal, Togal, Titralgan, Tempil, Thomapyrin
Unfraktioniertes Heparin	Heparin (3 × 5 000 IE oder aPTT im Referenzbereich)	Calciparin, Heparin, Liquemin, Thrombophob
Niedermolekulares Heparin	Certoparin (1 × 3 000 aXaE s. c.)	Mono-Embolex
	Dalteparin (1 × 5 000 aXaE s. c.)	Fragmin
	Enoxaparin (1 × 40 mg s. c.)	Clexane
	Nadroparin (2850 aXaE (0,3 ml) oder n. Gewicht, max. 5 700 IE s. c. (0,6 ml))	Fraxiparin
	Reviparin (1 × 1750 IE s. c.)	Clivarin
	Tinzaparin (1 × 4 500 IE s. c.)	Innohep
Synthetisches Pentasaccharid	Fondaparinux (1 × 2,5 mg s. c.)	Arixtra
Heparinoid	Danaparoid 2 × 750 IE s. c.)	Orgaran
Thrombininhibitoren	Desirudin (2 × 15 mg s. c.)	Revasc
	Lepirudin (Therapie)	Refludan
	Argatroban (Therapie)	Argatra

Tab. 2.13 Fortsetzung

Wirkstoff	Generikum	Handelsnamen (Beispiele)
Kumarine (Vitamin-K-Antagonisten)	Phenprocoumon (Therapie)	Falithrom
	Warfarin	Marcumar, Coumadin
Thienopyridine (ADP-Antagonisten)	Ticlopidin	Tiklyd
	Clopidogrel	Iscover, Plavix
GIIb/IIIa-Antagonisten	Abciximab	Reopro
	Eptifibatid	Integrilin
	Tirofiban	Aggrastat

Tab. 2.14 Empfohlene Zeitintervalle vor und nach rückenmarknaher Punktion bzw. Katheterentfernung (nach Waurick et al. [213]).

Substanz		„Norm-Halbwertszeit“	vor Punktion/ Katheterentfernung	nach Punktion/ Katheterentfernung	antithrombotikaspezifische Laborkontrolle (Sicherheitsparameter)
unfraktionierte Heparine	Prophylaxe, ≤ 15 000 IU/d	1,5–2 h	4 h	s. c./i. v.: 1 h	aPTT, ACT; (‡)
	Therapie	2–3 h	i. v. 4–6 h s. c. 8–12 h	i. v.: 8–12 h s. c.: 6–8 h	aPTT, ACT; (‡)
niedermolekulare Heparine	Prophylaxe, s. c. KreaCl ≤ 30 ml/min	4–6 h;$	12 h 24–30 h	4 h	Anti-Xa-Plasmakonzentration; (‡)
	Therapie, s. c.	4–6 h;$	24 h	4 h	Anti-Xa-Plasmakonzentration; (‡)
Fondaparinux	1 × 1,5–2,5 mg/d s. c.	17–21;$	36–42 h	6–12 h	Anti-Xa-Plasmakonzentration; (‡)
	1 × 5-10 mg/d s. c.	17–21;$	(84–105 h)	6–12 h	Anti-Xa-Plasmakonzentration; (‡)
Danaparoid	2-3 × 750–1250 I.E./d s. c.	22–24 h; $	44–48 h	3–4 h	Anti-Xa-Plasmakonzentration; (‡)
Natriumpentosanpolysulfat	max. 2 × 50 mg/d	24 h	48 h	8 h	Anti-Xa-Plasmakonzentration; (‡)
Bivalirudin*	0,1–0,75 mg/kg i. v. → kont. i. v.	25 min; $$	(4–8 h)	8 h	ACT; (‡)
Argatroban	Prophylaxe§	35–45 min	2 h	5–7 h	aPTT, ECT, ACT; (‡)
Dabigatran	Prophylaxe: 1 × 150–220 mg/d) **KreaCl < 80 ml/min bis > 50 ml/min KreaCl 30–50 m/min**	12–18 h; $	24–36 h **48–72 h** 72–90 h	7–8 h	ECT, TT +
	(Therapie:2 × 110–150 mg/d)# **KreaCl ≤ 50 ml/min**	12–18 h; $	48–90 h **> 96 h**	7–8 h	ECT, TT +

I

Tab. 2.14 Fortsetzung

Substanz		„Norm-Halbwertszeit“	vor Punktion/Katheterentfernung	nach Punktion/Katheterentfernung	antithrombotikaspezifische Laborkontrolle (Sicherheitsparameter)
Rivaroxaban	1 × 10 mg/d **KreaCl 30–80 ml/min**	11–13 h; ($)	22–26 h **44–65 h**	4–6 h	Anti-Xa-Plasmakonzentration, kalibrierte Anti-Xa-Plasmakonzentration
	2 × 15 mg/d, 1 × 20 mg/d)# **KreaCl < 50 ml/min**	11–13 h; ($)	48–65 h **65 h**	4–6 h	Anti-Xa-Plasmakonzentration, kalibrierte Anti-Xa-Plasmakonzentration
Apixaban	2 × 2,5 mg/d **KreaCl 30–50 ml/min, Krea ≤ 1,5 mg/dl**	10–15 h; ($)	20–30 h **40–75 h**	5 h	Anti-Xa-Plasmakonzentration, kalibrierte Anti-Xa-Plasmakonzentration
	2 × 5 mg/d, 2 × –10 mg/d)# **KreaCl < 50 ml/min**	10–15 h; ($)	48–75 h **≥ 75 h**	5 h	Anti-Xa-Plasmakonzentration, kalibrierte Anti-Xa-Plasmakonzentration
Edoxaban	1 × –60 mg/d) **KreaCl < 50 ml/min**	10–14 h $	48–70 h **≥ 70 h**	6 h	Anti-Xa-Plasmakonzentration, kalibrierte Anti-Xa-Plasmakonzentration
Vitamin-K-Antagonisten		**Tage**	**INR < 1,4**	**nach Entfernung**	**INR**
Acetylsalicylsäure	100 mg/d**	(biolog.) Lebensdauer der Thrombozyten	Keine	Keine	
	> 100 mg/d	(biolog.) Lebensdauer der Thrombozyten	7–10 Tage	Nach Entfernung	
Clopidogrel		(biolog.) Lebensdauer der Thrombozyten	7–10 Tage	Nach Entfernung	
Ticlopidin		(biolog.) Lebensdauer der Thrombozyten	7–10 Tage	Nach Entfernung	
Prasugrel		(biolog.) Lebensdauer der Thrombozyten	7–10 Tage	6 h nach Entfernung	
Ticagrelor		7–8,5 h (CAVE: aktiver Metabolit 5 d)	5 Tage	6 h nach Entfernung	

Tab. 2.14 Fortsetzung

Substanz		„Norm-Halbwertszeit“	vor Punktion/ Katheterentfernung	nach Punktion/ Katheterentfernung	antithrombotika-spezifische Laborkontrolle (Sicherheitsparameter)
Cangrelor	30 µg/kg i. v. → 4 µ/kg/min i. v.	3–6 min **(vollständige Erholung der Thrombozytenfkt nach 1 h)**	1 h	8–12 h	
Abciximab		12–24 h (biologische HWZ)	Kontraindikation für Katheteranlage/48 h vor Katheterentfernung	8 h nach Entfernung	(‡)
Eptifibatid/Tirofiban		2–2,5 h $	Kontraindikation für Katheteranlage/8–10 h	8 h nach Entfernung	(‡)
Dipyridamol		13–19 h (vollständige Erholung der Thrombozytenfkt nach 2–10 d)	7–10 d	5–6 h nach Entfernung	
Cilostazol		21 h	42 h	5 h	
Iloprost		30 min	2 h	8 h	(‡)
Epoprostenol		2–6 min	mindestens 12 min	8 h	(‡)

$: **Cave:** Halbwertszeit wesentlich von der Nierenfunktion abhängig ($) = mäßig, $ = deutlich; $$ = stark, * nur bei Monotherapie, nicht bei zusätzlicher Gabe von Thrombozytenfunktionshemmern, ** **unter geplanter Fortführung von ASS (≤ 100 mg/d) sollten zusätzliche Antikoagulanzien (in prophylaktischer Dosierung) 4–5 HWZ vor Punktion/Katheterentfernung pausiert werden,** § verlängertes Zeitintervall bei eingeschränkter Leberfunktion, # individuelle Risiko-Nutzen-Abwägung (s. Text), + normale TT schließt Dabigatran Effekt aus, nicht geeignet für quantitative Bestimmungen, (‡) Es ist mit dem Auftreten von (Immun-)Thrombozytopenien zu rechnen. ACT Activated Clotting Time, aPTT aktivierte partielle Thrombinzeit, ECT Ecarin Clotting Time, TT Thrombinzeit

Hinweis M!

Die 2022 publizierte Joint ESAIC/ESRA Guideline Regional Anästhesisa in patients on antithrombotic drugs bewertet die Kombination aus ASS bis 200 mg/d mit anderen Antikoagulantien liberaler und berücksichtigt nur die Karenzzeiten für das kombinierte Antikoagulans!

Cave

Die Kreatinin-Clearance kann sich im stationären Behandlungsverlauf ändern, was zu einer Fehleinschätzung der Halbwertzeiten und konsekutiv des Blutungsrisikos führen kann.

2.14.4 Antidiabetika (orale Antidiabetika und Insulin)

Siehe auch SOP Perioperatives Management des Blutzuckerspiegels (S. 99) sowie ▶ Tab. 2.15.

Tab. 2.15 Antidiabetika.

Medikament	Zeitpunkt der letzten Einnahme	Besonderheiten
Insulin	Vorabend Nüchtern-BZ am Morgen	Alt-Insulin anpassen, intraoperative engmaschige Kontrollen
Orale Antidiabetika	Sulfonylharnstoffe bis Vortag	bis zu 24 h Hypoglykämien möglich Medikamente mit unterschiedlicher HWZ auf dem Markt
	Metformin (Biguanid) bis Vortag bei Niereninsuffizienz Kreatinin > 1,3 oder bei Herzinsuffizienz > NYHA 2 mindestens 48 h vorher absetzen	Laktatazidose intraoperativ Laktat kontrollieren
	Gliflozin (SGLT 2-Inhibitoren) bis Vortag	euglykämische Ketoazidose (selten) beschrieben, Anionenlücke beachten!

2.14.5 ZNS-Medikamente

Siehe ► Tab. 2.16.

Tab. 2.16 ZNS-Medikamente.

Medikament	Zeitpunkt der letzten Einnahme	Besonderheiten
MAO-Hemmer • 1. Generation: nicht selektiv, irreversibel – Phenelezin • 2. Generation: selektiv, reversibel – Clogylin, Deprenyl • 3. Generation: selektiv, reversibel – Moclobemid, Lazabemid (Ro 19-6327)	Empfehlungen vor OP 2 Wochen vorher auf selektive, reversible Präparate der 3. Generation umzusetzen. Rücksprache mit behandelndem Psychiater/Kollegen.	perioperative Gabe unter Beachtung folgender Punkte möglich: KI von Pethidin, Tramadol, Dextrometorphan (Atemdepression, Koma) KI von indirekten Sympathomimetika (Ephedrin) (hypertensive Krisen), direkt wirkende (Noradrenalin) Sympathomimetika bevorzugen Vermeidung von Hypoxie, Hyperkapnie, Hypotonie
Lithium		Li-Spiegel sollte < 1,2 mmol/l sein, Intoxikationsgefahr bei Hyponatriämie, Elektrolytkontrollen
Trizyklische Antidepressiva	Vortag	
SSRI (selektive Serotonin Reuptake Inhibitoren): Fluoxetin, Paroxetin, Fluvoxamine, Sertalin	Vortag	
Neuroleptika	Vortag	
Cave: Absetzen von Antidepressiva kann zu einem vermehrten Auftreten von Verwirrtheitszuständen und depressiven Symptomen führen.		

2.14.6 Immunsuppressiva (nach Organtransplantation), Steroidmedikation

Siehe auch SOP Perioperative Hydrokortison-Substitution Kap. 2.15, in Kombination mit immunsuppressiven Medikamenten.

Bei Immunsuppression nach Transplantation ist eine konsiliarische Abklärung erforderlich.

2.14.7 Opioide im Rahmen einer chronischen Schmerztherapie

Opioide (perorale, transdermale, intravenöse oder subkutane Verabreichungsform), die im Rahmen einer chronischen Schmerztherapie verabreicht bzw. eingenommen werden, sollten perioperativ weitergegeben werden. Bei diesen Patienten kann eine längere postoperative Überwachung zum Ausschluss einer Atemdepression indiziert sein.

2.15 Perioperative Hydrokortison-Substitution

C. Melzer-Gartzke, M. Menk, S. Tafelski

2.15.1 Allgemeines

Die bedarfsadaptierte Sekretion von Kortisol aus der Nebennierenrinde sichert die Homöostase in akuten Stresssituationen wie Polytrauma und Operationen. Eine Störung der Hypothalamus-Hypophysen-Nebennierenrinden-Achse (HHN-Achse) kann vorbestehend sein oder perioperativ bzw. im Verlauf einer schweren Erkrankung entstehen. Eine vorbestehende Insuffizienz der Nebennierenrinde wird häufig durch eine Therapie mit Glukokortikoiden über der Cushing-Schwellendosis ausgelöst (▶ Tab. 2.17). Bei Patienten mit einer bekannten oder vermuteten Insuffizienz der HHN-Achse sollte in akuten Stresssituationen eine Substitution mit Glukokortikoiden erfolgen.

Tab. 2.17 Häufig verwendete Glukokortikoide und ihre Cushing-Schwellendosis in mg/d.

Glukokortikoid	Cushing-Schwellendosis in mg/d
Kortisol (Hydrokortison)	30–40
Kortison	40–50
Prednison	7,5–10
Prednisolon	7,5–10
Methylprednisolon	6–8
Dexamethason	1,5–2,0

Ursachen einer Störung der HHN-Achse

- primäre Nebennierenrindeninsuffizienz mit Erhöhung des ACTH:
  - chronisch: Morbus Addison (Autoimmun-Adrenalitis, Infektionen, Metastasen, Tuberkulose)
  - akut:
    - Waterhouse-Friderichsen-Syndrom mit hämorrhagischer Infizierung bei Meningokokkensepsis
    - Blutungen/Thrombosierung bei z. B. Marcumar-Theapie, Neugeborene, disseminierte intravasale Gerinnung
    - retroperitoneales Hämatom Adrenalektomie
- sekundäre Nebennierenrindeninsuffizienz mit Verminderung des ACTH:
  - Glukokortikoidtherapie (> Cushing-Schwellendosis)
  - Insuffizienz von Hypophysenvorderlappen (z. B. Hypophysenadenom) oder Hypothalamus

Das Kortisolschema wird bei allen Patienten durchgeführt, bei denen mit dem Vorliegen einer Nebennierenrindensuppression zu rechnen ist. Betroffen sind unter anderem Patienten, die mit einer Medikation oberhalb der Cushing-Schwelle therapiert werden/wurden, bis zu 1 Jahr nach Absetzten der Therapie.

2.15.2 Perioperative Dosierungsempfehlungen

Kleiner chirurgischer Eingriff

Zum Beispiel Arthroskopie, Herniotomie und -plastik, laparoskopische Eingriffe, ISRV, Schilddrüsenresektion etc.

- normale Steroidmedikation am Morgen der Operation
- plus 25 mg Hydrokortison i. v. zur Anästhesieeinleitung

Moderater chirurgischer Eingriff

Zum Beispiel abdominelle Hysterektomie, Kolonsegmentresektion, TEP, Revaskularisierung der unteren Extremitäten etc.

- normale Steroidmedikation am Morgen der Operation
- plus 25 mg Hydrokortison i. v. zur Anästhesieeinleitung
- plus Hydrokortison 100 mg/d über 24 h (Spritzenpumpe)

Großer chirurgischer Eingriff

Zum Beispiel kardio- oder thoraxchirurgische Eingriffe, Whipple-Operation, PPPD, Ösophagogastrektomie, Proktokolektomie etc.

- normale Steroidmedikation am Morgen der Operation
- plus 25 mg Hydrokortison i. v. zur Anästhesieeinleitung
- plus Hydrokortison 100 mg/d über 48–72 h (Spritzenpumpe)
- Reduktion auf präoperative Dosis über 3 Tage (50–15–10 mg p. o.)

Ein positiver Effekt einer Hydrokortisondosis oberhalb der aktuellen/letzten Äquivalenzdosis ist nicht belegt.

2.15.3 Niedrig dosierte Gabe von Hydrokortison beim septischen Schock

Bei kritisch kranken Patienten wird eine für die Schwere der Erkrankung unzureichende Kortisolproduktion und -wirkung diskutiert (Critical Illness Related Corticosteroid Insufficiency, CIRCI). Der Nutzen einer Therapie mit niedrig dosiertem Hydrokortison im septischen Schock wird seit Jahren kontrovers diskutiert. In Studien nachweisbar sind vor allem eine kreislauflaufstabilisierende Wirkung und Reduktion des Vasopressorbedarfs sowie antiinflammatorische und immunmodulatorische Effekte. Ein Überlebensvorteil konnte nur bei Patienten mit schwerem septischem Schock nachgewiesen werden. Ein erhöhtes Risiko für sekundäre Infektionen oder eine Critical Illness Polyneuromyopathy ist bisher nicht sicher belegbar. Als Nebenwirkungen sind Hyperglykämien und Hypernatriämien zu beachten.

Praxis

Derzeitige Empfehlungen

- Niedrig dosiertes Hydrokortison (200–300 mg/d) kann bei Patienten mit therapierefraktärem septischem Schock, die trotz Volumentherapie und Vasopressortherapie in hoher Dosis nicht zu stabilisieren sind, erwogen werden.
- Wenn nach Volumensubstitution und Vasopressortherapie keine ausreichende Stabilisierung zu erreichen ist, sollte mit der Applikation frühzeitig begonnen werden (< 24 h).
- Die Applikation erfolgt intravenös mit einer kontinuierlichen Infusion (10 mg/h) nach einmaliger Applikation einer Loading-Dosis von 100 mg.
- Eine Therapiedauer von > 7 Tagen kann aufgrund der geringen Datenlage nicht generell empfohlen werden, jedoch im Einzelfall indiziert sein.
- Die Therapie mit Hydrokortison sollte durch schrittweise Dosisreduktion (z. B. 50 % jeden zweiten Tag) ausgeschlichen werden (Vermeidung des immunologischen und hämodynamischen Rebounds).
- Bei Patienten mit schwerer Sepsis ohne Schock wird eine Therapie mit Hydrokortison nicht empfohlen.
- Die Applikation hochdosierter Glukokortikoide zur Therapie der Sepsis ist kontraindiziert.
- Auf die Gabe von Muskelrelaxanzien in Kombination mit Glukokortikoiden sollte verzichtet werden (evtl. erhöhtes Risiko für Critical Illness Polyneuromyopathy).
- Ein ACTH-Test wird zur Indikationsstellung für niedrig dosiertes Hydrokortison im septischen Schock nicht empfohlen.

2.15.4 Gabe von Glukokortikoiden in der Neurochirurgie

Operation von Hirntumoren und Metastasen

Patienten mit intrazerebralen Tumoren, bei denen die Dura eröffnet wird, erhalten in Absprache mit dem Operateur 40 mg Dexamethason i. v. direkt nach Einleitung und 8 mg Dexamethason 8 h später. Die Gabe von Glukokortikoiden bei intrazerebralen Tumoren und Metastasen dient in erster Linie der Verminderung des perifokalen Ödems und führt zur Verbesserung einer eventuell bestehenden Symptomatik wie Kopfschmerzen und Übelkeit bei erhöhtem Hirndruck sowie zur Reduktion fokal neurologischer Defizite. Die Gabe wird in der Regel schon präoperativ begonnen und wird dann perioperativ fortgesetzt.

Praxis

Durchführung

- OP-Tag: Gabe der Vormedikation, intraoperativ Gabe von 40 mg Dexamethason
- 1.–3. postoperativer Tag: 3 × 8 mg Dexamethason
- 4.–6. postoperativer Tag: 3 × 4 mg Dexamethason
- 7.–9. postoperativer Tag: 3 × 2 mg Dexamethason

Hypophysenoperationen

In den meisten Fällen handelt sich um Hypophysenadenome, die in der Regel über einen transnasalen transsphenoidalen Zugang kürettiert werden. Seltener (bei großen Tumoren) ist eine Kraniotomie erforderlich. Perioperativ wird routinemäßig Kortisol substituiert.

Praxis

Durchführung

- am OP-Tag: vor Narkoseeinleitung 100 mg Hydrokortison als Bolus i. v., dann 100 mg Hydrokortison über 6 h i. v.
- 1. postop. Tag: Hydrokortison p. o. 50–30–0 mg
- 2. postop. Tag: Hydrokortison p. o. 40–20–0 mg
- 3. postop. Tag: Hydrokortison p. o. 40–20–0 mg
- 4. postop. Tag: Hydrokortison p. o. 30–10–0 mg
Weiter in Absprache mit dem Endokrinologen

2.15.5 Gabe von Glukokortikoiden beim Schädel-Hirn-Trauma und Rückenmarktrauma

Schädel-Hirn-Trauma

Der Einsatz von Glukokortikoiden im Rahmen der Behandlung von Patienten mit schwerem Schädel-Hirn-Trauma mit erhöhtem ICP erfolgt in der Vorstellung, dass die posttraumatische Hirnschwellung und der neuronale Schaden unter anderem durch eine pathologische Entzündungsreaktion bedingt und durch Glukokortikoide gehemmt werden kann. Allerdings wird die Gabe von Glukokortikoiden schon seit Jahren kontrovers diskutiert und kann nicht mehr empfohlen werden. Der Effekt von Glukokortikoiden beim SHT wurde in den letzten 3 Jahrzehnten in vielen Studien untersucht. Es konnte kein positiver Effekt auf das neurologische Outcome und die Überlebensrate gezeigt werden. In der Crash-Studie (Corticosteroid randomisation after significant head injury) konnte sogar ein hochsignifikanter Anstieg der Mortalität innerhalb von 2 Wochen bei Gabe hochdosierter Glukokortikoide bei SHT im Vergleich zur Placebogruppe nachgewiesen werden.

Cave

Aufgrund der Datenlage ist eine Therapie mit hochdosierten Glukokortikoiden zur Behandlung eines SHT kontraindiziert.

Rückenmarktrauma

Die Gabe von Glukokortikoiden nach Rückenmarktrauma wird ähnlich dem SHT kontrovers diskutiert und kann nicht als Standardtherapie, sondern nur optional empfohlen werden. Insbesondere in den 3 NASCIS-Studien (National acute spinal cord injury 1–3) wurde die hochdosierte Gabe von Methylprednisolon (MPS) nach Rückenmarktrauma untersucht. Zusammenfassend belegen bisherige Studien eine geringe Verbesserung des Outcomes, wenn MPS innerhalb der ersten 3–8 h und für 24 oder 48 h appliziert wurde. Bei einer Applikation über 48 h wurde eine hohe Rate an Nebenwirkungen, wie schweren Pneumonien, und eine verlängerte Intensivtherapie beobachtet. Von einer generellen Empfehlung zur MPS-Applikation bei Rückenmarktrauma wird derzeit Abstand genommen.

- Durchführung des NASCIS-Schemas: Gabe von MPS: 30 mg/kgKG in den ersten 15 min, dann 5,4 mg/kgKG/h von der 2.–24. Stunde
- Indikation: schweres Wirbelsäulentrauma mit neurologischen Ausfällen innerhalb der ersten 8 h nach Trauma
- Kontraindikation: nur Nervenwurzel- oder Cauda-Equina-Läsionen

2.16 Perioperatives Management des Blutzuckerspiegels

C. Melzer-Gartzke, P. Pickerodt

2.16.1 Präoperative Visite

Die sorgfältige perioperative Kontrolle und Einstellung des Blutzuckerspiegels unabhängig von der Ursache der Hyperglykämie ist zur Vermeidung von Elektrolytentgleisungen, osmotischer Diurese und Ketoazidose anzustreben.

Eine intensivierte Insulintherapie mit dem Ziel eine Normoglykämie (80–110 mg/dl) zu erreichen, wird bei Patienten mit schwerer Sepsis oder septischem Schock wegen nicht belegter Senkung der Morbidität und Letalität und dem erhöhten Risiko von Hypoglykämien nicht mehr empfohlen. Bei einem Blutzuckerwert unter 70 mg/dl beginnen erste sympathische Stressreaktionen, bis hin zu neurologischen Symptomen bei Werten unter 40 mg/dl; ab ca. 180 mg/dl beginnt die Schwelle, bei der eine osmotische Diurese mit den Folgen der Dehydratation und Elektrolytentgleisung, Azidose und Vasokonstriktion beginnt.

Merke M!

Der perioperativ angestrebte Blutzuckerspiegel liegt zwischen 80 und 150 mg/dl.

Eine intensivierte Insulintherapie mit dem Ziel Blutzuckerwerte von 80–150 mg/dl zu erreichen, darf nur unter engmaschigem Blutzucker-Monitoring bei strenger Vermeidung von Hypoglykämien (BZ-Kontrolle mindestens alle 1–2 h) erfolgen. Die positiven Ergebnisse in den Studien lassen sich nicht ohne Einschränkungen auf Patienten mit Diabetes mellitus übertragen. Die Steuerung der Therapie erfolgt mittels kontinuierlicher Verabreichung von Altinsulin via Spritzenpumpe und nach Bedarf mit kontinuierlicher Infusion von 5–10 %iger Glukoselösung.

Im Rahmen der präanästhesiologischen Visite sollte gezielt nach Folgeerkrankungen des Diabetes mellitus an Herz-Kreislauf-System, Nieren und Nervensystem gefragt und gegebenenfalls über erweitertes Monitoring aufgeklärt werden. Die individuelle Therapie des Patienten wird erfragt und an den operativen Ablauf angepasst.

Nichtinsulinpflichtiger Diabetes mellitus

Orale Antidiabetika (Sulfonylharnstoffe, Glitazone) haben eine lange Halbwertszeit und stellen damit eine potenzielle Hypoglykämiegefahr dar. Sie werden bis zum Vorabend der Operation weitergegeben.

Metformin als Biguanid-Derivat sollte wenn möglich 48 h präoperativ abgesetzt werden.

Bei Patienten **ohne** Nierenfunktionseinschränkung (Serumkreatinin bis 1,3 mg/dl) oder schwerwiegende Herz- oder Lebererkrankung (bis NYHA III und Child-Klassifikation A + B) ist eine Fortführung der Therapie bis 24 h präoperativ keine Kontraindikation für einen operativen Eingriff.

Wichtig ist bei diesen Patienten das perioperative **Monitoring des Laktatspiegels**, bei unauffälligem Verlauf mindestens 3-mal täglich für die ersten 48 h postoperativ.

Präoperativ wird der BZ einmal am Morgen der Operation bestimmt.

Bei großen Operationen sollte die Therapie intra- und postoperativ vorübergehend auf eine Insulintherapie umgestellt werden.

Insulinpflichtiger Diabetes mellitus

Patienten, die ihre reguläre Spätmahlzeit nicht zu sich nehmen können oder ihre Hypoglykämiephasen nicht bemerken, erhalten am Vorabend kein Verzögerungsinsulin.

Patienten, die in der Regel keine Spätmahlzeit benötigen und hypoglykäme Phasen erkennen, können die halbe Dosis ihres Verzögerungsinsulin erhalten. In diesem Fall müssen regelmäßige BZ-Kontrollen zu festen Zeiten angesetzt werden.

> **Merke** M!
>
> Auch der Patient, der mit Abführmaßnahmen auf die OP vorbereitet wurde, kann und muss im Falle einer Hypoglykämie Zucker, Apfelsaft o. Ä. zu sich nehmen.

Diabetiker sollten an erster Position operiert werden.

Am OP-Tag wird, wenn möglich, um 6.00 Uhr ein Nüchternblutzucker bestimmt.

Wenn dieser pathologisch ist (< 80 mg/dl oder > 150 mg/dl) wird das Vorgehen zwischen Stationsarzt und Anästhesisten abgesprochen; die Behandlung entspricht dem intraoperativen Management.

Patienten mit einer Insulinpumpentherapie müssen darauf hingewiesen werden, die Basalrate vor der Prämedikation am OP-Tag um 50 % zu reduzieren. Der subkutane Katheter sollte am Vorabend an einer vom OP-Gebiet entfernten Stelle neu platziert werden. Vor Narkoseeinleitung wird erneut ein Blutzucker bestimmt.

Das Monitoring in Abhängigkeit von der Begleiterkrankungen fasst ▶ Tab. 2.18 zusammen.

Tab. 2.18 Monitoring in Abhängigkeit von der Begleiterkrankung.

Begleiterkrankung	Monitoring
Herz/Kreislauf	5-Kanal-EKG invasives Monitoring erwägen
Niereninsuffizienz	Kaliumkontrollen Kontraindikationen und veränderte Pharmakokinetik bei der Auswahl der Medikamente beachten
Polyneuropathie	sorgfältigste Lagerung
Autonome Neuropathie	bei Gastroparese Na + Citrat 30 ml 5 min vor Einleitung Rapid Sequence Induction

2.16.2 Intraoperatives Management

▶ **Perioperative Insulin-Glukose-Kalium-Therapie.** Insulinpflichtige Diabetiker brauchen zur Verhinderung einer Ketoazidose Insulin. Glukose wird nach Bedarf zum Erreichen einer normoglykämen Stoffwechsellage intravenös gegeben. Kalium wird nach Bedarf zur Aufrechterhaltung einer Normokaliämie substituiert (s. ▶ Tab. 2.19).

Intraoperativ wird mindestens stündlich BZ und Kalium kontrolliert.

Bei kurzen Eingriffen und postoperativer Nahrungsaufnahme am OP-Tag kann bei engmaschiger BZ-Kontrolle auf GIK-Schema verzichtet werden.

Subkutane Insulintherapie für ambulante Eingriffe und Eingriffe unter 4 h:

- subkutane Insulingaben:
  - 1–2 h BZ-Kontrolle
- Dosisikalkulation:
  - I.E. Insulin = Blutzucker – 100/Sensivityfactor
  - Sensivityfactor = 1800/Insulin-Tagesdosis (40 wenn Insulintagesdosis unbekannt)
  - Wirkeintritt 15–30 Min., Wirkmaximum 1,5 h
  - Nicht mehr als 2 subkutane Dosen innerhalb von 4 h
  - postoperative Therapie sicherstellen

Tab. 2.19 Glukose-Insulin-(Kalium)-Schema.

Blutzuckerwert	Insulin-Spritzenpumpe (50 I.E./50 ml)	Glukoseinfusion z. B. Glukose 10 % [G10 %]	Kaliumchlorid 7,45 % Nur bei Hypokaliämie substituieren!
	Basisrate 1 ml/h = 1 I.E./h		Infusionszusatz: maximal 40 mmol/l; Infusionsgeschwindigkeit beachten (max.20 mmol/h + EKG-Monitoring)
BZ > 150 mg/dl	Basalrate um 1 I.E./h erhöhen	keine Glukoseinfusion	
BZ > 200 mg/dl	Basalrate um 2 I.E./h erhöhen	keine Glukoseinfusion	Spritzenpumpe (50 mmol/50 ml) Substitution nach Wert Zentralvenöse Infusion!
BZ > 250 mg/dl	8 I.E. Bolus + Basalrate um 1 I.E./h erhöhen, mindestens halbstündliche BZ-Kontrollen	keine Glukoseinfusion	
BZ < 80 mg/dl	Basalrate 0,5 I.E./h	Glukoseinfusion [G10 %] 2,5–5 g/h = 25–50 ml/h	
BZ < 60 mg/dl:	keine Insulingabe!	Glukoseinfusion [G10 %] 2,5–5 g/h = 25–50 ml/h	
BZ < 40 mg/dl	keine Insulingabe!	Glukoseinfusion [G10 %] 5–10 g/h = 50–100 ml/h Bolus 5 g Glukose i. v. (z. B. 10 ml Glc 50 %), kontinuierliche Glukoseinfusion um 2,5 g/h erhöhen	

2.16.3 Postoperatives Management

Vor Entlassung aus dem Aufwachraum erfolgt eine BZ-Kontrolle.

Nach der ersten postoperativen Mahlzeit kann die präoperative Therapie weitergeführt werden.

Stress, PONV, intraoperative Glukokortikoidgaben können zu einer Entgleisung des Blutzuckerstoffwechsels führen, welche im Aufwachraum weitere BZ-Kontrollen erforderlich macht.

Die Station ist über weitere Kontrollen zu informieren, z. B.: 4-stündlich BZ, bei BZ < 80 mg/dl bzw. > 150 mg/dl Stationsarzt informieren.

Bei ungeklärter diabetischer Stoffwechsellage sollte postoperative Diagnostik angestrebt werden.

2.17 Perioperatives Management bei Zeugen Jehovas

J. Eider, M. Ocken, S. Tafelski

2.17.1 Einleitung

Angehörige der Glaubensgemeinschaft der Zeugen Jehovas lehnen in der Regel jede Art der „Übertragung von Blut“ aus Glaubensgründen ab. Dies gilt nahezu immer für die Transfusion von Erythrozyten, Thrombozyten und Blutplasma. Auch eine präoperative Eigenblutspende wird in der Regel nicht akzeptiert, da dieses Blut außerhalb des Körpers gelagert wird. Die Akzeptanz des Einsatzes von Plasmafraktionen (z. B. aus Plasma gewonnenen Faktorenkonzentraten, Albumin), blutsparenden Maßnahmen (z. B. maschinelle Autotransfusionssysteme, Fibrinkleber) sowie extrakorporalen Verfahren (Herz-Lungen-Maschine, Dialyse) unterliegen der Gewissensentscheidung des Einzelnen. Oftmals werden Zeugen Jehovas im Krankheitsfalle durch „Krankenhaus-Verbindungskomitees“ in ihrer Entscheidungsfindung unterstützt und beraten.

Die Entscheidung über Akzeptanz bzw. Ablehnung von einzelnen Blutprodukten ist in der Regel schriftlich in Form einer ausführlichen und detaillierten Erklärung durch den Patienten festgelegt worden.

Diese Erklärung ist bei volljährigen, einwilligungsfähigen Zeugen Jehovas uneingeschränkt zu akzeptieren. Ein Nichtbeachten dieser Willenserklärung erfüllt den Tatbestand der Körperverletzung. Dies gilt ausdrücklich nicht für minderjährige bzw. nicht einwilligungsfähige Patienten sowie gesetzlich betreute Zeugen Jehovas.

Verweigern in solchen Fällen die Eltern bzw. der Betreuer die Gabe von Blutprodukten, so muss ein Familiengericht bzw. Betreuungsgericht eingeschaltet werden (s. u.).

Im Rahmen der perioperativen Vorbereitung und Behandlung von Zeugen Jehovas sind aus diesen Gründen besondere Maßnahmen zu berücksichtigen und umzusetzen.

2.17.2 OP-Planung/Anästhesiekonsil

Im Rahmen der OP-Planung sollten Zeugen Jehovas frühestmöglich in der Anästhesieambulanz konsiliarisch vorgestellt werden, sodass die folgenden Aspekte der Behandlung überprüft und geklärt werden können.

Evaluierung des aktuellen Patientenwillens

Da verschiedene perioperative Maßnahmen wie z. B. die Gabe von Faktorenkonzentraten bzw. der Einsatz eines maschinellen Autotransfusionssystems (z. B. Cell-Saver) der freien Gewissensentscheidung des einzelnen Patienten unterliegen und sich dies im Laufe des Lebens verändern kann, ist eine individuelle Evaluierung des aktuellen Patientenwillens bezüglich jeder einzelnen Maßnahme vor jedem operativen oder interventionellen Eingriff, welcher mit dem Risiko einer Übertragung von Blutprodukten einhergeht, zwingend erforderlich.

Hierzu wird die „Zusatzerklärung zur perioperativen Gabe von Blutprodukten" mit dem Patienten bzw. Betreuer/Betreuungsgericht (s. u.) Punkt für Punkt besprochen und die Zustimmung bzw. Ablehnung jeder Therapie schriftlich dokumentiert. Dieses Dokument wird nach Unterschrift durch den Patienten in dessen Akte abgelegt und dem Patienten in Kopie ausgehändigt. Eine weitere Kopie wird in der Anästhesieambulanz im Ordner „Patient-Blood-Management" hinterlegt. Es ist zu beachten, dass den Mitgliedern der Glaubensgemeinschaft in der Regel die einzelnen Blutfraktionen (Thrombozytenkonzentrate, gerinnungsaktives Frischplasma) bzw. Faktorenkonzentrate nicht unbedingt bekannt sind, sodass die Patienten häufig verunsichert sind, Beratung bei Glaubensfreunden oder den „Krankenhaus-Verbindungskomitees" suchen möchten und daher eventuell einen Zeitaufschub bei der Aufklärung benötigen. Sollte man im perioperativen Verlauf, z. B. im Aufklärungsgespräch für eine eventuell notwendige Revisionsoperationen oder während eines postoperativ notwendigen Intensivaufenthaltes den Eindruck bekommen, der Patient habe seine Meinung geändert, so muss die Erklärung neu aufgenommen werden.

Beurteilung des perioperativen Risikos

Zur Einschätzung des perioperativen Risikos muss bei Ablehnung der Gabe von Erythrozyten die **Ischämietoleranz** der Organsysteme des Patienten kritisch beurteilt werden. Hierzu sind neben einer detaillierten Anamnese und körperlichen Untersuchung eventuell auch Zusatzuntersuchungen (BGA, Lungenfunktion, EKG, TTE etc.) erforderlich. Die Blutgerinnung des Patienten muss mit einer detaillierten Gerinnungsanamnese und unter Beurteilung von Globalparametern der Gerinnung, eventuell auch Spezialuntersuchungen bei auffälliger Anamnese oder pathologischen Globalparametern sowie Parametern der Leberfunktion eingeschätzt werden.

Evaluierung der Wahrscheinlichkeit eines notwendigen Einsatzes von Blutprodukten bzw. blutsparenden Maßnahmen

Aus den Ergebnissen und Einschätzungen des perioperativen Risikos, dem aktuellen Hb-Wert/Hkt, den Gerinnungsparametern und der Gerinnungsanamnese muss in enger Rücksprache mit dem Operateur und dessen Einschätzung des zu erwartenden intra- und postoperativen Blutverlustes die Wahrscheinlichkeit des Erreichens eines kritischen Transfusionstriggers ermittelt werden. Zeigt sich eine hohe Wahrscheinlichkeit, so müssen weiterführende Maßnahmen geplant werden (s. u.). Diese können auch zu einer Verschiebung der OP führen.

Präoperative Therapie einer vorbestehenden Anämie/Gerinnungsstörung

Besteht nach Evaluierung des Patienten für eine geplante OP das Risiko des Erreichens eines Transfusionstriggers, so sollte unter allen Umständen versucht werden, eine evtl. vorbestehende Anämie bzw. Gerinnungsstörung präoperativ zu beheben bzw. zu verbessern.

Anämiediagnostik und -therapie

Bei jedem anämen Zeugen Jehovas (Anämiedefinition: Hb-Wert < 12 g/dl – Frauen, < 13 g/dl – Männer) muss die Genese der Anämie geklärt werden. Als Grunddiagnostik sollten im Labor folgende Werte erhoben werden:

- großes Blutbild inkl. Retikulozyten
- Parameter des Eisenstoffwechsels:
  - Eisen
  - Transferrin Transferrinsättigung Ferritin
  - eventuell der lösliche Transferrinrezeptor als Marker des funktionellen Eisenmangels, alternativ der „Thomas-Plot" als diagnostisches Diagramm zur Beurteilung und zum Monitoring des Eisenstatus
- Parameter der Hämoglobinsynthese:
  - Vitamin B_{12}
  - Folsäure
- Parameter der Hämolyse:
  - LDH
  - Bilirubin Haptoglobin
  - freies Hämoglobin
- Entzündungsparameter (CRP)
- Nierenwerte

Zeigen sich Mangelzustände für Eisen, Vitamin B_{12} oder Folsäure, so sind diese präoperativ durch Substitution zu behandeln.

Bei dringlichen OPs kann zusätzlich zur Substitution von Vitamin B_{12} und Folsäure die Erythropoese ggf. mittels rekombinantem Erythropoeitin (Erypo 40 000 IE 1 × frühestmöglich präOP) beschleunigt werden.

Bei renaler, infekt- oder tumorassoziierter Anämie sollte nach Rücksprache mit den Hämatologen ggf. die Therapie mit EPO und Eisen erfolgen.

Da diese Maßnahmen bis zum Wirkungseintritt Zeit benötigen, ist eventuell eine Verschiebung der OP (falls medizinisch vertretbar) zu planen. Alle Therapien müssen daher in enger Rücksprache mit der operierenden Klinik, idealerweise mit dem geplanten Operateur getroffen werden.

Gerinnungsdiagnostik und Therapie

Zeigen sich Auffälligkeiten in der Gerinnungsanamnese bzw. in den Globalparametern der Gerinnung (Quick, aPTT, Thrombozytenzahl), so ist nach Rücksprache mit einem hämostaseologisch versierten Kollegen eventuell eine erweiterte Diagnostik erforderlich. Gerinnungshemmende Medikamente sollten, soweit vertretbar, präoperativ pausiert bzw. antagonisiert werden, wobei die vom Patienten abgelehnten oder genehmigten Substitutionsbehandlungen unbedingt zu berücksichtigen sind. Bei Hinweisen auf einen Vitamin-K-Mangel muss dieser substituiert werden.

Möglichkeit und Planung der Reduktion des intraoperativen Blutverlustes

Zusätzlich zu den genannten Maßnahmen zur Anämie- und Gerinnungstherapie müssen präoperativ mögliche Maßnahmen zur Reduktion des intraoperativen Blutverlustes in enger Rücksprache mit dem Operateur geplant werden. Dazu zählt der intraoperative Einsatz eines maschinellen **Autotransfusionssystems** (z. B. Cell-Saver) sofern der Patient dieser Maßnahme zustimmt. Im Rahmen von Tumoroperationen muss auch eine Bestrahlung des gesammelten autologen Blutes geplant werden – hierüber muss der Patient im Speziellen aufgeklärt werden und eine Rücksprache mit der Transfusionsmedizin erfolgen. Bei der intraoperativen Bestrahlung des Wundblutes ist darauf zu achten, dass nach den Vorgaben des Transfusionsgesetzes die Aufbereitung des Wundblutes und die anschließende Bestrahlung (min. 50 Gy) in der Hand eines Arztes verbleiben.

Folgende **weitere Therapien** sind zusammen mit den operativen Partnern auf mögliche Anwendbarkeit zu prüfen und zu planen:

- präoperative Embolisationsmaßnahmen, z. B. bei Tumoroperationen
- Einsatz minimalinvasiver Operationstechniken
- Durchführung mehrzeitiger Eingriffe mit der zwischenzeitlichen Möglichkeit der Regeneration des Erythrozytenvolumens

Das Dokument „Supportivtherapie bei Zeugen Jehovas" ist für jeden Patienten zu führen und im Deckblatt der Akte sichtbar zu hinterlegen.

2.17.3 Präoperative Visite

Im Rahmen der präoperativen Visite, welche nach vollständiger chirurgischer Aufklärung vorgenommen wird, wird neben der regulären Anästhesieaufklärung die Umsetzung der zuvor geplanten Maßnahmen sowie deren Effekt auf Hb-Wert und Gerinnung überprüft. Bei adäquaten Blutwerten und fehlenden sonstigen Kontraindikationen gegen die Anästhesie kann der Patient nach Rücksprache mit dem Oberarzt der Anästhesieambulanz und dem anästhesiologischen Bereichsoberarzt für die geplante OP freigegeben werden. Vor kritischen Eingriffen mit einem trotz aller Maßnahmen hohen Risiko für die Erreichung eines kritischen Transfusionstriggers, ist in jedem Fall Rücksprache mit der Klinikleitung zu halten. Bei feststehendem OP-Termin muss der an dem Tag anwesende Bereichsoberarzt über den anstehenden Patienten informiert werden, sodass er die notwendigen und bereits eingeleiteten Behandlungsschritte kennt und dieses auch mit dem von ihm für die OP eingeteilten Saalanästhesisten kommunizieren kann. Diese frühestmögliche Kommunikation ist auch mit Hinblick auf das „Individuelle Verweigerungsrecht" ausgesprochen wichtig.

Auch muss das perioperative Prozedere bei Zeugen Jehovas in enger Absprache mit den operativen Partnern – ideal mit dem vorgesehenen Operateur – erfolgen, sodass eine einheitliche Kommunikation mit dem Patienten gewährleistet ist. Bei kritischen Fällen kann eine interdisziplinäre Visite (Operateur, Bereichsoberarzt Anästhesie, Oberarzt Anästhesieambulanz, Klinikleitung/Klinikleitung Anästhesie, Klinikleitung/Klinikleitung operative Disziplin) des Patienten geplant werden.

2.17.4 Vorgehen bei gesetzlich betreuten oder minderjährigen Zeugen Jehovas

Bei nicht einwilligungsfähigen erwachsenen Patienten fungieren entweder Bevollmächtigte oder gerichtlich bestellte Betreuer als juristischer Stellvertreter. Eine Vollmacht muss den Bereich der Gesundheitsvorsorge mit ausdrücklichem Hinweis auf die Entscheidungen über die lebenserhaltende Behandlung umfassen. Bestehen begründete Zweifel, dass ein Bevollmächtigter oder Betreuer mit seiner Ablehnung der Transfusion den Patientenwillen ausdrückt, ist zur definitiven Klärung des Patientenwillens das Betreuungsgericht einzuschalten (§ 1904 BGB). Zuständiges Betreuungsgericht ist i. d. R. das Amtsgericht, in dessen Bezirk der Betroffene seinen Wohnsitz hat.

Sollten bei minderjährigen Zeugen Jehovas die Sorgeberechtigten einer dringend indizierten oder einer potenziell lebensrettenden, perioperativen Transfusion nicht zustimmen, so handelt es sich um einen Missbrauch des Sorgerechts.

Anders als bei erwachsenen Zeugen Jehovas hat der behandelnde Arzt das Familiengericht anzurufen, das die Entscheidung der Sorgeberechtigten ersetzt (§ 1666 Abs. 3 BGB). Die Zuständigkeit des Familiengerichts ergibt sich aus dem Wohnsitz des Minderjährigen.

In Notfallsituationen – ohne Zeit für eine solche Entscheidungsfindung – muss die Transfusion als lebenserhaltende Therapie im Sinne des Patienten durchgeführt werden.

Parallel sollte das Betreuungsgericht bzw. Familiengericht angerufen und eine temporäre Sorgerechtsübertragung beantragt werden.

2.17.5 Perioperatives Blutmanagement bei Zeugen Jehovas

Neben den zuvor aufgeführten Aspekten im Rahmen des perioperativen Managements bei Zeugen Jehovas sind nachfolgende Punkte zu berücksichtigen:

- Blutentnahmen für diagnostische Zwecke (BGAs, intra- und postoperatives Labor) sollten in Häufigkeit und Parameterauswahl (Probenvolumen) auf ein absolut notwendiges Minimum beschränkt werden (Absprache mit Labor über die Verwendung von Kinder-Blutprobenröhrchen).
- Intraoperativ sind alle Rahmenbedingungen für eine adäquate Hämostase (Wärmeerhalt, Azidoseausgleich, suffizientes ionisiertes Kalzium), Vermeidung von Dilutionskoagulopathie sowie ein möglichst restriktiver Einsatz von künstlichen kolloidalen Volumenersatzlösungen einzuhalten.
- Die präoperativ eingeleiteten Maßnahmen zur Anämie- bzw. Gerinnungstherapie sind postoperativ bis zu einem adäquaten Hb-Wert (idealerweise Hb ≥ 13 g/dl beim Mann und ≥ 12 g/dl bei der Frau – NATA-Guideline, [112]) fortzuführen und an die nachfolgenden Stationen mündlich und schriftlich im Verlegungsbrief zu übergeben.
- Bei postoperativ progredienter Anämie sind die unter Anämietherapie genannten Maßnahmen zu überprüfen und ggf. anzupassen.

Zu Absicherung dieses Vorgehens ist das Dokument „Supportivtherapie bei Zeugen Jehovas" für jeden Patienten zu führen und im Deckblatt der Akte sichtbar zu hinterlegen (s. o.).

2.17.6 Individuelles Verweigerungsrecht

Medizinisches Personal kann nicht gezwungen werden, zwischen der Missachtung des Selbstbestimmungsrechts eines Patienten und schweren Gesundheitsschäden entscheiden zu müssen. Dies bedeutet für den klinischen Alltag, dass Ärzte und Pflegende die intra- und postoperative Betreuung eines Zeugen Jehovas bei einem für sie bestehenden und sich potenziell entwickelnden Gewissenskonflikt ablehnen können.

Dies sollte bereits im Rahmen der OP-Planung berücksichtigt werden.

2.18 Perioperatives Management von Patienten mit obstruktivem Schlafapnoesyndrom (OSAS)

J. Birnbaum, P. Pickerodt

2.18.1 Grundlagen

Eine obstruktive Schlafapnoe (OSA) wird durch die Verlegung (Obstruktion) der Atemwege im Zusammenhang mit nachlassendem Muskeltonus im Pharynx während des Schlafes hervorgerufen.

Die Schwere der obstruktiven Schlafapnoe wird durch den Apnoe-Hypopnoe-Index (AHI; Apnoen oder Hypopnoen pro Schlafstunde) charakterisiert. Ein AHI ≥ 5 gilt als relevant.

Kommt eine Tagesmüdigkeit hinzu, spricht man von einem obstruktiven Schlafapnoesyndrom (OSAS).

Sekundäre Folgen des OSAS können möglicherweise sein:

- Kopfschmerzen
- systemische und pulmonale Hypertonie
- Herzrhythmusstörungen
- Apoplex
- Depression
- Wesensveränderungen

2.18.2 Präoperative Visite

Bedeutsam ist das Erkennen von Patienten,

- bei denen bereits die Diagnose OSAS gestellt wurde oder
- bei denen im Rahmen der Prämedikation die Verdachtsdiagnose obstruktives Schlafapnoesyndrom gestellt wird.

Folgendes Symptome und Umstände können auf das Vorliegen eines OSAS hinweisen:

- Tagesmüdigkeit (ohne Schlaf- und Beruhigungsmittel zu nehmen und ohne im Schichtdienst zu arbeiten)
- Schnarchen
- Übergewicht

Die Tagesmüdigkeit kann mittels eines standardisierten Fragebogens (Epworth-Sleepiness-Scale; ESS; ▶ Abb. 2.7) quantifiziert werden. Dieser wird den Patienten in der Prämedikationsambulanz vorgelegt und von ihnen selbstständig ausgefüllt. Ein Score von 10 oder mehr Punkten spiegelt eine relevante Tagesmüdigkeit wider und korreliert mit dem Auftreten eines OSAS.

Patienten mit Verdacht auf OSAS (ESS-Score ≥ 10 Punkte) werden perioperativ prinzipiell wie Patienten mit OSAS behandelt.

- Möglichst auf sedierende Prämedikation verzichten, ggf. Promethazin gtt. 30 mg z.N. oder auf Abruf in den OP.
- Wenn vorhanden, wird die CPAP-Maske in der präoperativen Nacht vom Patienten genutzt.
- Wenn möglich, Regionalanästhesie planen, insbesondere auch für die postoperative Schmerztherapie (Katheterverfahren!) zur Vermeidung zusätzlich atemdepressiver Opioide.
- Ggf. Planung einer postoperativen Überwachung abhängig von Patient, Anästhesieverfahren und Eingriff.

In Einzelfällen (elektiver Eingriff, schwere Symptomatik bei einem Patienten mit bisher nicht erkanntem OSAS, weitere relevante Nebenerkrankungen etc.) kann eine präoperative Abklärung und Einleitung einer Therapie mit dem Ziel der Verbesserung des Gesamtstatus des Patienten angezeigt sein.

Merke **M!**

Eine Planung von ambulanten Eingriffen bei Patienten mit OSAS sollte nur in begründeten Ausnahmefällen erfolgen.

Wie leicht fällt es Ihnen, in folgenden Situationen einzuschlafen? Gemeint ist nicht nur das Gefühl müde zu sein, sondern auch wirklich einzuschlafen. Die Frage bezieht sich auf das übliche tägliche Leben der vergangenen Woche. Auch wenn Sie einige der beschriebenen Tätigkeiten in letzter Zeit nicht ausgeführt haben, versuchen Sie sich vorzustellen, welche Wirkung diese auf Sie gehabt hätten. Wählen Sie aus der folgenden Skala die für die entsprechende Frage am besten zutreffende Zahl:

0 = würde nie einschlafen
1 = würde kaum einschlafen
2 = würde möglicherweise einschlafen
3 = würde mit großer Wahrscheinlichkeit einschlafen
(Zutreffendes bitte ankreuzen)

	0	1	2	3
sitzen und lesen	☐	☐	☐	☐
Fernsehen	☐	☐	☐	☐
sitzen an einem öffentlichen Ort (z. B. Theater, Sitzung, Vortrag)	☐	☐	☐	☐
als Mitfahrer im Auto während 1 h ohne Halt	☐	☐	☐	☐
abliegen um auszuruhen am Nachmittag, wenn es die Umstände erlauben	☐	☐	☐	☐
sitzen und mit jemanden sprechen	☐	☐	☐	☐
ruhig sitzen nach Mittagessen ohne Alkohol	☐	☐	☐	☐
im Auto beim Stopp an einer Verkehrsampel während einigen Minuten	☐	☐	☐	☐

Abb. 2.7 Epworth-Sleepiness-Scale (ESS). (Quelle: [126])

2.18.3 Anästhesie

- Wenn möglich, Durchführung des Eingriffs in Regionalanästhesie
- Sedierung zurückhaltend und nur unter kontinuierlicher Überwachung der Spontanatmung und unter Sauerstoffgabe (dabei Verwendung der CPAP-Maske des Patienten möglich)
- Die Inzidenz von schwierigen Atemwegen ist bei OSAS erhöht!
- Narkose unter Verwendung kurzwirksamer Opioide (Remifentanil, Alfentanil), kurzwirksamer Relaxanzien (Succinylcholin, Mivacurium) und kurzwirksamer Hypnotika z. B. Propofol
- Extubation im wachen Zustand bei suffizienter Spontanatmung ohne Medikamentenüberhang

2.18.4 Postoperative Überwachung

- Überwachung im **Aufwachraum** mit **Basismonitoring**
- Delir-Sreening mittels Nu-Desc

Die Patienten sollten in der postoperativen Nacht, wenn vorhanden, ihre CPAP-Maske nutzen. Problematisch ist oft, dass Patienten nach Eingriffen an den Atemwegen ihre CPAP-Maske eingriffsbedingt nicht tragen können.

Patienten nach Eingriffen an den Atemwegen **mit Nasentamponade** werden grundsätzlich bis zum Morgen des ersten postoperativen Tages kontinuierlich in einem Überwachungsbereich mit Monitoring (PACU, Intermediate CAre Unit, Intensivstation) überwacht. Die Überwachung von Patienten nach Eingriffen an den Atemwegen **ohne Tamponade** erfolgt unter Berücksichtigung der Gesamtstatus des Patienten und nach Absprache mit dem Operateur. Die Überwachung **aller anderen Patienten** erfolgt nach Beurteilung des Einzelfalles.

Bei allen OSAS-Patienten erfolgt eine mindestens 2-stündige Überwachung im Aufwachraum unter Sauerstoffgabe. Die Verlegung erfolgt insbesondere erst, wenn

- die Patienten völlig wach sind
- die Patienten ohne Sauerstoff suffizient spontan atmen
- keine Obstruktionsphasen mehr beobachtet werden
- ein Medikamentenüberhang ausgeschlossen ist
- Schmerzen suffizient behandelt sind

Cave

OSAS-Patienten sollten keine intrathekale oder epidurale Opioidtherapie erhalten (späte Atemdepression).

Eine Indikation zur kontinuierlichen Überwachung der Patienten ist eher gegeben bei:

- schwerem OSAS
- Eingriffen an den Atemwegen mit Nasentamponade
- Unmöglichkeit der Nutzung der eigenen CPAP-Maske
- langen Eingriffen
- Eingriffen mit Einfluss auf die postoperative Atmung (z. B. Thoraxeingriffe)
- vielen Nebenerkrankungen
- starken postoperativen Schmerzen mit Notwendigkeit einer Opioidtherapie

Eher unkritisch ist die Situation beispielsweise bei Patienten mit mildem OSAS nach kleinen Eingriffen an den Extremitäten unter Regionalanästhesie ohne Sedierung, die keine Nebenerkrankungen haben und postoperativ ihre eigene CPAP-Maske nutzen können.

Folgende Formen der postoperativen Überwachung sind möglich:

- Intensivstation
- PACU
- Aufwachraum
- Normalstation mit Sitzwache
- Telemetrie (beispielsweise kardiologische Station nach Kardioversion)
- Normalstation mit Pulsoximetrie und engmaschiger Überwachung der Vitalparameter
- Normalstation mit Sauerstoffinsufflation

Eine Sauerstoffgabe auf der Normalstation sollte großzügig indiziert werden (PDMS Verordnung für die Station).

2.19 Perioperative Thromboembolieprophylaxe

B. Föhre, L. Kaufner, M. Krebs, S. Tafelski, C. von Heymann

Die SOP Perioperative Thromboseprophylaxe beschränkt sich auf **prophylaktische** (nicht therapeutische) Maßnahmen inkl. der prophylaktischen Antikoagulation!

2.19.1 Physikalische Maßnahmen

Physikalische Maßnahmen und medikamentöse Thromboseprophylaxe bilden gemeinsam eine wirksame Thromboembolieprophylaxe.

Basismaßnahmen

- Krankengymnastik
- Frühmobilisation
- Kritische Indikationsstellung zur Immobilisation, besonders des Sprung- oder Kniegelenkes oder der Beckenregion, Immobilisationszeitraum so kurz wie möglich halten
- Aufforderung des Patienten zur Eigenübung, z. B. Adduktion/Abduktion im Sprunggelenk jede Stunde für 5 min
- Frühzeitige Operation von Verletzungen der Wirbelsäule, des Beckens und der unteren Extremität
- Kompressionsstrümpfe sollten nur angewendet werden, wenn diese individuell für den Patienten angepasst wurden und entsprechend korrekt sitzen, anderenfalls sind sie eher thrombosefördernd. Es sollten keine graduierten, „weißen" Kompressionsstrümpfe verwendet werden.
- Intermittierende pneumatische Kompression, z. B. Fußpumpen
- Aktive und passive Bewegungsübungen, z. B. Sprunggelenksbewegungsschiene

► **Konsequenz für die Intensivstation.** Jeder Patient erhält eine medikamentöse Thromboseprophylaxe (primär NMH, Ausnahmen: unfraktioniertes Heparin, DOAKs) so früh wie möglich. Aktive und passive Krankengymnastik, Thrombosestrümpfe, intermittierende pneumatische Kompression unterstützen die medikamentösen Maßnahmen der Thromboseprophylaxe.

Merke M!

Es sollte täglich neu evaluiert werden, wie weit der Patient mobilisiert werden darf.

2.19.2 Perioperatives Bridging von Patienten mit Vitamin-K-Antagonisten und therapeutischer Antikoagulation

Eine präoperative therapeutische Antikoagulation mit Vitamin-K-Antagonisten (i. d. R. Phenprocoumon, Marcumar, Falithrom) erfordert ein temporäres Bridging dieser Therapie vor operativen Eingriffen. Dies muss mit einem Facharzt besprochen werden, vor allem wenn eine rückenmarksnahe Regionalanästhesie (PDK, Spinalanästhesie etc.) geplant sein sollte. Bei therapeutischer Gabe von NMH (je nach Präparat 1–2 × täglich), erfolgt die letzte Gabe 24 h vor der geplanten Punktion. Dabei ist gesondert auf die Nierenfunktion und Komedikation zu achten, die dieses Intervall verlängern könnten (S 1-Empfehlung der DGAI [213]).

2.19.3 Medikamentöse Prophylaxe

Primär wird die perioperative Thromboembolieprophylaxe mit niedermolekularen Heparinen aufgrund der besseren Dosis-Wirkung-Beziehung gegenüber unfraktioniertem Heparin bevorzugt. Ausnahmen davon sind Patienten mit einem erhöhten Blutungsrisiko, deren Antikoagulation antagonisierbar sein muss (hier sollte unfraktioniertes Heparin verwendet werden) bzw. die Indikation für eine alternative Antikoagulation, z. B. bei HIT II erwogen werden (z. B. Argatroban, Danaparoid).

Niedermolekulares Heparin (NMH)

Wirkmechanismus: Hemmung von F Xa und F IIa im Verhältnis von mindestens 2–4:1. Die Hemmung von F Xa ist ausgeprägter und länger als die von F IIa.

Indikation: Thromboseprophylaxe vor und nach Operationen mit hohem Thrombose- bzw. Lungenembolierisiko (Hüft- und Knieendoprothetik, Polytrauma).

Dosierung: Maßgeblich für die Dosierungen des NMH sind die Angaben in der aktuell gültigen Fachinformation des jeweiligen Präparates, z. B. Dalteparin (Fragmin P) 2500 IE und (Fragmin P forte) 5 000 IE (Patienten mit niedrigem Thromboserisiko: 1 × 2500 IE/d). Patienten mit mittlerem und hohem Risiko (z. B. Tumorerkrankungen): 1 × 5 000 IE/d abends s. c.

Nadroparin (Fraxiparin)

Siehe ▸ Tab. 2.20.

Tab. 2.20 Dosierung von Nadroparin.

Gewicht	Dosierung
Prophylaktische Dosierung	
< 70 kgKG	1 × 0,3 ml s. c. (2850 IE)
71–90 kgKG	1 × 0,4 ml s. c. (3 800 IE)
> 90 kgKG	1 × 0,5 ml s. c. (5 700 IE)
Therapeutische Dosierung	
< 50 kgKG	2 × 0,4 ml s. c. (3 800 IE)
50–59 kgKG	2 × 0,5 ml s. c. (4 750 IE)
60–69 kgKG	2 × 0,6 ml s. c. (5 700 IE)
70–79 kgKG	2 × 0,7 ml s. c. (6 650 IE)
80–89 kgKG	2 × 0,8 ml s. c. (7 600 IE)
≥ 90 kgKG	2 × 0,9 ml s. c.

Monitoring NMH: Die aktivierte partielle Thromboplastinzeit (aPTT) ist nicht zum Monitoring geeignet. Zur Therapiekontrolle eignet sich die Anti-FXa-Aktivität, die 3–4 h nach der letzten Gabe, um den Plasmaspitzenspiegel und vor der nächsten NMH-Gabe abgenommen werden sollte, um den Talspiegel zu messen. Es sollte mit dem Labormediziner abgesprochen werden, ob eine für das verwendete Antikoagulanz (UFH, NMH, Fondaparinux) kalibrierte Anti-Xa-Aktivität verwendet wird.

- Zielbereich der anti-Xa-Aktivität für die prophylaktische Dosierung: 0,1–0,4 IE/ml
- Zielbereich der anti-Xa-Aktivität für therapeutische Dosierung: 0,8–1,5 IE/ml (1 × tgl. Gabe)
- Zielbereich der anti-Xa-Aktivität für therapeutische Dosierung: 0,4–1,0 IE/ml (2 × tgl. Gabe)

Aufgrund der längeren Halbwertszeit und der schlechteren Steuerbarkeit gegenüber dem unfraktionierten Heparin (UFH) ist beim Einsatz von niedermolekularen Heparinen (NMH) in der Intensivmedizin v. a. bei Patienten mit Blutungsrisiko oder großen Wundflächen Vorsicht geboten. NMH können nur partiell durch Protamin antagonisiert werden. Protaminchlorid antagonisiert überwiegend die Anti-IIa-Aktivität der NMH, die Anti-FXa-Wirkung wird nicht oder nur partiell aufgehoben. Aus diesem Grunde ist bei Vorliegen einer NMH-induzierten Blutung nicht mit einer vollständigen Antagonisierung der NMH-Wirkung durch die Gabe von Protaminchlorid (-sulfat) zu rechnen.

Danaparoid (Orgaran)

Wirkmechanismus: Danaparoid ist eine Mischung aus niedermolekularen Glykosaminoglykanen und bewirkt AT-abhängig eine Hemmung von FXa und FIIa (20:1). Die Halbwertszeit beträgt ca. 18–20 h. Es wird zu 50 % renal unverändert eliminiert, sodass sich bei Niereninsuffizienz die Halbwertszeit verlängert. Das Monitoring erfolgt über die Anti-Faktor-Xa-Aktivität. 10 % Kreuzreaktivität mit HIT-II-Antikörpern.

Indikation: Als Alternative zu Heparin zur Prophylaxe und Therapie von Thrombosen. Danaparoid ist für die Therapie der HIT II zugelassen.

Dosierung: Siehe ► Tab. 2.21.

Tab. 2.21 Dosierung von Danaparoid zur Thromboseprophylaxe (in Anti-Xa-Einheiten).

Gewicht	Dosierung
< 90 kgKG	2 × 750 IE/d s. c.
> 90 kgKG	3 × 750 IE/d s. c. oder 2 × 1250 IE/d s. c.

Fondaparinux (Arixtra)

Wirkmechanismus: Fondaparinux ist eine synthetisch hergestellte Sequenz aus 5 Sacchariden (Pentasaccharid), welche eine hoch spezifische Anti-FXa-Aktivität aufweist. Die Halbwertszeit beträgt 17–20 h, die Elimination erfolgt ausschließlich renal. Eine Niereninsuffizienz mit einer Kreatininclearance < 30 ml/min ist aus diesem Grunde eine absolute Kontraindikation.

Indikation: Perioperative Thromboseprophylaxe. Fondaparinux weist zudem ein breites Zulassungsspektrum auf, welches von der Behandlung der symptomatischen tiefen Beinvenenthrombose, der Lungenarterienembolie, des STEMI, NSTEMI (akutes Koronarsyndrom), der instabilen Angina pectoris bis zur Thromboembolieprophylaxe für internistische und chirurgische Patienten reicht.

Prophylaktische Dosierung: 2,5 mg/d s. c. unabhängig von Alter und Körpergewicht, Beginn 6 h nach Operation (keine präoperative Prophylaxe indiziert), Behandlung nach Leitlinie für 28–35 Tage nach Hüft-TEP und für 11–14 Tage nach Knie-TEP. Bei Niereninsuffizienz: 1,5 mg/d s. c.

Monitoring: Bei Standarddosierung ist eine Überwachung durch Anti-Faktor-Xa-Aktivität in der Regel nicht erforderlich, da eine annähernd lineare Dosis-Wirkung-Beziehung besteht. Fondaparinux hat keine Wirkung auf die Thrombozytenfunktion! Zielbereich der anti-Xa-Aktivität für prophylaktische Dosierung: 0,2–0,4 IE/ml.

Aus dem Bereich der operativen Intensivmedizin liegen bislang wenige Erfahrungen mit dieser Substanz vor. Die lange Halbwertszeit und die damit verbundene eingeschränkte Steuerbarkeit und die renale Elimination lassen Fondaparinux für die Thromboembolieprophylaxe in der operativen Intensivmedizin nur eingeschränkt einsetzbar erscheinen.

Direkte reversible Thrombininhibitoren

Argatroban (Argatra)

Wirkmechanismus: Argatroban gehört zu der Gruppe der direkten reversiblen Thrombininhibitoren.

Indikation: HIT II, Eliminationshalbwertszeit: ca. 50 min. Elimination: hepatisch.

Dosierung: Empirische Dosisfindung: 0,2–1,2 µg/kgKG/min, engmaschige aPTT-Kontrolle, Dosisadjustierung im Verlauf z. B. je nach Blutungsrisiko mit 0,2 µg/kgKG/min

i. v. und nach 2–4 h aPTT-Kontrolle und Dosisanpassung an aPTT-Zielwert. Aufgrund der zunehmenden klinischen Erfahrung sollte bei kritisch kranken Patienten mit multiplen Organversagen (Leber!) die Initialdosis 0,5 µg/kgKG/min nicht überschreiten, um das Blutungsrisiko zu reduzieren!

Monitoring: aPTT

Kontraindikation: Schwere Leberfunktionsstörung

Dabigatran (Pradaxa)

Dabigatran hat die Zulassung für die Thromboembolieprophylaxe nach Hüft- und Kniegelenksendoprothetik, Schlaganfallprophylaxe bei Vorhofflimmern, Behandlung und Prophylaxe der tiefen Beinvenenthrombose und der Lungenarterienembolie.

Postoperativ wird innerhalb von 1–4 h mit der Einnahme begonnen und danach täglich einmal 2 Kapseln (je 110 mg) über 11–14 Tage nach Kniegelenkersatz und über 28–35 Tage nach Hüftgelenkersatz eingenommen.

Patienten, bei denen ein Epiduralkatheter liegt, sollten nicht mit Dabigatran behandelt werden, da das Risiko spinal epiduraler Hämatome erhöht ist.

Vor dem Beginn einer Behandlung mit Dabigatran muss die Nierenfunktion durch die Bestimmung der Kreatinin-Clearance (CrCl) überprüft werden, um Patienten mit schwerer Einschränkung der Nierenfunktion von der Behandlung auszuschließen (d. h. CrCl < 30 ml/min). Ferner sollte während der Behandlung die Nierenfunktion in bestimmten klinischen Situationen, in denen eine mögliche Abnahme oder Verschlechterung der Nierenfunktion zu vermuten ist (z. B. Hypovolämie, Dehydratation und bestimmte Komedikation), überprüft werden und bei Patienten über 75 Jahre oder bei Patienten mit eingeschränkter Nierenfunktion sollte die Nierenfunktion mindestens einmal jährlich kontrolliert werden. Seit 2015 steht mit Idarucizumab ein spezifischer Antagonist zur Verfügung.

Orale Faktor-Xa-Inhibitoren

Rivaroxaban (Xarelto)

Indikation: Rivaroxaban ist ein oral verfügbarer Faktor-Xa-Inhibitor und für die Thromboembolieprophylaxe nach Hüft- und Kniegelenksendoprothetik, die Embolieprophylaxe bei nichtvalvulärem Vorhofflimmern, die Therapie von Beinvenenthrombosen und Prophylaxe von rezidivierenden Thrombosen und Lungenembolien nach stattgehabter Beinvenenthrombosen, die Behandlung des akuten Koronarsyndroms sowie die Prophylaxe thromboembolischer Ereignisse bei KHK und pAVK zugelassen.

Halbwertszeit: Die HWZ beträgt 5–13 h, je nach Alter und Nierenfunktion der Patienten. Elimination: unmetabolisiert renal (ca. 35 %) und 65 % metabolisiert jeweils hälftig über Niere und Faeces. Laut Fachinformation ist bei der Anwendung von Rivaroxaban und eingeschränkter Nierenfunktion (Kreatinin-Clearance < 15 ml/min) kontraindiziert. Eine Dosisanpassung bei milder Niereninsuffizienz auf 1 × 15 mg wird empfohlen.

Prophylaxe: Beginn 6–10 h nach Operation, Dosis 1 × 10 mg p. o. Die Therapie mit Rivaroxaban wird nach Kniegelenksersatz für 11–14 Tage und nach Hüftgelenksersatz für 28–35 Tage empfohlen.

Apixaban (Eliquis)

Indikation: Apixaban ist ein weiterer oral verfügbarer FXa-Inhibitor für die Thromboembolieprophylaxe nach hüft- und kniegelenkschirurgischen Operationen, sowie zur Schlaganfallprophylaxe bei nichtvalvulärem Vorhofflimmern und nachfolgend zur Therapie von Beinvenenthrombosen und Prophylaxe von rezidivierenden Thrombosen und Lungenembolien nach stattgehabter Beinvenenthrombose.

Halbwertszeit: Die HWZ von Apixaban (Eliquis) beträgt 8–15 h und die Einnahme erfolgt 2 × täglich in der Dosis von 2,5 mg beginnend mit der ersten Dosis 12–24 h postoperativ (2 × 5 mg zur therapeutischen Behandlung in der Indikation Vorhofflimmern). Die Elimination erfolgt gegenüber den anderen oralen Antikoagulanzien mit 70 % primär hepatisch und zu ca. 27 % renal. In den Zulassungsstudien sind in der Mehrzahl der Patienten Spinalanästhesien zur Anwendung gekommen, ohne dass es zu einer spinal epiduralen Blutung gekommen wäre (später postoperativer Beginn). Periduralkatheter wurden in diesen Studien laut Protokoll mindestens 5 h vor der ersten Einnahme von Apixaban entfernt, sodass auch die Fachinformation von Eliquis dieses Prozedere empfiehlt.

Seit 2015 steht mit Andexanet alfa ein spezifischer Antagonist zur Behandlung lebensbedrohlicher, nicht behandelbarer Blutungen unter Therapie mit Rivaroxaban und Apiuxaban zur Verfügung. Die Antikoagulationswirkung dieser Faktor-Xa-Inhibitoren wird durch Andexanet alfa nach Bolusgabe und während der anschließenden Infusion dosisabhängig und reversibel vermindert. Die Aufhebung der antikoagulatorischen Wirkung anderer Anti-Xa Antagonisten ist prinzipiell auch möglich (off label use).

Edoxaban (Lixiana)

Edoxaban ist ein oraler direkter Faktor-Xa-Inhibitor mit einer HWZ von 10–14 h, der sowohl renal als auch hepatisch eliminiert wird. Der Einsatz beschränkt sich bisher auf die Prophylaxe von Schlaganfällen und systemischen Embolien bei erwachsenen Patienten mit nichtvalvulärem Vorhofflimmern, auf die Behandlung von TVT und LAE sowie auf deren Prophylaxe im weiteren Verlauf. Bei Patienten mit eingeschränkter Nierenfunktion (GFR 30–49 ml/min) oder geringem Körpergewicht (≤ 60 kg) und/oder Patienten, die mit P-Gp-Inhibitoren behandelt werden, muss eine Dosisreduktion vorgenommen werden. Die PT und aPTT sind für ein Wirkungsmonitoring von Edoxaban ungeeignet. Einzig eine auf Edoxaban kalibrierte Anti-FXa-Aktivität ermöglicht die Identifikation eines mit Edoxaban behandelten Patienten.

> **Merke** M!
>
> Es besteht keine Zulassung von Edoxaban für die Thromboseprophylaxe nach endoprothetischen Operationen am Hüft- und/oder Kniegelenk.

2.19.4 Thromboembolieprophylaxe in der Intensivmedizin

Bei allen Patienten: Nach der stationären Aufnahme u. a. Laborkontrolle von TPZ, aPTT, ggf. anti-Xa-Aktivität bei laufender NMH oder Fondaparinux-Prophylaxe, und kleinem Blutbild, regelmäßig Kontrollen im Verlauf.

Indikationen:

- Hüftersatzoperation
- Operation der großen Röhrenknochen
- Wirbelsäulenchirurgie

Vor Beginn der postoperativen Thromboembolieprophylaxe (s. o.) muss eine ausreichende Hämostase sichergestellt sein (im Zweifelsfall Rücksprache mit dem Operateur halten). Postoperative Thromboembolieprophylaxe wird in der Regel nach ca. 6 h postoperativ begonnen, wenn keine Blutungszeichen vorliegen.

Nadroparin

Dosierung: Siehe ▶ Tab. 2.22.

Tab. 2.22 Dosierung von Nadroparin zur postoperativen Thromboembolieprophylaxe.

Gewicht	Dosierung
≤ 70 kgKG	1 × 0,3 ml s. c.
71–90 kgKG	1 × 0,4 ml s. c.
≥ 90 kgKG	1 × 0,5 ml s. c.

Alternativ kann Fondaparinux 2,5 mg s. c. ab frühestens 6 h postoperativ eingesetzt werden (sonst erhöhte Blutungsgefahr).

In Ausnahmefällen kann auch aufgrund der besseren Steuerbarkeit und Antagonisierbarkeit unfraktioniertes Heparin eingesetzt werden: Startdosis: 250 IE/h.

2.19.5 Spezielle Indikationen

Knieoperationen

Die Patienten werden i. d. R. mit Nadroparin 0,3 ml ab dem Vorabend der OP prophylaktisch behandelt.

- Arthroskopie: 1 × tgl. Nadroparin 0,3 ml für mindestens 5 Tage
- ASK + OP vorderes Kreuzband: 1 × tgl. Nadroparin 0,3 ml für mindestens 10 Tage
- ASK + hinteres Kreuzband: 1 × tgl. Nadroparin 0,3 ml für mindestens 6 Wochen Höhere Nadroparin-Dosierung bei deutlich erhöhtem BMI (Rücksprache Operateur).

Bei Patienten mit erhöhtem Thromboserisiko i. d. R. Umstellung auf Fondaparinux ab dem 2. postop. Tag.

Schädel-Hirn-Trauma/ intrakranielle Blutung

Unter engmaschiger aPTT-Kontrolle, Beginn mit Heparin 200 IE/h, d. h. ca. 5 000 IE/d bei einem 70 kg schweren Patienten. Dosissteigerung nach Klinik (Begleitverletzungen) und neurochirurgischem Befund und nur gemäß Absprache mit neurochirurgischem Konsiliarius. Eventuell prophylaktische Antikoagulation nach 48 h nach Sistieren der Blutung/Hämatomprogress nach Trauma/Blutung in Absprache mit neurochirurgischem Konsiliarius.

Leberchirurgie

TPZ, aPTT und Thrombozyten-Kontrolle bei Übernahme aus dem OP.

In der Regel beginnt, nach Rücksprache mit dem behandelnden Viszeralchirurgen, 6 h postoperativ die kontinuierliche i. v. Heparinisierung mit 200 IE/h für die ersten 3 h, ab der 4. Stunde Steigerung auf 400 IE/h.

Heparin-Spritzenpumpe für 24 h, bzw. bis 16:00 Uhr am 1. postoperativen Tag oder 6 h postop. Prophylaxedosis eines NMH (40 mg Enoxaparin, 0,3 ml Nadroparin s. c. in Rücksprache mit dem Operateur).

Bei Beginn mit Heparin-Spritzenpumpe Umstellung auf NM-Heparin (Nadroparin 0,3 ml s. c.), erste Applikation am Abend des 1. postop. Tages, in der Regel um 18:00 Uhr (d. h. frühestens 2 h nach Beendigung der Heparin-Spritzenpumpe).

Ösophagus-, Dünndarm-, Pankreas- und Kolonchirurgie

Beginn der Antikoagulation 6 h postoperativ mit Nadroparin 0,4 ml s. c. 1 × tgl. oder Dalteparin (Fragmin P forte) 1 × tgl. in Rücksprache mit dem Operateur.

Gefäßchirurgie

Aufgrund der Vielzahl verschiedener Stentmaterialien, Bypasstechniken etc. sollte die Antikoagulation individuell für jeden einzelnen Patienten unmittelbar postoperativ mit dem Operateur besprochen und im Op-Protokoll wie im Narkoseprotokoll für die Intensivstation hinterlegt werden.

Merke **M!**

Bei Einnahme von DOAK und akuter Blutung sollten für das hämostaseologisches Management und den möglichen Einsatz eines entsprechenden Antidots die Empfehlungen des Gerinnungsdienstes zur lebensbedrohlichen oder nicht beherrschbaren schwere Blutung unter DOAK-Therapie beachtet werden.

2.20 Perioperatives Wärmemanagement

L. Kaufner, P. Niggemann, P. Pickerodt

2.20.1 Allgemein

Siehe auch Wärmeerhaltung bei Kindern (s. Kap. 12.5).

Allgemein- und Regionalanästhesie führen ohne Intervention zu einer Hypothermie (Körperkerntemperatur < 36 °C), die in verschiedenen Stadien abläuft:

► **Thorakaler PDK**

- Ausschaltung von Afferenzen und Efferenzen im Wirkungsbereich der Periduralanästhesie
- keine Rückmeldung über die Temperatur im betroffenen Bereich
- Verschiebung der Schwellenwerte für Vasokonstriktion und Muskelzittern + Vasodilatation durch präganglionäre Blockade von Sympathikusfasern
- Umverteilung des warmen Blutes vom Körperkern in Richtung Peripherie

► **Allgemeinanästhesie.** Redistributionshypothermie: Vasodilatation, über einen Temperaturgradient vom Körperkern in Richtung Peripherie kommt es zur Umverteilung der Wärme in Richtung der Peripherie (innerhalb 30–60 min nach Narkoseeinleitung mit einem Temperaturabfall von ca. 0,5–1,5 °C).

► **Intraoperativ.** Verlust von Wärme durch Strahlung, hohe Infusionsvolumina, Transfusion sowie durch konvektiven Wärmeverlust. Zusätzlich sinkt die körpereigene Wärmeproduktion des Körpers durch den erniedrigten Grundumsatz in Narkose und Verschiebung der Schwellenwerte der Köperkerntemperatur für einzelne Schutzmaßnahmen.

2.20.2 Vorgehen

Die Zufuhr angewärmter Luft mittels Warmluftgebläse (konvektive Wärmezufuhr), sowohl prophylaktisch als auch therapeutisch, stellt das effektivste Verfahren zur Erhaltung bzw. Wiederherstellung der Normothermie dar. Maßgeblich in der Wärmetherapie ist die S3-Leitlinie zur Vermeidung perioperativer Hypothermie.

Dabei gilt:

- Die Patienten werden präoperativ warm gehalten. Zugluft und Phasen der Körperaufdeckung müssen vermieden werden. Es werden keine ungewärmten Materialien in direktem Körperkontakt zum Patienten gebracht.
- Eine Körperkerntemperatur wird ca. 1 h präoperativ erhoben (z. B. durch sublinguale Messung), spätestens jedoch unmittelbar vor Narkoseeinleitung
- Gegebenenfalls wird ein ca. 20-minütiges Prewarming durchgeführt mittels Wärmegebläse unter Verwendung gerätekompatibler Ganz- oder Teilkörperdecken (s. ► Abb. 2.8, ► Abb. 2.9)
- Saaltemperatur mindestens 21 °C, Anwärmen der OP-Tische, einschließlich Gelmatte und (Steck-)Laken
- Infusionswärmesysteme bei Infusionsraten > 1 l/h

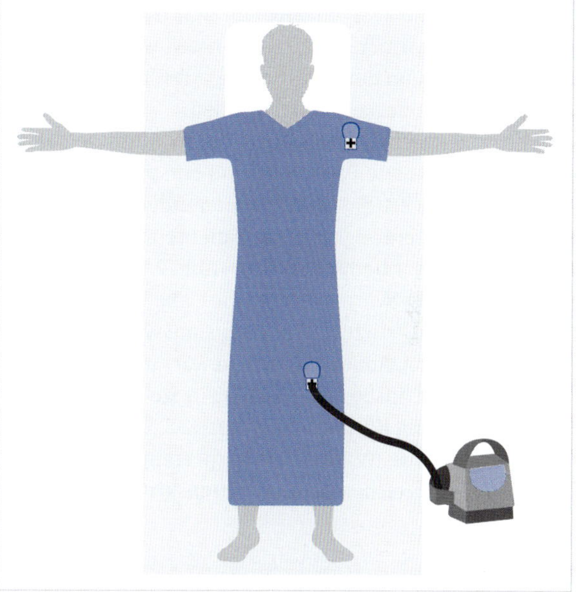

Abb. 2.8 Prewarming: Patientenhemd mit integrierter Wärmedecke.

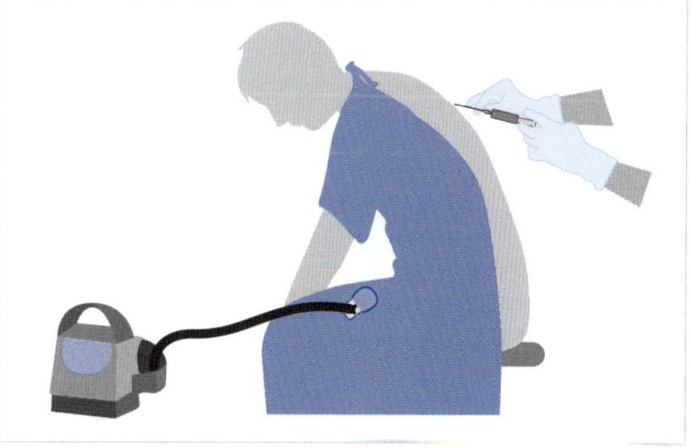

Abb. 2.9 Prewarming während der Etablierung der thorakalen Periduralanästhesie.

Prewarming (am Beispiel zytoreduktive gynäkologisch-onkologische Chirurgie „Längslaparotomie")

- Bei Eintreffen der Patientin im Gyn-OP: Messung der Körpertemperatur (siehe Messmethoden), Anlage Wärmehemd (▶ Abb. 2.8, ▶ Abb. 2.9).
- Präoperatives konvektives Wärmen der Körpervorderseite inklusive der Oberarme (▶ Abb. 2.10) bei 43 °C für 20 min während der Anlage des Periduralkatheters bzw. der Narkoseeinleitung. Während und nach der Narkoseeinleitung wird die konvektive Wärmetherapie weiter fortgeführt und ausschließlich für den Transport aus dem Narkosevorbereitungsraum in den OP-Saal, sowie für den Zeitraum der Lagerung, des sterilen Abwaschens und Abdeckens unterbrochen.
- Zur intraoperativen Erwärmung der Patientinnen wird das zuvor benutzte Patientenhemd entsprechend modifiziert (▶ Abb. 2.10) und weiterverwendet. Dabei entspricht das obere Segment des Patientenhemdes der üblichen „upper body blanket" (▶ Abb. 2.10). Weiteres intraoperatives Wärmen durch die Gabe warmer Infusionslösungen, Nutzung eines Infusionswärmegerätes bei Transfusion, Abdecken nicht gewärmter Köperteile durch Decken (insbesondere Beine in Steinschnittlage).
- OP-Ende: Wenn Körpertemperatur < 35,5 °C Fortführung konvektives Wärmen bis Körpertemperatur über 35,5 °C und Erreichen der Extubationskriterien.

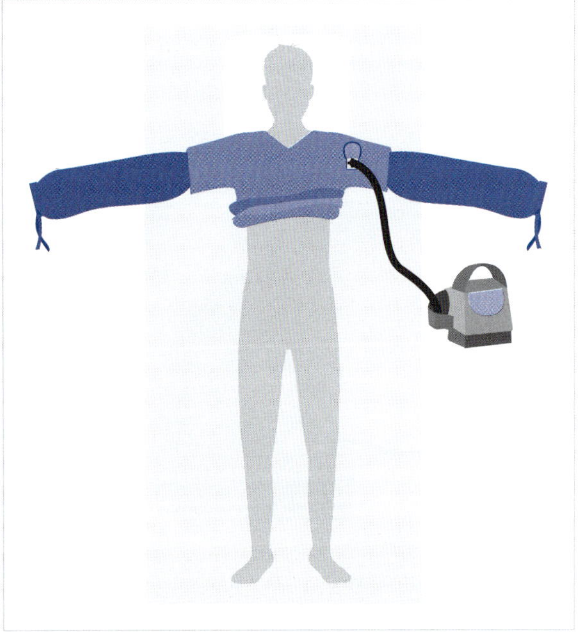

Abb. 2.10 Intraoperative Benutzung des Patientenhemdes als Oberkörperwärmedecke.

Allgemeinanästhesie

Aktive Wärmetherapie intraoperativ mittels Wärmegebläse (z. B. Bair Hugger oder WarmTouch) unter Verwendung gerätekompatibler Ganz- oder Teilkörperdecken:

Alle Eingriffe, bei denen kein Prewarming durchgeführt werden konnte, beziehungsweise bei einer Anästhesiedauer von mehr als 60 min.

Praxis

Tipps

- Aktive Wärmetherapie des OP-Tisches bereits vor Narkose beginnen (Prewarming!)
- Während der operativen Vorbereitung (Desinfektion, Lagerung) nicht unterbrechen!

Regionalanästhesie/wache Patienten im AWR

Aktive Wärmetherapie (s. o.).

Cave

Der Patient bemerkt die Hypothermie nicht unbedingt.

2.20.3 Temperaturmonitoring

Siehe Kap. 3.9.

- Bei aktiver Wärmetherapie von anästhesierten/sedierten Patienten (Wärmetherapie bei wachen Patienten und isoliertes Prewarming ohne Monitoring möglich).
- Zur Entscheidung über die Extubationsfähigkeit Auswahl des geeigneten Messortes individuell und abhängig von Patient/Eingriff; geeignete Messorte für eine kontinuierliche Messung unter klinischen Bedingungen sind die Blase (vesical) und der mittlere Ösophagus. Die Messung soll einerseits OP-fern erfolgen (z. B. TUR-Blase → Ösophagus, NChi/MKG → ggf. Rektum) und muss andererseits mit dem Anästhesieverfahren kompatibel sein.
- Im Aufwachraum wird die Körperkerntemperatur gemessen und Patienten mit Hypothermie werden aktiv gewärmt. Für die Behandlung des Kältezitterns siehe Kap. 2.23.

▸ **Messmethoden.** Sublingual über ein Digitalthermometer präoperativ, nasopharyngeal oder vesical (via Blasenkatheter mit integrierter Temperatursonde) intraoperativ oder mittels Zero-Heat-Flux Thermometer frontotemporal.

2.20.4 Extubationstemperatur

- bei Patienten mit erhöhtem Risiko für perioperative Komplikationen:
  - > 36 °C (an einem geeigneten Messort) → Extubation
  - > 35,5–36 °C (an einem geeigneten Messort) → Extubation nach RS OA
  - < 35,5 °C (an einem geeigneten Messort) → kontrollierte Wiedererwärmung unter Analgosedierung und Beatmung im Aufwachraum
- sonstige Patienten < 35,5 °C: individuelle Nutzen-Risiko Abwägung durch Facharzt

2.21 PONV-Prophylaxe bei Jugendlichen und Erwachsenen

M. Kastrup, C. Melzer-Gartzke, S. Tafelski

2.21.1 Allgemein

Postoperativ leiden ca. 30 % aller Patienten an Übelkeit und Erbrechen (PONV). PONV verursacht durch verlängerte Aufwachraumzeiten und durch die oft auch auf der Normalstation noch erforderliche medikamentöse Therapie erhebliche Kosten. PONV ist eine der von den Patienten häufig geäußerten Nebenwirkungen, die mit der Anästhesie in Verbindung gebracht werden und deshalb einer unser Qualitätsindikatoren. Die bestmögliche Prophylaxe und Therapie wirkt sich unmittelbar auf den Patientenkomfort aus. Es wird ein multimodales Vorgehen empfohlen.

2.21.2 Risiko-Scores

Bis zur Pubertät kann der POVOC-Score (**Po**stoperative **Vo**miting in **C**hildren) angewendet werden (siehe Kap. 12.8.1).

Für Jugendliche und Erwachsene wird der Risiko-Score nach Apfel et al. [64] erhoben:

- weibliches Geschlecht: 1 Punkt
- Nichtraucher: 1 Punkt
- positive PONV-Anamnese oder Reisekrankheit: 1 Punkt
- postoperative Opioide: 1 Punkt

Anhand der Punkteanzahl ergeben sich dann folgende Wahrscheinlichkeiten für das Auftreten von PONV:

- 0 Punkte = 10 % Risiko
- 1 Punkt = 21 % Risiko
- 2 Punkte = 39 % Risiko
- 3 Punkte = 61 % Risiko
- 4 Punkte = 79 % Risiko

Der Punktwert wird auf dem Prämedikationsprotokoll erfasst.

2.21.3 Präoperative Anästhesieplanung

Es gilt die Dreierregel:

- Identifiziere das individuelle Risiko für den Patienten, berücksichtige die oben genannten Scores und beziehe die potenzielle Gefährdung mit ein (z. B. Kieferverdrahtung).
- Passe das Anästhesieverfahren an, um emetogene Einflüsse zu vermindern:
- wenn möglich, bevorzuge Regional- oder Leitungsanästhesie
- bei einer Allgemeinanästhesie vermeide volatile Anästhetika und Lachgas
- Kombination von Regional- oder Leitungsanästhesie und TIVA, verringert durch das Einsparen oder Weglassen von systemischen postoperativen Opioiden das PONV-Risiko
- Lokalanästhesieverfahren für die postoperative Analgesie planen
- Gabe von Nicht-Opioidanalgetika zur Verminderung postoperativer Opioide
- Verabreiche prophylaktisch Antiemetika. Die relative Risikoreduktion einer Intervention ist unabhängig voneinander

2.21.4 Prophylaxe

Narkoseeinleitung

Sollte der Patient eine Allgemeinanästhesie erhalten, wird die in der Anästhesieplanung für die Einleitung je nach Risiko-Score festgelegte Prophylaxe fortgeführt:

- 0–1 Punkt: abwarten
- 2 Punkte: 4 mg Dexamethason i. v. zur Einleitung *oder* TIVA
- 3–4 Punkte: 4 mg Dexamethason i. v. zur Einleitung *und* TIVA

Bei einer Kontraindikation für eine TIVA oder Dexamethason (z. B. bei Patienten zur Probebiopsie bei Verdacht auf Lymphom ist eine Gabe von Dexamethason zu vermeiden, da durch den dabei induzierten Zellzerfall die Diagnosesicherung erschwert wird) kann alternativ ein zweites Antiemetikum (Serotoninantagonist: Ondansetron 4 mg i. v.) 30–60 min vor Ausleitung gegeben werden.

Narkoseausleitung

Antiemetika, die zur Ausleitung gegeben werden (z. B. Ondansetron) und Nicht-Opioidanalgetika applizieren. Der Operateur kann eventuell durch zusätzliche Gabe eines Lokalanästhetikums den Bedarf postoperativer Opioide weiter senken. Hohe Dosen von Cholinesterasehemmern (z. B. Neostigmin > 2,5 mg) sollten bei erhöhtem Risiko, wenn möglich, vermieden werden (siehe postoperative residual curarization (PORC)).

2.21.5 Postoperative Therapie

> **Merke** **M!**
>
> Jedes erstmalig auftretende Erbrechen oder jede mittelschwere Übelkeit wird behandelt, da ohne Therapie weitere Episoden von PONV in über 50 % der Falle auftreten.

Bei Episoden von PONV werden die Antiemetika in der unten stehenden Reihenfolge gegeben. Ist ein Medikament schon innerhalb der letzten 6 h zur Prophylaxe oder Therapie gegeben worden, wird eine andere Substanzklasse verwendet. Wenn Dexamethason nicht schon gegeben wurde, sollten 4 mg i. v. zusätzlich zum ersten Antiemetikum gegeben werden.

► **Dosierung**
- Dexamethason 4 mg i. v. nur zusätzlich für den weiteren Verlauf geben (wirkt nicht akut)
- 5-HT3-Antagonist (Ondansetron 1–4 mg i. v.)
- Dimenhydrinat (31–)62 mg i. v.
- Droperidol 0,625–1,25 mg i. v.
- Metoclopramid 25 mg i. v.
- Propofol als ultima ratio: Boli von 10–20 mg Propofol i. v. (fraktionierte Gabe durch den Arzt und unter Basismonitoring; **Cave:** Atemdepression)
- in Einzelfällen kann Aprepitant 80 mg p. o. oder Fosaprepitant 115 mg i. v. gegeben werden

2.22 Postoperative Restcurarisierung

C. Melzer-Gartzke, P. Pickerodt

Die postoperative Restcurarisierung (PORC) oder neuromuskuläre Restblockade ist ein Überhang der Wirkung von Muskelrelaxanzien, die das postoperative Risiko erhöht und von Patienten als sehr unangenehm empfunden wird.

2.22.1 Periphere neuromuskuläre Blocker

Als Muskelrelaxanzien werden in der Regel Suxamethonium, Mivacurium, Vecuronium, Rocuronium und Cis-Atracurium verwendet. Pancuronium wird im OP nicht mehr verwendet.

Bei kontinuierlicher Gabe werden Dosierungen in folgenden Größenordnungen benötigt:
- 6 µg/kgKG/min für Mivacurium
- 2 µg/kgKG/min für Cis-Atracurium

2.22.2 Monitoring

Jeder Patient, der neuromuskulär blockierende Medikamente erhält, wird mit einer Relaxometrie überwacht (siehe Kap. 3.9).

Dabei gilt, dass der elektrische Stimulus mindestens 20–25 % über den Reiz liegen muss, der für eine maximale Reizantwort benötigt wird. Dafür wird der Nervenstimulator vor Einleitung angeschlossen, jedoch erst aktiviert, nachdem der Patient bewusstlos ist. Die Single-twitch-Stimulation mit 1 Hz kann zum Feststellen der supramaximalen Stimulation verwendet werden.

Der **Train of Four (TOF)** besteht aus 4 supramaximalen Stimuli, die alle 0,5 s gegeben werden (2 Hz).

Wurde mit Suxamethonium oder Mivacurium intubiert, so wird vor der Gabe eines anderen Muskelrelaxans gewartet bis eine deutliche Erholung eingetreten ist. Ein Ausbleiben der Erholung ist ein Hinweis auf das Vorliegen von atypischen Pseudocholinesterasen.

Es gilt als Faustregel: Ein TOF von 1, 2, 3 und 4 entspricht einer Erholung von ungefähr 5, 15, 25 and 35 %. Für die meisten chirurgischen Eingriffe reicht, bei genügender Anästhesie, eine twitch depression von ungefähr 90 % aus. Dies entspricht einem TOF von 1 bis 2. Bei sehr jungen oder sehr alten Patienten reicht aufgrund der verminderten Muskelmasse auch eine geringere Relaxierung aus.

Die TOF-Ratio beschreibt das Verhältnis von 4. zu 1. Reizantwort beim TOF und ist das relevante Extubationskriterium. Vor Extubation wird eine TOF-Ratio von > 90 % angestrebt. Manuell-taktil kann eine TOF-Ratio von 30 % nicht von einer vollständigen Erholung > 90 % unterschieden werden. Daher wird bei einem alten Relaxometer vor einer Extubation neben dem TOF zusätzlich bei 4 Reizantworten auch die Reaktion auf einen tetanischen Reiz von 5 s mit 50 Hz getestet (**Cave:** sehr schmerzhaft).

Bei einer Messung durch Akzeleromyografie kann von ähnlichen Resultaten ausgegangen werden wie bei Elektromyografie und Mechanomyografie. Die Position der

Extremität sollte zwischen den Messungen nicht verändert werden.

Beim MechanoSensor (Kinemyografie) sollte man sich an dem TOF und nicht an dem Balkendiagramm orientieren.

2.22.3 Antagonisierung

Vor einer Antagoniserung mit einem Acetylcholinesteraseinhibitor sollten mindestens 2 Reizantworten beim TOF vorhanden sein, vorzugsweise besser 3–4.

Neostigmin wird mit 0,05 mg/kgKG bis maximal 0,06–(0,07) mg/kgKG verabreicht. Es wird zusammen mit Atropin im Verhältnis 1:2–1:3 alternativ mit 0,01 mg/kgKG Glycopyrronium aufgezogen. Nach Antagonisierung mit Acetylcholinesteraseinhibitoren muss der Patient 2 h im Aufwachraum überwacht werden, damit ein Reboundphänomen nicht übersehen wird.

Sugammadex für die Antagonisierung von Rocuronium in Durchstechflaschen à 200 mg kann in Rücksprache mit dem Oberarzt bei vitaler Indikation eingesetzt werden. Das Medikament wird im Notfalldepot gelagert.

Wird bei einer Rapid Sequence Induction und einer Kontraindikation für Suxamethonium (Succinylcholin) eine 3- bis 4-fache ED_{95}-Rocuronium verwendet, und es entsteht eine „cannot ventilate – cannot intubate“-Situation, so können 16 mg/kgKG Sugammadex gegeben werden.

Cave

Achtung Notfallsituation! Hilfe anfordern und Algorithmus „Schwieriger Atemweg“ beachten!

Bei einer vitalen Gefährdung eines Patienten können bei schon vorhandenen 1–2 Post-Tetanic-Counts (PTC) 4 mg/kgKG, bei mindestens T_2 2 mg/kgKG Sugammadex nachgegeben werden.

Bei ausgeprägter postoperativer Restcurarisierung kann der Patient in der PACU analgosediert und beatmet werden, bis die Antagonisierung sinnvoll erscheint oder die vollständige Erholung eingetreten ist.

2.23 Shivering

B. Oldörp, S. Tafelski

2.23.1 Allgemein

Die Formulierung von Behandlungsrichtlinien für das postoperative Shivering (unwillkürliches Muskelzittern) im Rahmen der ASA Task Force unterstreicht die Bedeutung von Shivering in der täglichen Aufwachraumroutine. Postoperatives Shivering nach Allgemeinanästhesie tritt bei 4,1–65 % aller Patienten auf und ist auch nach Regionalanästhesie häufig. Shivering wird von betroffenen Patienten meist als äußerst unangenehm und beeinträchtigend empfunden, ist jedoch selbstlimitierend und wird niemals chronisch. Neben thermoregulatorischem tonischem Shivering infolge akzidenteller Hypothermie oder im Rahmen einer Fieberreaktion kann postoperativ klonisches nonthermoregulatorisches Shivering auftreten, für das verschiedene Auslöser und Ursachen postuliert werden.

2.23.2 Therapie

Shivering sollte behandelt werden. Die Indikation der jeweiligen pharmakologischen Therapie ist klinisch zu stellen (Patientenzustand).

Medikamente

Clonidin

Clonidin wird bei gewünschten clonidinspezifischen Synergieeffekten (Blutdrucksenkung, milde Sedierung, längere Wirkdauer) und/oder bei Kontraindikationen gegen Pethidin eingesetzt. Der Wirkungsmechanismus von Clonidin gilt als unbekannt. Vermutet wird ein hypothermer Effekt mit verminderter metabolischer Wärmeproduktion infolge einer Aktivierung von hypothalamischen α_2-Rezeptoren, außerdem der Freisetzung von Dynorphin, einem κ-Agonisten und von in die Antinozeption eingebundenen Neurotransmittern.

- Dosierung: 1–2 µg/kgKG bzw. 75–150 µg bei Erwachsenen
- NNT (number needed to treat) nach 5 min (150 µg): 1,3; Effekt dosisabhängig
- NW: initial passagerer BP-Anstieg durch Stimulation peripherer α-Rezeptoren, Bradykardie, arterielle Hypotension, Kopfschmerzen, Mundtrockenheit, Sedierung
- Gegenanzeigen/Anwendungsbeschränkungen: Allergie, AV-Block II./III. Grades, Sick-Sinus-Syndrom, Sinusbradykardie (< 50/min), Verdacht auf Phäochromozytom, schwere koronare Insuffizienz/frischer Myokardinfarkt, zerebrovaskuläre Insuffizienz, Herzinsuffizienz NYHA IV, Schwangerschaft und Stillzeit, Depression, Porphyrie

I

Pethidin

Pethidin wird bei Kontraindikationen gegen Clonidin (BP systolisch < 120 mmHg, und Hf < 60/min) und/oder bei gewünschten pethidinspezifischen Synergieeffekten (Analgesie, kürzere Wirkdauer) eingesetzt. Der für Pethidin spezifische Antishivering-Effekt beruht vermutlich auf der mangelnden Rezeptorspezifität der Substanz, d. h. Pethidin wirkt nicht nur auf Opioidrezeptoren. In der Folge wird, im Gegensatz zu anderen Opioiden, die Temperaturschwelle bei der Shivering einsetzt, im Vergleich zu der bei der Vasokonstriktion auftritt, überproportional gesenkt. Es wird angenommen, dass die Antishivering-Wirkung von Pethidin neben der Bindung an κ-Rezeptoren auf opioidrezeptorunabhängigen Effekten beruht (nichtkompetitive Hemmung von NMDA-Rezeptoren, Stimulation von α_2B-Adrenorezeptoren und Reuptake-Hemmung biogener Amine an verschiedenen thermoregulatorisch aktiven ZNS-Strukturen).

- Dosierung: 0,25–0,5 mg/kgKG bzw. 25 mg bei Erwachsenen, ggf. 2. Applikation bei Ineffektivität
- NNT: 1,3 nach 5 min
- PONV: nicht häufiger als unter Placebo
- NW: Bradypnoe/Atemdepression, Übelkeit, Erbrechen, Sedierung, Schwindel, histaminerg (allergische Reaktion), anticholinerg (Tachykardie, Harnverhalt, Bronchospasmus, ZNS-Störungen), Bradykardie, arterielle Hypotension, intrakranielle Hypertension
- Gegenanzeigen/Anwendungsbeschränkungen: Allergie, Kinder < 12 Monate, MAO-Hemmer in den letzten 14 Tagen, Epilepsie, Prostatahypertrophie

Therapie bei Kindern

Zur Therapie des Shiverings bei Kindern liegen keine Studien vor.

▶ **Indikation.** Klinische Einschätzung: Pethidin: 0,35 mg/kgKG oder Clonidin: 1,5 µg/kgKG.

Cave ⚠

Nur bei Kindern > 12 Monaten! Nur nach Oberarzt-Rücksprache!

Primäre und sekundäre Therapieversager

Kontrollierte Studien zur Therapie primärer Non-Responder bzw. der pharmakologischen Intervention bei rekurrentem Shivering fehlen. Sofern eine anhaltende klinische Behandlungsindikation besteht, kann die jeweilige Alternativsubstanz unter Beachtung ihrer Kontraindikationen eingesetzt werden. Sorgfältiges Abwägen einer zweiten pharmakologischen Intervention!

Wärmetherapie

Kutane Wärmezufuhr erhöht die Hypothermietoleranz und stellt somit eine direkte Therapie des postoperativen Shiverings dar. Auch supportiv zur medikamentösen Therapie des Shiverings sind Wärmetherapiemaßnahmen notwendig, da durch den Einsatz der Medikamente die mit dem Shivering verbundene Wärmeproduktion vermindert wird. Siehe auch Kap. 2.20 (Perioperatives Wärmemanagement).

- Warmluftgebläse
- passive Maßnahmen („2. Decke") sind bezüglich der postoperativen Erwärmungsgeschwindigkeit ähnlich effektiv.

Supportive Sauerstoffzufuhr

Unabhängig von der pulsoximetrischen S_aO_2!

2.23.3 Prophylaxe

Wegen der geringen medizinischen Auswirkungen des Shiverings einerseits und der hohen Effektivität der Therapie andererseits, ist eine generelle medikamentöse Prophylaxe nicht indiziert!

2.24 Literatur

[56] Ahmed Z, Lockhart C, Weiner M et al. Advances in Diabetic Management: Implications for Anesthesia. Anesth Analg 2005; 100: 666–9

[57] Alderson P, Roberts I. Corticosteroide for acute traumatic brain injury. Cochrane Database Syst Rev 2005; 2005 (1): CD000 196

[58] American College of Cardiology Foundation/American Heart Association Task Force on Practice Guidelines; American Society of Echocardiography; American Society of Nuclear Cardiology; Heart Rhythm Society; Society of Cardiovascular Anesthesiologists; Society for Cardiovascular Angiography and Interventions; Society for Vascular Medicine; Society for Vascular Surgery, Fleisher LA, Beckman JA, Brown KA et al. 2009 ACCF/AHA focused update on perioperative beta blockade incorporated into the ACC/AHA 2007 guidelines on perioperative cardiovascular evaluation and care for noncardiac surgery. J Am Coll Cardiol 2009; 54 (22): e13–e118

[59] American Society of Anesthesiologists Task Force on Perioperative Blood Transfusion and Adjuvant Therapies. Practice guidelines for perioperative blood transfusion and adjuvant therapies: an updated report by the American Society of Anesthesiologists Task Force on Perioperative Blood Transfusion and Adjuvant Therapies. Anesthesiology 2006; 105: 198–208

[60] Andrzejowski J, Hoyle J, Eapen G et al. Effect of prewarming on post-induction core temperature and the incidence of inadvertent perioperative hypothermia in patients undergoing general anaesthesia. Br J Anaesth 2008; 101 (5): 627–31

[61] Annane D, Bellissant E, Bollaert PE et al. Corticosteroids in the treatment of severe sepsis and septic shock in adults: a systematic review. JAMA 2009; 301: 2362–75

[62] Annane D, Sébille V, Charpentier C et al. Effect of treatment with low doses of hydrocortisone and fludrocortisone on mortality in patients with septic shock. JAMA 2002; 288: 862–71

[63] Apfel CC, Korttila K, Abdalla M et al. A factorial trial of six interventions for the prevention of postoperative nausea and vomiting. N Engl J Med 2004; 350 (24): 2441–51
[64] Apfel CC, Läärä E, Koivuranta M et al. A simplified risk score for predicting postoperative nausea and vomiting: conclusions from cross-validations between two centers. Anesthesiology 1999; 91 (3): 693–700
[65] Apter AJ, Kinman JL, Bilker WB et al. Is there cross-reactivity between penicillins and cephalosporins? Am J Med 2006; 119 (4): 354.e11–9
[66] ASA Task Force on postanesthetic care: Practice guidelines für postanesthetic care. Anesthesiology 2002; 96: 742–52
[67] ASA Task Force. Practice guidelines for postanesthetic care. Anesthesiology 2002; 96: 742–52
[68] Baillard C, Clec'h C, Catineau J et al. Postoperative residual neuromuscular block: a survey of management. Br J Anaesth 2005; 95: 622–6
[69] Bernek S, Biscoping J. Risiken und Alternativen der Transfusion. Anästh Intensivmed 2006; 47: 143–53
[70] Bloch KE, Schoch OD, Zhang JN et al. German Version of the Epworth Sleepiness Scale. Respiration 1999; 66 (5): 440–7
[71] Boersma E, Poldermans D, Bax JJ et al. Predictors of cardiac events after major vascular surgery: Role of clinical characteristics, dobutamine echocardiography, and beta-blocker therapy. JAMA 2001; 285: 1865–73
[72] Bracken MB, Shepard MJ, Holford TR et al. Administration of methylprednisolone for 24 or 48 hours in the treatment of acute spinal cord injury. Results of the third Nation acute spinal cord injury randomized controlled trial. National acute spinal cord injury study. JAMA 1997; 277: 1597–604
[73] Bracken MB, Shepard MJ, Holford TR et al. Methylprednisolone or tirilized mesylateadministration after acute spinal cord injury: 1-year follow up. Results of the third Nation acute spinal cord injury randomized controlled trial. J Neurosurg 1998; 89: 699–709
[74] Brain Trauma Foundation. The American Association of Neurological Surgeons. The Joint Section on Neurotrauma and Critical Care. Guidelines for the management of severe traumatic brain injury. J Neurotrauma 2000; 17: 450–553
[75] Bräuer A, Waeschle RM, Heise D et al. Präoperative Vorwärmung in der klinischen Routine. Erste Erfahrungen. Anaesthesist 2010; 59 (9): 842–50
[76] Brull SJ, Murphy GS. Residual neuromuscular block: lessons unlearned. Part II: methods to reduce the risk of residual weakness. Anesth Analg 2010; 111 (1): 129–40
[77] Bundesärztekammer. Querschnittsleitlinien zur Therapie mit Blutkomponenten und Plasmaderivaten. Gesamtnovelle; 2020
[78] Bürgerliches Gesetzbuch (BGB) (§ 1666 Abs. 3, § 1904) https://www.gesetze-im-internet.de/bgb/__1666.html; https://www.gesetze-im-internet.de/bgb/__1904.html
[79] Campagna JD, Bond MC, Schabelman E et al.The Use of cephalosporins in penicillin-allergic patients: a literature review. Emerg Med 2012; 42 (5): 612–20
[80] Carlson AP, Schermer CR, Lu SW. Retrospective evaluation of anemia and transfusion in traumatic brain injury. J Trauma 2006; 61: 567–71
[81] Claudius C, Viby-Mogensen J. Acceleromyography for use in scientific and clinical practice: a systematic review of the evidence. Anesthesiology 2008; 108 (6): 1117–40
[82] Czer LS, Bateman TM, Gray RJ et al. Treatment of severe platelet dysfunction and hemorrhage after cardiopulmonary bypass: reduction in blood product usage with desmopressin. J Am Coll Cardiol 1987; 9: 1139–47
[83] Davenport RD. Pathophysiology of hemolytic transfusion reactions. Semin Hematol 2005; 42: 165–8
[84] De Witte JL, Demeyer C, Vandemaele E. Resistive-heating or forced-air warming for the prevention of redistribution hypothermia. Anesth Analg 2010; 110 (3): 829–33
[85] Dellinger RP, Levy MM, Rhodes A et al. Surviving Sepsis Campain: International guidelines for management of severe sepsis and septic shock: 2012. Crit Care Med 2013; 36: 296–327
[86] Deutsche Gesellschaft für Anästhesiologie und Intensivmedizin e. V. (DGAI). Leitlinie „Vermeidung von perioperativer Hypothermie“ (2013). AWMF-Leitlinien-Register Nr. 001–018. Im Internet: https://www.awmf.org/leitlinien/detail/ll/001-018.html
[87] Deutsche Gesellschaft für Angiologie, Gesellschaft für Gefäßmedizin e. V., Hrsg. S2-Leitlinie: Diagnostik und Therapie der Venenthrombose und der Lungenembolie. Im Internet: (https://www.awmf.org/leitlinien/detail/ll/065-002.html (Stand: 14.12.2021)
[88] Devereaux PJ, Yang H, Yusuf S et al. Effects of extended-release metoprolol succinate in patients undergoing non-cardiac surgery (POISE trial): a randomised controlled trial. Lancet 2008; 371: 1839–47
[89] Donati F. Neuromuscular monitoring: what evidence do we need to be convinced? Anesth Analg 2010; 111 (1): 6–8
[90] Drews RE, Weinberger SE. Thrombocytopenic disorders in critically ill patients. Am J Respir Crit Care Med 2000; 162: 347–51
[91] Eberhart LH, Döderlein F, Eisenhardt G et al. Independent risk factors for postoperative shivering. Anesth Analg 2005; 101 (6): 1849–57
[92] Eberhart LH, Döderlein F, Eisenhardt G et al. Independent risk factors for postoperative shivering. Anesth Analg 2005; 101 (6): 1849–57
[93] Eberhart LH, Geldner G, Kranke P et al. The development and validation of a risk score to predict the probability of postoperative vomiting in pediatric patients. Anesth Analg 2004; 99 (6): 1630–7
[94] Ebner W, Forster DH, Ruden H et al. Evidence-based recommendations for perioperative antibiotic prophylaxis. Chirurg 2000; 71: 912–7
[95] Egred M, Davis GK. Cocaine and the heart. Postgrad Med J 2005; 81 (959): 568–71
[96] Erber WN. Massive blood transfusion in the elective surgical setting. Transfus Apher Sci 2002; 27: 83–92
[97] Expertenkommission der Paul-Ehrlich-Gesellschaft für Chemotherapie e. V., Hrsg. Perioperative Antibiotika-Prophylaxe. Empfehlungen einer Expertenkommission der Paul-Ehrlich-Gesellschaft für Chemotherapie e. V. Chemotherapie Journal 2010; 19: 70–84
[98] Fachinformation Dabigatran. Internet: https://www.fachinfo.de/suche/stoff/124 876/Dabigatranetexilat
[99] Fachinformation Rivaroxaban. Internet: https://www.fachinfo.de/suche/stoff/124 897/Rivaroxaban
[100] Feeley TW, Macario A. The postanesthesia care unit. In: Miller, ed. Miller's Anesthesia. 6. edition. Philadelphia: Elsevier; 2005: 2703–27
[101] Fleisher LA, Beckman JA, Brown KA et al. 2009 ACCF/AHA focused update on perioperative beta blockade incorporated into the ACC/AHA 2007 guidelines on perioperative cardiovascular evaluation and care for noncardiac surgery. Circulation 2009; 120 (21): e169–e276
[102] Fleisher LA, Beckman JA, Brown KA et al. ACC/AHA 2007 Guidelines on Perioperative Cardiovascular Evaluation and Care for Noncardiac Surgery – A Report of the American College of Cardiology/American Heart Association Task Force on Practice Guidelines (Writing Committee to Revise the 2002 Guidelines on Perioperative Cardiovascular Evaluation for Noncardiac Surgery). Circulation 2007; 116 (17): e418–99
[103] Fritzsch A. Anscheinend schuldig – Überlegungen zu einem BGH-Urteil. Hämotherapie 2006; 7: 44–49
[104] Futter M, Gin T. Neuromuscular Block: Views from the Western Pacific. Anesth Analg 2010; 111 (1): 11–2
[105] Gan TJ, Apfel CC, Kovac A et al. Aprepitant-PONV Study Group: A randomized, double-blind comparison of the NK1 antagonist, aprepitant, versus ondansetron for the prevention of postoperative nausea and vomiting. Anesth Analg 2007; 104 (5): 1082–9
[106] Gan TJ, Meyer T, Apfel CC et al. Consensus guidelines for managing postoperative nausea and vomiting. Anesth Analg 2003; 97 (1): 62–71
[107] Gan TJ, Meyer TA, Apfel CC et al. Society for Ambulatory Anesthesia: Society for Ambulatory Anesthesia guidelines for the management of postoperative nausea and vomiting. Anesth Analg 2007; 105 (6): 1615–28
[108] Gemeinsame Empfehlung der Deutschen Gesellschaft für Anästhesiologie und Intensivmedizin, Deutschen Gesellschaft für Chirurgie, Deutschen Gesellschaft für Innere Medizin. Präoperative Evaluation erwachsener Patienten vor elektiven, nicht kardiochirurgischen Eingriffen. Anästh Intensivmed 2010; 51: S 788–S 797
[109] Glance LG, Lustik SJ, Hannan EL et al. The Surgical Mortality Probability Model: derivation and validation of a simple risk prediction rule for noncardiac surgery. Ann Surg 2012; 255 (4): 696–702

[110] Gogarten W, Van Aken H, Büttner J et al. Rückenmarksnahe Regionalanästhesien und Thromboembolieprophylaxe/antithrombotische Medikation. 2. überarbeitete Empfehlungen der Deutschen Gesellschaft für Anästhesiologie und Intensivmedizin. Anaesth Intensivmed 2007; 48: S 109–S 124

[111] Gonzalez EA, Moore FA, Holcomb JB et al. Fresh frozen plasma should be given earlier to patients requiring massive transfusion. J Trauma 2007; 62: 112–9

[112] Goodnough LT, Maniatis A Earnshaw P et al. Detection, evaluation, and management of preoperative anaemia in the elective orthopaedic surgical patient: NATA guidelines. Br J Anaesth 2011; 106 (1): 13–22

[113] Habib G, Hoen B, Tornos P et al. Guidelines on the prevention, diagnosis, and treatment of infective endocarditis (new version 2009): the European Society of Cardiology (ESC). Eur Heart J 2009; 30: 2369–413

[114] Hampel C, Schenk M, Göbel H et al. Schmerztherapie bei suchtmittelabhängigen Patienten. Schmerz 2006; 20 (5): 445–459

[115] Hebert PC, Wells G, Blajchmann MA et al. A multicenter, randomized, controlled clinical trial of transfusion requirements in critical care. N Engl J Med 1999; 340: 409–17

[116] Hebert PC, Yetisir E, Martin C et al. Transfusion Requirements in Critical Care Investigators for the Canadian Critical Care Trials Group. Is a low transfusion threshold safe in critically ill patients with cardiovascular diseases? Crit Care Med 2001; 29: 227– 34

[117] Hepner DL, Castells MC. Latex Allergy: an update. Anesth Analg 2003; 96 (4): 1219–29

[118] Holland LL, Brooks JP. Toward rational fresh frozen plasma transfusion: The effect of plasma transfusion on coagulation test results. Am J Clin Pathol 2006; 126: 133–9

[119] Holzman RS. Clinical management of latex-allergic children. Anesth Analg 1997; 85 (3): 529–33

[120] Horn E-P, Torossian A. Perioperative Hypothermie – Prophylaxe, Therapie und Physiologie. AINS 2010; 45 (3): 160–7

[121] Horn E-P. Perioperative Hypothermie: Pathophysiologie, Prophylaxe und Therapie. AINS 2002; 37: 409–28

[122] Horn E-P. Perioperative Hypothermie: Pathophysiologie, Prophylaxe und Therapie. AINS 2002; 37: 409–28

[123] http://www.dgav.de/dgav/wissen-informationen/patientensicherheit.html (Stand: 24.11.2023)

[124] https://www.who.int/patientsafety/safesurgery/checklist/en/ (Stand: 24.11.2023)

[125] Hulbert RJ Moulton R. Why do you prescribe methylprednisolone for acute spinal cord injury? A Canadian perspective and position statement. Can J Neurol Sci 2002; 29 (3): 236–9

[126] Johns MW. A new method for measuring daytime sleepiness: the Epworth sleepiness scale. Sleep 1991; 14 (6): 540–5

[127] Kaufner L. und Heymann C. S3-Leitlinie Präoperative Anämie. Diagnostik und Therapie der Präoperativen Anämie. Deutsche Gesellschaft für Anästhesiologie und Intensivmedizin (DGAI) in Kooperation mit der Arbeitsgemeinschaft der Wissenschaftlichen Medizinischen Fachgesellschaften (AWMF).AWMF Registernummer 001 – 0024. Version 1.0 vom 11.04.2018. Internet: https://www.awmf.org/uploads/tx_szleitlinien/001-024l_S3_Praeoperative-Anaemie_2018-04-abgelaufen.pdf

[128] Keh D, Boehnke T, Weber-Cartens S et al. Immunologic and hemodynamic effects of „low-dose“ hydrocortisone in septic shock: a double-blind, randomized, placebo-controlled, crossover study. Am J Respir Crit Care Med 2003; 167: 512–20

[129] Keh D, Briegel J, Niederberger S et al. Kortikosteroide bei schwerer Sepsis und septischem Schock. Intensivmedizin und Notfallmedizin 2009; 46: 534–540

[130] Kietaibl S, Ferrandis R, Godier A et al. Regional anaesthesia in patients on antithrombotic drugs. Joint ESAIC/ESRA guidelines. Eur J Anaesthesiol 2022; 39: 100–132

[131] Kopman AF, Kopman DJ. An analysis of the TOF-watch algorithm for modifying the displayed train-of-four ratio. Acta Anaesthesiol Scand 2006; 50 (10): 1313–4

[132] Kopman AF, Ng J, Zank LM et al. Residual postoperative paralysis. Pancuronium versus mivacurium, does it matter? Anesthesiology 1996; 85 (6): 1253–9

[133] Kopman AF. Managing Neuromuscular Block: Where Are the Guidelines? Anesth Analg 2010; 111 (1): 9–10

[134] Kopman AF. Measurement and monitoring of neuromuscular blockade. Curr Opin Anaesthesiol 2002; 15 (4): 415–20

[135] Kopman AF. The Datex-Ohmeda M-NMT Module: A Potentially Confusing User Interface. Anesthesiology 2006; 104 (5): 1110–1

[136] Kranke P, Eberhart LA, Roewer N et al. Pharmacological treatment of postoperative shivering: a quantitative systematic review of randomized controlled trials. Anesth Analg 2002; 94: 453–60

[137] Kranke P, Eberhart LA, Roewer N et al. Postoperative shivering in children: a review on pharmacologic prevention and treatment. Pediatr Drugs 2003; 5: 373–83

[138] Kranke P, Eberhart LA, Roewer N et al. Single-dose parenteral pharmacological interventions for the prevention of postoperative shivering: a quantitative systematic review of randomized controlled trials. Anesth Analg 2004; 99: 718–27

[139] Kristensen SD, Knuuti J, Saraste A et al. ESC/ESA Guidelines on non-cardiac surgery: cardiovascular assessment and management. Eur Heart J 2014; 35: 2383–431

[140] Kristensen SD, Knuuti J. New ESC/ESA Guidelines on non-cardiac surgery: cardiovascular assessment and management. Eur Heart J 2014; 35 (35): 2344–5

[141] Lee TH, Marcantonio ER, Mangione CM et al. Derivation and prospective validation of a simple index for prediction of cardiac risk of major noncardiac surgery, Circulation 1999; 100 (10): 1043–9

[142] Lee TH, Marcantonio ER, Mangione CM et al. Derivation and prospective validation of a simple index for prediction of cardiac risk of major noncardiac surgery. Circulation 1999; 100: 1043–9

[143] Levi M, Cromheecke ME, de Jonge E et al. Pharmacological strategies to decrease excessive blood loss in cardiac surgery: a meta-analysis of clinically relevant endpoints. Lancet 1999; 354: 1940–7

[144] Ley SC, Preckel B, Schlack W. Perioperative Behandlung von Patienten mit Diabetes mellitus. Anästhesiol Intensivmed Notfallmed Schmerzther 2005; 40: 230–249 + 319–26

[145] Liebermann P, Nicklas RA, Ooppenheimer J et al. The diagnosis and management of anaphylaxis practice parameter: 2010 update. J Allergy Clin Immunol 2010; 126: 477– 80

[146] Lindenauer PK, Pekow P, Wang K et al. Perioperative beta-blocker therapy and mortality after major noncardiac surgery. N Engl J Med 2005; 353: 349–361

[147] Maerz LL, Akhtar S. Perioperative glycemic management in 2011: paradigm shifts. Curr Opin Crit Care 2011; 17 (4): 370–5

[148] Marik PE, Pastores SM, Annane D et al. Recommendations for the diagnosis and management of corticosteroid insufficiency in critically ill adult patients: consensus statements from an international task force by the American College of Critical Care Medicine. Crit Care Med 2008; 36: 1937–49

[149] Milde AS, Böttiger BW, Morcos M. Nebennierenrinde und Steroide. Supplementäre Therapie in der perioperativen Phase. Anaesthesist 2005; 54: 639–54

[150] Milde AS, Motsch J. Medikamenteninteraktionen für den Anästhesisten. Anaesthesist 2003; 52: 839–59

[151] Miller RD, Ward TA. Monitoring and pharmacologic reversal of a nondepolarizing neuromuscular blockade should be routine. Anesth Analg 2010; 111 (1): 3–5

[152] Minneci PC, Deans KJ, Eichacker PQ et al. The effects of steroids during sepsis depend on dose and severity of illness: an updated meta-analysis. Clin Microbiol Infect 2009; 15: 308–18

[153] Moser M, Bertram U, Peter K et al. Abciximab, eptifibatide, and tirofiban exhibit dose-dependent potencies to dissolve platelet aggregates. J Cardiovasc Pharmacol 2003; 41: 586–92

[154] Murphy GS, Brull SJ. Residual Neuromuscular Block: Lessons Unlearned. Part I: Definitions, Incidence, and Adverse Physiologic Effects of Residual Neuromuscular Block. Anesth Analg 2010; 111 (1): 120–8

[155] Naber CK, Al-Nawas B, Baumgartner H et al. Prophylaxe der infektiösen Endokarditis. Kardiologe 2007; 1: 243–50

[156] Nacul FE, de Moraes E, Penido C et al. Massive nasal bleeding and hemodynamic instability associated with clopidogrel. Pharm World Sci 2004; 26: 6–7

[157] Naguib M, Kopman AF, Ensor JE. Neuromuscular monitoring and postoperative residual curarisation: a meta-analysis. Br J Anaesth 2007; 98: 302–16

[158] Naguib M, Kopman AF, Lien CA et al. A Survey of Current Management of Neuromuscular Block in the United States and Europe. Anesth Analg 2010; 111 (1): 110–9

[159] National Institute for health and Clinical Excellence „Management of inadvertent perioperative hypothermia in adults“

[160] Natural Rubber Latex Allergy: Considerations for Anesthesiologists. Americain Society of Anesthesiologists 2005; Internet: http://www.asahq.org/publicationsAndServices/latexallergy.pdf

[161] Neumann T, Kox WJ, Spies C. Anästhesiologisches Vorgehen bei Sucht- und Begleiterkrankungen. Suchtmed 2003; 5 (1): 13–20

[162] Neumann T, Kox WJ, Spies C. Anästhesiologisches Vorgehen bei Sucht- und Begleiterkrankungen. Suchtmed 2003; 5 (1): 13–20

[163] O'Shaughnessy DF, Atterbury C, Bolton Maggs P et al. Guidelines for the use of freshfrozen plasma, cryoprecipitate and cryosupernatant. Br J Haematol 2004; 126: 11–28

[164] Pichichero ME, Casey JR. Safe use of selected cephalosporins in penicillin-allergic patients: a meta-analysis. Otolaryngol Head Neck Surg 2007; 136: 340–7

[165] Pichichero ME. A review of evidence supporting the American Academy of Pediatrics recommendation for prescribing cephalosporin antibiotics for penicillin-allergic patients. Pediatrics 2005; 115: 1048–57

[166] Pichichero ME. Use of selected cephalosporins in penicillin-allergic patients: a paradigm shift. Diagn Microbiol Infect Dis 2007; 57: S 13–8

[167] Pleym H, Stenseth R, Wahba A et al. Single-dose tranexamic acid reduces postoperative bleeding after coronary surgery in patients treated with aspirin until surgery. Anesth Analg 2003; 96: 923–8

[168] Priebe HJ. Perioperatives kardiales Vorgehen bei nichtkardiochirurgischen Eingriffen. Leitlinien 2009 der Europäischen Gesellschaft für Kardiologie. Anästhesist 2010; 59: 443–452

[169] Pühringer FK, Rex C, Sielenkämper AW et al. Reversal of profound, high-dose rocuronium-induced neuromuscular blockade by sugammadex at two different time points: an international, multicenter, randomized, dose-finding, safety assessor-blinded, phase II trial. Anesthesiology 2008; 109 (2): 188–97

[170] Qualitätsmanagement-Handbuch für die Anwendung von Blutprodukten der Charité Universitätsmedizin-Berlin. Salama A, Hrsg. 3. Auflage. 2013

[171] Querschnitts-Leitlinien (BÄK) zur Therapie mit Blutkomponenten und Plasmaderivaten. 4. Auflage 2008. Zuletzt geändert Januar 2011

[172] Ranucci M, Nano G, Pazzaglia A et al. Platelet mapping and desmopressin reversal of platelet inhibition during emergency carotid endarterectomy. J Cardiothorac Vasc Anesth 2007; 21: 851–4

[173] Rao SV, Jollis JG, Harrington RA et al. Relationship of blood transfusion and clinical outcomes in patients with acute coronary syndromes. JAMA 2004; 292: 1555–62

[174] Rebulla P. Revisitation of the clinical indications for the transfusion of platelet concentrates. Rev Clin Exp Hematol 2001; 5: 288–310

[175] Reinhart K, Brunkhorst FM, Bone HG et al. Prävention, Diagnose, Therapie und Nachsorge der Sepsis. Erste Revision der S2k-Leitlinien der Deutschen Sepsis-Gesellschaft e. V. (DSG) und der Deutschen Interdisziplinären Vereinigung für Intensiv- und Notfallmedizin (DIVI). Anaesthesist 2010; 59: 347–70

[176] Reininger AJ, Reininger CB, Spannagl M et al. Effect of fibrinogen substitution in afibrinogenemia on hemorheology and platelet function. Thromb Haemost 1995; 74: 853–8

[177] Richtlinien zur Gewinnung von Blut und Blutbestandteilen und zur Anwendung von Blutprodukten (Richtlinie Hämotherapie). Gesamtnovelle 2017. Köln: Deutscher Ärzte-Verlag; 2017

[178] Robert Koch-Institut. Infektionsepidemiologische Meldungen von Blutspendern. Epidemiologisches Bulletin 2005; 40: 365–7

[179] Roberts I, Yates D, Sandercock P et al. Effects of intravenous corticosteroids on death within 14 days in 10,008 adults with clinically significant head injury (MRC CRASH trial): randomised placebo-controlled trial. Lancet 2004; 364: 1321–8

[180] Roberts I. The CRASH trial: the first large-scale, randomised, controlled trial in head injury. Crit Care 2001; 5: 292–3

[181] Rose DK. Recovery room problems or problems in the PACU. Can J Anaesth 1996; 43: R116–22

[182] Roseff SD, Luban NL, Manno CS. Guidelines for assessing appropriateness of pediatric transfusion. Transfusion 2002; 42: 1398–413

[183] Rundshagen I. Der Suchtkranke in der Anästhesie Substanzabhängigkeiten und perioperative Behandlungsstrategien. Anasthesiol Intensivmed Notfallmed Schmerzther 2010; 45 (5): 304–13

[184] Rüsch D, Becke K, Eberhart LH et al. Übelkeit und Erbrechen nach Operationen in Allgemeinanästhesie – Empfehlungen zur Risikoeinschätzung, Prophylaxe und Therapie. Anasthesiol Intensivmed Notfallmed Schmerzther 2011; 46 (3): 158–70

[185] Rüsch D, Eberhart LH, Wallenborn J et al. Übelkeit und Erbrechen nach Operationen in Allgemeinanästhesie: Eine evidenzbasierte Übersicht über Risikoeinschätzung, Prophylaxe und Therapie. Dtsch Arztebl Int 2010; 107 (42): 733–41

[186] Sander M, Neumann T, von Dossow V et al. Alkoholabusus: Risikofaktor für die Anästhesie und Intensivmedizin. Internist (Berl) 2006; 47 (4): 323–41

[187] Schäfer M, Kunitz O. Postoperatives Shivering. Anaesthesist 2002; 51: 768–83

[188] Schlegel E, Biscoping J. Patient blood management – from product to individual therapy. Anästh Intensivmed 2014; 55: 498–509

[189] Schönfeld H, von Heymann C. Eigenblut-/Fremdblutkomponenten. In: Kochs E, Adams HA, Spies C, Hrsg. Anästhesiologie. 2. Aufl. Stuttgart: Thieme; 2009

[190] Section on disorders of the spine and peripheral nerves of the AmericanAssociation of Neurological Surgeons. Guidelines for management of acute cervical spinal injuries. Chapter 9: Pharmacological therapy after acute cervical spinal cord injury. Neurosurgery 2002; 50 (Suppl.3): S 63–72

[191] Senn L, Vuichard D, Widmer A et al. Aktualisierte Empfehlungen zur perioperativen Antibiotikaprophylaxe in der Schweiz. Swissnoso-Bull 2015; 1; 1–8

[192] Sessler DI. Perianesthetic thermoregulation and heat balance in humans. FASEB J 1993; 7 (8): 638–44

[193] Sessler DI. Perioperative heat balance. Anesthesiology. 2000; 92 (2): 578–96

[194] Sessler DI. Perioperative thermoregulation and heat balance. Lancet 2016; 387 (10 038): 2655–64

[195] Sessler DI. Temperature monitoring and perioperative thermoregulation. Anesthesiology 2008; 109 (2): 318–38

[196] Sessler DI. Temperature monitoring. In: Miller, ed. Miller's Anesthesia. 6. edition. Philadelphia: Elsevier; 2005: 1571–97

[197] Short D. Is the role of steroids in acute spinal cord injury now resolved? Curr Opin Neurol 2001; 14 (6): 759–63

[198] Spahn DR, Cerny V, Coats TJ et al. Task Force for Advanced Bleeding Care in Trauma. Management of bleeding following major trauma: a European guideline. Crit Care 2007; 11 (1): R17. Erratum in: Crit Care 2007; 11: 412

[199] Spahn DR, Rossaint R. Coagulopathy and blood component transfusion in trauma. Br J Anaesth 2005; 95: 130–139

[200] Sprung CL, Annane D, Keh D et al. Hydrocortisone therapy for patients with septic shock. N Engl J Med 2008; 358: 111–24

[201] The Serious Hazards of Transfusion Steering Group. SHOT Annual Report 2005. www.shotuk.org/SHOT%20report%202 005.pdf; 2006

[202] The Task Force for Preoperative Cardiac Risk Assessment and Perioperative Cardiac Management in Non-cardiac Surgery of the European Society of Cardiology (ESC) and endorsed by the European Society of Anaesthesiology (ESA), Poldermans D, Bax J, Boersma J et al. Guidelines for pre-operative cardiac risk assessment and perioperative cardiac management in non-cardiac surgery. Eur Heart J 2009; 30 (22): 2769–812

[203] Thomas C, Kirschbaum A, Boehm D et al. The diagnostic plot: a concept for identifying different states of iron deficiency and monitoring the response to epoetin therapy. Med Oncol 2006; 23 (1): 23–36

[204] Torossian A. Perioperatives Temperaturmonitoring. AINS 2008; 43: 397–399

[205] Torossian A. Thermal management during anaesthesia and thermoregulation standards for the prevention of inadvertent perioperative hypothermia. Best Pract Res Clin Anaesthesiol 2008; 22 (4): 659–68
[206] Tramèr MR. Rational control of PONV – the rule of three. Can J Anesth 2004; 51 (4): 283–5
[207] Treskatsch S, Balzer F, Knebel F et al. Feasibility and influence of hTEE monitoring on postoperative management in cardiac surgery patients. Int J Cardiovasc Img 2015; 31 (7): 1327–35
[208] Vallet B, Adamczyk S, Barreau O et al. Physiologic transfusion triggers. Best Pract Res Clin Anaesthesiol 2007; 21: 173–81
[209] Verantwortung für die prä-, intra- und postoperative Lagerung des Patienten. Vereinbarung des Berufsverbandes Deutscher Anästhesisten und des Berufsverbandes der Deutschen Chirurgen. Anästh Intensivmed 1987; 28: 65.
[210] Viby-Mogensen J, Claudius C. Evidence-based management of neuromuscular block. Anesth Analg 2010; 111 (1): 1–2
[211] Wallenborn J, Gelbrich G, Bulst D et al. Prevention of postoperative nausea and vomiting by metoclopramide combined with dexamethasone: randomised double blind multicentre trial. BMJ 2006; 333 (7563): 324–7
[212] Warren BL, Eid A, Singer Pet al. High-dose antithrombin III in severe sepsis. JAMA 2001; 286: 1869–78
[213] Waurick K, Zarbock A, Gogarten W et al. Rückenmarksnahe Regionalanästhesien und Thrombembolieprophylaxe/antithrombotische Medikation. 3. überarbeitete Empfehlung der Deutschen Gesellschaft für Anästhesiologie und Intensivmedizin. AWMF-Register-Nr. 001-005, Klassifikation S 1 Oktober 2021
[214] Weber CF, Görlinger K, Byhahn C et al. Tranexamic acid partially improves platelet function in patients treated with dual antiplatelet therapy. Eur J Anaesthesiol 2011; 28: 57–62
[215] Wiedermann CJ, Kaneider NC. A systematic review of antithrombin concentrate use in patients with disseminated intravascular coagulation of severe sepsis. Blood Coagul Fibrinolysis 2006; 17: 521–6
[216] Wilson W, Taubert KA, Gewitz M et al. Prevention of Infective Endocarditis. Guidelines From the American Heart Association. A Guideline From the American Heart Association Rheumatic Fever, Endocarditis, and Kawasaki Disease Committee, Council on Cardiovascular Disease in the Young, and the Council on Clinical Cardiology, Council on Cardiovascular Surgery and Anesthesia, and the Quality of Care and Outcomes Research Interdisciplinary Working Group. Circulation 2007;116 (15): 1736–54
[217] Witte J, Sessler DI. Perioperative shivering. Physiology and pharmacology. Anesthesiology 2002; 96: 467–84
[218] www.fachinfo.de
[219] Zaghiyan K, Melmed GY, Berel D et al. A Prospective, Randomized, Noninferiority Trial of Steroid Dosing After Major Colorectal Surgery. Ann Surg 2014; 259 (1): 32–7
[220] Zander R. Optimaler Hämatokrit 30 %: Abschied von einer Illusion. Infusionsther Transfusionsmed 1999; 26: 186–90

3 Verfahren in der Anästhesie

3.1 Arterielle Katheter

M. Kastrup, C. Melzer-Gartzke, S. Tafelski

3.1.1 Aufklärungsgespräch

- Aufklärung auf dem Anamnesebogen dokumentieren
- Risiken: Durchblutungsstörung (extrem selten, Komplikationsrate < 1 % für alle Komplikationen)
- unauffällige Punktionsstelle
- Allergien gegen Lokalanästhetika und Desinfektionsmittel erfragen

3.1.2 Indikationen

- intraarterielle Druckmessung, um unerwünschte Veränderungen des Blutdrucks frühzeitig zu erkennen
- wiederholte Blutgasanalysen
- erwartete größere Volumenverschiebungen oder Blutverluste
- hämodynamisch instabile Patienten
- transpulmonale Messung des Herzzeitvolumens mittels Thermodilutionstechnik, Kalkulation des extravaskulären Lungenwasser-Index und kontinuierliche HZV-Messung mittels Pulskonturanalyse
- Messung des transpulmonalen Herzzeitvolumens mittels Thermodilutionstechnik, Messung des extravaskulären Lungenwasser-Index mittels Doppelindikatormethode und Bestimmung der ICG-Clearance (Indigocyaningrün) als Test für Leberdurchblutung/-funktion

3.1.3 Material und Vorbereitungen im OP

Merke **M!**

Der Vortest der Drucksysteme nach den Angaben des Herstellers soll während des Befüllens und vor dem Anschließen an den Patienten durchgeführt werden und sicherstellen, dass das eingesetzte Set fehlerfrei ist.

Druckmess-Sets können anhand der Flussrate in der Tropfkammer überprüft werden; wenn die Spültaste *nicht* betätigt ist, sollten ca. 2 Tropfen/min zu erkennen sein. Sollte die Rate höher sein, bitte das System durch ein neues System ersetzen.

► **Wachpunktion**

- Lokalanästhetikum (Lidocain 1 %) 5 ml
- Rolle zum Lagern
- steriles Tuch (steriler Tisch)
- sterile Handschuhe, Mundschutz, Kopfbedeckung
- alkoholisches/polividonjodhaltiges Desinfektionsmittel (**Cave:** Jodallergie)

► **Inhalt des Kathetersets**

- 2-ml-Spritze, 5-ml-Spritze,
- Kanüle Nr. 1 gelb, um Medikamente aufzuziehen, Kanüle Nr. 17 lilafarben für Hautquaddel
- Schale für NaCl 0,9 %
- Lochtuch
- arterieller Katheter mit Seldinger-Draht
- Kompressen
- Nadelhalter
- Faden mit Nadel zur Fixierung des Katheters
- Skalpellklinge Nr. 11 spitz
- ggf. 18-G-Katheter (A. femoralis)
- 10 ml NaCl 0,9 %
- ggf. sterile Pflasternahtstreifen
- steriles Pflaster
- Druckspülsystem mit 500 ml NaCl 0,9 % und Druckaufnehmer mit Modul und Halterung
- Zuleitung mit **rotem** 3-Wege-Hahn
- roter Warnaufkleber „Arterieller Katheter, keine Injektion"

3.1.4 Anamnese und Untersuchung

- Durchblutungs- und Gerinnungsstörungen
- Inspektion der Punktionsstelle
- Funktionsprüfung durch Allen-Test bei der A. radialis
- bei Hinweisen auf schwere Durchblutungsstörungen im Allen-Test oder bereits dokumentierten Durchblutungsstörungen: alternative Punktionsstelle, Doppleruntersuchung und Dokumentation
- Allergien gegen Lokalanästhetika und Desinfektionsmittel erfragen

3.1.5 Vorgehen bei der Punktion

Punktionsstellen sind die A. radialis bevorzugt der nicht dominanten Hand oder die A. femoralis; Reservezugänge: A. dorsalis pedis, A. brachialis, A. temporalis superficialis.

► **Größe.** A. radialis: 20 G, A. femoralis 18 G (länger)

► **Ablauf**

- Lagerung der Hand: überstreckt mit einer Rolle fixiert, Daumen kann ausgestreckt bleiben
- gründliche Desinfektion unter Beachtung der Einwirkzeit
- weiteres Vorgehen mit sterilen Handschuhen, Mundschutz und Kopfbedeckung
- Lochtuch auflegen, Kompresse distal der Punktionsstelle ablegen, weiche Seite des Seldinger-Drahtes identifizieren und griffbereit ablegen
- bei wachen Patienten Lokalanästhesie: Setzen einer Hautquaddel mit Lidocain 1 %
- Tasten der Arterie und Punktion mit der Kanüle aus Katheterset
- nach Punktion der Arterie widerstandfreies Einführen des Seldinger-Drahtes mit dem flexiblen Ende durch die Kanüle
- Entfernen der Nadel unter Fixierung des Drahtes
- Einführen des Katheters über den Draht und Festnähen des Katheters (Lokalanästhesie)
- Entfernung des Drahtes und Anschluss des Druckaufnehmers über starre Zuleitung mit 3-Wege-Hahn
- steriler Verband und Kennzeichnung mit rotem Aufkleber zur Vermeidung akzidenteller arterieller Injektionen

Cave

Auf sichere Konnektion achten, speziell bei Lagerung unter Tüchern zur Operation, um akzidentelle Diskonnektion mit Blutverlust zu vermeiden.

3.1.6 Besonderheiten

Im Falle einer akzidentellen intraarteriellen Injektion Kanüle belassen, Hilfe anfordern und nach SOP Akzidentelle intraarterielle Injektion handeln.

Die transpulmonale HZV-Messung ist nur für die aortennahe Katheterposition evaluiert. In der Regel wird die A. femoralis punktiert. Alternativ können die A. brachialis, A. axillaris und die A. radialis gewählt werden, wobei unbedingt die entsprechenden Katheter verwendet werden müssen und die dazugehörige Katheterkonstante am Monitor eingegeben werden muss.

Der Katheter zur Bestimmung des extravaskulären Lungenwasserindex mittels Doppelindikatormethode (Indigocyaningrün) wird über eine Schleuse und mit steriler Hülle eingeführt. Dieser Katheter enthält eine Fiberoptik und darf nicht geknickt werden.

3.2 Echokardiografie

G. Bosse, T. Geyer, P. Pickerodt, C. Pille, S. Treskatsch

3.2.1 Indikationen in der perioperativen Medizin und Intensivtherapie

Die Echokardiografie (transthorakal/transösophageal) bietet als nichtinvasive Methode ein schnell einsetzbares Diagnostikum, um Hämodynamik, strukturelle Veränderungen oder Pathologien zu untersuchen. Basierend auf diesen Informationen können das weitere diagnostische und therapeutische Vorgehen bettseitig geplant oder hämodynamische Parameter z. B. das Schlagvolumen und das Herzzeitvolumen bestimmt werden.

Grundsätzlich nutzen wir die transthorakale (TTE) sowie die transösophageale Echokardiografie (TEE) auf der Intensivstation. Beide Verfahren haben ihre eigenen Indikationen, überlappen und ergänzen sich. Das in ► Abb. 3.1 dargestellte Schema verdeutlicht die Indikationen der Echokardiografie.

Dopplerechokardiografisch lassen sich zudem Blutflussgeschwindigkeiten ableiten, aus denen u. a. valvuläre Druckgradienten berechnet werden können. Die Zusammenschau aller Befunde erlaubt schließlich eine differenzierte Beurteilung der kardiozirkulatorischen Funktion eines Patienten und kann somit helfen, eine physiologische, zielorientierte Therapie zu implementieren. Aufgrund einer eingeschränkten transthorakalen Schallqualität kann zur Beantwortung etwaiger Fragestellungen bei beatmeten (Intensiv-)Patienten die Durchführung einer transösophagealen Echokardiografie (TEE) ebenso notwendig sein. Hierbei ist gewissenhaft die Indikationsstellung (s. u.) zu überprüfen. Letztendlich sollte jedoch wann immer möglich, einer initial orientierenden transthorakalen, nichtinvasiven Echokardiografie (TTE) der Vorzug gegeben werden. Zur Beantwortung wichtiger Differenzialdiagnosen, wie z. B. Hypovolämie vs. kardiales Pumpversagen, ist die Schallqualität meistens ausreichend.

3.2.2 Transthorakale Echokardiografie (TTE)

Vorbereitung der Untersuchung

- Patient im PDMS anmelden
- Equipment, speziell Sonden, auf Funktionsfähigkeit und Unversehrtheit überprüfen
- EKG (Sonogerät) anlegen
- Patient möglichst in Linksseitenlagerung bringen; Sonde mit Gel versehen

Patient auf der Intensivstation oder im OP

transthorakale Echokardiografie
- Evaluation Pumpleistung LVEF und RVEF
- Evaluation Ischämie/Infarkt neu aufgetretenen WBST
- Erstevaluation bei V.a. strukturelle oder valvuläre Grunderkrankung, z.B. Mitralinsuffizienz mit pulmonalem Rückstrom
- Dimensionen und Druckbelastung rechtes Herz, Trikuspidalinsuffizienz und syst. PAP
- kardialer Volumenstatus, Einschätzung V. cava
- Erstbeurteilung Klappenprothetik, paravalvuläre Leckage, Stenosen, Druckgradienten und Insuffizienzen
- Evaluation kardialer Massen (Tumor oder Thrombus)
- Perikarderguss, Pericarditis constrictiva
- diastolische Dysfunktion, Dimension Vorhöfe und Druckverhältnisse

gemeinsame, überlappende Indikationen
- Beurteilung der internen Dimensionen (Hypertrophie, Dilatation?)
- Beurteilung der globalen und regionalen systolischen Funktion (Herzinsuffizienz, KHK etc.?)
- Beurteilung der diastolischen Funktion (Relaxations-, Compliance-Störung sowie Hinweis auf erhöhte Füllungsdrücke)
- Beurteilung der Klappenfunktion (Stenose, Insuffizienz?)
- Frage nach Perikarderguss/Pleuraerguss

transösophageale Echokardiografie
- Evaluierung bei Verdacht auf akute Pathologie der Aorta, Dissektion/Transsektion eingeschlossen
- Bestimmung der Regurgitationsmechanismen zur Beurteilung der Rekonstruktionsmöglichkeiten einer Klappe
- Evaluation Funktionalität einer Klappenprothese (Druckgradienten, paravalvuläre Leckage)
- Evaluation Endokarditis/Endoprosthesise
- V.a. Endoplastitis bei persistierendem Fieber bei Patienten mit intrakardialen Devices
- Thrombenausschluss bei Patienten mit Vorhofflimmern/-flattern zur Vorbereitung Kardioversion und/oder radiofrequente Ablation

Kontraindikationen für eine TEE

absolute Kontraindikationen

Veränderung des Oropharynx, des Ösophagus und des Magens, mit einem deutlich erhöhten Perforationsrisiko:
- Tumoren, Strikturen sowie wandschwächende Veränderungen wie Divertikel
- perakute (Operations-)Traumen im Bereich von Oropharynx, Ösophagus und Magen
- aktive Blutung oder frisch ligierte Ösophagusvarizen

relative Kontraindikationen
- Ösophagitis, Gastritis und Ösophagusvarizen

Aufgrund der Semi-Invasivität der transösophagealen Echokardiografie ist jedoch immer eine sorgfältige Nutzen-Risiko-Analyse zu erstellen. Hierbei ist auch der Erfahrungsgrad des Untersuchers einzubeziehen.

Abb. 3.1 Indikationen der Echokardiografie.

Untersuchungsablauf, Standardeinstellungen

Es ist jederzeit eine vollständige Untersuchung des Herzens anzustreben. Obwohl die Reihenfolge der aufgesuchten echokardiografischen Schnittebenen während der Untersuchung nicht maßgebend ist, unterstützt ein sinnvoller und routinierter Untersuchungsgang die vollständige Befunderhebung und verkürzt die Untersuchungsdauer. Dazu empfiehlt sich folgendes Vorgehen (► Abb. 3.2 a–h):

Parasternales Schallfenster

► **Lange Achse.** Aufsetzen des Schallkopfes in etwa auf Höhe des 3.–4. Interkostalraums links parasternal, mit der Schallkopfmarkierung zur rechten Patientenschulter.

Dargestellt werden der rechte (RV) und linke Ventrikel (LV), die Aortenwurzel (Ao) und der linke Vorhof (LA). Hier misst man die Wanddicken, die Dimensionen des LV, den LVOT. Man beurteilt die Klappenfunktion der Mitral- und Aortenklappe und mittels Farbdoppler mögliche Stenosen oder Insuffizienzen.

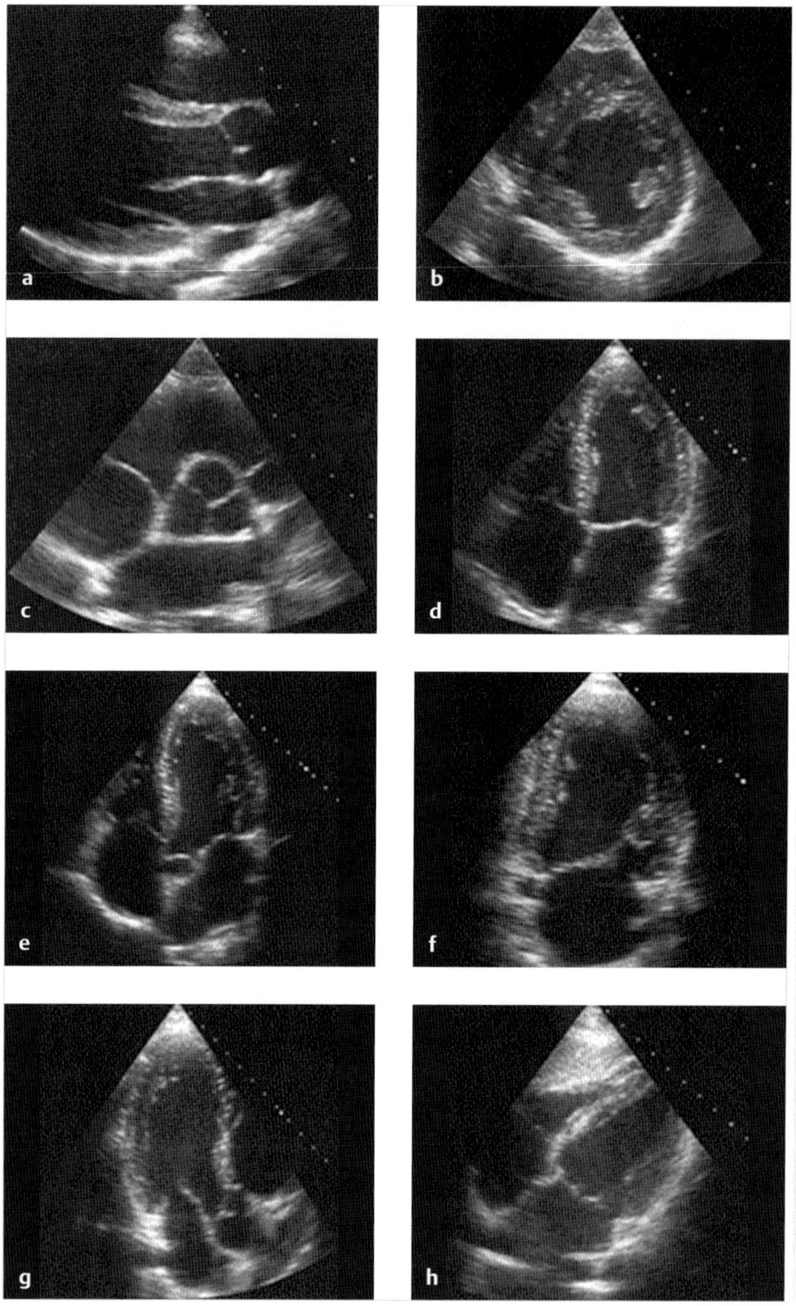

Abb. 3.2 Transthorakale Echokardiografie (TTE).
a Parasternal, lange Achse.
b Parasternal, kurze Achse (mittpapillär).
c Parasternal, kurze Achse (Aortenklappe).
d Apikal, Vierkammerblick.
e Apikal, Fünfkammerblick.
f Apikal, Zweikammerblick.
g Apikal, Dreikammerblick.
h Subkostal, Vierkammerblick. (Quelle: Böhmeke T. Der Echo-Guide. 1. Aufl. Stuttgart: Thieme; 2004)

► **Kurze Achse (Papillarmuskelebene).** Aus der Position der langen Achse um 90° im Uhrzeigersinn drehen, sodass die Schallkopfmarkierung zur linken Patientenschulter zeigt. Dargestellt werden der linke Ventrikel (LV) im Querschnitt auf Höhe der Papillarmuskeln und der rechte Ventrikel. Hier können die Kontraktilität und der Füllungszustand beider Kammern und deren Verhältnis zueinander, als auch regionale Wandbewegungsstörungen in den einzelnen Kammerabschnitten beschrieben werden.

► **Kurze Achse (Aortenklappe).** Unter leichtem Kippen des Schallkopfes nach rechts sind die Aortenklappe (AV), die Pulmonalklappe (PV), der linke (LA) und der rechte Vorhof (RA), die Trikuspidalklappe (TV), sowie der rechtsventrikuläre Ausflusstrakt (RVOT) darstellbar. In diesem Schnitt wird die Öffnung der Aortenklappe beurteilt. Mittels Farbdoppler sind auch Insuffizienzen oder Stenosen an der Trikuspidalklappe und Pulmonalklappe zu sehen. Über diesen beiden Klappen kann mit dieser Einstellung auch dopplerechokardiografisch ein Druckgradient abgeleitet werden.

Apikales Schallfenster

► **Vierkammerblick.** Der Schallkopf wird im Bereich des Herzspitzenstoßes, etwa im 5. Interkostalraum in der Medioklavikular- bzw. bis zur vorderen Axillarlinie mit der Schallkopfmarkierung nach unten aufgesetzt. Dargestellt werden der linke (LV) und rechte Ventrikel (RV), sowie der linke (LA) und rechte Vorhof (RA). Hier sind Mitralklappe und Trikuspidalklappe zu evaluieren, mittels Dopplerechokardiografie sind Stenosegrade und Insuffizienzen quantifizierbar. Dies ist einer der Blicke, mit denen man die myokardialen Wandbewegungsstörungen quantifiziert (inferoseptal anterolateral).

Die Dimensionen der Herzhöhlen und die diastolische Dysfunktion mittels TVI werden hier quantifiziert.

► **Fünfkammerblick.** Aus dem Vierkammerblick heraus wird die Sonde leicht nach unten gekippt. Die Aortenklappe (AV) kommt zum Vorschein. Das Kippen des Schallkopfes in die Gegenrichtung stellt den Koronarsinus dar. In diesem Bild werden der LVOT und das Flussprofil der Aortenklappe beurteilt. Mittels Dopplerechokardiografie ist hier eine Quantifizierung einer Aortenklappenstenose möglich.

► **Zweikammerblick.** Aus dem Vierkammerblick wird der Schallkopf um 60° gegen den Uhrzeigersinn gedreht, um in den Zweikammerblick zu gelangen. Dargestellt werden der linke Ventrikel (LV) und der linke Vorhof (LA), die Mitralklappe sowie die Vorder- und die Hinterwand (inferior und anterior). In dieser Einstellung können Wandkinetikstörungen im Bereich der Vorder- oder Hinterwand quantifiziert werden, außerdem dopplerechokardiografisch die Funktion der Mitralklappe.

► **Dreikammerblick (RAO-Äquivalent).** Bei Weiterdrehung des Schallkopfes aus der vorherigen Anlotung um ca. 60° entgegen dem Uhrzeigersinn gelangt man in den Dreikammerblick. Dargestellt werden der linke Ventrikel (LV), der linke Vorhof (LA) und die Aortenwurzel (Ao). Hier können Wandbewegungsstörungen quantifiziert werden (inferolateral und anteroseptal), außerdem die Funktion der Mitralklappe und Aortenklappe beschrieben und quantifiziert werden, beides mittels dopplerechokardiografischer Untersuchung.

Subkostales Schallfenster

► **Vierkammerblick.** Schallkopf im subxyphoidalen Bereich. Die Schallkopfmarkierung zeig Richtung linke Schulter. Zu sehen sind die Leber (L), der linke (LV) und der rechte Ventrikel (RV), sowie der linke (LA) und der rechte (RA) Vorhof. Hier können alle Dimensionen der Herzhöhlen noch einmal betrachtet werden. Durch ein Aufstellen des Schallkopfes mit der Markierung Richtung Kopf und leichtem Kippen nach rechts kann die V. cava dargestellt werden, die Aussagen über den Volumenstatus und die Funktion des rechten Herzens machen kann. In dieser Anlotung ist auch ein Perikarderguss gut darstellbar.

Zu allen transthorakalen Schnittbildern lassen sich die jeweils analogen transösophagealen Schnittbilder – lediglich seitenverkehrt aufgrund der gegenüberliegenden Schallkopfposition – darstellen (s. u.). Als Grundlage einer umfassenden echokardiografischen Untersuchung wird auf die aktuellen Guidelines der ASE/EAE/EACTA verwiesen. Für eine initiale zielgerichtete transthorakale Echokardiografie zur Differenzialdiagnostik der wichtigsten Pathologien bei einem hämodynamisch instabilen Patienten (z. B. im Schockraum oder bei Aufnahme auf eine ITS) wird das „FATE“-Protokoll von Jensen u. Sloth [252] empfohlen. Hierbei werden folgende Schnittebenen verwendet:

- parasternale lange Achse (► Abb. 3.2a)
- parasternale kurze Achse (► Abb. 3.2b)
- apikaler Vierkammerblick (► Abb. 3.2d)
- subkostaler Vierkammerblick (► Abb. 3.2h)
- sowie thorakale Längsschnitte in der Axillarlinie bds. zur Diagnostik eines hämodynamisch relevanten Pleuraergusses

Hilfe beim Auffinden der Schnitte durch das richtige Positionieren des Schallkopfes findet sich in der Echoliteratur, z. B. [228] sowie auf der Webpage der Toronto University.

3.2.3 Transösophageale Echokardiografie (TEE)

Vorbereitung der Untersuchung

- Patient im PDMS anmelden
- Equipment, speziell Sonden, auf Funktionsfähigkeit und Unversehrtheit überprüfen
- EKG (Sonogerät) anlegen
- Sonde mit Schallkopfschutzbezug (mit Gel) versehen (latexfrei bei Latexallergie!) (in Rücksprache mit dem Institut für Hygiene ist bei Verwendung des 3-Tuch-Wisch-Desinfektionssystems – z. B. Tristel – der Schutzbezug als fakultativ anzusehen).
- Im Transducerbereich muss das Ultraschallgel blasenfrei sein.
- Beißring zum Sondenschutz verwenden (sofern Zähne vorhanden), ggf. Relaxierung bei analgosediertem, beatmeten Patienten.
- Sonde vor Einführen mit Ultraschallgel gleitfähig machen. Dann Sonde in Nullstellung von Flexion und Rotation mit nicht arretierten Bowdenzügen in den Pharynx

I

einführen, ohne Kraftaufwand den Ösophaguseingang ertasten und den oberen Ösophagussphinkter überwinden.
- Sonde primär ca. 30 cm tief einführen. Bei schwieriger Ösophagusintubation großzügig das Laryngoskop einsetzen. Bei wachen Patienten nur mit LA (Lidocain Rachenspray) plus evtl. Sedierung z. B. Propofol nach Wirkung.

Praxis

Tipps
- Die TEE-Untersuchung ist unangenehm, aber wenn die Sonde platziert ist, haben die meisten Patienten keine Schmerzen. Eine gute Arzt-Patienten-Kommunikation hilft Ängste und evtl. auch Würgereiz zu reduzieren.
- Wenn die Sonde einmal bei ca. 30 cm platziert ist und der Vierammerblick gefunden ist, muss die Sonde kaum noch hinaus- und hineinbewegt werden, um alle transösophagealen Bilder zu erhalten (die Sonde muss erst wieder bei den transgastralen Bildern bewegt werden). Je weniger die Sonde hinein- und hinausbewegt wird, desto angenehmer für den Patienten.

Untersuchungsablauf, Standardeinstellungen

Es ist jederzeit eine vollständige Untersuchung des Herzens und der großen Gefäße anzustreben. Obwohl die Reihenfolge der aufgesuchten echokardiografischen Schnittebenen während der Untersuchung nicht maßgebend ist, unterstützt ein sinnvoller und routinierter Untersuchungsgang die vollständige Befunderhebung und verkürzt die Untersuchungsdauer. Dazu empfiehlt sich das von Shanewise publizierte Vorgehen [281], das hier in verkürzter Form dargestellt wird.

Nach Überwinden des oberen Ösophagussphinkters wird die TEE-Sonde unter Beobachtung des TEE-Monitors soweit vorgeschoben, bis sie hinter dem linken Vorhof platziert ist. Dies wird in einer Tiefe von ca. 30 cm ab Zahnreihe erreicht. Die Sonde befindet sich nun in der mittleren transösophagealen Position. Alle von hier aus einstellbaren Schnittebenen werden als mittösophageale Schnittebenen bezeichnet und sind dadurch charakterisiert, dass der linke Vorhof als Schallfenster genutzt wird und dementsprechend auf allen Schnittebenen sichtbar ist.

► **Vierkammerblick.** Nach Optimierung des Vorhoffensters wird unter Retroflektion der Sondenspitze bei einer Sektortiefe von ca. 15 cm im B-Mode der Vierkammerblick so eingestellt, dass linksventrikuläre Längsachse und Apex in der Rotationsachse des Schnittbilds stehen. Es können nun beide Vorhöfe und Ventrikel mit den entsprechenden Septen und AV-Klappen beurteilt werden (► Abb. 3.3). Beim linken Ventrikel stellen sich in diesem

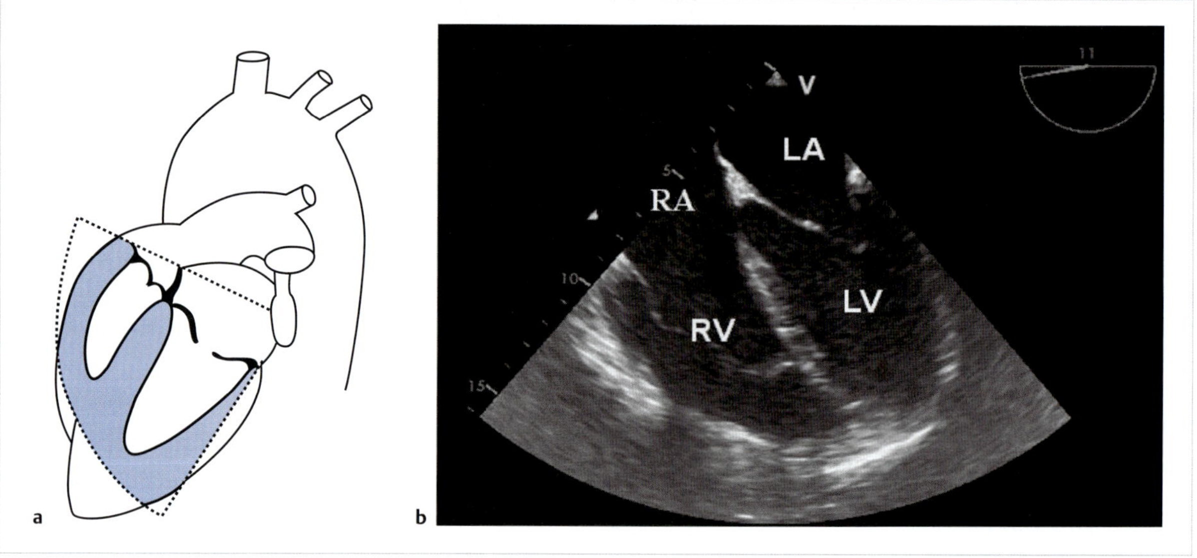

Abb. 3.3 Vierkammerblick. (RA rechter Vorhof, RV rechter Ventrikel, LA linker Vorhof, LV linker Ventrikel). (Quelle: Böhmeke T. Checkliste Echkardiographie. 3.Auflage; Stuttgart: Thieme; 2001)

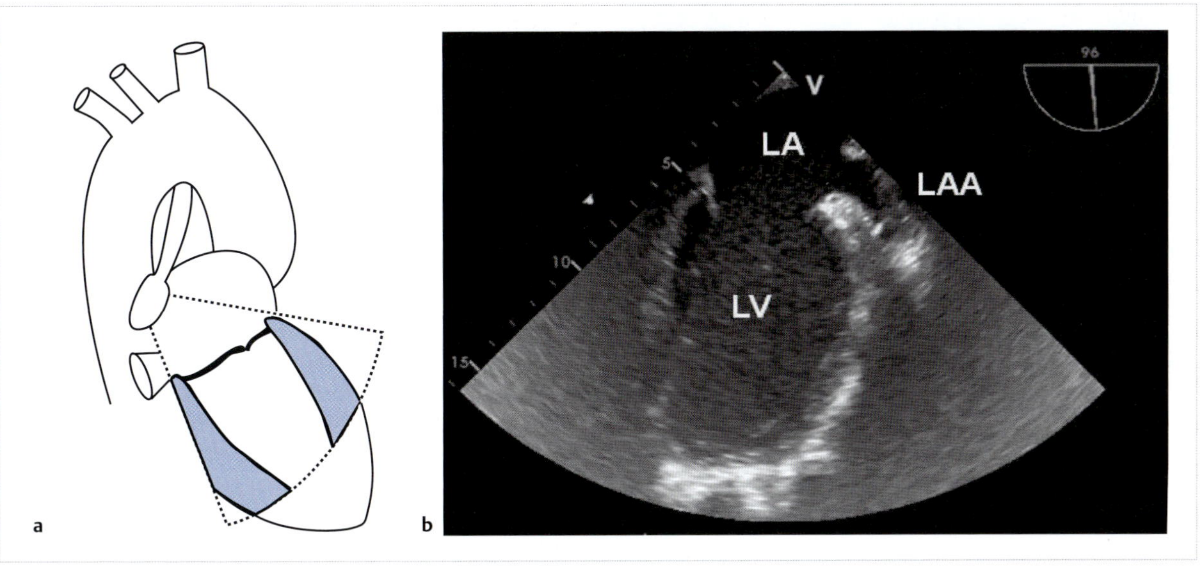

Abb. 3.4 Zweikammerblick. (LA linker Vorhof, LV linker Ventrikel). (Quelle: Böhmeke T. Checkliste Echkardiographie. 3.Auflage; Stuttgart: Thieme; 2001)

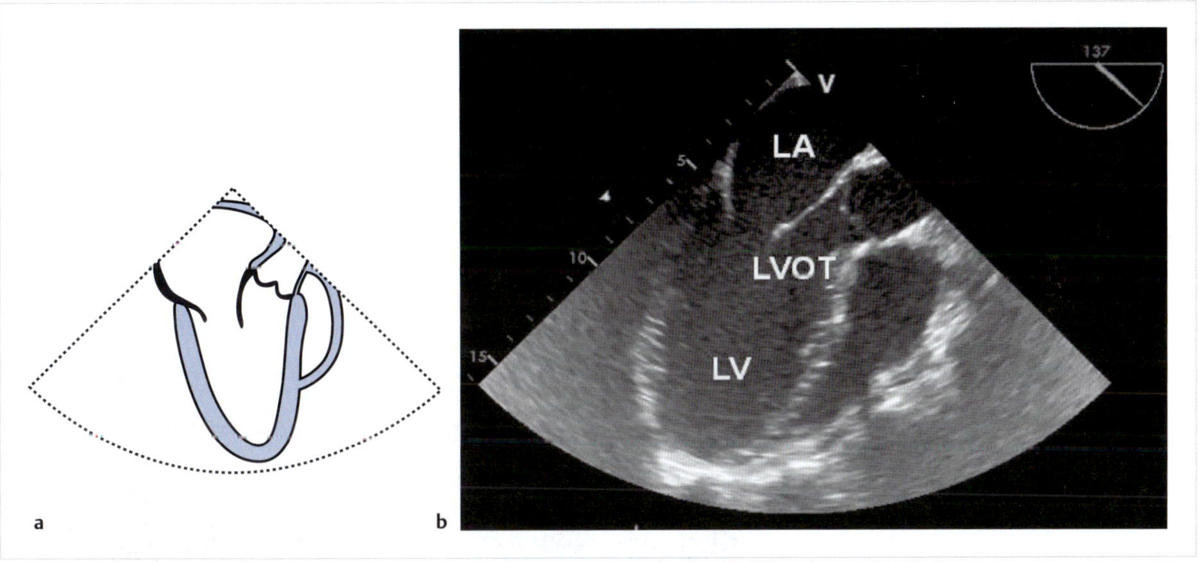

Abb. 3.5 Längsachsenschnitt. (LA linker Vorhof, LV linker Ventrikel, LVOT linksventrikulärer Ausflusstrakt). (Quelle: Böhmeke T. Checkliste Echkardiographie. 3.Auflage; Stuttgart: Thieme; 2001)

Schnitt septales und laterales Myokard dar. Je nach Achsenlage des Herzens ist eine Rotation von 0°–20° notwendig, um diesen Schnitt zu optimieren.

► **Zweikammerblick.** Unter alleiniger Vor-Rotation der multiplanen Ebene auf ca. 90° wird der mittösophageale Zweikammerblick eingestellt. Er zeigt den linken Vorhof mit dem Herzohr, die Mitralklappe und den linken Ventrikel mit anteriorem und inferiorem Myokard (► Abb. 3.4). Im AV-Sulkus ist zwischen Vorhof und inferiorer Ventrikelwand der Koronarsinus im Querschnitt zu sehen.

► **Längsachsenschnitt.** Weitere Vor-Rotation auf ca. 130° eröffnet den mittösophagealen Längsachsenschnitt (► Abb. 3.5). Dieser ist als Längsschnitt durch den LVOT, die Aortenklappe sowie die Aorta ascendens bei gleichzeitiger Darstellung von linkem Vorhof und Ventrikel mit

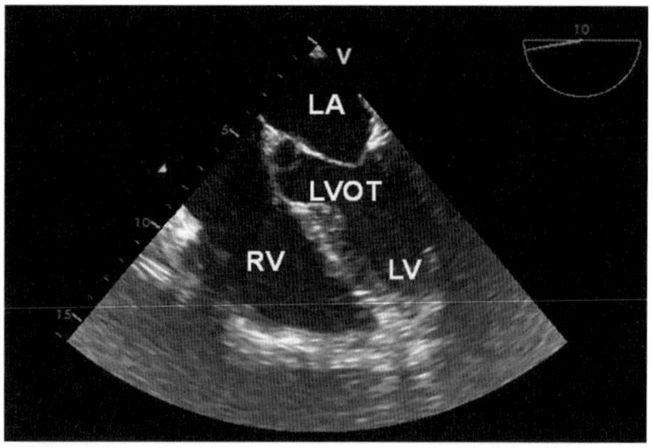

Abb. 3.6 Fünfkammerblick. (LA linker Vorhof, LV linker Ventrikel, LVOT linksventrikulärer Ausflusstrakt, RA rechter Vorhof, RV rechter Ventrikel).

anteroseptalem und posteriorem Myokard und der Mitralklappe charakterisiert.

► **Fünfkammerblick.** Nachdem die bisherigen Untersuchungsschritte im B-Mode durchgeführt wurden, empfiehlt sich an dieser Stelle nun die zusätzliche Wahl des Farbdopplers. Eine Reduktion der Sektortiefe auf 10–12 cm ist sinnvoll. Zuerst wird der Farbsektor über der Aortenklappe im Längsschnitt platziert. Somit kann sowohl eine Aortenstenose als auch eine Aorteninsuffizienz erkannt und letztere unter Messung von V. contracta, Jetform/-länge, PISA und der Pressure-Half-Time (PHT) beurteilt und quantifiziert werden. Danach wird der Farbsektor über die Mitralklappe platziert, sodass sich Mitralstenose oder Mitralinsuffizienz (Quantifizierung mittels V. contracta, Jetform/-länge und PISA) im Farbdoppler beurteilen lassen. Mit dem derart platzierten Farbsektor wird dann schrittweise eine Rückrotation bis 0° durchgeführt, um die Mitralklappenfunktion in allen Schnittebenen beurteilen zu können.

Auf diese Art wieder beim Vierkammerblick angelangt, wird durch eine weniger starke Retroflektion oder ein Zurückziehen der Sonde um 1–2 cm eine Variation desselben, der Fünfkammerblick, eingestellt, bei dem zusätzlich der linksventrikuläre Ausflusstrakt (LVOT) ins Bild kommt (► Abb. 3.6). Obwohl diese Schnittebene die Aortenklappe nur eingeschränkt abbildet, erlaubt die Darstellung des LVOT die Diagnose von Aortenklappeninsuffizienzen mithilfe des Farbdopplers.

► **Querschnitt der Aortenklappe.** Vor-Rotation der Schallebene auf ca. 30°–45° ergibt einen Querschnitt durch die Aortenklappe, bei dem sich die 3 Klappensegel symmetrisch darstellen („Mercedes-Stern“) (► Abb. 3.7). In diesem Schnitt kann die Klappenstruktur (zart, verdickt, verkalkt, prolabierend, endokarditisch verändert) und Öffnungsfläche beurteilt und planimetrisch gemessen werden. Zudem lassen sich Klappeninsuffizienzen mittels Farbdoppler lokalisieren, und auch der Blutfluss in die Koronarostien ist darstellbar.

► **Rechter Ventrikel, Trikuspidalklappe.** Zur Untersuchung des rechten Ventrikels wird die Sonde, ausgehend vom Vierkammerblick, leicht in der Sondenlängsachse nach rechts gedreht, sodass der rechte Ventrikel und die Trikuspidalklappe zur Abbildung kommen.

Wie schon zuvor kann eine leichte Vor-Rotation bis ca. 20° die Darstellung verbessern. Die Kontraktilität des rechten Ventrikels im Einflussbereich (RVIT), die Trikuspidalklappe sowie beide Vorhöfe mit interatrialem Septum lassen sich so gut beurteilen. Danach wird der Farbdopplersektor über die Trikuspidalklappe gelegt.

Besteht eine Trikuspidalinsuffizienz, kann mit dem CW-Doppler die maximale Regurgitationsgeschwindigkeit zur Abschätzung des systolischen Pulmonalarteriendruckes ermittelt werden.

► **Einfluss-Ausfluss-Trakt-Blick.** Eine Vor-Rotation bis auf ca. 50°–70° eröffnet den rechtsventrikulären Einfluss-Ausfluss-Trakt-Blick (RVIT – RVOT). Er bietet eine wichtigte Schnittebene zur Beurteilung der rechtsventrikulären Füllung und Pumpfunktion und zeigt darüber hinaus die Trikuspidal- und die Pulmonalklappe. Eine weitere Rotation auf ca. 100°, verbunden mit einer leichten Drehung in der Sondenlängsachse nach rechts eröffnet den bicavalen Blick. Dieser zeigt die Einmündung der großen Hohlvenen in den rechten Vorhof. Darüber hinaus bietet er einen sehr guten Blick auf das interatriale Septum, besonders im Bereich der Fossa ovalis, sowie auf den rechten Vorhof, in dem ein eventuell vorhandener Trikuspidalinsuffizienzjet nun meist sehr gut aufgrund der Parallelität zum CW-Doppler-Strahl zu beurteilen ist (s. u.).

► **Transgastraler mittpapillärer Querschnitt des linken Ventrikels.** Nach Abschluss der Untersuchung in der mittleren transösophagealen Position erfolgt die Darstellung der tiefösophagealen bzw. transgastralen Schnittebenen. Hierzu wird die Sonde in Nullstellung von Flexion und Rotation ohne Kraftanwendung tiefer in den Ösophagus eingeführt. In einer Tiefe von 40–45 cm ab Zahnreihe geht dann initial die Bilddarstellung verloren. Sodann wird nach gefühlvoller, aber maximaler Anteflexion die Sonde vorsichtig zurückgezogen, bis sich der linke und der rechte Ventrikel im Querschnitt zeigen. Dabei wird die Sonde so positioniert, dass beide Papillarmuskeln im Querschnitt zur Abbildung kommen und der Querschnitt des linken Ventrikels symmetrisch kreisförmig erscheint. Diese Schnittebene wird als transgastraler mittpapillärer Querschnitt bezeichnet (► Abb. 3.8).

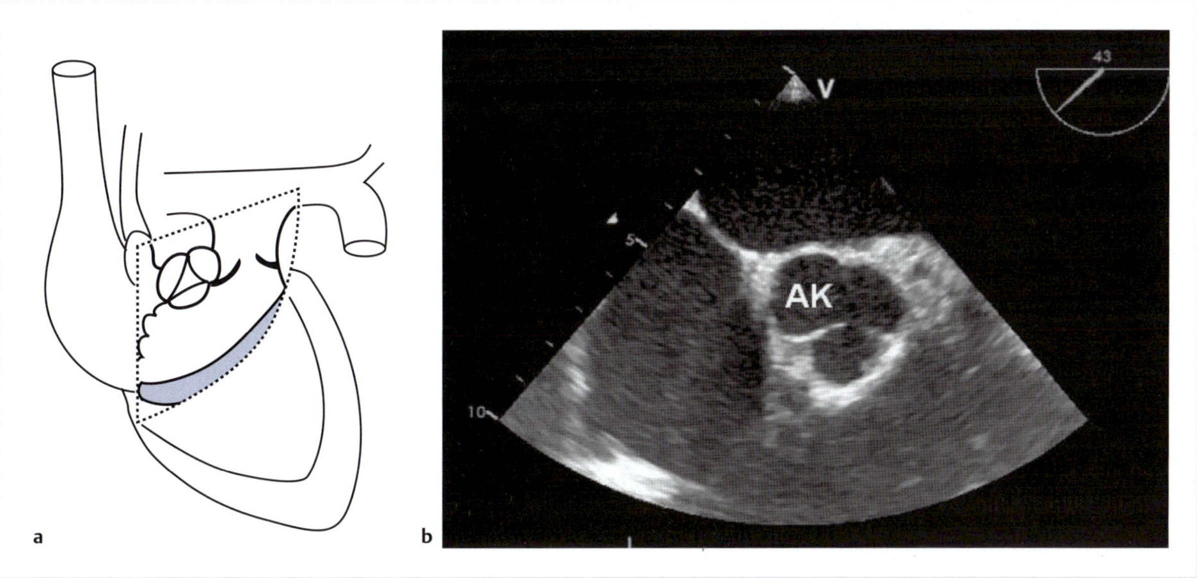

Abb. 3.7 Querschnitt der Aortenklappe. (AK Aortenklappe, RV rechter Ventrikel). (Quelle: Böhmeke T. Checkliste Echkardiographie. 3. Auflage; Stuttgart: Thieme; 2001)

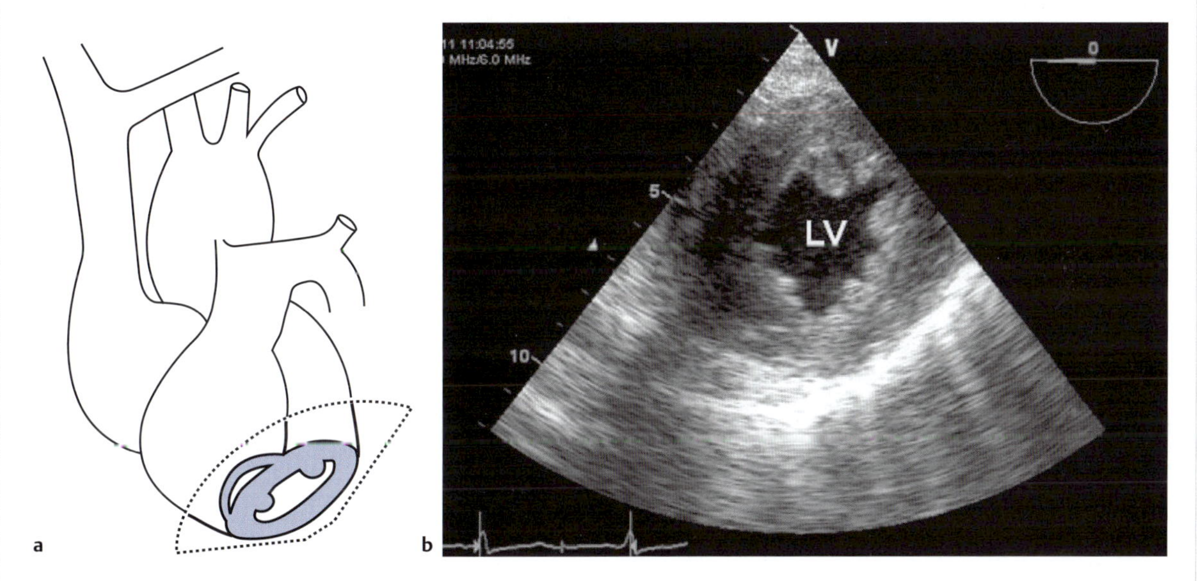

Abb. 3.8 Transgastraler, mittpapillärer Querschnitt des linken Ventrikels (LV). (Quelle: Böhmeke T. Checkliste Echkardiographie. 3. Auflage; Stuttgart: Thieme; 2001)

Dieser Querschnitt gibt einen simultanen Überblick über alle Wandregionen des linken Ventrikels auf mittpapillärer Ebene und eignet sich dadurch sehr gut, Wandbewegungsstörungen in verschiedenen Koronarversorgungsregionen zu erkennen.

Weiterhin lassen sich Volumenstatus und Kontraktilität schnell abschätzen. Vor dem physiologischen Hintergrund, dass innerhalb der mittpapillären LV-Ebene ca. 70 % des linksventrikulären Schlagvolumens erzeugt werden, bietet sich v. a. der transgastrale, mittpapilläre Querschnitt zur schnellen hämodynamischen Evaluation eines instabilen Patienten an (DD: Hypovolämie vs. kardiales globales Pumpversagen vs. myokardiale Ischämie mit regionalen Wandbewegungsstörungen). Wird die Sonde etwas tiefer geschoben, zeigen sich die apikalen Myokardregionen, und ein Rückzug der Sonde in Richtung

Klappenebene zeigt die basalen Myokardregionen und die Mitralklappe im Querschnitt. Ebenfalls beurteilen lässt sich im transgastralen Querschnitt Füllung und Funktion des rechten Ventrikels, der sich dem linken Ventrikel sichelförmig angelagert darstellt.

▸ **Transgastraler Zweikammerblick.** Eine Vorrotation auf 90° ergibt den transgastralen Zweikammerblick. Dieser ist sehr hilfreich, um die Achsenstellung für den zuvor dargestellten transgastralen Querschnitt korrigieren zu können. Bei korrekter Einstellung der Anteflexion sollte die linksventrikuläre Längsachse in diesem Schnitt horizontal abgebildet sein. Diese Schnittebene zeigt die inferiore und anteriore Ventrikelwand von der Mitralklappe bis zum Apex sowie beide Papillarmuskeln sowie deren Sehnenfäden bis zur Insertion an den Mitralsegeln.

▸ **Transgastraler linksventrikulärer Längsschnitt.** Weitere Vor-Rotation auf ca. 110°, verbunden mit einer leichten Rechtsdrehung in der Sondenlängsachse, stellt den transgastralen linksventrikulären Längsschnitt dar. In diesem werden am unteren rechten Bildrand nun der LVOT, die Aortenklappe sowie Teile der Aorta ascendens derart angelotet, dass die Richtung des Schallstrahls und die Richtung des Blutstroms in LVOT und über die Aortenklappe annähernd parallel verlaufen. Dementsprechend lassen sich hier Flussgeschwindigkeiten mit hoher Genauigkeit messen, aus denen Druckgradienten über die Aortenklappe mittels der (vereinfachten) Bernoulli-Gleichung bestimmt werden können (**Cave:** Maximal zulässiger Winkelfehler bei Doppler-Verfahren 20°, dies entspricht einem maximalen Messfehler von 6 %). Dies dient zur Beurteilung von Stenosen der Aortenklappe oder des LVOT. Weiterhin erlauben weiterführende Berechnung die Bestimmung des Schlagvolumens aus dem Flussprofil über Aortenklappe oder LVOT.

▸ **Große Gefäße.** Nach Untersuchung der transgastralen Schnittebenen wird die Sonde bei unveränderter Einschubtiefe nach Aufheben der Anteflexion in der Sondenlängsachse nach links gedreht, bis das Herz aus dem Bild verschwindet und die Aorta descendens als kreisrunde Struktur im Querschnitt sondennah erscheint. Die Sektortiefe wird auf wenige Zentimeter reduziert und dann die Aorta descendens nach kranial unter Rückziehen der Sonde im Ösophagus bis in den Aortenbogen verfolgt. Nach Rotation auf 90° kann die Untersuchung im Längsschnitt in umgekehrter Reihenfolge wiederholt werden. Dies ist v. a. zur Detektion eines diastolischen Rückstromes im Rahmen einer moderaten bis hochgradigen Aorteninsuffizienz hilfreich. Ausgehend von Aortenbogen wird mit einer Linksdrehung in der Sondenlängsachse die Aorta ascendens in Richtung Aortenklappe verfolgt, wobei die Sonde langsam tiefer geschoben wird. Dabei muss allerdings das blinde Fenster in Höhe des linken Hauptbronchus überwunden werden, bevor die Sonde hochösophageal zu liegen kommt und die großen Gefäße kranial des Herzens zeigt. Es stellen sich bei 0° Rotation die Aorta ascendens und die Vena cava superior im Querschnitt, der Pulmonalarterienhauptstamm mit der Bifurkation und der rechten und linken Pulmonalarterie im Längsschnitt dar.

Desinfektion der TEE-Sonde

Nach jeder Anwendung muss die TEE-Sonde, unabhängig davon, ob ein Gummiüberzug benutzt wurde oder nicht, desinfiziert werden. TEE-Sonden gelten aufgrund des Schleimhautkontaktes etc. als semikritische Instrumente und müssen somit nach Benutzung einer gesonderten Desinfektion unterzogen werden (anders: unkritische transthorakale Schallköpfe → hier ist eine übliche Flächen-Wischdesinfektion ausreichend). Aktuell erfolgt die Desinfektion in unserer Abteilung in Abstimmung mit dem Hygiene-Institut der Charité mittels eines 3-Tuch-Wischsystems, welches an den entsprechenden TEE-Sonden-Aufbewahrungen vorgehalten wird.

3.2.4 Beantwortung häufiger klinischer Fragestellungen

Volumenstatus

Zur Beurteilung des Volumenstatus sind transthorakal der apikale Vierkammerblick und der parasternalen Kurzachsenblick bzw. transösophageal der mittösophageale Vierkammerblick und der transgastrale mittpapilläre Querschnitt am besten geeignet, um schnell einen Überblick und verlässliche Informationen zu bekommen. Dazu werden orientierend primär die Größen der Herzhöhlen absolut und im Seitenvergleich beurteilt. Die Messung der enddiastolischen Durchmesser und Flächen kann anhand für den linken Ventrikel vorliegender Daten auch für narkotisierte Patienten absolut beurteilt werden, während dies für den rechten Ventrikel mangels Daten in Narkose schwieriger ist (▸ Tab. 3.1).

Tab. 3.1 Linksventrikuläre Durchmesser- und Flächenindizes sowie deren systolische fraktionelle Änderung.

Index	Transgastraler mittpapillärer Querschnitt		Mittösophagealer Vierkammerblick	
Männlich	Weiblich	Männlich	Weiblich	
$EDDI_{ai}$ (cm m^{-2})	2,2 ± 0,3	2,2 ± 0,3		
$ESDI_{ai}$ (cm m^{-2})	1,5 + 0,3	1,4 + 0,2		
EDLI (cm m^{-2})			4,0 ± 0,6	3,7 ± 0,5
ESLI (cm m^{-2})			3,3 ± 0,5	2,9 ± 0,4
EDAI (cm^2 m^{-2})	8,2 ± 1,9	7,1 ± 1,6	15,1 ± 3,1	12,5 ± 1,8
ESAI (cm^2 m^{-2})	3,4 ± 1,1	2,7 ± 0,7	10,0 ± 2,6	7,3 ± 1,9
FAC (%)	59 ± 8	62 ± 6	33 ± 11	41 ± 11
FS_{ai} (%)	34 ± 9	37 ± 7		

Alle Werte als Mittelwerte ± 2-fache Standardabweichung (95 % Konfidenzintervall).
Abkürzungen:
a = anterior; EDAI = enddiastolischer Flächenindex; EDDI = enddiastolischer Durchmesserindex; EDLI = enddiastolischer Längenindex; ESAI = endsystolischer Flächenindex; ESDI = endsystolischer Durchmesserindex; ESLI = endsystolischer Längenindex; FAC = fraktionelle systolische Flächenänderung; FS = Verkürzungsfraktion; i = inferior

Häufig ist die Veränderung dieser Parameter auf Volumengabe der entscheidende Hinweis. Als absolutes Hypovolämiezeichen gilt das Bild der küssenden Papillarmuskeln („kissing Papillary"), wenn es endsystolisch bei sich leer pumpendem linkem Ventrikel zur Berührung der gegenüberliegenden Papillarmuskeln kommt. Mithilfe von Formeln lassen sich aus diastolisch gemessenen Durchmessern und Flächen diastolische Volumina auch berechnen (Scheibchensummationsmethode oder Teichholz-Formel).

Auch die visuelle Beurteilung der Stellung des interatrialen Septums kann zur Einschätzung des Volumenstatus und der atrialen Füllungsdrücke (z. B. niedriger biatrialer Füllungsdruck im Rahmen einer Hypovolämie → (hyper-)mobiles Septum während eines Herzzyklus; erhöhter linksatrialer Füllungsdruck im Rahmen einer Linksherzinsuffizienz → dauerhaft nach rechtskonvexes Septum während eines Herzzyklus) herangezogen werden. Darüber hinaus ist es möglich, eine Volumenreagibilität über den Vena-cava-inferior (VCI)-Distensibilitätsindex (DI) unter kontrollierter maschineller Beatmung abzuschätzen. Hierbei wird der maximale exspiratorische und inspiratorische Durchmesser der V. cava inferior subkostal gemessen. Aufgrund der extrathorakalen Lage der VCI bewirkt eine intrathorakale Druckerhöhung während einer maschinellen Inspiration physiologisch einen geringeren Rückfluss des Blutes zum Herzen in dieser Phase. Hierdurch kommt es zu einer Dehnung der VCI in der Inspiration. Diese Dehnung ist umso größer, je ausgeprägter eine intravasale Hypovolämie ist. Ein DI > 18 % analog der folgenden Formel ($VCI_{max}Insp–VCI_{min}Exsp/VCI_{min}Exsp$) × 100 (gemessen im subkostalen transthorakalen Schallfenster mittels M-Mode) deutet auf eine Volumenreagibilität hin (Sensitivität 90 %, Spezifität 90 %) (▶ Abb. 3.9).

Gleiches ist auch im TEE mittels des Vena-cava-superior (VCS)-Kollapsindex (CI) bei druckkontrolliert-be-

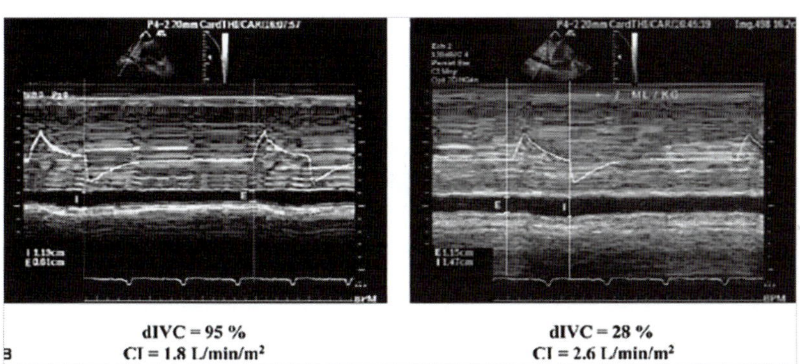

Abb. 3.9 VCI-Distensibilitätsindex (DI).
a Vor Volumengabe.
b Nach Volumengabe.

atmeten Patienten möglich. Aufgrund der intrathorakalen VCS-Lage kommt es jedoch während einer intrathorakalen Druckerhöhung hierbei zu einem volumenabhängigen Kollaps der VCS. Bei einem CI > 36 % analog der folgenden Formel (VCS_{max}Exsp–VCS_{min}Insp/VCS_{max}Exsp) × > 100 liegt wahrscheinlich eine Volumenreagibilität vor.

Systolische linksventrikuläre Pumpfunktion

Zur Quantifizierung der Pumpleistung des Herzens wird das Schlagvolumen (SV) als prozentualer Anteil des enddiastolischen Volumens (EDV) beschrieben und als Auswurffraktion („Ejection Fraction“: EF) bezeichnet. Diese errechnet sich demnach nach der Formel

EF = (EDV–ESV)/EDV (SV = enddiastolisches Volumen – endsystolisches Volumen ESV)

Für normale klinische Belange ist häufig eine qualitative Skala einer quantitativen Skala vorzuziehen (Tab. 2). Der transthorakale parasternale Kurzachsenblick bzw. der transgastrale mittpapilläre Querschnitt erlauben einerseits eine schnelle orientierende Aussage zur globalen linksventrikulären systolischen Funktion über eine visuelle Abschätzung derselben als auch eine, wenn auch vereinfachte, Kalkulation der Ejektionsfraktion nach der Teichholz-Methode. Für eine differenziertere Aussage zu allen Wandsegmenten (regionale systolische Funktion) sowie für eine genauere Kalkulation von Ejektionsfraktion und Schlagvolumen sollten zusätzlich die mittösophagealen Schnittebenen beurteilt werden, in denen sich der linke Ventrikel im Längsschnitt darstellt. Hier eignet sich die präzisere Scheibchensummationsmethode zur Berechnung von Schlagvolumen und Ejektionsfraktion.

Tab. 3.2 Qualitative Skala der linksventrikulären Ejektionsfraktion und Korrelation mit einer quantitativen numerischen Skala [257].

Qualitative EF Skala	Quantitative EF-Skala
normal	≥ 55 %
leicht eingeschränkt	45–54 %
moderat eingeschränkt	30–44 %
stark eingeschränkt	< 30 %

Regionale systolische linksventrikuläre Funktion und Ischämiedetektion

Die Repräsentation aller 3 Koronarversorgungssegmente im transthorakalen parasternalen Kurzachsenblick bzw. im transösophagealen transgastralen mittpapillären Querschnitt erlaubt eine schnelle Erfassung und Zuordnung von Wandbewegungsstörungen und eignet sich damit auch für das Ischämie-Monitoring.

Letzteres ist dadurch besonders interessant, als neu auftretende Wandbewegungsstörungen im Rahmen einer Ischämie Frühzeichen darstellen und häufig vor ischämiebedingten EKG-Veränderungen zu sehen sind. Die Wandbewegung wird nach den Parametern systolische Wanddickenzunahme und systolische Einwärtsbewegung wie folgte eingeteilt:

- Normokinesie: Wanddickenzunahme und systolische Einwärtsbewegung normal
- Hypokinesie: Wanddickenzunahme und systolische Einwärtsbewegung reduziert
- Akinesie: Wanddickenzunahme und systolische Einwärtsbewegung fehlen
- Dyskinesie: Wanddickenzunahme fehlt, paradoxe systolische Auswärtsbewegung

Zur differenzierteren Diagnostik von regionaler systolischer Funktion und Ischämie müssen jedoch die apikalen (TTE) bzw. mittösophagealen (TEE) Schnittebenen mit einbezogen werden. Das Myokard wird dann den Schnittebenen entsprechend in 17 Segmente (anterior basal, anterior medial, anterior apikal; anterolateral basal, anterolateral medial, anteroateral apikal; inferolateral basal, inferolateral; inferior basal, inferior medial, inferior apikal; inferoseptal basal, inferoseptal medial, septal apikal; anterorseptal basal, anteroseptal medial; apikale Kappe) eingeteilt und differenziert beurteilt.

Bestimmung des Herzzeitvolumens (HZV)

Analog der oben vorgestellten Volumenbestimmung mittels der Methoden nach Teichholz oder Scheibchensummation lässt sich das Schlagvolumen nach der Formel SV = EDV – ESV volumetrisch bestimmen und unter Multiplikation mit der Herzfrequenz das HZV errechnen. Die Bestimmung des HZV aus Flussgeschwindigkeit-Zeit-Integralen misst Flussgeschwindigkeiten im Zeitverlauf über messbare Querschnittsflächen und errechnet das Schlagvolumen nach der Formel SV = A × VTI. Geeignete Messorte sind der links- und/oder rechtsventrikuläre Ausflusstrakt.

Diastolische linksventrikuläre Funktion

Diastolische Funktionsstörungen sind gehäuft bei hypertrophem Myokard, nach Ischämie sowie nach Kardioplegie zu beobachten. Die reduzierte diastolische Funktion führt zur schlechten Füllung des Ventrikels und einem trotz eventuell normaler systolischer Funktion reduzierten Schlagvolumen. Die kombinierte Analyse von transmitralem und pulmonalvenösem Einstromprofil, erhoben mittels Pulswellendoppler, sowie den myokardialen Geschwindigkeiten des Mitralannulus, erhoben mittels Gewebedoppler, gibt Aufschluss über die diastolische Funktion (▶ Abb. 3.10). Auch Perikardergüsse, Perikardfibrosen und Perikardtamponaden behindern die diastolische Funktion.

Beurteilung des rechten Ventrikels

Der Beurteilung der rechtsventrikulären Dimensionen und dessen systolischer Funktion wurde lange Zeit nur spärliche Beachtung zu teil. Dennoch ist eine perioperativ eingeschränkte rechtsventrikuläre Funktion in der Kardiochirurgie mit einer deutlich erhöhten Mortalität vergesellschaftet. Zur genauen Analyse werden die Normalwerte von Rudski et al. [276] klinisch herangezogen (▶ Tab. 3.3).

Tab. 3.3 Normalwerte der rechtsventrikulären Dimensionen und der systolischen Funktion (nach [276]).

Dimensionen/Funktion	Wert
RV mid cavity diameter (mm)	<35
RV basal diameter (mm)	<42
RV longitudinal diameter (mm)	<86
RV end-diastolic area (cm^2)	<25
RV end-systolic area (cm^2)	<14
RV subcostal wall thickness (mm)	<5
RVOT proximal diameter (mm)	<35
RVOT distal diameter (mm)	<27
TAPSE (mm)	>16
Pulsed Doppler velocity at the tricuspid annulus (cm/s)	>10
Fractional Area Change (%)	>35
Isovolumetric Acceleration (m/s^2)	>2,2

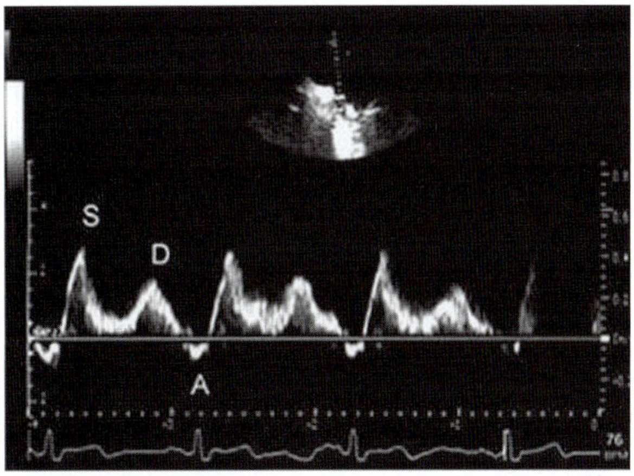

Abb. 3.10 **Normales pulmonalvenöses Einstromprofil, erhoben mittels PW-Doppler in der linken oberen Pulmonalvene.** (S = S-Welle, D = D-Welle, A = A-Welle).

Klappendiagnostik

Die transthorakale und transösophageale Echokardiografie erlaubt eine umfassende anatomische und funktionelle Beurteilung der Funktion aller Herzklappen. Dazu ist jedoch eine entsprechende Expertise notwendig. Die im B-Bild durchgeführte Untersuchung von Anatomie und Funktion dient der Beurteilung von Klappenöffnung und Klappenschluss sowie der Erkennung von anatomischen Besonderheiten. Hierzu gehört auch die Suche nach Klappenvegetationen bei Verdacht auf Endokarditis, die sich als flottierende, echodichte und/oder -arme Strukturen zeigen, die meist am stromaufwärts gelegenen Aspekt der Klappe lokalisiert sind. Die Untersuchung wird obligat ergänzt durch die Anwendung der Dopplerverfahren. Der Farbdoppler erlaubt die Lokalisation und Quantifizierung von Blutflüssen durch die Klappen und dient zusammen mit der Messung von Blutflussgeschwindigkeiten im Spektraldoppler zur Kalkulation von Insuffizienz- und Stenosegraden.

Thrombensuche, Emboliediagnostik

Häufige Lokalisationen für intrakardiale Thromben sind der linke Vorhof, insbesondere das Vorhofohr bei Vorhofflimmern, sowie akinetisch oder aneurysmatisch veränderte Bezirke des Ventrikelmyokards. Darüber hinaus werden gehäuft Thromben auf Klappenprothesen oder an Schrittmacherdrähten nach inadäquater Antikoagulatieneinnahme gefunden. Bei peripheren Emboliequellen können gelegentlich Thromben in Transit im rechten Herz gefunden werden. Wichtig ist hier der Ausschluss einer paradoxen Embolie durch das interatriale Septum mittels Gabe eines Kontrastmittels (z. B. 10–20 ml agitierte Gelatinelösung).

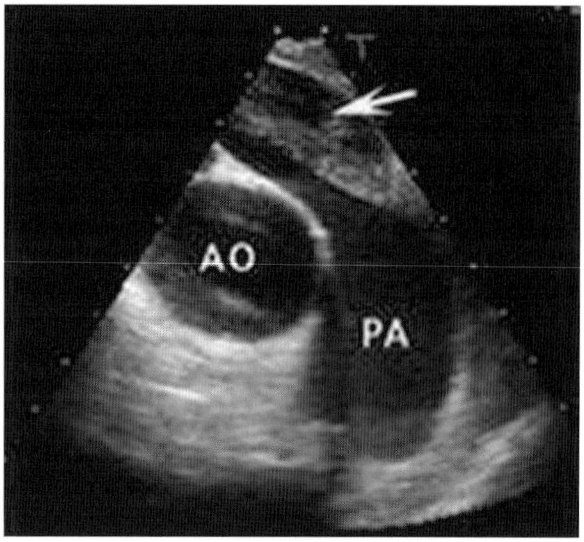

Abb. 3.11 Pulmonalarterienembolus in der rechten Pulmonalarterie unmittelbar auf Höhe der Bifurkation. (AO = Aorta, PA = Pulmonalarterie).

Besteht der Verdacht auf eine Lungenembolie, so kann mittels TEE ein Embolus im Pulmonalarterienhauptstamm sowie bifurkationsnah in der rechten und manchmal auch der linken Pulmonalarterie gelegentlich ausgeschlossen oder verifiziert werden (▶ Abb. 3.11). Allerdings können weiter peripher sitzende Embolien echokardiografisch nicht erkannt werden. Hier helfen Zeichen einer Rechtsherzbelastung, wie ein vergrößerter und hypokinetischer rechter Ventrikel, Vergrößerung des rechten Vorhofs, linksatriale Septumverlagerung (paradoxe Septumbewegung) sowie Dilatation der Pulmonalarterie weiter und sind indirekte Zeichen einer höhergradigen Lungenarterienembolie.

Mittels CW-Dopplermessung über eine häufig begleitende Trikuspidalklappeninsuffizienz kann der pulmonale Spitzendruck (unter Berücksichtigung des zentralen Venendrucks) hinreichend genau berechnet werden (Bernoulli-Gleichung), solange der rechte Ventrikel noch nicht dekompensiert ist. Die Bestimmung des Pulmonalarteriendruckes eignet sich immer bei Verdacht auf eine Rechtsherzbelastung.

Aortendissektion

Durch die räumliche Nähe des Ösophagus zur Aorta ist diese im thorakalen Bereich im TEE echokardiografisch sehr gut darstellbar.

Problematisch ist jedoch die Region zwischen distaler Aorta ascendens bis zum proximalen Beginn des Aortenbogens, die durch die Kreuzung des rechten Bronchialhauptstamms über den Ösophagus meist nicht einsehbar ist.

Echokardiografische Hinweise auf eine Aortendissektion sind:

- eine erkennbare Dissektionsmembran, die im aortalen Lumen im Rhythmus der Herzaktionen (systolisch/diastolisch) hin und her pendelt
- Flussdarstellung mittels Farbdoppler zu unterschiedlichen Herzphasen auf beiden Seiten der Dissektionsmembran
- eine akut aufgetretene Aorteninsuffizienz
- neu aufgetretene Wandbewegungsstörungen (Koronardissektion)
- ein (hämorraghischer) Perikarderguss
- ein linksseitiger (hämorraghischer) Pleuraerguss

Es sollte versucht werden, wahres und falsches Lumen echokardiografisch zu unterscheiden, ein Entry und Reentry zu identifizieren sowie die Abgänge der großen Gefäße auf Dissektion und Abgang aus dem wahren oder falschen Lumen zu untersuchen. Die diagnostische Wertigkeit der TEE bei thorakaler Aortendissektion ist der Computertomografie und Angiografie ebenbürtig. Falschpositive Diagnosen können durch arteriosklerotische Wandveränderung oder Artefakte hervorgerufen werden.

Diagnostik von Perikarderguss und Perikardtamponade

Seröse Perikardergüsse sind meist leicht als echoarmer Raum zwischen Epikard und Perikard zu erkennen, in dem das Herz gut sichtbar schwimmt. Dies gilt auch für akute Einblutungen ins Perikard. Postoperative Tamponaden sind dagegen häufig lokalisiert, aufgrund von koaguliertem Blut deutlich schwieriger erkennbar und betreffen oft die Region vor dem rechten Vorhof oder dem rechten Ventrikel. Im Rahmen einer Perikardtamponade kommt zu einem Kollaps zunächst des rechten Vorhofes (spätdiastolisch bis systolisch) und schließlich des rechten Ventrikels (enddiastolisch bis frühdiastolisch) aufgrund der hier geringeren intrakavitären Drücke bzw. dem erhöhten transkardialen Druck. Konsekutiv wird der linke Ventrikel schlecht gefüllt („linksventrikuläre Hypovolämie") und eine globale Minderperfusion ist die Folge. Bei ausgeprägtem Perikarderguss ist echokardiografisch ein „Swinging Heart" typisch.

Diagnostik von Pleuraergüssen

Signifikante Pleuraergüsse lassen sich in der Echokardiografie zuverlässig erkennen („Tigerkrallen"). Dabei ist die transösophageale Echokardiografie für rechtsseitige Ergüsse aufgrund der Überlagerung durch die Leber weniger sensitiv als für linksseitige Ergüsse. Wird allerdings ein rechtsseitiger Erguss im TEE gesehen, ist er als punktionswürdig anzusehen. Die Formel Ergussvolumen ml = 20 × Ergussbreite in mm erlaubt eine Abschätzung des Ergussvolumens.

Hämodynamischer Optimierungsalgorithmus

▶ Abb. 3.12 und ▶ Abb. 3.13 zeigen den zielgerichteten, perioperativen echokardiografiegestützten hämodynamischen Optimierungsalgorithmus.

3.2.5 Dokumentation der Untersuchung

Jede durchgeführte Untersuchung muss sorgfältig dokumentiert werden, sodass die Ergebnisse auch einem Dritten – an der Untersuchung nicht Beteiligten – sinnvoll zur Verfügung stehen. Folgende Inhalte sollte ein Protokoll aufweisen:

- Name, Größe und Gewicht des Patienten
- Datum, Zeitpunkt und Ort der Untersuchung
- Name und Grad der Untersuchung
- verwendetes Ultraschallgerät
- Indikation
- Qualität, Schwierigkeiten und Komplikationen der Untersuchung
- hämodynamische Kondition
- spezifische Befunde (Kammern, Klappen, große Gefäße etc.)
- ggf. Post-HLM-Evaluation
- Zusammenfassung/Therapievorschlag

Aktuell werden in unserer Klinik für Anästhesiologie mit Schwerpunkt operative Intensivmedizin die Dokumentationsbögen der DGAI (https://www.ak-ultraschall.dgai.de/echo-zert.html) verwendet.

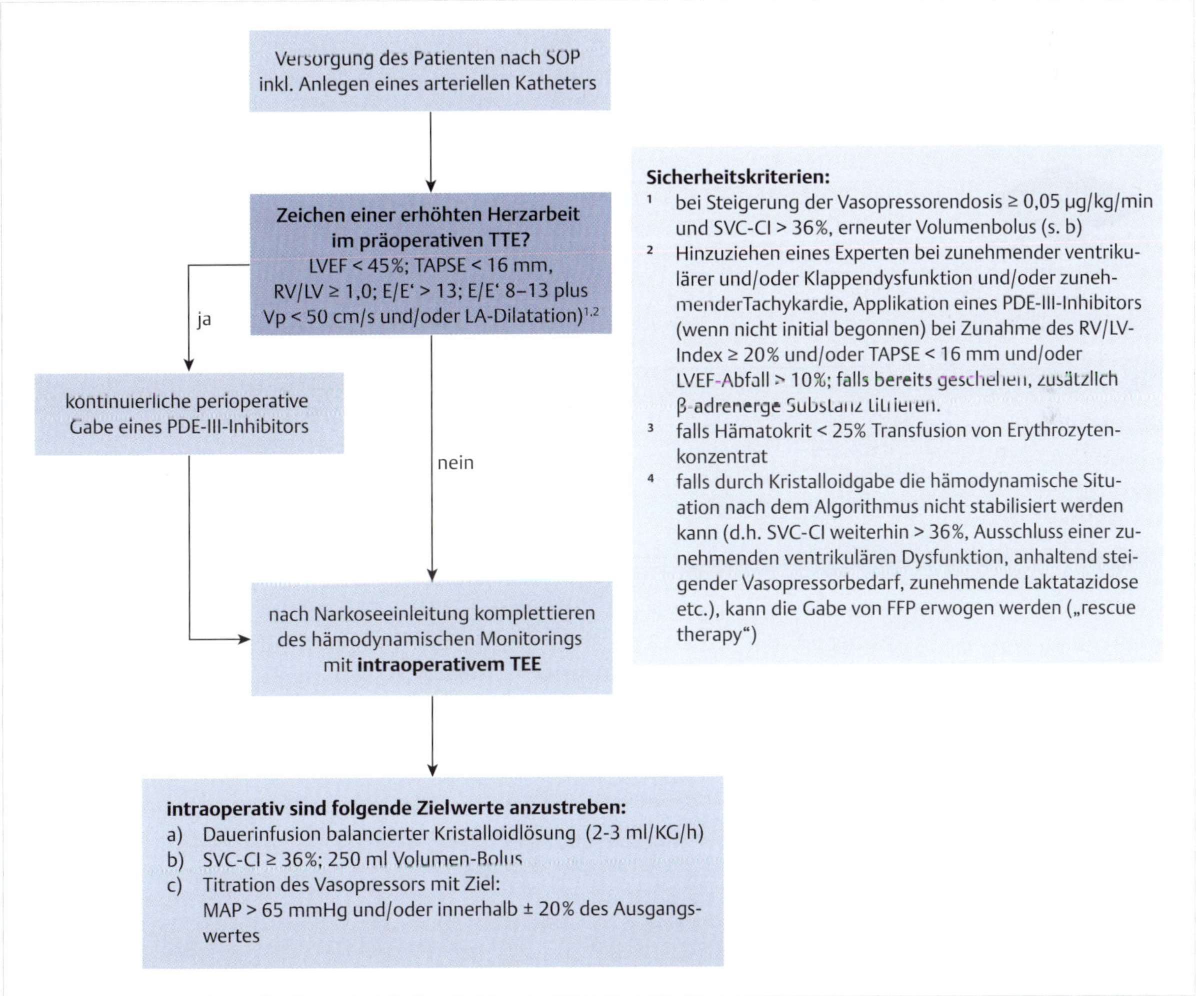

Abb. 3.12 Echokardiografiebasierter Algorithmus zur hämodynamischen Optimierung. KG = Körpergewicht SVC-CI = superior vena cava collaps index; MAD = mittlerer arterieller Blutdruck; E/E' = E/E'-Verhältnis; MW zwischen septalem und lateralem Mk-Anulus; Vp = Velocity propagation; TTE = transthorakale Echokardiografie; TEE = Transösophageale Echokardiografie

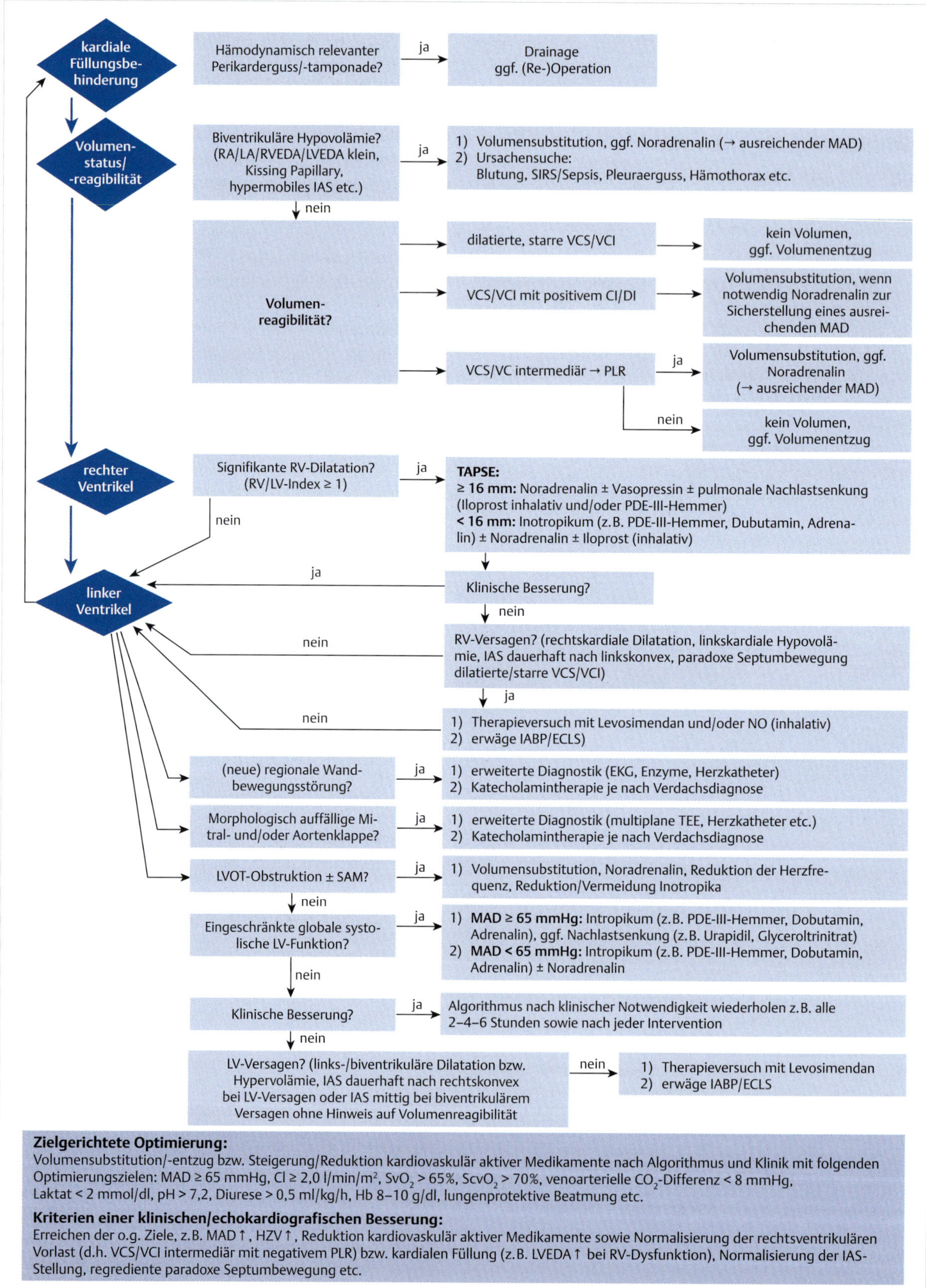

Abb. 3.13 Perioperativer, zielgerichteter, echokardiografiegestützter, hämodynamischer Optimierungsalgorithmus für Patienten mit nichtkardiochirurgischen Eingriffen.

3.3 EEG-basiertes Narkosemonitoring

D. Hadzidiakos, S. Koch, S. Tafelski, S. Wolter

3.3.1 Begriffsbestimmung

Mit **Anästhesietiefe** wird die durch Medikamente herbeigeführte Wahrscheinlichkeit von Reaktionslosigkeit auf äußere Stimuli bezeichnet. Die Anästhesietiefe ergibt sich aus den 2 Komponenten Hypnosetiefe und Analgesietiefe.

Die **Hypnosetiefe** umfasst die in erster Linie durch Medikamente wie Propofol oder inhalative Anästhetika bewirkte und primär im Gehirn vermittelte Ausschaltung des Bewusstseins und der Gedächtnisbildung.

Die **Analgesietiefe** umfasst die beispielsweise durch Opioide bewirkte und sowohl im Rückenmark als auch im Gehirn vermittelte Ausschaltung der spinalen und zerebralen Verarbeitung von Schmerzreizen sowie die Ausschaltung der unabhängig vom Bewusstsein auftretenden Reaktionen auf diese Reize wie Bewegungsreaktionen und Herzfrequenz- oder Blutdruckanstiege.

3.3.2 Warum Monitoring der Hypnosetiefe?

Eine unzureichende Hypnosetiefe kann zu bewusstem Erleben und/oder Gedächtnisbildung während einer Allgemeinanästhesie führen, was als „Awareness" bezeichnet wird.

Eine übermäßige Hypnosetiefe kann neben negativen Kreislaufeffekten und einer Verlängerung der Aufwachzeit auch ein postoperatives Delir triggern und die Mortalität der Patienten steigern.

3.3.3 Warum Monitoring der Analgesietiefe?

Eine unzureichende Analgesie kann zu intraoperativen Bewegungsreaktionen, Herzfrequenz- und Blutdruckanstiegen führen, sowie zur neurohumoralen „Surgical Stress Response" mit der Folge von u. a. Hyperkoagulabilität, Darmatonie, Störungen der Blutzuckerregulation, Störungen der Autoregulation vieler Organe und immunologischen Folgen. Des Weiteren gibt es Hinweise darauf, dass eine unzureichende intraoperative Analgesie zu verstärkten postoperativen Schmerzen und einer häufigeren Ausprägung von chronischen postoperativen Schmerzen führt.

Eine übermäßige Analgesietiefe kann neben negativen Kreislaufeffekten und einer Verlängerung der Aufwach- und Beatmungszeit auch postoperative Nebenwirkungen auslösen und verstärken, wie beispielsweise Übelkeit und Erbrechen. Auch gibt es Anzeichen dafür, dass eine übermäßige Dosierung insbesondere von kurzwirksamen Opioiden wie Remifentanil eine (geringe) Steigerung des postoperativen Schmerzempfindens bewirken, was als „opioidinduzierte Hyperalgesie" bezeichnet wird. Das Ausmaß der opioidinduzierten Hyperalgesie wird jedoch meist überschätzt: Die tatsächliche Verstärkung durch diesen Effekt beträgt weniger als einen Punkt auf einer numerischen Schmerzskala von 0–10.

3.3.4 Durchführung von Monitoring der Hypnosetiefe

- Alle Patienten unter Allgemeinanästhesie sollten mittels eines Hypnosetiefemonitors überwacht werden.
- Für das Monitoring sollten in der Regel bifrontale Ableitungen verwendet werden.
- Für den Einsatz bei Erwachsenen stehen Narcotrend-Monitore, SEDLine-Monitore und BIS-Monitore zur Verfügung.

Merke M!

Für den Einsatz bei Kindern ist nur der Narcotrend-Monitor geeignet, da nur dieser die altersabhängigen Veränderungen berücksichtigt (▶ Abb. 3.14). Bei Säuglingen (< 1 Jahr) ist die Narkosetiefeeinschätzung mittels EEG noch nicht ausreichend sicher.

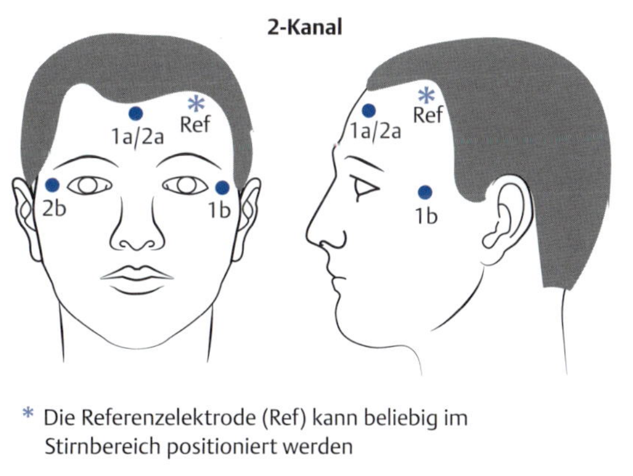

Abb. 3.14 Platzierung der Narcotrend-Elektroden beim Kind.

Monitoring der Hypnosetiefe anhand der Hypnosetiefe-Indizes

Die von den Monitoren angezeigten Hypnosetiefe-Indizes sind alle jeweils auf den Bereich 0–100 skaliert, wobei 100 einem vollständig wachen Patienten und 0 einem Patienten unter vollständiger Burst Suppression Hypnosetiefe entspricht. Die Zielbereiche für eine adäquate Allgemeinanästhesie unterscheiden sich jedoch zwischen den Monitoren:

- BIS 40–60
- SEDLine PSI 25–50
- Narcotrend-Index 37–64

Bei Verwendung der Indizes zum Hypnosetiefemonitoring muss beachtet werden, dass diese keine kontinuierlichen physiologischen Parameter darstellen, sondern nur das Ergebnis von statistischen Analysen großer Datenbanken sind. Dies führt dazu, dass die Indizes zwar bei vielen Patienten korrekte, jedoch bei einigen wenigen Patienten falsch hohe oder falsch niedrige Werte angeben. Dieses kann Folge von Artefakten sein, beispielsweise durch Shivering, Muskelartefakte, Elektrokoagulation, Vibrationen vom Bairhugger, es können jedoch auch falsche Werte ohne Artefakte auftreten. Die Indizes können daher immer nur eine Komponente der Bewertung sein.

Die Fehlerhaftigkeit der Hypnosetiefe-Indizes sollte jedoch auch nicht überschätzt werden: Das Auftreten von Bewegungsreaktionen unter adäquater Hypnosetiefe ist *kein* Fehler des Monitors, da Bewegungsreaktionen ausschließlich spinal vermittelt und somit kein Ausdruck einer zu flachen Hypnosetiefe sind. Ein Auftreten von Bewegungsreaktionen unter adäquater Hypnosetiefe ist ein Zeichen einer unzureichenden Analgesietiefe und sollte daher auch nicht mit einer Vertiefung der Hypnose durch Gabe von Propofol oder volatilen Anästhetika, sondern mit einer Vertiefung der Analgesie behandelt werden.

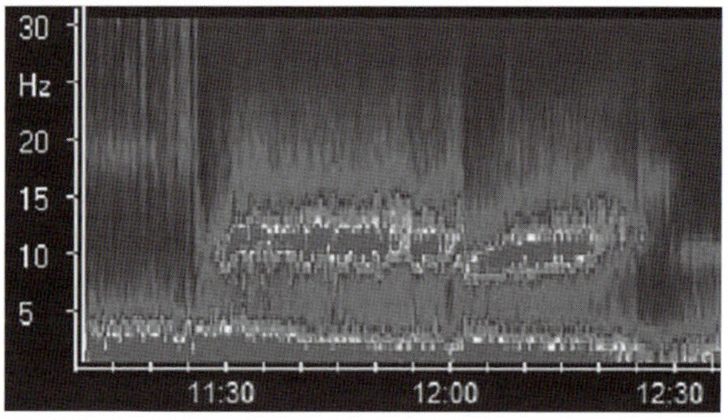

Abb. 3.15 Beispiel für ein Spektrogramm unter Propofol. Deutlich sichtbar die α-Oszillation unter Narkose (Loss of Consciousness 11:30, Regain of Consciousness 12:20).

Cave

Ältere Patienten haben mit zunehmendem Alter eine abnehmende Leistung (μV^2) des EEGs, was zu falschen Berechnungen der Narkose-Indizes führen kann, die dann im Vergleich zur Narkosetiefe der Patienten zu hoch angegeben werden.

Monitoring der Hypnosetiefe anhand des Spektogramms

Neben den Indizes zeigen alle modernen Monitore auch das Spektrogramm des EEGs an, welches ebenfalls zum Monitoring der Hypnosetiefe verwendet werden kann. Das Spektrogramm wird bei den meisten Monitoren so dargestellt, das die x-Achse nach der Zeit auflöst, die y-Achse nach den verschiedenen Frequenzen der EEG Wellen (γ-Wellen > 35 Hz; β-Wellen 13–35 Hz; α-Wellen 8–12 Hz; σ-Wellen 4–7 Hz und δ-Wellen 1–3 Hz) und die Farben nach der Leistung („Power") des EEGs von rot (hohe Leistung = 60 µV) bis dunkelblau (keine Leistung = 0 µV) (▶ Abb. 3.15).

Die Empfindlichkeit der Power kann an den Monitoren verstellt werden, um z. B. das α-Frequenzband bei älteren Patienten mit physiologisch niedrigerer Gesamtleistung des EEGs (s. u.) deutlicher sichtbar zu machen.

Im Gegensatz zu den Hypnosetiefe-Indizes spiegelt das Spektrogramm kontinuierliche physiologische Effekte der Anästhetika im Gehirn wider, somit besteht eine geringere Gefahr von „Sprüngen" zwischen Werten als bei den Hypnosetiefe-Indizes.

Merke M!

Für ein Monitoring der Hypnosetiefe anhand des Spektrogramms gibt es im Gegensatz zu den Hypnosetiefe-Indizes noch keine größeren klinischen Studien, die zeigen, dass durch ihren Einsatz das Outcome der Patienten verbessert werden kann. Deshalb sollte ein Monitoring der Hypnosetiefe nicht ausschließlich anhand des Spektrogramms erfolgen, sondern immer in der Gesamtschau aller verfügbaren Informationen. Wenn das Spektrogramm eine gute Hypnosetiefe anzeigt (s. u.) dann zeigt der Hypnosetiefe-Index jedoch praktisch immer ebenfalls eine gute Hypnosetiefe an. Bei Abweichungen zwischen dem Spektrogramm und den Narkosetiefe-Indizes muss evaluiert werden, was die Ursache für die Abweichung ist.

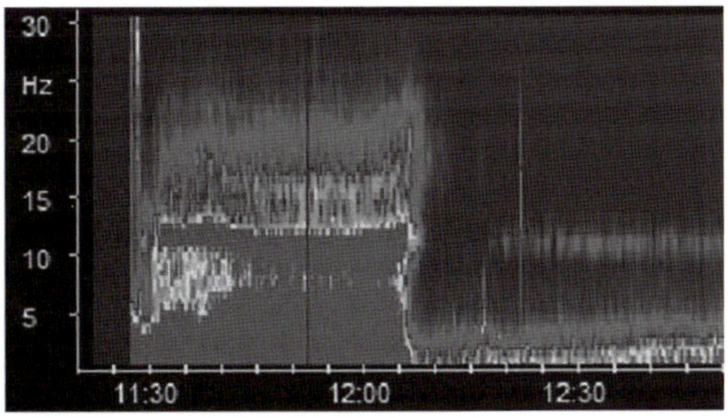

Abb. 3.16 Beispiel für ein Spektrogramm unter Sevofluran. Deutlich sichtbar der „Fill-in"-Effekt bei Erhöhung der Sevoflurane-Konzentration kurz vor Beginn des Hautschnitts (Loss of consciousness 11:30; Vertiefung der Narkose 11:40, Regain of consciousness 12:05).

Propofol, Sevofluran, Desfluran, Isofluran bewirken unter ausreichender Hypnosetiefe eine hohe Leistung im α- (8–12 Hz) und Slow-wave-Bereich (< 3 Hz). In diesen Fällen wird davon ausgegangen, dass eine Vertiefung der Narkose nicht notwendig ist.

Merke **M!**

Bisher gibt es im Gegensatz zu den Hypnosetiefe-Indizes keine größeren klinischen Studien, die nachweisen, dass eine hohe α-Leistung eine Gedächtnisbildung unter Allgemeinanästhesie („Awareness") sicher ausbleibt. Daher sollte bei Divergenz zwischen Spektrogramm und Hypnosetiefe-Indizes je nach Risikoprofil des Patienten ggf. doch eine Vertiefung der Hypnose erfolgen.

Sevofluran, Desfluran, Isofluran bewirken bei weiterer Steigerung der Konzentrationen ein sogenanntes „Fill-in"-Phänomen, wobei die Frequenzbereiche zwischen 3 und 8 Hz sich durchgehend mit Leistung füllen (▶ Abb. 3.16).

Ketamin bewirkt höherfrequente Wellen im β- und γ-Bereich (20–45 Hz).

3.3.5 Durchführung des Monitorings der Analgesietiefe

Grundlage jedes Monitorings der Analgesietiefe ist zunächst die Einschätzung der verabreichten Menge an analgetisch wirksamen Substanzen und Verfahren im Verhältnis zum individuellen Bedarf unter Berücksichtigung von besonderer Schmerzempfindlichkeit und/oder reduzierter Empfindlichkeit für Analgetika (z. B. bei chronischen Schmerzpatienten unter dauerhafter Opioidtherapie). Ein darauf aufbauendes klinisches Monitoring der Analgesietiefe während Allgemeinanästhesie kann durch Beobachtung klinischer Reaktionen auf Schmerzreize erfolgen. Auftreten von Bewegungsreaktionen, Herzfrequenz- und Blutdruckanstiegen, Tränenfluss oder starke Schweißproduktion ohne Hyperthermie während schmerzhafter Stimulation sind Anzeichen für eine unzureichende Analgesietiefe. Eine übermäßige Analgesietiefe kann klinisch nicht erkannt werden.

Ein zusätzliches apparatives Monitoring zur Unterstützung der klinischen Einschätzung kann mittels Nozizeptionsmonitoren und/oder Analgesiemonitoren erfolgen:

▶ **Nozizeptionsmonitore.** Dies sind Geräte, welche durch Schmerzreize ausgelöste organische Veränderungen erfassen. Zu den verfügbaren Nozizeptionsmonitoren gehören der NOL-Monitor (multimodale Erfassung von Herzfrequenz und Herzfrequenzvariabilität, Pulskurve, Bewegungen, Hautleitfähigkeit, Temperatur) und die Pupillometrie (Messung der Pupillenweite). Weitere auf dem Markt verfügbare Geräte sind der ANI-Monitor (Erfassung von Herzfrequenz und Herzfrequenzvariabilität), der Surgical-Pleth-Index (Erfassung der Pulskurve), der Cardean-Index (Erfassung der Hämodynamik), der Stress-Detector (Erfassung der Hautleitfähigkeit) und der CVI-Index (EEG-basiert).

Merke **M!**

Nozizeptionsmonitore erlauben das Erkennen von unzureichender Analgesie, reagieren aber immer erst dann, wenn die Nozizeption bereits auftritt, also eigentlich immer zu spät. Eine übermäßige Analgesie kann mittels Nozizeptionsmonitoren nicht erkannt werden.

▶ **Analgesiemonitore.** Dies sind sind Geräte, welche definierte Testreize abgeben, um anschließend zu messen, ob nozizeptionsspezifische organische Reaktionen ausgelöst werden: Zu den verfügbaren Analgesiemonitoren gehören der AlgiScan (Verabreichung elektrischer Schmerzreize über Klebeelektroden am N. medianus und Infrarot-pupillometrische Messung der bei unzureichender Analgesie folgenden Dilatation der Pupille) und der Paintracker (Verabreichung elektrischer Schmerzreize über Klebeelektroden am N. suralis und elektromyografische Messung der bei unzureichender Analgesie folgenden Kontraktion des N. biceps femoris).

Merke M!

Analgesiemonitore ermöglichen sowohl insuffiziente als auch übermäßige Analgesie zu erkennen und erlauben eine Testung der Analgesietiefe bereits vor Beginn des klinischen Reizes, wodurch das Auftreten überschießender Nozizeption vermieden werden kann. Die Genauigkeit der Analgesiemonitore hängt jedoch direkt davon ab, wie exakt der von dem Gerät verabreichte Testreiz dem klinischen Reiz entspricht, dessen Nozizeption vermieden werden soll.

3.4 Ein-Lungen-Ventilation

D. Jörres, C. Melzer-Gartzke, P. Pickerodt

3.4.1 Allgemeines

Indikationen für die Ein-Lungen-Ventilation im Rahmen der Anästhesie sind:

- resezierende Eingriffe an der Lunge
- Vermeidung von Sekretkontamination der Gegenseite
- ausgeprägte Verletzungen der Lunge mit hohem Fistelvolumen
- Ruhigstellung im Rahmen der minimalinvasiven Herzchirurgie, der Ösophaguschirurgie, der Aortenchirurgie und der videoassistierten Thoraxchirurgie

Folgende **Voruntersuchungen** sind bei Operationen mit ELV zu fordern:

- Röntgen-Thorax
- Lungenfunktion
- Raumluft-BGA

Die Einschätzung der kardiopulmonalen Leistungsfähigkeit und der Funktionsreserve erfolgt aufgrund der klinischen Symptomatik und der Komorbiditäten. Bei Hinweisen auf einen pulmonalen Hypertonus mit Rechtsherzbelastung ist eine Echokardiografie mit Einschätzung des pulmonalarteriellen Druckes erforderlich.

Die ELV weist spezielle **Risiken** auf:

- Hypoxie
- Hypotension durch Zug oder Druck auf den Lungenhilus bzw. das Mediastinum und den Ausflusstrakt des Herzens
- Herzrhythmusstörungen
- Blutung
- Tracheal- bzw. Bronchusverletzungen

Die Oxygenierung während der Ein-Lungen-Ventilation ist abhängig von der lagebedingten Umverteilung der Lungenperfusion und der alveolären Ventilation, dem Herzzeitvolumen, dem Ausmaß des Rechts-links-Shunts und der hypoxisch-pulmonalen Vasokonstriktion (HPV, Euler-Liljestrand-Mechanismus) mit ihren zahlreichen Einflussfaktoren.

3.4.2 Vorbereitung

- Bereitstellen des Bronchoskopiewagens; bei der Verwendung eines Doppellumentubus (DLT) mit Kameraeinheit Monitor bereitstellen
- 13 Ch Bronchoskop
- 2 Cuffdruckmesser, 2 Tubusklemmen, Absaugung, Absaugkatheter

► **Verfügbare Größen von DLT**

- Kindergrößen ab Ch 26
- Erwachsene Ch 35–41 mit und ohne integrierte Kamera

Doppellumen-Trachealkanülen müssen in der Größe auch bezüglich des Abstandes von Tracheostoma zu Carina passend ausgesucht werden.

► **Verfügbare Größen von Bronchusblockern**

- Kindergrößen ab 5 Fr.
- Erwachsene 7–9 Fr.

Bronchusblocker können alternativ zum DLT unter fiberoptischer Sicht und Führung in einem Hauptbronchus platziert werden, um diesen aus der Ventilation auszuschalten. Bei der Anwendung von Bronchusblockern ist die Verwendung eines Tubus mit Kameraeinheit hilfreich, um die Lage des Bronchusblockers zu kontrollieren, der im ungünstigsten Fall schon beim Entfernen des Bronchoskopes dislozieren kann.

3.4.3 Durchführung

In der Regel wird ein linksläufiger DLT gewählt. Der DLT wird mit dem bronchialen Ende nach vorne gerichtet vorsichtig durch die Glottis geführt, dann beim linksläufigen Tubus um 90° nach links gedreht und in den linken Hauptbronchus vorgeschoben. Der DLT wird nach Intubation zunächst tracheal geblockt und die Lage fiberoptisch kontrolliert, der Tubus fixiert und die seitengetrennte Ventilation getestet. Hierzu wird der bronchiale Cuff mittels eines Cuffdruckmessers geblockt. Solange beide Lungen ventiliert werden bleibt der bronchiale Cuff entblockt.

Bei eingeschränkter Sicht oder schwierigem Atemweg sollte auch der Einsatz der Videolaryngoskopie in Betracht gezogen werden. Beim schwierigen Atemweg ist die primär fiberoptische Intubation und Verwendung eines Bronchusblockers zur Seitenseparation eine Alternative.

In enger Absprache mit dem Operateur wird vor Thoraxeröffnung die ELV begonnen (Dokumentation).

Die Beatmung wird mit einer F_iO_2 von 0,8 begonnen (Vermeidung von Resorptionsatelektasen, HPV), PEEP auf 5 mbar reduzieren, bei obstruktiver Lungenerkrankung unter Beobachtung der Flowkurve bei 3–8 mbar. Unter BGA-Kontrolle kann eine Reduktion der F_iO_2 bis auf 0,5 erfolgen.

Beginn mit einer lungenprotektiven druckkontrollierten Beatmung mit 4–6 ml/kgKG Tidalvolumen und einer Atemfrequenz von 10–15/min. Bei Hyperkapnie und Azidose kann die Atemfrequenz unter Beachtung der Flow-Kurven gesteigert werden. Soweit erforderlich kann das Tidalvolumen auf 6–10 ml/kgKG gesteigert werden, wobei ein Spitzendruck von 35 mbar nicht überschritten werden sollte. Nicht immer ist dieses Ziel zu erreichen; eine Hyperkapnie bis zu einem pCO_2 von 50 mmHg ist in der Regel tolerabel, eine schwere Hyperkapnie mit Azidose geht mit einem Anstieg des pulmonalen Gefäßwiderstand einher, ebenso wie hohe PEEP-Werte.

BGA-Kontrollen engmaschig: Beginn spätestens 15–20 min nach Beginn der ELV, hiernach alle 30 min sowie 15–20 min nach Beendigung der ELV.

3.4.4 Maßnahmen bei Hypoxie

- F_iO_2 auf 1,0
- Kontrolle auf Tubusfehllage (fiberoptische Kontrolle)
- Sekretverlegung beseitigen
- Info an Operateur
- apnoeische Oxygenierung der nichtbeatmeten Lunge mittels des CPAP-Ventils mit einem CPAP von 5–10 mmHg
- PEEP auf der beatmeten Lunge auf 5–10 mbar erhöhen, Flow-Kurve beachten
- Tidalvolumen auf 6–10 ml/kgKG

Sind diese Maßnahmen nicht erfolgreich oder aus operativer Sicht nicht möglich, kann durch eine Pulmonalisokklusion durch den Operateur (Drosselung oder Abklemmen der A. pulmonalis) das Shunt-Volumen verringert werden.

Merke M!

Notfalls muss auf die Zwei-Lungen-Ventilation übergegangen werden!

Differenzialdiagnostisch muss ein niedriges HZV durch Manipulation im Situs oder eine rechtskardiale Dekompensation im Rahmen von Hyperkapnie und Azidose bedacht werden.

3.4.5 Beendigung der ELV

- pulmonales Sekret absaugen (Absaugkatheter aus dem DLT-Set)
- bronchialen Cuff entblocken
- vorsichtiges manuelles Blähen unter Sicht von Operateur und Anästhesist

Um Leckagen an der Lunge zu detektieren, ist eine „Wasserprobe" möglich (Lunge wird mit Spülflüssigkeit bedeckt → ggf. Aufsteigen von Luftblasen beim Blähmanöver).

3.4.6 Ausleitung

- Nach Umlagerung auf den Rücken wird Sekret aus dem Pharynx entfernt und der Tubus aus dem Hauptbronchus in die Trachea zurückgezogen.
- Husten ist bei bronchialer Lage unbedingt zu vermeiden.
- Im Falle einer Nachbeatmung ist eine Umintubation auf konventionellen Tubus erforderlich.
- Thoraxdrainagen mit Wasserschloss anschließen.
- Den Sog an den Drainagen mit dem Operateur absprechen und dokumentieren.

Praxis

Tipps

- Der Sog kann ein Bronchusleck provozieren bzw. aufrechterhalten.
- Das postoperative Atemtraining muss v. a. nach Lungenresektionen/-übernähungen abgesprochen werden, da ein CPAP-Training zu einer Nahtinsuffizienz führen kann.
- Eine medikamentöse Bronchospasmolyse kann sinnvoll sein.
- Eine hohe Volumenbelastung und Sekretolyse bei noch insuffizientem Hustenstoß kann zu Sekretverhalt führen.
- Verlegung unter O_2 Insufflation und mindestens Basismonitoring.

I

3.5 Fiberoptische Intubation

S. Tafelski

▸ **Dauer.** 10–20 min.

▸ **Prämedikation.** Je nach Allgemeinzustand 7,5 mg Midazolam oder weniger oral (eher zurückhaltend), der Patient soll ansprechbar bleiben und Aufforderungen adäquat befolgen.

▸ **Indikationen**

- Gesichtsfehlbildungen (Mikrogenie, Prognathie)
- erworbene Anomalien des Gesichts und der Mundhöhle (Makroglossie, Narbenkontrakturen, Radiatio, Neck Dissection, komplizierte Unterkieferfrakturen)
- Einschränkung der Kieferbeweglichkeit (Kieferklemme, Kieferimmobilisation durch intermaxilläre Verschnürung)
- Störungen der HWS-Beweglichkeit (Frakturen und Luxationen der HWS, Morbus Bechterew, Synostosen)
- raumfordernde Prozesse im Bereich der oberen Luftwege (Tumor, Struma, Abszesse, Phlegmone, Epiglottitis, Peritonsillarabszess)
- plastische Chirurgie im Gesichtsbereich mit gestielten Lappen im Bereich der Lippen und der Mundhöhle
- erfolglose konventionelle Intubationsversuche bzw. schwierige Intubationen in der Anamnese

3.5.1 Checkliste – Vorbereitungen im OP

▸ **Atemwege – ITN**

- Spiraltuben
- im HNO-MKG-Bereich fast immer nasal

▸ **Anästhesieverfahren**

- Allgemeinanästhesie
- topische Lokalanästhesie

▸ **Zugänge**

- 1 periphervenöser Zugang
- Basismonitoring, Monitoring Allgemeinanästhesie

▸ **Medikamente und Volumen**

- Remifentanil Spritzenpumpe 1 mg/50 ml
- Lidocain-Spray 10 %
- Midazolam i. v.
- Naphazolin-Lösung
- Propofol 1 %

▸ **Materialvorbereitung**

- PVK 18G

3.5.2 Monitoring

▸ **Basismonitoring und Monitoring Allgemeinanästhesie**

- EKG
- Pulsoxymetrie
- nichtinvasive Blutdruckmessung (oszillotonometrisch)
- Kapnometrie/-grafie
- Monitoring der inspiratorischen O_2-Konzentration
- in- und exspiratorische Messung der Inhalationsanästhetikakonzentration
- Volumetrie der Atemgase
- Atemwegsdruck mit Diskonnektionsalarm

3.5.3 Einleitung

- falls Vigilanz ausreichend 0,5–2 mg Midazolam i. v., 0,05–0,1 µg/kgKG/min Remifentanil i. v.
- evtl. 10–20 mg Propofol, Spontanatmung unbedingt erhalten

Cave

Patienten mit Stridor können auf geringe Dosen von Sedativa oder Opioide mit Apnoe oder Atemwegsverlegung reagieren!

3.5.4 Durchführung

- Nasenloch auswählen, in das freie Nasenloch O_2-Sonde 4–5 cm tief mit hohem Fluss platzieren oder Sauerstoffgabe via ENK-Katheter über das Brochoskop, Lokalanästhesie Mund und Nasen-Rachen-Raum mit Lidocainspray
- naphazolingetränkten Spitztupfer in das betreffende Nasenloch (Einwirkzeit 5 min)
- bei ausreichender Sedierung unter Sicht vorsichtiges Einführen des Bronchoskops (Tubus aufgezogen und mit Pflaster fixiert) in das Nasenloch evtl. erneut 0,5 mg Midazolam bzw. 10 mg Propofol i. v.
- Aufsuchen der Epiglottis, Verabreichung von Lidocain 4 % bzw. 2 % über das Bronchoskop
- Einführen des Bronchoskops in die Trachea
- evtl. noch einmal Lidocain
- Tubus in die Trachea vorschieben
- das Hypnotikum wird gegeben, nachdem der Tubus bronchoskopisch sicher in der Trachea liegt
- Lage kontrollieren, Carina im Blickfeld behalten
- Tubus fixieren

3.5.5 Lagerung

Halbaufrecht.

3.5.6 Besonderheiten

Bei oraler fiberoptischer Intubation Beißschutz (z. B. offener Guedel-Tubus), keine Naphazolintupfer.

3.5.7 Postoperatives Management

Die meisten Patienten können nach einer fiberoptischen Intubation am Ende der Operation normal extubiert werden.

Vor Extubation wird bei entblocktem Tubus auf Nebenluft getestet. Wenn keine Nebenluft zu erkennen ist, ist eine kritische Schwellung des Atemwegs anzunehmen und eine Extubation zu diesem Zeitpunkt nicht möglich.

Abhängig vom operativen Eingriff kann aber auch eine Verlegung zur ITS und eine Beatmung erforderlich sein. Die Beatmung sollte bei Verwendung der langen, dünnen Tuben aktiv befeuchtet werden. Die „low volume"-Cuffs verhindern Mikroaspirationen nicht hinreichend, weshalb eine längere Beatmung über diese Tuben zu vermeiden ist.

3.6 Intubationsnarkose

M. Kastrup, C. Melzer-Gartzke, P. Pickerodt

Merke **M!**

An dieser Stelle wird der typische Verlauf einer Intubationsnarkose dargestellt. Die Besonderheiten und die Medikamente für die einzelnen Narkosen werden bei den Eingriffen erläutert.

3.6.1 Vorbereitung

- Übernahme des Patienten und Überprüfen der OP-Checkliste
- Prämedikation und Anxiolyse einschätzen
- Identifikation des Patienten und Dokumentation auf der Checkliste
- Aufrufen des Patienten im PDMS
- Überprüfen von Nüchternheit
- geplanter Eingriff und Anästhesieverfahren
- Operations- und Anästhesieeinwilligung Prämedikationsprotokoll
- Überprüfung von: Zahnstatus (**Cave:** lockere Zähne, Dokumentation!) und Atemweg (z. B. Grad der Mundöffnung etc.)
- vollständiges Entfernen von eventuellen Zahnprothesen
- bei Patienten mit Hörgeräten, diese nach Einleitung entfernen und ausschalten
- bei Hinweisen auf eine schwierige Maskenbeatmung oder eine schwierige Intubation das Vorgehen mit dem zuständigen Facharzt planen

3.6.2 Blut- und Transfusionsbedarf

Bei wahrscheinlichem Blutbedarf: Kontrolle von Blutgruppenschein und Konservenanforderung und Bereitstellung.

3.6.3 Material

- alle Medikamente aufgezogen und alle Spritzen beschriftet bereitliegend
- Endotrachealtubus, (Tubusgröße) in der Regel ID 7,5 mm bei Frauen, 8,0 mm bei Männern ggf. mit Führungsstab
- Zahnschutz
- Laryngoskope passender Größe, in der Regel 3er- und 4er-Macintosh-Spatel
- periphervenöse Katheter verschiedener Größen (siehe Kap. 1.8: Anästhesiearbeitsplatz)
- Blasenkatheter bei OP-Zeiten über 150–180 min

3.6.4 Checkliste – Vorbereitungen im OP

► **Zugänge und Monitoring**
- Basismonitoring + Monitoring Allgemeinanästhesie
- 1 peripherer Venenzugang

► **Medikamente und Volumen**
- Vollelektrolytlösung 500 ml
- Hypnotikum
- Opioidanalgetikum
- Muskelrelaxans
- 1 Amp. Cafedrin/Theodrenalin auf 10 ml

3.6.5 Monitoring

Sicht- und Funktionsprüfung des Narkosegerätes und des Monitorings (Kap. 3.9).

Anschluss Basismonitoring:
- EKG
- Pulsoxymetrie
- nichtinvasive Blutdruckmessung (oszillotonometrisch)

Monitoring Allgemeinanästhesie:
- Kapnometrie/-grafie
- Monitoring der inspiratorischen O_2-Konzentration

- in- und exspiratorische Messung der Inhalationsanästhetikakonzentration
- Volumetrie der Atemgase
- Atemwegsdruck mit Diskonnektionsalarm
- ggf. Relaxometrie vorbereiten
- Blasenkatheter bei OP-Zeiten über 150–180 min

3.6.6 Narkoseeinleitung

- Periphervenöser Zugang am nichtdominanten Arm, ggf. unter Lokalanästhesie mit Lidocain 1 % als Hautquaddel
- Ausschluss einer paravenösen oder arteriellen Infusion
- Dokumentation der Ausgangsvitalparameter
- perioperative Antibiotikaprophylaxe, soweit indiziert
- Kopflagerung des Patienten in verbesserter Jackson-Position
- Präoxygenierung mit 100 % Sauerstoff und dicht aufsitzender Maske des wachen und spontanatmenden Patienten für 3–5 min
- Gabe des Opioids (z. B. Fentanyl 1–4 µg/kgKG)
- Gabe des Induktionshypnotikums (z. B. Thiopental 3–5 mg/kgKG oder Propofol 2–2,5 mg/kgKG)
- Überprüfen, ob Patient eingeschlafen ist, durch: Ansprache, Erlöschen der Schutzreflexe (Lidreflex)
- wenn Maskenbeatmung möglich, Gabe des Muskelrelaxans (z. B. 2-fache ED_{95}: Rocuronium 0,6 mg/kgKG oder Cis-Atracurium 0,1 mg/kgKG)
- weitere Maskenbeatmung mit reinem Sauerstoff, bis volle Wirkung des Relaxans erreicht ist und Weiterführen der Narkose (Inhalationsanästhetikum oder Propofol)
- bei allen Patienten, die Zähne haben, stets Verwendung eines Zahnschutzes für die obere Zahnreihe erwägen
- Auskultation beider Lungen
- Bestätigung der CO_2-Ausatmung durch Kapnometrie
- vollständiges Entfernen des Zahnschutzes, soweit verwendet
- Inspektion und Dokumentation des Zahnstatus
- Fixierung des Tubus mit Pflaster im rechten oder linken Mundwinkel (selten mittig)
- Schutz der Augen vor Austrocknung durch kompletten Lidschluss, Augenpflaster und/oder Augensalbe (Dexpanthenol-Augensalbe)
- Messung des Cuffdrucks mit einem Manometer, falls Lachgas benutzt wird, ca. stündliche Kontrolle des Cuffdrucks
- ein oraler Atemweg (z. B. nach Guedel) wird in der Regel nur in der Aufwachphase zum Schutz vor Obstruktion durch Zubeißen des Patienten platziert. **Cave:** intraorale Schleimhaut- und Nervenverletzung
- nach Fixierung erneute Lagekontrolle durch Auskultation
- Lagerung des Kopfes auf einem Ring

3.6.7 Narkoseführung

- Fortführung der Narkose mit Inhalationsanästhetika (1 MAC: z. B. Isoflurane 1,15 %, Sevoflurane 1,7 % oder Desflurane 6 %), als balancierte Anästhesie oder als TIVA (totale intravenöse Anästhesie, z. B. Propofol (4–12 mg/kgKG/h)
- Repetitionsdosen von Opioiden nach Bedarf
- Repetitionsdosen von Relaxanzien nach Bedarf unter Relaxometrie
- Normoventilation mit einem PEEP (in der Regel 5 cm H_2O wenn keine Kontraindikationen vorliegen), einer inspiratorischen Sauerstoffkonzentration F_iO_2 von 0,3–0,5 und einem $p_{et}CO_2$ von 32–36 mmHg

3.6.8 Lagerung

- erfolgt in Absprache und zusammen mit dem Operateur
- Kontrolle, ob alle potenziellen Druckstellen, insbesondere Kopf und Arme, gepolstert sind
- Kontrolle der Zugänge und des Monitorings

3.6.9 Narkoseausleitung

- stetiger Kontakt mit dem Operateur, um die Dauer der Operation abschätzen zu können
- mit Beginn des Wundverschlusses Reduktion bzw. Abstellen des Narkosegases bzw. des Hypnotikums
- am Ende der Narkose Gabe von 100 % Sauerstoff
- Patient muss folgende **Extubationskriterien** erfüllen:
  - kein Exzitationsstadium
  - kein Überhang an Opioiden
  - kein Überhang an Muskelrelaxanzien
  - die Schutzreflexe müssen vorhanden sein
  - alternativ kann die Extubation vor Eintritt des Exzitationsstadiums erfolgen (z. B. bei Asthma bronchiale, dabei Aspirationsrisiko beachten)
- vor der Extubation oropharyngeales Absaugen, um eine pulmonale Aspiration von Sekret zu verhindern
- wenn bei der Auskultation tracheales Sekret vorhanden ist, wird dies vor der Extubation abgesaugt
- Extubation unter Blähen der Lunge, alternativ bei Erwachsenen Extubation unter Absaugen
- nach der Extubation Sauerstoffinsufflation über dicht sitzende Maske und erneute Prüfung der Suffizienz der Spontanatmung und der Kontaktfähigkeit des Patienten
- Patient muss ausreichende Spontanatmung (Atemhubvolumen 5 ml/kgKG) aufweisen und angemessen kontaktierbar sein
- nach der Ausleitung wird der Patient unter Basismonitoring in den Aufwachraum verlegt

3.6.10 Postoperatives Management

Im Aufwachraum Schmerzbefragung und Dokumentation mittels NRS (0–10), Erfragen von Übelkeit und Dokumentation des AWR-Score zur Steuerung der Medikation und der Entlassung.

Nach der Anästhesie wird bei Bedarf (z. B. anästhesiologische Probleme oder Zwischenfälle) von dem verantwortlichen Anästhesisten eine postanästhesiologische Visite durchgeführt. Die hierbei erhobenen Befunde und Beschwerden des Patienten (Übelkeit, Erbrechen, Kopfschmerzen, Heiserkeit usw.) werden auf dem Narkoseprotokoll dokumentiert. In Absprache mit dem Stationsteam kann eine eventuelle Behandlung eingeleitet werden.

Die Entlassung aus dem AWR erfolgt in der Regel durch den Aufwachraumkoordinator.

3.6.11 Dokumentation und Qualitätssicherung

Sämtliche im Rahmen der Anästhesie erhobenen Befunde und durchgeführten Maßnahmen werden im PDMS oder auf einem maschinenlesbaren Narkoseprotokoll dokumentiert. Jede Applikation von Medikamenten (auch Inhalationsanästhetika) muss dokumentiert werden. Aus forensischen Gründen sollte stichpunktartig die problemlose Einleitung und Intubation dokumentiert werden. Die Vitalzeichen sollten während des Narkoseverlaufes alle 5 min auf dem Narkoseverlaufsprotokoll dokumentiert werden. Die Beatmungsparameter sollten ca. alle 20 min oder bei Veränderungen dokumentiert werden. Die laryngoskopischen Sichtverhältnisse werden nach Cormack u. Lehane dokumentiert. Wenn Besonderheiten oder Komplikationen aufgetreten sind, werden diese auf dem Narkoseprotokoll dokumentiert.

3.7 Intubationsnarkose bei aerogen übertragbaren Infektionen

R. Garnew, M. Kastrup, S. Tafelski

Merke **M!**

An dieser Stelle wird der typische Verlauf einer Intubationsnarkose bei bestätigter/Verdacht auf aerogen übertragbare Infektion dargestellt. Die Besonderheiten und die Medikamente für die einzelnen Narkosen werden bei den Eingriffen erläutert. Das Atemwegsmanagement bei Patienten mit aerogen übertragbaren Infektionen ist eine aerosolerzeugende Prozedur und stellt ein erhöhtes Infektionsrisiko für das Behandlungsteam dar. Invasive Prozeduren am Atemweg erfordern daher besondere Schutzmaßnahmen, sowie besondere Festlegungen zum Ablauf einer Intubation und zur Nutzung der persönlichen Schutzausrüstung und des technischen Materials.

► **Ziele**

- Reduktion des Infektionsrisikos für Mitarbeiter, die die Atemwegssicherung bei Patienten mit vermuteter oder bestätigter aerogen übertragbarer Infektion (z. B. offene Tuberkulose, SARS-CoV-2-Infektion) durchführen
- Begrenzung der Anzahl an Mitarbeitern, die die Atemwegssicherung bei Patienten mit vermuteter oder bestätigter aerogen übertragbarer Infektion durchführen
- Sicherstellung eines geordneten und unter Infektionsschutzaspekten sicheren Ablaufs der Atemwegssicherung
- Aufrechterhaltung eines ressourcenbewussten Materialeinsatzes im Hinblick auf die technischen Hilfsmittel sowie die persönlichen Schutzausrüstungen im Rahmen der Atemwegssicherung

3.7.1 Vorbereitung

- Übernahme des Patienten nur mit **dicht sitzender FFP2-Maske des Patienten und des Personals** und Überprüfen der OP-Checkliste
- Ausfüllen der OP-Checkliste
- direkter Transport des Patienten durch die Ausleitung in den OP-Saal
- Aufrufen des Patienten im PDMS
- Prämedikation und Anxiolyse einschätzen
- Anlegen der **PSA**: FFP-Maske, Schutzkittel wasserdicht, Brille (Vollsicht geschlossen), Faceshield, Handschuhe Nitril virusdicht mit langem Schaft

- Überprüfung von: Zahnstatus (**Cave:** lockere Zähne, Dokumentation!) und Atemweg (z. B. Grad der Mundöffnung, Malampati, Zeichen des erschwerten Atemweges etc.)
- Bei Hinweisen auf eine schwierige Maskenbeatmung oder eine schwierige Intubation das Vorgehen mit dem zuständigen Facharzt planen und primäre Intubation mit Frovastab erwägen
- vollständiges Entfernen von eventuellen Zahnprothesen
- bei Patienten mit Hörgeräten, diese nach Einleitung entfernen und ausschalten
- **Handschuhdesinfektion** vor und nach **Patientenkontakt**

3.7.2 Blut- und Transfusionsbedarf

Bei wahrscheinlichem Blutbedarf: Kontrolle von Blutgruppenschein und Konservenanforderung und Bereitstellung.

3.7.3 Material

- alle Medikamente aufgezogen und alle Spritzen beschriftet
- Endotrachealtubus **mit Führungsstab** (Tubusgröße) in der Regel ID 7,5 mm bei Frauen, 8,0 bei Männern
- tubusnahes Anbringen eines **hydrophoben virusdichten Filters** (PAL BB 25/50/100)
- Zahnschutz
- Videolaryngoskope passender Größe, in der Regel 3er- und 4er-D-Blade oder Macintosh-Spatel
- periphervenöse Katheter verschiedener Größen (SOP Anästhesiearbeitsplatz)
- Blasenkatheter bei OP-Zeiten über 150–180 min

3.7.4 Checkliste – Vorbereitungen im OP

► **Zugänge**

- 2 sichere peripherer Venenzugänge

► **Medikamente und Volumen.** Beim **oligosymptomatischen, hämodynamisch stabilen** Patienten RSI nach SOP:

- Vollelektrolytlösung 500 ml
- Thiopental 500 mg/20 ml oder Propofol 200 mg/20 ml bei Hinweisen auf hohen Sedativabedarf doppelt aufgezogen (z. B. pos. Anamnese für Alkohol-/Drogenabusus)
- Suxamethonium (Succinylcholin) 100 mg/5 ml
- ggf. Rocuronium 100 mg/10 ml
- Opioidanalgetikum
- Cafedrin/Theoadrenalin (1 Amp/10 ml)

Beim **respiratorisch kompromittierten** (z. B. $S_pO_2 \leq 90\,\%$ unter O_2-Insufflation, AF > 30) **Patienten** und/oder mit **SIRS/SEPSIS**-Symptomatik (Katecholamine) RSI mit:

- Vollelektrolytlösung 500 ml
- Esketamin 1 mg/kgKG
- Midazolam 0,15–0,2 mg/kgKG
- Rocuronium 1,2 mg/kgKG
- Opioidanalgetikum
- Cafedrin/Theoadrenalin (1 Amp/10 ml)

3.7.5 Monitoring

Sicht- und Funktionsprüfung des Narkosegerätes und des Monitoring (SOP Monitoring). Anschluss Basismonitoring:

- EKG
- Pulsoxymetrie
- nichtinvasive Blutdruckmessung (oszillotonometrisch) Monitoring Allgemeinanästhesie:
- Kapnometrie/-grafie
- Monitoring der inspiratorischen O_2-Konzentration
- in- und exspiratorische Messung der Inhalationsanästhetikakonzentration
- Volumetrie der Atemgase
- Atemwegsdruck mit Diskonnektionsalarm
- ggf. Relaxometrie vorbereiten
- Blasenkatheter bei OP-Zeiten über 150–180 min

3.7.6 Narkoseeinleitung

- periphervenöser Zugang am nichtdominanten Arm, ggf. unter Lokalanästhesie mit Lidocain 1 % als Hautquaddel
- Ausschluss einer paravenösen oder arteriellen Infusion
- Dokumentation der Ausgangsvitalparameter
- perioperative Antibiotikaprophylaxe, soweit indiziert
- Kopflagerung des Patienten in verbesserter Jackson-Position
- Präoxygenierung mit 100 % Sauerstoff und dicht aufsitzender Maske (**beidhändig mit Doppel-C-Griff**) des wachen und spontanatmenden Patienten für 3–5 min

Oligosymptomatischer, hämodynamisch stabiler Patient

- Gabe des Opioids (z. B. Fentanyl 1–3 µg/kgKG)
- Gabe des Induktionshypnotikums (z. B. Thiopental 3–5 mg/kgKG oder Propofol 2–2,5 mg/kgKG)
- Überprüfen, ob Patient eingeschlafen ist, durch: Ansprache, Erlöschen der Schutzreflexe (Lidreflex)
- Gabe des Muskelrelaxans (Rocuronium 1,2 mg/kgKG oder Succinylcholin 1 mg/kgKG)
- PEEP 5 zur apnoischen Oxygenierung; **keine primäre Zwischenbeatmung**

- bei Relaxation mit **Rocuronium**, Timer auf 1 min oder kontinuierliche TOF-Messung nach Einschlafen des Patienten TOF 0/4, erst danach 1. Intubationsversuch
- bei Relaxation mit **Succinylcholin** 1. Intubationsversuch nach dem kompletten Erlöschen der Faszikulationen

Respiratorisch kompromittierter Patient

Zum Beispiel $S_pO_2 \leq 90\,\%$ unter O_2-Insufflation, AF > 30 oder mit SIRS/SEPSIS-Symptomatik.

- Gabe des Muskelrelaxans (Rocuronium 1,2 mg/kgKG *sofort* gefolgt von Esketamin 1 mg/kgKG
- Gabe von Midazolam 0,15–0,2 mg/kgKG
- PEEP 5 zur apnoischen Oxygenierung; **keine Zwischenbeatmung**
- bei Relaxation mit **Rocuronium** Timer auf 1 min oder kontinuierliche TOF-Messung nach Einschlafen des Patienten TOF 0/4, erst danach 1. Intubationsversuch

Weiteres Vorgehen

- bei allen Patienten, die Zähne haben, stets Verwendung eines Zahnschutzes für die obere Zahnreihe erwägen
- **orotracheale Intubation** mittels **Videolaryngoskopie**, maximalen Abstand zum Gesicht des Patienten halten!
- **Cave:** Die Indikation zur nasalen Intubation ist bei COVID-19-Patienten zusammen mit dem Operateur kritisch zu prüfen (erhöhte Infektionsgefahr)
- keine Auskultation der Lungen, Einschätzung der Tubustiefe mittel Videolaryngoskop
- Tubuslagekontrolle durch Kapnometrie
- vollständiges Entfernen des Zahnschutzes, soweit verwendet
- Inspektion und Dokumentation des Zahnstatus
- Fixierung des Tubus mit Pflaster, Schutz der Augen vor Austrocknung durch kompletten Lidschluss, Augenpflaster und/oder Augensalbe (Dexpanthenol-Augensalbe)
- Messung des Cuffdrucks mit einem Manometer, falls Lachgas benutzt wird, ca. stündliche Kontrolle des Cuffdrucks
- eine obere Atemwegshilfe (z. B. Oropharyngealtubus nach Guedel) wird in der Regel nur in der Aufwachphase zum Schutz vor Obstruktion durch Zubeißen des Patienten platziert (**Cave:** intraorale Schleimhaut- und Nervenverletzung)
- nach Fixierung des Tubus erneute Lagekontrolle durch Überprüfung der Markierung (cm ab Zahnreihe)
- Lagerung des Kopfes auf einem Ring
- Entfernung der wasserdichten Abdeckung des Patienten
- Verwurf aller Einwegartikel (Maske, ggf. Güdel, ggf. Wendel)
- Vorbereiten einer frischen Maske zur Extubation
- Abnahme Faceshield nach Sicherung des Atemweges möglich, bei allen Manipulationen am Atemweg Faceshield wieder anlegen

3.7.7 Narkoseführung

- Fortführung der Narkose mit Inhalationsanästhetika (1 MAC: z. B. Isoflurane 1,15 %, Sevoflurane 1,7 % oder Desflurane 6 %), als balancierte Anästhesie oder als TIVA (totale intravenöse Anästhesie, z. B. Propofol (4–12 mg/kgKG/h) EEG-gesteuert
- Repetitionsdosen von Opioiden nach Bedarf
- Repetitionsdosen von Relaxanzien nach Bedarf unter Relaxometrie
- Normoventilation mit einem PEEP (in der Regel 5 cm H_2O, wenn keine Kontraindikationen vorliegen), einer inspiratorischen Sauerstoffkonzentration F_iO_2 von 0,3–0,5 und einem $p_{et}CO_2$ von 32–36 mmHg

3.7.8 Lagerung

- erfolgt in Absprache und zusammen mit dem Operateur
- Kontrolle, ob alle potenziellen Druckstellen, insbesondere Kopf und Arme, gepolstert sind
- Kontrolle der Zugänge und des Monitorings

3.7.9 Narkoseausleitung

- stetiger Kontakt mit dem Operateur, um die Dauer der Operation abschätzen zu können
- mit Beginn des Wundverschlusses vorsichtige Reduktion des Narkosegases bzw. des Hypnotikums, Abstellen der Hypnose erst nach „Naht Ende" und großflächigem Abdecken des Patienten (Kopf, Brust) mit einer transparenten Folie
- am Ende der Narkose Gabe von 100 % Sauerstoff
- OP-Personal verlässt zur Extubation den Saal
- Patienten müssen folgende **Extubationskriterien** erfüllen:
  - kein Exzitationsstadium
  - kein Überhang an Opioiden
  - kein Überhang an Muskelrelaxanzien (Kontrolle mittels TOF)
  - Schutzreflexe müssen vorhanden sein
  - Patienten müssen suffiziente Atemzugvolumina (5 ml/kgKG) generieren können
- vor der Extubation vorsichtiges oropharyngeales Absaugen unter der Abdeckfolie
- Extubation unter der transparenten Abdeckung mit vorsichtigem Blähmanöver
- nach der Extubation Sauerstoffinsufflation über dicht sitzender Maske unter der Abdeckfolie und erneute

Prüfung der Suffizienz der Spontanatmung und der Kontaktfähigkeit des Patienten
- Patient muss ausreichende Spontanatmung (Atemhubvolumen 5 ml/kgKG) aufweisen und angemessen kontaktierbar sein
- Entfernung der transparenten Folie unter Vermeidung von Aerosolverwedelung
- Nach der Ausleitung verbleibt der Patient unter Basismonitoring im Saal, bis zur Erfüllung der Entlassungskriterien des Aufwachraums

3.7.10 Postoperatives Management

Schmerzbefragung und Dokumentation mittels NRS (0–10), Erfragen von Übelkeit und Dokumentation des AWR-Scores zur Steuerung der Medikation und der Entlassung.

Nach jeder Anästhesie wird von dem verantwortlichen Anästhesisten eine postanästhesiologische Visite durchgeführt. Die hierbei erhobenen Befunde und Beschwerden des Patienten (Übelkeit, Erbrechen, Kopfschmerzen, Heiserkeit usw.) werden auf dem Narkoseprotokoll dokumentiert. In Absprache mit dem Stationsteam kann eine eventuelle Behandlung eingeleitet werden.

Die Entlassung aus dem Saal erfolgt in der Regel durch den Saalanästhesisten oder Bereichsoberarzt.

3.7.11 Dokumentation und Qualitätssicherung

Sämtliche im Rahmen der Anästhesie erhobenen Befunde und durchgeführten Maßnahmen werden auf einem maschinenlesbaren Narkoseprotokoll dokumentiert. Jede Applikation von Medikamenten (auch Inhalationsanästhetika) muss dokumentiert werden. Aus forensischen Gründen sollte stichpunktartig die problemlose Einleitung und Intubation dokumentiert werden. Die Vitalzeichen sollten während des Narkoseverlaufes alle 5 min auf dem Narkoseverlaufsprotokoll dokumentiert werden. Die Beatmungsparameter sollten ca. alle 20 min oder bei Veränderungen dokumentiert werden. Die videolaryngoskopischen Sichtverhältnisse werden nach Cormack u. Lehane dokumentiert. Wenn Besonderheiten oder Komplikationen aufgetreten sind, werden diese auf dem Narkoseprotokoll dokumentiert.

3.8 Maskennarkose

M. Kastrup, C. Melzer-Gartzke, P. Pickerodt

Merke **M!**

An dieser Stelle wird der typische Verlauf einer Maskennarkose dargestellt. Die Besonderheiten und die Medikamente für die einzelnen Narkosen werden bei den Eingriffen erläutert.

3.8.1 Vorbereitung

- Übernahme des Patienten und Überprüfen der OP-Checkliste
- Prämedikation und Anxiolyse einschätzen
- Identifikation des Patienten (Dokumentation mit Handzeichen auf dem Anästhesieprotokoll und auf der Checkliste)
- Überprüfen von Nüchternheit
- geplanter Eingriff und Anästhesieverfahren
- Operations- und Anästhesieeinwilligung Anästhesieprotokoll
- Überprüfung von: Zahnstatus (**Cave:** lockere Zähne, Dokumentation!) und Atemweg (z. B. Grad der Mundöffnung etc.)
- vollständiges Entfernen von eventuellen Zahnprothesen
- bei Patienten mit Hörgeräten, diese nach Einleitung entfernen und ausmachen

3.8.2 Blut- und Transfusionsbedarf

Bei wahrscheinlichem Blutbedarf: Kontrolle von Blutgruppenschein und Konservenanforderung und Bereitstellung.

3.8.3 Material

- alle Medikamente aufgezogen und Spritzen beschriftet
- Masken und Larynxmasken in verschieden Größen
- periphervenöse Katheter in verschiedenen Größen (SOP Anästhesiearbeitsplatz, Kap. 1.8)

3.8.4 Checkliste – Vorbereitungen im OP

► **Zugänge und Monitoring**
- Basismonitoring + Monitoring Allgemeinanästhesie
- 1 peripherer Venenzugang

► **Medikamente und Volumen**
- Vollelektrolytlösung 500 ml
- Hypnotikum
- Opioidanalgetikum
- Theodrenalin/Cafedrin

3.8.5 Monitoring

Sicht- und Funktionsprüfung des Narkosegerätes und des Monitoring (SOP Monitoring).

Anschluss Basismonitoring:
- EKG
- NIBP
- Pulsoxymetrie

Monitoring Allgemeinanästhesie:
- Kapnometrie/-grafie
- Monitoring der inspiratorischen O_2-Konzentration
- in- und exspiratorische Messung der Inhalationsanästhetikakonzentration
- Volumetrie der Atemgase
- Atemwegsdruck mit Diskonnektionsalarm

3.8.6 Narkoseeinleitung

- periphervenöser Zugang am nichtdominanten Arm, ggf. unter Lokalanästhesie mit Lidocain 1 % als Hautquaddel
- Ausschluss einer paravenösen oder arteriellen Infusion
- Dokumentation der Ausgangsvitalparameter
- perioperative Antibiotikaprophylaxe, soweit indiziert
- Kopflagerung des Patienten in verbesserter Jackson-Position
- Präoxygenierung des wachen und spontanatmenden Patienten mit 100 % Sauerstoff und dicht aufsitzender Maske für 3–5 min
- Gabe des Opioids
- Gabe des Induktionshypnotikums (bevorzugt: Propofol, wegen der relaxierenden Wirkung auf die Larynx-/Hypopharynxmuskulatur)
- Überprüfen, ob Patient eingeschlafen ist, durch Ansprache, Erlöschen der Schutzreflexe (Lidreflex)
- Beginn der Maskenbeatmung mit dicht aufsitzender Maske
- Prüfung, ob Beatmung suffizient ist durch klinische Beurteilung der Thoraxexkursionen des Patienten
- Messung des exspiratorischen Minutenvolumens
- Nachweis von CO_2 in der Exspirationsluft
- vorsichtige assistierte Beatmung des Patienten, ohne den Magen zu überblähen
- Begrenzung des Beatmungsdrucks auf 20 cmH_2O
- bei länger dauernden Eingriffen (> 10–15 min) kann auch eine Larynxmaske platziert werden

3.8.7 Vorbereiten und Einführen der Larynxmaske

- eine ausreichende Narkosetiefe muss sichergestellt sein
- die Kopflagerung entspricht der zur Intubation: verbesserte Jackson-Position
- eine geringe Menge wasserlösliches Gleitmittel wird auf die Maske aufgebracht
- Einführen der Maske unter Zuhilfenahme des Zeigefingers
- gegebenenfalls Anpassen der Füllung des Cuffs und Auskultation, Fixierung der Maske mit zusätzlichem Beißschutz und Pflaster
- Cuffdruckmessung: maximaler Druck 60 cm H_2O
- der maximale Beatmungsdruck sollte 20 cm H_2O nicht überschreiten
- häufig ist ein Übergang zu Spontanatmung möglich
- bei Kindern wird die Larynxmaske mit der Öffnung zum Gaumen eingeführt und hinter dem Zungengrund um 180° gedreht (SOPs Kinderanästhesie, Kap. 12)

Tab. 3.4 Größe von Larynxmasken.

Maskengröße	Patientengröße	Maximales Füllvolumen des Cuffs
1	Neugeborene/Kleinkinder bis 5 kgKG	bis zu 4 ml
1,5	Kleinkinder 5–10 kgKG	bis zu 7 ml
2	Kleinkinder/Kinder 10–20 kgKG	bis zu 10 ml
2,5	Kinder 20–30 kgKG	bis zu 14 ml
3	Kinder/Erwachsene 30–50 kgKG	bis zu 20 ml
4	Erwachsene 50–70 kgKG	bis zu 30 ml
5	Erwachsene 70–100 kgKG	bis zu 40 ml
6	große Erwachsene > 100 kgKG	bis zu 50 ml

Hierbei kann nur ein ungefährer Hinweis gegeben werden. Die Größe kann von Patient zu Patient schwanken und richtet sich nach der individuellen Anatomie. Bitte die Hinweise des Herstellers beachten.

3.8.8 Narkoseführung

- Propofol (bolusweise oder kontinuierliche Applikation mit einer Spritzenpumpe)
- Übergang zu Spontanatmung möglich
- Inhalationsanästhetikum Isofluran oder Sevofluran
- Desfluran ist wegen des stechenden Geruchs und der Gefahr eines Laryngospasmus ungeeignet

3.8.9 Lagerung

- Erfolgt in Absprache und zusammen mit dem Operateur
- Kontrolle, ob alle potenziellen Druckstellen, insbesondere Kopf und Arme, gepolstert sind
- Kontrolle der Zugänge und des Monitorings

3.8.10 Narkoseausleitung

- Stetiger Kontakt mit dem Operateur, um die Dauer der Operation abschätzen zu können
- mit Beginn des Wundverschlusses Reduktion bzw. Abstellen des Narkosegases bzw. des Hypnotikums
- am Ende der Narkose Gabe von 100 % Sauerstoff
- bei wiedereingetretener Spontanatmung kann die Larynxmaske vor Eintritt des Exzitationsstadiums entfernt werden
- alternativ kann die Larynxmaske belassen werden, bis der Patient den Mund selbstständig öffnen kann
- kurz vor Entfernen der Larynxmaske wird im Mundraum befindliches Sekret abgesaugt
- nach der Entfernung der Larynxmaske Sauerstoffinsufflation über dicht sitzende Maske und erneut auf suffiziente Spontanatmung achten
- nach der Ausleitung kann bei stabilen Kreislaufverhältnissen der Patient unter Basismonitoring in den Aufwachraum verlegt werden

3.8.11 Postoperatives Management

Im Aufwachraum Schmerzbefragung und Dokumentation mit der NRS (0–10), Erfragen von Übelkeit und Dokumentation des AWR-Score zur Steuerung der Medikation und der Entlassung.

Nach der Anästhesie wird bei Bedarf (z. B. anästhesiologische Probleme oder Zwischenfälle) von dem verantwortlichen Anästhesisten eine postanästhesiologische Visite durchgeführt. Die hierbei erhobenen Befunde und Beschwerden des Patienten (Übelkeit, Erbrechen, Kopfschmerzen, Heiserkeit usw.) werden auf dem Narkoseprotokoll dokumentiert. In Absprache mit dem Stationsteam kann eine eventuelle Behandlung eingeleitet werden.

Die Entlassung aus dem AWR erfolgt in der Regel durch den Aufwachraumarzt.

3.9 Monitoring

M. Kastrup, C. Melzer-Gartzke, S. Tafelski

Merke **M!**

Qualifiziertes Anästhesiepersonal (Arzt bzw. Anästhesiepflege) müssen während des gesamten Eingriffes bei Allgemeinanästhesie, Regionalanästhesie, Analgosedierung und „Stand-by“ zur Überwachung anwesend sein und eine klinische Beobachtung des Patienten sicherstellen.

▸ **Basismonitoring I.** Das Basismonitoring muss bei jedem Eingriff vorhanden sein und angewendet werden. Es umfasst:

- EKG-Monitor mit QRS-Ton (bei kardialen Risikopatienten: 5-Kanal-EKG mit ST-Streckenanalyse)
- Pulsoximetrie mit akustischem Signal
- nichtinvasive Blutdruckmessung (angemessene Manschettengröße verwenden); Alarmgrenzen für systolischen oder mittleren Druck anpassen

Die klinische Beobachtung und Überwachung der Vitalparameter des Patienten müssen während des Eingriffs in Allgemeinanästhesie, Regionalanästhesie und „Stand-by“ durch qualifiziertes Anästhesiepersonal sichergestellt sein.

Die Überwachung beinhaltet auch die entsprechende Dokumentation auf dem Narkoseprotokoll. In der Regel sollten die Kreislaufwerte alle 5 min dokumentiert werden. Bei instabilen Patienten kann eine engmaschigere Dokumentation notwendig sein.

Bei Eingriffen > 30 min Anästhesiedauer ohne Wärmezufuhr wird eine Temperatursonde benötigt (im Blasenkatheter integriert oder als Ösophagus- bzw. Rektalsonde).

Merke **M!**

Immer wenn apparatives Monitoring verwendet wird, müssen für den jeweiligen Patienten angemessene Alarmgrenzen eingestellt werden und sichergestellt sein, dass ein Überschreiten dieser Alarmgrenzen akustisch oder visuell bemerkbar ist.

3.9.1 Monitoring Allgemeinanästhesie

▶ **Basismonitoring**
- EKG
- Pulsoxymetrie
- nichtinvasive Blutdruckmessung (oszillotonometrisch)
- Temperatursonde bei > 30 min Anästhesiedauer mit und ohne Wärmezufuhr

▶ **plus: Monitoring Allgemeinanästhesie**
- Kapnometrie/-grafie
- Monitoring der inspiratorischen O_2-Konzentration
- in- und exspiratorische Messung der Inhalationsanästhetikakonzentration
- Volumetrie der Atemgase
- Atemwegsdruck mit Diskonnektionsalarm

▶ **Zusätzlich:**
- Cuff-Druckkontrolle; bei der Anwendung von Lachgas wiederholte Cuffdruckkontrollen und Dokumentation durchführen
- Relaxometrie: bei repetitiven Gaben von Muskelrelaxanzien

Bei der Verwendung von Mivacurium ist die Relaxometrie immer empfohlen, da Patienten mit atypischen Pseudocholinesterasen frühzeitig erkannt werden können; siehe SOP Postoperative Restcurarisierung (Kap. 2.22).

Siehe auch Monitoring bei Kindern Kap. 12.3.3.

3.10 Periduralanästhesie, kombinierte Spinal-Epidural-Anästhesie (CSE)

M. Kastrup, C. Melzer-Gartzke, P. Pickerodt

3.10.1 Präoperative Visite

Die Periduralanästhesie kann als eigenständiges Verfahren oder in Kombination mit einer Allgemeinanästhesie durchgeführt werden. Günstige Effekte in Bezug auf Outcome und Kosten sind für die postoperative Epiduralanalgesie beschrieben.

Die präoperative Visite entspricht dem Vorgehen bei der Allgemeinanästhesie. Der Patient wird immer zusätzlich für eine Allgemeinanästhesie (bei Versagen der Regionalanästhesie) aufgeklärt.

Bei der präoperativen Visite wird zusätzlich nach **Gerinnungsstörungen** gefragt (häufig und schnell blaue Flecke, häufiges Nasenbluten, Schleimhaut- oder Zahnfleischblutungen, Nachblutungen bei vorhergehenden Operationen, Petechien = punktförmige Blutungen beim Stauen einer Extremität).

Es wird explizit nach der Einnahme von Schmerzmitteln und anderen **Antikoagulanzien** gefragt (welches Präparat, welche Menge und Zeitpunkt der letzten Einnahme). Bei der körperlichen Untersuchung im Rahmen der präoperativen Visite wird die Wirbelsäule inspiziert.

Die Prämedikation von Patienten vor Periduralanästhesien erfolgt grundsätzlich nach denselben Richtlinien wie vor Allgemeinanästhesien. Bei älteren Patienten sollte grundsätzlich die Dosis der Prämedikation abgewogen werden, um eine ausreichende Compliance der Patienten zur Anlage des Regionalanästhesieverfahrens zu erhalten. Im Zweifelsfall kann eine Prämedikation auch unter Monitoring im Einleitungsraum erfolgen.

3.10.2 Perioperatives Bridging von Patienten mit therapeutischer Antikoagulation

Eine präoperative therapeutische Antikoagulation erfordert ein temporäres „Bridging" dieser Therapie vor operativen Eingriffen. Dies muss mit einem Facharzt besprochen werden, vor allem wenn eine Regionalanästhesie (PDK, Spinalanästhesie etc.) geplant ist. Bei therapeutischer Gabe von NMH (erfolgt in der Regel mindestens 2 × täglich) sollte die letzte Gabe von NMH vor Anlage eines PDK 24 h vor der geplanten Punktion erfolgen.

Dabei ist gesondert auf die Nierenfunktion und Komedikation zu achten, die dieses Intervall verlängern könnten (siehe Empfehlung der DGAI, ▶ Tab. 2.14).

Bei einem hohem Thromboserisiko (z. B. Z. n. Thrombosen oder aktuelle Thrombosebehandlung) muss ein temporäres Bridging mit unfraktioniertem Heparin durchgeführt werden. Dazu wird am präoperativen Tag nachmittags unfraktioniertes Heparin i. v. mit 1000 IE/h (halbe Dosis bei < 50 kgKG) angeordnet. Dieses wird 6 h vor der geplanten PDK-Anlage/OP beendet, um so eine uneingeschränkte Gerinnung zur Punktion zu haben. Vor der Punktion muss eine Kontrolle von Quick, aPTT und ggf. Anti-Fxa-Aktivität erfolgen.

Siehe auch: SOP Perioperative Gabe der Dauermedikation (Kap. 2.14).

3.10.3 Checkliste – Vorbereitungen im OP

▶ **Zugänge und Monitoring**
- Basismonitoring
- 1 peripherer Venenzugang 18 G

▶ **Medikamente und Volumen**
- Vollelektrolytlösung 500 ml
- Lidocain 1 % (5 ml)
- Bupivacain 0,5 % isobar (2 ml)

- Bupivacain 0,25 % (1 ml)
- Sufentanil 5 µg/ml (1 ml)
- Cafedrin/Theoadrenalin 1 Amp. = 2 ml, verdünnt auf 10 ml
- PCA-Pumpe mit Ropivacain 2 mg/ml, Sufentanil 1 µg/ml (Geburtshilfe 0,5 µg/ml)

► **Material und Vorbereitungen im OP**

- Kopfbedeckung, Mundschutz, Kittel, sterile Handschuhe
- alkoholisches/polividonjodhaltiges Desinfektionsmittel (**Cave:** Jodallergie)
- Klebevliesstreifen 4 × ≈4 × 20 cm, 1 × ≈4 × 40 cm
- PDK-Set enthält: Lochtuch, Schale, Tupfer, Klemme, Spritzen 3 ml, 5 ml, 10 ml, Kanülen 2 braun, 1 gelb, 1 lila, Touhy-Nadel 18 G, Periduralkatheter, Bakterienfilter, Konnektor, transparentes Pflaster, Skalpellklinge Größe 11 spitz
- CSE-Set enthält: Lochtuch, Schale, Tupfer, Klemme, Spritzen 3 ml, 5 ml, 10 ml, Kanülen: 2 braun, 1 gelb, 1 lila, Touhy-Nadel 18 G, CSE-Nadel 27 G, Periduralkatheter, Bakterienfilter, Konnektor, transparentes Pflaster
- Venenverweilkatheter 16 G

3.10.4 Monitoring

► **Basismonitoring**

- EKG
- Pulsoxymetrie
- nichtinvasive Blutdruckmessung (oszillotonometrisch)

3.10.5 Lagerung

Die Punktion kann am liegenden oder sitzenden Patienten durchgeführt werden:

► **Sitzend.** Der Patient sitzt auf dem Operationstisch mit dem Gesäß an der Hinterkante, Füße bequem auf einem Hocker mit leicht angewinkelten Beinen, mit den verschränkten Unterarmen stützt sich der Patient auf den Oberschenkeln ab, Kinn auf der Brust, Versuch, einen „Katzenbuckel" zu machen.

Cave ⚠

Cave Kreislaufkollaps → Eine Hilfsperson steht vor dem Patienten.

► **Liegend.** Der Patient liegt auf der Seite an der Kante des Operationstischs, die Beine werden angewinkelt, sodass die Knie in Richtung Kinn angezogen werden. Der Patient versucht, einen möglichst runden Rücken zu machen. Die Wirbelsäule sollte parallel zur Unterlage liegen und die Schultern und Beckenschaufeln senkrecht dazu. Der Kopf wird mit einem Kissen unterstützt. Eine Hilfsperson steht vor dem Patienten und stützt ihn in dieser Position.

3.10.6 Ablauf

Vorbereitung zur Punktion

- Übernahme des Patienten, Identifikation des Patienten und Überprüfen von Nüchternheit, Prämedikation, geplantem Eingriff und Anästhesieverfahren, Operations-/Anästhesieeinwilligung und Prämedikationsprotokoll
- Prämedikation und Anxiolyse einschätzen
- Anschluss des Basismonitorings: EKG, NIBP, Pulsoxymetrie
- Legen eines periphervenösen Zugangs; ggf. in Lokalanästhesie mit Lidocain 1 % als Hautquaddel
- Ausschluss einer paravenösen oder arteriellen Infusion
- Anschluss einer Vollelektrolytlösung und ausreichende Volumenvorgabe: mindestens 500 ml Vollelektrolytlösung
- Dokumentation der Ausgangsvitalparameter
- perioperative Antibiotikaprophylaxe, soweit indiziert

Durchführung der Punktion

- nach der Lagerung wird die Einstichstelle identifiziert
- steriles Vorgehen mit Kopfhaube, Mundschutz, Händedesinfektion, sterilen Handschuhen und sterilem Kittel
- alkoholische Sprüh- oder Wischdesinfektion, 3-malige großflächige Desinfektion der Punktionsstelle (mindestens handbreit um die Punktionsstelle) und Beachtung der Einwirkzeit des Desinfektionsmittels (Hinweis: Die Einwirkzeit bei talgdrüsenreicher Haut, was besonders für die Haut über der WS zutrifft, beträgt 10 min, sodass die Desinfektionsmittel möglichst früh vor der Punktion aufgebracht werden sollten, um eine ausreichend lange Einwirkzeit zu ermöglichen.)
- Anästhesist steht oder sitzt hinter dem Patienten
- Abdecken der Punktionsstelle mit sterilem Lochtuch
- steriles Aufziehen der Medikamente (Ampullen werden durch Hilfsperson angereicht)
- Setzen einer Hautquaddel z. B. mit 0,5–1 ml Lidocain 1 % intracutan (Patienten informieren)
- weitere interspinale Infiltrationsanästhesie mit 3–5 ml 1 %igem Lidocain
- unter Abstützen am Rücken Nadel durch die Hautquaddel einführen
- Punktionsnadel mit Mandrin bis zum Erreichen des Lig. interspinale vorschieben

- Entfernen des Mandrins, kochsalzgefüllte Spritze aus PDK-Set auf Touhy-Nadel aufsetzen und unter ständigem federndem Stempeldruck langsam den Periduralraum aufsuchen
- nach Erreichen des Periduralraums loss-of-resistance (Tiefe in cm merken)
- Einführen des Katheters ca. 3–4 cm in den Periduralraum
- Touhy-Nadel entfernen, Fixierung entweder per Naht oder Untertunnelung (s. u.); transparenter Verband und Klebevliesverband, Filter bevorzugt kontralateral zum ZVK fixieren
- die Anlage der PDA wird im PDMS auf dem Anlageprotokoll für den Akutschmerzdienst dokumentiert

Überwachung nach der Injektion

- Beobachtung des Patienten: Atmung, Sprache, Übelkeit, Erbrechen
- minütliche Blutdruck- und Pulskontrolle
- Überprüfung der Anästhesieausbreitung mit Kältereizen, motorischer Block (Bromage-Scale)
- vor Operationsbeginn abschließende Beurteilung der Ausbreitung und Qualität der Anästhesie und entsprechende Dokumentation auf dem Narkoseprotokoll in regelmäßigen Abständen (zunächst 10-, dann 30-minütliche Intervalle)
- Details zur intraoperativen Verwendung des PDK werden in den einzelnen Fach-SOPs beschrieben
- für die kontinuierliche Gabe werden die folgenden Konzentrationen und Medikamentenkombinationen verwendet:
  - lumbal: Ropivacain 0,1 % (1 mg/ml) Sufentanil 0,5–1 µg/ml
  - thorakal: Ropivacain 0,2 % (2 mg/ml) Sufentanil 0,5–1 µg/ml

3.10.7 Besonderheiten

CSE

Nach Erreichen des Periduralraumes wird vor Einführen des Katheters mit der CSE-Nadel spinal punktiert. Nach Erreichen des Spinalraums wird die CSE-Nadel an der Touhy-Nadel fixiert (Klemm- oder Rastmechanismus) und der Mandrin entfernt. Bei freiem, klarem Liquorabfluss erfolgt die spinale Injektion. Anschließend wird die CSE-Nadel entfernt und der Periduralkatheter 3–4 cm in den Periduralraum eingeführt.

Überwachung wie bei einer Spinalanästhesie.

Katheter für die postoperative Periduralanalgesie „untertunneln“

Nach Einführen des PDK erfolgt das Zurückziehen der Touhy-Nadel in den Bereich des Lig. interspinale. Zum Untertunneln des PDK mit einer spitzen Skalpellklinge die Haut unmittelbar an der Touhy-Nadel einschneiden und mit einer 16 G Venenverweilkanüle von der Punktionsstelle aus nach linkslateral ausstechen (Lokalanästhesie) und den Flügelkonnektor des Venenverweilkatheters mit dem Skalpell abschneiden. Jetzt erst die Touhy-Nadel entfernen. Dann den Katheter durch den Teflonschlauch nach linkslateral ausleiten und den Teflonschlauch entfernen.

Bevor der Katheter an der Punktionsstelle unter Hautniveau gezogen wird, erneut aspirieren und bei negativer Aspiration den Katheter, unter Injektion der Testdosis (2 ml Bupivacain 0,5 %) durch den Filter, auf das gewünschte Hautniveau zurückziehen; dies verhindert ein Knicken des Katheters.

> **Cave** ⚠
>
> Beim Auftreten von Bradykardien, schwerer Hypotonie, Bradypnoe, psychomotorischer Unruhe oder Bewusstseinsverlust, weite Pupillen an eine hohe/totale Spinalanästhesie oder Lokalanästhetikaintoxikation denken. In diesem Fall Hilfe herbeiholen, Volumentherapie, Kreislauftherapie, Intubation, Reanimation nach ACLS.

3.10.8 Narkoseführung

- Überwachung des Patienten wie bei Allgemeinanästhesie
- auf Wunsch kann der Patient eine leichte Sedierung erhalten: Midazolam 1-mg-weise, bis zur gewünschten Wirkung oder Propofol mit einer Spritzenpumpe kontinuierlich 0,5–2 mg/kgKG/h
- bei Sedierung: Sauerstoffapplikation über eine O_2-Maske (ca. 3 l/min)
- in Kombination mit Allgemeinanästhesie ist der Anästhetikabedarf deutlich reduziert; aufgrund der eingeschränkten sympathoadrenergen Kompensationsreserve ist ein sorgfältiges Volumen-/Blutdruckmanagement erforderlich
- auch unter Normovolämie ist gelegentlich Noradrenalin zum Erreichen eines adäquaten Perfusionsdruckes erforderlich

Tab. 3.5 Bromage-Skala.

Grad	Kriterium
I	keine Blockade
II	partielle Blockade Unfähigkeit, Hüfte zu bewegen; Knie und Fuß möglich
III	partielle Blockade Unfähigkeit, Hüfte und Knie zu bewegen; Fuß möglich
IV	komplette Blockade Unfähigkeit, Hüfte, Knie und Fuß zu bewegen

3.10.9 Postoperatives Management

Nach einem Regionalverfahren werden die Patienten im Aufwachraum weiterbehandelt.

Der für den Aufwachraum zuständige Arzt beurteilt durch Prüfen einer Kältehypästhesie in den der Katheterlage entsprechenden Dermatomen den Erfolg der Periduralanästhesie. Dies wird durch Markieren des Feldes „erfolgreich" auf dem Narkoseprotokoll vor der Verlegung dokumentiert.

Die postoperative Betreuung der liegenden Periduralkatheter erfolgt durch den Schmerzdienst; dieser führt 2-mal tgl. eine Visite durch. Erfasst werden hier:

- die analgetische Wirksamkeit, die Patientenzufriedenheit (Dosisanpassungen), motorische Beeinträchtigungen und neurologische Ausfälle, wie Blasenfunktionsstörungen
- Auffälligkeiten an der Kathetereinstichstelle, Schmerzen im Rückenbereich, Druckschmerz im Injektionsgebiet, Fieber, Leukozytose
- lageabhängige Kopfschmerzen (postspinaler Kopfschmerz)

Das Auftreten neurologischer Symptome nach Beendigung der Anästhesiewirkung erfordert eine sofortige neurologische Abklärung und weitere Diagnostik mit bildgebenden Verfahren. Bei nachweisbaren Ursachen ist eine sofortige chirurgische Intervention zu veranlassen. Das Zeitfenster zur Vermeidung bleibender Nervenläsionen ist kurz.

Entfernung des Katheters

Wenn der Katheter postoperativ nicht mehr verwendet wird, wird er umgehend gezogen.

Beim Ziehen zu beachten:

- Standards bei Antikoagulation und Einhaltung von Zeitintervallen und Laborkontrollen lt. ▶ Tab. 2.14)
- vollständiges Entfernen des Katheters (Markierungen beachten)
- Auffälligkeiten an der Einstichstelle
- bei infizierter Einstichstelle wird der Katheter zur mikrobiologischen Untersuchung eingeschickt
- neurologische Auffälligkeiten
- nach Entfernung steriler Verband
- Patienten darauf hinweisen, dass er sich bei neurologischen Auffälligkeiten sofort melden soll
- vollständige Dokumentation

3.11 Periphere Regionalanästhesie

J. Birnbaum, C. Melzer-Gartzke, S. Tafelski

3.11.1 Präoperative Visite

Periphere Regionalanästhesieverfahren sind eigenständige Anästhesieverfahren, die alleine oder in Kombination mit Allgemeinanästhesie, als Single Shot oder Katheterverfahren für die postoperative Analgesie angewendet werden können. Die Auswahl des Verfahrens richtet sich nach dem OP-Verfahren (Lokalisation, Dauer, Lagerung), den Patientenwünschen, Begleiterkrankungen der Patienten und eventuellen Kontraindikationen. Die Indikationsstellung erfolgt in der Gesamtschau dieser Faktoren und einer Güterabwägung in Absprache mit den Bereichsverantwortlichen. Häufig wird ein Katheterverfahren seitens der Operateure für die postoperative Physiotherapie bei Arthrolysen oder Endoprothesen angefordert, gelegentlich wird ein peripherer Block als Rescueverfahren nach Ausschöpfung der postoperativen systemischen Analgesie angefordert.

Im Rahmen der Anästhesieaufklärung soll der Patient über die möglichen Verfahren aufgeklärt und beraten werden. Am Ende des Aufklärungsgespräch soll das primär geplante Anästhesieverfahren dokumentiert werden (Prämedikatonsprotokoll, Aufklärungsbogen, PDMS).

Bei der Individualisierung der **Anästhesierisiken** werden folgende verfahrensspezifische Risiken explizit dokumentiert:

- periphere Nervenblockaden mit und ohne Katheter allgemein:
  - Versagen der Methode mit Notwendigkeit einer Supplementierung bis Allgemeinanästhesie
  - Blutung
  - Infektion
  - bleibende Lähmungen und Nervenschäden
  - allergische Reaktion
  - Intoxikation
  - Verletzung von Nachbarorganen
- infra-/supraklavikuläre Plexusblockade:
  - Lungenverletzung mit Lungenkollaps (Pneumothorax)

- interskalenärer Plexus, medikamentöse Blockade benachbarter Nervenstrukturen:
  - Horner-Syndrom
  - Heiserkeit
  - erschwerte Atmung (Zwerchfellhochstand)
  - Lungenverletzung mit Lungenkollaps (Pneumothorax)

Single-Shot-Verfahren sind auch bei Anwendung von langwirksamen Lokalanästhetika oft nicht so lange wirksam, dass eine ausreichende postoperative Analgesie über die erste Nacht sicher gewährleistet wäre. Die intravenöse Dexamethasongabe (4–8 mg) hat in Studien eine Verlängerung der Wirkdauer gezeigt, es besteht jedoch keine Zulassung für diese Indikation. Im Rahmen einer PONV-Prophylaxe kann der Effekt jedoch ausgenutzt werden.

▶ **Patienten, die von einer Katheteranlage profitieren**
- chronische Schmerzpatienten
- Patienten mit OSAS oder Unverträglichkeit von Analgetika
- Patienten mit aufwendiger physiotherapeutischer Beübung (Arthrolysen)
- Patienten zur Knieendoprothetik (insbesondere Prothesenwechsel): Eine kontinuierliche Femoralis-(Saphenus-)Blockade ist hierbei der systemischen Opioidapplikation bis zum 3. POD überlegen, die Ischiadikusblockade hingegen nur am OP-Tag bzw. in der ersten postoperativen Nacht.

3.11.2 Nervenstimulator

Nervenstimulatoren dienen der gezielten Stimulation zur Lokalisation der Nerven im Rahmen der Regionalanästhesie.

Ein Nervenstimulator hat mindestens einen Anschluss für die Stimulationskanüle und einen für die Neutralelektrode, evtl. einen zusätzlichen Anschluss für Stimulationskatheter.

Merke **M!**

Die Neutralelektrode wird in Reichweite des Gerätes, außerhalb des sterilen Feldes, geklebt; ohne sie kann nicht stimuliert werden.

Der Nervenstimulator hat in der Regel 3 Stellgrößen:
- **Stromstärke (mA):** 0–2,0 mA (auch höher)
- **Impulsbreite (ms):** Stromimpulse breiter als 0,3 mS sind für den Patienten eher unangenehm, weshalb in der Regel mit 0,1 ms Impulsbreite stimuliert wird. Bei rein sensiblen Nerven kann mit einer Impulsbreite von 1,0 ms versucht werden Parästhesien hervorzurufen. Eine schmerzhafte Stimulation soll vermieden werden.
- **Stimulationsfrequenz (Hz):** 1–2 Hz

Anwendung

Das Gerät muss vor Anwendung überprüft werden (Kurzschlusselektrode verwenden)! Bei Schließen des Stromkreises durch Hautkontakt mit der Nadel muss sich der stimulationssynchrone Ton in seiner Höhe verändern und ein geschlossener Stromkreis auf dem Display des Gerätes angezeigt werden. Die elektrische Nervenstimulation sollte nicht bei Patienten mit Herzschrittmacher oder AICD verwendet werden, da der Stimulator gegenüber dem Schrittmacher eine Sinusknotenaktivität (2 Hz entspricht einer Herzfrequenz von 120/min!) vortäuschen kann.

Nach Durchstechen der Haut mit der Stimulationskanüle wird in der Regel zunächst mit 1,0 mA/0,1 ms stimuliert. Beim Auftreten der erwarteten motorischen Reaktion am Kennmuskel wird die Stromstärke reduziert, bis die motorische Antwort sistiert. Wenn bei 0,4–0,5 mA gerade eben eine motorische Antwort zu erkennen ist, ist der Abstand zum Nerv wahrscheinlich ausreichend, um eine intraneurale Injektion zu vermeiden.

Kräftige, von Bindegewebe und festem Perineurium umgebene Nerven, wie der N. ischiadicus erfordern oft höhere Stromstärken; entsprechend höher liegt die untere Schwelle.

Die Injektion von elektrolythaltiger Lösung während der Stimulation beeinflusst das elektrische Feld um die Nadelspitze und verschlechtert die Stimulierbarkeit, weshalb initial Glukose 5 % z. B. zur Hydrolokalisation unter Ultraschall verwendet wird.

Protektive Nervenstimulation bei ultraschallgestützter Regionalanästhesie

Bei Verwendung des Ultraschalls sollte, wenn immer möglich, zusätzlich eine elektrische Nervenstimulation angewendet werden. Die elektrische Nervenstimulation wird als zusätzlicher Sicherheitsaspekt angewendet, um eine im Ultraschall nicht bemerkte versehentliche Punktion einer Nervenstruktur zu vermeiden, weil beispielsweise die Struktur nicht erkannt wurde oder die Nadelspitze außerhalb des Schallfensters liegt.

Hier wird dem Ultraschall bei der Nervenlokalisation der Vorrang gegeben. Parallel zum Ultraschall wird fix mit einem relativ hohen Strom von 1,0 mA/0,1 ms/2 Hz stimuliert. Bei motorischer Stimulationsantwort wird die die Nadel unter Sicht bis zum Sistieren der Stimulationsantwort korrigiert. Soweit dann keine Stimulationsantwort mehr wahrgenommen wird, kann ein ausreichender „elektrischer Sicherheitsabstand" zum Nerv angenommen werden und das Lokalanästhetikum unter Sicht injiziert werden.

Soweit keine ausreichende Bildqualität im Ultraschall erreicht werden kann, kann die Nervenstimulation in klassischer Weise angewendet werden.

3.11.3 Checkliste – Vorbereitungen im OP

Auch bei ausschließlicher Regionalanästhesie müssen Medikamente und Material für eine Allgemeinanästhesie vorbereitet sein und das Narkosegerät nach den Empfehlungen der DGAI geprüft sein.

Alle Katheterverfahren werden unter den hygienisch erforderlichen Bedingungen angelegt.

- Sonogerät mit Linear- und Sektorschallkopf
- Nervenstimulator
- 1 peripherer Venenzugang 18/20 G
- Basismonitoring
- Temperatursonde
- Wärmematte
- Warm-Touch

► **Katheterverfahren.** Das Regionalanästhesieset enthält alles von Stimulationsnadel (80 mm 21 G Sononadel) über Katheter bis zum Verbandmaterial, außer sterile Handschuhe, Sonogel und Medikamente.

► **Single shot**
- Lokalanästhesie
- sterile Handschuhe
- Stimulationskanüle
- Schallkopfüberzug
- Pflasterverband

3.11.4 Vorbereitung Regionalstandard

- siehe lokaler Regionalstandard

3.11.5 Monitoring

Basismonitoring:
- EKG
- Pulsoxymetrie
- nichtinvasive Blutdruckmessung (oszillotonometrisch)

3.11.6 Narkoseeinleitung

► **Vorbereitung**
- Patientenidentifikation, OP-Checkliste prüfen
- Anschluss Monitoring
- Venenverweilkanüle, Anlage Infusion (kristalloide Lösung)
- Antibiotikatherapie nach Angabe durch Operateur vor Anlage der Regionalanästhesie
- verfahrensspezifische Lagerung und Desinfektion
- Regionalset während der Einwirkzeit des Desinfektionsmittels steril aufdecken

► **Lagerung**
- verfahrensspezifisch
- Situs und Sonografiegerät im Blickfeld des Anästhesisten

► **Single-shot-Verfahren sonografisch gestützt mit protektiver Nervenstimulation**
- eventuell Analgosedierung mit Fentanyl 0,1 mg i. v.
- Lokalanästhesie mit Lidocain 1 % intrakutan
- ein kombiniertes Vorgehen (Ultraschall und protektive Nervenstimulation – z. B. 1 mA bei 0,1 ms, 2 Hz – ist möglich und sinnvoll)
- sterilen Schallkopfüberzug über den Schallkopf ziehen
- Durchspülen des Schlauches der Punktionsnadel mit G5 %
- erneutes Einsprühen der Punktionsstelle mit Desinfektionsmittel (Ankopplung) oder Sonogel verwenden
- Aufsetzen des Schallkopfs, Hautpenetration in ausreichendem Abstand zum Schallkopf
- mit dem Schallkopf auf die Einstichstelle fahren und dann Vorschieben der Punktionsnadel unter ständiger Sichtkontrolle bis zur Nervenstruktur, ggf. probatorische Injektion von 1 ml G5 %; soweit die Nadelspitze und die Zielstrukturen eindeutig zu erkennen sind, ist eine erfolgreiche Stimulation nicht erforderlich
- Injektion der gesamten Menge des Lokalanästhetikums unter Sicht
- bei Unsicherheit ggf. Aspiration zum Ausschluss einer intravasalen Lage
- verbalen Kontakt zu Patienten halten (Verwirrtheit als frühes Intoxikationszeichen!)

► **Katheteranlage sonografisch gestützt mit protektiver Nervenstimulation**
- Vorgehen analog Single Shot jedoch mit Regionalset, welches alle Materialien enthält, außer Sonogel, sterile Handschuhe und Medikamente
- großflächige Hautdesinfektion des Punktionsortes (mindestens dreimalig, von innen nach außen), desinfizierte Fläche muss größer sein als das Loch des Lochtuches; möglichst Einwirkzeit 10 min bei Katheteranlagen
- steriles Sonografiegel als Ankopplungsmedium
- Lokalanästhesie
- Helfer übernimmt Schlauchende mit Spritze

- Anschluss Stimulator, Einstellung: 2 Hz, 0,1 ms, Stromstärke 1,0 mA (bei N. ischiadicus 2,0 mA)
- Punktion, Aufsuchen des Nervs unter Ultraschallkontrolle
- bei motorischer Reizantwort wird die Nadelposition unter Sicht möglichst bis zum Sistieren der Reizantwort korrigiert
- bei Injektion des Lokalanästhetikums im Zweifel Aspiration zum Ausschluss einer intravasalen Lage; verbalen Kontakt zu Patienten halten
- Kathetereinlage ca. 3–4 cm über die Kanülenspitze hinaus (s. u. Infobox)
- sofort Konnektor anschließen, um eine Kontamination der Katheteröffnung zu verhindern
- Fixierung mit sterilen Pflasterstreifen, Katheterschlaufe, möglichst die Einstichstelle sichtbar lassen, ggf. Annaht des Katheters
- Verband des Katheters: transparenter Verband ohne Schlitz
- Filter mit entsprechender Halterung entfernt vom OP-Gebiet kleben, Filter kann mit Glukose, Kochsalz oder Lokalanästhetikum gefüllt werden, wenn keine Spritzenpumpe vorbereitet ist. Auf Anlage der Blutsperremanschette achten (z. B. proximaler Oberschenkel/Oberarm).

> **Praxis**
>
> **Tipp**
>
> Die Lage des Katheters und die Ausbreitung des Lokalanästhetikums sollten sonografisch kontrolliert werden. Dazu empfiehlt es sich, für die Katheteranlage und die Kontrolle der Ausbreitung des Injektates über den Katheter so lange Glukose 5 % zu verwenden, bis die Ausbreitung des Injektates ausreichend gut ist. Erst dann wird das Lokalanästhetikum unter Sono-Kontrolle über den Katheter injiziert. Bei Katheterfehllage kann so der Katheter problemlos entfernt und auch mithilfe der Nervenstimulation neu angelegt werden, ohne dass der Nerv schon teilanästhesiert oder die Stimulation beeinträchtigt wäre.

Sollte trotz Regionalanästhesie eine Vollnarkose notwendig oder erwünscht sein, wird diese in Abhängigkeit von Patientenfaktoren und/oder der OP-Dauer mit LMA oder in Intubationsnarkose durchgeführt. Auch bei ausschließlicher Regionalanästhesie muss ein Narkotikum (Propofol, Thiopental) vorbereitet sein, Material für LMA bzw. Intubation muss bereitliegen. Alle Katheterverfahren werden unter den hygienisch erforderlichen Bedingungen angelegt (zehnminütige Desinfektionszeit bei Alkohol, Haube, Mundtuch, steriler Kittel, sterile Handschuhe).

PCA-Pumpen werden üblicherweise schon intraoperativ durch die Anästhesiepflegekräfte vorbereitet und im Aufwachraum spätestens bei nachlassender Analgesie oder Verlegung des Patienten in Betrieb genommen.

3.11.7 Besonderheiten

Nach Katheteranlagen muss unter Umständen in Abhängigkeit von der Punktionsstelle, der intraoperativen Lagerung/Blutsperre und des zu desinfizierenden OP-Feldes zunächst ein provisorischer Verband angelegt werden, welcher nach vorsichtigem Entfernen der OP-Abdeckung, vor Ausleitung durch einen neuen Verband mit transparentem Pflaster, welches an den Rändern mit Vliesverband gesichert wird, ersetzt wird.

Die initiale Gabe eines kurzwirksamen Lokalanästhetikums (Prilocain) über die Stimulationskanüle ermöglicht es, zeitnah nach OP-Ende die korrekte Katheterlage zu erkennen, wenn der initiale Single-Shot abgeklungen ist und die Wirkung des niedriger konzentrierten Ropivacains über den Katheter eine ausreichende Analgesie gewährleistet. Soweit der Katheter nicht korrekt liegt, ist eine zeitnahe Neuanlage möglich. Eine initiale Injektion eines langwirksamen Lokalanästhetikum vor Katheteranlage erschwert die Erkennung einer Katheterfehllage, ermöglicht aber oft eine gute Analgesie in den ersten Stunden postoperativ. Wird eine Fehllage erkannt, muss die Schmerzpumpe gestoppt und der Katheter entfernt werden, damit nach Abklingen einer eventuellen Teilwirkung und Resorption des Lokalanästhetikums eine erneute Anlage versucht werden kann. Es kann auch ein alternatives Verfahren z. B. Supraskapularis-Block statt interskalenärer Block oder Femoralis-Block statt Saphenus-Block diskutiert werden.

> **Praxis**
>
> **Tipp**
>
> Während der Sonografie kann die Nadelspitze durch Bewegung des Schallkopfes (inline oder out of plane), Bewegung des umgebenden Gewebes (Tissue Movement) oder Injektion von Glukose 5 % (Hydrolokalisation) dargestellt werden. Die Injektion von Lokalanästhetikum oder NaCl zur Lokalisation ist zu vermeiden, da sie die Nervenstimulation beeinträchtigt.

Cave

- Die substanzspezifischen Höchstmengen für die Anwendung von Lokalanästhetika beachten!
- Während der Injektion bis zur Fixierung des Lokalanästhetikum in verbalem Kontakt mit dem Patienten bleiben.
- Bei Zeichen der intravasalen Gabe die Injektion beenden (keine Injektion ohne sichtbare Ausbreitung des Lokalanästhetikums!) und nach Zeichen der Lokalanästhetikaintoxikation suchen.
- Hilfe herbeiholen!

Therapie der systemischen Lokalanästhetikaintoxikation

- Sauerstoffgabe
- ggf. Prophylaxe eines Grand-Mal-Anfalls mit 1–2 mg Lorazepam i. v.
- bei schweren Rhythmusstörungen oder Kreislaufstillstand mittelkettige Fette (MCT 20 %) zur Senkung der freien Lokalanästhetikakonzentration (Lipofundin MCT 20 %, z. B. Bolus 1,5 ml/kgKG/min; dann Infusion 0,1 ml/kgKG/min über 30 min)
- Notfallmanagement nach BLS/ACLS

3.11.8 Postoperatives Management

- Überwachung im AWR mit Basismonitoring, prinzipiell bei problemloser Regionalanästhesie und ausreichendem zeitlichen Abstand zur LA-Injektion direkte Verlegung aus dem OP auf die Normalstation möglich
- O_2-Gabe bei $S_pO_2 < 95\,\%$ oder nach Analgosedierung
- Infusionen mit Vollelektrolytlösung
- Zusatzanalgesie nach Anordnung
- bei Entlassung wird der Patient erneut über die zu erwartende Wirkdauer und die sorgfältige Lagerung der Extremität zur Vermeidung von Druckstellen und Paresen und die postoperative Visite durch den ASD aufgeklärt
- bei Single-Shot-Verfahren wird unter den Anordnungen für die Station auf die Notwendigkeit einer postoperativen Anschlussanalgesie für die Nacht hingewiesen

3.11.9 Besonderheiten/Dokumentation

Vollständige Dokumentation auf dem Anlageprotokoll Akutschmerztherapie im PDMS.

3.12 Pulmonalarterienkatheter

M. Kastrup, C. Melzer-Gartzke, P. Pickerodt

3.12.1 Präoperative Visite

- Aufklärung auf dem Anamnesebogen oder eigenem Aufklärungsbogen dokumentieren
- Risiken:
  - Herzrhythmusstörungen
  - Infektion (Sepsis)
  - Pneumothorax
  - arterielle Punktion
  - Nervenverletzung
  - Perikardpunktion
  - Verletzung der Herzklappen
- Gerinnungsstörungen beachten
- Punktionsstelle (n) untersuchen
- Allergien gegen Lokalanästhetika und Desinfektionsmittel erfragen

Cave

- Latexallergie: Ein Pulmonaliskatheter (Ballon) kann Latex enthalten!
- Einige Katheter sind mit Heparin beschichtet: kontraindiziert bei Patienten mit einer HIT II.
- Bei Eingriffen mit Herzklappenbeteiligung (S. 869) vorher ggf. Rücksprache mit dem Operateur.

3.12.2 Indikationen

- Anästhesie bei Patienten mit klinisch manifester Herzinsuffizienz (bzw. EF < 30 %)
- in den ersten 6 Monaten nach Herzinfarkt
- Patienten mit hochdosierter Volumen- und Katecholamintherapie
- pulmonalarterieller Hypertonus: Diagnostik und Therapie mit pulmonalen Vasodilatatoren
- Anlage häufig zeitgleich mit ZVK-Anlage möglich (im Rahmen der Einleitung)

Absolute Kontraindikationen

- Entzündungen im Bereich der Einstichstelle

Relative Kontraindikationen

- fehlende Einwilligung (Ausnahme: dringliche Indikation bei nicht einwilligungsfähigem Patienten)

- anatomische Veränderungen an der Lunge oder an Thorax- oder Mediastinalorganen (dann ultraschallgestützte Punktion durchführen)
- Stenosen der A. carotis auf der Gegenseite
- Verschluss der V. jugularis interna auf der Gegenseite
- Gerinnungsstörungen
- Pneumothorax auf der kontralateralen Seite
- erfolglose Punktion der kontralateralen Seite ohne Pneumothoraxausschluss (durch Röntgen)

3.12.3 Material und Vorbereitungen im OP

An dieser Stelle wird der typische Verlauf einer Anlage eines Pulmonalarterienkatheters beschrieben. Das Vorgehen kann im Einzelfall leicht variieren. Vorzugsweise wird die V. jugularis interna rechts punktiert; bei Kontraindikationen gegen diesen Punktionsort kann auch die V. subclavia oder die V. femoralis punktiert werden.

- 3-fach-Druckspülsystem mit 500 ml NaCl 0,9 % und Druckaufnehmer mit Modul und Halterung. Der Vortest der Drucksysteme nach den Angaben des Herstellers soll während des Befüllens und vor dem Anschließen an den Patienten durchgeführt werden und sicherstellen, dass das eingesetzte Set fehlerfrei ist. Druckmess-Sets können anhand der Flussrate in der Tropfkammer überprüft werden: Wenn die Spültaste NICHT betätigt ist, sollten ca. 2 Tropfen/min zu erkennen sein, sollte die Rate höher sein, bitte das System durch ein neues System ersetzen.
- Katheter-Set – diese Sets enthalten alle für die Anlage benötigten Materialien:
    - großes Abdecktuch
    - Spritzen 2 × 5 ml
    - Kanüle zum Aufziehen von Medikamenten
    - Schale für Medikamente oder Kochsalzlösung
    - Kanülen 1 und 17 (Vorpunktion/Lokalanästhesie)
    - Skalpell spitz
    - Nadelhalter
    - Nahtmaterial
    - Kompressen
- Kopfbedeckung, Mundschutz
- steriles Tuch (steriler Tisch)
- steriles 2. Lochtuch
- 2 Paar sterile Handschuhe
- steriler Kittel
- Schleuse 7,5 F (enthält Punktionskanüle, Seldinger-Draht, Dilatator, Schleuse mit Abdeckkappe)
- Klebevliesverband
- Lokalanästhetikum (Lidocain 1 %/5 ml)
- alkoholisches/polividonjodhaltiges Desinfektionsmittel (**Cave:** Jodallergie!)
- 20 ml NaCl 0,9 %
- Pulmonaliskatheter; nach Indikation mit S_vO_2, REF, CCO-Messung (Handhabung beachten)

3.12.4 Monitoring

Basismonitoring:

- EKG
- Pulsoxymetrie
- nichtinvasive Blutdruckmessung (oszillotonometrisch)

Erweitertes Monitoring in der Regel bereits vorhanden.

3.12.5 Lagerung

- Rückenlage mit dem Kopf zur Gegenseite der geplanten Punktion
- eventuell leichte Unterpolsterung der Schultern
- Lagerung in Trendelenburg-Position (**Cave:** pulmonaler Hypertonus, Herzinsuffizienz, Luftnot)
- eventuell Applikation von Sauerstoff mit Gesichtsmaske
- eventuell Rasur im Bereich der Einstichstelle
- bei anatomischen Veränderungen, multiplen Vorpunktionen Sonografie der Halsgefäße vor Desinfektion

3.12.6 Vorgehen bei der Punktion

- Der Pulmonaliskatheter wird unter sterilen Kautelen über eine Schleuse eingeführt.
- Die Schleuse wird analog einem ZVK, wie in Kap. 19.2 beschrieben, in Seldinger-Technik in die V. jugularis interna oder in die V. subclavia gelegt.
- Bei der zeitgleichen Anlage von ZVK und PAK werden zunächst beide Seldinger-Drähte eingelegt, danach erst dilatiert und ZVK und Schleuse eingeführt (Drahtlänge beachten).
- Nach dem Legen der Schleuse werden die Handschuhe gewechselt und das Arbeitsfeld mit einem neuen Lochtuch sauber abgedeckt.
- Alle Lumina des PAK werden mit 0,9 %igem NaCl gefüllt und mit einem 3-Wege-Hahn verschlossen.
- S_vO_2-Katheter sollten in vitro kalibriert werden!
- Das distale Lumen des Katheters wird mit dem Druckaufnehmer für den Pulmonalarteriendruck verbunden.
- Der Katheter wird über die Schleuse ca. 20 cm eingeführt und dann unter Beobachtung der Druckkurve vorgeschoben.
- Im rechten Vorhof wird der Ballon mit 1,5 ml Luft geblockt.
- Der Katheter wird dann mit dem Blutstrom unter kontinuierlicher Beobachtung der Druckkurve in die Pulmonalarterie eingeschwemmt.
- Die Wedge-Position ist aus dem Verlauf der Druckkurve zu ersehen (▸ Abb. 3.17).
- **Cave:** Nach Platzierung sicherstellen, dass der Ballon nicht mehr geblockt ist.

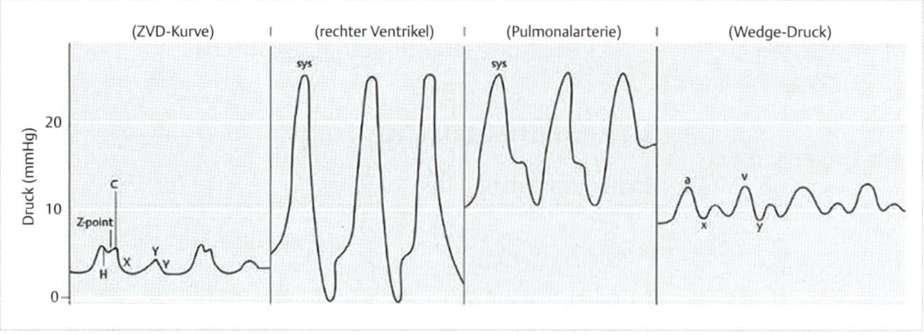

Abb. 3.17 PAK-Kurve.

- Bei richtiger Lage des Katheters Fixierung, sodass die Lage später noch unter sterilen Bedingungen verändert werden kann (sterile Schutzhülle verwenden).
- Dokumentation der Katheterlage mit Röntgenthoraxbild.
- Die Dokumentation der pulmonalarteriellen Drucke und des PAOP beinhaltet eine wiederholte Lagekontrolle.

3.12.7 Besonderheiten

Auf dem Überwachungsmonitor sollen ZVD und pulmonalarterieller Druck mit der gleichen Skala dargestellt werden.

Beim Transport von Patienten mit Pulmonaliskatheter muss die Druckkurve des pulmonalarteriellen Druckes auf dem Transportmonitor dargestellt werden, um eine unbemerkte Wedge-Position mit nachfolgendem Lungeninfarkt zu vermeiden.

Wenn der Transportmonitor keine zweite Druckkurve darstellen kann, muss der Pulmonaliskatheter einige Zentimeter in die Pulmonalarterie zurückgezogen werden.

3.13 Rapid Sequence Induction bei Erwachsenen

M. Kastrup, C. Melzer-Gartzke, S. Tafelski

Siehe auch:
- RSI auf der ITS (Kap. 19.6)
- RSI bei Kindern (Kap. 12.4.10)
- Maligne Hyperthermie (Kap. 5.7)

3.13.1 Präoperative Visite

Patienten mit Ileussymptomatik erhalten nach Nutzen-Risiko-Abwägung eine Magensonde zur Entleerung des Magens. Diese wird vor Narkoseeinleitung wieder entfernt.

Patienten, die mit H_2-Antagonisten oder Protonenpumpenhemmern vorbehandelt sind, erhalten diese weiter. Patienten ohne säurehemmende Therapie erhalten 400 mg Cimetidin am Vorabend und 200 mg Cimetidin am Morgen des OP-Tages.

▸ **Notfall.** 200 mg Cimetidin als Kurzinfusion 30–60 min präoperativ i. v. Zusätzlich erhalten diese Patienten 30 ml Natriumcitrat p. o. 5–10 min präoperativ.

Bei Hinweisen für eine schwierige Intubation wird das Vorgehen frühestmöglich mit dem zuständigen Facharzt geplant.

3.13.2 Indikation

Merke M!

Bei allen Erkrankungen mit erhöhtem Aspirationsrisiko wird eine Rapid Sequence Induction (Ileuseinleitung) durchgeführt.

- fehlende Nahrungskarenz und dringlicher Eingriff
- Ileus, Pylorusstenose, große Pankreaszyste
- Blutungen aus Magen-Darm-Trakt und HNO-Bereich
- akutes Abdomen
- Notfälle und Unfälle aller Art, Polytrauma
- Schwangerschaft (nach individueller Risikoabwägung und ab der 16. SSW bis 48 h post partum), Sectio caesarea
- extreme Adipositas (BMI > 35; Körpergewicht [kg]/Körpergröße [m]^2)
- Refluxösophagitis (bei z. B. B-II-Magen, Hiatusgleithernie)

3.13.3 Checkliste – Vorbereitungen im OP

▸ **Atemwege**
- 2 Endotrachealtuben mit Murphy-Auge
- ein kleinerer Endotrachealtubus mit Führungsstab

▸ **Anästhesieverfahren**
- balancierte Anästhesie

► **Zugänge**
- 1 peripherer Katheter
- Basismonitoring
- Monitoring Allgemeinanästhesie
- Magensonde
- Sekretsauger

► **Medikamente und Volumen**
- Vollelektrolytlösung 500 ml
- Thiopental 500 mg/20 ml oder Propofol 200 mg/20 ml doppelt aufgezogen
- Suxamethonium (Succinylcholin) 100 mg/5 ml doppelt aufgezogen
- ggf. Rocuronium 50 mg/10 ml
- Opioidanalgetikum
- Cafedrin/Theoadrenalin (1 Amp/10 ml)

► **Materialvorbereitung**
- Magensonde
- periphervenöser Katheter, Lidocain 1 % für Hautquaddel
- alle Medikamente aufgezogen und alle Spritzen beschriftet (Anästhesiearbeitsplatz)
- abweichend vom allgemeinen Standard werden das Einleitungshypnotikum und Muskelrelaxanz doppelt aufgezogen
- es sollten 2 Laryngoskope mit jeweils intakten Lichtquellen und verschiedenen Spatel griffbereit liegen; 2 Tuben, einer kleiner als die zu erwartende Größe, liegen griffbereit; die Tuben sind immer mit einem Mandrin versehen
- Zahnschutz
- funktionierender Sauger (am besten Operationssauger mit dickem Ansatzstück) funktionsbereit neben dem Patienten

3.13.4 Monitoring

Sicht- und Funktionsprüfung des Narkosegerätes und des Monitorings (SOP Monitoring).

► **Anschluss Basismonitoring**
- EKG
- Pulsoxymetrie
- nichtinvasive Blutdruckmessung (oszillotonometrisch)

► **Monitoring Allgemeinanästhesie**
- Kapnometrie/-grafie
- Monitoring der inspiratorischen O_2-Konzentration
- in- und exspiratorische Messung der Inhalationsanästhetikakonzentration
- Volumetrie der Atemgase
- Atemwegsdruck mit Diskonnektionsalarm
- Ggf. Relaxometrie vorbereiten.

3.13.5 Narkoseeinleitung

- Oberkörper 30–45° hochlagern
- periphervenöser Katheter am nichtdominanten Arm, ggf. unter Lokalanästhesie mit Lidocain 1 % als Hautquaddel
- Ausschluss einer paravenösen oder arteriellen Infusion
- Dokumentation der Ausgangsvitalparameter
- perioperative Antibiotikaprophylaxe, soweit indiziert
- Magensonde unter Sog entfernen
- Kopflagerung des Patienten in verbesserter Jackson-Position, Zahnschutz bereitlegen
- Präoxygenierung mit 100 % Sauerstoff und dicht aufsitzender Maske des wachen und spontanatmenden Patienten für 3–5 min
- Absaugung anstellen
- Applikation des Einleitungsanästhetikums (Wahl nach Allgemeinzustand und Kreislaufsituation)
- optional: Krikoiddruck nach Sellick durch versierten Helfer; der Krikoiddruck wird so lange aufrechterhalten, bis die erfolgreiche Intubation nachgewiesen ist (individuelle Nutzen-Risiko-Abwägung)
- Applikation von Suxamethonium (Succinylcholin) 1–1,5 mg/kgKG zur Intubation, ggf. Rocuronium 1,2 mg/kgKG
- ggf. Zahnschutz einsetzen
- in den meisten Fällen kann die Intubation per os nach 30–60 s erfolgen; anschließend sofortige Blockung des Tubuscuffs
- Auskultation beider Lungen zur Kontrolle der regelrechten Tubuslage
- Bestätigung der CO_2-Ausatmung durch Kapnometrie
- Fixierung des Tubus mit Pflaster im rechten oder linken Mundwinkel (selten mittig)
- Messung des Cuffdrucks mit einem Manometer, falls Lachgas benutzt wird, ca. stündliche Kontrolle des Cuffdrucks
- nach Fixierung erneute Lagekontrolle durch Auskultation
- vollständiges Entfernen des Zahnschutzes, soweit verwendet
- Inspektion und Dokumentation des Zahnstatus
- Nachrelaxation bei nachlassender Suxamethonium-(Succinylcholin-)Wirkung
- Magensonde neu platzieren
- der Patient darf erst extubiert werden, wenn die Schutzreflexe vollständig zurückgekehrt sind

3.13.6 Narkoseausleitung

- am Ende der Narkose Gabe von 100 % Sauerstoff
- Entfernen der Magensonde unter Sog, falls diese postoperativ belassen werden soll, erneutes Absaugen der Magensonde

- ein Guedel-Tubus wird in der Regel nur in der Aufwachphase zum Schutz vor Obstruktion durch Zubeißen des Patienten platziert
- Patient muss folgende Extubationskriterien erfüllen:
  - kein Exzitationsstadium
  - kein Überhang an Opioiden
  - kein Überhang an Muskelrelaxanzien (siehe SOP zur postoperativen Restcurarisierung – PORC; Kap. 2.22)
  - die Schutzreflexe müssen vorhanden sein
  - Patient muss ausreichende Spontanatmung aufweisen und angemessen kontaktierbar sein
- vor der Extubation oropharyngeales Absaugen, um eine pulmonale Aspiration von Sekret zu verhindern
- wenn bei der Auskultation tracheales Sekret vorhanden ist, wird dies vor der Extubation abgesaugt
- Extubation unter Blähen der Lunge, alternativ bei Erwachsenen unter Absaugen
- nach der Extubation Sauerstoffinsufflation über dicht sitzende Maske und erneute Prüfung der Suffizienz der Spontanatmung und der Kontaktfähigkeit des Patienten
- nach der Ausleitung kann der Patient bei stabilen Kreislaufverhältnissen unter Basismonitoring in den Aufwachraum verlegt werden

Merke **M!**

Kernstück der Ileuseinleitung ist die zügige und sichere Intubation. Hierzu wird, wenn keine Kontraindikationen vorliegen, Suxamethonium (Succinylcholin) verwendet. Nach Möglichkeit einen weiteren (erfahrenen) Kollegen hinzuziehen. Bei Vorliegen von Kontraindikationen für Suxamethonium (Succinylcholin) kann auch Rocuronium verwendet werden.

Dabei sollte jedoch eine sorgfältige Anamnese früherer Intubationsnarkosen erhoben werden und nach Hinweisen für eine erschwerte Intubation gesucht werden. Eine 2- bis 3-fache ED_{95} Rocuronium geht mit einer Wirkdauer von mehr als 60 min einher, was bei einer „can not ventilate can not intubate situation" zu einem erheblichen Handlungsdruck führt. In dieser Notsituation muss Sugammadex gegeben werden, siehe SOP postoperative Restcurarisierung (Kap. 2.22).

Alternativ sollte die primär fiberoptische Intubation unter Erhaltung von Spontanatmung und Schutzreflexen erwogen werden.

3.13.7 Besonderheiten

Wenn sich während der Narkoseeinleitung der Hinweis auf eine Aspiration ergibt, wird der Patient nach Intubation zunächst in Kopftieflage endotracheal abgesaugt, dann die lungenprotektive Beatmung mit F_iO_2: 1.0 begonnen und umgehend eine Bronchoskopie durchgeführt. Zeitgleich wird Hilfe herbeigeholt und der Operateur informiert. Nach Bronchoskopiebefund und arterieller Blutgasanalyse wird gemeinsam über das weitere Vorgehen entschieden. Postoperative Überwachung im ICU/IMCU-Bereich.

3.14 Rapid Sequence Induction bei aerogen übertragbaren Infektionen

R. Garnew, M. Kastrup, P. Pickerodt

Der Beitrag beschreibt die Rapid Sequence Induction bei erwachsenen Patienten mit gesicherter oder Verdacht auf aerogen übertragbare Infektion außerhalb des OP-Bereiches (ITS/Schockraum/Normalstation). Er basiert auf unserem Algorithmus zur Intubation von COVID-19-Patienten, ist jedoch auch auf andere aerogene Erreger (z. B. TBC) übertragbar.

3.14.1 Risiken der Intubation

Die Intubation eines Patienten mit aerogen übertragbarer Infektion auf der Intensivstation gehört zu den aerosolgenerierenden Prozeduren und birgt ein **erhöhtes Risiko** für folgende Komplikationen:

► **Exposition des Personals gegenüber aerogen übertragbaren Erregern**
- unerwartet schwieriger Atemweg
- Regurgitation, Erbrechen
- Aspiration
- sonstige Komplikationen (z. B. intubationsbedingte Verletzungen etc.)

Die Indikation zur Rapid Sequence Induction (RSI) wird häufig aufgrund des erhöhten Aspirationsrisikos bei Intensivpatienten gestellt. Im Rahmen einer Pandemie ist die RSI jedoch auch das Verfahren der Wahl zur Transmissionsprophylaxe durch Vermeidung einer Aerosolbildung. Gleichzeitig ist jedoch auch das Risiko für einen unerwartet schwierigen Atemweg oder sonstige Komplikationen erhöht. Generell müssen die individuellen Risiken des Patienten genau gegeneinander abgewogen werden, um das unter den jeweiligen Umständen sichersten Verfahren der Atemwegssicherung identifizieren zu können. Dies erfordert in der Regel die Erfahrung eines Facharztes. Hinsichtlich der Transmissionsprophylaxe gilt jedoch, dass dem Eigenschutz die höchste Priorität gilt.

Merke M!

Nicht benötigtes Personal hat während des Intubationsvorgangs den Raum zu verlassen.

Die Türen sollen bis zum Abschluss der Intubation verschlossen bleiben.

Ursächlich für die erhöhte Komplikationsrate kommen patientenseitige Faktoren sowie technische, räumliche und personelle Rahmenbedingungen auf der Intensivstation in Betracht. Zur Vermeidung von intubationsbedingten Komplikationen sind daher alle Anstrengungen zu unternehmen, um patientenseitige sowie äußere Faktoren vor der Intubation, wenn möglich, zu antizipieren und optimieren. Unser Algorithmus zur Intubation von COVID-19-Patienten ist hoch standardisiert und implementiert mehrere CRM-Tools, um Komplikationen zu antizipieren und möglichst zu vermeiden.

► **Patientenseitige Faktoren**

- Nichterfüllung der Nüchternheitskriterien aufgrund von:
  - kontinuierlicher enteraler Sondenernährung
  - hoher Inzidenz von gastroösophagealem Reflux
  - abdomineller Symptomatik/Ileus (in diesem Rahmen besonders häufig respiratorische Erschöpfung und Indikation zur Intubation)
- höhere Inzidenz an erwartet oder unerwartet schwierigen Atemwegen aufgrund von:
  - Schwellungen und Vulnerabilität des Larynx oder Pharynx bei akuter Infektion oder nach stattgehabter Intubation und Langzeitbeatmung
  - Schwellungen oder Stenosen des Larynx oder der Trachea nach stattgehabter Intubation und Langzeitbeatmung
  - anatomischen Veränderungen oder Schwellungen nach Operation im Kopf-Hals-Bereich
  - anatomischen Veränderungen nach Operationen oder Eingriffen an den Atemwegen (Trachea, Lunge)
- verminderte FRC (dadurch verminderte O_2-Reserve) aufgrund struktureller Veränderungen der Lunge im Rahmen der Pneumonie

Rahmenbedingungen

- erhöhte Inzidenz von Notfallintubationen
- erschwertes Arbeiten in der geeigneten persönlichen Schutzausrüstung (PSA)
- ggf. Arbeiten in einem unvertrauten Bereich (Fremd-ITS)
- ggf. beengte räumliche Verhältnisse am Kopfende des Intensivbettes
- ggf. eingeschränkte Möglichkeiten, den Patienten im Intensivbett für die Intubation optimal zu lagern
- ggf. limitiertes Raumangebot im Patientenzimmer

3.14.2 Vorbereitung

- Strukturierte Übergabe durch den Stationsarzt, diese sollte umfassen:
  - Vorerkrankungen
  - Allergien Patientenverfügung/DNR?
  - Aspirationsrisiko
  - aktueller Verlauf
  - aktuelle Medikationen
  - Weiteres
- Bestimmung der Dringlichkeit der Intubation:
  - *Notfallintubation:* sofortige Intubation mit einem geeigneten Verfahren unter Wahrung des Eigenschutzes und Transmissionsprophylaxe
  - *dringliche Intubation:* wenn möglich, Aspirationsrisiko minimieren (Nüchternheitsgrenzen einhalten: 2 h keine Flüssigkeit, 6 h keine festen Nahrung oder enterale Sondenernährung)
  - *elektive Intubation:* Nüchternheitsgrenzen einhalten, patientenseitige Risiken und Rahmenbedingungen optimieren
- Abschätzung des Aspirationsrisikos:
  - bei hohem Aspirationsrisiko (akutes Abdomen, Ileus, Z. n. Operation am oberen Gastrointestinaltrakt, fehlende Nüchternheit etc.) ggf. Anlage einer Magensonde vor Intubation und Entleerung des Magens
- Abschätzung des Risikos für einen schwierigen Atemweg mittels Arne-Score etc.
  - primäre Intubation mittels Videolaryngoskop mit D-Blade und Frova-Stab
  - erwäge im Ausnahmefall, bei absehbar **sehr** schwerem Atemweg:
    - fiberoptische Wachintubation
    - Tracheotomie im Saal unter Lokalanästhesie bei erwarteter unmöglicher Intubation (z. B. bei Z. n. Larynx-OP) durch HNO/MKG
- Wenn möglich Aufklärung des Patienten, seiner Angehörigen bzw. seines Betreuers

3.14.3 Material und Geräte

► **Medikamente**

- Hypnotika: Esketamin und Midazolam
- Opioide: Fentanyl, Sufentanil oder Remifentanil für die anschließende Sedierung
- Muskelrelaxanzien: Rocuronium
- Vasopressoren + Katecholamine:
- Cafedrin/Theodrenalin 1 Amp auf 10 ml
- Atropin 0,5 mg Fertigspritze 5 ml

- b.B. Noradrenalin Bolusspritze (20 ml, Verdünnung 1:100 000)
- Adrenalin Bolusspritze (20 ml, Verdünnung 1:100 000)
- Noradrenalin Spritzenpumpe (5 mg/50 ml bei ZVK; 1 mg/50 ml bei peripherem Venenzugang)

► **Material**

- Ambubeutel mit Reservoir und Sauerstoffanschluss, Maske und Winkelstück
- Filtereinheit bestehend aus (Reihenfolge Ambubeutel zu Patient):
  - CO_2-Küvette
  - hydrophobem virusdichtem Filter (PALL BB 100)
  - Gänsegurgel gerade
  - geschlossene Absaugung
- Intensivbeatmungsgerät
- Zahnschutz
- Tubus (ID 7,5 mm für Frauen, 8,0 für Männer) mit Führungsstab
- schneller Zugriff auf: Tubus (ID 6,5 und 6 mm) und Larynxmaske Größe 3 und 4
- Videolaryngoskop mit D-Blade
- griffbereit: zweites Laryngoskop mit Mackintosh-Spatel 3 + 4
- Magill-Zange
- Blockerspritze
- Fixierungsband/Klebeband
- schneller Zugriff auf Melkerset universal (Seldinger + chirurgisch)
- s. u.: „Checkliste Intubationsteam"

3.14.4 Vorbereitung

► **Material und Geräte (Check soweit möglich vor dem Patientenzimmer)**

- Material und Geräte bereitstellen mithilfe einer Intubationsschablone
- Intensivbeatmungsgerät bereitstellen, Systemtest durchführen, Beatmungsmodus und Beatmungsparameter einstellen, initiale Sauerstoffkonzentration 100 %
- Videolaryngoskop testen
- Lichtquellen der Laryngoskope testen
- Tubus-Cuff auf Dichtigkeit prüfen
- Ambubeutel und Ventile auf Dichtigkeit prüfen
- Filtereinheit an den Ambubeutel anschließen
- Ambubeutel und Reservoir an die Sauerstoffversorgung anschließen (Frischgasfluss 15 l/min)
- Absaugung testen
- Ausfüllen der „Checkliste Intubationsteam" (s. u.)
- Anlage der PSA bestehend aus Overall/wasserdichter Kittel, 2 Paar Handschuhe (virusdicht, langer Schaft), FFP3-Maske, Kopfbedeckung, geschlossene Vollsichtbrille, Faceshield

► **Basismonitoring**

- EKG
- nichtinvasive Blutdruckmessung
- Pulsoxymetrie mit akustischem Signal
- Kapnografie
- Monitoring in Sichtlinie

3.14.5 Lagerung

- Oberkörper des Patienten 30–45° hoch lagern
- Kopf des Patienten in verbesserter Jackson-Position lagern
- ggf. Bettgitter entfernen, Bett bodenwärts absenken oder Tritt für den Intubierenden bereithalten

3.14.6 Personal

- Arzt, möglichst Facharzt hinzuziehen (Airwayteam)
- eine Pflegekraft im Zimmer
- ein Springer in der Schleuse oder vor dem Zimmer

3.14.7 Durchführung der Rapid Sequence Induction „Standard COVID 19"

- 2 sichere intravenösen Zugang etablieren und auf Durchgängigkeit überprüfen
- ggf. vorhandene Magensonde zur Absaugung des Magens verwenden
- Entfernen oder Belassen der Magensonde nach individueller Risiko-Nutzen-Abschätzung
- Absaugung eingeschaltet lassen und in unmittelbarer Reichweite positionieren
- Präoxygenierung des Patienten mittels dicht aufsitzender Maske und Ambubeutel (100 % Sauerstoff) mit Doppel-C-Griff für 3–5 min durchführen
- bei Patienten mit eingeschränkter Vigilanz oder respiratorischer Erschöpfung kein Opiat verabreichen
- Muskelrelaxierung: **Rocuronium** 1,2 mg/kgKG anschließend **sofortige** Gabe von
- Hypnotikum
  - **Esketamin** 1 mg/kgKG sowie
  - **Midazolam** 0,15–0,2 mg/kgKG
- vor Intubation ggf. Zahnschutz einsetzen (dadurch sollte jedoch keine Zeitverzögerung entstehen)
- nach Abwarten der „Anschlagszeit" der Muskelrelaxanzien (mind. 60 s) Unterbrechung des Frischgasflusses vor Abnahme der Maske und sofortige orale Intubation ohne Zwischenbeatmung mittels Videolaryngoskop und Frova-Stab
- nach Intubation der Trachea den Cuff blocken
- Frischgasfluss wiederherstellen

- mithilfe des Ambubeutels (einschließlich Filtereinheit) über den Tubus beatmen
- korrekte Tubuslage mittels Kapnometrie verifizieren
- keine Auskultation, adäquate Tubustiefe mittels Videolaryngoskopie sichern
- nach Verifikation der korrekten Tubuslage den Tubus mit Pflaster fixieren
- Cuffdruck mit einem Manometer in der Regel auf < 30 cm H_2O einstellen
- Tubus mit dem Beatmungsgerät konnektieren
- Dokumentation der Intubation und der Medikamentengabe

3.14.8 Checkliste Intubationsteam

- Übergabe
  - Aspirationsrisiko
  - Vorerkrankungen
  - Allergien
  - Patientenverfügung
  - Verlauf
- PSA – gegenseitige Kontrolle auf korrekten Sitz/Buddycheck
- Medikamente
- Tubus
- Gerätecheck
  - VLS + D-Blade
  - Kapnometrie
  - Beatmungsgerät
  - Monitor
  - Absaugung
- i. v. Zugang
- Lagerung

3.14.9 Probleme

Fehlintubation

Bei Fehlintubation in den Ösophagus oder Problemen bei der Videolaryngoskopie dem Algorithmus „Schwieriger Atemweg" (Kap. 3.15) folgen. Generell gilt:

- Hilfe holen (lassen)
- Ruhe bewahren und Problem identifizieren
- Zwischenbeatmung mit Maske oder Larynxmaske durchführen, wenn unumgänglich, um Hypoxie zu vermeiden
- weiteres Prozedere mit Oberarzt besprechen
- Algorithmus „Schwieriger Atemweg" berücksichtigen
- multiple frustrane Intubationsversuche vermeiden
- im Falle von „can not intubate, can not ventilate" chirurgischen Atemwegszugang erwägen

Erbrechen

Erbricht der schlafende Patient während der Einleitung, sollte er möglichst in Kopftieflage gebracht werden (Oberkörper flach), um eine Aspiration des Erbrochenen zu vermeiden. Mit einem großlumigen Sauger das Erbrochene absaugen und möglichst zügig in Kopf-Tieflage intubieren. Anschließend Bronchoskopie erwägen.

3.15 Schwieriger Atemweg

B. Föhre, M. Kastrup, C. Melzer-Gartzke, M. Menk, M. Römer, S. Tafelski

3.15.1 Definition

Eine **schwierige Intubation** liegt dann vor, wenn mit konventioneller Laryngoskopie mehr als 3 Versuche notwendig sind, um den Tubus korrekt zu platzieren, oder der Intubationsvorgang länger als 10 min dauert.

Schwierige Atemwege liegen dann vor, wenn ein durchschnittlich ausgebildeter Anästhesist Schwierigkeiten bei der Durchführung einer adäquaten Maskenbeatmung und/oder Intubation hat.

Schwierige Laryngoskopie bedeutet, dass sonst sichtbare Larynxanteile nicht eingesehen werden können – Cormack-und-Lehane-Einteilung Grad III und IV.

3.15.2 Präoperative Visite

Die sorgfältige Anamnese und klinische Untersuchung während des Aufklärungsgesprächs ist Schlüssel zur Vermeidung von Intubationsproblemen. Wenn die Möglichkeit eines schwierigen Atemweges hier nicht erkannt wird, kommt es zur Gefährdung des Patienten und zu erheblichen Verzögerungen im OP-Ablauf.

Ist aufgrund der Voruntersuchungen mit einer erschwerten Intubation zu rechnen, sollten folgende Vorbereitungen getroffen werden:

- Aufklärung des Patienten über Risiken und Gefahren der erschwerten Intubation
- Erklärung des Vorgehens bei der wachen fiberoptischen Intubation

► Warnhinweise für eine schwierige Maskenbeatmung

- Übergewicht
- Bartträger
- alte Menschen
- Schnarcher
- zahnlose Menschen

► Warnhinweise für eine schwierige Intubation

- anamnestische Intubationsschwierigkeiten
- anatomische Besonderheiten im HNO-Bereich:
  - Missbildungen
  - Tumoren Verletzungen Narben
  - ungewöhnliche Größenrelationen (z. B. Makroglossie)
- Bewegungseinschränkungen im Bereich der HWS (< 80°) und/oder des Kiefergelenks (z. B. Morbus Bechterew), Voroperationen oder Bestrahlungen, Einblutungen im Bereich der Halsweichteile
- extreme Adipositas

Cave

Normale Befunde schließen eine erschwerte Intubation nicht aus!

3.15.3 Klinische Screeningverfahren

LEMON-Konzept (► Tab. 3.5):

- **L**ook externally
- **E**valuate: 3–3–2-Regel
- **M**allampati
- **O**bstruction
- **N**eck movement

3.15.4 Strategie planen

► Wahrscheinlichkeiten abwägen

- Erschwerte Intubation
- erschwerte Ventilation/Maskenbeatmung
- unkooperativer Patient

► Vor- und Nachteile und klinische Durchführbarkeit von 3 grundsätzlichen Vorgehensweisen abwägen

- primärer konventioneller Intubationsversuch vs. primärer fiberoptischer Intubation vs. primär chirurgischer
- Tracheotomie in Lokalanästhesie
- Erhaltung der Spontanatmung während der Intubation (fiberoptische Wachintubation) vs. Einleitung der Narkose und Verzicht auf Erhaltung der Spontanatmung

Ist aufgrund der Voruntersuchungen mit einer erschwerten Intubation zu rechnen, sollten folgende **Vorbereitungen** getroffen werden:

- Aufklärung des Patienten über Risiken und Gefahren der erschwerten Intubation
- Erklärung des Vorgehens bei der wachen fiberoptischen Intubation
- Bereitstellen des „Notintubationswagens" und eines Bronchoskops (am besten mit Monitor)
- Sicherstellen, dass zumindest ein erfahrener Kollege (in der Regel Oberarzt) assistiert
- Sicherstellen, dass der Patient bei der Einleitung ausreichend mit Sauerstoff versorgt werden kann: Präoxygenierung mit Maske, Oxygenierung über nasale O_2-Sonde
- ggf. einen Operateur in Bereitschaft zur Nottracheotomie aus der entsprechenden Klinik (Allgemeinchirurg, MKG, HNO) hinzubitten
- primäre Tracheotomie in Lokalanästhesie erwägen

Tab. 3.6 LEMON-Methode.

	Schwerer Atemweg weniger wahrscheinlich	Schwerer Atemweg wahrscheinlich
Look externally	„normale" Gesichts- und Halskontur keine Pathologie im Hals- und Gesichtsbereich	
Evaluate the 3–3–2 Rule	Mundöffnung > 3 Finger Hyoid-Kinnabstand > 3 Finger thyreomentaler Abstand > 2 Finger	Mundöffnung < 3 Finger Hyoid-Kinnabstand < 3 Finger thyreomentaler Abstand < 2 Finger
Mallampati	Klasse I + II weicher Gaumen, Pharynxhinterwand, Uvula,±Gaumenbögen sichtbar	Klasse III + IV weicher Gaumen und Uvulabasis bzw. nur harter Gaumen sichtbar
Obstruction	keine Obstruktion	Pathologie im Bereich des oberen Atemwegs (Peritonsillarabszess, Epiglottitis, Retropharyngealabszess etc.)
Neck Mobility	uneingeschränkte Mobilität Extension > 35°	Reklination, Flexion oder Rotation eingeschränkt

3.15.5 Techniken

Es gibt verschiedene Techniken, welche bei der schwierigen Intubation und der erschwerten Maskenbeatmung angewendet werden können. Welche der genannten Möglichkeiten zum Einsatz kommt, hängt u. a. von der klinischen Situation (Notfall, Operation kann in Masken-/Larynxmaskennarkose durchgeführt werden, Operation kann verschoben werden etc.), der Erfahrung des Anästhesisten sowie der klinischen Verfügbarkeit von Material ab.

Merke **M!**

Oberstes Ziel beim Difficult-Airway-Management (► Abb. 3.18) ist die Sicherstellung einer ausreichenden Oxygenierung!

Alternativen bereit haben, falls die ursprüngliche Vorgehensweise missglückt.

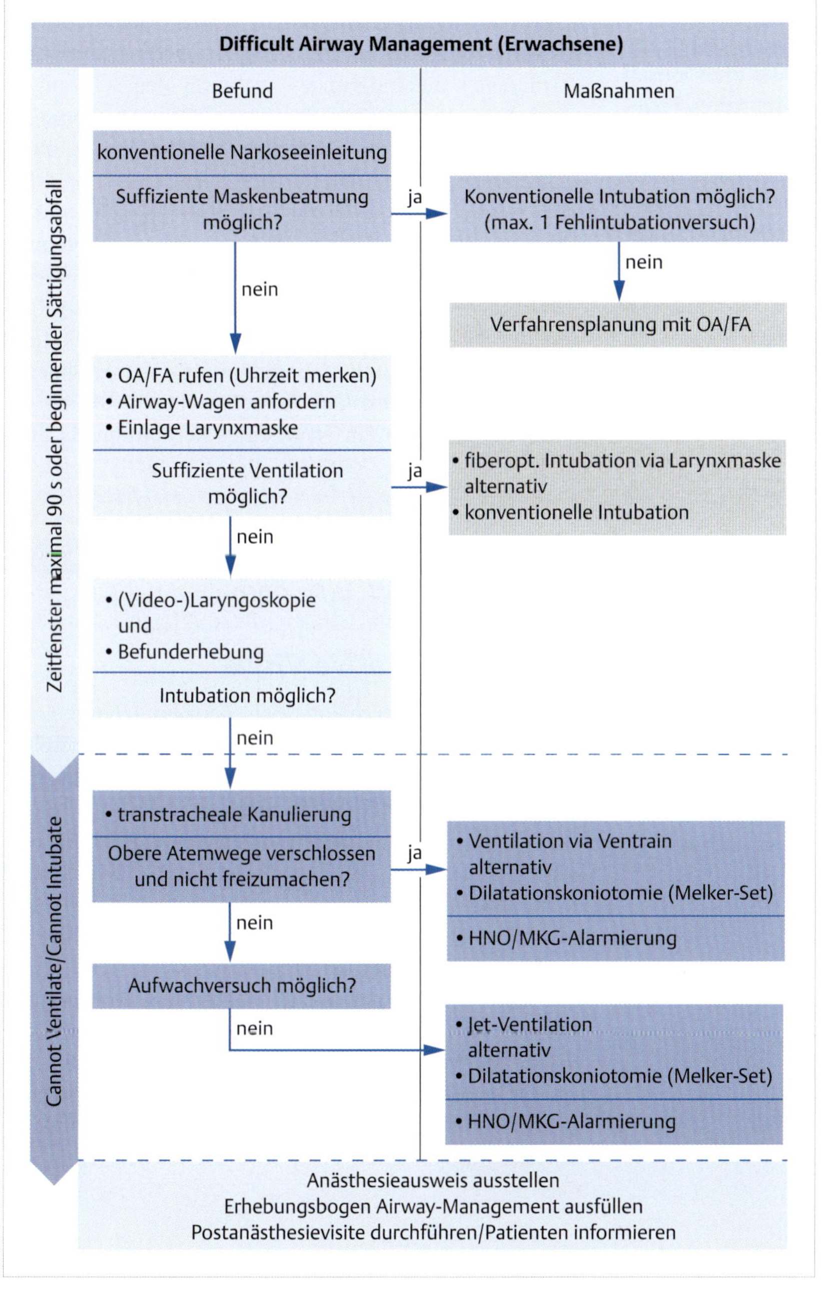

Abb. 3.18 Difficult-Airway-Algorithmus.

Schwierige Maskenventilation

- Esmarch-Handgriff, Einsatz von Guedel-Tubus
- 2-Personen-Maskenbeatmung, Larynxmaske einsetzen

Schwierige Intubation

- Fiberoptische Intubation (grundsätzlich Mittel der ersten Wahl)
- Blinde Intubation (oral mit Führungsstab oder nasal): unsichere Methode
- Intubation über eine Larynxmaske: Platzieren einer Larynxmaske Größe 4 oder 5

Durch diese Larynxmaske kann bronchoskopisch der Larynxeingang inspiziert werden und sekundär fiberoptisch intubiert werden. Anschließend wird unter guter Fixierung des Tubus die Larynxmaske entfernt. Alternativ kann unter fiberoptischer Kontrolle ein Führungskatheter platziert werden, über den anschließend ein Tubus eingeführt wird. Beim Gebrauch von verschiedenen Führungskathetern und Tubeexchanger besteht immer die Gefahr einer Trachealverletzung.

3.15.6 Material

Bestückung des Intubationswagen nach Standort:

► **ZOP/MKG**
- Macintosh-Spatel
- Miller-Spatel
- LMA 4/5
- Bronchoskop
- Frova-Katheter
- Tube-Exchanger
- Quicktrach Notkoniotomiesets

► **GYN-OP/Sectio-OP**
- Bronchoskop im Gyn-OP
- Macintosh-Spatel
- Miller-Spatel
- LMA 4/5
- Kombitubus
- Pharynxtubus
- Frova-Katheter
- Tube-Exchanger

► **Kinder-OP**
- verschiedene Bronchoskope
- Bonfils-Endoskope
- Macintosh-Spatel
- Miller-Spatel
- LMA 1–5
- LMA ohne Steg
- Quicktrach
- Manujet

3.15.7 Postoperatives Management

Patienten mit schwierigem Atemweg erhalten einen Anästhesieausweis (DGAI-Ausweis) in dem das spezifische Problem des Patienten und der von uns gegangene Lösungsweg beschrieben ist (Formulare in der Anästhesieambulanz und im ZOP).

3.15.8 Besonderheiten

► **Difficult-Airway-Management im Sectio-OP.** Bei Schwangeren ist ab dem 2. Trimenon, bedingt durch die hormonellen Veränderungen während der Schwangerschaft gehäuft mit einer erschwerten Laryngoskopie/Intubation zu rechnen. Zusätzlich besteht ein erhöhtes Aspirationsrisiko mit der Notwendigkeit einer Rapid Sequence Induction. Die Möglichkeit einer adäquaten Maskenventilation vor Relaxation kann also nicht geprüft werden.

Bei Auftreten von Intubationsschwierigkeiten im Rahmen der Sectio ist darauf zu achten, dass die Entbindung des Kindes nicht durch Maßnahmen des Airwaymanagements verzögert wird. Das Einsetzen einer LMA und die Beatmung oder das Einsetzen eines Kombitubus ist hier die 1. Wahl.

3.16 Spinalanästhesie

M. Kastrup, V. Kipping, C. Melzer-Gartzke, P. Pickerodt

3.16.1 Präoperative Visite

Die präoperative Visite entspricht dem Vorgehen bei der Allgemeinanästhesie. Der Patient wird immer zusätzlich für eine Allgemeinanästhesie aufgeklärt (Versagen der Spinalanästhesie). Bei der präoperativen Visite wird zusätzlich nach Gerinnungsstörungen gefragt (häufig und schnell blaue Flecke, häufiges Nasenbluten, Schleimhaut- oder Zahnfleischblutungen, Nachblutungen bei vorhergehenden Operationen, Petechien = punktförmige Blutungen beim Stauen einer Extremität).

Es wird explizit nach der Einnahme von Schmerzmitteln und Antikoagulanzien gefragt (welches Präparat, welche Menge und Zeitpunkt der letzten Einnahme), damit der empfohlene Abstand zur Punktion berücksichtigt werden kann. Bei der körperlichen Untersuchung im Rahmen der präoperativen Visite wird die Wirbelsäule inspiziert.

3.16.2 Perioperatives Bridging von Patienten mit therapeutischer Antikoagulation

Eine präoperative therapeutische Antikoagulation erfordert ein temporäres „Bridging" dieser Therapie vor operativen Eingriffen. Dies muss mit einem Facharzt besprochen werden, vor allem wenn eine Regionalanästhesie (PDK, Spinalanästhesie etc.) geplant ist. Bei therapeutischer Gabe von NMH (erfolgt in der Regel mindestens 2 × täglich) sollte die letzte Gabe von NMH vor Anlage eines PDK 24 h vor der geplanten Punktion erfolgen.

Dabei ist gesondert auf die Nierenfunktion und Komedikation zu achten, die dieses Intervall verlängern könnten (siehe Empfehlung der DGAI, ▸ Tab. 2.14).

Bei einem hohem Thromboserisiko (z. B. Z. n. Thrombosen oder aktuelle Thrombosebehandlung, was eine individuelle Entscheidung ist, die mit einem FA abgesprochen werden muss) muss ein temporäres Bridging mit unfraktioniertem Heparin durchgeführt werden. Dazu wird am präoperativen Tag nachmittags unfraktioniertes Heparin i. v. mit 1000 IE/h (halbe Dosis bei < 50 kgKG) angeordnet. Dies wird 6 h vor der geplanten PDK-Anlage/OP beendet, um so eine uneingeschränkte Gerinnung zur Punktion zu haben. Vor der Punktion muss eine Kontrolle von Quick, aPTT und ggf. anti-Fxa-Aktivität erfolgen.

Siehe auch SOP Perioperative Gabe der Dauermedikation (Kap. 2.14).

3.16.3 Checkliste – Vorbereitungen im OP

▸ **Zugänge und Monitoring**
- Basismonitoring
- 1 peripherer Venenzugang 18 G

▸ **Medikamente und Volumen**
- Vollelektrolytlösung 500 ml
- Lidocain 1 % (2 ml)
- Bupivacain 0,5 % isobar (je nach gewünschter Ausbreitung: 3–3,5 ml)
- Chloroprocain 1 % isobar für Eingriffe < 40 min OP-Zeit (4–5 ml/40–50 mg (max 50 mg)/Wirkdauer 80–100 min) **Cave:** Plasmacholinesterasemangel
- Prilocain 2 % hyperbar für Eingriffe < 90 min OP-Zeit/einseitige SpA/Sattelblock (SpA: 1–3 ml/40–60 mg (max. 80 mg)/Wirkdauer 100–130 min/einseitige SpA 1,8 ml/Sattelblock 1,5 ml) **Cave:** Methämoglobinämie
- Cafedrin/Theoadrenalin 1 Amp/10 ml

Mepivacain und Lidocain sind wegen des Auftretens von TNS (transiente neurologische Symptome) nicht mehr empfohlen.

▸ **Material und Vorbereitungen im OP**
- Desinfektionsmittel, Gefäß für Desinfektionslösung, sterile Tupfer oder Kompressen, sterile Klemme
- Kopfbedeckung, Mundschutz, sterile Handschuhe, steriles Lochtuch
- je eine Kanüle zum Aufziehen der Medikamente (2 gelb, 1 lila), Hautquaddel/Infiltrationsanästhesie
- jeweils eine 2-ml- und eine 5-ml-Spritze
- Spinalnadeln mit Führungskanüle (in der Regel 27-G-Sprotte)
- steriles Pflaster

3.16.4 Monitoring

▸ **Basismonitoring**
- EKG
- Pulsoxymetrie
- nichtinvasive Blutdruckmessung (oszillotonometrisch)

3.16.5 Lagerung

Die Punktion kann am liegenden oder sitzenden Patienten durchgeführt werden:

Sitzend: Der Patient sitzt auf dem Operationstisch mit dem Gesäß an der Hinterkante, Füße bequem auf einem Hocker mit leicht angewinkelten Beinen, mit den verschränkten Unterarmen stützt sich der Patient auf den Oberschenkeln ab, Kinn auf der Brust, Versuch einen „Katzenbuckel" zu machen.

Cave

Kreislaufkollaps → Eine Hilfsperson steht vor dem Patienten.

Liegend: Der Patient liegt auf der Seite an der Kante des Operationstischs, die Beine werden angewinkelt, sodass die Knie in Richtung Kinn angezogen werden. Der Patient versucht, einen möglichst runden Rücken zu machen. Die Wirbelsäule sollte parallel zur Unterlage liegen und die Schultern und Beckenschaufeln senkrecht dazu. Der Kopf wird mit einem Kissen unterstützt. Eine Hilfsperson steht vor dem Patienten und stützt ihn in dieser Position.

3.16.6 Narkoseeinleitung

▸ **Vorbereitung zur Einleitung**
- Übernahme des Patienten, Identifikation des Patienten und Überprüfen von Nüchternheit, Prämedikation, geplantem Eingriff und Anästhesieverfahren, Operations-/Anästhesieeinwilligung und Prämedikationsprotokoll
- Prämedikation und Anxiolyse einschätzen

- Anschluss des Basismonitorings: EKG, NIBP, Pulsoxymetrie
- Legen eines periphervenösen Zugangs; ggf. in Lokalanästhesie mit Lidocain 1 % als Hautquaddel
- Ausschluss einer paravenösen oder arteriellen Infusion
- Anschluss einer isotonischen Elektrolytlösung und ausreichende Volumenvorgabe: mindestens 500 ml isotonische Vollelektrolytlösung
- Dokumentation der Ausgangsvitalparameter
- perioperative Antibiotikaprophylaxe, soweit indiziert

► **Durchführung der Punktion**

- nach der Lagerung wird die Einstichstelle identifiziert (Punktion L 3/L 4 oder L 4/L 5)
- steriles Vorgehen mit Kopfhaube, Mundschutz, Händedesinfektion, und sterilen Handschuhen.
- alkoholische Sprüh- oder Wischdesinfektion, 3-malige großflächige Desinfektion der Punktionsstelle (mindestens handbreit um die Punktionsstelle) und Beachtung der Einwirkzeit des Desinfektionsmittels (Hinweis: Die Einwirkzeit bei talgdrüsenreicher Haut, was besonders für die Haut über der WS zutrifft, beträgt 10 min, sodass die Desinfektionsmittel möglichst früh vor der Punktion aufgebracht werden sollten, um eine ausreichend lange Einwirkzeit zu ermöglichen.)
- steriles Aufziehen der Medikamente (Ampullen werden durch Hilfsperson angereicht)
- Abdecken der Punktionsstelle mit sterilem Lochtuch
- Setzen einer Hautquaddel mit z. B. 0,5–1 ml 1 %igem Lidocain (Patienten informieren)
- Führungskanüle durch die Hautquaddel einführen
- durch die Führungskanüle Punktion des Liquorraums mit der Spinalnadel
- nach Entfernung des Mandrins muss der Liquor klar sein und frei abtropfen
- Aspirationstest und anschließende Injektion des vorbereiteten Lokalanästhetikums durch die aufgesetzte Spritze
- Nadel und Führungskanüle entfernen und steriles Pflaster auf die Einstichstelle kleben
- Patienten sofort lagern
- Überwachung nach der Injektion
- Beobachtung des Patienten: Atmung, Sprache, Übelkeit, Erbrechen
- minütliche Blutdruck- und Pulskontrolle
- Überprüfung und Dokumentation der Anästhesieausbreitung mit Kältereizen

► **Nach Ablauf der Fixierung**

- vor Operationsbeginn abschließende Beurteilung der Ausbreitung und Qualität der Anästhesie und entsprechende Dokumentation auf dem Narkoseprotokoll in regelmäßigen Abständen (zunächst 10-, dann 30-minütliche Intervalle). Segmentale sensible Ausbreitung und motorische Blockade nach Bromage-Skala (► Tab. 3.5).
- Zudem Protokoll der Anlage der Spinalanästhesie im PDMS.

3.16.7 Narkoseführung

- Intraoperative Überwachung des Patienten wie bei Allgemeinanästhesie.
- Auf Wunsch kann der Patient eine leichte Sedierung erhalten: Midazolam 1-mg-weise bis zur gewünschten Wirkung oder Propofol mit 0,5–2 mg/kgKG/h.
- Bei Sedierung: Sauerstoffapplikation über eine O_2-Maske (ca. 3 l/min).

3.16.8 Besonderheiten

- Beim Auftreten von Bradykardien, schwerer Hypotonie, Bradypnoe, psychomotorischer Unruhe oder Bewusstseinsverlust, weite Pupillen an eine hohe/totale Spinalanästhesie denken. In diesem Fall Hilfe herbeiholen, Volumentherapie, Kreislauftherapie, Intubation entsprechend der klinischen Symptomatik, gegebenenfalls Reanimation nach ACLS.
- Postoperative Intensivüberwachung/Therapie.

3.16.9 Postoperatives Management

- Patienten werden postoperativ immer im Aufwachraum weiterbehandelt.
- Vor Verlegung muss eine Regredienz des sensorischen Blocks um mindestens 2 Segmente und unterhalb Th 10 sowie eine rückläufige motorische Blockade nachgewiesen und auf dem Narkoseprotokoll dokumentiert werden.
- Patient über den postoperativen Verlauf aufklären (Mobilisation, Schmerzen bei Nachlassen der Wirkung, Verhalten bei Harnverhalt, lageabhängige Kopfschmerzen oder Bauchschmerzen); der Patient wird darauf hingewiesen, dass bei Persistieren von Kopfschmerzen oder einer nicht rückläufigen Anästhesie jederzeit der diensthabende Anästhesist informiert werden sollte.
- Trinken und Nahrungsaufnahme sind bei Wohlbefinden ab sofort möglich.
- Alle Patienten, die Regionalanästhesieverfahren bekommen haben erhalten am Folgetag eine postanästhesiologische Visite durch den Akutschmerzdienst.

Merke M!

Das erste Aufstehen nach der vollständigen Rückbildung der Anästhesie sollte nur in Begleitung eines Pflegers bzw. einer Schwester erfolgen.

3.17 Zentrale Venenkatheter

J. Birnbaum, M. Kastrup, C. Melzer-Gartzke, S. Tafelski

3.17.1 Präoperative Visite

Der Patient ist im Fall einer elektiven ZVK-Anlage über das Prozedere und verfahrenstypische Risiken durch die leistungserbringende Klinik aufzuklären. Das Aufklärungsgespräch muss dokumentiert und vom Patienten oder Betreuer unterschrieben werden.

Es erfolgt zudem die Dokumentation der Patientenanamnese auf dem Formular „Präoperative Visite".

- Risiken:
  - Infektion (Sepsis)
  - Pneumothorax
  - arterielle Punktion
  - Blutung
  - Nervenverletzung
  - Perikardpunktion
  - Katheterfehllage
  - Herzrhythmusstörungen
  - Luftembolie
- Aufklären des Patienten über Anzeichen von Komplikationen nach Anlage (Schmerzen an der Punktionsstelle, Atemprobleme und Schmerzen im Thorax bei Pneumothorax, Diskonnektion von 3-Wege-Hähnen, Fieber etc.)
- Gerinnungsstörungen beachten
- Allergien gegen Lokalanästhetika und Desinfektionsmittel erfragen
- die bevorzugte Punktionsstelle inspizieren und ggf. den Lokalbefund dokumentieren

3.17.2 Indikationen

Die Anwendung von zentralen Venenkathetern ist mit einer erhöhten Morbidität, Mortalität und im Falle von Komplikationen mit erheblichen Mehrkosten verbunden. Die individuelle Indikation sollte daher ebenso wie die Aufklärung des Patienten dokumentiert werden.

Absolute Kontraindikationen

- Entzündungen im Bereich der Einstichstelle
- Thrombosierung des Gefäßes im Punktionsgebiet

Relative Kontraindikationen

- Fehlende Einwilligung (Ausnahme: dringliche Indikation bei nicht einwilligungsfähigem Patienten)
- anatomische Veränderungen an der Lunge, Thorax- oder Mediastinalorganen (dann ultraschallgestützte Punktion durchführen)
- relevante Stenosen der A. carotis auf der Gegenseite
- bei Punktionen der V. jugularis interna Verschluss der V. jugularis interna auf der Gegenseite
- Gerinnungsstörungen
- bei Punktionen der V. subclavia und der V. jugularis interna Pneumothorax auf der kontralateralen Seite
- erfolglose Punktion der kontralateralen Seite ohne Pneumothoraxausschluss

3.17.3 Material und Vorbereitungen im OP

Im Folgenden wird der typische Verlauf einer Anlage eines zentralen Venenkatheters beschrieben. Das Vorgehen kann im Einzelfall leicht variieren. Vorzugsweise wird die V. jugularis interna rechts punktiert; bei Kontraindikationen gegen diesen Punktionsort können auch die V. jugularis interna sin., die V. subclavia oder die V. femoralis punktiert werden.

Der **Vortest der Drucksysteme** nach den Angaben des Herstellers soll während des Befüllens und vor dem Anschließen an den Patienten durchgeführt werden und sicherstellen, dass das eingesetzte Set fehlerfrei ist.

- Druckmess-Sets können anhand der Flussrate in der Tropfkammer überprüft werden: Wenn die Spültaste *nicht* betätigt ist sollten ca. 2 Tropfen/min zu erkennen sein. Sollte die Rate höher sein, das System durch ein neues System ersetzen!
- Lokalanästhetikum (Lidocain 1 %) bei Wachpunktion
- 20 ml NaCl 0,9 %
- sterile Handschuhe, steriler Kittel, Mundschutz, Kopfbedeckung
- Haut-Desinfektionsmittel nach aktuellen Hygienestandards (**Cave:** evtl. Jodallergie)
- ZVK/Schleusen 3–5 Lumen nach Indikation
- ZVK von 30 cm Länge nur für V. femoralis
- Katheter-Set – diese Sets enthalten alle für die Anlage benötigten Materialien:
  - großes Abdecktuch
  - Spritzen 2 × 5 ml
  - Kanüle zum Aufziehen von Medikamenten
  - Schale für Medikamente oder Kochsalzlösung
  - Kanülen 1 und 17 (Vorpunktion/Lokalanästhesie)
  - Skalpell spitz 2 × (1 × für Haut, 1 × für Nahtmaterial)
  - Nadelhalter
  - Nahtmaterial
  - Kompressen

- **Sonografie:** Sonografiegerät mit Linearschallkopf, steriles Kontaktgel, sterile Schallkopfhülle
- Alphacard-Set
- ggf. Druckspülsystem mit 500 ml NaCl 0,9 % und Druckaufnehmer mit Modul und Halterung

3.17.4 Monitoring

▸ **Basismonitoring**

- EKG
- Pulsoxymetrie
- nichtinvasive Blutdruckmessung (oszillotonometrisch)

3.17.5 Lagerung

- Rückenlage mit dem Kopf leicht zur Gegenseite der geplanten Punktion
- eventuell leichte Unterpolsterung der Schultern
- Lagerung in Trendelenburg-Position (**Cave:** pulmonaler Hypertonus, Herzinsuffizienz, Luftnot, zerebrale Raumforderung/Hirnödem)
- eventuell Applikation von Sauerstoff mit Gesichtsmaske
- eventuell Rasur im Bereich der Einstichstelle entsprechend aktuellen Hygienestandards

3.17.6 Vorgehen bei der Punktion

Die ZVK-Anlage sollte, wenn immer möglich, unter Ultraschallkontrolle durchgeführt werden. Das Heranziehen der Sonografie zur anatomischen Orientierung vor Punktion und zum Ausschluss von Gefäßthrombosierungen sowie die alleinige Punktion nach Landmarken sind alternativ möglich. Die im Vergleich zur konventionellen Anlagetechnik bei der Verwendung der Sonografie zusätzlichen Aspekte sind in dieser SOP mit **„Sonografie"** hervorgehoben.

- Anschluss des Patienten an das Monitoring: EKG zur Detektion von Rhythmusstörungen, Messung des Blutdruckes. Bei ZVK-Anlage bei wachen Patienten wird diesem das Vorgehen erklärt.
- **Sonografie:** Es sollte (vor Desinfektion) eine Sonografie der Gefäße durchgeführt werden (anatomische Orientierung und Ausschluss von Thrombosierungen im gesamten einsehbaren Verlauf).
- Steriles Vorgehen mit Kopfhaube, Mundschutz, Händedesinfektion und sterilen Handschuhen.
- Desinfektion der Punktionsstelle entsprechend den aktuellen Hygienestandards.
- Bei Punktion der V. jugularis interna auch Einstichstelle für V. subclavia mit desinfizieren.
- Nach Desinfektion sterilen Kittel anziehen.
- Katheter mit NaCl 0,9 % vorfüllen.
- Abdecken der Punktionsstelle mit sterilen Tüchern, sodass die alternative Punktionsstelle mit zugänglich ist (V. subclavia bzw. V. jugularis int.); bei wachen Patienten Gesicht des Patienten möglichst frei lassen (Beklemmungsgefühl, Platzangst).
- Ansprechbare Patienten über alle Maßnahmen informieren; Lokalanästhesie mit Lidocain 1 %.
- **Sonografie:** Mittels Sonografie anatomische Orientierung und Punktion unter Sicht.
- Punktion (initial möglichst steil durch die Haut; bei sehr flachem Punktionswinkel kann die Hautdilatation deutlich erschwert sein) mittels einer mit 0,9 %iger NaCl-Lösung gefüllten Spritze.
- **Sonografie:** ständige Visualisierung der Nadelspitze.
- Nach Platzierung der Nadelspitze im Gefäß und müheloser Aspiration von venösem Blut Diskonnektion der Spritze (**Cave:** Lufteintritt bei tiefer Inspiration möglich), Vorschieben des Seldinger-Drahtes mit gebogenem, weichem Ende voraus. Draht muss leicht und ohne relevanten Widerstand laufen. **Cave:** Herzrhythmusstörungen.
- **Sonografie:** Verfolgen des Drahtes von Einstichstelle bis in das Gefäßlumen über den gesamten einsehbaren Bereich.
- Bei sicherer intravenöser Lage des Drahtes Bougierung der Haut (ggf. nach Stichinzision mit Skalpell) mit Dilatator aus Katheterset. Dabei muss ständig die leichte Beweglichkeit des Drahtes innerhalb des Dilatators überprüft werden, um ein Abknicken des Drahtes an der Spitze des Dilatators zu verhindern (**Cave:** Gefäßverletzungen und Beschädigungen des Dilatators).
- Sicheres Greifen des proximalen Drahtendes vor Einführen des Katheters in das Gefäß, Einführen des mit 0,9 %igem NaCl vorgefüllten Katheters über den Draht.
- Entfernung des Drahtes und Anschluss eines 3-Wege-Hahns.
- Konnektieren der mit physiologischer Kochsalzlösung gefüllten Alphacard-Spritze an den distalen Schenkel (nicht bei Vorhofflimmern, Shaldon-Kathetern oder femoraler Punktion) und Injektion der Kochsalzlösung bis auf einen Rest von knapp 1 ml in den Schenkel und Ablegen der Spritze. Durch eine zweite (unsterile) Person Konnektion des Kabels der Spritze mit der vorher angelegten Alphacard-Box und Umschalten auf intrakardiale Ableitung (hierzu Ableitung II im EKG einstellen).
- Vorschieben des ZVK, bis im EKG eine deutliche P-Überhöhung sichtbar ist.
- Zurückziehen des Katheters bis zu normal hoher P-Welle, dann weitere 1–2 cm. **Cave:** Nur aus der dynamischen Veränderung der P-Welle kann auf die Lage des ZVK rückgeschlossen werden. Auch eine Katheterfehllage zeigt eine P-Welle.
- Prüfung, ob durch alle Lumina des Katheters leicht Blut zu aspirieren ist.

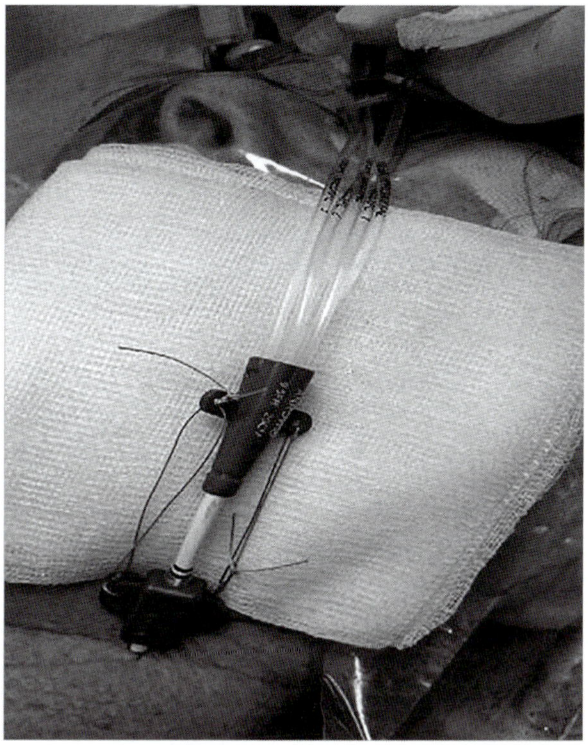

Abb. 3.19 ZVK-Fixierung.

- Fixierung des Katheters mit mitgeliefertem Befestigungsmaterial mit Naht (etwa bei 15–17 cm Katheterspitze ab Hautniveau beim Erwachsenen), Zugentlastung: Schlaufe mit Faden durch Ösen des Fixierflügels am ZVK und des klemmbaren Fixierflügels beidseits (► Abb. 3.19)
- Verschluss aller noch offenen Zuspritzmöglichkeiten der 3-Wege-Hähne mit sterilen Abdeckkappen, wenn der Katheter nicht sofort verwendet wird.
- Ggf. Anschluss der ZVD-Messung und Überprüfung der Ableitbarkeit eines zentralen Venendruckes.
- Steriler Verband.
- Nochmaliges Überprüfen des Festsitzes alle 3-Wege-Hähne und aller Verschlusskappen.
- Keimarmes Einpacken der Katheterschenkel (z. B. Kompressen und Strumpfschlauch).
- **Sonografie:** ggf. Pleurasonografie zum Ausschluss eines Pneumothorax (Ausschluss eines Pneumothorax bei Nachweis von mindestens einem der folgenden Zeichen: B-Linien, Lungengleiten, Sea-Shore-Sign, Lungenpuls) und ggf. TTE mit Nachweis des „Bubble Sign" im rechten Vorhof nach Injektion von Kochsalzlösung über distalen ZVK-Schenkel (**Cave:** bei Patienten mit bekannten intrakardialen Shunts, Fontan-Kindern Gefahr der arteriellen Luftembolie bei Injektion von Luftbläschen), Dokumentation der Befunde im PDMS.

3.17.7 Vorgehen nach der Punktion

- Dokumentation (auch eventueller Fehlpunktionen).
- Eine Thorax-Röntgenaufnahme ist routinemäßig nach Anwendung des Alphacard-Systems mit eindeutiger Lageerkennung im EKG nicht notwendig und wird allenfalls bei klinisch oder sonografisch begründetem Verdacht auf einen Pneumothorax, bei schwieriger Anlage oder bei sonstiger Indikation für ein Thoraxröntgen durchgeführt.

3.17.8 Besonderheiten

Im Falle einer **arteriellen Fehlpunktion** bestehen in Abhängigkeit von der Punktionsstelle und patienteneigenen Faktoren mehrere Optionen:

- Entfernen von Nadel/Draht/Katheter und milde, kontrollierte Kompression unter Aufrechterhaltung eines adäquaten Perfusionsdruckes zur Vermeidung einer Ischämie distal der Punktionsstelle.
- Belassen des Katheters bis zur gefäßchirurgischen oder radiogisch interventionellen Revision.

Das individuelle Vorgehen ist mit dem zuständigen Oberarzt, unter Umständen auch mit dem Ansprechpartner der anfordernden Klinik, den Gefäßchirurgen und interventionellen Radiologen abzustimmen. Die so getroffene Güterabwägung ist im Narkoseprotokoll (PDMS, zusammen mit evtl. Folgechecks wie Rö-Thorax, sonografische Untersuchung, neurologisches Konsil oder Gerinnungsmanagement zu dokumentieren. Zusätzlich sollte eine postanasthesiologsiche Viste mit Aufklärung des Patienten erfolgen.

Im Falle der Luftaspiration ist die Katheteranlage zu unterbrechen und aktiv nach klinischen Zeichen eines Pneumothorax zu suchen. Eine weitere Punktion sollte in Abstimmung mit dem zuständigen Oberarzt nur unter sonografischer Kontrolle erfolgen. Zur Dokumentation wird in diesem Fall immer ein Rö-Thorax-Bild angefertigt. Sofern ein Pneumothorax diagnostiziert wird, ist der Ansprechpartner der anfordernden Klinik zu informieren und die Indikation zur Anlage einer Thoraxdrainage zu prüfen. Soweit möglich sollte der Patient zeitnah über die Situation aufgeklärt werden. Die Ergebnisse der Diagnostik und evtl. Therapieentscheidungen (Intensivüberwachung, Thoraxdrainage, Kontrolluntersuchungen) werden im Narkoseprotoll (PDMS) festgehalten.

Des Weiteren zu beachten:

- ZVKs von 30 cm Länge nur für V. femoralis
- Shaldon-Katheter (17 VJD bzw. 20 cm VJS evtl. mit 3. Lumen für ZVD, 25 cm für V. femoralis)
- bei Doppelpunktionen immer erst beide Seldinger-Drähte einführen

- venöse Katheter immer mit blauen Drei-Wege-Hähnen versehen
- vor Manipulation an zentralvenösen Kathetern immer eine hygienische Händedesinfektion durchführen
- nach Manipulation an zentralvenösen Kathetern mit Entfernen der Verschlusskappen immer neue Verschlusskappen verwenden

3.18 Literatur

[221] Akeju O, Westover MB, Pavone KJ et al. Effects of sevoflurane and propofol on frontal electroencephalogram power and coherence. Anesthesiology 2014; 121 (5): 990– 8

[222] Akeju O, Pavone KJ, Thum JA et al. Age-dependency of sevoflurane-induced electroencephalogram dynamics in children. Br J Anaesth 2015; 115 Suppl 1 (Suppl 1): i66–i76.

[223] American Society of Anesthesiologists and the Society of Cardiovascular Anesthesiologists Task Force on Transesophageal Echocardiography. Practice guidelines for perioperative transesophageal echocardiography. An updated report by the American Society of Anesthesiologists and the Society of Cardiovascular Anesthesiologists Task Force on Transesophageal Echocardiography. Anesthesiology 2010; 112 (5): 1084–96

[224] American Society of Anesthesiologists Task Force on Management of the Difficult Airway. Practice Guidelines for Management of the Difficult Airway: An Updated Report by the American Society of Anesthesiologists Task Force on Management of the Difficult Airway. Anesthesiology 2003; 98: 1269–77

[225] Barbier C, Loubières Y, Schmit C et al. Respiratory changes in inferior vena cava diameter are helpful in predicting fluid responsiveness in ventilated septic patients. Intensive Care Med 2004; 30 (9): 1740–6

[226] Baumgartner H, Hung J, Bermejo J et al. Echocardiographic assessment of valve stenosis: EAE/ASE recommendations for clinical practice. J Am Soc Echocardiogr 2009; 22 (1): 1–23

[227] Birnbaum J, Albrecht R. Ultraschallgestützte Regionalanästhesie. 2. Aufl. Berlin, Heidelberg: Springer; 2013

[228] Böhmeke T. Der Echo-Guide. 1. Aufl. Stuttgart: Thieme; 2004

[229] Bouaziz H, Zetlaoui PJ, Pierre S et al. Guidelines on the use of ultrasound guidance for vascular access. Anaesth Crit Care Pain Med 2015; 34 (1): 65–9

[230] Brewster DJ, Chrimes N, Do TB et al. Consensus statement: Safe Airway Society principles of airway management and tracheal intubation specific to the COVID-19 adult patient group. Med J Aust 2020; 212 (10): 472–81

[231] Broomhead RH, Marks RJ, Ayton P. Confirmation of the ability to ventilate by facemask before administration of neuromuscular blocker: a non-instrumental piece of information? Br J Anaesth 2010; 104 (3): 313–7

[232] Calder I, Yentis SM. Could 'safe practice' be compromising safe practice? Should anaesthetists have to demonstrate that face mask ventilation is possible before giving a neuromuscular blocker? Anaesthesia 2008; 63 (2): 113–5

[233] Calder I, Yentis SM. Could 'safe practice' be compromising safe practice? Should anaesthetists have to demonstrate that face mask ventilation is possible before giving a neuromuscular blocker? Anaesthesia 2008; 63 (2): 113–5

[234] CDC. Guidelines for the Prevention of Intravascular Catheter-Related Infections www.cdc.gov/mmwr/preview/mmwrhtml/rr5 110a1.htm

[235] Cheitlin MD, Armstrong WF, Aurigemma GP et al. ACC/AHA/ASE 2003 Guideline Update for the Clinical Application of Echocardiography: summary article. A report of the American College of Cardiology/American Heart Association Task Force on Practice Guidelines (ACC/AHA/ASE Committee to Update the 1997 Guidelines for the Clinical Application of Echocardiography). J Am Soc Echocardiogr 2003; 16 (10): 1091–110

[236] Cheung JC, Ho LT, Cheng JV et al. Staff safety during emergency airway management for COVID-19 in Hong Kong. Lancet Respir Med 2020; 8 (4): e19

[237] Cormack RS, Lehane J. Difficult tracheal intubation in obstetrics. Anaesthesia 1984; 39 (11): 1105–11

[238] DGAI et al. Durchführung von Analgesie- und Anästhesieverfahren in der Geburtshilfe; 2. überarbeitete Empfehlungen der Deutschen Gesellschaft für Anästhesiologie und Intensivmedizin und des Berufsverbandes Deutscher Anästhesisten in Zusammenarbeit mit der Deutschen Gesellschaft für Gynäkologie und Geburtshilfe. Anästh Intensivmed 2009; 50: S 502–S 507

[239] DGAI, Hrsg. Empfehlungen zur postoperativen Überwachung nach Anästhesieverfahren. Anästh Intensivmed 2009; 50: 485–8

[240] DGAI. Leitlinien der DGAI zum Difficult Airwaymanagement. Anästh Intensivmed 2004; 45: 302–306

[241] Difficult Airway Society. Internet: https://das.uk.com/

[242] DIVI – Deutsche interdisziplinäre Vereinigung für Intensiv- und Notfallmedizin. Entscheidungen über die Zuteilung von Ressourcen in den Notfall- und der Intensivmedizin im Kontext der COVID-19-Pandemie. Klinisch-ethische Empfehlungen. Fassung vom 25.03.2020

[243] Duran-Gehring PE, Guirgis FW, McKee KC et al. The bubble study: ultrasound confirmation of central venous catheter placement. Am J Emerg Med 2015; 33 (3): 315–9

[244] El-Orbany M, Connolly LA. Rapid sequence induction and intubation. Current controversy. Anesth Analg 2010; 110 (5): 1318–25

[245] ehner, M. Überwachung nach Anästhesieverfahren. Der Anaesthesist.2010.59.171-174.10.1007/s00101-010-1677-y

[246] Feneck R, Kneeshaw J, Fox K et al. Recommendations for reporting perioperative transoesophageal echo studies. Eur J Echocardiogr 2010; 11 (5): 387–93

[247] Flachskampf FA, Badano L, Daniel WG et al. Recommendations for transoesophageal echocardiography: update 2010. Eur J Echocardiogr 2010; 11 (7): 557– 76

[248] Gobindram A, Clarke S. Cricoid pressure: should we lay off the pressure?. Anaesthesia 2008; 63 (11): 1258–9

[249] Gruenewald M, Ilies C. Monitoring the nociception-anti-nociception balance. Best Pract Res Clin Anaesthesiol 2013; 27 (2): 235–47

[250] Henderson JJ, Popat MT, Latto IP et al. Difficult Airway Society guidelines for management of the unanticipated difficult intubation. Anaesthesia 2004; 59 (7): 675–64

[251] whttps://www.asahq.org/standards-and-guidelines

[252] Jensen MB, Sloth E, Larsen KM et al. Transthoracic echocardiography for cardiopulmonary monitoring in intensive care. Eur J Anaesthesiol 2004; 21 (9): 700–7

[253] Karzai W, Schwarzkopf K. Hypoxemia during one-lung ventilation: prediction, prevention, and treatment. Anesthesiology 2009; 110 (6): 1402–11

[254] Kluge S, Janssens U, Welte T et al. Empfehlungen zur intensivmedizinischen Therapie von Patienten mit COVID-19. Med Klin Intensivmed Notfmed 2020;115 (3): 175–7

[255] Kusumoto FM, Muhiudeen IA, Kuecherer HF et al. Response of the interatrial septum to transatrial pressure gradients and its potential for predicting pulmonary capillary wedge pressure: an intraoperative study using transesophageal echocardiography in patients during mechanical ventilation. J Am Coll Cardiol 1993; 21 (3): 721–8

[256] Lancellotti P, Moura L, Pierard LA et al. European Association of Echocardiography recommendations for the assessment of valvular regurgitation. Part 2: mitral and tricuspid regurgitation (native valve disease). Eur J Echocardiogr 2010; 11 (4): 307–32

[257] Lancellotti P, Tribouilloy C, Hagendorff A et al. European Association of Echocardiography recommendations for the assessment of valvular regurgitation. Part 1: aortic and pulmonary regurgitation (native valve disease). Eur J Echocardiogr 2010; 11 (3): 223–44

[258] Lang RM, Bierig M, Devereux RB. Recommendations for chamber quantification: a report from the American Society of Echocardiography's Guidelines and Standards Committee and the Chamber Quantification Writing Group, developed in conjunction with the European Association of Echocardiography, a branch of the European Society of Cardiology. J Am Soc Echocardiogr 2005; 18 (12): 1440–63

[259] Lerman J. On Cricoid Pressure: „May the Force Be with You". Anesth Analg 2009; 109 (5): 1363–6

[260] Leuwer M, Marx G, Trappe H et al., Hrsg. Checkliste Intensivmedizin. 4. Aufl. Stuttgart: Thieme; 2014

[261] Lohser J. Evidence-based management of one-lung ventilation. Anesthesiol Clin 2008; 26 (2): 241–72

[262] Magboul MA. The Dilemma of Airway Assessment and Evaluation. The Internet Journal of Anesthesiology 2005; 10 (1)

[263] Mallampati SR, Gatt SP, Gugino LD et al. A clinical sign to predict difficult tracheal intubation: a prospective study. Can Anaesth Soc J 1985; 32 (4): 429–34

[264] Mallampati SR. Clinical sign to predict difficult tracheal intubation (hypothesis). Can Anaesth Soc J 1983; 30 (3 Pt 1): 316–7

[265] Martin DP, Weingarten TN, Gunn PW et al. Performance improvement system and postoperative corneal injuries: incidence and risk factors. Anesthesiology 2009; 111 (2): 320–6

[266] Nagueh SF, Appleton CP, Gillebert TC et al. Recommendations for the evaluation of left ventricular diastolic function by echocardiography. Eur J Echocardiogr 2009; 10 (2): 165–93

[267] Neilipovitz DT, Crosby ET. No evidence for decreased incidence of aspiration after rapid sequence induction. Can J Anesth 20078; 54 (9): 748–64

[268] O'Grady NP, Alexander M, Burns LA et al. Guidelines for the Prevention of Intravascular Catheter-Related Infections. Clin Infect Dis 2011; 52 (9): e162–93

[269] Ovassapian A, Salem MR. Sellick's Maneuver: To Do or Not Do. Anesth Analg 2009; 109 (5): 1360–2

[270] Perry JJ, Lee JS, Sillberg VA et al. Rocuronium versus succinylcholine for rapid sequence induction intubation. Cochrane Database Syst Rev 2008; (2): CD002 788

[271] Prien T. Empfehlung der DGAI zur farbigen Kennzeichnung von Spritzen. Anästh Intensivmed 2009; 50: 333–334

[272] Purdon PL, Pavone KJ, Akeju O et al. The ageing brain: age-dependent changes in the electroencephalogram during propofol and sevoflurane general anaesthesia. Br J Anaesth 2015; 115 Suppl 1: i46–i57

[273] Purdon PL, Sampson A, Pavone KJ et al. Clinical SRES. Anesthesiology 2015; 123 (4): 937–60

[274] Radtke FM, Franck M, Lendner J et al. Monitoring depth of anaesthesia in a randomized trial decreases the rate of postoperative delirium but not postoperative cognitive dysfunction. Br J Anaesth 2013; 110 Suppl 1: i98–105

[275] Rosenblatt WH. The Airway Approach Algorithm: a decision tree for organizing preoperative airway information. J Clin Anesth 2004; 16 (4): 312–6

[276] Rudski LG, Lai WW, Afilalo J et al. Guidelines for the echocardiographic assessment of the right heart in adults: a report from the American Society of Echocardiography endorsed by the European Association of Echocardiography, a registered branch of the European Society of Cardiology, and the Canadian Society of Echocardiography. J Am Soc Echocardiogr 2010; 23 (7): 685 713

[277] Saul T, Doctor MJ, Kaban NL et al. The ultrasound-only central venous catheter placement and confirmation procedure. Ultrasound Med 2015; 34 (7): 1301–6

[278] Scheer BV, Perel A, Pfeiffer UJ. Clinical review: Complications and risk factors of peripheral arterial catheters used for haemodynamic monitoring in anaesthesia and intensive care medicine. Critical Care 2002; 6: 198–204

[279] Schmidt GN, Müller J, Bischoff P. Messung der Narkosetiefe [Measurement of the depth of anaesthesia]. Anaesthesist 2008; 57 (1): 9–30

[280] Shafer SL, Stanski DR. Defining Depth of Anesthesia. In: Schüttler J, Schwilden H, Hrsg. Modern Anesthetics. Heidelberg: Springer; 2008

[281] Shanewise JS, Cheung AT, Aronson S et al. ASE/SCA guidelines for performing a comprehensive intraoperative multiplane transesophageal echocardiography examination: recommendations of the American Society of Echocardiography Council for Intraoperative Echocardiography and the Society of Cardiovascular Anesthesiologists Task Force for Certification in Perioperative Transesophageal Echocardiography. Anesth Analg 1999; 89 (4): 870–84

[282] Society for Airway Management. Internet: https://samhq.com/

[283] Steinmann D, Prieben HJ. Krikoiddruck. Anaesthesist 2009; 58 (7): 695–707

[284] Timmermann A, Byhahn C. Krikoiddruck: Schützender Handgriff oder etablierter Unfug? Anaesthesist 2009; 58 (7): 663–4

[285] Tran K, Cimon K, Severn M et al. Aerosol Generating Procedures and Risk of Transmission of Acute Respiratory Infections to Healthcare Workers: A Systematic Review. PLoS One 2012; 7 (4): e35 797

[286] Vezzani A, Manca T, Vercelli A et al. Ultrasonography as a guide during vascular access procedures and in the diagnosis of complications J Ultrasound 2013; 16 (4): 161–70

[287] Vieillard-Baron A, Chergui K, Rabiller A et al. Superior vena caval collapsibility as a gauge of volume status in ventilated septic patients. Intensive Care Med 2004; 30 (9): 1734–9

[288] Volpicelli G. Sonographic diagnosis of pneumothorax. Intensive Care Med 2011; 37 (2): 224–32

[289] von Dincklage F. Monitoring von Schmerz, Nozizeption und Analgesie unter Allgemeinanästhesie: Relevanz, aktueller wissenschaftlicher Stand und klinische Praxis. Anaesthesist 2015; 64 (10): 758–64

[290] Wallenborn J. Neuromonitoring in der Anästhesiologie. Anästh Intensivmed 2012; 53: 151–67

[291] Weber F, Gruber M, Taeger K. The correlation of the Narcotrend Index and classical electroencephalographic parameters with endtidal desflurane concentrations and hemodynamic parameters in different age groups. Paediatr Anaesth 2005; 15 (5): 378–84

[292] WHO surgical safety checklist: https://www.who.int/teams/integrated-health-services/patient-safety/research/safe-surgery

[293] Yu IT, Xie ZH, Tsoi KK et al. Why Did Outbreaks of Severe Acute Respiratory Syndrome Occur in Some Hospital Wards but Not in Others? Clin Infect Dis 2007; 44 (8): 1017–25

[294] Zamorano JL, Badano LP, Bruce C et al. EAE/ASE recommendations for the use of echocardiography in new transcatheter interventions for valvular heart disease. Eur J Echocardiogr 2011; 12 (8): 557–84

[295] Zingg W, Walder B, Pittet D. Prevention of catheter-related infection: toward zero risk? Curr Opin Infect Dis 2011; 24 (4): 377–84

[296] Zoghbi WA, Chambers JB, Dumesnil JG et al. Recommendations for evaluation of prosthetic valves with echocardiography and doppler ultrasound: a report From the American Society of Echocardiography's Guidelines and Standards Committee and the Task Force on Prosthetic Valves, developed in conjunction with the American College of Cardiology Cardiovascular Imaging Committee, Cardiac Imaging Committee of the American Heart Association, the European Association of Echocardiography, a registered branch of the European Society of Cardiology, the Japanese Society of Echocardiography and the Canadian Society of Echocardiography, endorsed by the American College of Cardiology Foundation, American Heart Association, European Association of Echocardiography, a registered branch of the European Society of Cardiology, the Japanese Society of Echocardiography, and Canadian Society of Echocardiography. J Am Soc Echocardiogr 2009; 22 (9): 975–1014

[297] https://www.awmf.org/uploads/tx_szleitlinien/001-005l_S 1_Ruecken marksnahe-Regionalanaesthesien-Thromboembolieprophylaxe-anti-thrombotische-Medikation_2021-10_1.pdf

3

4 Postoperative Behandlung

4.1 Aufwachraum

M. Kastrup, C. Melzer-Gartzke, S. Tafelski

4.1.1 Organisation Aufwachraum/PACU

Siehe auch:

- Delirium im Aufwachraum (Kap. 4.3)
- Postoperative Restcurarisierung (Kap. 2.22)
- Zentrales Anticholinerges Syndrom (Kap. 4.4)

Die postoperative Überwachung aller Patienten erfolgt in den Aufwachräumen. Patienten, die einer Nachbehandlung bedürfen, die länger als 2–4 h dauert, werden als Patienten der PACU (Post Anesthesia Care Unit) bis zu 24 h dort behandelt.

Ist eine Behandlungs-/Überwachungsdauer über 24 h absehbar, werden die Patienten auf eine Intermediate Care Unit (IMCU) oder Intensivstation (ITS) aufgenommen. Diese Aufteilung ermöglicht eine bedarfsgerechte Zuweisung von Intensivüberwachungs- und Intensivtherapiekapazitäten. Die Zuweisung der Intensivüberwachungs- und Therapieplätze erfolgt durch den Koordinator für die Intensivkapazitäten und wird zwischen OP-Aufsicht und den Intensivstationen am Morgen abgestimmt. Änderungen im Tagesverlauf von OP-Plan und Intensivkapazitäten werden durch den Intensivbetten-Koordinator an die OP-Aufsichten und die beteiligten Intensivstationen weiter kommuniziert, die ihrerseits die Informationen an alle relevanten Stellen weitergeben.

Damit die Transport- und Übergabezeiten effektiv gehalten werden können, tritt das Anästhesieteam vor Ende der Anästhesie mit dem jeweiligen Aufwachraum in Kontakt, um die Übernahme vorzubereiten. Dem Aufwachraum und der PACU ist immer ein Arzt zugeteilt.

4.1.2 Übergabe des Patienten an das Pflegepersonal

► **Informationen**

- Name und Alter
- Hauptdiagnose
- durchgeführte Operation
- Nebendiagnosen
- Medikamente
- durchgeführtes Anästhesieverfahren
- eventuelle Ereignisse seitens des Operations- oder Narkoseverlauf
- Lage der Wunddrainagen und bisherige Blutverluste/Sekretmengen
- Anordnungen zur Schmerztherapie, Prophylaxe von Übelkeit und Erbrechen
- sonstige Anordnungen für die postoperative Therapie werden zusätzlich an den anwesenden Arzt übergeben (z. B. Röntgenuntersuchungen, EKG, Atemtherapie, Thromboseprophylaxe etc.)
- postoperative Station

Merke **M!**

Alle Anordnungen und durchzuführende Maßnahmen müssen auf dem Narkoseprotokoll schriftlich vom Anästhesisten fixiert werden.

► **Übergabe von PACU-Patienten**

- PACU-Patienten werden immer an Pflege und Arzt übergeben.
- PACU-Patienten werden in das Patientendatenmanagementsystem (PDMS) aufgenommen.
- PACU-Patienten werden mit Arztbrief verlegt.
- Bei Entlassung werden alle Scores bearbeitet.

4.1.3 Maßnahmen im Aufwachraum

- Insufflation von Sauerstoff
- Basismonitoring: Herzfrequenz, Blutdruck, Pulsoxymetrie
- Dokumentation der Vitalparameter und Maßnahmen
- Fortsetzung der Infusionstherapie
- Analgetika und andere Medikamente nach Anordnung
- Bilanzierung der Drainageverluste und Urinausscheidung

Bei Regionalanästhesien:

- Ausbreitung und Qualität der Anästhesie im Verlauf dokumentieren
- bei Hypothermie Wärmeapplikation bis zur Normothermie
- Laborkontrollen
  - nach großen Operationen mit hohen Blutverlusten
  - bei Diabetes und Blutzuckerentgleisungen

Aktives Erfragen und Dokumentieren bei Aufnahme und Verlegung von:

- Schmerzzahlen (NRS),
- Übelkeit und Erbrechen

4.1.4 Postoperatives Management

Komplikationen werden dokumentiert und dem Arzt unmittelbar mitgeteilt:

- kritische Vitalparameter
- therapierefraktäre Schmerzen
- Übelkeit/Erbrechen
- Drainageverluste
- Komplikationen mit Verbänden
- positives postoperatives Delir-Screening
- Verdacht auf operative Komplikationen

Dieser entscheidet über die Therapiemaßnahmen und hält den Kontakt zu dem Anästhesieteam und den Operateuren.

4.1.5 Entlassungskriterien

Die Entlassung auf die nachbehandelnde Normalstation kann unter folgenden Voraussetzungen erfolgen:

- hinreichende Bewusstseinslage
- stabile Vitalparameter, dokumentiert mittels Aldrete-Score
- negatives Delir-Screening mittels Nu-Desc

In der Regel kann eine Verlegung innerhalb von 2 h postoperativ durch den Arzt erfolgen. Anderenfalls ist die Indikation für eine Intensivüberwachung zu prüfen.

4.2 Postoperative Analgesie im Aufwachraum

M. Kastrup, C. Melzer-Gartzke, S. Pickerodt

4.2.1 Anamnese

Bei allen postoperativen Patienten ist regelmäßig ein Schmerzwert zu erheben. Bei Patienten, die nicht in der Lage sind einen NRS-Wert anzugeben, muss eine alternative Skalierung verwendet werden („Kindliche Unbehagen Schmerz Skala“ oder „Behavioural Pain Scale“). Schmerzwerte > 5 sollen behandelt werden. Bei Schmerzwerten zwischen 3 und 5 muss die Toleranz dieses Wertes erfragt werden. Ziel ist die sichere Verlegung mit einem Schmerzwert von NRS 3 für 95 % aller postoperativen Patienten. Bei einem NRS-Level bis 5 kann der Patient, soweit er auf Nachfrage keinen Behandlungswunsch äußert, verlegt werden.

4.2.2 Regionalverfahren

Bei Patienten, die einen rückenmarknahen oder peripheren Katheter erhalten haben, soll dieser bereits intra- bzw. postoperativ im Saal bestückt werden. Der zuständige Anästhesist ist dafür verantwortlich, dass alle Patienten mit Katheterverfahren unter laufender Infusion in den AWR verlegt und dem Aufwachraumarzt übergeben werden. Die maximale Ausbreitung der Regionalanästhesie wird auf dem Narkoseprotokoll vermerkt.

► **Ausnahmen**

- Patienten mit CSE vor dokumentierter Regression der Blockade
- wenn die Tageshöchstdosis bereits durch Single Shot erreicht ist

Der für den Aufwachraum zuständige Arzt beurteilt durch Prüfen einer Kältehypästhesie in dem der Katheterlage entsprechenden Innervationsgebiet den Erfolg der Regionalanästhesie.

IV-PCA-Pumpen werden im Aufwachraum angeschlossen.

Alle Katheter werden vom zuständigen Anästhesisten beim Schmerzdienst angemeldet.

4.2.3 Grundlagen der postoperativen Schmerztherapie

Alle Opioidgaben sollten mit der Applikation eines peripher wirksamen Analgetikums kombiniert werden. Falls intraoperativ noch kein Metamizol oder Paracetamol gegeben wurde, sollte dies im AWR erfolgen, wenn Schmerzwerte > 3 erwartet werden.

4.2.4 Intravenös opioidvorbehandelte Patienten

> **Cave**
>
> Besondere Aufmerksamkeit bei opioidvorbehandelten Patienten!

Pflastertherapie nicht beenden (kleben lassen), auch bei PCA, Regionalverfahren.

Entscheidung über Zusammensetzung der epiduralen Medikamente sowie eventuelle Dosisänderung einer bestehenden oralen, transdermalen oder i. v. Therapie erfolgt in Absprach mit einem erfahrenen Arzt des Akutschmerzdienstes, der den Patienten im weiteren Verlauf auf der Station konsiliarisch mitbehandelt.

4.2.5 Schema I: Basistherapie

Es gibt keine belegte additive Wirkung der nichtsauren Analgetika Metamizol und Paracetamol, daher:

- **Piritramid** 3–5 mg i. v. nach Bedarf titrieren
- **Metamizol** 1 g i. v. alle 6 h
- **Cave:**
  - Blutdruckabfall
  - Dosisreduktion bei Niereninsuffizienz
  - KI bei Leukopenie
  - Agranulozytose
- bei **Allergie:** 1 g Paracetamol i. v. alle 4 h für max. 24 h

Merke M!

Dosisreduktion bei Niereninsuffizienz, strenge Indikationsstellung bei Leberfunktionseinschränkung.

4.2.6 Schema II: erweiterte Therapie

▸ **Basistherapie plus**

- **Parecoxib** 40 mg i. v. alle 12 h
- **Cave:**
  - KI bei zerebrovaskulären Erkrankungen
  - schwere Leberfunktionsstörung (Child-Pugh > 10)
  - Herzinsuffizienz
  - KHK
  - strenge Indikationsstellung bei art. Hypertonus

▸ **Alternativ**

- Diclofenac 50–100 mg p. o. oder 100 mg supp, maximal 150 mg/d
- Ibuprofen 600 mg i. v., p. o. bzw. 500 mg supp.
- Naproxen 500 mg p. o. bzw. supp.

Merke M!

Dosisreduktion bei Niereninsuffizienz, Ulkusleiden für NSAID.

4.2.7 Schema III: Additiva (Schema I + II nicht ausreichend wirksam)

▸ **Basistherapie I + II plus**

- **Clonidin** 0,075–0,15 mg i. v.
- **Cave:**
  - Blutdruckabfall.

Oder sekundäres Regionalverfahren soweit zur Schmerzlokalisation passend, in Absprache mit dem Operateur.

Wenn die Basisanalgesie unzureichend bleibt, sind erneut die Schmerzcharakteristik und der Lokalbefund zu erheben und evtl. das OP-Team hinzuzuziehen.

Auch an lagerungsbedingte Schmerzen oder Harnretention denken.

4.2.8 Adjuvante Maßnahmen

- **Kühlung** (HNO/MKG, WS/Extremitäten OP)
- Bei **Übelkeit** 0,5 mg Droperidol i. v. alternativ 4–8 mg Ondansetron + 4 mg Dexamethason i. v. siehe Kap. 2.21.
- Bei **Gabe von NSAID** (Schema II) zusätzlich 20 mg Pantoprazol i. v., sofern eine säurehemmende Medikation nicht in der Hausmedikation enthalten ist.

4.3 Delirium im Aufwachraum

A. Lütz, A. Müller, C. Tafelski

4.3.1 Allgemeines

Bei allen Patienten im Aufwachraum wird vor Verlegung vom Pflegepersonal ein Delirium-Screening durchgeführt, um die frühzeitige Erkennung und eine Therapie zu ermöglichen. Das Screening der Patienten erfolgt mit der Nursing Delirium Screening Scale (Nu-DESC). Das Ergebnis wird auf dem Narkoseprotokoll dokumentiert und dem zuständigen Arzt im Aufwachraum mitgeteilt.

Ein Score ≥ 2 gilt als positiv. Ein Delirium wird mit F05 (ICD-10) kodiert. Die Entlassung auf die Normalstation kann erst nach erfolgreicher Therapie erfolgen. Die nachbehandelnde Station muss über die Diagnose informiert werden.

Tab. 4.1 Nursing Delirium Screening Scale (Nu-DESC).

Merkmal	Beschreibung des Symptoms	Bewertung
Desorientierung	Manifestierung einer Desorientierung zu Zeit oder Ort durch Worte oder Verhalten oder Nichterkennen der umgebenden Personen.	0–1–2
unangemessenes Verhalten	unangemessenes Verhalten zu Ort und/oder Person: z. B. Ziehen an Kathetern oder Verbänden, Versuch aus dem Bett zu steigen, wenn es kontraindiziert ist usw.	0–1–2
unangemessene Kommunikation	unpassendes Kommunizieren zu Ort und/oder Person, z. B. zusammenhanglose oder gar keine Kommunikation, unsinnige oder unverständliche sprachliche Äußerungen.	0–1–2
Illusionen/Halluzinationen	Sehen oder Hören nicht vorhandener Dinge, Verzerrung optischer Eindrücke.	0–1–2
psychomotorische Retardierung	verlangsamte Ansprechbarkeit, wenige oder keine spontane Aktivität/Äußerung, z. B. wenn der Patient angestupst wird, ist die Reaktion verzögert und/oder der Patient ist nicht richtig erweckbar.	0–1–2

Auswertung: Es sind 5 Kategorien zu bewerten mit Punkten von 0–2 (0: nicht vorhanden, 1: vorhanden, 2: schwere Ausprägung). Ein Gesamtpunktwert ≥ 2 gilt als Zeichen für ein postoperatives Delirium.

4.3.2 Therapie

Merke M!

Ein Delir sollte vermieden werden; falls es auftritt, muss es zeitnah behandelt werden.

Zu Beginn einer symptomorientierten Therapie des Delirs müssen mögliche zugrunde liegende Ursachen (Hypoxie, metabolische Entgleisung, Elektrolytentgleisung, Hypothermie, Infektion, Medikamente, Toxine, Entzug, Psychose, Demenz, Depression, nonkonvulsiver Status epilepticus, Schädel-Hirn-Trauma und andere Organfunktionsstörungen) differenzialdiagnostisch abgeklärt und gegebenenfalls therapiert werden. Daher wird bei jedem Patienten mit Delir ein kontinuierliches **EKG-Monitoring**, ein **Temperaturmonitoring**, sowie eine **Blutgasanalyse** (BGA) inklusive Elektrolyte durchgeführt. Bei Patienten mit Haloperidol- oder Clonidintherapie und Arrhythmie bzw. bei Verdacht auf QTc-Prolongation (z. B. Alter > 65 Jahre, Antidepressiva) wird zusätzlich ein 12-Kanal-EKG geschrieben. Zusätzlich können die periphere Acetylcholinesterase und Butyrylcholinesterase mittels point-of-care-testing bestimmt werden, sodass der Einsatz von Physostigmin erwogen werden kann. Eine postoperative Restcurarisierung (S. 114) oder ein zentrales anticholinerges Syndrom (S. 180) müssen differenzialdiagnostisch ausgeschlossen werden.

Parallel dazu erfolgt die Delirtherapie symptomorientiert.

Pharmakologische Maßnahmen

Zur Behandlung von **psychotischen Symptomen**:

- niedrig dosiert Haloperidol 0,25–1 mg i. v. (maximale Tagesdosis je nach Indikation 5 mg bei älteren Patienten bzw. 10–20 mg)
- Risperidon 0,25–0,5 mg p. o.

Zur **Anxiolyse** und symptomatischen **Agitationsbehandlung**:

- Lorazepam bei jungen Patienten: 0,5–1 mg i. v.
- Bei älteren oder multimorbiden Patienten die Therapie mit Benzodiazepinen möglichst vermeiden. Wenn Benzodiazepine bei älteren Patienten unvermeidbar erscheinen, dann nur kurzwirksame Substanzen wie z. B. Midazolam in Schritten von 0,5 mg i. v. langsam titrieren bis max. 2 mg i. v.

Bei Agitation, zur **Stressreduzierung** und **vegetativen Dämpfung**:

- Clonidin als Bolus in 30–60 µg Schritten i. v. titrieren bis max. 150 µg i.v

Für die kontinuierliche **Weiterbehandlung** kann Clonidin über eine Spritzenpumpe appliziert werden:

- 1,5 mg/50 ml NaCl 0,9 % (30 µg/ml); Dosis: 1–3 ml/h (0,3–1,0 µg/kgKG/h)
- Rescue-Medikation: Propofol 10–20 mg i. v.

► **Besonderheit.** Zur Therapie des **Alkoholentzugsdelirs** werden langwirksame Benzodiazepine eingesetzt.

I

4.4 Zentrales anticholinerges Syndrom

M. Kastrup, C. Melzer-Gartzke, P. Pickerodt

4.4.1 Triggersubstanzen

Ein zentrales anticholinerges Syndrom (ZAS) kann durch jede antimuskarinerg wirkende Substanz, welche die Blut-Hirn-Schranke überwinden kann, ausgelöst werden:
- Belladonna-Alkaloide: Atropin, Scopolamin
- Lokalanästhetika: Procain, Kokain
- Opioide: Methadon, Pethidin
- Neuroleptika: Droperidol, Haloperidol
- Inhalationsanästhetika
- Antihistaminika
- Anti-Parkinson-Mittel: Biperiden
- Trizyklische Antidepressiva
- N-Butyl-Scopolamin
- Protonenpumpeninhibitoren
- Propofol (umstritten)

4.4.2 Symptome

► **Zentrale Symptome**
- Somnolenz, Stupor bis Koma
- Verwirrtheit, Halluzinationen
- Ängstlichkeit
- Agitiertheit bis hin zum Delir
- Temperaturanstieg
- Atemdepression

► **Periphere Symptome**
- trockene warme Haut und Schleimhäute (Mundtrockenheit)
- Hautrötung
- Mydriasis mit Lichtscheu
- Tachykardie, evtl. Arrhythmie
- Harnretention

4.4.3 Differenzialdiagnosen

- Anästhetikaüberhang
- Restrelaxation (S. 114)
- Delirium
- Schmerzen
- Hypoxie
- Hyperkapnie
- Elektrolytstörungen
- Hyper-/Hypoglykämie

Die Diagnose sollte nur gestellt werden, wenn mindestens ein peripheres und ein zentrales Symptom vorliegen. Die genaue Diagnosestellung ist meist schwierig und die Diagnose eines ZAS bleibt meist eine Ausschlussdiagnose.

4.4.4 Therapie

Weitere Überwachung des Patienten bis zum Abklingen der Symptomatik im Aufwachraum oder Intensivstation.
- Medikamentöse Therapie mit **Physostigmin** (Anticholium): zentral wirksamer Cholinesterasehemmstoff, Dosierung: 0,03–0,04 mg/kgKG langsam i. v. (in der Regel 1 mg langsam i. v.)
- Wiederholung der Gabe, wenn nach 5–10 min keine Wirkung eingetreten ist
- Wirkeintritt nach 2–5 min: bei einem ZAS deutliche Besserung der Symptomatik
- Wirkdauer: ca. 30 min; Nachinjektion evtl. erforderlich

► **Nebenwirkungen.** Bradykardie, Bronchokonstriktion, Übelkeit/Erbrechen, Schweißausbruch, Krämpfe.

► **Kontraindikationen.** Schädel-Hirn-Trauma, Epilepsie, schwere COPD, Bronchospasmus.

4.5 Literatur

[298] Cavaliere F, D'Ambrosio F, Volpe C et al. Postoperative delirium. Curr Drug Targets 2005; 6 (7): 807–14

[299] Deutsche Gesellschaft für Anästhesiologie und Intensivmedizin e. V. (DGAI). Angemeldete Leitlinie „Behandlung akuter perioperativer und posttraumatischer Schmerzen“ (Update der aktualisierten S3-Leitlinie vom April 2009). AWMF-Leitlinien-Register Nr. 001–025. Im Internet: www.awmf.org/leitlinien/detail/anmeldung/1/ll/001-025.html

[300] Deutsche Gesellschaft für Anästhesiologie und Intensivmedizin e. V. (DGAI), Deutsche Interdisziplinäre Vereinigung für Intensiv- und Notfallmedizin e. V. (DIVI). Angemeldete Leitlinie „Analgesie, Sedierung und Delirmanagement in der Intensivmedizin“ (2021). AWMF-Leitlinien-Register Nr. 001–012. Im Internet: www.awmf.org/leitlinien/detail/anmeldung/1/ll/001-012.html

[301] Fachinfo Haloperidol Stand 01/2018; www.fachinfo.de

[302] Gallinat J, Möller H, Moser RL et al. Das postoperative Delir. Risikofaktoren, Prophylaxe und Behandlung. Anästhesist 1999; 48 (8): 507–18

[303] Gaudreau JD, Gagnon P, Harel F et al. Fast, systematic, and continuous delirium assessment in hospitalized patients: The Nursing Delirium Screening Scale. J Pain Symptom Manage 2005; 29 (4): 368–75

[304] Kaiser-Stadler M, Altmayer P. Zentral-anticholinerges Syndrom nach einer Propofolanästhesie. Anasthesiol Intensivmed Notfallmed Schmerzther 1005; 30 (2): 116–67

[305] Katsanoulas K, Papaioannou A, Fraidakis O et al. Undiagnosed central anticholinergic syndrome may lead to dangerous complications. Eur J Anaesthesiol 1999; 16 (11): 803–9

[306] Link J, Papadopoulos G, Dopjans D et al. Distinct central anticholinergic syndrome following general anaesthesia. Eur J Anaesthesiol 1997; 14 (1): 15–23

[307] Lonergan E, Luxenberg J, Areosa Sastre A. Benzodiazepines for delirium. Cochrane Database Syst Rev 2009: 2009 (4): CD006 379

[308] McGettigan P, Henry D. Cardiovascular risk and inhibition of cyclooxygenase: a systematic review of the observational studies of selective and nonselective inhibitors of cyclooxygenase 2. JAMA 2006; 296 (13): 1633–44

[309] Ruprecht J, Schneck HJ, Dworacek B. Physostigmin – Neuere pharmakologische Befunde und ihre Bedeutung für den Einsatz in der Praxis. Anaesthesiol Reanim 1998; 14 4): 235–41

[310] Scheimann JM, Fendrick AM. Summing the risk of NSAID therapy. Lancet 2007; 369 (9 573): 1580–1

5 Zwischenfallmanagement

5.1 Postanästhesiologische Visite

G. Bosse, S. Tafelski

5.1.1 Allgemeines

Die postanästhesiologische Visite (PAV) ist ein integraler Bestandteil eines anästhesiologischen Gesamtkonzeptes, bestehend aus präoperativer Visite, perioperativer Betreuung in der Einleitung, OP-Saal mit postoperativer Überwachungseinheit (AWR, PACU, IMCU oder ITS) und postoperativer Nachsorge.

Aus Kapazitätsgründen ist es nicht möglich, jeden anästhesiologischen Patienten über die Behandlung im Aufwachraum hinaus postanästhesiologisch zu visitieren. Eine postanästhesiologische Visite (PAV) muss jedoch nach nichtplanmäßigem Narkoseverlauf spätestens am ersten postoperativen Tag durchgeführt werden.

Eine Postanästhesievisite kann auch zur Qualitätssicherung bei multidisziplinären perioperativen Konzepten, z. B. im Rahmen von Fast-Track-Chirurgie oder klinischen Behandlungspfaden angezeigt sein, bei denen keine Betreuung durch den Akutschmerzdienst erfolgt. Die Indikations- und Durchführungsverantwortung zur PAV hat der Saalanästhesist in Rücksprache mit seinem Bereichsoberarzt. In einzelnen Fällen kann eine PAV in Absprache durch die Anästhesieambulanz organisiert werden. Bei langfristig zu beurteilenden Ereignissen oder schwerwiegenden Komplikationen sollte der Oberarzt der Anästhesieambulanz in die postanästhesiologische Visite eingebunden werden. Die Visite wird im PDMS als Konsil hinterlegt.

Merke **M!**

Eine postanästhesiologische Visite (PAV) muss immer nach einem nicht planmäßigen Narkoseverlauf stattfinden!

Beispiele für die Notwendigkeit einer PAV am ersten postoperativen Tag sind:

- Schwerwiegende anästhesiologische Komplikationen, die zu einem andauernden oder bleibenden Schaden beim Patienten geführt haben, der evtl. Nachuntersuchungen oder Mitbehandlungen nach sich zieht, wie z. B.:
  - Zahnschäden
  - anästhesiebedingte Lagerungsschäden
  - Nervenläsionen nach Regionalanästhesien in Rücksprache mit dem Akutschmerzdienst
  - postspinaler Kopfschmerz in Rücksprache mit dem Akutschmerzdienst
- Unerwünschte Arzneimittelwirkungen:
  - auf eine perioperative Antibiotikaprophylaxe (obwohl diese nicht anästhesiologisch indiziert ist)
  - auf perioperativ mit anästhesiologischer Indikation verabreichte Medikamente
- Intubationsschwierigkeiten: Gerade hier sollte der Dialog mit dem Patienten durch den intubierenden Saalanästhesisten zusammen mit dem Bereichsoberarzt geführt werden. Dieser soll auch den Anästhesieausweis ausstellen. Nur dieser kann die Situation oder den Befund, aus dem sich die schwierige Intubation ergab, darstellen und auf dem Ausweis niederlegen. Der Patient ist über die Notwendigkeit aufzuklären, den Anästhesieausweis zukünftig bei jeder Anästhesievisite vorzuzeigen. Die Unterschrift auf dem Anästhesieausweis muss durch den hinzugezogenen Facharzt erfolgen.

Organisatorisch ist die postanästhesiologische Visite den Anästhesieambulanzen zugeordnet. Die Archivierung der Visitenprotokolle findet in den Anästhesieambulanzen statt.

Einzelheiten regelt die Verfahrensanweisung Postanästhesiologische Visite.

5.2 Allergie

C. Melzer-Gartzke, P. Pickerodt

5.2.1 Allgemein

Siehe auch Anaphylaktischer Schock in der Rettungsmedizin, Latexallergie, Penicillinallergie.

Coombs u. Gell klassifizierten 1963 die allergischen Reaktionen in 4 Typen (▸ Tab. 5.1) [324]. Akute lebensbedrohliche systemische allergische Reaktion, IgE-vermittelte Typ-1-Reaktion und nicht-IgE-vermittelte anaphylaktoide Reaktion sind in der Akutphase nicht zu unterscheiden.

Die meisten intraoperativen anaphylaktischen Reaktionen werden durch die Gabe intravenöser Medikamente verursacht und treten meist innerhalb von 3 min nach Medikamentengabe auf.

Tab. 5.1 Symptome bei allergischen Reaktionen.

Grad	Herz-Kreislauf-System	Respiration	Abdomen	Haut
1				Juckreiz Flush Urtikaria Angioödem
2	Tachykardie (↑ ≥ 20/min) Hypotension (↓ ≥ 30 mmHg) Arrythmie	Rhinorrhö Heiserkeit Dyspnoe	Nausea Krämpfe	Juckreiz Flush Urtikaria Angioödem (nicht obligat)
3	Schock	Larynxödem Bronchospasmus Zyanose	Erbrechen Defäkation	Juckreiz Flush Urtikaria Angioödem (nicht obligat)
4	Kreislaufstillstand	Atemstillstand	Erbrechen Defäkation	Juckreiz Flush Urtikaria Angioödem (nicht obligat)

5.2.2 Therapie

Ersttherapie

- Unterbrechung der verdächtigen Antigenexposition (z. B.: Antibiotika, Muskelrelaxanzien, Blutprodukte (Transfusionsreaktion), Kolloide); gibt es keine wahrscheinliche Ursache, dann an eine Latexallergie denken und Latexprodukte entfernen
- i. v. Zugang
- bei Anaphylaxie mit Schweregrad 4 Reanimation nach ERC Guideline
- Atemweg freihalten
- frühzeitig intubieren
- Gabe von 100 % Sauerstoff
- Operateure informieren, ggf. über Operationsabbruch/-ende entscheiden
- Volumengabe mit Kristalloiden/Kolloiden zur Bekämpfung der Hypotension
- beginne Adrenalin 5–10 µg i. v. Bolus bei Blutdruckabfall > 30 mmHg oder BPsyst < 90 mmHg; 0,1–1,0 **mg** i. v. bei Kreislaufstillstand oder starkem Bronchospasmus/Atemstillstand

Erweiterte Therapie

- Antihistaminika, H_1-Blockade 0,1 mg/kgKG Dimetinden langsam i. v., dann H_2-Blockade: Cimetidin 5 mg/kgKG
- Katecholamingabe: z. B. Adrenalin 0,05–0,1 µg/kgKG/min i. v., titriere nach Wirkung
- Glukokortikoide: Methylprednisolon 1–2 g i. v.
- Überwachung
- Anästhesieausweis, Allergietestung empfehlen

Das Vorgehen fasst der Algorithmus in ▶ Abb. 5.1 zusammen.

5.3 Akzidentelle intraarterielle Injektion

M. Kastrup, C. Melzer-Gartzke, S. Tafelski

5.3.1 Prävention

- Arterielle Kanülen immer deutlich kennzeichnen
- roter Drei-Wege-Hahn
- rote Stöpsel
- wenn möglich, keine periphervenösen Zugänge im Bereich der Ellenbeuge
- immer Lagekontrolle durch Anlegen einer Infusion (ohne Rückschlagventil) oder, falls Zweifel bestehen, Anschluss einer Druckmessung
- bei Unklarheiten: immer BGA durchführen

5.3.2 Klinik

- brennender Schmerz
- Durchblutungsstörungen distal der Einstichstelle: Blässe, fleckige Haut, Zyanose
- im weiteren Verlauf Ausbildung von Nekrosen, Pulse nicht palpabel

5.3.3 Therapie

- Katheter liegen lassen
- Verdünnen durch Spülung mit 20 ml NaCl 0,9 %
- 20 ml 1 %iges Lidocain langsam intraarteriell
- Methylprednisolon 50 mg intraarteriell

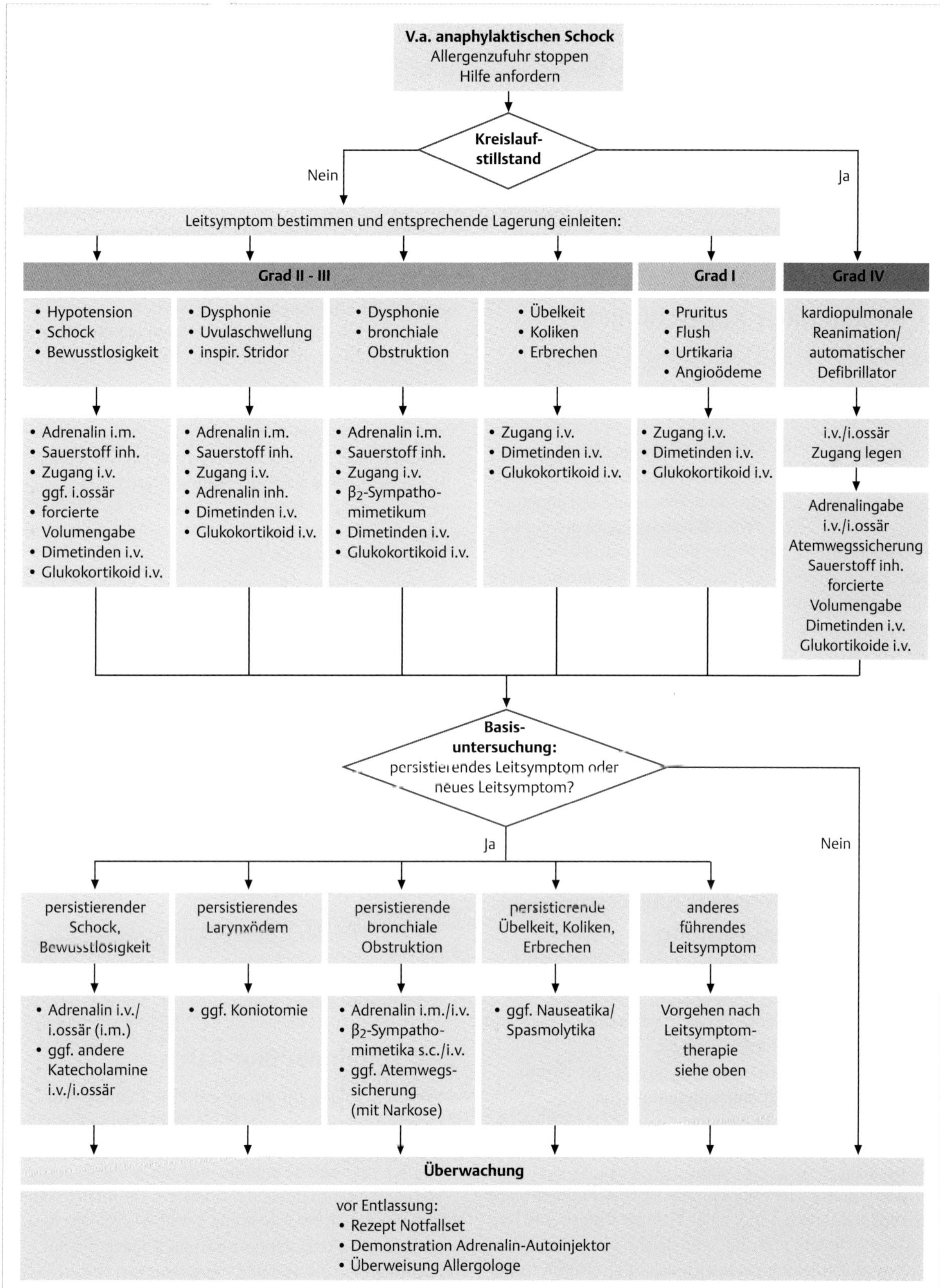

Abb. 5.1 Schema der Anaphylaxiebehandlung gemäß der Leitlinie 2014. (Quelle: Cordes J. Anaphylaxie. In: Winterhalter M, Puschmann T, Hrsg. Standards in der Anästhesie. 1. Auflage. Stuttgart: Thieme; 2021.)

- bei Ischämien und starken Schmerzzuständen: Plexusblockade zur Sympathikolyse und Schmerztherapie
- eventuell operative Therapie notwendig (Thrombektomie, Fasziensspaltung)

5.3.4 Dokumentation

- Information des Bereichsoberarztes/Klinikleitung.
- Sorgfältige Dokumentation des Hergangs und der therapeutischen Maßnahmen einschließlich Konsile und Nachverfolgung des Verlaufs.

5.4 Postspinaler Kopfschmerz

J. Birnbaum, W. Boemke, C. Melzer-Gartzke, P. Pickerodt

5.4.1 Diagnose

Jede rückenmarknahe Anästhesie erfordert eine postoperative Visite am 1. postoperativen Tag, in der aktiv nach Kopfschmerzen, Rückenschmerzen und sensomotorischen Ausfällen gefragt wird. Zusätzlich wird die Punktionsstelle inspiziert. Die Visite muss auf dem Narkoseprotokoll dokumentiert werden. Die postoperative Visite sollte durch den Anästhesisten selbst durchgeführt werden, kann aber auch an die Anästhesieambulanz übertragen werden.

Der postspinale Kopfschmerz wird von den Patienten in der Regel als iatrogene Nebenwirkung wahrgenommen. Daher ist die rasche medizinische und psychische Betreuung für die Zufriedenheit der Patienten von höchster Bedeutung. Der Kopfschmerz tritt meist innerhalb der ersten 2 Tage nach Punktion ein und hält im Mittel 4 Tage an. Die Beschwerden können aber auch über 3 Wochen bis hin zu 1 Jahr anhalten. In den meisten Fällen ist der Kopfschmerz innerhalb von 5–7 Tagen selbstlimitierend.

5.4.2 Begriffsbestimmung

Definition nach International Headache Society (Code 7.2.1):

- Bilateraler Kopfschmerz, der sich weniger als 7 Tage nach der Lumbalpunktion einstellt.
- Beginn oder Verschlechterung in weniger als 15 min nach Einnahme einer aufrechten Körperhaltung.
- Verschwinden oder Besserung in weniger als 30 min nach dem Hinlegen.

Der postpunktionelle Kopfschmerz ist von dumpfem und ziehendem Charakter und in der Tiefe lokalisiert. Alle Formen der Schmerzintensität von leicht bis unerträglich kommen vor. Die Schmerzen sind häufig okzipital oder frontal lokalisiert, können aber auch den ganzen Kopf betreffen.

Als Begleitsymptome kommen Nackenschmerzen, -steifigkeit, Rückenschmerzen, Übelkeit, Brechreiz, Schwindel sowie Sehstörungen und Tinnitus vor.

5.4.3 Therapie

- Medikamentöse Therapie: Paracetamol 3–4 × 1000 mg + Koffein 3–4 × 200 mg, bei stillenden Müttern jedoch keine Koffeingabe nach 18:00 Uhr.
- **Blockade des Ganglion pterygopalatinum** (s. a. alternative Therapieoption), die Blockade kann 2–3 × wiederholt werden. Bei fehlender Besserung sollte ein **epiduraler Blut-Patch** erwogen werden.
- Alternativ zur Ganglionblockade kann die **Blockade der Nn. occipitales** (ggf. unter Ultraschallkontrolle) erwogen werden.
- Schon beim Ansetzten der Medikation die Begleitmedikation auf Antikoagulanzien überprüfen und den Zeitpunkt der Thromboseprophylaxe gegebenenfalls im Hinblick auf eine erneute epidurale Punktion verschieben.
- Nach 24 h Therapie erfolgt eine Reevaluation der Beschwerden.
- Bei persistierenden Beschwerden wird über die Möglichkeit eines epiduralen Blut-Patches aufgeklärt; die Erfolgsquote liegt bei > 90 %.
- Schriftliche Aufklärung mit allen Risiken der epiduralen Punktion: Duraperforation, Blutung, Infektion, Nervenschäden, sehr selten bleibend bis Querschnittsyndrom; bei Wiederauftreten von Taubheitsgefühl, Lähmung, Kopfschmerzen, Rückenschmerzen, Fieber: Wiedervorstellung Anästhesie.
- Planung in adäquatem Abstand zur letzten Gabe eines niedermolekularen Heparins.

5.4.4 Monitoring

► **Basismonitoring**

- EKG
- Pulsoxymetrie
- nichtinvasive Blutdruckmessung (oszillotonometrisch)

5.4.5 Epiduraler Blut-Patch

- Vorgehen analog zur Anlage der PDA. Punktion im Liegen. Punktionsort eine Etage tiefer oder auf der Höhe der primären Punktionsstelle.
- Vor der epiduralen Punktion eine periphere Vene zur sterilen Blutentnahme identifizieren. Dreimalige Hautdesinfektion unter Beachtung der Einwirkzeiten des verwendeten Desinfektionsmittels, Abdeckung mit Lochtuch.

- Epidurale Punktion mit Haube, Mundschutz und sterilem Kittel in Analogie zur Anlage der PDA, nach Desinfektion, sterilem Abdecken und Lokalanästhesie.
- Nach Identifikation des Periduralraumes erfolgt die hochsterile Blutentnahme durch eine assistierende Person. Diese reicht dem Anästhesisten die Spritzen steril an.
- Es werden langsam 15 – maximal 20 ml Eigenblut in den Epiduralraum injiziert. Während der Injektion kann es vorübergehend zu ziehenden Schmerzen und einem Druckgefühl kommen.
- Nach der Injektion wird die Touhy-Nadel entfernt, die Punktionsstelle mit einem Pflaster abgedeckt und der Patient in Rückenlage verbracht. Der Patient wird angewiesen 2 h Bettruhe nach Anlage des Blut-Patches einzuhalten.
- Eine Visite erfolgt am nächsten Tag; die Entlassung ist bei deutlicher Besserung der Beschwerden nach erneuter Aufklärung möglich.

Sollte der erste Blut-Patch nicht erfolgreich sein, kann ein zweiter Versuch mit derselben Erfolgswahrscheinlichkeit unternommen werden. Zusätzlich sollte bei prolongierter Symptomatik ein Neurologe hinzugezogen werden und bildgebende Verfahren (Ausschluss eines Hygroms, Hämatoms oder Abszesses oder anderer Raumforderungen) angestrebt werden.

Material

- Sterile Kittel, Haube, Mundschutz und sterile Handschuhe für 2 Personen, den Anästhesisten, der die epidurale Punktion durchführt und die Assistenzperson, die die sterile Blutentnahme durchführt
- Epiduralset, Lochtuch, Butterfly-Kanüle, 2 × sterile Spritzen 10 ml

5.4.6 Alternative Therapieoption – Blockade des Ganglion pterygopalatinum

Die Blockade des Ganglion pterygopalatinum (▸ Abb. 5.2; s. a. Beispielvideo: Sphenopalatine Ganglion for Treatment of Headaches – https://www.youtube.com/watch?v=-Ez7VCj_kgk; Stand: 24.11.2023) zur Therapie des postspinalen Kopfschmerzes ist eine alternative Therapieoption. Es gibt zahlreiche Berichte, jedoch keine höherwertigen Studien, da der Postspinale Kopfschmerz eher selten auftritt. Das Verfahren muss somit als Off-Label-Versuch betrachtet werden. Nebenwirkungen sind in der aktuellen Literatur nicht beschrieben.

Das Ganglion pterygopalatinum (auch „sphenopalatine“ oder Meckel-Ganglion genannt) liegt oberflächlich in der Fossa pterygopalatina am Gaumenbein hinter der mittleren Nasenmuschel. Es hat einen Durchmesser von ca. 5 mm und ist von einer 1–1,5 mm dicken Schicht aus Schleimhaut und Bindegewebe überzogen, somit ist eine leichte Penetration durch Medikamente, wie zum Beispiel Lokalanästhetika möglich.

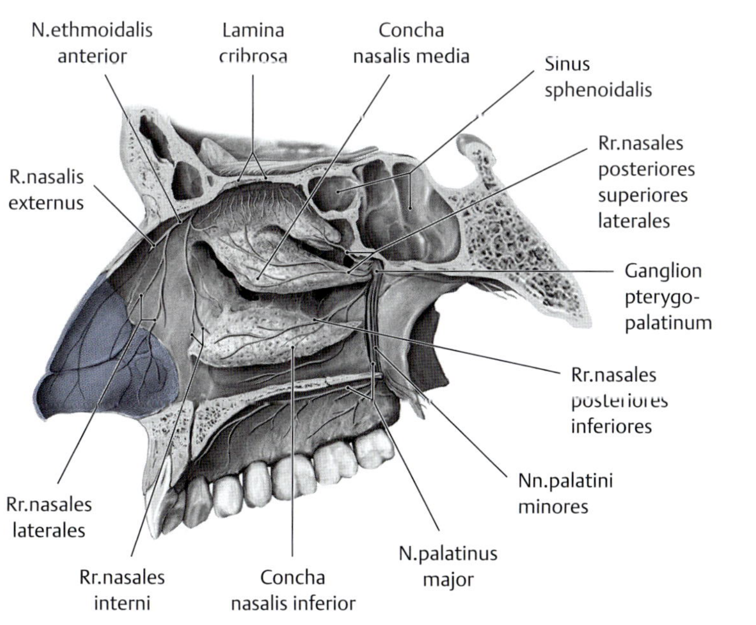

Abb. 5.2 Lage des Ganglion pterygopalatinum. (Quelle: Schünke M, Schulte E, Schumacher U, Voll M, Wesker K. 5.21 Gefäß- und Nervenversorgung der Nasenhaupthöhle. In: Schünke M, Schulte E, Schumacher U, Voll M, Wesker K, Hrsg. Prometheus LernAtlas – Kopf, Hals und Neuroanatomie. 5. Auflage. Stuttgart: Thieme; 2018. doi:10.1055/b-006-149644)

Durch die Blockade kommt es zu einer Beeinflussung der prä-und postganglionär parasympathischen Fasern, der prä- und postganglionär sympathischen Fasern als auch der somatisch sensorischen Afferenzen.

Beim Liquorverlustsyndrom kommt es nach der Monro-Kellie-Doktrin primär zu einer Ausdehnung des Gehirngewebes, gefolgt von Vasodilatation der Gefäße bei anhaltendem Liquorverlust.

Gesteuert wird die Vasodilatation durch parasympathische Neuronen, deren Synapsen im Ganglion pterygopalatinum liegen. Durch Blockade dieser Neurone unterbleibt eine überschießende Vasodilatation, welche hauptverantwortlich für die Entstehung des postspinalen Kopfschmerzes ist.

Die Blockade kommt auch bei Kopfschmerzen wie Migräne, Cluster-Kopfschmerz, Gesichtsschmerzen, Fazialisschmerzen, Post-Zoster-Neuralgien und komplexen regionalen Schmerzsyndromen zum Einsatz.

Material

- Lidocain-Spray
- 2 Watteträger und Lokalanästhetikum 0,75 % Ropivacain isobar

Anwendung

Der Patient liegt auf dem Rücken, und es erfolgt die Anästhesie der Nasenschleimhaut mit Lidocain-Spray. Jetzt werden 2 Watteträger mit 0,75 % Ropivacain getränkt und senkrecht zur Unterlage (unterer Nasengang) oder im Winkel von 30° nach kranial zur Horizontalebene (mittlerer Nasengang) in die Nase eingeführt. Die Hinterwand der Nase sollte nach ca. 5 cm erreicht werden (federnder Widerstand). Der Tupfer wird etwa 10 min belassen und anschließend entfernt.

> **Praxis**
>
> **Tipp**
>
> Einsetzender Tränenfluss beim Patienten kann den Beginn der Blockade anzeigen.

Das Verfahren kann bei erneutem Einsetzen des postspinalen Kopfschmerzes wiederholt werden. Sollte auch nach mehrmaliger Durchführung keine Besserung erfolgen, sollte ein epiduraler Blut-Patch erfolgen.

5.5 Vorgehensweise bei Wachheitserleben in Allgemeinanästhesie – Awareness

I. Rundshagen, S. Tafelski

5.5.1 Diagnosestellung

Jedem Hinweis, sei es von einem Patienten oder von Mitarbeitern, dass ein Wachheitserleben in Allgemeinanästhesie („Awareness") stattgefunden haben könnte, muss nachgegangen werden, um mögliche negative Folgen, wie die Entwicklung einer posttraumatischen Belastungsstörung, zu verhindern. Information sollte über den zuständigen Oberarzt an den narkoseführenden Anästhesisten gehen, die gemeinsam ein Gespräch mit dem Patienten führen.

5.5.2 Ablauf

Durchführender Anästhesist und Bereichs-OA oder diensthabender OA → Konsilschein (Kopie an die Anästhesieambulanz).

Bei Verdacht auf Awareness

▶ **Einsicht in das Narkoseprotokoll**

- Gibt es Bemerkungen über Komplikationen (z. B. Spritzenpumpe defekt, i. v. Zugang paravenös)? Auffällige Blutdruckschwankungen? Dokumentation Anästhetikadosierung? Relaxansgebrauch?

▶ **Gespräch mit dem Patienten**

- Offenes strukturiertes Interview. Folgende Fragen sollten beantwortet werden:
  - Was ist das letzte, woran Sie sich erinnern können, bevor Sie vor der Operation eingeschlafen sind?
  - Was ist das erste, an das Sie sich erinnern können, als Sie nach der Operation aufgewacht sind?
  - Haben Sie geträumt oder irgendetwas wahrgenommen, während Sie schliefen?
  - Was war das Unangenehmste im Rahmen der Operation?
  - Was war das Nächstunangenehme?
- Wenn die dritte Frage positiv beantwortet wird, dann versuchen eine möglichst detaillierte Beschreibung des Erinnerten zu erreichen; dabei offene Fragen benutzen.
- Wenn Awareness verifizierbar oder sehr wahrscheinlich ist, dann müssen im weiteren Verlauf des Gesprächs folgende Punkte berücksichtigt werden:
  - Dem Patienten vermitteln, dass seine Ängste ernst genommen werden.

- Betonung, dass dieses Wachheitserleben nicht mit einer vitalen Bedrohung verbunden war (sofern das richtig ist).
- Eventuell mögliche Erklärungen anbieten (z. B. paravenöse Injektion, technischer Defekt, hoher Anästhetikabedarf).
- Keine Schuldzuweisungen zulassen oder Schuldeingeständnisse abgeben.
- Die Angst vor zukünftigen Anästhesien nehmen, da Awareness ein sehr seltenes Ereignis ist.

► **Erneuten Gesprächstermin vereinbaren.** Je nach Ablauf des Erstgespräches erneuten Gesprächstermin vereinbaren: zeitnah, sofern starke Ängste beim Patienten ersichtlich sind oder geäußert werden. Dann vor Klinikentlassung psychotraumatologische Mitbehandlung anstreben. Wenn keine subjektive Beeinträchtigung des Patienten, dann nach ca. 1 Monat erneutes Gespräch vereinbaren (Wiedervorstellung in Anästhesieambulanz oder auch telefonisch möglich). Wenn dann der Eindruck besteht, dass eine pathologische Verarbeitung des Geschehens sich anbahnt (Angst, Albträumen, ständiges Wiedererleben des Erlebten, neu aufgetretene Schlafstörungen oder Ähnliches), dann soll die psychotraumatologische Mitbehandlung aktiv vermittelt werden. Falls keine Hinweise auf pathologische Verarbeitung bestehen, ist eine konsiliarische psychotraumatologische Mitbehandlung nicht zwingend erforderlich.

Merke **M!**

Anästhesieausweis ausstellen.

5.6 Notfallmanagement in der Akutschmerztherapie

W. Boemke, M. Krimphove, C. Melzer-Gartzke, P. Pickerodt

5.6.1 Opioidintoxikation bei i. v. PCA

Symptome

- Vigilanzminderung
- AF < 10
- tiefe Atemzüge
- stecknadelkopfgroße Pupillen
- ggf. RR-Abfall

Erstmaßnahmen

- Opiatzufuhr stoppen,
- O_2-Zufuhr, ggf. Maskenbeatmung
- Naloxon i. v. titriert (1 Amp. = 0,4 mg auf 10 ml)
- wenn nötig Rea-Ruf
- Info an aufsichtsführenden FA/OA und Stationsarzt
- Überwachung des Patienten organisieren
- ggf. Aktennotiz anfertigen

5.6.2 Lokalanästhetikaintoxikation bei PDA/PCEA oder peripherer Katherinfusion/PCA

Symptome

- Sensibilitätsstörungen (radikulär), motorischer Block
- Taubheit der Zunge und perioral, Metallgeschmack, verwaschene Sprache, Schwindel, Schläfrigkeit, Tinnitus, Sehstörungen, Nystagmus, Unruhe, Muskelzittern
- generalisierte Krämpfe, Koma, Atemlähmung
- RR-Abfall, Bradykardie, HRST

Erstmaßnahmen

- Zufuhr des Lokalanästhetikums stoppen
- Hilfe holen
- O_2-Zufuhr
- Prophylaxe eines epileptischen Anfalls mit 1–2 mg Lorazepam
- Airway-Management
- Basic Life Support/Advanced Cardiac Life Support
- Bolusinfusion von 1,5 ml/kgKG Lipidlösung 20 % über 1 min (ca. 100 ml/70 kg)
- Infusion von 0,1 ml/kgKG/min Lipidlösung 20 %
- Wiederholung (1 × oder 2 ×) des Bolus bei anhaltendem kardialem Schock
- ggf. Infusion auf 0,25 ml/kgKG/min (ca. 18 ml/min/70 kg) Lipidlösung 20 % erhöhen
- Infusion nach Stabilisierung des Kreislaufs mindestens 10 min weiterführen
- maximal 10 ml/kgKG Lipidlösung 20 % innerhalb der ersten 30 min
- vermeide Vasopressin, Ca^{2+}-Antagonisten, β-Blocker, Lokalanästhetika
- kardiopulmonalen Bypass erwägen
- keine Sedierung mit Propofol bei kardialer Instabilität
- Bei generalisiertem Krampfanfall:
  - Lorazepam 0,1 mg/kgKG i. v. oder 0,25 mg/kgKG oder Clonazepam 1–2 mg i. v.
  - bei ausbleibender Wirkung Phenytoin 15–20 mg/kgKG i. v. (250 mg über 5 min, die restliche Menge über 25–30 min)

- oder bei weiterhin ausbleibender Wirkung Phenobarbital 20 mg/kgKG i. v. oder Thiopental 5–7 mg/kgKG i. v. dann 500 mg/h als kontinuierliche Infusion
- falls nötig Rea-Ruf
- Info an aufsichtsführenden FA/OA und Stationsarzt
- Überwachung des Patienten organisieren
- ggf. Aktennotiz anfertigen

5.6.3 Epiduraler Abszess

Symptome

- Fieber, Leukozytose, CRP-Anstieg, ggf. Meningismus
- vielfältige radikuläre, oft bilaterale Symptome: Parästhesie, Hypästhesie, Kraftminderung bis zur Parese

Erstmaßnahmen

- Sofort neurologisches Konsil, bei Verdachtsbestätigung MRT und neurochirurgisches Konsil
- Info an aufsichtsführenden FA/OA und Stationsarzt
- engmaschige Überwachung des Patienten organisieren → Zeitfenster wenige Stunden bis zum irreversiblen Schaden
- Aktennotiz anfertigen

5.7 Maligne Hyperthermie

C. Melzer-Gartzke, S. Tafelski

Siehe auch:
- Rapid Sequence Induction bei Kindern
- Rapid Sequence Induction bei Erwachsenen (Kap. 3.13)

5.7.1 Allgemein

Die maligne Hyperthermie wurde erstmals 1960 in Melbourne (Australien) beschrieben von Denborough und 1962 veröffentlicht [320]. Sie wird durch inhalative Anästhetika (z. B. Isofluran, Sevofluran und Desfluran) und depolarisierende Muskelrelaxanzien (z. B. Suxamethonium) getriggert. Dabei kommt es zu einer Störung der Kalziumhomöostase.

5.7.2 Prophylaxe

Explizite Anamneseerhebung im Aufklärungsgespräch. Ein genetischer Zusammenhang und eine enge Assoziation mit der MH wurde beschrieben für:
- die **Central Core Disease**, Störungen des intermyofibrillären oxidativen Netzwerks aufgrund von Mutationen am Ryanodin-Rezeptor („floppy infant“)
- das **King-Denborough-Syndrom**, eine seltene Erkrankung, die durch Kleinwuchs, Ptose und Skelettdeformitäten gekennzeichnet ist
- die **Myotonia congenita**, Kontraktionsneigung und Erschlaffungsstörung aufgrund von Mutationen an Chloridkanälen der Muskelfasermembran

Patienten mit einem Verdacht oder einer bestätigten MH-Disposition sollten an erster Stelle des OP-Programms geplant werden, um die umfangreiche Vorbereitung zu ermöglichen.

Bei einem Risiko für eine maligne Hyperthermie wird eine triggerfreie Anästhesie durchgeführt. Regionale Anästhesieverfahren werden bevorzugt.

Für den Fall einer Allgemeinanästhesie werden vorher die Beatmungsschläuche und eventuell der Atemkalk gewechselt, die Vaporen entfernt und das Anästhesiegerät mit ≥ 10 l/min über 60 min gespült. Zusätzliche gerätespezifische Maßnahmen sind zu beachten.

> **Merke** M!
>
> Unabdingbar ist die Bevorratung von Dantrolen in Bereichen, in denen Inhalationsanästhetika verwendet werden. Hierzu sind 10 mg/kgKG, das entspricht 36–50 Flaschen mit je 20 mg vorzuhalten. Darüber hinausgehende Lagerung ist mit der Krankenhausapotheke abzustimmen.

5.7.3 Symptome

- Masseterspasmus („Trismus“) unmittelbar nach Gabe von Suxamethonium, allgemeine Muskelrigidität
- tachykarde Herzrhythmusstörungen, supraventrikuläre und ventrikuläre Arrhythmien, Extrasystolen und Kreislaufinstabilität
- exzessive CO_2-Produktion
- kombinierte respiratorische und metabolische Azidose mit Hyperkapnie und Laktatazidose

► **Spätsymptome**
- Hyperkaliämie, sowie Erhöhung von CK, Myoglobinämie, Myoglobinurie, ALT, AST und Hämolyseprameter
- Hyperthermie
- disseminierte intravasale Gerinnung

5.7.4 Therapie

► **Unterbrechung der Triggersubstanzen**

- F_iO_2: 1,0
- **Frischgasfluss** auf mindestens **10 l/min** erhöhen

► **Vapor entfernen**

- Hilfe und personelle Unterstützung rufen
- Operateur informieren, rasche Beendigung oder Abbruch der Operation
- Narkose intravenös weiterführen
- **Dantrolen** (20 mg/60 ml) in Aqua injectabile, Dosis: 2,5 mg/kgKG (7,5 ml/kg); initial alle 5 min bis Symptombesserung eintritt
  - gefolgt von Dantrolen 5 mg/kgKG/24 h (nach Applikation von 2,5–5,0 mg/kgKG Dantrolen)
  - bzw. 10 mg/kgKG/24 h Dantrolen (nach Applikation von 7,5–10,0 mg/kgKG Dantrolen)
- **Azidose pH < 7,2 korrigieren**
  - **Natriumbicarbonat 8,4 %** Dosiskalkulation: Basendefizit (BE) × kgKG × 0,3 ml i. v.
  - **Tris-Puffer**: Trometamol-Konzentrat 60 mmol/20 ml, Dosiskalkulation in ml: Basendefizit (BE) × kg Körpergewicht (KG), geteilt durch 10
  - **Hyperventilation**, Normokapnie
  - **Kaliumkontrolle** mit Glukose-Insulin i. v. und $CaCl_2$ 0,1 mmol/kgKG langsam i. v.
- **Antiarrhythmika**: Amiodaron, Betablocker
- **Kühlen < 38,5 °C**: kalte Infusionslösung, feuchte Tücher, Eisbeutel, Bair Hugger auf 32°

5.7.5 Sekundärmaßnahmen

- erweitertes Monitoring
- forcierte Diurese, ggf. Nierenersatzverfahren
- Blutgasanalyse, Laktat, Kalium, Kalzium, CK, Myoglobin, ALT, AST, Hämolyseparameter
- Verlegung auf Intensivstation
- Krankenhausapotheker informieren und Dantrolen-Bedarf für die ersten 24 h sichern sowie Bevorratung wieder auffüllen
- Aufklärung und Ausstellen eines Anästhesieausweises
- Überweisung zur Testung in einem MH-Zentrum (Patient und Verwandte); die Muskelbiopsie muss in einem MH-Zentrum (z. B. Universität Würzburg, Universität Leipzig) gewonnen und untersucht werden

Praxis

Weblinks

- Intranet der Uniklinik Leipzig (nur mit Login): http://www.kai-uniklinik-leipzig.de/index.php/de/anaesthesie/maligne-hyperthermie
- Uniklinik Würzburg, Zentrum für Maligne Hyperthermie: http://www.zese.ukw.de/fuer-patienten/schwerpunkte/zentrum-fuer-maligne-hyperthermie.html
- Schweizerische Maligne Hyperthermie Vereinigung: http://www.smhv.ch/
- European Malignant Hyperthermia Group: http://www.emhg.org/
- MHAUS – Malignant Hyperthermia Association of the United States: http://www.mhaus.org/
- MH-Infoseite der Norgine GmbH, Hersteller von Dantrolen: https://www.norgine.de/page_content/page-component-therapiegebiete-mh/

5.8 Literatur

[311] American Society of Anesthesiologists Task Force on Intraoperative Awareness. Practice advisory for intraoperative awareness and brain function monitoring. Anesthesiology 2006; 104: 847–86

[312] Association of Anaesthetists. Anaphylaxis. Im Internet: https://www.euroespa.com/science-education/specialized-sections/espa-guidelines/emergency-care/anaphylaxis/ (Stand: 24.11.2023)

[313] Beebe JJ, Sessler DI. Preparation of anesthesia machines for patients susceptible to malignant hyperthermia. Anesthesiology 1988; 69 (3): 395–400

[314] Cardoso JM, Sá M, Graça R et al. Sphenopalatine ganglion block for postdural puncture headache in ambulatory setting. Rev Bras Anestesiol 2017; 67 (3): 311–3

[315] Channabasappa SM, Manjunath S, Bommalingappa B et al. Transnasal sphenopalatine ganglion block for the treatment of postdural puncture headache following spinal anesthesia. Saudi J Anaesth 2017; 11 (3): 362–3

[316] Cohen S, Sakr A, Katyal S et al. Sphenopalatine ganglion block for postdural puncture headache. Anaesthesia 2009; 64 (5): 574–5

[317] Cohen S, Ramos D, Grubb W et al. Sphenopalatine ganglion block: A safer alternative to epidural blood patch for postdural puncture headache. Reg Anesth Pain Med 2014; 39 (6): 563

[318] Crawford MW, Prinzhausen H, Petroz GC. Accelerating the washout of inhalational anesthetics from the Dräger Primus anesthetic workstation: effect of exchangeable internal components. Anesthesiology 2007; 106 (2): 289–94

[319] Davis PJ, Brandom BW. The association of malignant hyperthermia and unusual disease: when you're hot you're hot or maybe not. Anesth Analg 2009; 109 (4): 1001–3

[320] Denborough MA, Forster JF, Lovell RR et al. Anaesthetic deaths in a family. Br J Anaesth 1962; 34: 395–6

[321] DGAI, DIVI, Hrsg. S1-Leitlinie Therapie der malignen Hyperthermie 2018; https://www.awmf.org/leitlinien/detail/ll/001-008.html (Stand: 14.12.2021)

[322] Emergency treatment of anaphylactic reactions Guidelines for healthcare providers Working Group of the Resuscitation Council (UK) January 2008. Im Internet: www.resus.org.uk/pages/reaction.pdf (Stand: 24.11.2023)

[323] Fiege M, Wappler F. Maligne hyperthermie-Update 2002. Anasthesiol Intensivmed Notfallmed Schmerzther 2003; 38 (7): 478–82
[324] Gell PGH, Coombs RRA, eds. The classification of allergic reactions underlying disease. In: Clinical Aspects of Immunology. 1st ed. Oxford, England: Blackwell Science; 1963
[325] Glahn KP, Ellis FR, Halsall PJ et al. Recognizing and managing a malignant hyperthermia crisis: guidelines from the European Malignant Hyperthermia Group. Br J Anaesth 2010; 105 (4): 417–20
[326] Hopkins PM. Malignant hyperthermia: pharmacology of triggering. Br J Anaesth 2011; 107 (1): 48–56 PDF
[327] www.lipidrescue.org (Stand: 24.11.2023)
[328] Kim TW, Nemergut ME. Preparation of modern anesthesia workstations for malignant hyperthermia-susceptible patients: a review of past and present practice. Anesthesiology 2011; 114 (1): 205–12
[329] Mertes PM, Malinovsky JM, Jouffroy L et al. Reducing the Risk of Anaphylaxis During Anesthesia: 2011 Updated Guidelines for Clinical Practice. J Investig Allergol Clin Immunol 2011; 21 (6): 442–53
[330] Nair AS, Rayani BK. Sphenopalatine ganglion block for relieving postdural puncture headache: technique and mechanism of action of block with a narrative review of efficacy. Korean J Pain 2017; 30 (2): 93–7
[331] Prinzhausen H, Crawford MW, O'Rourke J et al. Preparation of the Dräger Primus anesthetic machine for malignant hyperthermia-susceptible patients. Can J Anaesth 2006; 53 (9): 885–90
[332] Ring J, Beyer K, Biedermann T et al. Guideline for acute therapy and management of anaphylaxis. S2 guideline of DGAKI, AeDA, GPA, DAAU, BVKJ, ÖGAI, SGAI, DGAI, DGP, DGPM, AGATE and DAAB. Allergo J Int 2014; 23 (3): 96–112
[333] Roewer N, Schuster F, Wappler F. Empfehlung zur Therapie der malignen Hyperthermie. Anästh Intensivmed 2008; 49: 483–8
[334] Rüffert H, Wehner M, Deutrich C et al. Maligne hyperthermie. The ugly. Anaesthesist 2007; 56 (9): 923–9
[335] Schneider G. Intraoperative Wachheit. Anästhesiol Intensivmed Notfallmed Schmerzther 2003; 38: 75–84
[336] Schuster F, Müller-Reible CR. Maligne Hyperthermie – Diagnostik, Therapie und Narkoseführung. Anasthesiol Intensivmed Notfallmed Schmerzther 2009; 44 (11–12): 758–63
[337] Slideshare. Im Internet: www.slideshare.net/omareraky/pterygopalatine-ganglion-1 (Stand: 24.11.2023)
[338] Tryba M. Anaphylaktische Reaktionen. In: Anästhesiologie. Kochs E, Adams HA, Spies C, Hrsg. 2. Aufl. Stuttgart: Thieme; 2008: 816
[339] Wappler F. Anesthesia for patients with a history of malignant hyperthermia. Curr Opin Anaesthesiol 2010; 23 (3): 417–22

6 Hygiene

6.1 Personalhygiene

B. Föhre, P. Pickerodt

6.1.1 Kleidung

Im OP und auf der Intensivstation ist farbige Dienst-, bzw. Bereichskleidung zu tragen. Im OP wird nach zentraler VA grüne Dienstkleidung bereitgestellt, auf den Intensivstationen ist die Bereichskleidung blau. Diese wird täglich, bei sichtbarer Verschmutzung sofort gewechselt. Ein Wäschewechsel nach Toilettenbesuch ist nicht generell notwendig. Private Unterzieh-Rollis, T-Shirts o. Ä. (waschbar bei mindestens 60°) können unter der Bereichskleidung getragen werden. Langärmelige Privatkleidung darf nicht unter kurzärmliger Dienst-/Bereichskleidung getragen werden. Privatkleidung darf bei kontaminationsträchtigen oder aseptischen Arbeiten nicht getragen werden.

Das Tragen von privaten Jacken/Pullovern über der Bereichskleidung ist bei kontaminationsträchtigen bzw. aseptischen Arbeiten nicht gestattet. Bei bestimmten Tätigkeiten (z. B. Legen eines ZVK) ist sterile Schutzkleidung erforderlich. Bei kontaminationsträchtigen Tätigkeiten (Verspritzen von bzw. Kontakt mit Blut, Sekreten, Exkreten etc.) sind unsterile Schutzkittel oder Schürzen zu tragen. Das Tragen von Schlüsselbändern über der Bereichskleidung ist hygienisch unbedenklich, solange das Schlüsselband sauber ist.

6.1.2 Mund-Nasen-Schutz

Muss aufgabenspezifisch oder zum Eigenschutz und in jedem Fall im OP-Saal solange die Instrumentiertische offen sind bzw. die Wunde nicht verbunden ist, getragen werden.

Nach dem Anlegen und nach dem Ablegen sollte eine hygienische Händedesinfektion erfolgen, um die Kontamination der Hände durch die eigene Nasen-Rachen-Flora zu vermeiden.

Merke **M!**

Der Mund-Nasen-Schutz
- muss nach dem Ablegen sofort entsorgt werden,
- muss Mund und Nase bedecken,
- ist nach Durchfeuchtung zu wechseln.

6.1.3 Kopfhaube

Die Kopfhaube wird getragen:
- bei kontaminationsträchtigen Arbeiten
- bei aseptischen Tätigkeiten
- muss das Haar vollständig bedecken

In der OP-Abteilung ist generell eine Kopfhaube zu tragen, die in der Personalschleuse aufgesetzt wird. Im Aufwachraum ist eine Kopfhaube nicht erforderlich. Mitarbeiter mit einer Glatze oder Totalrasur des Kopfes müssen (auch im OP) keine Kopfhaube tragen.

6.1.4 Augenschutz

Wenn mit Verspritzen oder Versprühen infektiöser oder potenziell infektiöser Materialien oder Flüssigkeiten zu rechnen ist und technische Maßnahmen keinen ausreichenden Schutz darstellen, sollte eine Schutzbrille getragen werden. Dies kann unter bestimmten Voraussetzungen der Fall sein z. B.:
- diagnostische und therapeutische Punktionen
- Intubationen, Extubationen, endotracheales Absaugen, Trachealkanülenpflege und -wechsel
- Anlage, Pflege und Entfernen von Verweilkathetern
- Tätigkeiten an Patienten, die husten bzw. spucken
- Tätigkeiten wie Kompression des Brustkorbes, Anheben und Umlagern von schwer verletzten Patienten

6.1.5 Handschuhe, Händedesinfektion

Es gelten die Hinweise aus dem Hygienehandbuch und der Hautschutzplan. Vor Arbeitsbeginn sollte das zur Verfügung gestellte Hautschutzmittel verwendet werden. Hände und Fingernägel müssen gepflegt sein, Fingernägel auf Fingerkuppenlänge schneiden. Künstliche Fingernägel sind nicht für die regelmäßige hygienische bzw. chirurgische Händedesinfektion geeignet. Nagellack muss intakt und desinfektionsmittelbeständig sein. Das Tragen von Ringen und Uhren ist nicht gestattet. Händewaschen vor Arbeitsbeginn, nach Arbeitsende, nach Pausen, bei sichtbarer Verschmutzung der Hände, nach Toilettenbesuch.

Praxis

Hygienische Händedesinfektion

Hygienische Händedesinfektion sollte erfolgen (s. a. ► Abb. 6.1):

- vor jedem Patientenkontakt
- vor aseptischen Tätigkeiten
- nach Kontakt mit potenziell infektiösem Material
- nach Patientenkontakt
- nach Kontakt mit der unmittelbaren Umgebung des Patienten

Dies entspricht den 5 Indikationen zur hygienischen Händedesinfektion, die von der „Aktion Saubere Hände“ empfohlen werden (► Abb. 6.1).

Zusätzlich zu den Desinfektionsmittelspendern an der Wand trägt auf den Intensivstationen und im Aufwachraum jeder Mitarbeiter eine Kitteltaschenflasche Desinfektionsmittel bei sich.

► **Handschuh.** Flüssigkeitsdichte Einmalhandschuhe sollen bei zu erwartendem Kontakt mit potenziell infektiösem Material zum Personalschutz getragen werden. Sie sind kein Ersatz für die hygienische Händedesinfektion. Vor der Entnahme von Einmalhandschuhen aus dem Handschuhspender und nach Ablegen von Handschuhen sollte eine hygienische Händedesinfektion erfolgen.

Nach der Arbeit und vor Arbeitspausen sollten die zur Verfügung gestellten Hautpflegemittel verwendet werden.

6.1.6 Schuhe

Es werden abwischbare Schuhe getragen, die bei sichtbarer Verschmutzung zu wechseln sind.

OP-Trakt nur mit sauberen Schuhen (d. h. ohne sichtbare Verschmutzung) betreten. Nach einer Kontamination müssen die Schuhe gereinigt werden.

Es dürfen auch private Schuhe im OP getragen werden, wenn sie den o. g. Anforderungen und den Arbeits-Sicherheitsanforderungen (ESD-Kennzeichnung) entsprechen.

6.1.7 Toilettenbesuch

Nach dem Toilettenbesuch erfolgt das Händewaschen und vor Betreten des OP bzw. Patientenzimmers und damit zu erwartendem Patientenkontakt die hygienische Händedesinfektion.

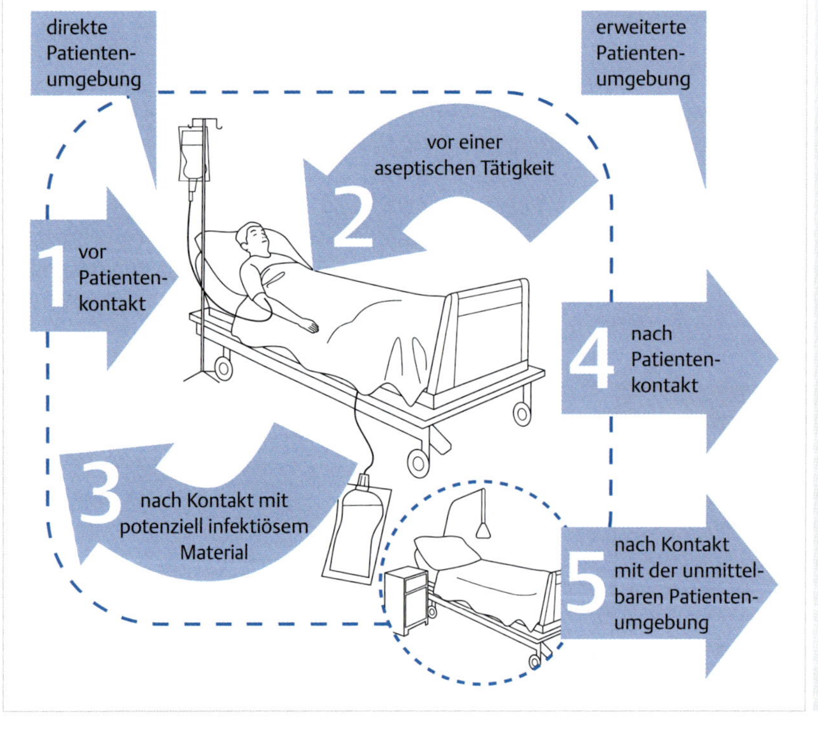

Abb. 6.1 Indikationen für die Händedesinfektion.

6.2 Umgang mit Patienten mit Acinetobacter baumanii

B. Föhre, S. Tafelski

6.2.1 Definition

Multiresistente Acinetobacter baumannii (3MRGN/ 4MRGN) sind dadurch definiert, dass sie nur noch gegen eine oder keine bakterizid wirkende Antibiotika-Substanzklasse empfindlich/sensibel sind.

6.2.2 Prävention

Hygienische Händedesinfektion. Üblicherweise werden Transmissionen durch die Hände des Personals verursacht. Typisch für den Erreger ist seine Persistenz in der unbelebten Umwelt.

6.2.3 Einzuhaltende Maßnahmen

- Isolierung im Einzelzimmer (4MRGN) oder ggf. Kohortenisolierung nach Rücksprache mit Hygienebeauftragten.
- patientenbezogener Schutzkittel und Handschuhe bei direktem Patientenkontakt, konsequente Händedesinfektion
- Entsorgung von Klinikmüll und Wäsche in die üblichen Behältnisse direkt im Zimmer
- patientennahe Flächen und Fußboden müssen täglich durch die Reinigungskräfte desinfizierend gereinigt werden
- nach Verlegung bzw. Entlassung des Patienten Reinigung des Zimmers mit hausüblichem Flächendesinfektionsmittel durch den Desinfektor
- Pflegeprodukte, Verbandsmaterialien u. Ä. welche an das Bett eines A.-baumannii-Patienten verbracht werden, verbleiben dort und werden bei dessen Verlegung mitgegeben oder verworfen; das heißt, dass bei Aufnahme des Patienten nur die notwendigsten Materialien in überschaubaren Mengen im Zimmer belassen werden
- bei Eingriffen im OP gelten dieselben Maßnahmen wie bei MRSA-Patienten (s. Leitfaden der Krankenhaushygiene)
- an der interdisziplinären Versorgung der Patienten beteiligte Kollegen müssen vor Kontakt zum Patienten auf seinen MRE-Status hingewiesen und auf die zu ergreifenden Maßnahmen aufmerksam gemacht werden

Sollte eine Isolierung im Einzelzimmer nicht möglich sein, gilt Folgendes:

- strikt patientengebundener Einsatz von Handschuhen und Schutzkitteln
- erhöhte Aufmerksamkeit aller an der Versorgung des Patienten beteiligten Personen bezüglich infektions- und transmissionspräventiver Maßnahmen

Kontaktpatienten:

- räumliche Trennung vom Indexpatienten
- patientenbezogener Schutzkittel/Waschschürze und Handschuhe bei direktem Patientenkontakt
- konsequente Händedesinfektion

Merke **M!**

Kohortenisolierung nur für Patienten mit phänotypisch gleichem Erreger.

6.2.4 Aufhebung der Isolierung

Erfolgt nach Rücksprache mit den Mitarbeitern der Krankenhaushygiene. Erforderlich sind in der Regel **3 negative Abstriche** vom ursprünglichen Nachweisort im Mindestabstand von 1 Woche. Der erste Abstrich darf frühestens 48 h nach Beendigung einer gegen Acinetobacter b. wirksamen Antibiotikatherapie erfolgen.

Bei Kontaktpatienten erfolgt die Aufhebung der Isolierung nach Vorliegen eines negativen Trachealsekrets bzw. Rachenabstrichs. Abstriche können auch unter Antibiotika- und/oder antiseptischen Behandlungen entnommen werden.

6.2.5 Maßnahmen für das Anästhesiepersonal

- **Direkter Patientenkontakt**
  - Schutzkittel, Handschuhe und zum Eigenschutz ggf. Mund-Nasen-Schutz, nach Gebrauch im Zimmer entsorgen.
  - Nach Ablegen der Handschuhe hygienische Händedesinfektion.
  - Hygienische Händedesinfektion vor Verlassen des Patientenzimmers.
- **Ohne direkten Patientenkontakt** (z. B. Betreten des Patientenzimmers):
  - hygienische Händedesinfektion vor Verlassen des Patientenzimmers.

6

6.3 Umgang mit MRSA-Patienten

B. Föhre, P. Pickerodt

6.3.1 Definition MRSA-Patient

MRSA-Patienten sind Patienten mit Nachweis (Kultur oder PCR-basiert) von MRSA aus klinischem oder Abstrichmaterial während des aktuellen Aufenthaltes bzw. bei einem vorangegangenen Aufenthalt, sowie Patienten, bei denen der einweisende Arzt den MRSA-Status übermittelt.

6.3.2 Stationäre Unterbringung

Räumliche Isolierung

Soweit möglich wird eine Einzelunterbringung angestrebt, wenn eine Einzelunterbringung nicht möglich ist, sollte eine Kohortenisolierung mit weiteren MRSA-Patienten angestrebt werden.

- Zuordnung des Pflegepersonals zu MRSA- bzw. Nicht-MRSA-Patienten
- Zimmer kennzeichnen (gelbe Karte: vor Eintritt: Bitte beim Pflegepersonal melden)
- Türen sollten geschlossen bleiben
- Zugang minimieren
- Patient sollte Zimmer möglichst selten verlassen; bei Verlassen des Zimmers: alle besiedelten Areale abdecken; Mund-Nasenschutz bei Besiedelung des Nasen-Rachen-Bereiches anlegen

Desinfektion und PSA

► **Hygienische Händedesinfektion, Handschuhe, Schutzkittel**

- Patientenbezogener Einsatz von Schutzkittel und Materialien; konsequente Umsetzung der Standardhygienemaßnahmen plus hygienische Händedesinfektion vor und nach jedem Patientenkontakt und vor dem Verlassen des Patientenzimmers.
- Bei erwartetem Kontakt mit Sekreten, Exkreten und Blut sollten Einmalhandschuhe getragen werden.
- Patientenbezogener Schutzkittel bei möglicher Kontamination mit Sekreten, Exkreten oder Blut. Einmalschürzen aus Plastik sollten bevorzugt eingesetzt werden. Diese müssen nach dem Gebrauch umgehend verworfen werden.
- Mund-Nasen-Schutz sollte zum Absaugen, bei Bronchoskopien und bei der Versorgung größerer Wunden getragen werden.

► **Transport**

- bei Transport auf Liege/Trage: nach dem Transport die Abdeckung wechseln
- Wischdesinfektion der Liegefläche

► **Müll.** Entsorgung von Müll und Wäsche in die üblichen Behälter, direkt im Zimmer.

► **Raumdesinfektion.** Patientennahe Flächen und der Fußboden müssen täglich durch die Reinigungskräfte desinfizierend gereinigt werden.

6.3.3 Im OP

- Kennzeichnung „MRSA" auf dem OP-Plan bei OP-Anmeldung
- MRSA-Status in OP-Checkliste dokumentieren
- Kontaktisolierung muss während der OP und auch während der postoperativen Überwachung gewährleistet sein, z. B. OP am Ende des OP-Tagesprogramms
- OP-Türen sind geschlossen zu halten
- immer Wechsel der Narkoseschläuche nach der OP (auch bei Einsatz eines hydrophoben Filters)

6.3.4 Maßnahmen für das Anästhesiepersonal

- Patientenbezogener Schutzkittel und Handschuhe bei möglicher Kontamination, hygienische Händedesinfektion nach Ablegen der Handschuhe, bzw. vor/nach Verlassen des Raumes.
- Mund-Nasenschutz z. B. beim Absaugen, Bronchoskopie.
- Schutzkittel, nach Gebrauch im Zimmer entsorgen.
- Betreten des MRSA-Zimmers ohne direkten Patientenkontakt: hygienische Händedesinfektion vor Verlassen des Patientenzimmers.

6.3.5 Innerhalb von ambulanten und diagnostischen Bereichen, bei Eingriffen außerhalb des OP

- Alle Weiterbehandler/Untersucher müssen über MRSA-Status informiert werden, z. B. telefonisch vorab und durch Kennzeichnung des Anforderungsscheines „MRSA".
- Aufenthalt im Wartebereich vermeiden.

6.3.6 Maßnahmen zur Dekolonisation

► **Indikation.** Die Aussicht auf langfristigen Erfolg einer Dekolonisation hängt stark vom individuellen Patienten ab. Für die Dekolonisation von Patienten, die mit MRSA besiedelt sind, gibt es deshalb keine allgemeine Empfehlung. Die Indikation zur Dekolonisation stellt der behandelnde Arzt unter Berücksichtigung der Notwendigkeit und der Erfolgsaussichten ggf. nach Konsultation des beratenden Krankenhaushygienikers.

► **Präparate**
- Nase: Mupirocin-Nasensalbe
- Rachen: chlorhexidin- oder octenidinhaltige Mundspüllösung
- Haut: Waschung mit octenidinhaltigen Waschlösungen

Merke **M!**

Die Dekolonisation ist als zeitlich begrenzte Maßnahme anzusehen, welche unabhängig vom Erfolg nach einer festgelegten Zeit (z. B. 5 Tage) beendet werden sollte. Ein erneuter Versuch nach erfolgloser Dekolonisation ist nur in den seltensten Fällen sinnvoll und sollte grundsätzlich nur nach Rücksprache mit der Krankenhaushygiene erfolgen.

► **Maßnahmen im OP**
- Hygiene- und Isolierungsmaßnahmen nach Vorgabe des Hygieneleitfaden und Standardhygienemaßnamen
- immer Wechsel der Narkoseschläuche nach der OP (auch bei Einsatz eines hydrophoben Filters)

► **Maßnahmen im Aufwachraum.** Die Versorgung im Aufwachraum erfordert eine ausreichend bemessene Anzahl an Pflegepersonal und eine ausreichend dimensionierte räumliche Ausstattung, die die Einhaltung der Barrieremaßnahmen ermöglicht.

Anderenfalls Ausleitung und weitere Versorgung unter Umgehung des Aufwachraumes (Nachüberwachung im Saal).

Indikationen zur Händedesinfektion beachten, Kittel bei jedem direkten Kontakt zum Patienten und seiner patientennahen Umgebung, patientenbezogener Einsatz von Geräten, bzw. Desinfektion zwischen dem Einsatz an verschiedenen Patienten.

6.3.7 Aufhebung der Isolierung

Nach **3 negativen Abstrichserien**: Abstriche von den Prädilektionstellen, d. h. allen bisherigen Nachweisorten und Nase, Rachen, Leiste, Perineum sofern vorhanden von allen Wunden, bei beatmeten Patienten zusätzliche Untersuchung von Trachealsekret.

Entnahmefrequenz:
- Abstand 24 h zwischen den Abstrichserien
- frühestens 48 h nach Ende der MRSA-wirksamen Antibiotika- oder antiseptischen Therapie (bei Niereninsuffizienz entsprechend länger)
- Abstriche bei eitrigen Wunden erst, wenn die Wunde einen unauffälligen Aspekt aufweist

Wenn die Isolierung aufgehoben wird oder der MRSA-Patient verlegt oder entlassen wird, erfolgt durch die Reinigungskraft oder einen Desinfektor eine Schlussdesinfektion des Zimmers unabhängig davon, ob das Zimmer noch belegt ist.

Merke **M!**

Während des Aufenthaltes negativ gewordene Patienten bekommen über 4 Wochen wöchentlich eine Kontrollabstrichserie (Nase, Rachen, Leiste, Perineum, ursprüngliche Nachweisorte, sofern vorhanden aus Wunde, bei beatmeten Patienten zusätzlich Trachealsekret) danach während des weiteren Aufenthaltes monatliche Kontrollabstriche.

6.3.8 Wiederaufnahme von ehemaligen MRSA-Patienten

Patienten die bei früherem Aufenthalt zunächst positiv waren und dann negativ abgestrichen wurden, werden als ehemalige MRSA-Patienten geführt und bekommen eine Kontrollabstrichserie. Besondere Maßnahmen sind nicht mehr erforderlich.

Ehemals positive Patienten, die in den folgenden 3 Jahren bei Kontrollabstrichserien immer negativ waren, werden nicht mehr als ehemalige MRSA-Patienten geführt.

Patienten, die MRSA-positiv entlassen wurden, werden bei Wiederaufnahme wie MRSA-positive Patienten behandelt. Sie müssen 3 negative Serien haben, bis die Isolierung aufgehoben werden darf (beachte die Risikomarkierungen in der elektronischen Patientenakte).

► **Kontaktpatient.** Kontaktpatienten laut Hygienehandbuch der Charité sind Patienten, die über mindestens 6 h nach dem MRSA-Nachweisdatum (Materialentnahmedatum) mit einem MRSA-Patienten stationär in der Neonatologie/Pädiatrie/Geburtshilfe in einem Zimmer untergebracht waren (hierzu zählt nicht der gleichzeitige Aufenthalt in einem anderen stationären Bereich oder in

6

einem Funktionsbereich, wie Erste-Hilfe, OP, Dialyse, Röntgen, Aufwachraum usw.). Außerhalb der Neonatologie/Pädiatrie/Geburtshilfe generieren MRSA-Patienten keine Kontaktpatienten.

Kontaktpatienten sollten in der Neonatologie/Pädiatrie/Geburtshilfe möglichst bald vom MRSA-Patienten getrennt werden. Weitere Maßnahmen: schnellstmögliche Trennung vom MRSA-Patienten, Vorgehen wie bei MRSA-Patienten, Abstrichserie entnehmen, frühestens 48 h nach einer MRSA-wirksamen Antibiotikatherapie.

6.3.9 Aufnahmescreening

Ein Aufnahmescreening wird bei Patienten oder in Bereichen mit erhöhtem MRSA-Risiko (z. B. Intensivstationen) durchgeführt. Ziel ist ein möglichst zeitiges Erkennen von MRSA-Patienten. Das Screening wird ärztlich angeordnet und in der elektronischen Patientenakte abgezeichnet.

Eine Abstrichserie von den 2 Prädilektionsstellen Nase, Rachen (1 Nasenabstrich li/re und 1 Rachenabstrich) soll in den ersten 24 h nach Aufnahme durchgeführt werden. Dies kann alles mit einem steril angefeuchteten Tupfer erfolgen. Zusätzlich, sofern vorhanden, ein Abstrich aus allen offenen Wunden und bei beatmeten Patienten die Untersuchung von Trachealsekret, bei bekannten MRSA-Trägern ggf. weitere Nachweisorte. Bei Risikopatienten kann die Abstrichserie im Rahmen eines Aufnahmescreenings unter Antibiotika durchgeführt werden.

► **Indikation zum Aufnahmescreening**

- Patienten mit bekannter MRSA-Anamnese (bekannte MRSA-Träger und ehemalige MRSA-Patienten, bis 3 Jahre nach dem letztmaligen MRSA-Nachweis)
- Patienten aus Regionen/Einrichtungen mit hoher MRSA-Prävalenz (sofern bekannt)
- Dialysepatienten
- Patienten mit einem stationären Krankenhausaufenthalt (> 3 Tage) in den zurückliegenden 12 Monaten (in Deutschland oder in anderen Ländern)
- Patienten mit chronischen Hautläsionen (z. B. Ulkus, chronische Wunden, tiefe Weichgewebeinfektionen)
- Patienten mit chronischer Pflegebedürftigkeit (z. B. Immobilität, Störungen bei der Nahrungsaufnahme/Schluckstörungen, Inkontinenz, Pflegestufe)
- Antibiotikatherapie in den zurückliegenden 6 Monaten
- liegende Katheter (z. B. Harnblasenkatheter, PEG-Sonde, Trachealkanüle)

6.4 Umgang mit Patienten mit ESBL/VRE

B. Föhre, C. Tafelski

6.4.1 Stationäre Unterbringung, OP und Eingriffe

Es gelten die Grundregeln wie beim Umgang mit Patienten mit positivem MRSA-Nachweis. Zusätzlich muss besonderes Augenmerk auf eine eigene Toilette gelegt werden (evtl. Toilettenstuhl).

Merke **M!**

Kohortenisolierung nur für Patienten mit phänotypisch gleichem Erreger bzw. gleichem Antibiogramm.

6.4.2 Aufhebung der Isolierung

- 3 negative Serien: Rektalabstrich (oder Stuhlproben), Urin und alle bisherigen Nachweisorte
- Entnahmeintervall: 1 Woche
- Beginn: frühestens 48 h nach Ende der MRGN/VRE-wirksamen Antibiotikatherapie

Wenn die Isolierung aufgehoben wird oder der MRGN/VRE-Patient verlegt oder entlassen wird, erfolgt durch einen Desinfektor oder eine speziell geschulte Reinigungskraft eine Schlussdesinfektion des Zimmers unabhängig davon, ob das Zimmer noch belegt ist.

Merke **M!**

Während des Aufenthaltes negativ gewordene Patienten bekommen über 4 Wochen wöchentlich eine Kontrollabstrichserie, danach während des weiteren Aufenthaltes monatlich.

6.4.3 Maßnahmen für das Anästhesiepersonal

- **Bei direktem Patientenkontakt:** Schutzkittel, Handschuhe bei möglicher Kontamination, nach Gebrauch im Zimmer entsorgen. Nach Ablegen der Handschuhe hygienische Händedesinfektion durchführen
- Betreten des MRGN/VRE-Zimmers **ohne direkten Patientenkontakt**: hygienische Händedesinfektion vor Verlassen des Patientenzimmers.

6.4.4 Wiederaufnahme von MRGN/VRE-Patienten

Patienten, die bei früherem Aufenthalt zunächst positiv waren und dann negativ abgestrichen wurden, werden als ehemalige ESBL/VRE-Patienten geführt und bekommen eine Kontrollabstrichserie. Besondere Maßnahmen sind nicht mehr erforderlich. Ehemals positive Patienten, die in den folgenden 3 Jahren bei Kontrollabstrichserien immer negativ waren, werden nicht mehr als ehemalige ESBL/VRE-Patienten geführt.

Patienten, die MRGN/VRE-positiv entlassen wurden, werden bei Wiederaufnahme wie MRGN/VRE-positive Patienten behandelt. Sie müssen 3 negative Serien haben, bis die Isolierung aufgehoben werden darf (beachte die Risikomarkierungen in der elektronischen Patientenakte).

6.4.5 Kontaktpatient

Kontaktpatienten sind laut Hygienehandbuch Patienten, die über mindestens 6 h nach dem MRGN-Nachweisdatum (Materialentnahmedatum) mit einem MRGN-Patienten stationär in einem Zimmer untergebracht waren.

► **Maßnahmen.** Schnellstmögliche Trennung vom MRGN/VRE-Patienten, Abstrichserie entnehmen, frühestens 48 h nach einer MRGN/VRE-wirksamen Antibiotikatherapie.

Nach Vorlage einer negativen Abstrichserie (Nase, Rachen, Leiste, Perineum, sofern vorhanden von allen Wunden, bei beatmeten Patienten zusätzlich Trachealsekret) kann die Isolierung aufgehoben werden.

6.5 Umgang mit Wunden, Drainagen und ZVK

B. Föhre, P. Pickerodt

6.5.1 Allgemeines

Einhaltung aseptischer Grundregeln beim Legen von intravaskulären Kathetern, Spinal- oder Epiduralkathetern und peripheren Regionalanästhesiekathetern.

6.5.2 Verband

- Postoperativer Schutz einer primär verschlossenen Wunde durch einen sterilen Verband (24–48 h).
- Hygienische Händedesinfektion vor und nach jedem Verbandswechsel und Kontakt mit der Wunde.
- Bei mehreren Verbandswechseln: zuerst die aseptischen, dann die kontaminierten bzw. septischen Wunden behandeln.

Verbandswechsel

- Vorbereitung: hygienische Händedesinfektion (ggf. keimarme Untersuchungshandschuhe zum Eigenschutz).
- Wenn mit Kontamination durch Sekrete, Blut etc. zu rechnen ist, sollten zusätzlich Kopfhaube, Mundschutz und unsterile Kittel (Einmalschürze) angelegt werden.
- Bei großflächigen Wunden und Verbrennungswunden Kopfhaube, Mundschutz und sterile Schutzkittel tragen.

► **Unsteriler Teil**
- Abnahme des alten Verbandes.
- Nach Abwurf des alten Verbandes erfolgt eine erneute hygienische Händedesinfektion.

► **Steriler Teil**
- Lokale Behandlung/Desinfektion der Wunde/Einstichstelle und Anlegen des neuen Verbandes.
- Sterile Handschuhe oder in Non-Touch-Technik mit sterilen Pinzetten. Hierbei wird eine zweite Person zum sterilen Anreichen benötigt.
- Wunde nur mit sterilen Instrumenten berühren, sofern klinisch indiziert, Behandlung nur mit sterilen Medikamenten.
- Nach Abschluss des Verbandswechsels Entsorgung der Instrumente und hygienische Händedesinfektion.
- Dokumentation des Zustandes der Wunde und der durchgeführten Maßnahmen in der Krankenakte

6.5.3 Drainagen

- Vor jeder Manipulation ist eine hygienische Händedesinfektion erforderlich.
- Liegedauer von Drainagen so kurz wie möglich halten.
- Ablaufbehälter nur bei klinischer Notwendigkeit wechseln, um Diskonnektionen so selten wie möglich zu machen.
- Bei Diskonnektionen die Konnektionsstellen vor dem erneuten Anschluss desinfizieren.

6.5.4 Zentrale Venenkatheter

Allgemein

- Vor jeder Manipulation ist eine hygienische Händedesinfektion erforderlich.
- Alle Zugänge/Drei-Wege-Hähne des ZVK und der Infusionsschläuche müssen jederzeit mit einem sterilen Verschlussstopfen verschlossen sein.
- Es darf kein Blut in ZVK-nahen Drei-Wege-Hähnen zurückbleiben.

Verband

- Einstichstelle mit einem sterilen Wundverband schützen.
- Direkt nach Katheteranlage Anlage eines Gazeverbandes, d. h. eine sterile Kompresse wird auf der Einstichstelle durch einen Pflasterverband fixiert.
- Wechsel des Gazeverbandes nach ca. 24 h auf einen transparenten Folienverband.
- Tägliche Kontrolle der Einstichstelle auf Infektionszeichen (Rötung, eitrige Sekretion, Schmerz, Schwellung usw.).
- Verbandswechsel sofort bei Durchfeuchtung, Lockerung oder Verschmutzung des Verbandes.
- Verbandswechsel des Folienverbandes mindestens am 5. Tag. Aufgrund der mit dem Wechsel verbundenen Kontaminationsgefahr sollen keine unnötigen Verbandswechsel durchgeführt werden.
- Bei sehr starker Sekretion oder Nachblutung aus der Einstichstelle, kann statt des Folienverbandes weiterhin ein Gazeverband genutzt werden. Dann ist jedoch ein täglicher Verbandswechsel zur sicheren Kontrolle der Einstichstelle erforderlich.
- Verbandswechsel immer unter sterilen Kautelen s. o. Wundversorgung.
- Die Dokumentation der Verbandswechsel erfolgt in der Patientenakte durch die Pflegekraft.

6.6 Prävention ZVK-assoziierter Infektionen

M. Piatkowski, S. Tafelski, E. Toubekis

6.6.1 Hygienische Grundlagen im Umgang mit intravasalen Kathetern und Parenteralia

Merke M!

„Clean care is safer care" (WHO).

- strenge Asepsis
- hygienische Händedesinfektion (WHO/RKI/ASH)
- vor jedem Patientenkontakt
  - vor einer aseptischen Tätigkeit
  - nach Kontakt mit potenziell infektiösem Material nach jedem Patientenkontakt
  - nach Kontakt mit der unmittelbaren Patientenumgebung vor und nach jedem Handschuhgebrauch
- Desinfektion der benötigten Arbeitsfläche mit einem Flächendesinfektionsmittel (laut Desinfektionsplan der Krankenhaushygiene)
- Planung aller Arbeitsschritte und Zusammenstellung/ Vorbereitung der Materialien
- Zeitdruck vermeiden
- die Materialien für eine Katheteranlage werden möglichst kurz vor dem Eingriff vorbereitet (trockene Vorbereitung), Medikamente und Infusionslösungen dürfen erst unmittelbar vor Gebrauch gerichtet werden, das Zeitfenster beträgt < 1 h
- Sichtkontrolle durchführen: Beschädigung der Verpackung, Verfallsdatum beachten, Infusionslösung auf Trübung/Farbveränderung/Fremdpartikel überprüfen
- Armbanduhren, Ringe ablegen
- Fingernägel sauber, kurz, rund, die Fingerkuppe nicht überragend
- künstliche Fingernägel, Nagelmodellagen und Nagellack sind nicht erlaubt (s. Hygieneleitfaden)
- Membranen und Gummistopfen von Ampullen und Infusionsflaschen immer mit einem **alkoholischen** Desinfektionsmittel (laut Desinfektionsplan) desinfizieren (Einwirkzeit 15–30 s, Herstellerangaben beachten)
- Aufziehkanülen und Spritzen niemals mehrfach verwenden
- Konnektionsstellen immer mit einem **geeigneten** Desinfektionsmittel (laut Desinfektionsplan) desinfizieren: ZVK, Dialysekatheter, Wege-Hähne… mit einem alkoholischen Desinfektionsmittel (z. B. Softasept), Picco, PAK, ECMO, ECLA mit einem alkoholfreien Desinfektionsmittel (z. B. Braunovidon, Octenidin)
- Konnektionsstellen immer steril verschließen, Stöpsel nicht mehrfach verwenden
- unnötiges Diskonnektieren vermeiden
- Beschriften (Name des Medikaments, Datum und Uhrzeit des Aufziehens)
- Medikamentenreste aus Einzeldosenbehältnissen (z. B. auch solche in Durchstechampullen) verwerfen
- Mehrdosenbehältnisse beschriften (Anbruchdatum und Uhrzeit), Herstellerangaben beachten, ggf. Kühlung
- Propofol-Spike mit Partikelfilter verwenden, unmittelbar vor der Verwendung aufziehen
- Transfusionen von EK, FFP, TK und Blutentnahmen über den ZVK vermeiden

6.6.2 Vorbereitung zur Anlage eines intravasalen Katheters

► **Vorbereitung vor der Anlage (< 1 h vorher)**

- im OP werden die Materialien möglichst kurz vor dem Eingriff vorbereitet (trockene Vorbereitung)
- auf der Intensivstation erfolgt die Vorbereitung erst unmittelbar vor der Anlage
- Medikamente und Infusionslösungen dürfen erst unmittelbar vor Gebrauch gerichtet werden
- bevorzugt ist ein Instrumentiertisch zu verwenden, Materialen nicht ins Bett legen!

6.6.3 Material

► **Benötigtes Material**

- intravasaler Katheter
- steriles Legeset
  - Abdecktuch von ausreichender Größe (Lochtuch) sterile Kompressen
  - Nahtmaterial Nadelhalter
  - Behältnisse für Desinfektion u. Spüllösung
  - Kanülen
  - Spritzen
  - Gazeverband

► **Folgende Sets (Gefäßpunktion) stehen zur Verfügung**

- Basislegeset
- ZVK-Legeset
- Arterielles Legeset
- Pädiatrisches ZVK-Legeset (ProSet + Zubehör)
- Pädiatrisches art. Legeset

► **Regionalanästhesiesets**

- Regionalkatheter-Legeset
- PDK-Legeset (mit PDK; ohne Naht!)
- Regionalanästhesie-Legeset (SpA/CSE; ohne Naht!)
- Kaudalset für Kinder (ProSet Epican Päd)

Hinzuzureichen sind:

- steriler Kittel
- sterile Handschuhe
- Mund- und Kopfschutz
- ein geeignetes Hautdesinfektionsmittel (laut Desinfektionsplan, Herstellerangaben beachten)
- NaCl 0,9 %
- Lokalanästhetikum
- Mehrwegehähne
- ggf. Vorbereitung eines Drucksystems
- ggf. ein geeigneter Verband

Stieltupfer/Schwämme zum Abwaschen sind nicht erforderlich. **Ausnahme:** In den pädiatrischen Anlagesets sind weiterhin 2 Stieltupfer vorhanden, da hier weiterhin die Wischdesinfektion der Sprühdesinfektion vorzuziehen ist (s. u.).

Für die Anlage einer peripheren Venenverweilkanüle (PVK) genügen Hautdesinfektion der Einstichstelle, Händedesinfektion, Handschuhe zum Eigenschutz, steriler Verband.

6.6.4 Hautdesinfektion zur Katheteranlage

Zur Verfügung stehende Hautantiseptika auf Octenidin- bzw. PVP-Jod-Basis:

- Octeniderm: Octenidin 0,1 % + 1-Propanolol 30 %/ 2-Propanolol 45 %
- Octenisept: Octenidin 0,1 % + Phenoxyethanol 2 %
- Braunoderm: Polyvidon-Jod-Komplex 1 % + 2-Propanolol 50 %
- Octenidin 0,1 % **ohne** Phenoxyethanol (Arzneirezeptur: Herstellung in Klinikapotheke)

► **Goldstandard**

- Octeniderm
- Einwirkzeit mindestens 2 min
- Sprüh- oder Wischdesinfektion
- großzügig (Menge + Fläche) desinfizieren

► **Alternative (in begründeten Ausnahmefällen)**

- Braunoderm
- Einwirkzeit mindestens 2 min
- Sprüh- oder Wischdesinfektion
- großzügig (Menge + Fläche) desinfizieren

Anmerkung: Aufgrund des Farbindexeffekt wird PVP-Jod bei Anlage von Gefäßkathetern im OP aus Gründen der Patentensicherheit als gleichwertige Alternative genutzt. Eine gleichzeitige Aufbringung von PVP-Jod und Octenidin muss jedoch unbedingt vermieden werden (s. u.: Infobox Cave).

► **Frühgeborene ≤ 32. Schwangerschaftswoche (SSW) bzw. Geburtsgewicht ≤ 1500 g**

- Octenidin 0,1 % (spezielle Herstellung durch Klinikapotheke) bei extrem unreifen Frühgeborenen
- 5 min Einwirkzeit
- Kein Alkohol verwenden!

► **Frühgeborene > 32. Schwangerschaftswoche (SSW) bzw. Geburtsgewicht > 1500 g und Neugeborene**

- Octenisept
- 2 min Einwirkzeit
- Keinen Alkohol verwenden!

► **Säuglinge bis zum 6. Lebensmonat**

- Octeniderm
- Kein Jod verwenden!

Merke M!

Octenidin gilt als „Orphan Drug" und ist als einziges Desinfektionsmittel von der Europäischen Arzneimittelbehörde für die Behandlung von Neonaten und Säuglingen zugelassen.

Octenidinhydrochlorid (0,1 %) in Kombination mit 2 % Phenoxyethanol (Octenisept) gilt auch bei Frühgeborenen in klinischen Anwendungsbeobachtungen als sicher. Die Sicherheit des Präparats in der Anwendung bei extrem unreifen Frühgeborenen kann jedoch nicht allein aus dem Nachweis des Abbauproduktes Phenoxyessigsäure im Urin geschlussfolgert werden.

Daher wird aus toxikologischen Gründen eine Hautdesinfektion mit Octenidin 0,1 % ohne Phenoxyethanol empfohlen (Kategorie II, KRINKO). Da bislang kein Fertigprodukt auf dem Markt existiert, stellt der Hersteller von Octinesept den Klinikapotheken eine Grundsubstanz zur eigenen Herstellung zur Verfügung.

PVP-Jod ist wegen des Nachteils der systemischen Jodresorption bei extrem unreifen Frühgeborenen kontraindinziert.

Siehe auch: Empfehlung zur Prävention nosokomialer Infektionen bei neonatologischen Intensivpflegepatienten mit einem Geburtsgewicht unter 1500 g [346].

Cave ⚠

Die aufeinanderfolgende oder gleichzeitige Anwendung von PVP-Jod (Braunol/Braunoderm) und Octenidin (Octenisept/Octeniderm) sollte wegen **Unverträglichkeit** der Produkte unterbleiben. Die Präparate dürfen daher **nicht gleichzeitig** oder zeitnah auf die Wunde oder ein Hautareal aufgebracht werden. Bei gleichzeitiger Anwendung von Octendin und Antiseptika auf PVP-Jod-Basis werden starke braune bis violette Hautverfärbungen beobachtet. Durch chemische Reaktionen der beiden Substanzen kann es zur Inaktivierung bzw. Wirkverlust der Desinfektionsmittel im betroffenen Hautareal kommen.

Da für die routinemäßigen Verbandswechsel ein octenidinhaltiges Desinfektionsmittel empfohlen wird, ist zur Vermeidung von Komplikationen bei der Erstanlage auf PVP-Jod zu verzichten bzw. muss explizit beachtet werden, dass im Falle einer Verwendung von PVP-Jod bei Katheteranlage, beim ersten Verbandwechsel das jodhaltige Desinfektionsmittel zwingend abgewaschen/entfernt werden muss!

Außer dem fehlenden Farbindexeffekt (als Vorteil des PVP-Jods) hat Octenidin einige infektionspräventive Vorteile bei der Anlage von **Gefäßkathetern** gegenüber dem PVP-Jod (bessere Remanz, schnellerer Wirkungseintritt insbesondere im Halsbereich). Aus den vorgenannten Gründen ist auch im OP die Desinfektion zur Katheteranlage mit Alkohol und Octenidin (z. B. Octeniderm) zu favorisieren.

Merke M!

Um Feuchtlachen und die dadurch möglicherweise entstehende Verbrennungsgefahr zu vermeiden, empfiehlt es sich, im OP die Sprühdesinfektion der Wischdesinfektion vorzuziehen. Gleichzeitig ist genügend aufsaugfähiges Material zum Schutz des Patienten entsprechend zu positionieren. Durch die Sprühdesinfektion ist auch eine Verwechslung mit Infusionen ausgeschlossen.

► **Ausnahme.** Im pädiatrischen Bereich ist die Wischdesinfektion der Sprühdesinfektion vorzuziehen, um potenzielle Auskühleffekte beim Kind zu minimieren (größere Sprühfläche und größere Verdunstungsoberfläche im Sprühnebel).

Octenidin ist in der Herstellung nicht färbbar. Octenidin (Octenisept) ohne Beigabe von Alkohol ist für die Hautdesinfektion vor Katheteranlage nicht zugelassen und nur in Ausnahmefällen geeignet (z. B. Neonaten).

Eine Desinfektion von tiefen Wundflächen ist zu vermeiden, da unter Behandlung von Octenidin in tiefen Wundcavitäten Ödeme und Gewebeschädigungen (Nekrosen) beschrieben worden sind.

6.6.5 Durchführung der Anlage

- Streng aseptische Anlage
- kein routinemäßiger Wechsel von intravasalen Kathetern
- tägliche Indikationsprüfung aller Katheter und Dokumentation

► **Standards der Intensivstationen**

- ZVK-Anlage ITS
- Arterielle Kanülierung ITS
- Pulmonaliskatheteranlage ITS

► **Standards der Anästhesie**

- Arterielle Katheter
- Zentrale Venenkatheter
- Pulmonalarterienkatheter

6.6.6 Bevorzugte Punktionsorte

Rangfolge aus **hygienischer Sicht**:
- V. subclavia
- V. jugularis
- V. femoralis

Als **medizinischer Standard** gilt folgende Rangfolge:
- V. jugularis
- V. subclavia
- V. femoralis

Die Wahl des Zugangsortes ist medizinisch abzuwägen. Insgesamt gilt: Der beste Zugangsweg ist der einfachste und risikoärmste Weg. Dabei spielen Ausbildung und Patientenanatomie eine maßgebliche Rolle. Häufigster Punktionsweg ist die rechte V. jugularis interna (ca. 70 %), die als risikoarm gilt. Aus infektionsprophylaktischen Gründen wird allerdings die Anlage über die V. subclavia empfohlen. Die ultraschallgestützte Punktion („on-line-punction") stellt bei entsprechender Ausbildung ein sicheres Verfahren dar, das sowohl katheterassoziierte Komplikationsraten (Infektion, Thrombose, Blutung) als auch Fehlpunktionen deutlich minimiert [350].

Merke **M!**

Bei kardiochirurgischen Eingriffen ist der Punktionsort 1. Wahl immer der Zugang über die V. jugularis, da nach Fehlpunktion der V. subclavia das Blutungsrisiko unter vollständiger Antikoagulation an der HLM nicht kalkulierbar ist.

6.6.7 Verband

- Erstverband erfolgt durch den punktierenden Arzt.
- Der Erstverband muss ein Gazeverband sein und wird spätestens nach **48 h** erstmals erneuert!

Verbandswechsel und Pflege der Insertionsstelle

Ein Verbandswechsel ist immer dann notwendig, wenn der Verband seine Schutzfunktion nicht mehr erfüllt. Dies ist der Fall bei Durchfeuchtung, Ablösung, Verschmutzung, Schmerz bei Palpation oder bei Infektionsverdacht.

Keine Applikation von Salben auf die Einstichstelle.

► **Transparenter Folienverband (z. B. Tegaderm)**
- Tägliche Inspektion von Verbänden und Einstichstelle.
- Routinemäßiger Wechsel von Transparentverbänden spätestens nach **7 Tagen** und Dokumentation.

► **Gazeverband (Mullkompresse + Klebevlies)**
- Tägliche Palpation der Einstichstelle durch den intakten Verband bei auskunftsfähigen Patienten und unverzüglicher Verbandwechsel mit kritischer Inspektion der Einstichstelle bei Zeichen einer lokalen Infektion (Schmerzen/Abwehrspannung).
- Routinemäßiger Wechsel von Gazeverbänden spätestens nach **48 h** und Dokumentation.
- Täglicher Verbandwechsel bei eingeschränkter Kooperation und nicht auskunftsfähigen Patienten.

► **Verwendung infektionspräventiver Pads (z. B. Tegaderm CHG auf Chlorhexidin-Basis)**
- Verwendung bei allen schwerkranken und besonders infektionsgefährdeten Intensivpatienten.
- Ausschließlich für zentrale Katheter verwenden.
- Empfehlung als Standard
  - für alle femoralen Katheter (**Cave:** Enterokokken-Infektionen)
  - für Patienten mit erhöhtem Risiko für katheterassoziierte Infektionen (z. B. immuninkompetente Patienten)
  - für ECMO-/ECLA-Kanülen
- Wechsel nach Herstellerangaben und Dokumentation.
- Vorteile:
  - Verband kann bis zu 7 Tage belassen werden, dadurch weniger Manipulation an der Wunde erforderlich, dadurch geringere Kontaminationsgefahr
  - effektiver Infektions- und Hautschutz
  - die höheren Kosten amortisieren sich durch die möglicherweise erfolgreiche Prävention katheterassoziierter Infektionen und dadurch entstehende hohe Folgekosten

Cave ⚠

In einzelnen Fällen sind durch die lokale Anwendung von Chlorhexidin schwere Fälle von Kontaktdermatitis beschrieben worden. Daher sollte die Anwendung bei Patienten mit schweren Hautschäden vermieden werden [347].

Durchführung des Verbandwechsels

- hygienische Händedesinfektion
- Anlegen von keimarmen Handschuhen (Eigenschutz)
- Entfernung des alten Verbandes
- Ablegen der Handschuhe
- hygienische Händedesinfektion
- Anlegen von keimarmen Handschuhen (Eigenschutz)
- Kontrolle der Einstichstelle auf Infektionszeichen

6

- Kontakt der Einstichstelle mit den Händen vermeiden
- Desinfektion der Einstichstelle bevorzugt mit Octenisept, alternativ Braunol
- ggf. Hautschutz (z. B. Cavilon) verwenden (bei Benutzung Einstichstelle aussparen)
- Auflegen eines neuen sterilen Verbandes (Folienverband oder Gaze)
- sterile Auflagefläche dabei nicht mit den Händen berühren
- hygienische Händedesinfektion

6.6.8 Infektionszeichen

Bei folgenden Anzeichen ist immer eine Arztkonsultation sowie die Dokumentation erforderlich:

- Druckschmerz (Palpation)
- Rötung
- Schwellung
- Fieber unklarer Ursache
- Sepsiszeichen

Merke M!

Bei Zeichen einer potenziellen Katheterinfektion muss der Katheter entfernt werden.

Nach den internen SOP (Antibiotika ITS) gilt:

- Verdacht auf oder bestätigte Infektion der Austrittsstelle (z. B. bei Rötung, Schwellung, Druckschmerz): keine antibiotische Therapie, Katheter entfernen und Neuanlage an anderer Stelle, wenn erforderlich.
- Verdacht auf oder bestätigte katheterassoziierte Infektion (z. B. bei systemischen Infektzeichen ohne andere Ursache, Eiter aus Kathetereinstichstelle, identischer Erregernachweis aus Katheter und peripher entnommener Blutkultur): Katheter entfernen, Neuanlage wenn erforderlich an anderer Stelle. Intiale Kombinationstherapie bis zur Ermittlung des Erregers, jedoch Reevaluation der initialen Therapie nach spätestens 48 h.

Tab. 6.1 Bestückung nach Neuanlage eines intravasalen Katheters bei Verdacht auf Kathetersepsis.

Wechseln	ZVK	Picco	PAK	Arterie
Drucksystem	X	X	X	X
alle Zuleitungen	X		X	
alle Lösungen	X		X	

Bei einem Wechsel aus technischen Gründen (z. B. arterielle Messung nicht mehr korrekt) muss kein Systemwechsel erfolgen.

6.6.9 Handling

Wenn eine Verschmutzung des Katheters (ZVK + Konnektionsstellen) beispielsweise mit Speichel, Sekreten, Exkrementen, langen Haaren… zu erwarten ist, sollte dieser durch ein geeignetes steriles wasserundurchlässiges Umschlagtuch geschützt werden (keine Wäsche verwenden).

► **Manipulation an Zuleitungen/Konnektionsstellen**

- hygienische Händedesinfektion
- Desinfektion immer mit einem alkoholischen Desinfektionsmittel, z. B. Softasept
- Stöpsel immer neu und steril, niemals den Katheter offen lassen!

► **Nicht benutzte Schenkel**

- mit NaCl 0,9 % spülen + zustöpseln oder kontinuierlich spülen
- kein Bolusspülen, häufiges Diskonnektieren ist zu vermeiden

Zur Verwendung von Hahnenbänken, Mehrwegehähnen (Discofix) oder Mehrfachverteilern gibt es keine Empfehlung. Dieses Zubehör kann gleichwertig verwendet werden, muss aber bei jedem Infusionssystemwechsel mit gewechselt werden.

6.6.10 Desinfektionsmittel

► **Hautdesinfektion zur Anlage**

- 1.Wahl: Octeniderm (Octenidin – Alkohol)
- Alternative: Braunoderm (PVP Jod – Alkohol)

► **Einstichstelle beim Verbandwechsel**

- 1. Wahl: Octenisept (Octenidin)
- Alternative: Braunol (PVP-Jod) (wenn Octenidin ungeeignet ist)

► **Konnektionsstellen, Ampullen, Infusionsflaschen, Gummimembranen etc.**

- 1. Wahl: Softasept N (Alkohol) oder Isopropanol 70 % sterilfiltr. (Alkohol)
- Alternative: Octenisept (wenn Alkohol ungeeignet ist)

Zur Desinfektion der Medikamentenhübe (Drei-Wege-Hähne, Zuspritzports usw.) ist weiterhin ein Desinfektionsmittel auf alkoholischer Basis zu verwenden (HICPAC Guidelines).

6.6.11 Entfernen von Kathetern

- hygienische Händedesinfektion
- Anlegen von keimarmen Handschuhen (Eigenschutz)
- Entfernung des alten Verbandes
- Ablegen der Handschuhe
- hygienische Händedesinfektion
- Anlegen von keimarmen Handschuhen (Eigenschutz)
- Kontakt der Einstichstelle mit den Händen vermeiden
- Desinfektion der Einstichstelle
- Faden entfernen
- Katheter ziehen
- Blutung stoppen
- Auflegen eines neuen sterilen Verbandes
- sterile Auflagefläche dabei nicht mit den Händen berühren
- Handschuhe ablegen
- hygienische Händedesinfektion

Merke **M!**

Keine routinemäßige mikrobiologische Untersuchung von Katheterspitzen. Alle Katheter sind kontaminiert. Nur bei speziellen Fragestellungen und durch ausdrückliche ärztliche Anordnung.

6.6.12 Allgemeine Wechselintervalle

Der Hygieneleitfaden der Krankenhaushygiene ist der verbindliche Standard. Die hier aufgeführten Wechselintervalle sind an den Hygieneleitfaden angelehnt. Im Leitfaden finden Sie genauere Informationen zur Durchführung, weitere Hinweise zur Beachtung und Antworten auf spezielle Fragestellungen.

In der hier vorliegenden Übersicht werden nur die Routinewechsel in Form von Zeitangaben und Kurzinfos dargestellt.

Die Einhaltung der Wechselintervalle ist durch geeignete standardisierte und nachhaltige Dokumentationsmaßnahmen sicherzustellen!

Beatmung ITS

- Beatmungsgeräte
  - tägliche Flächendesinfektion
  - bei jedem Patientenwechsel desinfizierende Geräteaufbereitung und Wechsel aller beweglichen und kontaminierten Teile wie Flowsensor, Exspirationsventil, Schlauchsystem etc etc.
- Schlauchsystem
  - kein routinemäßiger Wechsel, Wechsel nur bei sichtbarer Verschmutzung oder Kontamination
- Tubusverlängerung (Gänsegurgel) und Adapter für Dosieraerosole
  - Kein routinemäßiger Wechsel, Wechsel nur bei sichtbarer Verschmutzung oder Kontamination
- HME-Filter (hydrophob z. B. PALL Ultipor BB100P)
  - nach 48 h
  - bei Medikamentenverneblung nach 24 h
- Inlinevernebler (z. B. Aeroneb Pro/Solo)
  - nach 24 h
- HF-CPAP
  - nach 7 Tagen, bei Pausen keimarm abdecken
- N-/T-Interface
  - nach 7 Tagen
  - bei Pausen keimarm abdecken
- Aktive Atemgasbefeuchtung
  - Fisher + Paykel alle 7 Tage (Grund: Sicherheitshinweis)
- Flowsensoren
  - bei jedem Patientenwechsel, Einwegprodukt verwerfen, Mehrwegprodukt nach Herstellerangaben aufbereiten
- Exspirationsventil
  - bei jedem Patientenwechsel, Einwegprodukt verwerfen, Mehrwegprodukt nach Herstellerangaben aufbereiten
- Exspirationskassette Servo I
  - nach 4 Wochen, wenn ein geeigneter Geräteschutzbzw. Bakterienfilter genutzt wird, diesen alle 24 h wechseln
- Geräteschutzfilter (bei aktiver Atemgasbefeuchtung):
  - täglich oder nach Herstellerangaben

Beatmung PACU und postoperative Kurzzeitbeatmung bis zu 24 h

- Schlauchsystem + HME (hydrophob):
  - bei jedem Patientenwechsel (Schlauch + HME)

Beatmung ANÄ/OP

- Narkoseschlauchsystem + HME (hydrophob):
  - nach 24 h oder bei Kontamination
  - HME nach jedem Patienten

Transportbeatmung (Oxylog, Transport-Evita u. a.)

- Schlauchsystem + HME (hydrophob):
  - HME nach jedem Patienten
  - Schlauchsystem nach 24 h oder bei Kontamination
- Exspirationsventil Transport Evita
  - nach 4 Wochen, wenn ein geeigneter Geräteschutzoder Bakterienfilter genutzt wird, diesen alle 24 h wechseln

- Exspirationskassette Servo I
  - nach 4 Wochen, wenn ein geeigneter Geräteschutz- oder Bakterienfilter genutzt wird, diesen alle 24 h wechseln

Notfallbeatmung

- Ambubeutel ohne HME (hydrophob):
  - unmittelbar nach jedem patientenbezogenen Einsatz
  - bei jedem Patientenwechsel
- Ambubeutel + HME (hydrophob):
  - spätestens 7 Tage nach dem ersten patientenbezogenen Einsatz
  - bei jedem Patientenwechsel
- Kontaminationsgeschützte Aufbewahrung
  - in einem geschlossenen Plastikpack bis zur ersten Benutzung
  - wenn keine Nutzung auch über mehrere Patienten hinweg
  - Wechsel bei Kontamination, ansonsten siehe oben

Bronchialabsaugung

- Einmalabsaugbeutel
  - Wechsel wenn voll, spätestens jedoch 5 Tage nach der ersten Nutzung (OP + ITS)
  - bei jedem Patientenwechsel (nur ITS)
- Absaugschlauch + Fingertip
  - nach 24 h bzw. 1 × täglich und bei jedem Patientenwechsel (nur ITS)
  - OP am OP-Tag-Ende, nach infektiösen Patienten sofort
- Wasser für Spülzwecke
  - nach 24 h bzw. 1 × täglich, wenn steriles Aquadest verwendet wird, bei Leitungswasser nach 8 h
  - bei jedem Patientenwechsel, OP am OP-Tag-Ende, nach infektiösen Patienten sofort
- Offene Absaugung
  - einmalige Benutzung steriler Einwegkatheter, sterile Handschuhe verwenden
  - offene oder geschlossene Absaugung ist nach hygienischer Bewertung gleichwertig
- Geschlossene Absaugung
  - nach Herstellerangaben, 48 oder 72 h
  - offene oder geschlossene Absaugung ist nach hygienischer Bewertung gleichwertig
  - bei infektiösen Patienten ist die geschlossene Absaugung zu bevorzugen
- Subglottische Absaugung
  - Wechsel, wenn voll oder bei Beatmungssystemwechsel

O_2-Insufflation

- Nasensonden/Masken
  - Wechsel bei Kontamination/Verschmutzung, spätestens jedoch nach 7 Tagen
- Eine Patienten-ferne Befeuchtung ohne Erwärmung bietet keine Vorteil bzgl. der mukoziliäre Clearance. Sofern eine Befeuchtung für notwendig erachtet wird, ist eine aktive Befeuchtung und Applikation über ein nasales Interface zu wählen.

Infusionen, Transfusionen, Injektionen, Drainagen, Ernährung, Katheter, Sonden, Drainagesysteme

- Kein routinemäßiger Wechsel
- ZVK/Arterie/Verweilkanülen
  - kein routinemäßiger Wechsel
- Drucksystem
  - nach 96 h
  - nach ZVK-/Katheterneuanlage wegen Verdachts einer Kathetersepsis
  - Spülbeutelwechsel erfordert keinen Systemwechsel
  - so wenige Manipulationen wie möglich
- EK, FFP, TK
  - es gelten die Vorschriften der Transfusionsordnung
  - Transfusionssystem bis 6 h/max. 4 Konserven pro System

► Infusionssysteme bei kontinuierlicher Infusion

- Wässrige Lösungen
  - nach 96 h
- Lipidhaltige Lösungen
  - nach 24 h
- Propofol
  - nach 12 h
- Mehrwegehähne, Verteiler, Hahnenbank
  - immer mit wechseln, wenn Infusionssystem gewechselt wird
  - Unterbrechungen (z. B. wegen CT-Transport, Untersuchung, OP etc.): wenn Konnektionsstellen sofort steril verschlossen + verpackt wurden, darf wieder angeschlossen werden, keine Zeitvorgabe
  - Wechsel aller Zuleitungen: nach ZVK-/Katheterneuanlage wegen Verdachts einer Kathetersepsis
- Spritzenpumpespritzen (einzeln)
  - nach Herstellerangaben der pharmazeutischen Unternehmen und/oder stations-/bereichsspezifischen Vorgaben bzw. Medikamentenlisten
- Infusions- und Injektionslösungen
  - max. 1 h vor der Applikation richten
  - Einzeldosenbehältnisse verwerfen

- System zur Kurzinfusion
  - dürfen unmittelbar umgesteckt werden
  - nach Pausen und diskontinuierlichen Infusionen sollten immer neue Überleitungssysteme verwendet werden
- Blasenkatheter
  - Silikon: kein routinemäßiger Wechsel
  - Latex: nach 5 Tagen
- Geschlossenes Urinsystem
  - kein routinemäßiger Wechsel, Wechsel nur bei sichtbarer Verschmutzung oder Kontamination und bei Katheterneuanlage
- Magen-/Duodenalsonden
  - kein routinemäßiger Wechsel
  - Ernährungssysteme nach 24 h

Sonstige

- Legionellenfilter
  - nach 31 Tagen
- AnaConDa
  - Kohlefilter nach 24 h
- Ventrikeldrainagesystem
  - kein routinemäßiger Wechsel
- Blasendruckmessung
  - Drucksystem nach 96 h (bei kontinuierlicher Verbindung), ansonsten nach 24 h
- Eco Wipes Vliestuchspender
  - Lösung alle 28 Tage erneuern

6.6.13 Schulung

Es sollen regelmäßige Schulungen durchgeführt werden.

6.7 Literatur

[340] CDC HICPAC-Guidelines: https://www.cdc.gov/infectioncontrol/guidelines/index.html

[341] Desinfektionsplan, Institut für Hygiene und Umweltmedizin der Charité: https://hygiene.charite.de/

[342] Dettenkofer M. Aktuelle Prävention von Infektionen durch zentralvenöse Katheter. Plexus 2011; 01

[343] K. Kerwat, S. Schulz-Stübner, T. Steinfeldt et al. S1 Leitlinie Hygieneempfehlungen für die Regionalanästhesie – Überarbeitete Handlungsempfehlung des AK Regionalanästhesie der Deutschen Gesellschaft für Anästhesiologie (DGAI) („Die 10 Gebote"). AWMF-Register Nr. 001/014

[344] Empfehlungen des Center for Disease Control and Prevention: https://www.cdc.gov/other/languages/deu/

[345] Kommission für Krankenhaushygiene und Infektionsprävention beim Robert Koch-Institut. Empfehlung der Kommission für Krankenhaushygiene und Infektionsprävention beim Robert Koch-Institut (RKI). Prävention gefäßkatheterassoziierter Infektionen. Bundesgesundheitsbl – Gesundheitsforsch – Gesundheitsschutz 2002; 45: 907–24

[346] Kommission für Krankenhaushygiene und Infektionsprävention beim Robert Koch-Institut. Mitteilung der Kommission für Krankenhaushygiene und Infektionsprävention beim Robert Koch-Institut. Empfehlung zur Prävention nosokomialer Infektionen bei neonatologischen Intensivpflegepatienten mit einem Geburtsgewicht unter 1500 g. Bundesgesundheitsbl – Gesundheitsforsch – Gesundheitsschutz 2007; 50: 1265–303

[347] Krautheim AB, Jermann THM, Bircher AJ. Chlorhexidine anaphylaxis: case report and review of the literature. Contact Dermatitis 2004; 50 (3): 113–6

[348] Morin AM, Kerwat KM, Büttner J et al. DGA Info Hygieneempfehlungen für die Anlage und weiterführende Versorgung von Regionalanästhesieverfahren – „15 Gebote" des Wissenschaftlichen Arbeitskreises Regionalanästhesie – Verbandsmitteilung. Anaesthesiol Intensivmed 2006; 47: 372–79

[349] Schummer W, Schummer C. Jeder ZVK ein Infektionsrisiko? Healthcare J 2009; 03

[350] Timsit J-F, Dubois Y, Minet C et al. New materials and devices for preventing catheter-ralated infections. Ann Intensive Care 2011; 1: 34

[351] Wendt C. Compliance in der Umsetzung von Hygienerichtlinien. Bundesgesundheitsbl – Gesundheitsforsch – Gesundheitsschutz 2004; 47: 329–33

I

7 Allgemeinchirurgie

7.1 Laparoskopische Eingriffe in der Abdominalchirurgie

A. Bloch, D. Jörres, R. Kuhly, A. Müller, D. Schwaiberger

► **Dauer.** Appendektomie (30–60 min), Cholezystektomie (40–120 min), Leistenhernien (45–90 min pro Seite), PD-Katheterimplantation (30 min), PD-Katheterexplantation (15 min), laparoskopisch assistierte RITA (30–60 min), laporsokopische Fundoplicatio (180 min), laparoskopische Sigmaresektion (180 min).

► **Eingriffe.** Appendektomie, Cholezystektomie, Leistenhernien, diagnostische Laparoskopie, laparoskopische Katheterimplantation/-explantation, laparoskopische assistiert Radioinduktionsthermoablation (RITA), laparoskopische Fundoplicatio, laparoskopische Sigmaresektion, laparoskopische Proktokolektomie, laparoskopische IPOM (laparoskopisches intraperitoneales Onlay-Mesh), laparoskopische Adrenalektomie (bei Adenomen der Nebenniere oder bei Phäochromozytom), laparoskopischer Magenbypass.

7.1.1 Prämedikation

- Prämedikation nach SOP Präoperative Visite (Kap. 1.1).
- Bei lap. Proktokolektomie, lap, Sigmaresektion und ggf. lap. Adrenalektomie sowie bei sehr großen Narbenhernien (lap. IPOM) immer PDK-Anlage.

7.1.2 Blut- und Transfusionsbedarf

In der Regel kein Transfusionsbedarf.

7.1.3 Besonderheiten

Merke M!

Ein erhöhter intrazerebraler Druck ist eine absolute Kontraindikation für Laparoskopie, eine Schwangerschaft jedoch nicht.

Eine tiefe Narkose/Relaxierung vor Anlage des Pneumoperitoneums ist wichtig, da diese Phase der OP mit dem höchsten Risiko einer Darm- oder Gefäßperforation verbunden ist.

Die Anlage des Pneumoperitoneum kann ein starker Schmerzreiz sein, der nach Beendigung der OP plötzlich wegfällt. Deshalb ist initial eine großzügige Analgesie zu bevorzugen und zum Ende eine zurückhaltende Opiatgabe, um keinen relativen Opiatüberhang nach Wegfall dieses Schmerzreizes zu erzeugen.

Anästhesiologische Kriterien, die ein Umsteigen auf ein **offenes chirurgisches Vorgehen** sinnvoll erscheinen lassen, sind:

- Eine auch nach optimierter Beatmung zunehmende CO_2-Retention gemessen durch $etCO_2$ (Gefahr der Azidose, pulmonalen Hypertonie mit Rechtsherzbelastung und peripherer Vasodilatation)
- Eine anhaltende und therapierefraktäre hämodynamische Instabilität.

Bei Trokarwechsel und Undichtigkeiten im Bereich der Eintrittsstellen bildet sich gelegentlich ein ausgeprägtes **Hautemphysem**. Hierüber kommt es zur CO_2-Resorption, die nur schwer respiratorisch kompensiert werden kann und ein Grund für eine anhaltende $etCO_2$-Retention mit konsekutiver Azidose sein kann.

CO_2-Gasembolie: Plötzliche hämodynamische Instabilität und begleitend ausgeprägter Abfall des $etCO_2$. Sofortige Information an Operateur und Hilfe herbeirufen. Beenden des Pneumoperitoneums, Trendelenburg-Lagerung, ggf. Anlage eines ZVK zur Aspiration der intrakardialen Luftblase und Umstieg auf offenes Operationsverfahren.

Patienten mit **Adipositas**: Höhere Beatmungsdrucke durch erhöhten abdominellen Druck, eingeschränkte Vitalkapazität durch Trendelenburg Lagerung (v. a. bei Appendektomie). Insgesamt scheinen jedoch gerade Adipöse v. a. in der postoperativen Phase von der Laparoskopie zu profitieren. Beatmungsparameter entsprechend mit ausreichend hohem PEEP wählen (druckkontrollierte Beatmung).

Endobronchiale Lage des Tubus nach Anlegen des Pneumoperitoneums/Lagerung möglich: daher Auskultation beider Lungen.

Bei laparoskopischer Peritonealdialyse-Katheter Im- oder Explantation, ggf. präaoperative Shaldon-Katheteranlage in Absprache mit den behandelnden Internisten.

7.1.4 Checkliste – Vorbereitungen im OP

► **Atemwege**

- Endotrachealtubus (mit Murphyauge) ID 7,5–8,0 mm

► **Anästhesieverfahren**

- balancierte Anästhesie, alternativ TIVA bei lap. Sigma-OP und lap. Proktokolektomie

- Kombinationsnarkose mit PDK-Anlage bei lap. Proktokolektomie, lap, Sigmaresektion, sowie bei großen Narbenhernien (lap. IPOM)

► **Zugänge**
- 1–2 periphere Venenzugänge (18 G)
- Magensonde
- ggf. invasive Blutdruckmessung (bei hormonell aktivem Phäochromozytom immer invasive RR-Messung)
- ggf. ZVK (immer bei Phäochromozytom)

► **Medikamente und Volumen**
- Infusion
  - Vollelektrolytlösung 1000 ml
  - Gelafundin 500 ml
- Spritzenpumpe (bei TIVA)
  - Propofol 2 %
  - Remifentanil 1 mg/50 ml
- Medikamente
  - Fentanyl 0,5 mg/10 ml
  - Thiopental 250 mg/20 ml
  - Rocuronium 50 mg/10 ml, ggf. Cis-Atracurium 10 mg/10 ml
  - Desfluran-Verdampfer, ansonsten TIVA
  - NaCl 0,9 % 10 ml
  - Theodrenalin/Cafedrin 200 mg/10 ml
  - Metamizol 1–1,5 g/100 ml
  - Cefuroxim 1,5 g
  - Metronidazol 0,5 g
  - ggf. Dexamethason 4 mg und ein weiteres Antiemetikum (z. B. 4 mg Ondansetron)

► **Materialvorbereitung**
- Endotrachealtubus (Murphy) 7,5–8,0 mm
- 2 periphervenöse Zugänge
- Magensonde mit Mandrin oder starre Magensonde ohne Mandrin, bei lap. Fundoplicatio unter chirurgischer Sicht
- Verlängerungen der Infusionen mit Drei-Wege-Hähnen zum Zuspritzen bei Anlagerung der Arme
- Relaxometer, Cuffdruck-Messgerät
- Blasenkatheter und Temperatursonde bei längeren Eingriffen (immer bei lap. IPOM, lap. Sigma, lap. Proktokolektomie, lap. Adrenalektomie)
- bei kardialen Risikopatienten: arterielle Blutdruckmessung und 5-Kanal-EKG
- Patienten mit Phäochromozytom erhalten immer eine invasive Blutdruckmessung und einen ZVK

7.1.5 Monitoring

► **Basismonitoring und Monitoring Allgemeinanästhesie**
- EKG
- Pulsoxymetrie
- nichtinvasive Blutdruckmessung (oszillotonometrisch)
- Kapnometrie/-grafie
- Monitoring der inspiratorischen O_2-Konzentration
- in- und exspiratorische Messung der Inhalationsanästhetikakonzentration
- Volumetrie der Atemgase
- Atemwegsdruck mit Diskonnektionsalarm
- kontinuierliche quantitative Relaxometrie
- kontinuierliche Cuffdruckmesung
- bei langen Eingriffen Blasenkatheter und Temperatursonde
- bei kardialen Risikopatienten arterielle Blutdruckmessung + 5-Kanal-EKG mit ST-Analyse
- bei Phäochromozytom: arterielle Kanüle und ZVK

7.1.6 Narkoseeinleitung

- Patientenidentifikation, OP-Checkliste prüfen
- Anschluss des Monitorings
- periphervenöser Zugang
- Infusionsbeginn
- perioperative Antibiotikaprophylaxe, soweit indiziert

► **Einleitung**
- präoxygenieren
- Fentanyl 0,1–0,2 mg alternativ Remifentanyl 20 µg/ml
- Thiopental 3–5 mg/kgKG alternativ Propofol 2–3 mg/kgKG
- Rocuronium 0,6 mg/kgKG, ggf. Cis-Atracurium 0,1 mg/kgKG
- Intubation und Auskultation
- Einführen der Magensonde, auskultatorische Kontrolle und Absaugen des Mageninhaltes

Merke M!

Laparoskopische Peritonealdialyse-Katheter-Anlage: aktuelle BGA vor Einleitung, bei hohem Kaliumspiegel 500 ml NaCl 0,9 % als Infusionslösung, auf Trinkmengenbeschränkung achten.

I

7.1.7 Lagerung

- Rückenlagerung; Beingurte und Armbefestigung müssen gut festgemacht werden, da die Position des Operationstischs regelmäßig geändert wird. Intraoperativ sollte die korrekte Lagerung regelmäßig kontrolliert werden.
- Cholezystektomie: beide Arme angelagert.
- Appendektomie, lap. IPOM, lap. Sigma und Proktokolektomie: beide Arme angelagert.
- Leistenhernien-OPs: beide Arme angelagert.
- Lap. Adrenalektomie: Seitenlagerung.

Cave ⚠

Bei laparoskopischer Sigmaresektion und laparoskopischer Proktokolektomie immer auf das Anbringen von Seiten- und Schulterstützen achten, da häufig extreme Kopftief- und Seitenlagerung erforderlich wird. Außerdem liegen diese Patienten in Steinschnittlage und bieten kaum Oberfläche zum Wärmen → bitte beide Beine vor dem sterilen Abdecken mit Wärmedecken umwickeln.

7.1.8 Narkoseführung

- Balancierte Anästhesie mit Desfluran in O_2-Luft-Gemisch und Fentanyl als Low-Flow-Anästhesie.
- PDA: Stammlösung (Ropivacain 0,2 % mit Sufentanil 1 µg/ml) 6–8 ml Bolus, dann kontinuierliche Laufrate 6–8 ml/h.
- Bei ausgeprägtem PONV: TIVA mit Propofol (6–8 mg/kgKG/h), Remifentanil (0,1 µg/kgKG/min).
- Beatmung: F_iO_2: 0,3–0,5, $etCO_2$: 35–45 mmHg (< 60 mmHg) PEEP 5 cmH_2O

Nach Anlage des Pneumoperitoneums herrscht ein intraabdomineller Duck (IAP) bis 14 mmHg, zu sehen auf dem Monitor des Laparoskopieturmes, ab 14 mmHg ist eine Kompression der V. cava möglich.

In der Regel ist unter volumenkontrollierter Beatmung eine deutliche Erhöhung des maximalen Atemwegsdruckes (PIP) zu verzeichnen. Eine drucklimitierte Beatmung ist aufgrund des geringeren resultierenden PIP zu bevorzugen. Atemminutenvolumen (AMV) bei Anlage des Pneumoperitoneums erhöhen, um CO_2-Resorption zu kompensieren. Nach Aufheben des Kapnoperitoneums kommt es durch den verbesserten venösen Rückstrom und durch die verbesserte Compliance zu einer normalisierten CO_2-Elimination, weshalb die Beatmung erneut adaptiert werden muss.

Relaxierung: Nach Einleitung Anlage einer quantitativen Relaxometrie, vor Schnitt ausreichende Relaxierung anstreben (TOF 1–2/4). Zur Naht der Faszie ist eine ausreichend tiefe Narkose gegebenenfalls mit Relaxierung notwendig. Eine gute Relaxierung kann auch helfen den intraabdominellen Druck, der notwendig ist, um eine gute Sicht auf das OP-Feld zu erlangen, zu reduzieren.

Vor Ausleitung: Entfernen der Magensonde.

7.1.9 Postoperatives Management

- Überwachung im **Aufwachraum** mit **Basismonitoring**
- Delir-Sreening mittels Nu-Desc
- **Analgesie** mit Nichtopioid-Anlagetikum und Piritramid bei Bedarf 0,05– 0,1 mg/kgKG
- PDA: Ropivacain 0,2 % mit Sufentanil 1 µg/ml, kontinuierliche Laufrate 6–8 ml/h
- Patienten mit Phäochromozytom sind präoperativ meistens mit alpha-Blockern eingestellt und können postoperativ schwer beherrschbare Hypotonien zeigen
- bei hohem Thromboserisiko intraoperative Thromboseprophylaxe mit Unterschenkelkompressionsmanschetten weiterführen
- PONV-Prophylaxe und -Therapie erfolgt risikoadaptiert, siehe SOP PONV-Prophylaxe bei Jugendlichen und Erwachsenen (Kap. 2.21)

7.2 Gastrektomie

A. Bloch, D. Jörres, R. Kuhly, D. Schwaiberger

▸ **Dauer.** Zirka 3 h

7.2.1 Prämedikation

- Prämedikation nach SOP Präoperative Visite (Kap. 1.1).
- PONV-Score erheben (Kap. 2.21).
- Anamnese bezüglich Magenausgangstenose, Erbrechen, Elektrolytentgleisung erheben.
- Midazolam p. o.; ggf. Aspirationsprophylaxe mit Cimetidin und Metoclopramid.
- Aufklärung: Anlage Periduralkatheter, zentraler Venenkatheter.

7.2.2 Blut- und Transfusionsbedarf

Nur Blutgruppenbestimmung.

7.2.3 Besonderheiten

Hypotonie bei Normovolämie und PDA mit Sympathikolyse mit Noradrenalin therapieren.

7.2.4 Checkliste – Vorbereitungen im OP

► **Atemwege**
- Endotrachealtubus ID 7,5–8,0 mm

► **Anästhesieverfahren**
- kombinierte Anästhesie
- thorakaler PDK Th 6/7 bis Th 8/9

► **Zugänge**
- 1–2 großlumige periphere Venenzugänge
- 3-Lumen-ZVK
- Dauerkatheter
- weiche Magensonde/Ernährungssonde
- ggf. Arterie bei strenger Indikationsstellung

► **Medikamente und Volumen**
- Infusion
  - Vollelektrolytlösung 1000 ml
  - Gelafundin 500 ml
- Spritzenpumpe
  - 200 ml Ropivacain 0,2 % mit Sufentanil 1 µg/ml (Beutel für PCEA-Pumpe)
- Medikamente
  - Fentanyl 0,5 mg/10 ml
  - Thiopental 250 mg/20 ml
  - Rocuronium 50 mg/10 ml
  - Succinylcholin 100 mg/5 ml
  - Theoadrenalin/Cafedrin 200 mg/10 ml
  - Desfluran-Verdampfer
  - Metamizol 1–1,5 g/50 ml
  - 2 × Cefuroxim 1,5 g
  - 2 × Metronidazol 0,5 g

► **Materialvorbereitung**
- 2 periphere Venenzugänge 16/18G
- Magill-Tubus ID 7,5–8,0 mm
- Cuffdruckmesser
- 3-Lumen-ZVK
- Magensonde
- Ernährungssonde
- Dauerkatheter 12–14 Ch

7.2.5 Monitoring

► **Basismonitoring und Monitoring Allgemeinanästhesie**
- EKG
- Pulsoxymetrie
- nichtinvasive Blutdruckmessung (oszillotonometrisch)
- Kapnometrie/-grafie
- Monitoring der inspiratorischen O_2-Konzentration
- in- und exspiratorische Messung der Inhalationsanästhetikakonzentration
- Volumetrie der Atemgase
- Atemwegsdruck mit Diskonnektionsalarm
- ZVD
- Diurese
- Temperatur
- Cuffdruck
- Relaxometrie
- invasive Blutdruckmessung nur bei strenger Indikationsstellung
- BGA

7.2.6 Narkoseeinleitung

- Anschluss des Monitorings und periphervenöser Zugang am Arm
- Infusionsbeginn
- perioperative Antibiotikaprophylaxe
- Fentanyl 1–2 µg/kgKG
- Thiopental 3–5 mg/kgKG Bolus, evtl. Etomidate 0,15–0,3 mg/kgKG
- Rocuronium 0,6 mg/kgKG
- Intubation, in der Regel RSI mit Succinylcholin
- Magensonde nasal legen
- ZVK-Anlage V. jugularis interna
- Gabe des Antibiotikums
- 2. periphervenöser Zugang
- Anlage Blasenkatheter
- Augenschutz

7.2.7 Lagerung

- Rückenlage, beide Arme druck- und zugfrei ausgelagert
- **Cave:** Nach Einsetzen der Rochard-Haken Armlagerung kontrollieren
- Wärmen der Patienten mit Luftwärmedecke

7.2.8 Narkoseführung

- balancierte Anästhesie mit Desfluran in O_2-Luft-Gemisch, alternativ TIVA mit Propofol/Remifantanil
- Beatmung: O_2-Luft-Gemisch, F_iO_2: 0,5–0,8 $p_{et}CO_2$ 35–45 mmHg PEEP 5 cm H_2O
- kombiniert mit
  - PDA: Stammlösung (Ropivacain 0,2 % mit Sufentanil 1 µg/ml) 6–8 ml Bolus, dann kontinuierliche Laufrate 6–8 ml/h
  - Relaxierung unter quantitativer Relaxometrie
  - Wiederholung der Antibiotikaprophylaxe nach 3 h
  - endgültige Platzierung der Magensonde unter chirurgischer Kontrolle, dann gute Pflasterfixierung

7.2.9 Postoperatives Management

- Extubation direkt postoperativ
- postoperativ Verlegung in PACU oder IMCU mit Basismonitoring
- Dokumentation der ZVK-Lage, gegebenenfalls Röntgenkontrolle

7.3 Ösophagusresektion abdominothorakal

D. Bezinover, A. Bloch, D. Jörres, R. Kuhly, A. Müller, D. Schwaiberger

► **Dauer.** Zirka 4–8 h.

7.3.1 Prämedikation

- Prämedikation nach SOP Präoperative Visite (Kap. 1.1).
- PONV-Score erheben (Kap. 2.21).
- Midazolam 3,25–7,5 mg.

Häufig sind ältere, multimorbide Patienten in reduziertem Allgemein- und Ernährungszustand betroffen. Es besteht überproportional oft ein Nikotin- und/oder Alkoholabusus.

► **Aufklärung.** Anlage Periduralkatheter, zentraler Venenkatheter, arterieller Katheter. Die optimale Analgesie mit PDK besitzt einen hohen Stellenwert bezüglich des postoperativen Verlaufs nach 2-Höhlen-Eingriff.

7.3.2 Blut- und Transfusionsbedarf

2 EK auf Abruf in der Blutbank.

7.3.3 Besonderheiten

- Der Operationsverlauf muss mit dem Operateur abgesprochen werden.
- Vorbereitung und Intubation mit Doppellumen-Tubus und Ein-Lungen-Ventilation nach SOP Ein-Lungen-Ventilation. Alle Veränderungen der Ventilation immer mit dem Operateur absprechen.
- Keine ZVK-Anlage an der linken Halsseite (ggf. Ausleitung bei kompliziertem Situs). Primäre Punktionsstelle: V. jugularis int. dex., sekundäre Punktionsstelle: V. subclavia re.
- Bei der Präparation im Mediastinum sind Herzrhythmusstörungen und Blutdruckabfälle möglich, der direkte Kontakt mit dem Operateur hilft beim anästhesiologischen Management.
- Bei Thoraxeröffnung (2-Höhlen-Eingriff oder bei Diaphragmaeröffnung) Thoraxdrainage vorbereiten. Sog bei Erwachsenen meistens 20 mmHg, bei Kindern 10– 12 mmHg.
- Bei Beendigung der Ein-Lungen-Ventilation die rechte Lunge möglichst unter Sicht blähen.
- Vor Ausleitung bronchial, tracheal und Rachen absaugen, Tubus in tiefer Narkose nach tracheal zurückziehen. Husten und Spontanatmung bei bronchialer Tubuslage unbedingt vermeiden.
- Sollte postoperativ eine Indikation zur Beatmung bestehen, wird postoperativ auf einen konventionellen Einlumentubus umintubiert.
- Nach Anlage der ösophagojejunalen Anastomose Dichtigkeitsprüfung mit Methylenblau über die mit dem Operateur positionierte Magensonde. Diese sorgfältig fixieren.

7.3.4 Checkliste – Vorbereitungen im OP

► **Atemwege**
- linksläufiger Doppellumentubus 35–39 Ch (in seltenen Fällen 41 Ch)

► **Anästhesieverfahren**
- kombinierte Anästhesie
- thorakaler PDK Th 5/6 bis Th 7/8

► **Zugänge**
- 2 periphervenöse Zugänge: 16/18 G
- arterieller Katheter
- zentraler Venenkatheter 3 Lumen
- Blasenkatheter
- Magensonde
- Thoraxdrainage

► **Medikamente und Volumen**
- Infusion
  - Vollelektrolytlösung 1000 ml
  - Gelafundin 500 ml
- Spritzenpumpe
  - Propofol 2 % 2000 mg/50 ml
  - Remifentanil 20 µg/ml
  - Noradrenalin 5 mg/50 ml
  - PCEA-Pumpe: Ropivacain 200 ml 0,2 % mit Sufentanil 1 µg/ml
- Medikamente
  - Fentanyl 0,5 mg/10 ml
  - Propofol 200 mg/20 ml
  - Rocuronium 50 mg/10 ml
  - Noradrenalin 1:100 000
  - Theodrenalin/Cafedrin 200 mg/10 mg/10 ml
  - 2 × Cefuroxim 1,5 g
  - 2 × Metronidazol 0,5 g

► **Materialvorbereitung**
- linksläufiger Doppellumentubus 35–39 F bei abdominothorakalem Zugang
- PDK 18 G
- ZVK 7,0 F, 3 Lumen
- arterieller Katheter 20 G, 80 mm
- Druckwandler und Spülsystem für art. Katheter und ZVK
- Blasenkatheter mit Temperatursonde
- Magensonde Ch 14, 110 cm
- Bronchoskopiewagen
- 2 Cuffdruckmesser (tracheal/bronchial)
- Klemmen
- PEEP-Ventil für apnoische Oxygenierung mit Sauerstoffanschluss und Absaugung
- optional erweitertes hämodynamisches Monitoring mit Pulskonturanalyse

7.3.5 Monitoring

► **Basismonitoring und Monitoring Allgemeinanästhesie**
- EKG
- Pulsoxymetrie
- nichtinvasive Blutdruckmessung (oszillotonometrisch)
- Kapnometrie/-grafie
- Monitoring der inspiratorischen O_2-Konzentration
- in- und exspiratorische Messung der Inhalationsanästhetikakonzentration
- Volumetrie der Atemgase
- Atemwegsdruck mit Diskonnektionsalarm
- arterielle Blutdruckmessung
- ZVD-Messung
- Körpertemperaturmessung
- Diurese
- Relaxometrie
- Cuffdruckmessung (2-fach: bronchial/tracheal)
- optional hämodynamisches Monitoring mit Pulskontouranalyse

7.3.6 Narkoseeinleitung

- Patientenidentifikation, OP-Checkliste prüfen
- periphervenöser Zugang und Infusion
- perioperative Antibiotikaprophylaxe, Wiederholung nach 3 h
- Anschluss des Monitorings
- PDK-Anlage: Th 5/6/Th 6/7 bei thorakaler Resektion
- Th 6/7/Th 8/9 bei abdomineller Resektion

► **Einleitung**
- Fentanyl 0,15–0,2 mg
- Propofol 2 mg/kgKG
- Rocuronium 0,6 mg/kgKG
- Intubation (bei DLT die Tubuslage fiberoptisch prüfen)
- TIVA starten mit Propofol 5–10 mg/kgKG/h + Fentanyl je 0,1–0,15 mg nach Bedarf
- arteriellen Zugang nach Narkoseeinleitung: (A. radialis sinistra), ggf. Anlage in Lokalanästhesie
- ZVK-Anlage nach Narkoseeinleitung: (V. jugularis interna dextra)
- PDK vor Lagerung des Patienten im Saal anspritzen: Bolusapplikation von 4–8 ml der Stammlösung (Ropivacain 0,2 % + Sufentanil 1 µg/ml) via PDK, anschließend kontinuierliche Gabe mit 6–8 (10) ml/h
- Magensonde transnasal platzieren, endgültige Positionierung erfolgt intraoperativ nach Kontrolle durch Operateur
- Blasenkatheteranlage
- Augenschutz (Augensalbe, vollständiger Lidschluss)

7.3.7 Lagerung

Initial Rückenlage, die Arme beidseits ausgelagert, Polsterung mittels Gelkissen.

> **Merke** M!
>
> Der Ellenbogen muss besonders sorgfältig geschützt werden, die Lagerungshöhe so wählen, dass kein Zug im Bereich des Plexus axillaris entsteht.

Bei Linksseitenlagerung wird der Operationstisch in der Mitte geknickt und der Oberkörper leicht hochgelagert.

Auf Rolle in der Axilla achten und beim Anlegen des Vakuums eine Kuhle für den linken Arm formen. Fixierung mittels Vakuummatratze und Gurten

> **Merke** M!
>
> Kopf- und Armlagerung: Der rechte Arm wird in der Schale ohne Zug gelagert und mit Gelkissen abgepolstert.

7.3.8 Narkoseführung

- Beatmung: Sauerstoff-Luft-Gemisch (F_iO_2: 0,5–0,8), $etCO_2$: 35–45 mmHg, PEEP 5– 8 mmH_2O
- bei 2-Lungen-Ventilation AZV 6–8 ml/kgKG
- bei 1-Lungen-Ventilation F_iO_2 zunächst 0,8, dann nach BGA ggf. reduzieren
- AZV 6–8 ml/kgKG, auf Normokapnie achten, ggf. drucklimitierte Beatmung PIP ≤ 30 cmH_2O

- TIVA-PDA: Propofol initial 10 mg/kgKG/h, dann stufenweise Reduktion bis min. 5 mg/kgKG/h; bei Manipulationen außerhalb des Wirkungsbereichs des PDK an der Nase, z. B. Platzierung der Magensonde, zusätzliche Gabe von Fentanyl
- PDA: (Ropivacain 0,2 % + Sufentanil 1 µg/ml) über PDK mit 6–8 (10) ml/h
- Muskelrelaxation mit Rocuronium nach Relaxometrie
- Magensondenposition und Dichtigkeitstest mit Methylenblau in Absprache mit dem Operateur

7.3.9 Postoperatives Management

- Die postoperative Extubation im Operationssaal wird angestrebt.
- Postoperative Überwachung auf der Intensivstation.
- Schmerztherapie mit PDK oder PCA.
- Lage der Thoraxdrainagen festhalten und der ITS übergeben, Magensonde und evtl. duodenale Ernährungssonde sorgfältig fixieren.
- Enterale Frühernährung über intraoperativ platzierte Duodenalsonde nach Absprache mit dem Operateur (sonst mindestens 5 Tagen orale Nahrungskarenz und Anastomosendarstellung vor dem Kostaufbau).

7.4 Pankreaschirurgie

A. Bloch, D. Jörres, R. Kuhly, D. Schwaiberger

► **Dauer.** 3–5 h.

7.4.1 Prämedikation

- Prämedikation nach SOP Präoperative Visite (Kap. 1.1)
- PONV-Score erheben (Kap. 2.21)
- Aufklärung Anlage Periduralkatheter
- erweitertes hämodynamisches Monitoring

7.4.2 Blut- und Transfusionsbedarf

EK: 2 auf Abruf.

7.4.3 Besonderheiten

- Bei entzündlichen Erkrankungen liegt häufig eine Alkoholanamnese vor. Die Inflammation geht mit Ödemneigung und erhöhtem Blutungsrisiko einher.
- Bei Prozessen im Pankreaskopf und/oder Pankreaszysten ist eine Magenausgangsstenose möglich, dann besteht eine Indikation für eine Rapid Sequence Induction.
- Kein PDK notwendig bei laparoskopischen (inkl. DaVinci) Pankreaslinks-/Pankreasschwanzresektionen, da Umstellung auf offenes OP-Verfahren unwahrscheinlich ist.

7.4.4 Checkliste – Vorbereitungen im OP

► **Atemwege**
- Endotrachealtubus ID 7,5–8,0 mm

► **Anästhesieverfahren**
- balancierte Anästhesie in Kombination mit PDA
- Kombination TIVA-PDA

► **Zugänge**
- 2 großlumige periphere Venenzugänge (16 & 18 G)
- arterielle Kanüle (20 G)
- 3/4-Lumen-ZVK
- Blasenkatheter mit Temperaturüberwachung
- Relaxometrie
- Luft-Wärmematte

► **Medikamente und Volumen**
- Infusion
  - Vollelektrolytlösung 1000 ml
- Spritzenpumpe
  - Propofol 2 % 50 ml
  - Ropivacain 0,2 % + Sufentanil 0,5–1,0 µg/ml
- Medikamente
  - NaCl 0,9 % 10 ml
  - Fentanyl 0,5 mg/10 ml
  - Propofol 200 mg/20 ml
  - Rocuronium 50 mg/10 ml alternativ Cis-Atracurium 10 mg/10 ml
  - Cafedrin/Theodrenalin 1 Amp./10 ml
  - Antibiotikum nach dem Standard der chirurgischen Klinik

► **Materialvorbereitung**
- 2 periphere Venenzugänge 18/14 G mit Verlängerungen
- Narkosegerät
- Endotrachealtubus (Magill) 7,0–8,5 mm ID
- PDK 18 G und Zubehör
- arterieller Katheter und Zubehör
- ZVK 3/4-Lumen
- Blasenkatheter mit integrierter Temperatursonde
- Magensonde
- Luft-Wärmematte
- optional erweitertes hämodynamisches Monitoring mit Pulswellenanalyse bzw. transösophagealer aortaler Doppler bei kardiopulmonal vorerkrankten Patienten

7.4.5 Monitoring

► **Basismonitoring und Monitoring Allgemeinanästhesie**

- EKG
- Pulsoxymetrie
- nichtinvasive Blutdruckmessung (oszillotonometrisch)
- Kapnometrie/-grafie
- Monitoring der inspiratorischen O_2-Konzentration
- in- und exspiratorische Messung der Inhalationsanästhetikakonzentration
- Volumetrie der Atemgase
- Atemwegsdruck mit Diskonnektionsalarm
- invasive Blutdruckmessung bei kardiopulmonal vorerkrankten Patienten
- zentraler Venendruck
- Temperatur
- Diurese
- optional HZV-Messung über Pulswellenanalyse bzw. transösophagealer aortaler Doppler

7.4.6 Narkoseeinleitung

- Patientenidentifikation, OP-Checkliste prüfen
- Anschluss Standardmonitoring
- periphervenöser Zugang
- Infusionsbeginn
- perioperative Antibiotikaprophylaxe, Wiederholung nach 3 h
- PDK-Anlage Th 6–8 (Testdosis: Bupivacain 0,5 % isobar 3 ml, Loading dose: 6 ml Ropivacain 0,75 % – Sufentanil 0,5 µg/ml oder Ropivacain 0,2 % und Sufentanil 1 µg/ml
- Katheterisierung der A. rad. in Lokalanästhesie, Ausgangs-BGA (ggf. nach Narkoseeinleitung)
- nach Präoxygenierung Applikation von:
  - Fentanyl 0,1–0,2 mg
  - Propofol 2–3 mg/kgKG
  - Cis-Atracurium 0,15 mg/kgKG bzw. Rocuronium 0,6 mg/kgKG
- Intubation (Zahnschutz)
- Magensonde nasal einlegen
- TIVA starten: Propofol 6–8 mg/kgKG/h
- Augenschutz
- 2. periphervenöser Zugang
- ZVK-Anlage via V. jugularis int. dex. nach Standard
- Katheterisierung der Blase
- konvektive Wärmezufuhr starten
- Loading Dose PDK

7.4.7 Lagerung

Rückenlage, Arme in Gelmatten gewickelt angelagert oder Arme druck- und zugfrei ausgelagert.

Merke M!

Kontrolle der Armlagerung nach Einsetzen der Rochard-Haken.

7.4.8 Narkoseführung

- Beatmung mit Luft-Sauerstoff-Gemisch, F_iO_2 0,5–0,8, PEEP 5 cmH_2O, $p_{et}CO_2$ 35–45 mmHg
- balancierte Anästhesie: Narkosegas Desfluran
- TIVA: Propofol 6–8 mg/kgKG/h
- PDA: Ropivacain 0,2 % + Sufentanil 0,5–1,0 µg/ml kontinuierlich 6–10 ml/h
- Relaxation mit Cis-Atracurium/Rocuronium nach Relaxometrie
- Infusion: Vollelektrolytlösung ca. 500 ml/h
- Volumenersatzlösungen und Blutprodukte nach Bedarf
- Laborkontrollen (BGA, Elektrolyte, Hb/Hkt, BZ, Laktat) ca. stündlich und bei Bedarf
- 2. Antibiotikagabe nach 3 h
- Magen-/Ernährungssonde vor Bauchverschluss durch Operateur platzieren lassen
- ca. 20 min vor Operationsende Metamizol 1–1,5 g als Kurzinfusion
- Extubation im Operationssaal

Cave ⚠

Intraoperativ können relativ plötzlich hohe Blutverluste auftreten, auch der Gesamtblutverlust über die Zeit kann erheblich sein. Patienten mit chronischer Pankreatitis haben einen erhöhten Volumenbedarf.

7.4.9 Postoperatives Management

- Extubation postoperativ im OP und Verlegung auf PACU oder IMCU.
- siehe SOP Intensivmedizin Pankreaschirurgie.

7.5 Dünndarmteilresektion

A. Bloch, D. Jörres, R. Kuhly, A. Müller, D. Schwaiberger

► **Dauer.** Zirka 2–5 h.

7.5.1 Prämedikation

- Prämedikation nach SOP Präoperative Visite (Kap. 1.1)
- PONV-Score erheben (Kap. 2.21)
- Midazolam p.o; ggf. Aspirationsprophylaxe mit Cimetidin und Metoclopramid
- Aufklärung über Anlage Periduralkatheter, zentraler Venenkatheter

7.5.2 Blut- und Transfusionsbedarf

Blutgruppenbestimmung.

7.5.3 Checkliste – Vorbereitungen im OP

► **Atemwege**
- Endotrachealtubus ID 7,5–8,0 mm

► **Anästhesieverfahren**
- kombinierte balancierte Anästhesie mit PDA
- thorakaler PDK Th 6/7 – Th 8/9

► **Zugänge**
- 1–2 großlumige periphere Venenzugänge
- 3-Lumen-ZVK
- invasive Druckmessung bei strenger Indikationsstellung
- Dauerkatheter
- Magensonde + Ernährungssonde

► **Medikamente und Volumen**
- Infusion
  - Vollelektrolytlösung 1000 ml
  - Gelafundin 500 ml
  - Ropivacain 0,2 % mit Sufentanil 1 µg/ml (Beutel für PDK-Pumpe)
- Medikamente
  - Fentanyl 0,5 mg/10 ml
  - Thiopental 250 mg/50 ml
  - Succinylcholin 100 mg/5 ml
  - Rocuronium 50 mg/10 ml
  - Desfluran-Verdampfer
  - Cafedrin/Theodrenalin 1 Amp. 10 ml
  - 2 × 1,5 g Cefuroxim,
  - 2 × 0,5 g Metronidazol

► **Materialvorbereitung**
- 2 periphere Venenverweilkatheter (16 G/18 G)
- Endotrachealtubus ID 7,5–8 mm
- 3-Lumen-ZVK
- Blasenkatheter 12–14 Ch
- Ernährungssonde
- Magensonde

7.5.4 Monitoring

► **Basismonitoring und Monitoring Allgemeinanästhesie**
- EKG
- Pulsoxymetrie
- nichtinvasive Blutdruckmessung (oszillotonometrisch)
- Kapnometrie/-grafie
- Monitoring der inspiratorischen O_2-Konzentration
- in- und exspiratorische Messung der Inhalationsanästhetikakonzentration
- Volumetrie der Atemgase
- Atemwegsdruck mit Diskonnektionsalarm
- ZVD
- invasive Blutdruckmessung nur bei kardiopulmonaler Vorerkrankung
- Diurese
- BGA
- Temperaturmessung
- Cuff-Druckmesser
- Relaxometrie

7.5.5 Narkoseeinleitung

- Patientenidentifikation, OP-Checkliste prüfen
- Anschluss des Monitorings und periphervenöser Zugang am Arm
- Infusionsbeginn
- perioperative Antibiotikaprophylaxe
- PDK-Anlage im Sitzen Th 6/7, Testdosis 3 ml Bupivacain 0,5 %
- Fentanyl 1–2 µg/kgKG
- Propofol 1,5–2,5 mg/kgKG, alternativ Thiopental 3–5 mg/kgKG Bolus oder Etomidate 0,15–0,3 mg/kgKG
- Rocuronium 0,6 mg/kgKG, ggf. RSI mit Succinylcholin
- Intubation
- Magensonde nasal legen
- ZVK-Anlage V. jugularis interna
- Gabe des Antibiotikums
- 2. periphervenöser Zugang
- Anlage Blasenkatheter
- Augenschutz

7.5.6 Lagerung

Rückenlage, beide Arme druck- und zugfrei ausgelagert.

> **Merke** M!
>
> Nach Einsetzen der Rochard-Haken Armlagerung kontrollieren.

7.5.7 Narkoseführung

- balancierte Anästhesie mit Desfluran in O_2-Luft-Gemisch
- Beatmung: O_2-Luft-Gemisch, F_iO_2: 0,5–0,8, $p_{et}CO_2$ 35–45 mmHg, PEEP 5 cmH_2O kombiniert mit
- PDA: (Ropivacain 0,2 % mit Sufentanil 0,5–1 µg/ml) 6–8 ml Bolus, dann kontinuierliche Laufrate 6–8 ml/h
- Relaxierung nach Bedarf und nach quantitativer Relaxometrie mit Rocuronium
- Wiederholung der ABX-Prophylaxe nach 3 h

7.5.8 Postoperatives Management

- Extubation direkt postoperativ
- in der Regel Überwachung im **Aufwachraum** mit **Basismonitoring**
- Dokumentation der ZVK-Lage, gegebenenfalls Röntgenkontrolle
- Delir-Sreening mittels Nu-Desc
- **Analgesie** mit Nichtopioidanalgetikum und Piritramid bei Bedarf 0,05– 0,1 mg/kgKG
- PONV-Prophylaxe und Therapie erfolgt risikoadaptiert, siehe SOP PONV-Prophylaxe bei Jugendlichen und Erwachsenen
- Verlegung auf PACU, Intermediate Care Station oder ITS mit Basismonitoring nach Indikation

7.6 Kolonchirurgie

A. Bloch, D. Jörres, R. Kuhly, D. Schwaiberger

▸ **Dauer.** 120–180 min, z. T. auch länger (abdominoperineale Rektumamputationen, tiefe anteriore Resektionen, laparoskopische Resektionen).

7.6.1 Prämedikation

- Prämedikation nach SOP Präoperative Visite (Kap. 1.1)
- PONV-Score erheben (Kap. 2.21)
- Aufklärung über Periduralkatheter

7.6.2 Blut- und Transfusionsbedarf

Blutgruppenbestimmung, 2 EK auf Abruf nur für Rektumresektionen.

7.6.3 Besonderheiten

- Die präoperative anterograde Darmspülung kann zu Hypokaliämie und Exsikkose führen.
- Kreislaufdepressionen bei Kombinationsnarkosen sind die Folge der Sympathikolyse und eines evtl. vorbestehenden Volumendefizites. Die Therapie besteht folglich in adäquater Volumentherapie und der Therapie mit Vasokonstriktoren.

> **Merke** M!
>
> Bei Notfalleingriff (akutes Abdomen) immer eine Ileuseinleitung mit Succinylcholin durchführen.

7.6.4 Checkliste – Vorbereitungen im OP

▸ **Atemwege**
- Endotrachealtubus ID 7,5–8,0 mm

▸ **Anästhesieverfahren**
- balancierte Anästhesie *oder*
- TIVA

kombiniert mit
- thorakaler PDK Th 7/8 – Th 8/9

▸ **Zugänge**
- 2 periphervenöse Zugänge
- ZVK (nicht bei Fast-track-Kolonchirurgie)
- ggf. arterieller Katheter (strenge Indikationsstellung)
- Magensonde
- Blasenkatheter mit Temperaturüberwachung

▸ **Medikamente und Volumen**
- Infusion
  - Vollelektrolytlösung 1000 ml
  - Gelafundin
- Spritzenpumpe
  - bei TIVA: Propofol 2 %, Remifentanil 1 mg/50 ml
  - PCEA-Pumpe: Ropivacain 0,2 % + Sufentanil 1 µg/ml
  - ggf. Noradrenalin 5 mg/50 ml
- Medikamente
  - Fentanyl 0,5 mg/10 ml
  - Propofol 200 mg/20 ml (alternativ: Thiopental 250 mg/50 ml)

  - Rocuronium 50 mg/10 ml
  - Cafedrin/Theodrenalin 1 Amp/10 ml
  - 1,5 g Cefuroxim
  - 1–1,5 g Metronidazol

► **Materialvorbereitung**
- 2 × periphervenöse Zugänge (18 G, 16 G)
- Endotrachealtubus (Magill) 7,5 (–8,5) mm Innendurchmesser
- PDK 18 G Tuohy
- 3-Lumen-ZVK (nicht bei Fast-track-Kolonchirurgie)
- ggf. arterieller Katheter 20 G
- Magensonde mit Mandrin 16 Char
- Blasenkatheter mit Temperatursonde
- Druckwandler und System
- steriler Tisch für Periduralkatheter, ZVK, Arterie
- HZV-Messung Pulskontouranalyse oder Ösophagus-Doppler bei kardiopulmonaler Vorerkrankung

7.6.5 Monitoring

► **Basismonitoring und Monitoring Allgemeinanästhesie**
- EKG
- Pulsoxymetrie
- nichtinvasive Blutdruckmessung (oszillotonometrisch)
- Kapnometrie/-grafie
- Monitoring der inspiratorischen O_2-Konzentration
- in- und exspiratorische Messung der Inhalationsanästhetikakonzentration
- Volumetrie der Atemgase
- Atemwegsdruck mit Diskonnektionsalarm
- ZVD
- ggf. invasive Druckmessung
- Temperaturmessung
- Cuff-Druckmesser
- Relaxometrie
- HZV Messung Pulskontouranalyse oder Ösophagus-Doppler bei kardiopulmonaler Vorerkrankung

7.6.6 Narkoseeinleitung

- Anschluss des Monitorings, periphervenöser Zugang
- Infusionsbeginn
- perioperative Antibiotikaprophylaxe
- PDK-Anlage, (Testdosis: 3 ml Bupivacain 0,5 % isobar)
- präoxygenieren
- Fentanyl 0,1–0,2 mg
- Propofol ca. 2–3 mg/kgKG, alternativ: Thiopental 3–5 mg/kgKG
- Rocuronium 0,6 mg/kgKG
- Intubation
- Magensonde nasal
- balancierte ITN mit Desfluran
- ZVK-Anlage (s. o.)
- ggf. arterielle Kanülierung der A. radialis
- Augenschutz
- Anlage des Blasenkatheters im OP
- 2. periphervenöser Zugang
- Luft-Wärmematte

7.6.7 Lagerung

- Steinschnittlage oder Rückenlage bei Hemikolektomie (bei Steinschnittlage beide Beine zusätzlich zur Luft-Wärmematte mit warmen Decken umwickeln).
- Bei laparoskopischen Eingriffen teilweise extreme Kopftieflagerung (siehe dort).

7.6.8 Narkoseführung

- balancierte Anästhesie mit Desfluran in O_2-Luft-Gemisch *oder*
- TIVA mit Propofol 6–8 mg/kgKG/h
- Beatmung: O_2-Luft-Gemisch, F_iO_2: 0,5–0,8, $p_{et}CO_2$ 35–45 mmHg, PEEP 5 cmH_2O

kombiniert mit
- PDA: (Ropivacain 0,2 % mit Sufentanil 1 µg/ml) 6–8 ml Bolus, dann kontinuierliche Laufrate 6–8 ml/h
- Relaxierung nach Bedarf mit Rocuronium
- Wiederholung der ABX-Prophylaxe nach 3 h
- wenn der Patient wegen Kontraindikationen oder Ablehnung keinen PDK erhält: Fentanyl bzw. Remifentanil 0,2–0,4 µg/kgKG/min
- ca. 20 min vor Ausleitung 1–1,5 g Metamizol und Piritramid i. v. titriert nach Atemfrequenz in Dosen von 1,5–3 mg
- Nachrelaxation mit Rocuronium nach Bedarf unter Relaxometrie
- Infusion: Vollelektrolytlösung nach Bedarf
- regelmäßige Kontrolle der BGA

7.6.9 Postoperatives Management

- Überwachung und Behandlung im Aufwachraum, größere Eingriffe zur Überwachung auf ICU oder IMCU verlegen
- Überwachung im **Aufwachraum** mit **Basismonitoring**
- Röntgenkontrolle und Dokumentation der ZVK-Lage
- Delir-Sreening mittels Nu-Desc
- **Analgesie** mit Nichtopioid-Analgetikum und Piritramid bei Bedarf 0,05–0,1 mg/kgKG; PDA: Ropivacain 0,2 % + Sufentanil 0,5–1 µg/ml kontinuierlich mit 6–10 ml/h
- Sauerstoffgabe per Maske
- vor Verlegung auf die periphere Station Raumluft-BGA

- Verlegung nach ärztlicher Anweisung, Beginn der enteralen Ernährung mit dem Operateur absprechen. Soweit der unmittelbare Kostaufbau mit Flüssignahrung beginnen kann, wird die Magensonde vor Verlegung gezogen.

7.7 Operationen im Analbereich

A. Bloch, D. Jörres, R. Kuhly, A. Müller, D. Schwaiberger

▶ **Dauer.** Zirka 15–45 min.

7.7.1 Prämedikation

- Prämedikation nach SOP Präoperative Visite (Kap. 1.1)
- PONV-Score erheben (Kap. 2.21)
- Midazolam p. o.

7.7.2 Besonderheiten

Zu diesen Eingriffen zählen: Hämorrhoidaloperationen, Kondylom- und Polypabtragung, Versorgung von Fisteln, Fissuren, Sinus pilonidalis.

Merke **M!**

Viele dieser Eingriffe sind sehr schmerzhaft, auch im postoperativen Verlauf; deshalb auf ausreichende Analgesie achten!

7.7.3 Checkliste – Vorbereitungen im OP

▶ **Atemwege**
- ggf. Larynxmaske
- Endotrachealtubus ID 7,7–8,0 mm

▶ **Anästhesieverfahren**
- balancierte Anästhesie
- Spinalanästhesie/Sattelblock

▶ **Zugänge**
- 1 peripherer Venenzugang

▶ **Medikamente und Volumen**
- Infusion
  - Vollelektrolytlösung 1000 ml
- Gelafundin 500 ml
- Spritzenpumpe
  - Propofol 1 % Medikamente
- SPA
  - Lidocain 1 % 5 ml
  - Bupivacain 0,5 % isobar 2,5–3,5 ml
- Sattelblock
  - Prilocain 2 % hyperbar 0,5–1 ml
- für LMA
  - Propofol 200 mg/20 ml
  - Fentanyl 0,5 mg/10 ml
  - Rocuronium 50 mg/10 ml
  - Sevofluran-Verdampfer
  - Cafedrin/Theodrenalin 1 Amp/10 ml

▶ **Materialvorbereitung**
- periphervenöser Zugang (18 G)
- ggf. Spinalnadel 26 oder 27 G und steriler Tisch
- Larynxmaske Größe 3 und 4
- ggf. Endotrachealtubus 7,5 (–8,0) mm

7.7.4 Monitoring

▶ **Basismonitoring und Monitoring Allgemeinanästhesie**
- EKG
- Pulsoxymetrie
- nichtinvasive Blutdruckmessung (oszillotonometrisch)
- Kapnometrie/-grafie
- Monitoring der inspiratorischen O_2-Konzentration
- in- und exspiratorische Messung der Inhalationsanästhetikakonzentration
- Volumetrie der Atemgase
- Atemwegsdruck mit Diskonnektionsalarm

7.7.5 Narkoseeinleitung

- Patientenidentifikation, OP-Checkliste prüfen
- Anschluss des Monitorings und periphervenöser Zugang
- Infusionsbeginn
- perioperative Antibiotikaprophylaxe

▶ **Spinalanästhesie**
- Punktion L 3/4 oder L 4/5 nach Standard und Injektion von 2,5–3,5 ml Bupivacain 0,5 % isobar
- Sattelblock: 0,5–1 ml (10–20 mg) Prilocain 2 % **hyperbar**

▶ **Allgemeinanästhesie**
- Einleitung Larynxmaske:
  - Fentanyl 0,1–0,2 mg
  - Propofol 2–3 mg/kgKG
  - nach Erreichen einer ausreichenden Narkosetiefe Platzieren der Larynxmaske und Auskultation
  - Augenschutz

- Bei länger dauernden Eingriffen: Warm-Touch
  Intubationsnarkose:
  - Fentanyl 0,1–0,2 mg
  - Propofol 2–3 mg/kgKG oder Thiopental 5 mg/kgKG
  - Rocuronium 0,6 mg/kgKG
  - Intubation und Auskultation
  - Augenschutz

7.7.6 Lagerung

Die Lagerung (meistens Steinschnittlage) erfolgt in Absprache mit dem Operateur, bei Bauchlagerung immer ITN!

7.7.7 Narkoseführung

► **Spinalanästhesie**

- auf Wunsch des Patienten leichte Sedierung mit Propofol (50–100 mg/h) oder mit Midazolam in 1- bis 2-mg-Fraktionen
- Gabe von Sauerstoff über eine Sauerstoffnasensonde

► **Allgemeinanästhesie**

- balancierte Anästhesie mit Desfluran in O_2-Luft-Gemisch *oder*
- TIVA mit Propofol 5–8 mg/kgKG/h
- Beatmung: O_2-Luft-Gemisch, F_iO_2: 0,3–0,5, $p_{et}CO_2$ 35–45 mmHg, PEEP 5 cmH_2O
- bei LMA: Übergang zur Spontanatmung
- Fentanyl nach Bedarf
- 1–1,5 g Metamizol ca. 20 min vor Ausleitung
- Infusion: Vollelektrolytlösung
- Extubation auf dem Operationstisch

7.7.8 Postoperatives Management

- Überwachung im **Aufwachraum** mit **Basismonitoring**
- Delir-Sreening mittels Nu-Desc
- **Analgesie** mit Nichtopioid-Analgetikum und Piritramid bei Bedarf 0,05–0,1 mg/kgKG
- PONV-Prophylaxe und -Therapie erfolgt risikoadaptiert, siehe SOP PONV-Prophylaxe bei Jugendlichen und Erwachsenen
- bei sehr starken Schmerzen: patientenkontrollierte Analgesie mit PCA-Pumpe über Akutschmerzdienst
- bei Spinalanästhesie muss eine Regredienz um 2 Segmente nachgewiesen werden, entsprechende Dokumentation im Aufwachraumprotokoll
- Verlegung nach Anweisung

7.8 Leberteilresektion

A. Bloch, D. Jörres, R. Kuhly, D. Schwaiberger

► **Dauer.** 2–4 h.

7.8.1 Prämedikation

- Prämedikation nach SOP Präoperative Visite (Kap. 1.1)
- PONV-Score erheben (Kap. 2.21)
- ggf. Midazolam 3,75–7,5 mg p. o.
- Aufklärung über Anlage zentralvenöser Venenkatheter, arterieller Katheter für erweitertes hämodynamisches Monitoring
- PDK in der Regel bei Leberlebendspenden, bei kleinen Resektionen und Hemihepatektomien nach Absprache mit dem Operateur (Würdigung LIMAX, falls vorliegend)
- kein PDK bei Leberzirrhose, erweiterter Resektion und Trisektorektomie

7.8.2 Blut- und Transfusionsbedarf

Blutgruppe und 2 EK auf Abruf in der Blutbank; EK/FFP müssen bei Bedarf unter Berücksichtigung der Lieferzeit angefordert werden.

7.8.3 Besonderheiten

- Bei der Lebereventeration im Rahmen der chirurgischen Präparation ist durch Zug oder Druck auf die V. cava eine Hemmung des venösen Rückstroms mit zum Teil ausgeprägtem Blutdruckabfall möglich.
- Bei ausgedehnten Leberteilresektionen (Hemihepatektomie links oder rechts, Trisektorektomie) 250 mg Methylprednisolon i. v. zu Beginn der Operation geben.
- Bei der Hiluspräparation besteht die Gefahr der Gefäßverletzung mit akutem Blutverlust, oder bei Eröffnung venöser Gefäße (V. cava) von Luftembolien.
- Gelegentlich werden A. hepatica oder V. porta durchtrennt und reanastomosiert. Diese Information bitte immer an die Intensivstation übergeben, da bei diesen Patienten regelmäßige dopplersonografische Kontrollen postoperativ erforderlich sind.
- Seitens der Chirurgen wird eine „warme" Resektion ohne Klemmen des Hilus und Ischämie der verbleibenden Leber angestrebt. Der Leberhilus wird jedoch immer für ein evtl. Pringle-Manöver bei starker Blutung vorbereitet. Beim Pringle-Manöver kann es zu relevanten Hypotonien kommen, hier ist eine enge Kommunikation mit dem Operateur notwendig.
- Vor Resektionsbeginn PEEP auf 3 mbar einstellen (Verbesserung der venösen Drainage d. Leber) und während der Resektion einen ZVD unter 5 anstreben (reduzierte

Blutung über die venösen Gefäße an der Resektionsfläche). Eventuell die Vorlast mit Nitroglyzerin unter Berücksichtigung des MAP senken. Ein Anheben des Blutdruckes mit Noradrenalin fraktioniert 5–10 µg i. v. oder über eine Spritzenpumpe kann erforderlich sein.
- Bei laparoskopischen Leberresektionen kann ein PEEP von 5–8 mbar nach Rücksprache mit dem Operateur angewendet werden, um eine CO_2-Embolie zu vermeiden.
- Bis zum Abschluss der Resektion Volumenrestriktion und keine kolloidalen Volumenersatzlösungen. Volumensubstitution mit Vollelektrolytlösung, im Hinblick auf die postoperativ reduzierte Lebersyntheseleistung frühzeitige Substitution mit FFP und EK bei Bedarf. Im Verlauf der Operation ist bei Volumenrestriktion und somit reduzierter Leberdurchblutung häufig eine Laktatazidose zu beobachten.

7.8.4 Checkliste – Vorbereitungen im OP

► **Atemwege**
- Endotrachealtubus ID 7,5–8,0 mm

► **Anästhesieverfahren**
- balancierte Anästhesie
- kein Lachgas
- PDK bei Leberlebendspende bitte immer anbieten; für alle anderen Leberteilresektionen s. o. (Prämedikation); bei ausgedehnten Resektionen steigt aufgrund der postoperativen Synthesestörung die Blutungsneigung mit der Gefahr eines epiduralen Hämatoms

► **Zugänge**
- 2 großlumige periphere Venenzugänge (16 & 18 G)
- arterielle Kanüle (20 G)
- alternativ: arterieller Katheter für die transpulmonale HZV-Messung, Pulswellenanalyse
- 3-Lumen-ZVK
- Blasenkatheter mit Temperaturüberwachung
- Magensonde

► **Medikamente und Volumen**
- Infusion
  - Vollelektrolytlösung 1000 ml
- Spritzenpumpe
  - Esketamin (50 mg ad 50 ml)
  - Remifentanil (1 mg ad 50 ml)
- Medikamente
  - Remifentanil 20 µg/ml alternativ Fentanyl 0,5 mg/10 ml
  - Thiopental 500 mg/20 ml
  - Rocuronium 50 mg/10 ml
  - Desfluran-Verdampfer
  - Noradrenalin 1:100 000
  - Cafedrin/Theodrenalin 1 Amp/10 ml
  - Metamizol 2 g/50 ml KI
  - 2 × Cefuroxim 1,5 g
  - 2 × Metronidazol 0,5 g
  - Methylprednisolon 250 mg

► **Materialvorbereitung**
- 2 periphere Venenzugänge 16/18 G
- Magilltubus ID 7,5–8,0 mm
- Arterie
- ZVK
- Blasenkatheter mit Temperaturüberwachung
- Magensonde
- Relaxometrie
- Luft-Wärmematte
- (Pulswellenanalyse) bzw. arterieller Katheter zur Pulswellenanalyse mit Thermodilution

7.8.5 Monitoring

► **Basismonitoring und Monitoring Allgemeinanästhesie**
- EKG
- Pulsoxymetrie
- nichtinvasive Blutdruckmessung (oszillotonometrisch)
- Kapnometrie/-grafie
- Monitoring der inspiratorischen O_2-Konzentration
- in- und exspiratorische Messung der Inhalationsanästhetikakonzentration
- Volumetrie der Atemgase
- Atemwegsdruck mit Diskonnektionsalarm
- invasive Blutdruckmessung
- ZVD
- Diurese
- BGA
- Temperatur
- Cuff-Druck
- Relaxometrie
- Pulswellenanalyse bzw. Pulswellenanalyse mit Thermodilution

7.8.6 Narkoseeinleitung

- Patientenidentifikation, OP-Checkliste prüfen
- Anschluss des Monitorings
- periphervenöser Zugang
- Infusionsbeginn
- perioperative Antibiotikaprophylaxe

► **Einleitung**
- präoxygenieren
- Remifentanil 0,1–0,4 µg/kgKG/min
- Thiopental 3–5 mg/kgKG
- Propofol 2–3 mg/kgKG
- Rocuronium 0,6 mg/kgKG
- orale Intubation
- sichere Fixierung des Tubus mit Pflaster
- Esketamin (0,25 mg/kgKG als Bolus)
- Augenschutz
- Anlage arterielle Kanüle
- ZVK-Anlage V. jugularis interna
- 2. periphervenöser Zugang
- Magensonde nasal
- Anlage Dauerkatheter

7.8.7 Lagerung

- Rückenlage, Arme ausgelagert

Merke M!

Lagekontrolle nach Einsetzen der Rochard-Haken!

7.8.8 Narkoseführung

- balancierte Anästhesie mit Desfluran in O_2-Luft-Gemisch mit Low-Flow, kein Lachgas
- wenn kein PDK: Esketamin (0,25 mg/kgKG/h entweder als Bolus oder als Spritzenpumpe nach initialem Bolus von 0,25 mg/kgKG; kein Bolus mehr bzw. Spritzenpumpe abstellen ca. 60 min vor OP-Ende)
- Beatmung: F_iO_2 0,5–0,8, $etCO_2$: 35–45 mmHg, PEEP 5–8 cmH_2O
- Relaxierung bei Bedarf unter Relaxometrie mit Rocuronium
- Wiederholung der ABX-Prophylaxe nach 3 h
- zur Leberresektion
- PEEP auf 3 mbar (bei laparoskopischer Resektion ggf. PEEP belassen nach Rücksprache mit Operateur)
- Ziel ZVD < 5 mmHg

7.8.9 Postoperatives Management

- Intensivüberwachung
- Volumenrestriktion zur Vermeidung einer Leberschwellung bei reduziertem Lebergefäßbett
- regelmäßige Hb- und Laktat-Bestimmungen
- bei persistierend hohen Laktatwerten nach Gefäßanastomosen frühzeitig Dopplersonografie der Lebergefäße und ggf. Angio-CT
- PCA-Pumpe zur postoperativen Schmerztherapie, bei PDK: PCEA

7.9 (Plug and) Patch-Repair bei Leistenhernien

A. Bloch, D. Jörres, R. Kuhly, A. Müller, D. Schwaiberger

► **Dauer.** Zirka 45 min.

7.9.1 Prämedikation

- Prämedikation nach SOP Präoperative Visite (Kap. 1.1)
- PONV-Score erheben (Kap. 2.21)

7.9.2 Besonderheiten

► **Allgemein.** Bei sehr großen Hernien, bei Rezidiven oder bei Ablehnung der Lokalanästhesie durch den Patienten ist in erster Linie eine Spinalanästhesie angezeigt. Bei Kontraindikationen für Spinalanästhesie oder Ablehnung dieser durch den Patienten wird eine Allgemeinanästhesie (ITN) durchgeführt.

► **Laparoskopischer Eingriff.** Laparoskopische Operation der Leistenhernien in Intubationsnarkose mit balancierter Anästhesie (ohne Lachgas). Nach Rücksprache mit den allgemeinchirurgischen Kollegen ist bei kardiopulmonal deutlich vorerkrankten Patienten auch eine OP in Lokalanästhesie mit anästhesiologischem Stand by möglich.

7.9.3 Checkliste – Vorbereitungen im OP

► **Atemwege**
- O_2-Nasensonde
- ggf. Endotrachealtubus ID 7,7–8,0 mm

► **Anästhesieverfahren**
- „Stand by" und Analgosedierung mit Lokalanästhäsie durch Operateur
- Spinalanästhesie *oder*
- balancierte Anästhesie

► **Zugänge**
- 1 peripherer Venenzugang

► **Medikamente und Volumen**
- Infusion
  - Vollelektrolytlösung 1000 ml
- Spritzenpumpe
  - Propofol 1 % 200 mg/20 ml
- Medikamente
  - NaCl 0,9 % 10 ml
  - Morphin 10 mg/10 ml (alternativ: Fentanyl 0,1 mg/2 ml)
  - Antibiotikum nach Standard der chirurgischen Klinik

► **Materialvorbereitung**
- 1 peripherer Venenzugang 18 G
- Narkosegerät in Bereitschaft

7.9.4 Monitoring

► **Basismonitoring und ggf. Monitoring Allgemeinanästhesie:**
- EKG
- Pulsoxymetrie
- nichtinvasive Blutdruckmessung (oszillotonometrisch)
- ggf.:
  - Kapnometrie/-grafie
  - Monitoring der inspiratorischen O_2-Konzentration
  - in- und exspiratorische Messung der Inhalationsanästhetikakonzentration
  - Volumetrie der Atemgase
  - Atemwegsdruck mit Diskonnektionsalarm

7.9.5 Narkoseeinleitung

- Patientenidentifikation, OP-Checkliste prüfen
- Anschluss Basismonitoring
- periphervenöser Zugang
- Gabe des Antibiotikums

► **Stand by**
- Sauerstoff 3 l/min über Nasensonde, Spontanatmung
- Infusionsbeginn
- Analgosedierung mit Propofol 50–200 mg/h und Morphin 2 mg intermittierend (alternativ: Fentanyl)

► **Spinalanästhesie**
- Spinalanästhesie nach SOP Spinalanästhesie
- sensibler Block Th 10

► **Allgemeinanästhesie**
- Einleitung der Intubationsnarkose nach SOP Intubationsnarkose
- bei laparoskopischer OP-Technik orale MS einlegen

7.9.6 Lagerung

- Rückenlage
- Arme beidseits auf Gelmatten ausgelagert
- bei laparoskopischer OP-Technik Arme in Gelmatten gewickelt anlagern

7.9.7 Narkoseführung

- Analgosedierung mit Propofol 50–200 mg/h und Morphin 2 mg intermittierend (alternativ: Fentanyl)
- Spontanatmung
- balancierte Anästhesie mit Desfluran/Fentanyl
- Magensonde vor Extubation ziehen
- PONV-Prophylaxe bei Jugendlichen und Erwachsenen

Merke M!

Bei schwierig zu führenden Patienten und unzureichender Analgesie konsequenter Wechsel zur Allgemeinanästhesie.

7.9.8 Postoperatives Management

- Überwachung im **Aufwachraum** mit **Basismonitoring**
- Delir-Sreening mittels Nu-Desc
- **Analgesie** mit Nichtopioid-Analgetikum und Piritramid bei Bedarf 0,05– 0,1 mg/kgKG
- nach Spinalanästhesie muss der sensible Block vor Verlegung um 2 Segmente rückläufig sein und unterhalb Th 10 liegen; dies entsprechend dokumentieren

7.10 Narbenhernie

A. Bloch, D. Jörres, R. Kuhly, D. Schwaiberger

► **Dauer.** 2–3 h.

7.10.1 Prämedikation

- Prämedikation nach SOP Präoperative Visite (Kap. 1.1)
- PONV-Score erheben (Kap. 2.21)

7.10.2 Besonderheiten

Der Umfang der Operation kann entsprechend der Größe des Bruches sehr unterschiedlich sein. Zur Wahl des geeigneten Narkoseverfahrens und Monitorings ist deshalb eine genaue Eruierung des Befundes wichtig. Bei offenen oder laparoskopischen Komponentenseparationen (große intraabdominelle Wundfläche) und bei Patienten mit multiplen Voroperationen sollte immer eine **PDA** angestrebt werden.

Bezüglich der verschiedenen Formen der Hernienversorgung wird für folgende Verfahren aufgeklärt:
- TAPP (Transabdominale präperitoneale Netzimplantation): ITN + ggf. TAP-Block
- IPOM/Sublay/Underlay/TES: ITN + TAP-Block (bei diesen Verfahren wird das Netz am Peritoneum fixiert, daher schmerzhafter als TAP)
- Komponentenseparation: ITN + PDK (große Wundfläche)

I

7.10.3 Checkliste – Vorbereitungen im OP

► **Atemwege**
- Endotrachealtubus ID 7,5–8,0 mm

► **Anästhesieverfahren**
- TIVA/inhalativ
- kombiniert mit
  - TAP-Block (15–20 ml Ropivacain 0,75 % pro Seite)
  - thorakaler PDK Th 7/8 – Th 8/9 (bei Komponentenseparation)
- alternativ:
  - balancierte Anästhesie

► **Zugänge**
- 2 periphervenöse Zugänge 18/16 G
- ggf. invasive Blutdruckmessung
- ggf. Blasenkatheter (immer bei laparoskopischer OP-Technik)

► **Medikamente und Volumen**
- Infusion
  - Vollelektrolytlösung 1000 ml
- Spritzenpumpe
  - Ropivacain 0,2 % + Sufentanil 0,5–1 µg/ml
  - Propofol 2 % 50 ml
- Medikamente
  - Fentanyl 0,5 mg/10 ml
  - Propofol 200 mg/20 ml
  - Rocuronium 50 mg/10 ml alternativ Cis-Atracurium 15 mg/15 ml
  - Theodrenalin/Cafedrin 1 Amp/10 ml
  - Antibiotikum nach Standard Chirurgie
  - Ropivacain 0,2 % 10 ml + Sufentanil epidural 1 µg/ml
  - maximal 40 ml Ropivacain 0,75 %

► **Materialvorbereitung**
- 2 periphere Venenzugänge 18/16 G mit Verlängerungen
- Narkosegerät
- Endotrachealtubus 7,0–8,5 mm ID
- SonoPlex-Nadel 22 G, 80 mm mit Facettenschliff für TAP-Block
- PDK 18 G und Zubehör
- ggf. Blasenkatheter mit Temperaturüberwachung (s. o.)
- ggf. Temperatursonde oral
- Magensonde
- Luftwärmedecke

7.10.4 Monitoring

► **Basismonitoring und Monitoring Allgemeinanästhesie**
- EKG
- Pulsoxymetrie
- nichtinvasive Blutdruckmessung (oszillotonometrisch)
- Kapnometrie/-grafie
- Monitoring der inspiratorischen O_2-Konzentration
- in- und exspiratorische Messung der Inhalationsanästhetikakonzentration
- Volumetrie der Atemgase
- Atemwegsdruck mit Diskonnektionsalarm
- Temperatur und Diurese

7.10.5 Narkoseeinleitung

- Patientenidentifikation, Checkliste prüfen
- Anschluss Standardmonitoring
- periphervenöser Zugang
- Gabe des Antibiotikums
- Infusionsbeginn
- PDK-Anlage Th 8 – Th 9 (Testdosis: Bupivacain 0,5 % isobar 3 ml, Loading dose: 6 ml der Stammlösung Ropivacain 0,2 % + Sufentanil

► **Nach Präoxygenierung.** Applikation von
- Fentanyl 0,1–0,2 mg
- Propofol 2–3 mg/kgKG
- Cis-Atracurium 0,15 mg/kgKG, alternativ: Rocuronium 0,6 mg/kgKG
- Intubation (Zahnschutz)
- Magensonde per os
- TIVA starten: Propofol 6–8 mg/kgKG/h
- Augenschutz
- konvektive Wärmezufuhr über Luftwärmedecke starten
- ggf. Blasenkatheter
- bei stabilen Kreislaufverhältnissen Gabe der zweiten Hälfte (6 ml) Ropivacain 0,75 % + Sufentanil

7.10.6 Lagerung

- Rückenlage, bei laparoskopischer Technik Arme in Gelmatten gewickelt anlagern.
- Bei offener OP-Technik Arme druck- und zugfrei auf Gelmatten auslagern.

7.10.7 Narkoseführung

- Beatmung mit O_2-Luft-Gemisch, F_iO_2 0,5, PEEP 5 cmH_2O, $p_{et}CO_2$ 35–45 mmHg
- TIVA: Propofol 6–8 mg/kgKG/h + Remifantanil (bei Patienten ohne PDK)

- PDA: Ropivacain 0,2 % + Sufentanil 0,5–1 µg/ml kontinuierlich 6–10 ml/h
- Relaxation mit Rocuronium, alternativ Cis-Atracurium
- Infusion: Vollelektrolytlösung ca. 500 ml/h
- Extubation im Operationssaal
- Magensonde vor Extubation entfernen
- PONV-Prophylaxe und -Therapie erfolgt risikoadaptiert siehe SOP PONV-Prophylaxe bei Jugendlichen und Erwachsenen

7.10.8 Postoperatives Management

- Überwachung im **Aufwachraum** mit **Basismonitoring**
- Delir-Sreening mittels Nu-Desc
- **Analgesie** mit Nichtopioid-Analgetikum und Piritramid bei Bedarf 0,05– 0,1 mg/kgKG
- Fortführung der PDA

7.11 Hypertherme intraperitoneale Chemotherapie (HIPEC), Cytoreductive Surgery (CRS)

R. Kuhly, A. Müller, B. Rau, D. Schwaiberger

► **Dauer.** 3–8 h.

7.11.1 Einleitung

Das Vorliegen einer Peritonealkarzinose ist im Vergleich zur viszeralen Metastasierung meist mit einer eingeschränkten Prognose verbunden. Da auch moderne systemische Chemotherapiekombinationen oft eine nur geringe Wirkung im Peritonealraum haben, stellt die Peritonealkarzinose häufig den konservativ nicht behandelbaren Endzustand der Tumorerkrankung dar.

Mit der Technik der vollständigen operativen Tumorresektion („cytoreductive surgery“ – CRS) und der zusätzlichen hyperthermen intraperitonealen Chemotherapie (HIPEC) wurde ein Verfahren entwickelt, welches bei ausgewählten Patienten mit einer Peritonealkarzinose zu einer deutlichen Prognoseverbesserung führen kann. Die Evidenz für einen Vorteil der CRS/HIPEC hinsichtlich des Langzeitüberlebens stützt sich derzeit vor allem auf zahlreiche internationale Erfahrungsberichte. Für die Behandlung von peritoneal metastasierten kolorektalen sowie von Magenkarzinomen konnte auch in hochwertigen randomisierten klinischen Studien eine relevante Verbesserung der Gesamtüberlebenszeit gesichert werden.

Das multimodale Therapiekonzept der CRS und HIPEC ist mit einer hohen Inzidenz unerwünschter Nebenwirkungen behaftet. In Zentren mit großer Erfahrung in der Durchführung dieses komplexen Behandlungsverfahrens wird eine eingriffsbedingte Letalität von bis zu 3 % angegeben. Da verschiedene Abteilungen in den Behandlungsplan der Patienten zu integrieren sind, ist der interdisziplinären Kommunikation und Festlegung von Therapierichtlinien ein hoher Stellenwert beizumessen. Daher soll durch die gemeinsame Festlegung von Standard Operating Procedures (SOP) basierend auf den aktuellen gesicherten Erkenntnissen und Standards der perioperativen Behandlung eine reproduzierbare Grundlage für die Reduktion der eingriffsbedingten Morbidität und Mortalität geschaffen werden (► Abb. 7.1).

7.11.2 Besonderheiten

> **Merke** M!
>
> Aufgrund der großen Wundfläche und der langen Operationsdauer sollte mit hohen Flüssigkeits- und Blutverlusten sowie Gerinnungsstörungen gerechnet werden.

- bei Hb-Abfall frühzeitige EK/FFP-Gabe
- ca. ½ h vor Start der HIPEC: Gerinnungskontrolle, BB, Elektrolyte
- zur **antiemetischen Therapie** sollten vor Beginn der Chemotherapie Fosaprepitant 150 mg + Ondansetron 16 mg + Dexamethason 8 mg i. v. injiziert werden
- nach Faszienverschluss während der Aufwärmphase und ca. 30 min vor Start der HIPEC soll die i. v. Chemotherapie über ZVK zügig appliziert werden (ca. 3 min); erst wird Fluoruracil (5FU) als Push-Injektion injiziert – nach ca. 30 min sollte Kalziumfolinat (Leucovorin) ebenfalls als Push-Injektion gegeben werden. (**Cave:** nicht mischen, sondern über separaten Zugang geben!)
- mit Start der HIPEC ggf. Furosemid
- Dokumentation der Temperaturen in Blase, HIPEC-Pumpensystem, transpulmonaler Thermodilutionskatheter und intraabdominell alle 15 min, Dokumentation der Urinausscheidung alle 15 min
- Zieltemperatur intraabdominell 42 °C – **Cave:** Temperatur intraabdominell nicht über 42,5 °C
- Cisplatin ist nephrotoxisch; auf Volumenstatus und Diurese achten, ggf. Furosemid i. v.
- Elektrolytwerte (vor allem K^+ und Mg^{2+}) sollten während der HIPEC kontrolliert und hochnormal eingestellt werden

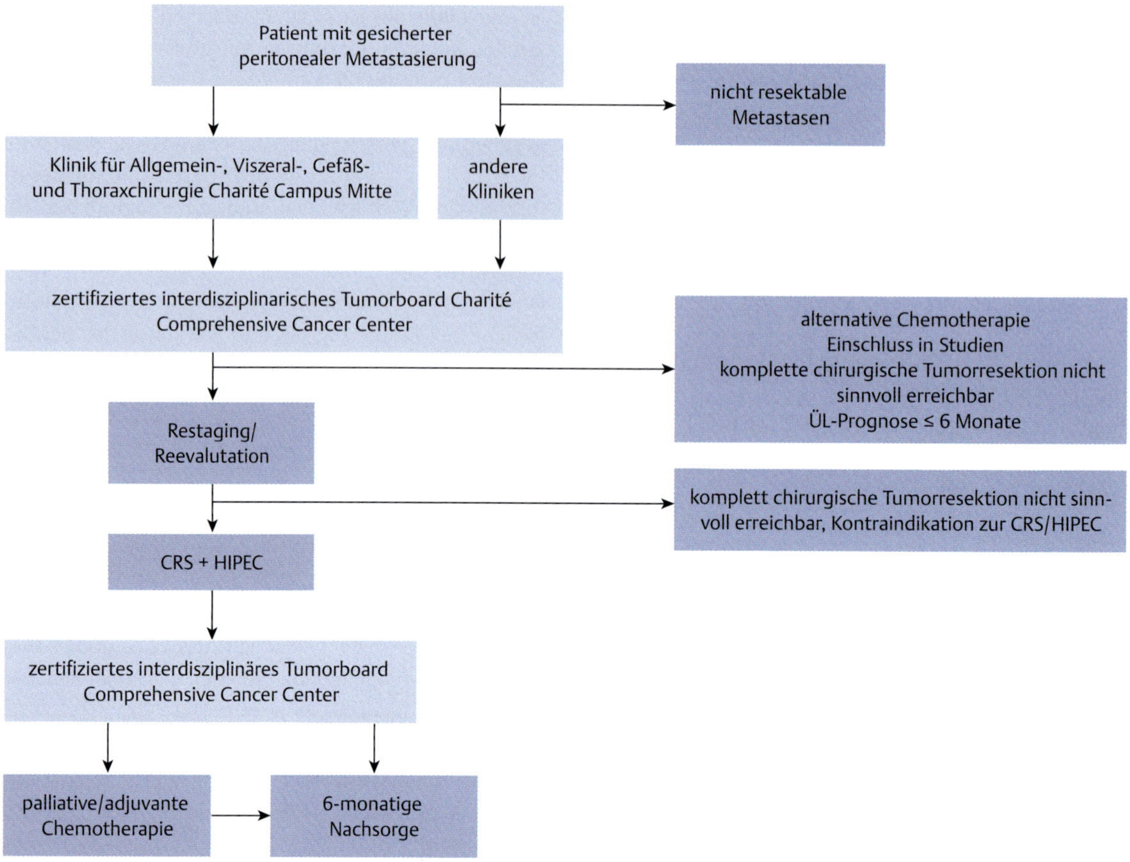

Abb. 7.1 Flowchart Behandlungsverlauf HIPEC (hypertherme intraperitoneale Chemotherapie).

Merke **M!**

Bitte beachten, dass nach Beginn der Chemotherapie die zur Verfügung gestellte persönliche Schutzausrüstung (Schutzbrille, zugelassene Handschuhe, Kittel) getragen werden sollte. Ab diesem Zeitpunkt sind sämtliche Abfälle als kontaminiert zu werten und in den dafür vorgesehenen Behältern (Giftabfall) zu entsorgen.

Bitte die im Vorbereitungsraum aushängenden Anweisungen zur Arbeitssicherheit beachten.

► **Häufige postoperative Nebenwirkungen**
- Übelkeit, Erbrechen, Diarrhöe, Fieber
- SIRS
- Vigilanzstörung (thermotoxische Wirkung auf das Gehirn)
- Kreislaufinstabilität, Rhythmusstörung
- Niereninsuffizienz
- paralytischer Ileus
- Blasenentleerungsstörung
- Tumorlysesyndrom
- passagere Immunsuppression
- OP-Komplikationen (z.B Anastomoseninsuffizienz)
- Ateminsuffizienz durch reaktive Pleuraergüsse

7.11.3 Anästhesie Pflegebereich

Besonderheiten

- System und Monitor für Pulskonturanalyse vorbereiten, ggf. nach Rücksprache Katheter für transpulmonale Thermodilution mit NaCl 0,9 % 250 ml gekühlt (im Kühlschrank)
- Magensonde
- HIPEC-Pumpensystem
- Druckinfusionssystem in Bereitschaft
- EK, FFP
- 2 Blasenkatheter mit Temperaturkabel (ein BK den OP-Schwestern reichen: intraabdominale Messung)
- Schutzbrillen, Handschuhe mit langem Schaft, Kittel bei i. v. Chemo

Lagerung

- Steinschnittlage, beide Arme in Gelmatten druck- und zugfrei angelagert
- Narkosebügel
- Luft-Wärmedecke Oberkörper (ggf. Kühlung während Hyperthermiephase)

Vorbereitung

- 2 periphere Zugänge mit Rückschlagventil, 1 durchgespülte Verlängerung
- steriler Tisch PDK
- steriler Tisch 3- bzw. 5-Lumen-ZVK, Arterie (Pulskonturanalysesystem), Blasenkatheter
- Magill-Tubus
- Magensonde (weich, 14 Fr, mit Mandrin)
- Monitor für Pulskonturanalyse (ggf. transpulmonale Thermodilution)
- Dreifachdrucksystem für Arterie/ZVD/Blasendruck
- 1 Infusion mit Verlängerung
- PCA-Pumpe

Medikamente

- 2 × NaCl
- Fentanyl
- Propofol
- **Cis-Atracurium**
- Theodrenalin/Cafedrin
- Antibiose (Cefuroxim + Metronidazol, 3 × von Station, Wiederholung nach 2 h)
- 150 mg Fosaprepitant (Ivemend) + 16 mg Ondansetron (Zofran) + 8 mg Fortecortin (von Station)
- Furosemid vor Beginn der Chemotherapie nach Rücksprache
- Bolusspritze PDK 10 ml Ropivacain/Sufenta-bag (von Station)
- PCA-Pumpe: Ropivacain/Sufenta-bag

Perfusoren

- Propofol 2 %
- Sufentanil 0,5 µg/50 ml
- Noradrenalin 1 mg/50 ml

Besonderheiten

- nahezu alle Patienten befinden sich in einer Studie, hierzu gibt es einen Begleitzettel, der sich in der Akte befindet
- persönliche Schutzmaßnahmen bei und nach der Chemotherapie gemäß den Anweisungen der Arbeitssicherheit
- wenn Glukose als Trägerlösung für HIPEC und/oder i. v. Chemotherapie 5-Lumen-ZVK, sonst 3-Lumen-ZVK
- Abfallentsorgung in Giftabfall
- FFP anfordern nach Rücksprache
- Kontrolle Elektrolyte + Gerinnungskontrolle vor Chemotherapie

Monitoring

- EKG, RR, S_aO_2
- CI, ITBVI, SVRI, etc.
- ZVD
- intraabdomineller Blasendruck
- Temperatur (BK, intraabdominell)
- EEG-basiertes Neuromonitoring
- ggf. NIRS
- ggf. TEE

7.11.4 Narkoseführung bei CRS u. HIPEC

Prämedikation

- Prämedikation nach SOP Präoperative Visite (Kap. 1.1).
- ggf. Midazolam 3,25–7,5 mg.
- Bei erhaltener Passage: am Vortag flüssige Kost, 12 Uhr + 17 Uhr Natriumpicosulfat bis Stuhlgang klar, reichlich klare Flüssigkeit, abends 400 ml kohlenhydratreiche Flüssigkeit (z. B. Nutricia PreOP), nach Abführen Elektrolytkontrolle, am OP-Tag bis 2 h präoperativ 400 ml kohlenhydratreiche Flüssigkeit.
- Bei Passagestörung: am Vortag Ernährung parenteral, 2000 ml Vollelektrolytlösung/24 h, am OP-Tag 2 h präoperativ 500 ml 5 %ige Glucoselösung i. v.
- ggf. Aspirationsprophylaxe mit Cimetidin
- Aufklärung: PDK, ZVK, art. DM (ggf. transpulmonale Thermodilution), TEE, DK, MS, ITS

Blut- und Transfusionsbedarf

- Blutgruppenbestimmung, 6 eingekreuzte EK, 6 FFP bereitstellen

Besonderheiten

- Hypotonie bei Normovolämie und PDA mit Sympathikolyse mit Noradrenalin therapieren

Checkliste – Vorbereitungen im OP

▶ **Anästhesieverfahren**

- kombinierte Anästhesie: TIVA und thorakale PDA

▶ **Medikamente und Volumen**

- Vollelektrolytlösung
- EK und FFP

- (kolloidale Lösungen)
- (Albumin)

► **Medikamente**
- Fentanyl 0,5 mg/10 ml
- Sufentanil-Spritzenpumpe 500 µg/50 ml
- Propofol 200 mg/20 ml und Propofol-Spritzenpumpe 2 % (20 mg/ml)
- Cis-Atracurium 10 mg/10 ml
- Theodrenalin/Cafedrin 200 mg/10 ml
- Metamizol 2 g/50 ml KI
- 3 × Cefuroxim 1,5 g
- 3 × Metronidazol 0,5 g
- 200 ml Ropivacain 0,2 % mit Sufentanil 1 µg/ml (Beutel für PCEA-Pumpe) und Bolusspritze 10 ml
- Nordrenalin-Spritzenpumpe 1 mg/50 ml

► **Materialvorbereitung**
- 2 periphere Venenzugänge 16/18 G
- Endotrachealtubus (Murphy) 7,5–8,5 mm
- Relaxometer, Cuffdruck-Messgerät
- 5-Lumen-ZVK
- Magensonde
- Blasenkatheter 12–14 Ch mit integrierter Temperatursonde
- arterieller Katheter/(transpulmonaler Thermodilutionskatheter)
- ggf. TEE

Monitoring

- EKG
- Pulsoxymetrie
- nichtinvasive Blutdruckmessung (oszillotonometrisch)
- Neuromonitoring (PSI, ggf. NIRS)
- Beatmungsparameter inklusive Kapnometrie/-grafie
- ZVD
- Diurese
- Temperatur
- Cuffdruck
- Relaxometrie
- invasive Blutdruckmessung, erweitertes hämodynamisches Monitoring mit Pulskonturanalyse (transpulmonale Thermodilution im Ausnahmefall)
- ggf. Transösophageale Echokardiografie (TEE)
- BGA
- Gerinnung ca. ½ Stunde vor HIPEC
- intraabdomineller Blasendruck nach Narkoseeinleitung, nach Bauchdeckenverschluss und nach Beginn der HIPEC

Narkoseeinleitung

- Anschluss des Monitorings und periphervenöser Zugang am Arm
- Infusionsbeginn
- Gabe des Antibiotikums
- Anlage PDK Th 7/8 oder Th 8/9
- PDA (Ropivacain 0,2 % mit Sufentanil 1 µg/l) 10 ml Bolus
- Fentanyl 0,2–0,4 mg
- Propofol 2–3 mg/kgKG
- Cis-Atracurium 0,15 mg/kgKG
- Intubation
- Magensonde nasal legen
- Anlage art. DM/transpulmonaler Thermodilutionskatheter
- ZVK-Anlage V. jugularis interna (sonografisch gestützt, **Cave:** häufig Portsysteme in situ)
- 2. periphervenöser Zugang
- Anlage Blasenkatheter mit integrierter Temperatursonde
- Augenschutz
- ggf. TEE platzieren

Lagerung

- Steinschnittlage, beide Arme in Gelmatten druck- und zugfrei angelagert
- Narkosebügel
- Luft-Wärmedecke Oberkörper (ggf. Kühlung während Hyperthermiephase)

Narkoseführung

- TIVA mit Propofol 6–8 mg/kgKG/min und Sufentanil 0,5 µg/kgKG/h
- Beatmung: O_2-Luft-Gemisch, F_iO_2: 0,3–0,5 (nach S_pO_2 > 95 %)
- $p_{et}CO_2$ 35–45 mmHg PEEP 5 cmH_2O kombiniert mit
- PDA: (Ropivacain 0,2 % mit Sufentanil 1 µg/ml) kontinuierliche Laufrate 6–8 ml/h
- Relaxierung unter Relaxometriekontrolle mit Cis-Atracurium (bei Beginn der intraperitonealen Perfusion Ziel-TOF 0 %)
- Wiederholung der Antibiotikaprophylaxe nach 3 h
- endgültige Platzierung der Magensonde unter chirurgischer Kontrolle

Hämodynamische Zielwerte

- MAD 60–70 mmHg
- SVV < 12 % wenn verwertbar (**Cave:** Vorhofflimmern, Rechtsherzdysfunktion)
- CI > 2,5 l/min/m^2

- Hb lt. Querschnitts-Leitlinie (BÄK) zur Therapie mit Blutkomponenten und Plasmaderivaten ≥ 8–10 g/dl
- ggf. echokardiografiegerichtete hämodynamische Optimierung

intraoperative Flüssigkeitszufuhr

- Kristalloide ca. 500 ml/h
- EK nach Hb-Zielwert
- FFP bei Massivblutung und Verdünnungskoagulopathie sowie therapierefraktäre Hypovolämie und Ausschluss anderer kardialer Ursachen (TEE!)

Kriterien für Hypovolämie/ Volumenreagibilität

- Abfall SV um mindestens 15 % nach Optimierung
- SVV/PPV ≥ 12 %, wenn verwertbar (**Cave:** Vorhofflimmern, Rechtsherzdysfunktion)
- Echokardiografie: V. cava superior – Kollapsindex ≥ 36 %, hypermobiles interatriales Septum, kleine Herzhöhlen

Kriterien zur inotropen Therapie mit Dobutamin oder Enoximon

- $S_{cv}O_2$ < 70 % nach Volumenoptimierung
- CI < 2,5 l/min/m² nach Volumenoptimierung
- Zeichen der Gewebehypoxie (Anstieg Laktat, Anstieg Δ $pavCO_2$)
- echokardiografische Zeichen einer bereits präoperativ bestehenden kardialen Belastung (systolische und/oder diastolische Dysfunktion) und/oder einer progredienten kardialen Belastung

Konvektive Wärmezufuhr

- Zieltemperatur während CRS: Körperkern/intravesikal > 36 °C
- Zieltemperatur während HIPEC: intraarteriell < 38 °C
- Zieltemperatur während HIPEC: intraabdominell: 42 °C (**Cave:** > 42,5 °C)

Weitere Besonderheiten

Cave

Nierenfunktion: nephrotoxische Chemotherapie, abdominelle Hypertension, großer Volumenumsatz/ Blutverlust.

- Diurese mindestens 1 ml/kgKG/h (stündliche Bilanzierung des Blutverlustes und der Diurese)
- Hypovolämie vermeiden
- bei Oligurie und Normo-/Hypervolämie ggf. 10–20 mg Furosemid i. v. und Chirurg darüber aktiv verständigen!

Antiemetische Therapie

- bei Faszienverschluss 150 mg Fosaprepitant + 16 mg Ondansetron + 8 mg Dexamethason

Chemotherapie i. v. nach Protokoll und Rücksprache mit dem Operateur

Bei bidirektionaler HIPEC wird ca. 30 min vor HIPEC-Start die i. v. Chemotherapie über den ZVK appliziert:

- Fluoruracil (5FU) innerhalb von 2–4 min infundieren!
- Kalziumfolinat (Leucovorin) 30 min danach, ebenfalls zügig

Postoperatives Management

Verlegung des sedierten und beatmeten Patienten auf ITS, bei kürzerer OP-Dauer Extubation anstreben (Restrelaxierung? Normothermie?).

7.12 Pressurized intra-peritoneale aerosolisierte Chemotherapie (PIPAC)

R. Kuhly, B. Rau, D. Schwaiberger

▸ **Dauer.** 60 min.

7.12.1 Behandlungsziel

Ziel der Behandlung ist die lokale Applikation einer intraperitonealen Chemotherapie unter erhöhtem intraabdominellen Druck, im Rahmen einer Laparoskopie. Bei diesem Verfahren wird auf eine ausgedehnte Peritonektomie bewusst verzichtet. Nur an verschiedenen Stellen wird eine partielle Peritonektomie zur Probensicherung notwendig.

Die gesamte Behandlungsstrategie ist darauf ausgerichtet, eine effektive Palliation zu erreichen. Daher sollte jedes erhöhte Risiko vermieden werden.

Die intraperitoneal verabreichte Chemotherapielösung sollte freie intraabdominelle Tumorzellen sowie flächenhafte Karzinose erreichen und penetrieren. Bei kompletter Verlötung des Abdomens ergibt auch dieser Eingriff keinen Sinn, da kein ausreichendes Pneumoperitoneum aufgebaut werden kann. Die verwendeten Chemotherapeutika werden so ausgewählt, dass ein möglichst großer zytotoxischer Effekt in kurzer Zeit und mit möglichst geringer systemischer Wirkung erzielt werden kann. Durch die Nutzung des Pneumoperitoneums mit intraperitonealer Druckerhöhung kann dabei der Wirkungsgrad der Chemotherapeutika gesteigert werden.

7.12.2 Prämedikation

► **Allgemein.** Siehe SOP Präoperative Visite (Kap. 1.1).

7.12.3 Blut- und Transfusionsbedarf

In der Regel kein Transfusionsbedarf.

7.12.4 Besonderheiten

- Auf eine adäquate Narkosetiefe und Relaxierung ist besonders vor Anlage des Pneumoperitoneums und vor Start der PIPAC zu achten. Ziel-TOF 0 %.
- Bei der Arbeit mit Zytostatika ist die gültige Betriebsanweisung der Arbeitssicherheit „Umgang mit applikationsfertigen Zytostatika im Op. bei PIPAC“ zu beachten (im Wesentlichen FFP3-Maske, Schutzbrille, -handschuhe und Kittel).
- Die chirurgische Abdeckung des Operationsfeldes muss am Kopfende mindestens 50 cm über dem OP-Tisch angebracht werden.
- Während das Zytostatikum unter Druck steht (ca. 15 min), verlässt das Personal aus Sicherheitsgründen den OP und überwacht den Patienten durch die Glasscheiben der OP-Türen. Ein Betreten des Saales im Notfall ist jedoch unter den o. g. Schutzvorrichtungen möglich.
- Das Wechseln der Kartusche erfolgt durch den Operateur und eine Pflegekraft. Das Wechseln der Kartusche, ab- und anstöpseln und Berühren optional kontaminierter Gegenstände durch den Operateur – Bedienung des Angiomaten, Öffnen und Schließen durch die Pflegekraft.
- Über einen zwischengeschalteten Filter erfolgt das Ablassen des Aerosols direkt einen Beutel.
- Zu beachten sind die Anweisungen der Arbeitssicherheit über den Umgang mit Chemotherapeutika (QM Handbuch).

7.12.5 Checkliste – Vorbereitungen im OP

► **Atemwege**
- Endotrachealtubus ID 7,5–8,0 mm

► **Anästhesieverfahren**
- TIVA

► **Zugänge**
- 2 periphere Venenzugänge 18 G
- Basismonitoring + Monitoring Allgemeinanästhesie
- Temperatursonde
- Wärmematte
- Warm-Touch

► **Medikamente und Volumen**
- Fentanyl 0,5 mg/10 ml
- Propofol 200 mg/20 ml
- Cis-Atracurium 10 mg/10 ml
- NaCl 0,9 % 10 ml
- Theodrenalin/Cafedrin 200 mg/10 ml
- Metamizol 2 g/100 ml
- Cefuroxim 1,5 g
- Metronidazol 0,5 g
- Dexamethason 8 mg, Ondansetron 16 mg und Fosaprepitant 150 mg

► **Materialvorbereitung**
- Endotrachealtubus (Murphy) 7,5–8,5 mm
- 2 periphervenöse Zugänge
- Verlängerungen der Infusionen mit Drei-Wege-Hähnen zum Zuspritzen bei Anlagerung der Arme
- Relaxometer, Cuffdruck-Messgerät

7.12.6 Monitoring

► **Basismonitoring und Monitoring Allgemeinanästhesie**
- EKG
- Pulsoxymetrie
- nichtinvasive Blutdruckmessung (oszillotonometrisch)
- Kapnometrie/-grafie
- Monitoring der inspiratorischen O_2-Konzentration
- in- und exspiratorische Messung der Inhalationsanästhetikakonzentration
- Volumetrie der Atemgase
- Atemwegsdruck mit Diskonnektionsalarm

7.12.7 Narkoseeinleitung

- Anschluss des Monitorings
- periphervenöser Zugang
- Infusionsbeginn

► **Einleitung**
- präoxygenieren
- Fentanyl 0,1–0,2 mg iv
- Propofol 2–3 mg/kgKG
- Rocuronium 0,6 mg/kgKG i. v.
- orale Intubation
- sichere Fixierung des Tubus mit Pflaster

- Augenschutz
- 2. i. v. Zugang
- ggf. Anlage arterieller Katheter

7.12.8 Lagerung

Rückenlagerung, beide Arme in Gelmatten druck- und zugfrei angelagert.

7.12.9 Narkoseführung

- TIVA mit Propofol 6–8 mg/kgKG min; EEG-gesteuert und Remifentanil 0,2 µg/kgKG/min
- Beatmung: O_2-Luft-Gemisch, F_iO_2: 0,3–0,5 (nach S_pO_2 > 95 %)
- $p_{et}CO_2$ 35–45 mmHg (< 60 mmHg), PEEP 5 cmH_2O
- nach Anlage des Pneumoperitoneums (IAP 12–14 mmHg) Beatmung anpassen
- nach Rücksprache mit Operateur (PIPAC wird durchgeführt) Applikation der Antiemetika
- Infusionstherapie mit Kristalloiden nach PPV, Zielwert < 12 %
- Verlassen des OPs auf Sterilflur (Sichtkontakt zu Monitor und Patienten!) während Applikation PIPAC

7.12.10 Postoperatives Management

► **Allgemein**
- Überwachung im AWR nach Standard
- O_2-Gabe
- Infusionen mit Vollelektrolytlösung
- Piritramid titriert bei Bedarf

► **Komplikationen**
- Nachblutung
- Übelkeit

Kein spezielles postoperatives Management bezüglich der stattgehabten Applikation des Zytostatikums.

7.13 Resektion von neuroendokrinen Tumoren (NET)

R. Heidepriem, A. Müller, D. Schwaiberger

► **Dauer.** 60–240 min.

7.13.1 Allgemeines

Das Vorgehen richtet sich primär nach der SOP des organbezogenen Eingriffs.

Neuroendokrine Tumoren sind meist gastrointestinal lokalisiert, können aber auch extraintestinal vorkommen. Die Tumorzellen produzieren vasoaktive Substanzen wie Serotonin, Histamin, Bradykinin u. a.m.

Bei vorliegenden Lebermetastasen oder extraintestinaler Manifestation des Tumors unterliegt die Hormonsekretion des Karzinoids zumindest teilweise nicht mehr dem First-Pass-Effekt der Leber und es kann zu einem Karzinoidsyndrom mit Flush, Bronchospasmus und Diarrhoe oder zu einer Karzinoidkrise mit hämodynamischer Instabilität kommen. Bereits präoperativ kann eine kardiale Manifestation mit Fibrosierung des Endokards (Hedinger-Syndrom) vorliegen.

Intraoperativ kann die prophylaktische Gabe von Somatostatin oder Analoga dazu dienen, die Mediatorfreisetzung zu hemmen. Medikamente, die mit einer Freisetzung von Histamin und Serotonin verbunden sind, sollten vermieden werden.

> **Praxis**
>
> **Prophylaxe einer Mediatorfreisetzung**
> Intraoperativ soll bei allen NET an **Dünndarm** und **Pankreas** folgendes Schema zur Prophylaxe der Karzinoidkrise angewendet werden:
> - 100 µg Octreotid als Bolus i. v. zu OP-Beginn,
> - 50 µg/h Octreotid über Perfusor während OP.
>
> Bei NET an **Rektum** und **Kolon** ist keine Gabe notwendig.
>
> Alternativ: 250 µg Somatostatin als Bolus i. v. zu Beginn der OP gefolgt von 250 µg Somatostatin über 24 h via Spritzenpumpe.

7.13.2 Notfalltherapie der karzinoiden Krise

- Flüssigkeitsgabe mit Octreotid-Bolus 500 µg
- Vasopressoren
- Antibiotikagabe und Steroide
- Abbruch der Operation bei Erfolgslosigkeit nach 6- bis 7-maliger medikamentöser Intervention

7.14 Schilddrüsenresektion, Parathyreoidektomie

A. Bloch, D. Jörres, R. Kuhly, D. Schwaiberger

► **Dauer.** Zirka 120 min.

7.14.1 Prämedikation

- Prämedikation nach SOP Präoperative Visite (Kap. 1.1)
- PONV-Score erheben (Kap. 2.21)

7

Schilddrüse

- Stoffwechsellage TSH, T 3/T 4, TSH, evtl. FT 4, bei autoimmunen und immunogenen Schilddrüsen-Erkrankungen auch T 3/FT 3.
- Klinische Zeichen der Hyperthyreose erfragen, ggf. endokrinologisches Konsil anfordern, sofern noch nicht vorhanden.
- OP möglichst in euthyreoter Stoffwechsellage durchführen, dies erfordert 4–8 Wochen thyreostatische Therapie mit Thiamazol; manche Patienten können aufgrund von schweren Nebenwirkungen nicht thyreostatisch behandelt werden und erhalten dann oft Natriumperchlorat und Betablocker. Diese Behandlung wird perioperativ weitergegeben.
- HNO-Konsil: Beurteilung der Nn. laryngei recurrentes, Hinweise auf Intubationsprobleme, s. SOP Schwieriger Atemweg.

Nebenschilddrüse

- Diese Patienten haben in der Regel einen sekundären Hyperparathyreoidismus aufgrund einer terminalen Niereninsuffizienz.
- Zusätzliche Laboruntersuchungen: Kalzium, Phosphat, Kalium, Harnstoff, Kreatinin.
- Aufklärung über ZVK-Anlage in die V. subclavia, sofern dieser zur postoperativen Überwachung und Substitution von Ca^{2+} bei sekundärem Hyperparathyreoidismus seitens der nachbehandelnden Station gewünscht wird; bei primärem und tertiärem Hyperparathyreoidismus ist eine ZVK-Anlage nicht nötig.

7.14.2 Blut- und Transfusionsbedarf

- Blutgruppenbestimmung
- 2 EK auf Abruf nur bei intrathorakaler Struma

7.14.3 Besonderheiten

Intraoperatives Neuromonitoring

Bei Operationen der Schilddrüse und Nebenschilddrüsen wird seitens der Operateure ein intraoperatives Neuromonitoring des N. recurrens durchgeführt. Das EMG des M. vocalis wird über Tubuselektroden oder direkt über Nadelelektroden abgeleitet und erlaubt so eine Aussage über die Integrität des N. recurrens vom Ort der Stimulation bis zum M. vocalis. Hierzu wird der Endotrachealtubus vor Intubation mit einer Klebeelektrode armiert. Zur exakten Positionierung und zur Vermeidung von Intubationsläsionen wird dieser Tubus unter Videolaryngoskopie platziert. Die Elektrode hat in der richtigen Position Kontakt zu den Stimmbändern (M. vocalis) (► Abb. 7.2, ► Abb. 7.3).

Zusätzlich wird eine Neutralelektrode am Arm, abseits des OP-Feldes aufgeklebt (► Abb. 7.4). Bei Einsatz des intraoperativen Neuromonitorings werden die Patienten nach der Intubation **nicht nachrelaxiert**. Nach der Lagerung im Saal wird seitens der Operateure die Impendanz gemessen. Wenn hierbei keine Potenziale ableitbar sind, wird die Tubuslage erneut mit dem Videolaryngoskop kontrolliert.

Alternativ kann das intraoperative Neuromonitoring mittels Nadelelektroden durchgeführt werden.

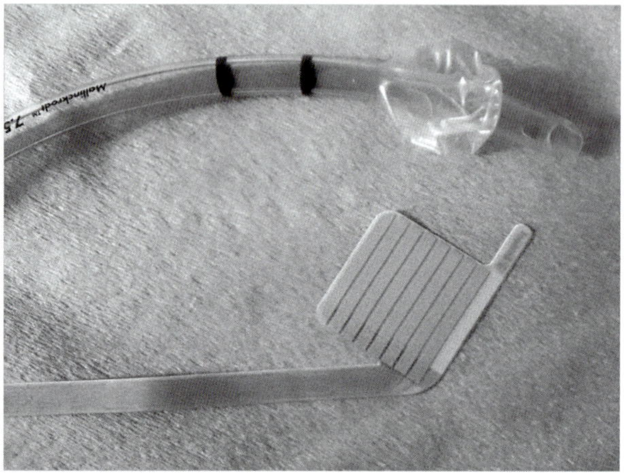

Abb. 7.2 Tubus und Elektrode.

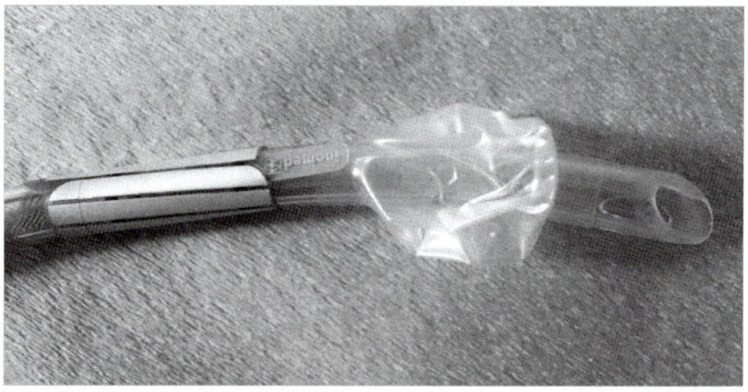

Abb. 7.3 Elektrodenlasche beginnt am Cuff.

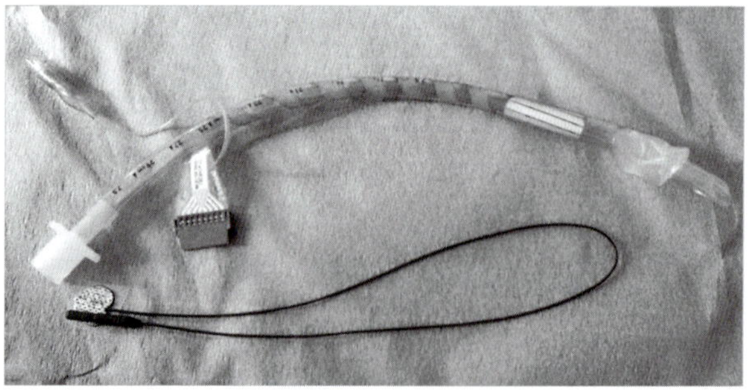

Abb. 7.4 Tubus mit Elektrode und Neutralelektrode.

Magensonden

Patienten mit Schilddrüsenkarzinomen, Rezidiv-OPs und Operationen an den Nebenschilddrüsen erhalten zur besseren Lokalisierung des Ösophagus präoperativ eine Magensonde.

Inspiratorischer Halt

Vor Beginn der Naht wird auf Bitten der Operateure ein inspiratorischer Halt durchgeführt (= statische Erhöhung des Atemwegsdruckes auf 25–30 cm H_2O für 45–60 s). Dies dient der Prävention venöser Nachblutungen.

7.14.4 Checkliste – Vorbereitungen im OP

► **Atemwege**
- Endotrachealtubus ID 7,0–8,0 mm mit Tubuselektrode

► **Anästhesieverfahren**
- balancierte Anästhesie

► **Zugänge**
- 2 großlumige periphere Venenzugänge (16 u. 18 G), davon 1 × am Fuß
- arterieller Katheter bei intrathorakaler Struma oder unzuverlässiger nichtinvasiver Messung z. B. bei massiver Adipositas

► **Medikamente und Volumen**
- Infusion
  - Vollelektrolytlösung 1000 ml
  - NaCl 0,9 % bei Patientin mit terminaler Niereninsuffizienz und Hyperkaliämie > 5,5
- Medikamente
  - Fentanyl 0,5 mg/10 ml
  - Thiopental 250 mg/20 ml, alternativ Propofol 200 mg/20 ml
  - Cis-Atracurium 10 mg/10 ml
  - Desfluran-Verdampfer, alternativ Propofol-Spritzenpumpe
  - NaCl 0,9 % 10 ml
  - Theodrenalin/Cafedrin 200 mg/10 ml

► **Materialvorbereitung**
- 2 periphere Venenzugänge 16/18G
- Endotrachealtubus ID 7,5–8,0 mm mit Tubuselektrode
- Augenschutzpflaster

7.14.5 Monitoring

► **Basismonitoring und Monitoring Allgemeinanästhesie**
- EKG
- Pulsoxymetrie
- nichtinvasive Blutdruckmessung (oszillotonometrisch)
- Kapnometrie/-grafie
- Monitoring der inspiratorischen O_2-Konzentration
- in- und exspiratorische Messung der Inhalationsanästhetikakonzentration
- Volumetrie der Atemgase
- Atemwegsdruck mit Diskonnektionsalarm
- arterielle Druckmessung im Falle einer intrathorakalen Struma

7.14.6 Narkoseeinleitung

- Patientenidentifikation, OP-Checkliste prüfen
- Anschluss des Monitorings
- periphervenöser Zugang
- Infusionsbeginn

► **Einleitung**
- Präoxygenieren
- Fentanyl 0,1–0,2 mg i. v.
- Propofol 1,5–2,5 mg/kgKG i. v. alternativ Thiopental 3–5 mg/kgKG i. v.
- Cis-Atracurium 0,1 mg/kgKG
- Intubation mit Endotrachealtubus
- Augenschutz
- sichere Fixierung des Tubus mit Pflaster und Augenschutzpflaster
- 2. i. v. Zugang am Fuß

7.14.7 Lagerung

- Rückenlage, zervikal überstreckt, Arme angelagert mit Gelkissenpolsterung
- dritten Infusionsständer am Kopfende für OP-Abdeckung und Flaschenzugkonstruktion bereithalten
- zusätzliche Infusion am Fußende nach sterilem Abdecken aufhängen

7.14.8 Narkoseführung

- Balancierte Anästhesie mit Desfluran/Fentanyl in O_2: Air-Gemisch mit Low-Flow
- Beatmung: F_iO_2 0,5–0,8, $etCO_2$: 35–45 mmHg, PEEP ≥ 5 cmH_2O
- Relaxierung bei Bedarf
- Gegengewicht zum Freihalten des OP-Gebietes über Flaschenzug am mittleren Infusionsständer bereit halten

- Extubation auf dem OP-Tisch nach Testung des Atemwegs auf Nebenluft (vorher gründliche orale Absaugung), auf Stridor achten, Laryngoskopie bei V. a. Recurrensläsion in tiefer Narkose

7.14.9 Postoperatives Management

Überwachung und Behandlung im Aufwachraum mit **Basismonitoring** für mindestens 120 min; danach weitere Überwachung nach Vereinbarung mit den zuweisenden Kliniken auf Normalstation oder IMCU.

- O_2-Gabe
- Delir-Sreening mittels Nu-Desc
- Infusionen mit Vollelektrolytlösung oder NaCl 0,9 %
- **Analgesie** mit Piritramid titriert bei Bedarf, zusätzlich peripheres Analgetikum
- PONV-Prophylaxe und -Therapie erfolgt risikoadaptiert, siehe SOP PONV-Prophylaxe bei Jugendlichen und Erwachsenen
- Besonderheiten postoperativ: Nachblutung, Recurrensparese (bds.), Trachealkollaps

Frühzeitige Reintubation bei Verdacht auf Atemwegsproblem und Verlegung auf die Intensivstation; HNO-Konsil und ggf. Kortisongabe (Methylprednisolon 1 g i. v.). Bei dialysepflichtigen Patienten Indikation zur postoperativen Dialyse prüfen (K^+-Kontrolle).

7.15 Amputationen

D. Jörres, U. Knipprath, R. Kuhly, A. Müller, D. Schwaiberger

► **Dauer.** 30–60 min

7.15.1 Prämedikation

- Prämedikation nach SOP Präoperative Visite (Kap. 1.1)
- PONV-Score erheben (Kap. 2.21)
- Labor mit Gerinnung

In der Regel sollte allen Patienten ein Regionalanästhesieverfahren mit einer ausreichenden Sedierung empfohlen werden. Da diese Patienten mit ausgeprägter pAVK häufig antikoaguliert sind, muss eine rückenmarknahe Regionalanästhesie am Vortag entsprechend vorbereitet werden, „Perioperatives Bridging von Patienten mit therapeutischer Antikoagulation“ (S. 151). In Hinblick auf die mögliche Entstehung von Phantomschmerz postoperativ ist eine gute multimodale Schmerztherapie wichtig. Bei Zehen- oder Vorfußamputation reicht häufig ein Fußblock.

7.15.2 Blut- und Transfusionsbedarf

Blutgruppe bestimmen.

7.15.3 Besonderheiten

Häufig liegen anästhesiologisch relevante Begleiterkrankungen vor.

Viele Patienten haben wiederholte Eingriffe innerhalb des gleichen Krankenhausaufenthaltes.

7.15.4 Checkliste – Vorbereitungen im OP

► **Atemwege**

- Endotrachealtubus ID 7,5–8,5 mm
- LMA

► **Anästhesieverfahren**

- balancierte Anästhesie *oder*
- Sedierung
- in Kombination mit
  - SPA
  - PDK
  - Fußblock

► **Zugänge**

- 1 peripherer Venenzugang 18 G

► **Medikamente und Volumen**

- Infusion
  - Vollelektrolytlösung 1000 ml
  - Gelafundin 500 ml
- Medikamente
  - Cafedrin/Theodrenalin 200 mg/10 ml
  - Antibiotika nach Rücksprache mit dem Operateur (in aller Regel Cefuroxim)
- PDK
  - Bupivacain 0,5 % isobar (Testdosis)
  - Ropivacain 0,75 %
- SPA
  - Bupivacain 0,5 % isobar
- Fußblock
  - Lidocain 1 % 5 ml
  - Prilocain 1 % 30 ml
- ITN/LMA
  - Fentanyl 0,5 mg/10 ml
  - Propofol 200 mg/20 ml
  - Rocuronium 50 mg/10 ml, Cis-Atracurium 10 mg/10 ml
  - Desfluran

► **Materialvorbereitung**

- PVK 18 G
- Endotrachealtubus ID 7,5–8,5 mm *oder*
- Larynxmaske Größe 3, 4, 5
- PDK 18 G
- Spinalnadel 26 G
- steriler Tisch bei PDK/SPA

7.15.5 Monitoring

► **Basismonitoring und Monitoring Allgemeinanästhesie**

- EKG
- Pulsoxymetrie
- nichtinvasive Blutdruckmessung (oszillotonometrisch)
- Kapnometrie/-grafie
- Monitoring der inspiratorischen O_2-Konzentration
- in- und exspiratorische Messung der Inhalationsanästhetikakonzentration
- Volumetrie der Atemgase
- Atemwegsdruck mit Diskonnektionsalarm

7.15.6 Narkoseeinleitung

- Patientenidentifikation, OP-Checkliste prüfen
- Anschluss des Monitorings
- periphervenöser Zugang
- Infusionsbeginn
- perioperative Antibiotikaprophylaxe

► **PDA**

- 1 l Volumengabe i. v. vor Aufsetzen des Patienten
- Punktion lumbal (immer im Wachzustand!)
- Testdosis mit 3 ml Bupivacain 0,5 %
- Titrieren der PDA mit 0,75 % Ropivacain bis Th 12/L 1
- zusätzliche Sedierung mit Propofol ca. 100 mg/h oder Midazolam titriert empfohlen, dann O_2-Therapie

► **SPA**

- 1 l Volumenvorgabe
- Punktion möglichst L 3/4
- 2,5–3,5 ml Bupivacain 0,5 % isobar intrathekal in Abhängigkeit von der Körpergröße
- zusätzliche Sedierung mit Propofol ca. 100 mg/h oder Midazolam titriert empfohlen, dann O_2-Therapie

► **ITN**

- Fentanyl 0,1–0,2 mg i. v.
- Propofol ca. 1,5–3 mg/kgKG, alternativ Thiopental 3–5 mg/kgKG i. v.
- Rocuronium 0,6 mg/kgKG oder Cis-Atracurium 0,1 mg/kgKG
- Intubation und Auskultation

► **LMA**

- Fentanyl 0,1–0,2 mg i. v.
- Propofol ca. 1,5–3 mg/kgKG
- Einsetzen der Larynxmaske und Auskultation

► **Fußblock**

- 5 ml Lidocain 1 % zur Infiltrationsanästhesie
- N. tibialis + N. peroneus profundus: je 2 ml Prilocain 1 %
- N. peroneus superficialis, N. saphenus, N. suralis: Feldblock 10–20 ml Prilocain 1 % (Xylonest)

7.15.7 Lagerung

- Rückenlage
- Arme ausgelagert

7.15.8 Narkoseführung

► **Regionalverfahren**

- milde Sedierung mit Propofol 1–3 mg/kgKG/h kontinuierlich unter O_2-Therapie

► **Narkose**

- Propofol kontinuierlich 5–10 mg/kgKG/h
- evtl. PSI-Monitoring

► **Alternativ**

- balancierte Anästhesie mit Desfluran in O_2-Luft-Gemisch mit Low-Flow
- Bolusgaben von Fentanyl nach Bedarf
- Bolusgaben von Rocuronium nach Bedarf bei ITN (in aller Regel ist keine Nachrelaxierung nötig)
- Beatmung mit F_iO_2: 0,3–0,5, $p_{et}CO_2$: 35–45 mmHg, PEEP: 5 cmH_2O

7.15.9 Postoperatives Management

- Überwachung im **Aufwachraum** mit **Basismonitoring**
- Delir-Sreening mittels Nu-Desc

► **ITN oder LMA**

- **Analgesie** mit Nichtopioidanalgetikum und Piritramid bei Bedarf 0,05– 0,1 mg/kgKG
- bei Bedarf und PCA-Pumpe

► **PDK**

- Ropivacain 0,2 % + Sufentanil epidural 0,1 µg/ml mit 6–8 ml/h
- Dokumentation der sensiblen und motorischen Blockade bei Regionalanästhesie und Anmeldung beim Akutschmerzdienst

I

7.16 Anästhesie in der Gefäßchirurgie

7.16.1 Karotis-Thrombarteriektomie

D. Jörres, U. Knipprath, R. Kuhly, D. Schwaiberger

► **Dauer.** 90–120 h.

Prämedikation

- Prämedikation nach SOP Präoperative Visite (Kap. 1.1)
- PONV-Score erheben (Kap. 2.21)

► **Untersuchung**
- Herz-Kreislauf: EKG, ggf. Echokardiografie und Ergometriebefunde
- Lunge: Ausschluss eines pulmonalen Infekts, Nikotinabusus
- Neurologie:
  - motorische/sensible Defizite? Ultraschall/Angiografie der Carotiden
  - Kenntnis des Stenosegrades und der Kollateralversorgung
  - Intermittierend symptomatische Carotis-Stenose? Welche Symptomatik? Residuen? Abhängigkeit von Blutdruckwerten beobachtet?
- Sonstige Begleiterkrankungen (oft eingeschränkte Nierenfunktion, Diabetes mellitus), Lagerungsfähigkeit (Strumalagerung)

► **Aufklärung**
- arterieller Zugang in Lokalanästhesie, Intubation, Fremdbluttransfusion
- intraoperatives Neuromonitoring der MN-SSEP ggf. auch EEG (siehe Monitoring)
- postoperative Überwachung auf PACU/IMCU oder Intensivstation

Blut- und Transfusionsbedarf

2 EK auf Abruf in der Blutbank.

Besonderheiten

- vor Einleitung und nach Ausleitung Neurostatus durch Saalanästhesisten und Dokumentation im PDMS
- gute Kommunikation mit Chirurgen halten
- den Blutdruck während des Clampings 20 % über der Ausgangsmessung halten (Abklemmzeit dokumentieren)
- während des Clampings gelten SSEP-Amplitudenreduktion > 50 % und Latenzverlängerung > 10 % als Indikation für eine Shuntanlage (vgl. mit SSEP vor Clamping)
- Heparinisierung nach Ansage durch Operateur intraoperativ vor Karotis-Clamping (typischerweise 5000 I.E. Heparin oder in Ausnahmefällen Ziel-ACT-gesteuerte Antikoagulation)
- im Ausnahmefall: Antagonisierung mit Protamin in äquivalenter Dosis vorbereiten, langsam per Spritzenpumpe nach Ansage durch Operateur (NW: Blutdruckabfall, pulmonale Hypertonie, Rechtsherzversagen)
- Kontrollen der ACT (Activated Clotting Time) vor und nach Heparingabe, sowie nach Antagonisierung der Heparindosis (ACT: Normwert 120–140 s)
- Kopf und Arm der zu operierenden Seite sind intraoperativ nicht zugänglich
- Normoglykämie erzielen
- postoperativ ist eine schnelle neurologische Beurteilbarkeit erwünscht
- bei problemlosem intraoperativen Verlauf Start Heparin-Spritzenpumpe 500 I.E./h ab OP-Ende

Cave

2 % perioperativ relevante kardiale Ischämien.

Checkliste – Vorbereitungen im OP

► **Atemwege**
- Endotrachealtubus ID 7,5–8,0 mm

► **Anästhesieverfahren**
- balancierte Anästhesie (bei intraoperativem Neuromonitoring mit Sevofluran oder TIVA, **kein** Desfluran)

► **Zugänge**
- 2 großlumige periphere Venenzugänge (16 & 18 G)
- arterielle Kanüle (20 G)
- ggf. ZVK

► **Medikamente und Volumen**
- Infusion
  - Vollelektrolytlösung 1000 ml
- Gelafundin 500 ml
- Spritzenpumpe
  - ggf. Noradrenalin Spritzenpumpe 1 mg/50 ml (wenn ZVK liegt 5 mg/50 ml)
  - ggf. Propofol 2 %
- Medikamente
  - Fentanyl 0,5 mg/10 ml
  - Propofol 1 % 200 mg/20 ml alternativ Thiopental 500 mg/20 ml oder Etomidate 20 mg/10 ml
  - Rocuronium 50 mg/10 ml
  - Sevofluran
  - Cafedrin/Theodrenalin (200 mg/10 mg)/10 ml
  - Atropin 0,5 mg/5 ml
  - Cefuroxim 1,5 g
  - Heparin 5 000 I.E./ml
  - Protamin 5 000 I.E/ml (KI)
  - Noradrenalin 1:100 000

- Piritramid 15 mg/10 ml
- Metamizol 1–1,5 g/100 ml
- Lidocain 1 %

► **Materialvorbereitung**
- 2 periphere Venenzugänge 18 G
- Endotrachealtubus ID 7,5–8,0 mm
- Arterienset mit 20 G Arterienkanüle
- ggf. ZVK
- ACT-Gerät mit Messröhrchen
- 3 Spritzenpumpen
- Relaxometrie
- ggf. EEG-basiertes Neuromonitoring und NIRS-Elektroden

Monitoring

► **Basismonitoring und Monitoring Allgemeinanästhesie**
- EKG
- Pulsoxymetrie
- nichtinvasive Blutdruckmessung (oszillotonometrisch)
- Kapnometrie/-grafie
- Monitoring der inspiratorischen O_2-Konzentration
- in- und exspiratorische Messung der Inhalationsanästhetikakonzentration
- Volumetrie der Atemgase
- Atemwegsdruck mit Diskonnektionsalarm
- invasive Blutdruckmessung
- 5-Kanal-EKG
- ggf. ZVD kontralateral
- ACT
- BGA
- Relaxometrie
- wenn möglich MN-SSEP optional ggf. auch EEG und zerebrale Oxymetrie (NIRS)

► **Neuromonitoring**
- MN-SSEP – somatosensorisch evozierte Potenziale der operationsseitigen Hemisphäre durch kontralaterale Stimulation des N. medianus am Handgelenk oder Ellenbogen ggf. auch bilaterale Ableitungen:
- kortikal = C 3'-Fz, C 4'-Fz, C 3'-C 4' oder C 4'-C 3'
- zervikal (HWK2) = C 2s-Fz

Auswertung: Amplitude und Latenz definierter Potenziale.

Zusätzlich EEG = F3-C 3', F4-C 4', F7-T 3, F8-T 4, C 3'-T 3, C 4'-T 4 (Elektroden nach Intern. 10/20 System); ggf. auch subkortikales Far-field-Potenzial.

Merke M!

Falls MN-SEP nicht verfügbar, ist die Anwendung von EEG-basiertem Neuromonitoring und zerebraler Oxymetrie (NIRS) dringlich indiziert.

Narkoseeinleitung

- Patientenidentifikation, OP-Checkliste prüfen
- Anschluss des Monitorings
- periphervenöser Zugang
- Infusionsbeginn
- arterielle Kanülierung der kontralateralen A. radialis in Lokalanästhesie (Lidocain 1 %)
- Ausgangs-BGA bei Raumluft

Während der Einleitung arteriellen Hyper- und Hypotonus vermeiden.

► **Einleitung**
- Präoxygenieren
- Fentanyl 0,1–0,2 mg
- fraktioniert Propofol 1 % 1,5–2,5 mg/kgKG, alternativ Thiopental 3–5 mg/kgKG Bolus oder Etomidate 0,15–0,3 mg/kgKG
- Rocuronium 0,6 mg/kgKG
- orale Intubation
- sichere Fixierung des Tubus mit Pflaster
- Gabe des Antibiotikums
- 2. periphervenöser Zugang
- Augenschutz mit Salbe und Pflaster

Lagerung

- Strumalagerung (aufblasbares Kissen unter der Schulter, Kopf auf Gelring gelagert und zur Gegenseite gedreht).
- Ipsilateraler Arm angelagert, kontralateraler Arm ausgelagert.

Narkoseführung

- Balancierte Anästhesie mit Sevofluran in O_2-Luft-Gemisch mit Low-Flow
- Beatmung: F_iO_2: 0,5–0,8, $etCO_2$: 35–45 mmHg, PEEP 5 cmH_2O
- PONV-Prophylaxe und -Therapie erfolgen risikoadaptiert, siehe SOP PONV-Prophylaxe bei Jugendlichen und Erwachsenen

Postoperatives Management

- Intensivüberwachung in PACU oder IMCU bis zum nächsten Morgen.
- Blutdrucküberwachung invasiv für 24 h (postoperativ veränderte Sensitivität der Barorezeptoren).
- Überwachung des neurologischen Status.
- Delir-Sreening mittels Nu-Desc.

Fortführung von NIRS und EEG auf ITS. **Analgesie** mit Nichtopioid-Analgetikum und Piritramid bei Bedarf 0,05–0,1 mg/kgKG.

- **Antikoagulation** in Absprache mit Operateur, in der Regel nach SOP Carotis-TEA ITS, keine aPTT-Verlängerung, Low-dose-Heparinisierung in der Regel mit 400 I.E./h in den ersten 24 h, am 2. postoperativen Tag, ASS 100 nach Rücksprache siehe SOP perioperative Thromboembolieprophylaxe.

7.16.2 Peripherer Bypass

D. Jörres, U. Knipprath, R. Kuhly, A. Müller, D. Schwaiberger

Prämedikation

- Prämedikation nach SOP Präoperative Visite (Kap. 1.1)
- PONV-Score erheben (Kap. 2.21)

▸ **Untersuchung**
- Herz-Kreislauf: klinische Untersuchung, EKG, ggf. Echo und Ergometrie
- Lunge: Ausschluss eines pulmonalen Infektes, Nikotinabusus
- Neurologie: motorische/sensible Defizite?, zerebrale Perfusionsstörung?
- sonstige Begleiterkrankungen (oft eingeschränkte Nierenfunktion, Diabetes mellitus)

▸ **Aufklärung**
- Intubation
- ggf. arterieller Zugang
- ggf. zentralvenöser Katheter

▸ **Regionalanästhesie.** Indikation in Absprache mit den Chirurgen; bei systemischer Antikoagulation der Patienten langfristige Planung, dann „perioperatives Bridging von Patienten mit therapeutischer Antikoagulation" (S. 151)

Blut- und Transfusionsbedarf

Blutgruppenbestimmung.

Besonderheiten

- Heparinisierung vor Gefäß-Clamping nach Ansage durch Operateur, wenn Vollheparinisierung gewünscht, intraoperativ mit 300 I.E./kgKG
- Antagonisierung mit Protamin in äquivalenter Dosis vorbereiten, langsam als Kurzinfusion nach Ansage durch Operateur (NW: Blutdruckabfall, pulmonale Hypertonie, Rechtsherzversagen)
- Kontrollen der ACT (Activated Clotting Time) vor und nach Heparingabe, sowie nach Antagonisierung der Heparindosis; einen Zugang für die Heparingabe und einen kontralateralen Zugang für ACT-Abnahme oder Blutentnahme über liegenden arteriellen Katheter

Checkliste – Vorbereitungen im OP

▸ **Atemwege**
- Endotrachealtubus ID 7,5–8,0 mm

▸ **Anästhesieverfahren**
- balancierte Anästhesie
- Regionalanästhesie siehe oben

▸ **Zugänge**
- 2 großlumige periphere Zugänge (18 + 16 G)
- ggf. arterielle Kanüle (20 G)

▸ **Medikamente und Volumen**
- Infusion
  - Vollelektrolytlösung 1000 ml
  - Gelafundin 500 ml
- Spritzenpumpe
  - evtl. Noradrenalin 1 mg/50 ml
- Medikamente
  - Propofol 1 % 200 mg/20 ml, alternativ Thiopental 500 mg/20 ml, ggf. Etomidate 20 mg/10 ml
  - Fentanyl 0,5 mg/10 ml
  - Rocuronium 50 mg/10 ml
  - Desfluran- oder Sevofluran-Verdampfer
  - Cafedrin/Theodrenalin 200 mg/10 ml
  - Cefuroxim 1,5 g
  - Heparin 5 000 I.E./ml
  - Protamin 5 000 I.E/ml
  - Noradrenalin 1:100 000
  - Piritramid 15 mg/10 ml
  - Novaminsulfon 1–2 g/100 ml

▸ **Materialvorbereitung**
- 2 × periphere Venenkatheter 18 G/16 G
- 3 Spritzenpumpen
- ggf. Arterienset mit 20 G Arterienkanüle
- ACT-Gerät und ACT-Blutröhrchen
- Rückschlagventil für Arm mit Blutdruckmessung

- Blasenkatheter nach RS mit Operateur (z. B. P3-Bypass oder Cross-over-Bypass)
- Luft-Wärmematte

Monitoring

► **Basismonitoring und Monitoring Allgemeinanästhesie**
- EKG
- Pulsoxymetrie
- nichtinvasive Blutdruckmessung (oszillotonometrisch)
- Kapnometrie/-grafie
- Monitoring der inspiratorischen O_2-Konzentration
- in- und exspiratorische Messung der Inhalationsanästhetikakonzentration
- Volumetrie der Atemgase
- Atemwegsdruck mit Diskonnektionsalarm
- 5-Kanal-EKG
- ggf. arterielle Druckmessung bei schwerer KHK und eingeschränkter Pumpfunktion
- ACT

Narkoseeinleitung

- Patientenidentifikation, OP-Checkliste prüfen
- Anschluss des Monitorings und periphervenöser Zugang am Arm
- Infusionsbeginn
- perioperative Antibiotikaprophylaxe
- während Einleitung art. Hyper- und Hypotonus vermeiden
- Fentanyl 1–2 µg/kgKG
- Propofol 1 % 1,5–2,5 mg, alternativ Thiopental 3–5 mg/kgKG Bolus, evtl. Etomidate 0,15–0,3 mg/kgKG
- Rocuronium 0,6 mg/kgKG
- Intubation
- 2. periphervenöser Zugang
- Augenschutz

Lagerung

Rückenlagerung, Arme ausgelagert.

Narkoseführung

- balancierte Anästhesie mit Des- oder Sevofluran als Low-Flow-Anästhesie
- Beatmung: O_2Luft-Gemisch, F_iO_2: 0,5, $p_{et}CO_2$ 35–45 mmHg, PEEP 5 cmH_2O
- Kontrolle von Herzfrequenz und MAP mit nicht mehr als ± 20 % Abweichung von den Ausgangswerten

Postoperatives Management

- Überwachung im **Aufwachraum** mit **Basismonitoring**
- Delir-Sreening mittels Nu-Desc
- **Analgesie** mit Nichtopioid-Analgetikum und Piritramid bei Bedarf 0,05– 0,1 mg/kgKG
- auf Durchblutung der operierten Extremität achten, ggf. dopplersonografische Kontrolle
- Antikoagulation in Absprache mit Operateur in der Regel therapeutische Heparinisierung mit Ziel-PTT 50–60 s, Beginn 6 h postoperativ, siehe SOP Perioperative Thromboembolieprophylaxe und gerinnungsaktive Substanzen

7.16.3 Bauchaortenaneurysma (abdominell: infra- oder suprarenal)

D. Jörres, U. Knipprath, R. Kuhly, D. Schwaiberger

Prämedikation

- Prämedikation nach SOP Präoperative Visite (Kap. 1.1)
- PONV-Score erheben (Kap. 2.21)

► **Untersuchung**
- Herz-Kreislauf: EKG, Ergometrie, Echokardiografie
- Lunge: Lungenfunktion, ggf. medikamentöse Verbesserung
  - präoperative Atemgymnastik ratsam
  - Ausschluss eines pulmonalen Infekts
- Neurologie: motorische/sensible Defizite?, Ultraschall/Angiografie der Carotiden
- sonstige Begleiterkrankungen (oft eingeschränkte Nierenfunktion, Diabetes mellitus)

► **Aufklärung**
- Intubation
- arterieller Zugang
- zentraler Venenkatheter
- Fremdbluttransfusion, maschinelle Autotransfusion
- postoperative Behandlung auf der Intensivstation
- mögliche Nachbeatmung
- erweiterte hämodynamische Überwachung mit Pulskonturanalyse, aortalem Doppler oder PA-Katheter
- ggf. TEE
- PDK-Anlage ggf. am Vortag (Absprache mit Operateur)

Blut- und Transfusionsbedarf

- Blutrückgewinnung (Sammelbehälter), ggf. Aufbereitung
- 4 EK **im OP**

Besonderheiten

- balancierte Anästhesie
- gute Kommunikation mit Chirurgen halten
- Heparinisierung vor Aorten-Cclamping nach Ansage durch Operateur
- wenn Vollheparinisierung gewünscht, intraoperativ mit 300 I.E./kgKG vor Aorten-Clamping nach Ansage durch Operateur
- Antagonisierung mit Protamin in äquivalenter Dosis vorbereiten, langsam als Kurzinfusion nach Ansage durch Operateur (NW: Blutdruckabfall, pulmonale Hypertonie); bereits vor Heparingabe intrakutane Hautquaddel zur Testung allergischer Reaktionen
- Kontrollen der ACT: (Activated Clotting Time) vor und nach Heparingabe, sowie nach Antagonisierung der Heparindosis
- Aorten-Clamping: extreme Nachlasterhöhung bei Aorten-Clamping mit Urapidil, ggf. Nitroglyzerin auffangen (die PDA verhindert häufig den Druckanstieg beim Clamping), hochnormalen MAP anstreben, intravasalen Volumenmangel und Azidose bis zum Declamping ausgleichen
- Auf EKG-Veränderungen (ST-Strecke, Arrhythmie, Tachy- und Bradykardie) achten!
- Declamping der Aorta: Nitroglyzerininfusion rechtzeitig beenden, Volumen geben (Gelafundin im Druckbeutel bereithalten), Säure-Basen-Haushalt kontrollieren und Azidoseausgleich mit NaBic 8,4 %, milde Hyperventilation
- während der Reperfusion Arterenol 1:100 000 = 10 µg/ml bereithalten und bolusweise 10 µg dosieren
- Nierenperfusion ist während des Aorten-Clamping gefährdet (Diurese beobachten)
- bei Patienten mit einem Leriche-Syndrom sind durch Kollateralgefäße häufig nur milde Kreislaufreaktionen beim Aortenclamping zu beobachten

Stenteinlage (EndoVascular Aneurysm Repair – EVAR

Bei der aortalen Stenteinlage in Zusammenarbeit der Allgemeinchirurgen und der Radiologen geschehen die präoperative Vorbereitung und die Narkoseführung in Analogie zur offenen OP, jedoch unter Verzicht auf den PDK.

Es werden beide Femoralarterien freigelegt und unter radiologischer Kontrolle/Angiografie der Stent platziert.

Die Anlage der arteriellen Druckmessung erfolgt in der rechten A. radialis **rechts**, da A. radialis links als Backup-Zugang für die Angiografie frei bleiben soll.

> **Cave**
>
> Über die gesamte OP-Dauer besteht die Gefahr der Dissektion bzw. Blutung durch eine gedeckte Perforation! In diesem Fall wird ein Umsteigen auf die offene Operation notwendig.

In diesem Fall unbedingt sofort Blutkonserven bestellen, Massivtransfusionssystem bereitstellen, siehe Algorithmus Massivtransfusion!

Während der Intervention kann es zu relevanten Hypothermien kommen, daher sollten eine konvektive Wärmezufuhr sowie eine Temperaturmessung erfolgen.

Perforiertes Aortenaneurysma

Die Operation dieses Notfalleingriffs erfolgt in enger Absprache mit den Chirurgen.

Wenn möglich sollte die Vorbereitung des Patienten (arterielle Kanüle/ZVK und Volumenzugang) noch vor der Narkoseinduktion stattfinden. Die eigentliche Narkoseeinleitung/Intubation erfolgt dann nach chirurgischem Abwaschen und Abdecken des Patienten mit den OP-bereiten Chirurgen am Tisch. Die schnelle Eröffnung des Abdomens und das Setzen der aortalen Klemme müssen in allerkürzester Zeit geschehen.

Meist ist das beschriebene Vorgehen nur bei gedeckter Perforation möglich. Bei freien Perforationen müssen chirurgische und anästhesiologische Maßnahmen parallel durchgeführt werden.

Checkliste – Vorbereitungen im OP

▸ **Atemwege**

- Endotrachealtubus ID 7,5–8,0 mm

▸ **Anästhesieverfahren**

- balancierte Anästhesie
- Desfluran- oder Sevofluran-Verdampfer
- Fentany oder Remifentanil

▸ **Zugänge**

- 2 großlumige periphere Venenzugänge (16 & 18 G)
- arterielle Kanüle (20 G)
- 3-Lumen-ZVK
- Magensonde
- Blasenkatheter mit Temperaturüberwachung
- ggf. erweiterte hämodynamische Überwachung mit Pulswellenanalyse, aortalem Doppler oder PA-Katheter
- ggf. TEE

▶ **Medikamente und Volumen**
- Infusion
  - Vollelektrolytlösung 1000 ml
  - Gelafundin 500 ml
- Spritzenpumpe
  - Nitroglycerin 50 mg/50 ml
  - Noradrenalin 5 mg/50 ml
- Medikamente
  - Fentanyl 0,5 mg/10 ml
  - Thiopental 500 mg/20 ml, ggf. Etomidate 20 mg/10 ml
  - Rocuronium 50 mg/10 ml oder Cis-Atracurium 10 mg/10 ml
  - Desfluran oder Sevofluran
  - Cafedrin/Theodrenalin 200 mg/10 ml
  - 2 × Cefuroxim 1,5 g
  - 2 × Metronidazol 0,5 g
  - Urapidil 50 mg/10 ml
  - Esmolol 100 mg/10 ml
  - Heparin 5 000 I.E./ml
  - Protamin 5 000 I.E/ml
  - Noradrenalin 1:100 000
  - NaBic 8,4 %/100 ml
  - Piritramid 15 mg/10 ml
  - Novaminsulfon 1–2 g/100 ml
- PDK
  - Bupivacain 0,5 %
  - Ropivacain 0,2 %
  - Lidocain 1 %

▶ **Materialvorbereitung**

▶ **Vortag**
- PDK-Set

▶ **OP-Tag**
- 2 periphere Venenzugänge 16 & 18 G
- Endotrachealtubus ID 7,5–8,0 mm
- arterielles Kathetersetmit art. Katheter 20 G
- 3-Lumen-ZVK
- ACT-Gerät
- 3 Spritzenpumpen
- Magensonde
- Blasenkatheter 12/14 Ch mit Temperaturüberwachung
- Luftwärmedecke
- maschinelle Autotransfusion
- Relaxometrie
- Temperatursonde

Monitoring

▶ **Basismonitoring und Monitoring Allgemeinanästhesie**
- EKG
- Pulsoxymetrie
- nichtinvasive Blutdruckmessung (oszillotonometrisch)
- Kapnometrie/-grafie
- Monitoring der inspiratorischen O_2-Konzentration
- in- und exspiratorische Messung der Inhalationsanästhetikakonzentration
- Volumetrie der Atemgase
- Atemwegsdruck mit Diskonnektionsalarm
- invasive Blutdruckmessung
- 5-Kanal-EKG
- ZVD
- EEG-basiertes Neuromonitoring
- Temperaturmessung
- Diurese
- ACT
- BGA
- Relaxometrie

Narkoseeinleitung

- Patientenidentifikation, OP-Checkliste prüfen
- Anschluss des Monitorings
- periphervenöser Zugang
- Infusionsbeginn
- perioperative Antibiotikaprophylaxe, Wiederholung nach 3 h
- PDK testen (Aspiration, Testdosis)
- arterielle Kanülierung der A. radialis in Lokalanästhesie (Lidocain 1 %)
- Ausgangs-BGA bei Raumluft

Während der Einleitung arteriellen Hyper- und Hypotonus vermeiden.

▶ **Einleitung**
- präoxygenieren
- Fentanyl 0,1–0,2 mg
- Thiopental 3–5 mg/kgKG Bolus, evtl. Etomidate 0,15–0,3 mg/kgKG
- Rocuronium 0,6 mg/kgKG, (Cis-Atracurium)
- orale Intubation
- sichere Fixierung des Tubus mit Pflaster
- Augenschutz
- ZVK-Anlage nach Standard
- 2. periphervenöser Zugang
- Blasenkatheteranlage
- Magensonde

Lagerung

- Rückenlagerung
- Arme auf Gelmatten ausgelagert

Merke M!

Nach Einsetzen der Rochard-Haken die Armlagerung kontrollieren!

Narkoseführung

- balancierte Anästhesie mit Desfluran in O_2-Luft-Gemisch mit Low-Flow
- PDK mit Ropivacain 0,2 % + Sufenta 1 µg/ml mit 4–8 ml/h
- Beatmung: F_iO_2 0,5–0,8, $etCO_2$: 35–45 mmHg, PEEP 5–8 cmH_2O

Postoperatives Management

- Intensivtherapie
- qualitative und quantitative Kontrolle der Nierenfunktion
- therapeutische Antikoagulation Ziel PTT 50–60 Siehe auch SOP Intensivmedizin Aortenchirurgie ITS.

7.17 Anästhesie in der Thoraxchirurgie

7.17.1 Thorakoskopie/Thorakotomie

A. Bloch, D. Jörres, U. Knipprath, R. Kuhly, D. Schwaiberger

▸ **Dauer.** 60 min, ggf. Rücksprache mit Operateur.

Prämedikation

- Prämedikation nach SOP Präoperative Visite (Kap. 1.1)
- PONV-Score erheben (Kap. 2.21)
- Einschätzung der pulmonalen und kardialen Belastbarkeit, Labor (kleines Blutbild, Elektrolyte, Gerinnung, Kreatinin, Harnstoff), EKG, Thoraxröntgenaufnahme, evtl. Thorax-CT, arterielle BGA, Lungenfunktionsdiagnostik bei Eingriffen mit Lungenresektion, ggf. Echokardiografie mit Einschätzung des pulmonalarteriellen Druckes bei KHK und Herzinsuffizienz
- Aufklärung über arteriellen und zentralvenösen Katheter

Empfehlung eines thorakalen PDK zur Analgesie bei allen offenen Verfahren oder Wunsch Operateur, bei allen VATS bzw. minimalinvasiven Verfahren kein PDK.

Blut- und Transfusionsbedarf

Blutgruppe bestimmen, 2 EK auf Abruf bei Lungenteilresektionen, bei Bi-Lobektomie 4 EK auf Abruf.

Besonderheiten

- Thorakoskopien werden durchgeführt bei Bronchiektasien, Bronchialkarzinom, atypischer Lungenresektion, Lobektomie, Pleurodese und zur Diagnostik pleuraler und pulmonaler Prozesse.
- Spezielle **Risiken**: Hypoxie, Blutung, Herzrhythmusstörungen und Hypotension durch Zug oder Druck auf die Lungenwurzel links bzw. den Ausflusstrakt des Herzens.
- Extubation bei guter Atemmechanik und entsprechender Vigilanz direkt postoperativ anstreben.
- Eine Alternative zum Doppellumentubus ist der Bronchusblocker, siehe SOP Ein-Lungen-Ventilation.

Checkliste – Vorbereitungen im OP

▸ **Atemwege**
- linksläufiger Doppellumentubus 35–39 Ch (in seltenen Fällen 41 Ch)

▸ **Anästhesieverfahren**
- TIVA
- thorakaler PDK Th 5/6 – Th 7/8 (s. o.)

▸ **Zugänge**
- 1 peripherer venöser Zugang
- arterieller Katheter
- ggf. ZVK auf ipsilateraler Lungenseite

▸ **Medikamente und Volumen**
- Infusion
  - Vollelektrolytlösung 1000 ml
  - Gelafundin 500 ml
- Spritzenpumpe
  - Propofol 2 % 2000 mg/50 ml
  - Remifentanil 20 µg/ml
- PDK
  - Ropivacain 0,2 % + Sufentanil 1 µg/ml (Beutel für PCEA); ggf. intrapleurale Analgesie (Katheteranlage durch den Operateur)
- Medikamente
  - Propofol 200 mg/20 ml (bei Bedarf Etomidate)
  - Rocuronium 50 mg/10 ml oder Cis-Atracurium 10 mg/10 ml
  - Cafedrin/Theodrenalin 200 mg/10 ml
  - Noradrenalin 1:100 000
  - Suprarenin 1:100 000
  - Bupivacain 0,5 % isobar 3 ml Testdosis für PDK
  - Cefuroxim 1,5 g oder Fortsetzen der präoperativen Antibiotikatherapie
  - Metamizol 1–1,5 g/100 ml

▶ **Materialvorbereitung**
- periphervenöser Zugang (16 G)
- Doppellumentubus linksläufig: Frauen: meist 37 Ch, Männer: 39 Ch
- 2 Klemmen, dünne Absaugkatheter aus dem Doppellumentubus-Set, Thoraxdrainagen
- Bronchoskop und Lichtquelle
- Katheter für arterielle Druckmessung und Druckwandler mit Spülsystem für Arterie
- Luftwärmedecke
- 2 Cuffdruckmesser
- PEEP-Ventil mit Reservoir für die apnoeische Oxygenierung

Monitoring

▶ **Basismonitoring und Monitoring Allgemeinanästhesie**
- EKG
- Pulsoxymetrie
- nichtinvasive Blutdruckmessung (oszillotonometrisch)
- Kapnometrie/-grafie
- Monitoring der inspiratorischen O_2-Konzentration
- in- und exspiratorische Messung der Inhalationsanästhetikakonzentration
- Volumetrie der Atemgase
- Atemwegsdruck mit Diskonnektionsalarm
- ZVD
- arterielle Blutdruckmessung
- Cuffdruckmessung (2-fach: bronchial/tracheal)

Narkoseeinleitung

- Patientenidentifikation, OP-Checkliste kontrollieren
- Anschluss des Monitorings
- Infusionsbeginn
- perioperative Antibiotikaprophylaxe
- Remifentanil 0,1–0,4 µg/kgKG/min
- Propofol ca. 2 mg/kgKG Bolus
- Rocuronium 0,6 mg/kgKG
- Dann TIVA mit Propofol-Spritzenpumpe 6–8 mg/kgKG/h
- Intubation mit Doppellumentubus, routinemäßig linksseitig endobronchial
  - **Ausnahme:** Prozesse am linken Hauptbronchus, dann rechtsläufiger Doppellumentubus
- Zunächst auskultatorische Kontrolle, dann fiberoptische Kontrolle der Tubuslage
- Augenschutz

Lagerung

- Lagerung immer gemeinsam mit den Operateuren
- Seitenlage auf Vakuummatratze, der obenliegende Arm wird gepolstert auf einer Armschiene über dem Kopf gelagert
- nach jeder Umlagerung fiberoptische Kontrolle der Tubuslage
- ggf. intraoperative Umlagerung, falls ein bilateraler Eingriff geplant ist

Narkoseführung

▶ **Beatmung**
- Einlungenventilation (ELV) vor Beginn der chirurgischen Maßnahmen klinisch testen und in enger Absprache mit dem Operateur beginnen (Dokumentation), siehe SOP Ein-Lungen-Ventilation
- TIVA mit Remifentanil ca. 0,3 µg/kgKG/min und Propofol 6–8 mg/kgKG/h
- ggf. Nachrelaxation mit Rocuronium 0,2 mg/kg
- bei Hypoxie: F_iO_2 auf 1,0 stellen, PEEP auf der beatmeten Lunge bis maximal 10 cmH_2O steigern und soweit erforderlich die nicht beatmete Lunge mit CPAP bis 5 cmH_2O apnoeisch oxygenieren; die apnoische Oxygenierung mit CPAP beeinträchtigt die Sicht im Operationssitus

▶ **Ausleitung**
- primäre Extubation anstreben, **Cave:** Atemmechanik und Vigilanz
- vor erneutem Beginn der Zweilungenventilation Sekret aus nicht ventilierter Lunge absaugen, manuelles Blähen der Lunge unter Sicht von Operateur und Anästhesist nach Beendigung der ELV
- soweit kein PDK gelegt wurde, 15 min vor Narkoseende 1–1,5 g Metamizol i. v. als Kurzinfusion und Piritramid 15 mg i. v. + weitere Gabe fraktioniert
- bei Wirkungseintritt langsame Reduktion der TIVA-Dosierung
- nach Umlagerung auf den Rücken und vor Narkoseausleitung Sekret aus Rachen absaugen und Tubus auf tracheale Lage zurückziehen, Husten bei bronchialer Tubuslage wegen der Gefahr einer Bronchusverletzung unbedingt vermeiden
- Thoraxdrainagen mit Wasserschloss anschließen, ggf. aktiven Sog nach Maßgabe des Operateurs (bei Pneumektomie keinesfalls aktiven Sog einstellen)
- Verlegung mit O_2-Insufflation und Basismonitoring
- zur Atelektaseprophylaxe Atemtherapie ggf. CPAP (nach RS Operateur)
- PONV-Prophylaxe und -Therapie erfolgen risikoadaptiert, siehe SOP PONV-Prophylaxe bei Jugendlichen und Erwachsenen

Postoperatives Management

- Überwachung im **Aufwachraum** mit **Basismonitoring** plus invasive Druckmessung
- Delir-Sreening mittels Nu-Desc
- **Analgesie** mit Nichtopioid-Analgetikum und Piritramid bei Bedarf 0,05– 0,1 mg/kgKG
- PCA-Pumpe, PDK oder Intrapleuralkatheter
- VAS/NRS zur Schmerzerfassung
- Anmeldung des Regionalverfahrens beim Akutschmerzdienst
- Thorax-Röntgenkontrolle, **Cave:** Pneumothorax, Spannungspneumothorax
- regelmäßige BGA-Kontrollen (zunächst 30 min, später stündlich)
- O_2-Insufflation und intensive Atemtherapie ohne inspiratorische Druckerhöhung, Sekretolyse, Inhalation von Beta-Sympatikomimetika
- engmaschige Überwachung der Drainagen (Sekretmenge und -qualität, Hinweise auf bronchopleurale Fistel)
- bei ausgedehnteren Eingriffen Verlegung auf IMCU/ITS
- falls eine Extubation nicht möglich ist: Umintubation mit konventionellem Endotrachealtubus und Verlegung auf die Intensivstation mit Basismonitoring und invasiver Blutdruckmessung

7.18 Anästhesie in der Transplantationschirurgie

7.18.1 Nierentransplantation

D. Jörres, H. Krieg, M. Krimphove, R. Kuhly, A. Müller, M. Schuster, D. Schwaiberger

► **Dauer.** Zirka 2–3 h.

Prämedikation

- Midazolam p. o., ggf. Aspirationsprophylaxe mit Cimetidin und Metoclopramid
- Hausmedikation, Immunsuppression und Antibiotikatherapie nach Tx-Plan der Station
- ggf. Kontrolle durch Anästhesist vor Narkoseeinleitung
- Patienten werden präoperativ dialysiert (Wann war letzte Dialyse? Trinkmenge?, Eigendiurese noch vorhanden?, Peritonealdialyse?)

Blut- und Transfusionsbedarf

Blutgruppenbestimmung.

Besonderheiten

- K^+-Kontrolle präoperativ und intraoperativ
- auf Shunt-Arm achten (keine Braunülen, keine Blutdruckmessung am Shunt-Arm, Shunt-Arm abpolstern)
- nach Reperfusion auf Diurese achten (enge Kommunikation mit Chirurg)
- bei einer Nierenlebendspende wird der Spender für einen TAP-Block oder einen thorakalen PDK aufgeklärt! (Th 6/7–Th 8/9)
- bei Induktion mit **Thymoglobulin**: 1. Perfusor 1,5 mg/kgKG i. v. über 4–6 h, 2. Paracetamol 1000 mg i. v., Fenistil 4 mg i. v., Cimetidin 200 mg i. v.

Merke **M!**

Präoperativ bitte immer noch einmal mögliche intraoperative Immunsuppressivagabe mit dem Operateur besprechen! Aufgrund von Studien und besonderen immunologischen Konstellationen ändern sich Standards sehr schnell!

Checkliste – Vorbereitungen im OP

► **Atemwege**
- Magill-Tubus ID 7,5–8,0 mm

► **Anästhesieverfahren**
- balancierte Anästhesie
- TAP-Block

► **Zugänge**
- 1–2 großlumige periphere Venenzugänge
- 3-Lumen-ZVK, alternativ Shaldon-Katheter bei nicht funktionierendem Shunt oder Peritonealdialysepatienten
- ggf. Arterie bei strengster Indikationsstellung (nicht am Shunt-Arm)
- Dauerkatheter (Spülkatheter mit 3 Lumen)

► **Medikamente und Volumen**
- Infusion
  - NaCl 0,9 %, wenn $K^+ > 5{,}5$ mmol/l
  - Vollelektrolytlösung
  - Natrium-Bikarbonat 8,4 %/100 ml nach Bedarf
- Spritzenpumpe
  - Propofol 2 % 50 ml alternativ Verdampfer für volatile Anästhetika
- Medikamente
  - Fentanyl 0,5 mg/10 ml
  - Thiopental 500 mg/20 ml oder Etomidate
  - Cis-Atracurium 10 mg/10 ml

- Succinylcholin 100 mg/5 ml
- Desfluran-Verdampfer
- Cafedrin/Theodrenalin 1 Amp/10 ml
- ggf. Furosemid 40–80 mg
- ggf. Novamin 2 g
- alternativ bei TIVA: Propofol/Remifentanil
- Antibiotikum nach chirurgischem Standard

Cave

Häufig bereits präoperative orale Gabe des Antibiotikums auf Station, bei zu langer Latenz zur OP bitte einmalige intravenöse Repetitionsdosis

► **Materialvorbereitung**
- 1–2 Venenverweilkatheter (16 G oder 18 G)
- Endotrachealtubus ID 7,5–8 mm
- 3-Lumen-ZVK 7F oder Shaldon-Katheter
- Dauerkatheter (Spülkatheter mit 3 Lumen) 12–14 Ch

Monitoring

► **Basismonitoring und Monitoring Allgemeinanästhesie**
- EKG
- Pulsoxymetrie
- nichtinvasive Blutdruckmessung (oszillotonometrisch)
- Kapnometrie/-grafie
- Monitoring der inspiratorischen O_2-Konzentration
- in- und exspiratorische Messung der Inhalationsanästhetikakonzentration
- Volumetrie der Atemgase
- Atemwegsdruck mit Diskonnektionsalarm
- ZVD
- Diurese
- BGA
- K^+-Kontrolle
- Temperatur
- Cuff-Druckmesser
- Relaxometrie
- invasive Blutdruckmessung nur bei strenger Indikationsstellung

Narkoseeinleitung

- K^+-Kontrolle vor Einleitung
- Anschluss des Monitorings und peripherer Venenzugang
- Infusionsbeginn
- perioperative Antibiotikaprophylaxe
- Fentanyl 0,1–0,2 mg
- Thiopental 3–5 mg/kgKG, alternativ Etomidate 0,15–0,3 mg/kgKG
- Cis-Atracurium 0,1 mg/kgKG
- Intubation und auskultatorische Kontrolle der Tubuslage
- ZVK-Anlage
- bei Indikation zur Ileuseinleitung Succinylcholin
- **Cave:** bei hohem K^+ Ileuseinleitung mit Rocuronium

Lagerung

Shunt-Arm in Watte wickeln, konkave Rückenlagerung, Arme ausgelagert

Merke M!

Erste ZVD-Messung bitte in Rückenlage durchführen und Druckdom dann nach Beginn der konkaven Rückenlage wieder dem Ausgangswert anpassen.

Narkoseführung

- balancierte Anästhesie mit Desfluran in O_2-Luft-Gemisch mit Minimal-Flow
- gute intravasale Füllung; ZVD mindestens 10 mmHg, MAP über 75 mmHg halten; ggf. Substitution von FFP und Noradrenalingabe 0,1–0,3 µg/kgKG/min
- positiven BE anstreben (Natrium-Bikarbonat-Gabe)
- PONV-Prophylaxe und -Therapie erfolgen risikoadaptiert, siehe SOP PONV-Prophylaxe bei Jugendlichen und Erwachsenen

Cave

Gefahr einer prä- und intraoperativen Hyperkaliämie.

Postoperatives Management

- Aufwachraum
- Basismonitoring
- VAS
- Doppler der Transplantatgefäße
- Rö-Thorax

Nach Doppler und Rö-Thorax-Diagnostik (Überwässerung? ZVK-Lage?) Verlegung auf die interdisziplinäre Transplantationsstation oder ITS bei multimorbiden Patienten.

Bei Verlegung auf internistische ITS Doppler und Rö-Thorax im AWR. Mitteilung des Dopplerbefundes immer umgehend an den Operateur.

7.18.2 Kombinierte Pankreas-Nieren-Transplantation

D. Jörres, S. König, R. Kuhly, A. Müller, D. Schwaiberger

► **Dauer.** Zirka 3–4 h.

Prämedikation

Diese Patienten haben einen langjährigen Diabetes mellitus, in der Regel mit zahlreichen anästhesierelevanten Folgeerkrankungen.

- Prämedikation nach SOP Präoperative Visite (Kap. 1.1)
- PONV-Score erheben (Kap. 2.21)
- soweit im Rahmen der Evaluation zur Transplantation ein anästhesiologisches Konsil erstellt wurde Reevaluation bezüglich zwischenzeitlicher Veränderungen
- präoperative Dialyse, Trinkmenge, Restdiurese, und Kaliumwerte dokumentieren
- Midazolam p.o; ggf. Aspirationsprophylaxe mit Cimetidin

Die weitere Vorbereitung erfolgt durch die Transplantationsstation (Hausmedikation, Immunsuppression und Antibiotikatherapie nach Behandlungspfad PNTX werden dort vorbereitet). Kontrolle durch Anästhesist vor Narkoseeinleitung (Rücksprache mit Dienstarzt TX-Station bzw. Operateur bei fehlendem Immunsuppressionsplan!). Ein PDK-Anlage ist unter Berücksichtigung der Kontraindikationen anzuraten.

Blut- und Transfusionsbedarf

Blutgruppenbestimmung.

Besonderheiten

- Patienten werden präoperativ dialysiert (Wann war letzte Dialyse? Trinkmenge? Eigendiurese noch vorhanden? Peritonealdialyse?)
- K^+-Kontrolle präoperativ und intraoperativ
- auf Shunt-Arm achten, keine Braunülen, keine Blutdruckmessung am Shunt-Arm
- **Thymoglobulin**: 1. Perfusor 1,5 mg/kgKG i. v. über 4–6 h, 2. Paracetamol 1000 mg i. v., Fenistil 4 mg i. v., Cimetidin 200 mg i. v.

Checkliste – Vorbereitungen im OP

► **Atemwege**

- Endotrachealtubus ID 7,5–8,0 mm

► **Anästhesieverfahren**

- balancierte Anästhesie *plus*
- ggf. PDK

► **Zugänge**

- 1–2 großlumige periphere Venenzugänge
- 3-Lumen-ZVK, alternativ Shaldon-Katheter bei nicht funktionierendem Shunt oder Peritonealdialysepatienten
- ggf. Arterie bei strenger Indikationsstellung (nicht am Shunt-Arm)
- Dauerkatheter (Spülkatheter aus dem chirurgischen OP)

► **Medikamente und Volumen**

- Infusion
  - NaCl 0,9 %, wenn $K^+ > 5,5$ mmol/l
  - Vollelektrolytlösung bei vorhandener Restdiurese möglich
  - Natrium-Bikarbonat 8,4 %/100 ml nach Bedarf
  - Glukose 10 %
- Spritzenpumpe
  - Insulin-Spritzenpumpe 40 IE/40 ml
  - Somatostatin-Spritzenpumpe 6 mg/50 ml Laufrate 2 ml/h
  - ggf. Noradrenalin (5 mg/50 ml)
  - Immunsuppressiva (ATG oder Thymoglobulin wird von Station geliefert)
- Medikamente
  - Fentanyl 0,5 mg/10 ml
  - Thiopental 500 mg/20 ml oder Etomidate 20 mg/10 ml
  - Cis-Atracurium 10 mg/10 ml
  - Succinylcholin 100 mg/5 ml
  - Desfluran-Verdampfer
  - Cafedrin/Theodrenalin 200 mg/10 ml
  - ggf. Furosemid 40–80 mg
  - ggf. Novamin 2 g Kurzinfusion

► **Materialvorbereitung**

- 1–2 Venenverweilkatheter (16 G oder 18 G)
- Endotrachealtubus ID 7,5–8 mm
- 3-Lumen-ZVK 7F oder Shaldon-Katheter
- Dauerkatheter 12–14 Ch, 3-Lumen-Spülkatheter
- Ernährungssonde
- Magensonde

Monitoring

► **Basismonitoring und Monitoring Allgemeinanästhesie**
- EKG
- Pulsoxymetrie
- nichtinvasive Blutdruckmessung (oszillotonometrisch)
- Kapnometrie/-grafie
- Monitoring der inspiratorischen O_2-Konzentration
- in- und exspiratorische Messung der Inhalationsanästhetikakonzentration
- Volumetrie der Atemgase
- Atemwegsdruck mit Diskonnektionsalarm
- ZVD
- Diurese
- BGA
- K^+-Kontrolle
- Temperatur
- Cuff-Druckmesser
- Relaxometrie
- invasive Blutdruckmessung nur bei strenger Indikationsstellung

Narkoseeinleitung

- Patientenidentifikation, OP-Checkliste prüfen
- K^+-Kontrolle vor Einleitung
- Anschluss des Monitorings und peripherer Venenzugang
- Infusionsbeginn
- perioperative Antibiotikaprophylaxe,
- **Cave:** häufig bereits präoperative orale Gabe des AB auf Station, bei zu langer Latenz zur OP bitte einmalige intravenöse Repetitionsdosis
- Fentanyl 0,1–0,2 mg
- Thiopental 3–5 mg/kgKG, alternativ Etomidate 0,15–0,3 mg/kgKG
- Cis-Atracurium 0,1 mg/kgKG
- Intubation und auskultatorische Kontrolle der Tubuslage
- ZVK-Anlage
- Bei Indikation zur Ileuseinleitung Succinylcholin

> **Cave** ⚠
>
> Bei hohem K^+ Ileuseinleitung mit Rocuronium

Lagerung

Shunt-Arm in Watte wickeln, konkave Rückenlagerung, Arme ausgelagert

Narkoseführung

- balancierte Anästhesie mit Desfluran in O_2-Luft-Gemisch mit Minimal-Flow
- gute intravasale Füllung; ZVD mindestens 10 mmHg, MAP über 75 mmHg halten
- Volumentherapie mit Vollelektrolytlösung bei vorhandener Restausscheidung und $K^+ < 5{,}5$ mmol/l, sonst mit NaCl 0,9 %, und ggf. FFP

Die **Immunsuppression** wurde bereits präoperativ auf der Station begonnen. In aller Regel handelt es sich um eine 4-fach-Immunsuppression. Intraoperativ werden nach Rücksprache mit dem Operateur Thymoglobulin oder Antitymozytenglobulin (ATG; Spritzenpumpe, Infusion über 4–6 h) und Methylprednisolon gegeben.

Die **Gefäßanastomosierung** des Pankreas erfolgt auf A./V. iliaca communis rechts oder links, die der Niere entsprechend auf die andere Seite. Zuerst wird das Pankreas angeschlossen. Nach Freigabe des Organs wird eine Somatostatin-Spritzenpumpe 6 mg/50 ml mit der Laufrate von 2 ml/h gestartet.

Vor **Reperfusion** des jeweiligen Organes metabolische Azidose ausgleichen (NaBic 8,4 %), auf Normokaliämie, Normonatriämie und Normokalämie achten. MAP zur Reperfusion > 75 mmHg.

- Furosemid-/Mannitolgabe nach Anschluss der Niere in Absprache mit dem Operateur
- regelmäßige Bz-Kontrollen und ggf. Insulinapplikation
- bei liegendem PDK: PCEA mit einer Laufrate 4–6–8 ml/h

> **Cave** ⚠
>
> Nach Anschluss des Pankreas kann es durch Insulinausschüttung zu Hypoglykämien kommen.

Postoperatives Management

In aller Regel Verlegung zur Intensivüberwachung auf die Transplantationsstation (dort auch Doppler der Niere/des Pankreas und Rö-Thorax-Kontrolle), regelmäßige Kontrolle von BZ, C-Peptid; ein wieder steigender Insulinbedarf spricht für eine Dysfunktion des Pankreas.

Anmeldung des PDK beim Akutschmerzdienst.

7.18.3 Lebertransplantationen bei Erwachsenen

D. Jörres, S. König, R. Kuhly, W. Olenberger, D. Schwaiberger

▸ **Dauer.** Zirka 3–7 h.

Prämedikation

- Prämedikation nach SOP Präoperative Visite (Kap. 1.1)
- PONV-Score erheben (Kap. 2.21)

Im Rahmen der Evaluation zur Transplantation erfolgt regelhaft ein anästhesiologisches Konsil, das in der Evaluationsakte abgeheftet wird.

Aufgrund des Kategoriesierungssystems von Patienten (MELD-SCORE) treffen wir zunehmend auf kränkere Patienten mit vielen Begleiterkrankungen, die vor allem kardiopulmonal deutlich belastet sind. In Absprache mit den Transplantationschirurgen ist eine Wiedervorstellung dieser Patienten bei Verschlechterung des Allgemeinzustandes während der Wartezeit besprochen. Auch wichtige präoperative Untersuchungen, wie z. B. TEEs oder auch Lungenfunktionsprüfungen müssen evtl. noch kurz vor der Transplantation wiederholt werden, um eine bessere Risikoeinschätzung vornehmen zu können.

Befinden sich Patienten bereits zum Zeitpunkt der Erstvorstellung im Rahmen der Evaluation oder auch bei akutem Leberversagen in einem kritischen Zustand, ist immer unbedingt die Vorstellung bei einem in der Transplantationschirurgie erfahrenen Kollegen der Anästhesie erforderlich.

Patienten mit Leberzirrhose Child B und C haben eine beginnende Enzephalopathie mit gestörter GABA-Rezeptor-Funktion. Eine medikamentöse Prämedikation ist in der Regel nicht erforderlich.

Fast alle Patienten werden präoperativ auf die Intensivstation mit Schwerpunkt Organtransplantation aufgenommen und dort vorbereitet. Aktuelles Labor, präoperative Hämodialyse bei Hyperkaliämie, EKG und Röntgen-Thorax. Das Schema zur Immunsuppression wird von den behandelnden Ärzten der Intensivstation festgelegt und mit in den OP gegeben. Eine kurze telefonische Rücksprache ist empfohlen.

Patienten mit einem hepatorenalen Syndrom erhalten nach Narkoseeinleitung einen Shaldon-Katheter, solche mit einem ZVD > 25 mmHg oder deutlich erhöhtem pulmonalarteriellem Druck (mittlerer PAP > 40 mmHg) erhalten eine Schleuse, um einen Pulmonalarterienkatheter einschwemmen zu können. Alternativ steht auch das intraoperative TEE zur Verfügung.

In diesen Fällen sollte auch eine Therapie mit Enoximon und die inhalative Therapie mit Stickstoffmonoxyd zur Therapie des pulmonalen Hypertonus vorbereitet werden.

Blut- und Transfusionsbedarf

10 Erythrozytenkonzentrate, 10 FFP; bei Retransplantation je 10 weitere EK und FFP auf Abruf werden von der Intensivstation bestellt.

Ablauf

Die Hauptindikationen sind äthyltoxische Zirrhose, sekundäre Zirrhose bei Gallenwegserkrankungen oder leberbedingten Stoffwechselstörungen, posthepatitische Zirrhose, Tumoren und das akute Leberversagen.

Die Patienten weisen bereits präoperativ eine Verschlechterung aller Organsysteme auf.

Die Nierenfunktion ist im Sinne des hepatorenalen Syndroms eingeschränkt. Patienten neigen zur Aszitesbildung bei portaler Hypertension. Dazu können Pleuraergüsse und Ausbildung von pulmonalen Shunts die Lungenfunktion deutlich verschlechtern. Die verminderte Bildung plasmatischer Gerinnungsfaktoren und Thrombozytopenie sind Grund für Gerinnungsstörungen.

Die Standardtechnik besteht in der Entfernung der erkrankten Leber und Einpflanzung einer Spenderleber (selten orthotope Splitlebertransplantation oder Leberlebendspende) Die Operation beginnt mit einem queren Oberbauchschnitt und Freilegung der leberversorgenden Gefäße mit folgender Leberexplantation. In der anhepatischen Phase der Operation kann ein pumpengetriebener venovenöser (cava-porto-axillärer) Bypass eingesetzt werden.

Meistens wird ein komplettes Cava-Clamping (z. B. bei relativ großem Spenderorgan!) ohne Einsatz eines extrakorporalen Systems durchgeführt. Unter adäquater Volumen- und Vasopressorentherapie ist dieses Vorgehen möglich und wird durch ein sogenanntes Probe-Clamping vor der endgültigen Klemmung und Explantation getestet. Sollte dies hämodynamisch nicht toleriert werden, kommt die Piggy-back-Technik zum Einsatz, bei der die V. cava nur partiell geklemmt wird.

Die Implantation der Spenderleber umfasst die Anastomosierung der Lebervene, die Verbindung der Leberarterie, der Pfortader und des Gallengangs. Nach Einlage der Drainagen werden die Bauchdecken verschlossen.

Checkliste – Vorbereitungen im OP

▸ **Atemwege**
- Endotrachealtubus ID 7,5–8,0 mm

▸ **Anästhesieverfahren**
- balancierte Anästhesie

► **Zugänge**
- 2 großlumige periphere Venenzugänge 16 G/14 G
- ZVK, 4-Lumen, ggf. Shaldon-Katheter oder 8,5-French-Schleuse
- arterieller Katheter, FlowTrac
- Magensonde, Ernährungssonde
- Blasenkatheter mit Temperaturüberwachung
- bei Rechtsherzbelastung Pulmonalarterienkatheter, ggf. TEE

► **Medikamente und Volumen**
- Infusion
  - Vollelektrolytlösung
  - bei Bedarf Glukose 10 %
  - Fresh Frozen Plasma
  - Erythrozytenkonzentrate
- Spritzenpumpe
  - Fentanyl 2,5 mg/50 ml
  - Noradrenalin 5 mg/50 ml
  - Altinsulin 50 IE/50 ml b.B.
  - Glukose 10 %/500 ml b.B.
  - Tranexamsäure 10 mg/kgKG/h nur nach Rücksprache mit Operateur
  - ggf. Nitroglyzerin 50 mg/50 ml
- Medikamente
  - Fentanyl 0,5 mg/10 ml
  - Thiopental 500 mg/20 ml
  - Cis-Atracurium 10 mg/10 ml
  - Succinylcholin 100 mg/5 ml
  - Desfluran-Verdampfer
  - Cafedrin/Theodrenalin 200 mg/10 ml
  - Piritramid 15 mg/10 ml
  - Methylprednisolon 500 mg
  - Arterenol 1:100 000 20-ml-Spritze
  - Arterenol 1:10 000 10-ml-Spritze
  - $CaCl_2$ 400 mg/20 ml
  - NaBic 8,4 % 100 ml
  - Ceftriaxon 2 × 2 g
  - Metronidazol 2 × 0,5 g
- bei Rechtsherzbelastung
  - Stickstoffmonoxyd inhalativ
  - Enoximon 200 mg/40 ml

► **Materialvorbereitung**
- periphervenöse Zugänge (14 G/16 G)
- Endotrachealtubus (Magill) ID 7,0–8,5 mit Cuff
- Katheter für arterielle Druckmessung 20 G
- Pulskonturanalyse
- ZVK (8,5 Fr, 4-Lumen), ggf. 8,5-Fr-Schleuse oder Shaldon-Katheter
- Blasenkatheter mit Temperaturüberwachung
- Luftwärmematte
- Magensonde mit Mandrin (16 Ch), ggf. Ernährungssonde
- Rapid Transfusions System
- Pulmonalarterienkatheter nach Rücksprache

Monitoring

► **Basismonitoring und Monitoring Allgemeinanästhesie**
- EKG
- Pulsoxymetrie
- nichtinvasive Blutdruckmessung (oszillotonometrisch)
- Kapnometrie/-grafie
- Monitoring der inspiratorischen O_2-Konzentration
- in- und exspiratorische Messung der Inhalationsanästhetikakonzentration
- Volumetrie der Atemgase
- Atemwegsdruck mit Diskonnektionsalarm
- Arterie
- erweitertes hämodynamisches Monitoring mittels Pulskonturanalyse
- ZVD
- Temperatursonde
- Relaxometrie

Narkoseeinleitung

- Patientenidentifikation, OP-Checkliste kontrollieren
- Anschluss des Monitorings
- periphervenöser Zugang
- Infusionsbeginn
- perioperative Antibiotikaprophylaxe: Metronidazol 0,5 g, Ceftriaxon 2,0 g, Wiederholung nach 3 h
- Ileuseinleitung (ggf. mit Krikoiddruck nach Sellick): Thiopental 5 mg/kgKG, Succinylcholin 1,2–1,5 mg/kgKG
- Intubation und Auskultation, Fentanyl 2–3 µg/kgKG
- Narkoseaufrechterhaltung mit Desfluran
- ZVK-Anlage via V. jugularis interna rechts, ggf. 8,5-Fr-Schleuse bei eingeschränkter kardiopulmonaler Funktion (zum Einschwemmen eines PAK) oder schlechtem Venenstatus
- Shaldon bei bestehendem hepatorenalen Syndrom
- arterielle Kanülierung der A. radialis dextra, Anschluss Pulskonturanalyse
- 2. periphervenöser Zugang, möglichst großlumig (entfällt bei Shaldon-Anlage)
- Temperatursonde, Blasenkatheteranlage, Augenschutz, Ausgangs-BGA

Lagerung

- Rückenlagerung, Arme ausgelagert
- sorgfältige Abpolsterung mit Gelmatten
- Sicherung der Zugänge
- Kopfunterlage (Silikonring)

Narkoseführung

- balancierte Anästhesie mit Desfluran in O_2-Luft-Gemisch mit Low-Flow und kontinuierlicher Fentanyl-Spritzenpumpe (Fentanyl bei Beginn der anhepatischen Phase beenden)
- Beatmung: F_iO_2: 0,5 nach S_pO_2, $p_{et}CO_2$: 35–45 mmHg, PEEP: 5–10 cmH_2O
- erweitertes hämodynamisches Monitoring mittels Pulskonturanalyse
- Tranexamsäure 10 mg/kgKG/h nach Rücksprache mit dem Operateur je nach Blutungsneigung (bei Verwendung eines extrakorporalen Bypasses in der Regel indiziert)
- Nachrelaxation mit Cis-Atracurium nach Bedarf unter Relaxometriekontrolle
- Kontrollen von arteriellen BGA stündlich (15 min vor der Reperfusion und 15 min nach der Reperfusion)

Cave

Zunehmende Laktatazidose, Tendenz zur Hyperkaliämie, Hypokalzämie in der anhepatischen Phase. Deshalb die Azidose ausgleichen, Kalium senken, Kalzium substituieren.

- in der anhepatischen Phase 500 mg Methylprednisolon, ggf. 10 000 I.E. Hepatitis-B-Immunglobulin bei Hepatitis B, ggf. Kontrolle der Gerinnungsparameter
- Volumentherapie: Kristalloide nur während Einleitung (max. 1000 ml), weitere Substitution mit FFP
- EK/FFP im Verhältnis 1:2 nach aktuellem Blutverlust, Hämoglobin-Zielwert: 10 mg/dl
- Normothermie bewahren

Cave

Bei Laparatomie oft Aszitesverlust (Substitution mit FFP).

Besonderheiten

Bei Leberexplantation wird die retrohepatische V. cava partiell (Piggy-back-Technik) oder komplett geklemmt. Die hierdurch bedingte Vorlastsenkung führt in der Regel zu einem HZV-Abfall und Hypotonie. Deshalb wird möglichst langsam geklemmt und bei Bedarf mit Volumensubstitution und Noradrenalin therapiert. Es erfolgt stets ein „Probeklemmen", um ggf. bei therapieresistenter Hypotonie auf die extrakorporale Bypass-Technik umzusteigen.

In der anhepatischen Phase besteht eine Tendenz zur Laktatazidose, Hyperkaliämie, Hypokalzämie. Zum Ausgleich der Azidose mit NaBic 8,4 % puffern, eine Kaliumsenkung kann mit mit Glukose-/Insulininfusion erreicht werden; die Kalziumsubstitution wird nach Laborwert mit Kalziumchlorid durchgeführt.

Gelegentlich wird die Spenderarterie an die Empfängeraorta anastomosiert. Dabei wird die Aorta ganz oder partiell geklemmt. Das Vorgehen wird mit dem transplantierenden Chirurgen abgesprochen; eine Vorlastsenkung und Blutdruckkontrolle mit Nitroglyzerin-Spritzenpumpe 50 mg/50 ml kann dabei erforderlich sein.

Bei der Reperfusion wird der Blutfluss in die neue Leber freigegeben. Dabei wird zunächst in Absprache mit dem Chirurgen, je nach Ischämiezeit, Größe der Leber ca. 500 ml Blut (mit Konservierungslösung) abgelassen. Dann erfolgt die Freigabe der infrahepatischen und suprahepatischen V. cava inferior.

Im Rahmen der Reperfusion ist regelmäßig ein starker Kaliumanstieg, eine Vasoplegie durch Zytokin-Einschwemmung, eine pulmonale Vasokonstriktion und eine Hypotonie zu beobachten. Zur Kontrolle der Reperfusionsereignisse ist eine ausreichende Volumensubstitution, $CaCl_2$-Gabe 20 mg/kgKG, Arterenol-Bolusgaben 0,5–1 µg/kgKG, ein Azidoseausgleich mit NaBic 8,4 % und eine milde Hyperventilation, die bereits 5–10 min vor Reperfusion begonnen wird, erforderlich.

Nach Reperfusion erfolgt die Anastomosierung des Gallenganges, ggf. Anlage einer biliodigestiven Anastomose (z. B. bei Patienten mit PSC). Auf ausreichende Relaxierung achten. In der Postreperfusionsphase ZVD möglichst unter 10 cmH_2O halten.

Die Extubation ist bei stabilen Vitalparametern und Normothermie in den meisten Fällen auf dem Operationstisch möglich.

Gabe von Piritramid nach Bedarf, ca. 0,1 mg/kgKG fraktioniert.

Postoperatives Management

- Transport mit Monitoring auf die Intensivstation
- Überwachung: Standardüberwachung auf ITS
- engmaschige Kontrolle von arteriellen BGAs, BZ, BB, Gerinnung, Elektrolyten, Leberwerten, Gallefluss

7.18.4 Lebertransplantationen bei Kindern

D. Jörres, S. König, R. Kuhly, A. Müller, W. Olenberger, D. Schwaiberger

▶ **Dauer.** Zirka 3–5 h.

Prämedikation

- Prämedikation nach SOP Präoperative Visite (Kap. 1.1)
- OP-Vorbereitung in der Kinderanästhesie

Besonders die kleinen Kinder, bei denen im Verlauf des stationären Aufenthaltes die Indikation zur Lebertransplantation gestellt wird, werden nicht immer in der Ambulanz zum Konsil vorgestellt. Die Kinder liegen häufig bereits präoperativ auf der Kinderintensivstation.

In der Regel keine orale Prämedikation, da immer ein i.v. Zugang liegt, darüber erhalten die Kinder in der Schleuse eine intravenöse Prämedikation.

Blut- und Transfusionsbedarf

4 EK, 4 FFP.

Besonderheiten

Die Hauptindikationen für eine LTX bei Kindern sind Zirrhose bei Gallengangfehlanlage, leberbedingte Stoffwechselstörungen, posthepatitische Zirrhose, Tumoren und ein akutes Leberversagen.

Das typische Alter bei Transplantation liegt bei 6–12 Monaten.

Patienten weisen bereits präoperativ Funktionseinschränkungen aller Organsysteme auf. Die Nierenfunktion ist im Sinne eines hepatorenalen Syndroms eingeschränkt. Die Patienten neigen zur Aszitesbildung bei portaler Hypertension, dazu können Pleuraergüsse und Ausbildung von pulmonalen Shunts die Lungenfunktion deutlich verschlechtern. Die verminderte Bildung plasmatischer Gerinnungsfaktoren und eine Thrombozytopenie sind der Grund für Gerinnungsstörungen.

Die Standardtechnik besteht in einer Entfernung der erkrankten Leber und Implantation einer Spenderleber. Hierfür kommt eine Lebendleberspende oder seltener die orthotope Splitlebertransplantation infrage. Die Operation beginnt mit einem queren Oberbauchschnitt und Freilegung der leberversorgenden Gefäße mit folgender Leberexplantation. Bei Kindern wird das Transplantat nur in „Piggy-back“-Technik eingesetzt. Bei dieser Technik bleibt die retrohepatische V. cava stehen und es kann auf einen Bypass verzichtet werden. Bei Leberlebendspende wird bei Reperfusion kein Blut aus dem implantierten Leberlappen abgelassen.

Die Implantation der Spenderleber umfasst die Anastomosierung der Lebervene, die Verbindung der Leberarterie, der Pfortader und des Gallengangs. Nach Einlage der Drainagen werden die Bauchdecken verschlossen. Gelegentlich wird das Abdomen zur Vermeidung eines abdominellen Kompartmentsyndroms nicht primär, sondern zunächst mit einem Netz temporär verschlossen.

Checkliste – Vorbereitungen im OP

▶ **Atemwege**
- Endotrachealtubus gewichtsadaptiert

▶ **Anästhesieverfahren**
- balancierte Anästhesie

▶ **Zugänge**
- periphere Venenkatheter 22 G/24 G
- präkordiales Stethoskop
- Temperaturmessung
- Ösophagusstethoskop
- ZVK (3-Lumen, 5,5 Fr)
- arterieller Katheter

▶ **Medikamente und Volumen**
- Infusion
  - Elektrolyte 1 % Glukose
  - FFP
  - bei KG unter 10 kg Spritzenpumpen verwenden
- Spritzenpumpe
  - Remifentanil 15 ml einer Stammlösung (1 mg/50 ml) + 35 ml NaCl
  - NaBic 4,2 % mit G 5 % aufgezogen
  - Noradrenalin: 1,5 mg (1,5 ml) + 23,5 ml NaCl 0,9 % 0,1 ml/h = 6 µg/h = 0,1
  - µg/min
  - Dopamin: 3 ml (15 mg) + 22 ml NaCl 0,9 % 0,1 ml/h = 60 µg/h = 1 µg/min
  - Altinsulin 5 IE auf 50 ml = 0,1 IE/ml
  - Humanalbumin 5 %
  - Glukose 40 %/50 ml
- Medikamente
  - Propofol 1 % oder Thiopental 25 mg/ml
  - Cis-Atracurium 1 mg/ml, 1-ml-Spritze
  - Desfluran
  - NaBic 4,2 %
  - Atropin 0,1 mg/ml, 1-ml-Spritze
  - Piritramid 1 mg/ml
  - Succinylcholin 10 mg/ml
  - Methylprednisolon 10 mg/kgKG
  - Noradrenalin 1:100 000, 1-ml-Spritze

- Adrenalin 1:10 000, 1-ml-Spritze
- $CaCl_2$ mit NaCl 0,9 % verdünnt 1 mval/ml
- Antibiotikum: Tobramycin/Metronidazol/Cefotaxim

► **Materialvorbereitung**
- periphervenöse Zugänge (24–16 G)
- Endotrachealtubus (Magill) 2,0–6,0 ohne Cuff und ab 4,0 mit Cuff
- Katheter für arterielle Druckmessung (2–10 kgKG: 24 G, 10–40 kgKG: 22 G)
- ZVK ab 5,5 Fr, 3-Lumen
- Sonografiegerät mit kleinem Schallkopf, sterilem Überzug und Gel
- Magensonde (Baxter ab 8 Fr)
- Blasenkatheter (5–10 kgKG: 6 Ch, 10–20 kgKG: 8 Ch)
- präkordiales Stethoskop, Ösophagusstethoskop mit Temperaturmessung
- Wärmelampe, Luftwärmematte
- Infusionswärmer

Monitoring

► **Basismonitoring und Monitoring Allgemeinanästhesie**
- EKG
- Pulsoxymetrie
- nichtinvasive Blutdruckmessung (oszillotonometrisch)
- Kapnometrie/-grafie
- Monitoring der inspiratorischen O_2-Konzentration
- in- und exspiratorische Messung der Inhalationsanästhetikakonzentration
- Volumetrie der Atemgase
- Atemwegsdruck mit Diskonnektionsalarm
- zusätzliche S_pO_2-Messung
- ZVD
- invasiver Blutdruck
- präkordiales Stethoskop
- Ösophagusstethoskop mit Temperaturmessung
- Relaxometrie

Narkoseeinleitung

- Patientenidentifikation, OP-Checkliste prüfen
- Einleitung im Saal
- OP soll vor dem Eingriff aufgeheizt sein, Operationstisch aufwärmen mit Wärmelampe und Luftwärmedecke, Lagerungsmaterial unter die Luftwärmedecke legen
- Anschluss des Monitorings
- periphervenöser Zugang (meist vorhanden)
- Infusionsbeginn
- perioperative Antibiotikaprophylaxe: Tobramycin 1–2 mg/kgKG, Metronidazol 7 mg/kgKG, Cefotaxim 33 mg/kgKG
- Magensonde absaugen und entfernen
- Ileuseinleitung
- Propofol ca. 2–3 mg/kgKG, alternativ: Thiopental 5 mg/kgKG
- Cis-Atracurium 0,1–0,2 mg/kgKG, alternativ Succinylcholin 1,5 mg/kgKG
- mit vorsichtiger Maskenbeatmung wird die Zeit bis zur vollständigen Muskelrelaxierung überbrückt (Drucklimitierung 10–12 mbar, manuelle Beatmung oder druckkontrollierte Maskenbeatmung über das Beatmungsgerät (empfohlen))
- Intubation und Auskultation
- Remifentanil 0,1–0,5 µg/kgKG/min
- Narkoseaufrechterhaltung mit Desfluran, kein Lachgas
- Augenschutz
- ZVK-Anlage via V. jugularis interna rechts immer unter Sonografiekontrolle
- arterielle Kanülierung der A. radialis dexter/sinister
- 2. periphervenöser Zugang, möglichst großlumig
- Einlage eines ösophagealen Stethoskopes mit Temperatursonde
- Blasenkatheteranlage
- Ausgangs-BGA
- auf gute Wärmeisolation achten

Lagerung

- Rückenlagerung; Arme ausgelagern, sorgfältige Abpolsterung mit Gelmatten und Watte
- Sicherung der Zugänge
- Kopfunterlage (Silikonring), Schulterrolle

Merke **M!**

Lagerungsmaterial **unter** die Luftwärmedecke legen, damit die warme Luft das Kind und nicht die Lagerungsutensilien wärmt.

Narkoseführung

► **Beatmung**
- O_2-Luft-Gemisch, PEEP: 3–5 cmH_2O
- F_iO_2: nach S_pO_2
- $p_{et}CO_2$: 35–45 mmHg

► **Narkose**
- balancierte Anästhesie mit Desfluran und Remifentanil 0,1–0,5 µg/kgKG/min
- Nachrelaxation mit Cis-Atracurium nach Bedarf und Relaxometrie
- Kontrollen von arteriellen BGA stündlich (15 min vor der Reperfusion und 15 min nach der Reperfusion)
- ggf. Kontrolle der Gerinnungsparameter

> **Cave**
>
> Zunehmende Laktatazidose, Tendenz zur Hyperkaliämie, Hypokalziämie in der anhepatischen Phase (Azidose ausgleichen, Kalium senken, Kalzium substituieren).

► **Volumentherapie**

- Kristalloide nur während Einleitung, weitere Substitution mit FFP
- EK/FFP im Verhältnis 1:1 nach aktuellem Blutverlust, Hämoglobinzielwert: 10 mg/dl
- ZVD unter 10 cmH_2O halten
- auf Normothermie achten

> **Cave**
>
> Bei Laparatomie oft Aszitesverlust (Substitution mit FFP, Humanalbumin 20 %).

Bei Leberexplantation wird die retrohepatische V. cava partiell geklemmt (Vorlastsenkung, Hypotonie). Möglichst langsam klemmen, bei Bedarf Volumen substituieren. In der anhepatischen Phase besteht eine Tendenz zur Laktatazidose, Hyperkaliämie, Hypokalzämie. Bei Reperfusion wird der Blutfluss durch die neue Leber freigegeben. Dabei wird zunächst in Absprache mit dem Chirurgen 50–150 ml Blut (mit Konservierungslösung) abgelassen (Vasodilatation, Hypotonie).

- Ausreichende Volumensubstitution
- $CaCl_2$-Gabe (20 mg/kgKG)
- Noradrenalin-Bolusgaben 0,5–1 µg/kgKG
- Extubation bei stabilen Vitalparametern und Normothermie auf dem Operationstisch anstreben
- Gabe von Piritramid nach Bedarf, ca. 0,1 mg/kgKG fraktioniert

Postoperatives Management

- Aufgrund der postoperativen Hypoglykämieneigung erfolgt der Transport vom OP zur Intensivstation nur mit laufender Glukoseinfusion (2–5 mg/kgKG/min)
- Überwachung und Therapie auf der Kinderintensivstation
- engmaschige Kontrolle von arterielle BGA, BZ, BB, Gerinnung, Elektrolyten, Leberwerten

7.18.5 Dünndarmtransplantation

D. Jörres, S. König, R. Kuhly, D. Schwaiberger

► **Dauer.** Zirka 6–8 h.

Prämedikation

- Prämedikation nach SOP Präoperative Visite (Kap. 1.1)
- PONV-Score erheben (Kap. 2.21)

Die Patienten kommen mit komplexer Anamnese und häufig multiplen Voroperationen. Alle sollten ein präoperatives Anästhesie-Konsil erhalten. Dabei bitte im Hinblick auf die intraoperative Kanülierung insbesondere auf Status der großen halsnahen Gefäße achten. Eine Dopplersonografie der Halsgefäße liegt in der Regel vor.

Die Prämedikation mit Midazolam kann soweit möglich oral erfolgen.

Blut- und Transfusionsbedarf

10 EK, 20 FFP werden von der Station auf Abruf bestellt.

Besonderheiten

Häufig bestehen schwierigste Gefäßverhältnisse durch langjährige parenterale Ernährung über intravenöse Ports. Die Patienten sind meistens multipel voroperiert, weshalb eine schwierige und langwierige Präparation des Situs die Regel ist. Dies geht häufig mit einer Blutungsneigung und großem Blutverlust einher. Der Volumenersatz wird in diesen Fällen überwiegend mit Blutkomponenten (EK/FFP/TK) durchgeführt. Hierbei müssen im Sinne einer prospektiven Transfusionsstrategie regelmäßig Thrombozytenkontrollen, Gerinnungskontrollen im Labor sowie bettseitige Thrombozytenfunktionstests (z. B. Rotem-Analysen) durchgeführt werden, aus denen sich die Indikation für die Anwendung von Faktorenkonzentraten oder einer Fibrinolysehemmung ergeben können.

Der Darm kann vor Reperfusion nicht geflusht werden, weshalb mit einer Hyperkaliämie bei Reperfusion gerechnet werden muss. Nach Reperfusion des transplantierten Darms sind oft hohe Flüssigkeitsverluste in den Darm zu beobachten, gleichzeitig mit einem Abfall der Körpertemperatur. Eine Hypervolämie mit hohem ZVD ist wegen der Gefahr des Darm- und Leberödems ebenso zu vermeiden; der Ziel-ZVD liegt bei 0–5 mmHg. Bei Gefäßanastomosierungen treten durch partielle oder komplette Ausklemmung der Aorta und der V. cava erhebliche Blutdruckschwankungen auf.

► **Immunsuppression**
- Einleitung: Methylprednisolon 100 mg i. v., 4 mg Fenistil, 200 mg Cimetidin, 500 mg Paracetamol. Nach 30 min Thymoglobulin 1,5 mg/kgKG i. v. über 2–4 h
- 30 min vor Reperfusion: Methylprednisolon 500 mg i. v., Fibrogammin 2500 IE, ATIII 3 000 IE über 10 min, ACC 150 mg/kgKG i. v. in 250 ml G 5 % über 15 min
- nach Reperfusion: Ilomedin 50 µg/50 ml Perfusor mit 2,5 ml/h starten (wenn Gerinnungssituation stabil)

Checkliste – Vorbereitungen im OP

► **Atemwege**
- Endotrachealtubus ID 7,5–8,0 mm

► **Anästhesieverfahren.** Kombinationsnarkose
- balancierte Anästhesie *plus*
- thorakaler PDK Th 6/7 – Th 8/9

► **Zugänge**
- 1–2 großlumige periphere Venenzugänge
- Basismonitoring + Monitoring Allgemeinanästhesie
- 4-Lumen-ZVK, ggf. Shaldon oder Schleuse bei schlechten peripheren Venenverhältnissen
- arterieller Katheter
- Dauerkatheter
- Magensonde
- Ernährungssonde
- Massivtransfusionswärmegerät

► **Medikamente und Volumen**
- Infusion
  - Vollelektrolytlösung 1000 ml
  - Gelafundin 500 ml
- Spritzenpumpe
  - 200 ml Ropivacain 0,2 % mit Sufentanil 1 µg/ml (Beutel für PCEA-Pumpe)
  - Noradrenalin 5 mg/50 ml
  - Insulin 40 IE/40 ml
  - ggf. Nitroglycerin 50 mg/50 ml
- Immunsuppression
  - s. o.: Besonderheiten
  - **Cave:** Das Schema zur Immunsuppression wird durch die Transplantationschirurgen oder die behandelnde Intensivstation festgelegt.
- Medikamente
  - Thiopental 500 mg/20 ml, ggf. Etomidate 20 mg/10 ml
  - Fentanyl 0,5 mg/10 ml
  - Desfluran
  - Cis-Atracurium 10 mg/10 ml
  - Succinylcholin 100 mg/10 ml
  - NaBic 8,4 % 100 ml
  - $CaCl_2$ 400 mval/20 ml
  - Noradrenalin 1:10 000
  - Noradrenalin 1:100 000
  - Glukose 10 %
  - Ceftriaxon 2 g
  - Metronidazol 0,5 g
  - Methylprednisolon 1 g
  - Cafedrin/Theodrenalin 200 mg/10 ml

► **Materialvorbereitung**
- 1–2 periphere Venenkatheter (16 G und 18 G)
- Magill Tubus ID 7,5–8 mm
- 4-Lumen-ZVK 7 Fr
- ggf. Dialyse-Katheter oder Schleuse
- Dauerkatheter 12–14 Ch mit Temperaturüberwachung
- Magensonde
- Ernährungssonde
- Luftwärmedecke
- Rapid-Transfusionssystem

Monitoring

► **Basismonitoring und Monitoring Allgemeinanästhesie**
- EKG
- Pulsoxymetrie
- nichtinvasive Blutdruckmessung (oszillotonometrisch)
- Kapnometrie/-grafie
- Monitoring der inspiratorischen O_2-Konzentration
- in- und exspiratorische Messung der Inhalationsanästhetikakonzentration
- Volumetrie der Atemgase
- Atemwegsdruck mit Diskonnektionsalarm
- invasive Blutdruckmessung
- ZVD
- Diurese
- Temperatur
- Cuff-Druck
- Relaxometrie

Narkoseeinleitung

- Anschluss des Monitorings und periphervenöser Zugang am Arm
- Infusionsbeginn
- perioperative Antibiotikaprophylaxe
- ggf. arterielle Kanülierung der A. radialis in Lokalanästhesie (Lidocain 1 %), in aller Regel ist keine Wacharterie nötig
- Ausgangs-BGA bei Raumluft
- PDK-Anlage: Th 4 – Th 7 (Testdosis: 3 ml Bupivacain 0,5 % isobar) Einleitung:
- Fentanyl 1–2 µg/kg
- Propofol ca. 2 mg/kgKG Bolus
- Cis-Atracurium 0,1 mg/kgKG
- Ileuseinleitung mit Succinylcholin

Lagerung

- Rückenlage, beide Arme druck- und zugfrei auf Gelmatten ausgelagert

> **Merke** M!
>
> Nach Einsetzen der Rochard-Haken Armlagerung kontrollieren.

Narkoseführung

- kombinierte Anästhesie mit Desfluran in O_2-Luft-Gemisch mit Minimal-Flow + PDA
- Relaxierung mit Cis-Atracurium nach Bedarf und Relaxometrie
- Wiederholung der Antibiotikatherapie nach 3 h
- gute intravasale Füllung; ZVD mindestens bei 10 mmHg, MAP über 75 mmHg halten
- positiven Base-Excess anstreben (Korrektur mit Natriumbikarbonat-Infusion)
- Ilomedin s. Besonderheiten
- Rücksprache der Immunsuppression mit Transplantationschirurgen

Postoperatives Management

- Wenn möglich Extubation postoperativ im Saal, bei Massivtransfusionen oder niedriger Körpertemperatur Nachbeatmung.
- Die Verlegung immer auf die Intensivstation mit dem Schwerpunkt Organtransplantation.

7.18.6 Multiorgantransplantation

D. Jörres, R. Kuhly, A. Müller, D. Schwaiberger

► **Dauer.** Zirka 12 h oder mehr.

Prämedikation

- Prämedikation nach SOP Präoperative Visite (Kap. 1.1)
- PONV-Score erheben (Kap. 2.21)

Patienten, bei denen eine Multiorgantransplantation geplant ist, haben in der Regel eine längere und komplexe Anamnese. Daher erhalten alle diese Patienten im Rahmen der Evaluation ein anästhesiologisches Konsil. Bei langer Wartezeit und eventueller Verschlechterung der Patienten muss in regelmäßigen Abständen eine Re-Evaluierung erfolgen. Insbesondere der Gefäßstatus sollte für die Narkoseplanung evaluiert werden und muss bei konkreter Planung der Transplantation noch einmal überprüft werden.

Die Prämedikation mit Midazolam kann soweit möglich oral erfolgen.

Die gesamte Immunsuppression ist vor Einleitung mit dem Transplantationschirurgen und der vorbereitenden Station zu besprechen.

Die Transplantationstechnik bei Multiorgantransplantation fasst ▶ Abb. 7.5 zusammen 7.19.

Blut- und Transfusionsbedarf

20 EK, 20 FFP werden von der Station auf Abruf bestellt. Der Ziel-Hb liegt über 9 g/dl, bei weiterem Transfusionsbedarf sollte unter Einberechnung der Lieferzeiten rechtzeitig nachbestellt werden. Thrombozytenkonzentrate müssen immer intraoperativ bestellt werden.

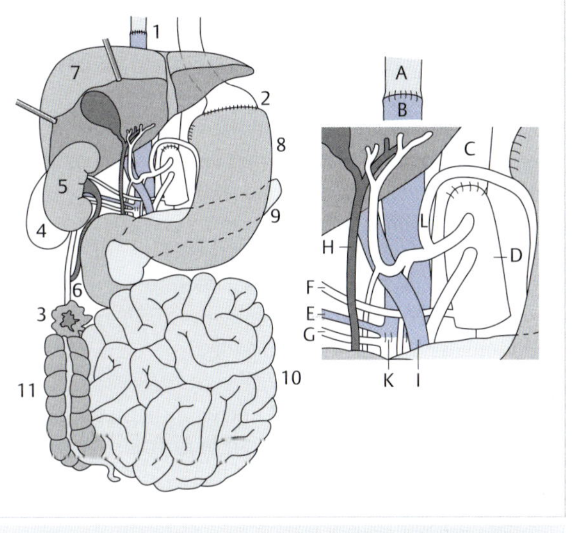

Abb. 7.5 Multiorgantransplantation. Schematische Darstellung der Transplantationstechnik. 1. Suprahepatische cavocavale Anastomose. 2. End-zu-Seit Gastro-Gastrostomie (Cardiofundostomie). 3. Terminales Ascenostoma des Kolontransplantats. 4. Rechte Empfängerniere. 5. Spenderniere. 6. End-zu-Seit Uretero-Ureterostomie. 7. Lebertransplantat. 8. Magentransplantat. 9. Pankreastransplantat. 10. Dünndarmtransplantat. 11. Kolontransplantat. A. Spender V. cava inferior/rechter Vorhof. B. Empfänger V. cava inferior (suprahepatisch). C. Empfänger-Aorta abdominalis. D. Spenderaorta. E. Rechte Nierenvene (originäre Vene). F. Rechte Nierenarterie (Transplantat). G. Rechte Nierenvene (originäre Niere). H. Ductus choledochus. I. Pfortader. K. End-zu-End Cavo-Cavostomie. L. Neotruncus (End-zu-Seit Aorto-Aortostomie) 7.19. (Quelle: Pascher A, Klupp J, Schulz R J et al. Klinische Ergebnisse der Dünndarm- und Multiviszeraltransplantation an der Berliner Charité. DMW – Deutsche Medizinische Wochenschrift 2005; 130(08): 387–392. doi:10.1055/s-2005-863062)

Besonderheiten

Häufig bestehen schwierigste Gefäßverhältnisse durch langjährige parenterale Ernährung über intravenöse Ports. Der Ultraschallbefund über den Zustand der großen Gefäße liegt häufig vor.

Dialysepflichtige Patienten sollten präoperativ dialysiert sein. Auch eine intraoperative Dialyse sollte vorbereitet sein, um die Elektrolytentgleisungen kompensieren zu können, die zum einen durch die Massivtransfusionen, zum anderen in der Reperfusionsphase entstehen.

Häufig sind die Patienten multipel voroperiert, weshalb eine schwierige und langwierige Präparation des Situs die Regel ist. Dies geht meistens mit einer Blutungsneigung und großem Blutverlust einher. Der Volumenersatz wird in diesen Fällen überwiegend mit Blutkomponenten (EK/FFP/TK) durchgeführt. Hierbei müssen im Sinne einer prospektiven Transfusionsstrategie regelmäßig Gerinnungskontrollen, Thrombozytenkontrollen im Labor sowie bettseitige Thrombozytenfunktionstest (z. B. Rotem-Analysen) durchgeführt werden, aus denen sich die Indikation für die Anwendung von Faktorenkonzentraten oder einer Fibrinolysehemmung ergeben können.

Nach Reperfusion des transplantierten Darms sind oft hohe Flüssigkeitsverluste in den Darm zu beobachten, gleichzeitig mit einem Abfall der Körpertemperatur. Eine Hypervolämie mit hohem ZVD ist wegen der Gefahr des Darm- und Leberödems ebenso zu vermeiden; der Ziel-ZVD liegt bei 0–5 mmHg. Bei Gefäßanastomosierungen treten durch partielle oder komplette Ausklemmung der Aorta und der V. cava erhebliche Blutdruckschwankungen auf.

Die Immunsuppression und und eine rheologische Therapie mit Iloprost wird immer mit dem Transplantationschirurgen abgesprochen.

Checkliste – Vorbereitungen im OP

▸ Atemwege
- Endotrachealtubus ID 7,5–8,0 mm

▸ Anästhesieverfahren
- Balancierte Anästhesie

▸ Zugänge
- 1–2 großlumige periphere Venenzugänge
- 4-Lumen ZVK
- ggf. Shaldon oder Schleuse
- arterieller Katheter, FlowTrac
- Blasenkatheter mit Temperatursonde oder 3-Lumen-Spülkatheter, wenn auch die Niere mit transplantiert wird
- Magensonde
- Ernährungssonde
- Rapid Transfusionssystem
- intraoperative Dialyse

▸ Medikamente und Volumen
- Infusion
  - Vollelektrolytlösung 1000 ml
  - Gelafundin 500 ml
- Spritzenpumpe
  - Arterenol-Spritzenpumpe 5 mg/50 ml
  - Anti-Thymozyten-Globulin (ATG) 8 mg/kgKG
  - Iloprost
  - Insulin-Spritzenpumpe 40 IE/40 ml
  - ggf. Nitro-Spritzenpumpe 50 mg/50 ml
- Medikamente
  - Thiopental 500 mg/20 ml
  - Fentanyl 0,5 mg/10 ml
  - Desfluran
  - Cis-Atracurium 10 mg/10 ml
  - Succinylcholin 100 mg/10 ml
  - NaBic 8,4 % 100 ml
  - $CaCl_2$ 400 mval/20 ml
  - Noradrenalin 1:10 000
  - Noradrenalin 1:100 000
  - Glukose 10 %
  - Ceftriaxon 2 g
  - Metronidazol 0,5 g
  - Methylprednisolon 1 g
  - Cafedrin/Theodrenalin 200 mg/10 ml

▸ Materialvorbereitung
- 1–2 Venenverweilkatheter (16 G und 18 G)
- Endotrachealtubus ID 7,5–8 mm
- 4-Lumen-ZVK 7 Fr
- ggf. Shaldon-Katheter oder Schleuse
- Dauerkatheter 12–14 Ch (s. o.)
- Pulskonturanalyse
- Magensonde
- Ernährungssonde
- Luftwärmedecke
- Temperatursonde (falls 3-Lumen-Spülkatheter gelegt wird
- Massivtransfusions-Wärmesystem

Monitoring

▸ Basismonitoring und Monitoring Allgemeinanästhesie
- EKG
- Pulsoxymetrie
- nichtinvasive Blutdruckmessung (oszillotonometrisch)
- Kapnometrie/-grafie
- Monitoring der inspiratorischen O_2-Konzentration
- in- und exspiratorische Messung der Inhalationsanästhetikakonzentration

- Volumetrie der Atemgase
- Atemwegsdruck mit Diskonnektionsalarm
- EKG Abl. II + V + ST-Strecke
- invasive Blutdruckmessung, Pulskonturanalyse
- ZVD, Diurese
- Temperatur
- Cuffdruck
- Relaxometrie
- BGA

Narkoseeinleitung

- Patientenidentifikation, OP-Checkliste prüfen
- Anschluss des Monitorings und periphervenöser Zugang am Arm
- Infusionsbeginn
- perioperative Antibiotikaprophylaxe
- Fentanyl 1–2 µg/kg
- Thiopental 3–5 mg/kgKG Bolus, alternative Etomidate 0,15–0,3 mg/kgKG
- bei RSI Succinylcholin 1 mg/kgKG, Cis-Atracurium 0,1 mg/kgKG
- Intubation
- Magensonde legen
- arterielle Kanülierung der A. radialis
- ZVK-Anlage, Shaldon-Katheter-Anlage
- Anlage Blasenkatheter
- Ausgangs-BGA

Lagerung

Rückenlage, beide Arme druck- und zugfrei auf Gelmatten ausgelagert.

Merke **M!**

Nach Einsetzen der Rochard-Haken die Armlagerung erneut kontrollieren.

Narkoseführung

- balancierte Anästhesie mit Desfluran in O_2-Luft-Gemisch mit Minimal-Flow
- Nachrelaxation mit Cis-Atracurium nach Bedarf und Relaxometrie
- Iloprost zunächst mit 0,5 µg/kgKG/h, nach Reperfusion Erhöhung auf 0,75 µg/kgKG/h, nur nach Rücksprache mit dem Operateur
- Immunsuppression nach RS Operateur/nach Festlegung präOP Prozedere
- Wiederholung der Antibiotikatherapie nach 3 h

► **Beatmung**

- F_iO_2: 0,3–0,5, $p_{et}CO_2$: 35–45 mmHg
- PEEP: 3–5 cmH_2O

Postoperatives Management

Eine Extubation postoperativ im Saal ist nach der Massivtransfusionen oder aufgrund der Hypothermie meist nicht möglich. Die Patienten werden postoperativ immer auf die Intensivstation mit dem Schwerpunkt Organtransplantation verlegt.

7.19 Literatur

[352] Cazauran JB, Alyami M, Lasseur A et al. Pressurized Intraperitoneal Aerosol Chemotherapy (PIPAC) Procedure for Non-resectable Peritoneal Carcinomatosis (with Video). J Gastrointest Surg 2018; 22 (2): 374–5

[353] Condron ME, Pommier SJ, Pommier RF. Continuous infusion of octreotide combined with perioperative octreotide bolus does not prevent intraoperative carcinoid crisis. Surgery 2016; 159 (1): 358–67

[354] Friedell ML, Clark JM, Graham DA et al. Cerebral oximetry does not correlate with electroencephalography and somatosensory evoked potentials in determining the need for shunting during carotid endarterectomy. J Vasc Surg 2008; 48 (3): 601–6

[355] Galizia G, Prizio G, Lieto E et al. Hemodynamic and pulmonary changes during open, carbon dioxide pneumoperitoneum and abdominal wall-lifting cholezystectomy. A prospective, randomized study. Surg Endosc 2001; 15 (5): 477–83

[356] Kehlet H, Wilmore DW. Multimodal strategies to improve surgical outcome. Am J Surg 2002; 183: 630–41

[357] Kox WJ, Spies C. Check-up Anästhesiologie. Springer: Heidelberg; 2003

[358] Neudecker J Sauerland S, Neugebauer E et al. The European Association for Endoscopic Surgery clinical practice guideline on the pneumoperitoneum for laparoscopic surgery. Surg Endosc 2002; 16 (7): 1121–43

[359] Nguyen NT, Wolfe BM. The physiologic Effects of Pneumoperitoneum in Morbidly Obese. Ann Surg 2005; 241 (2): 219–26

[360] Pascher A, Klupp J, Schulz RJ et al. Clinical results of intestinal and multivisceral transplantation at the Charité, Berlin. A case series. Dtsch Med Wochenschr 2005; 130 (8): 387–92

[361] Pascher A, Kohler S, Neuhaus P et al. Present status and future perspectives of intestinal transplantation. Transpl Int 2008; 21 (5): 401–14

[362] Ragaller M, Albrecht DM. Anästhesie in der Gefäßchirurgie (Teil 1). Anästhesiol Intensivmed Notfallmed Schmerzther 2000; 35 (7): 443–58

[363] Roissant R, Werner C, Zwißler B. Die Anästhesiologie. Springer: Heidelberg; 2004

[364] Schwenk ES, Viscusi ER, Buvanendran A et al. Consensus Guidelines on the Use of Intravenous Ketamine Infusions for Acute Pain Management From the American Society of Regional Anesthesia and Pain Medicine, the American Academy of Pain Medicine, and the American Society of Anesthesiologists. Reg Anesth Pain Med 2018; 43 (5): 456–66

[365] Solanki SL, Kumar PP, DeSouza A et al. Perioperative concerns and management of pressurised intraperitoneal aerosolised chemotherapy: Report of two cases. Indian J Anaesth [serial online] 2018; 62: 225–8

[366] Tzimas P, Prout J, Papadopoulos G et al. Epidural anaesthesia and analgesia for liver resection. Anaesthesia 2013; 68 (6): 628–35

[367] Wappler F, Tonner P. Anästhesie und Begleiterkrankungen: Perioperatives Management des kranken Patienten. 2. Aufl. Stuttgart: Thieme; 2011

I

8 Anästhesie in der Augenklinik

8.1 Allgemeines

W. Boemke, B. Föhre, E. Toubekis

▸ **Dauer.** Meistens nicht länger als 1,5 h, im Durchschnitt 45 min.

8.1.1 Einleitung

In der Augenheilkunde begegnen einem Patienten mit extremer Altersstruktur z. B. Frühgeborene mit Retinopathia praematurorum, häufig noch beatmet oder erst vor kurzem extubiert, auf der anderen Seite aber auch alte, multimorbide, kaum belastbare Patienten. Die möglichst unbeeinträchtigte Funktion des Sinnesorgans Auge hat dabei vitale Bedeutung für die Autonomie des Patienten.

Die Anatomie des Auges zeigt ▸ Abb. 8.1.

Intraokularer Druck (IOD)

- Normal: 10–20 mmHg
- IOD-Anstieg bei Zusammenkneifen der Lider um 50–110 mmHg
- IOD-Anstieg beim Husten um mehr als 40 mmHg
- IOD-Anstieg → Gefahr der Schädigung des Sehnervs und Ischämie durch Gefäßkompression
- IOD-Verminderung → Gefahr der retinalen Blutung und Netzhautablösung

Den IOD **erhöhend** wirken:
- Husten, Pressen, Augenzusammenkneifen
- zu flache Narkose (besonders auch bei der Intubation)
- Muskelzittern
- Kopftieflagerung
- PEEP-Beatmung
- ZVD-Erhöhung
- akuter arterieller Blutdruckanstieg
- Hypoventilation (pCO_2; Zunahme der choroidalen Gefäßfüllung)
- Druck von außen (Lidsperrer, Finger des Operateurs, retrobulbäre Lokalanästhethikadeponate etc.)
- Succinylcholin (Präcurarisierung und genügend tiefe Narkose dämpft den Anstieg, evtl. durch Abnahme der Faszikulationen und Kontraktionen der Augenmuskeln und Zunahme der choroidalen Füllung)
- (Ketamin nicht eindeutig)

Den IOD **vermindernd** wirken:
- Anästhetika und Sedativa (außer Ketamin), Inhalationsanästhetika und Opiate
- Karboanhydrasehemmer (Diamox = Azetazolamid)

Cave

Unter Azetazolamid Kreuzreaktion bei Sulfonamidallergie möglich; Induktion einer metabolischen Azidose durch Bikarbonatausscheidung, Ventilationsstörungen, Störungen im Glukose- und Elektrolythaushalt, insbesondere Hypokaliämie, Diuresesteigerung, Blutdruckabfall, möglicherweise teratogen und daher während der Schwangerschaft kontraindiziert, diverse Medikamenteninteraktionen mit Wirkungsverstärkung und Toxizitätssteigerung: NSAIDs (Salizylismus), Diuretika (Nierensteinbildung), Cyclosporin (Erhöhung der Serumkonzentration).

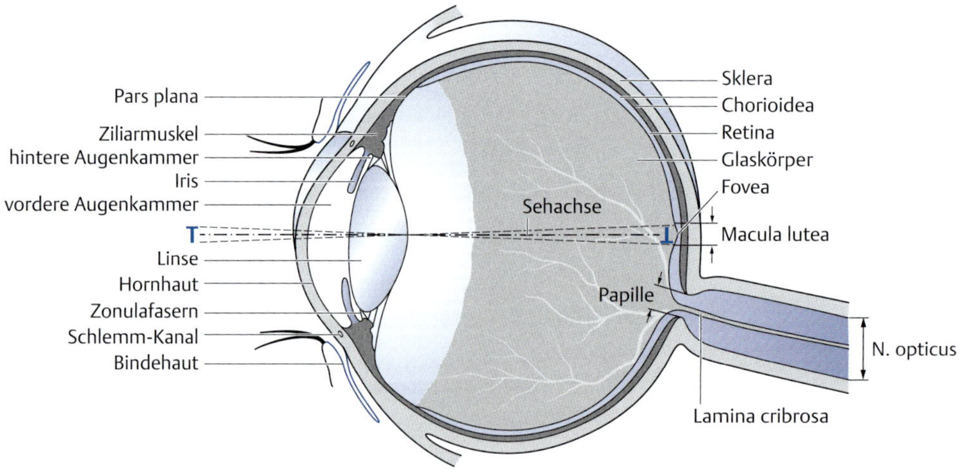

Abb. 8.1 Schnitt durch den rechten Augapfel, von oben gesehen. Im Sehnerv verlaufen die A. und V. centralis retinae.

- Osmodiuretika (Mannitol)
- Sympatholytika
- Oberkörperhochlagerung
- Hyperventilation
- Hypothermie (Abnahme der Kammerwasserproduktion)
- Abfall des arteriellen Blutdrucks (MAP < 90 mmHg)
- (nicht gesichert: nichtdepolarisierende Muskelrelaxanzien)
- Okulopression: Druckapplikation auf den Bulbus mit einem zirkulär fixierten aufblasbaren Stempel; häufig bei Glaukomeingriffen und Kornealplastiken

Die Hornhaut-Sklerahülle ist kaum dehnbar, aber durch Druck von außen komprimierbar (Anstieg des IOD). Während das Volumen des Glaskörpers mehr oder weniger fix ist, können Volumenveränderungen der Choroidalgefäße und des Kammerwassers den intraokulären Druck maßgeblich modifizieren. Ist das Auge eröffnet, kann bei einem Anstieg des intraokulären Drucks das Iris-Linsen-Diaphragma in den Wundspalt vorgestülpt werden. Bei dieser „Vis-à-tergo" (= Kraft von hinten) kann es zum Herauspressen von Bulbusinhalt (Linse, Iris, Glaskörper), zur uvealen Effusion und expulsiven Blutung durch Zerreißung choroidaler Gefäße kommen.

Anästhesiologisch beeinflussbare Ursachen (s. o.) einer intraokulären Druckerhöhung müssen daher unbedingt vermieden werden.

Okulokardialer Reflex

Nach Druck auf den Bulbus, bei Enukleation, Manipulation an der Iris oder Zug an Augenmuskeln (Vorkommen in bis zu 70 % bei kindlichen Strabismusoperationen) kann es zur Auslösung des okulokardialen Reflexes kommen. Der Reflexbogen verläuft über den N. trigeminus zum Hirnstamm und von dort über den N. vagus zum Herzen.

- Begünstigend auf die Auslösung des Reflexes wirken:
  - Hyperkapnie
  - Hypoxie
  - zu flache Narkose
- Symptome:
  - meist Bradykardie bis Asystolie: häufig nachfolgend Tachykardie und Blutdruckanstieg
  - selten tritt primär eine Tachykardie und Hypertonie auf
- Therapie:
  - operative Manipulation am Auge kurzzeitig unterbrechen (kausale Maßnahme)
  - bei Persistieren 0,01 mg/kgKG Atropin i. v.
  - bei anhaltender Hypertension evtl. Urapidil i. v.

„Tauchreflex"

Ein Kältereiz im Gesicht (z. B. durch Augenspülung mit kalter Lösung) löst Bradykardie aus (Vagusreflex), besonders ausgeprägt bei Säuglingen.

8.1.2 Anästhesieverfahren

Oberflächen- und Lokalanästhesie

Allgemeines

Die meisten Eingriffe am Auge können sowohl in Lokal- und Regionalanästhesie als auch in Allgemeinanästhesie durchgeführt werden. Meist werden die Lokalanästhesieverfahren durch die Ophthalmologen selber durchgeführt und der Anästhesist bei Bedarf konsultiert. In Absprache mit dem Operateur überwacht der Anästhesist den Patienten ggf. im Stand-by. Abgesehen von der Oberflächenanästhesie bergen die Regionalanästhesieverfahren des Auges ihre speziellen Risiken (s. u.) und ein Anästhesist sollte im Notfall umgehend verfügbar sein.

Als Lokalanästhesieverfahren kommen die im Folgenden beschriebenen Verfahren infrage.

Oberflächenanästhesie der Hornhaut und Konjunktiven („Tropfanästhesie")

Evtl. ergänzt durch kamerale Lokalanästhetikaapplikation (0,1–0,3 ml) zur Anästhesie der Irisbasis und des Ziliarkörpers. Präoperativ wird 3- bis 5-mal getropft. Dies ist heute das Standardverfahren bei Kataraktoperationen.

Vorteile:

- praktisch frei von schwerwiegenden Nebenwirkungen
- postoperativ sofortiges Sehen möglich

Nachteile:

- häufig visuelle Phänomene, über die die Patienten aufgeklärt werden sollten
- fehlende Akinese des Auges aber auch des Patienten
- Patient muss mit dem Operateur kooperieren, z. B. „nach unten schauen"

Retrobulbärblock

Kanüle wird vom temporalen Unterlid in den retrobulbären Muskelkonus vorgeschoben (2,5–3,5 cm Tiefe); Injektion von 2–4 ml Lokalanästhetikum, Anschlagzeit ca. 10 min.

Vorteil gegenüber dem Peribulbärblock ist die sichere Bulbusakinesie.

Peribulbärblock

Injektion vom temporalen Unterlid und ggf. vom nasalen Oberlid außerhalb des Muskelkonus (4–5 ml Lokalanästhetikum).

Unterschiede zum Retrobulbärblock:

- keine sichere Akinesie
- Anästhesie der Lider
- Oberlid sinkt (Ptosis)
- weniger Komplikationen als beim retrobulbären Block

Retro- und Peribulbärblock sind die Standard-Lokalanästhesieverfahren bei Netzhaut- bzw. Glaskörpereingriffen.

Subtenon-Anästhesie

Nach Bindehautanästhesie wird diese temporal unten oder nasal oben mit einem Abstand von 4–5 mm zum Limbus eröffnet, eine Nadel episkleral nach retroäquatorial vorgeschoben und 3–5 ml Lokalanästhetikum episkleral injiziert. Geringe Komplikationsrate, eignet sich gut für intraoperative Nachinjektionen.

Gute Akinesie und Anästhesie.

Zirkulär perilimbale Anästhesie (subkonjunktivale Anästhesie)

Bei 12 und 6 Uhr wird ein subkonjunktivales Depot von ca. 0,5 ml Lokalanästhetikum 2– 4 mm postlimbal platziert und mit einem Tupfer zirkulär entlang des Limbus verteilt.

Risiken

- retrobulbäres Hämatom (Gesamtinzidenz 1 %):
  - venös (Therapie Okulokompression)
  - arteriell mit möglichem Verschluss der A. centralis retinae und nachfolgender Erblindung (Therapie: Orbitaentlastung, Kanthotomie, Acetazolamidinfusion)
- Bulbusperforation (Inzidenz: bei Retrobulbäranästhesie 1:1000, Peribulbäranästhesie 1:10 000, Symptome: Schmerzen, Blitze, Visusverlust, erschwerte Injektion (**Cave:** Doppelperforation „rein-raus“).
- Bindehaut- und Lidödem bei Peribulbäranästhesie häufiger, bei Subtenonanästhesie und subkonjunktivaler Anästhesie 30–70 %
- Muskelparesen: durch Nadelverletzungen, Hämatome, Ischämien in bis zu 4 % bei Retrobulbäranästhesie im oberen äußeren Quadranten oder Toxizität der Lokalanästhetika
- Gefahr der Hirnstammanästhesie, wenn Lokalanästhetikum in den Durasack, der den N. opticus umgibt gespritzt wird
  - erste Symptome:
    - Visusverlust auf der kontralateralen Seite Somnolenz
    - Übelkeit
    - Muskelzittern, Konvulsionen
    - arterielle Hypotonie und vegetative Symptome
    - Gefahr der Atemlähmung mit Abfall der pulsoxymetrisch gemessenen O_2-Sättigung
  - Inzidenz: Retrobulbäranästhesie 0,27 %, Peribulbäranästhesie 0,006 %
- intravasale Injektion mit perioralem Taubheitsgefühl, verwaschener Sprache und Krampfanfällen

Kontraindikationen

- Ablehnung durch den Patienten
- Allergie gegen Lokalanästhetika oder deren Lösungsmittelzusätze
- perforierende Augenverletzungen
- Unfähigkeit, flach oder ruhig zu liegen (schwere kardiale- und/oder pulmonale Erkrankungen, Rückenleiden, chronische oder akute Schmerzen)
- chronischer Husten
- Bewegungsstörungen (z. B. Dystonien, Morbus Parkinson, Tics)
- absehbare Operationsdauer länger als 2 h
- Kinder und unkooperative Patienten
- Kommunikationsprobleme (Sprache, Sprechen, Hören)
- Gerinnungsstörungen

Stand-by bei ophthalmologischer Regionalanästhesie

- Nüchternheitsregeln wie zur Vollnarkose
- periphervenöser Zugang
- Basismonitoring (EKG, Pulsoxymetrie, nichtinvasive Blutdruckmessung)
- Umgebungsbedingungen: Gesicht des Patienten abgedeckt, Raum abgedunkelt
- Sauerstoffgabe b. Bedarf
- apparative und medikamentöse Ausstattung zur Reanimation und zur Durchführung einer Vollnarkose muss vorhanden sein

Falls der Patient sediert werden muss, erfordert dies einen erfahrenen Anästhesisten. Die Sedierung ist so flach wie möglich zu halten, um Hypoventilation und Atemwegsverlegungen (pCO_2-Anstieg und pO_2-Abfall) zu vermeiden. Husten, Räuspern und unkoordiniertes plötzliches Aufwachen und unbeabsichtigte Bewegungen des Patienten können bei Operationen am Auge schwerste Schäden verursachen. Es ist prä- und intraoperativ eine enge Absprache zwischen Operateur und Anästhesist erforderlich.

Analgosedierung

Indikationen für Analgosedierung:
- Supplementierung einer unzureichenden Lokalanästhesie
- starke Blutdruckanstiege bei Patienten unter Lokalanästhesie
- sehr ängstliche, gestresste Patienten

Heute wird für die Analgosedierung meist eine Kombination aus Remifentanil und Propofol eingesetzt: 0,05 µg/kgKG/min Remifentanil 1 mg/kgKG/h Propofol, Beginn 5 min vor Anlage des retrobulbären Blocks. Nach Anlage des Blocks kann die Remifentanilinfusionsrate weiter reduziert und zur OP wieder angehoben werden.

Allgemeinanästhesie

Voraussetzung ist ein narkosefähiger Patient, wobei z. T. stark multimorbide Patienten behandelt werden, die nur von erfahrenen Anästhesisten betreut werden sollten. Als Atemwegssicherung sind grundsätzlich Larynxmaske oder Endotrachealtubus möglich. Voraussetzung für die Verwendung einer Larynxmaske ist deren sicherer Sitz und die suffiziente Beatmung mit ausrechend niedrigen Beatmungsdrücken, die den Ösophagusverschlussdruck nicht überschreiten. Relative Intubations- und Relaxationsindikationen sind die OP am „letzten Auge", OP nach Toti, Operationen am offenen Auge (Keratoplastik) und besondere Lagerungserfordernisse (z. B. Seitenlagerung bei Dermisfetttransplatation).

► **Indikationen und Voraussetzungen**
- Operation am „letzten Auge"
- Kinder und unkooperative Patienten
- perforierende Augenverletzungen
- fehlende Voraussetzungen für Lokalanästhesie (s. o.)
- Wunsch des Patienten
- Wunsch des Operateurs

► **Vorteile**
- Intraokulärer Druck (IOD) wird gesenkt
- kein Husten, keine Bewegung
- selten Hypertonie und damit IOD-Steigerung
- Abschätzung des pCO_2 anhand des endtidalen $etCO_2$
- sicherer Atemweg

► **Nachteile**
- Gefahr der Hypotonie
- höherer Aufwand (Personal, Material, Kosten)
- IOD kann bei unzureichender Analgosedierung zur Intubation steigen
- Gefahr eines Hustenstoßes bei Ausleitung

► **Postoperativ**
- Vigilanzminderung (Lagerungstherapie daher evtl. nicht sofort so möglich wie vom Operateur gewünscht, z. B. Bauchlagerung)
- alveoläre Ventilation vermindert, pCO_2-Anstieg, Anstieg des IOD
- bei Übelkeit und Erbrechen IOD-Anstieg; unbedingt PONV-Prophylaxe beachten und „Apfel-Score" erheben
- postoperative Schmerzen ohne Regionalanästhesie manchmal relativ hoch

8.1.3 Postoperative Schmerztherapie

Das Aufwachraumpersonal kann zur Schmerztherapie beispielsweise einsetzen:
- Metamizol 1–2 g per infusionem oder Paracetamol 1 g per inf.
- Piritramid 1,5–3 mg fraktioniert

Anweisungen des Operateurs zum erwünschten postoperativen Management (z. B. Lagerung, Augendruckmessung etc.) sind für den Aufwachraum und die Station auf dem Aufwachraumprotokoll zu dokumentieren und mündlich an die Station zu übergeben.

8.2 Vorbereitung und Durchführung von Operationen am Auge

W. Boemke, B. Föhre

► **Dauer.** Meistens nicht länger als 1,5 h, im Durchschnitt 45 min.

8.2.1 Prämedikation

Die Prämedikation erfolgt nach den üblichen Standards der SOP präoperative Visite. Hierbei kann bei hinreichender Aufklärung des Patienten und durch ein vertrauensbildendes Gespräch häufig auf eine anxiolytische Medikation verzichtet werden. Insbesondere bei älteren Patienten ist aufgrund einer erhöhten Delirinzidenz nach Benzodiazepingabe eine solche Medikation kritisch zu überdenken. Da es sich häufig um multimorbide Patienten handelt, ist darauf zu achten, dass diese ihre Hausmedikamente unter Beachtung der „anästhesiologischen" oder chirurgischen Kontraindikationen präoperativ wie gewohnt einnehmen.

Bei Patienten unter Therapie mit Antipsychotika mit blockierender Wirkung auf alpha1- adrenerge Rezeptoren (Risperidon) oder deren Metaboliten (Paliperidon), werden Einzelfälle von Störungen der Pupillenfunktion (Floppy-Iris-Syndrom – FIS) bei Kataraktoperationen berichtet. In derartigen Fällen kann es zu einer Verlängerung der OP-Dauer kommen.

8.2.2 Checkliste – Vorbereitungen im OP zur Allgemeinanästhesie

► **Atemwege**
- LMA *oder*
- Endotrachealtubus ID 7,0–8,0 mm; Spiraltuben sind nicht erforderlich (Ausnahmen siehe bei den speziellen Operationen)

► **Anästhesieverfahren**
- TIVA

► **Zugänge**
- 1 sicherer, möglichst sichtbarer und zugänglicher i. v. Zugang

► **Medikamente und Volumen**
- Infusion
  - balancierte Vollelektrolytlösung (luftfreie Beutel)
- Spritzenpumpe
  - Remifentanil 20 µg/ml
  - Propofol 2 % 50 ml
  - bei ITN Mivacurium 1 mg/ml
- Medikamente
  - Propofol 200 mg/20 ml
  - bei ITN Mivacurium 20 mg/20 ml
  - Atropin 0,5 mg/5 ml
  - Cafedrin/Theodrenalin 200 mg/10 mg (10 ml)

► **Materialvorbereitung**
- periphervenöser Zugang (18 G)
- Endotrachealtubus (Magill) 7,0/8,0 mm ID
- Narkosetiefemonitoring
- Relaxometer

8.2.3 Monitoring

► **Basismonitoring und Monitoring Allgemeinanästhesie**
- EKG
- Pulsoxymetrie
- nichtinvasive Blutdruckmessung (oszillotonometrisch)
- Kapnometrie/-grafie
- Monitoring der inspiratorischen O_2-Konzentration
- in- und exspiratorische Messung der Inhalationsanästhetikakonzentration
- Volumetrie der Atemgase
- Atemwegsdruck mit Diskonnektionsalarm
- Narkosetiefemonitoring
- Relaxometer
- bei bekanntem Diabetes mellitus BZ-Kontrolle in Narkose

8.2.4 Narkoseeinleitung

- Patientenidentifikation, OP-Checkliste prüfen
- Anschluss des Monitorings
- periphervenöser Zugang
- Infusionsbeginn
- Intubation
- Tubus im zum operierten Auge kontralateralen Mundwinkel fixieren Auf Besonderheiten wird an anderer Stelle eingegangen.

8.2.5 Lagerung

Rückenlagerung mit links angelagertem und rechts ausgelagertem Arm, wenn der Anästhesist rechts vom Patienten sitzt.

8.2.6 Narkoseführung

- TIVA mit Propofol 2 % (5–10 mg pro kgKG/h), Remifentanil 0,1–0,2 µg/kgKG/min
- bei ITN-Relaxation: z. B. Mivacurium zur Intubation initial 0,2 mg/kgKG (langsam injizieren, **Cave:** Histaminausschüttung), danach ggf. Spritzenpumpe mit Mivacurium 0,5–0,6 mg/kgKG/h bei wieder messbarer Reizantwort im TOF
- Relaxometrie: TOF: 0–1 (2) von 4 solange intraokulär operiert wird
- Mivacurium-Spritzenpumpe am Ende der Operation vor Beginn der Bindehautnaht ausstellen (5–7 min vor Ende der Operation)
- Beatmung (bei Lungengesunden):
  - O_2-Luft-Gemisch, PEEP 5 cmH_2O
  - F_iO_2: 0,3–0,5
  - $p_{et}CO_2$ 35–45 mmHg

Bei sehr alten oder vorerkrankten Patienten bitte sehr sorgfältiges Blutdruckmanagement. Bei Normotonikern angestrebter Mitteldruck zwischen 70–80 mmHg; bei Hypertonikern Blutdruckniveau um nicht mehr als 15–20 % unter das Niveau des individuellen Ausgangsblutdrucks beim wachen Patienten sinken lassen, ggf. Noradrenalin-Spritzenpumpe vorbereiten: bewährter Ansatz 1 mg/50 ml.

Cave

Vorsicht mit zu liberalen Volumen- und Flüssigkeitsgaben während der meist kurzen Operationen. Die zum Teil erheblich linksherzherzinsuffizienten Patienten können darunter ein Lungenödem entwickeln.

Volatile Anästhetika werden nicht empfohlen, auf jeden Fall aber sollte Lachgas gemieden werden.

Cave

Kontraindikation für Lachgas (N_2O), insbesondere bei Gasapplikation ins Auge oder Lufteinschlüssen.

8.2.7 Postoperatives Management

- Überwachung im **Aufwachraum** mit **Basismonitoring**
- Delir-Sreening mittels Nu-Desc
- **Analgesie** mit Nichtopioid-Analgetikum und Piritramid bei Bedarf 0,05– 0,1 mg/kgKG
- ggf. PONV-Prophylaxe

Anweisungen des Operateurs zum erwünschten postoperativen Management (z. B. Lagerung, Augendruckmessung etc.) sind für den Aufwachraum und die Station auf dem Aufwachraumprotokoll zu dokumentieren und mündlich an die Station zu übergeben.

Systemische Wirkung von **Augentropfen** durch Resorption an Konjunktiven und Nasenschleimhaut:

- Adrenalin, Phenylephrin: Blutdruckanstieg, Tachykardie, Herzrhythmusstörungen
- Betablocker: Bradykardie, Bronchokonstriktion
- Pilocarpin: Bradykardie, Hypersalivation, Hypotonie
- Acetazolamid: Bicarbonatverluste über Diurese mit metabolischer Azidose
- muskarinerge Azetylcholinrezeptor-Antagonisten: Tachykardie

8.3 Zyklophotokoagulation

W. Boemke, B. Föhre

► **Dauer.** 5–10 min.

8.3.1 Prämedikation

Die Prämedikation erfolgt nach der SOP Präoperative Visite (Kap. 1.1), siehe auch: SOP Vorbereitung und Durchführung von Operationen am Auge (Kap. 8.2).

8.3.2 Besonderheiten

Die Zyklophotokoagulation ist ein Eingriff, der sehr schnell geht und in Propofol- Kurznarkose mit kurzer Maskenbeatmung mit O_2-Luft-Gemisch problemlos durchführbar ist.

Wird keine Narkose gewünscht, dann bietet sich die Peribulbäranästhesie an.

Merke M!

Narkosebeginn erst, wenn Operateur mit Handschuhen „daneben steht".

8.3.3 Checkliste – Vorbereitungen im OP

► **Atemwege**

- Maske oder Larynxmaske

► **Anästhesieverfahren**

- Propofol-Kurznarkose, supplementiert mit Remifentanil
- Patienten haben nach Zyklophotokoagulation selten Schmerzen

► **Zugänge**

- 1 sicherer, möglichst sichtbarer und zugänglicher i. v. Zugang

► **Medikamente und Volumen**

- Infusion
  - balancierte Vollelektrolytlösung (luftfreie Beutel)
- Spritzenpumpe
  - Propofol 2 % 50 ml
  - Remifentanil 20 µg/ml
- Medikamente
  - Propofol 200 mg/20 ml
  - Remifentanil 20 µg/ml
  - Atropin 0,5 mg/5 ml
  - Cafedrin/Theodrenalin 200 mg/10 mg (10 ml)

► **Materialvorbereitung**

- periphervenöser Zugang (18 G)
- Maske, Larynxmaske

8.3.4 Monitoring

► **Basismonitoring und Monitoring Allgemeinanästhesie**

- EKG
- Pulsoxymetrie
- nichtinvasive Blutdruckmessung (oszillotonometrisch)
- Kapnometrie/-grafie
- Monitoring der inspiratorischen O_2-Konzentration
- in- und exspiratorische Messung der Inhalationsanästhetikakonzentration
- Volumetrie der Atemgase
- Atemwegsdruck mit Diskonnektionsalarm

8

8.3.5 Narkoseeinleitung

- Patientenidentifikation, OP-Checkliste prüfen
- Anschluss des Monitorings
- periphervenöser Zugang
- Infusionsbeginn
- Propofol 1–2 mg/kgKG
- ggf. Remifentanil 0,1–0,2 µg/kgKG/min je nach Alter und Zustand der Patienten
- Maskenbeatmung evtl. Einführen einer Larynxmaske

8.3.6 Lagerung

Rückenlagerung mit links angelagertem und rechts ausgelagertem Arm.

8.3.7 Narkoseführung

- TIVA mit Propofol 2 % (5–10 mg/kgKG/h), ggf. Remifentanil 0,1–0,2 µg/kgKG/min
- Beatmung:
  - O_2-Luft-Gemisch, PEEP 5 cmH_2O
  - F_iO_2: 0,3–0,5
  - $p_{et}CO_2$: 35–45 mmHg
- Hämodynamik: angestrebter Mitteldruck zwischen 70 und 80 mmHg bei Normotonikern; bei Hypertonikern Blutdruckniveau um nicht mehr als 15–20 % unter das Niveau des individuellen Ausgangsblutdrucks beim wachen Patienten sinken lassen, ggf. Noradrenalin-Spritzenpumpe: Ansatz 1 mg/50 ml

8.3.8 Postoperatives Management

- Überwachung im **Aufwachraum** mit **Basismonitoring**
- Delir-Sreening mittels Nu-Desc
- **Analgesie** mit Nichtopioid-Analgetikum und Piritramid bei Bedarf 0,05– 0,1 mg/kgKG

Im Aufwachraum kann eine Peribulbäranästhesie noch nachwirken oder speziell hierfür eingesetzt werden (z. B.: mit 2 ml Bupivacain 0,5 % peribulbär).

Anweisungen des Operateurs zum erwünschten postoperativen Management (z. B. Lagerung, Augendruckmessung etc.) sind für den Aufwachraum und die Station auf dem Aufwachraumprotokoll zu dokumentieren und mündlich an die Station zu übergeben.

8.4 Dermisfetttransplantation in der Augenklinik

W. Boemke, U. Knipprath

► **Dauer.** 90 min.

8.4.1 Prämedikation

Die Prämedikation erfolgt nach den üblichen Standards der SOP Präoperative Visite (Kap. 1.1). Hierbei kann bei hinreichender Aufklärung des Patienten und durch ein vertrauensbildendes Gespräch häufig auf eine anxiolytische Medikation verzichtet werden. Insbesondere bei älteren Patienten ist aufgrund einer erhöhten Delirinzidenz nach Benzodiazepingabe eine solche Medikation kritisch zu überdenken. Da es sich häufig um multimorbide Patienten handelt, ist darauf zu achten, dass diese ihre Hausmedikamente unter Beachtung der „anästhesiologischen“ oder chirurgischen Kontraindikationen präoperativ wie gewohnt einnehmen.

8.4.2 Besonderheiten

Fettentnahme gluteal zur Augmentation der Orbitahöhle nach Enukleation. Die Operation findet in zwei Abschnitten statt: Entnahme von subkutanem Fettgewebe in Seitenlage, danach Implantation des entnommenen Gewebes in Rückenlage.

8.4.3 Checkliste – Vorbereitungen im OP

► **Atemwege**
- Endotrachealtubus ID 7,0–8,0 mm; Spiraltuben sind nicht erforderlich

► **Anästhesieverfahren**
- TIVA *oder*
- balancierte Anästhesie

► **Zugänge**
- 1 sicherer, möglichst sichtbarer und zugänglicher i. v. Zugang

► **Medikamente und Volumen**
- Infusion
  - balancierte Vollelektrolytlösung (luftfreie Beutel)
- Spritzenpumpe
  - Remifentanil 20 µg/ml
  - Propofol 2 % 50 ml
- Medikamente
  - Propofol 200 mg/20 ml
  - Atropin 0,5 mg/5 ml

- Cafedrin/Theodrenalin 200 mg/10 mg (10 ml)
- Desfluran/Sevofluran

► **Materialvorbereitung**
- periphervenöser Zugang (18 G)
- Endotrachealtubus (Magill) 7,0/8,0 mm ID
- Narkosetiefemonitoring
- Relaxometer

8.4.4 Monitoring

► **Basismonitoring und Monitoring Allgemeinanästhesie**
- EKG
- Pulsoxymetrie
- nichtinvasive Blutdruckmessung (oszillotonometrisch)
- Kapnometrie/-grafie
- Monitoring der inspiratorischen O_2-Konzentration
- in- und exspiratorische Messung der Inhalationsanästhetikakonzentration
- Volumetrie der Atemgase
- Atemwegsdruck mit Diskonnektionsalarm
- Narkosetiefemonitoring
- Relaxometer
- bei bekanntem Diabetes mellitus BZ-Kontrolle in Narkose

8.4.5 Narkoseeinleitung

- Patientenidentifikation, OP-Checkliste prüfen
- Anschluss des Monitorings
- periphervenöser Zugang
- Infusionsbeginn
- Remifentanil 0,1–0,2 µg/kgKG/min je nach Alter und Zustand der Patienten
- Propofol 1–2 mg/kgKG
- Mivacurium (0,2 mg pro kg estimiertes KG)
- Intubation
- Tubus im kontralateralem Mundwinkel fixieren

8.4.6 Lagerung

- Seitenlagerung zur Gewebeentnahme
- im Verlauf Umlagerung zur Rückenlagerung mit links angelagertem und rechts ausgelagertem Arm, wenn der Anästhesist rechts vom Patienten sitzt

8.4.7 Narkoseführung

- TIVA mit Propofol 2 % (5–10 mg/kgKG/h), Remifentanil 0,1–0,2 µg/kgKG/min
- bei ITN Relaxation: z. B. Mivacurium zur Intubation initial 0,2 mg/kgKG (langsam injizieren, **Cave:** Histaminausschüttung)
- Beatmung (bei Lungengesunden):
  - O_2-Luft-Gemisch, PEEP 5 cmH_2O
  - F_iO_2: 0,3–0,5
  - $p_{et}CO_2$: 35–45 mmHg

Bei sehr alten oder vorerkrankten Patienten bitte sehr sorgfältiges Blutdruckmanagement. Bei Normotonikern angestrebter Mitteldruck zwischen 70 und 80 mmHg; bei Hypertonikern Blutdruckniveau um nicht mehr als 15–20 % unter das Niveau des individuellen Ausgangsblutdrucks beim wachen Patienten sinken lassen, ggf. Noradrenalin-Spritzenpumpe vorbereiten: bewährter Ansatz 1 mg/50 ml.

Cave

Vorsicht mit zu liberalen Volumen- und Flüssigkeitsgaben während der meist kurzen Operationen. Die zum Teil erheblich linksherzherzinsuffizienten Patienten können darunter ein Lungenödem entwickeln.

8.4.8 Postoperatives Management

- Überwachung im **Aufwachraum** mit **Basismonitoring**
- Delir-Sreening mittels Nu-Desc
- **Analgesie** mit Nichtopioid-Analgetikum und Piritramid bei Bedarf 0,05– 0,1 mg/kgKG
- ggf. PONV-Prophylaxe

Anweisungen des Operateurs zum erwünschten postoperativen Management (z. B. Lagerung etc.) sind für den Aufwachraum und die Station auf dem Aufwachraumprotokoll zu dokumentieren und mündlich an die Station zu übergeben.

8.5 Glaukomeingriffe (Trabekulektomie, Kanaloplastik, Ahmed-Valve)

W. Boemke, U. Knipprath

► **Dauer.** 45–90 min.

8.5.1 Prämedikation

Die Prämedikation erfolgt nach den üblichen Standards der SOP Präoperative Visite (Kap. 1.1). Hierbei kann bei hinreichender Aufklärung des Patienten und durch ein vertrauensbildendes Gespräch häufig auf eine anxiolytische Medikation verzichtet werden. Insbesondere bei älteren Patienten ist aufgrund einer erhöhten Delirinzidenz nach Benzodiazepingabe eine solche Medikation kritisch zu überdenken. Da es sich häufig um multimorbide Patienten handelt, ist darauf zu achten, dass diese ihre Hausmedikamente unter Beachtung der „anästhesiologischen" oder chirurgischen Kontraindikationen präoperativ wie gewohnt einnehmen.

Bei Patienten unter Therapie mit Antipsychotika mit blockierender Wirkung auf alpha1- adrenerge Rezeptoren (Risperidon) oder deren Metaboliten (Paliperidon), werden Einzelfälle von Störungen der Pupillenfunktion (Floppy-Iris-Syndrom – FIS) bei Kataraktoperationen berichtet. In derartigen Fällen kann es zu einer Verlängerung der OP-Dauer kommen.

8.5.2 Besonderheiten

Operationen zur Senkung pathologisch erhöhten Augeninnendrucks (Normwert 10–15 mmHg). Im OP-Plan erscheinen die Eingriffe häufig nur abgekürzt, z. B.: Trabekulektomie (TE), MMC-Mitomicin-Gabe (ein Chemotherapeutikum zur Offenhaltung des geschaffenen Abflusskanals), XEN-Implantat (mikroinvasiver Einsatz eines kleinen Implantates in den Kammerwinkel).

8.5.3 Checkliste – Vorbereitungen im OP

► **Atemwege**
- LMA

► **Anästhesieverfahren**
- TIVA

► **Zugänge**
- 1 sicherer, möglichst sichtbarer und zugänglicher i. v. Zugang

► **Medikamente und Volumen**
- Infusion
  - balancierte Vollelektrolytlösung (luftfreie Beutel)
- Spritzenpumpe
  - Remifentanil 20 µg/ml
  - Propofol 2 % 50 ml
  - bei ITN Mivacurium 1 mg/ml
- Medikamente
  - Propofol 200 mg/20 ml
  - bei ITN Mivacurium 20 mg/20 ml
  - Atropin 0,5 mg/5 ml
  - Cafedrin/Theodrenalin 200 mg/10 mg (10 ml)

► **Materialvorbereitung**
- periphervenöser Zugang (18 G)
- LMA
- Endotrachealtubus (Magill) 7,0/8,0 mm ID
- Narkosetiefemonitoring
- Relaxometer bei ITN

8.5.4 Monitoring

► **Basismonitoring und Monitoring Allgemeinanästhesie**
- EKG
- Pulsoxymetrie
- nichtinvasive Blutdruckmessung (oszillotonometrisch)
- Kapnometrie/-grafie
- Monitoring der inspiratorischen O_2-Konzentration
- in- und exspiratorische Messung der Inhalationsanästhetikakonzentration
- Volumetrie der Atemgase
- Atemwegsdruck mit Diskonnektionsalarm
- Narkosetiefemonitoring
- Relaxometer bei ITN
- bei bekanntem Diabetes mellitus BZ-Kontrolle in Narkose

8.5.5 Narkoseeinleitung

- Patientenidentifikation, OP-Checkliste prüfen
- Anschluss des Monitorings
- periphervenöser Zugang
- Infusionsbeginn
- Remifentanil 0,1–0,2 µg/kgKG/min je nach Alter und Zustand der Patienten
- Propofol 1–2 mg/kgKG
- Einführen und Fixieren der Larynxmaske

8.5.6 Lagerung

Rückenlagerung mit links angelagertem und rechts ausgelagertem Arm, wenn der Anästhesist rechts vom Patienten sitzt.

8.5.7 Narkoseführung

- TIVA mit Propofol 2 % (5–10 mg/kgKG/h), Remifentanil 0,1–0,2 µg/kgKG/min
- Beatmung (bei Lungengesunden):
  - O_2-Luft-Gemisch, PEEP 5 cmH_2O
  - F_iO_2: 0,3–0,5
  - $p_{et}CO_2$: 35–45 mmHg

Bei sehr alten oder vorerkrankten Patienten bitte sehr sorgfältiges Blutdruckmanagement. Bei Normotonikern angestrebter Mitteldruck zwischen 70 und 80 mmHg; bei Hypertonikern Blutdruckniveau um nicht mehr als 15–20 % unter das Niveau des individuellen Ausgangsblutdrucks beim wachen Patienten sinken lassen, ggf. Noradrenalin-Spritzenpumpe vorbereiten: bewährter Ansatz 1 mg/50 ml.

Cave

Vorsicht mit zu liberalen Volumen- und Flüssigkeitsgaben während der meist kurzen Operationen. Die zum Teil erheblich linksherzherzinsuffizienten Patienten können darunter ein Lungenödem entwickeln.

Volatile Anästhetika werden nicht empfohlen, auf jeden Fall aber sollte Lachgas gemieden werden.

8.5.8 Postoperatives Management

- Überwachung im **Aufwachraum** mit **Basismonitoring**
- Delir-Sreening mittels Nu-Desc
- **Analgesie** mit Nichtopioid-Analgetikum und Piritramid bei Bedarf 0,05– 0,1 mg/kgKG
- ggf. PONV-Prophylaxe

Anweisungen des Operateurs zum erwünschten postoperativen Management (z. B. Lagerung, Augendruckmessung etc.) sind für den Aufwachraum und die Station auf dem Aufwachraumprotokoll zu dokumentieren und mündlich an die Station zu übergeben.

8.6 Kataraktchirurgie (Phakoemulsifikation, intraokulärer Linseneinsatz, Kapselsäuberung und -entfernung)

W. Boemke, U. Knipprath

Die Kataraktchirurgie umfasst Phakoemulsifikation, intraokulärer Linseneinsatz (IOL), Kapselsäuberung oder -entfernung.

8.6.1 Prämedikation

Die Prämedikation erfolgt nach den üblichen Standards der SOP Präoperative Visite (Kap. 1.1). Hierbei kann bei hinreichender Aufklärung des Patienten und durch ein vertrauensbildendes Gespräch häufig auf eine anxiolytische Medikation verzichtet werden. Insbesondere bei älteren Patienten ist aufgrund einer erhöhten Delirinzidenz nach Benzodiazepingabe eine solche Medikation kritisch zu überdenken. Da es sich häufig um multimorbide Patienten handelt, ist darauf zu achten, dass diese ihre Hausmedikamente unter Beachtung der „anästhesiologischen" oder chirurgischen Kontraindikationen präoperativ wie gewohnt einnehmen.

8.6.2 Besonderheiten

Die Linsentrübung (Katarakt) ist die weltweit häufigste (40–50 Mio.) Ursache für Erblindung. Manifestation als (grauer) Altersstar, im Rahmen von Allgemeinerkrankungen wie Diabetes mellitus, Strahlungsbedingt oder kongenital.

Eine ausreichende Narkosetiefe zur Vermeidung von Bulbusbewegungen ist erforderlich. Diese können jedoch auch durch lokale Azetylcholingabe des Operateurs ausgelöst werden.

8.6.3 Checkliste – Vorbereitungen im OP

► **Atemwege**
- LMA

► **Anästhesieverfahren**
- TIVA

► **Zugänge**
- 1 sicherer, möglichst sichtbarer und zugänglicher i. v. Zugang

► **Medikamente und Volumen**
- Infusion
  - balancierte Vollelektrolytlösung (luftfreie Beutel)
- Spritzenpumpe
  - Remifentanil 20 µg/ml
  - Propofol 2 % 50 ml
  - bei ITN Mivacurium 1 mg/ml
- Medikamente
  - Propofol 200 mg/20 ml
  - Atropin 0,5 mg/5 ml
  - Cafedrin/Theodrenalin 200 mg/10 mg (10 ml)

► **Materialvorbereitung**
- periphervenöser Zugang (18 G)
- LMA
- ggf. Endotrachealtubus 7,0/8,0 mm ID
- Narkosetiefemonitoring
- bei ITN Relaxometer

8.6.4 Monitoring

► **Basismonitoring und Monitoring Allgemeinanästhesie**
- EKG
- Pulsoxymetrie
- nichtinvasive Blutdruckmessung (oszillotonometrisch)
- Kapnometrie/-grafie
- Monitoring der inspiratorischen O_2-Konzentration

- in- und exspiratorische Messung der Inhalationsanästhetikakonzentration
- Volumetrie der Atemgase
- Atemwegsdruck mit Diskonnektionsalarm
- Narkosetiefemonitoring
- bei ITN Relaxometer
- bei bekanntem Diabetes mellitus BZ-Kontrolle in Narkose

8.6.5 Narkoseeinleitung

- Patientenidentifikation, OP-Checkliste prüfen
- Anschluss des Monitorings
- periphervenöser Zugang
- Infusionsbeginn
- Remifentanil 0,1–0,2 µg/kgKG/min je nach Alter und Zustand der Patienten
- Propofol 1–2 mg/kgKG
- Einführen und Fixieren der Larynxmaske

8.6.6 Lagerung

Rückenlagerung mit links angelagertem und rechts ausgelagertem Arm.

8.6.7 Narkoseführung

- TIVA mit Propofol 2 % (5–10 mg/kgKG/h), Remifentanil 0,1–0,2 µg/kgKG/min
- Beatmung:
    - O_2-Luft-Gemisch, PEEP 5 cmH_2O
    - F_iO_2: 0,3–0,5
    - $p_{et}CO_2$: 35–45 mmHg
- Hämodynamik: angestrebter Mitteldruck zwischen 70 und 80 mmHg bei Normotonikern; bei Hypertonikern Blutdruckniveau um nicht mehr als 15–20 % unter das Niveau des individuellen Ausgangsblutdrucks beim wachen Patienten sinken lassen, ggf. Noradrenalin-Spritzenpumpe: Ansatz 1 mg/50 ml
- volatile Anästhetika werden nicht empfohlen

8.6.8 Postoperatives Management

- Überwachung im **Aufwachraum** mit **Basismonitoring**
- Delir-Sreening mittels Nu-Desc
- **Analgesie** mit Nichtopioid-Analgetikum und Piritramid bei Bedarf 0,05– 0,1 mg/kgKG

Anweisungen des Operateurs zur erwünschten postoperativen Therapie sind für den Aufwachraum und die Station auf dem Aufwachraumprotokoll zu dokumentieren und mündlich an die Station zu übergeben.

8.7 Operation am hinteren Augenabschnitt

W. Boemke, B. Föhre, E. Toubekis

Operation am hinteren Augenabschnitt bei Netzhautablösung (Amotio/Ablation retinae): Pars-plana-Vitrektomie (PPV), Cerclage, Kryoapplikation, Netzhautlaserung, Peeling.

► **Dauer.** Meistens nicht länger als 1,5 h, im Durchschnitt 45 min.

8.7.1 Prämedikation

Die Prämedikation erfolgt nach der SOP Präoperative Visite (Kap. 1.1), siehe auch: SOP Vorbereitung und Durchführung von Operationen am Auge (Kap. 8.2).

8.7.2 Besonderheiten

Cave ⚠

Die Netzhautablösung ist ein Notfall.

Die **primäre Ablatio** entsteht durch einen Riss in der Netzhaut, durch den Glaskörperflüssigkeit zwischen Netzhaut und Pigmentepithel eindringt. **Sekundär** kann durch Netzhautischämie (z. B. bei Diabetes mellitus) eine Schrumpfung von präretinalen Membranen eintreten, die einen Zug auf die Netzhaut ausüben und diese so von ihrer Unterlage lösen. Klinische Zeichen sind u. a. auf- und absteigende Schatten oder „mouches volantes".

Die **unkomplizierte Netzhautablösung** wird durch eine „eindellende" Operation zur Entlastung des Glaskörperzugs behandelt. Die gelösten Schichten werden adaptiert, indem von außen eine Silikonschlauchplombe aufgenäht wird. Dadurch wird der Augapfel eingedellt. Der Netzhautriss kann zusätzlich zur besseren Vernarbung verschweißt werden (Kryopapplikation).

Die **komplizierte Netzhautablösung** (hinterer Augenpol) wird durch eine Vitrektomie behandelt. Die Vitrektomie (Pars Plana Vitrektomie: PPV) ist eine teilweise bis fast vollständige Entfernung des Glasköpers. Operationsindikationen sind:

- Netzhautablösungen
- Glasköpereinblutungen
- Traumafolgen
- diabetische Retinopathie

Bei der Operation wird isotone Flüssigkeit in das Auge eingebracht. Häufig wird am Ende der Operation auch Gas oder Silikonöl in das Auge injiziert und dadurch die Netzhaut auf ihre Unterlage gedrückt. Im Hinblick auf die Anwendung von Lachgas bedeutet dies: **Verzicht auf Lachgas.** Die Diffusion in gasgefüllte Räume kann den IOD so stark steigern und dadurch die Durchblutung dermaßen vermindern, dass es zur Erblindung kommt.

Dies gilt für 5–10 Tage bei Schwefelhexafluorid SF6 und sogar für 2–6 Wochen bei Perfluorpropan C3F8. In dieser Zeit darf der Patient keine Narkose mit Lachgas bekommen. Ein Ausweis sollte ausgestellt werden.

Die sichere Immobilisierung des Patienten ist von großer Wichtigkeit. Die anästhesiologischen Maßnahmen sollten dazu beitragen, den IOD während der Ein- und Ausleitung niedrig normal zu halten. Intraoperativ ist dies natürlich auch abhängig von Manipulationen durch den Operateur.

► **Intraoperative Besonderheit**
- Häufige Auslösung des okulokardialen Reflexes.
- Ggf. wird eine intraoperative Mannitol-Infusion (0,2–0,5 g/kgKG; entspricht 1– 2,5 ml Mannit-Lösung 20 %/kgKG) als osmotische Therapie zur Senkung des intraokulären Drucks vom Operateur erwünscht. Bei kardiovaskulären Vorerkrankungen und eingeschränkter Herzleistung ist eine gemeinsame Risiko-Nutzen-Abwägung vorzunehmen, um eine perioperative kardiale Dekompensation zu vermeiden.

► **Kontraindikationen**
- verminderte Herzleistung (kardiale Dekompensation)
- Verlust von Körperwasser (Dehydratationszustände)
- Überwässerung (Hyperhydratation)
- Flüssigkeitsansammlungen in der Lunge (Lungenödem)
- Gehirnblutungen (intrakranielle Blutungen)
- Abflusshindernis im Bereich der ableitenden Harnwege
- erhöhte Serumosmolarität

8.7.3 Checkliste – Vorbereitungen im OP

► **Atemwege**
- LMA *oder*
- Endotrachealtubus ID 7,0–8,0 mm

► **Anästhesieverfahren**
- TIVA

► **Zugänge**
- 1 sicherer, möglichst sichtbarer und zugänglicher i. v. Zugang

► **Medikamente und Volumen**
- Infusion
  - balancierte Vollelektrolytlösung (luftfreie Beutel)
- Spritzenpumpe
  - Remifentanil 20 µg/ml
  - Propofol 2 % 50 ml
  - bei ITN Mivacurium 1 mg/ml
- Medikamente
  - Propofol 200 mg/20 ml
  - bei ITN Mivacurium 20 mg/20 ml
  - Atropin 0,5 mg/5 ml
  - Cafedrin/Theodrenalin 200 mg/10 mg (10 ml)

► **Materialvorbereitung**
- periphervenöser Zugang (18 G)
- LMA
- Endotrachealtubus 7,0/8,0 mm ID
- Narkosetiefemonitoring
- Relaxometer

8.7.4 Monitoring

► **Basismonitoring und Monitoring Allgemeinanästhesie**
- EKG
- Pulsoxymetrie
- nichtinvasive Blutdruckmessung (oszillotonometrisch)
- Kapnometrie/-grafie
- Monitoring der inspiratorischen O_2-Konzentration
- in- und exspiratorische Messung der Inhalationsanästhetikakonzentration
- Volumetrie der Atemgase
- Atemwegsdruck mit Diskonnektionsalarm
- Narkosetiefemonitoring
- Relaxometer
- bei bekanntem Diabetes mellitus BZ-Kontrolle in Narkose

8.7.5 Narkoseeinleitung

- Patientenidentifikation, OP-Checkliste prüfen
- Anschluss des Monitorings
- periphervenöser Zugang
- Infusionsbeginn
- Remifentanil 0,1–0,2 µg/kgKG/min je nach Alter und Zustand der Patienten
- Propofol 1–2 mg/kgKG
- Einführen der Larynxmaske *oder*
- Mivacurium (0,2 mg pro kg estimiertes KG)
- Intubation
- Tubus im kontralateralem Mundwinkel fixieren

8.7.6 Lagerung

Rückenlagerung mit links angelagertem und rechts ausgelagertem Arm.

8.7.7 Narkoseführung

- TIVA mit Propofol 2 % (5–10 mg/kgKG/h), Remifentanil 0,1–0,2 µg/kgKG/min
- bei ITN Relaxation: z. B. Mivacurium zur Intubation initial 0,2 mg/kgKG (langsam injizieren, **Cave:** Histaminausschüttung), danach ggf. Spritzenpumpe mit Mivacurium 0,5–0,6 mg/kgKG/h bei wieder messbarer Reizantwort im TOF
- Relaxometrie: TOF: 1–2/4 solange im hinteren Augenabschnitt operiert wird
- Mivacurium-Spritzenpumpe am Ende der Operation vor Beginn der Bindehautnaht ausstellen
- Beatmung:
  - O_2-Luft-Gemisch, PEEP 5 cmH_2O
  - F_iO_2: 0,3–0,5
  - $p_{et}CO_2$: 35–45 mmHg
- Hämodynamik: angestrebter Mitteldruck zwischen 70 und 80 mmHg bei Normotonikern; bei Hypertonikern Blutdruckniveau um nicht mehr als 15–20 % unter das Niveau des individuellen Ausgangsblutdrucks beim wachen Patienten sinken lassen, ggf. Noradrenalin-Spritzenpumpe: Ansatz 1 mg/50 ml
- volatile Anästhetika werden nicht empfohlen

Cave

Kontraindikation für N_2O bei Gasapplikation ins Auge.

8.7.8 Postoperatives Management

- Überwachung im **Aufwachraum** mit **Basismonitoring**
- Delir-Sreening mittels Nu-Desc
- **Analgesie** mit Nichtopioid-Analgetikum und Piritramid bei Bedarf 0,05– 0,1 mg/kgKG

Anweisungen des Operateurs zum erwünschten postoperativen Management (z. B. Lagerung in Abhängigkeit vom verwendeten Füllmedium und der Lokalisation der Netzhautläsion, Augendruckmessung etc.) sind für den Aufwachraum und die Station auf dem Aufwachraumprotokoll zu dokumentieren und mündlich an die Station zu übergeben.

8.8 Operation am vorderen Augenabschnitt

W. Boemke, B. Föhre

► **Dauer.** Keratoplastik: meistens nicht länger als 1,5 h.

8.8.1 Prämedikation

Die Prämedikation erfolgt nach den üblichen Standards der SOP Präoperative Visite (Kap. 1.1). Hierbei kann bei hinreichender Aufklärung des Patienten und durch ein vertrauensbildendes Gespräch häufig auf eine anxiolytische Medikation verzichtet werden. Insbesondere bei älteren Patienten ist aufgrund einer erhöhten Delirinzidenz nach Benzodiazepingabe eine solche Medikation kritisch zu überdenken. Da es sich häufig um multimorbide Patienten handelt, ist darauf zu achten, dass diese ihre Hausmedikamente unter Beachtung der „anästhesiologischen“ oder chirurgischen Kontraindikationen präoperativ wie gewohnt einnehmen.

8.8.2 Besonderheiten

Die Hornhaut des Patienten wird durch Spenderhornhaut oder künstliches Material ersetzt. Operationsindikationen sind ausgedehnte Hornhauttrübungen nach Verletzungen, Verätzungen und Infektionen, Hornhautdystrophien und Degenerationen. Gelegentlich wird dieser Engriff als **Triple Procedure** zusammen mit Katarakt-OP und Netzhauteingriff durchgeführt.

Praxis

Besonderheiten bei der Durchführung

- **Cave:** Nach Entfernung der Hornhaut ist die Vorderkammer des Auges vollständig eröffnet, sodass ein Anstieg des IOD – ausgelöst z. B. durch **Husten oder Pressen** – unbedingt vermieden werden muss!
- Der Tonus des Auges muss während des Eingriffes konstant bleiben! Der Tonus ist unter anderem auch abhängig von Blutdruck, p_aCO_2, ZVD usw., stärkere Schwankungen dieser Parameter müssen daher ebenfalls vermieden werden.
- **Cave:** evtl. Blasenkatheter

Mannitol wird diesen Patienten in aller Regel auf Anordnung der Operateure schon vor dem Schnitt zur Senkung des IOD infundiert, dadurch kann primär eine passagere Hypervolämie und nachfolgend eine mit der Osmodiurese verbundene Hypovolämie verursacht werden. Dies sollte bei herzinsuffizienten Patienten besonders beachtet werden. Es sollte eine gemeinsame Risiko-Nutzen-Abwägung und entsprechende Dosisanpassung vor Gabe erfolgen. Eine postoperative kardiale Dekompensation ist unbedingt zu vermeiden. Richtwerte für eine perioperative Mannitol-Infusion: üblicherweise 0,2–0,5 g/kgKG; entspricht 1–2,5 ml Mannit-Lösung 20 %/kgKG über 15–30 min).

► **Kontraindikationen**
- verminderte Herzleistung (kardiale Dekompensation)
- Verlust von Körperwasser (Dehydratationszustände)
- Überwässerung (Hyperhydratation)
- Flüssigkeitsansammlungen in der Lunge (Lungenödem)
- Gehirnblutungen (intrakranielle Blutungen)
- Abflusshindernis im Bereich der ableitenden Harnwege
- erhöhte Serumosmolarität

Pilocarpin-Augentropfen, die zur Senkung des IOD verwendet werden, können gelegentlich Hypotonien auslösen.

8.8.3 Checkliste – Vorbereitungen im OP

► **Atemwege**
- Endotrachealtubus ID 7,0–8,0 mm
- Larynxmaske

► **Anästhesieverfahren**
- TIVA

► **Zugänge**
- 1 sicherer, möglichst sichtbarer und zugänglicher i. v. Zugang

► **Medikamente und Volumen**
- Infusion
  - balancierte Vollelektrolytlösung (luftfreie Beutel)
- Spritzenpumpe
  - Remifentanil 20 µg/ml
  - Propofol 2 % 50 ml
  - Mivacurium 1 mg/ml
- Medikamente
  - Propofol 200 mg/20 ml
  - Atropin 0,5 mg/5 ml
  - Mivacurium 20 mg/20 ml
  - Cafedrin/Theodrenalin 200 mg/10 mg (10 ml)

► **Materialvorbereitung**
- periphervenöser Zugang (18 G)
- Endotrachealtubus 7,0/8,0 mm ID
- Narkosetiefemonitoring
- Relaxometer

8.8.4 Monitoring

► **Basismonitoring und Monitoring Allgemeinanästhesie**
- EKG
- Pulsoxymetrie
- nichtinvasive Blutdruckmessung (oszillotonometrisch)
- Kapnometrie/-grafie
- Monitoring der inspiratorischen O_2-Konzentration
- in- und exspiratorische Messung der Inhalationsanästhetikakonzentration
- Volumetrie der Atemgase
- Atemwegsdruck mit Diskonnektionsalarm
- Narkosetiefemonitoring
- Relaxometer
- bei bekanntem Diabetes mellitus BZ-Kontrolle in Narkose

8.8.5 Narkoseeinleitung

- Patientenidentifikation, OP-Checkliste prüfen
- Anschluss des Monitorings
- periphervenöser Zugang
- Infusionsbeginn
- Remifentanil 0,1–0,2 µg/kgKG/min je nach Alter und Zustand der Patienten
- Propofol 1–2 mg/kgKG
- Mivacurium (0,2 mg pro kg estimiertes KG)
- Intubation
- Tubus im kontralateralen Mundwinkel fixieren

8.8.6 Lagerung

Rückenlagerung mit links angelagertem und rechts ausgelagertem Arm.

8.8.7 Narkoseführung

- TIVA mit Propofol 2 % (5–10 mg/kgKG/h), Remifentanil 0,1–0,2 µg/kgKG/min
- Relaxation: z. B. Mivacurium zur Intubation initial 0,2 mg/kgKG (langsam injizieren, **Cave:** Histaminausschüttung), danach ggf. Spritzenpumpe mit Mivacurium 0,5–0,6 mg/kgKG/h bei wieder messbarer Reizantwort im TOF
- Relaxometrie: TOF: 1–2/4 solange im hinteren Augenabschnitt operiert wird
- Mivacurium-Spritzenpumpe am Ende der Operation vor Beginn der Bindehautnaht ausstellen
- Beatmung:
  - O_2-Luft-Gemisch, PEEP 5 cmH_2O
  - F_iO_2: 0,3–0,5
  - $p_{et}CO_2$: 35–45 mmHg

- Hämodynamik: angestrebter Mitteldruck zwischen 70 und 80 mmHg bei Normotonikern; bei Hypertonikern Blutdruckniveau um nicht mehr als 15–20 % unter das Niveau des individuellen Ausgangsblutdrucks beim wachen Patienten sinken lassen, ggf. Noradrenalin-Spritzenpumpe: Ansatz 1 mg/50 ml
- volatile Anästhetika werden nicht empfohlen

Cave

Kontraindikation für N_2O bei Gasapplikation ins Auge.

8.8.8 Postoperatives Management

- Überwachung im **Aufwachraum** mit **Basismonitoring**
- Delir-Sreening mittels Nu-Desc
- **Analgesie** mit Nichtopioid-Analgetikum und Piritramid bei Bedarf 0,05– 0,1 mg/kgKG

Anweisungen des Operateurs zur erwünschten postoperativen Therapie (z. B. Bauchlagerung) sind für den Aufwachraum und die Station auf dem Aufwachraumprotokoll zu dokumentieren und mündlich an die Station zu übergeben.

8.9 Orbitotomie

W. Boemke, U. Knipprath

► **Dauer.** 60 min.

8.9.1 Prämedikation

Die Prämedikation erfolgt nach den üblichen Standards der SOP Präoperative Visite (Kap. 1.1). Hierbei kann bei hinreichender Aufklärung des Patienten und durch ein vertrauensbildendes Gespräch häufig auf eine anxiolytische Medikation verzichtet werden. Insbesondere bei älteren Patienten ist aufgrund einer erhöhten Delirinzidenz nach Benzodiazepingabe eine solche Medikation kritisch zu überdenken. Da es sich häufig um multimorbide Patienten handelt, ist darauf zu achten, dass diese ihre Hausmedikamente unter Beachtung der „anästhesiologischen" oder chirurgischen Kontraindikationen präoperativ wie gewohnt einnehmen.

8.9.2 Besonderheiten

Die Operation erfordert ein Aussägen der lateralen Orbitawand zur Freilegung des OP-Gebietes bei Orbitatumoren (**Cave:** postoperative Lagerung nicht auf der ipsilateralen Seite).

8.9.3 Checkliste – Vorbereitungen im OP

► **Atemwege**
- LMA/Endotrachealtubus

► **Anästhesieverfahren**
- TIVA

► **Zugänge**
- 1 sicherer, möglichst sichtbarer und zugänglicher i. v. Zugang

► **Medikamente und Volumen**
- Infusion
  - balancierte Vollelektrolytlösung (luftfreie Beutel)
- Spritzenpumpe
  - Remifentanil 20 µg/ml
  - Propofol 2 % 50 ml
  - bei ITN Mivacurium 1 mg/ml
- Medikamente
  - Propofol 200 mg/20 ml
  - bei ITN Mivacurium 20 mg/20 ml
  - Atropin 0,5 mg/5 ml
  - Cafedrin/Theodrenalin 200 mg/10 mg (10 ml)

► **Materialvorbereitung**
- periphervenöser Zugang (18 G)
- Endotrachealtubus (Magill) 7,0/8,0 mm ID
- Narkosetiefemonitoring
- Relaxometer bei ITN

8.9.4 Monitoring

► **Basismonitoring und Monitoring Allgemeinanästhesie**
- EKG
- Pulsoxymetrie
- nichtinvasive Blutdruckmessung (oszillotonometrisch)
- Kapnometrie/-grafie
- Monitoring der inspiratorischen O_2-Konzentration
- in- und exspiratorische Messung der Inhalationsanästhetikakonzentration
- Volumetrie der Atemgase
- Atemwegsdruck mit Diskonnektionsalarm
- Narkosetiefemonitoring
- Relaxometer bei ITN

8.9.5 Narkoseeinleitung

- Patientenidentifikation, OP-Checkliste prüfen
- Anschluss des Monitorings
- periphervenöser Zugang
- Infusionsbeginn

- Remifentanil 0,1–0,2 µg/kgKG/min je nach Alter und Zustand der Patienten
- Propofol 1–2 mg/kgKG
- Einführen und Fixieren der Larynxmaske

8.9.6 Lagerung

Rückenlagerung mit links angelagertem und rechts ausgelagertem Arm, wenn der Anästhesist rechts vom Patienten sitzt.

8.9.7 Narkoseführung

- TIVA mit Propofol 2 % (5–10 mg/kgKG/h), Remifentanil 0,1–0,2 µg/kgKG/min
- Beatmung (bei Lungengesunden):
  - O_2-Luft-Gemisch, PEEP 5 cmH_2O
  - F_iO_2: 0,3–0,5
  - $p_{et}CO_2$: 35–45 mmHg

Bei sehr alten oder vorerkrankten Patienten bitte sehr sorgfältiges Blutdruckmanagement. Bei Normotonikern angestrebter Mitteldruck zwischen 70 und 80 mmHg; bei Hypertonikern Blutdruckniveau um nicht mehr als 15–20 % unter das Niveau des individuellen Ausgangsblutdrucks beim wachen Patienten sinken lassen, ggf. Noradrenalin-Spritzenpumpe vorbereiten: bewährter Ansatz 1 mg/50 ml.

Cave

Vorsicht mit zu liberalen Volumen- und Flüssigkeitsgaben während der meist kurzen Operationen. Die zum Teil erheblich linksherzherzinsuffizienten Patienten können darunter ein Lungenödem entwickeln.

8.9.8 Postoperatives Management

- Überwachung im **Aufwachraum** mit **Basismonitoring**
- Delir-Sreening mittels Nu-Desc
- **Analgesie** mit Nichtopioid-Analgetikum und Piritramid bei Bedarf 0,05- 0,1 mg/kgKG
- ggf. PONV-Prophylaxe

Anweisungen des Operateurs zum erwünschten postoperativen Management (z. B. Lagerung nicht auf der ipsilateralen Seite etc.) sind für den Aufwachraum und die Station auf dem Aufwachraumprotokoll zu dokumentieren und mündlich an die Station zu übergeben.

8.10 Perforierende Augenverletzung

W. Boemke, B. Föhre

► **Dauer.** Meistens nicht länger als 1,5 h, im Durchschnitt 45 min.

8.10.1 Prämedikation

Die Prämedikation erfolgt nach der SOP Präoperative Visite (Kap. 1.1), siehe auch: SOP Vorbereitung und Durchführung von Operationen am Auge (Kap. 8.2).

8.10.2 Besonderheiten

Die perforierende Augenverletzung ist ein **Notfall** und erfordert eine rasche Versorgung. Der Augenarzt entscheidet, ob die Nüchternheitsgrenze abgewartet werden kann. Häufig ist eine Rapid Sequence Intubation (RSI) wegen fehlender Nüchternheit notwendig.

Drei mögliche Vorgehensweise zur Induktion:

- Remifentanil/Propofol und Relaxierung mit Succinylcholin (der Einsatz von Succinylcholin ist wegen der dadurch induzierten Steigerung des IOD umstritten, dieser Effekt soll jedoch durch ausreichend hohe Dosierung von Propofol/Remifantanil zur Induktion kupiert werden können).
- Wie oben, aber unter Verwendung von Rocuronium anstelle von Succinylcholin in einer Dosierung von 0,9 mg/kgKG (Bereitschaft zur Antagonisierung mit Sugammadex).
- (Fentanyl/Thiopental/Succinylcholin).

Cave

Keine Anwendung von Etomidate, denn es können Myoklonien der Augenmuskulatur ausgelöst werden!

Bei Kindern kann die Einleitung durch Angst, Abwehrbewegungen und Schwierigkeiten mit der Maskenbeatmung erschwert sein und es besteht dann die Gefahr, dass das Auge weiter geschädigt wird. Hier erfolgt idealerweise eine Prämedikation mit Midazolam und eine i. v. Einleitung nach Vorbereitung der Punktionsstelle mit EMLA-Pflaster. In Einzelfällen ist bei **nüchternem** Kind auch eine inhalative Einleitung mit Sevofluran möglich. Da es jedoch unter Stress und Schmerz zu einer erhöhten Magensaftproduktion und verzögerten Magenentleerung kommen kann, muss jederzeit mit Erbrechen gerechnet werden. Eine i. v. Einleitung sollte daher den Vorrang haben.

Stark blutende Kopfplatzwunden können besonders bei Kindern zu starken Blutverlusten führen und sollten vor der Augenoperation versorgt werden.

8.10.3 Checkliste – Vorbereitungen im OP

► **Atemwege**

- Endotrachealtubus ID 7,0–8,0 mm

► **Anästhesieverfahren**

- TIVA

► **Zugänge**

- 1 sicherer, möglichst sichtbarer und zugänglicher i. v. Zugang

► **Medikamente und Volumen**

- Infusion
  - balancierte Vollelektrolytlösung (luftfreie Beutel)
- Spritzenpumpe
  - Remifentanil 20 µg/ml
  - Propofol 2 % 50 ml
  - Mivacurium 1 mg/ml
- Medikamente
  - Propofol 200 mg/20 ml
  - Mivacurium 20 mg/20 ml
  - Atropin 0,5 mg/5 ml
  - Cafedrin/Theodrenalin 200 mg/10 mg (10 ml)

► **Materialvorbereitung**

- periphervenöser Zugang (18 G)
- Endotrachealtubus 7,0/8,0 mm ID
- Narkosetiefemonitoring
- Relaxometer

8.10.4 Monitoring

► **Basismonitoring und Monitoring Allgemeinanästhesie**

- EKG
- Pulsoxymetrie
- nichtinvasive Blutdruckmessung (oszillotonometrisch)
- Kapnometrie/-grafie
- Monitoring der inspiratorischen O_2-Konzentration
- in- und exspiratorische Messung der Inhalationsanästhetikakonzentration
- Volumetrie der Atemgase
- Atemwegsdruck mit Diskonnektionsalarm
- Narkosetiefemonitoring
- Relaxometer

8.10.5 Narkoseeinleitung beim nüchternen Patienten

Vorgehen beim nicht nüchternen Patienten unter „Besonderheiten".

- Patientenidentifikation, OP-Checkliste prüfen
- Anschluss des Monitorings
- periphervenöser Zugang
- Infusionsbeginn
- Remifentanil 0,1–0,2 µg/kgKG/min je nach Alter und Zustand der Patienten
- Propofol ca. 2 mg/kgKG
- Mivacurium (0,2 mg/kgKG zur Induktion)
- Intubation
- Tubus im kontralateralen Mundwinkel fixieren

8.10.6 Lagerung

Rückenlagerung mit links angelagertem und rechts ausgelagertem Arm.

8.10.7 Narkoseführung

- TIVA mit Propofol 2 % (5–10 mg/kgKG/h), Remifentanil 0,1–0,2 µg/kgKG/min
- ggf. Spritzenpumpe mit Mivacurium 0,5–0,6 mg/kgKG/h, Mivacurium bei wieder messbarer Reizantwort im TOF, Spritzenpumpe am Ende der Operation vor Beginn der Bindehautnaht ausstellen
- Relaxometrie: TOF: 1–2/4
- Mivacurium-Spritzenpumpe am Ende der Operation vor Beginn der Bindehautnaht ausstellen
- Beatmung (bei Lungengesunden):
  - O_2-Luft-Gemisch, PEEP 5 cmH_2O
  - F_iO_2: 0,3–0,5
  - $p_{et}CO_2$: 35–45 mmHg
- Hämodynamik: angestrebter Mitteldruck zwischen 70 und 80 mmHg bei Normotonikern; bei Hypertonikern Blutdruckniveau um nicht mehr als 15–20 % unter das Niveau des individuellen Ausgangsblutdrucks beim wachen Patienten sinken lassen, ggf. Noradrenalin-Spritzenpumpe: Ansatz 1 mg/50 ml

Cave

Kontraindikation für N_2O bei Gasapplikation ins Auge.

8.10.8 Postoperatives Management

- Überwachung im **Aufwachraum** mit **Basismonitoring**
- Delir-Sreening mittels Nu-Desc
- **Analgesie** mit Nichtopioid-Analgetikum und Piritramid bei Bedarf 0,05– 0,1 mg/kgKG

Anweisungen des Operateurs zur erwünschten postoperativen Therapie (z. B. Bauchlagerung) sind für den Aufwachraum und die Station auf dem Aufwachraumprotokoll zu dokumentieren und mündlich an die Station zu übergeben.

8.11 Strabismuschirurgie

W. Boemke, B. Föhre

Hier sind die Strabismuschirurgie, Amblyopie-OPs und Augenmuskel-OPs zu erwähnen.

8.11.1 Prämedikation

Die Prämedikation erfolgt nach der SOP Präoperative Visite (Kap. 1.1), siehe auch: SOP Vorbereitung und Durchführung von Operationen am Auge (Kap. 8.2).

8.11.2 Besonderheiten

Häufige Operation im Kindesalter. Vermehrt werden Kinder mit schwerwiegenden, insbesondere neurologischen Begleiterkrankungen operiert, da die Inzidenz des Strabismus bei einigen Erkrankungen des ZNS erhöht ist (s. a. SOP Augenmuskel-OP bei Kindern).

> **Cave** ⚠
>
> Häufiges Auslösen des okulokardialen Reflexes durch Zug am Augenmuskel. Hier genügt üblicherweise eine Information an den Operateur. In seltenen Fällen ist die Gabe von 0,5 mq Atropin i. v. nötig.

Häufiges Auftreten von PONV, auch noch Stunden nach der Operation (Inzidenz 54–80 %), auch deshalb ist die TIVA empfohlenes Vorgehen. Zu zusätzlichen prophylaktischen Maßnahmen siehe: PONV-Prophylaxe in der Kinderanästhesie und PONV-Prophylaxe bei Jugendlichen und Erwachsenen.

8.11.3 Checkliste – Vorbereitungen im OP

▸ **Atemwege**

- LMA
- Endotrachealtubus (Spiraltuben sind nicht erforderlich)

▸ **Anästhesieverfahren**

- TIVA

▸ **Zugänge**

- 1 sicherer, möglichst sichtbarer und zugänglicher i. v. Zugang

▸ **Medikamente und Volumen**

- Infusion
  - balancierte Vollelektrolytlösung (luftfreie Beutel)
- Spritzenpumpe
  - Remifentanil 20 µg/ml
  - Propofol 2 % 50 ml
  - bei ITN Mivacurium 1 mg/ml
- Medikamente
  - Propofol 200 mg/20 ml
  - Atropin 0,5 mg/5 ml
  - Cafedrin/Theodrenalin 200 mg/10 mg (10 ml)

▸ **Materialvorbereitung**

- periphervenöser Zugang (18 G)
- Endotrachealtubus 7,5/8,0 mm ID
- Narkosetiefemonitoring
- bei ITN Relaxometer

8.11.4 Monitoring

▸ **Basismonitoring und Monitoring Allgemeinanästhesie**

- EKG
- Pulsoxymetrie
- nichtinvasive Blutdruckmessung (oszillotonometrisch)
- Kapnometrie/-grafie
- Monitoring der inspiratorischen O_2-Konzentration
- in- und exspiratorische Messung der Inhalationsanästhetikakonzentration
- Volumetrie der Atemgase
- Atemwegsdruck mit Diskonnektionsalarm
- Narkosetiefemonitoring
- bei ITN Relaxometer
- bei bekanntem Diabetes mellitus BZ-Kontrolle in Narkose

8.11.5 Narkoseeinleitung

- Patientenidentifikation, OP-Checkliste prüfen
- Anschluss des Monitorings
- periphervenöser Zugang
- Infusionsbeginn
- Remifentanil 0,1–0,2 µg/kgKG/min je nach Alter und Zustand der Patienten
- Propofol 1–2 mg/kgKG
- Einführen und Fixieren der Larynxmaske

8.11.6 Lagerung

Rückenlagerung mit links angelagertem und rechts ausgelagertem Arm.

8.11.7 Narkoseführung

- TIVA mit Propofol 2 % (5–10 mg/kgKG/h), Remifentanil 0,1–0,2 µg/kgKG/min
- bei Verwendung einer LMA ist eine Relaxierung nur auf Wunsch des Operateurs erforderlich
- Beatmung:
  - O_2-Luft-Gemisch, PEEP 5 cmH_2O
  - F_iO_2: 0,3–0,5
  - $p_{et}CO_2$: 35–45 mmHg
- Hämodynamik: angestrebter Mitteldruck zwischen 70 und 80 mmHg bei Normotonikern; bei Hypertonikern Blutdruckniveau um nicht mehr als 15–20 % unter das Niveau des individuellen Ausgangsblutdrucks beim wachen Patienten sinken lassen, ggf. Noradrenalin-Spritzenpumpe: Ansatz 1 mg/50 ml
- volatile Anästhetika werden nicht empfohlen

Cave

Kontraindikation für N_2O bei Gasapplikation ins Auge.

8.11.8 Postoperatives Management

- Überwachung im **Aufwachraum** mit **Basismonitoring**
- Delir-Sreening mittels Nu-Desc
- **Analgesie** mit Nichtopioid-Analgetikum und Piritramid bei Bedarf 0,05– 0,1 mg/kgKG

Anweisungen des Operateurs zur erwünschten postoperativen Therapie sind für den Aufwachraum und die Station auf dem Aufwachraumprotokoll zu dokumentieren und mündlich an die Station zu übergeben.

8.12 Toti-OP

W. Boemke, U. Knippráth

Toti-OP: Dakrozystorhinostomie: Auffräsen des Tränennasengangs und Nasenmuschelresektion bei Verschluss des Tränennasengangs.

► **Dauer.** 45 min.

8.12.1 Prämedikation

Die Prämedikation erfolgt nach den üblichen Standards der SOP Präoperative Visite (Kap. 1.1). Hierbei kann bei hinreichender Aufklärung des Patienten und durch ein vertrauensbildendes Gespräch häufig auf eine anxiolytische Medikation verzichtet werden. Insbesondere bei älteren Patienten ist aufgrund einer erhöhten Delirinzidenz nach Benzodiazepingabe eine solche Medikation kritisch zu überdenken. Da es sich häufig um multimorbide Patienten handelt, ist darauf zu achten, dass diese ihre Hausmedikamente unter Beachtung der „anästhesiologischen“ oder chirurgischen Kontraindikationen präoperativ wie gewohnt einnehmen.

Bei Patienten unter Therapie mit Antipsychotika mit blockierender Wirkung auf alpha1- adrenerge Rezeptoren (Risperidon) oder deren Metaboliten (Paliperidon), werden Einzelfälle von Störungen der Pupillenfunktion (Floppy-Iris-Syndrom – FIS) bei Kataraktoperationen berichtet. In derartigen Fällen kann es zu einer Verlängerung der OP-Dauer kommen.

8.12.2 Besonderheiten

Cave

Lokal ausgeprägte Blutung möglich.

8.12.3 Checkliste – Vorbereitungen im OP

► **Atemwege**

- Endotrachealtubus ID 7,0–8,0 mm, Spiraltuben sind nicht erforderlich

► **Anästhesieverfahren**

- TIVA

► **Zugänge**

- 1 sicherer, möglichst sichtbarer und zugänglicher i. v. Zugang

▸ **Medikamente und Volumen**

- Infusion
  - balancierte Vollelektrolytlösung (luftfreie Beutel)
- Spritzenpumpe
  - Remifentanil 20 µg/ml
  - Propofol 2 % 50 ml
  - Mivacurium 1 mg/ml
- Medikamente
  - Propofol 200 mg/20 ml
  - Atropin 0,5 mg/5 ml
  - Cafedrin/Theodrenalin 200 mg/10 mg (10 ml)

▸ **Materialvorbereitung**

- periphervenöser Zugang (18 G)
- Endotrachealtubus (Magill) 7,0/8,0 mm ID
- Narkosetiefemonitoring
- Relaxometer

8.12.4 Monitoring

▸ **Basismonitoring und Monitoring Allgemeinanästhesie**

- EKG
- Pulsoxymetrie
- nichtinvasive Blutdruckmessung (oszillotonometrisch)
- Kapnometrie/-grafie
- Monitoring der inspiratorischen O_2-Konzentration
- in- und exspiratorische Messung der Inhalationsanästhetikakonzentration
- Volumetrie der Atemgase
- Atemwegsdruck mit Diskonnektionsalarm
- Narkosetiefemonitoring
- Relaxometer
- bei bekanntem Diabetes mellitus BZ-Kontrolle in Narkose

8.12.5 Narkoseeinleitung

- Patientenidentifikation, OP-Checkliste prüfen
- Anschluss des Monitorings
- periphervenöser Zugang
- Infusionsbeginn
- Remifentanil 0,1–0,2 µg/kgKG/min je nach Alter und Zustand der Patienten
- Propofol 1–2 mg/kgKG
- Mivacurium (0,2 mg/kg estimiertes KG)
- Intubation
- Tubus im kontralateralen Mundwinkel fixieren

8.12.6 Lagerung

Rückenlagerung mit links angelagertem und rechts ausgelagertem Arm, wenn der Anästhesist rechts vom Patienten sitzt.

8.12.7 Narkoseführung

- TIVA mit Propofol 2 % (5–10 mg/kgKG/h), Remifentanil 0,1–0,2 µg/kgKG/min
- bei ITN Relaxation: z. B. Mivacurium zur Intubation initial 0,2 mg/kgKG (langsam injizieren, **Cave:** Histaminausschüttung)
- Beatmung:
  - O_2-Luft-Gemisch, PEEP 5 cmH_2O
  - F_iO_2: 0,3–0,5
  - $p_{et}CO_2$: 35–45 mmHg

Bei sehr alten oder vorerkrankten Patienten bitte sehr sorgfältiges Blutdruckmanagement. Bei Normotonikern angestrebter Mitteldruck zwischen 70 und 80 mmHg; bei Hypertonikern Blutdruckniveau um nicht mehr als 15–20 % unter das Niveau des individuellen Ausgangsblutdrucks beim wachen Patienten sinken lassen, ggf. Noradrenalin-Spritzenpumpe vorbereiten: bewährter Ansatz 1 mg/50 ml.

Cave

Vorsicht mit zu liberalen Volumen- und Flüssigkeitsgaben während der meist kurzen Operationen. Die zum Teil erheblich linksherzherzinsuffizienten Patienten können darunter ein Lungenödem entwickeln.

8.12.8 Postoperatives Management

- Überwachung im **Aufwachraum** mit **Basismonitoring**
- Delir-Sreening mittels Nu-Desc
- **Analgesie** mit Nichtopioid-Analgetikum und Piritramid bei Bedarf 0,05– 0,1 mg/kgKG
- PONV-Prophylaxe (verschlucktes Blut)

Anweisungen des Operateurs zum erwünschten postoperativen Management (z. B. Lagerung) sind für den Aufwachraum und die Station auf dem Aufwachraumprotokoll zu dokumentieren und mündlich an die Station zu übergeben.

8.13 Literatur

[368] Alipour M, Derakhshan A, Pourmazar R et al. Effects of propofol, etomidate, and thiopental on intraocular pressure and hemodynamic responses in phacoemulsification by insertion of laryngeal mask airway. J Ocul Pharmacol Ther 2014; 30 (8): 665–9

[369] Guidelines for the Provision of Ophtalmic Anästhesia Services 2022, Royal College of Anaesthetists: https://rcoa.ac.uk/gpas/chapter-13

[370] https://www.rcophth.ac.uk/resources-listing/local-anaesthesia-for-ophthalmic-surgery/

[371] Supuran CT. Drug interaction considerations in the therapeutic use of carbonic anhydrase inhibitiors. Expert Opin Drug Metab Toxicol 2016; 12 (4): 423–31

[372] Waxweiler S. Anästhesie in der Augenheilkunde. Klin Monbl Augenheilkd 2016; 233 (6): 757–84

[373] Weigt HU, Spraul CW, Weiss M. What's new in ophthalmic anaesthesia?. Klin Monbl Augenheilkd 2003; 220 (12): 809–21

[374] Weindler J, Weindler M, Ruprecht KW. Lokalanästhesie in der Ophtalmochirurgie. Ophtalmologe 2004; 101 (8): 847–64

9 Außenstellen

9.1 Kardiologie

9.1.1 AICD-Testung

J. Birnbaum, S. Marz

► **Dauer.** Zirka 60–180 min, u. U. aber auch wesentlich länger, abhängig davon, ob die Defibrillatorsonden neu platziert werden müssen oder nur ein Aggregatwechsel vorgenommen wird.

Prämedikation

- Prämedikation nach SOP Präoperative Visite (Kap. 1.1)
- PONV-Score erheben (Kap. 2.21)

Besonderheiten

Es handelt sich hier oft um Patienten mit schwerer Herzinsuffizienz (z. B. auf dem Boden einer dilatativen Kardiomyopathie) und zahlreichen Nebenerkrankungen. Auf ausgeglichenen Elektrolytstatus vor Induktion des Kammerflimmerns (insbesondere K^+) achten! Während der Platzierung des Aggregats in Lokalanästhesie und der Sondenplatzierung erfolgt nur ein Stand-by mit einer Analgosedierung. Vor Induktion des Kammerflimmerns in Absprache mit dem Operateur Einleitung der Allgemeinanästhesie. Das Versagen des AICD-Aggregats bei der Terminierung des Kammerflimmerns ist ein seltenes Ereignis. Auf einen korrekten sicheren Sitz externer Defibrillationselektroden ist gemeinsam mit dem Operateur vor dem Eingriff zu achten. Invasive Blutdruckmessung ist nur in Ausnahmefällen notwendig.

Checkliste – Vorbereitungen im OP

► **Atemwege**
- Maske

► **Anästhesieverfahren**
- Sedierung *und*
- Lokalanästhesie

► **Zugänge**
- 1 peripherer Venenzugang

► **Medikamente und Volumen**
- Infusion
  - Vollelektrolytlösung 500 ml
- Medikamente
  - NaCl0,9 % 10 ml
  - Cafedrin/Theodrenalin 200 mg/10 mg (10 ml)
  - Etomidate 20 mg/10 ml oder Propofol 200 mg/20 ml

► **Materialvorbereitung**
- periphervenöser Zugang (18 G)
- Beatmungsmaske
- externer Defibrillator in Bereitschaft

Monitoring

► **Basismonitoring und Monitoring Allgemeinanästhesie**
- EKG
- Pulsoxymetrie
- nichtinvasive Blutdruckmessung (oszillotonometrisch)
- Kapnometrie/-grafie
- Monitoring der inspiratorischen O_2-Konzentration
- in- und exspiratorische Messung der Inhalationsanästhetikakonzentration
- Volumetrie der Atemgase
- Atemwegsdruck mit Diskonnektionsalarm

Narkoseeinleitung

- Patientenidentifikation, OP-Checkliste prüfen
- Anschluss des Monitorings
- periphervenöser Zugang (kontralateral zum AICD-Aggregat)
- Infusionsbeginn

► **Einleitung (in Absprache mit dem Operateur)**
- Etomidat 0,2–0,3 mg/kgKG *oder*
- Propofol fraktioniert mit 0,5–1 mg/kgKG

Lagerung

Rückenlagerung.

Narkoseführung

► **Beatmung**
- Beatmung mit Kreisteil über Maske
- F_iO_2: 1,0
- $p_{et}CO_2$: 35–45 mmHg

► **Narkose**
- meist Initialdosis des Narkotikums ausreichend
- ggf. Sevofluran nach Bedarf
- nach erfolgreicher Defibrillation kann die Narkose in Absprache mit dem Operateur ausgeleitet werden, Verschluss der Aggregattasche in Lokalanästhesie

Postoperatives Management

- Nach problemloser Kurznarkose Verlegung des Patienten auf die kardiologische Station möglich, soweit Überwachung z. B. mittels Telemetrie gewährleistet ist. Anderenfalls Überwachung im **Aufwachraum** mit **Basismonitoring**.
- Delir-Sreening mittels Nu-Desc

9.1.2 Kardioversion

J. Birnbaum, S. Marz

► **Dauer.** Zirka 10 min.

Prämedikation

- Prämedikation nach SOP Präoperative Visite (Kap. 1.1)
- PONV-Score erheben (Kap. 2.21)

Besonderheiten

Auf ausgeglichenen Elektrolytstatus (insbesondere K^+) achten.

Checkliste – Vorbereitungen im OP

► **Atemwege**
- Maske

► **Anästhesieverfahren**
- Analgosedierung

► **Zugänge**
- 1 peripherer Venenzugang

► **Medikamente und Volumen**
- Infusion
  - Vollelektrolytlösung 500 ml
- Medikamente
  - NaCl0,9 % 10 ml
  - Etomidat 20 mg/10 ml oder Propofol 200 mg/20 ml

► **Materialvorbereitung**
- periphervenöser Zugang (18 G)
- Beatmungsmaske

Monitoring

► **Basismonitoring und Monitoring Allgemeinanästhesie**
- EKG
- Pulsoxymetrie
- nichtinvasive Blutdruckmessung (oszillotonometrisch)
- Kapnometrie/-grafie
- Monitoring der inspiratorischen O_2-Konzentration
- in- und exspiratorische Messung der Inhalationsanästhetikakonzentration
- Volumetrie der Atemgase
- Atemwegsdruck mit Diskonnektionsalarm

Narkoseeinleitung

- Patientenidentifikation, OP-Checkliste prüfen
- Anschluss des Monitorings
- periphervenöser Zugang
- Infusionsbeginn

► **Einleitung**
- Etomidat 0,2–0,3 mg/kgKG *oder*
- Propofol fraktioniert mit 0,5–1 mg/kgKG

Lagerung

Rückenlagerung.

Narkoseführung

► **Beatmung**
- Beatmung über Maske, ggf. Spontanatmung
- F_iO_2: 1,0

► **Narkose**
- meist Initialdosis des Narkotikums ausreichend

Postoperatives Management

- Nach problemloser Kurznarkose Verlegung des Patienten auf die kardiologische Station möglich, soweit die Überwachung z. B. mittels Telemetrie gewährleistet ist. Anderenfalls Überwachung im **Aufwachraum** mit **Basismonitoring**.
- Delir-Sreening mittels Nu-Desc

9.2 Interventionelle Radiologie

9.2.1 Angiografie mit Embolisation

J. Birnbaum, S. Marz

▶ **Dauer.** Zirka 30 min bis mehrere Stunden.

Prämedikation

Nach SOP Präoperative Visite (Kap. 1.1).

Besonderheiten

Ziel ist die Unterbindung der Blutzufuhr zu Tumoren (z. B. Lebertumoren, Metastasen im Bereich der Wirbelsäule) oder die Stillung von Blutungen (z. B. Milz, Niere). Schmerzen entstehen durch die konsekutive Ischämie.

Checkliste – Vorbereitungen im OP

▶ **Atemwege**
- Sauerstoffnasensonde

▶ **Anästhesieverfahren**
- Stand by, Analgosedierung

▶ **Zugänge**
- 1 peripherer Venenzugang

▶ **Medikamente und Volumen**
- Infusion
  - Vollelektrolytlösung 500 ml
- Medikamente
  - NaCl 0,9 % 10 ml
  - Cafedrin/Theodrenalin 200 mg/10 mg (10 ml)
  - Midazolam 1 mg/ml
  - Fentanyl 0,05 mg/ml, Piritramig 0,1 mg/kgKG oder Alfentanil 0,5 mg/ml

▶ **Materialvorbereitung**
- periphervenöser Zugang (18 G)
- Beatmungsmaske

Monitoring

▶ **Basismonitoring und Monitoring Allgemeinanästhesie**
- EKG
- Pulsoxymetrie
- nichtinvasive Blutdruckmessung (oszillotonometrisch)
- Kapnometrie/-grafie
- Monitoring der inspiratorischen O_2-Konzentration
- in- und exspiratorische Messung der Inhalationsanästhetikakonzentration
- Volumetrie der Atemgase
- Atemwegsdruck mit Diskonnektionsalarm

Beginn der Überwachung

- Patientenidentifikation, OP-Checkliste prüfen
- Anschluss des Monitorings
- periphervenöser Zugang
- Infusionsbeginn
- Sauerstoffinsufflation über Nasensonde (3 l/min)

Analgosedierung (bei Bedarf)

- Midazolam titriert nach Wirkung (1-mg-Boli)
- Fentanyl (0,05-mg-Boli), Piritramid (0,1 mg/kg) oder Alfentanil (0,5-mg-Boli) titriert nach Wirkung

Lagerung

Rückenlagerung.

Postoperatives Management

- Überwachung im **Aufwachraum** mit **Basismonitoring**
- Delir-Sreening mittels Nu-Desc
- **Analgesie** mit Nichtopioid-Analgetikum und Piritramid bei Bedarf 0,05– 0,1 mg/kgKG
- nach problemloser Embolisation Verlegung des Patienten auf die Station möglich

9.2.2 Mechanische Rekanalisation bei ischämischem Hirninfarkt

J. Birnbaum, B. Föhre, F. Lezius

▶ **Dauer.** Zirka 30–120 min.

Prämedikation

Notfalleingriff, d. h. präoperative Visite nach SOP entfällt.

Mögliche **Anästhesieverfahren**: „conscious sedation" („Wachsedierung") oder Allgemeinanästhesie.

Blut- und Transfusionsbedarf

In der Regel kein Transfusionsbedarf.

Besonderheiten

Ziel der mechanischen Rekanalisation ist die Wiedereröffnung eines akuten Verschlusses eines extra-/intrakraniellen hirnversorgenden Gefäßes z. B. der A. carotis interna, A. cerebri media (M1, M2) oder A. basilaris. Eine mechanische Rekanalisation kann mit/ohne systemische Thrombolyse und/oder intraarterielle Applikation von rtPA erfolgen. Im Hinblick auf das neurologische Outcome ist die schnellstmögliche Rekanalisation anzustreben!

Das Standardanästhesieverfahren ist die Allgemeinanästhesie in Intubationsnarkose. Erste Hinweise auf ein besseres neurologisches Outcome unter Wachsedierung konnten nicht bestätigt werden.

Das Team-Time-Out mit den Kollegen der Neurologie und Neuroradiologie dient dem Austausch der wesentlichen Informationen zu den Stichworten: Neurostatus, Beginn der neurologischen Symptomatik bzw. wann wurde der Patient zuletzt gesund gesehen, Vorerkrankungen und Vormedikation, insbesondere Antikoagulation, oder bereits begonnene Lysetherapie.

Cave ⚠

Bei der klinischen Einschätzung des Patienten ist die GCS (Glascow Coma Scale) aufgrund fokalneurologischer Defizite nur eingeschränkt anwendbar.

Kontraindikationen für Wachsedierung

► **Infarktlokalisation**

- Infarkt im hinteren Stromgebiet

► **Vigilanz**

- Koma bei Anästhesiebeginn fehlende Schutzreflexe

► **Herz-Kreislauf-Funktion**

- Ziel-RR syst. 140–180 mmHg unter Urapidil kontinuierlich i. v. nicht erreichbar
- Ziel-RR systolisch 140–180 mmhg unter Noradreanilin < 0,1 µg/kgKG/min nicht erreichbar

► **Respiratorische Funktion**

- subjektive/objektive Dyspnoe, d. h. ≥ 6 l/min O_2, um S_pO_2 > 95 % zu erreichen in flacher Rückenlage
- Dysphagie mit hoher Aspirationsgefahr bei fehlenden Schutzreflexen

► **Kooperationsfähigkeit**

- Non-Complaince durch starke Unruhe, z. B. bei schwerer Sprachverständnisstörung, subjektive Angst

In diesen Fällen, sowie beim Patientenwunsch nach Narkose, besteht die Indikation zur Allgemeinanästhesie. Die Wahl des Anästhesieverfahrens erfolgt in enger Abstimmung mit Neurologen und Neuroradiologen (Team-Time-Out).

Checkliste – Vorbereitungen im OP

► **Atemwege**

- Sauerstoffnasensonde/-maske *oder*
- Endotrachealtubus ID 6,5–8,0 mm

► **Anästhesieverfahren**

- Wachsedierung („conscious sedation") *oder*
- TIVA

► **Zugänge**

- 2 periphere Venenzugänge 18 G
- Basismonitoring + Monitoring Allgemeinanästhesie
- Temperatursonde
- Wärmematte
- Warm-Touch

► **Medikamente und Volumen**

- Infusion
  - Vollelektrolytlösung 500 ml
- Medikamente allgemein
  - Atropin 0,5 mg/5 ml
  - Cafedrin/Theodrenalin 200 mg/10 mg (10 ml)
  - Lidocain 1 %
- Medikamente zur Intubationsbereitschaft
  - Thiopental 500 mg/20 ml oder Propofol 200 mg/20 ml
  - Rocuronium 50 mg/10 ml
- bei Wachsedierung
  - Midazolam 1 mg/ml oder Propofol-Spritzenpumpe 1 % 50 ml
  - ggf. Remifentanil Spritzenpumpe 1 mg/50 ml
- bei TIVA: Spritzenpumpen
  - Remifentanil 1 mg/50 ml
  - Propofol 2 % 50 ml
  - Noradrenalin 1 mg/50 ml

► **Materialvorbereitung**

- 2 PVK 16/18 G
- Sauerstoffinsufflation bei Sedierung
- Magilltubus ID 7,5–8,0 mm
- Augenschutz

Monitoring

► **Basismonitoring und Monitoring Allgemeinanästhesie**

- EKG
- Pulsoxymetrie
- nichtinvasive Blutdruckmessung (oszillotonometrisch)
- Kapnometrie/-grafie
- Monitoring der inspiratorischen O_2-Konzentration
- in- und exspiratorische Messung der Inhalationsanästhetikakonzentration
- Volumetrie der Atemgase

- Atemwegsdruck mit Diskonnektionsalarm
- invasive Blutdruckmessung
- ggf. EEG-basiertes Neuromonitoring
- ggf. zerebrale Oxymetrie
- ggf. Relaxometrie

Narkoseeinleitung

Merke M!

Hyper- und Hypotonie (RR < 140 mmHg und > 180 mmHg) vermeiden.

► **Beginn der Überwachung**
- Patientenidentifikation, OP-Checkliste prüfen
- Anschluss des Monitorings inkl. nichtinvasiver Blutdruckmessung (oszillotonometrisch); nur in Ausnahmefällen bei hämodynamisch instabilem Patienten arterielle Kanülierung der A. radialis in Lokalanästhesie (Lidocain 1 %), max. 2 Versuche (≤ 5 min), alternativ Druckmessung über femorale Schleuse in Absprache mit Neuroradiologen
- periphervenöse Zugänge
- Infusionsbeginn
- Sauerstoffinsufflation über Nasensonde/-maske

► **(Analgo-)Sedierung (bei Bedarf)**
- Midazolam titriert nach Wirkung (1-mg-Boli), i.d. Regel insgesamt 1–3 mg (!) *oder*
- Propofol 0,5–2 mg/kgKG/h
- ggf. Remifentanil bis 0,05 µg/kgKG/min

► **Narkoseeinleitung/-führung (wenn notwendig)**
- ggf. RSI mit Thiopental/Rocuronium/Remifentanil alternativ, wenn möglich, Narkoseinduktion mit Propofol/Remifentanil/Rocuronium
- Narkoseführung: TIVA mit Propofol 5–8 mg/kgKG/h und Remifentanil 0,1– 0,3 µg/kgKG/min kontinuierlich
- Beatmung:
  - O_2-Sauerstoff-Gemisch
  - F_iO_2: 0,5–1,0 titriert mit Ziel-S_pO_2 ≥ 95 %
  - $p_{et}CO_2$: 35–45 mmHg (Normokapnie!)
  - PEEP: ≥ 5 cmH_2O

Lagerung

Rückenlage, Arme angelagert.

Narkoseführung

- TIVA
- Beatmung:
  - F_iO_2: 0,5–0,8
  - $p_{et}CO_2$: 35–45 mmHg
  - PEEP: 5 cmH_2O
- Relaxierung bei Bedarf

Postoperatives Management

Postinterventionelle Therapie auf der Neurointensivstation. Bei ITN Extubation in enger Rücksprache mit den Neurologen und Neuroradiologen und in Abhängigkeit vom Rekanalisationsergebnis direkt postinterventionell erwägen. Wenn eine längere Intensivtherapie zu erwarten ist, ist die Anlage eines ZVK indiziert. Der ZVK kann femoral zum Interventionsende durch die Neuroradiologen angelegt werden (ZVK wird durch Anästhesie gestellt).

► Abb. 9.1 fasst das eigene Vorgehen zusammen.

9.2.3 Neuroradiologie

K. Arden, J. Birnbaum, W. Boemke, B. Föhre, M. Körber, F. Lezius

Eingriffe

► **Elektive Interventionen**
- diagnostische Angiografie
- Ballon-Okklusionstest (BOT)
- Coil-Okklusion (intrakranielle Aneurysmen)
- Embolisation (AVM/Angiome, gefäßreiche Tumoren)
- Carotis-Stent

► **Notfallinterventionen**
- Angiografie bei SAB/ICB
- Lyse/mechanische Rekanalisation intrakranieller Gefäßverschlüsse
  - anteriores Stromgebiet bis 6 h
  - posteriores Stromgebiet bis 10 h
- Coil-Okklusion (intrakranielle Aneurysmen)

Narkoseverfahren

► **Lokalanästhesie/Stand by**
- Ballon-Okklusionstest
- Angiografie bei bekannter KM-Allergie
- Carotis-Stent

► **Allgemeinanästhesie**
- Angiografie bei ängstlichen oder unkooperativen Patienten

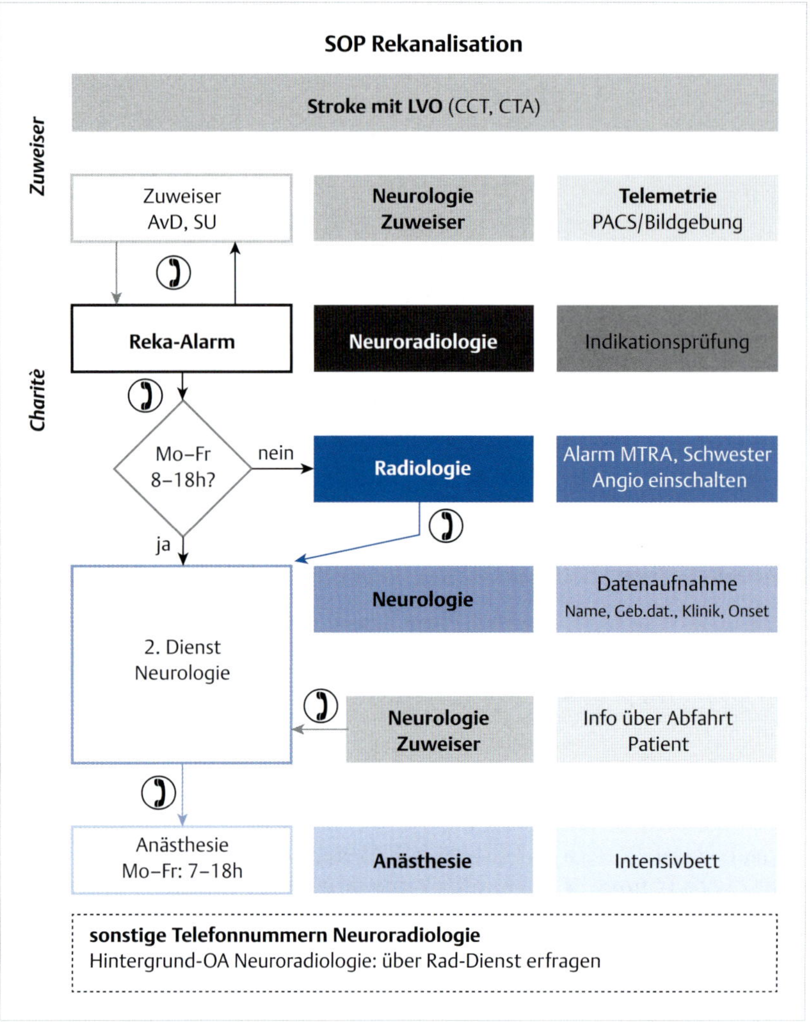

Abb. 9.1 Ischämischer Hirninfarkt/ Stroke. Interdisziplinäres Flowchart.

- Notfallinterventionen bei unkooperativen Patienten
- Coil-Okklusion intrakranieller Aneurysmen
- Embolisationstherapie

Prämedikation/Vorbereitung

Neben der allgemeinen Anästhesieaufklärung ist auf Folgendes besonders zu achten: Genaue Dokumentation des neurologischen Status vor der Intervention, des Gerinnungsstatus und Erfassung der Schilddrüsenfunktion (TSH).

Bei positiver **KM-Allergie-Anamnese** Prämedikation mit H_1- und H_2-Rezeptorblockern:

- Dimetindenmaleat ca. 0,1 mg/kgKG≈8 mg i. v. oder Clemastin ca. 0,05 mg/kgKG≈4 mg i. v. *plus*
- Cimetidin ca. 5 mg/kgKG≈400 mg i. v.
- Steroid z. B. 250 mg Prednisolon i. v.

Kontrastmittel (jodhaltig, nichtionisch) verursachen eine osmotische Diurese und wirken vasokonstriktiv auf die Vasa afferentia. Bereits Nierengesunde haben ein geringes, Patienten mit eingeschränkter Nierenfunktion (Serum-Kreatinin > 1,35 mg/dl, insbesondere auch in Kombination mit Diabetes mellitus, Patienten mit syst. BD < 100 mmHg, NYHA III–IV, > 75 Jahre) ein höheres Risiko für eine **CIN** (kontrastmittelinduzierte Nephropathie): Kreatininanstieg um > 0,5 mg/dl (> 44 µmol/l) und/oder Abfall der glomerulären Filtrationsrate um 25 % innerhalb von 48–72 h nach Applikation von KM).

Nachstehende Maßnahmen sind sinnvoll:

- Diuretika absetzen
- auf ausreichende Hydratation achten (12 h vor und 12 h nach KM-Gabe)
- N-Acetylcystein 600 mg i. v. vor und nach der Kontrastmittelgabe

Patienten mit **eingeschränkter kardiopulmonaler Belastbarkeit** (KHK, höhergradige Herzinsuffizienz) sind durch Volumenbelastung und forcierte Diurese gefährdet.

Indikation für erweitertes hämodynamisches Monitoring stellen.

Orale Prämedikation mit 7,5 mg Midazolam bei elektiven Eingriffen, wenn der Patient eine angstlösende Medikation wünscht.

Keine Prämedikation bei Patienten mit Bewusstseinsstörung!

Vertiefung der Analgosedierung bei intubierten, beatmeten Patienten vor Transport (siehe SOP: Intrahospitaltransporte).

Besonderheiten

Nach angiografischer Darstellung der intrakraniellen Gefäße und Ermittlung der optimalen Arbeitsprojektion erfolgt die selektive Sondierung des betroffenen Gefäßes mittels Führungsdraht. Anschließend wird darüber ein Führungskatheter (6–8 Fr) geschoben. Über diesen wiederum wird ein Mikrokatheter über einen Mikrodraht bis zur Pathologie vorgeschoben („Koaxialsystem“). Der Mikrodraht wird anschließend wieder entfernt. Über den Mikrokatheter werden die jeweiligen „devices“ (Coils, Embolisate, Lysat oder Stents) in das betreffende Gefäß platziert.

Um Thrombenbildung an Kathetern und Führungsdrähten zu vermeiden, werden in der Regel 3 000 IE **Heparin** intraarteriell injiziert. Durch die Sondierung der Gefäße kann ein Vasospasmus ausgelöst werden. Normotension und Normoventilation wirken dem prophylaktisch entgegen. Bei fortbestehendem Vasospasmus wird lokal **Nimodipin** appliziert (**Cave**: systemische Hypotension).

Bei der Embolisation von AV-Malformationen kommt **Onyx** (Mischung aus einer Polymerverbindung und Dimethylsulfoxid) als Embolisat zum Einsatz. Der Vorteil gegenüber Polymerklebstoffen ist die langsamere Ausbreitung bzw. Aushärtung in den Gefäßlumina. Dadurch kann der Injektionsvorgang besser kontrolliert werden. Ein geringer Teil dieser Verbindung wird über die Ausatemluft ausgeschieden und verursacht einen typischen Knoblauchgeruch.

Abhängig von der Lokalisation der Aneurysmen kann eine einfache Ausschaltung des betroffenen Gefäßes ein signifikantes Schlaganfallrisiko beinhalten. Der Goldstandard zur Identifizierung der Patienten, die einen extra-intrakraniellen Bypass benötigen, ist der **Ballon-Okklusionstest (BOT)**. Während einer Zeitspanne von 20–30 min wird die A. carotis der betroffenen Seite okkludiert. Nach Ballonschluss werden weiter 5 000 IE Heparin durch den Katheter injiziert, um Thrombenbildung in der stehenden Blutsäule zu verhindern.

Folgende Punkte stellen eine **Indikation für einen Bypass** dar:
- neurologisches Defizit
- asynchrone venöse Phase in der konventionellen Angiografie
- Abfall des cerebralen Blutflusses (CBF) um 50 % des Ausgangswertes
- eingeschränkte zerebrovaskuläre Reserve nach Stimulation mit Azetazolamid

Checkliste – Vorbereitungen im OP

► **Atemwege**
- Allgemeinanästhesie
  - Erwachsene: Endotrachaeltubus ID 7,0–8,0 mm
  - Kinder: alters- und gewichtsadaptiert
- Stand by/Analgosedierung
  - Sauerstoffnasensonde oder Gesichtsmaske

► **Anästhesieverfahren**
- TIVA
- Sedierung mit Propofol und ggf. additiv Remifentanil

► **Zugänge**
- 2 periphere Verweilkanülen
- intraarterielle Druckmessung
- ZVK bei Indikation (Katecholaminpflichtigkeit, erhöhter intrakranieller Druck (ICP), KHK, höhergradige Herzinsuffizienz)
- Blasenkatheter (nicht bei diagnostischer Angiografie)

► **Medikamente und Volumen**
- Infusion
  - Vollelektrolytlösung
- Medikamente
  - Remifentanil-Spritzenpumpe 20 µg/ml (1 mg/50 ml)
  - Propofol-Spritzenpumpe 20 mg/ml (50 ml)
  - Noradrenalin-Spritzenpumpe 20 µg/ml (50 ml)
  - Propofol 200 mg/20 ml
  - Rocuronium 50 mg/10 ml bei Niereninsuffizienz: Cis-Atracurium 10 mg/10 ml
  - Cafedrin/Theodrenalin 200 mg/10 mg (10 ml)
  - ggf. Urapidil 50 mg/10 ml
  - ggf. Metamizol 2 g/100 ml oder Paracetamol 1 g/100 ml
  - ggf. Piritramid 15 mg/10 ml

► **Materialvorbereitung**
- 2 periphere Venenzugänge
- Magilltubus ID 7,0–8,0 mm
- arterieller Katheter 20 G und Drucksystem

- ggf. Blasenkatheter, insbesondere bei längeren Interventionen, Temperatursonde
- Augenschutz

Monitoring

- EKG
- Pulsoxymetrie
- nichtinvasive Blutdruckmessung (oszillotonometrisch)
- Kapnometrie/-grafie
- Monitoring der inspiratorischen O_2-Konzentration
- in- und exspiratorische Messung der Inhalationsanästhetikakonzentration
- Volumetrie der Atemgase
- Atemwegsdruck mit Diskonnektionsalarm
- invasive Blutdruckmessung bei folgenden Indikationen:
  - diagnostische präoperative Angiografie beispielsweise bei bei Moya-Moya-Patienten Aneurysma-Coiling, Embolisation
  - Implantation intrakranieller Stents
- Relaxometrie
- Diurese, ggf. Temperatur
- ICP bei Intensivpatienten mit kritischem Hirndruck
- zerebraler Blutfluss (CBF) bei Ballon-Okklusionstest (BOT) durch Kollegen der Neurochirurgie

Narkoseeinleitung/-führung

Grundsätzlich sind zwei Patientengruppen zu unterscheiden:
- Blutungen infolge rupturierter Aneurysmen oder AV-Malformationen
- ischämische Infarkte

> **Merke** M!
>
> Insbesondere bei Ischämien zählt der Zeitfaktor („time is brain"). Zeitverlust ist in jedem Fall zu vermeiden. Jede Punktion ist zu überdenken, da durch spätere fibrinolytische Maßnahmen, z. B. bei Schlaganfallpatienten aber auch durch Heparingabe während der Intervention die Ausbildung eines Hämatoms insbesondere am Hals, den Patienten gefährden kann.

► **Maßnahmen**
- Patientenidentifikation, OP-Checkliste prüfen
- Anschluss des Basismonitorings
- periphervenöser Zugang, Infusionsbeginn
- schonende Einleitung ohne Hyper- bzw. Hypotension, Vermeiden von Hyper- bzw. Hypokapnie und Hypoxie, Vermeiden von Husten und Pressen
- Remifentanil 0,15–0,3 µg/kgKG/min
- Propofol 2 (–3) mg/kgKG
- Rocuronium 0,6 mg/kgKG oder Cis-Atracurium 0,1 mg/kgKG
- Noradrenalin Spritzenpumpe mit 1 mg/50 ml vor Induktion der Narkose bereits anschließen und Laufrate nach Blutdruck titrieren
- Bei **unklarer Nüchternheit** und/oder **Notfallinterventionen: RSI**
- Intubation in tiefer Narkose und voller Relaxierung
- TIVA während der Intervention: Remifentanil 0,1–0,3 µg/kgKG/min und Propofol 5–8 mg/kgKG/h
- ggf. arterielle Kanülierung
- zweiter peripherer Zugang aus Sicherheitsgründen immer empfehlenswert
- ggf. Anlage des Blasenkatheters
- Augenschutz

Ziel der Narkoseführung ist neben den optimalen Arbeitsbedingungen für den Neuroradiologen die Aufrechterhaltung einer optimalen zerebralen Perfusion (CPP > 60 mmHg, d. h. bei angenommenen normalen ICP-Werten MAD nicht unter 70 mmHg!), die Kontrolle und ggf. Therapie des intrakraniellen Druckes (ICP < 20 mmHg wenn Messsonde vorhanden) und die Gewährleistung kardiovaskulärer Stabilität.

> **Merke** M!
>
> Manipulationen des Blutdruckes hängen von der zugrundeliegenden Erkrankung, der Komorbidität des Patienten sowie der geplanten Intervention ab und erfolgen in enger Absprache mit dem Neuroradiologen. Abrupte Änderungen des Blutdruckes rufen Scherkräfte hervor, stellen einen besonderen Stress für die Gefäße dar und sind aus diesem Grund zu vermeiden.

In der Regel gilt:
- unversorgte Aneurysmen: MAD 70–80 mmHg
- Embolisation: milde Hypotension zur Verringerung des Blutflusses in der AVM bei Abgabe des Embolisates
- Gefäßverschlüsse: milde Hypertension zur Verbesserung des Blutflusses über Kollateralen (Penumbra)
- auf ausreichende Verlängerung der Infusionsleitungen, Fixierung des Tubus und des Beatmungsschlauches, Zugänglichkeit der Zuspritzmöglichkeit und freie Rotation der Bildröhre achten
- auf Polsterung der Extremitäten mit Gelkissen achten, die Arme werden längs am Körper gelagert, in aller Regel sind beide Leisten steril abgedeckt; der Oberkörper und die Beine müssen zur Wärmeprotektion zugedeckt werden
- auf ausreichend tiefe Narkose achten, der Patient darf sich nicht bewegen oder husten

Cave

Auf Strahlenschutz des Patienten und auf Eigenschutz achten! Bleischürze, Schilddrüsenschutz und fahrbare Bleiwand nutzen. Größtmöglicher Abstand zur Strahlenquelle. Der Untersuchungsraum ist während der Intervention nicht zu verlassen.

Management von Komplikationen

Allergische Komplikationen

Inzidenz schwerer allergischer Reaktionen 1:2000 – 1:10 000 (s. a. ▶ Tab. 9.1).

Hämorrhagische/thrombembolische Komplikationen

▶ **Aneurysmaruptur.** Spontan oder infolge Manipulation mit Führungsdraht möglich. Häufige hämodynamische Reaktion: Hypertension, Bradykardie aufgrund des ansteigenden ICP.

▶ **Therapie**

- Rasche Versorgung des rupturierten Aneurysma mittels Coiling
  - kurze Kompression der A. carotis in Rücksprache mit dem Neuroradiologen bei massiver Blutung: Notfallkraniotomie und Clipping
- Zerebroprotektive Maßnahmen:
  - Kontrolle des Blutdrucks (MAD 70–80 mmHg)
  - Gabe von Mannitol 0,5 mg/kgKG i. v.
  - Reduktion des Hirnstoffwechsels (Thiopental 3–5 mg/kgKG) Erhöhung des Sauerstoffangebots (F_iO_2 1,0), milde Hyperventilation
- Blutentnahme, Notfallkonserven bestellen

▶ **Gefäßverschluss.** Atherosklerotische Plaques, Emboli, Dissektion oder dislozierte Coils können einen Gefäßverschluss mit konsekutiver Infarzierung bedingen.

▶ **Therapie**

- Versuch, das betroffene Gefäß zu eröffnen (mechanische Rekanalisation)
- Heparingabe in Absprache mit dem Neuroradiologen
- Anhebung des Blutdrucks zur Verbesserung der Perfusion über Kollateralen (Ausdehnung der Penumbra reduzieren)

Postoperatives Management

Schonende und rasche Ausleitung, um eine schnelle neurologische Beurteilung zu ermöglichen. Über die postinterventionelle Überwachung entscheiden die Grunderkrankung und die stattgefunde Intervention.

- diagnostische Angiografie/BOT im Stand by ohne Komplikationen: Verlegung auf Normalpflegestation
- diagnostische Angiografie in Allgemeinanästhesie: Überwachung im **Aufwachraum** für 2 h mit **Basismonitoring**
- Delir-Sreening mittels Nu-Desc
- elektive Interventionen (Coiling, Embolisation): Intensivüberwachung in PACU oder ICU nach Maßgabe des Neuroradiologen, enge neurologische Überwachung, Kontrolle von Blutbild und Gerinnungsstatus, zeitnahe postinterventionelle Bildgebung, nach Coiling Vollheparinisierung für 24 h (Ziel-PTT 60 s)
- Notfallinterventionen/intensivpflichtige Patienten: Verlegung auf die Intensivstation zur intensivmedizinschen Überwachung und Therapie
- straffer Druckverband der Punktionsstelle in der Leiste und Bettruhe nach Maßgabe des Neuroradiologen

Tab. 9.1 Allergische Reaktionen und deren Therapie.

Grad	Symptome	Therapie
0	lokale Hautreaktion	KM-Gabe stoppen, i. v. Zugang, H_1-, H_2-Blocker i. v. (s. o.)
I	Flush, Urtikaria, Rhinokonjunktivitis	+ Prednisolon 250 mg, O_2-Gabe
II	Tachykardie, Dyspnoe, Hypotension, Übelkeit	+ Prednisolon 500 mg, Intubation, Suprarenin inhalativ, Gelafundin
III	Bronchospasmus, Schock, Bewusstseinstrübung, Erbrechen, Defäkation	+ Prednisolon 1000 mg, Intubation, Adrenalin (0,1 mg i. v., in Minutenabständen je nach Reaktion repetieren), Noradrenalin i. v. (ca. 0,02–0,15 µg/kg KG/min), bei therapieresistenter ausgeprägter Bronchospastik Theophillin 5 mg/kg KG i. v.
IV	Herz-und Kreislaufstillstand	kardiopulmoale Reanimation

I

9.2.4 Transjugulärer intrahepatischer portosystemischer Stentshunt TIPSS

J. Birnbaum, S. Marz, C. Melzer-Gartzke

► **Dauer.** Zirka 60 min bis mehrere Stunden.

Prämedikation

- Prämedikation nach SOP Präoperative Visite (Kap. 1.1)
- PONV-Score erheben (Kap. 2.21)

Cave

Bei Leberzirrhose und hepatischer Enzephalopathie ist eine sedierende Prämedikation nicht indiziert.

Zur Indikationsstellung müssen Blutbild, Gerinnungswerte, Ammoniak und Bilirubin mit beurteilt werden. Zur Intervention muss die Gerinnung evtl. in Absprache mit dem interventionellen Radiologen optimiert werden (Quick > 50 % + Thrombozyten > 50 000; PTT < 50 s).

Besonderheiten

Es handelt sich um Patienten mit fortgeschrittener Leberinsuffizienz und entsprechend beeinträchtigtem Gerinnungsstatus. Analgosedierung während Leberpunktion und Dilatation des Shunts und nur so weit, dass die Kooperativität des Patienten erhalten bleibt (Atem anhalten etc.). Gefahren sind Gefäß- oder Organläsionen mit konsekutiver Blutung.

Checkliste – Vorbereitungen im OP

► **Atemwege**
- Sauerstoffnasensonde

► **Anästhesieverfahren**
- Stand by, Analgosedierung

► **Zugänge**
- 1 peripherer Venenzugang (18 G)

► **Medikamente und Volumen**
- Infusion
  - Vollelektrolytlösung 500 ml
- Medikamente
  - NaCl0,9 % 10 ml
  - Cafedrin/Theodrenalin 200 mg/10 mg (10 ml)
  - Fentanyl 0,05 mg/ml oder Alfentanil 0,5 mg/ml

► **Materialvorbereitung**
- periphervenöser Zugang (18 G)
- Sauerstoffnasensonde

Monitoring

► **Basismonitoring und Monitoring Allgemeinanästhesie**
- EKG
- Pulsoxymetrie
- nichtinvasive Blutdruckmessung (oszillotonometrisch)
- Kapnometrie/-grafie
- Monitoring der inspiratorischen O_2-Konzentration
- in- und exspiratorische Messung der Inhalationsanästhetikakonzentration
- Volumetrie der Atemgase
- Atemwegsdruck mit Diskonnektionsalarm

Beginn der Überwachung

- Patientenidentifikation, OP-Checkliste prüfen
- Anschluss des Monitorings
- periphervenöser Zugang
- Infusionsbeginn
- Sauerstoffinsufflation über Nasensonde (3 l/min)

► **Analgosedierung (bei Bedarf)**
- Fentanyl (0,05-mg-Boli) Piritramid (0,1 mg/kg) oder Alfentanil (0,5-mg-Boli) titriert nach Wirkung
- ggf. Midazolam titriert nach Wirkung (1-mg-Boli)

Lagerung

Rückenlagerung.

Postoperatives Management

- Überwachung im **Aufwachraum** mit **Basismonitoring**
- Delir-Sreening mittels Nu-Desc
- **Analgesie** und Piritramid bei Bedarf 0,05–0,1 mg/kgKG
- nach problemloser TIPSS-Anlage Verlegung des Patienten auf die Station möglich

9.3 Radiologische Diagnostik

9.3.1 Magnetresonanztomografie (MRT)

J. Birnbaum, S. Marz

► **Dauer.** Zirka 30 min.

Prämedikation

- Prämedikation nach SOP Präoperative Visite (Kap. 1.1)
- einer Narkose oder ggf. Sedierung bedürfen hauptsächlich unkooperative Kinder, in ihrer Kooperationsfähigkeit eingeschränkte Erwachsene oder analgosedierte und beatmete Patienten der Intensivstationen (siehe auch SOP MRT-Untersuchung bei Kindern)
- die Alternative zur Allgemeinanästhesie ist eine Sedierung (z. B. Propofol bis 4 mg/kgKG/h)
- Narkoseeinleitung und Wechsel auf MRT-kompatibles Material erfolgen im Einleitungsraum

Merke M!

Gültige Belehrung über Verhalten im MRT muss vorliegen!

Sicherheitsregeln

Der Anästhesist darf die Narkose im MRT nur nach aktueller und dokumentierter Sicherheitsbelehrung über das Verhalten im MRT und nach Einweisung in die dort vorhandenen Geräte durchführen! Alle magnetischen oder eisenhaltigen Gegenstände werden durch das Magnetfeld angezogen und stellen eine Gefahr für Patient und Personal dar: Stethoskop, Schlüssel, Haarspangen, Gürtel, Stifte, Uhren, Brillen etc. Diese und Utensilien, die durch das Magnetfeld beschädigt werden könnten (Uhren, Telefone, Taschencomputer, Taschenrechner, Kreditkarten etc.) bitte vor Betreten des MRT-Raumes ablegen! Zutritt zum MRT-Raum nur für unterwiesenes Personal. Im Untersuchungsraum Gehörschutz für Patienten und Personal benutzen.

Das Anästhesieverfahren sollte mit dem Radiologen abgestimmt werden. Gegebenenfalls sind für die Darstellung der Lunge, Gefäßdarstellungen, Darstellung der Harnwege etc. Apnoephasen notwendig.

Insbesondere beatmete Intensivpatienten auf nicht-MRT-kompatible Gegenstände untersuchen (z. B. Blasenkatheter mit Temperatursonde, Pulsoxymetriesonden, EKG-Elektroden, Tubus oder Trachealkanüle mit Metallarmierung, EEG-Nadelelektroden, stimulierbare Plexuskatheter, Thermodilutionskatheter, passagere Schrittmacher etc.) und diese entfernen oder gegen MRT-kompatibles Material austauschen! Beatmete Patienten werden idealerweise schon auf der Intensivstation an ein MRT-geeignetes Beatmungsgerät angeschlossen.

Cave ⚠

In der Regel ist nur das Beatmungsgerät selbst MRT-geeignet; Haltearme, Heizung mit Befeuchtung und O_2-Flaschen dürfen nicht in das Magnetfeld!

Für die Indikation der MRT-Untersuchung bei implantierten Materialien ist der Untersucher verantwortlich und wird daher sehr genau nachfragen. Die Kompatibilität dieser Implantate und Materialien sollte im Vorfeld bei der Planung der Untersuchung berücksichtigt werden.

Infusionsleitungen müssen auf die erforderliche Länge verlängert werden, sodass die Spritzenpumpen außerhalb des Magnetfeldes aufgestellt werden können.

Checkliste – Vorbereitungen im OP

► **Atemwege**
- Larynxmaske
- Endotrachealtubus

► **Anästhesieverfahren**
- Sedierung
- Tiva

► **Zugänge**
- 1 peripherer Venenzugang

► **Medikamente und Volumen**
- Infusion
  - Vollelektrolytlösung 500 ml
- Medikamente
  - Propofol 1 % 200 mg/20 ml
  - Alfentanyl 1 mg/2 ml
  - Cafedrin/Theodrenalin 200 mg/10 mg (10 ml)

► **Materialvorbereitung**
- MRT-kompatibles Beatmungsgerät mit ggf. Kinderschläuchen
- MRT-kompatible Monitoringeinheit (Kapnometrie, EKG mit Kabel und Elektroden, Blutdruckmessung, Pulsoxymetrie mit Sonde)
- periphervenöser Zugang
- MRT-kompatibler Endotrachealtubus oder Larynxmaske

Monitoring

Basismonitoring und Monitoring Allgemeinanästhesie MRT-kompatibel:

- EKG
- Pulsoxymetrie
- nichtinvasive Blutdruckmessung (oszillotonometrisch)
- Kapnometrie/-grafie
- Monitoring der inspiratorischen O_2-Konzentration
- in- und exspiratorische Messung der Inhalationsanästhetikakonzentration
- Volumetrie der Atemgase
- Atemwegsdruck mit Diskonnektionsalarm

Narkoseeinleitung (im Vorraum)

- Patientenidentifikation, OP-Checkliste prüfen
- Anschluss des Monitorings
- periphervenöser Zugang
- Infusionsbeginn
- Propofol 2 mg/kgKG
- Alfentanil 10–20 µg/kgKG
- ggf. Cis-Atracurium 0,1 mg/kgKG
- Intubation, Blockung und Auskultation
- alternativ: Larynxmaske erwägen

Lagerung

Transport des Patienten nach Narkoseeinleitung in den Untersuchungsraum auf MRT-Trage. Rückenlagerung, Arme angelagert.

Narkose

► **Beatmung**

- O_2-Luft-Gemisch
- F_iO_2 nach S_pO_2
- Normoventilation

► **Narkoseführung**

- Sedierung mit Propofol 2–4 mg/kgKG/h bzw. Narkose mit 5–10 mg/kgKG/h
- Verwendung von Inhalationsnarkotika ist möglich, soweit eine Narkosegasabsaugung vorhanden ist

Postoperatives Management

- postoperative Überwachung im Überwachung im **Aufwachraum** mit **Basismonitoring** bzw. Rücktransport auf die Intensivstation
- Delir-Sreening mittels Nu-Desc
- nach problemlosem Verlauf ist die Verlegung des Patienten auf die Normalstation möglich
- Anwendung der SOP Ambulante Operationen (Kap. 1.3)

9.3.2 Positronenemissionstomografie (PET-CT)

J. Birnbaum, M. Haack, A. Müller-Lobek, H. Zielke

► **Dauer.** Untersuchung ca. 1 h

Besonderheiten

Die Kinder, oft Säuglinge, werden häufig extra für diese Untersuchung aus dem Ausland eingeflogen. Da sie auf kontinuierliche Zufuhr von Glukoseinfusion angewiesen sind, haben einige von ihnen bereits einen Broviac-Katheter. Viele haben Übergewicht (**Cave:** Venenstatus).

Die Patienten gelten als überwachungspflichtig (engmaschige BZ-Kontrollen!) und werden üblicherweise auf einer entsprechenden Station untergebracht.

Da für die Applikation von Aktivität und Kontrastmittel ein eigener Zugang notwendig ist, wird bei fehlendem mehrschenkligem Broviac/ZVK durch die Kollegen der Pädiatrie ein weiterer PVK gelegt.

Indikation

Bei Kindern mit konnatalem Hyperinsulinismus (unterschiedlicher Genese, häufig Nesidioblastose) kann im PET/CT eine Darstellung der insulinproduzierenden Foci erfolgen, indem (schwach) radioaktiv markiertes Dopa als Kontrastmittel verwendet wird (minimale Kreislaufwirkung). Nach Injektion der Aktivität und ggf. eines Röntgenkontrastmittels erfolgen in der Regel 3 Messungen im Abstand von ca. 15 min. Stellt sich bei der dritten Messung ein unifokaler Herd dar, erfolgt in der Regel noch eine Messung. Insgesamt beträgt demzufolge die Gesamtdauer der Untersuchung ca. 1 h.

Unifokale Herde gelten als operabel, bei disseminierten Herden erfolgt in der Regel eine medikamentöse Therapie bis zur Pubertät, häufig lebenslang.

Da die Kinder für die Untersuchung absolut ruhig liegen müssen, um Bewegungsartefakte auszuschließen, ist hierfür eine tiefe Sedierung notwendig.

Aufklärung und Prämedikation

- Siehe Sedierung bei Kindern und Prämedikation mit Midazolam-Saft
- wegen geplanter i. v. Einleitung topische Lokalanästhesie (EMLA-Pflaster)
- bei Kindern unter 6 Monaten ist in der Regel keine Prämedikation notwendig, selbst die größeren Kinder benötigen häufig keine Prämedikation, wenn im Vorfeld Zugänge gelegt wurden

Bereitstellung von Blutprodukten

Keine.

Patientenvorbereitung

Durch die Kollegen der Station wird ggf. ein zweiter PVK angelegt. Ein evtl. vorhandener Broviac-Katheter sollte noch auf Station unter sterilen Bedingungen geöffnet und mit 3- Wege-Hähnen und Verlängerungen versehen werden, um ein schnelles und unkompliziertes Anschließen der anästhesierelevanten Medikamente und Infusionen zu sichern. Ggf. sind sterile Handschuhe, Kompressen und Mundschutz mitzuführen.

Unbedingt nach evtl. Blockung des Broviac mit gerinnungsaktiven Substanzen fragen!

Bei sehr schlechten Venenverhältnissen kann eine ZVK-Anlage am Vortag oder Vormittag der Untersuchung in Narkose erfolgen.

Der BZ sollte ca. 100 mg/dl bzw. 5 mmol/l betragen. BZ-Kontrollen vor und nach der Untersuchung.

Checkliste – Vorbereitungen im OP

► **Atemwege**
- Wendel- und Guedel-Tuben *oder*
- LMA

► **Anästhesieverfahren**
- tiefe Propofol-Sedierung *oder*
- TIVA

► **Zugänge**
- 1 peripherer Venenzugang
- 2 Drei-Wege-Hähne

► **Medikamente und Volumen**
- Infusion
  - Kinder < 10 kg oder < 1 Jahr: Vollelektrolytlösung + Glukose 1 %
  - Kinder > 10 kg bis 30 kg: Vollelektrolytlösung, 250 ml im Infusionsbeutel
  - Kinder > 30 kg: Vollelektrolytlösung, 500 ml im Infusionsbeutel
- Medikamente
  - Inhalationsanästhetikum (Sevofluran)
  - ggf. Injektionsanästhetikum (Propofol, Thiopental)
  - ggf. intraoperative Schmerztherapie (bei mandatorischer Beatmung, z. B. bei „Atemkommando"): Remifentanil
  - ggf. NDMR, z. B. Cis-Atracurium (z. B. bei „Atemkommando")
  - Atropin (nicht aufgezogen)

► **Materialvorbereitung**
- Endotrachealtubus
- LMA
- peripherer Venenzugang, 3-Wege-Hähne
- MRT-geeignetes Monitoring
- Spritzenpumpe mit fünffach verlängerter Leitung
- altersentsprechende Materialien zur Lagerung und Wärmeerhaltung

Monitoring

► **Initialmonitoring**
- Sauerstoffsättigung
- ggf. Präkordialstethoskop bei Kindern unter 1 Jahr

► **Standardmonitoring.** MRT-taugliches Monitoring:
- Sauerstoffsättigung
- EKG
- nichtinvasive Blutdruckmessung

► **Monitoring Allgemeinanästhesie**
- Atemfrequenz
- Tidalvolumen
- inspiratorische O_2-Konzentration F_iO_2
- Kapnometrie und -grafie
- exspiratorische Konzentration des Inhalationsanästhetikums
- Beatmungsdrücke
- EEG

Lagerung

Die Patienten müssen für die Untersuchung in genau der Position gelagert werden, die sie auch während der evtl. anstehenden Operation einnehmen müssen: Überstreckung durch Unterlagerung des Rückens mit patientengerechten Lagerungskissen („Ciabatta" für Säuglinge, „Broviac-Kissen" für Kleinkinder, bei größeren Kindern (selten) entsprechend erweitert).

Ziel ist die Vergleichbarkeit der PET/CT-Bilder mit dem intraoperativ vorgefundenen Situs.

Durchführung

Übernahme des Patienten im PET-CT, Absprache mit Personal/Arzt der Station hinsichtlich Glukosebedarf. Spritzenpumpe bzw. Infusionspumpe mit der auf den Patienten adaptierten Glukoseinfusion stellt die Station. Ausreichend Glukoselösung entsprechend dem Bedarf des Kindes wird von der Station gerichtet.

Einleitung und Durchführung gem. SOP Sedierung bei Kindern. Siehe hier insbesondere den Absatz „Besonderheiten und Risiken einer Spontanatmung in Sedierung ohne Atemweg".

9

Der Monitor wird am Fußende des Fahrtisches des CT-Gerätes so positioniert, dass er vom Kontrollraum aus problemlos einzusehen ist.

Um Artefakte durch Einlagerung der Aktivität in den Nieren zu vermeiden, ist eine Nierenspülung mit Jonosteril von mindestens 10 ml/kgKG notwendig. Es empfiehlt sich ein Wechseln der Windel vor der Untersuchung und im Anschluss daran (**Cave:** Die Windel enthält Aktivität → Handschuhe tragen!).

Nach Freigabe erfolgt die Injektion der Aktivität durch die MRTA der Röntgenpraxis.

Nach der dritten Messung wird entschieden, ob noch eine weitere Messung notwendig ist. Die Untersuchungszeit (Messungen und Pausen) beträgt ca. 1 h. In den Pausen zwischen den Messungen sollten BZ-Kontrollen durchgeführt werden.

Postinterventionelles Management

Siehe SOP AWR-Betreuung im Kinder-OP.

9.4 Hals-Nasen-Ohren-Heilkunde

9.4.1 Brainstem Evoked Response Audiometry (BERA)

W. Boemke, L. Müller-Lobeck

► **Dauer.** 60 min.

Besonderheiten

Bei der BERA-Untersuchung („brainstem evoked response audiometry") handelt es sich zumeist um eine vorbereitende Untersuchung vor Cochlea-Implantat. Die Kinder kommen deshalb häufig bereits sediert aus dem MRT/CT in den OP. Eine enge Rücksprache bezüglich der Zeitplanung zwischen dem das MRT betreuenden Anästhesisten und dem aufsichtführenden OA ist erforderlich, um unnötig lange Wartezeiten unter Sedierung zu vermeiden.

Im Idealfall wird das sedierte Kind direkt in den Operationssaal übernommen. Die Sedierung wird vertieft. Falls die Atemwege für das MRT nur mit Wendl-Tubus gesichert wurden, wird nun eine Larynxmaske in ausreichender Narkosetiefe platziert.

Häufig wird in gleicher Narkose eine Nasen-Rachen-Inspektion, Ohrmikroskopie, Adenotomie und/oder Tonsillektomie/Lasertonsillotomie durchgeführt.

Prämedikation

Prämedikation mit Midazolam-Saft.

Bereitstellung von Blutprodukten

Keine.

Checkliste – Vorbereitungen im OP

► **Atemwege**
- LMA

► **Anästhesieverfahren**
- Fortführen, ggf. Vertiefen der Propofol-Sedierung, ggf. balancierte Anästhesie

► **Zugänge**
- 1 peripherer Venenzugang

► **Medikamente und Volumen**
- Infusion
  - Kinder < 10 kg oder < 1 Jahr
    - Vollelektrolytlösung + Glukose 1 %
  - Kinder > 10 kg bis 30 kg
    - Vollelektrolytlösung, 250 ml im Infusionsbeutel
  - Kinder > 30 kg
    - Vollelektrolytlösung, 500 ml im Infusionsbeutel
- Medikamente
  - Propofol-Spritzenpumpe
  - Inhalationsanästhetikum (Sevofluran)
  - Atropin (nicht aufgezogen)

► **Materialvorbereitung**
- LMA
- peripherer Zugang
- Monitoring
- altersentsprechende Materialien zur Lagerung und Wärmeerhaltung

Monitoring

► **Standardmonitoring. Frühgeborene, Neugeborene und Säuglinge bis zum Ende des ersten Lebensjahres:**
- zwei Sättigungssensoren (präduktal, d. h. rechter Arm, und postduktal, d. h. an sonstiger Extremität)
- Präkordialstethoskop, ggf. Ösophagusstethoskop
- EKG/HF
- NiBP-Messung oszillometrisch
- ggf. EEG-Monitoring vor Atemwegssicherung (NarcoTrend). Dieses müsste aber für die BERA wieder entfernt werden.
- Temperaturmessung (ggf. über Ösophagusstethoskop)
- regelmäßige kapilläre BGA-Kontrollen

► **Kinder über einem Jahr**
- Sättigungssensor
- EKG/HF

- NiBP-Messung oszillometrisch
- EEG-Monitoring vor Atemwegssicherung
- Temperaturmessung (ggf. über Ösophagusstethoskop)

▸ **Monitoring Allgemeinanästhesie**

- Atemfrequenz
- Tidalvolumen
- inspiratorische O_2-Konzentration F_iO_2
- Kapnometrie und -grafie
- exspiratorische Konzentration des Inhalationsanästhetikums
- Beatmungsdrücke

Narkoseeinleitung

- Patientenidentifikation, OP-Checkliste prüfen
- i. v. Einleitung oder Maskeneinleitung
- gewichtsadaptierte Flüssigkeitstherapie
- Augenschutz

Lagerung

- Zur Einleitung:
  - Rückenlage
  - Kopf in alters- bzw. größengerechtem Kopfring (es stehen drei Größen zur Verfügung) Schulterrolle zum Ausgleich der Kopferhöhung durch Kopfring
- OP-Lagerung:
  - idem

Narkoseführung

- nach dem Ende der Einleitung Vervollständigen des Standardmonitorings
- sofern noch nicht geschehen: Anfluten des volatilen Anästhetikums auf altersentsprechende MAC-Werte in Abhängigkeit vom Ausmaß der Opioid- Supplementierung
- Reduktion des Frischgasflusses auf 0,5–1 l/min (Sevofluran: **Cave:** Compound A)
- Atemmodus CPAP-Spontanatmung oder maschinelle Beatmung
- ggf. Implementierung eines erweiterten Monitorings
- BERA-Elektroden werden auf Stirn, Wange und hinter jedes Ohr geklebt. Dann Kopfhörer aufsetzen oder Ohrhörer platzieren.
- rechtzeitig an PONV-Prophylaxe und postoperative Schmerztherapie denken
- bei Bedarf postoperative Schmerztherapie: peripheres Analgetikum

Postoperatives Management

- AWR-Betreuung im Kinder-AWR
- postoperative Überwachung von Frühgeborenen
- bei ambulanten Patienten muss eine Entlassung auch durch den Operateur erfolgen

9.5 Strahlentherapie

9.5.1 Bestrahlung in Narkose

D. Bezinover, W. Boemke, C. Melzer-Gartzke

▸ **Dauer.** 5–20 min.

Besonderheiten

Cave

Bei Bestrahlung des Kopfes wird dieser in einer „Maske" fixiert. Die Patienten dürfen sich **auf keinen Fall** gegen den fixierten Kopf bewegen.

Die Behandlungsliege hat meist keine eigene Vorrichtung zur Sicherung von Patienten. Materialen müssen mitgebracht werden. Die eigentliche Bestrahlung ist sehr kurz! Der Anästhesist befindet sich in einem anderen Raum, von dem aus der Behandlungsraum videoüberwacht wird. Die Überwachung erfolgt über die ferngesteuerte Kamera, die den Überwachungsmonitor mit im Bildausschnitt haben muss, oder der Monitorbildschirm muss in den Vorraum übertragen (gespiegelt) werden.

Prämedikation

- Die Bestrahlungen werden im Rahmen eines Behandlungszyklus wiederholt durchgeführt. Anästhesiologische Mitbehandlung ist bei Kindern und nicht kooperationsfähigen Erwachsenen notwendig. Es ist anzustreben, dass die anästhesiologische Begleitung immer von derselben Person durchgeführt wird.
- Meistens wird die Behandlung ambulant durchgeführt; siehe auch SOP Ambulante Operationen (Kap. 1.3), Präoperative Visite (Kap. 1.1) und Präoperative Visite in der Kinderanästhesie (Kap. 12.1.1).
- Ab 6 Monate Midazolam-Saft.

Checkliste – Vorbereitungen im OP

▸ **Atemwege**

- Wendel-Tubus *oder*
- LMA *oder*
- Endotrachealtubus

► **Anästhesieverfahren**
- Sedierung oder TIVA

► **Zugänge**
- 1 peripherer Venenzugang

► **Medikamente und Volumen**
- Infusion
  - Elektrolytlösung
    - > 10 kg Vollelektrolytlösung 250-ml Beutel
    - > 30 kg Vollelektrolytlösung 500-ml-Beutel
  - < 10 kg Spritzenpumpe: Vollelektrolytlösung + Glukose 1 %
- Spritzenpumpe
  - Propofol 1 %
- Medikamente
  - Atropin 0,5 mg/5 ml

► **Materialvorbereitung**

► **Sedierung**
- passender Wendel-Tubus
- Panthenol-Augensalbe
- Sauerstoffmaske für Erwachsene (!) mit Einschnitt für die CO_2-Messleine, wenn keine LMA bzw. Tubus unter Spontanatmung (nur Kapnografie verlässlich, keine Kapnometrie)
- Pflasterrolle
- Tuchrolle
- Spritzenpumpe mit verlängerter Leitung, Rückschlagventil, patientennah zwei 3- Wegehähne

► **Allgemeinanästhesie**
- LMA oder Tubus nach Absprache

Monitoring

► **Basismonitoring und ggf. Monitoring Allgemeinanästhesie**
- CO_2-Messung und Atemfrequenz über CO_2-Messleine am Ende des Wendel-Tubus

Narkoseeinleitung und -führung

- Patientenidentifikation, OP-Checkliste prüfen
- die Kinder kommen oft bereits mit i. v. Zugang
- Anschluss des Monitorings
- Sedierung:
  - falls kein Dormicum oral gegeben wurde, dann i. v. Gabe 2 mg/kgKG
  - Propofol zur Schlafinduktion
- liegt kein i. v. Zugang: Maskeneinleitung
- Wendel-Tubus einsetzen
- Venenzugang legen
- Propofol mit 8–10 mg/kgKG/h starten
- Sauerstoffgabe über eine Gesichtsmaske
- Überwachung der atemabhängigen CO_2-Änderungen via Messleine über Maskeneinschnitt am Ende des Wendel-Tubus

Lagerung

- Zur Sedierung Schultern leicht erhöht.
- Die Behandlungsliege hat meist keine eigene Vorrichtung zur Fixierung von Patienten. Materialen müssen mitgebracht werden.

Postoperatives Management

- Postoperative Schmerztherapie ist nicht erforderlich.
- Überwachung mit Basismonitoring im AWR.
- Die ambulanten Patienten bleiben mindestens 2 h nach Narkose im Haus.

9.5.2 Seed-Implantation/Afterloading Prostata

D. Bezinover, W. Boemke, C. Melzer-Gartzke

► **Dauer.** 40–120 min.

Besonderheiten

Nach der endgültigen Lagerung durch den Strahlentherapeuten darf der Patient nicht mehr bewegt werden.

Der Eingriff kann in Spinalanästhesie oder Allgemeinanästhesie durchgeführt werden.

Soweit an den Arbeitsplätzen keine Narkosegasabsaugung verfügbar ist, muss zum Expositionsschutz auf die Anwendung von Inhalationsanästhetika verzichtet werden.

Prämedikation

- Nach SOP Präoperative Visite (Kap. 1.1).
- Die Seed-Implantation bei Protstatakarzinom wird oft bei älteren Patienten mit multiplen Vorerkrankungen durchgeführt.

Checkliste – Vorbereitungen im OP

► **Atemwege**
- O_2-Maske
- Endotrachealtubus ID 7,5–8,0 mm

► **Anästhesieverfahren**
- Spinalanästhesie
- Allgemeinanästhesie TIVA

► **Zugänge**

- 1 peripherer Venenzugang

► **Medikamente und Volumen**

- Infusion
  - Vollelektrolytlösung 1000 ml
  - Gelafundin 500 ml
- Spritzenpumpe
- Remifentanil 20 µg/ml
  - Propofol 2 % 50 ml
- Medikamente SPA
  - Lidocain 1 % (2 ml) für Lokalanästhesie
  - Bupivacain 0,5 % isobar (je nach gewünschter Ausbreitung: 3–3,5 ml)
  - Mepivacain 4 % hyperbar für Sattelblock
- TIVA
  - Propofol 200 mg/20 ml
  - Rocuronium 50 mg/10 ml
  - Cafedrin/Theodrenalin 200 mg/10 mg (10 ml)
  - Metamizol 1–1,5 g/50 ml

► **Materialvorbereitung**

- Spinalanästhesie-Set
- periphervenöser Zugang (18 G)
- Endotrachealtubus 7,5/8,0 mm ID
- Relaxometer

Monitoring

► **Basismonitoring und Monitoring Allgemeinanästhesie**

- EKG
- Pulsoxymetrie
- nichtinvasive Blutdruckmessung (oszillotonometrisch)
- Kapnometrie/-grafie
- Monitoring der inspiratorischen O_2-Konzentration
- in- und exspiratorische Messung der Inhalationsanästhetikakonzentration
- Volumetrie der Atemgase
- Atemwegsdruck mit Diskonnektionsalarm
- Relaxometer

Narkoseeinleitung

- Patientenidentifizierung, OP-Checkliste prüfen
- Anschluss des Monitorings
- Infusion beginnen

► **SPA**

- steriles Vorgehen mit Kopfhaube, Mundschutz, Händedesinfektion und sterilen Handschuhen
- alkoholische 3-malige Desinfektion der Punktionsstelle L 3/4 > oder L 4/5 Beachtung der Einwirkzeit des Desinfektionsmittels
- steriles Aufziehen der Medikamente
- Abdecken der Punktionsstelle mit sterilem Lochtuch
- Setzen einer Hautquaddel mit z. B. 0,5–1 ml 1 %igem Lidocain (Patienten informieren)
- Punktion des Liquorraums mit der Spinalnadel durch die Führungskanüle
- nach Entfernung des Mandrins muss der Liquor klar sein und frei abtropfen
- Aspirationstest und anschließende Injektion des vorbereiteten Lokalanästhetikums (LA) durch die aufgesetzte Spritze
- Nadel und Führungskanüle entfernen und steriles Pflaster auf die Einstichstelle kleben
- Patienten sofort lagern
- Beobachtung des Patienten: Atmung, Sprache, Übelkeit, Erbrechen
- minütliche Blutdruck- und Pulskontrolle
- Überprüfung und Dokumentation der Anästhesieausbreitung mit Kältereizen; nach Ablauf der Fixierung: vor Operationsbeginn abschließende Beurteilung der Ausbreitung und Qualität der Anästhesie und entsprechende Dokumentation in zunächst 10-, dann 30-minütlichen Intervallen

► **Allgemeinanästhesie**

- präoxygenieren mit dicht sitzender Maske
- Remifentanil 0,1–0,2 µg/kgKG/min
- Propofol 2 mg/kgKG
- Rocuronium 0,6 mg/kgKG
- Intubation
- Augenschutz (z. B. Panthenol-Augensalbe, vollständiger Lidschluss)
- TIVA starten mit Propofol 8 mg/kgKG/h, dann stufenweise Reduktion bis min. 5 mg/kgKG/h
- Remifentanil 0,1–0,2 mg/kgKG/h

Lagerung

- Rückenlagerung oder Steinschnittlagerung, Arme beidseitig angelagert
- Polsterung mit Gelkissen.

Merke M!

Der Ellenbogen muss besonders sorgfältig geschützt werden.

Cave ⚠

Die Lagerung darf während der Therapie nicht mehr geändert werden.

Narkoseführung

- TIVA: Propofol-Spritzenpumpe initial 5–10 mg/kgKG/h, dann stufenweise Reduktion bis min. 5 mg/kgKG/h
- Remifentanil-Spritzenpumpe 0,1 µg/kgKG/min
- Beatmung:
  - F_iO_2: 0,3–0,5
  - $etCO_2$: 35–45 mmHg
  - AZV 6–8 ml/kgKG
  - PEEP 5–8 mmH_2O
- nachrelaxieren mit Rocuronium 0,2 mg/kgKG nach Relaxometrie
- Infusion nach Bedarf: Vollelektrolytlösung/Gelafundin
- 20 min vor OP-Ende Metamizol 1–1,5 g als Kurzinfusion in 50 ml 0,9 % Kochsalzlösung

Postoperatives Management

- Überwachung im Aufwachraum mit Basismonitoring
- Delir-Sreening mittels Nu-Desc
- **Analgesie** mit Nichtopioid-Analgetikum und Piritramid bei Bedarf 0,05–0,1 mg/kgKG

9.6 Endoskopie – endoskopische retrograde Cholangiopankreatikografie (ERCP) Ösophagogastroduodenoskopie (ÖGD), Koloskopie

W. Boemke, C. Melzer-Gartzke

► **Dauer.** Variabel.

9.6.1 Prämedikation

- Prämedikation nach SOP Präoperative Visite (Kap. 1.1)
- PONV-Score erheben (Kap. 2.21)

Die meisten endoskopischen Untersuchungen und Eingriffe werden ohne Anästhesiebegleitung zum Teil auch mit Sedierung durchgeführt. Eine anästhesiologische Mitbehandlung wird unter folgenden Umständen angefordert:

- wenn die Prozedur für die Patienten langwierig und/oder schmerzhaft ist oder die Untersuchung schon einmal abgebrochen werden musste
- wenn die Patienten nicht kooperationsfähig sind
- wenn die Patienten durch ihre Grund- und Begleiterkrankungen eine kontinuierliche Überwachung benötigen, z. B. bereits auf einer Intermediate-Care- oder Intensivstation behandelt werden

9.6.2 Blut- und Transfusionsbedarf

Der Transfusionsbedarf ist sehr variabel. Die Bestellung von Blutprodukten muss, soweit planbar, vonseiten der anfordernden Klinik erfolgen. Eigenblutspende ist nicht erforderlich.

9.6.3 Besonderheiten

► **Ösophagogastroduodenoskopie ÖGD.** Soweit eine ÖGD nicht in Sedierung durchgeführt werden kann, ist zur Schaffung optimaler Bedingungen für den Untersucher und zum Schutz vor Aspiration nur eine Intubationsnarkose, in der Regel mit Ileuseinleitung sicher durchführbar.

► **Endoskopische retrograde Cholangiopankreatikografie ERC(P).** Die ERC(P) ist eine endoskopische Untersuchung mit Durchleuchtung und findet deshalb auf einem Röntgentisch statt.

Während der Untersuchung, bei der oft auch therapeutische Interventionen vorgenommen werden, muss gelegentlich die Position des Tisches oder des Patienten geändert werden. Dies stellt besonders hohe Ansprüche an die Aufmerksamkeit des Teams, das sich bezüglich der Lagerung und des Aufbaus des Anästhesiearbeitsplatzes auf diese beengten und wechselnden Bedingungen vorbereiten muss.

► **Koloskopie.** Koloskopien können, soweit keine Kontraindikationen bestehen, in der Regel in Analgosedierung durchgeführt werden.

9.6.4 Checkliste – Vorbereitungen im OP

► **Atemwege**
- O_2-Maske
- Endotrachealtubus ID 7,0–8,0 mm

► **Anästhesieverfahren**
- Analgosedierung
- TIVA
- balancierte Anästhesie

► **Zugänge**
- 1 peripherer Venenzugang 18 G
- Basismonitoring + Monitoring Allgemeinanästhesie

► **Medikamente und Volumen**
- Infusion
  - Vollelektrolytlösung 1000 ml

- Medikamente
  - Fentanyl 0,5 mg/10 ml
  - Thiopental 500 mg/20 ml oder Propofol 200 mg/20 ml
  - Succinylcholin 2 × 100 mg/5 ml oder Rocuronium 50 mg/10 ml
  - Propofol 2 % 1000 mg/50 ml oder Desfluran
  - Cafedrin/Theodrenalin 200 mg/10 mg (10 ml)
  - Metamizol 2 g/50 ml KI

► **Materialvorbereitung**
- 1 peripherer Venenkatheter 16/18 G
- Magilltubus ID 7,5–8,0 mm
- Augenschutz

9.6.5 Monitoring

► **Basismonitoring und Monitoring Allgemeinanästhesie**
- EKG
- Pulsoxymetrie
- nichtinvasive Blutdruckmessung (oszillotonometrisch)
- Kapnometrie/-grafie
- Monitoring der inspiratorischen O_2-Konzentration
- in- und exspiratorische Messung der Inhalationsanästhetikakonzentration
- Volumetrie der Atemgase
- Atemwegsdruck mit Diskonnektionsalarm

9.6.6 Narkoseeinleitung

- Patientenidentifikation, OP-Checkliste prüfen
- Anschluss des Monitorings
- periphervenöser Zugang
- Infusionsbeginn

► **Einleitung**

► **Analgosedierung**
- Sauerstoffinsufflation über Maske
- Propofol 1 % 1–2 mg/kg
- Fentanyl 0,1 mg i. v.
- Propofol-Spritzenpumpe mit 1–4 mg/kgKG/h starten

► **Ileuseinleitung**
- Oberkörper 30–45° hochlagern
- Kopflagerung des Patienten in verbesserter Jackson-Position, Zahnschutz bereitlegen
- Präoxygenierung mit 100 % Sauerstoff und dicht aufsitzender Maske des wachen und spontanatmenden Patienten für 3–5 min
- Absaugung anstellen
- Thiopental 3–5 mg/kgKG ggf. Propofol 1–2 mg/kgKG
- Succinylcholin 1–1,5 mg/kgKG ggf. Rocuronium 1,2 mg/kgKG
- ggf. Zahnschutz einsetzen
- Intubation orotracheal nach 30–60 s
- Auskultation beider Lungen zur Kontrolle der regelrechten Tubuslage
- Bestätigung der CO_2-Ausatmung durch Kapnometrie
- Fixierung des Tubus mit Pflaster
- Messung des Cuffdrucks
- nach Fixierung erneute Lagekontrolle durch Auskultation
- ggf. Nachrelaxation bei nachlassender Succinylcholin-Wirkung
- Augenschutz

9.6.7 Lagerung

- Rückenlage, Arme sorgfältig auf Gelmatten lagern
- bei Lagerungswechsel wiederholte Lagerungskontrollen und Lagekontrolle des Tubus

9.6.8 Narkoseführung

- Propofol 2 % Tiva mit 5–10 mg/kgKG/h
- balancierte Anästhesie mit Desfluran in O_2-Luft-Gemisch mit Low-Flow
- Beatmung:
  - F_iO_2 0,5–0,8
  - $etCO_2$: 35–45 mmHg
  - PEEP 5 cmH_2O
- Relaxierung nach Bedarf und Relaxometrie

9.6.9 Postoperatives Management

- Überwachung im **Aufwachraum** mit **Basismonitoring**
- Delir-Sreening mittels Nu-Desc
- **Analgesie** mit Nichtopioid-Analgetikum und Piritramid bei Bedarf 0,05– 0,1 mg/kgKG
- O_2-Gabe
- Infusionen mit Vollelektrolytlösung

9.7 Literatur

[375] Abou-Chebl A, Yeatts SD, Yan B et al. Impact of General Anesthesia on Safety and Outcomes in the Endovascular Arm of Interventional Management of Stroke (IMS) III Trial. Stroke 2015; 46 (8): 2142–8

[376] Dumonceau JM, Riphaus A, Aparicio JR et al. European Society of Gastroenterology and Endoscopy Nurses and Associates, and the European Society of Anaesthesiology Guideline: Non-anaesthesiologist administration of propofol for GI endoscopy. Eur J Anaesthesiol 2010; 27 (12): 1016–30

[377] Hinweise auf die MRT-Kompatibilität verschiedener Implantate, Gerätschaften und Objekte finden sich unter: http://www.MRIsafety.com (Stand: 24.11.2023)

[378] Löwhagen Hendén P, Rentzos A, Karlsson JE et al. General Anesthesia Versus Conscious Sedation for Endovascular Treatment of Acute Ischemic Stroke: The AnStroke Trial (Anesthesia During Stroke). Stroke 2017; 48 (6): 1601–7

[379] Perel A. Non-anaesthesiologists should not be allowed to administer propofol for procedural sedation: a Consensus Statement of 21 European National Societies of Anaesthesia. Eur J Anaesthesiol 2011; 28 (8): 580–4

[380] Preiß H, Reinartz J, Lowens S et al. Anästhesiologisches Management bei neurovaskulären Eingriffen. Anaesthesist 2006; 55: 679–92

[381] Schönenberger S, Uhlmann L, Hacke W et al. Effect of Conscious Sedation vs General Anesthesia on Early Neurological Improvement Among Patients With Ischemic Stroke Undergoing Endovascular Thrombectomy: A Randomized Clinical Trial. JAMA 2016; 316 (19): 1986–96

[382] Schulenburg E Matta B. Anesthesia for interventional neuroradiology. Curr Opin Anestesiol 2011; 24 (4): 426–32

[383] Vajkoczy P. Revival of extra-intracranial bypass surgery. Curr Opin Neurol 2009; 22: 90–5

[384] Van den Berg LA, Koelman DL, Berkhemer OA et al. Type of anesthesia and differences in clinical outcome after intra-arterial treatment for ischemic stroke. Stroke 2015; 46 (5): 1257–62

10 Anästhesie in der Gynäkologie und Geburtsmedizin

10.1 Anästhesie in der Geburtsmedizin

10.1.1 Anästhesie bei Schwangeren und stillenden Müttern für nicht-geburtshilfliche Eingriffe

L. Hagemann, L. Kaufner, P. Niggemann

Allgemeines

Eine gesunde Schwangerschaft ist in der Regel schwer zu stören, d. h. vorzeitige Wehentätigkeit oder Abort sind wahrscheinlicher durch eine zugrunde liegende Pathologie bedingt als durch den operativen Eingriff oder das gewählte Anästhesieverfahren. Trotzdem ist die Indikation zur Operation bei einer Schwangeren in jedem Fall mit dem/der Operateur*in persönlich zu besprechen, und die Indikationsstellung durch den/die Operateur*in und das stattgehabte Gespräch sind auf dem Narkoseprotokoll zu vermerken.

Häufige Operationen in der Schwangerschaft sind:

- Appendektomie
- Cholezystektomie
- Versorgung von Frakturen (auch Polytrauma nach Verkehrsunfall, Suizid)
- Resektion von Ovarialzysten

Im Allgemeinen gilt eine **Präferenz für regionalanästhesiologische Verfahren** in Schwangerschaft und Stillzeit, da sie in der Regel mit der geringsten Belastung für Mutter und Kind verbunden sind. Die Auswahl des anästhesiologischen Verfahrens orientiert sich aber selbstverständlich an der Art und Ausdehnung des operativen Eingriffs.

Der **Mutterpass** gibt Auskunft über Vorerkrankungen, Allergien, Schwangerschaftswoche (SSW), frühere Schwangerschaften und Geburten, Vorliegen einer Mehrlingsschwangerschaft und Schwangerschaftskomplikationen wie z. B. Präeklampsie.

Besonderheiten

Fragestellungen und Probleme, die bei der Versorgung dieser Patientinnen häufig auftauchen:

Mütterliche Herzerkrankungen sind für 15 % der schwangerschaftsassoziierten Mortalität verantwortlich und verlangen eine genaue Abklärung. Insbesondere bei Patientinnen mit zyanotischen Vitien, Herzinsuffizienz (NYHA III–IV), pulmonalem Hypertonus, Marfan-Syndrom mit Dilatation der Aortenwurzel, schwerer Aortenstenose oder peripartaler Kardiomyopathie mit persistierender kardialer Dysfunktion ist eine genaue Therapieplanung zusammen mit den Kolleg*innen der Geburtsmedizin und Kardiologie notwendig. In der Regel benötigen diese Patientinnen intraoperativ ein erweitertes Monitoring (Arterie, ggf. ZVK) mit der Möglichkeit eines intraoperativen TTE und ggf. TEE.

Es ist zu bedenken, dass die fraktionierte Applikation von Lokalanästhetika („Aufspritzen“) über den PDK in der Regel hämodynamisch besser toleriert wird als eine Spinalanästhesie.

Bei **laparoskopischen Operationen** sollte nach Möglichkeit der intraabdominelle Druck auf 12–15 mmHg begrenzt werden. Zum Monitoring des Fötus (in Abhängigkeit der SSW) kann ein CTG sinnvoll sein. Zur Vermeidung einer Hyperkapnie der Mutter können mütterliche arterielle Blutgasanalysen sinnvoll sein.

Zur intraoperativen **Thrombembolieprophylaxe** ist ggf. eine pneumatische Kompression der Beine zu erwägen (insbesondere ab dem 2. Trimenon überwiegen die prokoagulatorischen Faktoren!).

Eine **Bauchlagerung** ist bei vitaler Gefährdung der Mutter mit CTG-Kontrolle möglich.

Bei notwendiger prä- oder intraoperativer **radiologischer Diagnostik**, z. B. Röntgen- Thorax-Aufnahme oder „Traumaspirale“, gilt, dass eine Exposition < 50 mgy für den Fötus wahrscheinlich ungefährlich ist (50 mgy entspricht ca. 500–1000 Röntgen- Thoraces-Aufnahmen oder 2 CT-Untersuchungen von Becken und Abdomen).

Bei **Reanimation** einer Schwangeren sollte durch Unterlagerung die Linksseitenlage angestrebt werden. Nach 4 min Reanimation ohne Erfolg ist eine Notfallsectio zu erwägen, da dies die Wahrscheinlichkeit eines Reanimationserfolges erhöhen könnte.

Checkliste – Medikamente

- **Midazolam** (u. a. Benzodiazepine) möglichst nicht im 1. Trimenon anwenden (fragliche Teratogenität); nach individueller Risikoabwägung ist bei sehr ängstlichen Patientinnen, die kardial vorbelastet sind, eine Ausnahme möglich.
- **Aspirationsprophylaxe** für alle Schwangeren mit geplanter Allgemeinanästhesie: am Vorabend 20 mg Famotidin p. o., am Morgen der Operation 20 mg Famotidin p. o. Im OP werden zusätzlich 30 ml Na-Zitrat 0,3 molar p. o. gegeben.

I

► **Perioperative Antibiotikaprophylaxe**
- Antibiotika der ersten Wahl sind Penicilline, Cephalosporine oder andere Betalaktamantibiotika (z. B. Piperacillin/Tazobactam oder Imipenem)
- alternativ ist Erythromycin möglich
- Metronidazol nur nach strenger Indikationsstellung geben (mutagen und kanzerogen) Gyrasehemmer (z. B. Ciprofloxacin) sind kontraindiziert

► **Vasotonika/Katecholamine**
- Phenylephrin als Bolus ist das Katecholamin mit dem günstigsten Profil in Bezug auf die Plazentaperfusion. Alternativ ist, v. a. bei maternaler Bradykardie, die Gabe von Cafedrin/Theodrenalin aufgrund seiner β_1-Rezeptoreneffekte möglich. Andere Katecholamine wie Adrenalin oder Dobutamin sollten nur bei vitaler Indikation eingesetzt werden (Risiko der Einschränkung der uteroplazentaren Perfusion).

Checkliste – Vorbereitungen im OP

Merke M!

Ab dem 2. Trimenon Linksseitenlagerung zur Vermeidung eines V.-cava-Kompressionssyndroms.

Geburtsmedizinisches Konsil bezüglich Ausmaß der Überwachung und Absprache des Therapieplans. Fragestellung:
- Bestimmung der Schwangerschaftswoche (Lebensfähigkeit des Kindes in der Regel ab 24 + 0 SSW)
- Vitalität der Schwangerschaft
- Wehentätigkeit (s. Befunde Sonografie und ggf. Kardiotokogramm (CTG). In Abhängigkeit vom Konsil ggf. CTG oder Sonografie prä-, intraop. und postoperativ planen.

Ein **CTG** ist erst ab der ca. 24. SSW möglich. Falls ein CTG durchgeführt wird, dann ausschließlich mit kompetenter Person zur Überwachung des CTG und einem abgesprochenen Notfallplan für eine Verschlechterung des CTG.

Tokolyse in Abhängigkeit vom geburtshilflichen Konsil. Die Rolle von prophylaktischer Gabe von Tokolytika ist umstritten.

MerkeD M!

Die Indikation zur Tokolyse stellt die Geburtsmedizin.

Mögliche Tokolytika:
- Mg 20 % mit 4–6 g/d per Spritzenpumpe
- Fenoterol (Partusisten) 10 µg-weise i. v., **Cave:** Tachykardie
- Nitroglyzerin 100–200 µg i. v. oder sublingual
- Atosiban (Tractocile) Bolus 6,75 mg dann 0,3 mg/min für 3 h, dann 0,1 mg/min für 45 h, max 330 mg/Therapie (**Cave:** zugelassen nur 28.–33. SSW)

Regionalanästhesiologische Verfahren

- Spinalanästhesie: s. SOP Sectio caesarea Elektiv/Eilig
- Periduralkatheter bzw. CSE: s. SOP PDA bzw. CSE zur Therapie des Wehenschmerzes
  - Periphere Blockaden: s. SOP Periphere Regionalanästhesie

► **Medikamente**
- Lokalanästhetika bei peripheren Blockaden: bevorzugt wird in unserer Klinik Ropivacain, hierfür gibt es aber keine „harte" Evidenz; Prilocain wegen Methämoglobinbildung vermeiden.
- S-Ketamin/Ketamin ist zur Komplementierung möglich.

Cave ⚠

Cave bei vorzeitiger Wehentätigkeit und Hypertonus bei Präeklampsie.

Allgemeinanästhesie

Cave ⚠

Es besteht eine erhöhte Inzidenz eines schwierigen Atemweges bei Schwangeren (1:250), s. SOP Schwieriger Atemweg.

Rapid Sequence Induction ab 16. SSW und nach individueller Risikoabwägung bis 48 h postpartal, s. SOP Notfall-Sectio Cito-Sectio.

Cave ⚠

Verlängerte Wirkung nicht-depolarisierender Muskelrelaxanzien, insbesondere bei gleichzeitiger Tokolyse mit Magnesium.

► **Beatmung.** Schwangerschaftsbedingte leichte Hyperventilation beibehalten. **Cave:** fetale Azidose bei maternaler Hyperkapnie mit fetaler Myokarddepression, F_iO_2 0,5 (außer bei maternaler Hypoxie). Bei Hypokapnie und Hyperoxie ist Einschränkung der uteroplazentaren Perfusion möglich.

Keine Hypothermie, keine Hypotension.

► **Medikamente**

► **Einleitung**

- Thiopental, alle i. v. Hypnotika möglich
- Ketamin/S-Ketamin möglich, kontraindiziert bei Präeklampsie u. ä.
- Muskelrelaxanzien und Antagonisten von Muskelrelaxanzien passieren als quartäre Ammoniumverbindungen die Plazenta kaum.

► **Aufrechterhaltung**

- volatile Anästhetika bevorzugen (mglw. uterusrelaxierend)
- Lachgas (N_2O) eher vermeiden und insb. nicht im 1. Trimenon wegen des Vitamin-B_{12}-Antagonismus mit Störung der DNA-Synthese und möglicher Teratogenität; bei kurzdauernder Exposition wahrscheinlich ungefährlich
- Propofol hat keine offizielle Zulassung in der Schwangerschaft, nach Möglichkeiten daher keine TIVA mit Propofol; hiervon kann nach sorgfältiger Nutzen-Risiko-Abwägung abgewichen werden (z. B. Hyperemesis gravidarum und präoperativer PONV-Score 4 nach Apfel oder Kontraindikation für volatile Anästhetika)
- Opioide alle Art sind möglich, im Falle einer Notsectio die Geburtsmedizin und Neonatologie über die mögliche Atemdepression des Neugeborenen nach Opioidgabe informieren (siehe www.embryotox.de)

Postoperatives Management

Merke **M!**

Antikoagulation unbedingt beachten und fortführen, da bei Schwangeren ein erhöhtes Risiko für thromboembolische Ereignisse besteht!

- Ein postoperatives **CTG** wird in Rücksprache mit der Abteilung für Geburtsmedizin geschrieben.

► **Schmerzmittel**

- Paracetamol ist das Mittel der 1. Wahl
- NSAID: Ibuprofen, Indometacin und Diclofenac u. a. sind im 1./2. Trimenon möglich, aber ab der 28.–30. SSW wegen der Gefahr des vorzeitigen Ductusverschlusses kontraindiziert
- kein Metamizol!
- selektive COX2-Inhibitoren aufgrund mangelnder Erfahrung meiden
- Piritramid-Einzelgabe im Aufwachraum oder als PCA nach SOP

► **Antiemetika**

- Dimenhydrinat 31–62 mg i. v. und Glukokortikoide z. B. Dexamethason 4 mg i. v. sind möglich
- bei Versagen anderer Antiemetika ist Ondansetron (1–4 mg i. v.) möglich unter Berücksichtigung der Zulassungsbeschränkungen
- **Cave:** keine Anwendung im ersten Trimenon (s. Rote-Hand-Brief), ggf. Off-Label-Use in Rücksprache mit der Geburtsmedizin

Anästhesie bei stillenden Müttern

Für die Anästhesie bei stillenden Müttern gelten prinzipiell dieselben Grundsätze wie für alle anderen Patienten.

Potenziell gefährlich für den Säugling sind Medikamente, die beim Säugling nicht wie beim Erwachsenen verstoffwechselt werden und dadurch toxisch kumulieren. Dieses Risiko ist zumindest theoretisch umso größer, je unreifer das Stoffwechselsystem ist.

Für viele in der Anästhesie verwendete Medikamente (s. u.) scheint aber keine relevante Kumulation über die Muttermilch aufzutreten. Daher empfehlen viele Autor*innen, dass die Mutter stillen darf, sobald sie nach der Narkose wieder in der Lage ist, ihr Kind anzulegen. Weder die pharmakokinetischen Eigenschaften der im Zusammenhang mit einer Narkose heute verwendeten Mittel noch die klinische Erfahrung begründen eine zusätzliche Stillpause. Sollten Mütter trotz entsprechender Aufklärung bezüglich einer möglichen Toxizität für ihr Kind sehr besorgt sein, kann eine 24-stündige Stillpause eingelegt werden. Hierzu sollte die Mutter dann entsprechend Milch vorher abpumpen und einfrieren oder auf Ersatzmilch zurückgreifen.

► **Sichere Medikamente**

- Opioide: Sufentanil, Alfentanil, Remifentanil, Fentanyl, Morphin; Substitutionstherapie mit Polamidon unbedingt fortführen
- Hypnotika: Thiopental, Propofol, Propofol als TIVA
- volatile Anästhetika
- depolarisierende und nicht-depolarisierende Muskelrelaxanzien; MR-Antagonisten
- Lokalanästhetika: Lidocain, Bupivacain, wahrscheinlich auch Ropivacain

- Antiemetika: Dimenhydrinat (31–62 mg i. v.); bei Versagen ist auch der Serotoninantagonist Ondansetron möglich (1–4 mg i. v.) unter Berücksichtigung der Zulassungsbeschränkungen; **Cave:** keine Anwendung im ersten Trimenon (s. Rote-Hand-Brief), ggf. Off-Label-Use in Rücksprache mit der Geburtsmedizin
- Analgetika:
  - Paracetamol 4 × 1 g i. v. oder p. o. und Ibuprofen 3 × 600 mg p. o. sind die Mittel der 1. Wahl
  - Piritramid-Einzelgabe im Aufwachraum oder als PCA nach SOP
  - Diclofenac und Tramadol in Einzeldosen sind ebenfalls möglich, Dauertherapie ist aber zu vermeiden

► **Möglicherweise unsichere Medikamente**

- Analgetika: ASS ist low-dose unbedenklich, angesichts der OP aber in der Regel nicht sinnvoll; mangelnde Erfahrung bestehen bei selektiven COX2-Inhibitoren
- keine repetitiven Pethidingaben (Kumulation des aktiven Metaboliten Norpethidin)
- Sedierung: Benzodiazepine niedrig dosiert und kurzfristig möglich; Diazepam eher meiden (Kumulation des aktiven Metaboliten Desmethyldiazepam)

10.1.2 Einfache Schmerztherapie für stillende und nicht stillende Patientinnen nach operativer oder spontaner Entbindung durch Pflege und Stationsärzte

L. Hagemann, L. Kaufner, P. Niggemann, K. Weizsäcker

Ziel

Kontinuierliche und schnittstellenübergreifende (OP – AWR – Station) einfache Schmerztherapie für stillende und nicht stillende Patientinnen nach operativer oder spontaner Entbindung durch Pflege und ärztliches Personal. Die Schmerztherapie folgt den Angaben des NRS der Patientinnen.

Sectio mit Allgemeinanästhesie innerhalb der ersten 24 h

Siehe ► Tab. 10.1.

Tab. 10.1 Sectio mit Allgemeinanästhesie innerhalb der ersten 24 h.

Problem	Aktiv	Oral	Parenteral	Bemerkungen
Basistherapie	Pflege	Ibuprofen 3 × 600 mg für 3 Tage, danach bei Bedarf **ergänzend:** Buprenorphin sublingual 0,2 mg 3–4 × /d oder Oxycodon 10 mg 1 × /d (ggf. retardiertes Oxycodon/Naloxon)	Morphin 5 mg als Kurzinfusion (Dauer: 10–15 min) bei Bedarf TAP-Block vor Extubation **alternativ:** Rücksprache ASD, ggf. PCA Einmalschmerzpumpe mit Morphin (Bolus: 1,25 mg, Refraktärzeit: 10 min) Buprenorphin sublingual 0,2 mg 3–4 × /d oder Oxycodon einmalig 20 mg (ggf. retardiertes Oxycodon/Naloxon)	**Cave:** Kontraindikationen für Ibuprofen • Allergie • Ulkusanamnese • Niereninsuffizienz
NRS 4–7	Pflege	optionale Zwischenstufe Paracetamol 1 g i. v., danach bei Bedarf **ergänzend:** Buprenorphin sublingual 0,2 mg 3–4 × /d oder Oxycodon 10 mg 1 × /d (ggf. retardiertes Oxycodon/Naloxon)		2. Gabe frühestens nach 6 h, maximal 4 × 1 g in 24 h Infusion über Tropfenzähler über 15–20 min
NRS 4–10, trotz Basistherapie	Pflege	Info Schmerzdienst, bzw. Geburtsmedizin bzw. Kreißsaal ÄvD Anästhesie		siehe Besonderheiten, Risikostratifizierung

Sectio nach Regionalanästhesie innerhalb der ersten 24 h

▶ **Besonderheit.** Wenn eine engmaschige postoperative Überwachung nach Sectio (S3-LL) möglich ist, kann eine epidurale (CSE: 3 mg Morphin epidural) oder intrathekale (Spinalanästhesie: 0,1 mg Morphin) Morphingabe erfolgen. Bei diesen Patientinnen muss auf eine zusätzliche parenterale oder orale Opioidgabe innerhalb der ersten 24 h nach Sectio verzichtet werden (Das Schema zeigt ▶ Tab. 10.2).

Tab. 10.2 Sectio mit Regionalanästhesie innerhalb der ersten 24 h.

Problem	Aktiv	Oral	Parenteral	Bemerkungen
Basistherapie	Pflege	Ibuprofen 3 × 600 mg für 3 Tage, danach bei Bedarf		
NRS 4–7	Pflege	optionale Zwischenstufe Paracetamol 1 g i. v.		2. Gabe frühestens nach 6 h maximal 4 × 1 g in 24 h Kurzinfusion über 15–20 min
NRS 4–10, Bedarf trotz Basistherapie	Pflege	Info Schmerzdienst, bzw. Geburtsmedizin, Kreißsaal ÄvD Anästhesie		siehe Besonderheiten, Risikostratifizierung

Sectio mit Allgemeinanästhesie oder Regionalanästhesie 24 h nach Sectio

Siehe ▶ Tab. 10.3.

Tab. 10.3 Sectio mit Allgemeinanästhesie oder Regionalanästhesie 24 h nach Sectio.

Problem	Aktiv	Oral	Parenteral	Bemerkungen
Basistherapie	Pflege	Ibuprofen 3 × 600 mg für 3 Tage, danach bei Bedarf		Cave: Kontraindikationen für Ibuprofen Allergie Ulkusanamnese Niereninsuffizienz
NRS 4–7	Pflege	optionale Zwischenstufe Paracetamol 1 g i. v.		2. Gabe frühestens nach 6 h maximal 4 × 1 g in 24 h Kurzinfusion über 15–20 min
NRS 4–10, Bedarf trotz Basistherapie	Pflege	Oxycodon 20 mg 1 × /d (ggf. retardiertes Oxycodon/Naloxon) **alternativ:** Buprenorphin sublingual 0,2 mg 3–4 × /d (siehe Anmerkungen unten)		Info ärztliches Personal, wenn nach Opioidgabe keine ausreichende Schmerzreduktion

Episiotomie und Dammriss Grad II–III

Siehe ▶ Tab. 10.4.

Tab. 10.4 Episiotomie und Dammriss Grad II–III.

Problem	Aktiv	Oral	Parenteral	Bemerkungen
Basistherapie	Pflege	Ibuprofen 3 × 600 mg am OP-Tag und ersten Post-OP-Tag, danach bei Bedarf		im Kreißsaal die erste Dosis Ibuprofen nach Naht verabreichen
NRS 4–10, Bedarf trotz Basistherapie	Pflege	Morphin oral 10 mg bei Bedarf **alternativ:** Buprenorphin sublingual 0,2 mg 3–4 × /d		Info ärztliches Personal bei mehr als 2 × Morphingaben ohne ausreichende Schmerzreduktion → nicht mehr als 20 mg in 60 min ohne ärztliches Personal maximal 2 × pro Schicht

Kürettage, Abort, Spontangeburt

Siehe ▸ Tab. 10.5.

Tab. 10.5 Kürettage, Abort, Spontangeburt.

Problem	Aktiv	Oral	Parenteral	Bemerkungen
Basistherapie	Pflege	Ibuprofen 600 mg bei Bedarf		Tagesmaximaldosis Ibuprofen = 2,4 g

Übelkeit

Siehe ▸ Tab. 10.6.

Tab. 10.6 Schema bei Übelkeit (Nebenwirkung durch die Schmerzmedikation).

Problem	Aktiv	Oral	Parenteral	Bemerkungen
Übelkeit	Pflege	**Stufe 1:** MCP (Metoclopramid), 10 mg oral oder i. v., bis 3 × /d **Stufe 2:** Dimenhydrinat, 150 mg supp rektal bis 2 × /d, 50 mg oral bis 4 × /d		das zweite Antiemetikum wird zusätzlich und nicht anstelle gegeben

Überwachungsparameter und Frequenz

- In den ersten 8 h stündliche Überwachung
- danach alle 3 h bis insgesamt 24 h
- Änderungen jederzeit auf ärztliche Anordnung, sowohl im Sinne einer weniger intensiven als auch einer intensiveren Überwachung
- überwacht werden Blutdruck, Puls, O_2-Sättigung (parallel dazu natürlich vag. Blutung, Urinausfuhr, Fundusstand etc.)

Besonderheiten

▸ **Abweichungen nach klinischer Relevanz/Häufigkeit**

▸ **Postoperative Schmerzen nach Sectio in Allgemeinanästhesie trotz Medikation nach Algorithmus (s. o.)**

- Prävention: Bei ITN Sectio kann vor Extubation US-gesteuert ein **TAP-Block** als Ergänzung zum o. g. Therapiealgorithmus angelegt werden. Rücksprache mit der Bereichsaufsicht.
- Behandlung/Alternativen: Mit **Oxycodon** (z. B. 10–20 mg/d) steht ein zusätzliches langwirksames orales Opioid als Ergänzung zu neuraxialen Verfahren und Ibuprofen zur Verfügung; **Cave:** Keine Gabe mit zeitgleicher oraler Buprenorphingabe. Auch eine einmalige low-dose **Ketamin**-Gabe (z. B. 10–15 mg) i. v. kann ergänzend verabreicht werden. Rücksprache mit der Bereichsaufsicht. Grundsätzlich kann der ASD zur weiteren Betreuung der Patientin konsultiert werden.

▸ **Postop. Schmerzen nach Sectio in Regionalanästhesie trotz Medikation nach Algorithmus (s. o.)**

- Prävention: Intrathekale Gabe von zusätzlich 0,1 mg Morphin bei Anlage der Spinalanästhesie (siehe SOP) oder wahlweise bei liegendem PDK 3 mg Morphin epidural (siehe SOP) oder erneutes Anspritzen des PDK mit 6–10 ml Ropivacain 0,2 % in Rücksprache mit der Bereichsaufsicht.
- Behandlung/Alternativen: Bei fehlenden neuraxialen Verfahren steht mit Oxycodon (z. B. 10–20 mg/d) ein zusätzliches langwirksames orales Opioid als Ergänzung zu neuraxialen Verfahren und Ibuprofen zur Verfügung; **Cave:** Keine Gabe mit zeitgleicher oraler/sublingualer Buprenorphingabe.

▸ **Stillen unter Schmerzmedikation und „Off-Label Use"**

- Prävention: Viele der in der postpartalen Schmerztherapie verwendeten Medikamente haben aufgrund fehlender Daten keine Zulassung für die Stillzeit: Maßgeblich für die Empfehlungen sind die Leitlinien zur postoperativen Schmerztherapie und zur Anästhesie in der Geburtshilfe. Aktuelle Informationen zu einzelnen Medikamenten und Wirkstoffklassen finden sich unter: z. B. www.embrytox.de (Stand: 24.11.2023).
- Behandlung/Alternativen: Alle oben genannten Medikamente können unter Berücksichtigung der o. g. Dosierungsangaben, Zeiten und Darreichungsformen ohne Stillpause oder Abpumpen und Verwerfen von Muttermilch verabreicht werden.

Praxis

Anmerkungen

- Morphinmedikation postoperativ bei stillenden Müttern soll nicht von vornherein zeitlich limitiert werden, sondern es wird bei der täglichen Visite kritisch geprüft und entschieden (Nutzen/Risiko Abwägung).
- Bei der Analgesie nach Allgemeinanästhesie sollte darauf geachtet werden, nicht zu viele verschiedene Opioide intraoperativ (z. B. Fentanyl), unmittelbar postoperativ (Piritramid) und über 24–48 h nach Kaiserschnitt (z. B. Oxycodon) zu verwenden.
- Umstellung auf orale Medikation so früh wie möglich.
- Bitte antipyretische Wirkung von Ibuprofen bei möglichen postpartalen subfebrilen Temperaturen beachten.
  Cave: Streptokokken Toxic-Shock-Syndrom.

10.1.3 Periduralanästhesie (PDA) bzw. Combined Spinal and Epidural Anaesthesia (CSE) zur Therapie des Wehenschmerzes

L. Hagemann, L. Kaufner, P. Niggemann, A. Önder

Prämedikation

Aufklärung und Anamnese, wenn möglich, präpartal bei einer schmerzfreien Patientin durchführen.

Ist die Aufklärung nicht ausreichend möglich, z. B. aufgrund von Sprachproblemen, oder bei betreuten Patientinnen, sollte die Aufklärung mit Dolmetscher*in oder im Beisein der gesetzlichen Betreuungsperson stattfinden. Ist dies ebenfalls nicht möglich, muss durch den OA/OÄ der Geburtshilfe in der Kurve dokumentiert werden, dass eine PDA nach Nutzen-Risiko-Abwägung dringend erforderlich ist (z. B. extreme Schmerzen, sistierender, prolongierter Geburtsverlauf, Risikoreduktion für Mutter und Kind). Es sollte immer das Gespräch mit der Patientin gesucht werden, lehnt diese eine PDA ab, wird keine PDA angelegt. Ansonsten wird nach der Unterschrift aller teilnehmenden Ärztinnen und Ärzte der Geburtshilfe, Anästhesiologie und der beteiligten Hebamme sowie ggf. der Hebammenleitung in der Patientenkurve die PDA angelegt. Es ist eine enge neurologische Überwachung nach Standard erforderlich sowie die sofortige Information der zuständigen Bereichsaufsicht bei neurologischen Symptomen.

▶ **Aufklärung, Inhalte.** Querschnitt, sensomotorisches Defizit (selten bleibend), Sturz, Duraperforation, postpunktioneller Kopfschmerz, Rückenschmerz, Blutung, Infektion, Meningitis, Hypotonie, Allergie, Intoxikation, Katheterabriss, Harnverhalt, Hygrom, Versagen der Methode; Wiedervorstellung in der Anästhesie bei Auftreten von Taubheitsgefühl, Lähmung, Kopfschmerz/Rückenschmerzen mit Fieber.

Die Indikation zur geburtshilflichen PDA wird durch die Geburtsmedizin gestellt und im Anordnungsbogen dokumentiert: Wehenschmerz, Geburtsstillstand o. Ä.

Explizit Gerinnungsanamnese erfragen und dokumentieren, s. auch Regionalanästhesie in der Geburtshilfe bei unklarer Thrombozytopenie.

Rücksprache mit Geburtsmedizin und Hebamme: Schwangerschaftsverlauf, Muttermundweite, Status des Kindes, sonstige geburtsmedizinische/geburtshilfliche Besonderheiten.

Nahrungskarenz nur bei Risikoschwangerschaft bzw. zu erwartender sekundärer Sectio (Geburtsmedizin). Schwangere mit niedrigem Risiko: Aufnahme leichter Nahrung möglich (Kekse, Müsli, Toast); isoton. Sportgetränke bzw. Einnahme klarer Flüssigkeit nach Bedarf sind während Wehen möglich.

Besonderheiten

Allgemein

- Prämedikation: bei unauffälliger Gerinnungs- und Medikamentenanamnese ist eine laborchemische Bestimmung der Gerinnungsparameter nicht notwendig.
- Bei intrathekaler Injektion von mehr als 5 µg Sufentanil können vermehrt fetale Bradykardien auftreten.
- Bei der PDA-Anlage können die Hypotonien später als bei der CSE/SPA auftreten.
- Die PDA-Anlage in Seitenlage wird von den Patientinnen manchmal als angenehmer empfunden.
- In Einzelfällen erleichtert die Gabe eines Wehenblockers (Partusisten- Fertigspritzen 5–10 mcg-weise = 1–2 ml) durch die Hebamme den Punktionsvorgang.
- Bei Mehrfachgebärenden und Muttermundweite > 4 cm kann die CSE sinnvoll sein. Die CSE bringt einen Zeitgewinn von ca. 5 min. Die bei der CSE obligate Duraperforation, die rasche Sympathikolyse mit dem Risiko einer Hypotonie und die höheren Kosten sollten bei der Indikationsstellung bedacht werden.

Therapieverfahren

Als Standardtherapieverfahren wird das bolusgestützte Verfahren PIEB + PCEA (programmierter intermittierender epiduraler Bolus + patientenkontrollierte epidurale Analgesie), die sog. **„Walking-PDA“**, eingesetzt. Das ent-

10

sprechende Programm ist in den PCA-Pumpen hinterlegt und mit folgenden Bolusgrößen programmiert:

- PIEB: 6 ml alle 60 min + PCEA: 4 ml, Lockoutzeit 20 min

Ausgehend von dieser Einstellung können die Bolusgrößen sowie das Intervall entsprechend dem individuellen Geburtsverlauf, dem Schmerzerleben und dem Eintreten von sensorischen oder motorischen Defiziten variiert werden.

Praxis

Tipp
Die Patientinnen darauf hinweisen, dass ein Aufstehen im Sinne einer „Walking-PDA" in Anwesenheit einer Hebamme erfolgen soll.

Abweichungen nach klinischer Relevanz/ Häufigkeit

▸ V. a. Duraperforation

- Prävention: Partusistengabe, um wehenschmerzbedingte abrupte Bewegungen der Patientin zu vermeiden
- Behandlung: RS Bereichsaufsicht Etagenwechsel und Neupunktion, Evaluation postpunktioneller Kopfschmerz

▸ Therapieversagen/einseitige PDA

- Behandlung: RS Bereichsaufsicht, Zurückziehen des Katheters und Aufspritzen mit 0,375 % Ropivacain, ggf. Neuanlage

▸ „Rescue-Analgesie" unter der Geburt

- Behandlung: Anlage einer SPA (CSE) und Gabe von 2,6–2,8 ml aus einer Mischung von 0,25 % Bupivacain isobar + 5 µg Sufentanil (Gesamtvolumen bis zu 3 ml)

Checkliste – Vorbereitungen im OP

▸ Atemwege

- Spontanatmung

▸ Anästhesieverfahren

- PDA *oder*
- CSE

▸ Zugänge

- 1 × PVK 18 G

▸ Medikamente und Volumen

- Infusion
  - Vollelektrolytlösung
- Medikamente
  - Phenylephrin 1 mg/10 ml
  - Lidocain 1 %
  - Cafedrin/Theodrenalin 200 mg/10 mg (10 ml)
- PDA
  - Testdosis: 3 ml Bupivacain 0,5 % isobar
  - Bolusspritze: 6–8 ml Ropivacain 0,1 % + 10 µg Sufentanil, Gesamtmenge 8–10 ml
  - PCA-Pumpe: Ropivacain 0,1 % + 0,5 µg/ml Sufentanil, Gesamtmenge 80 ml, Therapieverfahren PIEB + PCEA
- CSE
  - Sufenta epidural 5 µg/ml 1 ml, ggf. zusätzlich 1,6–1,8 ml 0,25 % Bupivacain isobar (Gesamtvolumen bis zu 3 ml)
  - PCA-Pumpe: Ropivacain 0,1 % + 0,5 µg/ml Sufentanil, Gesamtmenge 80 ml, Therapieverfahren PIEB + PCEA

▸ Materialvorbereitung

- 1 peripherer Venenzugang 18 G
- für PDA: Epiduralanästhesie-Set
- für CSE: Regionalanästhesie-Basis-Set und CSE-Set
- steriler Kittel, Handschuhe, Haube, Mundschutz, steriler Tisch

Monitoring

- Blutdruckmessung: mindestens 30 min engmaschige Blutdrucküberwachung, ggf. EKG und Pulsoxymetrie
- CTG-Überwachung ist während der Anlage und bis mindestens 30 min nach der Gabe der Initialdosis obligat

Narkoseeinleitung

- Patientenidentifikation
- periphervenöser Zugang
- Infusion von 1000 ml einer Vollelektrolytlösung durch Hebammen vor Beginn der Regionalanästhesie
- Anschluss des Monitorings
- die zuständige Hebamme ist anwesend und unterstützt die Anlage der PDA

Periduralanästhesie

- Periduralanästhesie nach Standard; Anlage zwischen L 3/4 oder L 4/5
- Testdosis 3 ml Bupivacain 0,5 % isobar
- bei stabilen Kreislaufverhältnissen und nach Ausschluss von intrathekaler oder intravasaler Fehllage: PDK mit 8–10 ml aus der Bolusspritze bedienen; fraktionierte Gabe über 15 min

- **Cave:** Demaskierung eines Volumendefizites; Kreislaufüberwachung für 20–30 min
- nach Etablierung des Blockes und sicher nicht-intravasaler PDK-Lage Anschluss der PCA-Pumpe
- Dokumentation der sensiblen Blockhöhe (üblicherweise Th 10 bei Wehenschmerzen) und des Grades der motorischen Beeinträchtigung (Bromage-Scale) im Anästhesieprotokoll

Kombinierte Spinal- und Epiduralanästhesie (CSE)

- CSE-Anlage nach Standard, Punktion L 3/4, alternativ L 2/3 oder L 4/5
- spinale Dosis Opioid: Sufentanil 1 ml/5 µg alternativ
- spinale Dosis Opioid: Sufentanil 1 ml/5 µg plus Lokalanästhetikum: Bupivacain 0,25 % 1–1,8 ml (Gesamtvolumen bis 3 ml)
- Gesamtvolumen 2 ml reicht üblicherweise für die Eröffnungsphase
- für die Eröffnungsphase wird üblicherweise ein Block bis Th 10 angestrebt (dokumentieren)
- engmaschige Blutdrucküberwachung für 20–30 min
- nach Etablierung des Blockes und sicher nicht-intravasaler PDK-Lage (neg. Aspiration!), Spritzenpumpenanschluss
- bei periduraler Nachinjektion aufgrund unzureichender Schmerzausschaltung möglichst niedrige Konzentration Ropivacain wählen („walking epidural" noch möglich?)

Lagerung

Anlage in sitzender Position oder in Seitenlage.

Narkoseführung

- engmaschige Kreislaufüberwachung für mindestens 30 min
- bei Hypotonie (RR_{syst} < 100 mmHg): Injektion von Phenylephrin und Linksseitenlagerung der Patientin
- Schmerztherapie mittels PCA-Pumpe: PIEB + PCEA: 6 ml PIEB oder Cafedrin/Theodrenalin alle 60 min, 4 ml PCEA mit Lockoutzeit 20 min
- Dokumentation nach Standard im elektronischen Narkoseprotokoll

Postoperatives Management

- PDK-Entfernung und Erhebung des neurologischen Status in der elektronischen Schmerzdokumentation als Visite dokumentieren
- postoperativ anästhesiologische Visitation nach 24 h, Dokumentation als Visite in der elektronischen Schmerzdokumentation

10.1.4 Sectio caesarea elektiv/eilig

L. Hagemann, L. Kaufner, P. Niggemann

▸ **Dauer.** 20–60 min.

Prämedikation

Regionalanästhesie ist das Anästhesieverfahren der Wahl.

Gerinnungsanamnese explizit erfragen. Bei vielen Gerinnungsproblemen kann bei entsprechender Vorbereitung in der Regel eine Regionalanästhesie durchgeführt werden. Eine Therapie mit ASS bzw. niedermolekularen Heparinen wird von den Geburtshelfern in aller Regel zur Entbindung hin abgesetzt.

Bei entsprechender Symptomatik oder geplanter Allgemeinanästhesie sollte eine medikamentöse Aspirationsprophylaxe erwogen werden: ggf. 20 mg Famotidin p. o. am Vorabend + 20 mg Famotidin p. o. am OP-Morgen 30 ml Na-Zitrat 0,3 molar p. o. im OP geben. Bei geplanter Regionalanästhesie kann auf eine medikamentöse Aspirationsprophylaxe verzichtet werden.

▸ **Nahrungskarenz.** Vor einer elektiven Kaiserschnittentbindung entspricht die Nahrungskarenz der anderer elektiver Eingriffe: 6 h feste Nahrung, 2 h klare Flüssigkeit. Nahrungskarenz von 6 h ist bei der sekundären Sectio in der Regel nicht gegeben.

Während der Wehentätigkeit ist die Zufuhr klarer Flüssigkeit nach Bedarf möglich. Die Aufnahme fester Nahrung wird nicht empfohlen, jedoch kann im Einzelfall die Einnahme leicht verdaulicher Kost diskutiert werden. **Cave:** Hochrisikoschwangerschaft!

Blut- und Transfusionsbedarf

Bei bestimmten Indikationen, v. a. bei Plazentaimplantationsstörungen (Placenta praevia, Plazenta acreta/increta), Myom-Voroperationen, Atonie in der Vorgeschichte oder Mehrlingsschwangerschaften mit Verdacht auf ein erhöhtes Blutungsrisiko sollten in Rücksprache mit der Geburtsmedizin eine Transfusionsaufklärung und eine Immunhämatologie/Blutgruppe vorliegen und ggf. 2–4 EK auf Abruf in der Blutbank zur Verfügung stehen.

Checkliste – Vorbereitungen im OP

▸ **Atemwege**
- Spontanatmung
- ggf. Endotrachealtubus ID 7,0–7,5 mm

▸ **Anästhesieverfahren**
- Spinalanästhesie *oder*
- Periduralanästhesie *oder*
- CSE
- ggf. balancierte Anästhesie

▶ Zugänge

- 1 × peripherer Venenkatheter 18 G

▶ Medikamente und Volumen

- Infusion
  - Vollelektrolytlösung
- Medikamente
  - Natrium-Zitrat 0,3 molar 30 ml p. o.
  - Thiopental 500 mg/20 ml oder Propofol 200 mg/20 ml
  - Succinylcholin 100 mg/5 ml
  - Desfluran/Sevofluran
  - Phenylephrin 1 mg/10 ml oder Theodrenalin-Cafedrin (10 ml)
  - Cafedrin/Theodrenalin 200 mg/10 mg (10 ml)
  - Oxytocin 3 IE sowie 20 IE/500 ml als Dauertropf mit Infusomat
  - Cefuroxim 1,5 g
- CSE/SPA
  - Lidocain 1 %
  - 1,8 ml Bupivacain 0,5 % hyperbar
  - Sufentanil 5 µg
  - Morphin Stammlösung 1 mg/ml (10 ml): daraus 0,1 mg (100 µg) = 0,1 ml mit Mikroliterspritze (siehe Cave weiter unten)
  - ggf. Ropivacain 0,75 % zur periduralen Supplementierung bei CSE

▶ Materialvorbereitung

- 1 peripherer Venenzugang 18 G
- Endotrachealtubus ID 7,0 mm Innendurchmesser für Notfall und ITN
- für CSE: Regionalanästhesie-Set und CSE-Set; sterile Handschuhe, steriler Kittel, steriler Tisch
- für SPA: Spinalset, sterile Handschuhe, steriler Tisch

Monitoring

▶ Basismonitoring und ggf. Monitoring Allgemeinanästhesie

- EKG
- Pulsoxymetrie
- nichtinvasive Blutdruckmessung (oszillotonometrisch)
- Kapnometrie/-grafie
- Monitoring der inspiratorischen O_2-Konzentration
- in- und exspiratorische Messung der Inhalationsanästhetikakonzentration
- Volumetrie der Atemgase
- Atemwegsdruck mit Diskonnektionsalarm
- nach Anlage der SPA/PDA minütliche Blutdrucküberwachung bis zur Geburt des Kindes, danach 5-minütliche Messung bei stabilen Blutdruckwerten

Narkoseeinleitung

- Patientenidentifikation, OP-Checkliste prüfen
- Anschluss des Monitorings
- periphervenöser Zugang
- Infusionsbeginn: Kohydratation von 1000 ml Kristalloid während Anlage Regionalanästhesie
- steriles Arbeiten mit Haube, Mundschutz, sterilem Kittel und sterilen Handschuhen

Kombinierte Spinal- und Epiduralanästhesie (CSE)

- Punktionshöhe L 3/4, oder L 4/5; medianer Zugang
- Hautinfiltration mit Lidocain 1 %
- intrathekal: 1,8 ml Bupivacain 0,5 % hyperbar + Sufentanil 5 µg + Morphin 0,1 mg (ggf. Bupivacaindosisanpassung (+ /- 0,2 ml) bei sehr großen oder kleinen Patientinnen
- nach Injektion der spinalen Medikamente Einführen des PDK (3–5 cm in den Epiduralraum) und zügig Verband anlegen
- Patientin danach sofort in Rückenlage und 15° Linksseitenlage bringen
- RR-Messung minütlich bis zur Geburt des Kindes
- Austestung der Blockade mittels Kältereiz oder Pin-Prick
- Blockade bis Th 4; Freigabe nach 5–15 min bei adäquatem Analgesieniveau
- bei unzureichender Ausbreitung der Blockade fraktionierte Supplementierung (nach negativem Aspirationstest!) mit Ropivacain 0,75 % über den einliegenden PDK

PDA – falls ein geburtshilflicher PDK schon liegt

- Austesten des noch vorhandenen Blocks
- nach negativer Aspiration „Hochspritzen" der PDA mit 10–20 ml 0,75 % Ropivacain
- Dosisreduktion je nach Höhe des noch vorhandenen Blocks und Größe der Patientin
- ggf. Zusatz von 10 µg Sufentanil
- Austestung der Blockade mittels Pin-Prick oder Kältereiz
- Blockade bis Th 4
- Freigabe bei adäquatem Analgesieniveau

SPA

- Punktion auf dem OP-Tisch
- Punktionshöhe L 3/4, ggf. L 2/3 oder L 4/5
- Hautinfiltration mit Lidocain 1 %
- intrathekal: 1,8 ml Bupivacain 0,5 % hyperbar + Sufentanil 5 µg + Morphin 0,1 mg (ggf. Bupivacaindosisanpas-

sung (+/- 0,2 ml) bei sehr großen oder kleinen Patientinnen
- RR-Messung minütlich
- Patientin danach sofort in Rückenlage bringen; OP-Tisch 15° nach links kippen + Trendelenburg-Lagerung je nach Blockausbreitung
- Austestung der Blockade mittels Kältereiz oder Pin-Prick
- Blockade bis Th 4 erforderlich, Freigabe bei adäquatem Analgesieniveau
- bei Hypotonie: 100 µg Phenylephrin i. v. oder ggf. Theodrenalin-Cafedrin 2 ml repetitiv titrieren; bei bekannter Spinalanästhesie-induzierter Hypotonieneigung ist ggf. die Gabe von Noradrenalin notwendig; zur Prävention einer spinalanästhesieinduzierten Hypotonie sollte ein kristalloides „Coloading" von 1000 ml kristalliner Infusionslösung über Druckmanschette während der Anlage der SPA/CSE verabreicht werden

Allgemeinanästhesie (bei Kontraindikationen oder Versagen der Regionalanästhesie)

- Gabe von Famotidin 20 mg am Vorabend und am Morgen der OP, Natrium-Zitrat 0,3 molar 30 ml p. o. präoperativ
- Vorgehen siehe SOP Notfall-Sectio

Lagerung

- Anlage des PDK/SPA in sitzender Position oder in Seitenlage
- nach Anlage Links-Seitenlage (15°) bis zur Fixierung der Blockade
- für elektive Sectiones: Rückenlage auf dem OP-Tisch bzw. Steinschnitt; OP-Tisch 15° nach links kippen; bei SPA mit hyperbarem Bupivacain: + Trendelenburg-Lagerung je nach Blockausbreitung
- Patientin muss gut fixiert sein!

Narkoseführung

- ITN: Im Unterschied zur Notfall-Sectio in ITN wird bei der elektiven Sectio in ITN die Narkose erst eingeleitet, wenn der Situs abgewaschen und abgedeckt ist und das OP-Team am Tisch bereit steht. Ansonsten gilt der Ablauf der SOP Notfall-Sectio.
- Regionalverfahren:
  - steter verbaler Kontakt mit der Patientin hilft, unerwünschte Nebenwirkungen der Spinalanästhesie frühzeitig zu erkennen
  - bei Hypotonie (RR_{syst} < 100 mmHg) oder RR_{syst}-Abfall um mehr als 20 % des Ausgangswertes: Injektion von 100 µg/1 ml Phenylephrin bzw. Theodrenalin-Cafedrin 2 ml repetitiv und deutliche Linksseitenlagerung der Patientin
- perioperative Antibiotikaprophylaxe
- nach Abnabelung des Kindes: Gabe von 3 IE Oxytocin i. v. (n. Rücksprache mit Geburtsmedizin)
  - Start der vorbereiteten 20 IE Oxytocin/500 ml Vollelektrolytlösung mit 63 ml/h *oder*
  - Start der vorbereiteten 9 IE Oxytocin/500 ml Vollelektrolytlösung mit 150–200 ml/h
- bei Übelkeit: nach Abnabelung des Kindes 10 mg Metoclopramid oder 4 mg Ondansetron i. v. (siehe PONV-SOP)
- bei Shivering: nach Abnabelung des Kindes Clonidin 75–150 µg i. v. → **Cave:** Hypotonie (siehe Shivering-SOP)

Praxis

Zu beachten

- Demaskierung eines Volumenmangels; die plazentare Perfusion ist vom systolischen Blutdruck abhängig (RR_{syst} > 100 mmHg), bei hypertensiven Schwangerschaftserkrankungen nicht mehr als 20 % RR-Abfall vom Ausgangswert tolerieren.
- Längere mütterliche Hypotonien können aufgrund der fehlenden Autoregulation des Uterus mit einer fetalen Hypoxie/Azidose einhergehen.
- Auf eine zusätzliche Gabe von Opioiden zur periduralen/intrathekalen Opioidgabe sollte innerhalb der ersten 24 h nach Sectio möglichst verzichtet werden (siehe Algorithmus Schmerztherapie nach Sectio).
- Bei der intrathekalen Gabe von Opioiden zur SPA/CSE sollte die Dosis von 100 µg Morphin + 5 µg Sufentanil nicht überschritten werden, da für höhere Dosierungen maternale Atemdepressionen mit einer Latenz von 3–6 h auftreten können. Alle Patientinnen nach Sectio erhalten bei Verlegung auf die Wochenbettstation einen geburtsmedizinischen Überwachungsbogen und eine entsprechende Verlaufskontrolle der Vitalparameter für 24 h (SOP Geburtsmedizin).
- SPA/CSE: Bei der Mischung der intrathekalen Injektionslösung aus hyperbaren Bupivacain/Sufenta/Morphin sind folgende Punkte zu beachten:
  - Herstellung der Mischung unter sterilen Bedingungen durch Anästhesist unmittelbar vor Injektion
  - Verwendung einer Mikroliter-Spritze zur genauen Dosierung (siehe oben) des Morphins aus Morphin-Stammlösung, Herstellung Stammlösung 1 mg/ml (10 mg Morphin auf 10 NaCl) durch Anästhesiepflegekraft unter Aufsicht Anästhesist („4-Augen-Prinzip").

Postoperatives Management

Allgemein

- Überwachung für mindestens 2 h
- Kontrolle der Blutverluste; Hb-Kontrolle postoperativ
- Überprüfung des Fundusstandes obliegt der Klinik für Geburtsmedizin; ist aber bei Übernahme zu dokumentieren (Höhe und Kontraktionszustand des Uterus)
- Infusion von kristalloiden Lösungen mit 100 ml/h bis zur Verlegung auf die Normalstation
- Weiterführung der im OP begonnenen Oxytocinfusion nach Anordnung Geburtsmedizin
- Weiterführung der Antibiotikatherapie in der Regel nur bei ungewaschener Sectio oder vorzeitigem Blasensprung und Verdacht auf ein Amnioninfektionssyndrom (AIS)
- nach Freigabe durch Kinderärzte/Neonatologen wird das Kind von der zuständigen Hebamme in den AWR gebracht und ggf. angelegt

Schmerztherapie

► **Sectio in PDA**

- vor Verlegung der Patientin aus dem OP werden 3 mg Morphin in 10 ml NaCl 0,9 % epidural appliziert; vor dieser Gabe ist eine spinale Katheterlage auszuschließen (negative Aspiration)
- zur Prophylaxe von Übelkeit/Erbrechen nach der Morphingabe können 4 mg Ondansetron oder 10 mg Metoclopramid injiziert werden

Nach ITN oder als adjuvante Schmerztherapie: s. SOP Schmerztherapie in der Geburtsmedizin: ggf. i. v. Gabe von Piritramid, 1 g Paracetamol, ggf. Ibuprofen 600 mg.

Für die weitere Schmerztherapie ist die Wochenbettstation verantwortlich, der/die Geburtshelfer*in unterzeichnet die Bedarfsmedikation für die Station auf der Rückseite des Sectioüberwachungsbogen (s. SOP Schmerztherapie in der Geburtsmedizin).

Aufklärung über das Verhalten bei Kopfschmerzen oder neurologischen Defiziten. Die Kurve für die Sectioüberwachung wird auf der Wochenbettstation in den ersten 24 h weitergeführt.

Dokumentation

Die postoperativen Visiten werden in der Patientenkurve dokumentiert. CSE: Nach Entfernung PDK wird die Patientin innerhalb von 24 h (am 1. postoperativen Tag) visitiert.

Die pH- und Apgar-Werte der Kinder werden durch die Hebamme/Geburtsmedizin dokumentiert.

SOP „Kaisergeburt“

Bei Sectio mit direktem Bonding des Kindes ohne vorherige Visitation des Kindes durch Geburtsmedizin oder Neonatologie gilt die SOP „Kaisergeburt“ der Geburtsmedizin in Abstimmung mit der Anästhesie. Folgend die anästhesierelevanten Punkte der geburtsmedizinischen SOP „Kaisergeburt“.

► **Einschlusskriterien.** Keine Erweiterung der konventionellen geburtsmedizinischen Indikationen zur primären oder sekundären SC ungeachtet der SSW. Präoperative Aufklärung über Methode des Prozedere der Kaisergeburt bei der Geburtsplanung und Sectioindikation.

► **Ausschlusskriterien.** Ablehnung durch Schwangere/Eltern, unübersichtlicher OP-Situs, zu erwartender vermehrter Blutverlust oder schwierige Kindsentwicklung, ITN, relativ bei Notsectio in PDA nach Verlauf.

► **Ablauf**

- Einholen des abschließenden Einverständnisses der Eltern während des „team timeouts“
- Eröffnen des Abdomens unter Sichtschutz
- Herablassen des Sichtschutzes durch Anästhesieteam
- Wegdrehen des Lichtkegels der OP-Lampe durch OP-Assistenz
- Abwarten nach Hervorheben des Kopfes, langsames Hervorheben des Thorax zur Kompression des Oberkörpers und zum Austreten von FW aus Oro/Nasopharynx
- Durchtrennen der Nabelschnur durch den Vater bzw. Begleitperson (auf Wunsch)
- Einschätzung der Adaptation des Neugeborenen durch Operateur*innen:
  - Adaptation regelrecht: Übergabe des Neonaten an die Hebamme zum weiteren Bonding in Rücksprache mit der Anästhesie
  - Adaptation nicht regelrecht: Übergabe des Neugeborenen an Neonatologie
- Auflegen des Kindes auf den mütterlichen Oberkörper (Haut auf Haut) und Zudecken mit warmem Tuch in Abhängigkeit von HF und Atmung bis OP-Ende
- Anbringen des Sichtschutzes durch Anästhesieteam
- Anbringen einer **Pulsoxymetrie** an die rechte Hand des Neonaten durch Anästhesieteam
- Vergabe des APGAR-Scores durch die Hebamme:
  - wenn APGAR-Scores ≥ 7/8/9, S_pO_2 ≥ 70/80/90 % (mit 1, 5 und 10 min) und HF > 100/min Verbleib des Kindes bei der Mutter unter kontinuierlicher Pulsoxymetriekontrolle, Dokumentation durch Anästhesie (separater neonataler Monitor für OP-Team und Anästhesie sichtbar)

- beim Unterschreiten der Werte Übergabe des Kindes an die Neonatologie
- das Kind verbleibt möglichst bis zum Ende der OP bei den Eltern
- Entgegennehmen der Plazenta und PH-Messung durch die Hebamme
- in Abwesenheit der Hebamme zur PH-Messung bzw. Abnahme der Plazenta sollte eine zweite Hebamme oder das ärztliche Personal die Überwachung des Kindes gewährleisten

10.1.5 Notfall-Sectio, Cito-Sectio

L. Hagemann, L. Kaufner, P. Niggemann

Prämedikation

- Anamnese aufgrund der zeitlichen Limitation auf die wichtigsten Dinge beschränken: Allergien, Intubationsschwierigkeiten, Disposition zur malignen Hyperthermie
- Aspirationsprophylaxe: 30 ml Natrium-Zitrat 0,3 molar p. o.

Blut- und Transfusionsbedarf

Bereitstellung von 2–4 EK im Vorfeld nur bei bestimmten Indikationen, wie Placenta praevia, Plazenta acreta/increta, Myom-Voroperationen, Atonie in der Vorgeschichte und Mehrlingsschwangerschaften mit Verdacht auf ein erhöhtes Blutungsrisiko.

Besonderheiten

Merke M!

Eine Notfall-/Cito-Sectio muss innerhalb kürzestmöglicher Zeit durchgeführt werden Den Ablauf fasst ▸ Abb. 10.1 zusammen.

Vom Zeitpunkt der Sectio-Entscheidung bis zur Geburt des Kindes (E-E-Zeit Perinatalzentrum) sollen nicht mehr als 20 min vergehen. Gegebenenfalls muss eine sogenannte „ungewaschene" Sectio caesarea durchgeführt werden, d. h. weder das OP-Gebiet wird desinfiziert noch das OP-Team hat die Zeit zur Händedesinfektion. Deshalb perioperative Antibiotikatherapie mit Cefuroxim/Metronidazol.

Die Sectio-Indikation (z. B. fetale Bradykardie) sowie die wichtigsten anamnestischen Besonderheiten (Gemini etc.) sollten seitens der Geburtsmedizin einmalig an alle Teammitglieder weitergegeben werden. Erfolgt dies nicht, sollte es seitens des Anästhesieteams für alle Teammitglieder eingefordert werden.

Trotz der Eile sollte der Patientin das Vorgehen erklärt werden; immer Kontakt mit der in dieser Situation sicher verängstigten Patientin halten.

PDMS-Notfalldokument anlegen.

Abweichungen nach klinischer Relevanz/ Häufigkeit

► **Erschwerter Atemweg**

- Prävention: Anamnese trotz Notfallindikation. „Difficult-Airway"-Wagen (▸ Abb. 10.2) direkt neben Narkosegerät inkl. Videolaryngoskop und Einmalbronchoskop (s. Algorithmus „Schwieriger Atemweg"; ▸ Abb. 10.3).
- Behandlung: Bei fehlgeschlagenem initialen Intubationsversuch (konventionell oder per Videolaryngoskop) Info an Bereichsaufsicht: Ruhe bewahren, Maskenbeatmung oder Platzierung einer Larynxmaske und OP-Freigabe bei regelrechter Ventilation. Nach Abnabelung des Kindes wird das Atemwegsrisiko in Absprache mit Bereichsaufsicht erneut evaluiert, ggf. erneuter Intubationsversuch in RS mit OP-Team. Wenn trotz LMA keine suffiziente Ventilation möglich: weiter mit Algorithmus Diffcult Airway. Keine OP-Freigabe ohne gesicherte maternale Oxygenierung.

► **Begleitende postpartale Blutung (PPH) oder maternale Notfallsituation:**

- Neben den kindlichen Notsectio-Indikationen kann es in seltenen Fällen auch zu maternalen Notsectio-Indikationen kommen (PPH, Fruchtwasserembolie, Uterusruptur, Plazentalösung etc.).
- Prävention: rechtzeitige Information Bereichsaufsicht/ Anästhesiepflege, ggf. unmittelbarer Anforderung von Notfall EK + FFP vor Narkoseeinleitung.
- Behandlung: Die begleitende PPH unter der Notsectio ist die häufigste maternale Notfallsituation. Behandlung folgt dem Algorithmus PPH. Bei Verdacht auf eine Fruchtwasserembolie muss neben der pulmonalen Symptomatik mit einer schweren Kreislaufreaktion im Sinne eines allergischen Schocks, einer disseminierten intravasalen Koagulopathie bzw. mit einer ausgeprägten Verbrauchskoagulopathie mit schwerer PPH sowie einem Rechtsherzversagen gerechnet werden. Information an Bereichsaufsicht, ggf. TEE, NO-Therapie.

I

TEAM:

Geburtsmedizin: Operateur:in I (OP I): Oberärztin/Oberarzt/Operateur:in II (OP II): Assistenzärztin/Assistenzarzt
Verantwortliche Hebamme I (HB I)/Hebamme II (HB II)
OP-Funktionsdienst: Instrumentierende Person (IN)/Springer:in (SP)
Anästhesie: Anästhesist:in (AN)/Anästhesie-Pflege (AN-P)
Neonatologie: Neonatologin/Neonatologe (NEO)/Neonatologie-Pflege (NEO-P)

Alarm:

Not-Sectio Indikation (Operateur:in II) → Alarm auslösen (Hebamme I) → Info Patientin (Operateur:in II) → Transport Vorbereitung Patientin (Hebamme I) → Angehörigen-Info (Hebamme II) → Wegweisung TEAM im Kreißsaal (KS) (Hebamme II

*Info an alle:
„Gewaschen/Ungewaschen"; Mehrlingsschwangerschaft; aktuelle Sectio-Indikation, maternale + kindliche Besonderheiten

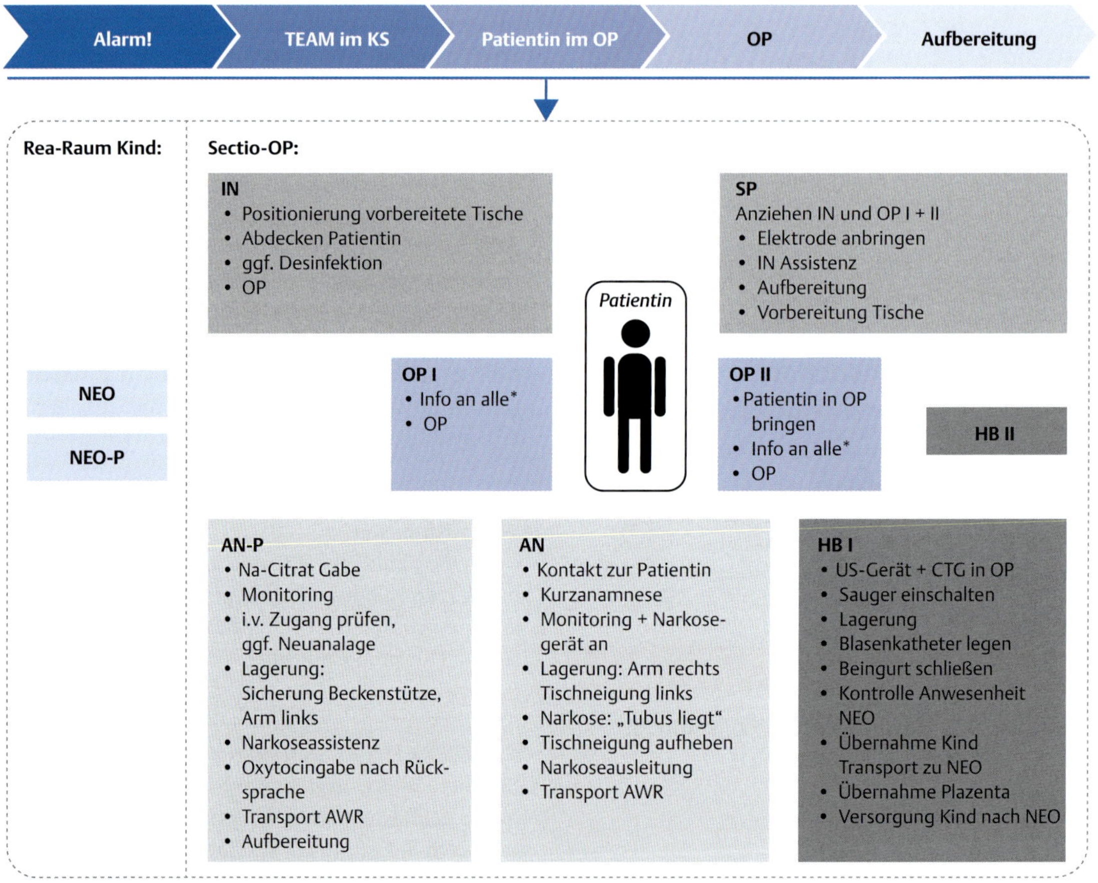

Abb. 10.1 Ablauf Not-Sectio.

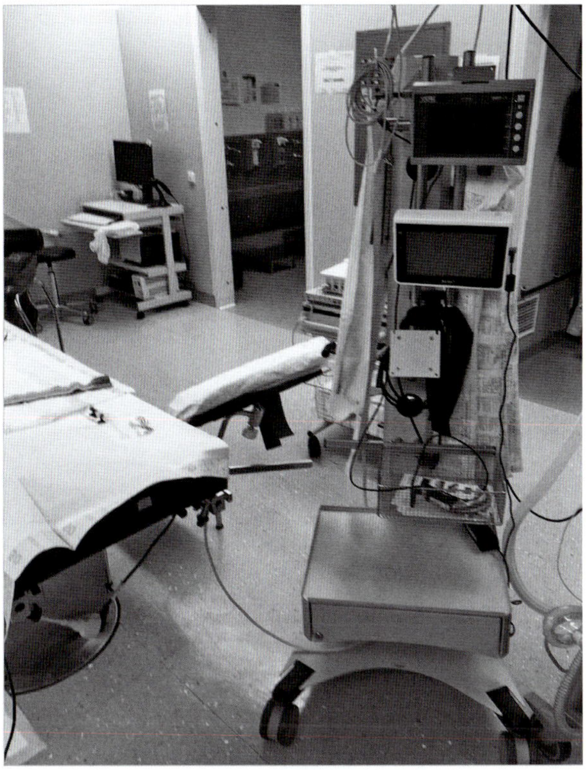

Abb. 10.2 „Airway-Management"-Wagen.

Checkliste – Vorbereitungen im OP

► **Atemwege**
- Magill

► **Anästhesieverfahren**
- balancierte Anästhesie

► **Zugänge**
- 1 × periphervenöser Zugang 18 G

► **Medikamente und Volumen**
- Infusion
  - Vollelektrolytlösung
- Medikamente
  - Propofol 200 mg/20 ml
  - Thiopental 500 mg/20 ml
  - Succinylcholin 100 mg/5 ml
  - Desfluran-/Sevofluran-Vapor
  - Piritramid 15 mg/10 ml
  - Fentanyl 0,5 mg/10 ml
  - Cafedrin/Theodrenalin 1 Amp/10 ml
  - Phenylephrin 0,1 mg/ml
  - Oxytocin 3 IE/10 ml
  - Oxytocin-Tropf: 20 IE Oxytocin/500 ml Vollelektrolytlösung oder 9 IE Oxytocin/500 ml Vollelektrolytlösung
  - Cefuroxim 1,5 g i. v.

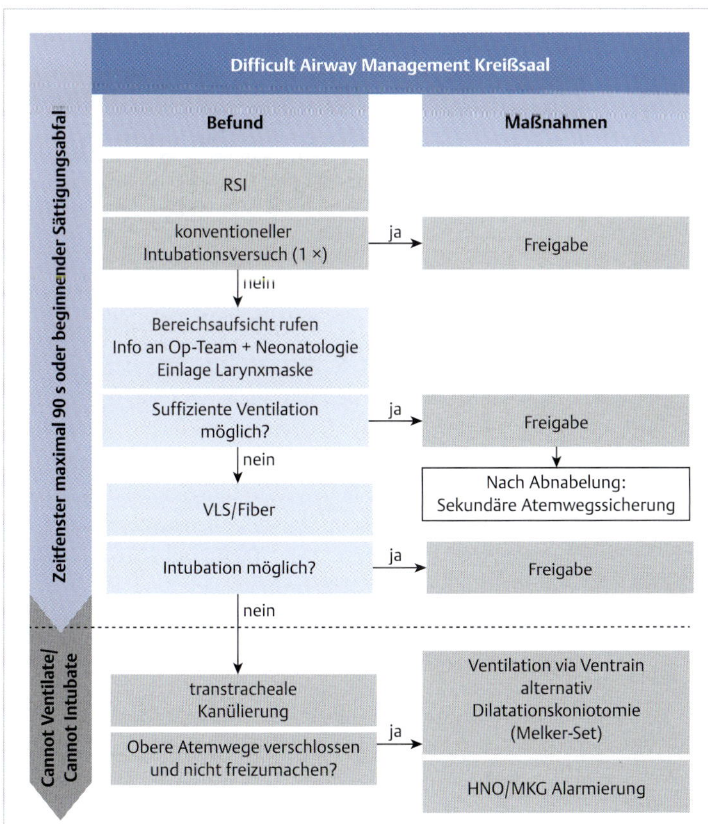

Abb. 10.3 Algorithmus schwieriger Atemweg im Kreißsaal.

10

► **Materialvorbereitung**
- 1 peripherer Venenzugang 18 G
- Endotrachealtubus (Magill) ID 7,0 (–7,5) mm Innendurchmesser
- großlumiger Absaugkatheter

Monitoring

► **Basismonitoring und ggf. Monitoring Allgemeinanästhesie:**
- EKG
- Pulsoxymetrie
- nichtinvasive Blutdruckmessung (oszillotonometrisch)
- Kapnometrie/-grafie
- Monitoring der inspiratorischen O_2-Konzentration
- in- und exspiratorische Messung der Inhalationsanästhetikakonzentration
- Volumetrie der Atemgase
- Atemwegsdruck mit Diskonnektionsalarm

Narkoseeinleitung

- Patientenidentifikation
- Gabe von Natrium-Zitrat 0,3 molar (30 ml p. o.)
- Anschluss des Monitorings
- periphervenöser Zugang
- Infusionsbeginn
- Präoxygenierung

Soll die Notsectio „ungewaschen" durchgeführt werden (Info durch Geburtsmedizin), wird mit der sofortigen Narkoseeinleitung begonnen. Verbleibt trotz Notsectio-Alarm noch Zeit zum Einwaschen des OP-Teams („gewaschene Notsectio" – Info durch Geburtsmedizin), erfolgt die Narkoseeinleitung erst nach Lagerung und Abwaschen der Schwangeren und erst, wenn das OP-Team schnittbereit am OP-Tisch steht.
- Rapid Sequence Induction
- Thiopental 4–5 mg/kgKG
- Succinylcholin 1–1,5 mg/kgKG
- nach ca. 45–60 s Intubation
- Auskultation/Kapnografie: bei richtiger Tubuslage Freigabe
- sofort nach der Intubation Signal an die Geburtshelfer zum Operationsbeginn geben

Fehlgeschlagene Intubation

- Ruhe bewahren
- Maskenbeatmung
- OP-Freigabe
- Hilfe holen lassen!
- ggf. Larynxmaske platzieren
- weitere Intubationsversuche/Manipulationen und damit evtl. Aspiration oder Hypoxie vermeiden
- nach Abnabelung Narkose vertiefen und in Ruhe einen erneuten Intubationsversuch durchführen
- siehe SOP Schwieriger Atemweg

Lagerung

- Steinschnittlage
- 15° Linksseitenlage (aortocavales Kompressionssyndrom)
- die Arme sind beidseits ausgelagert

Narkoseführung

Vor der Entbindung

- Aufrechterhaltung der Narkose Sevofluran (0,5–1,0 Vol. %), bei Bedarf Thiopental in 50 mg-Dosen repetitieren
- keine Opioidgabe vor dem Abnabeln! (fetale Atemdepression)
- bei Hypotonie (RR_{syst} < 100 mmHg): Injektion von Phenylephrin/Cafedrin/Theodrenalin oder Volumengabe
- 15° Linksseitenlagerung der Patientin
- Beatmung: $etCO_2$ 30–32 mmHg (schwangerschaftsphysiologische Hyperventilation)
- eine Relaxierung mit nicht-depolarisierenden Muskelrelaxanzien wird nicht routinemäßig durchgeführt; bei Bedarf haben sie in normaler Dosierung keine relaxierende Wirkung auf den Fetus

Cave

Längere mütterliche Hypotonien gehen aufgrund der fehlenden Autoregulation des Uterus mit einer fetalen Hypoxie/Azidose einher!

Nach der Entbindung

- Balancierte Anästhesie mit Gabe eines Opioids (bspw. Fentanyl 0,3–0,5 mg)
- nach Abnabelung und in Rücksprache mit Geburtsmedizin Gabe von 3 IE Oxytocin und Beginn der Infusion von 20 IE Oxytocin/500 ml Vollelektrolytlösung über 8 h (63 ml/h) bzw. 9 I.E./500 ml mit 150–200 ml/h
- perioperative Antibiotikaprophylaxe

Cave

Bei Konzentrationen über (0,5 MAC), 1 Vol.-% Sevofluran steigt das Risiko von Uterusatonien.

Ausleitung

Extubation nur bei vollständigen Schutzreflexen und wacher, kooperativer Patientin.

Postoperatives Management

- Überwachung im Aufwachraum, bzw. Überwachungszimmer Kreißsaal für mindestens 2 h
- Kontrolle der Blutverluste; Hb-Kontrolle postoperativ
- Überprüfung des Fundusstandes obliegt der Klinik für Geburtsmedizin; ist aber bei Übernahme zu dokumentieren (Höhe und Kontraktionszustand des Uterus)
- Infusion von kristalloiden Lösungen mit 100 ml/h
- Weiterführung der im OP begonnenen, kontinuierlichen Oxytocingabe nach Anordnung Geburtsmedizin
- ggf. Weiterführung der Antibiotikatherapie
- nach Freigabe durch die Neonatologie wird das Kind von der zuständigen Hebamme in den AWR gebracht und ggf. angelegt; eine Begleitperson ist im AWR zugelassen
- Thromboseprophylaxe: Patientinnen nach Kaiserschnitt haben ein erhöhtes Thromboserisiko; daher erhalten sie 4 h nach Entfernen des PDK eine NMH-Gabe in prophylaktischer Dosierung
- postoperative Schmerztherapie nach SOP Schmerztherapie in der Geburtsmedizin.

Postoperatives Management nach Sectio mit nicht lebensfähigem Kind

Wird eine Frau von einem verstorbenen Kind entbunden oder stirbt das Kind unter der Entbindung, so wird sie, auch nach einer Sectio, in einem geeigneten Kreißsaalraum und nicht im AWR überwacht. Falls gewünscht kann sich die Familie im geeigneten Rahmen von ihrem Kind verabschieden.

10.1.6 Peri- und postpartale Blutungen

L. Hagemann, L. Kaufner, P. Niggemann

Prämedikation

Merke M!

Notfalleingriff, nur allernötigste Informationen über Patientin einholen, kein Zeitverzug!

► **Anamnese.** Kardiopulmonale Vorerkrankungen, Allergien, frühere Narkosen oder Transfusionen o. Ä. erfragen. Rücksprache OP-Team bzgl. des geschätzten Blutverlustes. Beruhigend auf Patientin eingehen!

► **Aufklärung.** Regionalanästhesie bei bereits liegendem PDK kann bei hämodynamisch stabiler Patientin fortgeführt werden („hochspritzen“ mit 10–20 ml Ropivacain 0,75 %), ansonsten kommt nur die ITN (s. Notfall-Sectio) infrage.

► **Aspirationsprophylaxe.** 30 ml Natrium-Zitrat 0,3 molar p. o.; ggf. 10 mg Metoclopramid i. v.

Blut- und Transfusionsbedarf

Siehe ► Abb. 10.4.

Besonderheiten

Maßgeblich für die Behandlung der PPH sind die aktuellen AWMF S2k-Leitlinien sowie der unten stehende auf die aktuellen Leitlinien abgestimmte Behandlungsalgorithmus für den Kreißsaal.

Peri- und postpartale Blutungen tragen wesentlich zur maternalen Morbidität und Mortalität bei. Häufigste Ursachen sind die Uterusatonie, vaginale und zervikale Blutungen sowie eine retinierte Plazenta als starke Blutungsquelle. Auftreten einer Uterusruptur ca. 1:3 000, einer Plazenta praevia 1:50–1:300, einer Abruptio placentae ca. in 1,3 % aller Geburten.

Bei hämodynamisch instabiler Patientin sofortige ITN (s. Notfall-Sectio). Hilfe holen, ggf. 2. Pflegekraft anfordern. Aufgabenverteilung festlegen.

Mindestens 2 großlumige periphere Zugänge schaffen, Kreuzblut, BB und Gerinnung abnehmen, Massivtransfusionswärmegerät, ggf. arterielle Kanüle

Abweichungen nach klinischer Relevanz/ Häufigkeit

► **Verdacht auf Verlust- und/oder Verbrauchskoagulopathie trotz Therapie nach Algorithmus**

- Prävention: POCT/Rotationsthrombelastometrie (ROTEM): Dient der funktionellen Beurteilung der Gerinnung in Abhängigkeit der Gerinnungsfaktoren, v. a. Fibrinogen, der Thrombozyten sowie der Beurteilung der Hyperfibrinolyse. In der PPH erfolgt die Therapie primär entsprechend dem Algorithmus und nicht nach POCT/ROTEM-Befund.
- Behandlung/Alternativen: Nach Initialtherapie mit TXA kann zur Beurteilung der Fibrinogen-Gabe, in Anbetracht des maternal hochregulierten präpartalen Fibrinogen. auf Werte von 4–5 g/l (siehe SOP präpartale Gerinnungsdiagnostik), ein ROTEM-Befund erhoben werden und ggf. die frühzeitige Gabe von 1–2 g Thrombozytenkonzentraten, Gerinnungsfaktoren (PPSB o. Ä.) und Fibrinogen bzw. Tranexamsäure (TXA) nach RS Bereichsaufsicht veranlasst werden. Ein ROTEM-Befund

Blutverlust	500–1000 ml	1000–1500 ml	> 1500 ml	
medikamentöse Behandlung	• Oxytocin: 3–5 iE Bolus (langsam i.v. oder KI) kont.: z.B. 20E/500ml: 100 ml/h • ggf. Misoprostol: Cytotec 800µg rektal • TXA: 1-2 g Bolus i.v. • Volumenersatz • Sulproston: Naldor: 500µg/500ml: 100 ml/h (VORHER: Oxytocin Stopp!) • Antibiotikagabe	ggf. FFP (lyophilisiertes FFP) und EK Ca2+ - Substitution Volumen-/Katecholamintherapie	• FFP (30 ml/kg KG) und EK und/oder • 2–4 g Fibrinogen • ggf. PPSB: 20–25 IE/kg • ggf. TK notwendig • Ca2+ - Substitution • **CAVE:** Hyperkaliämie bei Transfusion • **In Absprache mit dem Operateur: ggf. Faktor XIII nach Plasmakonzentration:** Fibrogammin: 15-20 IE/kg • **Individueller Heilversuch mit rekomb. Faktor VIIa 90 µg/kg möglich** ggf. einmalig wiederholen	**Ziel: Optimierung der Gerinnung:** • Quick > 50% • PTT < 50 sek. • Thr. 50–100 /nl • Ca-ion > 0,9 mmol/l • pH > 7,2 • Hb: 7–9 g/dl (4,3–5,5 mmol/l) bzw. Hkt > 30% • Fbg. > 2 g/l (200mg/dl)
geburtsmedizinische Maßnahmen	• Uterustonus tasten • Uteruskompression • Ultraschallkontrolle • manuelle Nachtastung bei Plazentaretention • lokale Blutstillung bei Verletzungen der Geburtswege	• operative Blutstillung (Uteruskompressionsnähte) • Ballotamponade + ggf. vag. Tamponade • Verschluss der uterinen Gefäßversorgung (intervent. Radiologie/ Embolisation oder Clipping bzw. Ligatur der Aa. uterinae)	• Fortführung operative Blutstillung • Hysterektomie erwägen	• Information Bereichsaufsicht • Rücksprache Gerinnungsdienst • angeborene oder erworbene hämophile Störungen z.B. von Willebrand-S. Typ: ggf. DDAVP 0,3µg/kg/KG (Minirin)
sonstige Maßnahmen	• Anforderung Blutprodukte • Gerinnungsanamnese prüfen	• BGA + 1.Labor: BB, Quick, aPTT, AT, Fbg. • 2x 14–16 G venöser Zugang • zusätzliches Personal • Massentransfusionsgerät • ggf. Intubation • ggf. Cell-Saver • ROTEM/TEG • hämodynamisches Monitoring z.B. arterielle Kanülierung • Wärmemanagement	• 2.Labor: BB, Quick, aPTT, Fbg., D-Dimere, ggf. FXIII-Spiegel • BGA wiederholen • ROTEM/TEG • ggf. ZVK/Shaldon-Katheter • ITS Bett planen	

Abb. 10.4 Therapiealgorithmus postpartale Hämorrhagie (PPH) nach AWMF S2k-Leitlinie.

kann auch zur Therapiekontrolle nach Initialtherapie mit TK, PPSB und Fibrinogen bzw. TXA im Fall der Massivblutung erhoben werden. Material: Zitratröhrchen (blau): Messung bis 4 h nach Abnahme möglich.

► **Blutung bei Plazentaimplantationsstörungen** (Placenta percreta)

• Prävention: Grundsätzlich ist die Nutzung der Maschinellen Autotransfusion (MAT, Cell Saver) auch im Falle der PPH möglich, da mögliche Verunreinigungen mit Fruchtwasser und fetalen Zellbestandteilen im Rahmen der Aufbereitung des Blutes abzentrifugiert werden. Bei elektiver Sectio bei Plazentaimplantationsstörungen (Pl. percreta) kommt die MAT geplant zum Einsatz. Dabei wird vorerst nur die Saugung inkl. heparinhaltiger Spülung vorbereitet und das Blut nach Abgang des Fruchtwassers gesammelt. Im Falle eines Sammelvolumens > 1,0–1,5 l kann die MAT-Aufbereitung vorbereitet

werden und der Waschvorgang und anschl. Retransfusion begonnen werden (bitte VA MAT beachten).
- Behandlung/Alternativen: Für die Retransfusion aus der MAT gelten die gleichen Transfusionstrigger wie für die autologe EK-Transfusion. Formal muss die Retransfusion über einen Leukozytendepletionsfilter erfolgen. Aufgrund des kleinen Filterlumens sowie Fallberichten von Bradykininfreisetzung mit sek. Hypotonien kann bei langsamer Transfusion in einer Nutzen-Risiko-Abwägung auf den Einsatz eines Leukozytendepletionsfilters verzichtet werden.

► **Notfalltransfusion/Gabe von Plasmaderivaten in der PPH**
- Prävention: Subdepot mit 6 AB-Universalplasmen
- Behandlung/Alternativen: Alle im Kreißsaal bestellten Blutprodukten werden durch die Anästhesiepflege entgegengenommen und bei nicht unmittelbarer Transfusion im Subdepot EK/FFP Kühlschrank im Gyn OP gelagert. Eventuell benötigte Gerinnungsfaktoren sind im ITS-Depot erhältlich (Abholung mit Patientenetikett).

Checkliste – Vorbereitungen im OP

► **Atemwege**
- Endotrachealtubus ID 7,0–7,5 mm

► **Anästhesieverfahren**
- PDA (wenn bereits vorhanden) *oder*
- balancierte Anästhesie

► **Zugänge**
- mehrere großlumige Zugänge
- ggf. Arterie
- ggf. ZVK
- DK

► **Medikamente und Volumen**
- Phenylephrin 1 mg/10 ml
- Oxytocin 3 IE/2 ml
- Vollelektrolytlösung
- kolloidale Lösung

PDA
- ggf. kolloidale Lösung
- Norepinephrin 1 mg/50 ml
- Ropivacain 0,75 %

ITN
- Thiopental 500 mg/20 ml
- Succinylcholin 100 mg/5 ml
- Piritramid 15 mg/10 ml
- Fentanyl 0,5 mg/10 ml
- Sevofluran

► **Materialvorbereitung**
- mindestens 2 großlumige peripherer Venenzugänge 16/18 G
- Endotrachealtubus ID 7,0 (–7,5) mm Innendurchmesser

Monitoring

Basismonitoring und ggf. Monitoring Allgemeinanästhesie:
- EKG
- Pulsoxymetrie
- nichtinvasive Blutdruckmessung (oszillotonometrisch)
- Kapnometrie/-grafie
- Monitoring der inspiratorischen O_2-Konzentration
- in- und exspiratorische Messung der Inhalationsanästhetikakonzentration
- Volumetrie der Atemgase
- Atemwegsdruck mit Diskonnektionsalarm
- ggf. invasive Blutdruckmessung, ZVD
- PDA: mindestens 3- bis 5-minütige Blutdrucküberwachung, ggf. arterielle Dauerüberwachung
- EEG-basiertes Neuromonitoring

Narkoseeinleitung

- Gabe von 30 ml Natrium-Zitrat 0,3 molar p. o.
- Anschluss des Monitorings
- peripherv enöser Zugang
- Infusionsbeginn; zügige Infusion von 1000–1500 ml einer Vollelektrolytlösung, dann weiter nach Situation bzw. weiter mit Transfusion, falls Indikation vorhanden

► **Periduralanästhesie**
- falls ein PDK liegt, kann dieser genutzt werden
- Austesten des noch vorhandenen Blocks
- nach negativer Aspiration „hochspritzen" der PDA mit 10 ml Ropivacain 0,75 %; je nach Höhe des noch vorhandenen Blocks und Größe der Patientin Dosisreduktion
- Blockade bis Th 10

► **Allgemeinanästhesie**
- wie bei SOP zur Notfall-Sectio

Lagerung

- Steinschnittlage bzw. Rückenlage
- beide Arme werden ausgelagert

Narkoseführung

- steter verbaler Kontakt mit der Patientin hilft unerwünschte Nebenwirkungen frühzeitig zu erkennen
- O_2-Insufflation über Maske
- Kreislaufüberwachung engmaschig

- bei Hypotonie (RR_{syst} < 100 mmHg): Injektion von Phenylephrin
- der Einsatz von Uterotonika oder Cafedrin/Theodrenalin erfolgt nach Indikationsstellung durch die Geburtsmedizin:
  - Oxytocin 3 IE als Bolus
  - Oxytocininfusion: Oxytocin 9 IE auf 500 ml Vollelektrolytlösung mit einer Laufrate von 150–300 ml/h *oder*
  - Oxytocin 20 IE auf 500 ml Vollelektrolytlösung mit einer Laufrate von 63–100 ml/h
  - weiterhin werden Prostaglandine der E-Gruppe, die als wirksamstes Uterotonikum angesehen werden, wie Sulproston 500 µg auf 500 ml NaCl mit 100 µg/h als Infusion über Infusiomaten verabreichen
- Misoprostol 800–1000 µg rektal, vaginal oder oral. Weiteres Prozedere s. ▶ Abb. 10.4.

Cave

Durch Prostaglandine kann es zu Bronchospasmus, Druckerhöhung im Pulmonalkreislauf und Lungenödem kommen, selten zu Bradykardien und Hypotonien, auch Myokardinfarkte sind beschrieben.

Postoperatives Management

- Überwachung in der Regel 2 h im AWR oder bei Indikation auf der PACU oder ITS
- postoperative Analgesie über liegenden PDK oder PCA-Pumpe

10.1.7 Austastung/Nachtastung bei Plazentaretention

L. Hagemann, L. Kaufner, P. Niggemann, A. Önder

▶ **Dauer.** Austastung 5 min, Nachtastung 10–15 min.

Prämedikation

- Anamnese (Gerinnungsanamnese bei Regionalanästhesien!)
- Aufklärung: Regionalanästhesie ist das Anästhesieverfahren der 1. Wahl!
- Aspirationsprophylaxe bei Intubationsnarkose: 30 ml Natrium-Zitrat 0,3 molar p. o.

Besonderheiten

- Bei liegendem PDK wird dieser „hochgespritzt“.
- Austastung/Nachtastung: Bei Verdacht auf Retention von Plazentaanteilen im Uterus nach spontaner Entbindung wird der Uterus von den Geburtsmediziner*innen nachgetastet.
- Manuelle Plazentalösung: Achtung: hoher Blutverlust bei manueller Plazentalösung möglich!
- Mitunter wird eine Uterusrelaxation seitens der Operateure gewünscht. Bei einer Regionalanästhesie kann die Uterusrelaxation mittels kleiner Mengen von Nitroglycerin erfolgen (50–100 µg; Wirkdauer ca. 1 min (**Cave:** Hypotonien!).
- Volatile Anästhetika führen zu einer Uterusrelaxation; postoperativ kann es zu Uterusatonien kommen!

Checkliste – Vorbereitungen im OP

▶ **Atemwege**
- Endotrachealtubus

▶ **Anästhesieverfahren**
- balancierte Anästhesie *oder*
- Spinalanästhesie bzw. PDA

▶ **Zugänge**
- peripherer Venenkatheter 18 G
- ggf. DK

▶ **Medikamente und Volumen**
- Infusion
  - Vollelektrolytlösung 500–1000 ml
- Medikamente
  - Phenylephrin 1 mg/10 ml
  - Oxytocin 3 IE
- SPA
  - Lidocain 1 % (Infiltrationsanästhesie)
  - Prilocain 2 % hyperbar 2,5 ml
- PDA
  - 10 ml Ropivacain 0,75 %
- ITN
  - Thiopental 500 mg/20 ml
  - Succinylcholin 100 mg/5 ml
  - Piritramid 15 ml/15 ml *oder*
  - Fentanyl 0,1 mg/2 ml
  - Desfluran/Sevofluran

▶ **Materialvorbereitung**
- periphervenöser Zugang (18 G)
- Endotrachealtubus 7,0 (–7,5) mm
- für SPA: Spinalset mit Spinalnadel 25/27 G und sterilen Tisch
- ggf. Blasenkatheter durch Geburtsmedizin

Monitoring

▸ Basismonitoring und Monitoring Allgemeinanästhesie
- EKG
- Pulsoxymetrie
- nichtinvasive Blutdruckmessung (oszillotonometrisch)
- Kapnometrie/-grafie
- Monitoring der inspiratorischen O_2-Konzentration
- in- und exspiratorische Messung der Inhalationsanästhetikakonzentration
- Volumetrie der Atemgase
- Atemwegsdruck mit Diskonnektionsalarm

▸ Regionalanästhesie
- SPA: mindestens 15 min engmaschige Blutdrucküberwachung, danach 5-minütlich
- PDA: mindestens 20 min bzw. bis zur Fixierung der Blockade engmaschige Blutdrucküberwachung, danach ggf. 5-minütlich

Narkoseeinleitung

- Patientenidentifikation, OP-Checkliste prüfen
- Anschluss des Monitorings
- periphervenöser Zugang
- Infusionsbeginn; zügige Infusion von 500–1000 ml bei Spinal- oder Periduralanästhesie

▸ Spinalanästhesie
- Punktionshöhe L 3/4, ggf. L 2/3 oder L 4/5
- Hautinfiltration mit Lidocain 1 %
- Prilocain 2 % hyperbar 50 mg (= 2,5 ml) oder Bupivacain 0,5 % hyperbar
- Patientin danach sofort in Rücken-/Steinschnittlage bringen
- Austestung der Blockade mittels Kältereiz oder Pin-Prick
- Blockade bis Th 10
- bei Hypotonie: 100 µg Phenylephrin iv

▸ Periduralanästhesie
- falls ein PDK liegt, wird dieser genutzt
- Austesten des noch vorhandenen Blocks
- nach negativer Aspiration fraktioniertes „Hochspritzen" der PDA mit 10 ml 0,75 % Ropivacain
- Dosisreduktion je nach Höhe des noch vorhandenen Blocks und Größe der Patientin
- Blockade bis Th 10

▸ Allgemeinanästhesie
- Gabe von 30 ml Na-Zitrat 0,3 molar p. o.
- Vorgehen wie zur Sectio caesarea

Lagerung

- Anlage SPA in sitzender oder liegender Position
- nach Anlage Trendelenburg-Lagerung bis zur Fixierung der Blockade bzw. Ausbreitung bis auf Th 10
- Steinschnittlagerung
- beide Arme werden ausgelagert

Narkoseführung

- Steter verbaler Kontakt mit der Patientin hilft, unerwünschte Nebenwirkungen der Spinalanästhesie frühzeitig zu erkennen
- ggf. O_2-Insufflation über Maske
- engmaschige Kreislaufüberwachung
- bei Hypotonie (RR_{syst} < 100 mmHg): Injektion von 100 µg Phenylephrin i. v.

Postoperatives Management

- Überwachung im AWR
- Verlegung auf Station bei rückläufiger Regionalanästhesie und stabilen Vitalparametern; Dokumentation der sensiblen und motorischen (Bromage-Scale) Blockade.
- eine postoperative Analgesie ist meistens nicht notwendig

10.1.8 Cerclage bei frühzeitigem totaler Muttermundverschluss (FMTV)

L. Hagemann, L. Kaufner, P. Niggemann, A. Önder

▸ Dauer. 20 min.

Prämedikation

- Prämedikation gemäß Standard, sorgfältige Gerinnungsanamnese.
- Regionalanästhesie ist das Narkoseverfahren der Wahl.
- Aspirationsprophylaxe: 30 ml Natrium-Zitrat 0,3 molar p. o. vor Einleitung einer Allgemeinanästhesie

Besonderheiten

Bei einer Insuffizienz des Muttermundes wird die Cervix durch 2 zirkuläre Nähte verschlossen. Am häufigsten erfolgt diese Cerclage zwischen der 22. und 26. SSW. Tritt die Insuffizienz früher auf, erfolgt der MM-Verschluss mittles Laser und Naht (FMTV). Dieser Eingriff erfolgt in der Regel in der 16./17. Woche.

Neben den bekannten Vorteilen der Regionalanästhesie für Schwangere liegt ein weiterer Vorteil der SPA darin, dass die Patientin bei der Ausleitung nicht hustet oder presst. Somit kann zumindest dadurch kein Schaden am OP-Gebiet entstehen.

Checkliste – Vorbereitungen im OP

► **Atemwege**
- Endotrachealtubus ID 7,0–7,5 mm

► **Anästhesieverfahren**
- balancierte Anästhesie *oder*
- Spinalanästhesie

► **Zugänge**
- peripherer Venenkatheter 18 G
- ggf. DK durch Geburtsmedizin

► **Medikamente und Volumen**
- Infusion
  - Vollelektrolytlösung 500–1000 ml
- Medikamente
  - Fentanyl 0,1 mg/2 ml
  - Thiopental 500 mg/20 ml
  - Sevofluran/Desfluran/Isofluran
  - Succinylcholin 100 mg/5 ml
  - Phenylephrin 1 mg/10 ml SpA:
  - Lidocain 1 % zur Hautinfiltration
  - Prilocain 2 % hyperbar 2,5 ml *oder*
  - Bupivacain 0,5 % isobar

► **Materialvorbereitung**
- periphervenöser Zugang (18 G)
- für SPA: Spinalset mit Spinalnadel 25 G/27 G
- Endotrachealtubus 7,0 (–7,5) mm ID
- ggf. Blasenkatheter

Monitoring

► **Basismonitoring und Monitoring Allgemeinanästhesie**
- EKG
- Pulsoxymetrie
- nichtinvasive Blutdruckmessung (oszillotonometrisch)
- Kapnometrie/-grafie
- Monitoring der inspiratorischen O_2-Konzentration
- in- und exspiratorische Messung der Inhalationsanästhetikakonzentration
- Volumetrie der Atemgase
- Atemwegsdruck mit Diskonnektionsalarm

► **Regionalanästhesie**
- SPA: mindestens 15 min engmaschige Blutdrucküberwachung, danach 5-minütlich

Narkoseeinleitung

- Patientenidentifikation, OP-Checkliste prüfen
- Anschluss des Monitorings
- periphervenöser Zugang
- Infusionsbeginn; zügige Infusion von 500–1000 ml zur Spinalanästhesie

► **Spinalanästhesie**
- Punktionshöhe L 3/4, ggf. L 2/3 oder L 4/5
- Hautinfiltration mit Lidocain 1 %
- Prilocain 2 % hyperbar 50 mg (= 2,5 ml) *oder*
- Bupivacain 0,5 % isobar 2,5–2,8 ml
- Austestung der Blockade mittels Kältereiz oder Pin-Prick
- Blockade bis Th 10 ausreichend
- bei Hypotonie: 100 µg Phenylephrin i. v. ggf. repetitiv, **Cave:** Reflexbradykardien

► **Allgemeinanästhesie**
- Vorgehen wie zur Sectio caesarea

Lagerung

- Anlage SPA in sitzender Position
- nach Anlage Links-Seitenlage (15°) sowie Trendelenburg-Lagerung bis zur Fixierung der Blockade

Narkoseführung

- steter verbaler Kontakt mit der Patientin hilft, unerwünschte Nebenwirkungen der Spinalanästhesie frühzeitig zu erkennen
- O_2-Insufflation über Maske
- Kreislaufüberwachung für mindestens 30 min
- bei Hypotonie (RR_{syst} < 100 mmHg): Injektion von Phenylephrin 100 µg/1 ml i. v. und deutliche Linksseitenlagerung der Patientin

Postoperatives Management

- Überwachung im Aufwachraum bzw. im Kreißsaal
- Verlegung auf Station bei rückläufiger Regionalanästhesie (mind. 2 Segmente und sensibles Niveau nicht höher als Th 10) und stabilen Vitalparametern; Dokumentation der sensiblen und motorischen Blockade (Bromage Scale).
- eine postoperative Analgesie ist meistens nicht notwendig

10.1.9 Regionalanästhesie in der Geburtshilfe bei unklarer Thrombozytopenie

L. Hagemann, L. Kaufner, P. Niggemann, A. Önder

Prämedikation

▶ **Hintergrund.** Gelegentlich werden Patientinnen präpartal vorgestellt, die im Laborbefund eine unklare Thrombozytopenie aufweisen, ohne dass ein HELLP-Syndrom vorliegt. Hierbei stellt sich die Frage nach der Möglichkeit eines rückenmarksnahen Regionalanästhesieverfahrens (PDK zur Geburtserleichterung, SPA zur Sectio).

▶ **Prozedere.** Es besteht keine Leitlinienempfehlung.

Obligat ist eine akribische Gerinnungsanamnese (Fragebogen auf der Homepage des Instituts für Transfusionsmedizin der Charité oder bei Pfanner et al. [419]; s. u.). Wenn die Blutungsanamnese im Sinne dieser Fragebögen positiv ist, sollte die Abklärung über die Gerinnungsambulanz erfolgen. Im Notfall ist in Güterabwägung und nach Einzelfall zu entscheiden, im Zweifelsfall sollte eine ITN präferiert werden.

Wenn die Blutungsanamnese unauffällig ist, im Labor die Thrombozytenzahl aber erniedrigt ist (unter 100/nl), unter Berücksichtigung von publizierten Fallserien, resp. Expertenkonsens werden für unsere Klinik folgende Grenzwerte zur Entscheidungsfindung unterstützend herangezogen:

- < 50/nl Thrombozyten: keine rückenmarksnahe Regionalanästhesie
- 50–80/nl Thrombozyten und leerer Blutungsanamnese: SPA nur nach sehr intensiver Güterabwägung und expliziter und schriftlich dokumentierter Aufklärung über das möglicherweise deutlich erhöhte Risiko eines epiduralen Hämatoms. Absolute Kontraindikation für PDA.
- > 80/nl Thrombozyten und leerer Blutungsanamnese: SPA und PDA möglich, explizite Risikoaufklärung über erhöhtes Risiko eines epiduralen Hämatoms

In diesen Fällen ist die Bereichsaufsicht hinzuzuziehen und diese Rücksprache ist auf dem Narkoseprotokoll zu dokumentieren. Bei diesen Patientinnen ist die Gerinnung inkl. Thrombozytenzahl vor Entfernung des Periduralkatheters zu kontrollieren und ggf. anzuheben. Strikt abzugrenzen sind Patientinnen mit HELLP (Hemolysis, Eleveated Liver Enzymes, Low Platelets). Bei Patientinnen mit manifestem HELLP ist ein rückenmarksnahes regionales Verfahren kontraindiziert s. SOP Hypertensive Erkrankungen in der Schwangerschaft.

10.1.10 Hypertensive Erkrankungen in der Schwangerschaft

L. Hagemann, L. Kaufner, P. Niggemann

Definitionen

Wir verweisen auf die S2k-Leitlinie „Hypertensive Schwangerschaftserkrankungen: Diagnostik und Therapie“ von 2019.

▶ **Gestationshypertonie.** Im Verlauf der Schwangerschaft neu auftretende Blutdruckwerte ≥ 140/90 mmHg bei einer zuvor normotensiven Schwangeren ohne zusätzliche Kriterien.

▶ **Präeklampsie.** Jeder (auch vorbestehend) erhöhte Blutdruck ≥ 140/90 mmHg in der Schwangerschaft mit mindestens einer neu auftretenden Organmanifestation, welche keiner anderen Ursache zugeordnet werden kann. Die Organmanifestation bei Präeklampsie lässt sich typischerweise meist an der Niere durch eine Proteinurie ≥ 300 mg/d oder Protein-Kreatinin-Quotient ≥ 30 mg/mmol nachweisen. Bei Fehlen der Proteinurie ist eine Präeklampsie wahrscheinlich, wenn es zusätzlich zur Hypertonie zu neuen Funktionseinschränkungen bzw. pathologischen Befunden folgender typischer Organsysteme kommt: Niere, Leber, respiratorisches System, Plazenta (SGA/IUGR), zentrales Nervensystem.

▶ **Eklampsie.** Im Rahmen einer Schwangerschaft auftretende tonisch-klonische Krampfanfälle (häufig assoziiert mit Präeklampsie), die keiner anderen neurologische Ursache (z. B. Epilepsie) zugeordnet werden können.

▶ **HELLP (Hemolysis, elevated liver enzymes, low platelet count).** Typische in der Schwangerschaft auftretende Laborkonstellation aus Hämolyse, erhöhten Transaminasen und Thrombozytopenie ≤ 100 G/l, häufig assoziiert mit einer Präeklampsie.

Therapie

Erkrankungen dieses Formenkreises werden durch die Kollegen der Geburtsmedizin behandelt. Bei unkontrollierten Blutdruckkrisen, hochdosierter i. v. Blutdrucktherapie und/oder begleitendem Organversagen ist ggf. eine Verlegung auf eine anästhesiologische Intensivstation indiziert. Die konservative symptomatische Therapie besteht in der Gabe von **Antihypertensiva** (zur Vermeidung uteroplazentarer Perfusionsstörungen unter CTG-Kontrolle, Zielwert 160/100 mmHg, in der ersten Stunde maximale Reduktion um 20 % des Ausgangswertes), **Krampf-**

anfallprophylaxe (**Cave:** Muskelschwäche) und ggf. einer Optimierung der **Blutgerinnung**.

Merke **M!**

Die ursächliche Therapie besteht in der Entbindung.

Beginn der antihypertensiven Behandlung bei Blutdruckwerten über 150–160 mmHg systolisch bzw. 100–110 mmHg diastolisch.

Die Rolle der Anästhesie besteht, falls angefordert, in der Hilfe bei der Stabilisierung der Organfunktionen, ggf. der Therapie des Wehenschmerzes und der Anästhesie zum Kaiserschnitt.

Frühzeitig sollte das Anästhesieteam durch die Geburtsmedizin informiert werden, Status und Anamnese erheben und die Aufklärung der Patientin durchführen. Da diese Erkrankungen sehr unterschiedlich verlaufen und die Patientinnen sich ganz akut verschlechtern können, ist eine enge Zusammenarbeit nötig.

Rücksprache mit Geburtsmedizin:

- Schwangerschaftsverlauf
- fetaler Status
- geplantes Vorgehen (konservativ oder operativ)
- Laborkontrollen
- Blutdruckeinstellung
- Kontrolle des Volumenstatus
- ggf. erweitertes Monitoring (DK, art. Katheter, ZVK)
- ITS-Bett
- ggf. Bereitstellung von Blutprodukten

Bei einem geplanten Kaiserschnitt muss die Entscheidung zur Allgemeinanästhesie oder Regionalanästhesie individuell gefällt werden. Eine PDA wird bei ausreichender Thrombozytenzahl möglichst frühzeitig gelegt, weil sie die RR-Einstellung günstig beeinflusst. Eine reine Spinalanästhesie zur Sectio ist bei eingeschränkter Gerinnung zu bevorzugen (geringeres Trauma, keine spätere Katheterentfernung), der Blutdruckabfall kann allerdings bei einer PDA besser gesteuert werden.

► **Laborwerte**

- Nierenfunktion: Kreatinin, Harnstoff, Harnsäure, Albumin, Kreatinin-Clearance
- Leberfunktion: AST, ALT, Bilirubin, LDH
- Blutbild: Hämoglobin, Hämatokrit
- Gerinnungsstatus: Thrombozyten, Quick, PTT, TZ, Fibrinogen, AT III, D-Dimere
- Elektrolyte: Natrium, Kalium, Chlorid, Magnesium
- Gesamteiweiß, Blutzucker, ggf. BGA

► **Medikamente**

- Urapidil-Spritzenpumpe: 2–4 mg/h, Titration nach Blutdruck bis auf 15–20 mg/h
- Magnesiumsulfat MgSO4: Bolus 2–4 g, Spritzenpumpe 1–2 g/h, therapeutischer Spiegel bei Eklampsie 2–3 (–4) mmol/l; **Cave:** Antidot Kalziumglukonat bereithalten (ggf. 10 ml 10 % über 3 min i. v.)
- Nifedipin: 5 mg p. o. Spritzenpumpe: 0,6–1,25 mg/h; max 15–30 mg/d (in Rücksprache Geburtsmedizin)
- Methyldopa: 3 × 500 mg p. o.
- bei Lungenödem/Herzinsuffizienz Gabe von 10–20 mg Furosemid i. v.
- ggf. Metoprolol zur Langzeittherapie durch Geburtsmedizin

Prämedikation Regionalanästhesie

► **Status und Anamnese**

- Status des Kindes, Schwangerschaftsverlauf
- vorbestehendes neurologisches Defizit, allgemeine Gerinnungsanamnese
- speziell:
  - Blutdruck
  - Proteinurie
  - ggf. Nierenfunktion
  - Oberbauchschmerz
  - ggf. Leberfunktion
  - Hämolysezeichen
  - Ödembildung
  - Augenflimmern/Kopfschmerzen

► **Blutgerinnung**

- **Gestationshypertonie, Präeklampsie:** Thrombozytenzahl, Quick, PTT nach Diagnosestellung und im Verlauf
- **Eklampsie:** Notfall, Allgemeinanästhesie
- **HELLP:** Thrombozytenzahl, Quick, PTT nach Diagnosestellung und im Verlauf; Thrombozytenzahl < 2 h bei akuter Verschlechterung

Eine Angabe zur minimalen Thrombozytenzahl bei Anwendung eines rückenmarksnahen Regionalanästhesieverfahrens findet sich in den Empfehlungen der Fachgesellschaften nicht, eine untere Grenze von 100/nl (Details siehe oben) wird in der Literatur diskutiert. Hierbei ist allerdings weniger die absolute Zahl als der Verlauf der Werte entscheidend. Es sollte stets eine sorgfältige Nutzen-Risiko-Analyse erfolgen, da die Thrombozyten auch in den folgenden Stunden noch weiter abfallen können, was zu sekundären Komplikationen führen kann.

► **Dokumentation**

- Indikation
- Information der Geburtsmedizin
- bisherige Therapie

► **Aufklärung, Inhalte**
- Querschnittslähmung
- sensomotorisches Defizit (selten bleibend)
- Sturz
- bei PDA: akzidentelle Duraperforation
- postpunktioneller Kopfschmerz
- Rückenschmerz
- Blutung
- Infektion
- Meningitis
- Hypotonie
- Allergie
- Intoxikation
- Katheterabriss
- Harnverhalt
- Hygrom
- Versagen der Methode
- Wiedervorstellung in der Anästhesie bei Auftreten von Taubheitsgefühl, Lähmung, Kopfschmerz/Rückenschmerzen mit Fieber

Narkoseeinleitung

Die Narkoseeinleitung erfolgt wie in den SOPs zur Anästhesie zur Sectio beschrieben.

Cave

Die uteroplazentare Perfusion ist vom Blutdruck abhängig, deshalb vorsichtige RR-Senkung, strenge RR-Kontrolle und antizipatorische Gabe des Vasokonstriktors Phenylephrin bei Anlage der PDA!

Der systolische Blutdruck sollte bei Narkoseeinleitung nicht mehr als 20 % sinken. Bei mütterlicher Hypertonie reagieren die Kinder bei niedrigeren Blutdruckwerten ggf. mit Bradykardien. Im Falle einer Bradykardie wird die Linksseitenlage akzentuiert und der Blutdruck im Zweifelsfall angehoben.

Bei Einleitung einer Allgemeinanästhesie zur Sectio bei Präeklampsie sind exzessive Blutdruckanstiege zu vermeiden. Zusätzlich zur bestehenden antihypertensiven Therapie sollte der Blutdruck vor der Induktion und Intubation um 20 % gesenkt werden:
- 10–20 mg Urapidil i. v.

Alternativ können nach vorheriger Absprache mit den Abteilungen für Geburtsmedizin und Neonatologie Opioide genutzt werden:
- 0,1–0,2 µg/kgKG/min Remifentanyl unter Blutdruckkontrolle anlaufen lassen, Infusionsstop kurz vor Gabe des Hypnotikums

10.2 Anästhesie in der Gynäkologie

10.2.1 Große abdominelle Operationen bei malignen Tumoren

L. Hagemann, L. Kaufner, P. Niggemann, K. Spatz

► **Dauer.** 3–5 h

Eingriffe

- Laparotomie mit Adnektomie und Lymphadenektomie bei Ovarialkarzinom
- ventrale Eviszeration bei Zervix- oder Ovarialkarzinom („ultraradikale" Operation).

Prämedikation

- Prämedikation nach SOP Präoperative Visite (Kap. 1.1)
- PONV-Score erheben (Kap. 2.21)

Die Patientinnen erhalten am Vortag oder am OP-Tag teilweise eine Harnleiterschienung in Narkose. Der Bogen Präoperative Visite sollte dann für beide Narkosen ausgefüllt werden.

Aufklärung über thorakalen PDK (unter Berücksichtigung der Kontraindikationen), erweitertes hämodynamisches Monitoring, arteriellen Katheter, zentralen Venenkatheter, Überwachung der Narkosetiefe (intraoperatives EEG), TEE ab ASA III, Fremdbluttransfusion, postoperative Behandlung auf der Intensivstation.

Blut- und Transfusionsbedarf

Die Bereitstellung der Blutprodukte sowie die Abnahme des Kreuzblutes erfolgt durch die operative Disziplin.

Besonderheiten

Im Rahmen der Grunderkrankung weisen manche Patientinnen eine Ileussymptomatik oder Aszitesbildung auf, sodass eine RSI durchzuführen ist.

Teilschritte einer Resektion bei einem primären Ovarialkarzinom sind beispielsweise:
- Hysterektomie
- Adnektomie beidseits
- Omentektomie
- Deperitonealisierung parakolisch beidseits
- Lymphadenektomie pelvin beidseits und paraaortal
- evtl. tiefe anteriore Rektumresektion
- evtl. Zwerchfelldeperitonealisierung bzw. -eröffnung
- Im Rahmen der Narkoseeinleitung Prewarming durchführen.

Checkliste – Vorbereitungen im OP

► **Atemwege**
- Endotrachealtubus (Magill) ID 7,0–7,5 mm

► **Anästhesieverfahren**
- TIVA oder balancierte Anästhesie plus
- kontinuierliche Periduralanästhesie

► **Zugänge**
- 2 × peripherer Venenkatheter, 18/14 G
- zentraler Venenkatheter (3 oder 4 Lumen)
- arterieller Katheter ggf. erweitertes hämodynamisches Monitoring mittels Pulskonturanalyse

► **Medikamente und Volumen**
- Infusionen
  - Vollelektrolytlösung
- Medikamente
  - Fentanyl 0,5 mg/10 ml
  - Propofol 200 mg/20 ml oder Thiopental 500 mg/20 ml
  - Propofol 1 % oder 2 % Spritzenpumpe, alternativ Verdampfer für Inhalationsanästhetikum
  - Remifentanil-Spritzenpumpe 1 mg/50 ml oder 5 mg/ 50 ml
  - nichtdepolarisierendes Muskelrelaxans
  - Cafedrin/Theodrenalin 200 mg/10 mg (10 ml)
- PDK
  - Bupivacain 0,5 % isobar 3 ml als Testdosis
  - Spritzenpumpe: Ropivacain 0,2 %, 1 µg/ml Sufentanil

► **Materialvorbereitung**
- 2 periphere Venenzugänge
- Endotrachealtubus (7,5 mm ID)
- PDK
- arterieller Katheter
- ZVK (3 oder 4 Lumen)
- Spülsysteme für Arterie und ZVK
- steriler Tisch
- Magensonde mit Mandrin
- Massivtransfusionswärmegerät
- Temperatursonde
- Relaxometrie
- Augenschutz
- Luftwärmedecke

Monitoring

► **Basismonitoring und Monitoring Allgemeinanästhesie**
- EKG
- Pulsoxymetrie
- nichtinvasive Blutdruckmessung (oszillotonometrisch)
- Kapnometrie/-grafie
- Monitoring der inspiratorischen O_2-Konzentration
- in- und exspiratorische Messung der Inhalationsanästhetikakonzentration
- Volumetrie der Atemgase
- Atemwegsdruck mit Diskonnektionsalarm
- arterielle Druckmessung, ZVD, Diurese, Temperatur
- Relaxometrie

Narkoseeinleitung

- Patientenidentifikation, OP-Checkliste prüfen
- Anschluss des Monitorings inkl. EEG-Elektrode
- periphervenöser Zugang,
- Infusionsbeginn
- perioperative Antibiotikaprophylaxe
- PDK-Anlage thorakal Th 9–Th 12, (Testdosis: 3 ml Bupivacain 0,5 % isobar)

► **Einleitung Allgemeinanästhesie**
- präoxygenieren
- Fentanyl 1–2 µg/kgKG,
- Propofol ca. 2–3 mg/kgKG, alternativ Thiopental 3–5 mg/kgKG
- Cis-Atracurium 0,15 mg/kgKG, alternativ Rocuronium 0,6 mg/kgKG
- Intubation und Auskultation
- Magensonde nasal legen
- TIVA mit Propofol 5–10 mg/kgKG/h starten
- Remifentanil 0,1–0,5 µg/kgKG/min
- Augenschutz
- arterielle Kanülierung der A: radialis der nicht dominanten Hand
- ZVK-Anlage über V. jugularis interna rechts (EKG-kontrolliert)
- Blasenkatheteranlage (erfolgt meist durch Gynäkologie)
- 2. periphervenöser Zugang, 16/14 G
- Anlage einer pharyngealen Temperatursonde
- Luftwärmedecke
- Blutgasanalyse
- Periduralkatheter nach negativer Testdosis und bei stabilen Kreislaufverhältnissen nach der Einleitung und möglichst vor Operationsbeginn mit 8– 10 ml Ropivacain 0,2 %/Sufentanil 1 µg/ml anspritzen
- bei Blutdruckabfall Spritzenpumpe Noradrenalin nach klinischer Einschätzung
- Abruf von Blutprodukten nur nach Bedarf bzw. bei Vorhandensein eines Transfusionstriggers

Lagerung

- Rückenlage
- beide Arme werden auf Gelmatten ausgelagert

Narkoseführung

▶ **Beatmung**

- O_2-Luft-Gemisch
- PEEP ≥ 5 cmH_2O
- F_iO_2: 0,5
- $p_{et}CO_2$: 35–45 mmHg

▶ **Narkoseführung**

- Kombinationsnarkose TIVA und Periduralanalgesie
- Propofol ca. 5–8 mg/kgKG/h, alternativ volatile Anästhetika
- Remifentanyl 0,1–0,5 µg/kgKG/min
- EEG-basiertes Neuromonitoring
- PDK intraoperativ (Ropivacain 0,2 %/Sufentanil 1 µg/ml) 6–10 ml/h
- Nachrelaxation nach Bedarf und Relaxometrie

Cave ⚠

Erhebliche und schnell auftretende Blutverluste sind möglich. Zur Abschätzung des Blutverlustes sind die Saugerinhalte und die Anzahl der Bauchtücher relevant.

Auskühlung der Patientinnen bereits von der Anlage des Periduralkatheters (Prewarming) an verhindern.

▶ **Flüssigkeits- und Volumentherapie.** Intraoperativ sind in Abhängigkeit vom Volumenumsatz BGA-Kontrollen sowie evtl. Blutbild- und Gerinnungskontrollen erforderlich. Transfusion in Abhängigkeit vom Blutverlust und Vorerkrankungen der Patientin.

Bei adäquater Narkosetiefe und Sympathikolyse unter PDA besteht oft schon vor OP-Beginn und trotz Normovolämie ein Vasopressorbedarf. Intraoperative Blutdruckabfälle sind in der Regel durch Volumenverluste bedingt. Hinweise zur Differenzierung von Volumenstatus und Vasodilatation geben

- der Swing der arteriellen Druckkurve bzw. die pulse pressure variation (PPV),
- die Veränderungen des Schlagvolumens und der Schlagvolumenvariabilität mit Hilfe der Pulskonturanalyse.

Postoperatives Management

- Rö-Thorax zur Lagekontrolle des ZVK (falls notwendig)
- Verlegung postoperativ gemäß ICU/IMCU-Kriterien
- bei unkompliziertem Verlauf und ansonsten gesunden Partientinnen kann eine Verlegung über die PACU auf eine periphere Normalstation erwogen werden
- Analgesie mit PDK, Infusion der Standarddosierung für postoperative Katheterperiduralanästhesie mit 6–10 ml/h
- Dokumentation der sensomotorischen Blockade, Anmeldung beim Akutschmerzdienst
- Entfernen der Magensonde nach Rücksprache mit dem OP-Team zum Operationsende
- postoperativer Kostaufbau entsprechend den postoperativen Anweisungen im OP-Protokoll oder in Rücksprache mit dem OP-Team
- vor Verlegung auf die periphere Station arterielle Druckmessung entfernen und Druckverband angelegen; Übergabe der Zeit der Entfernung des Druckverbandes an periphere Station mit entsprechender Dokumentation
- Kontrolle von Elektrolyten, kleinem Blutbild und Gerinnung
- postoperative Anordnungen der operativen Disziplin erfolgen schriftlich in der Patientenkurve
- Verlegung nach Entlassungskriterien

Intensivmedizinische Besonderheiten

In Abhängigkeit vom Ausmaß der Operation ist in den ersten Tagen ein erhöhter Flüssigkeitsumsatz zu beobachten. Nach Deperitonealisierung entwickeln sich oft punktionswürdige Pleuraergüsse.

Bilanzierung der postoperativen Drainagemengen bei präoperativ vorliegendem Aszites, nach Deperitonealisierung und bei pelviner und paraaortaler Lymphadenektomie. Die Abnahme von Bilirubin und Lipase aus den Drainagesekreten ist bei auffälliger Sekretqualität oder auf Wunsch der Gynäkologie indiziert.

Insbesondere nach Splenektomien ist die Gabe von Sandostatin 3 × 100 µg s. c. sowie die Bestimmung von Lipase im Drainagesekret mit dem OP-Team zu besprechen.

10.2.2 Kleine gynäkologische Operationen

L. Kaufner, P. Niggemann, K. Spatz

▶ **Dauer.** Kurze Eingriffe bis zu 1 h.

Eingriffe

- Interruptio bis zur 16. SSW
- Konisation
- diagnostische Hysteroskopie mit fraktionierter Kürettage
- Kondylomoperationen
- Abortkürettage

Prämedikation

- Prämedikation nach SOP präoperative Visite
- PONV-Score erheben (Kap. 2.21)

Einige Eingriffe sind sehr kurz und können in Maskennarkose durchgeführt werden, einige Eingriffe können in Spinalanästhesie durchgeführt werden. Bei ambulanten Eingriffen kann bei entsprechender Aufklärung bezüglich des postoperativen Verhaltens und Sicherstellung der postanästhesiologischen Visite eine Spinalanästhesie mit kurzwirksamen Substanzen durchgeführt werden. SOP Ambulante Operationen (Kap. 1.3) beachten.

Blut- und Transfusionsbedarf

BG, EK, FFP, TK, Eigenblutspende: nicht regelhaft erforderlich.

Checkliste – Vorbereitungen im OP

► **Atemwege**
- LMA
- Maske
- Endotrachealtubus ID 7,0–7,5 mm

► **Anästhesieverfahren**
- Spinalanästhesie
- TIVA
- balancierte Anästhesie

► **Zugänge**
- 1 × peripherer Venenkatheter 18 G

► **Medikamente und Volumen**
- Infusion
  - Vollelektrolytlösung
- Medikamente
  - Alfentanil 1,0 mg/2 ml oder Fentanyl 0,5 mg/10 ml
  - Propofol 200 mg/20 ml, alternativ Thiopental 250 mg/10 ml
  - Propofol-Spritzenpumpe 1 % oder 2 %
  - Mivacurium 20 mg/20 ml
  - alternativ volatiles Anästhetikum
  - Akrinor 2 ml/10 ml oder Etilefrin 10 mg/5 ml
- SPA:
  - Lidocain 1 % zur Hautinfiltration
  - Bupivacain 0,5 % hyperbar oder isobar, alternativ Prilocain 2 % hyperbar

► **Materialvorbereitung**
- 1 peripherer Venenzugang 18 G, LMA 3–5, Maske, Augenschutz
- Spinalanästhesie: Set und steriler Tisch

Monitoring

► **Basismonitoring und Monitoring Allgemeinanästhesie**
- EKG
- Pulsoxymetrie
- nichtinvasive Blutdruckmessung (oszillotonometrisch)
- Kapnometrie/-grafie
- Monitoring der inspiratorischen O_2-Konzentration
- in- und exspiratorische Messung der Inhalationsanästhetikakonzentration
- Volumetrie der Atemgase
- Atemwegsdruck mit Diskonnektionsalarm

Narkoseeinleitung

- Patientenidentifikation, OP-Checkliste prüfen
- Anschluss des Monitorings
- periphervenöser Zugang
- Infusionsbeginn

► **Spinalanästhesie**
- Lokalanästhesie Lidocain 1 %, Punktion L 3/L 4 oder L 4/L 5 nach Standard, Injektion von 3–3,5 ml Bupivacain 0,5 % isobar je nach Körpergröße oder 2,0–2,5 ml Bupivacain 0,5 % hyperbar, alternativ 1,4–2,0 ml Prilocain 2 % hyperbar

► **Larynxmaske**
- Alfentanil 0,5–1,0 mg; oder Fentanyl 1–2 µg/kgKG
- Propofol 2–3 mg/kgKG
- Augenschutz

► **Intubationsnarkose**
- Fentanyl 1–2 µg/kgKG
- Propofol 2–3 mg/kgKG
- Mivacurium 0,1–0,15 mg/kgKG
- Intubation und Auskultation, Tubusfixierung
- Augenschutz

Lagerung

- Steinschnittlagerung
- ein Arm ausgelagert

Narkoseführung

Bei Spinalanästhesie, wenn gewünscht, leichte Sedierung mit Propofol (1–3 mg/kgKG/h) oder mit Midazolam Titration nach Wirkung, Sauerstoffgabe über Nasensonde.

► **Beatmung bei LMA oder ITN**
- PEEP ≥ 5 cmH_2O
- F_iO_2: 0,3–0,4

- $p_{et}CO_2$: 35–45 mmHg
- bei LMA: Übergang zur Spontanatmung möglich

► **Narkoseführung**
- Aufrechterhaltung mit volatilem Anästhetikum oder mit kontinuierlicher Propofolgabe über Spritzenpumpe
- Fentanyl oder Alfentanil nach Bedarf
- Infusion: Vollelektrolytlösung
- frühzeitige Gabe eines Nichtopiodanalgetikums unter Berücksichtigung der Kontraindikationen z. B. 1 g Paracetamol oder 1–2 g Metamizol i. v. als Kurzinfusion
- Extubation auf dem Operationstisch nach Ablagern der Beine und nach Erreichen der Extubationskriterien möglich

Postoperatives Management

- Überwachung und Behandlung im Aufwachraum mit Basismonitoring
- bei der Spinalanästhesie muss eine Regredienz um 2 Segmente nachgewiesen werden, rückläufige sensomotorische Blockade im Aufwachraumprotokoll dokumentieren
- Verlegung nach Anweisung

10.2.3 Laparoskopische Eingriffe in der Gynäkologie

L. Hagemann, L. Kaufner, P. Niggemann, K. Spatz

► **Dauer.** Variabel, je nach Eingriff, z. B. Sterilisatio ca. 10–20 min, bei benignen Ovarialtumoren 1,5–2 h.

Eingriffe

- diagnostische Laparoskopie
- Sterilisation
- benigne Ovarialtumoren
- Myomenukleation

Prämedikation

- Prämedikation nach SOP Präoperative Visite (Kap. 1.1)
- PONV-Score erheben (Kap. 2.21)

Blut- und Transfusionsbedarf

Keine Blutprodukte notwendig.

Besonderheiten

Besonderheiten der Laparoskopie beachten: CO_2-Insufflation in den Bauchraum zur Anlage eines Pneumoperitoneums, hierunter evtl. eingeschränkte Compliance, vermindertes HZV und verstärkte Auskühlung aufgrund des hohen CO_2-Flows, gelegentlich Ausbildung eines Hautemphysems besonders nach Trokarwechsel.

Einige Patienten erhalten bei laparaskopischen Eingriffen in der Urologie und Gynäkologie einen Blaufarbstoff (Indigo Carmine), der intravenös injiziert zeitnah über die Niere ausgeschieden wird und den Urin anfärbt. So kann der Harnleiter visualisiert werden und evtl. aufgetretene Harnleiterlecks können erkannt werden. Da das Absorptionsmaximum der Blaufarbstoffe bei 600–700 nm liegt, ist die normale 2- Wellen-Pulsoximetrie nach Injektion des Farbstoffes häufig nicht mehr in der Lage die S_pO_2 korrekt zu messen. Dies Problem kann auch auftreten, wenn Patentblau subkutan injiziert wurde, z. B. zur Markierung von Lymphknoten. Es wird gelegentlich vom Pulsoximeter ein falsch zu niedriger S_pO_2 gemessen, wie die Bestimmung des arteriellen p_aO_2 mittels BGA zeigt. Eine mäßige Methämoglobinbildung kann gelegentlich auch auftreten, ohne dass es das primäre Problem darstellt. Wesentlich ist die fehlende Unterscheidung zwischen deoxygeniertem Blut und dem Farbstoff. Bei längeren und komplexeren Operationen kann eine arterielle Kanüle indiziert sein, um Blutgasanalysen durchführen zu können.

Checkliste – Vorbereitungen im OP

► **Atemwege**
- Endotrachealtubus ID 7,0–7,5 mm

► **Anästhesieverfahren**
- TIVA
- balancierte Anästhesie

► **Zugänge**
- 2–3 großlumige periphere Kanülen

► **Medikamente und Volumen**
- Infusion
  - Vollelektrolytlösung
- Medikamente
  - Fentanyl 0,5 mg/10 ml
  - Propofol 200 mg/20 ml
  - Thiopental 500 mg/20 ml
  - Cis-Atracurium 20 mg/20 ml, alternativ Rocuronium 50 mg/10 ml, Mivacurium 20 mg/20 ml
  - Propofol-Spritzenpumpe 1 % oder 2 %, alternativ volatiles Anästhetikum
  - Cafedrin/Theodrenalin 200 mg/10 mg (10 ml)

► **Materialvorbereitung**
- 2 periphere Venenzugänge 16/18 G
- Magilltubus ID 7,0–7,5 mm,

- Magensonde mit Mandrin nur bei Bedarf und nach Rücksprache
- Augenschutz

Monitoring

▶ **Basismonitoring und Monitoring Allgemeinanästhesie**
- EKG
- Pulsoxymetrie
- nichtinvasive Blutdruckmessung (oszillotonometrisch)
- Kapnometrie/-grafie
- Monitoring der inspiratorischen O_2-Konzentration
- in- und exspiratorische Messung der Inhalationsanästhetikakonzentration
- Volumetrie der Atemgase
- Atemwegsdruck mit Diskonnektionsalarm
- EEG-basiertes Neuromonitoring

Narkoseeinleitung

- Patientenidentifikation, OP-Checkliste prüfen
- Anschluss des Monitorings
- periphervenöser Zugang
- Infusionsbeginn
- perioperative Antibiotikaprophylaxe, soweit indiziert
- präoxygenieren
- Fentanyl 2–3 µg/kgKG
- Propofol ca. 2–3 mg/kgKG, alternativ: Thiopental 3–5 mg/kgKG
- Cis-Atracurium 0,15–0,2 mg/kgKG, alternativ Rocuronium 0,6 mg/kgKG; bei kurzen Eingriffen, z. B. Sterilisatio, Mivacurium 0,1–0,15 mg/kgKG
- Intubation und Auskultation
- Magensonde p. o. legen (kann direkt nach Operationsende wieder entfernt werden)
- Augenschutz

Lagerung

- Rückenlage
- Arme angelagert oder ausgelagert

Auf sichere Konnektion achten, da die angelagerten Arme intraoperativ nicht erreichbar sind! Dreiwegehähne zur Vermeidung von Druckstellen nicht direkt an der Braunülenkonnektionsstelle anschließen. Volumenzugang: Heidelberger-Verlängerung und Narkose/Katecholamin-Zugang: dünne Leitungen kennzeichnen.

Narkoseführung

- Aufrechterhaltung mit volatilem Anästhetikum oder mit kontinuierlicher Propofolgabe
- Fentanyl 0,1 mg nach Bedarf
- Relaxation nach Bedarf und Relaxometrie
- Beatmung:
  - F_iO_2 0,3–0,5
  - $etCO_2$: 35–45 mmHg
  - PEEP ≥ 5 cmH_2O
- Entfernen der Magensonde am Operationsende
- Gabe eines Nichtopioidanalgetikums unter Berücksichtigung der Kontraindikationen z. B. 1 g Paracetamol i. v. oder 1–2 g Metamizol i. v. als Kurzinfusion
- Extubation auf dem Operationstisch nach Erreichen der Extubationskriterien

Postoperatives Management

- Überwachung und Behandlung im Aufwachraum mit Basismonitoring
- Piritramid titriert bei Bedarf
- ein kontinuierliches Schmerztherapieverfahren inkl. PCA ist in der Regel nicht erforderlich
- ggf. weitere Gabe von Nichtopioidanalgetika
- Infusionen mit Vollelektrolytlösung
- Verlegung nach Anweisung

10.2.4 Operation nach Wertheim-Meigs

L. Kaufner, P. Niggemann, K. Spatz

▶ **Dauer.** 3 h.

Prämedikation

- Prämedikation nach SOP Präoperative Visite (Kap. 1.1)
- PONV-Score erheben (Kap. 2.21)

PDK nach Rücksprache mit OP-Team, eine „unkomplizierte“ Wertheim-OP braucht nicht zwingend einen PDK, bei geplanter paraaortaler Lymphadenektomie ist er sinnvoll, im Zweifelsfall über PDK aufklären.

Aufklärung über erweitertes hämodynamisches Monitoring, arteriellen Katheter.

Blut- und Transfusionsbedarf

- präoperative Bestimmung der Blutgruppe notwendig
- ggf. EK: 4 auf Abruf

Besonderheiten

ZVK und arterielle Zugänge sollten je nach Patientin und OP-Ausdehnung individuell erwogen werden.

Checkliste – Vorbereitungen im OP

► **Atemwege**
- Endotrachealtubus (Magill) ID 7,0–7,5 mm

► **Anästhesieverfahren**
- TIVA oder balancierte Anästhesie plus
- ggf. kontinuierliche Periduralanästhesie

► **Zugänge**
- 2 × peripherer Venenkatheter 18/14 G
- PDK

► **Medikamente und Volumen**
- Infusion
  - Vollelektrolytlösung
- Medikamente
  - Fentanyl 0,5 mg/10 ml
  - Propofol 200 mg/20 ml oder Thiopental 500 mg/20 ml
  - Propofol 1 % oder 2 % Spritzenpumpe, alternativ Verdampfer für Inhalationsanästhetikum
  - Remifentanil-Spritzenpumpe 1 mg/50 ml ggf. 5 mg/ 50 ml
  - nichtdepolarisierendes Muskelrelaxans Rocuronium 50 mg/10 ml/Cis- Atracurium 10 mg/10 ml
  - Cafedrin/Theodrenalin 200 mg/10 mg (10 ml)
- PDK:
  - Bupivacain 0,5 % isobar
  - Mischung: Ropivacain 0,2 %, 1 µg/ml Sufentanil

► **Materialvorbereitung**
- 2 periphere Venenzugänge
- Endotrachealtubus (Magill, 7,0–7,5 mm Innendurchmesser)
- PDK 18 G, steriler Tisch für PDK
- Blasenkatheter wird vom OP-Team gelegt, Infusionswärmer ggf. Massivtransfusionswämer, Temperatursonde, NMT, Augenschutz

Monitoring

► **Basismonitoring und Monitoring Allgemeinanästhesie**
- EKG
- Pulsoxymetrie
- nichtinvasive Blutdruckmessung (oszillotonometrisch)
- Kapnometrie/-grafie
- Monitoring der inspiratorischen O_2-Konzentration
- in- und exspiratorische Messung der Inhalationsanästhetikakonzentration
- Volumetrie der Atemgase
- Atemwegsdruck mit Diskonnektionsalarm
- Diurese, Temperatur
- vor einer repetitiven Gabe eines Muskelrelaxans: Etablierung neuromuskuläres Monitoring
- EEG-basiertes Neuromonitoring

Narkoseeinleitung

- Anschluss des Monitorings, periphervenöser Zugang
- Infusionsbeginn
- perioperative Antibiotikaprophylaxe
- PDK-Anlage thorakal, (Testdosis: 3 ml Bupivacain 0,5 % isobar), Punktion im Wachzustand obligat! Punktionshöhe und Ausdehnung des Operationsgebiets beachten!

► **Einleitung**
- Rapid Sequence Induction notwendig?
- präoxygenieren
- Fentanyl 1–2 µg/kgKG
- Propofol ca. 2–3 mg/kgKG, alternativ Thiopental 3–5 mg/kgKG
- Cis-Atracurium 0,15 mg/kgKG, alternativ Rocuronium 0,6 mg/kgKG
- Intubation und Auskultation
- TIVA starten: Propofol 5–8 mg/kgKG/h, (bei geplanter Extubation und postoperativem Aufwachraum: Remifentanil 0,1–0,5 µg/kgKG/min möglich)
- Augenschutz
- Blasenkatheteranlage (erfolgt meist durch das OP-Team)
- 2. periphervenöser Zugang, möglichst großlumig
- Anlage einer pharyngealen Temperatursonde
- Luftwärmedecke
- Ausgangs-BGA
- Periduralkatheter nach negativer Testdosis und bei stabilen Kreislaufverhältnissen nach der Einleitung und möglichst vor Operationsbeginn mit 8– 10 ml Ropivacain 0,2 %/Sufentanil 1 µg/ml anspritzen
- bei Normovolämie Noradrenalin kontinuierlich über Spritzenpumpe

Cave ⚠

Eine Hypovolämie ist von der narkoseassoziierten Vasodilatation zu unterscheiden.

Ziel ist eine restriktive Flüssigkeitstherapie mit kristalloiden Lösungen.

Bei Operationsbeginn die Blutprodukte in den Operationsbereich abrufen.

Lagerung

- Rückenlage
- Arme ausgelagert

Narkoseführung

► **Beatmung**
- O_2-Luft-Gemisch
- PEEP ≥ 5 cmH_2O
- F_iO_2: 0,3–0,5
- $p_{et}CO_2$: 35–45 mmHg

► **Narkose**
- Kombination TIVA und kontinuierlicher Periduralanalgesie
- Propofol ca. 5–8 mg/kgKG/h, alternativ volatile Anästhetika
- Remifentanil mit 0,1–0,5 µg/kgKG/min bei suffizienter Analgesie durch PDK
- intraoperative Laufrate PDK: 6–8 ml/h
- Nachrelaxation nach Bedarf und Relaxometrie
- intraoperativ sind BGA-, evtl. Blutbild- und Gerinnungskontrollen erforderlich, Häufigkeit nach Blutungsausmaß
- Transfusionen in Abhängigkeit vom Blutverlust und Vorerkrankungen der Patientin
- Extubation auf Operationstisch, wenn Extubationskriterien erfüllt sind

Cave ⚠

Erhebliche und schnell auftretende Blutverluste sind möglich. Zur Abschätzung des Blutverlustes sind die Saugerinhalte und die Anzahl der Bauchtücher relevant.

Prewarming mit Beginn der PDK-Anlage zwecks Verhinderung der perioperativen Hypothermie.

► **Flüssigkeits- und Volumentherapie.** Bei adäquater Narkosetiefe (EEG) und Sympathikolyse unter PDA besteht oft schon vor OP-Beginn und trotz Normovolämie ein Vasopressorbedarf. Intraoperative Blutdruckabfälle sind in der Regel durch Volumenverluste bedingt. Hinweise zur Differenzierung von Volumenstatus und Vasodilatation geben
- der Swing der arteriellen Druckkurve,
- die Schlagvolumenvariabilität, Herzzeitvolumen und systemische Widerstandberechnung mithilfe der Pulskonturanalyse,
- in eingeschränktem Maße die intraoperative Diurese.

Das Ziel ist eine Flüssigkeitsrestriktion bei Normovolämie.

Postoperatives Management

- postoperative Verlegung gemäß IMCU/ICU Aufnahmekriterien
- bei unkompliziertem Verlauf und ansonsten gesunder Patientin ist eine Überwachung im **Aufwachraum** mit **Basismonitoring** und Verlegung auf die Normalstation möglich
- Delir-Screening mittels Nu-Desc
- **Analgesie** mit Nichtopioid-Analgetikum und Piritramid bei Bedarf 0,05– 0,1 mg/kgKG
- wenn ein PDK liegt, Infusion der Standardmischung für postoperative epidurale Analgesie mit 6–10 ml/h. Dokumentation und Evaluation eventueller neurologischer Defizite und entsprechende Dosisanpassung
- auf Drainageverluste und Verbände achten!
- Kontrolle von Elektrolyten, kleinem Blutbild und Gerinnung, evtl. Transfusion
- bei stabilen Verhältnissen und geringen Blutverlusten Verlegung nach Anweisung

10.2.5 Hysteroskopische Endometriumablation

L. Hagemann, L. Kaufner, P. Niggemann, K. Spatz

► **Dauer.** 1–1,5 h.

Prämedikation

- Prämedikation nach SOP Präoperative Visite (Kap. 1.1)
- PONV-Score erheben (Kap. 2.21)

Die **Spinalanästhesie** stellt bezüglich des „Hysteroskopiesyndroms" das sicherste Verfahren dar, da die Symptome frühzeitig erkannt werden können. Dies ist bei der Aufklärung der Patientinnen zu beachten.

Besonderheiten

Bei diesem Eingriff wird eine Spüllösung aus einem Mannit-Sorbit-Gemisch verwendet. Daher Vorsicht bei einer bestehenden Fruktoseintoleranz. Es werden bisweilen erhebliche Mengen dieser Spülflüssigkeit benutzt, sodass ein **„Hysteroskopiesyndrom"** (Hypervolämie, Verdünnungshyponatriämie, Lungenödem, Hirnödem) entstehen kann. Das Hysteroskopiesyndrom ist mit dem TUR-Syndrom in der Urologie vergleichbar.

Ursächliche Faktoren sind: die OP-Dauer, die Gesamtmenge des Distensionsmediums, die Menge der eröffneten venösen Gefäße, der intrauterine Druck und die Flow-Rate während der Instillation.

Checkliste – Vorbereitungen im OP

► **Atemwege**
- LMA *oder*
- Endotrachealtubus ID 7,0–7,5 mm

► **Anästhesieverfahren**
- Spinalanästhesie *oder*
- TIVA

► **Zugänge**
- 1 × peripherer Venenkatheter 18 G

► **Medikamente und Volumen**
- Infusion
  - Vollelektrolytlösung
- Medikamente SpA
  - Lidocain 1 % zur Hautinfiltration
  - Bupivacain 0,5 % isobar, alternativ Prilocain 2 % hyperbar
- Allgemeinanästhesie
  - Fentanyl 0,5 mg/10 ml
  - Propofol 200 mg/20 ml, alternativ Thiopental 500 mg/20 ml
  - Propofol-Spritzenpumpe 5–8 mg/kgKG/h
  - alternativ Sevofluran/Desfluran
  - Rocuronium 50 mg/10 ml
  - Cafedrin/Theodrenalin 200 mg/10 mg (10 ml)

► **Materialvorbereitung**
- 1 peripherer Venenzugang 18 G
- Spinalanästhesie: Set und steriler Tisch
- LMA 3–5, Maske
- Augenschutz
- Temperatursonde
- Luftwärmedecke

Monitoring

► **Basismonitoring und Monitoring Allgemeinanästhesie**
- EKG
- Pulsoxymetrie
- nichtinvasive Blutdruckmessung (oszillotonometrisch)
- Kapnometrie/-grafie
- Monitoring der inspiratorischen O_2-Konzentration
- in- und exspiratorische Messung der Inhalationsanästhetikakonzentration
- Volumetrie der Atemgase
- Atemwegsdruck mit Diskonnektionsalarm
- Temperatur
- EEG-basiertes Neuromonitoring

Narkoseeinleitung

- Anschluss des Monitorings
- periphervenöser Zugang
- Infusionsbeginn

► **Spinalanästhesie**
- Punktion L 3/4 oder L 4/5: nach Standard
- Injektion von 2–3 ml Bupivacain 0,5 % isobar, alternativ 2–3 ml Prilocain 2 % hyperbar

► **Allgemeinanästhesie**
- Fentanyl 0,05–0,1 mg
- Thiopental 3–5 mg/kgKG oder Propofol 2–3 mg/kgKG
- Rocuronium 0,5–0,6 mg/kgKG (bei ITN)
- Intubation und Auskultation
- Augenschutz
- Ausgangs-BGA
- Luftwärmematte

Lagerung

- Steinschnittlagerung
- ein Arm ausgelagert

Narkoseführung

► **Spinalanästhesie**
- auf Wunsch der Patientin leichte Sedierung mit Propofol (30–100 mg/h) oder mit Midazolam 1 mg-weise möglich
- O_2-Insufflation über Maske
- regelmäßiger engmaschiger verbaler Kontakt mit der Patientin hilft, eine mögliche Hyponatriämie frühzeitig zu erkennen

► **Beatmung bei Allgemeinanästhesie**
- PEEP 5 cmH_2O
- F_iO_2:0,3–0,5
- $p_{et}CO_2$ 35–45 mmHg

► **Narkose**
- Aufrechterhaltung mit volatilem Anästhetikum (Desfluran/Sevofluran) oder als TIVA mit Propofol i. v. kontinuierlich 5–8 mg/kgKG, Fentanyl nach Bedarf
- je nach OP-Verlauf und -Dauer, Menge der Spülflüssigkeit und Befundgröße engmaschige Kontrolle des Serum Natriums
- Extubation auf dem Operationstisch
- BGA-Kontrolle

Postoperatives Management

- Behandlung im Aufwachraum mit Basismonitoring
- bei der Spinalanästhesie muss eine Regredienz um 2 Segmente nachgewiesen werden, Rückläufigkeit dokumentieren, Elektrolytkontrolle vor Verlegung
- Verlegung nach Anweisung

10.2.6 Tension free Vaginal Tape

L. Kaufner, P. Niggemann, K. Spatz

Prämedikation

- Prämedikation nach SOP Präoperative Visite (Kap. 1.1)
- PONV-Score erheben (Kap. 2.21)

Ursprünglich war für diesen Eingriff eine intraoperative Kooperation der Patientinnen nötig, und es wurde eine Lokalanästhesie (durch die Operateur*innen) durchgeführt. Dies ist heute nicht mehr zwingend notwendig und sollte mit dem OP-Team rückgesprochen werden. Die Operation kann in Spinalanästhesie und Allgemeinanästhesie erfolgen. Da die Versorgung mit TVT auch mit anderen Eingriffen kombiniert wird, kann eine Allgemeinanästhesie erforderlich werden.

Blut- und Transfusionsbedarf

Keine Blutprodukte erforderlich.

Checkliste – Vorbereitungen im OP

► **Atemwege**
- LMA
- Maske
- Endotrachealtubus ID 7,0–7,5 mm

► **Anästhesieverfahren**
- TIVA
- balancierte Anästhesie
- Spinalanästhesie

► **Zugänge**
- 1 peripherer Venenkatheter 18 G

► **Medikamente und Volumen**
- Infusion
  - Vollelektrolytlösung
- Medikamente
  - Alfentanil 1,0 mg/2 ml oder Fentanyl 0,5 mg/10 ml
  - Propofol 200 mg/20 ml, alternativ Thiopental 500 mg/20 ml
  - Propofol-Spritzenpumpe 2 %
  - Mivacurium 20 mg/20 ml
  - alternativ volatiles Anästhetikum
  - Cafedrin/Theodrenalin 200 mg/10 mg (10 ml)
- SPA
  - Lidocain 1 % zur Hautinfiltration
  - Bupivacain 0,5 % hyperbar oder isobar, alternativ Prilocain 2 % hyperbar

► **Materialvorbereitung**
- 1 peripherer Venenzugang 18 G
- ggf. Spinalanästhesie-Set und steriler Tisch

Monitoring

► **Basismonitoring und Monitoring Allgemeinanästhesie**
- EKG
- Pulsoxymetrie
- nichtinvasive Blutdruckmessung (oszillotonometrisch)
- Kapnometrie/-grafie
- Monitoring der inspiratorischen O_2-Konzentration
- in- und exspiratorische Messung der Inhalationsanästhetikakonzentration
- Volumetrie der Atemgase
- Atemwegsdruck mit Diskonnektionsalarm
- EEG-basiertes Neuromonitoring

Narkoseeinleitung

- Patientenidentifikation, OP-Checkliste prüfen
- Anschluss des Monitorings
- periphervenöser Zugang
- Infusionsbeginn

► **Spinalanästhesie**
- Lokalanästhesie Lidocain 1 %, Punktion L 3/L 4 oder L 4/L 5 nach Standard, Injektion von 2,0–2,5 ml Bupivacain 0,5 % isobar, alternativ 2–3 ml Prilocain 2 % hyperbar

► **Larynxmaske**
- Alfentanil 0,5–1,0 mg; oder Fentanyl 1–2 µg/kgKG
- Propofol 2–3 mg/kgKG
- Augenschutz

► **Intubationsnarkose**
- Fentanyl 1–2 µg/kgKG
- Propofol 2–3 mg/kgKG
- Mivacurium 0,1–0,15 mg/kgKG
- Intubation und Auskultation, Tubusfixierung
- Augenschutz

Lagerung

- Steinschnittlage
- beide Arme auf Gelmatten ausgelagert

Narkoseführung

Bei Spinalanästhesie, wenn gewünscht, leichte Sedierung mit Propofol (1–3 mg/kgKG/h) oder mit Midazolam Titration nach Wirkung, Sauerstoffgabe über Nasensonde.

► **Beatmung bei LMA oder ITN**
- PEEP ≥ 5 cmH_2O
- F_iO_2: 0,3–0,4
- $p_{et}CO_2$: 35–45 mmHg
- bei LMA: Übergang zur Spontanatmung möglich

► **Narkoseführung**
- Aufrechterhaltung mit volatilem Anästhetikum oder mit kontinuierlicher Propofolgabe über Spritzenpumpe
- Fentanyl oder Alfentanil nach Bedarf
- Infusion: Vollelektrolytlösung
- frühzeitige Gabe eines Nichtopiodanalgetikums unter Berücksichtigung der Kontraindikationen z. B. 1 g Paracetamol oder 1–2 g Metamizol i. v. als Kurzinfusion
- Extubation auf dem Operationstisch nach Ablagern der Beine und nach Erreichen der Extubationskriterien möglich

Postoperatives Management

- Überwachung und Behandlung im Aufwachraum mit Basismonitoring
- bei der Spinalanästhesie muss eine Regredienz um 2 Segmente nachgewiesen werden, rückläufige sensomotorische Blockade im Aufwachraumprotokoll dokumentieren
- Verlegung nach Anweisung

10.2.7 Urogynäkologische Eingriffe

L. Hagemann, L. Kaufner, P. Niggemann, K. Spatz

Eingriffe

- Proleneband
- Kolpussuspension
- vordere, hintere Scheidenplastik

Prämedikation

- Prämedikation nach SOP Präoperative Visite (Kap. 1.1)
- PONV-Score erheben (Kap. 2.21)

Blut- und Transfusionsbedarf

Keine Blutprodukte erforderlich.

Checkliste – Vorbereitungen im OP

► **Atemwege**
- Spontanatmung bei Spinalanästhesie
- LMA
- Endotrachealtubus (Magill)

► **Anästhesieverfahren**
- SPA
- TIVA oder balancierte Anästhesie

► **Zugänge**
- 1 × peripherer Venenkatheter 18 G

► **Medikamente und Volumen**
- Infusion
  - Vollelektrolytlösung
- Medikamente
  - Fentanyl 0,5 mg/10 ml
  - Propofol 200 mg/20 ml alternativ Thiopental 500 mg/20 ml
  - Propofol 1 % oder 2 % Spritzenpumpe alternativ volatiles Anästhetikum
  - Cis-Atracurium 10 mg/10 ml oder Rocuronium 50 mg/10 ml
  - Cafedrin/Theodrenalin 200 mg/10 mg (10 ml)
- Spinalanästhesie:
  - Lidocain 1 % zur Hautinfiltration
  - Bupivacain 0,5 % hyperbar oder isobar, alternativ Prilocain 2 % hyperbar

► **Materialvorbereitung**
- 1 peripherer Venenzugang 18 G, LMA Größe 3–5, Magilltubus ID 7,0–7,5 mm
- Augenschutz
- ggf. Spinalanästhesie-Set und steriler Tisch

Monitoring

► **Basismonitoring und Monitoring Allgemeinanästhesie**
- EKG
- Pulsoxymetrie
- nichtinvasive Blutdruckmessung (oszillotonometrisch)
- Kapnometrie/-grafie
- Monitoring der inspiratorischen O_2-Konzentration
- in- und exspiratorische Messung der Inhalationsanästhetikakonzentration
- Volumetrie der Atemgase
- Atemwegsdruck mit Diskonnektionsalarm

I

Narkoseeinleitung

- Patientenidentifikation, OP-Checkliste prüfen
- Anschluss des Monitorings
- periphervenöser Zugang
- Infusionsbeginn

▸ **Spinalanästhesie**
- Punktion L3/L4 oder L4/L5 nach SOP
- Lokalanästhesie Lidocain 1 %, Punktion L3/L4 oder L4/L5 nach Standard, Injektion von 2–3 ml Bupivacain 0,5 % isobar, alternativ 2–3 ml Prilocain 2 % hyperbar

▸ **Larynxmaske**
- präoxygenieren
- Fentanyl 1–2 µg/kgKG
- Propofol 2–3 mg/kgKG
- Larynxmaske einlegen
- Augenschutz

▸ **Intubationsnarkose**
- präoxygenieren
- Fentanyl 2–3 µg/kgKG
- Propofol ca. 2–3 mg/kgKG, alternativ: Thiopental 3–5 mg/kgKG
- Cis-Atracurium 0,15–0,2 mg/kgKG, alternativ Rocuronium 0,6 mg/kgKG
- Intubation und Auskultation und Kapnografie
- Augenschutz

Lagerung

- Steinschnittlage
- ein Arm ausgelagert

Narkoseführung

Bei Spinalanästhesie, wenn gewünscht, leichte Sedierung mit Propofol (1–3 mg/kgKG/h) oder mit Midazolam (Titration nach Wirkung) mit Sauerstoffgabe über Nasensonde möglich.

▸ **Beatmung bei LMA oder ITN**
- PEEP ≥ 5 cmH_2O
- F_iO_2: 0,3–0,4
- $p_{et}CO_2$: 35–45 mmHg
- bei LMA: Übergang zur Spontanatmung möglich

▸ **Narkoseführung**
- Aufrechterhaltung mit volatilem Anästhetikum oder mit kontinuierlicher Propofolgabe über Spritzenpumpe
- Fentanyl oder Alfentanil nach Bedarf
- Infusion: Vollelektrolytlösung
- frühzeitige Gabe eines Nichtopiodanalgetikums unter Berücksichtigung der Kontraindikationen z. B. 1 g Paracetamol oder 1–2 g Metamizol i. v. als Kurzinfusion
- Extubation auf dem Operationstisch nach Ablagern der Beine und nach Erreichen der Extubationskriterien möglich

Postoperatives Management

- Überwachung und Behandlung im Aufwachraum mit Basismonitoring
- bei der Spinalanästhesie muss eine Regredienz um 2 Segmente nachgewiesen werden, rückläufige sensomotorische Blockade im Aufwachraumprotokoll dokumentieren
- Verlegung nach Anweisung

10.2.8 Vaginale und abdominale Hysterektomie bzw. Myomenukleation

L. Kaufner, P. Niggemann, K. Spatz

▸ **Dauer.** 1–2 h.

Prämedikation

- Prämedikation nach SOP Präoperative Visite (Kap. 1.1)
- PONV-Score erheben (Kap. 2.21)

Blut- und Transfusionsbedarf

Die Bereitstellung der Blutprodukte sowie die Abnahme des Kreuzblutes erfolgt durch die operative Disziplin.

Besonderheiten

Bei großem Uterus myomatosus und geplanter abdomineller Operationstechnik sollte eine **ITN** bevorzugt werden. Alternativ kann eine vaginale Hysterektomie auch in **Spinalanästhesie** oder **kombinierter Spinal- und Epiduralanästhesie** durchgeführt werden. Eine sorgfältige präoperative Visite und die Absprache mit dem OP-Team sind wichtig (ein Verfahrenswechsel nach Untersuchung in Narkose ist möglich). Bei einer primär abdominellen HE mit entsprechend ausgedehntem Befund (z. B. Voroperationen) kann die Anlage eines PDK erwogen werden. Zur perioperativen Schmerztherapie bei Querlaparotomie ist ein TAP-Block möglich.

Checkliste – Vorbereitungen im OP

► **Atemwege**
- Endotrachealtubus ID 7,0–7,5 mm

► **Anästhesieverfahren**
- TIVA, ggf. balancierte Anästhesie
- TAP-Block *oder*
- Spinalanästhesie
- Periduralanästhesie (in Kombination mit Allgemeinanästhesie)

► **Zugänge**
- 2 × periphere Venenkatheter 18 und 16 G

► **Medikamente und Volumen**
- Infusion
  - Vollelektrolytlösung
- Medikamente
  - Fentanyl 0,5 mg/10 ml
  - Propofol 200 mg/20 ml, alternativ Thiopental 250 mg/10 ml
  - Alternativ Sevofluran/Desfluran
  - Rocuronium 50 mg/10 ml
  - Cafedrin/Theodrenalin 200 mg/10 mg (10 ml)
- SPA, PDA
  - Lidocain 1 % zur Hautinfiltration
  - Bupivacain 0,5 % isobar 2 ml + Sufentanil mite 1 ml (5 µg)
  - PDK Testdosis: 3 ml Bupivacain 0,5 %
  - PDK Ropivacain 0,2 %, 1 µg/ml Sufentanil

► **Materialvorbereitung**
- periphervenöser Zugang (18 G)
- SPA-Nadel 27/26 G (und steriler Tisch)
- Endotrachealtubus (Magill) 7,0–7,5 mm ID
- Blasenkatheter: wird vom OP-Team gelegt
- evtl. PDK-Set und steriler Tisch
- ggf. Infusionswärmer

Monitoring

► **Basismonitoring und Monitoring Allgemeinanästhesie**
- EKG
- Pulsoxymetrie
- nichtinvasive Blutdruckmessung (oszillotonometrisch)
- Kapnometrie/-grafie
- Monitoring der inspiratorischen O_2-Konzentration
- in- und exspiratorische Messung der Inhalationsanästhetikakonzentration
- Volumetrie der Atemgase
- Atemwegsdruck mit Diskonnektionsalarm
- EEG-basiertes Neuromonitoring

Narkoseeinleitung

- Patientenidentifikation, OP-Checkliste prüfen
- Anschluss des Monitorings
- periphervenöser Zugang
- Infusionsbeginn

► **Allgemeinanästhesie**
- Fentanyl 1–2 µg/kgKG
- Propofol 2–3 mg/kgKG oder ggf. Thiopental 3–5 mg/kgKG
- Rocuronium 0,5–0,6 mg/kgKG
- Intubation und Auskultation
- Anlage der Temperatursonde
- Anlage des Blasenkatheters durch das OP-Team
- Augenschutz

Spinalanästhesie

Bei vaginaler HE und kleinem Myom ist der Übergang zur abdominellen HE unwahrscheinlich.
- Spinalanästhesie nach Standard mit Bupivacain 0,5 % isobar 2 ml + 1 ml Sufentanil (5 µg)

Cave

Demaskierung eines Volumendefizits.

► **Perduralanästhesie**
- evtl. begleitend zur Allgemeinanästhesie bei abdomineller HE
- Punktion im Wachzustand
- Punktionshöhe:
  - bei abdominellem Längsschnitt: tief thorakal Th 9–Th 12
  - bei abdominellem Querschnitt: lumbal L 2–L 3

Lagerung

- Rückenlage
- bei vaginaler Hysterektomie Steinschnittlage

Narkoseführung

► **Beatmung**
- O_2-Luft-Gemisch
- PEEP ≥ 5 cmH_2O
- F_iO_2: 0,3–0,5
- $p_{et}CO_2$ 35–45 mmHg

► **Narkose**
- Aufrechterhaltung mit volatilem Anästhetikum (Desfluran/Sevofluran) oder kontinuierlicher Propofolgabe
- Fentanyl nach Bedarf

- falls PDK vorhanden, kontinuierliche Periduralanästhesie 6–8 ml/h (Ropivacain 0,2 %, Sufentanil 1,0 µg/ml)
- Relaxation: Rocuronium nach Bedarf
- Infusion: Vollelektrolytlösung
- Extubation auf Operationstisch
- Gabe von Nichtopioidanalgetika, falls kein PDK vorhanden

Postoperatives Management

- Überwachung und Behandlung im Aufwachraum mit Basismonitoring
- falls PDK liegt:
  - Standarddosierung thorakale PDA: Ropivacain 0,2 % mit Sufentanil 1 µg/ml; Infusion mit 6–8 ml/h
  - Standarddosierung lumbale PDA: Ropivacain 0,13 % mit Sufentanil 1 µg/ml; Infusion mit 8–10 ml/h
- falls kein PDK liegt:
  - Gabe von Nichtopioidanalgetika
  - Analgesie mit Piritramid i. v., Titration nach Wirkung ggf. Piritramid PCA
- Verlegung nach Anweisung

10.3 Anästhesie in der Mammachirurgie

10.3.1 Diagnostische Exzisionen, Probeexzisionen, Lumpektomie

L. Hagemann, L. Kaufner, P. Niggemann, K. Spatz

▶ **Dauer.** 1 h.

Prämedikation

- Prämedikation nach SOP Präoperative Visite (Kap. 1.1)
- PONV-Score erheben (Kap. 2.21)

Besonderheiten

Venöse Zugänge bevorzugt an der nicht zu operierenden Seite legen.

Checkliste – Vorbereitungen im OP

▶ **Atemwege**
- LMA

▶ **Anästhesieverfahren**
- TIVA *oder*
- balancierte Anästhesie

▶ **Zugänge**
- 1 peripherer Venenzugang

▶ **Medikamente und Volumen**
- Infusion
  - Vollelektrolytlösung 1000 ml
- Spritzenpumpe
  - Propofol 2 % 50 ml
- Medikamente
  - Fentanyl 0,5 mg/10 ml oder Alfentanil 1 mg/2 ml
  - Propofol 200 mg/20 ml oder Thiopental 500 mg/20 ml
  - ggf. volatiles Anästhetikum
  - Cafedrin/Theodrenalin 200 mg/10 mg (10 ml)

▶ **Materialvorbereitung**
- 1 peripherer Venenzugang 18 G
- LMA (Größe 3–5)
- Augenschutz

Monitoring

▶ **Basismonitoring und ggf. Monitoring Allgemeinanästhesie**
- EKG
- Pulsoxymetrie
- nichtinvasive Blutdruckmessung (oszillotonometrisch)
- Kapnometrie/-grafie
- Monitoring der inspiratorischen O_2-Konzentration
- in- und exspiratorische Messung der Inhalationsanästhetikakonzentration
- Volumetrie der Atemgase
- Atemwegsdruck mit Diskonnektionsalarm
- EEG-basiertes Neuromonitoring

Narkoseeinleitung

- Patientenidentifikation, OP-Checkliste prüfen
- Anschluss des Monitorings
- periphervenöser Zugang
- präoxygenieren
- Fentanyl 2–3 µg/kgKG, alternativ Alfentanil 0,5–1 mg i. v.
- Propofol 2–3 mg/kgKG
- Insertion LMA nach Erreichen einer ausreichenden Narkosetiefe

Lagerung

- Rückenlage
- Arme ausgelagert; Rücksprache mit dem OP-Team

Narkoseführung

- Narkoseführung mit Propofol 6–8 mg/kgKG/h oder volatilem Anästhetikum in O_2-Luft-Gemisch

- Beatmung:
  - F_iO_2 0,3–0,5
  - $etCO_2$: 35–45 mmHg
  - PEEP 3–5 cmH_2O
- Gabe von Fentanyl oder Alfentanil bei Bedarf und 15 min vor Ausleitung Gabe von Nichtopioidanalgetika
- Entfernung der LMA/Extubation auf dem Operationstisch nach Erreichen der Extubationskriterien

Merke **M!**

Bei erhöhtem Aspirationsrisiko Intubationsnarkose.

Postoperatives Management

- Überwachung im **Aufwachraum** mit **Basismonitoring**
- Delir-Screening mittels Nu-Desc
- **Analgesie** mit Nichtopioid-Analgetikum und Piritramid bei Bedarf 0,05–0,1 mg/kgKG nach Schmerzscore
- O_2-Gabe, Infusionen mit Vollelektrolytlösung

10.3.2 Mammareduktion bei Hypermastie

L. Kaufner, P. Niggemann, K. Spatz

► **Dauer.** Längere OP-Zeiten bis zu 4 h.

Prämedikation

- Prämedikation nach SOP Präoperative Visite (Kap. 1.1)
- PONV-Score erheben (Kap. 2.21)

Blut- und Transfusionsbedarf

Blutgruppenbestimmung.

Checkliste – Vorbereitungen im OP

► **Atemwege**
- Endotrachealtubus ID 7,0–7,5 mm

► **Anästhesieverfahren**
- TIVA *oder*
- balancierte Anästhesie

► **Zugänge**
- 2 periphere Venenzugänge 16/18 G

► **Medikamente und Volumen**
- Infusion
  - Vollelektrolytlösung 1000 ml
- Spritzenpumpe
  - Propofol 2 % 50 ml
- Medikamente
  - Fentanyl 0,5 mg/10 ml
  - Propofol 200 mg/20 ml, alternativ Thiopental 500 mg/20 ml
  - Cis-Atracurium 20 mg/20 ml, alternativ Rocuronium 50 mg/10 ml
  - ggf. volatiles Anästhetikum, z. B. Desfluran-Verdampfer
  - NaCl 0,9 % 10 ml
  - Cafedrin/Theodrenalin 200 mg/10 mg (10 ml)

► **Materialvorbereitung**
- 2 periphere Venenzugänge 16/18 G
- Endotrachealtubus ID 7,0–7,5 mm
- Augenschutz

Monitoring

► **Basismonitoring und ggf. Monitoring Allgemeinanästhesie**
- EKG
- Pulsoxymetrie
- nichtinvasive Blutdruckmessung (oszillotonometrisch)
- Kapnometrie/-grafie
- Monitoring der inspiratorischen O_2-Konzentration
- in- und exspiratorische Messung der Inhalationsanästhetikakonzentration
- Volumetrie der Atemgase
- Atemwegsdruck mit Diskonnektionsalarm
- EEG-basiertes Neuromonitoring

Narkoseeinleitung

- Patientenidentifikation, OP-Checkliste prüfen
- Anschluss des Monitorings
- periphervenöser Zugang
- präoxygenieren
- Fentanyl 0,1–0,2 mg i. v.
- Propofol 2–3 mg/kgKG alternativ Thiopental 3–5 mg/kgKG i. v.
- Cis-Atracurium 0,15 mg/kgKG, alternativ Rocuronium 0,6 mg/kgKG i. v.
- Intubation mit Magill-Tubus
- Augenschutz
- zweiter peripherer Venenzugang

Lagerung

- Rückenlage
- Arme auf Gelmatten ausgelagert

Narkoseführung

- Narkoseführung als TIVA mit Propofol-Spritzenpumpe 4–6 mg/kgKG/h oder als balancierte Anästhesie mit volatilem Anästhetikum in O_2-Luft-Gemisch
- Beatmung:
  - F_iO_2 0,3–0,5
  - $etCO_2$: 35–45 mmHg
  - PEEP ≥ 5 cmH_2O
- Wärmezufuhr
- Relaxierung bei Bedarf

Cave

Auskühlung bei längeren Operationen, auf ausreichende Wärmezufuhr achten!

Postoperatives Management

- Überwachung im **Aufwachraum** mit **Basismonitoring**
- Delir-Sreening mittels Nu-Desc
- **Analgesie** mit Nichtopioid-Analgetikum und Piritramid bei Bedarf 0,05– 0,1 mg/kgKG
- O_2-Gabe, Infusionen mit Vollelektrolytlösung

10.3.3 Operationen bei Mammakarzinom

L. Hagemann, L. Kaufner, P. Niggemann, K. Spatz

▶ **Dauer.** Variabel nach Eingriff: 2 h ohne Rekonstruktion bis 5 h bei Rekonstruktion mittels Eigengewebe.

Eingriffe

- ohne Rekonstruktion:
  - brusterhaltende OP mit Sentinel-Node-Biopsie und ggf. Axilladissektion
  - Ablatio mit Sentinel-Node-Biopsie und ggf. Axilladissektion
- mit Rekonstruktion:
  - Rekonstruktion mittels Implantat
  - Rekonstruktion mittels Eigengewebe

Prämedikation

- Prämedikation nach SOP Präoperative Visite (Kap. 1.1)
- PONV-Score erheben (Kap. 2.21)

Bei einer Rekonstruktion mittels M. rectus abdominis (Tram-Flap) kann die Anlage eines PDK zur postoperativen Schmerztherapie sowie zur Besserung der lokalen Durchblutung sinnvoll sein. Bei einer Rekonstruktion mittels M.-latissimus-dorsi-Plastik wird vom OP-Team häufig kein PDK gewünscht, da dieser im OP-Gebiet stört.

Kontraindikationen zur PDK-Anlage beachten.

Bei nichtbrusterhaltenden Operationen ohne Lappenrekonstruktion, also Mastektomie bzw. Ablatio mammae mit oder ohne Sentinel/Axilla sowie Mamma-Rekonstruktionen inklusive Mamma-Aufbau-Plastiken und Implantateinlagen kann die adjunktive Durchführung eines PECS-I- und -II-Blocks (Pectoralis and Serratus Plane Block) indiziert sein. Diese relativ neue Technik ermöglicht eine umfangreiche Anästhesie des Operationsgebietes ohne die Risiken eines rückenmarksnahen Verfahrens wie PDK oder Paravertebralblock.

Blut- und Transfusionsbedarf

Blutguppenbestimmung.

Besonderheiten

▶ **Allgemein.** Längere Operationszeiten möglich, in der Regel ist keine Gabe von Blut oder Blutprodukten notwendig, daher ist im Allgemeinen die Bestimmung der Blutgruppe ausreichend.

Bei einigen Operationen wird eine **intraoperative Radiotherapie** (IRT) durchgeführt. Betroffen sind hauptsächlich postmenopausale Patientinnen, die einer brusterhaltenden Operation unterzogen werden. Die Dauer der intraoperativen Bestrahlung beträgt bis zu 1 h. Während dieser Zeit sind Strahlentherapeuten anwesend, und es ist eine durchsichtige Bleiwand zwischen Anästhesist und Patientin aufgestellt. Im Notfall muss die Bestrahlung unterbrochen werden. Bei Unterbrechung der Strahlentherapie besteht kein Risiko einer Nachstrahlung.

Checkliste – Vorbereitungen im OP

▶ **Atemwege**

- LMA *oder*
- Endotrachealtubus

▶ **Anästhesieverfahren**

- TIVA *oder*
- balancierte Anästhesie
- ggf. zusätzlich: PECS-I- und -II-Block einseitig/beidseitig (**Cave:** beachte Maximaldosis Lokalanästhetikum)

▶ **Zugänge**

- 2 periphere Venenzugänge 16 & 18 G

► **Medikamente und Volumen**
- Infusion
  - Vollelektrolytlösung 1000 ml
- Spritzenpumpe
  - Propofol 1 % oder 2 % 50 ml
- Medikamente
  - Fentanyl 0,5 mg/10 ml
  - Propofol 200 mg/20 ml, alternativ Thiopental 250 mg/10 ml
  - Cis-Atracurium 20 mg/20 ml, alternativ Rocuronium 50 mg/10 ml
  - ggf. volatiles Anästhetikum, Desfluran
  - NaCl 0,9 % 10 ml
  - Cafedrin/Theodrenalin 200 mg/10 mg (10 ml)
- PECS-I- und -II-Block
  - einseitige Blockade: Rovicavain 0,75 %, 30 ml
  - beidseitiger Block: nach Rücksprache mit Bereichsaufsicht Volumenreduktion oder Verdünnung Ropivacain 0,75 % 1:1 mit NaCl 0,9 % verdünnt auf Ropivacain 0,375 % 60 ml
- PDK
  - Ropivacain 0,2 %/Sufentanil 1 µg/ml

► **Materialvorbereitung**
- 2 periphere Venenzugänge 16/18 G
- Magilltubus ID 7,5–8,0 mm
- LMA 3–5
- Augenschutz
- PECS-Block: Ultraschallgerät mit Linearsonde und sterilem Bezug, Punktionskanüle SonoPlex STIM 20 G × 120 mm
- PDK: steriler Tisch, 18 G Tuohy-Nadel

Monitoring

► **Basismonitoring und ggf. Monitoring Allgemeinanästhesie**
- EKG
- Pulsoxymetrie
- nichtinvasive Blutdruckmessung (oszillotonometrisch)
- Kapnometrie/-grafie
- Monitoring der inspiratorischen O_2-Konzentration
- in- und exspiratorische Messung der Inhalationsanästhetikakonzentration
- Volumetrie der Atemgase
- Atemwegsdruck mit Diskonnektionsalarm

Narkoseeinleitung

- Patientenidentifikation, OP-Checkliste prüfen
- Anschluss des Monitorings
- periphervenöser Zugang
- bei PDK Infusion von 500–1000 ml Vollelektrolytlösung, thorakale PDK-Anlage unter sterilen Bedingungen nach Standard
- präoxygenieren
- Fentanyl 0,1–0,2 mg i. v.
- Propofol 2–3 mg/kgKG i. v.
- Einführen einer Larynxmaske nach Erreichen einer ausreichenden Narkosetiefe (bei Eingriffen wie „brusterhaltende Operation mit Sentinel“ möglich)

► **Oder Intubationsnarkose**
- Propofol 2–3 mg/kgKG i. v., alternativ Thiopental 3–5 mg/kgKG i. v.
- Cis-Atracurium 0,15 mg/kgKG i. v. oder Rocuronium 0,6 mg/kgKG i. v.
- Intubation mit Magill-Tubus
- Augenschutz
- 2. i. v. Zugang
- PDK: bei Ausbleiben einer spinalen Wirkung der Testdosis und stabiler Kreislaufverhältnisse nach der Einleitung und möglichst vor Operationsbeginn mit 6–10 ml der PDK-Spritzenpumpenlösung anspritzen

► **PECS-II-Block**
- Anlage nach Narkoseeinleitung: Auslagern des Arms der operierten Seite in 90° Abduktion
- Aufsetzen der Ultraschallsonde in kraniokaudaler Ausrichtung auf lateralem Drittel der Klavikula. Slide nach kaudal bis zur 3./4. Rippe. Kaudolaterale Drehung 20– 30°.
- Sonografische Darstellung von M. pectoralis major, M. pectoralis minor und Mm. serratus anterior, weiterhin A. thoracoacromialis Ramus pectoralis, 3. und 4. Rippe und Pleura. Sonde dabei in leicht nach kaudolateral angewinkelter kraniokaudaler Ausrichtung.
- In-Plane-Nadelführung mit ständiger Darstellung der Nadelspitze. Hydrodissektion der Faszien von M. pectoralis major/minor (10 ml Ropivacain 0,75 %) und von M. pectoralis minor und M. serratus anterior (20 ml Ropivacain 0,75 %).

Cave

Vermeidung eines Pneumothorax! Nadel auf Rippe zu führen. Unbedingte ständige sonografische Darstellung der Nadelspitze. Körpergewichtsadaptierte Maximaldosis von Ropivacain (3 mg/kgKG) beachten! Bei beidseitiger Blockade Injektionsmenge mit aufsichtsführendem Facharzt besprechen!

Lagerung

- Rückenlage
- Arme ausgelagert; Rücksprache mit OP-Team

Narkoseführung

- Narkoseführung als TIVA mit Propofol-Spritzenpumpe oder mit einem volatilem Anästhetikum in O_2-Luft-Gemisch mit Low-Flow
- Beatmung:
  - F_iO_2 0,3–0,5
  - $etCO_2$: 35–45 mmHg
  - PEEP ≥ 5 cmH_2O
- Relaxierung bei Bedarf
- Wärmezufuhr
- Gabe von Fentanyl bei Bedarf und 15 min vor Ausleitung Gabe von Nichtopioidanalgetika
- bei liegendem PDK: Benutzung intraoperativ
- Extubation auf dem Operationstisch bei Erfüllen der Extubationskriterien in der Regel möglich

Cave

Auskühlung bei längeren Operationen → auf ausreichende Wärmezufuhr achten!

Postoperatives Management

- Überwachung im **Aufwachraum** mit **Basismonitoring**
- Delir-Sreening mittels Nu-Desc
- **Analgesie** mit Nichtopioid-Analgetikum und Piritramid bei Bedarf 0,05– 0,1 mg/kgKG nach Schmerzscore
- nach PDK-Anlage kontinuierliche Infusion Ropivacain/Sufentanil-Spritzenpumpe
- nach Anlage eines PDK bzw. PECS-II-Blocks oder bei Patientinnen, die zur postoperativen Schmerztherapie eine PCA-Pumpe erhalten, müssen diese beim Akutschmerzdienst angemeldet werden
- O_2-Gabe
- Infusionen mit Vollelektrolytlösung

Praxis

Weitere Infos

- Umfangreiche Informationen zum PECS-Block; im Internet: www.nysora.com/pectoralis-serratus-plane-blocks (Stand: 24.11.2023)
- Video zur Anlage; im Internet: https://www.youtube.com/watch?v=51Y2SV0KzQw (Stand: 24.11.2023)

10.3.4 Lappenplastik zur Brustrekonstruktion

L. Kaufner, M. Krimphove, P. Niggemann, K. Spatz

► **Dauer.** Längere Operationszeiten: 4–6 h einfacher DIEP.

Eingriffe

- DIEP („Deep inferior epigastric Perforator“)
- I-GAP („Inferior gluteal Artery Perforator“)
- TMG („transverser myokutaner Gracilislappen“).

Prämedikation

- Prämedikation nach SOP Präoperative Visite (Kap. 1.1)
- PONV-Score erheben (Kap. 2.21)

Besonderheiten

Es wird ein MAD von > 65 mmHg angestrebt. Standardmäßig wird eine invasive Blutdruckmessung durchgeführt. Die Blutdruckregulierung erfolgt primär durch eine Volumenoptimierung, Volumensteuerung bei Patienten im Sinusrhythmus über PPV. Verbleibt der MAD allerdings trotz Volumenoptimierung < 65 mmHg kann eine RR-Unterstützung durch die Gabe von Vasopressoren erwogen werden.

Checkliste – Vorbereitungen im OP

► **Atemwege**

- Endotrachealtubus ID 7,0–7,5 mm

► **Anästhesieverfahren**

- TIVA

► **Zugänge**

- 2 periphere Venenzugänge 18 G und 16 G (bei schwierigen Venenverhältnissen ggf. Punktion der V. jugularis externa, nur bei schlechten Venenverhältnissen ggf. ZVK)
- arterieller Katheter A. radialis nichtdominante Hand (bei Patientinnen ohne kardiales Risiko nach der Einleitung zu legen)
- Basismonitoring + Monitoring Allgemeinanästhesie
- arterielle Druckmessung mit PPV

► **Medikamente und Volumen**

- Infusion
  - Vollelektrolytlösung 1000 ml
- Medikamente
  - Fentanyl 0,5 mg/10 ml
  - Propofol 200 mg/20 ml

- Rocuronium 50 mg/10 ml *oder* Cis-Atracurium 10 mg/10 ml
- Sevofluran/Desfluran
- Cafedrin/Theodrenalin 200 mg/10 mg (10 ml)
- Metamizol 1–1,5 g/50 ml KI

▶ **Materialvorbereitung**
- 2 periphervenöse Zugänge 16/18 G
- Magill-Tubus ID 7,0–7,5 mm
- arterieller Katheter 20 G
- ggf. ZVK
- Blasenkatheter mit Temperaturüberwachung
- Luftwärmedecke
- Augenschutz

Monitoring

▶ **Basismonitoring und Monitoring Allgemeinanästhesie**
- EKG
- Pulsoxymetrie
- nichtinvasive Blutdruckmessung (oszillotonometrisch)
- Kapnometrie/-grafie
- Monitoring der inspiratorischen O_2-Konzentration
- in- und exspiratorische Messung der Inhalationsanästhetikakonzentration
- Volumetrie der Atemgase
- Atemwegsdruck mit Diskonnektionsalarm
- arterielle Druckmessung mit PPV
- Relaxometrie
- EEG-basiertes Neuromonitoring
- Temperatursonde via Blasenkatheter

Narkoseeinleitung

- Anschluss des Monitorings
- periphervenöser Zugang
- Infusionsbeginn

▶ **Einleitung**
- präoxygenieren
- Fentanyl 1–2 µg/kgKG
- Propofol 2–3 mg/kgKG
- Cis-Atracurium 0,15 mg/kgKG, alternativ Rocuronium 0,6 mg/kgKG
- orale Intubation und Auskultation
- sichere Fixierung des Tubus mit Pflaster
- Augenschutz
- 2. i. v. Zugang
- Blasenkatheteranlage

Lagerung

- Rückenlage
- Arme eingewickelt und angelagert
- Nervenaustrittspunkte kontrolliert

Narkoseführung

- TIVA mit Propofol-Spritzenpumpe und Remifentanil-Spritzenpumpe zur Aufrechterhaltung
- Beatmung:
  - F_iO_2 0,5–0,8
  - $etCO_2$: 35–45 mmHg
  - PEEP 5 cmH_2O
- Relaxierung bei Bedarf
- intraoperative BGA-Kontrollen
- vor Ausleitung Gabe von Nichtopioidanalgetika und Piritramid (0,1–0,15 mg/kgKG 40 min vor Extubation)
- Extubation auf dem Operationstisch bei Erfüllen der Extubationskriterien in der Regel möglich

Cave ⚠

Auskühlung bei längeren Operationen → auf ausreichende Wärmezufuhr achten!

Postoperatives Management

▶ **Allgemein.** Überwachung in der PACU oder auf der Intensivstation für eine Nacht. Stündliche visuelle Inspektion der Lappenplastik. Größe und Hautkolorit sowie stündliche Doppler- Kontrolle der Gefäßanastomosen (Doppler wird bei der Übergabe PACU/ITS durch OP-Team indiziert!) zur frühzeitigen Detektion einer Minderperfusion der Lappenplastik.
- Delir-Screening mittels Nu-Desc
- O_2-Gabe
- Infusionen mit Vollelektrolytlösung
- Piritramid titriert bei Bedarf

▶ **Komplikationen**
- Nachblutung
- Minderperfusion der Lappenplastik

10.4 Literatur

[385] Abramovitz S, Beilin Y. Thrombocytopenia, low molecular weight heparin, and obstetric anesthesia. Anesthesiology Clinics of North America. 2003, 21: 99 – 109

[386] Al-Fozan H, Tulandi T. Safety and risks of laparascopy in pregnancy. Curr Opin Obstet Gynecol 2002; 14 (4): 375–9

[387] Bashandy GMN, Abbas DN. Pectoral nerves I and II blocks in multimodal analgesia for breast cancer surgery: a randomized clinical trial. Reg Anesth Pain Med 2015; 40 (1): 68–74

10

[388] Blanco R. The 'pecs block': a novel technique for providing analgesia after breast surgery. Anaesthesia 2011; 66: 847–8

[389] Bonow RO, Carabello BA, Chatterjee K et al. ACC/AHA guidelines for the management of patient with valvular heart disease. Circulation 2006; 114 (5): e84–e231

[390] Bremerich DH. Schmerztherapie nach Sectio. Anästh Intensivmed 2019; 60: 394– 402

[391] Chandrasekhar S, Cook CR, Collard CD. Cardiac Surgery in the Parturient. Anesth Analg 2009; 108: 777–85

[392] Chang KH, Ogawa M, Uchida K, Masago K, Otsuji M, Sugano T, Matsushita F, Hanaoka K. Spinal anesthesia in a parturient complicated with idiopathic thrombocytopenic purpura. 2003; 52:893–6

[393] Cheung CW, Chinng Wong SS, Qui Q et al. Oral Oxycodone for Acute Postoperative Pain: A Review of Clinical Trials. Pain Physician 2017; 20: 33–52

[394] Craigo PA, Torsher LC. Obstetric Anesthesia: Outside the Labor and Delivery Unit. Anesthesiol Clin 2008; 26: 89–108

[395] Deutsche Gesellschaft für Anästhesiologie und Intensivmedizin e. V. (DGAI). Leitlinie „Die geburtshilfliche Analgesie und Anästhesie" (2020). AWMF-Leitlinien- Register Nr. 001–038. Im Internet: www.awmf.org/leitlinien/detail/ll/001- 038.html (Stand: 24.11.2023)

[396] Deutsche Gesellschaft für Gynäkologie und Geburtshilfe e. V. (DGGG). Leitlinie „Hypertensive Schwangerschaftserkrankungen: Diagnostik und Therapie" (2019). AWMF-Leitlinien-Register Nr. 015–018. Im Internet: https://register.awmf.org/de/leitlinien/detail/015-018 (Stand: 24.11.2023)

[397] Durchführung von Analgesie- und Anästhesieverfahren in der Geburtshilfe. 2. überarbeitete Empfehlungen der Deutschen Gesellschaft für Anästhesiologie und Intensivmedizin und des Berufsverbandes Deutscher Anästhesisten in Zusammenarbeit mit der Deutschen Gesellschaft für Gynäkologie und Geburtshilfe. Anästh Intensivmed 2009; 7: S 490–S 495

[398] Erler I, Gogarten W. Hypotonieprophylaxe und -therapie bei Regionalanästhesien zur Sectio caesaria. Anästhesiol Intensivmed Notfallmed Schmerzther 2007; 3: 208–13

[399] Goodman S. Anesthesia for nonobstetric surgery in the pregnant patient. Semin Perinatol 2002; 26: 136–45

[400] Pearl. J.P. Price R.R. Tonkin A.E. et al. Guidelines for laparoscopic surgery during pregnancy. Surg Endosc 1998; 12: 189

[401] Heesen M, Böhmer J, Brinck ECV et al. Intravenous ketamine during spinal and general anaesthesia for caesarean section: systemic review and meta-analysis. Acta Anaesthesiol Scand 2015; 59: 414–26

[402] https://transfusionsmedizin.charite.de/fuer_aerzte/unterlagen_fuer_interne_und_externe_anwender/#c16 087

[403] Kaufner L, Karekla A, Henkelmann A et al. Crystalloid coloading vs. colloid coloading in elective caesarean section: postspinal hypotension and vasopressor consumption, a prospective observational clinical trial. J Anesth 2019; 33: 40–49

[404] Kenn S, Weber-Carstens S, Weizsaecker K et al. Prone positioning for ARDS following blunt chest trauma in late pregnancy. Int J Obstetr Anesthesia 2009; 18: 268– 71

[405] Koren G, Pastuszak A, Ito S. Drugs in pregnancy. N Engl J Med 1998; 338 (16): 1128–37

[406] Kranke P, Annecke T, Bremerich DH et al. Geburtshilfliche Anästhesie: Altbewährtes, Kontroversen und neue Perspektiven – Teil 1. Anasthesiol Intensivmed Notfallmed Schmerzther 2017; 52 (10): 727–36

[407] Kranke P, Annecke T, Bremerich DH et al. Geburtshilfliche Anästhesie: Altbewährtes, Kontroversen und neue Perspektiven – Teil 2. Anästhesiol Intensivmed Notfallmed Schmerzther 2017; 52: 815–26

[408] Kulhari S, Bharti N, Bala I et al. Efficacy of pectoral nerve block versus thoracic paravertebral block for postoperative analgesia after radical mastectomy: a randomized controlled trial. Br J Anaesth 2016; 117: 382–6

[409] Lang C, Behnke H, Wulf H et al. Plazentapassage von Anästhetika und Adjuvanzien. Anästhesist 2002; 51: 409–17

[410] Lang C, Geldner G, Wulf H. Anästhesie in der Stillperiode. Anästhesist 2003; 52: 934–46

[411] Laubenthal H, Becker M, Sauerland S et al. S3-Leitlinie „Behandlung akuter perioperativer und posttraumatischer Schmerzen". Deutscher Ärzte-Verlag 2008; 1: 258– 62 (AWMF Registernummer 001 – 025)

[412] Littleford J. Effects on the fetus and newborn of maternal analgesia and anesthesia: a review. Can J Anesth 2004; 51: 586–609

[413] Mazze RI, Källen B. Reproductive outcome after anesthesia and operation during pregnancy: a registry study of 5 405 cases. Am J Obstet Gynecol 1989; 161 (5): 1178–85

[414] McCollough CH, Schueler BA, Atwell TD et al. Radiation exposure and pregnancy: when should we be concerned? Radiographics 2007; 27 (4): 909–17

[415] Mhuireachtaigh RN, O'Gorman DA. Anesthesia in pregnant patients for nonobstetric surgery. J Clin Anesth 2006; 18: 60–6

[416] Mindestanforderungen an prozessuale, strukturelle und organisatorische Voraussetzungen für geburtshilfliche Abteilungen; Stellungnahme der Deutschen Gesellschaft für Gynäkologie und Geburtshilfe. Im Internet: https://www.awmf.org/fileadmin/user_upload/dateien/geschichte_der_awmf/mindestanforderungen-fuer-geburtshilfliche-abteilungen.pdf (Stand: 24.11.2023)

[417] Ngan Kee WD, Khaw KS, Tan PE et al. Placental Transfer and Fetal Metabolic Effects of Phenylephrine and Ephedrine during Spinal Anesthesia for Cesarean Delivery. Anesthesiology 2009; 111: 506–12

[418] O'Rourke N, Kodali B. Laparoscopic surgery during pregnancy. Curr Opin Anaesthesiol 2006; 19: 254–9

[419] Pfanner G. et al. Präoperative Blutungsanamnese. Empfehlungen der Arbeitsgruppe perioperative Gerinnung der Österreichischen. Gesellschaft für Anästhesiologie, Reanimation und Intensivmedizin. Anaesthesist 2007; 56: 604–11

[420] Rasmus KT, Rottman RL, Kotelko DM, Wright WC, Stone JJ, Rosenblatt RM. Unrecognized thrombocytopenia and regional anesthesia in parturients: a retrospective review. Obstet Gynecol.] 1989; 73:943–6

[421] Reidy J, Douglas J. Vasopressors in Obstetrics. Anesthesiol Clin 2008; 26: 75–88

[422] Schaefer C, Spielmann H. Arzneiverordnungen in Schwangerschaft und Stillzeit. 7. Aufl. München: Urban und Fischer; 2006

[423] Smith I, Kranke P, Murat I et al. Perioperative fasting in adults and children: guidelines from the European Society of Anaesthesiology. Eur J Anaesthesiol 2011; 28: 556–69

[424] Syal K, Chandel A. Comparison of the post-operative analgesic effect of paravertebral block, pectoral nerve block and local infiltration in patients undergoing modified radical mastectomy: A randomised double-blind trial. Indian J Anaesth 2017; 61: 643–8

[425] Telnes A, Skogvoll E, Lonnée H. Transversus abdominis plane block vs. wound infiltration in Caesarean section: a randomised controlled trial. Acta Anaesthesiol Scand 2015; 59 (4): 496–504

[426] Van de Velde M, De Buck F. Anesthesia for non-obstetric surgery in the pregnant patient. Minerva Anestesiol 2007; 73: 235–40

[427] Van de Velde M, Van Schoubroeck D, Lewi LE et al. Remifentanil for fetal immobilization and maternal sedation during fetoscopic surgery: a randomized, double- blind comparison with diazepam. Anesth Analg 2005; 101: 251–8

[428] Van Mook WNKA, Peeters L. Severe cardiac disease in pregnancy. Curr Op Crit Care 2005; 11: 430–4

[429] Vereinbarung über die Zusammenarbeit in der operativen Gynäkologie und in der Geburtshilfe der Deutschen Gesellschaft für Anästhesiologie und Intensivmedizin und des Berufsverbandes Deutscher Anästhesisten mit der Deutschen Gesellschaft für Gynäkologie und Geburtshilfe und dem Berufsverband der Frauenärzte. Im Internet: https://www.bda.de/docman/alle-dokumente-fuer-suchindex/oeffentlich/empfehlungen/536-eev-2011-s-19-24/file.html (Stand: 24.11.2023)

[430] Wahba SS, Kamal SM. Thoracic paravertebral block versus pectoral nerve block for analgesia after breast surgery. Egypt J Anaesth 2014; 30: 129–35

[431] Website zu Arzneimittelsicherheit in Schwangerschaft und Stillzeit mit detaillierten Profilen und Bewertung sehr vieler Medikamente: www.embryotox.de (Stand: 24.11.2023)

[432] Wiesener S, Kaufner L, Salomon N et al. Interdisziplinäres Training der Not-Sectio. Anästh Intensivmed 2011; 52: 336–44

11 Anästhesie in der Kardiochirurgie

11.1 Allgemeine Grundlagen der Kardioanästhesie

G. Bosse, T. Geyer, H. Köth

11.1.1 Vorbemerkung

Bei Erwachsenen wird eine Vielzahl von herzchirurgischen Eingriffen durchgeführt. Grundsätzlich unterscheiden wir Operationen mit Einsatz der extrakorporalen Zirkulation, also der Herz-Lungen-Maschine (HLM), Operationen am schlagenden Herzen, jedoch mit durch die HLM entlasteten Herz-Kreislauf-Verhältnissen und Eingriffe ohne HLM. Dabei stellen Eingriffe ohne HLM häufig eine deutlich höhere anästhesiologische Herausforderung dar, da die Herz-Kreislauf-Funktion und die Oxygenierung während der Operation am Herzen und im Thorax trotz chirurgischer Maßnahmen aufrechterhalten werden müssen.

Obwohl der Krankheitszustand der Patienten, die spezifische Pathophysiologie der Erkrankung sowie die Operationstechnik jeweils eine individuelle Anpassung des anästhesiologischen Vorgehens notwendig machen, gibt es allgemeingültige Prinzipien und Vorgehensweisen, die für alle herzchirurgischen Eingriffe bei Erwachsenen gelten.

11.1.2 Präoperative Evaluierung

- Prämedikation nach SOP Präoperative Visite (Kap. 1.1)
- PONV-Score erheben (Kap. 2.21)
- folgende Befunde sollten vorliegen:
  - EKG
  - Thoraxröntgenaufnahme
  - Echokardiografie (bei allen Eingriffen mit Beteiligung der Herzklappen, bekannten oder vermuteten regionalen Wandbewegungsstörungen, Patienten mit frischen Myokardinfarkten)
  - Lungenfunktionstest (bei klinischem Hinweis)
  - Labor (kleines Blutbild, Gerinnung, Elektrolyte, Kreatinin, Harnstoff, kapilläre oder arterielle BGA)
  - bei klinischem Hinweis oder Alter > 60 Jahre: extrakranielle Dopplersonografie oder Duplexsonografie
- Atemtraining sollte bereits präoperativ begonnen sein (Incentive-Spirometer)
- in die präoperative Aufklärung müssen folgende Maßnahmen und deren Risiken unbedingt eingeschlossen werden:
  - Arterie
  - ZVK
  - PAK
  - Blasenkatheter
  - transösophageale Echokardiografie (inklusive Ösophagusperforation und -blutungen)
  - Lagerungsmaßnahmen
  - auf Gabe von Fremdblut (in ca. 5–10 % der Fälle bei elektiven CABG-Operationen notwendig) mit den Risiken hinweisen
  - postoperative Intensivstation mit Nachbeatmung oder auch Verlegung auf Intermediate Care Unit nach Post Anaesthesia Care Unit (PACU)

Bei Patienten mit einer LVEF ≤ 35 % und/oder Zeichen der Rechtsherzbelastung (RV-Dilatation ± TASPE < 16 mm ± pulmonale Hypertonie) ist eine präemptive Therapie mit einem PDE-III-Inhibitor oder Levosimendan zu diskutieren. Nach gemeinsamer Indikationsstellung mit der Klinik für kardiovaskuläre Chirurgie sollte eine präoperative Aufsättigung (Enoximon 3 µg/kgKG/min, Levosimendan 0,1 µg/kgKG/min, keine Bolusgabe) idealerweise unter invasivem Blutdruckmonitoring auf einer Intensiv-/Intermediate-Care-Station oder in der PACU bereits am Vortag der Operation initiiert werden.

Antikoagulation

- Der Zeitpunkt der letzten Einnahme sollte auf dem Narkoseprotokoll dokumentiert werden.
- ADP-Hemmer wie Clopidogrel sollten, sofern es das koronare Risiko erlaubt, 3–5 Tage präoperativ abgesetzt werden.
- ASS kann Low-Dose weiter bis zum Vortag gegeben werden.
- Cumarine: In Abhängigkeit vom Eingriff wird die Gerinnungssituation intraoperativ erfasst und entsprechend behandelt.
- Niedermolekulares Heparin: Für NMH reicht bei elektiven Eingriffen eine 12- stündige Pause vor der OP.
- Kurz wirksame GPIIb-/IIIa-Hemmer wie Tirofiban und Eptifibatid erfordern in der Regel keine Transfusion von Thrombozyten, wenn diese Therapie ca. 4 h vor OP beendet wird.
- Hämostaseologische Anamnese erheben und bei positiver Blutungsanamnese ein hämostaseologisches Konsil anfordern.

11.1.3 Vorbereitung

► **Material**
- 1 bis maximal 2 periphervenöse Zugänge
- Endotrachealtubus (7,5–8,5 mm Innendurchmesser): für Männer i.d.R: 8,0 mm ID, Frauen: 7,5 mm ID

11

- ZVK 5-Lumen 9,5 F (im Set vorhanden)
- Katheter für arterielle Druckmessung: 18 G für A. radialis (L 10 cm im Katheterset nicht enthalten)
- ggf. für A. femoralis 18 G mit langem Katheter (L 18 cm)
- venöse Schleuse optional bei schlechtem peripherem Venenstatus, bei Anlage eines PAK, bei einer vor der HLM bestehenden oder zu erwartenden Schrittmacherindikation
- 2 Druckaufnehmer für invasive arterielle Druckmessung u. ZVD-Messung (bei PAK 3 Druckaufnehmer)
- steriler Tisch für Arterie, ZVK und Blasenkatheter mit Temperatursonde
- externe Defibrillator-Klebeelektroden bei allen Eingriffen
- Pulmonaliskatheter bei EF < 30 % und bekannter pulmonaler Hypertonie und vermutlich verlängerter Intensivtherapie i. RS Oberarzt
- Pacemaker (DDD oder VVI) in Bereitschaft (Batteriekontrolle)
- Defibrillator in Bereitschaft (Patch-Elektroden am Patienten angebracht, jedoch nicht konnektiert)
- maschinelle Autotransfusion (zunächst nur Sammelreservoir)
- ggf. bei Patienten mit implantierten Pacern Magnet zur Auflage, Patienten mit AICD muss unmittelbar präoperativ die Defibrillationsfunktion ausgeschaltet werden
- TEE, Patient in SAP und COPRA anlegen (s. auch SOP Echokardiografie)
  - IMPELLA, IABP, VADs (nach Indikation)

► **Medikamente**

- Sufentanil 50 µg/10 ml
- Sufentanil-Spritzenpumpe 250 µg/25 ml
- Propofol 200 mg/20 ml
- Rocuronium 100 mg/10 ml
- Heparin üblicherweise 400 IE/kgKG
- Tranexamsäure: 1 mg/kg/KG kontinuierlich u. Bolus 10 mg/kg; 2500 mg/50-ml-Perfusor
- perioperative Abx-Prophylaxe, wird von der Station zweimal mitgegeben, i.d.R: Cefuroxim 1,5 g auf 100 ml Aqua dest. aufgelöst zur prä- und postoperative Gabe
- Norepinephrin: 5 mg/50 ml
- Epinephrin: 5 mg/50 ml i. RS. OA
- Enoximon: 100 mg/50 ml i. RS. OA
- balancierte Elektrolytlösung 500 ml
- Notfallmedikamente:
  - Noradrenalin (1 mg/100 ml) mit 1 ml Spritze
  - Adrenalin (1 mg/100 ml) mit 1 ml Spritze

11.1.4 Blut und Blutprodukte

Eine Blutkomponenten-Indikationsliste für elektive Operationen fasst ► Tab. 11.1 zusammen.

Tab. 11.1 Blutkomponenten-Indikationsliste für elektive Operationen.

Operation	BG	EK	FFP	TK
Akut-CABG	+	4	4	2
CABG	+	2	–	–
Re-CABG	+	2–4	4	–
MIDCABG	+	2	–	–
ASD/VSD Erwachsene	+	2	–	–
AKE/MKE/PKE	+	2	–	–
Re-Klappenersatz	+	2–4	2	(2)**
DKE	+	4	2	(2)**
Ross-OP	+	4	2	(2)**
Aorta-ascendens-Aneurysma	+	6	4	(2)**
Kinder: ohne HLM	+	1	–	–
Kinder: mit HLM	+	1	–	–
Kinder mit HLM < 15 kg	+	2*	1	–
Kinder: in Hypothermie	+	2*	1	1
Thrombozytenaggregationshemmer aktuell				2

* portionierte Beutel.
** patientenspezifisch.

11.1.5 Monitoring

► **Basismonitoring und Monitoring Allgemeinanästhesie**

- EKG
- Pulsoxymetrie
- nichtinvasive Blutdruckmessung (oszillotonometrisch)
- Kapnometrie/-grafie
- Monitoring der inspiratorischen O_2-Konzentration
- in- und exspiratorische Messung der Inhalationsanästhetikakonzentration
- Volumetrie der Atemgase
- Atemwegsdruck mit Diskonnektionsalarm
- ST-Streckenanalyse
- invasive arterielle Druckmessung
- ZVD
- Temperaturmessung (Blasenkatheter), bei Eingriffen mit Absenkung der Bluttemperatur während der HLM-Bybass-Phase und bei Eingriffen im Herz-Kreislauf-Stillstand erfolgt eine 2. Temperaturmessungen (ösophageal)
- Messung der Diurese: mindestens vor HLM, nach HLM und am OP-Ende (die Diuresemenge unter der HLM wird in die Kardiotechnikbilanz eingerechnet)
- SEDline-Monitoring bei allen Patienten, ggf. NIRS i. RS
- bei Indikation: PAP, kont. HZV, kont. S_vO_2
- TEE

11.1.6 Narkoseeinleitung – Anästhesiebeginn

- Patientenidentifikation, OP-Checkliste prüfen
- Anschluss des Monitorings
- periphervenöser Zugang
- Infusionsbeginn
- perioperative Antibiotikaprophylaxe
- Kanülierung der A. radialis (18 G) an der nicht dominanten Hand in Lokalanästhesie mit Lidocain 2 %, arterielle Ausgangs-BGA unter Raumluft/Spontanatmung

Merke M!

Bei geplanter chirurgischer A.-radialis-Entnahme für aortokoronaren Bypass diesen Arm für jegliche venöse oder arterielle Punktion ausschließen! Bei schlechten Verhältnissen auch A. femoralis möglich, wenn keine pAVK vorliegt, dann langen Katheter 18 G i. RS Oberarzt.

- Anbringen der Patch-Defibrillatorelektroden Einleitung:
- Sufentanil 0,1–0,2 µg/kg, vorsichtige Titration bis zur Intubation auf insgesamt 0,5–1 µg/kgKG (**Cave:** Thoraxrigidität)
- Propofol 1 mg/kgKG, **Cave:** vorsichtige Titration bei kritischen Patienten
- Rocuronium 0,5–0,7 mg/kgKG
- Maskenventilation (ggf. mit Sevofluran)
- bei Hypotonie: Ziel ist MAP > 60 mmHg, ggf. 1–5 µg Noradrenalin-Bolus u. mit 20 ml NaCl peripher-venös nachspülen
- Intubation bei stabilem Kreislauf
- Sufentanilspritzenpumpe auf 0,5–1,0 µg/kgKG/h
- Narkoseführung mit Sevofluran ca. 1 MAC
- ZVK- und ggf. Schleusenanlage (als Doppelpunktion, **Cave:** Dopplerbefund der Halsgefäße) bevorzugt in die rechte V. jugularis interna, Anlage des Blasenkatheters und Anschluss der intravesikalen Temperaturmessung
- Pupillen- und Lidschlusskontrolle, Dokumentation der Pupillenweite prä- und perioperativ sowie SEDline-Werte auf Narkoseprotokoll
- ggf. Anschluss Noradrenalinpritzenpumpe (Dosierung nach Kreislaufsituation, angefangen mit 0,05 µg/kgKG/min) an den ZVK
- ggf. Anschluss der Nitrospritzenpumpe (Dosierung nach Kreislaufsituation (angefangen mit 0,5 µg/kgKG/min) an den ZVK
- ZVK-Belegung: 3 dünne Schenkel (18 G) für kreislaufwirksame Medikamente; proximaler großlumiger Schenkel (14 G) für Infusionen und Analgosedierung; distaler Schenkel (16 G) für ZVD-Messung und als Zuspritzport
- arterielle und ggf. zentral- bzw. gemischtvenöse BGA nach Einleitung/vor HLM mit Dokumentation der F_iO_2
- bei vorbestehender Antikoagulation mit Heparin Ausgangs-ACT
- Durchführung des Bed-Side-Tests

11.1.7 Lagerung

Rückenlage mit leichter Oberkörperhochlage.

Cave ⚠

Volumenverschiebung + Druckaufnehmerverschiebung: Sternum sollte waagerecht sein, Kopf etwas retroflektieren, angehobene Beine, Arme angelegt mit gesicherten Zugängen, Knie- und Fersenrolle, ggf. Kopfunterlage (Silikonring).

Merke M!

Vor der Freigabe nochmals Kontrolle aller Gefäßzugänge (3-Wege-Hähne), Abpolsterung, ggf. Shuntarm mit Watte polstern, Verlauf des Blasenkatheters, alle Druckpunkte überprüfen.

11.1.8 Anästhesie und Narkoseführung

- Beatmung:
  - $F_iO_2 = 0{,}5$ als O_2-Luft-Gemisch
  - PEEP: 5 mmHg (an Kreislaufsituation und Oxygenierung anpassen; häufig sehr adipöse Patienten!)
  - druckkontrollierte Beatmung, Normoventilation, Eingabe und Überprüfung der Alarmgrenzen am Beatmungsgerät und am Monitor
- Sufentanilspritzenpumpe 0,5–1,0 µg/kgKG/h, kann nach Sternotomie reduziert werden,
- Sevofluran 0,8–1,5 Vol.-% (nach Bedarf)
- unter HLM-Gabe von Propofol (initial 6 mg/kgKG/h, dann weiter Anpassung nach SEDline-Monitoring)
- weitere Relaxierung nach Bedarf (ggf. vor Anschluss an HLM oder wichtiger zum Lunge blähen vor HLM-Abgang) mit Cis-Atracurium 5-mg-weise
- Sternotomie mit der nichtoszillierenden Säge in Endexspiration ohne PEEP (Gefahr der Lungenverletzung) hierzu wird das Beatmungsgerät kurz auf manuellen Betrieb genommen, ohne Diskonnektion des Tubus, bei offenem Überdruckventil im Kreisteil
  - zur Thoraxeröffnung bei Re-Eingriffen wird in der Regel eine oszillierende Säge verwendet, und der Patient kann während der Sternotomie unverändert weiter ventiliert werden; hier ist eine individuelle Rücksprache mit dem Operateur notwendig
- in Absprache mit dem Operateur nach Sternotomie: Gabe von Heparin 400 IE/kg, 2 min später die ACT + (activated clotting time) bestimmen, Ziel: > 410 s, eventuell ist eine Nachinjektion von Heparin notwendig, bei Überschreiten einer Gesamtdosis von 600 IE/kg und noch nicht ausreichender ACT-Zeit die Gabe von AT III erwägen

► **Gabe von Tranexamsäure.** Nach der Einleitung bekommt der Patient einen Bolus von 10 mg/kgKG über die Perfusorspritze und dann kontinuierlich 1 mg/kgKG bis zum Operationsende. Bei Blutungsneigung zum Operationsende wird diese kontinuierliche Gabe über die Verlegung auf Intensivstation oder PACU hinaus fortgeführt.

Bei der Präparation der A. mammaria interna kann die Lunge dem Operateur die Sicht einschränken: PEEP = 0 einstellen, Tidalvolumen reduzieren und entsprechend die Atemfrequenz anheben. Exspiratorisches CO_2 beachten, keine Hyperkapnie tolerieren!

Cave ⚠

Druck durch den zur Mammariapräparation verwendeten Thoraxsperrer kann zum HZV-Abfall (Reduktion des Rückstroms zum Herzen) führen. Therapie: Öffnung des Thoraxsperrers durch den Operateur verringern, Volumengabe.

Zur Kanülierung der Aorta sollte der systolische Druck zwischen 90 und 100 mmHg liegen, Steuerung des Druckes durch Gabe von Nitro/Urapidil i. v., (adäquate Analgosedierung muss gewährleistet sein).

Nach HLM-Start Beenden der Beatmung in Rücksprache mit dem Operateur (PEEP 5 wäre wünschenswert). Die Narkoseaufrechterhaltung mittels kontinuierlicher Propofolinfusion nicht vergessen! Kontrolle EEG/Narkosetiefenmonitor-Kontrolle!

► **Während der HLM.** Beobachten des operativen Geschehens, auf plötzliche Änderungen achten, (z. B. akute Anstiege des ZVDs, Kontrolle des Pupillenstatus, Kontrolle der Perfusion, Kontrolle der Diurese, Kontakt mit Kardiotechnik (Perfusionsfluss, Perfusionsdruck, Vasokonstriktorbedarf, Volumen, Elektrolytstatus, Hb/Hkt-Verlauf, Temperatur des Patienten). Vervollständigung der Dokumentation (Echo-Befunde vor HLM).

Vorbereitung der Medikamente zum Abgang von der HLM und Planung des Gerinnungsmanagements:

- Vorbereiten von Protamin entsprechend der Gabe von Heparin zur HLM, in der Regel 400 IE/kgKG Protamin auf 100 ml NaCl, (1:1-Regel)
- Vorbereiten des Antibiotikums
- ggf. Vorbereiten der Gabe von Blutprodukten: FFP auftauen, TKs bestellen, bei V. a. Gerinnungsfaktorenmangel Gerinnungskontrolle und ggf. Transfusion von FFP oder Faktorenkonzentraten (bei Gefahr der Hypervolämie)

Cave ⚠

Die Protamin-Flasche darf noch nicht am Patienten oder ans Infusionssystem angeschlossen werden, Gefahr der akzidentellen Gabe!

11.1.9 Abgang von der Herz-Lungen-Maschine

Nach Aorten-Declamping und zentralem Anastomosenanschluss: Beatmung einschalten, vorher Lunge blähen mit Blickkontakt über das Operationstuch und Rücksprache mit Operateur.

Cave

Die A. mammaria interna kann an der Pleura abscheren und die Anastomose der LAD ausreißen.

► **Standardabgang von der HLM (gute Pumpfunktion und gute Revaskularisierung)**

- inotrope Unterstützung ggf. mit Enoximon oder Low-Dose-Epinephrin kontinuierlich
- sollte eine rasche Steigerung der Noradrenalindosis notwendig sein, sofort an Vasopressin 1–4 IE/h kontinuierlich denken, i. RS OA
- selten auch Nitro 0,5 µg/kgKG/min (Koronardilatation), rechtzeitig anlaufen lassen nach letzter Bypass-Anastomosenkontrolle durch Operateur und infolge bedarfsgerecht anpassen

► **Voraussetzung zur Therapie mit vasoaktiven oder intropen Substanzen ist eine ausreichende Füllung des Ventrikels**

- direkte Beobachtung des Herzens
- TEE
- Verlauf und aktuelle Werte des ZVD u. PPV
- enge Rücksprache mit dem Operateur, da dieser der Kardiotechnik weisungsbefugt ist und er den Volumenstatus visuell besser erfassen kann

► **Nach HLM-Abgang bei hämodynamischer und rhythmischer Stabilität**

- Gabe von Protamin (Dosis = Initialbolus der Heparindosis) langsam über mindestens 5 min infundieren, nach der Hälfte der Dosis Operateur und Kardiotechniker informieren, damit der Sauger der HLM abgeschaltet wird
- 2. Gabe des Antibiotikums
- abermals nur in Absprache mit dem Operateur schrittweise Volumenoptimierung aus dem Reservoir der HLM, deshalb vorher Rücksprache mit Kardiotechniker über Umfang des Reservoirvolumens, weitere Applikation inotroper und vasoaktiver Substanzen nach Hämodynamik und klinischer Einschätzung des Patienten
- 3 min nach Protamingabe: ACT-Kontrolle und BGA-Kontrolle arteriell (ggf. zentral- bzw. gemischtvenös)

► **Tachykardien > 100/min**

- Klärung der Ursache für die Tachykardie vor einer symptomatischen Behandlung:
  - Ausreichende Narkosetiefe?
  - Volumenmangel?
  - Kardiale Dekompensation?
  - Operative Ursachen, Klappendysfunktionen etc.? Ausschluss von Myokardischämien.
- nach Ausschluss aller anderen behandelbaren Ursachen ggf. Gabe von Esmolol

Praxis

Titrationsschritte

5 mg initial, dann in Abhängigkeit vom Erfolg übliche Dosierung therapieren, evtl. später bei hämodynamischer Stabilität auf Metoprolol (fraktionierte Gaben von 1 mg) umsteigen (**Cave:** Blutdruckabfall vor allem bei Hypovolämie).

ST-Streckenanalyse beobachten.

Bei hämodynamisch relevanten **Rhythmusstörungen** zunächst Kalium normalisieren, bei Persistenz Magnesiumsulfat (initial 2 g) und, wenn notwendig, Lidocain (1,5 mg/kgKG i. v.), bei Persistenz Amiodaron (max. 4 mg/kgKG i. v.).

Cave

Widerstandsverlust nach der Infusion von Amiodaron.

Bei therapierefraktären **tachykarden Störungen**, nach Ausschöpfung der konservativen Maßnahmen, kardiovertieren (extern: 100 J initial); neu aufgetretenes Vorhofflimmern sollte nach Normalisierung des Kaliumspiegels kardiovertiert werden.

Systolischer Blutdruck nicht über 120 mmHg; (MAP zunächst zweitrangig, sollte bei > 60 mmHg liegen).

Herzfrequenz < 70/min: Indikation für Medikation/Pacemaker mit Operateur besprechen; speziell Patienten mit systolischer und schwerer diastolischer Funktionsstörung sowie AV-Überleitungsstörungen können durch AV-sequenzielle Stimulierung hämodynamisch profitieren.

Bei **Gerinnungsproblemen**: ACT-Kontrolle < 130 s + klinische Einschätzung gemeinsam mit dem Operateur: Nachdosieren von Protamin (5 IE/ml HLM-Perfusat, **Cave:** zu viel Protamin kann Gerinnungshemmung erzeugen).

Transport auf Intensivstation (PACU) mit arterieller Druckmessung, EKG-Monitoring, CO_2-Monitoring und Sauerstoffsättigung.

Nach der Umstellung auf Transportbeatmung erneute Auskultation des Patienten! Beatmung mit möglichst $F_iO_2 < 0{,}6$, Lage der Thoraxdrainagen dokumentieren.

11.1.10 Besonderheiten

► **Laborkontrollen**

- nach Einleitung arteriell (ggf. zentral- bzw. gemischtvenös BGA)
- 2 min nach Heparinisierung (ACT-Kontrolle)
- nach HLM-Abgang arteriell (ggf. zentral- bzw. gemischtvenös BGA, ACT+)
- dito nach Sternumverschluss

Beurteilung der links- und rechtsventrikulären EF, neu implantierter Klappen, Füllungs- und regionaler Wandbewegungsstörungen, Monitoring des Entlüftens (De-Airing) mittels TEE (siehe SOP Echokardiografie mit Speicherung aller Bilder in SAP).

► **Maschinelle Autotransfusion (MAT).** Die Aufbereitung erfolgt, wenn in der HLM die Restmenge zu groß zur Retransfusion ist (Volumenbelastung in kurzer Zeiteinheit) und jegliche Restheparinisierung vermieden werden soll (bei Einsatz der maschinellen Autotransfusion bitte auch an die Substitution von FFP denken!); es sollten sich mindestens 1000 ml im Reservoir befinden. MAT-Mengen- und Chargendokumentation in SAP!

Schrittmacher-Kabel-Module sind generell wünschenswert als sequenzielle Vorhof-Kammer-Stimulation (DDD), dies erübrigt sich bei vorbestehendem Vorhofflimmern.

Der Schrittmacher sollte zwingend in Rücksprache mit dem Operateur intraoperativ getestet werden. Bei den z. Z. verwendeten sequenziellen (weiß-blauen) Elektroden werden prinzipiell die beiden blauen Elektroden in das Ventrikelepikard implantiert.

Patienten mit präoperativer LVEF < 30 % oder LVEDP ca. 20 erhalten in RS Oberarzt einen Pulmonaliskatheter (PAK) oder alternativ Pulskonturanalyse, HZV-Messung nach Einleitung, nach HLM-Abgang und nach Thoraxverschluss mit entsprechender Dokumentation der Werte im OP-Protokoll.

Patienten mit bekannten oder erwartet hohen pulmonalarteriellen Drücken erhalten einen Pulmonalarterienkatheter auch unabhängig von oben stehender Indikation (z. B. gelegentlich ältere Patienten mit Septumdefekt, frische Myokardinfarkte, Hinweise auf deutliche Rechtsherzbelastung), auch hier externe Defibrillator-Klebeelektroden. In solchen Fällen ist obligat das HZV (mit berechnetem SVR und CI) nach Einleitung, nach HLM-Abgang und nach Thoraxverschluss zu dokumentieren.

Cave ⚠

Pneumothorax, SIRS, Nachblutung.

11.2 Perioperative Antibiotikaprophylaxe in der Herzchirurgie

D. Eggert-Doktor, H. Grubitzsch, H. Köth, F. Pfäfflin

11.2.1 Grundlagen

Die als perioperative antimikrobielle Prophylaxe gewählte Substanz sollte ausreichende Aktivität gegen die häufigsten Erreger chirurgischer Wundinfektionen haben. Die führenden Pathogene nach sauberen Eingriffen entstammen der Hautflora, insbesondere Staphylococcus aureus und koagulase-negative Staphylokokken (v. a. Staphylococcus epidermidis).

Wenn nach Applikation der perioperativen Antibiotikaprophylaxe bei Hautschnitt mehr als 60 min vergangen sind, nimmt die Wundinfektionsrate signifikant zu. Eine zu frühe Gabe ist nutzlos und daher unbedingt zu vermeiden! Im Falle der standardmäßig eingesetzten Cephalosporine kann bei Routineeingriffen die Applikation über den neu zu legenden ZVK erfolgen, was zum einen den Gabezeitpunkt an den Hautschnitt annähert und zum anderen im Falle einer unerwarteten Anaphylaxie die Interventionsoptionen verbessert.

11.2.2 Kein erhöhtes Risiko für Wundinfektionen mit MRSA („low risk“)

Patienten ohne erhöhtes Risiko für MRSA-Wundinfektionen erhalten eine einfache Antibiotikaprophylaxe mit einem β-Laktam-Antibiotikum. Eine Dosisanpassung der Initialdosis an die Nierenfunktion ist nicht notwendig. Der in der Kardiochirurgie vorrangig mit der perioperativen Prophylaxe adressierte Erreger ist Staphylococcus aureus, sodass Cephalosporine der früheren Generationen jenen der späteren Generationen nach mikrobiologischen Überlegungen vorzuziehen sind, obschon es keine Evidenz für die Überlegenheit eines bestimmten Cephalosporin-Regimes gibt.

Standard

Cefuroxim (Cephalosporin 2. Generation). Die Plasmaspiegel von Cefuroxim werden lt. Studienlage durch HLM-Anschluss nicht signifikant beeinflusst, sodass eine Redosierung in die HLM nicht notwendig ist (Standardvorgehen in ► Tab. 11.2 dargestellt).

Alternative

Cefazolin (Cephalosporin 1. Generation; s. ► Tab. 11.3).

Tab. 11.2 Standardvorgehen zur perioperativen Antibiotikaprophylaxe mit Cefuroxim.

Kreatinin-Clearance	Cefuroxim-Dosierung	Wiederholung	Postoperativ
≥ 50 ml/min	1,5 g (3 g > 120 kg KG) innerhalb 30 min vor Hautschnitt	1,5 g alle 3 h bis Wundverschluss	1,5 g alle 6 h für 24 h
< 50 ml/min aber ≥ 10 ml/min	1,5 g (3 g > 120 kg KG) innerhalb 30 min vor Hautschnitt	750 mg alle 3 h bis Wundverschluss	750 mg alle 6 h für 24 h
< 10 ml/min	1,5 g (3 g > 120 kg KG) innerhalb 30 min vor Hautschnitt	750 mg alle 4 h bis Wundverschluss	750 mg alle 12 h an CRRT bzw. nach HD für 24 h

Tab. 11.3 Perioperative Antibiotikaprophylaxe mit Cefazolin.

Kreatinin-Clearance	Cefazolin-Dosierung	Wiederholung	Postoperativ
≥ 50 ml/min	2 g (1 g < 40 kg KG, 3 g > 120 kg KG) innerhalb 60 min vor Hautschnitt sowie 1 g in HLM	2 g alle 4 h bis Wundverschluss	2 g alle 8 h für 24 h
< 50 ml/min aber ≥ 10 ml/min	2 g (1 g < 40 kg KG, 3 g > 120 kg KG) innerhalb 60 min vor Hautschnitt sowie 1 g in HLM	1 g alle 4 h bis Wundverschluss	1 g alle 8 h für 24 h
< 10 ml/min	2 g (1 g < 40 kg KG, 3 g > 120 kg KG) innerhalb 60 min vor Hautschnitt	1 g alle 4 h bis Wundverschluss	1 g alle 12 h an CRRT bzw. nach HD für 24 h

Da bei Cephalosporinen die Zeitspanne oberhalb MIC-Konzentration entscheidend für die Wirksamkeit ist und nicht die Spitzenspiegel, sind kürzere Dosisintervalle – und im Falle von Cefazolin auch die Redosierung zu HLM-Beginn – vorteilhaft, um längere Phasen mit Talspiegeln unterhalb der angestrebten Konzentration zu vermeiden.

11.2.3 Erhöhtes Risiko für Wundinfektionen mit MRSA („high risk")

Obschon es keine Evidenz hinsichtlich einer angepassten perioperativen Antiinfektivaprophylaxe bei vergangener Infektion oder Kolonisierung mit resistenten grampositiven Keimen gibt, ist es logisch und breiter Konsens, eine MRSA-wirksame Prophylaxe durchzuführen, wenn der Patient mit diesem Erreger besiedelt oder eine Besiedlung wahrscheinlich ist (z. B. nach vorangegangener MRSA-Infektion), insbesondere wenn ein prothetischer Klappen- oder Gefäßersatz durchgeführt wird.

MRSA-besiedelte Patienten sollten idealerweise präoperativ dekolonisiert werden (Mupirocin Nasensalbe 2 % oder Octenidin Nasengel sowie Körperwaschung mit Octenidin oder Chlohexidin über 3 d).

Daptomycin hat in Studien gegenüber Vancomycin keinen Vorteil hinsichtlich der Prävention perioperativer Wundinfektion mit MRSA gezeigt, allerdings sind Infektionen mit methicillinsensiblen Erregern im Daptomycin-Arm signifikant häufiger aufgetreten. Demnach bleibt Vancomycin die Substanz der Wahl für die perioperative Prophylaxe bei MRSA. Daten zeigen, dass Vancomycin zur Prävention perioperativer Wundinfektionen mit methicillinsensiblen Erregern weniger geeignet ist als Cephalosporine.

Deshalb erhalten Patienten mit einem erhöhten Risiko für Wundinfektionen mit MRSA eine kombinierte perioperative Prophylaxe:

- Vancomycin (15 mg/kgKG) zusätzlich zum Cephalosporin (Dosis gemäß „low risk") bei Eintreffen Patient bzw. Beginn Einleitung
- Infusionsdauer ca. 1 h (Komplettierung innerhalb 60 min vor Hautschnitt)
- bei normaler Nierenfunktion/Filtration an HLM ggf. Redosierung von 7,5 mg/kgKG erwägen (Klasse-IIb-Empfehlung)

11.2.4 Allergie gegen β-Laktame (IgE-vermittelt/„Soforttyp"/Typ-I-Reaktion bzw. exfoliative Dermatitis)

Cephalosporine und Carbapeneme können bei Patienten, deren allergische Reaktion auf Penicillin keine IgE-vermittelte Reaktion (Anaphylaxie, Urtikaria, Bronchospasmus) oder exfoliative Dermatitis war, angewendet werden. Eine genaue und detaillierte Anamnese des Patienten, die auf die Differenzialdiagnose der stattgehabten allergischen Reaktion abzielt, ist zwingend erforderlich, um nicht unnötigerweise auf eine u. U. weniger effektive und nebenwirkungsträchtigere Substanzklasse ausweichen zu müssen.

► **MRSA „low risk“**

- Clindamycin 900 mg innerhalb 60 min vor Hautschnitt
- alle 6 h intraoperativ (unabhängig von CrCl)

Cave

Cave pseudomembranöse Kolitis bei Clindamycin-Therapie (Clostridium-difficile-Selektion).

► **MRSA „high risk“**

- Vancomycin (15 mg/kgKG) zusätzlich zum Cephalosporin (Dosis gemäß „low risk“) bei Eintreffen Patient bzw. Beginn Einleitung
- Infusionsdauer ca. 1 h (Komplettierung innerhalb 60 min vor Hautschnitt)
- bei normaler Nierenfunktion/Filtration an HLM ggf. Redosierung von 7,5 mg/kgKG erwägen (Klasse-IIb-Empfehlung))

Bei erhöhtem Risiko für gramnegatives Erregerspektrum oder vaskulären Eingriffen mit inguinalem Zugang ggf. Single-Shot Gentamicin 4 mg/kgKG additiv, Infusion über ca. 30 min, Komplettierung innerhalb 60 min vor Hautschnitt.

11.2.5 Prinzipien der perioperativen antimikrobiellen Prophylaxe

- Zwischen dem Ende der PAP-Applikation und der Inflation einer Blutsperre sollten mindestens 15 min vergangen sein.
- Reapplikation der PAP wenn Blutverlust > 1,5 l bzw. > 25 ml/kgKG, respektive nach definierten Zeitintervallen (s. o.).
- Die jeweils vorhergehende Gabe (und nicht z. B. der Beginn des operativen Eingriffs) markiert den Beginn des Intervalls für die Dosiswiederholung.
- Eine PAP ist für maximal 24 h nach Wundverschluss fortzuführen.

11.2.6 Zusätzliche evidenzbasierte Empfehlungen zur Verminderung chirurgischer Wundinfektionen

- Ziel-BZ ≤ 150 mg/dl; Insulingabe bei BZ > 160 mg/dl obligat
- O_2-Applikation bzw. Erhöhung der F_iO_2 bei S_aO_2 < 95 %, sofern keine medizinischen Gründe (kongenitale Vitien mit pulmonaler Überflutung, Z. n. Bleomycin- Exposition etc.) für abweichende Einstellung
- Erhaltung Normothermie ≥ 36 °C

11.2.7 Präoperativ bestehende Antiinfektivatherapie

Patienten mit einer präoperativ bestehenden Antibiotikatherapie für eine aktuelle Infektion sollten ebenfalls eine antimikrobielle Prophylaxe unmittelbar vor dem chirurgischen Eingriff erhalten, um adäquate Wirkspiegel gegen die wahrscheinlichsten Krankheitserreger einer chirurgischen Wundinfektion während der Operation sicherzustellen. Wenn die vorbestehende Therapie in diesem Sinne auch als perioperative Prophylaxe angemessen ist, so genügt in der Regel die Verabreichung einer zusätzlichen Dosis (nicht vertretbar im Falle von Gentamicin und Vancomycin) oder ggf. das Vorziehen bzw. Verzögern einer zeitnah geplanten Dosis in das Prophylaxefenster 60 min vor Hautschnitt. Anderenfalls muss eine perioperative Antibiotikaprophylaxe zusätzlich verabreicht werden.

- Aminopenicilline: ausreichend, wenn mit β-Laktamase-Inhibitor kombiniert daher perioperativ auf Präparat mit Inhibitor wechseln. D.h. bei vorbestehender Therapie mit Ampicillin z. B. perioperativ auf Ampicillin/Sulbactam ausweichen – als PAP wäre Ampicillin/Sulbactam 3 g (entsprechend 2 g Ampicillin + 1 g Sulbactam) suffizient, wenn die Dauertherapie höhere Dosierungen Ampicillin erfordert, ggf. wiederum mit freier Ampicillinkomponente kombinieren; analoges Verfahren mit Amoxicillin/Clavulansäure.
- Carbapeneme: ausreichend (wegen β-Laktamase-Induktion möglichst nicht mit Cephalosporinen kombinieren).
- Cefepime: fraglich, daher Cefazolin gemäß ► Tab. 12.12
- Cephalosporine Gruppe 3a: ausreichend.
- Cephalosporine Gruppe 3b: nicht ausreichend (verminderte grampositive Wirksamkeit), daher Cefazolin gemäß Tab. 1.
- Chinolone: nicht ausreichend (verminderte grampositive Wirksamkeit), daher Cefuroxim/Cefazolin gemäß Standard, bzw. Ausweichmedikation bei Allergie.
- Cotrim: eher nicht ausreichend (?), aber Datenlage im Wandel daher Cefuroxim/Cefazolin gemäß Standard, bzw. Ausweichmedikation bei Allergie.
- Flucloxacillin/Rifampicin/Gentamicin: ausreichend, sofern zumindest Flucloxacillin und Gentamicin im Prophylaxefenster vor Hautschnitt appliziert werden.
- Linezolid: nicht ausreichend, da Serumspiegel insuffizient, daher daher Cefuroxim/Cefazolin gemäß Standard, bzw. Ausweichmedikation bei Allergie.
- Piperacillin/Tazobactam: ausreichend.
- Tetracycline: nicht ausreichend, daher Cefuroxim/Cefazolin gemäß Standard, bzw. Ausweichmedikation bei Allergie.

- Tigecyclin: nicht ausreichend, da Serumspiegel insuffizient, daher Cefuroxim/Cefazolin gemäß Standard, bzw. Ausweichmedikation bei Allergie.
- Vancomycin/Meropenem: ausreichend.
- Vancomycin/Rifampicin/Gentamicin: ausreichend, sofern analog zum Vorgehen bei Allergie, Vancomycin und ggf. Gentamicin im Prophylaxefenster vor Hautschnitt appliziert wurden.

11.3 Extrakorporale Zirkulation

H. Grubitzsch, M. Rusche

11.3.1 Aufbau und Priming der Herz-Lungen-Maschine

Nach vollständigem und unter sterilen Kautelen durchgeführtem Aufbau der Herz-Lungen-Maschine (HLM) erfolgt die Vorfüllung (Priming; ▶ Tab. 11.4) und das Entlüften des Systems.

Tab. 11.4 Priming der Herz-Lungen-Maschine.

Medikamente	Erwachsene > 50 kg KG
Vollelektrolytlösung	1000 ml
Mannitol 20 %	250 ml
Heparin	8 000 IE
EK-Bedarf*	x ml (Formel EK-Bedarf)

* Formel zur Berechnung siehe ▶ Tab. 11.8.

Zur Durchführung der EKZ werden okklusive Antriebseinheiten (Rollenpumpen) eingesetzt. Alternativ kommen bei der Mittel- bis Langzeitunterstützung (ECLS) nicht-okklusive Antriebseinheiten (Zentrifugalpumpen) zum Einsatz.

11.3.2 Antikoagulation

Vor Beginn der EKZ erfolgt eine Antikoagulation mit 400 IE/kgKG Heparin entsprechend einer Vollheparinisierung. Intraoperativ wird die Antikoagulation durch die ACT (Activated Clotting Time) gesteuert, wobei mindestens 410 s erreicht werden sollen. Bei inadäquatem Anstieg der ACT wird die Gesamtheparindosis auf max. 900 IE/kgKG angehoben. Nachfolgend ist zu entscheiden, ob Antithrombin III (AT III) zu substituieren ist. Der Einsatz kreislaufassistierender Verfahren („ECLS“) und minimalinvasiver Off-Pump-Techniken erfordert eine Teilheparinisierung mit einer Heparingabe von 200 IE/kgKG. Das Heparinmanagement fasst ▶ Tab. 11.5 zusammen.

Tab. 11.5 Synopsis Heparinmanagement.

Heparin oder AT-III	Dosis	Ziel
Vollheparinisierung (EKZ)	400 IE Heparin pro kg KG	ACT* > 410 s
Teilheparinisierung (assist device)	200 IE Heparin pro kg KG	ACT* 150–200 s
AT-III-Gabe	1000 IE	> 80 %

* ITC Hemochron Signature Elite

Einflussfaktoren der Antikoagulation sind:

- Heparinresistenz: Wurde Heparin präoperativ über eine Infusionspumpe appliziert?
- Antithrombin III: Ist der AT-III-Spiegel normwertig?
- Halbwertzeit des Heparins: Ist die Heparin-HWZ von 90 min überschritten?
- ACT: Ist ein adäquater ACT-Anstieg nach Initialgabe messbar?
- Hypothermie: Wie ist die aktuelle Körpertemperatur?
- Hämofiltration: Erfolgt eine Hämofiltration unter EKZ?

Nach Beendigung der EKZ wird die Heparinwirkung durch Protamin antagonisiert (Protamindosis = Heparindosis in I.E.).

11.3.3 Kanülierung

Am häufigsten wird die arterielle Kanüle in der distalen Aorta ascendens und die venöse Kanüle über das rechte Herzohr platziert. Zur Kanülierung der Aorta sollte der Blutdruck systolisch maximal 100 mmHg betragen. Die venöse Kanüle ist typischerweise eine 2-Stufen-Kanüle, die das Blut aus dem rechten Vorhof und der V. cava inf. drainiert. Bei Eingriffen an den rechtsseitigen Herzhöhlen werden beide Hohlvenen gesondert kanüliert (bicavale Kanülierung) und gegen die Kanülen abgedichtet (Tourniquets). Somit wird das gesamte venöse Blut in die HLM drainiert (totaler Bypass). Alternative Kanülierungsorte sind in ▶ Tab. 11.6 angegeben. Zur Kanülierung der V. femoralis werden lange Kanülen verwendet, deren Spitze im rechten Vorhof liegen muss (TEE-Kontrolle).

Tab. 11.6 Kanülierungsorte.

	Arteriell	Venös
Standard	Aorta ascendens	rechter Vorhof
Alternativen	A. femoralis A. axillaris A. subclavia	V. cava inferior und V. cava superior V. femoralis

Die Größe der verwendeten Kanülen ergibt sich aus Patientengröße, anatomischen Gegebenheiten, erforderlichem Blutfluss und Flusscharakteristika der Kanüle (Herstellerangaben) (s. ▶ Tab. 11.7).

Tab. 11.7 Verwendete Kanülen.

Kanülierungsort	Erwachsene
Aorta	24 Fr (21 Fr für Patienten < 60 kgKG)
V. cava	24–31 Fr
A. femoralis	16–20 Fr
Venöse 2-Stufen-Kanüle	34/48 Fr (34/38 Fr für Patienten < 60 kgKG)
V. femoralis	RAP-Kanüle 23/25 Fr

Das venöse Blut fließt durch die Schwerkraft in das venöse Reservoir des extrakorporalen Kreislaufs. Die venöse Drainage wird somit bestimmt durch:

- Höhenunterschied zwischen Patient und venösem Reservoir
- intravaskuläres Volumen
- venöse Compliance (**Cave:** Einfluss von Sympathikotonus und Medikamenten wie Katecholaminen und Anästhetika)
- Flusswiderstand in Kanüle, Schlauch und Konnektoren

Bei unzureichender kardialer Entlastung kann die schwerkraftgetriebene Drainage durch negativen Druck unterstützt werden. Häufig wird dazu Vakuum verwendet, dessen Sog eingestellt werden kann (vakuumassistierte Drainage).

Die arterielle Kanüle weist an ihrer Spitze die engste Stelle des extrakorporalen Kreislaufs auf, was dort zu relevanten Druckgradienten und einem Jet-Strahl führt. Der Jet kann die Gefäßwand schädigen (Plaquemobilisierung, Dissektion) und Kavitation bzw. Hämolyse verursachen. Die arterielle Kanüle muss sorgfältig entlüftet und sicher fixiert werden.

11.3.4 Beginn der EKZ

Zu Beginn der EKZ wird der HLM-Fluss langsam erhöht. Das Erreichen des vollen Zielflusses (100 %) wird vom Kardiotechniker angesagt. Die Beatmung kann dann unterbrochen werden (ansagen). Die Überwachung und Beeinflussung des Kreislaufs, des Gasaustausches, der Nierenfunktion sowie der übrigen metabolischen Parameter erfolgt durch den Kardiotechniker in enger gegenseitiger Abstimmung mit dem Anästhesisten. So werden alle Bolusgaben von Medikamenten ausschließlich in das Reservoir der HLM appliziert. Da Perfusionszwischenfälle überwiegend durch den Anwender verursacht werden, ist zu deren Vermeidung bzw. raschen Behebung eine unmittelbare Kommunikation zwischen Kardiotechniker, Operateur und Anästhesisten essenziell.

11.3.5 Durchführung der EKZ

Berechnung von Referenz- und Grenzwerten

Bereits präoperativ wird anhand der Körpermaße der patientenindividuelle Perfusionsfluss sowie der zu erwartende Hämatokrit ermittelt. Dabei wird ein Cardiac Index (CI) von 2,5 l/min/m² zugrunde gelegt (▶ Tab. 11.8). Sollte dieser Wert nicht ausreichen, um einen physiologischen arteriellen Mitteldruck zu erzeugen, sollte primär der Perfusionsfluss erhöht werden, ehe die Regulierung medikamentös (Noradrenalin) erfolgt.

In ▶ Tab. 11.9 sind die angestrebten Referenzwerte für Erwachsene beschrieben. Die Grenzwerte benennen das obere und untere Limit.

Tab. 11.8 Berechnungsgrundlagen für die extrakorporale Zirkulation.

Standardperfusion	Berechnungsgrundlage	Einheit
Körperoberfläche (KOF)	KOF = √((Körpergröße * Körpergewicht) * 0,01 672)	m²
Perfusionsflow (PMV)	100 % PMV = CI * KOF	l/min
Perfusionsflow (PMV)	120 % PMV = (CI * KOF) * 1,2	l/min
Blutvolumen (BV)	BV = kg KG * BVI	ml
Blutvolumenindex (BVI)	Frauen: 60, Männer: 65, Kinder: Tabelle	ml/kg KG
Erwarteter Hämatokrit	erwarteter Hkt = (kg KG * BVI * aktueller Hkt)/(kg KG * BVI + ml Priming)	Vol.-%
EK-Bedarf	EK-Bedarf = [gewünschter Hkt * (ml BV + ml Priming)–aktueller Hkt * ml BV]/55*	ml

Aktueller Hkt-Wert des Erythrozytenkonzentrates (EK).

Tab. 11.9 Referenzwerte extrakorporale Zirkulation (EKZ) für Erwachsene > 50 kg.

Erwachsene > 50 kg KG	Einheit	Referenzwert	Grenzwert
Cardiac Index (CI)	l/min	2,5	
Relativer Flow (PMV)	%	100–120	80–150
Harnblasentemperatur: Standardperfusion	°C	35	milde Hypothermie
Harnblasentemperatur: Re-OP CABG*	°C	30	bei offener A. mammaria
Harnblasentemperatur: DHCA**	°C	18	
Perfusionsdruck (MAP): Standardperfusion	mmHg	60–70	50–90
MAP: arterieller Hypertonus (HTN) zerebrovaskuläre Insuffizienz (CVI)	mmHg	70–80	65–90
Hämatokrit	%	≥ 20	
gemischtvenöse O_2-Sättigung	%	≥ 65	
Diurese	ml/kg KG	≥ 2	

* Coronary Artery Bypass Graft.
** Deep Hypothermic Circulatory Arrest (Kreislaufstillstand in tiefer Hypothermie).

Tab. 11.10 Kompensatorische Maßnahmen.

Kompensation	Hypotonie	Hypertonie
EKZ-Fluss („physiologisch“)	Flow ↑	Flow ↓
physikalisch	Temperatur ↓	Temperatur ↑
rheologisch	Viskosität ↑	Viskosität ↓
Säure-Basen-Haushalt	BE-Ausgleich auf 0 bis + 3 mmol/l	
medikamentös	α-Agonisten, SVR ↑	α-Rezeptoren-Blocker, SVR ↓

SVR = Systemic Vascular Resistance (systemischer Widerstand).

Blutfluss und arterieller Druck

Zur Organprotektion ist neben einem ausreichenden Blutfluss ein Perfusionsdruck (MAP) von 50–90 mmHg erforderlich. Zur Steuerung bzw. Optimierung der Perfusion stehen die in ▸Tab. 11.10 zusammengefassten kompensatorischen Maßnahmen zur Verfügung.

Gasaustausch und Metabolismus

Die Sauerstoffzufuhr und die Kohlendioxidelimination erfolgen primär über den Gasfluss am Oxygenator. Sauerstoffpartialdruck (p_aO_2) und gemischt-venöse Sauerstoffsättigung (S_vO_2) werden kontinuierlich gemessen. Mit der Blutgasanalyse (BGA), die auf Grundlage der a-Stat-Messmethode erfolgt, werden weitere Parameter überwacht (▸Tab. 11.11). Auf dieser Basis wird die EKZ sowohl in milder Hypothermie (35 °C) als auch in tiefer Hypothermie (18 °C) gesteuert.

I

Tab. 11.11 Referenzwerte der Blutgasanalyse.

Parameter[2, 3]	Referenzwert	Einheit	Grenzwert	Bemerkung
pH	7,35–7,45		7,20–7,55	
CO_2	34–45	mmHg	30–50	
p_aO_2	100–250	mmHg	80–300	
HCO_3^-	21–29	mmol/l		
BE	-3 bis + 3	mmol/l		
S_vO_2	65–80	%	50	Online-Messung[1]
S_aO_2	96–100	%	90	
Na^+	134–145	mmol/l	130–150	
K^+	4,5–6,0	mmol/l	3,5–7,0	
Ca^{2+}	1,10–1,40	mmol/l	1,00–1,50	
Glu	3,5–10,0	mmol/l	3,0–15,0	SI * Faktor 18 = mg/dl
Lac	0,4–1,5	mmol/l	0,3–3,0	> 4 **Cave:** SIRS
Hkt	23–32	Vol.-%	20–40	nach Klinik

[1] B-Capta, Fa. Liva Nova.
[2] GEM Premier 3 500, Fa. Instrumentation Laboratory.
[3] ABL 800 Flex, Fa. Radiometer.

Volumenersatz und Medikamentengabe während EKZ

Zur Optimierung der Perfusion erfolgen Volumenersatz und die Medikamentenapplikation (s. ▶ Tab. 11.12 und ▶ Tab. 11.13) durch den Kardiotechniker in enger Abstimmung mit dem Anästhesisten. Produktspezifikationen und Molarität müssen beachtet werden.

Tab. 11.12 Infusionslösungen.

Infusionslösung	Inhalt/Größe
NaCl 0,9 %	100/500 ml
Vollelektrolytlösung	500 ml
Gelafundin	500 ml
Hemosol B0	5 000 ml

Tab. 11.13 Medikamente und Berechnungsgrundlagen.

Medikament	Darreichung	mmol/ml	Berechnungsgrundlage
Kalzium	10 %	0,23	(Differenz × kg KG × 0,2)/Molarität = x ml
Mg	10 %	–	10–20 ml
Natrium	11,70 %	2	(Differenz × kg KG × 0,2)/Molarität = x ml
Tris	36,34 %	3	(Differenz × kg KG × 0,2)/Molarität = x ml
NaBic	8,4 %	1	(Differenz × kg KG × 0,2)/Molarität = x ml
Glukose	20 %	1,221	(Differenz × kg KG × 0,2)/Molarität = x ml
Antithrombin III	1000 IE		(100 % – akt. AT III) × 1,5 = x ml
Noradrenalin	1 mg	–	1:100 in 100 ml NaCl 0,9 %, fraktioniert
Furosemid	20 mg Amp.		0,1 mg/kg KG

Tab. 11.13 Fortsetzung

Medikament	Darreichung	mmol/ml	Berechnungsgrundlage
Lidocain	50 mg Amp.		1,0–2,0 mg/kg KG
Alkoholkonzentrat 95 %	5 ml Amp.		(Notfallmedikament bei Entschäumerversagen)
Heparin	25.000 IE		5 000 IE/ml

11.3.6 Kardioplegie

Als Standard wird die modifizierte Blutkardioplegie nach Calafiore verwendet. Dabei wird oxygeniertes Blut (Flussrate ca. 300 ml/min) durch eine Infusionspumpe mit 14,9 %iger KCl-Lösung (2 mmol/ml) versetzt und über die Aortenwurzel bzw. direkt über die Koronarostien in den Koronarkreislauf geleitet. Die Applikation der Blutkardioplegie erfolgt primär druckkontrolliert. Vor Beginn der Kardioplegiegabe wird nach kompletter Drainage des linken Ventrikels die Aorta abgeklemmt. In Abhängigkeit vom Einsetzen des Herzstillstandes kann die Kaliumkonzentration durch zusätzliche Bolusgaben erhöht werden. Intermittierend – in der Regel nach 15 min – wird die Kardioplegiegabe wiederholt. Bei Patienten < 50 kgKG und > 100 kgKG ist eine Anpassung der empfohlenen Dosisangabe erforderlich. Die Kardioplegiegabe induziert meist eine vorübergehende Hypotonie (s. ▶ Tab. 11.14).

Tab. 11.14 Blutkardioplegie für alle Eingriffe außer Aortenklappenchirurgie.

Applikation	KCL-Dosis	Dauer	KCl 14,9 %	Perfusionsdruck
Initialgabe	160 ml/h	2 min	10,6 mmol	230 mmHg
Bolusgabe	3 ml	–	6,0 mmol	
Re-Applikation*	60 ml/h	2 min	8,0 mmol	160 mmHg

* alle 15 min bzw. nach erfolgter distaler Anastomose.

Tab. 11.15 Blutkardioplegie für Aortenklappenchirurgie.

Applikation	KCL-Dosis	Dauer	KCl 14,9 %	Perfusionsdruck
Initialgabe	160 ml/h	2 min	10,6 mmol	230 mmHg
Bolusgabe	3 ml	–	6,0 mmol	
Re-Applikation	60 ml/h	3 min	8,0 mmol	100 mmHg

Alle 15 min selektiv 2 min über linkes und 1 min über rechtes Koronarostium; ist die Gabe über das rechte Ostium nicht möglich, wird links insgesamt 3 min kardioplegiert.

Bei minimalinvasiven Eingriffen an der Mitralklappe sowie ggf. Aorten- und sonstiger Klappenchirurgie wird kristalline Kardioplegie nach Bretschneider appliziert (20 ml/kgKG). Diese wird ebenfalls fluss- und druckkontrolliert verabreicht.

11.3.7 Hämofiltration

Im extrakorporalen Kreislauf werden Hämofilter bei Niereninsuffizienz, Hyperkaliämie sowie erhöhtem Blutvolumen bei erniedrigtem Hämatokrit eingesetzt und gewöhnlich zwischen arterieller Linie und venösem Reservoir betrieben. Bei einem Filterfluss von 500 ml/min können bis zu 180 ml Flüssigkeit pro Minute filtriert werden. Im Vergleich zu maschinellen Autotransfusionsgeräten erhalten Hämofilter die Thrombozyten und den Großteil der Plasmaproteine. Aus diesem Grund wird bei Verwendung eines Hämofilters die Hämokonzentration des Reperfusat-Volumens nach Beendigung der EKZ bevorzugt.

11.3.8 Beendigung der EKZ

Die Entwöhnung und Beendigung der EKZ wird primär vom Operateur geleitet und setzt eine enge Abstimmung mit dem Kardiotechniker und dem Anästhesisten voraus. Vor Beendigung der EKZ muss Folgendes sichergestellt sein:

- Normothermie
- Beatmung über Respirator, nach vorhergehendem Blähen der Lunge
- kontinuierliche Zufuhr benötigter kreislaufwirksamer Medikamente
- ausreichender Volumenstatus
- ausgeglichener Säure-Basen- und Elektrolytstatus

Durch Reduktion der venösen Drainage erfolgt zunächst die Transfusion des Blutvolumens aus dem venösen Reservoir in den Patienten. Bei ausreichendem kardialem Auswurf wird dann sowohl die venöse Drainage als auch der HLM-Fluss reduziert. Erst nach Beendigung der EKZ und auf ausdrückliche Aufforderung durch den Operateur darf Protamin appliziert werden.

11.3.9 Spezielle Situationen

Reduzierung von Hämodilution

Der kardiopulmonale Bypass bedingt durch das Füllvolumen (Priming) eine signifikante Hämodilution. Dies ist eine Ursache dafür, dass zahlreiche Patienten im Laufe des Klinikaufenthaltes Bluttransfusionen benötigen. Aufgrund dessen wird auf die Reduktion des Primings geachtet. Des Weiteren kann die Technik des autologen Blutpriming zur Anwendung kommen. Volumenreduzierte EKZ-Systeme werden aufgrund bestimmter Nachteile nicht regulär eingesetzt.

Tiefe Hypothermie und Kreislaufstillstand

Bestimmte Krankheitsbilder erfordern einen chirurgischen Eingriff im tiefen hypothermen Kreislaufstillstand. Dazu gehören Operationen am Aortenbogen, an der V. cava (z. B. Cavazapfen) sowie sonstige Situationen, bei denen ein Abklemmen der Aorta ascendens nicht möglich ist. Über die EKZ wird die Körpertemperatur auf 18–20 °C abgesenkt, wodurch der Sauerstoffverbrauch (besonders kritisch: Sauerstoffverbrauch des zentralen Nervensystems) erheblich reduziert wird (etwa Faktor 0,5 pro 10 °C Temperatursenkung), sodass der Kreislauf für kurze Zeit unterbrochen werden kann. Da während der Kühlung unterschiedliche Temperaturen innerhalb des Körpers und des Gehirns erreicht werden, sollte mehr als eine Temperaturmessung – gewöhnlich im Nasopharynx und in der Harnblase – zum Einsatz kommen.

Während des Kreislaufstillstandes können Techniken der retrograden bzw. antegraden Hirnperfusion eingesetzt werden, um eine zeitliche Ausdehnung der Kreislaufstillstandszeit bzw. eine Anhebung der tiefsten Körpertemperatur zu ermöglichen.

Zur Wiedererwärmung muss die Temperaturdifferenz zwischen EKZ und Körper auf 5– 10 °C begrenzt werden, um die Entstehung von Gasblasen und -embolien zu verhindern. Zur Vermeidung der Denaturierung von Plasmaproteinen darf die Bluttemperatur nicht über 40 °C erhöht werden.

11.3.10 EKZ-Techniken außerhalb der Herzchirurgie

Neben dem traditionellen Einsatz der extrakorporalen Zirkulation ist das moderne Tätigkeitsfeld der Kardiotechnik auch im interdisziplinären Kontext eingebunden, z. B. in der Urologie (▶ Tab. 11.16).

Tab. 11.16 Extrakorporale Zirkulation außerhalb der Herzchirurgie.

Disziplin	OP-Indikation	Perfusionstechniken
Urologie	Cava-Zapfen-Tumoren, Nierenzellkarzinome oder ausgeprägte Thrombosen, die die V. cava bis in den rechten Vorhof hinein verlegen können	venovenöser Bypass (VAD) DHCA (Deep Hypothermic Circulatory Arrest; Kreislaufstillstand in tiefer Hypothermie)
Allgemeinchirurgie/ Thoraxchirurgie	Tumoren im Thorax verschiedenster Genese mit Infiltration oder Verdrängung der großen Gefäße	extrakorporale Zirkulation mit eventuell uni- oder bicavaler Kanülierung, teilweise auch im hypothermen Kreislaufstillstand

11.3.11 Systeme zur kurzfristigen Kreislaufunterstützung

Intraaortale Ballonpumpe

Vor allem bei akuter Myokardischämie kommt zur Verbesserung der Myokardperfusion und zur Unterstützung der linksventrikulären Funktion die intraaortale Ballonpumpe (IABP) zum Einsatz. Die IABP wird perkutan über die A. femoralis in Seldinger-Technik angelegt, sodass deren Spitze in der proximalen Aorta descendens liegt (TEE-Kontrolle) (▶ Tab. 11.17). Als Antriebskonsole steht das Modell Cardiosave der Fa. Getinge zur Verfügung.

Tab. 11.17 Eingesetzte IABP-Katheter (IABP = intraaortale Ballonpumpe).

Patient	Kathetergröße
Körpergröße < 162 cm	40 cm^3
Körpergröße > 162 cm	50 cm^3

Bei schwerer pAVK, Aortenaneurysmen und Aortenklappeninsuffizienz ist die IABP-Anlage problematisch bzw. kontraindiziert. Rhythmusstörungen schränken die Effektivität der Gegenpulsation ein. Die technischen Grundfunktionen werden täglich vom diensthabenden Kardiotechniker kontrolliert.

Extrakorporale Pumpen

Zur Therapie des akuten und postoperativen Herzversagens werden extrakorporale Zentrifugalpumpen (ECLS) als kardiopulmonaler Bypass mit extrakorporaler Membranoxygenierung (ECMO) eingesetzt. Diese nichtokklusiven Antriebseinheiten bieten gegenüber Rollenpumpen sicherheitstechnische und rheologische Vorteile. Allerdings sind infolge der vor- und nachlastabhängigen Flussregulierung Besonderheiten zu beachten (▶ Tab. 11.18), weshalb stets eine kontinuierliche Flussmessung erfolgt.

Tab. 11.18 Flussregulierung bei Zentrifugalpumpen.

Patient	Pumpenfluss	Bemerkung
Vorlast ↑	Flow ↑	Volumenangebot gut
Vorlast ↓	Flow ↓	Volumenmangel ausgleichen
Nachlast ↑	Flow ↓	SVR senken
Nachlast ↓	Flow ↑	ggf. SVR erhöhen

Abkürzung: SVR = Systemic Vascular Resistance (systemischer Widerstand).

Tab. 11.19 Set-up extrakorporale Pumpe zur Kreislaufunterstützung.

	Zentrifugalpumpe	Einheit
Flussgrenzwerte	0,5–7,0	l/min
Schlauchset: venoarteriell, farblich codiert	3/8 * 3/8	Zoll
Antriebseinheit	CardioHelp*, Rotaflow*	
Flusssensor	sonografisch	

* Fa. Getinge.

Diese Systeme dienen der kurzfristigen Unterstützung und werden in der Regel innerhalb von 10–14 Tagen wieder entfernt. Bei Notwendigkeit zum längeren Einsatz können die Antriebseinheit und Konnektoren durch die Kardiotechnik gewechselt werden.

Neben der täglichen Kontrolle der technischen Grundfunktionen und Alarmgrenzen sowie ggf. der Modifikation von Einstellungen erfolgt mehrmals täglich die Überprüfung der Gerinnungsparameter und die Sichtprüfung bezüglich möglicher Fibrinablagerungen oder Thromben. Insbesondere bei der Flussreduktion zur Entwöhnung muss auf eine ausreichende Antikoagulation geachtet werden (▶ Tab. 11.19). Hierbei wird eine Ziel-ACT von 200 s angestrebt, und diese wird engmaschiger überprüft.

Die Funktionalität des betriebenen Oxygenators (Drücke, Gaseinstellung, Oxygenierung) muss täglich kontrolliert werden. Vordergründig dienen die Drücke vor und hinter dem Oxygenator zur Funktionskontrolle, da ein ansteigender Gradient zwischen diesen Drücken auf einen Verschleiß hindeutet, welcher einen umgehenden Oxygenatorwechsel zur Folge hätte. Über den Gasblender wird mittels Gasfluss- und F_iO_2- Einstellung der PaCOp_a-CO_2 und der p_aO_2 gesteuert.

In der Herzchirurgie erfolgt der Anschluss der ECMO venoarteriell und dient vorwiegend der kardialen (aber auch der pulmonalen) Unterstützung.

▶ **Systemkontrollen**

- Die Gefahr der Gerinnselbildung ist vom Blutfluss abhängig und bei niedrigem Fluss (1–2,5 l/min) gegenüber Flüssen über 2,5 l/min deutlich erhöht.
- Die aPTT sollte bei 50–60 s liegen und wird mindestens 8-stündlich kontrolliert.
- Schläuche und Oxygenator werden 8-stündlich auf Gerinnselbildung überprüft.
- Das Kondensationswasser wird 4-stündlich durch „Spülung“ der Membran mit hohem Gasfluss über 2 min entfernt.
- Die Oxygenierungsleistung des Oxygenators wird täglich mittels BGA-Kontrolle nach Oxygenator überprüft.

- Hämolyseparamter: freies Hämoglobin, Haptoglobin und LDH werden einmal täglich kontrolliert.

Implantierbare Pumpen

Als univentrikuläre Unterstützung kommt des Weiteren der Impella-Antrieb der Firma Abiomed zum Einsatz, der von der Kardiotechnik bei Implantation und während der Verweildauer begleitet wird.

Dieser wird in zunehmendem Maße in Kombination mit ECLS-Systemen eingesetzt (ECMELLA).

11.4 Coronary Artery Bypass Grafting

G. Bosse, T. Geyer, H. Köth

Die Vorbereitung und Durchführung der Narkose erfolgt wie in den vorangestellten allgemeingültigen Standards sowie den SOPs Präoperative Visite (Kap. 1.1) und PONV-Score.

11.4.1 Abgang von der Herz-Lungen-Maschine (HLM)

Bei präoperativ eingeschränkter Ejektionsfraktion (EF < 30 %) zum Abgang von der HLM die Therapie mit Enoximon (3–5 µg/kgKG/min) erwägen oder, wenn präoperativ möglich, Levosimendan (kontinuierliche Gabe 0,1 µg/kgKG/min über 24 h) auf einer Überwachungsstation.

Bei **Low-output-Syndrom** (OA-Info):

- Gabe von Volumen in Abhängigkeit von der Füllung des Herzens und der diastolischen Funktion (Absprache mit dem Operateur); **Cave**: Rechtsherzdilatation
- wenn keine rasche Stabilisierung erreicht werden kann, Katecholamintherapie optimieren
- ggf. Gabe von Enoximon 3–5 µg/kgKG/min (Milrinon 0,375–0,75 µg/kg/min i. v.)
- ggf. Gabe von Adrenalin mit initialer Dosierung von 0,1 µg/kgKG/min
- ggf. Erweiterung des hämodynamischen Monitorings durch Einschwemmen eines pulmonalarteriellen Katheters (mit kontinuierlicher gemischtvenöser Sättigungsmessung S_vO_2)

Falls eine hämodynamische Stabilisierung nicht erreicht werden kann, die Implantation eines linksventrikulären Unterstützungssystems: IMPELLA, IABP, LVAD, RVAD, BiVAD, oder die inhalative Applikation von NO erwägen.

11.5 Off-Pump-CABG (OPCABG)

G. Bosse, T. Geyer, H. Köth

Die Vorbereitung und Durchführung der Narkose erfolgt wie in den vorangestellten allgemeingültigen Standards sowie den SOPs Präoperative Visite (Kap. 1.1) und PONV-Score.

11.5.1 Spezifische Besonderheiten

Das Herz wird durch ein Fixierungssystem (z. B. Octopus-System) im Bereich der zu anastomosierenden Koronarien fixiert, und die Anastomosen werden am schlagenden Herzen genäht. Bei Off-pump-Verfahren ist meist eine leichte Torquierung des Herzens notwendig. Während der Bypassnaht kann ein Coronar-Shunt im Bereich der Anastomose eingelegt werden (**Cave:** ST-Strecke im EKG beobachten, Shuntzeit und -größe notieren).

Es kann durch die Torquierung des Herzens zu schnellen Veränderungen der Hämodynamik kommen. Eine ununterbrochene sorgfältige Überwachung des Patienten ist daher während der OP sicherzustellen. TEE-Monitoring ist zu etablieren, jedoch aufgrund der Lageveränderungen des Herzens häufig schwer zu beurteilen. Eine Pulskonturanalyse oder ein Pulmonalarterienkatheter mit kontinuierlicher S_vO_2- Messung möglich in RS Oberarzt.

Beim MID-CAB-Verfahren wird die linke A. mammaria von links thorakal präpariert und ebenfalls am schlagenden Herzen mit einem Fixierungssystem auf den LAD anastomosiert. Hierfür ist gelegentlich eine Ein-Lungen-Ventilation rechts notwendig (DLT nur in RS).

- Lagerung: Ein Bein wird aus Sicherheitsgründen für einen evtl. erforderlichen Venenbypass mit abgewaschen, dieses in RS mit Operateur nicht bedecken. Immer ist eine Wärmematte frühzeitig anzuschließen, um die Auskühlung des Patienten zu vermeiden; wichtig: angewärmte Infusionen und Transfusionen. Arme angelegt mit gesicherten Zugängen, Knie- und Fersenrolle, Kopfunterlage (Silikonring), Defibrillator- Elektroden ausreichend weit vom Operationsgebiet entfernt kleben.
- Eine rasche postoperative Extubation bei Normothermie wird angestrebt. Luftwärmematte frühzeitig anlegen.
- Nach Sternotomie und nach Rücksprache mit dem Operateur: Antikoagulation mit 200 IE/kg Heparin. Nach 2 min die ACT + (Activated clotting time) bestimmen. Ziel: 250 s. Eine Nachheparinisierung ist selten notwendig.
- Manchmal (selten) ist die Gabe von β-Blockern (z. B. Esmolol) indiziert, um dem Operateur durch eine Absenkung der Herzfrequenz bessere Operationsbedingungen zu schaffen; RS OA + Operateur.

- Nach Beendigung der letzten Anastomose: Kurzinfusion von Protamin über mindestens 5 min periphervenös; Dosis in Absprache mit dem Operateur und aktueller ACT (meist wird die Hälfte des Heparins antagonisiert).
- Nur bei instabiler Hämodynamik sind Inotropika indiziert.
- 3 min nach Protamingabe: ACT- und BGA-Kontrolle.
- Tachykardien > 100/min möglichst vermeiden (auf ausreichendes intravasales Volumen achten, auf ZVD-Änderungen achten) evtl. mit Esmolol (**Cave:** nicht über 5 mg initial) therapieren, evtl. später auf Metoprolol (fraktionierte Gaben von 1 mg) umsteigen.

Cave ⚠

Blutdruckabfall, ST-Strecken beobachten.

Bei hämodynamisch relevanten Rhythmusstörungen zunächst Kalium normalisieren, bei Persistenz Magnesiumsulfat (initial bis 2 g) und, wenn notwendig: Amiodaron (maximal 4 mg/kgKG i. v.) oder selten Lidocain (1,5 mg/kgKG i. v.), bei tachykarden Störungen kardiovertieren (extern: 150 J initial); neu aufgetretenes Vorhofflimmern sollte nach Normalisierung des Kaliumspiegels kardiovertiert werden.

Es empfiehlt sich, die Anlage von Ventrikel-SM-Elektroden nach Sternotomie vor Beginn des Eingriffes zu diskutieren. Hiermit kann eine intraoperativ auftretende Bradykardie elegant überbrückt werden.

Kritische Momente

- Vorsicht bei Fixierung der Anastomosenstabilisatoren (Komprimierung der rechts- und linksventrikulären Ausflusstrakte RVOT/LVOT möglich) und Einlage des koronaren Shunts (**Cave:** bei Shunt-Einlageproblemen kann es zu Blutverlusten kommen), Shunt-Größe und Implantationszeit dokumentieren und ST-Streckenanalyse beobachten, ggf. dokumentieren und bei Torquierung des Herzens auf Druckabfälle achten, den Operateur informieren und optimieren. Ein schneller Abfall der S_vO_2 deutet darauf hin, dass die Torquierung des Herzens vom Patienten schlecht toleriert wird.
- Möglich sind auch deutlich hämodynamisch wirksame Rhythmusstörungen.
- TEE zum Monitoring der rechts- und linksventrikulären Kontraktilität.
- Rechtzeitig an einen Verfahrenswechsel zur HLM denken.

11.6 Aorten-Klappenersatz (AKE)

G. Bosse, T. Geyer, H. Köth

Die Vorbereitung und Durchführung der Narkose erfolgt wie in den vorangestellten allgemeingültigen Standards sowie den SOPs Präoperative Visite und PONV-Score.

Ein **Aorten-Klappenersatz** (AKE) ist mit mechanischen oder biologischen Klappen möglich. Es existieren unterschiedlichste Implantate: als Bioklappen werden zzt. vorwiegend sogenannte „stentless" Klappen verwendet. Eine Besonderheit ist, dass diese Klappe in nächster Nähe zu den Koronarostien inseriert werden muss.

Indikationen sind Aortenstenosen und -insuffizienzen oder deren Kombination. Die präoperative Kontraktilität des LV ist meistens gut bei Stenosen, jedoch häufig deutliche LV-Hypertrophie mit kleinem LV-Lumen (Druckbelastung). Bei Klappeninsuffizienz besteht häufig eine Myokarddilatation mit großem linksventrikulärem Lumen mit/ohne Wandhypertrophie (durch Volumenbelastung) und häufig nur eine mäßig gute Kontraktilität, vor allem wenn bereits einmal eine kardiale Dekompensation aufgetreten ist. Besonders schlecht sind Kombinationen aus AS/AI + KHK (häufig). In solchen Fällen ist mit einer unvollständigen Kardioplegie am Bypass zu rechnen.

11.6.1 Abgang von der Herz-Lungen-Maschine

- Nach Aorten-Declamping Beatmung einschalten, vorher Lunge langsam blähen mit Blickkontakt ins OP-Feld und in Rücksprache mit Operateur.
- Beurteilung der Klappenfunktion und der intrakardialen Luftmenge mittels TEE, vor allem im linken Herzohr und linksventrikulär anteroseptal.

▶ **Nach HLM-Abgang**

- Kreislauf zunächst mit Vasokonstriktoren oder Vasodilatatoren unterstützen, häufig peripherer Widerstandsverlust, weshalb eine Therapie mit Vasokonstriktoren notwendig ist (Noradrenalin, Bolus NA initial nicht über 3 µg). Wenn häufige Bolusgaben notwendig werden: Applikation Noradrenalin (5 mg/50-ml-Spritze) mit 0,1 µg/kgKG/min beginnen.
- 5 min nach Protamingabe: ACT- und BGA-Kontrolle.
- Tachykardien > 100/min unbedingt therapieren, zunächst Volumenstatus prüfen und in Absprache mit Operateur und Kardiotechnik optimieren (gerade bei den Aortenstenosen ist eine Hypovolämie unbedingt zu vermeiden!), bei persistierender Tachykardie z. B. mit Esmolol (**Cave:** nicht über 5 mg initial), evtl. später auf Metoprolol (fraktionierte Gaben von 1 mg) umsteigen (**Cave:** Blutdruckabfall), ST-Strecken beobachten, bei

hämodynamisch relevanten Rhythmusstörungen zunächst Kalium normalisieren. Bei Persistenz bis 2 g Magnesiumsulfat und, wenn notwendig, Amiodaron (max. 4 mg/kgKG i. v.) oder in Ausnahmen Lidocain (1,5 mg/kgKG i. v.).
- Bei tachykarden Störungen kardiovertieren (extern: 150 J initial); neu aufgetretenes Vorhofflimmern sollte nach Normalisierung des Kaliumspiegels kardiovertiert werden.
- Systolischer Blutdruck nicht über 120 mmHg.
- Wenn Herzfrequenz < 60/min: Indikation für Pacemaker mit Operateur besprechen; speziell Patienten mit schwerer diastolischer Funktionsstörung und AV-Überleitungsstörungen können durch AV-sequenzielle Stimulierung hämodynamisch profitieren.
- Bei Low-output-Syndrom (OA-Info): Gabe von Volumen in Abhängigkeit von der Füllung des Herzens und der diastolischen Funktion (Absprache mit dem Operateur, **Cave:** Rechtsherzdilatation). Wenn keine rasche Stabilisierung erreicht werden kann: Diagnostik mittels TEE; ggf. Gabe von Adrenalin mit einer Dosierung von 0,05 µg/kgKG/min und ggf. Bolusgabe von Enoximon initial bis 0,5 mg/kgKG. Gegebenenfalls Erweiterung des hämodynamischen Monitorings durch Einschwemmen eines pulmonalarteriellen Katheters (mit kontinuierlicher gemischtvenöser Sättigungsmessung). Falls eine hämodynamische Stabilisierung nach der Gabe von Inotropika nicht erreicht werden kann, die Implantation eines linksventrikulären Unterstützungssystems (IMPELLA, IABP, VAD) erwägen; dies erfolgt nur in Absprache mit dem Operateur.

Kritische Momente

- Bei Aortenstenose und linksventrikulärer Hypertrophie: Adrenalin zurückhaltend verwenden (diastolische Relaxationsstörung)!
- Praktisch immer ist die Therapie der Wahl die Vorlastoptimierung (Volumen) + Nachlastsenkung (**Cave:** ausreichender myokardialer Perfusionsdruck) + Verbesserung der diastolischen Funktion (PDE-III-Hemmer), Monitoring mittels TEE.
- Bei Aorteninsuffizienz: Eine Therapie mit Adrenalin kann primär aufgrund einer vorbestehenden Kontraktilitätseinschränkung notwendig werden. Hier kann es hilfreich sein, eine Therapie mit Enoximon bereits während HLM nach Declamping zu beginnen.
- Liegen keine begleitenden Koronarstenosen vor, kann ein mittlerer arterieller Druck (MAD) von 50–60 mmHg toleriert werden.

Besonderheiten

Nach Abgang von der Herz-Lungen-Maschine:
- TEE mit Beurteilung der rechts-und linksventrikulären Funktion, Klappenkompetenz und Ausschluss relevanter subvalvulärer Stenose.
- Vorsicht vor zu viel Volumen innerhalb kurzer Zeit, vor allem bei vorbestehender Linksherzinsuffizienz (dies gilt aber auch für das „rechte" Herz). Dies kann zur Dilatation des Vorhofs und des Ventrikels mit konsekutiven Herzrhythmusstörungen (Verlust des Sinusrhythmus) und/oder AV-Klappeninsuffizienzen führen.

11.7 Mitralklappenrekonstruktion/ -ersatz (MKR/MKE)

G. Bosse, T. Geyer, H. Köth

Die Vorbereitung und Durchführung der Narkose erfolgt wie in den vorangestellten allgemeingültigen Standards sowie den SOPs Präoperative Visite und PONV-Score.

11.7.1 Spezifische Besonderheiten

Mitralklappenrekonstruktionen werden mit unterschiedlichen Techniken operiert; der Mitralklappen-Ersatz erfolgt durch mechanische oder biologische Implantate.

Indikationen sind Mitralstenosen (MS) und -insuffizienzen (MI). Bei Klappeninsuffizienz besteht häufig eine Myokarddilatation ohne Wandhypertrophie mit mäßiger Kontraktilität. Die linksventrikuläre Ejektionsfraktion ist wegen der Regurgitation über der Klappe nicht korrekt abschätzbar. Mitralvitien sind häufig von einer nicht kardiovertierbaren absoluten Arrhythmie begleitet.

Tachykardien sollten, v. a. bei Mitralstenosen wegen der schlechten diastolischen Füllung des linken Ventrikels vermieden werden.

Patienten mit präoperativer LVEF < 30 % oder LVEDP ca. 20 mmHg können einen Pulmonaliskatheter (PAK) erhalten nach RS Oberarzt.

11.7.2 Kritische Momente

- Abgang von der Herz-Lungen-Maschine: Beurteilung der Klappenfunktion und der intrakardialen Restluftmenge (De-Airing) mittels TEE.
- Bei Auftreten eines Low-output-Syndrom (OA-Info!) und Therapie mit Katecholaminen (Adrenalinbolus initial nicht über 5 µg), dann nach Wirkung dosieren, wenn häufige Bolusgaben notwendig werden, eine kontinuierliche Infusion über eine Spritzenpumpe mit Adrenalin (5 mg/50 ml) mit 0,05–0,1 µg/kgKG/min beginnen.

- Tachykardien > 130/min unbedingt therapieren, z. B. mit Esmolol (**Cave:** nicht über 5 mg initial), evtl. später auf Metoprolol (fraktionierte Gaben von 1 mg) wechseln (**Cave:** Blutdruckabfall), ST-Streckenanalyse beobachten, bei hämodynamisch relevanten Rhythmusstörungen zunächst Kalium normalisieren. Bei Persistenz bis 2 g Magnesiumsulfat und, wenn notwendig, Amiodaron (max.4 mg/kgKG i. v.) oder selten Lidocain (1,5 mg/kgKG i. v.). Bei tachykarden Störungen kardiovertieren (extern: 150 J initial); ein neu aufgetretenes Vorhofflimmern sollte nach Normalisierung des Kaliumspiegels kardiovertiert werden.
- Systolischer Blutdruck nicht über 120 mmHg.
- Liegen keine begleitenden Koronarstenosen vor, sollte ein MAD von 50–60 mmHg toleriert werden können.
- Wenn Herzfrequenz < 70/min trotz medikamentöser Stimulation, muss die Indikation für Pacemaker mit Operateur besprochen werden.

Cave

Vorsicht bei der Gabe von Volumen. Der große linke Ventrikel bei MI verleitet zur leichtfertigen Volumengabe, um die notwendige Vorlast zu erhalten. Zu viel Volumen kann zur Rechtsherzdekompensation führen.

Eine lang bestehende MI führt häufig zu pulmonalem Hypertonus und somit zur Nachlasterhöhung für den rechten Ventrikel (RV). Daher bei Bedarf einen pulmonal gut wirksamen Vasodilatator einsetzen, nötigenfalls kann auf einen Phosphodiesterasehemmer zurückgegriffen werden: z. B. Enoximon 0,2–0,5 mg/kgKG Bolus oder kontinuierlich, beginnend mit 3 µg/kgKG/min. **Cave:** Häufig muss bei Einsatz von PDE-III-Hemmern der periphere Widerstandsverlust durch kontinuierliche Noradrenalingabe (ca. 0,05 µg/kgKG/min) ausgeglichen werden. Ggf. intraoperativ NO-Applikation (RS OA).

Patienten mit bekanntem Low-output-Syndrom und/ oder pulmonalem Hochdruck können von Enoximon bereits während der HLM nach Aortendeclamping profitieren (0,2–0,5 mg/kg). Bei solchen Patienten unbedingt Adrenalin in der Verdünnung 1 mg/100 ml bereithalten, wenn möglich bereits eine Spritzenpumpe (5 mg/50 ml). Diese Konzentration ermöglicht bei üblicher Dosierung noch eine ausreichend hohe Flussrate des Medikamentes durch die Spritzenpumpe (> 3 ml/h).

Ggf. Eskalation der Katecholamintherapie; es ist besser, bei schwierigen Verhältnissen zunächst mit niedriger, aber stabiler kontinuierlicher Adrenalininfusion (Spritzenpumpe) von der HLM abzugehen, um einen ausreichenden Perfusionsdruck zu erhalten, und diese dann noch im OP auszuschleichen. Sollte Adrenalin eingesetzt werden, muss immer das Ziel sein, durch konsequente Volumentitration und differenzierte Vasopressor-/Vasodilatorentherapie so schnell wie möglich eine Reduktion zu erreichen. Besonders ungünstig ist die negative Lusitropie des Adrenalins bei hypertrophiertem Myokard.

▸ **TEE.** Neben den regelhaft erhobenen echokardiografischen Befunden zusätzliche Dokumentation des Operationsergebnisses, Frage nach MI, paravalvulären Leckagen, transvalvulärem Druckgradienten, Öffnungsbewegung der Klappensegel und intrakavitärer Luft.

11.8 Anästhesie bei interventionellen Herzeingriffen

11.8.1 Mitralklappenrekonstruktion

T. Geyer, M. Kastrup, H. Köth, S. Treskatsch

▸ **Dauer**

- 150 min.

Vorbemerkung

Die Mitralklappeninsuffizienz ist der zweithäufigste Herzklappenfehler des Erwachsenen mit einer jährlichen Mortalität von > 5 %. Man unterscheidet degenerative Formen, bei denen das Klappensegel und die Sehnenfäden erkrankt sind (z. B. mxyomatöse Degeneration), von funktionellen Formen, bei denen der Halteapparat der Klappe wie Klappenring, Papillarmuskeln und Herzwand (z. B. im Rahmen einer linksventrikulären Dilatation) betroffen sind. Obwohl die Mitralklappenchirurgie in den letzten Jahren große Fortschritte gemacht hat, wird jeder 2.–3. Patient mit einer schweren, symptomatischen Mitralklappeninsuffizienz keiner Operation unterzogen.

Gründe sind häufig eine erheblich eingeschränkte linksventrikuläre Funktion, relevante Begleiterkrankungen und fortgeschrittenes Alter.

Seit wenigen Jahren steht für diese Patienten, welche aufgrund der häufig begleitenden chronischen Herzinsuffizienz ein hohes perioperatives Risiko haben, die palliative Behandlung mit dem MitraClip (Abbott Vascular) zur Verfügung (EVEREST-II-Studie). Bei diesem Verfahren werden die Segel der Mitralklappe interventionell mit einem Clip an einer definierten Stelle zusammengefügt: Es entsteht ein sogenanntes „double orifice“.

Im weiteren Verlauf bildet sich an dieser Stelle eine Narbenbrücke, welche das Regurgitationsvolumen über der Mitralklappe reduziert. Um zur Mitralklappe zu gelangen, wird nach Etablierung eines Zuganges in einer femoralen Vene, das interatriale Septum unter echokardiografischer Kontrolle punktiert. Anschließend wird der

MitraClip unter 3D-TEE-Kontrolle positioniert und vom Einführungskatheter abgesetzt. Die TEE-Untersuchung ist hierbei obligat und wird ausschließlich durch die Kardiologie durchgeführt.

Eine Animation des Vorgehens bei dem Eingriff ist hier zu finden: Mitra-Clip-Video.

Prämedikation

Cave

Bei Patientenalter < 65 Jahre: Prämedikation mit Benzodiazepinen (reduzierte Dosis!) nur, wenn anxiolytische Medikation gewünscht wird (siehe auch SOP „Anxiolytische und sedierende Prämedikation").

Patienten werden i. d. R. präoperativ auf der kardiologischen Normalstation aufgenommen. Die invasive arterielle Blutdruckmessung (G20 L 8 cm) erfolgt im Wachzustand vor Narkosebeginn. ZVK und ein Dauerkatheter werden unmittelbar nach der Narkoseeinleitung im Hybrid-OP durch die Anästhesie gelegt. Die perioperative antibiotische Prophylaxe wird ebenfalls erst zur Einleitung appliziert.

Blut- und Transfusionsbedarf

- EK: 2
- FFP: 0
- TK: 0
- Eigenblutspende: kontraindiziert, wegen der vorbestehenden Herzinsuffizienz

Es sollten 2 EK für den Notfall vorhanden sein. Es kann im Verlauf der Untersuchung in seltenen Fällen zu einer Perikardtamponade kommen, dann ist eine zügige Transfusion von EKs indiziert.

Besonderheiten

Aufgrund der vorbestehenden schweren Herzinsuffizienz sind bei der Gabe von Medikamenten die lange Kreislaufzeit, eine meist stark eingeschränkte hämodynamische Kompensationsfähigkeit sowie eine häufig vorbestehende Niereninsuffizienz zu beachten. Häufig besteht ein tachykardes Vorhofflimmern.

Checkliste – Vorbereitungen im OP

► **Atemwege**

- Endotrachealtubus ID 7,5–8,0 mm

► **Anästhesieverfahren**

- balancierte Anästhesie *oder*
- TIVA

► **Zugänge**

- periphervenöser Zugang
- ZVK
- arterieller Katheter vor Narkosebeginn
- Blasenkatheter mit Temperaturüberwachung

► **Medikamente und Volumen**

- Infusion
  - Vollelektrolytlösung 500 ml
  - ggf. Gelafundin
- Spritzenpumpe
  - Propofol 2 %
  - Remifentanil 2 mg/50 ml
  - Epinephrin 3 mg/50 ml
  - Norepinephrin 3 mg/50 ml
- Medikamente
  - Atropin 0,5 mg/5 ml
  - Theodrenalin/Cafedrin 200 mg/10 ml
  - Heparin-Bolus: 150 IE/kgKG, Ziel-ACT: 250 s
  - Cis-Atracurium
  - Kalzium und Magnesium
  - Protamin
  - Propofol zur Einleitung 1 mg/KG + ggf. Repetition
  - Noradrenalin (Norepinephrin) 1 mg/100 ml NaCl 0,9 %
  - Adrenalin (Epineprin) 1 mg/100 ml NaCl 0,9 %
  - ggf. Enoximone (in RS Anästhesist)
  - Vorhalten mehrerer kolloidaler Infusionen (1 × im Druckbeutel vorbereiten)
  - Blutprodukte in Bereitschaft, vor Beginn nachfragen

► **Materialvorbereitung**

- periphervenöser Zugang (18 G)
- Endotrachealtubus (Magill) 7,5 (–8,0) mm Innendurchmesser
- I-gel-Larynxmaske (nicht beim Mitral-Clip)
- 5-Lumen-ZVK
- arterieller Katheter 20 G
- Blasenkatheter
- Druckwandler und System
- steriler Tisch für ZVK, Arterie

Monitoring

▶ Basismonitoring und Monitoring Allgemeinanästhesie

- EKG
- Pulsoxymetrie
- nichtinvasive Blutdruckmessung (oszillotonometrisch) → in der Regel **Wacharterie** indiziert
- Kapnometrie/-grafie
- Monitoring der inspiratorischen O_2-Konzentration
- in- und exspiratorische Messung der Inhalationsanästhetikakonzentration
- Volumetrie der Atemgase
- Atemwegsdruck mit Diskonnektionsalarm

Narkoseeinleitung

- Anschluss des Monitorings
- periphervenöser Zugang (falls nur ein ZVK liegt)
- Infusionsbeginn
- falls noch nicht auf der Station geschehen: Gabe des Antibiotikums, z. B. Cefuroxim 1,5 g als Kurzinfusion

▶ Einleitung

- präoxygenieren
- Start der Remifentanil-Infusion mit 0,1–0,2 µg/kgKG/min i. v.
- Propofol 1,5–3 mg/kgKG oder Etomidate 0,15–0,3 mg/kgKG (bei allen Medikamenten die verlängerte Kreislaufzeit beachten)
- Cis-Atracurium 0,1 mg/kgKG
- orale Intubation
- sichere Fixierung des Tubus mit Pflaster
- Augenschutz
- Beißring für TEE-Sonde
- TEE-Sonde durch Kardiologie (die intraoperative TEE-Untersuchung wird während der gesamten Untersuchung ausschließlich von der Kardiologie durchgeführt, die Aufklärung hierüber erfolgt seitens der Kardiologie!)
- Urinbeutel vom Blasenkatheter ans Kopfende, um die Diurese zu überwachen
- Ausgangs-BGA und Bedside-Test

Aufgrund der bereits o. g. geringen hämodynamischen Kompensationsfähigkeit empfiehlt es sich, bereits unmittelbar vor der Einleitung eine niedrigdosierte Katecholamintherapie (Spritzenpumpe) zu beginnen.

Lagerung

- Rückenlage
- Arme angelagert

Gerätestandorte im Untersuchungsraum

- Narkosegerät und Infusionsständer (mit Spritzenpumpen) stehen rechts am Kopfende
- Defibrillator steht auf dem Fuß des Infusionsständers

Die Endstandorte aller Geräte sollten erst festgelegt werden, wenn der C-Röntgenbogen in seiner Arbeitsposition eingefahren ist.

Narkoseführung

- TIVA mit Propofol und Remifentail, (alternativ balancierte Anästhesie mit Sevofluran, Remifentanil in O_2-Luft-Gemisch mit Low-Flow)
- Beatmung:
  - F_iO_2 0,5–0,8
  - $etCO_2$: 35–45 mmHg
  - PEEP 5–8 cmH_2O
- Relaxierung bei Bedarf
- Heparingabe (s. o.) nach Ansage des Operateurs, dann ACT-Kontrolle
- manchmal ist bei der Untersuchung ein Anhalten der Beatmung bei der transseptalen Punktion sowie dem Ergreifen der Klappensegel notwendig: nach Rücksprache mit dem Untersucher in inspiratory hold oder exspiratory hold
- wenn immer möglich Extubation im Untersuchungsraum anstreben, ca. 20 min vor Ende des Eingriffs ggf. Gabe von 3 mg Piritramid i. v.
- Gabe von 1 g Metamizol als Kurzinfusion (eine Opioidgabe, z. B. 0,05–0,1 mg/kgKG Piritramid i. v., ist aufgrund des insgesamt schmerzarmen Eingriffes meist nicht notwendig)
- Extubation des warmen und kreislaufstabilen Patienten auf dem Untersuchungstisch am Ende der Untersuchung
- am Ende der Untersuchung nach Ausleitung der Narkose können die Katecholamine meist ausgeschlichen werden
- die femorale Punktionsstelle wird von den Kardiologen mittels eines speziellen Nahtsystems versorgt

Praxis

Zu beachten

- Bei den Patienten ist die verlängerte Kreislaufzeit zu beachten.
- Blutdruckabfälle sollten unmittelbar mittels einer differenzierten Katecholamintherapie behandelt werden.
- Bei allen zukünftigen Eingriffen ist eine Endokarditisprophylaxe durchzuführen.

Postoperatives Management

▶ **Allgemein**
- Patient wird mit vollständigem Monitoring und der Gabe von Sauerstoff via Gesichtsmaske auf die Intensivstation transportiert
- Überwachung auf der Intensivstation nach Standard
- O_2-Gabe in Abhängigkeit von der Klinik
- differenzierte Volumen-/Katecholamintherapie nach Standard
- ggf. Piritramid titriert bei Bedarf
- Antikoagulation nach Standard auf der Intensivstation
- im weiteren Verlauf nach Abhängigkeit von der Grunderkrankung des Patienten: häufig Vorhofflimmern
- regelmäßige Kontrolle der Perfusion der unteren Extremitäten, nach 6 h Entfernung der Naht und Ersatz durch einen Druckverband

▶ **Komplikationen**
- Perikardtamponade
- Rhythmusstörungen
- Gefäßverletzungen (großes Einführbesteck femoral!)
- kardiogener Schock
- intrakardiale Malposition des MitraClips
- pulmonale oder koronare Luftembolie

11.8.2 Kathetergestützter interventioneller Aorten-Klappenersatz (TAVI)

T. Geyer, M. Kastrup, H. Köth, M. Sander, S. Treskatsch

▶ **Dauer.** 90 min

Vorbemerkung

Aufgrund der Zunahme multimorbider Patienten mit einer hochgradigen Aortenstenose – verbunden mit einem sehr hohen perioperativen Risiko – hat die Klinik für Kardiologie einen minimalinvasiven kathetergestützten interventionellen Aorten-Klappenersatz (TAVI = Transcatheter Aortic Valve Implantation) etabliert. Obwohl der Krankheitszustand der Patienten, die spezifische Pathophysiologie sowie die Technik der Implantation (transfemoral, transaxillär, transaortal oder transapikal) jeweils eine individuelle Anpassung des anästhesiologischen Vorgehens notwendig machen, gibt es doch allgemeingültige Prinzipien und Vorgehensweisen vergleichbar denen einer offenen kardiochirurgischen Operation.

Blut- und Transfusionsbedarf

- EK: 2
- FFP: 0
- TK: 0
- Eigenblutspende: kontraindiziert, wegen der vorbestehenden Herzinsuffizienz

Es sollten 2 EK für den Notfall vorhanden sein. Es kann im Verlauf der Untersuchung in seltenen Fällen zu einer Perikardtamponade kommen, dann ist eine zügige Transfusion von EKs indiziert.

Checkliste – Vorbereitungen im OP

▶ **Atemwege**
- kontinuierliche Sauerstoffmaske mit kontinuierlichem CO_2-Monitoring
- Larynxmaske (i. d. R. nur noch bei wenigen Indikationen/Patientenwunsch)
- Endotrachealtubus (i. d. R. nur bei transaxillärem, transaortalem u. transapikalem Zugang)

▶ **Anästhesieverfahren**
- i. d. R. Analgosedierung
- balancierte Anästhesie oder TIVA i. d. R. nur bei transaxillärem, transaortalem u. transapikalem Zugang

▶ **Zugänge**
- 2 periphervenöse Zugänge
- G20 Wacharterie
- Urinablauf (Männer: Urinalkondom, ggf. Blasenkatheter, Frauen: Blasenkatheter)

▶ **Medikamente und Volumen**
- Infusion
  - Vollelektrolytlösung 500–1000 ml
- Spritzenpumpe
  - Propofol 2 %
  - Remifentanil 1 mg/50 ml
  - Epinephrin 1 mg/50 ml
  - Norepinephrin 1 mg/50 ml
- Medikamente
  - Atropin 0,5 mg/5 ml
  - Theodrenalin/Cafedrin 200 mg/10 ml
  - Heparin-Bolus: ca. 150 IE/kgKG, Ziel-ACT: 150 s
  - Rocuronium (nicht bei LMA)
  - Protamin
  - Propofol zur Einleitung (Etomidate optional in RS Anästhesie)
  - ggf. Fentanyl (0,5 mg) oder Sufentanil (50 µg) in RS Anästhesie
  - Noradrenalin (Norepinephrin) 1 mg/100 ml NaCl 0,9 %
  - Adrenalin (Epineprin) 1 mg/100 ml NaCl 0,9 %

- ggf. Enoximone (in RS Anästhesie)
- Blutprodukte in Bereitschaft, vor Beginn nachfragen

▸ **Materialvorbereitung**

- 2 periphervenöse Zugänge (18 G)
- Endotrachealtubus (Magill) 7,5 (–8,0) mm Innendurchmesser
- I-gel-Larynxmaske
- ggf. 5-Lumen-Katheter
- arterieller Katheter 20 G
- Blasenkatheter
- Druckwandler und System
- steriler Tisch für ZVK, Arterie

Narkose

In der Regel erfolgt eine Analgosedierung; nur bei alternativ notwendigen Zugangswegen erfolgt eine ITN/ggf. LAMA.

Monitoring

- Standardmonitoring (F_iO_2, Beatmung etc.)
- 5-Pol-EKG mit ST-Strecken-Analyse
- invasive Blutdruckmessung
- invasive ZVD-Messung
- Klebeelektroden für Defibrillator
- SEDLine oder BIS
- stündliche Urinmenge

Ablauf

- Patientenalter < 65 Jahre: Prämedikation mit Benzodiazepinen (reduzierte Dosis!) nur, wenn anxiolytische Medikation gewünscht wird (siehe auch SOP „Anxiolytische und sedierende Prämedikation").
- Bestellung der Blutprodukte (2 EK) durch die kardiologische Klinik, Eigenblutspende aufgrund der meist vorliegenden Herzinsuffizienz kontraindiziert.
- Die Patienten werden direkt auf dem OP-Tisch vorbereitet und eingeleitet (Wacharterie in Lokalanästhesie in A. radialis 20 G, nach Narkoseeinleitung Anlage ZVK 5-Lumen 9 Fr nur bei Patientenindikation und/oder alternativ notwendigen Zugangswegen, 1 × Venenverweilkanüle 18, transurethraler Blasenkatheter)
- Aufgrund der meist eingeschränkten kardialen Reserve empfiehlt es sich zur Narkoseeinleitung mit einer niedrigdosierten Katecholamintherapie (Noradrenalin 0,05 µg/kgKG) zu beginnen.
- **Transfemoraler Zugang:** kardiologische Instrumentation femoral: 1 × venöse Schleuse mit transvenösem Pacer, 1 × arterielle Schleuse für Führungskatheter und Angio-/Lävokardiografie), 1 × arterielle Schleuse kontralateral für Klappeneinführungsbesteck.
- **Transapikaler Zugang:** links-laterale Thorakotomie (Oberkörper hierzu leicht linksseitig erhöht lagern); A.-subclavia-Zugang: i. d. R. linke A.-subclavia-Präparation.
- **Transaortaler Zugang:** partielle Sternotomie.
- Epikardiale Pacer-Drähte durch Kardiochirurgie, 1 × arterielle Schleuse für Führungskatheter/Angiografie durch Kardiologie.
- Gabe von Heparin (ca. 150 IE/kgKG, Ziel-ACT: 250 s) in RS mit dem Operateur.
- Extubation von kreislaufstabilen Patienten auf dem Untersuchungstisch, sonst Extubation auf der ITS.
- Postoperative Schmerztherapie:
  - transfemoraler Zugang: in der Regel haben die Patienten keine Schmerzen, ggf. Metamizol
  - transapikaler/transaxillärer Zugang: Einlage eines Interkostalkatheters durch die Kardiochirurgie, welcher mit Ropivacain 0,2 % bestückt wird, additiv ggf. Piritramid 0,05–0,15 mg/kgKG i. v. und/oder Metamizol
- Nach OP-Ende wird der Patient mit dem Operateur auf die Überwachungsstation gebracht.

Rapid-Pacing-Manöver

Der interventionelle Aorten-Klappenersatz wird mithilfe eines Rapid-Pacing-Manövers zur iatrogen kontrollierten Induktion eines Kreislaufstillstandes durchgeführt. Dieses ist zur richtigen Platzierung des Ballons und der Klappe von entscheidender Bedeutung.

Die Pacemaker-Elektrode wird entweder transfemoral durch den Kardiologen am Beginn der Prozedur eingeschwemmt („transfemorale TAVI") oder durch den Herzchirurgen epimyokardial aufgenäht („transapikale TAVI"). Im Anschluss erfolgt in Rücksprache mit dem Operateur eine Funktionstestung. Die Prozedur kann hierbei sinnhaft in 2 Abschnitte unterteilt werden:

- Sprengung der stenosierten Aortenklappe unter Rapid-Pacing (180–200/min) mittels aufblasbarem Ballon (Ballonvalvuloplastie): Es entsteht eine höhergradige Aorteninsuffizienz, die meist hämodynamisch gut toleriert wird.
- Einbringen der neuen biologischen Aortenklappe mit/ohne Rapid Pacing (2 Klappentypen):
  - selbstexpanierende CoreValve-Klappe – i. d. R. kein weiteres Rapid Pacing notwendig ggf. Fastpacing 140/min
  - mittels aufblasbarem Ballon expandierende Edwards-Sapiens-Klappe – weiteres Rapid Pacing notwendig

Das Rapid-Pacing-Manöver hat hierbei einen interdisziplinär festgesetzten Ablauf:

- Ansage der Rapid Pacing-Frequenz durch Operateur.
- Operateur fragt nach, ob alle bereit sind.

11

- Laute Ansage des Operateurs „Rapid Pacing On".
- Anästhesist bestätigt mit den Worten „Rapid Pacing On" und aktiviert den Pacer. Wird das Rapid Pacing nicht mehr benötigt, wird dies durch den Operateur mit den Worten „Rapid Pacing Off" angesagt, der Anästhesist deaktiviert den Pacer und bestätigt mit „Rapid Pacing Off".

Um ein „Loss of Capture" des eingebrachten Pacers bei der Klappenfreisetzung zu verhindern, ist stets der maximale Output des Pacers einzustellen.

Gerätestandorte im Untersuchungsraum

- Narkosegerät und Infusionsständer stehen rechts am Kopfende
- Defibrillator steht neben dem Beatmungsgerät

Merke **M!**

Gerätestandorte erst bei eingefahrenem Röntgen C-Bogen belassen.

Nur für transapikale/transaxilläre Klappeneingriffe:
- Cell Saver hinter den Infusionsständer stellen
- OP-Sauger steht links neben dem CATS
- Level 1 und HLM stehen stand by auf dem Flur
- immer ITN, da links-lateral Thorakotomie und TEE durch Kardiologie (TEE-Sonde wird hierbei bis zum OP-Ende belassen!)

11.9 Literatur

[433] Aalbers M, ter Horst PGJ, Hospes W et al. Targeting cefuroxime plasma concentrations during coronary artery bypass graft surgery with cardio-pulmonary bypass. Int J Clin Pharm 2015; 37: 592–8

[434] Bevilacqua S, Matteucci S, Ferrarini M et al. Biochemical evaluation of vacuum- assisted venous drainage: a randomized, prospective study. Perfusion 2002; 17: 57–61

[435] Bratzler DW, Dellinger EP, Olsen KM et al. Clinical practice guidelines for antimicrobial prophylaxis in surgery. Am J Health-Syst Pharm 2013; 70, 195–283

[436] Brest van Kempen AB, Gasiorek JM, Bloemendaal K et al. Low-prime perfusion circuit and autologous priming in CABG on a Jehovah´s Witness: a case report. Perfusion 2002; 17 (1): 69–72

[437] Calafiore AM, Pelini P, Foschi M et al. Intermittent antegrade warm blood cardioplegia. Ann Thorac Surg 1995; 59 (2): 398–402

[438] Cormack JE, Forest RJ, Groom RC et al. Size makes a difference: use of a low-prime cardiopulmonary bypass circuit and autologous priming in small adults. Perfusion 2000; 15 (2): 129–35

[439] Engelman R, Shahian D, Shemin R et al. The Society of Thoracic Surgeons Practice Guideline Series: Antibiotic Prophylaxis in Cardiac Surgery, Part II: Antibiotic Choice. Ann Thorac Surg 2007; 83: 1569–76

[440] Ferreira F, Santos S, Nascimento J et al. Influence of cardiopulmonary bypass on cefuroxime plasma concentration and pharmacokinetics in patients undergoing coronary surgery. Eur J Cardiothorac Surg 2012; 42: 300–5

[441] Gravlee P, Davis RF. Cardiopulmonary Bypass – Principles and Practice. Philadelphia: Lippincott Williams & Wilkins; 2000

[442] Hammon JW. Extracorporeal Circulation: Perfusion System. In: Cohn LH, ed. Cardiac Surgery in the Adult. 3 rd ed.; New York: McGraw-Hill; 2011: 350–70

[443] Hollis AL, Heil EL, Nicolau DP et al. Validation of a Dosing Strategy for Cefazolin for Surgery Requiring Cardiopulmonary Bypass. Surg Infect (Larchmt) 2015; 16 (6), 829– 32

[444] Kurusz M, Wheeldon DR. Risk containment during cardiopulmonary bypass. Semi Thorac Cardiovasc Surg 1990; 2: 400–9

[445] Lanckohr C, Horn D, Voeller S et al. Pharmacokinetic characteristics and microbiologic appropriateness of cefazolin for perioperative antibiotic prophylaxis in elective cardiac surgery. J Thorac Cardiovasc Surg 2016; 152 (2): 603–10

[446] Nascimento JWL, Carmona MJC, Strabelli TMV et al. Systemic availability of prophylactic cefuroxime in patients submitted to coronary artery bypass grafting with cardiopulmonary bypass. J Hosp Infect 2005; 59, 299–303

[447] Odaka M, Minakata K, Toyokuni H et al. A novel protocol for antibiotic prophylaxis based on preoperative kidney function in patients undergoing open heart surgery under cardiopulmonary bypass. Gen Thorac Cardiovasc Surg 2015; 63: 446–52

[448] Senn L, Vuichard D, Widmer A et al. Aktualisierte Empfehlungen zur perioperativen Antibiotikaprophylaxe in der Schweiz. Swissnoso 2015; 20 (1): 1–8

[449] Stammers AH, Mejak BL. An update on perfusion safety: does the type of perfusion practice affect the rate of incidents to cardiopulmonary bypass?. Perfusion 2001; 16 (3): 189–98

[450] Stone PA, AbuRahma AF, Campbell JR et al. Prospective Randomized Double- blinded Trial Comparing 2 Anti-MRSA Agents With Supplemental Cov-erage of Cefazolin Before Lower Extremity Revascularization. Ann Surg 2015; 262 (3): 495–501

[451] Stone PA, Campbell JR, AbuRahma AF et al. Vascular Surgical Antibiotic Prophylaxis Study (VSAPS). Vasc Endovasc Surg 2010; 44 (7): 521–8

[452] Treskatsch S, Balzer F, Geyer T et al. Early levosimendan administration is associated with decreased mortality after cardiac surgery. J Crit Care 2015; 30 (4): 859

[453] Wacha H, Hoyme U, Isenmann R et al. Perioperative Antibiotika-Prophylaxe. Empfehlungen einer Expertenkommission der Paul-Ehrlich-Gesellschaft für Chemotherapie e. V. Chemother J 2010; 19: 70–84

12 Anästhesie in der Kinderheilkunde

12.1 Allgemeines

12.1.1 Präoperative Visite in der Kinderanästhesie

S. Kramer, L. Müller-Lobeck

Vorbemerkungen

Der Ablauf einer präoperativen Visite in der Kinderanästhesie unterscheidet sich nicht von dem bei Erwachsenen. Sie beinhaltet folgende Abschnitte:

- Anamneseerhebung, inkl. Ernährungsanamnese und Anästhesiefamilienanamnese
- körperliche Untersuchung/Risikoevaluation
- (risikospezifische) Narkoseaufklärung der Eltern bzw. der Sorgeberechtigten
- Einholen der Einwilligung
- Anordnung perianästhesiologischer Maßnahmen („Prämedikation", postoperative Intensivüberwachung etc.)
- Dokumentation

Anamneseerhebung und körperliche Untersuchung/Risikoevaluation

Die Anamneseerhebung erfolgt mittels des standardisierten Anamnesefragebogens für Kinder, sowie im arztgeführten Interview.

Um eine größtmögliche Patientensicherheit zu gewährleisten, müssen bei der Prämedikationsvisite alle narkoserelevanten Informationen erkannt und dokumentiert sein. Bei Kindern, die im Hause schon vorbehandelt wurden, ist das Vorliegen der alten Akten zur präoperativen Evaluierung erforderlich.

Bei Kindern unter 1 Jahr sind Geburtsgewicht und Gestationsalter unbedingt zu notieren, um das eventuelle Vorliegen einer Frühgeburtlichkeit und die daraus resultierenden Komplikationen und Konsequenzen zu erfassen.

Insbesondere bei Kindern mit Behinderungen und Syndromen ist die Erhebung der kardialen Anamnese von großer Bedeutung, da Fehlbildungen sich oft auch kardial manifestieren. Bei entsprechender Auskultation und Anamnese ist die Indikation zum kardiologischen Konsil und ggf. zur Echokardiografie eher großzügig zu stellen.

Auf dem Narkoseprotokoll sollte außerdem vermerkt werden, was diese Kinder motorisch und mental leisten können (z. B. laufen, Rollstuhl fahren, sprechen, hören, verstehen, schlucken, husten), damit postoperativ eine vergleichende Beurteilung möglich ist.

Zu der präoperativen Evaluierung gehört immer eine detaillierte körperliche Untersuchung, wobei auf Zeichen von akuter Infektion, auf die Atemmechanik, auf anatomische Besonderheiten der Atemwege, des Thorax und Bewegungsapparates sowie auf Zeichen einer eventuellen schwierigen Intubation besonders zu achten ist. Im Rahmen der körperlichen Untersuchung sollte auch eine Beurteilung des Venenstatus erfolgen.

Anamnestische Besonderheiten

Respiratorischer Infekt

Folgende Kriterien hinsichtlich der Infektlage sollten bei Wahleingriffen Berücksichtigung finden:

- Temperatur < 38,0 °C
- keine klinisch symptomatische Erkrankung
- keine eitrige Sekretion/Auswurf
- keine pathologischen Atemgeräusche
- Kinder zur Adenotomie und Tonsillektomie werden häufig nie wirklich infektfrei. Hier ist eine individuelle Entscheidung abzuwägen!
- bei fieberfreien Kindern mit serösem Nasenfluss ist meist aus der Anamnese die Bedeutung der Infektlage abzuschätzen

Die Entscheidung, den Eingriff zu verschieben, sollte *unbedingt* bereits bei der präoperativen Evaluation getroffen werden. Infekte verschwinden nicht von einem Tag auf den anderen. Andererseits kann ein heute infektfreies Kind morgen erkranken, sodass eine unmittelbar präanästhesiologische Neuevaluation ratsam sein kann.

Impfungen

Ungenügende Impfwirkung oder verstärkte Impfkomplikationen aufgrund von Narkosen sind nicht belegt. Aus medicolegalen Gründen sollten aber während der Zeit möglicher Impfkomplikationen keine Wahleingriffe durchgeführt werden.

► **Lebendimpfstoffe 2 Wochen**

- Masern
- Mumps
- Röteln
- Gelbfieber
- Windpocken
- Polio (oral)
- BCG
- Typhus (oral)
- Rotaviren (oral)

12

- ▸ **Totimpfstoffe 3 Tage**
- Influenza
- Hepatitis A/B
- FSME
- Polio (parenteral)
- Japanenzephalitis
- Rabies
- 6-fach-Impfung (i. m.: Polio, Diphtherie, Tetanus, Pertussis, H. influenzae Typ b, Hepatits B)

Narkoserelevante Informationen

Wird z. B. eine triggerfreie Narkose, bronchoskopische Intubation oder ein anderes besonderes Vorgehen nötig, ist es für einen reibungslosen Narkoseverlauf und die entsprechenden Vorbereitungen sehr hilfreich, nach Möglichkeit den zuständigen Narkosearzt oder den bereichsverantwortlichen Oberarzt im Vorfeld zu informieren.

Informationen über Vorerkrankungen oder Behinderungen (insbesondere Syndrome), seien sie in Papierform oder aus dem Internet, sollten dem Narkoseprotokoll zur Information des betreuenden Anästhesisten in Kopie beigeheftet sein. Eine Vorabinformation des aufsichtführenden OA ist sinnvoll.

Aufklärungsgespräch

Ziel des Aufklärungsgespräches ist es, anhand der bereits gesammelten Informationen die möglichen Anästhesieverfahren darzustellen, über das geplante Vorgehen und die spezifischen Risiken aufzuklären und die Kinder und deren Eltern so zu informieren, dass die Kinder ruhig und ohne Angst zur Narkose kommen. Es sollte dabei das gesamte Vorgehen, möglichst in chronologischer Reihenfolge, ausführlich erläutert, sowohl Eltern als auch das Kind aktiv in die Entscheidungsprozesse miteinbezogen und die individuellen Bedürfnisse der Kinder bestmöglich berücksichtigt werden. Dies betrifft beispielsweise bei fehlender Indikation für das eine oder andere die Entscheidung über das Einleitungsverfahren (intravenös oder inhalativ) oder die möglichen Applikationsformen der postoperativen Schmerztherapie.

Eltern können durch eigene ängstliche, unsichere oder gar ablehnende Haltung das Empfinden und Verhalten ihrer Kinder erheblich beeinflussen. Die Eltern sollten über diesen Umstand aufgeklärt werden, damit sie sich ihrer eigenen Gefühlsäußerungen bewußt werden.

Belügen Sie die Kinder nie, sondern erzählen Sie ihnen altersentsprechend die Wahrheit. Die Wahrheit ist z. B., dass Midazolam-Saft nicht besonders gut schmeckt, sondern eine Medizin ist. Man sollte ihn mit einem Schluck, ohne zu probieren (!), trinken. Die Eltern und Kinder sollten beim Aufklärungsgespräch auch darauf hingewiesen werden, dass die Kinder von dem Midazolam-Saft noch nicht einschlafen und dass sie sich von dem noch wachen, aber meistens entspannten Kind in der Umbettschleuse verabschieden müssen. (Nach individueller Abwägung, z. B. bei bestimmten Behinderungen, sind Ausnahmen möglich.) Ein Kuscheltier oder eine Puppe dürfen in den OP mitgenommen werden.

Unmittelbar nach Ankunft im Aufwachraum darf ein Elternteil wieder hinzukommen. **Frühgeborene Säuglinge** sind postnarkotisch bis zur 62. postkonzeptionellen Woche überwachungspflichtig. Die Eltern müssen über diesen Umstand im Vorfeld aufgeklärt werden.

Die eingriffsspezifischen Narkoseverfahren sind bei den einzelnen Eingriffen beschrieben. Einen Überblick über die aufzuklärenden Narkoseverfahren bietet die SOP „Übersicht Anästhesieverfahren bei Kindern“.

Nüchternzeiten

- Nahrung
  - 6 Stunden für „große Mahlzeiten“
  - 4 Stunden für ein kleines, leichtes Frühstück sowie für formulierte Flaschenmilch
  - 3 Stunden für Muttermilch und angedickte Muttermilch
- Klare Flüssigkeiten (Wasser, Tee, auch gesüßt, Fruchtschorle ohne Fruchtfleisch):
  - alle Kinder: bis 1 h präoperativ

Näheres siehe Präoperative Nüchternheit bei Kindern (Kap. 12.1.2).

Anordnung perianästhesiologischer Maßnahmen

(Siehe unter den entsprechenden Kapiteln.)

- Midazolam-Saft (Kap. 12.1.4)
- EMLA-Pflaster (Kap. 12.1.5)
- präoperative Nüchternheit bei Kindern (Kap. 12.1.2)
- Endokarditisprophylaxe in der Kinderanästhesie (Kap. 12.8.4)
- Anästhesieverfahren: s. „Übersicht Anästhesieverfahren bei Kindern“ (Kap. 12.1.3) und „Spezielle Eingriffe in der Kinderanästhesie“ (Kap. 12.9)

Dokumentation

- Die Dokumentation der Einwilligung erfolgt auf dem standardisierten Anamnesefragebogen für Kinder.
- Die medizinische Dokumentation erfolgt auf der Prämedikationsseite des Narkoseprotokolls.
- Bitte unbedingt auch das Gestationsalter und Geburtsgewicht bei Kindern unter 1 Jahr dokumentieren!

12.1.2 Präoperative Nüchternheit bei Kindern

M. Krebs, L. Müller-Lobeck, S. Tafelski

Vorbemerkungen

Für Kinder unter 18 Jahren gilt ein anderes Nüchternheitsgebot als für Erwachsene: 6 Stunden für Nahrung, 4 Stunden für eine „kleine Mahlzeit", 3 Stunden für Muttermilch und 1 Stunde für klare Flüssigkeiten. Es gibt jedoch Besonderheiten zu beachten:

- Ein vorsorgliches Verlängern der Nüchternzeiten (z. B. Nüchternlassen ab morgens bei unklarer OP-Position) ist zu vermeiden, um den Patientenkomfort nicht zu vermindern.
- Neugeborene und Säuglinge sind von einer kurzfristigen Glukosezufuhr direkt abhängig, weshalb die Nüchternzeiten für Nahrung zusätzlich verkürzt sein müssen (s. u.)
- Kleinkinder und Kinder sind nur schwer davon zu überzeugen, dass es notwendig sei, dass sie Hunger haben.

Im Sinne des Patientenkomforts sollten die Nüchternzeiten deshalb eingehalten werden.

Im Rahmen der Prämedikationsvisite müssen die Eltern bzw. die Sorgeberechtigten über die Nüchternzeiten aufgeklärt werden. Konkrete Zeiten jedoch sollten nicht genannt werden. Die Eltern bzw. die Sorgeberechtigten sollen die Nüchternzeiten keinesfalls selbst berechnen. Die Nüchternzeiten werden bereits am Vortag durch den Kinderanästhesieoberarzt auf dem OP-Plan festgehalten, sodass sie durch das Pflegepersonal der Bettenstationen gemäß OP-Plan eingehalten werden können.

Elektive Patienten

Für elektive Patienten unter 18 Jahren ohne Einschränkungen der Magenmotilität gelten die folgenden Vorgaben:

- Nahrung:
  - 6 Stunden für Nahrung
  - 4 h für „kleine Mahlzeit"
    Auswahl eines Artikels aus der folgenden Liste für die „kleine Mahlzeit" bis 4 h vor Narkoseeinleitung:
    - 1 Joghurt (max. 150 g)
    - 1 Pudding (max. 150 g)
    - 1 Apfelmus oder 1 Smoothie (max. 150 g)
    - 1 Toast mit Marmelade oder Schokoaufstrich
    - 1 Becher Milch oder Kakao (max. 150 ml)
  - 3 h für Muttermilch
- klare Flüssigkeiten (Wasser, Tee, auch gesüßt, Fruchtschorle ohne Fruchtfleisch):
  - bis 1 Stunde präoperativ

12.1.3 Übersicht Anästhesieverfahren bei Kindern

L. Müller-Lobeck, E. Toubekis

Vorbemerkungen

Diese Aufstellung ersetzt nicht die ausführlichen Informationen, die sich in den die jeweiligen Eingriffe betreffenden SOP finden. Deren Lektüre wird ausdrücklich empfohlen. Diese Aufstellung dient lediglich dem Zweck des *schnellen Überblicks bei häufig im Kinder-OP durchgeführten Eingriffen*, sei es für die prämedizierenden Anästhesisten in der Anästhesie-Ambulanz, die sich über die aufzuklärenden Anästhesieverfahren informieren wollen, oder sei es für die Funktionspflegekräfte im Kinder-OP, die sich über die vorzubereitenden Materialien in Kenntnis setzen möchten.

Sehr gute Informationsquellen zu seltenen Erkrankungen sowie auch zu deren perioperativen Management findet sich unter:

- Orphanet: www.orpha.net (Stand: 24.11.2023) bzw.
- OrphanAnesthesia: www.orphananesthesia.eu/de/ (Stand: 24.11.2023)

Kinderchirurgie und Kinderurologie

- **Häufige Eingriffe**: intraabdominelle und urologische Operationen, Herniotomie, Zirkumzision, Frakturversorgung, Materialentfernung, Broviak-Katheteranlage und Broviak-Katheterentfernung
- Herniotomie, Orchidopexie, Hypospadiekorrektur (ausgedehnt): LMA und Kaudalanästhesie, > 30 kgKG Wundinfiltration durch Chirurgen, ggf. ilioinguinaler Block. peripheres Analgetikum
- Zirkumzision: LMA und Peniswurzelblock, peripheres Analgetikum

Broviak-Katheter

Cave

Thrombozyten und Hb bitte ansehen (Knochenmarksdepression nach Chemotherapie) und auf dem Protokoll notieren.

Mediastinal Mass Syndrom: bitte Röntgen Thorax ansehen.

- Broviac-Katheter-Implantation: ITN, Sonografie der Halsgefäße, Remifentanil, Piritramid, Perfalgan, keine ambulanten Eingriff

- Broviak-Katheterentfernung: LMA, Piritramid, Perfalgan, evtl. Prämedikation i. v. in der Umbettschleuse (Propofol o. Midazolam), meist ambulant
- Anderson-Hynes-Plastik (AHP): ITN, hohe Kaudalanästhesie (1,5 ml/kgKG), peripheres Analgetikum
- Ureterozystoneostomie (UCN): ITN, hohe Kaudalanästhesie (1,5 ml/kgKG), peripheres Analgetikum
- Durchzugs-OP nach Peña (bei Analatresie): ITN, Remifentanil, Kaudalanästhesie? (**Cave**: häufig sakrale Dysplasie), Konvektionswärmegerät, evtl. mehrfach Umlagerung intraoperativ, Piritramid, peripheres Analgetikum
- PSARP (posterior sagittal anorectoplasty, bei Analatresie): ITN, Remifentanil, Kaudalanästhesie? (**Cave**: häufig sakrale Dysplasie), Konvektionswärmegerät, OP in Bauchlage, Piritramid, peripheres Analgetikum
- De la Torre (Durchzugs-OP bei Morbus Hirschsprung): ITN, Remifentanil oder Kaudalanästhesie, Konvektionswärmegerät, OP in Bauchlage, Piritramid, peripheres Analgetikum
- ESIN-Entfernungen: LMA, Remifentanil, Piritramid, peripheres Analgetikum, Wundinfiltration durch Chirurgen
- Zystoskopie, Rektoskopie: LMA, Remifentanil, peripheres Analgetikum. Häufig keine postoperative Opioidanalgesie notwendig, da wenig Schmerzen
- Intraabdominelle und urologische OP: ITN, prä- oder postoperativ ggf. Kaudalanästhesie (< 30 kgKG), Remifentanil, Piritramid (falls keine KDA), peripheres Analgetikum

Neurochirurgie

- Kraniosynostosen: ITN, Remifentanil, Tranexamsäure, ZVK (Sono!), 1 EK im OP, Piritramid, postop. Intensivüberwachung, Noradrenalin-Spritzenpumpe (6 µg/ml),
- Fronto-orbitales Remodeling: ITN, Remifenantil, Arterie, ZVK, Noradrenalin Spritzenpumpe (6 µg/ml), 2 EK im OP, Piritramid, postop. Intensivüberwachung, Tranexamsäure
- VP-Shunt-Anlage und -Revision, EVD-Anlage: LATEX-FREI, wenig Personalwechsel! ITN, Remifentanil, Piritramid, peripheres Analgetikum

Kinderorthopädie

- Achillessehnenverlängerung (ASV) nach Hoke, bzw. Achillotomie nach Ponseti: LMA, Kaudalanästhesie, peripheres Analgetikum

Adduktorentenotomie (ATTO): LMA, Remifentanil oder ggf. Kaudalanästhesie, ggf. Piritramid, peripheres Analgetikum.

IMMER an regionalanästhesiologische Verfahren beim Aufklärungsgespräch denken!

Augen

Bei Säuglingen eine primäre Intubation zur Atemwegssicherung erwägen. CAVE: Dislokationsgefahr der LAMA.

Ambulante Operationen, z. B. Augenmuskeloperationen (AM-OP), Narkoseuntersuchungen (NU) und andere kleine Eingriffe: LMA, Piritramid oder Remifentanil und peripheres Analgetikum. Alle Patienten > 3. Lebensjahr erhalten routinemäßig eine medikamentöse antiemetische Prophylaxe.

ROP-Laserung bei Frühgeborenen: LMA oder ITN, Remifentanil. Intraoperativ sehr schmerzhaft, postoperativ in der Regel kein Schmerzmittel notwendig.

MKG

- Lippen-Kiefer-Gaumenspalten-OP: ITN, bei Fehlbildungen ggf. bronchoskopische Intubation, Remifentanil, peripheres Analgetikum, potenziell schwierigen Atemweg in der Vorbereitung berücksichtigen.
- Fadenentfernung: Maskeneinleitung, Erhalt der Spontanatmung, nach Einleitung F_iO_2 100 %, Fadenentfernung unter O_2-Insufflation (= Ausleitung)

HNO

- Adenotomie (AT) und Ohrmikroskopie (OMS): LMA, Piritramid oder Remifentanil, Perfalgan oder Novaminsulfon, Piritramid, PONV-Prophylaxe
- Tonsillektomie (TE): ITN, Piritramid oder Remifentanil, Perfalgan oder Novaminsulfon, Piritramid, PONV-Prophylaxe

Diagnostische Eingriffe

▶ **Endoskopie (ÖGD/PEG-Anlage, aber auch Rektoskopien etc.).** ITN, Remifentanil, Mivacurium, bei Bedarf (PEG) Piritramid, peripheres Analgetikum.

▶ **Flexible Bronchoskopie.** LMA, bzw. Maske (meist keine Intubation (!), da häufig die Larynxfunktion mitbeurteilt werden soll), ggf. Mivacurium, Remifentanil, peripheres Analgetikum.

▶ **Starre Bronchoskopie/Fremdkörperentfernungen.** LMA, bzw. Maske (da zunächst flexibel orientierend bronchoskopiert wird), Remifentanil, Mivacurium, „Gänsegurgel", Piritramid, peripheres Analgetikum.

▶ **MRT.** Zumeist tiefe Sedierung mit Propofol, i. v. Einleitung empfohlen, LMA, Spontanatmung (außer Herz-MRT, dann „Atemkommando“, hierfür maschinelle oder manuelle Beatmung, ggf. Relaxierung). Oft behinderte Kinder oder Kinder mit kardiopulmonalen Vorerkrankungen. Besonders an diesem Arbeitsplatz muss die Wahl der Narkosetechnik im Einzelnen abgewogen werden. Wenn keine Indikationen für eine Intubation vorliegen, kann – wie beschrieben – in den überwiegenden Fällen eine tiefe Sedierung ausreichen. Bei der Prämedikation ist vor allem die Frage zu klären, ob eine zwingende Indikation zur Intubation besteht.

12.1.4 Prämedikation mit Midazolamsaft

S. Kramer, L. Müller-Lobeck

Vorbemerkungen

Gemäß der UN-Kinderrechtskonvention § 9, haben Kinder ein Recht auf Anwesenheit ihrer Eltern, respektive ihrer Bezugsperson. Um die Trennung der Patienten von ihren Bezugspersonen in der Umbettschleuse so atraumatisch wie möglich verlaufen zu lassen, ist eine Anxiolyse erforderlich. Standardmäßig erfolgt die Anxiolyse medikamentös mit oralem Midazolam. Selbstverständlich ist immer ein sicherer vertrauenserweckender Umgang des Anästhesieteams mit dem Patienten und seinen Angehörigen Grundlage dieser zusätzlichen medikamentösen Anxiolyse.

Die Anxiolyse mit Midazolam ist nicht analgetisch wirksam. Es gibt Hinweise darauf, dass die anterograde Amnesie, die auf die Einnahme von Midazolam folgt, sich nicht auf schmerzhafte Vorgänge erstreckt. Solche schmerzhaften Prozeduren sind deshalb auch unter Midazolamsedierung ausdrücklich zu vermeiden. Sind beispielsweise i. v. Punktionen bei wachen Kindern geplant, so muss im Vorfeld rechtzeitig EMLA-Pflaster verordnet und appliziert werden.

Die Zeit zwischen Prämedikation und Einschleusung beträgt in der Kinderklinik üblicherweise 30 min. Bitte keine feste Prämedikationszeit, sondern „bei Abruf“ verordnen. Üblicherweise erfolgt aus dem Kinder-OP zunächst der Aufruf zur Prämedikation und im Abstand von ca. 30 min die Aufforderung zur Einschleusung.

Standardmedikament

Die orale Prämedikation von Kindern erfolgt üblicherweise mit Midazolamsaft.

Tabletten sollten nur in Ausnahmefällen bei größeren Kindern oder bei solchen, die dies selbst explizit verlangen (kein Elternwunsch) zum Einsatz kommen, da die Wirkung bei Tabletten deutlich später und leider sehr variabel eintritt.

Midazolamsaft steht als 0,2-%-Lösung zur Verfügung (2 mg/ml) mit Himbeer- oder Erdbeergeschmack. Standard-Dosis: 0,5–1,0 mg/kgKG bei Kindern über ½ Jahr. Ab dem 3. Lebensmonat jedoch sollte man die Eltern befragen, ob das Kind bereits „fremdelt“. Dann ist eine Prämedikation auch schon früher indiziert. Bestehen keine Kontraindikationen, werden regelhaft 0,8 mg/kgKG p. o. verabreicht. Eine Gesamtmenge von 15 mg sollte nicht überschritten werden. Bei größeren Kindern (> 10. Lebensjahr) Dosisreduktion auf 12 mg insgesamt.

▸ **Verordnung der Prämedikation.** Die Prämedikation wird „auf Abruf“ verordnet. Zur Vermeidung von Lese- und Dosierungsfehlern, bitte immer die Dosis und die Menge aufschreiben! Beispiel: Midazolamsaft 8 mg = 4 ml p. o. auf Abruf.

Applikationsort

Die Prämedikation erfolgt üblicherweise oral.

- Vorteile: leichte Dosierung des Saftes, leichte Applikation, vorhersehbare Wirkung.
- Nachteil: Der bittere Geschmack des Saftes verleitet einige Kinder zum Ausspucken, mit entsprechend fehlender oder eingeschränkter Wirkung.

Paradoxe Midazolamreaktion

Eine echte paradoxe Midazolamreaktion ist zwar beschrieben, sie ist aber außerordentlich selten. Meist handelt es sich um eine ungenügende/unvollständige Dosis, den falschen Zeitpunkt zum Einschleusen oder es wurde versucht, unter Midazolamsedierung schmerzhafte Eingriffe am Kind vorzunehmen (genaue Anamnese!).

Alternative Applikationswege Midazolam

Nasal

Die nasale Prämedikation muss mit deutlich verringerter Dosis durchgeführt werden: 0,2–0,4 mg/kgKG.

- Vorteil: schneller Wirkungseintritt.
- Nachteile: Die nasale Applikation wird von Kindern oft als unangenehm empfunden, Brennen der Schleimhaut ist beschrieben, es besteht bei wehrigen Kindern Gefahr der Aspiration. Die nasale Prämedikation sollte deshalb die absolute Ausnahme bleiben.

Rektal

Ausnahmsweise kann auch eine hochrektale Prämedikation in gleicher Dosierung oder eine tiefe rektale Prämedikation (unmittelbar hinter dem Schließmuskel) in reduzierter Dosis in Erwägung gezogen werden. Für Familien aus den ehemaligen Commonwealth-of-Nations-Staaten ist die rektale Gabe von Medikamenten meist unbekannt. Rektale Medikamentengaben, z. B. Paracetamolzäpfchen, sind vor allem in Europa bekannt und kulturell akzeptiert.

- Vorteile: sichere Applikation (100 % der rektal prämedizierten Kinder haben auch die gewünschte Dosis erhalten).
- Nachteile: Die rektale Applikation von Medikamenten wird gelegentlich von Eltern und Kindern als unangenehm oder gar unethisch abgelehnt, die Applikation ist dann nur gegen Widerstand möglich, was eine Traumatisierung nach sich ziehen kann. Dessen ungeachtet ist es der sicherste Prämedikationsweg bei maximal agitierten und wehrigen Kindern. Die rektale Prämedikation ist uns und den Pflegekräften auf der Bettenstation ungewohnt und ist mit einem erhöhten Materialaufwand vergesellschaftet.

Alternative Substanzen

Vom Standard der oralen Medikation mit Midazolam sollte nur in seltenen Ausnahmefällen abgewichen werden. Diese Ausnahmen müssen vorher mit dem narkoseführenden Anästhesieteam abgesprochen werden!

Mögliche Alternativen sind:

- Clonidin (2-5 µg/kgKG i. n. und i. v.)
- Dexmedethomidin 2,0 µg/kgKG i. n. und i. v.)
- Chloralhydrat 30-50 mg/kgKG.
- Nachteil: Wirkeintritt sehr variabel, die Wirkung hält häufig für ca. 45 min an.

S-Ketamin: 1–4 mg/kg nasal, dosisabhängig Übergang zur Analgosedierung.

Vorgehen bei unzureichender Prämedikation

Schreiende Kinder sollten nicht eingeschleust werden. War die Prämedikation unzureichend oder wurde sie total verweigert, so bestehen verschiedene Möglichkeiten:

Nicht medikamentöse Anxiolyse

- „i-phone induction“: Ablenkung durch gemeinsames Anschauen eines Films oder kleine Spiele können den OP-Tag zu einem kleinen Highlight werden lassen!
- Clowns: z. B. Rote Nasen e. V. Diese sind auf den Kinderstationen unterwegs und begleiten die Patienten auch zu Untersuchungen und Operationen.
- Singen, Geschichten erzählen, ausreichend Wärme und Sicherheit vermitteln!

EMLA-Pflaster

Soweit die Kinder ausreichend früh EMLA-Pflaster bekommen haben, erfolgt die Anlage eines venösen Zugangs an diesen vorbereiteten Stellen. Das Kind erhält dann, soweit keine Kontraindikationen für eine Sedierung vorliegen, vor dem Einschleusen in Anwesenheit der Familie unter Monitoring und in Beatmungsbereitschaft eine Propofolsedierung.

Nasale Nach-Prämedikation

Eine unzureichende Wirkung kann mit Midazolam oder alternativen Substanzen supplementiert werden. In diesem Fall muss erneut abgewartet und beobachtet werden, wann das Kind zum Einschleusen bereit ist.

Narkoseeinleitung mit Rescue-Spritze

Dabei handelt es sich um eine rektale Narkoseeinleitung (keine Sedierung) mit fester, nicht gewichtsabhängiger Dosierung:

- Midazolam 15 mg (3 ml der i. v. Lösung 5 mg/ml) und
- S-Ketamin 25 mg (1 ml der i. v. Lösung 25 mg/ml) oder Ketamin Racemat 50 mg (1 ml der i. v. Lösung 50 mg/ml), verdünnt auf 6 ml durch Beimengung von 2 ml NaCl 0,9 %, in einer 10-ml-Spritze.

Diese Lösung sollte mit etwas Luft durch die vorderen 10 cm eines dicken grünen Absaugkatheters hoch rektal appliziert werden. Dabei sollte der Absaugkatheter an der Spitze etwas mit Gleitmittel versehen sein. Bei der Applikation ist darauf zu achten, dass am Schluss die Luft appliziert wird, sodass die gesamte Lösung aus dem Schlauch in das Rektum gedrückt wird.

Anschließend sollte das Kind in der Schleuse mit den Eltern für ca. 7–10 Minuten allein gelassen werden, bis die Wirkung eintritt. Dann zügiges aber sanftes Einschleusen des schlafenden Kindes. Bei der Narkoseeinleitung können die Medikamente zurückhaltender dosiert werden. Mit einem längeren Nachschlaf im AWR ist zu rechnen.

Prämedikation (Zusammenfassung)

Zuwendung und strikt auf das Kind fokussiertes Handeln perioperativ!

- ab 6 Monaten Midazolamsaft, 0,8 mg/kgKG
- Regelhaft topische Lokalanästhesie (EMLA-Pflaster)

12.1.5 EMLA-Pflaster

M. Krebs, L. Müller-Lobeck

Allgemeines

EMLA (**E**utektische **M**ischung von **L**okal-**A**nästhetika), eine Öl-in-Wasser-Emulsion, enthält 2,5% Lidocain (25 mg) und Prilocain 2,5% (25 mg) in 1 g Creme und ermöglicht bei korrekter Anwendung eine transkutane lokale Anästhesie des Hautareals und damit eine schmerzfreie Punktion.

Merke M!

EMLA-Pflaster werden in der Kinderanästhesie eingesetzt zur Lokalanästhesie vor der Punktion von Venen zur Blutabnahme oder zum Legen einer Verweilkanüle.

EMLA ist ab der 37. Gestationswoche zugelassen (Neugeborene ab der 37. SSW bzw. korrigiertes Gestationsalter bei Frühgeburt). Zurückhaltung bzw. vorsichtiger Umgang ist bei Neugeborenen und Säuglingen < 3 Monaten geboten, da Prilocain eine Methämoglobinbildung verursacht. EMLA dringt gut in die Haut von Kindern ein, verursacht nach längerer Einwirkzeit eine Gefäßkonstriktion (geringe Hautdicke im Gegensatz zu Erwachsenen; bei Frühgeborenen ist eine Plexusanästhesie des Armes möglich!)

Indikationen

Immer.

Anwendung

► **Applikation.** Die Applikation des Pflasters sollte stets an 2 potenziellen Punktionsstellen erfolgen.

Immer sollten in der Anästhesieambulanz Applikationsorte markiert werden. Im Normalfall: beide Handrücken.

Bei Kindern mit bereits mehrfach erfolgten Blutentnahmen oder Operationen unbedingt nicht vernarbte Punktionsbereiche markieren.

Gut möglich sind meistens auch die Füße.

Praxis

Tipp

Socken über die aufgeklebten EMLA-Pflaster anziehen lassen für einen besseren Halt der Pflaster.

► **Ambulante Eingriffe.** Für ambulante Eingriffe können die EMLA-Pflaster den Eltern mitgegeben werden. Sie müssen dann in der Handhabung eingewiesen werden (inklusive Zeitpunkt der Applikation).

Die Mindesteinwirkzeit ist 45 Minuten.

Es wird allgemein empfohlen das Pflaster ca. 10 Minuten vor der Punktion zu entfernen, da sonst aufgrund einer Vasokonstriktion die Punktion erschwert sein kann.

Kinder bis zum Ende des 6. Lebensmonats erhalten ihr EMLA-Pflaster 1 Stunde vor der OP.

Ältere Kinder erhalten ihr EMLA-Pflaster zum Zeitpunkt der letzten erlaubten Flüssigkeitsaufnahme (ca. 2 Stunden präoperativ, siehe Nüchternheit).

Die Anordnung wird auf der Prämedikationsseite des Narkoseprotokolls schriftlich festgehalten (beispielhafte Syntax der Anordnung s. u.). Dabei gilt: Es wird die Applikation von EMLA-Pflaster an zwei nach Möglichkeit zu markierenden potenziellen Punktionsstellen explizit angeordnet.

Syntax der Verordnung (Beispiele), Anästhesieambulanz

► **Beispiele**

- „EMLA-Pflaster beide Handrücken 1 Stunde präoperativ“ (bei Kindern unter ½ Jahr)
- „EMLA-Pflaster beide Handrücken 2 Stunden präoperativ“ (bei Kindern über ½ Jahr)
- „EMLA-Pflaster Handrücken rechts und Fußrücken links (Markierungen) 2 Stunden präoperativ“ (bei Kindern über ½ Jahr mit OP an der linken oberen Extremität)

12.2 Vorbereitungen im Kinder-OP

12.2.1 Allgemeine Vorbereitungen

M. Krebs, L. Müller-Lobeck

Aufgrund der großen Unterschiede, die sich in den unterschiedlichen Altersgruppen bzw. des Körpergewichts der Kinder ergeben, ist es notwendig, dass der OP-Saal und die verschiedenen Materialien und Medikamente individuell für die Patienten vorbereitet werden.

Es ist unabdingbar, dass dem Kind, wenn es erstmal im OP-Saal ist, unsere Aufmerksamkeit zu 100% gehört. Es besteht die Gefahr, dass sich das prämedizierte Kind aus der Fixierung windet und vom Tisch fällt. Dem Kind den Rücken zuzuwenden ist deshalb nicht statthaft. Daraus ergibt sich die Notwendigkeit, alle Vorbereitungen zu treffen, bevor das Kind eingeschleust wird. Dies gilt auch für die benötigten Medikamente. Im Vorfeld muss eine umfassende Absprache zwischen Anästhesie und Pflege getroffen werden.

Merke M!

Die Vorbereitungen für eine Kindernarkose müssen getroffen sein, bevor das Kind im Saal eintrifft!

Vorbereitung Saal und Wärmeerhalt

Bei Früh- und Neugeborenen muss der OP-Saal aufgeheizt werden. Angestrebt wird eine Raumtemperatur von 26-28 °C. Bei allen übrigen Kindern ist eine Raumtemperatur von 24 °C ausreichend.

Für alle Kinder bis zum Erreichen des 1. Lebensjahres wird auf dem OP-Tisch eine „underbody"-Matte für das Konvenktionswärmegerät vorbereitet. Hierzu gehören auch die transparenten Folienabdeckungen, die der Packung beiliegen.

Für größere und große Kinder können im Bedarfsfall angewärmte Decken und Wärmegeräte herbeigeschafft werden. Sie kommen dann aber erst nach dem Abwaschen und Abdecken zum Einsatz.

Materialien

▶ **Lagerung.** Gel-Lagerungsmaterialien, wie z. B. ein Kopfring und Seitenlagerungsstützen, sollten bereitliegen. Gel-Lagerungsmaterialien für Kinder < 1. LJ sollten bei der Vorbereitung auf der „underbody"-Matte mit angewärmt werden. Vor dem Einschleusen des Kindes ist lediglich die intiale Lagerung zu richten.

Der Kopf sollte in einem altersgerechten Kopf-Gelring gelagert werden. Es stehen mehrere Größen zur Verfügung. Darüber hinaus gibt es auch offene Gelringe („Hörnchen"). Zum Ausgleich der Kopferhöhung, die durch den Kopfring und den ausladenden Hinterkopf entsteht, ist eine Stoffrolle erforderlich, die im Schulterbereich den Oberkörper des Kindes etwas hebt.

▶ **Kinderanästhesie-Wagen.** Der Kinderanästhesie-Wagen muss sich dort befinden, wo die Narkoseeinleitung stattfindet. Das Beatmungsgerät inklusive der Absaugung muss gecheckt und eingeschaltet sein. Der Monitor steht im Standby. Ist ein Regionalverfahren geplant, befindet sich der Regionalanästhesiewagen im OP, s. hierzu auch Kap. 12.7. Die Materialien für das Standardmonitoring müssen gerichtet sein, s. Kap. 12.3. Ist erweitertes Monitoring geplant, befindet sich auch der Punktionswagen mit allen Materialien für arterielle und zentralvenöse Punktionen im Saal.

Bei allen Patienten muss eine Schale mit den für einen **i. v. Zugang** notwendigen Materialien vorbereitet sein. Darin befinden sich:

- Venenverweilkanülen verschiedener Größen in Abhängigkeit vom erwarteten Kind
- Tupfer
- Desinfektionsmittel
- Staubänder
- Fixierungsmaterialien
- 1 Spritze 5 ml mit NaCl 0,9 % mit Verlängerungskonnektor zum Anspülen

▶ **Intubation**

- altersgerechte Laryngoskopspatel und -griff
- altersgerechte Tuben, nebst benachbarten Tubusgrößen
- Fixierband (Klebevlies in dünnen Streifen)
- Stethoskop zur Auskultation der Tubuslage
- gewichtsgerechte Larynxmaske als Notfallatemweg

▶ **Larynxmaske**

- gewichtsgerechte und benachbarte Larynxmaske
- Fixierbinde (TG 1)
- ggf. Stethoskop zur Auskultation des korrekten Sitzes

Medikamente

Das routinemäßige Vorbereiten von Medikamenten, d. h. das Aufziehen von Medikamenten für den Bedarfsfall, ist aus hygienischen Gründen nicht statthaft. Alle Medikamente werden nur für den geplanten Patienten vorbereitet und mit Datum und Uhrzeit auf dem Etikett beschriftet. Sie werden spätestens nach 1 h oder bei Patientenwechsel verworfen.

Da sich die Notwendigkeit, Hypnotika aufzuziehen, nur stellt, wenn eine i. v. Einleitung geplant ist und das Präparat in Abhängigkeit vom Patientenalter gewählt werden muss, ist hier eine Absprache zwischen Anästhesiepflegekraft und Anästhesie erforderlich.

Bei Kindern < 1 Jahr sind die Medikamentenspritzen mit 26-G-Kanülen zu versehen für die Applikation über ein Pädiatrie-Set.

In der Medikamentenschale müssen sich die folgenden Medikamente befinden:

- Atropin als Fertigspritze
- 2 Spritzen NaCl 09 % 5 ml (luftleer!), 1 davon mit Verlängerungskonnektor
- Propofol 0,5 % in 2 Spritzen à 5 ml sowie 1 Spritze 1 ml bei Kindern < 3 kgKG
- Cis-Atracurium bzw. Mivacurium (je nach geplantem Eingriff in Absprache mit der Anästhesie)
- Piritramid 15 mg/15 ml in einer Spritze 20 ml
- Remifentanil (6 µg/ml bei Kindern < 30 kgKG, 20 µg/ml bei Kindern > 30 kgKG)

- Infusionslösungen
  - Kinder < 1 Jahr: Vollelektrolytlösung Glukose 1 % (VEG) in Spritzenpumpe bzw. über eine Infusionspumpe
  - Kinder > 1 Jahr bis 30 kgKG: Vollelektrolytlösung 250 ml im Flexbeutel über Infusionspumpe
  - Kinder > 30 kgKG: Vollelektrolytlösung 500 ml im Flexbeutel als Schwerkraftinfusion oder über Infusionspumpe

12.2.2 Checkliste – Vorbereitungen im Kinder-OP

M. Krebs, L. Müller-Lobeck

Vorbemerkungen

Diese Checkliste dient zur Übersicht der im Vorfeld einer Kindernarkose durch die Funktionspflegekräfte vorzubereitenden Materialien. Sie enthält alle erdenklichen Vorbereitungen. Die für den entsprechenden Eingriff notwendige Auswahl ist in den einzelnen SOP dargestellt. Genaue Ausführungen über die Anforderungen an die Narkosevorbereitung in der Kinderanästhesie finden sich unter Vorbereitungen.

Checkliste – Vorbereitungen im OP

► **Atemweg**
- LMA oder
- Endotrachealtubus oder
- RAE-Endotrachealtubus

► **Anästhesieverfahren**
- Balancierte Anästhesie aus Remifentanil und volatilem Anästhetikum oder
- Balancierte Anästhesie aus Piritramid und volatilem Anästhetikum oder
- Kombinationsanästhesie aus volatilem Anästhetikum und Regionalverfahren

► **Zugänge**
- Mindestens 1 peripherer Venenzugang
- Erweitertes Monitoring

► **Medikamente und Volumen**

► **Infusion**
- Siehe perioperative Flüssigkeitstherapie in der Kinderanästhesie (Kap. 12.5.4)

► **Medikamente**
- Volatiles Anästhetikum: Sevofluran
- i. v. Anästhetikum: Propofol oder Thiopental
- intraoperatives Analgetikum: Remifentanil oder Piritramid oder
- Regionalanästhesie (Regionalwagen)
- Atropin (nicht aufgezogen)

► **Postoperatives Analgetikum**
- SOP „AWR-Betreuung im Kinder-OP“ (S. 397)

Die Narkosemedikamente, deren Dosierungen und Konzentrationen fasst ► Tab. 12.1 zusammen (s. Kap. 12.2.3).

► **Materialvorbereitung**
- LMA, Größe gem. Patientengewicht (siehe „Larynxmaske in der Kinderanästhesie“) oder
- Endotrachealtubus gem. Patientengewicht oder -alter, siehe Tubusgrößen bei Kindern oder
- Endotrachealtubus RAE gem. Patientengewicht oder -alter, siehe Tubusgrößen bei Kindern
- peripherer Venenzugang
- Initialmonitoring siehe Monitoring in der Kinderanästhesie
- Standardmonitoring siehe Monitoring in der Kinderanästhesie
- Wagen: Regionalanästhesie
- Wagen: Zugänge

12.2.3 Vorbereitung von Materialien und Medikamenten im Kinder-OP

S. Kramer, L. Müller-Lobeck

Vorbemerkungen

Die Vorbereitungen für eine Kindernarkose müssen getroffen sein, bevor das Kind im Saal eintrifft. Siehe auch OP-Vorbereitung in der Kinderanästhesie.

Besonderheiten der Saalvorbereitungen sind gegebenenfalls bei den einzelnen Eingriffen beschrieben.

Vorbereitung der Medikamente

Das routinemäßige Vorbereiten von Medikamenten, d. h. das Aufziehen von Medikamenten für den Bedarfsfall, ist aus hygienischen Gründen nicht statthaft. Alle Medikamente werden nur für den nun geplanten Patienten vorbereitend aufgezogen, und *mit Datum und Uhrzeit auf dem Etikett* versehen. Sie werden nach spätestens 1 h oder bei Patientenwechsel verworfen.

Da sich die Notwendigkeit Hypnotika aufzuziehen nur stellt, wenn eine i. v. Einleitung geplant ist und das Präparat in Abhängigkeit vom Patientenalter gewählt werden muss, ist hier eine Absprache zwischen Anästhesiepflege und Anästhesist nowendig.

I

Tab. 12.1 Narkosemedikamente: Dosierungen und Konzentrationen.

	Originalampulle	Verdünnung	Dosierung Bolus	Dosis in ml	Bemerkungen
Narkotika					
Propofol	0,5 %, 5 mg/ml; 1 %, 10 mg/ml	unverdünnt	2–4 mg/kgKG	0,2–0,4 ml/kgKG	In Spritzenpumpe: 6–12 mg/kgKG/h
	2 %, 20 mg/ml	zur Einleitung nur 1 %			
Thiopental	500 mg Trockenpulver	500 mg auf 20 ml NaCl	4–7 mg/kgKG		mit NaCl nachspülen
Midazolam	5 mg/5 ml (1 mg/ml)	unverdünnt	i. v. 0,1 mg/ml, zur Prämed: s. SOP Midazolamsaft	0,1 ml/kgKG	ggf. Spritzenpumpe 0,1–0,2 mg/kgKG/h
	5 mg/ml	5 mg auf 5 ml NaCl			
Muskelrelaxanzien					
Cis-Atracurium	5 mg/2,5 ml und 10 mg/5 ml	auf 1 mg/ml mit NaCl	0,1 mg/kgKG	0,1 ml/kgKG	
Mivacurium	10 mg/5 ml und 20 mg/10 ml	unverdünnt	0,2 mg/kgKG	0,1 ml/kgKG	
Rocuronium	50 mg/5 ml und 100 mg/10 ml	unverdünnt	0,5 mg/kgKG	0,5 ml/kgKG	zu RSI 0,9 mg/kgKG
Succinylcholin	100 mg/5 ml	unverdünnt	1–2 mg/kgKG	0,1–0,2 ml/kgKG	Nur Rescue-Medikament! (**Cave**: maligne Hyperthermie!)
Analgetika					
Remifentanil	1 mg Trockenpulver	6 µg/ml oder 20 µg/kgKG	zu Dosierung und Verdünnung s. SOP Remifentanil		kont: 0,1–0,3 µg/kgKG/min
Piritramid	15 mg/2 ml	15 mg auf 15 ml NaCl	0,05–0,1 (–0,2) mg/kgKG	0,05–0,1 (–0,2) ml/kgKG	
Morphin	10 mg/ml	10 mg auf 10 ml NaCl	0,1 mg/kgKG	0,1 ml/kgKG	Atemdepression
Fentanyl	50 µg/ml	50 µg auf 5 ml NaCl	2–5 µg/kgKG	0,2–0,5 ml/kgKG	> 10 kgKG unverdünnt
Esketamin	5 mg/5 ml (1 mg/ml)	unverdünnt	1–2 mg/kgKG		zu rektal Prämedikation: 2–4 mg/kgKG **Cave**: läuft aus – Ersatz s. Ketamin (Razemat)
	25 mg/1 ml	nach Körpergewicht			
Ketamin	50 mg/5 ml (10 mg/ml)	nach Körpergewicht	1–2 mg/kgKG		
Chloralhydrat	600 mg Rectiole/100 mg/ml Lsg	unverdünnt	50 mg/kgKG rektal oder p. o.	0,5 mg/kgKG Lsg.	1–2 Rectiole nach Gewicht

In der *Medikamentenschale* für die Narkoseeinleitung müssen sich folgende Medikamente befinden:

- Atropin in der Original-Ampulle, dazu eine Spritze 1 ml
- NaCl 0,9 % (ist ein *Notfallmedikament* im Kinder-OP) in 2 Spritzen 5 ml, davon 1 × mit Verlängerungskonnektor
- bei *geplanter Maskeneinleitung*: Propofol 0,5 % in der Original-Ampulle, dazu 2 Spritzen 5 ml
- bei *geplanter i. v. Einleitung:* Propofol 0,5 % in 2 Spritzen 5 ml sowie in 1 Spritze 1 ml bei Kindern < 3 kgKG
- Cis-Atracurium bzw. Mivacurium (je nach OP-Dauer, Absprache mit dem Anästhesisten).
- Opioid nach Maßgabe des Anästhesisten: Piritramid 15 mg/15 ml in einer Spritze 20 ml, ggf. mit 3-Wege-Hahn, oder Remifentanil 1 mg ad 50 ml in Spritzenpumpenspritze als Stammlösung, daraus Remifentanil 300 µg ad 50 ml als Kinderansatz in einer Spritzenpumpenspritze
- Bei Kindern < 1 Jahr sind die Medikamente mit Kanülen versehen zur Applikation über ein Pädiatrie-Set

Infusionslösungen

- Kinder < 1 Jahr: Vollelektrolytlösung Glukose 1 % (VEG) in Spritzenpumpe bzw. über eine Infusionspumpe
- Kinder > 1 Jahr bis 30 kgKG: Vollelektrolytlösung 250 ml im Flexbeutel über Infusionspumpe.
- Kinder > 30 kgKG: Vollelektrolytlösung 500 ml im Flexbeutel als Schwerkraftinfusion oder über Infusionspumpe.

Infusionsset mit ausreichender Anzahl von 3-Wege-Hähnen oder Zuspritzmöglichkeiten. Siehe hierzu auch perioperative Flüssigkeitstherapie in der Kinderanästhesie (Kap. 12.5.4).

Die Narkosemedikamente, deren Dosierungen und Konzentrationen fasst ▸ Tab. 12.1 zusammen (s. Kap. 12.2.3).

12.2.4 Vorbereitung von Saal, Wärme und Lagerung im Kinder-OP

L. Müller-Lobeck, E. Toubekis

Vorbemerkungen

Für den Zeitraum der Narkoseeinleitung benötigen gesunde Kinder (ASA1 + 2) nur ein Minimalmonitoring.

12.3 Monitoring in der Kinderanästhesie

12.3.1 Allgemeines

S. Kramer, L. Müller-Lobeck

▸ **Vorbemerkungen.** Für den Zeitraum der Narkoseeinleitung benötigen gesunde Kinder (ASA1 + 2) nur ein Minimalmonitoring. Es kann sinnvoll sein, auf weiteres Monitoring zu verzichten, bis das Kind schläft, damit es nicht durch unnötige Manipulationen durch fremde Menschen oder unangebrachte zeitliche Verzögerung beeinträchtigt wird. Oberstes Gebot ist es, das Kind nach Möglichkeit in kürzestmöglicher Zeit einschlafen zu lassen, ohne es zusätzlich aufzuregen. Die Vervollständigung des Monitorings kann nach dem Einschlafen des Kindes erfolgen. Deshalb wird dieses Minimalmonitoring im Folgenden als Initialmonitoring bezeichnet.

Kinder, die hämodynamisch instabil sind, Kinder mit kardiozirkulatorischen, hämodynamisch relevanten Vorerkrankungen (diese sind in der Regel nicht: PFO, PDA, ASD, VSD) und Kinder von Intensivtherapiestationen, die dort bereits mit einem Monitoring ausgestattet sind, erhalten auch bei uns vor Narkoseeinleitung das vollständige Monitoring. Bei einigen speziellen Eingriffen wird hierauf in besonderer Weise eingegangen.

12.3.2 Initialmonitoring bei Kindern

L. Müller-Lobeck, E. Toubekis

Um die Kinder vor dem Einschlafen nicht unnötig zu drangsalieren und um eine möglichst zügige Einleitung zu gewährleisten, ist es in der Regel ausreichend, sie zunächst nur mit einem minimalen Monitoring auszustatten. Diese Regelung trifft jedoch nur für ansonsten gesunde ASA-1- bis -2-Patienten zu. Dieses minimale Monitoring bezeichnen wir als Initialmonitoring. Nach Einschlafen der Kinder muss dieses auf das eigentliche Standardmonitoring vervollständigt werden.

Zum Vorgehen bei hämodynamisch instabilen Kindern, solchen mit hämodynamisch relevanten kardiozirkulatorischen Begleiterkrankungen und Kindern, die bereits im Vorfeld ein vollständiges Monitoring hatten (etwa auf einer Intensivtherapiestation) siehe Monitoring.

Zum Monitoring Allgemeinanästhesie siehe ebenfalls Monitoring.

▸ **Frühgeborene, Neugeborene und Säuglinge bis zum Ende des 1. Lebensjahres**

- 2 Sättigungssensoren (präduktal, d. h. rechter Arm und postduktal, d. h. an sonstiger Extremität)
- präkordiales Stethoskop

▸ **Kinder > 1 Jahr**

- Sättigungssensor

12

12.3.3 Standardmonitoring bei Kindern

S. Kramer, L. Müller-Lobeck

In der Regel ist bei ansonsten gesunden Kindern vor der Narkoseeinleitung nur ein sog. Initialmonitoring notwendig, welches nach Einschlafen der Kinder auf das eigentliche Standardmonitoring vervollständigt werden muss. Dieses entspricht im Wesentlichen dem der Erwachsenen, wird aber – je nach Alter – ergänzt durch präkordiale oder ösophageale Stethoskope.

Zum Monitoring Allgemeinanästhesie s. a. Monitoring (Kap. 12.3.4).

▸ Frühgeborene, Neugeborene und Säuglinge bis zum Ende des 1. Lebensjahres

- 2 Sättigungssensoren (präduktal, d. h. rechter Arm und postduktal, d. h. an sonstiger Extremität)
- Präkordialstethoskop, ggf. Ösophagusstethoskop
- EKG/HF
- NiBP-Messung oszillometrisch
- EEG-Monitoring vor Atemwegssicherung
- Temperaturmessung (ggf. über Ösophagusstethoskop)
- regelmäßige kapilläre BGA-Kontrollen

▸ Kinder > 1 Jahr

- Sättigungssensor
- EKG/HF
- NiBP-Messung oszillometrisch
- EEG-Monitoring vor Atemwegssicherung (NarcoTrend)
- Temperaturmessung (ggf. über Ösophagusstethoskop)

12.3.4 Monitoring bei Allgemeinanästhesie bei Kindern

M. Krebs, L. Müller-Lobeck

Bei allen Allgemeinanästhesien ist das Monitoring Allgemeinanästhesie, wie es durch das Anästhesiegerät angeboten wird, obligat:

- Atemfrequenz
- Tidalvolumen
- inspiratorische O_2-Konzentration F_iO_2
- Kapnometrie und -grafie
- exspiratorische Konzentration des Inhalationsanästhetikums
- Beatmungsdrücke
- EEG
- Siehe auch: **Monitoring**

12.3.5 Zugänge und erweitertes Monitoring bei Kindern

L. Müller-Lobeck, E. Toubekis

Periphere Zugänge

Die Anlage des peripheren Zugangs sollte, wenn möglich an den oberen Extremitäten erfolgen. Bei Neugeborenen und Säuglingen kann auch auf die Füße und, wenn nicht anders möglich, den Kopf ausgewichen werden.

▸ Vorbereitung. Erfolgt die Punktion vor der Narkoseeinleitung (i. v. Einleitung), so werden 2 mögliche Punktionsstellen zuvor mit EMLA-Pflaster vorbereitet.

▸ Material

- Venenverweilkanüle:
  - Frügeborene, Neugeborene, Säuglinge: 24G (gelb) bzw. 26G (violett)
  - Säuglinge/Kleinkinder: 22 G (blau)
  - Schulkinder: ggf. 20 G (rosa)

Bei i. v. Einleitung empfiehlt sich auch bei größeren Kindern eine möglichst kleine Verweilkanüle, um bei möglichem Versagen der Lokalanästhesie den Punktionsschmerz zu minimieren.

- Hautdesinfektion, Tupfer
- Stauband
- 2 × 5-ml-Spritze mit 0,9 % NaCl-Lösung, ggf. einmal mit Säuglings-Verlängerung („Schwänzchen", ca. 15 cm)
- Pflaster zur Fixierung der Venenverweilkanüle
- Schere

Zentralvenöse Zugänge

Indikationen

- Kardiochirurgische, neurochirurgische, große orthopädische und kinderchirurgische Eingriffe
- Operationen mit hohem Volumenverlust/Volumenbedarf
- Operationen, bei denen postoperativ eine längere parenterale Ernährung notwendig ist
- „Kind ohne Venen": Patienten mit schlechtem Venenstatus, z. B. Kinder, deren Venen aufgrund langwieriger intensivmedizinischer Behandlung oder häufiger Narkosen nicht mehr ohne Weiteres erfolgreich zu punktieren sind (relative Indikation)
- Höhergradige Verbrennungen, Verbrühungen

Punktionsorte der 1. Wahl

- Vv. jugulares internae dextra/sinistra
- V. brachiocephalica
- V. subclavia
- V. femoralis

Die Punktion der V. jugularis sollte bei Kindern unter sonografischer Kontrolle erfolgen, da dieses Vorgehen Komplikationen, wie die versehentliche Punktion der Arteria carotis, Hämatombildung, oder Pneumothorax, im Vergleich zur Punktion, die sich an anatomischen Strukturen orientieren, vermindern kann. Die Annaht des ZVKs sollte in Neutrallstellung des Kopfes erfolgen.

Beispiele für Größen des ZVK

- Frühgeborene, Kinder < 2 kgKG: 1-Lumen, 2 French
- < 5–7 kgKG: 2–3-Lumen, 4–4,5 French
- ab ca. 7 kgKG 2–3-Lumen, 4–5,5 French
- ab ca. 30 kgKG 2–3-Lumen, 7 French

Fixierungstiefe

Der Mittelpunkt M einer Linie, die das Lot von sternalen Köpfchen der rechten Klavikel auf eine Intermammillarlinie (IML) fällt, definiert den Punkt, auf den sich die ZVK-Spitzenposition projiziert. Die Distanz zwischen der gewählten Einstichstelle (P) und diesem Punkt (M) definiert die Eindringtiefe (▶ Abb. 12.1).

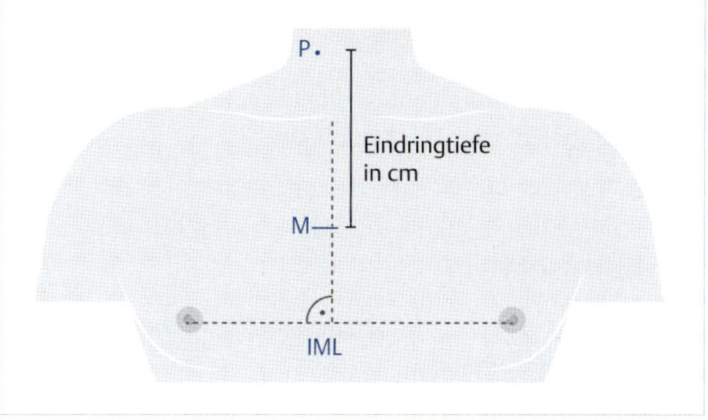

Abb. 12.1 ZVK-Tiefe. Der Mittelpunkt M einer Linie, die das Lot von sternalen Köpfchen der rechten Klavikel auf eine Intermammillarlinie (IML) fällt, definiert den Punkt, auf den sich die ZVK-Spitzenposition projiziert. Die Distanz zwischen der gewählten Einstichstelle (P) und diesem Punkt (M) definiert die Eindringtiefe.

Umgang mit zentralvenösen Dauerkathetern (Broviac-/Hickmann Katheter)

Bei Kindern, die z. B. für Chemotherapie, parenterale Ernährung oder Dialyse einen zentralvenösen Dauerkatheter (Broviac-Katheter, Hickmann-Katheter oder getunnelte Shaldon-Katheter) tragen, kann dieser Katheter intraoperativ als Venenzugang verwendet werden.

- Jegliche Manipulation an diesen Kathetern erfolgt stets unter streng sterilen Kautelen (sterile Handschuhe, Sprühdesinfektion, sterile Kompressen).
- Die Anschlussstellen des Katheters sind am ungenutzten Katheter immer mit sterilen Kompressen abzudecken und abzukleben.
- Vor dem Öffnen einer Verschlusskappe des Katheters wird diese und die Umgebung sorgfältig desinfiziert.
- Die Verpackung der sterilen Handschuhe kann als sterile Unterlage benutzt werden.

▶ **Unbenutzte Lumina eines Hickman- oder Broviac-Katheters.** Unbenutzte Lumina eines Hickman- oder Broviac-Katheters werden häufig auf Station mit einem Antikoagulans (z. B. Heparin 10 I.E./ml oder Taurolidin mit Citrat) verplombt, um eine Thrombosierung des Katheters zu vermeiden. Dieses Medikament muss zunächst aus dem Lumen abgezogen werden. Am Ende der OP sollten die Lumina des Katheters erneut mit demselben Medikament aufgefüllt werden und die Anschlussstellen des Katheters erneut mit sterilen Kompressen verbunden werden. Wenn die Plombierung postoperativ nicht erfolgt, sollte dies auf dem Narkoseprotokoll schriftlich dokumentiert und der Stationsschwester übergeben werden.

Arterielle Punktion

Indikationen sind:

- Früh- und Neugeborene mit Sepsis
- Nekrotisierender Enterokolitis mit ausgedehntem Befund
- Operationen mit sehr großen Volumenverschiebungen/-verlusten
- schwere Traumata
- Einlungenbeatmung (Doppellumentubus, Bronchusblocker) (relative Indikation)
- neurochirurgische Eingriffe (frontoorbitales Remodeling, intrakranielle Tumorchirurgie)

Die Indikation sollte dabei sehr zurückhaltend gestellt werden, da selbst die kleinsten kommerziell verfügbaren Kathetersets bzw. 24-G-Verweilkanülen gelegentlich zu einer Okklusion des Gefäßes und damit zu einer Minderperfusion/Infarzierung des abhängigen Endstromgebietes führen können.

Merke M!

Dringend ist empfohlen, die Punktion unter sonografischer Führung durchzuführen.

Punktionsorte

- Früh- und Neugeborene: Nabelarterienkatheter (durch Neonatologie)
- Kinder ≤ 1 Jahr: A. brachialis oder A. femoralis (auch A. radalis)
- Kinder > 1 Jahr: A. radialis oder A. femoralis

Kathetergrößen

- Früh- und Neugeborene: 24 G (Venenverweilkanülen)
- Kinder ≤ 1 Jahr: 24-G-Katheter in Seldinger-Technik
- Kinder > 1 Jahr: Seldinger-Katheter in 22, 20 oder 18 G (entsprechend Erwachsenen-Set)

12.4 Standardeinleitung in der Kinderanästhesie

12.4.1 Vorbemerkungen

L. Müller-Lobeck

Im Folgenden wird das standardisierte Vorgehen bei Narkoseeinleitung in der Kinderanästhesie beschrieben. Hierbei wird von anästhesiologisch unauffälligen Patienten ausgegangen. Im Falle des Vorliegens anästhesiologisch relevanter Vor- und Begleiterkrankungen, Syndrome oder Behinderungen muss gegebenenfalls von dieser Standardeinleitung abgewichen werden. Hier muss mit dem zuständigen Oberarzt oder der zuständigen Oberärztin Rücksprache gehalten werden.

Ein evtl. standardisiertes, d. h. regelhaftes Abweichen von dieser Standardeinleitung ist gegebenenfalls unter Spezielle Eingriffe (Kap. 12.9) angegeben.

Von der Standardeinleitung ist die *Rapid Sequence Induction* in ihrer modifizierten Form gem. wiss. Arbeitskreis Kinderanästhesie der DGAI zu unterscheiden.

Die Wahl des Narkoseeinleitungsverfahrens (Maske oder i. v.) ist in der Regel abhängig von:

- dem Patienten- oder Elternwunsch
- dem Vorliegen eines i. v. Zuganges (Venenverweilkanüle, ZVK, aber auch Broviac- oder Hickman-Katheter)
- der adäquaten Vorbehandlung mit EMLA-Pflaster
- der Notwendigkeit einer RSI, einer TIVA (zum Beispiel als PONV-Prophylaxe oder einer triggerfreien Narkose)

Vorbereitungen

Beim Monitoring wird – bei ansonsten gesunden Kindern – unterschieden zwischen dem Initialmonitoring und dem eigentlichen Standardmonitoring, das nach der Einleitung vervollständigt wird. Darüber hinaus muss das erweiterte Monitoring unterschieden werden, wie in der Erwachsenenanästhesie üblich.

12.4.2 Durchführung einer Maskeneinleitung – Intubation

S. Kramer, L. Müller-Lobeck

Vorbemerkungen

Im Folgenden wird das standardisierte Vorgehen bei Maskeneinleitung in der Kinderanästhesie beschrieben. Die Maskeneinleitung ist das Standardverfahren bei:

- entsprechendem Patienten- oder Elternwunsch
- Alter ≤ 10 Jahren
- Fehlen eines i. v. Zugangs
- Fehlen einer Vorbehandlung mit EMLA-Pflaster
- fehlender Notwendigkeit einer RSI, einer TIVA (z. B. als PONV-Prophylaxe oder einer triggerfreien Narkose)

Mit Midazolam prämedizierte Kinder und/oder durch ihren Anästhesisten emotional „gefesselte“ Kinder sind nach altersentsprechender Erklärung bei einer Maskeneinleitung sehr kooperativ. Es gibt trotzdem Kinder, die sich gegen die dichtsitzende Gesichtsmaske wehren. Zur Verminderung der Arbeitsplatzkontamination mit Narkosegasen und zur schnellen Anflutung ist eine Verhinderung von Leckagen aber unabdingbar. Deshalb müssen die Hände des Kindes ggf. sanft festgehalten werden. Keinesfalls aber sollen die Kinder „mit der Maske niedergerungen“ werden.

Siehe auch i. v. Einleitung.

Typisches Vorgehen bei Maskeneinleitung – Intubation

- OP-Checkliste prüfen
- altersgerechte Lagerung des Kindes auf dem OP-Tisch
- Anschluss des Initialmonitorings
- Spontanatmung über dichtsitzender Gesichtsmaske:
  - 6 l/min Frischgasfluss
  - Sauerstoff/Lachgas-Gemisch mit F_iO_2 ca. 30 % bei fehlenden Kontraindikationen für die Verwendung von Lachgas
  - Atemwegsdruck (CPAP) am APL-Ventil bis 5 mbar [486]
  - Sevofluran im Frischgasfluss mit 8 Vol.-% (Vapor „ganz auf“)

  - im Bedarfsfall assistierte Beatmung über die Gesichtsmaske
- bei ausreichender Narkosetiefe Anlegen eines venösen Zugangs (Zugänge und erweitertes Monitoring):
- Anschluss und Start von Infusion (perioperative Flüssigkeitstherapie bei Kindern und – gegebenenfalls – Opioid (als Dauerinfusion oder Bolus)
- Relaxation: z. B. Cis-Atracurium 0,1–0,15 mg/kgKG
- Vervollständigen des Standardmonitorings
- (Be-)Atmung von 100 % Sauerstoff, Reduktion des Sevofluran am Vapor auf 5–6 Vol%, bis F_iO_2 nahezu 1,0:
- Intubation
- Einstellen der maschinellen Beatmung: Reduktion von
  - F_iO_2
  - Frischgasfluss
  - Sevofluran gem. gewünschter Narkosetiefe

Ausführliche Informationen zur Narkoseeinleitung bei Kindern siehe Standardeinleitung in der Kinderanästhesie.

Abweichendes Vorgehen bei schwierigen Venenverhältnissen

Bei schwierigen Venenverhältnissen kann es unabhängig vom geplanten Atemweg sinnvoll sein, zunächst eine Larynxmaske zu wählen und diese bereits vor der erfolgreichen Venenpunktion einzulegen. So kann der Atemweg gesichert werden und der Anästhesist bekommt die Hände frei, um sich an der Suche nach einem Venenzugang zu beteiligen (s. hierzu Durchführung einer Maskeneinleitung – Larynxmaske. Nach erfolgreicher Venenpunktion kann dann ggf. relaxiert werden, um auf einen Tubus umzusteigen.

12.4.3 Durchführung einer Maskeneinleitung – Larynxmaske

M. Krebs, L. Müller-Lobeck

Vorbemerkungen

Im Folgenden wird das standardisierte Vorgehen bei Maskeneinleitung in der Kinderanästhesie beschrieben. Die Maskeneinleitung ist das Standardverfahren bei:

- entsprechendem Patienten- oder Elternwunsch
- Kinder bis 10 Jahre
- Fehlen eines i. v. Zugangs
- fehlender Vorbehandlung mit EMLA-Pflaster
- sofern keine Indikation für eine RSI oder TIVA im Rahmen einer triggerfreien Narkose oder als PONV-Prophylaxe besteht

Mit Midazolam prämedizierte Kinder und/oder durch ihren Anästhesisten emotional „gefesselte" Kinder sind nach altersentsprechender Erklärung bei einer Maskeneinleitung sehr kooperativ. Es gibt trotzdem Kinder, die sich gegen die dichtsitzende Gesichtsmaske wehren. Zur Verminderung der Arbeitsplatzkontamination mit Narkosegasen und zur schnellen Anflutung ist eine Verhinderung von Leckagen aber unabdingbar. Deshalb müssen die Hände des Kindes ggf. sanft festgehalten werden. Keinesfalls aber sollen die Kinder „mit der Maske niedergerungen" werden.

Siehe auch i. v. Einleitung.

Typisches Vorgehen bei Maskeneinleitung – Larynxmaske

- OP-Checkliste prüfen
- altersgerechte Lagerung des Kindes auf dem OP-Tisch
- Anschluss des initialen Monitorings
- Spontanatmung über dichtsitzender Gesichtsmaske:
  - 6 l/min Frischgasfluss
  - Sauerstoff/Lachgas-Gemisch mit F_iO_2 ca. 30 % bei fehlenden Kontraindikationen für die Verwendung von Lachgas
  - Atemwegsdruck (CPAP) am APL-Ventil bis 5 mbar [486]
  - Sevofluran im Frischgasfluss mit 8 Vol% (Vapor „ganz auf")
- im Bedarfsfalle assistierte Beatmung über die Gesichtsmaske
- bei ausreichender Narkosetiefe Anlegen eines venösen Zuganges (Zugänge und erweitertes Monitoring)
- Anschluss und Start von Infusion (periop. Flüssigkeitstherapie bei Kindern und – gegebenenfalls – Opioid (als Dauerinfusion oder Bolus)
- (Be-)Atmung von bis zu 100 % Sauerstoff, Reduktion des Sevofluran am Vapor auf 5–6 Vol%, bis ein F_iO_2 von nahezu 1,0 erreicht ist
- Einlage der Larynxmaske
- Vervollständigen des Standardmonitorings
- Einstellen der CPAP-Spontanatmung bzw. maschinellen Beatmung: Reduktion von
  - F_iO_2
  - Frischgasfluss
  - Sevofluran gem. gewünschter Narkosetiefe

Ausführliche Informationen zur Narkoseeinleitung bei Kindern siehe Standardeinleitung in der Kinderanästhesie.

Abweichendes Vorgehen bei schwierigen Venenverhältnissen

Bei schwierigen Venenverhältnissen kann es unabhängig vom geplanten Atemweg sinnvoll sein, die Larynxmaske bereits vor der erfolgreichen Venenpunktion einzulegen. So kann der Atemweg gesichert werden und der Anästhesist bekommt die Hände frei, um sich an der Suche nach einem Venenzugang zu beteiligen.

12.4.4 Durchführung einer i. v. Einleitung – Intubation

S. Kramer, L. Müller-Lobeck, E. Toubekis

Vorbemerkungen

Im Folgenden wird das standardisierte Vorgehen bei i. v. Einleitung in der Kinderanästhesie beschrieben. Die i. v. Einleitung ist das Standardverfahren bei:

- entsprechendem Patienten- oder Elternwunsch
- Vorliegen eines i. v. Zugangs
- Vorbehandlung mit EMLA-Pflaster
- Notwendigkeit einer RSI, einer TIVA (z. B. als PONV-Prophylaxe oder zur Durchführung einer triggerfreien Narkose)

Merke **M!**

Die i. v. Einleitung gilt als schneller und wahrscheinlich sicherer als die Maskeneinleitung. Je unerfahrener ein Anästhesist ist, desto eher sollte er zur i. v. Einleitung greifen [484].

Die Zeit zwischen Verlust der Schutzreflexe und Sicherung der Atemwege ist bei der i. v. Einleitung nur durch die Anschlagszeit des Relaxans determiniert, bei der Maskeneinleitung dagegen zudem durch die (höchst variable) Zeit, die für die Implementierung eines i. v. Zuganges benötigt wird. Darüber hinaus fehlt bis zur Implementierung eines Venenzuganges die Möglichkeit zur Narkosevertiefung, wenn ein Laryngospasmus auftritt. Siehe auch Durchführung einer Maskeneinleitung bei Kindern.

Sedierung in der Kinderanästhesie bedeutet in der Regel „tiefe Sedierung" mit fließendem Übergang in die Allgemeinanästhesie. Das Vorgehen bei Einleitung einer i. v. Sedierung ist deshalb mit dem bei i. v. Narkoseeinleitung vergleichbar. Siehe deshalb auch unter Sedierung bei Kindern.

Vorbereitungen

Zu apparativen und medikamentösen Vorbereitungen siehe OP-Vorbereitung.

Vor die eigentliche Narkoseeinleitung sind die Lagerung des Kindes zur Einleitung und das Monitoring geschaltet. Zum einen das vor der Einleitung üblicherweise ausreichende Initialmonitoring, zum anderen das eigentliche Standardmonitoring, das nach der Einleitung vervollständigt wird.

Typisches Vorgehen bei i. v. Einleitung – Intubation

- OP-Checkliste prüfen
- altersgerechte Lagerung des Kindes auf dem OP-Tisch
- Entfernen der EMLA-Pflaster, falls nicht schon geschehen

Anlegen eines venösen Zuganges (siehe Zugänge und erweitertes Monitoring bei Kindern), nach Möglichkeit an einer durch EMLA geschützten Stelle.

- Anschluss und Start von Infusion (perioperative Flüssigkeitstherapie in der Kinderanästhesie; Kap. 12.5.4) und – gegebenenfalls – Opioid (als Dauerinfusion oder Single shot)
- Injektion des Einleitungshypnotikums:
  - Propofol 3–5 mg/kgKG; **Cave**: Neonaten! deutliche Dosisreduktion auf 0,5 mg/kgKG; langanhaltende Hypotonien nach Propofolgabe möglich
  - Nachspülen mit NaCl 0,9 %
- Beatmung mit 100 % Sauerstoff über die Gesichtsmaske, sobald Spontanatmung sistiert.
- Relaxation: z. B. Cis-Atracurium 0,1–0,15 mg/kgKG
- Vervollständigen des Standardmonitorings
- Intubation
- Einstellen der maschinellen Beatmung: Reduktion von
  - F_iO_2
  - Frischgasfluss
  - Anfluten des volatilen Anästhetikums gem. gewünschter Narkosetiefe *oder TIVA*

Ausführliche Informationen zur Narkoseeinleitung bei Kindern siehe Standardeinleitung in der Kinderanästhesie.

Abweichendes Vorgehen bei schwierigen Venenverhältnissen

Bei schwierigen Venenverhältnissen kann das Umsteigen auf eine Maskeneinleitung indiziert sein, wenn keine Kontraindikationen vorliegen (triggerfreie Narkose, RSI). Nach erfolgloser Punktion an den beiden durch EMLA anästhesierten Punktionsstellen muss die Entscheidung getroffen werden, ob ein Versuch einer sicher erscheinenden Punktion an *einer* weiteren (nicht durch EMLA schmerzfreien!) Punktionsstelle (bspw. die V. saphena am Innenknöchel) gewagt werden soll oder ob umgestiegen wird auf die Maskeneinleitung. Multiple Punktionen an nicht schmerzfreien Stellen sollen selbstverständlich vermieden werden. Erwäge auch die intraossäre Punktion (strenge Indikationsstellung).

12.4.5 Durchführung einer i. v. Einleitung – Larynxmaske

S. Kramer, L. Müller-Lobeck

Vorbemerkungen

Im Folgenden wird das standardisierte Vorgehen bei i. v. Einleitung in der Kinderanästhesie beschrieben. Die i. v. Einleitung ist das Standardverfahren bei:

- entsprechendem Patienten- oder Elternwunsch
- Vorliegen eines i. v. Zuganges
- Vorbehandlung mit EMLA-Pflaster
- Notwendigkeit einer RSI, einer TIVA (z. B. als PONV-Prophylaxe oder einer triggerfreien Narkose)

> **Merke** M!
>
> Die i. v. Einleitung gilt als schneller und wahrscheinlich sicherer als die Maskeneinleitung. Je unerfahrener ein Anästhesist ist, desto eher sollte er zur i. v. Einleitung greifen [484].

Die Zeit zwischen Verlust der Schutzreflexe und Sicherung der Atemwege ist bei der i. v. Einleitung nur durch die Anschlagszeit des Relaxans determiniert, bei der Maskeneinleitung dagegen zudem durch die (höchst variable) Zeit, die für die Implementierung eines i. v. Zuganges benötigt wird. Darüber hinaus fehlt bis zur Implementierung eines Venenzuganges die Möglichkeit zur Narkosevertiefung, wenn ein Laryngospasmus auftritt. Siehe auch Durchführung einer Maskeneinleitung bei Kindern.

Sedierung in der Kinderanästhesie bedeutet in der Regel „tiefe Sedierung" mit fließendem Übergang in die Allgemeinanästhesie. Das Vorgehen bei Einleitung einer i. v.-Sedierung ist deshalb mit dem bei i. v.-Narkoseeinleitung vergleichbar. Siehe deshalb auch unter Sedierung bei Kindern.

Typisches Vorgehen bei i. v. Einleitung – Larynxmaske

- OP-Checkliste prüfen
- altersgerechte Lagerung des Kindes auf dem OP-Tisch
- Entfernen der EMLA-Pflaster, falls nicht schon geschehen
- Anlegen eines venösen Zuganges (siehe Zugänge und erweitertes Monitoring bei Kindern), nach Möglichkeit an einer durch EMLA geschützten Stelle.
- Anschluss und Start von Infusion (perioperative Flüssigkeitstherapie in der Kinderanästhesie; Kap. 12.5.4) und – gegebenenfalls – Opioid (als Dauerinfusion oder Single shot)
- Injektion des Einleitungshypnotikums:
  - Propofol 3–5 mg/kgKG; **Cave**: Neonaten! deutliche Dosisreduktion auf 0,5 mg/kgKG; langanhaltende Hypotonien nach Propofolgabe möglich
  - Nachspülen mit NaCl 0,9 %
- Beatmung mit 100 % Sauerstoff über die Gesichtsmaske, falls Spontanatmung sistiert.
- Einlage der Larynxmaske
- Vervollständigen des Standardmonitorings
- Einstellen der CPAP-Spontanatmung bzw. der maschinellen Beatmung: Reduktion von
  - F_iO_2
  - Frischgasfluss
  - Anfluten des volatilen Anästhetikums gem. gewünschter Narkosetiefe *oder TIVA*

Ausführliche Informationen zur Narkoseeinleitung bei Kindern siehe Standardeinleitung in der Kinderanästhesie.

Abweichendes Vorgehen bei schwierigen Venenverhältnissen

Bei schwierigen Venenverhältnissen kann das Umsteigen auf eine Maskeneinleitung indiziert sein, wenn keine Kontraindikationen vorliegen (triggerfreie Narkose, RSI. Nach erfolgloser Punktion an den beiden durch EMLA anästhesierten Punktionsstellen muss die Entscheidung getroffen werden, ob ein Versuch einer sicher erscheinenden Punktion an *einer* weiteren (nicht durch EMLA schmerzfreien!) Punktionsstelle (bspw. die V. saphena am Innenknöchel) gewagt werden soll oder ob umgestiegen wird auf die Maskeneinleitung. Multiple Punktionen an nicht schmerzfreien Stellen sollen selbstverständlich vermieden werden. Erwäge auch die intraossäre Punktion (strenge Indikationsstellung).

12.4.6 Intubation in der Kinderanästhesie

M. Krebs, L. Müller-Lobeck

Gecuffte oder ungecuffte Tuben?

Die wissenschaftliche Diskussion über Schaden oder Nutzen von gecufften oder ungecuffen Tuben in der Kinderanästhesie ist noch nicht abgeschlossen [476], [515], [516]. Folgende Fakten können jedoch festgehalten werden:

- allein ein gecuffter Tubus mit inflatiertem Cuff verschließt ein Leck zu 100 %
- ein kleines Leck kann toleriert werden, wenn
  - das V_T transportiert werden kann und
  - ein PEEP eine stumme Aspiration erschwert bzw. verhindert, weil ein permanenter Flow am Tubus vorbei von tracheal nach oral entsteht
- Tubuscuffs können beim Einführen in die Trachea Schleimhautschäden an den Stimmbändern, v. a. aber am Krikoid, der physiologisch engsten Stelle des kindlichen Atemweges, verursachen. Für die Reparatur sind schlimmstenfalls große Eingriffe notwendig.
- Der inflatierte Cuff kann Drucknekrosen im Bereich der Trachea verursachen.
- Übliche gecuffte Tuben haben einen zu langen und zu weit vom distalen Ende des Tubus entfernt angebrachten Cuff, sodass die Gefahr besteht, dass entweder der Cuff im Larynx geblockt wird oder der Tubus zu tief eingeführt wird.

Merke **M!**

Aus letzterem Grund sollte bei Einsatz von gecufften Tuben auf einen MicroCuff-Tubus zurückgegriffen werden, dessen Cuff kürzer und weiter distal angebracht ist als üblich. Aktuell werden Microcuff-Tuben routinemäßig in der MKG-Spaltenversorgung und bei neurochirurgischen Eingriffen angewendet.

Sonstige Vorbemerkungen

Insbesondere bei sehr kleinen Kindern stellt der Befeuchtungsfilter am Y-Stück der Beatmungsschläuche einen großen Anteil am Totraum dar. Wie dieser verringert werden kann und sollte, ist unter Totraumverkleinerung bei Kindern beschrieben.

Indikation

Die endotracheale Intubation ist der Standard zur Sicherung des Atemweges bei:

- möglicher Aspirationsgefahr
- der Notfallversorgung
- der Beatmung kritisch kranker Kinder
- langer Operationsdauer
- Operationen im Kopf-/Hals-Bereich
- intraabdominellen und intrathorakalen Operationen
- Operationen in Bauchlage

Vorbereitung

- Siehe auch die SOP zur allgemeinen OP-Vorbereitung in der Kinderanästhesie

Zur Vorbereitung des richtigen Tubus siehe Tubusgrößen bei Kindern.

Es sollten stets auch Tuben benachbarter Größen bereit gehalten werden, darüber hinaus eine gewichtsgerechte Larynxmaske als Notfallatemweg.

Die sonst übliche Vorbereitung der Intubation unterscheidet sich nicht von der in der Erwachsenenanästhesie.

Lagerung

Einzelheiten finden sich unter Lagerung u. Lagerungsmaterialien bei Kindern (s. Kap. 12.2.4).

Anmerkungen zur Durchführung

- Bei Frühgeborenen und Säuglingen können sowohl gebogene Spatel nach Macintosh als auch gerade Spatel nach Miller der Größe 0–1 verwendet werden.
- Es ist jedoch prinzipiell **zum gebogenen Spatel zu raten**, mit dem wir gewohnt sind zu arbeiten und mit dem die Epiglottis *nicht* aufgeladen werden muss. Nur wenn dies nicht zum Erfolg führt und der Kehlkopfeingang so nicht dargestellt werden kann, sollte bewusst auf den geraden Spatel umgestiegen werden. Mit diesem jedoch *muss* die Epiglottis aufgeladen werden!
- Das Laryngoskop sollte so gefasst werden, dass der kleine Finger des Intubierenden mobil ist und den Larynx durch Druck auf den Kehlkopf in die richtige Position bringen kann.
- Der Tubus muss unter Sicht durch die Stimmritzen in die Trachea vorgeschoben werden.
- Die korrekte Tubustiefe lässt sich zum einen durch eine sorgfältige Auskultation bestimmen (seitengleiches Atemgeräusch). Zum anderen aber ist auf seitengleiche, synchrone Atemexkursion zu achten.

Praxis

Tipp

Mit einem Stethoskop kann ca. 5 cm in die Tiefe auskultiert werden. Bei sehr kleinen Thoraces kann so das Atemgeräusch der Gegenseite gehört und fälschlich ein seitengleiches Atemgeräusch angenommen werden. Hilfestellung für die anzustrebende Tubustiefe liefert die folgende Formel:

(I) Tiefe [cm] = 3 × mm I. D.

Gewicht des Kindes	Tubustiefe
bis 1 kg	7 cm
bis 2 kg	8 cm
bis 3 kg	9 cm

Bei Änderung der Lage des Kopfes muss erneut auskultiert und ggf. die Tubustiefe adaptiert werden.

Durchführung und Fixierung

Narkoseeinleitung gem. Standardeinleitung in der Kinderanästhesie.

Nach ausreichender Anschlagszeit des Relaxans Laryngoskopie mit gebogenem Spatel (in Ausnahmefällen mit geradem Spatel, siehe unter Abschnitt „Anmerkungen zur Durchführung").

Einführen des Tubus bis zum Verschwinden der schwarzen Endmarkierung des Tubus, Fixierung des Tubus am Mundwinkel mit der rechten Hand. Laute Ansage der Tubustiefe am Mundwinkel in Zentimetern.

Auskultation und Beobachtung des synchronen Atemexkursion, ggf. Korrektur der Tubustiefe anhand Auskultation, Inspektion und theoretischen Überlegungen, ggf. erneute Ansage der Tubustiefe am Mundwinkel in Zentimetern.

Zur Fixierung des Tubus werden 2 Klebevlies-Streifen verwendet.

Nasale Intubation

Ist die Extubation unmittelbar postoperativ geplant, ist die orale Intubation wie oben beschrieben das Mittel der 1. Wahl.

Neonatologische Kinder mit Indikation zur postoperativen Nachbeatmung werden von den Kollegen der neonatologischen Intensivtherapiestation bevorzugt mit nasalem Tubus übernommen. In diesem Fall sollte bereits im Vorfeld bestimmt werden, ob elektiv nasal intubiert wird. Darüber hinaus kann bei unerwarteter Nachbeatmung über die elektive Umintubation nach OP-Ende nachgedacht werden.

12.4.7 Totraumverkleinerung bei Kindern

L. Müller-Lobeck, E. Toubekis

Hygienische Überlegungen

Alle in der Kinderanästhesie eingesetzten Beatmungsfilter zum patientennahen Einsatz sind HME-Filter. Sie haben hygroskopische, d. h. wasseranziehende Eigenschaften, während ihre Filterwirkung hinsichtlich Bakterien und Viren eingeschränkt ist. Es ist deshalb notwendig, am Exspirationsschenkel des Faltenschlauchsystems gerätenah einen hydrophoben Beatmungsfilter zwischenzuschalten.

Alle Materialien distal (also patientenseitig) des hydrophoben Beatmungsfilters müssen nach der Narkose gewechselt werden.

Sonstige Vorbemerkungen

Die Messung des endtidalen CO_2 basiert auf 2 Postulaten, in den Gleichungen (I) und (II) dargestellt:

(I) $etCO_2 = p_aCO_2$

(II) $p_aCO_2 = p_aCO_2$

Sind diese Gleichungen – zumindest näherungsweise – korrekt (liegen also normale Ventilationsparameter am Respirator vor und fehlen Ventilations-, Perfusions- und Diffusionsstörungen), so resultiert daraus näherungsweise die Gleichung (III).

(III) $etCO_2 = p_aCO_2$

Ungeachtet der Tatsache, dass Endotrachealtuben generell den Totraum gegenüber der physiologischen Situation ohne jeglichen künstlichen Atemweg verkleinern, ist eine altersadaptierte weitere Reduktion des Totraums für uns sinnvoll, um die Probenentnahme für die CO_2-Messung so alveolennah wie möglich durchzuführen. So ist am ehesten gewährleistet, dass die gemessene endtidale Luft den Alveolen entstammt und nicht den Bronchioli (Totraum).

Merke M!

Bedenke jedoch: generell muss bei Kindern unter 1 Jahr davon ausgegangen werden, dass die Gleichung (I) nur näherungsweise korrekt und die Aussagekraft des $etCO_2$ demzufolge eingeschränkt ist, sodass regelmäßige kapilläre BGA sinnvoll sind (siehe Standardmonitoring bei Kindern).

Totraumverkleinerung

Standardfilter in der Kinderanästhesie sind solche für Tidalvolumina (V_T) von 50–250 ml. Der Beitrag zum Totraum (V_D) beträgt hiermit ca. 17 ml. Bei kleineren angestrebten Tidalvolumina oder bei Indikation zur Totraumverkleinerung (s. Sonstige Vorbemerkungen) stehen kleinere Filter für ein V_T von ca. 15–50 ml zur Verfügung.

Vorgehen

Die passende Totraumverkleinerung wird nach der Narkoseeinleitung ausgewählt und gegen den Standardfilter ausgetauscht.

Der Standardfilter wird gemeinsam mit der Gesichtsmaske aufgehoben.

Es empfiehlt sich darüber hinaus, auch den Verschlussstopfen des Luer-Lock-Anschlusses an der Totraumverkleinerung (z. B. auf dem Luer-Lock-Anschluss des Standardfilters) aufzubewahren.

So steht, nach Extubation und Konnektion der Einheit aus Pedi-Filter und Gesichtsmaske, am Y-Stück des Faltenschlauchsystems sofort ein leckdichtes Beatmungssystem zur Verfügung, ohne dass der Probenschlauch zunächst konnektiert werden muss (Zeitersparnis bis zum Aufrechterhalten eines adäquaten CPAP).

12.4.8 Tubusgrößen bei Kindern

S. Kramer, L. Müller-Lobeck

Theoretische Vorbemerkungen

Anders als bei den Erwachsenen ist nicht der größtmögliche Innendurchmesser gefragt, mit dem der kleinste Atemwegswiderstand zu erzielen ist, sondern der Außendurchmesser. Der Tubus soll die natürliche Engstelle des kindlichen Atemwegs, das Krikoid, atraumatisch durchtreten, dabei aber ein möglichst kleines Leck zulassen. Da das Krikoid als natürliche Struktur nicht geometrisch rund ist, muss ein Leck toleriert werden.

Merke M!

Ein Tubus, der bei normalen Atemwegsdrücken kein Leck erzeugt, ist zu groß!

Stets ist darauf zu achten, dass der Tubus mit sanftem Widerstand in die Trachea eingeführt werden kann. „Stochern“ muss in jedem Fall unterbleiben. Für die Auswahl des richtigen Tubus stehen verschiedene Formeln zur Verfügung. Es ist aufgrund des oben Gesagten sinnvoll eine Formel auszuwählen, die zunächst auf den Außendurchmesser des Tubus in Charrière abzielt (es sind keine Formeln verfügbar, die den Außendurchmesser in mm ergeben). Sekundär kann dann auf den Innendurchmesser in mm (mm I.D.) umgerechnet werden. Näherungsweise gilt für die meisten Tubusfabrikate, dass Charrière geteilt durch 4 den Innendurchmesser in mm ergibt. Abweichungen ergeben sich aus der Wandstärke, die von Fabrikat zu Fabrikat und von Typ zu Typ unterschiedlich sein kann. Die Formel für unsere ungecufften Tuben lautet:

(I) (18 + Lebensalter [in ganzen Jahren]) = Charriére

(II) Charriére/4 = mm I.D.

(Charrière entspricht ⅓ mm und ist gleichbedeutend mit French.)

Eine Umformung dieser Formel, die jedoch nicht primär auf den Außendurchmesser fokussiert, ist die folgende auch in den ERC-Richtlinien zur Reanimation gebräuchliche Formel. Sie ergibt direkt die Tubusgröße in mm I.D.

(III) (Alter in Jahren/4) + 4 = mm I.D.

Der kleinste so zu ermittelnde Innendurchmesser ist bei beiden Formeln 4,5. Deshalb sind die Formeln (I) und (III) erst ab einem Alter von 6 Monaten gültig (18 + 0 = 18. 18/4 = 4,5). Für kleinere Kinder, insbesondere für Frühgeborene kann die Tubusgröße in der Tabelle unten abgelesen werden.

Cave ⚠

Die genannten Formeln sind ausschließlich für ungecuffte Tuben gültig, bei Verwendung von gecufften Tuben (siehe auch Intubation in der Kinderanästhesie, bei uns die Ausnahme) muss auf einen nächstkleineren Tubus ausgewichen werden.

Es empfiehlt sich, den zuvor rechnerisch ermittelten Tubus mit dem Kleinfingerendglied des Patienten zu vergleichen und jeweils Tubi benachbarter Größe bereitzuhalten. Keinesfalls sollte ein Tubus „mit Gewalt“ in die kindliche Trachea eingebracht werden. Auch haben multiple Versuche mit demselben Tubus zu unterbleiben.

Merke M!

Passt der Tubus nicht, wird gewechselt.

Korrekt ist der Tubus mit dem größtmöglichen Außendurchmesser bzw. -umfang, der sich „butterweich“ einführen lässt. Ein kleines Leck ist dabei zu tolerieren.

Bei zu großem Leck, das sich nicht durch Lagerungsmaßnahmen reduzieren lässt (z. B. Seitlagerung des Kopfes mit Reduktion des Schlunddurchmessers), kann erwogen werden, einen Spiraltubus gleichen Innendurchmessers oder einen Woodbridge-Spiraltubus zu besorgen – beide haben bei gleichem Innendurchmesser einen um einen Charrière größeren Außendurchmesser.

Siehe auch Totraumverkleinerung bei Kindern (Kap. 12.4.7).

Tubustabellen

Da Endotrachealtuben in der Regel zunächst nach ihrem Innendurchmesser benannt werden, für die Dichtigkeit der Tuben ohne Cuff aber der Außendurchmesser entscheidend ist, ist eine Tabelle mit den aktuell im Haus verfügbaren Tuben mit Innen- und Außendurchmesser sinnvoll.

Die Tubustabellen am Beispiel der Mallingkrodt-Tuben (auch RAE) bzw. Vygon-Tuben (grün, pädiatrische Intensivtherapie) zeigen ▶ Tab. 12.2 und ▶ Tab. 12.3.

Tab. 12.2 Tubustabelle am Beispiel der Mallingkrodt-Tuben. **Cave:** Die Anwender müssen die in ihrer Klinik verfügbaren Tubusvarianten kennen und gegebenenfalls eigene Tabellen mit Innen- und Außendurchmesser erstellen.

Altersgruppen bzw. Gewicht	Charrière	mm A.D.	mm I.D.	Bronchoskop*
< 1,5 kgKG	9	2,9	2,0	
< 2,5 kgKG	11	3,6	2,5	Olympus BF N20
Frühgeborenes > 2,5 kgKG	13	4,3	3,0	Pentax FB-8V
reifes Neugeborenes	15	4,9	3,5	
Säugling 1–5 Monate	17	5,6	4,0	
Säugling 6 Mo. – < 2 J.	19	6,2	4,5	Pentax FI-13 BS
2–3 Jahre	21	6,9	5,0	
4–5 Jahre	23	7,5	5,5	
6–7 Jahre	25	8,2	6,0	
> 7 Jahre	27	8,8	6,5	
	29	9,6	7,0	

* Größtes Bronchoskop passend durch diesen Tubus. **Cave:** nur für fiberoptische Intubation, keine Beatmung möglich!

Tab. 12.3 Tubustabelle am Beispiel der Vygon-Tuben. **Cave:** Die Anwender müssen die in ihrer Klinik verfügbaren Tubusvarianten kennen und gegebenenfalls eigene Tabellen mit Innen- und Außendurchmesser erstellen.

Altersgruppen bzw. Gewicht	Charrière	mm A.D.	mm I.D.	Bronchoskop*
< 2,5 kgKG	10	3,4	2,0	
Frühgeborenes > 2,5 kgKG	12	4,1	2,5	Olympus BF N20
reifes Neugeborenes	14	4,6	3,0	Pentax FB-8V
Säugling 1–5 Monate	16	5,2	3,5	
Sgl. 6 Mo. bis < 2 Jahre	17	5,7	4,0	
2–3 Jahre	19	6,2	4,5	Pentax FI-13 BS

* Größtes Bronchoskop passend durch diesen Tubus. Cave: nur für fiberoptische Intubation, keine Beatmung möglich!

12

I

12.4.9 Larynxmaske in der Kinderanästhesie

S. Kramer, M. Krebs, L. Müller-Lobeck

Indikation

Die LMA ist der am häufigsten im kinderchirurgischen OP eingesetzte Atemweg. Sie ist der Standard zur Sicherung des Atemweges bei:

- Eingriffen mit geringer Aspirationsgefahr
- Eingriffen an der unteren Körperhälfte in Rückenlage
- Eingriffen in der Kinder-Ophthalmologie
- Adenotomien, Paracentesen/Paukendrainage in der HNO
- elektiven flexiblen Bronchoskopien
- und als Notfallatemweg bei „cannot-ventilate"-Situation und für die fiberoptische Intubation (für die FOI ist Herstellerseitig die gerade LM ohne Steg empfohlen)

Merke M!

Die Standard-LMA im kinderchirurgischen OP ist die vorgebogene LMA (Ambu Aura Once). Bei Bestrahlungen und im MRT mit Abdeckung im Kopfbereich kann die gerade LMA (Ambu Aura Straight) die bessere Wahl sein.

Vorbereitung

Siehe auch die SOP zur allgemeinen OP-Vorbereitung in der Kinderanästhesie, hier insbesondere die Vorbereitung Saal-Wärme-Lagerung und Vorbereitung Materialien-Medikamente im Kinder-OP (Kap. 12.2.4).

Die sonst übliche Vorbereitung der LMA-Insertion unterscheidet sich nicht von der in der Erwachsenenanästhesie.

▶ Tab. 12.4 zeigt die gewichtsgerechte LMA-Größe, das Blockungsvolumen und die größtmöglichen Tuben (Mallingkrodt Contour), die bei der flexiblen Bronchoskopie darüber eingeführt werden könnten.

Merke M!

Ausnahmsweise kann die gebogene LMA eine Alternative für die fiberoptische Intubation darstellen. Dabei ist unbedingt die innenseitige Materialkante am Krümmungsausgang als eventuelles Hindernis für Tubus und/oder Bronchoskop zu beachten!

Tab. 12.4 LMA-Größen nach Gewicht, Blockungsvolumen und passende Tuben zur fiberoptischen Intubation (über gerade LMA).

Patienten-gewicht	LMA-Größe	Blockungs-volumen	Größter möglicher Tubus
< 5 kgKG	# 1	< 4 ml	3,5 mm I.D.
5–10 kgKG	# 1½	< 7 ml	4,0 mm I.D.
10–20 kgKG	# 2	< 10 ml	4,5 mm I.D.
20–30 kgKG	# 2½	< 14 ml	5,5 mm I.D.
30–50 kgKG	# 3	< 20 ml	6,0 mm I.D. m. C.
50–70 kgKG	# 4	< 30 ml	6,0 mm I.D. m. C.

Abkürzungen: I.D. = Innendurchmesser; LMA = Larynxmaske, m.C = mit Cuff

Lagerung

Einzelheiten finden sich unter Lagerung u. Lagerungsmaterialien bei Kindern (s. Kap. 12.5.6).

Durchführung und Fixierung

Narkoseeinleitung gem. Standardeinleitung in der Kinderanästhesie.

Mundöffnung durch leichte Überstreckung des Kopfes, ggf. die Spitze der LMA mit dem Zeigefinger leiten.

Konnektion und Auskultation des Thorax und des Halses (Leckage?)

Fixierung der LMA mit Fixierbinde: die Binde wird hinter dem Hals durchgeführt, über der LMA am Mund mit einem halben Schlag geknotet und dieser Schlag fest angezogen. Anschließend werden beide Enden der Binde um die LMA herumgeführt und erneut oberhalb der LMA mit einer Schlaufe fest fixiert. Gegebenenfalls erneute Kontrolle des korrekten Sitzes.

Praxis

Tipp

Bei sehr zarten oder für ihr Alter übergewichtigen Kindern kann die alternative Fixierung der LMA mit Klebeband (3 M Health Care) eine gute Möglichkeit sein.

12.4.10 Rapid Sequence Induction (RSI) bei Kindern

L. Müller-Lobeck, E. Toubekis

Vorbemerkungen

Die Apnoetoleranz ist bei Kindern wesentlich geringer als bei Erwachsenen. Die Möglichkeit zur Präoxygenierung ist bei Neugeborenen, Säuglingen und Kleinkindern bei fehlender Kooperation eingeschränkt. Ziel der RSI im Kindesalter ist daher nicht die endotracheale Intubation um jeden Preis, sondern die sichere Einleitung, optimale Oxygenierung und atraumatische Atemwegssicherung.

Aufgrund der verminderten Apnoetoleranz führt die klassische RSI bei Neugeborenen, Säuglingen und Kleinkindern unvermeidbar zu Hypoxie. Um die Gefahren einer solchen Situation auszuschließen, müssen die Kinder in der sensiblen Phase zwischen Narkoseinduktion und vollständiger Muskelrelaxierung vorsichtig beatmet werden.

- Succinylcholin sollte nur noch in wenigen Sonder- und Notfällen verwendet werden.
- Kinder mit Disposition für maligne Hyperthermie im Rahmen einer Muskelerkrankung erfahren ihre Diagnose häufig erst im Kleinkind- oder Schulalter.
- Außerdem benötigen Kinder für suffiziente Muskelrelaxierung eine 50–100 % höhere Dosis als Erwachsene.
- Die Zeitdauer von Apnoe bis zur Rückkehr der Spontanatmung verlängert sich damit auf ca. 7 Minuten. Damit existiert der scheinbare Vorteil der schnell wiederkehrenden Spontanatmung z. B. bei Atemwegsproblemen auch nicht.
- Kein Krikoiddruck, da durch frühzeitige Manipulation am Larynx Erbrechen induziert werden kann.

Sowohl Trendelenburg-Position als auch Anti-Trendelenburg-Lagerung haben Vor- und Nachteile. Entscheidendes Merkmal der Lagerung ist, dass gute Intubationsbedingungen geschaffen werden und rasche Positionsänderungen möglich sind. Deshalb wird eine Flachlagerung wie für die Standardeinleitung empfohlen.

Weitere Adjuvanzien wie Antazida, Gastrokinetika oder H_2-Rezeptorenblocker können auf der Grundlage publizierter Daten bisher präoperativ nicht empfohlen werden.

Die Rapid-Sequence-Induction bei einem Säugling oder Kleinkind gehört in die Hände eines/r erfahrenen Anästhesisten/tin.

Indikationen

- Fehlende Narungskarenz, dringliche OP-Indikation
- Übelkeit und oder Erbrechen unterschiedlicher Ursache
- akutes Abdomen (mechanischer oder paralytischer Ileus, Peritonitis, Aszites, Appendizitis)
- V. a. Darmvolvulus oder Invagination
- gastro-ösophagealer Reflux
- Pylorusstenose
- akutes Trauma (auch nach Bagatelltraumen)
- Hodentorsion
- Blutungen im HNO-Bereich
- eingeschränkte Schutzreflexe, (sedierte, somnolente/komatöse Patienten, neurologische Erkrankungen
- Komorbidität: ASA i. v.V, ausgeprägte Adipositas, Urämie, Diabetes mellitus

Präanästhesiologische Visite

Ergänzend zur üblichen Standardvisite ist bei potenziell nicht nüchternen Patienten notwendig, auf die folgenden Punkte hinzuweisen:

- Es erfolgt stets eine i. v. Einleitung. Diese macht die Venenpunktion am wachen Kind notwendig. Hierüber sollte aufgeklärt werden. Darüber hinaus ist die Verordnung von topischer Lokalanästhesie-Salbe EMLA-Pflaster obligat.
- Eine wesentliche Aufgabe des visitierenden Anästhesisten ist die Evaluation des präoperativen Volumenstatus. Darüber hinaus ist abzuschätzen, ob erhebliche Volumenverluste bereits präoperativ ausgeglichen werden müssen.
- Auf das erhöhte Aspirationsrisiko im Rahmen der Narkoseeinleitung muss hingewiesen werden.
- Wird bei großen Kindern eine klassische RSI (nicht Gegenstand dieser SOP) durchgeführt, wie sie für Erwachsene üblich ist, so sollte auf das größere Risiko von Zahn-, Schleimhaut- und Stimmbandschäden hingewiesen werden.

Vorbereitungen im OP

► **Atemwege**

- Endotrachealtubus

► **Anästhesieverfahren**

- Balancierte Anästhesie

► **Zugänge**

- (Mindestens) ein sicherer peripherer Venenzugang

▶ **Medikamente und Volumen**

▶ **Infusion**

- Elektrolytlösung
  - < 10 kgKG Spritzenpumpe: Vollelektrolytlösung + Glukose 1–2 %
  - > 10 kgKG Vollelektrolytlösung 250 ml Beutel
  - > 30 kgKG Vollelektrolytlösung 500 ml Beutel

▶ **Medikamente**

- Opioid, z. B. Remifentanil-Spritzenpumpe
- Hypnotikum: Propofol 0,5 %, zusätzlich Propofo 1 %
- nicht depolarisierendes Muskelrelaxanz, z. B. Cis-Atracurium 0,1–0,2 mg/kgKG
- Atropin (nicht aufgezogen)

▶ **Materialvorbereitung**

- Endotrachealtubus in altersentsprechender Größe plus „benachbarte" Größen (0,5 mm kleiner und 0,5 mm größer)
- Führungsstab mit weicher Spitze (**Cave**: Nur bei Bedarf, nicht routinemäßig, Verletzungsgefahr für den kindlichen Kehlkopf!)
- fester Absaugkatheter
- peripherer Venenzugang
- altersgerechtes Intubationsinstrumentarium (Laryngoskop, Spatelblätter in 2 Größen)
- Hilfsmittel zur Atemwegssicherung (Larynxmaske, Wendl-Tubus, Guedel-Tubus)
- Anlage einer Magensonde bei Ileussymptomatik und Entfernen der Sonde vor Einleitung

Monitoring

▶ **Frühgeborene, Neugeborene und Säuglinge bis zum Ende des 1. Lebensjahres**

- 2 Sättigungssensoren (präduktal, d. h. rechter Arm und postduktal, d. h. an sonstiger Extremität)
- Präkordialstethoskop, ggf. Ösophagusstethoskop
- EKG/HF
- NiBP-Messung oszillometrisch
- EEG-Monitoring vor Atemwegssicherung (NarcoTrend)
- Temperaturmessung (ggf. über Ösophagusstethoskop)
- regelmäßige kapilläre BGA-Kontrollen

▶ **Kinder > 1 Jahr**

- Sättigungssensor
- EKG/HF
- NiBP-Messung oszillometrisch
- EEG-Monitoring vor Atemwegssicherung (NarcoTrend)
- Temperaturmessung (ggf. über Ösophagusstethoskop)

▶ **Zusätzlich immer**

- Atemfrequenz
- Tidalvolumen
- inspiratorische O_2-Konzentration F_iO_2
- Kapnometrie und -grafie
- exspiratorische Konzentration des Inhalationsanästhetikums
- Beatmungsdrücke
- EEG

Durchführung

- Anschluss des Standardmonitorings
- i. v. Zugang und Absaugung prüfen. Wenn noch kein Zugang liegt, Anlage eines venösen Zugangs
- Präoxygenierung, wenn möglich
- bei liegender Magensonde Magen absaugen und Magensonde unter leichtem Sog entfernen
- zügige Injektion des Induktionshypnotikums und Muskelrelaxanz (nicht depolarisiernde Muskelrelaxanzien bevorzugen)
- kein Krikoiddruck
- mit vorsichtiger Maskenbeatmung wird die Zeit bis zur vollständigen Muskelrelaxierung überbrückt (Drucklimitierung 10–12 mbar, manuelle Beatmung oder druckkontrollierte Maskenbeatmung über das Beatmungsgerät [empfohlen])
- Endotracheale Intubation, Konnektion mit dem Beatmungsgerät
- Lagekontrolle des Tubus (Auskultation über Magen und dann über beiden Thoraxhälften, synchrone Thoraxexkursionen, $etCO_2$)
- Fixierung des Tubus
- bei gecufftem Tubus Kontrolle des Cuff-Druckes
- Anlage bzw. Neuanlage der Magensonde

Narkoseführung

Als TIVA oder balancierte Anästhesie sind entsprechend der Operation möglich.

Postoperative Schmerztherapie bei Kindern

Zur perioperativen Schmerztherapie eignet sich besonders das Konzept der multimodalen Schmerztherapie.

Postoperative Betreuung

Das Kind wird erst extubiert, wenn wieder eine suffiziente Spontanatmung und ausreichende Schutzreflexe bestehen.

Die Magensonde wird nach Rücksprache mit den Chirurgen belassen oder entfernt.

12.5 Standardnarkoseführung in der Kinderanästhesie

12.5.1 Allgemeines

L. Müller-Lobeck

Allgemeine Bemerkungen zur Narkoseführung im Kinder-OP

Grundsätzlich werden bei Kindern alle Eingriffe in Allgemeinanästhesie durchgeführt. Alleinige Regionalverfahren gelten als nicht kindgerecht, sodass sie unterbleiben sollten. Wann immer es aber möglich und sinnvoll ist, sollte die Allgemeinanästhesie mit einem Regionalverfahren kombiniert werden, um bei verbesserter Schmerztherapie die Dosis der Anästhetika – insbesondere der Opioide – zu vermindern (oder auf letztere ganz zu verzichten) und um das Aufwachverhalten zu verbessern. Besonders die atemdepressive Wirkung der Opioide, die bei Kindern – besonders Früh- und Neugeborenen – deutlicher ausgeprägt ist als bei Erwachsenen, soll vermieden werden.

► **Übliche Regionalverfahren**

- Kaudalanästhesie (KDA) bei Kindern
- Peniswurzelblock (PWB) bei Kindern
- Kaudal-/Periduralkatheter
- axilläre Plexusblockade (siehe sonstige periphere Blockaden bei Kindern)
- Ischiadikusblockaden
- Femoralisblockaden

Beatmungsmodi

Die Allgemeinanästhesie kann auf folgende Weisen durchgeführt werden:

- CPAP-Spontanatmung
- maschinelle Beatmung
- Mischform (PSV/CPAP)

Dies ist unabhängig vom verwendeten Atemweg (Intubation oder Larynxmaske). Bei CPAP/Spontanatmung müssen Atemfrequenz und Tidalvolumen aufmerksam beobachtet werden (Minutenvolumen-Alarm entsprechend einstellen!), bzw. die Elimination des CO_2 gewährleistet sein ($etCO_2$ kontrollieren!). Im Zweifelsfall muss auf maschinelle Beatmung umgestellt werden.

Indikation zur Durchführung der Allgemeinanästhesie in maschineller Beatmung

- Notwendigkeit zur Relaxation
- abdominelle Eingriffe
- hoher Opioidbedarf (mit Atemdepression)
- respiratorische Insuffizienz

> **Merke** M!
>
> Die Intubation ist keine Indikation zur kontrollierten maschinellen Beatmung per se.

Indikation zur Durchführung der Allgemeinanästhesie in CPAP-Spontanatmung bei Kindern

- alle Kombinationsanästhesien mit KDA oder PWB
- ophthalmologische Eingriffe

> **Merke** M!
>
> Die Intubation ist keine Kontraindikation gegen die augmentierte Spontanatmung.

Narkoseaufrechterhaltung

Die Narkoseaufrechterhaltung erfolgt als balancierte Anästhesie mit volatilen Anästhetika in O_2-Luft-Gemisch und Opioid, alternativ als TIVA. Bei Kombination von Allgemeinanästhesie und Regionalverfahren wird auf das Opioid verzichtet, sofern nicht weitere Eingriffe außerhalb des regionalanästhesierten Bereiches vorgesehen sind.

Lachgas (N_2O) kommt bei der Aufrechterhaltung der Narkose nicht mehr routinemäßig zum Einsatz.

Mögliche volatile Anästhetika:

- *Sevofluran*: Standardgas zur Maskeneinleitung (► Tab. 12.5)!
  - Vorteile: angenehmerer Geruch ohne Reizung des Respirationstraktes, schnelle An- und Abflutung
  - Nachteil: variable, möglicherweise höhere Inzidenz von „pediatric emergence delir" als bei Desfluran
- *Desfluran* (► Tab. 12.6):
  - Nachteil: Atemwegsreizung, besonders bei Kindern < 1 Jahr hohe Inzidenz von Bronchospasmen

Mögliche Opioide im Kinder-OP:

- Remifentanil
- Fantanyl
- Sufentanil
- Piritramid

Tab. 12.5 Altersabhängige MAC-Werte von Sevofluran.

Alter (Jahre)	in 100 % Sauerstoff	in 65 % N_2O/ 35 % O_2
Sevofluran		
< 3	3,3–2,6 %	2,0 %
3 bis < 5	2,5 %	nicht gemessen
5–12	2,4 %	nicht gemessen
25	2,5 %	1,4 %
35	2,2 %	1,2 %
40	2,05 %	1,1 %
50	1,8 %	0,98 %
60	1,6 %	0,87 %
80	1,4 %	0,7 %

Tab. 12.6 Altersabhängige MAC-Werte von Desfluran.

Alter (Jahre)	in 100 % Sauerstoff	in 60 % N_2O/ 40 % O_2
Desfluran		
0–1	8,95–10,65 %	5,75–7,75 %
1–12	7,2–9,4 %	5,75–7,0 %
18–30	6,35–7,25 %	3,75–4,25 %
30–65	5,75–6,25 %	1,75–3,25 %
> 65	5,17 ± 0,6 %	1,67 ± 0,4 %

Die TIVA ist ausgewählten Eingriffen oder der Notwendigkeit zur triggerfreien Narkose vorbehalten und ist ggf. in den einzelnen Kapiteln beschrieben (s. a. Spezielle Eingriffe in der Kinderanästhesie; Kap. 12.9). Sie ist darüber hinaus Bestandteil der PONV-Prophylaxe bei Vorliegen von 4 Punkten nach POVOC-Score, ggf. auch darunter).

Übliches Vorgehen zur Narkoseaufrechterhaltung

- nach dem Ende der Einleitung Vervollständigen des Standardmonitorings
- sofern noch nicht geschehen: Anfluten des volatilen Anästhetikums auf altersentsprechende MAC-Werte in Abhängigkeit vom Ausmaß der Opioid-Supplementierung
- Reduktion des Frischgasflusses auf 0,5–1 l/min
- Atemmodus CPAP-Spontanatmung oder maschinelle Beatmung
- ggf. Implementierung eines erweiterten Monitorings
- rechtzeitig an PONV-Prophylaxe und postoperative Schmerztherapie denken

Wärmeerhaltung bei Kindern

Siehe auch Standardeinleitung in der Kinderanästhesie.

12.5.2 CPAP-Spontanatmung bei Kindern

S. Kramer, L. Müller-Lobeck

Allgemeine Bemerkungen

Zu Narkoseeinleitung siehe Standardeinleitung in der Kinderanästhesie, zur allgemeinen Durchführung einer Narkose im Kinder-OP siehe Standardnarkoseführung in der Kinderanästhesie.

Generell ist es leichter, ein Kind in Spontanatmung zu halten, als es nach einer maschinellen Beatmung wieder zur Spontanatmung zu führen.

Die Spontanatmung ist nicht an einen bestimmten Atemweg gebunden. Die zu leistende Atemarbeit jedoch ist bei den unterschiedlichen Atemwegen durchaus unterschiedlich. In absteigender Folge von der höchsten zur niedrigsten Atemarbeit: Gesichtsmaske, Gesichtsmaske mit supraglottischem Atemweg (Guedel oder Wendl), Larynxmaske und Endotrachealtubus. Darüber hinaus kann die Atemarbeit bei allen genannten Atemwegen durch ein CPAP/PEEP von ca. 5 mbar gesenkt werden. Signifikant ist dies für die ersten 3 Atemwege, nicht jedoch für den Tubus [486].

CPAP/PEEP sollte darüber hinaus stets zum Einsatz kommen, um Atelektasen zu vermeiden. Kinder sind Nasenatmer, die physiologische Enge der kindlichen Nasengänge ist dabei geeignet, bei der spontanen Exspiration einen PEEP zu generieren, der trotz der kleinen Alveolardurchmesser einer Atelektasenbildung wirksam entgegenwirkt. Wird nun durch Verwendung von Larynxmaske oder Tubus dieser physiologische PEEP genommen, so muss er maschinell ersetzt werden.

Aufgrund der Notwendigkeit einer Relaxation zur endotrachealen Intubation wird die Spontanatmung in der Regel nicht für den Zeitraum der Narkose zum Einsatz kommen, wenn ein Tubus gewählt wurde. Eine frühzeitige Spontanisierung kann aber auch mit diesem Atemweg angestrebt und die Zeit zwischen Ende der chirurgischen Maßnahmen und der Extubation verkürzt werden.

Merke **M!**

Nicht das volatile Anästhetikum verhindert die Spontanatmung, sondern das Opioid: Die atemdepressive Wirkung zeigt sich dabei u. a. der Verschiebung der CO_2-Antwortkurve. Die Spontanatmung gelingt deshalb leichter bei solchen Eingriffen, bei denen die Analgesie durch ein Regionalverfahren gewährleistet wird sowie bei solchen, die nur mit geringem Opioidbedarf vergesellschaftet sind (z. B. Kinder-Augen-OP)

Grundsätze der CPAP-Spontanatmung

- Unabhängig von der Art der Narkoseeinleitung kann nach Konnektion an das Narkosekreisteil mit der Spontanatmung begonnen werden, wenn keine Relaxation erfolgt ist.
- Spontanatmung ohne CPAP generiert Atelektasen (insbesondere in der Phase der Spontanisierung) und hebt die Atemarbeit. Sie sollte deshalb unterbleiben (APL-Ventil am Narkosekreisteil **nicht** auf „spontan" stellen, Tubus **nicht** zu lange diskonnektieren).
- CPAP an älteren Narkosekreisteilen (z. B. Dräger Cato): an Geräten, die nicht über einen CPAP-Modus verfügen, ist die Aufrechterhaltung eines kontinuierlichen Atemwegsdrucks mithilfe des APL-Ventils möglich. Die Skalierung auf dem Schauglas des Ventils ist dabei jedoch keine Hilfe, da der tatsächlich resultierende Druck nicht unerheblich vom Frischgasflow abhängig ist. Der Atemwegsdruck muss deshalb mit dem PAW-Manometer dargestellt und durch Feinjustierung am APL eingeregelt werden. Wesentlich ist auch eine ausreichende Füllung des Handbeatmungsbeutels.
- CPAP an neueren Narkosekreisteilen (z. B. Dräger Primus). Hier existieren 2 Möglichkeiten zur Einrichtung eines CPAP:
  - Einerseits sind die neuen APL-Ventile relativ Frischgasflow-unabhängig, sodass die Einstellung anhand der Skalierung leicht möglich ist (Kontrolle am PAW-Manometer dennoch sinnvoll, Handbeatmungsbeutel muss ausreichend gefüllt sein.
  - Andererseits bieten sie über den PSV-Modus (CPAP ohne Pressure-Support) die Möglichkeit der „echten" CPAP-Einstellung. Zudem kann hier über eine Druckunterstützung und eine Apnoe-Frequenz auch bei schwierigeren Spontanisierungen unterstützend eingegriffen werden.

Durchführung der Narkose in CPAP/Spontanatmung

- Konntektion an das Narkosekreisteil
- Einstellung am APL-Ventil 5 mbar *oder* Beatmungsmodus Pressure-Support, PEEP 5, Frequenz 0

Siehe auch Maschinelle Beatmung bei Kindern (Kap. 12.5.3).

12.5.3 Maschinelle Beatmung bei Kindern

M. Krebs, L. Müller-Lobeck

Allgemeine Bemerkungen

Zu Narkoseeinleitung siehe Standardeinleitung in der Kinderanästhesie, zur allgemeinen Durchführung einer Narkose im Kinder-OP siehe Standardnarkoseführung in der Kinderanästhesie.

Grundsätzlich gelten für die maschinelle Beatmung von Kindern die gleichen Grundsätze wie bei Erwachsenen. Es gibt jedoch wesentliche Unterschiede in den Einstellungen am Narkosegerät, insbesondere die Neonaten betreffend. Die Inspirationszeit (T_i) soll bei Neonaten kurz gehalten werden, sofern ein adäquates Minutenvolumen ohne Überschreitung exzessiver Spitzendrücke erreicht werden kann [485]. Viele Narkosekreisteile lassen jedoch keine fixe Einstellung der T_i zu. Diese variiert bei fixem I:E-Verhältnis mit der Atemfrequenz und muss bei Veränderungen ggf. nachjustiert werden.

Die üblichen Einstellungen bei Lungengesunden sind unten aufgeführt. Abweichende Einstellungen können bei respiratorisch kranken Intensivpatienten notwendig werden und sollten sich an den Werten der pädiatrischen oder neonatologischen Intensivtherapiestationen orientieren – ggf. muss Rücksprache gehalten werden.

Durchführung der maschinellen Beatmung

► **Beim Neugeborenen**

- Beatmungsmodus: PCV
- F_iO_2: 21–100 %, jedoch stets frühzeitige Reduktion auf 21 %, falls vertretbar (insbesondere beim Frühgeborenen, Ziel-Sättigung von 88–92 % ausreichend)
- AF: 30–60/min
- T_i: bis 0,4 Sekunden
- PIP: ≤ 25 mbar
- PEEP: 3–5 mbar

► **Alle anderen Kinder**
- Beatmungsmodus: PCV
- F_iO_2: 21–100 %, frühzeitige Reduktion auf 21 % empfohlen
- AF: 14–30/min
- T_i: 0,4–0,9 Sekunden
- PIP: ≤ 25 mbar
- PEEP: 5 mbar
- Siehe auch CPAP-Spontanatmung bei Kindern (Kap. 12.5.2)

12.5.4 Perioperative Flüssigkeitstherapie in der Kinderanästhesie

U. Knipprath, L. Müller-Lobeck, E. Toubekis

Allgemeine Bemerkungen

Merke M!

Die Flüssigkeitstherapie richtet sich nach dem Körpergewicht. Je kleiner das Kind, desto größer ist der Flüssigkeitsbedarf.

Intraoperativer Flüssigkeitsbedarf

Kinder unter 30 kgKG erhalten Infusionslösungen mit 10 ml/kgKG/h bevorzugt über einen Infusomaten oder Spritzenpumpe. Kinder über 30 kgKG erhalten Vollelektrolytlösungen über eine Schwerkraftinfusion.

Die Startrate von 10 ml/kgKG/h sollte dann in Abhängigkeit der Vitalparameter, ggf. BGA-Kontrolle und des OP-Verlaufes angepasst werden.

Intraoperativer Korrekturbedarf (Literaturangaben)

- Kleines Trauma: 2–4 ml/kgKG/h
- mittelgroßes Trauma: 4–6 ml/kgKG/h
- großes Trauma: bedarfsadaptiert, in Einzelfällen bis zu 30 ml/kgKG/h

Infusionslösungen

► **Kinder < 30 kgKG**
- Vollelektrolytlösung + Glukose 1 % via Spritzenpumpe oder Infusionspumpe

Cave ⚠

Bei der Infusion größerer Mengen BGA-Kontrolle mit Blutzucker!

Die pädiatrischen Infusionslösungen der Station eignen sich nicht für den intraoperativen Volumenersatz (natriumarm!)

► **Kinder > 30 kgKG**
- Vollelektrolytlösung, 500 ml im Infusionsbeutel, zur Flüssigkeitstherapie und als Volumenersatz
- Kolloidlösung (Gelafundin), 500 ml Infusionsbeutel, Volumenersatz; derzeit keine Anwendungsempfehlung durch die Fachgesellschaften

Besonderheiten der EK-Transfusion im Kindesalter

Indikationen bei Früh-/Neugeborenen und Säuglingen

Bei Früh-/Neugeborenen und Säuglingen sind Anzahl und Volumen diagnostischer Blutentnahmen so gering wie möglich zu halten, da der hierdurch verursachte Blutverlust die häufigste Ursache für eine EK-Transfusion in diesem Alter ist. Bei Frühgeborenen lässt sich der Ausgangshämatokrit durch eine Verzögerung der Abnabelung und eine Positionierung des Kindes unterhalb der Plazenta sowie ein Ausstreichen der Nabelschnur erhöhen. Zur Festlegung von Indikationen und/oder zur Ermittlung einer optimalen EK-Dosierung existieren nur wenige aktuelle Übersichten und Leitlinien.

Bei Früh- und Neugeborenen sollen zur Akuttherapie eines Volumenmangels durch Blutverlust EK gegeben werden (1 C+).

Ansonsten sind die Dauer und die Schwere der Anämie, die Vorgeschichte, das biologische und das Gestationsalter sowie der klinische Zustand bei der Indikation zur EK-Transfusion zu berücksichtigen.

Bei Früh-/Neugeborenen und Säuglingen bis zum 4. Lebensmonat sollen EK unter Berücksichtigung der in ▸ Tab. 12.7 dargestellten Kriterien transfundiert werden (1 C+).

Bei Kindern älter als 4 Monate und akutem Blutverlust kann bei normaler Herz-Kreislauf-Funktion ein Abfall des Hämatokrits bis auf 20 % bzw. der Hämoglobinkonzentration bis auf 7–6 g/dl (4,3–3,7 mmol/l) durch Volumensubstitution kompensiert werden. Bei Kindern dieser Altersgruppe und instabilem Kreislauf liegt der Grenzwert der Transfusionsbedürftigkeit bei einem Hämatokrit von 30 %. Bei chronischer Anämie können asymptomatische Kinder jenseits von 4 Monaten Hämoglobinwerte von 8–7 g/dl (5,0–4,3 mmol/l, Hk 24–21 %) tolerieren und müssen nicht behandelt werden.

Tab. 12.7 Indikationen zur EK-Transfusion bei Früh-/Neugeborenen und Säuglingen bis zum 4. Lebensmonat.

Alter (Tage)	Mittlerer HK-Normwert (%)	Transfusionsindikation	
		HK-Grenze	Indikationsliste
1	56	<40	• Beatmung O_2-Bedarf (F_iO_2) > 0,4 oder • lebensbedrohliche Symptome durch Anämie und/oder Hypovolämie • geplante Operationen
<15	50	<35	
15–28	45	<30	
>28	40	<25	

Merke M!

Bei Kindern mit malignen Erkrankungen und Chemotherapie kann eine wöchentliche Gabe von Erythropoetin den Transfusionsbedarf deutlich reduzieren.

Indikationen zur EK-Transfusion bei Kindern nach dem 4. Lebensmonat

Eine Erythrozytentransfusion bei Kindern nach dem 4. Lebensmonat soll unter Berücksichtigung der folgenden Kriterien erfolgen (1 C+):

- präoperative Anämie und Hk < 24 %
- Blutverlust ≥ 25 % des Blutvolumens
- symptomatische Anämie und Hk < 24 %
- Chemotherapie und/oder Radiotherapie und Hk < 24 %
- schwere kardiale oder pulmonale Erkrankungen und Hk < 40 %
- symptomatische Sichelzellanämie oder andere hereditäre Anämien

In einer aktuellen, randomisierten Studie [490] bei Kindern auf Intensivstationen konnte gezeigt werden, dass ein restriktives Transfusionsregime mit einem Hämoglobin-Grenzwert von 7,0 g/dl (4,3 mmol/l, Hkt 21 %) gegenüber einem liberalen Vorgehen zu hochsignifikanten Einsparungen des Blutverbrauchs führt, ohne dass negative Einwirkungen auf den klinischen Verlauf zu verzeichnen waren. Dies gilt nicht für Frühgeborene und Kinder mit Hypoxämie, instabilen Kreislaufverhältnissen, akutem Blutverlust und zyanotischen Herzvitien.

Dosierung

Das übliche Transfusionsvolumen bei Kindern – speziell Früh- und Neugeborenen – liegt bei 5–15 ml/kgKG. Höhere Dosierungen sind beim hypovolämischen Schock, Austauschtransfusionen und Operationen mit kardiopulmonalem Bypass erforderlich. Die Gabe von 3 ml/kgKG EK erhöht die Hämoglobinkonzentration um ca. 1 g/dl (0,6 mmol/l).

Praxis

Berechnung des Transfusionsvolumens

Transfusionsvolumen (ml EK) = (Ziel-Hkt – aktueller Hkt)/Hkt des EK (55–65) × Blutvolumen

- Blutvolumen bei Neugeborenen: ca. 90 ml/kgKG
- Blutvolumen bei älteren Kindern: ca. 80 ml/kgKG

Cave ⚠

Bei potenziellen Empfängern eines Knochenmark-/Stammzelltransplantats ist die Gabe von EK des Transplantatspenders und Blutsverwandten des Spenders vor der Transplantation möglichst zu vermeiden.

12.5.5 Wärmeerhaltung bei Kindern

S. Kramer, L. Müller-Lobeck

Vorbemerkungen

Bei Kindern können die eingeschränkten Möglichkeiten zur Wärmeproduktion und die im Vergleich zu Erwachsenen gesteigerten Wärmeverluste (aufgrund der deutlich größeren Körperoberfläche im Verhältnis zur Körpermasse, der gut durchbluteten Haut und den geringeren subkutanen Fettanteil) rasch zur kritischen Auskühlung führen. Introperativ werden diese Verluste durch Verdunsten von Desinfektionslösungen auf der Haut, Verdunstung nach Eröffnung von Abdomen oder Thorax und durch die Beatmung mit kalten Gasen verstärkt (Perspiratio insensibilis).

Wärmeproduktion durch Shivering wird erst nach dem 6. Lebensjahr beobachtet. Die Wärmeproduktion wird bei

Neugeborenen durch Verbrennung von mitochondrienreichem, braunem Fettgewebe und durch die Verbrennung von Glykogenreserven gewährleistet. Diese Reserven sind aber umso eingeschränkter und umso schneller erschöpft, je kleiner das Kind ist. Diese physiologischen Besonderheiten führen dazu, dass bei Kindern die folgenden Werte als Neutraltemperatur/kritische Temperatur gelten (▶ Tab. 12.8):

Tab. 12.8 Neutraltemperatur und kritische Temperatur.

	Neutraltemperatur	kritische Temperatur
Frühgeborene	34 °C	28 °C
reife Neugeborene	32 °C	23 °C
Erwachsene	28 °C	1 °C

- **Neutraltemperatur:** Die Umgebungstemperatur, bei der die Sauerstoffaufnahme des unbekleideten, in Ruhe befindlichen Menschen am geringsten ist.
- **Kritische Temperatur:** Die Umgebungstemperatur, bei der ein unbekleideter Mensch gerade noch überleben kann.

Merke **M!**

Ein unbekleidetes Neugeborenes befindet sich – trotz einer funktionierenden Thermoregulation – bei einer Umgebungstemperatur von 23 °C in der gleichen Situation wie ein unbekleideter Erwachsener bei 1 °C.

Die negativen Auswirkungen einer Auskühlung sind zahlreich:

- gesteigerter Sauerstoffverbrauch
- respiratorischer Quotient ↓, Atemfrequenz ↓, p_aO_2 ↓
- Linksverschiebung der O_2-Bindungskurve
- Surfactantproduktion ↓
- Noradrenalinspiegel ↑, PVR ↑, Myocardkontraktilität ↓, HZV und Herzfrequenz ↓
- Auftreten atropinresistenter Bradycardien (Sinusstillstand bei 10–15 °C), spontanes Kammerflimmern bei < 28 °C
- Blutviskosität + pH ↑
- Hypoglykämie
- Gerinnungsstörungen
- MAC-Werte von volatilen Anaesthetika ↓, Wirkdauer der Muskelrelaxanzien, verzögerte Aufwachphase, Nierenfunktionseinschränkung

Um eine Unterkühlung zu vermeiden, wird eine multimodale Wärmetherapie durchgeführt sowie die Körpertemperatur bei jeder Säuglingsnarkose (< 1 Lebensjahr) kontinuierlich gemessen. Falls eine Unterkühlung intraoperativ trotzt sorgfältiger Wärmetherapie entsteht, wird das Kind am Ende der Narkose zunächst aufgewärmt und die Narkose erst nach Erreichen einer Kerntemperatur von > 36 °C ausgeleitet.

Durchführung einer multimodalen Wärmetherapie

- Tür geschlossen halten, Zugluft vermeiden!
- Raum auf > 24 °C aufheizen.
- Abdecken mit warmen Tüchern.
- Das Kind immer nur so weit aufdecken, wie unbedingt nötig (z. B. soll bei Venenpunktion am Fuß nicht der gesamte Körper freigelegt werden!) oder bei Neonaten Lagerung in der „Neohelp" (durchsichtiger Folien-„Schlafsack"). Bei Operationen am Hals-/Kopfbereich oder oberen Extremitäten dürfen die Kinder eine leichte Hose oder Strumpfhose anbehalten. Der Oberkörper jedoch muss auch bei kleinen Operationen aus Sicherheitsgründen **vollständig** entkleidet werden.

Wärmeverluste mit warmen Infusionslösungen auszugleichen ist meistens nicht möglich. Am patientennahen Ende langer Infusionsschläuche hat auch eine vorgewärmte Infusion meistens nur noch Raumtemperatur. In Einzelfällen, z. B. bei größeren Infusionsmengen, können spiralige Infusionsleitungen, die im Warmluftstrom des Patientenwärmegerätes angewärmt werden, zum Einsatz kommen. Es muss aber in jedem Fall darauf geachtet werden, dass die Infusionslösungen nicht direkt aus dem Kühlschrank heraus appliziert werden. Ebenfalls sind bei Massivtransfusionen auch die Blutprodukte fachgerecht zu erwärmen.

Aktive Wärmezufuhr

Infrarotstrahler – kann in der Einleitungsphase bei Neugeborenen und Säuglingen als zusätzliche Wärmezufuhr verwendet werden, falls bei der Einleitung größere Körperanteile des Kindes aufgedeckt werden müssen (z. B. bei schwieriger Venenpunktion, ZVK Anlage etc.). Intraoperativ ist die Verwendung aus Platzgründen von den Operateuren unerwünscht (in Ausnahmefällen, z. B. Verbandswechsel und Nekrektomien bei großflächigen Verbrennungen/Verbrühungen, kann der Infrarotstrahler jedoch auch bei älteren Kindern und auch intraoperativ eingesetzt werden.). Im Aufwachraum kann der Strahler ebenfalls zum Einsatz kommen.

Wärmematte mit zirkulierendem warmem Wasser, die auf dem Operationstisch unter der Gelmatte positioniert werden.

Verschiedene Warmluftgebläse zur Wärmezufuhr durch Konvektion, (z. B. Bair-Hugger oder Warm-Touch) stehen mit Decken und Unterlagen („Paediatric underbody") in verschiedenen Größen und Formen zu Verfügung. Die aufgewärmte Luft zirkuliert in einer doppelschichtigen Decke und strömt durch kleine Löcher entlang der Haut. Die von der warmen Luft umspülte Haut des Patienten sollte dabei nach Möglichkeit nicht von Kleidung oder Lagerungswatte bedeckt sein. Kleinere Kinder können auf die Decke gelegt werden, größere Kinder mit der entsprechenden Decke zugedeckt werden. Die Größe oder Form der Decke wird individuell, nach Operationsstelle und Dauer sowie nach der Größe des Kindes gewählt.

Die Lagerung des Kindes auf Wärmedecken ist besonders effektiv, wenn die der Packung beigelegte Isolierfolie verwendet wird, um die nicht steril abzuwaschenden Körperteile des Kindes abzudecken. Zusätzlich sollte zur Abdeckung des OP-Gebietes beschichtetes Papier Verwendung finden, sodass das Kind in einem „warmen Zelt" liegt.

Falls das Kind auf einer Underbody-Wärmedecke gelagert wird und zusätzlich vom Operateur Lagerungstücher oder Kissen gewünscht werden, sollten diese unter der Decke, und nicht zwischen Decke und Kind, positioniert werden, damit die freie Luftzirkulation nicht behindert wird.

Cave

Das Patientenwärmegerät primär immer auf 38 °C einstellen. Höhere Temperaturen können Verbrennungen verursachen.

Besonderheiten

Bei der Ventrikelspülung (nach IVH) von Neonaten (häufig < 1000 g KG) besteht die Gefahr der hypothermiebedingten Bradykardie. Hier ist auf unbedingten Wärmeerhalt und Verhinderung von Auslaufen von Spülflüssigkeit unter das Kind zu achten.

Bei einigen Operationen, bei großen Kindern, können ggf. sogar 2 Wärmegeräte nötig sein. (z. B. Skoliosekorrektur).

Plastisch-chirurgische Operationen von MKG-Spalten dauern zwar zumeist lang, dennoch kommt es während der Operation durch das relativ kleine OP-Feld und die Ganzkörperabdeckung eher zu einem Anstieg der Körpertemperatur, eine zusätzliche Wärmezufuhr mit Warmluftgebläse ist deshalb häufig unnötig. Vielmehr besteht gelegentlich die Indikation zur Kühlung der Kinder mit dem Warmluftgebläse auf der Stufe „Umgebungstemperatur". Hiefür ist keine Matte notwendig, es genügt, den Faltenschlauch des Gebläses unter die Tücher zu legen. Temperaturkontrolle ist in diesem Falle obligat!

Merke M!

Die kontinuierliche Überwachung der Körpertemperatur ist ohnehin bei allen Narkosen im Kindesalter unerlässlich. Dabei muss die Kerntemperatur gemessen werden, die Messung der Hauttemperatur repräsentiert nicht die Kerntemperatur. Die Messung kann rektal, im Ösophagus oder – sofern vorhanden – intravesikal über einen Blasenkatheter erfolgen.

12.5.6 Lagerung und Lagerungsmaterialien bei Kindern

M. Krebs, L. Müller-Lobeck

Vorbemerkungen

Die Lagerung des Patienten liegt in der gemeinsamen Verantwortung von Anästhesist und Operateur. Die Position des Patienten während der OP wird vom Operateur vorgegeben. Während der Umlagerung hierfür sollte der Operateur oder ein von ihm Beauftragter anwesend sein.

Besonderes Augenmerk ist auf die Vermeidung von Lagerungssschäden zu richten. Ist die OP-Tischauflage hierfür nicht ausreichend, muss auf entsprechende Lagerungsmaterialien zurückgegriffen werden. Ziel ist die spannungs-, d. h. druck- und zugfreie Lagerung insbesondere der Gelenke. Die Lage des Patienten ist zu dokumentieren.

Merke M!

Alle Kinder werden auf dem Operationstisch mit Gurten fixiert, um zu verhindern, dass sie sich freistrampeln und herunterfallen.

Mit der Lagerung hängt auch die Wärmeerhaltung des Kindes eng zusammen. (Wärmeerhaltung bei Kindern).

Lagerung zur Narkoseeinleitung

Für die anästhesiologischen Belange ist besonders die Lagerung zur Narkoseeinleitung von Bedeutung.

Hierfür werden die Kinder üblicherweise auf dem Rücken gelagert. Ausnahme können Kinder mit Meningomyelocele oder Kinder mit schweren Wirbelsäulendeformität oder Kontrakturen sein. (s. bei einzelnen Operationen Kinderchirurgie).

Wie in der Erwachsenenanästhesie besteht die beste Lagerung für Maskenbeatmung und Intubation in der sogenannten „Schnüffel-“ oder „verbesserten Jackson-Position“, d. h. in Neutralstellung, jedoch in frontaler Ebene nach ventral verschoben.

Anders als bei Erwachsenen ist hierfür bei Kindern jedoch keine Unterpolsterung des Kopfes notwendig, da dieser aufgrund des relativ zum Körper größeren Kopfdurchmessers automatisch in Schnüffelstellung zu liegen kommt, sobald er in Neutralstellung gebracht wird, d. h. weder antevertiert noch rekliniert ist.

Da aber der kindliche Kopf dazu neigt nach lateral wegzukippen, hat sich eine Lagerung auf einem Gel-Kopfring bewährt. Der dadurch hervorgerufene größere Höhenunterschied muss allerdings durch eine Stoffrolle unter den Schultern ausgeglichen werden.

Praxis

Typische Lagerung zur Einleitung
- Rückenlage
- Kopf in alters- bzw. größengerechtem Kopfring (es stehen 3 Größen zur Verfügung)
- Schulterrolle zum Ausgleich der Kopferhöhung durch Kopfring

Lagerung intraoperativ

Für die meiste Operationen werden die Kinder auch nach der Narkoseeinleitung auf dem Rücken gelagert.

Seltener wird eine Seiten- oder Bauchlage, ggf. Steinschnittlage erforderlich.

Bei speziellen Vorerkrankungen (z. B. Meningomyelocele oder Kinder mit schweren Wirbelsäulendeformität oder Kontrakturen) oder bei speziellen Operationen (z. B. PSARP Operation) sind individuelle Lagerungsformen und auch häufig viel „erfinderische Phantasie“ des Teams erforderlich.
- Diesbezüglich s. die SOPs der einzelnen Eingriffe Kinderchirurgie in Kap. 12.9.

Allgemeines zur Rückenlage

► **Kopf**
- Der Kopf kann weiterhin in Mittelstellung mit Beibehalten der Neutralposition liegen bleiben.
- Die Beatmungsschläuche sollten so positioniert werden, dass weder Tubus oder LMA, noch die Schläuche selbst abknicken, unter Zug (mit Dislokationsgefahr) stehen, bzw. dass die Schläuche keine Druckstellen auf der Haut verursachen können.
- Dies ist manchmal einfacher zu gewährleisten, wenn der Kopf statt in Mittelstellung seitlich gelagert wird.
- In diesem Fall muss bei längeren Operationen der Kopf regelmäßig auf die Gegenseite gedreht werden.

► **Extremitäten**
- Die Arme können nach Absprache mit dem Operateur an- oder ausgelagert werden.
- Aus anästhesiologischer Sicht ist die Auslagerung günstiger (freie Zugänge, leichte Blutentnahme, Beurteilung der peripheren Perfusion).
- Nach Möglichkeit sollte eine Elevation der Schultergelenke über 90° ebenso vermieden werden wie eine Retroversion.
- Die Gelenke sollten so gepolstert werden, dass keine Spannung in den Muskeln, Nerven oder Gelenken, sowie keine Druckstellen entstehen.
- Zur spannungs- und druckfreien Lagerung stehen Gelkissen und Gelmatten in verschiedenen Formen und Größen zur Verfügung.
- Neugeborene, die auf die Matte der Warmluftgebläse gelagert werden, brauchen keinen weiteren Gelkissen zur Polsterung der Extremitäten, sie „schweben“ auf der Luftmatte, die somit ausreichende Dekubitus-Schutz bietet.
- Bei der Lagerung der Extremitäten auf ausreichende Verlängerung der Infusionsschläuche und Einbau von 3-Wege-Hähne achten, damit intraoperativ die Möglichkeit zur Medikamentengabe, ggf. Blutentnahme erhalten bleibt.
- Bei der Lagerung der Extremitäten Haut-zu-Haut-Kontakt vermeiden, es sollte immer eine Tuchlage zwischengelegt werden.
- Es könnten sonst aufgrund der Schweißbildung bei Einsatz von monopolarer Elektrokauterisation Verbrennungen an den nassen Stellen entstehen.

► **Seitenlage**
- Es gelten die allgemeinen Regelungen der Lagerung.
- Bei der Lagerung des Kopfes ist auf druckfreie Lagerung der Augen, Mund, Nase und Ohren zu achten.
- Die Fixierung des Kindes auf dem Operationstisch ist hierbei am schwierigsten, dazu stehen weitere Stützkissen und -halterungen für die DIN-Schiene zur Verfügung.

► **Bauchlage**
- Es gelten die allgemeinen Regelungen der Lagerung.
- Bei der Lagerung des Kopfes ist auf druckfreie Lagerung der Augen, Stirn, Mund, Nase und Ohren zu achten.
- Die Zunge darf nicht zwischen die Zähne vorfallen.

- Der Tubus und Beatmungsschläuche sollten so freigelegt und fixiert werden, dass sie nicht abknicken oder dislozieren können, zur Absaugung frei zugänglich sind und keine Druckstellen am Gesicht oder an den Lippen entstehen können.
- Thorax und Becken sollten so gepolstert werden, dass der Bauch druckfrei auf dem Tisch liegt.
- Schulter und Unterarme werden auf 90° eingewickelt ausgelagert.

► **Steinschnittlage**

- Bei Neugeborenen und Säuglingen und kurzen Eingriffen ist es möglich, das Kind quer auf dem Operationstisch zu lagern.
- In diesem Fall setzt sich eine Hilfsperson (nicht vom Anästhesiepersonal!) an das Kopfende des Kindes und hält die Beine am Oberschenkel in der gewünschten Position.
- Größere Kinder werden nach Einleitung ans Fußende des OP-Tisches gelagert, die Beine werden mit Gurten fixiert oder auf speziellen Beinhalter gelagert.
- Auf den Beinhaltern können die üblichen Gelmatten verwendet werden.
- Bei Verwendung von den Haltegurten werden die Unterschenkel mit Watte oder Tüchern umwickelt, um Druckstellen zu verhindern.
- Siehe auch Vorbereitung Saal-Wärme-Lagerung im Kinder-OP, Wärmeerhaltung bei Kindern (Kap. 12.5.5).

12.6 Postoperatives Management in der Kinderanästhesie

12.6.1 Allgemeines

S. Kramer, M. Krebs

Allgemeine Bemerkungen

Über das postoperative Management sollte in der Regel bereits präoperativ Einigkeit herrschen. Ist eine postoperative Intensivüberwachung oder -therapie anästhesiologisch oder seitens der Operateure indiziert bzw. gewünscht, sollte bereits präoperativ eine entsprechende Kommunikation mit der ITS erfolgt sein. In der Praxis jedoch können die ITS üblicherweise so früh noch keine definitive Aussage treffen, sodass intraoperativ geplant werden muss.

12.6.2 AWR-Betreuung im Kinder-OP

E. Toubekis

Allgemeine Bemerkungen

Im Allgemeinen ist ein Basismonitoring im Sinne einer Sauerstoffsättigungsmessung ausreichend für den Kinder-AWR. Bei Kindern mit kardiozirkulatorischen oder respiratorischen Vorerkrankungen, bei Kindern mit erweitertem Monitoring intraoperativ und bei Kindern, die für eine Überwachung auf einer Intensivtherapiestation vorgesehen sind, dort aber noch keinen Platz haben, wird das vollständige Monitoring weitergeführt.

Unmittelbar bei Aufnahme erhalten die Kinder eine Sauerstoff-Vorlage zur Insufflation. Diese kann über die aus dem Saal mitgebrachte Maske mit Filter oder über handelsübliche Materialien zur Insufflation erfolgen.

Bei Kindern < 6 Monaten (in Ausnahmefällen, z. B. nach stattgehabtem Laryngospasmus während der Ausleitung, auch bei älteren Kindern) erfolgt die O_2-Insufflation über einen Baby-Handbeatmungsbeutel mit Sauerstoffreservoir, O_2-Leitung, mit Filter und Beatmungsmaske.

Solange die Kinder schlafen, sollten sie auf der Seite liegen, um ein Zurückfallen der Zunge zu verhindern und den Sekretabfluss zu begünstigen. Sind Eltern oder andere Bezugspersonen vor Ort, so kann einer von ihnen in den Aufwachraum gebeten werden. Damit ist eine Bezugsperson für das Kind präsent, wenn es aus der Narkose erwacht. Dies trägt meist zur Beruhigung des Kindes bei.

Wenn die Kinder aus der Narkose erwachen und seitens des Operateurs keine Kontraindikation besteht, dürfen sie klare Flüssigkeit trinken. Säuglinge dürfen gestillt werden.

Gelegentlich sind bei Kindern Unruhezustände nach Operationen zu beobachten, die nicht durch Schmerzen oder Übelkeit verursacht sind. Sie kommen am häufigsten nach ca. 30 min im Aufwachraum vor. Dies kann auf die Verwendung von Inhalationsanästhetika wie Sevofluran oder Desfluran zurückzuführen sein (paediatric anesthesia emergence delirium PAED). Durch folgende Maßnahmen können Häufigkeit und Ausmaß der postoperativen Agitationszustände reduziert werden:

- die Anwendung einer ausreichenden Prämedikation
- den Einsatz einer adäquaten intraoperativen oder postoperativen Schmerztherapie und eventuell
- die Sedierung im AWR mit z. B. Clonidin oder Propofol

Monitoring

- **alle Kinder immer** HF mit S_pO_2 und Blutdruckmessung bei Aufnahme und bei Entlassung
- alle Kinder > 14 Jahren HF, S_pO_2- und RR-Messung wie bei Erwachsenen
- alle Kinder > ASA I S_pO_2 + EKG
- abweichendes Monitoring in oberärztlicher Absprache
- bei kardialen Vorerkrankungen oder bei intraoperativen Komplikationen EKG Monitoring und regelmäßige Blutdruckmessung
- Bei Kindern, bei denen intraoperativ erweitertes Monitoring durchgeführt wurde, wird das komplette Monitoring (inklusive invasive Blutdruckmessung) im AWR weitergeführt.
- Ebenso wird komplettes Monitoring bei Kindern durchgeführt, die postoperativ intensivstationäre Überwachung brauchen und zwischenzeitlich im Aufwachraum überwacht werden müssen.
- BGA, BZ-Messung ggf. Laborkontrolle individuell, bei Bedarf
- Entsteht ein längerer Transportweg zwischen Operationssaal und Aufwachraum (z. B. Narkose an Außenstellen) oder traten intraoperativ Komplikationen auf, so wird das Montioring aus dem Operationssaal während des gesamten Transports lückenlos weitergeführt.

Verlegungs- und Entlassungskriterien

► **Verlegung aus dem Aufwachraum auf eine periphere Bettenstation.** Zur Verlegung aus dem Aufwachraum auf eine periphere Bettenstation müssen folgende Kriterien erfüllt sein:

- Kind leicht erweckbar
- periphere Sättigung > 95 % unter Raumluft
- keine Beeinträchtigung der Atmung, kein Stridor
- keine (Nach-)Blutung
- keine oder nur sehr geringe Schmerzen (VAS < 5; KUSS < 4)
- kein Emergence Delir (PAED-Skala < 10) (s. ► Tab. 12.9)
- keine Übelkeit/Erbrechen

Diese Kriterien gelten auch für die Verlegung ambulanter Kinder in den Ruhebereich eines ambulanten Operationszentrums.

Für die Entlassung von dort nach Hause gelten dieselben Kriterien wie hier folgend angegeben:

► **Entlassung ambulanter Patienten aus dem Aufwachraum nach Hause.** Zur Entlassung aus dem Aufwachraum nach Hause (ambulante Patienten) müssen folgende Kriterien erfüllt sein:

- postoperative Betreuungszeit mindestens 2 h
- Kind wach
- periphere Sättigung > 95 % unter Raumluft
- keine Beeinträchtigung der Atmung, kein Stridor
- keine (Nach-)Blutung
- keine oder nur sehr geringe Schmerzen (VAS < 5; KUSS < 4)
- PAED-Skala < 4 (PAED-Skala ≥ 10 entspricht pädiatrischem Emergence Delir)
- Kind sollte getrunken und nach Möglichkeit gegessen haben
- keine Übelkeit/Erbrechen
- Kinder im (Vor-)Schulalter sollten an der Hand der Eltern eigenständig laufen können
- Freigabe zur Entlassung durch den Operateur
- postoperative Schmerztherapie organisiert und mit Eltern besprochen

Siehe auch postoperative Überwachung von Frühgeborenen (Kap.12.6.3) und Ambulantes Operieren in der Kinderanästhesie (Kap. 12.6.6).

12.6.3 Postoperative Überwachung von Frühgeborenen

S. Kramer, L. Müller-Lobeck

Vorbemerkungen

Bei ehemaligen Frühgeborenen besteht ein erhöhtes Risiko für postoperative Apnoen. Aus diesem Grund sind alle Frühgeborenen nach Narkosen für 24 h überwachungspflichtig.

Bei ehemals frühgeborenen Kindern werden vor Vollendung des 1. Lebensjahres keine ambulanten Narkosen durchgeführt.

Die Überwachung muss auf einer neonatologischen Station erfolgen bzw. alternativ auf einer pädiatrischen Intensiv- oder Intermediate-Care-Station mit kontinuierlichem Monitoring und Arztpräsenz.

Die präoperative Organisation des postoperativen Überwachungsbettes ist Aufgabe der betreuenden Station.

Wie wird ein Kind als Früh- oder Mangelgeborenes definiert

- Geburt vor der abgeschlossenen 37. SSW
- Geburtsgewicht < 2500 g

Postoperative Überwachung

Nach folgenden Grundsätzen muss die postoperative Überwachung organisiert werden

- Geburt < 30. SSW → Überwachung bis zum vollendeten 12. Lebensmonat
- Geburtsgewicht < 2000 g → Überwachung bis zum vollendeten 12. Lebensmonat
- Geburt ab 30. SSW → Überwachung bis zum vollendeten 8. Lebensmonat
- Geburt ab 35. SSW → Überwachung bis zum vollendeten 6. Lebensmonat
- Geburtstgewicht > 2000–2500 g ohne weitere Einschränkungen → Überwachung bis zum vollendeten 6. Lebensmonat

Im Rahmen der präoperativen Evaluation der Patienten müssen gelegentlich individuell angepasste Überwachungszeiten festgelegt werden.

12.6.4 Verlegungskriterien von Kindern aus dem AWR auf Station

M. Krebs, L. Müller-Lobeck

Verlegungskriterien

Zur Verlegung aus dem Aufwachraum auf eine periphere Bettenstation müssen folgende Kriterien erfüllt sein:

- Kind leicht erweckbar
- periphere Sättigung > 95 % unter Raumluft
- keine Beeinträchtigung der Atmung, kein Stridor
- keine (Nach-)Blutung
- keine oder nur sehr geringe Schmerzen (VAS < 5; KUSS < 4)
- kein Emergence Delir (PAED-Skala < 10) (▶ Tab. 12.9)
- keine Übelkeit/Erbrechen

Siehe auch postoperative Überwachung von Frühgeborenen (Kap. 12.6.3), sowie Entlassungskriterien von Kindern aus dem AWR nach Hause (Kap. 12.6.5).

12.6.5 Entlassungskriterien von Kindern aus dem AWR nach Hause

L. Müller-Lobeck, E. Toubekis

Entlassungskriterien

Zur Entlassung aus dem Aufwachraum nach Hause (ambulante Patienten) müssen folgende Kriterien erfüllt sein:

- postoperative Betreuungszeit mindestens 2 h
- Kind wach
- periphere Sättigung > 95 % unter Raumluft
- keine Beeinträchtigung der Atmung, kein Stridor
- keine (Nach-)Blutung
- keine oder nur sehr geringe Schmerzen (VAS < 5; KUSS < 4)
- PAED-Skala < 4 (PAED-Skala ≥ 10 entspricht pädiatrischem Emergence Delir) (▶ Tab. 12.9)
- Kind sollte getrunken und nach Möglichkeit gegessen haben
- keine Übelkeit/Erbrechen
- Kinder im (Vor-)Schulalter sollten an der Hand der Eltern eigenständig laufen können
- Freigabe zur Entlassung durch den Operateur
- postoperative Schmerztherapie organisiert und mit Eltern besprochen

Siehe auch postoperative Überwachung von Frühgeborenen (Kap. 12.6.3), sowie siehe auch Verlegungskriterien von Kindern aus dem AWR auf Station (Kap. 12.6.4) und Ambulantes Operieren in der Kinderanästhesie (Kap. 12.6.6).

Tab. 12.9 PAED-Skala aufgeteilt anhand Delir- und Agitationskriterien. Delirkriterien = ED I Score [492].

Das Kind		gar nicht	ein wenig	etwas mehr	viel	sehr viel
Delir-Kriterien (ED-I-Score)	... hält Augenkontakt zur Bezugsperson	4	3	2	1	0
	... zeigt zielgerichtete Bewegungen	4	3	2	1	0
	... nimmt seine Umwelt wahr	4	3	2	1	0
Agitationskriterien (ED-II-Score)	... ist unruhig/ruhelos	4	3	2	1	0
	... ist untröstlich	4	3	2	1	0

12.6.6 Ambulantes Operieren in der Kinderanästhesie

S. Kramer, L. Müller-Lobeck

Vorbemerkungen

Ambulante Patienten der Kinderklinik müssen für den OP-Tag einen konkreten Termin erhalten. Da der genaue OP-Termin meistens bei der Prämedikationsvisite noch nicht feststeht, müssen die Eltern bei der Prämedikation darauf hingewiesen werden, wie sie ihre exakte Ankunftszeit und die daraus resultierende individuelle Nüchternzeiten erfahren können. Postoperativ bleiben die Kinder ca. 2 Stunden (je nach Situation auch länger) im Aufwachraum oder nach Verlegung aus dem AWR in dem Ruhebereich des ambulanten Operationszentrums, bevor sie vom Anästhesisten und vom Operateur entlassen werden.

Allgemeines Prozedere für ambulante Operationen – Hinweise für die Anästhesie-Ambulanz

- Die Eltern sollten bereits beim Prämedikationsgespräch angehalten werden sich über den Heimweg Gedanken zu machen.
- Ideal ist der Transport im PKW (privat oder Taxi), wobei eine Person zur Beobachtung des Kindes gefordert werden sollte, die sich nicht auf den Verkehr konzentrieren muss. Bei Kindern im Buggy oder Kinderwagen sind auch öffentliche Verkehrsmittel akzeptabel. Ansonsten sollte hiervon eher abgeraten werden.
- Gerne dürfen die Eltern für den postoperativen Aufenthalt Getränke und Kekse, Salzstangen o. Ä. für die Kinder zum Knabbern mitbringen.
- Die Eltern sollten über das Verhalten und die Notwendigkeit zur besonderen Beaufsichtigung ihres Kindes auch für den Rest des Tages aufgeklärt werden (zusätzlich: Merkblatt empfohlen).
- Bei der Aufklärung sollte immer darüber aufgeklärt werden, dass bei klinischer Notwendigkeit ein stationärer Aufenthalt – auch im Verlauf – organisiert wird.

Indikationen (z. B.)

- Augenoperationen
- HNO: AT, PZ, PD, BERA,
- Kinderchirurgie: Herniotomien, Zirkumzisionen, Metallentfernungen, Broviac-Katheter-Explantationen, sonstige „kleine Eingriffe"

Kontraindikationen

- (ehem.) Frühgeborene bis zum Erreichen des 1. Lebensjahres
- Kinder < 1 Jahr
- Kinder mit schweren Begleiterkrankungen, die eine postoperative Überwachung sinnvoll erscheinen lassen
- keine ausreichenden Sprachkenntnisse der Familien (trotz Unterstützung durch Familie und Freunde, auch per Telefon) für eine sichere ambulante Versorgung

Postoperatives Management

- AWR-Betreuung im Kinder-OP

Zur Entlassung aus dem Aufwachraum nach Hause (ambulante Patienten) müssen folgende Kriterien erfüllt sein:
- postoperative Betreuungszeit mindestens 2 h
- Kind wach
- periphere Sättigung > 95 % unter Raumluft
- keine Beeinträchtigung der Atmung, kein Stridor
- keine (Nach-)Blutung
- keine oder nur sehr geringe Schmerzen (VAS < 5; KUSS < 4)
- PAED-Skala < 4 (PAED-Skala ≥ 10 entspricht pädiatrischem Emergence Delir) (▸ Tab. 12.9)
- Kind sollte getrunken und nach Möglichkeit gegessen haben
- keine Übelkeit/Erbrechen
- Kinder im (Vor-)Schulalter sollten an der Hand der Eltern eigenständig laufen können
- Freigabe zur Entlassung durch den Operateur
- postoperative Schmerztherapie organisiert und mit Eltern besprochen

12.7 Regionalanästhesie bei Kindern

12.7.1 Allgemeines

L. Müller-Lobeck

Vorbemerkungen

Die **Regionalanästhesie bei Kindern** ist zu einem wichtigen Baustein der perioperativen Analgesie geworden, ohne die Nebenwirkungen einer systemischen Opioidgabe aufzuweisen. Die Einführung des Ultraschalls in die Regionalanästhesie erleichtert die Lokalisation der kleinen anatomischen Strukturen und hat zu einer erhöhten Akzeptanz und Anwendungshäufigkeit der Verfahren auch im Kindesalter geführt.

Generell werden Kinderanästhesien nicht ohne Allgemeinanästhesie durchgeführt. Alleinige Regionalanästhesien gelten – zumindest bei Kindern bis ins Vorschulalter – als nicht kindgerecht. Wann immer aber eine Regionalanästhesie indiziert erscheint, sollte hierfür zusätzlich aufgeklärt werden. So können Opioide eingespart werden, die bei Kindern häufig eine deutlich stärkere atemdepressive Wirkung aufweisen als bei Erwachsenen. So kann die Schmerztherapie der Patienten verbessert und die Aufwachraumverweildauer verkürzt werden. Darüber hinaus ist das Aufwachen für die Kinder im Allgemeinen deutlich angenehmer.

Merke **M!**

Die Anwendung von Regionalverfahren wird auf dem Narkoseprotokoll dokumentiert.

Häufig durchgeführte Regionalanästhesien im Kindesalter

- Kaudalanästhesie (KDA) bei Kindern
- Peniswurzelblock (PWB) bei Kindern

Weniger häufig durchgeführte Blockaden

- Kaudal-/Periduralkatheter
- axilläre Plexusblockade

Selten durchgeführte Blockaden

- Ilioinguinalis-Iliohypogastricus-Blockaden (IIB)
- Femoralis- und Ischiadicus-Blockaden

Durch die Operateure durchgeführte Blockaden

- Oberst'sche Leitungsanästhesie
- lokale Wundinfiltrationen

Indikationen (Beispiele)

- Alle Eingriffe an der unteren Extremität (KDA)
- Unterbaucheingriffe bis zum Bauchnabel (KDA)
- Operationen in Steinschnittlage (KDA)
- Eingriffe an der Vorhaut und der distalen Harnröhre (PWB)
- Leistenbrüche und Orchidopexien (KDA/IIB)
- Eingriffe am Fuß (KDA/Distaler Ischiadicusblock (DIB))
- Eingriffe an der oberen Extremität (axialer Plexus)
- Einzelheiten zu den Indikationen sind entweder bei den Speziellen Eingriffe in der Kinderanästhesie (Kap. 12.9) oder bei den einzelnen Regionalverfahren genannt.

Lokalanästhetika

Zur Anwendung kommen ausschließlich Amid-Lokalanästhetika. Langwirksame LA werden bevorzugt, damit trotz präoperativer Injektion möglichst lange postoperative Wirkungen erzielt werden können. Die Lösungen müssen stabilisatorfrei sein.

Zum Einsatz kommen:

- lang wirksame LA
  - Ropivacain
    Maximaldosis: 3 mg/kgKG
  - Bupivacain
    Maximaldosis: 2,5 mg/kgKG
- kurz wirksame LA:
  - Prilocain (Gefahr: MetHb-Bildung; Kontraindikation bei NG/Säuglingen)
    Maximaldosis: 7 mg/kgKG
  - Licocain
    Maximaldosis: 5–7 mg/kgKG

Merke **M!**

Zur Berücksichtigung der Maximaldosis gilt allgemein: Nicht die applizierte Maximaldosis ist relevant, sondern der durch die Injektion verursachte Plasmaspiegel.

Als toxisch wird allgemein (und für alle LA geltend) ein Plasmaspiegel von 5 µg/ml angesehen. Der Plasmaspiegel ist abhängig von der Injektionstechnik (atraumatische Nadeln, negativer Aspirationstest, ggf. Testdosis) und der Vaskularisierung des Injektionsgebietes. Da für das Verhältnis von Injektionsdosis und Plasmaspiegel aber praktisch keine Daten vorliegen, müssen die Maximaldosen, wie sie in der Literatur angegeben sind, eingehalten werden.

Adjuvanzien

- Adrenalin:
  - Anwendung zumeist als Testindikator für eine intravasale Fehllage
  - Daten über Wirkverlängerung bei KDA widersprüchlich
  - KI: Einsatz in funktionellen Endstromgebieten
- Clonidin:
  - Wirkverlängerung und Verstärkung der Kaudalanästhesie ab 10 kgKG
  - 1–2 µg/kgKG
  - UAW: Sedierung, Bradykardien, Apnoe bei FG
- Esketamin bei Kaudal- bzw. Periduralanästhesie:
  - Wirkverlängerung und Verstärkung der Analgesie
  - 0,2–0,5 mg/kgKG

- UAW: psychomimetische Effekte, Hinweise auf Neurotoxizität bei Repetition
- Opiode bei Kaudal- bzw. Periduralanästhesie:
  - UAW: Pruritus, Übelkeit, Erbrechen, Harnretention

Cave

Verzögerte Atemdepression bei Opioiden! Deshalb nur bei geplanter postoperativer Überwachung!

Kontraindikationen

- fehlende Zustimmung der Eltern bzw. Sorgeberechtigten
- Verweigerung durch das Kind
- Infektionen im Bereich der Punktionsstelle
- Sepsis
- Allergien auf LA (bei Amid-LA extrem selten)
- erworbene oder angeborene Gerinnungsdefekte, je nach Blockadetechnik
- nicht korrigierbare Hypovolämie

Relative Kontraindikationen

(Einsatz nur nach ausführlicher Nutzen-Risiko-Abwägung)

- Erkrankungen des Rückenmarks und/oder peripherer Nerven
- schwere ZNS-Schäden
- WS-Defekte wie Spina bifida, Z. n. MMC, sakrale Dysplasie (häufig bei Analatresie)
- Gerinnungsdefekte (je nach Blockadetechnik)

Hygienemaßnahmen

In Anlehnung an die „10 Gebote" des Wissenschaftlichen Arbeitskreises Regionalanästhesie der DGAI:

- Säuberung der Haut bei sichtbaren Verunreinigungen
- obligatorische hygienische Händedesinfektion
- Hautdesinfektion als Wischdesinfektion (Sprühen gleich wirksam, jedoch stärkere Auskühlung des Kindes)
- Single shot: Haube, Mundschutz, sterile Lochtücher, sterile Handschuhe
- Katheterverfahren: zusätzlich steriler Kittel
- frisch angesetzte Medikamentenlösungen
- steriler Verband

Punktionstechnik

- Verwendung „stumpfer" Kanülen (Facettenschliff), ggf. mit Mandrin, zu bevorzugen
- Stimulationstechnik mit immobiler Nadel
- Ultraschall-Führung bevorzugen

Laboruntersuchungen

Auf routinemäßige Gerinnungskontrollen vor peripheren oder kaudalen Punktionen kann verzichtet werden, wenn die Anamnese und klinische Untersuchung keinen Hinweis auf eine Störung der Blutgerinnung erkennen lassen.

Bei Auffälligkeiten muss eine differenzierte Gerinnungsdiagnostik durchgeführt werden. In diesem Fall sollte auch ein von-Willebrand-Jürgens-Syndrom ausgeschlossen werden.

Bei gerinnungshemmenden Medikamenten in der Dauermedikation müssen die entsprechenden Empfehlungen der DGAI-Leitlinien beachtet werden.

12.7.2 Kaudalanästhesie (KDA) bei Kindern

M. Krebs, L. Müller-Lobeck

Vorbemerkungen

Generell werden Kinderanästhesien nicht ohne Allgemeinanästhesie durchgeführt. Alleinige Regionalanästhesien gelten – zumindest bei Kindern bis ins Vorschulalter – als nicht kindgerecht. Eine Ausnahme stellt die Wachkaudalanästhesie bei Frühgeborenen dar. Nur diese Regionalanästhesie kann eine Nachbeatmung verhindern. Allerdings ist sie in der Regel nur bei einer einseitigen Hernie durchführbar. Wann immer aber eine Regionalanästhesie indiziert erscheint, sollte hierfür zusätzlich aufgeklärt werden.

Indikationen

Bei allen Operationen an der unteren Körperhälfte bis zu 30 kgKG bzw. bis zum 6. Lebensjahr, die eines differenzierten postoperativen Schmerzkonzeptes bedürfen.

Material

- Kaudalset (sterile Tupfer, Schale für Desinfektionsmittel, Punktionskanüle (z. B. Epican Paed Caudal 25 G 30 mm), Verbindungsleitung, Lochtuch, Aufziehkanüle
- sterile Tupfer
- Wischdesinfektion (**Cave:** Sprühdesinfektion [Sprühnebel] kühlt die Patienten zu stark aus)
- sterile Handschuhe
- Spritzen
- unsteriles Tuch als Unterlage

Medikamente

- Testdosis:
  - Bupivacain 0,5 % mit Adrenalin 1:200 000
- Wirkdosis:
  - Kinder < 10 kgKG: Ropivacain 0,2 % (Naropin 2 mg/ml, 10-ml-Ampulle)
  - Kinder > 10 kgKG: Ropivacaion 0,2 % (Naropin 2 mg/ml) plus Clonidin 2 µg/ml

Lagerung

- Seitenlage
- Hüft- und Kniegelenke gebeugt
- symmetrische Lagerung

Vorgehen

Die Gesamtmenge des Lokalanästhetikums richtet sich nach der gewünschten Ausbreitung:
- 1,2 ml/kgKG: Blockade bis Th 10
- 1,5 ml/kgKG: Blockade bis Th 5

Merke **M!**

Die Gesamtmenge beinhaltet die adrenalinhaltige Testdosis von 0,1 ml/kgKG. Nach Lagerung des Kindes in Seitenlage wird ein Tuch untergelegt und penibel auf Trockenheit der Auflageflächen geachtet.

Die Punktion erfolgt in folgenden Schritten:
- Lagerung (s. o.), Standardmonitoring, soweit Neuromonitoring verfügbar ist, ermöglicht dieses die Detektion einer spinalen Applikation durch Veränderungen der Baselineaktivität hin zu einem Nulllinien-EEG
- Wischdesinfektion (Sprühdesinfektion kühlt die Patienten aus), Abdeckung mit Lochtuch
- Aufziehen der Medikamente:
  - 0,1 ml/kgKG der Testdosis
  - 1,0–1,3 ml/kgKG der Wirkdosis (bei Kindern über 10 kgKG Zusatz zur Naropin-Ampulle (20 ml) von 0,28 ml Clonidin (entsprechend 42 µg))
- Tasten des Punktionsortes anhand der anatomischen Landmarks:
  - Die Spinae iliacae post. sup. bilden ein gleichschenkliges Dreieck mit dem Hiatus sacralis – Tasten der Spinae mit Daumen und Mittelfinger, der Zeigefinger findet im gleichschenkligen Dreieck den Hiatus
- anschließend Kranialwandern des Zeigefingers, bis sicher das kraniale Ende des Hiatus getastet werden kann (wo sich die beiden Cornua V-förmig treffen)
- Punktion im 45°-Winkel nach kranial bis zum Faszienklick/Wiederstandsverlust
- nach Wiederstandsverlust absenken der Nadel auf ca. 30° und Vorschieben um einige mm im Periduralraum
- Entfernen des Mandrins
- nach negativer Aspiration Injektion der Testdosis, dabei im EKG auf Herzfrequenzanstieg und T-Wellenerhöhung achten (sollte dies passieren, liegt die Nadel intravasal oder intraossär: Nadel entfernen und Neupunktion in RS mit aufsichtführendem OA), beobachten des Hautareals bei der Testdosisapplikation (abblassen bei subkutaner Injektion)
- ist die Nadelposition korrekt, kann die Wirkdosis injiziert werden (max. 0,5 ml/sec)
- Nadel entfernen, Punktionsstelle mit sterilem Pflaster abkleben
- ist eine postoperative Schmerztherapie mit Suppositorium geplant, muss dieses jetzt appliziert werden (Wirkmaximum erst nach 3 h!)

12.7.3 Periduralkatheter/Kaudalkatheter bei Kindern

S. Kramer, L. Müller-Lobeck, E. Toubekis

Vorbemerkungen

Regionalanästhesie bei Kindern wird nicht ohne Allgemeinanästhesie durchgeführt. Alleinige Regionalanästhesien gelten – zumindest bei Kindern bis ins Vorschulalter – als nicht kindgerecht. Wann immer aber eine Regionalanästhesie indiziert erscheint, sollte hierfür zusätzlich aufgeklärt werden.

Merke **M!**

Beide Katheterverfahren sind ausgewählten Indikationen (mögliche Indikationen s. u.) vorbehalten, die Anwesenheit/Durchführung durch einen darin erfahrenen Fach- oder Oberarzt ist obligat.

Periduralkatheter (lumbal oder thorakal)

Indikationen

Operationen bei Kindern > 3 Jahren, die eines differenzierten postoperativen Schmerzkonzeptes bedürfen:
- Thorakotomien
- NUSS-Bügel-Implantationen
- ausgedehnte Bauch-/Unterbaucheingriffe: Revisionseingriffe bei Z. n. Kloakenfehlbildung oder Blasenextrophie, wie z. B. Neoblase/Blasenaugmentation, Neovagina
- Verwachsungsbäuche
- ausgedehnte Durchzugs-OP bei Analatresie

- große orthopädische Operationen (Azetabuloplastiken, Umstellungsosteotomien etc.)

Material

- Sonografiegerät
- Peridural-Anlageset
- kindgerechtes Perdural-Set (z. B. Perifix Paed: Kanüle Perican 20 G, Perifix-Paed-Soft-Katheter 24 G, Filter, LOR-Spritze, Konnektor, Fixierung)
- Wischdesinfektion (Sprühdesinfektion kühlt die Patienten aus)
- sterile Handschuhe, Kittel
- Spritzen
- unsteriles Tuch als Unterlage
- Skalpell
- Venenverweilkanüle 20 G (rosa) für die Tunnelung

Medikamente

- Testdosis:
  - Bupivacain 0,25 % mit Adrenalin 1:200 000
- Wirkdosis:
  - Kinder < 10 kgKG: Ropivacain 0,2 % (Naropin 2 mg/ml, 10-ml-Ampulle)
  - Kinder > 10 kgKG: Ropivacain 0,2 % (Naropin 2 mg/ml) plus Clonidin 2 µg/ml

Lagerung

- Seitenlage auf unsteriler Unterlage
- Hüft- und Kniegelenke gebeugt
- symmetrische Lagerung

Vorgehen

- Sonografische Darstellung der intraspinalen Strukturen von paramedian (schwierig, je älter das Kind: zunehmender Knochenschatten), dabei Identifizierung der Hinterkante (Grenzfläche) des Lig. flavum
  - Ausmessen der zu erwartenden LOR-Tiefe zur Hautoberfläche mit einer Meßlinie im 90°- (lumbaler Zugang) bzw. 45°-Winkel (thorakaler Zugang)
  - **Cave:** Die rechnerische Ermittlung der voraussichtlichen LOR gem. Formel (Alter [Jahre] + 10 = mm LOR) hat sich als ungenau herausgestellt.
- steriles Abwaschen der Punktionsregion, Abdecken mit Lochtuch
- Aufziehen der Medikamente:
  - 0,2 ml/kgKG der Testdosis,
  - 1,0–1,3 ml/kgKG der Wirkdosis
- Punktion mit Tuohy-Nadel bis zum Erreichen radiergummifester Strukturen (Lig. flavum):
  - lumbal: annähernd lotrecht zur Haut
  - thorakal: ca. 45° zur Haut nach kranial
- Entfernen des Mandrain, Aufsetzen der LOR-Spritze (10 ml NaCl 0,9 %)
- langsames und vorsichtiges Vorschieben unter Resistance bis zur ausgemessenen LOR-Tiefe, danach bis zum Erreichen des LOR, sehr vorsichtig wenige Millimeter weiter (Messung paramedian tendenziell kürzer als median, dort aber zu großer Knochenschatten)
- nach LOR Diskonnektieren der LOR-Spritze, Überprüfen versehentlich intrathekaler Lage (starker Rückfluss von Flüssigkeit [Liquor?])
- Rekonnektion der LOR-Spritze und Aufdehnen des Periduralraumes mit restlichem NaCl
- Vorschieben des Katheters über die Tuohy-Nadel bis zur Nadelspitze (Widerstand), dann weiter ca. 3–4 cm
- Zurückziehen der Tuohy-Nadel in das Lig. flavum unter manueller Fixierung des Katheters, Stichinzision mit Skalpell direkt an der Tuohy-Nadel und Tunnelung ca. 2 cm mit Venenverweilkanüle
- Injektion der Testdosis (entsprechend Kaudalanästhesie (KDA) bei Kindern), Abwarten eventueller NW (Frequenzanstieg, T-Wellen-Erhöhung)
- Fixierung und sterile Abdeckung mit Fensterverband, Ableitung des Katheters nach kranial (dabei Fixierung lateral der WS, medial des Schulterblattes; **Cave:** Druckstellen)
- Aufspritzen mit Ropivacain 0,2 %, 0,5–1,0 ml/kgKG (maximal 10 ml, weiter nach Rücksprache OA)

Überwachung nach der Injektion

- EKG-Beobachtung (T-Wellen-Veränderungen, Tachykardie)
- Standardmonitoring

Intra- bzw. postoperative Beschickung des PDK

- Ropivacain 0,1–0,2 % ohne Opioide
- Dosierung an der Pumpe
  - 0,2 %-ige Lösung:
    - 0,4–0,6 mg/kgKG/h (entsprechend 0,2–0,3 ml/kgKG/h)
    - bei Notwendigkeit zu größerer Ausdehnung Verdünnung empfohlen
  - 0,133 %-ige Lösung:
    - 0,4–0,6 mg/kgKG/h (entsprechend 0,3–0,45 ml/kgKG/h)
  - Bolus: 0,2 ml/10 cm Körpergröße, Lockout-Zeit 20 min

Kaudalkatheter

Indikationen

Operationen an der unteren Körperhälfte bei Kindern bis 30 kgKG oder 6 Jahren, die eines differenzierten postoperativen Schmerzkonzeptes bedürfen:

- ausgedehnte Bauch-/Unterbaucheingriffe: Revisionseingriffe bei Z. n. Kloakenfehlbildung oder Blasenextrophie, wie z. B. Neoblase/Blasenaugmentation, Neovagina
- Verwachsungsbäuche
- ausgedehnte Durchzugs-OP bei Analatresie (relative Indikation aufgrund möglicher sakraler Dysplasien/Überschneidung der Punktionsstelle mit dem OP-Feld)
- Azetabuloplastiken, Umstellungsosteotomien in Rücksprache mit Operateur (Gips beeinträchtigt evtl. die postoperative Katheterbeobachtung)

Material

- Kaudalset (sterile Tupfer, Schale für Desinfektionsmittel, Punktionskanüle Epican Paed Caudal 25 G 30 mm, Verbindungsleitung, Lochtuch, Aufziehkanüle
- Seiten-Abdecktuch
- kindgerechtes Perdural-Set (z. B. Perifix Paed: Kanüle Perican 20 G, Perifix-Paed-Soft-Katheter 24 G, Filter, LOR-Spritze, Konnektor, Fixierung) Tuohy-Nadel verwerfen, stattdessen Kaudalnadel: z. B. Epican Paed caudal 20 G
- Wischdesinfektion (**Cave:** Sprühdesinfektion kühlt die Patienten aus)
- sterile Handschuhe, Kittel
- Spritzen
- unsteriles Tuch als Unterlage
- Skalpell
- Venenverweilkanüle 20 G (rosa) für die Tunnelung

Medikamente

- Testdosis:
  - Bupivacain 0,25 % mit Adrenalin 1:200 000
- Wirkdosis:
  - Kinder < 10 kgKG: Ropivacain 0,2 % (Naropin 2 mg/ml, 10-ml-Ampulle)
  - Kinder > 10 kgKG: Ropivacain 0,2 % (Naropin 2 mg/ml) plus Clonidin 2 µg/ml

Lagerung

- Seitenlage auf unsteriler Unterlage
- Hüft- und Kniegelenke gebeugt
- symmetrische Lagerung

Vorgehen

- steriles Abwaschen der Punktionsregion, Abdecken mit Lochtuch
- Aufziehen der Medikamente:
  - 0,2 ml/kgKG der Testdosis
  - 1,0–1,3 ml/kgKG der Wirkdosis
- Punktion mit Kaudalnadel 20 G wie unter Kaudalanästhesie (KDA) bei Kindern beschrieben
- Entfernen des Mandrain, Aufsetzen der LOR-Spritze (10 ml NaCl 0,9 %), Kontrolle des korrekten Sitzes der Nadel, Aufdehnen des Periduralraumes
- Vorschieben des Katheters über die Kaudal-Nadel bis zur Nadelspitze (5 cm), dann weiter ca. 3–10 cm, je nach segmentalem Anästhesiebedarf
- Stichinzision mit Skalpell direkt an der Tuohy-Nadel und Tunnelung ca. 2 cm mit Venenverweilkanüle
- Injektion der Testdosis (entsprechend Kaudalanästhesie (KDA) bei Kindern), Abwarten eventueller NW (Frequenzanstieg, T-Wellen-Erhöhung)
- Fixierung und sterile Abdeckung mit Fensterverband, Ableitung des Katheters nach kranial (dabei Fixierung lateral der WS, medial des Schulterblattes) **Cave:** Druckstellen
- Aufspritzen mit Naropin 0,2 %, 1,2–1,5 ml/kgKG

Überwachung nach der Injektion

- EKG-Beobachtung (T-Wellen-Veränderungen, Tachykardie)
- Standardmonitoring

Intra- bzw. postoperative Beschickung des PDK

- Ropivacain 0,1–0,2 % ohne Opioide
- Dosierung an der Pumpe
  - 0,2 %-ige Lösung:
    - 0,4–0,6 mg/kgKG/h (entsprechend 0,2–0,3 ml/kgKG/h)
    - bei Notwendigkeit zu größerer Ausdehnung Verdünnung empfohlen
  - 0,133 %-ige Lösung:
    - 0,4–0,6 mg/kgKG/h (entsprechend 0,3–0,45 ml/kgKG/h)
  - Bolus: 0,2 ml/10 cm Körpergröße, Lockout-Zeit 20 min

12.7.4 Peniswurzelblock (PWB) bei Kindern

S. Kramer, L. Müller-Lobeck

Vorbemerkungen

Regionalanästhesie bei Kindern wird nicht ohne Allgemeinanästhesie durchgeführt. Alleinige Regionalanästhesien gelten – zumindest bei Kindern bis ins Vorschulalter – als nicht kindgerecht. Wann immer aber eine Regionalanästhesie indiziert erscheint, sollte hierfür zusätzlich aufgeklärt werden.

Indikationen

Zirkumzision und andere kleine Eingriffe an der Penisspitze.

Material

- Molltex-Unterlage
- sterile Tupfer
- Sprühdesinfektion
- sterile Handschuhe
- Abdecktuch (Lochtuch)
- 5-ml-Spritze
- 2 Kanülen: z. B. Neonatal Lumbar Puncture Needle Thin Wall BD 25 G

► Medikamente

- Bupivacain 0,5 % mit 0,2 ml/kgKG (**Cave:** kein Adrenalinzusatz, da arterielles Endstromgebiet)

Lagerung

- Rückenlage

Vorgehen

- Lagerung auf Molltex-Unterlage zur Vermeidung von Desinfektionsmittel-See auf Patientenauflage.
- Sprühdesinfektion des Punktionsareals: Hautareal im Bereich der Symphyse und des Penisansatzes. Dabei auf Benetzung des gesamten Penis (auch ventral) achten.
- Abdecken mit Lochtuch.
- Aufsuchen des Punktionsortes anhand anatomischer Landmarks:
  - Kaudalwärtsziehen des Penis mit Daumen und Mittelfinger, Palpation des Sulcus kranial des Schwellkörpers und kaudal der Symphyse mit dem Zeigefinger.
  - Die Punktionsorte liegen direkt beidseits des Zeigefingers unterhalb der Symphyse.
- Punktion mit jeweils einer Nadel pro Seite, streng lotrecht bis Perforation der Scarpa-Faszie vorschieben („Radiergummigefühl“). Schwergängiges Vorschieben der Nadel deutet auf periostale Lage hin. In diesem Fall Neupositionierung der Nadel. Ein Tanzen der Nadel auf federndem Widerstand deutet auf epifaskiale Lage hin. In diesem Fall weiteres Vorschieben bis Faszienklick.
- Entfernen der Mandrins beider Nadeln.
- Nach negativer Aspiration Injektion von 0,1 ml/kgKG pro Seite (insgesamt 0,2 ml/kgKG) des Lokalanästhetikums. Die Injektion muss leichtgängig sein, dazu kann ein leichtes Anheben der Nadel notwendig werden.

12.7.5 Sonstige periphere Blockaden bei Kindern

M. Krebs, L. Müller-Lobeck

Grundsätzlich können im Kindesalter sämtliche peripheren Blockaden durchgeführt werden. Die Durchführung unterscheidet sich nicht von der bei Erwachsenen. Die Höchstdosen der verwendeten Lokalanästhetika müssen beachtet werden (s. Kap. 12.7).

12.8 Besonderheiten und zusätzliche Maßnahmen in der Kinderanästhesie

12.8.1 PONV-Prophylaxe in der Kinderanästhesie

S. Kramer, M. Krebs, E. Toubekis

Allgemeines

Postoperativs Erbrechen führt nicht nur zu einer Beeinträchtigung des Patientenkomforts, sondern zu einer Verlängerung der Aufwachraum- und Krankenhausverweildauer. Anstrengungen zur PONV-Vermeidung sind deshalb medizinisch und ökonomisch sinnvoll.

Da bei Kindern bei allgemeinen postoperativen Befindlichkeitsstörungen nur schlecht zwischen Hunger, Schmerz, Übelkeit oder anderen Beeinträchtigungen differenziert werden kann, spricht man nicht von PONV, sondern lediglich von POV (postoperativem Erbrechen).

Dem gegenüber Erwachsenen anderen Risikoprofil entsprechend, kommt ein anderer Risiko-Score zum Einsatz (POVOC-Score, s. ► Abb. 12.2). Der daraus resultierende Punktwert wird im Rahmen der präoperativen Visite auf dem Anästhesieprotokoll vermerkt.

Es wird unterschieden zwischen prophylaktischen und therapeutischen Maßnahmen, da einige lediglich zur Prophylaxe, nicht aber zur Therapie zur Verfügung stehen (z. B. die TIVA).

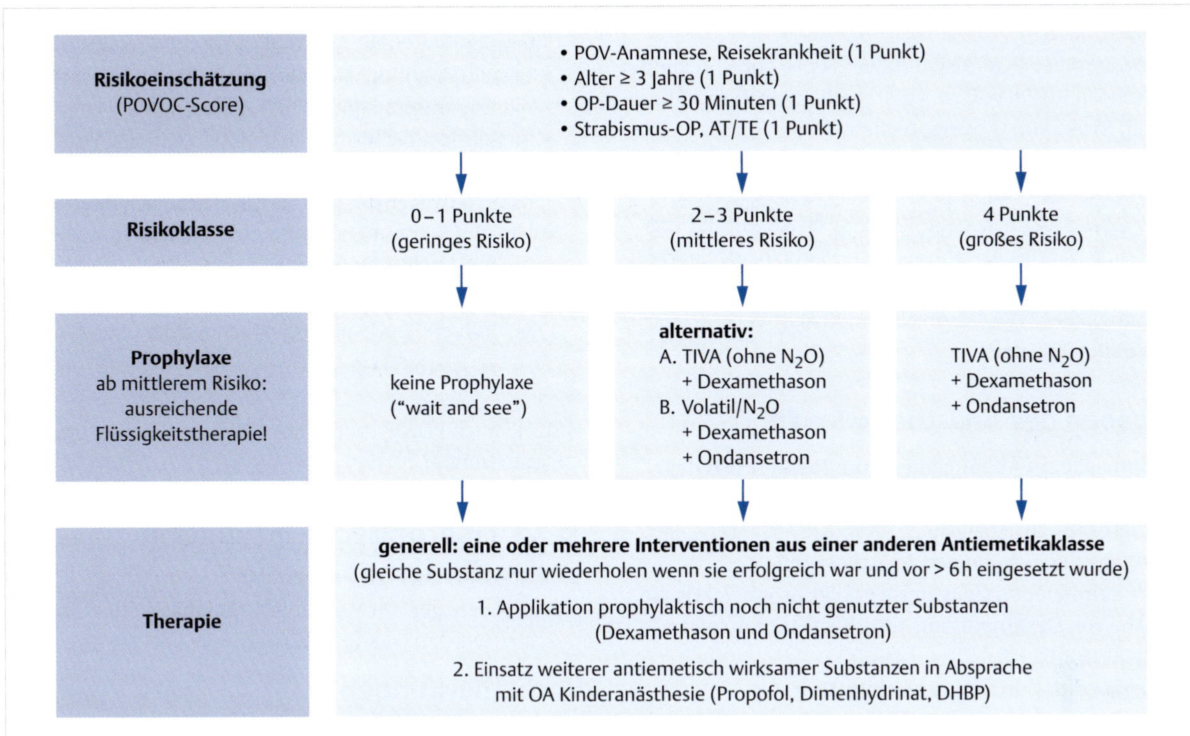

Abb. 12.2 Flussdiagramm PONV in der Kinderklinik.

Allgemeines Konzept der Prophylaxe

- **Zweigleisiges Vorgehen:**
  - Auswahl von Narkoseverfahren mit geringerer Inzidenz von POV (TIVA, Regionalverfahren) und Verzicht oder Dosisreduktion postoperativer Opioide, wenn möglich (periphere Schmerzmittel, Regionalanästhesieverfahren)
  - Einsatz antiemetischer Medikation (s. ► Tab. 12.10)

Einen großen Stellenwert nimmt darüber hinaus eine ausreichende Flüssigkeitszufuhr ein. Es liegen Daten vor, die eine intraoperative Volumenzufuhr von ca. 30 ml/kgKG nahelegen.

Medikamente (Antiemetika und Reservemedikamente)

s. ► Tab. 12.10

Tab. 12.10 Antiemetische Medikation.

Präparat (Beispiel)	Dosierung	Anwendungsbeschränkungen
5-HT 3-Antagonisten (Serotoninantagonisten): (Ondansetron) (Tropisetron)	*Ondansetron:* 50–100 µg/kgKG i. v. (max. 4 mg) ca. 20 min vor Narkoseende *Tropisetron:* 75–100 µg/kgKG i. v.	*Ondansetron*: bei Säuglingen u. Kindern Off-Label Use, Fruktoseintoleranz *Tropisetron*: bei Kindern < 2 J. Off-Label Use Galaktoseintoleranz
Dexamethason	100–150 µg/kgKG i. v. (max. 4 mg) zum Narkosebeginn	Anwendung bei onkologischen Patienten in Absprache mit den Pädiatern
Antihistaminika: (Dimenhydrinat)	6–15 kgKG 40 mg 15–25 kgKG 75 mg > 25 kgKG 120 mg	Asthma, Porphyrie, Krampfleiden
Propofol	0,5–1 mg/kgKG i. v.	im AWR, Monitoring! (Datenlage dünn)
Droperidol (Dehydrobenzperidol)	max. 1,25 mg i. v.	Ultima Ratio

I

Aufgaben der Narkose-Sprechstunde

Aufklärung über POV-Risiko (**Cave:** Score von 0 bedeutet immer noch Risiko von ca. 10 %, weshalb auch mit Therapie kein Risiko von 0 % versprochen werden darf.

- Anamneseerhebung und Dokumentation des POVOC-Scores, Narkoseaufklärung nach Risikoklassifikation (s. ▶ Abb. 12.2), d. h. bei mittlerem Risiko Aufklärung für beide Narkoseverfahren (nach Maßgabe des narkotisierenden Anästhesisten)
- bei möglicher TIVA (ab mittlerem Risiko) Verordnung von EMLA-Pflaster

Aufgaben des Anästhesie im OP

▶ Prophylaxe (in Abhängigkeit vom Risikoprofil des Patienten, bedenke Kontraindikationen)

- mittleres Risiko: Auswahl des Narkoseverfahrens nach Maßgabe des zuständigen Anästhesisten.
  - Bei Kombinationsanästhesie erfolgt prophylaktische Gabe von Dexamethason 100 µg/kgKG und Zofran 50–100 µg/kgKG.
- hohes Risiko: Durchführung einer TIVA.
  - zudem prophylaktische Gabe von Dexamethason 100 µg/kgKG
- beide Risikogruppen: ausreichende Flüssigkeitszufuhr von 30 ml/kgKG/h ab mittlerem Risiko

▶ Therapie

- bei erfolgter Prophylaxe: ggf. Vervollständigung der Prophylaxe (s. o.).
- bei nicht erfolgter Prophylaxe: zunächst Versuch mit Dexamethason 100 µg/kgKG und Zofran 50–100 µg/kgKG; der Einsatz weiterer Therapeutika wird mit dem aufsichtführenden OA der Kinderanästhesie abgesprochen

Praxis

PONV

Prophylaxe

In Abhängigkeit vom Risikoprofil des Patienten wird das prophylaktische Vorgehen gewählt:

- ab einem Risiko-Score von 2 Punkten (mittleres Risiko) kommt die TIVA (aus Propofol und O_2/Luft) zum Einsatz
- bei mittlerem Risiko erfolgt zudem die Applikation von Dexamethason in einer Dosierung von 100 µg/kgKG zur Einleitung (max. 4 mg, Anwendungsbeschränkungen beachten)
- erst ab einem hohen Risiko kommt zudem Ondansetron in einer Dosierung von 100 µg/kgKG vor Ausleitung zum Einsatz (max. 4 mg)

Therapie

- bei mittlerem Risiko erster therapeutischer Versuch mit Ondansetron (in gleicher Dosierung)
- im Fall einer bereits erfolgten antiemetischen Prophylaxe sollte zur Therapie von POV in der unmittelbaren postoperativen Phase (Zeit < 6 h nach Prophylaxe) auf Substanzen einer anderen Klasse übergegangen werden
- der Einsatz weiterer Therapeutika sollte mit dem aufsichtführenden OA abgesprochen werden

- SIEHE auch PONV-Prophylaxe bei Jugendlichen und Erwachsenen.

12.8.2 Fiberoptische Intubation in der Kinderanästhesie

S. Kramer, M. Krebs

Vorbemerkungen

Die fiberoptische Wachintubation, wie in der Erwachsenenanästhesie üblich, stellt für die Kinderanästhesie keine Option dar. Den Patienten ist nicht vermittelbar, warum sie sich überhaupt aus der Obhut ihrer Eltern entfernen sollen. Noch weniger wäre ihnen zu erklären, warum sie eine solche stressende und unangenehme Prozedur über sich ergehen lassen sollten. Es kommt deshalb nur ein Vorgehen in Narkose infrage.

Indikation

- erwartete oder
- unerwartete schwierige Intubation

Vorbereitung

Siehe auch die SOP zur allgemeinen OP-Vorbereitung in der Kinderanästhesie.

- passender Tubus für diesen Patienten (Tubusgrößen). Es sollten stets auch Tuben benachbarter Größen bereit gehalten werden.
- Larynxmaske (s. ▶ Tab. 12.11)
- durch die gewählte Larynxmaske passender Endotrachealtubus (s. ▶ Tab. 12.11)
- Bronchoskopie-Wagen (die Auswahl des Fiberendoskopes richtet sich nach dem gewählten durch die Larynxmaske passenden Tubus)

Die sonst übliche Vorbereitung der Intubation unterscheidet sich nicht von der in der Erwachsenenanästhesie.

Tab. 12.11 LMA-Größen nach Gewicht, Blockungsvolumen und passende Tuben zur fiberoptischen Intubation (über gerade LMA).

Patientengewicht	LMA-Größe	Blockungsvolumen	Größter möglicher Tubus
< 5 kgKG	# 1	< 4 ml	3,5 mm I.D.
5–10 kgKG	# 1 ½	< 7 ml	4,0 mm I.D.
10–20 kgKG	# 2	< 10 ml	4,5 mm I.D.
20–30 kgKG	# 2 ½	< 14 ml	5,5 mm I.D.
30–50 kgKG	# 3	< 20 ml	6,0 mm I.D. m.C.
50–70 kgKG	# 4	< 30 ml	6,0 mm I.D. m.C.

Abkürzungen:
I.D. = Innendurchmesser
LMA = Larynxmaske
m.C. = mit Cuff

Lagerung

Einzelheiten finden sich unter Lagerung und Lagerungsmaterialien bei Kindern.

Anmerkungen zur Durchführung

Der eigentlichen fiberoptischen Intubation ist – wie oben beschrieben – eine normale Narkoseeinleitung vorgeschaltet. In Abhängigkeit des gewählten Einleitungsverfahrens wird einer der folgenden Schritte gewählt:

Durchführung einer Maskeneinleitung – Larynxmaske

- OP-Checkliste prüfen
- altersgerechte Lagerung des Kindes auf dem OP-Tisch
- Anschluss des initialen Monitorings

Spontanatmung über dichtsitzender Gesichtsmaske:
- 6 l/min Frischgasfluss
- Sauerstoff/Lachgas-Gemisch mit F_iO_2 ca. 30 % bei fehlenden Kontraindikationen für die Verwendung von Lachgas
- Atemwegsdruck (CPAP) am APL-Ventil bis 5 mbar [486]
- Sevofluran im Frischgasfluss mit 8 Vol% (Vapor „ganz auf“)
- im Bedarfsfalle assistierte Beatmung über die Gesichtsmaske
- bei ausreichender Narkosetiefe Anlegen eines venösen Zuganges (Zugänge und erweitertes Monitoring),
- Anschluss und Start von Infusion (periop. Flüssigkeitstherapie bei Kindern und – gegebenenfalls – Opioid (als Dauerinfusion oder Bolus)
- (Be-)Atmung von 100 % Sauerstoff, Reduktion des Sevofluran am Vapor auf 5–6 Vol%, bis ein F_iO_2 von nahezu 1,0 erreicht ist
- Einlage der Larynxmaske
- Vervollständigen des Standardmonitorings
- Einstellen der CPAP-Spontanatmung bzw. der der maschinellen Beatmung: Reduktion gem. gewünschter Narkosetiefe von
  - F_iO_2
  - Frischgasfluss
  - Anfluten des volatilen Anästhetikums

Ausführliche Informationen zur Narkoseeinleitung bei Kindern siehe Standardeinleitung in der Kinderanästhesie.

Durchführung einer i. v. Einleitung – Larynxmaske

- OP-Checkliste prüfen
- altersgerechte Lagerung des Kindes auf dem OP-Tisch
- Entfernen der EMLA-Pflaster, falls nicht schon geschehen
- Anlegen eines venösen Zuganges (siehe Zugänge und erweitertes Monitoring bei Kindern), nach Möglichkeit an einer durch EMLA geschützten Stelle
- Anschluss und Start von Infusion (perioperative Flüssigkeitstherapie in der Kinderanästhesie; Kap. 12.5.4) und – gegebenenfalls – Opioid (als Dauerinfusion oder Single shot)
- Injektion des Einleitungshypnotikums:
  - Propofol 3–5 mg/kgKG; **Cave**: Neonaten! deutliche Dosisreduktion auf 0,5 mg/kgKG; langanhaltende Hypotonien nach Propofolgabe möglich
  - Nachspülen mit NaCl 0,9 %
- Beatmung mit 100 % Sauerstoff über die Gesichtsmaske, falls Spontanatmung sistiert
- Einlage der Larynxmaske
- Vervollständigen des Standardmonitorings

- Einstellen der CPAP-Spontanatmung bzw. der der maschinellen Beatmung: Reduktion gem. gewünschter Narkosetiefe *oder TIVA* von
  - F_iO_2
  - Frischgasfluss
  - Anfluten des volatilen Anästhetikums

Ausführliche Informationen zur Narkoseeinleitung bei Kindern siehe Standardeinleitung in der Kinderanästhesie.

Durchführung

- Beatmung mit 100 % Sauerstoff
- Relaxierung z. B. mit Mivacurium 0,2 mg/kgKG
- Einsprühen des LMA-Lumens mit Xylocain-Spray (als Gleitmittel)
- Einbau eines „Mainzer Universaladapters" zwischen Larynxmaske und Filter (nur bei respiratorisch eingeschränkten Patienten – gesunde Kinder mit ausreichender Apnoetoleranz können auch in Apnoe fiberskopisch intubiert werden)
- Aufschieben eines durch die LMA passenden, möglichst altersgerechten Tubus (s. ► Tab. 12.11 und Tubusgrößen) *ohne DIN-Konus* auf das flexible Bronchoskop
- fiberoptische Darstellung und Intubation des Kehlkopfes und der Trachea bis zur Carina mit dem flexiblen Bronchoskop
- Vorschieben des Tubus über das Bronchoskop als Seldinger-Draht bis zum vollständigen Verschwinden des Tubus in der LMA (hierzu ggf. den Mainzer Adapter diskonnektieren und auf dem Bronchoskop etwas nach oben schieben).
- Entfernen des Bronchoskopes unter Festhalten des Tubus in Position, etwa mit dem Zeigelfingernagel am LMA-Adapter
- Festhalten des Tubus in Position entweder mit einem 2. gleichgroßen Tubus oder einer starren Endoskopiezange
- Entfernen der LMA über den festgehaltenen Tubus
- Konnektion des DIN-Adapters und der Beatmungsschläuche
- Auskultation und ggf. Korrektur der Tubustiefe, Inspektion der seitengleichen Atemexkursion
- Fixierung wie üblich

Bemerkungen

In einigen Fällen ist der größtmögliche durch die LMA passende Tubus nicht altersgerecht, sodass nach der Intubation eine Leckage zu erwarten ist. Bei ausgeprägter Leckage besteht Indikation zum Wechseln des Tubus auf die benachbarte nächstgrößere Größe. Hierzu sollte bei schwieriger Intubation ein Tube-Exchanger verwendet werden („Cook-Stab").

Merke **M!**

Besonders beim schwierigen Atemweg kann eine Intubation unter Erhalt der Spontanatmung angezeigt sein.

- Hierfür eignet sich besonders die inhalative Einleitung.
- Auf Relaxierung muss dann verzichtet werden.
- Ein i. v. Zugang ist jedoch trotzdem bei jeder schwierigen Intubation unbedingt VOR der Einleitung zu installieren.
- Auf vorsichtiges Passieren der Stimmritze mit Bronchoskop und Tubus sollte bei fehlender Relaxierung unbedingt Acht gegeben werden.

Die nasale fiberoptische Intubation kann über die Beatmungsmaske nach Frei durchgeführt werden.

12.8.3 Syndrome in der Kinderanästhesie

S. Kramer, M. Krebs, V. Martiny, L. Müller-Lobeck

Einleitung

Bei angeborenen Anomalien, syndromalen Erkrankungen und Syndromen (sowie „Assoziationen") handelt es sich um seltene Diagnosen unserer kindlichen Patienten, deren Auftreten häufig mit teils erheblichen anästhesierelevanten Komplikationen vergesellschaftet ist. Die Kenntnis dieser anästhesierelevanten Probleme, Befunde und ggf. zu erwartenden Komplikationen ist demnach unabdingbar für eine vorausschauende Narkoseplanung bei diesen Kindern.

Häufig sind die Eltern und Kinder mit Systemerkrankungen und angeborenen Anomalien heutzutage besser informiert über die Krankheit und über die möglichen Anästhesiekomplikationen als ein unvorbereiteter Anästhesist. Deshalb ist es empfehlenswert, bereits vor der präanästhesiologischen Visite mit den behandelnden Pädiatern Kontakt aufzunehmen sowie nach Informationen auf den Websites von entsprechenden Patientenorganisationen und wissenschaftlichen Arbeitskreisen zu suchen.

Praxis

Tipp

Bei der Suche können u. a. die folgenden Internetadressen hilfreich sein:

- Orphananaesthesia: https://www.orphananesthesia.eu/en/ (Stand: 24.11.2023)
- Pubmed zur Suche nach relevanten Literaturstellen (Medline-Recherche): https://pubmed.ncbi.nlm.nih.gov/ (Stand: 24.11.2023)

Es empfiehlt sich, neben dem Namen des Syndroms in englischer Schreibweise das Suchwort „anaesthesia“ einzugeben, um die Suche einzugrenzen.

- OrphanNet (https://www.orpha.net/consor/cgi-bin/index.php?lng=DE) (Stand: 24.11.2023): Ursprünglich eine französische Datenbank, ist diese deutsche Seite im Aufbau begriffen. Das Projekt wird von der DGAI unterstützt und unter anderem von Mitgliedern des wissenschaftlichen Arbeitskreises Kinderanästhesie vorangetrieben.

Bei der Narkoseplanung ist es wichtig, die Beteiligung der Organsysteme und deren möglichen Auswirkung auf die Narkose einzeln zu klären.

Einige der häufiger im Kinder-OP anzutreffende Syndrome und chronische Erkrankungen sind im Folgenden aufgeführt.

Aufgrund der häufigen Eingriffe haben diese Kinder eventuell einen herausfordernden Venenstatus. Die zielgerichtete und korrekte Applikation von EMLA-Pflastern ist daher mit besonderer Sorgfalt durchzuführen.

Herzerkrankungen

Um die Anästhesie bei herzkranken, ggf. bereits am Herzen operierten Kindern rational planen zu können, müssen ein kardiologisches Konsil und die folgenden Informationen unbedingt vorliegen:

- Wie ist die Myokardfunktion (Rechts-Linksherzinsuffizienz?)
- Besteht eine Stenose oder Insuffizienz einer Klappe?
- Ist das Vitium palliativ oder komplett korrigiert?
- Muss eine Endokarditisprophylaxe (s. Endokarditisprophylaxe in der Kinderanästhesie) durchgeführt werden?
- Auswirkungen auf den systemischen Kreislauf?
- Arterielle Hypo-/Hypertension?
- Auswirkungen auf den Pulmonalkreislauf?
- Pulmonale Hypertension?
- Globale oder lokale Hypo-/Hyperperfusion?
- Besteht ein Rechts-links- oder Links-rechts-Shunt?
- Auf welcher Ebene?
- Besteht eine abnorme Funktion des Respirationstraktes?
- Periphere Sauerstoffsättigung im Ruhezustand unter Raumluft?

Offener Ductus arteriosus

Die Kinder können mit derselben Methode anästhesiert werden, die man bei einem herzgesunden Kind wählen würde.

Bei einem großen Ductus ist eine vorsichtige Ventilation empfohlen, Hypokapnie kann durch pulmonale Vasodilatation eine problematische pulmonale Hyperzirkulation und entsprechende systemische Hypotension hervorrufen.

Z. n. Fontan-Korrektur

Sogenannte Totalkorrekturen garantieren nicht notwendigerweise eine normale Physiologie.

Bei Z. n. Fontan-Operation fließt das Blut aus den großen Hohlvenen ohne zwischengeschalteten Ventrikel passiv direkt in die Lungenarterien. Der zentralvenöse Druck ist deshalb mit ausreichender Flüssigkeitszufuhr hochzuhalten. Auf der anderen Seite muss ein niedriger pulmonalarterieller Widerstand angestrebt werden, um ein ausreichendes Herzzeitvolumen zu garantieren.

Bei einer noch bestehenden Fenestrierung („Überlauf“) kann Blut an der Lunge vorbeifließen („shunten“), was zu Sättigungsabfall führt.

Viele dieser Patienten sind antikoaguliert, weil das Arrhythmie- und Thromboserisiko hoch ist.

Gefäßring

Bei Vorliegen eines doppelten Aortenbogens kann die Trachea zwischen den beiden Anteilen eingeengt sein (Tracheomalazie). Die Verengung sitzt meistens unmittelbar oberhalb der Carina.

Meistens reicht es, die Tubusspitze direkt oberhalb der Verengung zu platzieren und den durch Überdruckbeatmung hervorgerufenen dilatierenden Effekt auszunutzen.

Ein bereits präoperativ vorhandener Stridor kann postoperativ akzentuiert werden.

Erkrankungen des ZNS

Hydrozephalus, erhöhter intrakranieller Druck

Hydrozephalus (primär oder sekundär, z. B. als Folge von intrakranieller Blutung, Hirntumor) wird mit Anlage einer externen Ventrikeldrainage, eines ventrikulo-peritonealen oder ventrikulo-atrialen Shunts oder eines Rickham-Reservoirs therapiert.

Bei guter Shuntfunktion kann die Narkose wie bei gesunden Kindern durchgeführt werden, mit der Ausnahme, dass die Venen am Hals nach Möglichkeit nicht punktiert werden. Siehe VP-Shunt-Anlage und -Revision, EVD-Anlage.

Besteht eine intrakranielle Druckerhöhung, sollte unbedingt eine Venenpunktion vor Narkoseeinleitung durchgeführt und eine intravenöse Einleitung vorgezogen werden.

Die Intubation erfolgt in tiefer Narkose und vollständiger Relaxierung, um weitere Druckerhöhung durch Husten und Pressen zu verhindern.

Succinylcholin kann vorübergehend eine weitere Druckerhöhung erzeugen, sodass zur Relaxierung die nicht depolarisierenden Substanzen vorzuziehen sind. Die Applikation von Lachgas kann zu weiterem ICP-Anstieg führen sowie während eines intrakraniellen Eingriffs in luftgefüllte Hohlräume diffundieren. Daher ist die Applikation von Lachgas nicht empfohlen.

Bei der Beatmung ist eine Normokapnie mit einem pCO_2 von 30–35 mmHg zu erzielen.

Epilepsie

Die Mehrzahl der Kinder ist medikamentös gut eingestellt.

Bei der präoperativen Visite ist es unbedingt zu klären, wie häufig die Kinder Krampfanfälle haben, wann der letzte Krampfanfall stattgefunden hat, wie ein epileptischer Anfall abläuft, und welche antiepileptischen Medikamente die Kinder regelmäßig einnehmen.

Die normale morgendliche Medikation muss am OP-Tag fortgeführt werden.

Mit den meisten verfügbaren Anästhetika wird die Krampfschwelle heraufgesetzt. Ketamin und Etomidate können aber die Krampfneigung erhöhen, sind deshalb zu vermeiden.

Der Einsatz von Lokalanästhetika (z. B. Periduralanästhesie) ist nicht kontraindiziert.

ICP (infantile Zerebralparese)

Die ICP fasst eine Vielzahl von Zuständen zusammen, die durch eine abnormale fetale Entwicklung, perinatale Asphyxie, Hirnblutung, Hirnschäden während der ersten Lebensjahre verursacht werden. Der erhöhte Tonus und die mangelhafte Koordination der Muskulatur beschränkt sich nicht nur auf die Extremitäten, sondern auch auf die der oberen Atemwege.

Schluckstörungen und vermehrte Speichelsekretion können zu Aspirationen und pulmonalen Komplikationen führen. Zudem können Obstruktionen der oberen Atemwege (v. a. im Schlaf) auftreten.

Eine mentale Retardierung kann in variabler Ausprägung vorhanden sein.

Rund 1/3 der Kinder leidet an einer Epilepsie. Die antiepileptischen Medikamente sollen perioperativ lückenlos weitergeführt werden (s. o.).

Die CP-Kinder mit schwerer mentaler Retardierung, die Antiepileptika einnehmen, haben erniedrigte MAC-Werte für Inhalationsanästhetika.

Succinylcholin kann – falls indiziert – ohne Bedenken gegeben werden, es führt nicht zu einem Serum-Kalium-Anstieg.

Einige Kinder sprechen empfindlich auf Opioide an, die intraoperative Gabe soll deshalb zurückhaltend geschehen.

Der perioperative Blutverlust bei ausgedehnten Hüft- und Rückenoperationen kann größer als bei gesunden Kindern sein. Ursächlich kommt eine gestörte Gerinnung in Folge eines schlechten Ernährungszustandes, einer Leberfunktionsstörung oder einer antiepileptischen Therapie in Frage.

Muskelerkrankungen

Cave ⚠

Succinylcholin ist wegen der drohenden Hyperkaliämie absolut kontraindiziert. Inhalationsanästhetika sollten wegen der möglicherweise erhöhten Inzidenz der *malignen Hyperthermie* zurückhaltend verwendet werden.

Myotonien

Succinylcholin löst eine generelle Muskelrigidität, einschließlich Masseterspasmus aus, die sowohl die Intubation, als auch die Maskenbeatmung erschwert.

Nicht depolarisierende Präparate können in reduzierter Dosierung angewendet werden.

Die Patienten können abnorm empfindlich gegenüber der atemdepressiven Wirkung von Benzodiazepinen, Analgetika, Barbituraten und Inhalationsanästhetika reagieren.

Eine Hypothermie muss unbedingt vermieden werden, weil diese die Tendenz zur Rigidität erhöht.

Bei myotoner Dystrophie s. u.

Muskeldystrophien

Diese Erkrankungen verlaufen progressiv, und führen oft im 2./3. Lebensjahrzehnt zu einem letalen Ausgang. Die Schwäche der Atemmuskulatur führt zu eingeschränkter Vitalkapazität und später zu Problemen bei der Sekretmobilisation. Eine Skoliose verschlechtert die Lungenfunktion.

Die Empfindlichkeit gegenüber nicht depolarisierenden Muskelrelaxanzien ist gesteigert.

Cave

Succinylcholin ist absolut kontraindiziert.

In fortgeschrittenem Stadium können sich Tachyarrhythmien, Überleitungsstörungen mit AV-Blockierung und Linksherzinsuffizienz als Ausdruck einer Kardiomyopathie einstellen.

Merke M!

Bedenke die Assoziation mit maligner Hyperthermie.

Lebererkrankungen

Es muss mit einer verlangsamten Metabolisierung von Medikamenten gerechnet werden.

Der Mangel an Pseudocholinesterase kann die Wirkung von Succinylcholin und Mivacurium verlängern.

Die Synthese von Gerinnungsfaktoren, (Fibrinogen, Prothrombin) kann eingeschränkt sein, was zu einer erhöhten Blutungsneigung führt. Die Gabe von FFP kann notwendig sein.

Nierenerkrankungen

Bei dialysepflichtiger Niereninsuffizienz muss im Einzelfall entschieden werden, ob eine Dialyse unmittelbar vor der Operation durchgeführt werden soll.

Flüssigkeitschemata für Kinder mit gesunden Nieren können bei niereninsuffizienten Patienten nicht angewendet werden.

Auf Succinylcholin soll bei einer Hyperkaliämie verzichtet werden.

Eine Anämie mit einem Hb von 6–7 mg/dl ist häufig, die Patienten sind an die Anämie adaptiert, eine präoperative Korrektur ist selten nötig. Bei akuten Blutverlusten sollte schnell reagiert werden, weil die Kompensationsmechanismen schon angebrochen sind.

Lungenerkrankungen

Bronchopulmonale Dysplasie

Die BPD ist Folge einer langdauernden Respiratorbehandlung von Neugeborenen mit schweren Lungenerkrankungen. Die Krankheit ist charakterisiert durch Veränderungen der Alveolarsepten mit Bildung von Emphysemblasen und Fibrosierung sowie durch eine Verdickung der Alveolarwände. Die Bronchien können verengt oder erweitert sein.

Die schweren Lungenveränderungen können zu einer pulmonalen Hypertension führen.

Eine Narkose kann inhalativ oder i. v. geführt werden, auf Lachgas sollte wegen der Emphysemblasen verzichtet werden.

Bei Kindern, die keine Respiratorbehandlung mehr benötigen, sollte, wenn möglich, eine Regionalanästhesie durchgeführt und auf eine Intubation verzichtet werden.

Zystische Fibrose

Die Patienten haben einen extrem zähen Schleim, der die kleinen Atemwege der Lunge und die Ausführungsgänge des Pankreas obstruieren kann.

Die Lungen sind am häufigsten betroffen. Es tritt eine zunehmende partielle oder globale respiratorische Insuffizienz auf.

Kachexie, Diabetes, Hepatomegalie, Leberdysfunktion und bei Neugeborenen Mekoniumileus sind die häufigsten Begleiterkrankungen.

Bei ausgeprägten pulmonalen Problemen sind Lokal- und Regionalanästhesieverfahren vorzuziehen.

Bei Allgemeinanästhesie soll auf Anticholinergika verzichtet werden, um das Sekret nicht weiter einzudicken. Bei längeren Eingriffen auf Bronchialtoilette achten.

Ketamin sollte auch vermieden werden, da es die Schleimbildung in den Bronchien erhöht.

Das größte Anästhesierisiko besteht bei Kindern mit Cor pulmonale.

Speicherkrankheiten

Glykogenspeicherkrankheiten

Der normale Glykogenmetabolismus ist gestört, Glykogen wird in der Leber, in der Skelettmuskultur und in einigen Fällen im Herzmuskel gespeichert. Wegen Hypoglykämiegefahr muss der Blutzucker regelmäßig kontrolliert werden. Bei gewissen Formen kann Succinylcholin eine Myoglobinurie auslösen.

Mukopolysaccharidosen

Unterschiedliche Defekte der lysosomalen Enzyme verursachen eine Anreicherung von Glukosaminoglykanen im Gewebe. Es verursacht eine Volumenzunahme von Kopf, Zunge und Lippen. Die Einlagerungen können auch im Rachen, Kehldeckel, im Herzen, in der Leber oder in den Lungen gefunden werden, mit entsprechender Funktionsstörung dieser Organe.

Man muss auf das Management eines schwierigen Atemwegs vorbereitet sein.

Sonstige Syndrome

Marfan-Syndrom

Die Hauptsymptome sind Großwuchs und Langgliedrigkeit.

Vom anästhesiologischen Interesse ist die regelmäßig vorhandene Dilatation der Aorta ascendens, die zu einer Aorteninsuffizienz oder einem Aortenaneurysma führen kann sowie zu einem Mitralklappenprolaps.

Intubationsschwierigkeiten sind beschrieben aufgrund eines Langschädels sowie Rachendeformitäten.

Pierre-Robin-Syndrom

Bei dieser Erkrankung sind Mikrognathie (hypoplastischer Unterkiefer) und Glossoptose kombiniert.

Auf Schwierigkeiten beim Offenhalten der Atemwege bei Narkoseeinleitung sowie auf Intubationsschwierigkeit muss man vorbereitet sein. Ein Guedel-Tubus, notfalls eine Larynxmaske können hilfreich sein. Die fiberoptische Intubation kann anschließend auch über die bereits platzierte Larynxmaske durchgeführt werden.

VACTERL-Assoziation oder VACTERL-Syndrom

Das VACTERL-Syndrom tritt mit einer Häufigkeit von ungefähr 1:5.000 Geburten auf. Bisher ist die zugrundeliegende genetische Störung noch unbekannt. Es handelt sich dabei um eine Assoziation, die durch sporadische, nicht zufällige Verbindung folgender Anomalien gekennzeichnet ist:

- V = vertebrale Anomalien
- A = Analatresie
- C = kardiale Anomalien (zumeist Ventrikelseptumdefekt [VSD])
- T = tracheo-oesophageale Fisteln
- E = Ösophagusatresie
- R = renale Anomalien und Defekte
- L = Defekt der oberen Extremitäten („upper limb defects")

Kinder mit VACTERL-Assoziation können uns mit einer Vielzahl von OP-Indikationen begegnen, am häufigsten aufgrund der Korrektur der Atresien des Anus und des Ösophagus.

Aufgrund der häufigen Eingriffe haben diese Kinder eventuell einen herausfordernden Venenstatus. Die zielgerichtete und korrekte Applikation von EMLA-Pflastern ist daher mit besonderer Sorgfalt durchzuführen.

Porphyrie

Diese Stoffwechselstörungen werden durch eine ungenügende oder fehlende Aktivität von Enzymen hervorgerufen, die für die Hämoglobinsynthese verantwortlich sind. Eine Porphyrie tritt in Schüben auf, Medikamente, Infektionen, Stress, Trauma, Alkohol können als Trigger in Frage kommen.

> **Cave** ⚠
>
> Bei diesen Patienten sind Barbiturate, Etomidat, Diclofenac, Pancuronium, Flunitrazepam, Clonazepam, Lidocain, Sulfonamide, Erythromycin, Verapamil, Nifedipin, Phenitoin, Theophyllin, Östrogene, Danazol, Sulfanylharnstoffe und Äthanol kontraindiziert.

Sichere Substanzen sind: Propofol, Morphin, Fentanyl, Remifentanil, Naloxon, Acetylsalicylsäure, Paracetamol, Lachgas, Succinylcholin, Promethasin, Procain, Penicilline, Cephalosporine, Betablocker, Nitroglycerin, Adrenalin, Dopamin, Glukokortikoide, Oxytocin, Thyroxin und Heparin.

In die Kategorie der **„wahrscheinlich sicheren Medikamente"** gehören nach den Leitlinien der DGAI: Ketamin, Alfentanil, Sufentanil, Pethidin, Isofluran, Desfluran, Sevofluran, Atracurium, Cis-atracurium, Vecuronium, Rocuronium, Midazolam, Bupivacain, Prilocain, Ropivacain, Clonidin und Cimetidin.

Aktuelle Informationen können auch über die Kompetenz-Zentren Prophyrie und Datenbanken im Internet [459] abgefragt werden.

Siehe auch Übersicht Anästhesieverfahren bei Kindern und Spezielle Eingriffe in der Kinderanästhesie (Kap. 12.9).

12.8.4 Endokarditisprophylaxe in der Kinderanästhesie

C. Melzer-Gartzke, L. Müller-Lobeck, E. Toubekis

Vorbemerkungen

Die Empfehlungen zur Endokarditisprophylaxe sind heute deutlich zurückhaltend formuliert. Grund ist die Folgerung aus den vorliegenden Daten, dass nur eine extrem geringe Anzahl von Endokarditisfällen durch eine Antibiotikaprophylaxe verhindert werden kann. So ist eine Endokarditisprophylaxe nur noch bei solchen Patienten empfohlen, bei denen eine Endokarditis besonders schwer verlaufen würde und die ein sehr hohes Risiko für eine infektiöse Endokarditis haben.

Die Einteilung in hohes, mittleres und geringes Risiko ist also entfallen, eine Prophylaxe wird nur noch bei hohem Risiko empfohlen (s. u.). Grundsätzlich lautet die Empfehlung auf orale Applikation, die i. v.-Gabe sollte die Ausnahme sein.

> **Praxis**
>
> **Tipp**
>
> Wenn aus operativer Sicht eine perioperative Antibiotikaprophylaxe bei Kindern indiziert ist, ist eine weitere Gabe eines alternativen oder zusätzlichen Antibiotikums nicht indiziert, da das eingriffsspezifische Keimspektrum hiermit erfasst sein sollte.

> **Merke** M!
>
> Vor einer Endokarditis schützt ein ausreichender Blutspiegel, vor einem Wundinfekt ein ausreichender Gewebespiegel. Dies ist bei der Planung und der evtl. Wiederholung der Endokarditisprohylaxe zu berücksichtigen.

Welche Patienten benötigen eine Endokarditisprophylaxe?

Patienten mit hohem Risiko

- Patienten mit Herzklappenersatz inklusive Bioklappen und Homograft
- Patienten mit Klappenrekonstruktion mit alloprothetischem Material *in den ersten 6 Monaten nach OP*
  - Anmerkungen:
    [a] Abweichung der deutschen LL von den Empfehlungen der AHA
    [b] Nach 6 Monaten wird eine suffiziente Endothelialisierung der Prothesen angenommen.
- Patienten mit bakterieller Endokarditis in der Anamnese
- Patienten mit kongenitalen (angeborenen) Vitien:
  - zyanotische Vitien, die nicht oder nur palliativ mit systemisch-pulmonalen Shunts operiert sind
  - operierte Herzfehler mit Implantation von Conduits (mit oder ohne Klappe) oder residuellen Defekten, d. h. tubulenter Blutströmung im Bereich von prothetischem Material
- operativ oder interventionell mit Fremdmaterial behandelte Herzfehler (PFO, VSD, PDA) *in den ersten 6 Monaten nach OP*[b]
- Z. n. HTX, wenn eine kardiale Valvulopathie vorliegt
- Patienten, die nach den alten LL bisher eine Endokarditisprophylaxe erhalten hatten, dürfen gem. deutscher LL auf Wunsch auch weiterhin eine Endokarditisprophylaxe erhalten.

Welche Eingriffe benötigen eine Endokarditisprophylaxe?

Zahnärztliche Eingriffe

- Zahnextraktion, Parodontologische Eingriffe, Zahnimplantation, Wurzelbehandlung mit Wurzelspitzenresektion, Initiales Setzen von Bändern, Intraligamentäre Lokalanästhesie
- Entfernung von Zahnstein, Reinigung von Zähnen und Implantaten, wenn eine Blutung erwartet wird

HNO-Eingriffe

- Tonsillektomie, Adenoidektomie, Chirurgische Eingriffe, die respiratorische Schleimhäute betreffen, Bronchoskopie mit dem starren Bronchoskop

Chirurgische Eingriffe

- Sklerotherapie von Ösophagusvarizen, Dilatation einer Ösophagusstriktur, ERCP bei biliärer Abflußbehinderung, Gallengangs-Chirurgie, Chirurgische Eingriffe, die intestinale Schleimhäute betreffen

Urologische Eingriffe

- Prostatachirurgie, Zystoskopie, Dilatation der Urethra

Sonstige Eingriffe

- Langdauernde Herzkatheter mit Valvuloplastik
- Lithotrypsie im Bereich der Gallenwege, Pankreas und Urogenitaltrakt
- Eingriffe an infizierten Herden
- Gastroskopie mit und ohne Biopsie
- ERCP
- TEE
- Nasotracheale Intubation
- flexible Bronchoskopie
- Rekto-Sigmoideo-Koloskopie

Prophylaxeschemata Kinder

- Amoxicillin 50 mg/kgKG max. 3 g oral, 1 h vor Eingriff.
  - bei *Penicillin-Unverträglichkeit:*
    - Clindamycin (nur bei Eingriffen im Oropharynx) 15 mg/kgKG (max. 600 mg) i.v
    - 30 Min. bzw. 15 mg/kgKG (max. 600 mg) oral, 1 h vor Eingriff *oder*

- Vancomycin 20 mg/kgKG (max. 1 g i. v.) als Infusion über 1 h
- spätester Beginn 1 h vor Eingriff
- infizierte Herde der Haut und langdauernder Herzkatheter (Staphylokokken):
  - Clindamycin 15 mg/kgKG (max. 600 mg) i.v 30 min bzw.
  - 15 mg/kgKG (max. 600 mg) oral, 1 h vor Eingriff *oder*
  - Vancomycin 20 mg/kgKG (max. 1 g i. v.) als Infusion über 1 h
- spätester Beginn 1 h vor Eingriff

Siehe auch:
- Spezielle Eingriffe in der Kinderanästhesie (Kap. 12.9),
- Perioperative Antibiotikaprophylaxe bei Kindern,
- Syndrome in der Kinderanästhesie (Kap. 12.8.3),
- Übersicht Anästhesieverfahren bei Kindern.

12.8.5 Perioperative Hydrokortison-Substitution bei Kindern

S. Kramer, M. Krebs

Allgemein

Kinder mit einer Steroiddauermedikation (egal aus welchem Grund – endokrinologisch oder immunologisch) haben ein höheres Risiko als Erwachsene im Falle einer Stresssituation (Infektion oder Operation) in einen Kortisolmangel zu geraten. Dieser Mangelzustand kann bis hin zur Addisonkrise führen. Zur Verhinderung muss zusätzlich zur Hausmedikation eine Stressdosis gegeben werden. Ausnahmen davon bilden die kurzfristig verordneten Steroide, z. B. Dexamethason in der Hirndrucktherapie, die in der Regel keiner zusätzlichen Substitution bedürfen.

Perioperative Hydrokortison-Substitution

Vor oder zur Narkoseeinleitung wird eine Stressprophylaxe mit Hydrokortison verabreicht. Diese Stressprophylaxe beträgt 50 mg Hydrokortison pro m^2 Körperoberfläche und wird als Bolus verabreicht, folgend von einer Dauerinfusion von 50 mg Hydrokortison pro m^2 Körperoberfläche über 24 Stunden.

Die Körperoberfläche ist direkt dem PDMS zu entnehmen, wenn das aktuelle Gewicht und die Körpergröße eingegeben worden sind.

- Gewichtsadaptierter Bolus:
  - 50 mg/m^2 Körperoberfläche als Bolus
- gewichtsadaptierte Dauerinfusion über 24 Stunden:
  - 50 mg/m^2 Körperoberfläche über 24 h Dauerinfusion (auf 50 ml verdünnen und mit einem Perfusor mit 2 ml/h verabreichen)

Die Steroid-Hausmedikation soll konsequent weitergeführt werden [464], da sonst zum einen das Risiko des Vergessens des Wiederansetzens gegeben ist, zum anderen die Stressdosis alleine teilweise nicht äquivalent immunologisch ausreicht. Wenn die übliche Dosis oral nicht eingenommen werden kann (laufende Operation, Schläfrigkeit postoperativ) soll diese 1:1 intravenös zum Zeitpunkt der oralen Einnahme gegeben werden.

> **Merke** M!
>
> Ein „Zuwenig" führt eher zu einer Gefährdung der Kinder als ein kurzfristiges „Zuviel".

Siehe auch Perioperative Hydrocortison-Substitution bei Erwachsenen (Kap. 2.15)!

12.8.6 Perioperative Antibiotikaprophylaxe bei Kindern

S. Kramer, M. Krebs, L. Müller-Lobeck, I. Nachtigall

Vorbemerkungen

Die perioperative Antibiotikaprophylaxe ist ein klassisches Beispiel für interdisziplinäres Handeln im OP. Die Indikation wird durch den operierenden Chirurgen gestellt, dem auch die Verantwortung über das erwartete Keimspektrum obliegt, das es abzudecken gilt. Die Infusion dagegen wird üblicherweise durch die Anästhesisten im Saal durchgeführt, die demzufolge auch die Durchführungsverantwortung haben. Das heißt, sie müssen die patientengerechte Dosierung berechnen, eventuelle Antibiotikaallergien beachten, gegebenenfalls auf ein Ausweichpräparat zurückgreifen und eventuelle Nebenwirkungen zur Kenntnis nehmen und gegebenenfalls behandeln.

Die perioperative Antibiotikaprophylaxe sollte dabei möglichst 30–60 min vor dem Schnitt appliziert sein, damit ausreichende Wirkspiegel vorliegen. Dieser Umstand macht eine individuelle Absprache zwischen Operateur und Anästhesist aus logistischen Gründen zumeist unmöglich. Eine zu späte Applikation ist deshalb häufig die Folge.

Ziel dieser SOP ist es, für eine breite Anzahl von häufig durchgeführten Operationen im kinderchirurgischen OP Standards festzulegen, nach denen ohne weitere Rücksprache verfahren werden soll. Besondere Wünsche bei von der Regel abweichendem Keimspektrum müssen jedoch weiterhin abgesprochen werden.

Wie der Tabelle zu entnehmen ist, ist es bei der Mehrzahl der Eingriffe übliche Praxis, ein Cephalosporin als Routine-Antibiotikum für die perioperative Antibiotikaprophylaxe einzusetzen. Bei Penizillinallergie (mit ca. 1 %-iger Kreuzallergie gegen andere β-Laktam-Antibiotika) kann Cefuroxim in der Regel sicher verwendet werden, da die Kreuzallergie an den Seitenketten hängt und diese sich bei Penicillin und Cefuroxim unterscheiden [463], [502]. Die Anzahl der möglichen Ausweichpräparate aber ist aufgrund dünner Datenlage oder fehlender Zulassung für Kinder klein. ► Tab. 12.12 gibt deshalb eine dem erwarteten Keimspektrum angepasste Alternative vor.

Tab. 12.12 Standardprophylaxe und Alternative bei Penicillinallergie.

	Standard-AB-Prophylaxe	alternativ	Bemerkungen
Augenheilkunde			
Augenmuskel-OP (Schiel-OP), Chalazion etc.	keine		
Kinderchirurgie			
Appendizitis, Stomarückverlagerung,	Cefuroxim 50 mg/kgKG + Metronidazol 7 mg/kgKG	Clindamycin 10 mg/kgKG + Gentamycin 5 mg/kgKG	
Appendizitis, gangränös oder perforiert	zusätzlich: Gentamycin 5 mg/kgKG		nach Rücksprache mit Operateur
Cholezystektomie	Cefotaxim 50 mg/kgKG + Metronidazol 7 mg/kgKG	Clindamycin 10 mg/kgKG + Gentamycin 5 mg/kgKG	
Pyloromyotomie	keine		
Leistenhernie, Nabelhernie	keine		
Trichter- und Kielbrust, Implantatentfernung nach Trichter-/Kielbrust	Clindamycin 10 mg/kgKG	Ampicillin/Sulbactam 15–45 mg/kgKG	
Pleurapunktion, Einlage Thoraxdrainage	keine		in Abhängigkeit vom Befund, ggf. vorbestehende Therapie fortführen
Ureterozystoneostomie (UCN), Anderson-Heynes Plastik (AHP)	Cefuroxim 50 mg/kgKG	Clindamycin 10 mg/kgKG	
Orchidofunicolyse/-pexie, lap. Hodensuche, Zirkumzision	keine		
Ösophagogastroduodenoskopie (ÖGD)	keine		
ÖGD mit Bougierung	keine initial		ggf. Ampicillin/Sulbactam 15–45 mg/kgKG
PEG-Anlage	Cefuroxim 50 mg/kgKG	Clindamycin 15–45 mg/kgKG	
Kolo-, Rektoskopie (mit o. ohne Biopsie), Zystourethroskopie	keine		
Osteosynthesen	Cefuroxim 50 mg/kgKG	Clindamycin 10 mg/kgKG	
Geschlossene Reposition	keine		
Implantatentferung Draht/ESIN/Schraube	keine		
Implantatentferung Platte	keine		
Broviac-/Hickman-Implantation	keine		

Tab. 12.12 Fortsetzung

	Standard-AB-Prophylaxe	alternativ	Bemerkungen
Kinder-HNO			
Tonsillektomie, Adenotomie, Parazentese/ Paukendrainage, kleine Eingriffe	keine		
Otoklisis	Clindamycin 10 mg/kgKG	Cefuroxim 25 mg/kgKG	
Septumplastik, FESS	Cefuroxim 25 mg/kgKG	Clindamycin 10 mg/kgKG	
Tympanoplastik, Mastoidektomie	Cefuroxim 25 mg/kgKG	Clindamycin 10 mg/kgKG	
Kinderneurochirurgie			
intrankranielle Eingriffe	Cefuroxim 50 mg/kgKG	Clindamycin 10 mg/kgKG	
Kinderorthopädie			
Knocheneingriffe	Ampicillin/Sulbactam 50 mg/Kg KG	Clindamycin 20–40 mg/Kg KG < 12 Jahre, > 12 Jahre 600 mg	
Unsaubere Weichteilverhältnisse (Leistenschnitte, Schmutzfüsse etc.)	Ampicillin/Sulbactam 50 mg/Kg KG	Clindamycin 20–40 mg/Kg KG < 12 Jahre, > 12 Jahre 600 mg	nach Rücksprache mit Operateur
Kinderurologie			
Leisteneingriffe (Orchidopexie etc.)	Cefuroxim 50 mg/kgKG	Clindamycin 10 mg/kgKG	
Zirkumzisionen	keine		
MKG			
Spaltenchirurgie	keine		in Einzelfällen nach Rücksprache mit Operateur
Fädenentfernungen	keine		
Choanalatresie/-stenose	keine		

12.8.7 Perioperative Antibiotikaprophylaxe bei Neonaten

P. Degenhardt, H. Haberl, L. Müller-Lobeck, I. Nachtigall, E. Toubekis

Substanzauswahl und Dosierung

Die Auswahl der antibiotischen Substanzen richtet sich nach der im Operationsgebiet zu erwartenden Bakterienflora die u. a. vom Zugangsweg und der Eröffnung physiologisch besiedelter Körperhöhlen abhängt. Dies wird bei Neugeborenen durch die Tatsache verkompliziert, dass eine Besiedelung durch die typischen Wundinfektionserreger i. d. R. erst postnatal beginnt und dass die typische Standortflora, wie sie bei erwachsenen Patienten oder Kindern ab dem Kleinkindalter gefunden wird, noch nicht voll ausgeprägt ist. Daraus ergibt sich eine abweichende Substanzauswahl für Operationen in den ersten 72 Lebensstunden. Bei bekannten Trägern multiresistenter Erreger sollte deren Resistenzprofil bei der Substanzauswahl berücksichtigt werden, wobei andere relevante Wundinfektionserreger nach wie vor erfasst werden müssen (siehe SOP Antibiotikaverordnung).

Eingriffe

- **Rashkind-Manöver**
  - → keine Prophylaxe
- **Herzkatheteruntersuchung (interventionell)**
  - *ohne Implantate (z. B. BVP, BAP):*
    - Cefazolin (25 mg/kgKG/ED) → Einmaldosis präoperativ
  - *mit Implantaten (z. B. Schirm, Coil, Stent):*
    - Cefazolin (25 mg/kgKG/ED) → Einmaldosis präoperativ + 2 Gaben postoperativ (Intervall: 8 stdl. – Ausnahme < 3 kgKG und < 7 d alt - > 12 stdl.)

- **Thorakotomie (inkl. operativer PDA-Verschluss)**
  - Cefuroxim (50 mg/kgKG/ED; maximal 100 mg/kgKG/d) → *Einmaldosis präoperativ*
- **Laparotomie und Ösophaguseingriffe**
  - Cefuroxim (50 mg/kgKG/ED; maximal 100 mg/kgKG/d) → *Einmaldosis präoperativ*
  - *bei Eröffnung des Darmlumens*:
    - zusätzlich: Metronidazol (7 mg/kgKG/ED; maximal 21 mg/kgKG/d) → *Einmaldosis präoperativ*
- **neurochirurgische Eingriffe (Kraniotomie)**
  - Cefuroxim (50 mg/kgKG/ED; maximal 100 mg/kgKG/d) → *Einmaldosis präoperativ + 2 Gaben postoperativ*
  - Ausnahme: bei offener Meningomyelozele (hohes Risiko für präoperative Kontamination) → *prolongierte antibiotische Therapie für insgesamt 5 Tage (Start postnatal vor OP)*

Neugeborene, bei denen eine Besiedelung mit MRE bekannt ist bzw. deren Eltern mit einem MRE besiedelt sind

MRSA-Besiedlung

Perioperativ (Beginn bis zu 5 Tage Prä-OP) eine MRSA-Sanierung mit Mupirocin und Octenidin diskutieren.

- **bei neurochirurgischen Eingriffen oder unklarer Clindamycinresistenz**
  - Cefuroxim (50 mg/kgKG/ED; maximal 100 mg/kgKG/d) + Vancomycin
    - Gewicht < 1000 g: 10 mg/kgKG/ED
    - 1000–2000 g: 20 mg/kgKG/ED
    - > 2000 g: 30 mg/kgKG/ED – jeweils als KI
    - keine erneute Gabe innerhalb von 12 h! – *anderenfalls:*
  - Cefuroxim (50 mg/kgKG/ED; maximal 100 mg/kgKG/d) + Clindamycin (10 mg/kgKG/ED)
  - maximal < 37. SSW 20 mg/kgKG/d
  - > 37. SSW 30 mg/kgKG/d

2MRGN- oder 3MRGN-Besiedlung oder Kontaktpatient

- Meropenem (20 mg/kgKG/ED; maximal 60 mg/kgKG/d) → *Einmaldosis präoperativ*

4MRGN- oder VRE-Besiedlung oder Kontaktpatient

- Nach interdisziplinärer Absprache zwischen neonatologischem Oberarzt und Mikrobiologen

Sonderfall: Besiedlung mit Serratia marcescens

- Cefepime (30 mg/kgKG/ED; maximal 60 mg/kgKG/d) → *Einmaldosis präoperativ*

12.8.8 Opioide in der Kinderanästhesie

M. Haack, S. Kramer, L. Müller-Lobeck

Piritramid

- Einzeldosis: 0,02–0,1 mg/kgKG i. v. fraktioniert → nach Wirkung!
- intraoperativ: 0,1–(0,2) mg/kgKG i. v.
- maximale Tagesdosis: nach Bedarf
- Dosisintervall: nach Bedarf

Cave

Atemdepression!

Tramadol

- Einzeldosis: 1,25 mg/kgKG = 0,5 Tropfen/kgKG p. o. (20 Trpf. = 50 mg, 1 Trpf. = 2,5 mg)
- Dosisintervall: nach Bedarf 4–6-stündlich

Cave

Atemdepression!

Morphin

- Einzeldosis: 0,1 mg/kgKG i. v. und nach Bedarf
- maximale Tagesdosis: nach Bedarf
- Dosisintervall: nach Bedarf

Cave

Atemdepression!

Remifentanil

Remifentanil ist ein reiner µ-Rezeptor-Agonist mit einem für die punktgenaue Narkoseführung interessanten Wirkungsprofil. Das Profil zeichnet sich durch raschen Wirkeintritt und raschen Wirkverlust ohne Kumulationsgefahr durch den Wirkstoff selbst oder seine Metabolite aus.

Der Abbau der Substanz erfolgt durch unspezifische Esterasen in Blut und Gewebe. Sie spalten die Substanz in Metabolite ohne klinisch relevante Eigenwirkung.

Merke M!

Remifentanil hat bei Kindern eine Halbwertszeit von 4–6 min. Deshalb ist zu bedenken, dass die analgetische Wirkung abrupt nachlässt. Dies bedeutet, dass man überlappend eine postoperative Analgesie mit Opioiden (z. B.Piritramid, s. o.) oder Regionalanästhesie sowie peripheren Analgetika beginnen muss.

Remifentanil für Kinder > 30 kgKG

- Ansatz 1 (20 µg/ml, „Stammlösung")
  - in einer 50 ml Spritzenpumpenspritze
  - 1 mg Remifentanil Trockensubstanz in 50 ml NaCl 0,9 %
  - 1 ml entspricht 20 µg Remifentanil

Merke M!

Eine Dosierung von 0,1 µg/kgKG/min kann nach der folgenden Formel errechnet werden: Körpergewicht in kgKG × 3/10 ml/h.

Remifentanil für Kinder < 30 kgKG

- Ansatz 2 (6 µg/ml)
  - in einer 50 ml Spritzenpumpenspritze
  - 15 ml der „Stammlösung" (s. o.) + 35 ml NaCl 0,9 %
  - 1 ml entspricht 6 µg Remifentanil

Merke M!

Eine Dosierung von 0,1 µg/kgKG/min erzielt man durch die Gabe von: 1 ml/kgKG/h.

Fentanyl

- Einzeldosis: 2–5 µgr/kgKG i. v. fraktioniert → nach Wirkung!
- intraoperativ: 1–3 µgr/kgKG i. v. bei Repetition
- maximale Tagesdosis: nach Bedarf
- Dosisintervall: nach Bedarf

Cave ⚠

Atemdepression!

12.8.9 Periphere Analgetika in der Kinderanästhesie

M. Haack, U. Knipprath, M. Krebs

Paracetamol

- *Schmerzstärke:*
  - Paracetamol: + /2
- *Aufsättigungsdosis bei rektaler Applikation* (ab reifen NG, mindestens 3 kgKG):
  - < 3 Monate → 20 mg/kgKG
  - > 3 Monate → 30 mg/kgKG
- *Einzeldosis rektal oder oral:*
  - 10–20 mg/kgKG
- *Repetitionsdosis:*
  - 10–20 mg/kgKG, frühestens nach 6 h
- *Tageshöchstdosis:*
  - 60 mg/kgKG
  - nicht mehr als 4 000 mg/d
- *Besonderheiten*:
  - Anwendungsdauer hoher Dosen
    - < 3 Monate max. 48 h
    - > 3 Monate max. 72 h
  - **Cave:** bei Überdosierung: → Hepatotoxität
  - eine Kombination mit Metamizol wird derzeit nicht empfohlen [460]
  - auf eine Kombination mit Codein (z. B. Talvosilen) wird verzichtet, da Codein zu einem Auftreten von tödlichen Atemdepressionen führen kann durch Metabolisierung zu Morphin – insbesonders bei Patienten mit hoher Enzymaktivität (CYP2D 6-Morphismen)

Paracetamol i. v.

- *Schmerzstärke:*
  - Paracetamol i. v.: + /2
- *3–10 kgKG:*
  - Einzeldosis: 7,5 mg/kgKG
  - Tageshöchstdosis: < 30 mg/kgKG/d
- *10–33 kgKG:*
  - Einzeldosis: 15 mg/kgKG
  - Tageshöchstdosis: 60 mg/kgKG
- *33–50 kgKG:*
  - Einzeldosis: 15 mg/kgKG
  - Tageshöchstdosis: 60 mg/kgKG, nicht mehr als 3 g/d

- *> 50 kgKG:*
  - Einzeldosis: 1 g
  - Tageshöchstdosis: 4 g/d
  - *Repetitionsdosis i. v.*, frühestens nach 4 h
- *Besonderheiten*:
  - Applikation über 15 min
  - Anwendungsdauer hoher Dosen
    - < 3 Mon. max. 48 h
    - > 3 Mon. max. 72 h
  - **Cave:** bei Überdosierung: → Hepatotoxität
  - eine Kombination mit Metamizol wird derzeit nicht empfohlen [460]

Diclofenac

- *Schmerzstärke:*
  - Diclofenac: + (+)/2 –3
- *Einzeldosis rektal und oral:*
  - 1–(2) mg/kgKG
- *Repetitionsdosis:*
  - wie Einzeldosis, frühestens nach 8 h
- *Tageshöchstdosis:*
  - 3 mg/kgKG/d
  - nicht mehr als 150 mg/d
- *Besonderheiten:*
  - Blutungsneigung
  - nicht < 10 kgKG
  - nicht < 1 Jahr

Ibuprofen

- *Schmerzstärke:*
  - Ibuprofen: + (+)/2–3
- *Einzeldosis rektal und oral:*
  - 10 mg/kgKG
- *Repetitionsdosis:*
  - wie Einzeldosis, frühestens nach 6 h
- *Tageshöchstdosis:*
  - 40 mg/kgKG/d
  - nicht mehr als 2400 mg/d
- *Besonderheiten:*
  - Blutungsneigung, **Cave:** HNO, MKG-OP
  - schlechte Magenverträglichkeit
  - nicht < 3 Mon.
  - nicht < 6 kgKG

Metamizol

- *Schmerzstärke:*
  - Metamizol: + + (+)/3, v. a. zur Spasmolyse geeignet
- *Einzeldosis:*
  - Einzeldosis als Kurzinfusion → 20 mg/kgKG (max. 40 mg/kgKG)
- Dauerinfusion → 75 mg/kgKG/d
- *Repetionsdosis:*
  - wie Einzeldosis, frühestens nach 6 h
- *Tageshöchstdosis:*
  - 75 mg/kgKG/d
  - Dauerinfusion nicht mehr als 4 000 mg/d
  - Bolusgaben nicht mehr als 3 000 mg/d
- *Besonderheiten:*
  - nicht < 3 Mon.
  - nicht < 5 kgKG
- Nebenwirkungen:
  - Blutdruckabfall
  - toxische Agranulozytose: unerklärt hochfieberhafter Zustand
  - Kontraindikation bei Leukopenie und Störungen der hämatopoetischen Knochenmarksfunktion
  - eine Kombination mit Paracetamol wird derzeit nicht empfohlen [460]

12.8.10 Katecholamindosierungen in der Kinderanästhesie

U. Knipprath, V. Martiny, L. Müller-Lobeck, E. Toubekis

Vorbemerkungen

Handelt es sich um ein Kind von einer pädiatrischen oder neonatologischen Intensivstation und soll eine Katecholamin- oder Kardiotropikum-Spritzenpumpe elektiv vorbereitet werden, so kann nach Rücksprache mit dem aufsichtführenden OA eine Konzentration verwendet werden, wie sie auf der weiterbehandelnden ITS üblich ist.

Dieses Vorgehen ist jedoch für notfallmäßig benötigte Spritzenpumpen nicht statthaft. Hier ist auf die folgende Rezeptierung zurückzugreifen:

Medikamente alphabetisch

Adrenalin (Ampulle: 1 mg/ml)

- *Rezeptierung:*
  - > 10 kgKG: **1 mg auf 50 ml NaCl** („1-mg-Ansatz")
  - < 10 kgKG: **15 ml des „1-mg-Ansatzes" auf 50 ml NaCl**
- *Startdosis:* 0,1 µg/kgKG/min
- *Laufrate:*
  - > 10 kgKG: **0,3 ml/kgKG/h** = 0,1 µg/kgKG/min (entsprechend 1-mg-Ansatz)
  - < 10 kgKG: **1 ml/kgKG/h** = 0,1 µg/kgKG/min (entsprechend Kinderansatz Remifentanil (s. dort))
- *Dosierung:* 0,01–1 µg/kgKG/min

12

I

Amiodaron (Ampulle: 150 mg/3 ml entspr. 50 mg/ml)

- *Rezeptierung:* individuell kalkuliert
- *Startdosis:* 5 mg/kgKG
- *Laufrate:* individuell kalkuliert
- *Dosierung:* 10–20 mg/kgKG/d

Dobutamin (Ampulle: 250 mg/50 ml entspr. 5 mg/ml)

- *Rezeptierung:* kgKG × 3 = mg, auf 50 ml NaCl
- *Startdosis:* 5 µg/kgKG/min = 5 ml/h
- *Laufrate:* **1 ml/h** = 1 µg/kgKG/min)
- *Dosierung:* 1–20 µg/kgKG/min

Dopamin (Ampulle: 250 mg/ml entspr. 5 mg/ml)

- *Rezeptierung:* kgKG × 3 = mg, auf 50 ml NaCl
- *Startdosis:* 5 µg/kgKG/min = 5 ml/h
- *Laufrate:* **1 ml/h** = 1 µg/kgKG/min)
- *Dosierung:* 1–20 µg/kgKG/min

Enoximon (Ampulle: 100 mg/20 ml entspr. 5 mg/ml)

- *Rezeptierung:* kgKG × 3 = mg, auf 50 ml NaCl
- *Startdosis:* 3 µg/kgKG/min = 3 ml/h
- *Laufrate:* **1 ml/h** = 1 µg/kgKG/min)
- *Dosierung:* 2–5 µg/kgKG/min

Esmolol (Ampulle: 100 mg/10 ml entspr. 10 mg/ml)

- *Rezeptierung:* 100 mg auf 50 ml NaCl
- *Startdosis:* 50 µg/kgKG/min
- *Laufrate:* **5 ml/h** = 50 µg/kgKG/min)
- *Dosierung:* 50–200 µg/kgKG/min

Ilomedin (Ampulle: 20 µg/ml)

- *Rezeptierung:* 3 µg auf 50 ml NaCl
- *Startdosis:* 2 ng/kgKG/min = 2 ml/kgKG/h
- *Laufrate:* **1 ml/kgKG/h** = 1 ng/kgKG/min
- *Dosierung:* 1–5 ng/kgKG/min

Levosimendan (Ampulle: 2,5 mg/ml)

- *Rezeptierung:* kgKG × 0,3 = mg, auf 50 ml G5 %
- *Startdosis:* 0,1 µg/kgKG/min
- *Laufrate:* **1 ml/h** = 0,1 µg/kgKG/min
- *Dosierung:* 0,1–0,2 µg/kgKG/min

Milrinon (Ampulle: 10 mg/10 ml entspr. 1 mg/ml)

- *Rezeptierung:* kgKG × 0,3 = mg, auf 50 ml G5 %
- *Startdosis:* 0,5 µg/kgKG/min = 5 ml/h
- *Laufrate:* **1 ml/h** = 0,1 µg/kgKG/min
- *Dosierung:* 0,3–0,7 µg/kgKG/min

Noradrenalin (Ampulle: 1 mg/ml)

- *Rezeptierung:*
  - > 10 kgKG Körpergewicht: **1 mg auf 50 ml NaCl** („1-mg-Ansatz“)
  - < 10 kgKG Körpergewicht: **15 ml des „1-mg-Ansatzes“ auf 50 ml NaCl**
- *Startdosis:* 0,1 µg/kgKG/min
- *Laufrate:*
  - > 10 kgKG: **0,3 ml/kgKG/h** = 0,1 µg/kgKG/min (entsprechend 1-mg-Ansatz)
  - < 10 kgKG: **1 ml/kgKG/h** = 0,1 µg/kgKG/min (entsprechend Kinderansatz Remifentanil; s. dort)
- *Dosierung:* 0,01–1 µg/kgKG/min

Orciprenalin (Ampulle: 0,5 mg/ml)

- *Rezeptierung:*
  - > 10 kgKG Körpergewicht: **1 mg auf 50 ml NaCl** („1-mg-Ansatz“)
  - < 10 kgKG Körpergewicht: **15 ml des „1-mg-Ansatzes“ auf 50 ml NaCl**
- *Startdosis:* 0,2 µg/kgKG/min
- *Laufrate:*
  - > 10 kgKG: **0,3 ml/kgKG/h** = 0,1 µg/kgKG/min (entsprechend Erwachsenen-1-er Ansatz)
  - < 10 kgKG: **1 ml/kgKG/h** = 0,1 µg/kgKG/min (entsprechend Kinderansatz Remifentanil (s. dort))
- *Dosierung:* 0,1–0,3 (–0,5) µg/kgKG/min

▸Tab. 12.13 fasst die Medikamente und Katecholamindosierungen tabellarisch zusammen.

Tab. 12.13 Katecholamindosierungen.

Medikament	Originalampulle	Aufziehen	Startdosis	Laufrate	Dosierung
Dopamin	250 mg/50 ml (= 5 mg/ml)	Körpergewicht in kgKG × 3 = mg, auf 50 ml NaCl	5 µg/kgKG/min = 5 ml/h	1 ml/h = 1 µg/kgKG/min	1–20 µg/kgKG/min
Dobutamin	250 mg/50 ml (= 5 mg/ml)	Körpergewicht in kgKG × 3 = mg, auf 50 ml NaCl	5 µg/kgKG/min = 5 ml/h	1 ml/h = 1 µg/kgKG/min	1–20 µg/kgKG/min
Enoximon	100 mg/20 ml (= 5 mg/ml)	Körpergewicht in kgKG × 3 = mg, auf 50 ml NaCl	3 µg/kgKG/min = 3 ml/h	1 ml/h = 1 µg/kgKG/min	2–5 µg/kgKG/min
Adrenalin	1 mg/ml	> 10 kgKG: 1 mg auf 50 ml NaCl („1-mg-Ansatz“)	0,1 µg/kgKG/min	0,3 ml/kgKG/h = 0,1 µg/kgKG/min	0,01–1 µg/kgKG/min
		< 10 kgKG: 15 ml „1-mg-Ansatz“ (s. o.) auf 50 ml	0,1 µg/kgKG/min	1 ml/kgKG/h = 0,1 µg/kgKG/min	
Noradrenalin	1 mg/ml	> 10 kgKG: 1 mg auf 50 ml NaCl („1-mg-Ansatz“)	0,1 µg/kgKG/min	0,3 ml/kgKG/h = 0,1 µg/kgKG/min	0,01–1 µg/kgKG/min
		< 10 kgKG: 15 ml „1-mg-Ansatz“ (s. o.) auf 50 ml	0,1 µg/kgKG/min	1 ml/kgKG/h = 0,1 µg/kgKG/min	
Milrinon	10 mg/10 ml (= 1 mg/ml)	Körpergewicht in kgKG × 0,3 = mg, auf 50 ml NaCl	0,5 µg/kgKG/min = 5 ml/h	1 ml/h = 0,1 µg/kgKG/min	0,3–0,7 µg/kgKG/min
Ilomedin	20 µg/ml	3 µg auf 50 ml NaCl	2 ng/kgKG/min = 2 ml/kgKG/h	1 ml/kgKG/h = 1 ng/kgKG/min	1–5 ng/kgKG/min
Levosimendan	2,5 mg/ml	Körpergewicht in kgKG × 0,3 = mg, auf 50 ml G5 %	0,1 µg/kgKG/min	1 ml/h = 0,1 µg/kgKG/min	0,1–0,2 µg/kgKG/min
Orciprenalin	0,5 mg/ml	s. Adrenalin/Noradrenalin	0,2 µg/kgKG/min	s. Adrenalin/Noradrenalin	0,1–0,3 (–0,5) µg/kgKG/min
Amiodaron	150 mg/3 ml (= 50 mq/ml)	individuell kalkuliert	5 mg/kgKG	individuell	10–20 mg/kgKG/Tag
Esmolol	100 mg/10 ml (= 10 mg/ml)	100 mg auf 50 ml NaCl	50 µg/kgKG/min	5 ml/kgKG/h = 50 µg/kgKG/min	50–200 µg/kgKG/min

12.8.11 Transfusionswahrscheinlichkeit im Kinder-OP

P. Degenhardt, S. Kramer, H. Zielke

Die Operationen mit 10 %-iger Transfusionswahrscheinlichkeit im Kinder-OP fasst ▶ Tab. 12.14 zusammen.

Tab. 12.14 Operationen mit 10 %-iger Transfusionswahrscheinlichkeit im Kinder-OP.

Operation	BG*	EK*	FFP*	auf Abruf	in OP
Kinderneurochirurgie					
Kranioplastik	X	2			X
Frontoorbitales Remodeling	X	2	1		X
Kinderorthopädie					
Beckenosteotomien (Acetabuloplastiken) einseitig	X	2		X	
Beckenosteotomien in Kombination mit Umstellungsosteotomien des proximalen Femurs	X	2		X	
Hämatologie/Onkologie					
onkologische Operationen	X	2–4	2–4		X
Kinderchirurgie					
thorakale Eingriffe	X	2–3		X	
größere Laparotomien	X	2–4		X	

Abkürzungen:
BG = Blutgruppe
EK = Erythrozytenkonzentrat
FFP = fresh frozen Plasma

12.8.12 Epidermolysis bullosa

S. Kramer, M. Krebs, E. Toubekis

- *Kinderanästhesie*

Perioperatives und Notfallmanagment bei Patienten mit Epidermolysis bullosa (EB)

Vorbemerkungen

Die Erkrankung ist gekennzeichnet durch eine genetisch bedingte Blasenbildung der Haut mit unterschiedlich starker Ausprägung. Die Blasen entstehen spontan und durch Reibung bzw. Scherkräfte. Falsche Handhabung bei EB-Patienten kann schwerwiegende Folgen haben und ist absolut zu vermeiden.

Merke M!

Alle Betreuenden Personen über vulnerable Haut und entsprechende Versorgung informieren!

Wichtigste Regeln

Handling

Cave ⚠

Kein Ziehen!

Grundsätzlich gilt vorsichtiges Heben und nicht Ziehen.

Auch bei Bewusstlosigkeit, Umlagern oder beim Bergen im Rahmen eines Unfalls.

EB-Patienten sollten immer weich gelagert und mit einem Laken gehoben werden, aber **nie** auf eine andere Unterlage „hinübergezogen" oder unter den Achseln getragen werden.

Befestigung für Diagnostik und Therapie

Cave ⚠

Keine Pflaster!

Niemals dürfen klebende Pflaster zum Befestigen von Zugängen, Elektroden oder des Intubationstubus verwendet werden.

Stattdessen haftende Schaumverbände wie Mepilex transfer bzw. weiche Mullbinden/Schlauchverband.

Wundversorgung und Desinfektion

- Sanfte Reinigung mit weichem Vlies und Spülen von frischen Wunden, abtupfen von zu desinfizierenden Hautarealen z. B. mit Octenisept.
- Zur direkten Wundauflage eignen sich nicht klebende Wundgazen (mit oder ohne Vaseline), besser ist jedoch die Verwendung von weichen Schaumstoffverbänden wie Mepilex transfer, die mit weichen Vlieskompressen gepolstert und mit weichen Mullbinden oder Schlauchverband fixiert werden.
- OP-bedingte Nähte sollten tief liegen und nicht intradermal verlaufen.
- Gewebekleber kann verwendet werden.
- Bei Knochenbrüchen müssen Immobilisationsschalen stark gepolstert werden.

Perioperatives Management

- Die Haut kann mit Emla unter zirkulär angebrachter Klarsichtfolie analgesiert werden.
- Nach Sprühdesinfektion und vorsichtigem Abtupfen sollten i. v. Zugänge mit einem Schaumstoffverband (Mepilex transfer) befestigt werden.
- Die Befestigung von EKG-Elektroden erfolgt ebenfalls per haftendem Schaumstoffverband.
- Die Haftfläche der Elektroden, darf **nicht** auf die Haut geklebt werden. Falls dennoch Pflaster zum Einsatz kommen, sollten diese per Pflasterlöser wie Niltac entfernt werden.
- Die Blutdruckmanschette sollte mit mindestens 3 Schichten Verbandswatte unterpolstert werden.
- Lippen und Augen werden mit Bepanthensalbe geschützt.
- Fingerclip Pulsoxymeter können verwendet werden und ebenfalls mit Schaumstoffverband befestigt werden.
- Die Nutzung von Klebeflächen an der Pulsoxymetrie muss vermieden werden
- OP-Tücher sollten mit Klemmen fixiert werden und dürfen nicht geklebt werden.

Atemwegsmanagement

Cave

Oropharyngeales Absaugen (z. B. vor Extubation) kann zu lebensbedrohlicher Blasenbildung führen und ist daher ohne Schleimhautkontakt durchzuführen!

- Grundsätzlich muss aufgrund der möglichen Mikrostomie und der vulnerablen Schleimhaut mit einer schwierigen Atemwegssituation gerechnet werden.
- Dementsprechend muss ggf. eine fiberoptische Intubation in Erwägung gezogen und entsprechend vorbereitet werden.
- Falls keine Kontraindikationen vorliegen, sollte die Intubation oder Verwendung einer Larynxmaske vermieden werden und der Eingriff in Spontanatmung erfolgen.
  - Bei der Intubation ist eine Verletzung des Oropharynx zu vermeiden.
  - Jegliche Blasenbildung der Schleimhaut kann zu einer akuten Atemwegsverlegung führen.
- Vor Intubation muss die Haut des Gesichtes (Wangen, Nasenrücken, Kinn, Augen, inklusive Ohren) ausreichend mit Mepilex transfer geschützt werden, damit bei der Maskenventilation und durch das Anheben des Kinns keine Hautläsionen gesetzt werden.
- Zur Vorbereitung müssen sämtliche Arbeitsmaterialien (Bronchoskop, Intubationsspatel, Güdel, Wendel, Tubus) mit ausreichen Gleitgel bzw. Silikonspray präpariert werden.
- Der Endotrachealtubus wird altersgerecht gewählt.
- Falls ein gecuffter Tubus verwendet wird, ist auf die ausreichende Entfaltung des Cuffs zu achten. Der Cuffdruck wird routinemäßig kontrolliert.
- Die Verwendung einer Larynxmaske ist möglich.
- Die Maske muss mit ausreichend Gleitgel benetzt sein.
- Auch hier sollte der Cuff nur minimal geblockt werden.
- Der Tubus sollte mit einer Mullbinde fixiert werden, damit die direkt darunter liegende Haut durch den Schaumstoffverband geschützt bleibt.
- Beim Entfernen des Mepilex transfer Verbandes nach Extubation sollte dieser **abgerollt** und **nicht** abgezogen werden.
- Bezüglich der zu verwendenden Notfallmedikamente oder Anästhetika gibt es keine Einschränkungen für Patienten mit EB.
- Regionalanästhesien sind gegenüber Vollnarkosen vorzuziehen.

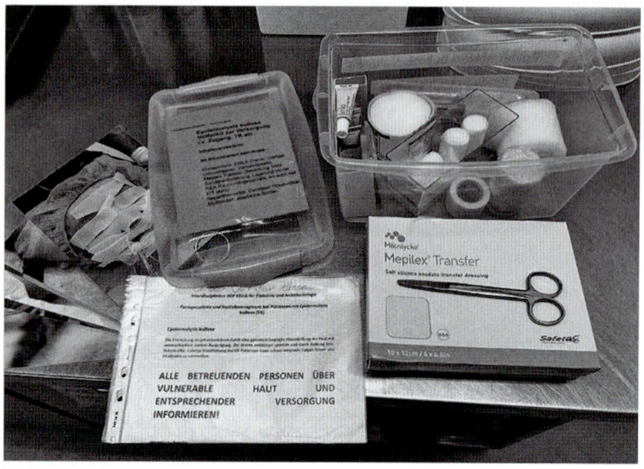

Abb. 12.3 Notfallkit mit SOP und Abbildungen.

Merke **M!**

Ein Notfallkit mit SOP und Abbildungen (▶ Abb. 12.3) für eine Akutversorgung, mit Polster für Blutdruckmanschette, ausreichend Mepilex transfer zum Befestigen von Elektroden etc. sowie Vaseline und Gleitgel sollte in der Kinderrettungsstelle und im Kinder-OP bereitliegen.

12.8.13 Koffeinapplikation in der Kinderanästhesie

S. Kramer, M. Krebs

Vorbemerkungen

Koffein kann bei unreifem Atemzentrum zur Atemstimulation eingesetzt werden. Dies betrifft vor allem sehr Frühgeborene und sehr müde Kinderanästhesisten. Sollten die Frühgeborenen einer Narkose, z. B. zur Leistenherniotomie unterzogen werden, kann die Gabe von Koffeinum intravenös eine suffiziente Spontanatmung am Ende der Operation ermöglichen.

Intravenöse Applikation

- Für die intravenöse Applikation werden in der Regel 10 mg/kgKG 1 × täglich als Startdosis verabreicht.
- Bei kontinuierlicher Therapie wird die Dosis bei den Folgegaben auf 5 mg/kgKG reduziert.

Perorale Applikation

Für die perorale Applikation sollte, je nach verfügbaren Aufbrühgerät, der geröstete und gemahlene koffeinhaltige Grundstoff, in der Regel aus den Arten arabica oder canephora, als Heißextraktion zubereitet werden.

Es empfiehlt sich die herstellerseitigen Gebrauchsanweisungen kritisch zu prüfen und je nach eingesetztem Grundstoff die Dosierung anzupassen. Hierzu sollte eine entsprechende Dosierungsreihe mit den jeweils bevorzugten Sorten angefertigt werden. Dies ist nötig, um in Kombination mit den vorgehaltenen Materialien eine gleichbleibend gute Wirkung bezüglich Atemantrieb, Vigilanz sowie insgesamt ein gleichbleibend geschmacklich gutes Gesamtergebnis erzielen zu können.

12.9 Spezielle Eingriffe in der Kinderanästhesie

▶ **Bemerkungen.** In dieser Übersicht finden sich Kapitel zu ausgewählten, häufig durchgeführten Eingriffen der kinderchirurgischen Disziplinen.

12.9.1 Kinderchirurgie

L. Müller-Lobeck

▶ **Vorbemerkungen.** Häufig durchgeführte kinderchirurgische Operationen sind:

- Herniotomie, Orchidopexie, Hypospadiekorrektur (ausgedehnt)
- Zirkumzision, Hypospadiekorrektur (klein)
- Zystoskopie, Rektoskopie
- Pylorusstenose
- Pankreasteilresektion bei Nesidioblastose
- Durchzugs-OP bei Analatresie
- Broviac-Katheter-Implantation und -Explantation (auch Hickman und Port)
- Ösophagusatresie bei Kindern
- Zwerchfellhernie als Beispiel für einen typischen Eingriff in der unmittelbaren Neugeborenenphase
- Gastroschisis, Omphalozele als Beispiele für typische Eingriffe in der unmittelbaren Neugeborenenphase
- nekrotisierende Enterokolitis (NEC), fokale intestinale Perforation (FIP), (Mekonium)Ileus als typische neonatologische Komplikationen
- OP bei Morbus Hirschsprung
- Bougierung des Ösophagus nach Ösophagusatresie
- Nierentransplantation bei Kindern

► **Weitere, typische kinderchirurgische Eingriffe.** Mit diesen eher allgemein gefassten Beschreibungen sollten auch die meisten im Bereitschaftsdienst aufkommenden kleineren Eingriffe zu meistern sein:
- Kleine Kinderchirurgie in ITN: dazu gehörend z. B. Halszysten, Hämangiomentfernungen und -laserungen, Abszeßspaltungen etc.
- offene Bauchchirurgie in der Kinderchirurgie: z. B. Ureterozystoneostomien (UCN), konventionelle Appendektomie, AP-Anlage, AP-Rückverlagerung etc.

Anästhesiologisch wird auch die Anderson-Hynes-Plastik (AHP, Neueinpflanzung des Ureters in das Nierenbecken bei Nierenbeckenabgangsstenose) so behandelt, obwohl es sich nicht um einen Baucheingriff handelt: hier erfolgt der Schnitt in Seitenlage, der OP-Situs liegt streng retroperitoneal.
- Laparoskopische Eingriffe in der Kinderchirurgie: in der Regel lap. AE, lap. CE, lap. Ovarialzystenfensterung etc.

Merke M!

Bedenke bei Notfällen die evtl. fehlende Nüchternheit, die nicht abgewartet werden kann. In diesem Falle siehe RSI bei Kindern und EMLA-Pflaster.

Kleine Kinderchirurgie in Intubationsnarkose (ITN)

S. Kramer, L. Müller-Lobeck

Allgemein

- Dauer: eingriffsspezifisch; Halszysten z. B. 45–90 min

Besonderheiten

Eine Reihe von kleineren Operationen in der Kinderchirurgie bedarf der Intubation. In der Regel sind dies Eingriffe im Kopf-Hals-Bereich, bei denen die versehentliche Dislokation einer LMA gefürchtet wird.

Hierzu zählen vor allem:
- mediane und laterale Halszysten
- Laserung von Hämangiomen im Kopf-Hals-Bereich
- Abszessspaltungen im Kopf-Hals-Bereich
- Broviac-Katheter-Anlage siehe dort
- Zahnsanierungen siehe dort

Darüber hinaus z. B.:
- Abszessspaltungen urogenital, wenn Bauchlagerung indiziert ist:
  - Pilonidalsinusabszess
  - glutealer Abszess
- Wundversorgungen im Bereitschaftsdienst (fehlende Nüchternheit)
- Frakturversorgungen im Bereitschaftsdienst (fehlende Nüchternheit)

► **Große Zysten oder Abszesse.** Bei großen Zysten oder Abszessen muss ggf. mit schwierigen Atemwegen gerechnet werden.

Bei Abszessen muss ggf. eine Antibiotikagabe nach Rücksprache mit dem Operateur erfolgen (Vormedikation ggf. von Station/Kinder-Rettungsstelle erfragen).

Cave ⚠

Postoperativ kann es bei großen Zysten zu einer Schwellung des Gewebes und dadurch zur Einengung, ggf. sogar Verschluss der Atemwege kommen.

In Abhängigkeit vom präoperativen Befund und intraoperativen Verlauf kann daher postoperativ eine intensivstationäre Überwachung erforderlich sein.

Bei Abszessspaltungen handelt es sich in der Regel um dringliche bis Notfalleingriffe. Hier ist eine fehlende Nüchternheit zu berücksichtigen. Das Abwarten einer höchst fragwürdigen Nüchternheit gilt ohnehin allgemein als obsolet.

Merke M!

Es gilt der Grundsatz: „ubi pus ibi evacuo", d. h. Abszesse sind zeitnah zu operieren. Im Zweifelsfall ist eine RSI indiziert.

Prämedikation

Prämedikation mit Midazolamsaft.

Bereitstellung von Blutprodukten

Eingriffsspezifisch.

Checkliste – Vorbereitungen im OP

► **Atemwege**
- Endotrachealtubus

► **Anästhesieverfahren**
- Balancierte Anästhesie

► **Zugänge**
- 1 peripherer Venenzugang

► **Medikamente und Volumen**

► **Infusion**

- Kinder < 10 kgKG oder < 1 Jahr: Vollelektrolytlösung + Glukose 1 %
- Kinder > 10–30 kgKG: Vollelektrolytlösung, 250 ml im Infusionsbeutel
- Kinder > 30 kgKG: Vollelektrolytlösung, 500 ml im Infusionsbeutel
- s. a. Perioperative Flüssigkeitstherapie in der Kinderanästhesie (Kap. 12.5.4)

► *Medikamente*

- Inhalationsanästhetikum (Sevofluran)
- ggf. Injektionsanästhetikum (Propofol, Thiopental)
- Orciprenalin
- Antiarrhythmika
- Katecholamine in Griffnähe

► **Intraoperative Schmerztherapie**

- Remifentanil
- NDMR, z. B. Cis-Atracurium
- PONV-Prophylaxe
- Atropin (nicht aufgezogen)

► **Postoperative Schmerztherapie**

- Peripheres Analgetikum
- Piritramid

► **Materialvorbereitung**

- Endotrachealtubus
- peripherer Venenzugang
- Monitoring
- altersentsprechende Materialien zur Lagerung und Wärmeerhaltung
- ggf. Material zum Management des schwierigen Atemweges (Bronchoskopie-Wagen)

Monitoring

► **Initialmonitoring**

► **Frühgeborene, Neugeborene und Säuglinge bis zum Ende des 1. Lebensjahres**

- 2 Sättigungssensoren (präduktal, d. h. rechter Arm und postduktal, d. h. an sonstiger Extremität)
- präkordiales Stethoskop

► **Kinder > 1 Jahr**

- Sättigungssensor

► **Standardmonitoring**

► **Frühgeborene, Neugeborene und Säuglinge bis zum Ende des 1. Lebensjahres**

- 2 Sättigungssensoren (präduktal, d. h. rechter Arm und postduktal, d. h. an sonstiger Extremität)
- Präkordialstethoskop, ggf. Ösophagusstethoskop
- EKG/HF
- NiBP-Messung oszillometrisch
- EEG-Monitoring vor Atemwegssicherung (NarcoTrend)
- Temperaturmessung (ggf. über Ösophagusstethoskop)
- regelmäßige kapilläre BGA-Kontrollen

► **Kinder > 1 Jahr**

- Sättigungssensor
- EKG/HF
- NiBP-Messung oszillometrisch
- EEG-Monitoring vor Atemwegssicherung (NarcoTrend)
- Temperaturmessung (ggf. über Ösophagusstethoskop)

► **Monitoring Allgemeinanästhesie**

- Atemfrequenz
- Tidalvolumen
- inspiratorische O_2-Konzentration F_iO_2
- Kapnometrie und -grafie
- exspiratorische Konzentration des Inhalationsanästhetikums
- Beatmungsdrücke
- EEG

Narkoseeinleitung

- Durchführung einer i. v. Einleitung *oder*
- Durchführung einer Maskeneinleitung
- gewichtsadaptierte Flüssigkeitstherapie
- Augenschutz

Lagerung

► **Zur Einleitung**

- Rückenlage
- Kopf in alters- bzw. größengerechtem Kopfring (es stehen 3 Größen zur Verfügung)
- Schulterrolle zum Ausgleich der Kopferhöhung durch Kopfring

► **OP-Lagerung**

- Eingriffsspezifisch
  - z. B. Halszysten: Kopf seitlich, nach Rücksprache mit dem Operateur ggf. Überstreckung des Halses mittels Schulterrolle oder Gelkissen
  - z. B. Glutealabszess: Bauchlage

Narkoseführung

- Nach dem Ende der Einleitung Vervollständigen des Standardmonitorings
- sofern noch nicht geschehen: Anfluten des volatilen Anästhetikums auf altersentsprechende MAC-Werte in

Abhängigkeit vom Ausmaß der Opioid-Supplementierung
- Reduktion des Frischgasflusses auf 0,5–1 l/min (Sevofluran: **Cave:** Compound A)
- Atemmodus CPAP-Spontanatmung oder maschinelle Beatmung
- ggf. Implementierung eines erweiterten Monitorings
- rechtzeitig an PONV-Prophylaxe und postoperative Schmerztherapie denken
- Postoperative Schmerztherapie
- peripheres Analgetikum
- Piritramid

Postoperatives Management

- AWR-Betreuung im Kinder-OP
- in Einzelfällen ggf. Verlegung auf die Intensivstation

Laparoskopische Eingriffe in der Kinderchirurgie

M. Krebs, L. Müller-Lobeck

Allgemein

- Dauer: je nach Eingriff 30–90 min

Besonderheiten

Heutzutage können immer mehr Operationen laparoskopisch durchgeführt werden. Hierzu gehören unter anderen: diagnostische Laparoskopie, Appendektomie, OP eines Meckel-Divertikel, Cholezystektomie, Ovarialzystenfensterung, Adhäsiolyse, tumorchirurgische Operationen (z. B. Nephrektomie, Lymphknotenentfernung), Hodensuche bei Cryptorchismus.
- Bei Kindern mit Herzfehler ist eine individuelle Abwägung erforderlich, ob die Beeinflussung der Hämodynamik ein laparoskopisches oder eher offenes Verfahren angeraten erscheinen lässt.
- Mittels kardiologischem Konsil sollten intra- und extrakardiale Shunt- und intrakardiale Druckverhältnisse geklärt sowie deren zu erwartende Änderung durch den erhöhten intraabdominellen Druck abgeschätzt werden.
- Bei intraoperativ aufgetretener hämodynamischer Instabilität muss gegebenenfalls umgestiegen werden.
- Da Muskelanspannung und Pressen des Patienten während der Laparoskopie zu Beeinträchtigungen der Beatmung und postoperativ zu Muskelschmerzen in Thorax und Schulterregion führen können, ist eine tiefe Narkose anzustreben (opiatbetont, ggf. nachrelaxieren).
- Bei präoperativem Erbrechen auf ausreichende Volumensubstitution achten.

Prämedikation

- Prämedikation mit Midazolamsaft
- bei akutem Abdomen RSI

Bereitstellung von Blutprodukten

- Eingriffsspezifisch, in der Regel nicht notwendig

Checkliste – Vorbereitungen im OP

► **Atemwege**
- Endotrachealtubus

► **Anästhesieverfahren**
- Balancierte Anästhesie oder
- TIVA

► **Zugänge**
- Eingriffsspezifisch, mindestens 1 peripherer Venenzugang

► **Medikamente und Volumen**

► **Infusion**
- Kinder < 10 kgKG oder < 1 Jahr: Vollelektrolytlösung + Glukose 1 %
- Kinder > 10–30 kgKG: Vollelektrolytlösung, 250 ml Infusionsbeutel
- Kinder > 30 kgKG: Vollelektrolytlösung, 500 ml im Infusionsbeutel
- s. a. Perioperative Flüssigkeitstherapie in der Kinderanästhesie (Kap. 12.5.4)

► *Medikamente*
- Inhalationsanästhetikum (Sevofluran)
- ggf. Injektionsanästhetikum (Propofol, Thiopental)
- Atropin (nicht aufgezogen)

► **Intraoperative Schmerztherapie**
- Remifentanil
- NDMR, z. B. Cis-Atracurium
- PONV-Prophylaxe
- Atropin (nicht aufgezogen)

► **Postoperative Schmerztherapie**
- Peripheres Analgetikum
- Piritramid

► **Materialvorbereitung**
- Endotrachealtubus
- peripherer Venenzugang
- Monitoring
- postoperative Schmerztherapie
- altersentsprechende Materialien zur Lagerung und Wärmeerhaltung

Monitoring

► **Initialmonitoring**

► **Frühgeborene, Neugeborene und Säuglinge bis zum Ende des 1. Lebensjahres**

- 2 Sättigungssensoren (präduktal, d. h. rechter Arm und postduktal, d. h. an sonstiger Extremität)
- präkordiales Stethoskop

► **Kinder > 1 Jahr**

- Sättigungssensor

► **Standardmonitoring**

► **Frühgeborene, Neugeborene und Säuglinge bis zum Ende des 1. Lebensjahres**

- 2 Sättigungssensoren (präduktal, d. h. rechter Arm und postduktal, d. h. an sonstiger Extremität)
- Präkordialstethoskop, ggf. Ösophagusstethoskop
- EKG/HF
- NiBP-Messung oszillometrisch
- EEG-Monitoring vor Atemwegssicherung (NarcoTrend)
- Temperaturmessung (ggf. über Ösophagusstethoskop)
- regelmäßige kapilläre BGA-Kontrollen

► **Kinder > 1 Jahr**

- Sättigungssensor
- EKG/HF
- NiBP-Messung oszillometrisch
- EEG-Monitoring vor Atemwegssicherung (NarcoTrend)
- Temperaturmessung (ggf. über Ösophagusstethoskop)

► **Monitoring Allgemeinanästhesie**

- Atemfrequenz
- Tidalvolumen
- inspiratorische O_2-Konzentration F_iO_2
- Kapnometrie und -grafie
- exspiratorische Konzentration des Inhalationsanästhetikums
- Beatmungsdrücke
- EEG

Narkoseeinleitung

- Durchführung einer i. v. Einleitung *oder*
- Durchführung einer Maskeneinleitung
- gewichtsadaptierte Flüssigkeitstherapie
- Augenschutz

Lagerung

► **Zur Einleitung**

- Rückenlage
- Kopf in alters- bzw. größengerechtem Kopfring (es stehen 3 Größen zur Verfügung)
- Schulterrolle zum Ausgleich der Kopferhöhung durch Kopfring

► **OP-Lagerung**

- Rückenlage
- Arme bei großen Kindern auslagern, sonst in Schulter und Ellenbogen 90° abgewinkelt und Händchen nach kranial gelagert

Narkoseführung

- Nach dem Ende der Einleitung Vervollständigen des Standardmonitorings
- sofern noch nicht geschehen: Anfluten des volatilen Anästhetikums auf altersentsprechende MAC-Werte in Abhängigkeit vom Ausmaß der Opioid-Supplementierung
- Reduktion des Frischgasflusses auf 0,5–1 l/min (Sevofluran: **Cave:** Compound A)
- Atemmodus CPAP-Spontanatmung oder maschinelle Beatmung
- ggf. Implementierung eines erweiterten Monitorings
- rechtzeitig an PONV-Prophylaxe und postoperative Schmerztherapie denken

► **Postoperative Schmerztherapie**

- peripheres Analgetikum
- Piritramid

Postoperatives Management

AWR-Betreuung im Kinder-OP.

Offene Bauchchirurgie in der Kinderchirurgie

L. Müller-Lobeck, E. Toubekis

Allgemein

Dauer = eingriffsspezifisch bis 3 h.

Besonderheiten

Indikation für eine offene Bauchoperation können sein:

- konventionelle Appendektomie (häufig bei V. a. Perforation)
- Ureterocystoneostomie (Ureterneueinpflanzung in die Blase, UCN)
- OP der Nierenbeckenabgangsstenose (Neueinpflanzung des Ureters in das Nierenbecken, Anderson-Hynes-Plastik, AHP) (eigentlich streng retroperitoneal, OP in Seitenlage, hohe Kaudalanästhesie aufgrund Schnittführung notwendig)

- AP-Anlage, z. B. bei Analatresie (Neugeboreneneingriff!) oder bei Ileus
- AP-Rückverlagerung etc.

> **Merke** M!
>
> Bei Notfällen muss grundsätzlich von fehlender Nüchternheit ausgegangen werden. Ein Abwarten der Nüchternheit ist obsolet. Hier ist eine RSI indiziert, üblicherweise in der Modifikation gemäß wiss. Arbeitskreis Kinderanästhesie der DGAI (WAKKA). Es gilt bei präoperativem Erbrechen das Volumendefizit und die damit verbundene Entgleisung des Elektrolyt- und Säure-Basen-Haushaltes bei der Planung der Flüssigkeitstherapie einzubeziehen.

Die Perioperative Antibiotikaprophylaxe ist bei Notfällen – je nach Ausmaß der Erkrankung und evtl. vorbestehender Antibiotikatherapie – mit dem Operateur abzusprechen. Wird, etwa bei der UCN, ein Dauerkatheter durch Operateure gelegt, so muss bei Umlagerung auf diesen Katheter geachtet werden.

Prämedikation

- Prämedikation mit Midazolamsaft
- bei Appendizitis liegt in der Regel bereits ein peripherer Zugang
- bei liegendem Zugang und Erbrechen erwäge Sedierung in der OP-Schleuse

Bereitstellung von Blutprodukten

- Eingriffsspezifisch, in der Regel keine

Checkliste – Vorbereitungen im OP

► **Atemwege**
- Endotrachealtubus

► **Anästhesieverfahren**
- Balancierte Anästhesie plus
- ggf. und unter 30 kgKG Kaudalanästhesie

► **Zugänge**
- 1–2 periphere Venenzugänge

► **Medikamente und Volumen**

► **Infusion**
- Kinder < 10 kgKG oder < 1 Jahr: Vollelektrolytlösung + Glukose 1 %
- Kinder > 10–30 kgKG: Vollelektrolytlösung, 250 ml Infusionsbeutel
- Kinder > 30 kgKG: Vollelektrolytlösung, 500 ml im Infusionsbeutel
- s. a. Perioperative Flüssigkeitstherapie in der Kinderanästhesie (Kap. 12.5.4)
- ggf. Kolloide, siehe perioperative Flüssigkeitstherapie in der Kinderanästhesie (Kap. 12.5.4)

► *Medikamente*
- Inhalationsanästhetikum (Sevofluran)
- ggf. Injektionsanästhetikum (Propofol, Thiopental)

► **Intraoperative Schmerztherapie**
- Remifentanil oder
- ggf. Lokalanästhetika für die Kaudalanästhesie
- NDMR, z. B. Cis-Atracurium
- PONV-Prophylaxe
- Atropin (nicht aufgezogen)

► **Postoperative Schmerztherapie**
- peripheres Analgetikum
- Piritramid

► **Materialvorbereitung**
- Endotrachealtubus
- peripherer Venenzugang
- Monitoring
- Regionalanästhesie-Wagen
- Magensonde
- altersentsprechende Materialien zur Lagerung und Wärmeerhaltung

Monitoring

► **Initialmonitoring**

► **Frühgeborene, Neugeborene und Säuglinge bis zum Ende des 1. Lebensjahres**
- 2 Sättigungssensoren (präduktal, d. h. rechter Arm und postduktal, d. h. an sonstiger Extremität)
- präkordiales Stethoskop

► **Kinder > 1 Jahr**
- Sättigungssensor

► **Standardmonitoring**

► **Frühgeborene, Neugeborene und Säuglinge bis zum Ende des 1. Lebensjahres**
- 2 Sättigungssensoren (präduktal, d. h. rechter Arm und postduktal, d. h. an sonstiger Extremität)
- Präkordialstethoskop, ggf. Ösophagusstethoskop
- EKG/HF
- NiBP-Messung oszillometrisch
- EEG-Monitoring vor Atemwegssicherung (NarcoTrend)
- Temperaturmessung (ggf. über Ösophagusstethoskop)
- regelmäßige kapilläre BGA-Kontrollen

► **Kinder > 1 Jahr**

- Sättigungssensor
- EKG/HF
- NiBP-Messung oszillometrisch
- EEG-Monitoring vor Atemwegssicherung (NarcoTrend)
- Temperaturmessung (ggf. über Ösophagusstethoskop)

► **Monitoring Allgemeinanästhesie**

- Atemfrequenz
- Tidalvolumen
- inspiratorische O_2-Konzentration F_iO_2
- Kapnometrie und -grafie
- exspiratorische Konzentration des Inhalationsanästhetikums
- Beatmungsdrücke
- EEG

Narkoseeinleitung

- Durchführung einer i. v. Einleitung *oder*
- Durchführung einer Maskeneinleitung
- gewichtsadaptierte Flüssigkeitstherapie
- Gegebenenfalls und unter 30 kgKG Kaudalanästhesie
- Augenschutz

Lagerung

► **Zur Einleitung**

- Rückenlage
- Kopf in alters- bzw. größengerechtem Kopfring (es stehen 3 Größen zur Verfügung)
- Schulterrolle zum Ausgleich der Kopferhöhung durch Kopfring

► **OP-Lagerung**

- Rückenlage
- ggf. nach Rücksprache mit dem Operateur zusätzliche Gelkissen unter dem Beckenbereich
- bei großen Kindern: Arme ausgelagert
- Anderson-Hynes-Plastik: Seitenlage

Narkoseführung

- nach dem Ende der Einleitung Vervollständigen des Standardmonitorings
- sofern noch nicht geschehen: Anfluten des volatilen Anästhetikums auf altersentsprechende MAC-Werte in Abhängigkeit vom Ausmaß der Opioid-Supplementierung
- Reduktion des Frischgasflusses auf 0,5–1 l/min (Sevofluran: **Cave:** Compound A)
- Atemmodus CPAP-Spontanatmung oder maschinelle Beatmung
- ggf. Implementierung eines erweiterten Monitorings
- rechtzeitig an PONV-Prophylaxe und postoperative Schmerztherapie denken

► **Postoperative Schmerztherapie (falls kein Regionalverfahren):**

- Wundinfiltration durch den Operateur
- peripheres Analgetikum
- Piritramid

Postoperatives Management

- AWR-Betreuung im Kinder-OP.
- Bei diffuser Peritonitis oder bei schwerer metabolischer Entgleisung Verlegung auf die Intensivstation.
- Bei urogenitalen Eingriffen auf Urinausscheidung über Blasenkatheter und operativ gelegte Ureterschiene achten. Um die Verstopfung der Katheter durch Blutkoagel zu vermeiden, eine ausreichende Diurese anstreben. Hierfür wird die Infusionstherapie postoperativ zunächst weitergeführt.

Broviac-Katheter-Implantation und -Explantation (auch Hickman-Katheter und Port)

S. Kramer, L. Müller-Lobeck

Allgemein

- Dauer = Implantation 30–60 min
- Explantation 5–15 min

Besonderheiten

Bei größeren Kindern heißt der verwendete Katheter „Hickman“, das Vorgehen ist grundsätzlich gleich. Ebenso wird in gleicher Weise verfahren bei der seltenen Port-Implantation im Kinder-OP.

Besonders bei hämato-onkologischen Patienten sind präoperativ Gerinnung und Blutbild zu bestimmen.

Ebenso ist im Vorfeld zu klären, ob besondere Blutprodukte (z. B. bestrahlt, leukozytendepletiert, etc) nötig sind.

Bei Thrombozytopenie sollte die TK-Transfusion zeitnah zu Punktion und Platzierung des Drahtes erfolgen.

Die Implantation des Katheters ist evtl. eine „Co-Produktion“ von Kinderchirurgie und Anästhesie. Für die sonografiegestützte Punktion der Vene, das Platzieren des Seldinger-Drahtes und des Introducer-Sets steht dann ein Anästhesist gewaschen und steril gekleidet mit am Tisch (Kopfende). Nach Durchleuchtung und Verifizierung der korrekten Katheterlage kann er abtreten (Einzelheiten s. u.: **„Anhang: Katheterimplantation“**).

Bei der Explantation kann ein Hämatom am Hals verhindert werden, wenn bei/nach dem Ziehen des Katheters die ehemalige Punktionsstelle komprimiert wird.

Am Ende der OP bzw. im AWR werden die einzelnen Schenkel des Broviak-Katheters unter sterilen Bedingungen mit Antikoagulanz (Heparin 100 IE/ml, ggf. Taurolidin mit Zitrat) geblockt, und die Anschlüsse verschlossen und in sterile Kompressen verpackt.

Cave

Zur POV-Prophylaxe wird nur Ondansetron, aber kein Dexamethason verabreicht, um eine weitere Immunsuppression bei den ohnehin immunsupprimierten Patienten zu vermeiden.

Prämedikation

► **Prämedikation mit Midazolamsaft.** Bei der Broviac-Katheter-Entfernung kann der liegende Katheter nach Absprache mit dem Patienten zur i. v.-Sedierung („Prämedikation") in der OP Schleuse benutzt werden. Hierbei ist eine detaillierte Absprache der individuellen Bedürfnisse der Kinder bei der präanästhesiologischen Visite von großer Bedeutung, um das optimale Prämedikationsverfahren auswählen zu können.

Cave

Gegebenenfalls Blockung des Broviac-Katheters mit gerinnungsaktiven Substanzen erfragen, ggf. vor Injektion zunächst Blut aspirieren!

Bereitstellung von Blutprodukten

- (Eingriffsspezifisch)

Checkliste – Vorbereitungen im OP

► **Atemwege**
- Implantation: Endotrachealtubus
- Explantation: LMA

► **Anästhesieverfahren**
- balancierte Anästhesie

► **Zugänge**
- 1 peripherer Venenzugang

► **Medikamente und Volumen**

► **Infusion**
- Kinder < 10 kgKG oder < 1 Jahr: Vollelektrolytlösung + Glukose 1 %
- Kinder > 10–30 kgKG: Vollelektrolytlösung, 250 ml Infusionsbeutel
- Kinder > 30 kgKG: Vollelektrolytlösung, 500 ml im Infusionsbeutel
- s. a. Perioperative Flüssigkeitstherapie in der Kinderanästhesie (Kap. 12.5.4)

► *Medikamente*
- Inhalationsanästhetikum (Sevofluran)
- ggf. Injektionsanästhetikum (Propofol, Thiopental)

► **Intraoperative Schmerztherapie**
- Remifentanil
- NDMR, z. B. Cis-Atracurium
- PONV-Prophylaxe (nur Ondansetron)
- Atropin (nicht aufgezogen)

► **Postoperative Schmerztherapie**
- Piritramid
- peripheres Analgetikum **Cave**: kein Metamizol bei Panzytopenie oder Leukozytopenie!

► **Materialvorbereitung**
- Implantation: Endotrachealtubus
- Explantation: LMA
- peripherer Venenzugang
- Monitoring
- altersentsprechende Materialien zur Lagerung und Wärmeerhaltung
- Sonografiegerät

Monitoring

► **Initialmonitoring**

► **Frühgeborene, Neugeborene und Säuglinge bis zum Ende des 1. Lebensjahres**
- 2 Sättigungssensoren (präduktal, d. h. rechter Arm und postduktal, d. h. an sonstiger Extremität)
- präkordiales Stethoskop

► **Kinder > 1 Jahr**
- Sättigungssensor

► **Standardmonitoring**

► **Frühgeborene, Neugeborene und Säuglinge bis zum Ende des 1. Lebensjahres**
- 2 Sättigungssensoren (präduktal, d. h. rechter Arm und postduktal, d. h. an sonstiger Extremität)
- Präkordialstethoskop, ggf. Ösophagusstethoskop
- EKG/HF

- NiBP-Messung oszillometrisch
- EEG-Monitoring vor Atemwegssicherung (NarcoTrend)
- Temperaturmessung (ggf. über Ösophagusstethoskop)
- regelmäßige kapilläre BGA-Kontrollen

► Kinder > 1 Jahr
- Sättigungssensor
- EKG/HF
- NiBP-Messung oszillometrisch
- EEG-Monitoring vor Atemwegssicherung (NarcoTrend)
- Temperaturmessung (ggf. über Ösophagusstethoskop)

► **Monitoring Allgemeinanästhesie**
- Atemfrequenz
- Tidalvolumen
- inspiratorische O_2-Konzentration F_iO_2
- Kapnometrie und -grafie
- exspiratorische Konzentration des Inhalationsanästhetikums
- Beatmungsdrücke
- EEG

Narkoseeinleitung

- Durchführung einer i. v. Einleitung *oder*
- Durchführung einer Maskeneinleitung
- gewichtsadaptierte Flüssigkeitstherapie
- Augenschutz

Lagerung

► **Zur Einleitung**
- Rückenlage
- Kopf in alters- bzw. größengerechtem Kopfring (es stehen 3 Größen zur Verfügung)
- Schulterrolle zum Ausgleich der Kopferhöhung durch Kopfring

► **OP-Lagerung (Implantation)**
- „Tubusschutz" mittels ausgezogener Kompresse
- Gonadenschutz (Röntgenschutzmatte im Lendenbereich)
- Thorax mittels „Broviac-Kissen" erhöht, Kopf überstreckt, leichte Kopfdrehung nach links (bei Implantation in die rechte V. jugularis interna (Standard)
- bis zur erfolgreichen Punktion: Trendelenburglagerung

► **OP-Lagerung (Explantation)**
- Rückenlage

Narkoseführung

- nach dem Ende der Einleitung Vervollständigen des Standardmonitorings
- sofern noch nicht geschehen: Anfluten des volatilen Anästhetikums auf altersentsprechende MAC-Werte in Abhängigkeit vom Ausmaß der Opioid-Supplementierung
- Reduktion des Frischgasflusses auf 0,5–1 l/min (Sevofluran: **Cave**: Compound A)
- Atemmodus CPAP-Spontanatmung oder maschinelle Beatmung
- ggf. Implementierung eines erweiterten Monitorings
- rechtzeitig an PONV-Prophylaxe und postoperative Schmerztherapie denken

► Postoperative Schmerztherapie
- Piritramid
- peripheres Analgetikum; **Cave**: kein Metamizol bei Panzytopenie oder Leukozytopenie!

Postoperatives Management

- AWR-Betreuung im Kinder-OP

Anhang: Katheterimplantation

Wenn die Broviak-Katheteranlage in Kooperation von Anästhesisten und Kinderchirurgen erfolgt, so gelten folgende Bedingungen:

Die Venenpunktion erfolgt unter Ultraschallkontrolle. Der Chirurg stellt die Vene sonografisch dar. Idealerweise wird dabei die Vene in der Bildmitte dargestellt, wobei die Topografie (links und rechts) der Ansicht des am Kopfende stehenden Anästhesisten entsprechen sollte. Die Vene befindet sich jetzt unter der Mitte des Schallkopfes (!). Die Tiefe kann dem Sonografiebild entnommen werden. Soll in einem Winkel von 45° gestochen werden und soll die Vene in der Schallebene erreicht werden, so ist eine Hautpunktion in einem Abstand vom Schallkopf sinnvoll, die der Tiefe der Vene entspricht.

Der Anästhesist nimmt nun die Punktion vor und legt den Seldinger-Draht ein (sonografische Lagekontrolle des Drahtes und radiologische!). Anschließend wird der Kathetertunnel bis zur Einstichstelle am Hals präpariert, dann das Introducerset – bestehend aus Dilatator und Peel-off-Schleuse – über den Draht vorgeschoben (produktionsbedingt sind Dilatator und Schleuse zumeist nicht fest miteinander verbunden, die Schraube sollte zunächst festgezogen werden). Es sind 2 deutliche Widerstände zu überwinden, das subkutane Gewebe und die Gefäßwand.

Liegt das Introducersystem sicher im Gefäß, wird die Verschraubung zwischen Dilatator und Schleuse gelöst und nur die Schleuse in der Vene noch etwas vorgeschoben (**Cave**: bei linksseitiger Punktion, hier ist der Abgang zur V. subclavia sehr engwinklig, daher Perforationsgefahr – Röntgenkontrolle des Drahtes!).

Nun wird der äußere Anteil am distalen Ende der Peel-off-Schleuse aufgebrochen und bis ca. 1 cm oberhalb des Hautniveaus getrennt, Draht und Dilatator werden zügig gemeinsam entfernt und der Broviak-Katheter vom Chirurgen eingeführt. Die Trennstelle darf nicht unter das Hautniveau gelangen, da sonst die Gefäßwand aufgerissen werden könnte.

Die Peel-off-Schleuse wird vollständig entfernt, indem beide Enden nach seitlich auseinandergezogen werden. **Cave**: Beide Zeigefinger sollten als Hypomochlion in der Wunde liegen bleiben, um ein Aufschneiden der Venenwand oder der Wundränder durch die scharfkantigen Sollbruchkanten der Schleuse zu verhindern. Abschließend wird am Katheter Blut aspiriert und eine radiologische Lagekontrolle durchgeführt. Bei korrekter Katheterlage kann der Anästhesist abtreten. Spätestens jetzt sollte mit der postoperativen Analgesie begonnen werden. Es folgen Wundverschluss und Verband.

Bei fehlender Aspirabilität des Katheters werden sämtliche Maßnahmen gestoppt und ein Team-Time-Out eingeleitet. Gemeinsam wird über das weitere Vorgehen (z. B. radiologische Darstellung des Katheters in der Radiologie oder Herzkatheter) entschieden. Der Katheter verbleibt in Position und wird ohne weitere Risikoevaluation primär NICHT entfernt!!

Durchzugs-OP bei Analatresie

M. Krebs, L. Müller-Lobeck

Allgemein

- Dauer: ca. 2–3 h

Besonderheiten

Eine Analatresie entsteht aufgrund einer embryonalen Differenzierungsstörung der Kloake und des Urogenitalsinus. Man unterscheidet 2 Formen:

► **„Hohe“ Analatresie.** Hier endet das Rektum oberhalb des Levatormuskels und mündet bei Mädchen als Fistel in die Vagina, beim Jungen in die Urethra oder Blase. Die Primäroperation besteht in der Anlage einer Kolostomie, die endgültige Durchzugsoperation erfolgt erst, wenn das Kind alt genug ist (3–6 Monate).

► **„Tiefe“ Analatresie.** Hier reicht das Rektum bis durch die Levatormuskulatur und endet über eine Fistel oft am Damm oder an der Vulva. Die Operation besteht in einer einfachen Eröffnung des Darmes, häufig im Alter von 3–6 Monaten. Im Neugeborenenalter erfolgt keine anatomische Korrektur, lediglich eine AP-Anlage.

Häufig Kombination oder Assoziation mit anderen Fehlbildungen (z. B. VACTERL).

Die Primärversorgung im Neugeborenenalter mit AP-Anlage ist nicht Gegenstand dieser SOP.

Bei der anatomischen Korrektur der Analatresie sind je nach Ausprägung der Atresie eine unterschiedliche OP-Dauer und ggf. mehrfaches Umlagern des Patienten von Rücken- nach Bauch- und nach Steinschnittlage zu erwarten, sodass sich eine enge Absprache mit den Operateuren empfiehlt.

Dieser Eingriff wäre eine ideale Indikation für einen Kaudalkatheter, wenn nicht eine häufig ebenfalls vorliegende sakrale Dysplasie und die unmittelbare Nähe zum OP-Gebiet dieses Verfahren schwierig oder unmöglich machen würde. Enge Absprache mit dem Operateur ist empfohlen. Die Kaudalkatheteranlage wird in dieser SOP nicht berücksichtigt; ggf. siehe dort.

> **Merke** M!
>
> Einsatz von Muskelrelaxanzien mit dem Operateur abstimmen, da zur Identifizierung des Schließmuskels evtl. Nervenstimulation erforderlich ist.

Prämedikation

- Prämedikation mit Midazolamsaft

Bereitstellung von Blutprodukten

- Bei normalem OP-Verlauf keine Transfusion nötig

Checkliste – Vorbereitungen im OP

► **Atemwege**
- Endotrachealtubus

► **Anästhesieverfahren**
- Balancierte Anästhesie

► **Zugänge**
- 2 periphere Venenzugänge

► **Medikamente und Volumen**

► **Infusion**
- Kinder < 10 kgKG oder < 1 Jahr: Vollelektrolytlösung + Glukose 1 %
- Kinder > 10–30 kgKG: Vollelektrolytlösung, 250 ml Infusionsbeutel

- Kinder > 30 kgKG: Vollelektrolytlösung, 500 ml im Infusionsbeutel
- s. a. Perioperative Flüssigkeitstherapie in der Kinderanästhesie (Kap. 12.5.4)
- ggf. Kolloide, siehe perioperative Flüssigkeitstherapie in der Kinderanästhesie (Kap. 12.5.4)

► *Medikamente*

- Inhalationsanästhetikum (Sevofluran)
- ggf. Injektionsanästhetikum (Propofol, Thiopental)

► **Intraoperative Schmerztherapie**

- Remifentanil
- NDMR, z. B. Cis-Atracurium
- PONV-Prophylaxe
- Atropin (nicht aufgezogen)

► **Postoperative Schmerztherapie**

- peripheres Analgetikum
- Piritramid
- ggf. Kaudalanästhesie postoperativ

► **Materialvorbereitung**

- Endotrachealtubus
- peripherer Venenzugang
- Monitoring
- altersentsprechende Materialien zur Lagerung und Wärmeerhaltung

Monitoring

► **Initialmonitoring**

► **Frühgeborene, Neugeborene und Säuglinge bis zum Ende des 1. Lebensjahres**

- 2 Sättigungssensoren (präduktal, d. h. rechter Arm und postduktal, d. h. an sonstiger Extremität)
- präkordiales Stethoskop

► **Kinder > 1 Jahr**

- Sättigungssensor

► **Standardmonitoring**

► **Frühgeborene, Neugeborene und Säuglinge bis zum Ende des 1. Lebensjahres**

- 2 Sättigungssensoren (präduktal, d. h. rechter Arm und postduktal, d. h. an sonstiger Extremität)
- Präkordialstethoskop, ggf. Ösophagusstethoskop
- EKG/HF
- NiBP-Messung oszillometrisch
- EEG-Monitoring vor Atemwegssicherung (NarcoTrend)
- Temperaturmessung (ggf. über Ösophagusstethoskop)
- regelmäßige kapilläre BGA-Kontrollen

► **Kinder > 1 Jahr**

- Sättigungssensor
- EKG/HF
- NiBP-Messung oszillometrisch
- EEG-Monitoring vor Atemwegssicherung (NarcoTrend)
- Temperaturmessung (ggf. über Ösophagusstethoskop)

► **Monitoring Allgemeinanästhesie**

- Atemfrequenz
- Tidalvolumen
- inspiratorische O_2-Konzentration F_iO_2
- Kapnometrie und -grafie
- exspiratorische Konzentration des Inhalationsanästhetikums
- Beatmungsdrücke
- EEG
- ggf. Erweitertes Monitoring

Narkoseeinleitung

- Durchführung einer i. v. Einleitung *oder*
- Durchführung einer Maskeneinleitung
- gewichtsadaptierte Flüssigkeitstherapie
- ggf. Kaudalanästhesie
- Augenschutz

Lagerung

► **Zur Einleitung**

- Rückenlage
- Kopf in alters- bzw. größengerechtem Kopfring (es stehen 3 Größen zur Verfügung)
- Schulterrolle zum Ausgleich der Kopferhöhung durch Kopfring

► **OP-Lagerung**

- Steinschnittlagerung mit Operateur (gepolsterte Schlingen)
- Arme gepolstert und kopfwärts gewinkelt (W-Lagerung)

Narkoseführung

- nach dem Ende der Einleitung Vervollständigen des Standardmonitorings
- sofern noch nicht geschehen: Anfluten des volatilen Anästhetikums auf altersentsprechende MAC-Werte in Abhängigkeit vom Ausmaß der Opioid-Supplementierung
- Reduktion des Frischgasflusses auf 0,5–1 l/min (Sevofluran: **Cave:** Compound A)
- Atemmodus CPAP-Spontanatmung oder maschinelle Beatmung
- ggf. Implementierung eines erweiterten Monitorings

- rechtzeitig an PONV-Prophylaxe und postoperative Schmerztherapie denken

▶ Postoperative Schmerztherapie
- peripheres Analgetikum
- Piritramid
- ggf. Kaudalanästhesie

Postoperatives Management

- AWR-Betreuung im Kinder-OP
- bei langer OP und ggf. hohem Schmerzniveau ggf. Verlegung auf die Intensivstation zur optimalen postoperativen Schmerztherapie

Gastroschisis, Omphalozele

L. Müller-Lobeck, E. Toubekis

Allgemein

- Dauer: 1,5–3 h

Besonderheiten

Häufigkeit: Omphalozele 1:6 000, Gastroschisis 1:15 000 Geburten

Diese Fehlbildungen treten auf, wenn eine pathologische Entwicklung der Abdominalwand zeitlich mit der normalen Rückverlagerung des Darms in die Abdominalhöhle zusammenfällt. Primär ist die Omphalozele von einer dünnwandigen Hülle aus Amnion und Peritoneum umgeben, die auch vor, während und nach der Geburt rupturieren kann. Bei der Gastroschisis tritt der Bauchinhalt ohne parietales Peritoneum durch einen Defekt der Bauchwand in der Nähe der Nabelbasis (normalerweise rechts daneben) hervor.

Die Gastroschisis ist bei 10–15 % der Fälle mit intestinalen Atresien, die Omphalocele bei 40–60 % der Fälle mit extraintestinalen Fehlbildungen (kardiale Vitien, chromosomale Trisomien, Blasenekstrophie etc.) vergesellschaftet.

Beide Missbildungen gelten als kinderchirurgische Notfälle, da die Kinder durch Flüssigkeits- und Wärmeverlust sowie Infektionen vital gefährdet sind. Heutzutage werden 80–90 % der Fälle bereits intrauterin diagnostiziert.

Bei kleinen Defekten ist ein primärer Verschluss möglich. Bei großen Defekten, bei denen die Reposition des Gekröses und Bauchdeckenverschluss mit einem inakzeptabel hohen intraabdominellen und/oder intrathorakalen Druck einhergehen würde, ist evtl. ein zweizeitiges Vorgehen notwendig, bei dem während der Erstversorgung die Bauchhöhle mit einem Durapatch erweitert wird, während die Bauchwandkorrektur später erfolgt.

Handelt es sich um Frühgeborene, so muss der F_iO_2 – in Abhängigkeit von den respiratorischen Notwendigkeiten – frühstmöglich auf möglichst niedrige Werte reduziert werden, um das Risiko für die Entstehung einer Frühgeborenenretinopathie (ROP, retinopathy of the premature infant) zu mindern.

> **Cave** ⚠
>
> Die kritische Operationsphase ist die Rückverlagerung der extrakorporalen Eingeweide in die häufig zu kleine Abdominalhöhle. Die Erhöhung des intraabdominelle Druckes (iAP) führt zu einer Einschränkung der Zwerchfellmotilität. Damit wird eine Erhöhung des Beatmungsdrucks erforderlich. Bereits intraoperativ auftretende exzessive Beatmungsdrücke sollten in Absprache mit dem Operateur zum Abbruch des Primärverschlusses führen.

Beim erhöhten intraabdominellen Druck kann es auch zur Kompression der V. cava inf. mit einer Drosselung des venösen Rückflusses zum Herzen und seinen hämodynamischen Folgen kommen. Gegebenenfalls ist ein zweizeitiger Bauchdeckenverschluss anzustreben. Bei der Entscheidung kann eine intraabdominelle Druckmessung (gemessen indirekt in der Blase bzw. intragastral oder direkt mittels einer durch den Chirurgen in die Abdominalhöhle eingebrachte Sonde) hilfreich sein.

> **Definition** [ ]
>
> **Intraabdominal Pressure (IAP)**
> - Normalwerte IAP = 5–7 mmHg
> - Gefährdungszone 12–20 mmHg
> - Druckzone > 20 mmHg
> - abdominelles Kompartmentsyndrom: erhöhter IAP + Organdysfunktionen (Oligurie, Transaminasenanstieg, Ileus, Azidose
> - bei Druckwerten ≥ 20 mmHg ist ein zweizeitiger Bauchverschluss im Team zu diskutiern

Prämedikation

- Entfällt bei neugeborenen Kindern

Bereitstellung von Blutprodukten

- 1 EK, ggf. in Säuglingsbeutel portioniert, ggf. 1 FFP bereithalten

I

Checkliste – Vorbereitungen im OP

► **Atemwege**

- Endotrachealtubus

► **Anästhesieverfahren**

- Kombinationsanästhesie aus Inhalationsanästhesie plus
- Kaudalanästhesie single Shot, ggf. auch nach der OP oder
- ggf. Kaudalkatheter

► **Zugänge**

- 2 periphere Venenzugänge

► **Medikamente und Volumen**

► **Infusion**

- Kinder < 10 kgKG oder < 1 Jahr: Vollelektrolytlösung + Glukose 1 %
- Kinder > 10–30 kgKG: Vollelektrolytlösung, 250 ml Infusionsbeutel
- Kinder > 30 kgKG: Vollelektrolytlösung, 500 ml im Infusionsbeutel
- s. a. Perioperative Flüssigkeitstherapie in der Kinderanästhesie (Kap. 12.5.4)
- Bereitstellung von FFP und EK
- ggf. Kolloide, siehe perioperative Flüssigkeitstherapie in der Kinderanästhesie (Kap. 12.5.4)

► *Medikamente*

- Inhalationsanästhetikum (Sevofluran)
- Bereitstellung von Noradrenalin (siehe Katecholamindosierungen in der Kinderanästhesie)

► **Intraoperative Schmerztherapie**

- Remifentanil, Fentanyl in Abhängigkeit der neonatologischen Vorbereitung
- NDMR, z. B. Cis-Atracurium
- Atropin (nicht aufgezogen)

► **Postoperative Schmerztherapie**

- Piritramid, Morphin, ggf. Fentanyl je nach klinischem Zustand des zu versorgenden Kindes
- ggf. peripheres Analgetikum in Abhängigkeit vom Patientengewicht
- Lokalanästhetika für die Kaudalanästhesie

► **Materialvorbereitung**

- Endotrachealtubus
- periphere Venenzugänge
- Monitoring
- Magensonde und Druckaufnehmersystem („Arteriensystem") zur IAP-Messung
- altersentsprechende Materialien zur Lagerung und Wärmeerhaltung

Monitoring

► **Initialmonitoring**

► **Frühgeborene, Neugeborene und Säuglinge bis zum Ende des 1. Lebensjahres**

- 2 Sättigungssensoren (präduktal, d. h. rechter Arm und postduktal, d. h. an sonstiger Extremität)
- präkordiales Stethoskop

► **Kinder > 1 Jahr**

- Sättigungssensor

► **Standardmonitoring**

► **Frühgeborene, Neugeborene und Säuglinge bis zum Ende des 1. Lebensjahres**

- 2 Sättigungssensoren (präduktal, d. h. rechter Arm und postduktal, d. h. an sonstiger Extremität)
- Präkordialstethoskop, ggf. Ösophagusstethoskop
- EKG/HF
- NiBP-Messung oszillometrisch
- EEG-Monitoring vor Atemwegssicherung (NarcoTrend)
- Temperaturmessung (ggf. über Ösophagusstethoskop)
- regelmäßige kapilläre BGA-Kontrollen

► **Kinder > 1 Jahr**

- Sättigungssensor
- EKG/HF
- NiBP-Messung oszillometrisch
- EEG-Monitoring vor Atemwegssicherung (NarcoTrend)
- Temperaturmessung (ggf. über Ösophagusstethoskop)

► **Monitoring Allgemeinanästhesie**

- Atemfrequenz
- Tidalvolumen

inspiratorische O_2-Konzentration F_iO_2

- Kapnometrie und -grafie
- exspiratorische Konzentration des Inhalationsanästhetikums
- Beatmungsdrücke
- EEG
- ggf. Erweitertes Monitoring (ZVK: Rücksprache mit den Kollegen der PICU, Arterienkatheter: in Abhängigkeit vom Patientenzustand)

Praxis

Messtechnik intraabdominal Pressure (IAP)

IAP-Messung über den Blasenkatheter und ein Druckaufnehmersystem (ggf. zusätzlichen Monitor benutzen):

- in der Regel über Blasenkatheter
- übliches Transducersystem bereitstellen
- Adapter mit Luer-Anschluss und 2 Drei-Wege-Hähne zwischen Katheter und Ablaufsystem
- Druckmesssystem an proximalen Drei-Wege-Hahn
- Patient entspannt in flacher Rückenlage
- 0-Punkt-Kalibrierung in Höhe mittlere Axillarlinie
- 1 ml/kgKG NaCl 0,9 % bei gesperrtem Ablauf über distalen 3-Wege-Hahn in Blase instillieren
- nach ca. 30 s den Druck am Monitor ablesen

Narkoseeinleitung

In der Regel erhalten die Patienten bereits im Kreißsaal einen peripheren Zugang, dann:

- Durchführung einer i. v. Einleitung
- gewichtsadaptierte Flüssigkeitstherapie
- ggf. Kaudalanästhesie single Shot
- ggf. Kaudalkatheter
- Erweiterung des Monitorings in Abhängigkeit des Patientenzustandes
- Augenschutz

Lagerung

► **Zur Einleitung**

- Rückenlage
- Kopf in alters- bzw. größengerechtem Kopfring (es stehen 3 Größen zur Verfügung)
- Schulterrolle zum Ausgleich der Kopferhöhung durch Kopfring

► **OP-Lagerung**

- Unterarme rechtwinklig aus-, Unterarme rechtwinklig nach kranial gelagert

Narkoseführung

Im Idealfall wird der bestehende Volumenstatus durch ein präoperatives TTE (Neonatologie) evaluiert.

- Nach dem Ende der Einleitung Vervollständigen des Standardmonitorings
- sofern noch nicht geschehen: Anfluten des volatilen Anästhetikums auf altersentsprechende MAC-Werte in Abhängigkeit vom Ausmaß der Opioid-Supplementierung
- Reduktion des Frischgasflusses auf 0,5–1 l/min (Sevofluran: **Cave:** Compound A)
- Atemmodus CPAP-Spontanatmung oder maschinelle Beatmung
- ggf. Implementierung eines erweiterten Monitorings
- rechtzeitig an PONV-Prophylaxe und postoperative Schmerztherapie denken

Cave

Auf ausreichende intraoperative Flüssigkeitssubstitution achten! 10–20 (ggf. bis 30) ml/kgKG/h, ggf. Substitution auch mit Kolloiden (siehe gewichtsadaptierte Flüssigkeitstherapie).

► **Postoperative Schmerztherapie**

- Piritramid, Morphin, Fentanyl in Abhängigkeit der weiteren postoperativen neonatologischen Versorgung
- Weiterführung der Analgosedierung (ggf. Reduktion auf vorheriges Niveau)

Postoperatives Management

- Rückverlegung intubiert und analgosediert auf die PICU
- Beurteilung des postoperativen Volumenstatus durch TTE auf der neonatologischen ITS

Herniotomie, Orchidopexie, Hypospadiekorrektur (ausgedehnt)

S. Kramer, V. Martiny, L. Müller-Lobeck

Allgemein

Dauer:

- 1-seitige Hernie 20 min
- Orchidopexie 30–40 min
- Hypospadiekorrektur bis zu 4 h

Besonderheiten

Hernietomie und **Orchidopexie** sind in der Regel kurze und unkomplizierte Eingriffe. Bei sonst gesunden Kindern werden sie häufig ambulant durchgeführt.

Cave

Herniotomie bei ehemaligen Frühgeborenen vor der Entlassung. Hier auf mögliche Beatmungsschwierigkeiten bei anamnestischer Langzeitbeatmung und ggf. daraus folgender BPD (Bronchopulmonaler Dysplasie) vorbereiten. Postoperativ entsprechende Überwachung planen (s. u.).

Kommt ein Kind im Transportinkubator in den OP, so ist es wichtig, dass der Inkubator während des Aufenthaltes im Kinder-OP an die Stromversorgung angeschlossen ist. Die O_2- und Druckluftflaschen müssen währenddessen zugedreht sein.

Die **Hypospadiekorrektur** kann u. U. sehr lang dauern. OP-Zeiten bis 4 h sind möglich. In diesem Fall kann eine Wiederholung der Kaudalanästhesie am OP-Ende oder die Durchführung einer Kaudalkatheteranlage vor OP sinnvoll sein. Kleine, d. h. koronare Hypospadien können ggf. in Peniswurzelblock operiert werden. Im Zweifelsfall ist die Rücksprache mit dem Operateur sinnvoll sowie das Aufklären auf alle 3 Regionalanästhesieverfahren. Zur Vorgehensweise mit Peniswurzelblock siehe Zirkumzision, Hypospadiekorrektur (klein).

Prämedikation

- Prämedikation mit Midazolamsaft
- Aufklärung über Kaudalanästhesie

> **Merke** M!
>
> Hypospadiekorrekturen beinhaltet **immer** die Aufklärung für Kaudalkatheter!

Bereitstellung von Blutprodukten

- Keine

Checkliste – Vorbereitungen im OP

► **Atemwege**
- LMA

► **Anästhesieverfahren.** Kombinationsanästhesie aus:
- volatilem Anästhetikum und
- Kaudalanästhesie

► **Zugänge**
- 1 peripherer Venenzugang

► **Medikamente und Volumen**

► **Infusion**
- Kinder < 10 kgKG oder < 1 Jahr: Vollelektrolytlösung + Glukose 1 %
- Kinder > 10–30 kgKG: Vollelektrolytlösung, 250 ml Infusionsbeutel
- Kinder > 30 kgKG: Vollelektrolytlösung, 500 ml im Infusionsbeutel
- s. a. Perioperative Flüssigkeitstherapie in der Kinderanästhesie (Kap. 12.5.4)

► *Medikamente*
- Inhalationsanästhetikum (Sevofluran)
- ggf. Injektionsanästhetikum (Propofol, Thiopental)
- Atropin (nicht aufgezogen)

► **Intraoperative Schmerztherapie**
- Lokalanästhetika für die KDA (Regionalwagen)

► **Postoperative Schmerztherapie**
- peripheres Analgetikum

► **Materialvorbereitung**
- Larynxmaske
- Endotrachealtubus
- peripherer Venenzugang
- Monitoring
- Wagen: Regionalanästhesie
- altersentsprechende Materialien zur Lagerung und Wärmeerhaltung

Monitoring

► **Initialmonitoring**

► **Frühgeborene, Neugeborene und Säuglinge bis zum Ende des 1. Lebensjahres**
- 2 Sättigungssensoren (präduktal, d. h. rechter Arm und postduktal, d. h. an sonstiger Extremität)
- präkordiales Stethoskop

► **Kinder > 1 Jahr**
- Sättigungssensor

► **Standardmonitoring**

► **Frühgeborene, Neugeborene und Säuglinge bis zum Ende des 1. Lebensjahres**
- 2 Sättigungssensoren (präduktal, d. h. rechter Arm und postduktal, d. h. an sonstiger Extremität)
- Präkordialstethoskop, ggf. Ösophagusstethoskop
- EKG/HF
- NiBP-Messung oszillometrisch
- EEG-Monitoring vor Atemwegssicherung (NarcoTrend)
- Temperaturmessung (ggf. über Ösophagusstethoskop)
- regelmäßige kapilläre BGA-Kontrollen

► **Kinder > 1 Jahr**
- Sättigungssensor
- EKG/HF
- NiBP-Messung oszillometrisch
- EEG-Monitoring vor Atemwegssicherung (NarcoTrend)
- Temperaturmessung (ggf. über Ösophagusstethoskop)

► **Monitoring Allgemeinanästhesie**
- Atemfrequenz
- Tidalvolumen

- inspiratorische O_2-Konzentration F_iO_2
- Kapnometrie und -grafie
- exspiratorische Konzentration des Inhalationsanästhetikums
- Beatmungsdrücke
- EEG

Narkoseeinleitung

- Durchführung einer i. v. Einleitung *oder*
- Durchführung einer Maskeneinleitung
- gewichtsadaptierte Flüssigkeitstherapie
- < 30 kgKG Kaudalanästhesie Single-Shot
- meistens: Kaudalkatheter!
- Augenschutz

Lagerung

► **Zur Einleitung**

- Rückenlage
- Kopf in alters- bzw. größengerechtem Kopfring (es stehen 3 Größen zur Verfügung)
- Schulterrolle zum Ausgleich der Kopferhöhung durch Kopfring

► **OP-Lagerung**

- Rückenlage
- unteres Abdomen/Becken durch Tuch etwas erhöht lagern (Absprache mit dem Operateur)

Narkoseführung

- nach dem Ende der Einleitung Vervollständigen des Standardmonitorings
- sofern noch nicht geschehen: Anfluten des volatilen Anästhetikums auf altersentsprechende MAC-Werte in Abhängigkeit vom Ausmaß der Opioid-Supplementierung
- Reduktion des Frischgasflusses auf 0,5–1 l/min (Sevofluran: **Cave:** Compound A)
- Atemmodus CPAP-Spontanatmung oder maschinelle Beatmung
- ggf. Implementierung eines erweiterten Monitorings
- rechtzeitig an PONV-Prophylaxe und postoperative Schmerztherapie denken

► **Durchführung der Narkose in CPAP/Spontanatmung**

- Konntektion an das Narkosekreisteil
- Einstellung am APL-Ventil 5 mbar *oder* Beatmungsmodus Pressure-Support, PEEP 5, Frequenz 0

► **Postoperative Schmerztherapie**

- Peripheres Analgetikum

Postoperatives Management

- Anmeldung des Kaudalkatheters beim Akut-Schmerzdienst
- AWR-Betreuung im Kinder-OP
- postoperative Überwachung von Frühgeborenen

OP bei Morbus Hirschsprung

S. Kramer, M. Krebs

Allgemein

- Dauer: 180 min

Besonderheiten

- für die anästhesiologische Versorgung sind periphere Verweilkanülen ausreichend
- perioperative kapilläre BGAs sind im Allgemeinen ausreichend
- bei Kindern > 1 Jahr, bei totaler Kolektomie, hohem intraoperativen Volumenbedarf und/oder einer Körpertemperatur ≥ 37,8 °C am OP-Ende wird bei zu erwartendem kinderintensivmedizinischem SIRS ein ZVK in Allgemeinanästhesie angelegt
- Kinder erhalten zur postoperativen Schmerztherapie einen „single Shot" Kaudalanästhesie **ohne** Anlage eines Kaudalkatheters

Prämedikation

- **Allgemein: Präoperative Visite in der Kinderanästhesie**
- Prämedikation mit Midazolamsaft

Bereitstellung von Blutprodukten

Für alle Kinder erfolgt präoperativ eine Blutgruppenbestimmung. Für Kinder > 1 Jahr werden 2 Babybeutel auf Abruf bereitgestellt.

Checkliste – Vorbereitungen im OP

► **Atemwege**

- Endotrachealtubus

► **Anästhesieverfahren**

- Balancierte Anästhesie + ggf. und < 30 kgKG Kaudalanästhesie

► **Zugänge**

- 1–2 periphere Venenzugänge

▶ **Medikamente und Volumen**

▶ **Infusion**

- Kinder < 10 kgKG oder < 1 Jahr: Vollelektrolytlösung + Glukose 1 %
- Kinder > 10–30 kgKG: Vollelektrolytlösung, 250 ml Infusionsbeutel
- Kinder > 30 kgKG: Vollelektrolytlösung, 500 ml im Infusionsbeutel
- s. a. Perioperative Flüssigkeitstherapie in der Kinderanästhesie (Kap. 12.5.4)
- ggf. Kolloide, siehe perioperative Flüssigkeitstherapie in der Kinderanästhesie (Kap. 12.5.4)

▶ *Medikamente*

- Inhalationsanästhetikum (Sevofluran)
- ggf. Injektionsanästhetikum (Propofol, Thiopental)
- Atropin (nicht aufgezogen)

▶ **Intraoperative Schmerztherapie**

- Remifentanil oder
- ggf. Lokalanästhetika für die Kaudalanästhesie
- NDMR, z. B. Cis-Atracurium
- PONV-Prophylaxe

▶ **Postoperative Schmerztherapie**

- peripheres Analgetikum
- Piritramid

▶ **Materialvorbereitung**

- Endotrachealtubus
- peripherer Venenzugang
- Monitoring
- Regionalanästhesie-Wagen
- Magensonde
- altersentsprechende Materialien zur Lagerung und Wärmeerhaltung

Monitoring

▶ **Initialmonitoring**

▶ **Frühgeborene, Neugeborene und Säuglinge bis zum Ende des 1. Lebensjahres**

- 2 Sättigungssensoren (präduktal, d. h. rechter Arm und postduktal, d. h. an sonstiger Extremität)
- präkordiales Stethoskop

▶ **Kinder > 1 Jahr**

- Sättigungssensor

▶ **Standardmonitoring**

▶ **Frühgeborene, Neugeborene und Säuglinge bis zum Ende des 1. Lebensjahres**

- 2 Sättigungssensoren (präduktal, d. h. rechter Arm und postduktal, d. h. an sonstiger Extremität)
- Präkordialstethoskop, ggf. Ösophagusstethoskop
- EKG/HF
- NiBP-Messung oszillometrisch
- EEG-Monitoring vor Atemwegssicherung (NarcoTrend)
- Temperaturmessung (ggf. über Ösophagusstethoskop)
- regelmäßige kapilläre BGA-Kontrollen

▶ **Kinder > 1 Jahr**

- Sättigungssensor
- EKG/HF
- NiBP-Messung oszillometrisch
- EEG-Monitoring vor Atemwegssicherung (NarcoTrend)
- Temperaturmessung (ggf. über Ösophagusstethoskop)

▶ **Monitoring Allgemeinanästhesie**

- Atemfrequenz
- Tidalvolumen
- inspiratorische O_2-Konzentration F_iO_2
- Kapnometrie und -grafie
- exspiratorische Konzentration des Inhalationsanästhetikums
- Beatmungsdrücke
- EEG

Narkoseeinleitung

- Durchführung einer i. v. Einleitung *oder*
- Durchführung einer Maskeneinleitung
- gewichtsadaptierte Flüssigkeitstherapie
- ggf. und < 30 kgKG Kaudalanästhesie
- Augenschutz

Lagerung

▶ **Zur Einleitung**

- Rückenlage
- Kopf in alters- bzw. größengerechtem Kopfring (es stehen 3 Größen zur Verfügung)
- Schulterrolle zum Ausgleich der Kopferhöhung durch Kopfring

▶ **OP-Lagerung**

- Rückenlage, Arme ausgelagert

Narkoseführung

- Nach dem Ende der Einleitung Vervollständigen des Standardmonitorings
- sofern noch nicht geschehen: Anfluten des volatilen Anästhetikums auf altersentsprechende MAC-Werte in Abhängigkeit vom Ausmaß der Opioid-Supplementierung
- Reduktion des Frischgasflusses auf 0,5–1 l/min (Sevofluran: **Cave:** Compound A)

- Atemmodus CPAP-Spontanatmung oder maschinelle Beatmung
- ggf. Implementierung eines erweiterten Monitorings
- rechtzeitig an PONV-Prophylaxe und postoperative Schmerztherapie denken

► **Durchführung der Narkose in CPAP/Spontanatmung**
- Konntektion an das Narkosekreisteil
- Einstellung am APL-Ventil 5 mbar *oder* Beatmungsmodus Pressure-Support, PEEP 5, Frequenz 0

► **Postoperative Schmerztherapie**
- Peripheres Analgetikum
- ggf. Kaudalanästhesie

Postoperatives Management

- AWR-Betreuung im Kinder-OP
- postoperative Überwachung von Frühgeborenen

Nekrotisierende Enterokolitis (NEC), fokale intestinale Perforation (FIP), (Mekonium-)Ileus

U. Knipprath, V. Martiny, L. Müller-Lobeck, E. Toubekis

Allgemein

- Dauer: 1–2 h (in Einzelfällen bis 4 h möglich)

Besonderheiten

Bei nekrotisierender Enterokolitis (**NEC**) und fokaler intestinaler Perforation (**FIP**) handelt es sich um unterschiedliche Ausprägungen einer hämorrhagisch-nekrotisierenden und ulzerierenden Entzündung des Dünn- und Dickdarms.

- Betroffen sind hauptsächlich Frühgeborene (< 1500 g).
- Begünstigende Faktoren sind intestinale Minderperfusionen durch Hypovolämie, Hypotension und Hypothermie, Hypoxie und Azidose.
- Eine chirurgische Intervention erfolgt bei Anzeichen einer Peritonitis bzw. Perforation des Darms.
- Üblicherweise erfolgt eine Resektion der nekrotischen Darmsegmente und die Anlage eines Anus praeter.
- Die Frühgeborenen sind durch die beginnende Sepsis meist in sehr schlechtem Allgemeinzustand, in der Regel bereits intubiert und oft katecholaminpflichtig.
- Wegen des septisch-toxischen Lungenversagens ist oft eine hohe F_iO_2 erforderlich.
- Die bedarfsgerechte möglichst weite Reduktion des F_iO_2 sollte jedoch soweit möglich angestrebt werden, um das Risiko für die Entwicklung einer Frühgeborenenretinopathie (ROP, retinopathy of the premature infant) zu mindern.
- Beim Mekoniumileus kommt es durch eingedicktes Mekonium im Bereich des distalen Ileums zum Darmverschluss mit galligem Erbrechen und der Gefahr einer Perforation (Indikation zur RSI bei Kindern).
- Die chirurgische Intervention besteht in der Eröffnung des Darms und Absaugen des äußerst zähen Mekoniumstuhls.
- Anschließend wird häufig vorübergehend eine Anus praeter angelegt.
- Ein Mekoniumileus findet sich sehr gehäuft bei Kindern mit Mukoviszidose.
- Beim Ileus und Erbrechen kann es schnell zur Entgleisung des Flüssigkeits- sowie Elektrolythaushaltes kommen.
- Eine adäquate Substitutionstherapie sollte unbedingt bereits präoperativ begonnen werden.
- Da es aber um eine Notfalloperation handelt, ist eine vollständige präoperative Korrektur häufig nicht möglich.
- Bei länger bestehendem Ileus und/oder bei begleitender Darmperforation ist mit Peritonitis, ggf. Sepsis zu rechnen, die ggf. eine Katecholamingabe erforderlich machen.
- Beide Eingriffe (bei NEC/FIP und Mekoniumileus) können gemeinsam abgehandelt werden, da das anästhesiologische Vorgehen (abgesehen von möglichen anästhesiologischen Implikationen der Mukoviszidose) identisch ist.
- Bei bereits intensivmedizinisch behandelten Patienten entfällt ggf. die Narkoseeinleitung s. a. (Standardmonitoring)

Praxis

Zu beachten
- Auf Wärmeerhalt achten.
- Auf ausreichende Volumenzufuhr achten, ggf. individuelle Elektrolytsubstitution nach BGA.
- Grundsätzlich ist ein Hämatokrit von ca. 35 % anzustreben.
- Bei anhaltender hämodynamischer Instabilität trotz ausreichender Volumentherapie oder bei organabhängigen Ischämiezeichen kann eine Transfusion auch oberhalb der altersentsprechenden Transfusionsgrenze indiziert sein.
- Engmaschige BGA-Kontrollen sind obligat.

Prämedikation

- sedierende Prämedikation entfällt, da die Kinder < 6 Monaten sind
- bei geplanter i. v. Einleitung topische Lokalanästhesie (EMLA-Pflaster)

Bereitstellung von Blutprodukten

- 1 EK, ggf. in Säuglingsbeutel portioniert

Checkliste – Vorbereitungen im OP

► **Atemwege**
- Endotrachealtubus

► **Anästhesieverfahren**
- Kominationsanästhesie aus Inhalationsanästhesie plus
- Kaudalanästhesie single Shot, ggf. auch nach der OP, oder
- ggf. Kaudalkatheter

► **Zugänge**
- 2 periphere Venenzugänge

► **Medikamente und Volumen**

► **Infusion**
- Kinder < 10 kgKG oder < 1 Jahr: Vollelektrolytlösung + Glukose 1 %
- Kinder > 10–30 kgKG: Vollelektrolytlösung, 250 ml Infusionsbeutel
- Kinder > 30 kgKG: Vollelektrolytlösung, 500 ml im Infusionsbeutel
- s. a. Perioperative Flüssigkeitstherapie in der Kinderanästhesie (Kap. 12.5.4)
- ggf. Kolloide, siehe perioperative Flüssigkeitstherapie in der Kinderanästhesie (Kap. 12.5.4)

► **Medikamente**
- Inhalationsanästhetikum (Sevofluran)
- ggf. Injektionsanästhetikum (Propofol, Thiopental)
- Atropin (nicht aufgezogen)

► **Intraoperative Schmerztherapie**
- Remifentanil
- NDMR, z. B. Cis-Atracurium

► **Postoperative Schmerztherapie**
- Piritramid
- ggf. peripheres Analgetikum in Abhängigkeit vom Patientengewicht
- Lokalanästhetika für die Kaudalanästhesie

► **Materialvorbereitung**
- Endotrachealtubus
- periphere Venenzugänge
- Monitoring
- altersentsprechende Materialien zur Lagerung und Wärmeerhaltung

Monitoring

► **Standardmonitoring**

► **Frühgeborene, Neugeborene und Säuglinge bis zum Ende des 1. Lebensjahres**
- 2 Sättigungssensoren (präduktal, d. h. rechter Arm und postduktal, d. h. an sonstiger Extremität)
- Präkordialstethoskop, ggf. Ösophagusstethoskop
- EKG/HF
- NiBP-Messung oszillometrisch
- EEG-Monitoring vor Atemwegssicherung (NarcoTrend)
- Temperaturmessung (ggf. über Ösophagusstethoskop)
- regelmäßige kapilläre BGA-Kontrollen

► **Kinder > 1 Jahr**
- Sättigungssensor
- EKG/HF
- NiBP-Messung oszillometrisch
- EEG-Monitoring vor Atemwegssicherung (NarcoTrend)
- Temperaturmessung (ggf. über Ösophagusstethoskop)

► **Monitoring Allgemeinanästhesie**
- Atemfrequenz
- Tidalvolumen
- inspiratorische O_2-Konzentration F_iO_2
- Kapnometrie und -grafie
- exspiratorische Konzentration des Inhalationsanästhetikums
- Beatmungsdrücke
- EEG
- ggf. erweitertes Monitoring (ZVK: Rücksprache mit den Kollegen der PICU, Arterienkatheter: in Abhängigkeit vom Patientenzustand)

Narkoseeinleitung

- Durchführung einer i. v. Einleitung
- RSI bei Kindern
- gewichtsadaptierte Flüssigkeitstherapie
- ggf. Kaudalanästhesie single Shot
- ggf. Kaudalkatheter
- Erweiterung des Monitorings in Abhängigkeit des Patientenzustandes
- Augenschutz

Lagerung

▶ **Zur Einleitung**
- Rückenlage
- Kopf in alters- bzw. größengerechtem Kopfring (es stehen 3 Größen zur Verfügung)
- Schulterrolle zum Ausgleich der Kopferhöhung durch Kopfring

▶ **OP-Lagerung**
- Unterarme rechtwinklig aus-, Unterarme rechtwinklig nach kranial gelagert

Narkoseführung

- nach dem Ende der Einleitung Vervollständigen des Standardmonitorings
- sofern noch nicht geschehen: Anfluten des volatilen Anästhetikums auf altersentsprechende MAC-Werte in Abhängigkeit vom Ausmaß der Opioid-Supplementierung
- Reduktion des Frischgasflusses auf 0,5–1 l/min (Sevofluran: **Cave:** Compound A)
- Atemmodus CPAP-Spontanatmung oder maschinelle Beatmung
- ggf. Implementierung eines erweiterten Monitorings
- rechtzeitig an PONV-Prophylaxe und postoperative Schmerztherapie denken

▶ Postoperative Schmerztherapie
- Piritramid
- Weiterführung der Analgosedierung (ggf. Reduktion auf vorheriges Niveau)

Postoperatives Management

Neo-Intensiv-Patienten werden intubiert und analgosediert wieder auf die PICU zurückverlegt.
- ggf. Narkoseausleitung, ggf. Kaudalanästhesie und
- AWR-Betreuung im Kinder-OP

Nierentransplantation bei Kindern

S. Kramer

Allgemein

- Dauer: ca. 3 h

Besonderheiten

- K^+-Kontrolle präoperativ und intraoperativ
- auf Shunt-Arm achten (keine Braunülen, keine Blutdruckmessung am Shunt-Arm, Shunt-Arm ab polstern)
- Peritonealdialyse postoperativ nicht möglich, ggf. Shaldonanlage vor Extubation diskutieren (z. B. bei hohem Volumenumsatz)

▶ **Zur Einleitung**
- **Cefotaxim** (Antibiotika-Prophylaxe) 2 × 50 mg/kgKG. Wenn GFR ≥ 20 Anpassung der Wiederholungsdosis, 1. Gabe 50 mg/kgKG, 2. Gabe 30 mg/kgKG
- **Urbason** (Methylprednisolon) 2 × 150 mg/m² am Tag 1 als KI (1. Gabe intraoperativ), falls OP in der 2. Tageshälfte: 300 mg/m²

▶ **Vor Öffnen der Anastomose**
- **Standard-Bicarbonat** > 20 mmol/l
- **Mannit 20 %** 0,5–1 g/kgKG (100 ml = 20 g), Start der Infusion beim Nähen der Rückwand des zweiten Gefäßes bzw. kurz vor Anastomosenöffnung

▶ **Reperfusion**
- **MAP** > 5–10 % des wachen Ausgangswerts; ggf. mit Noradrenalinsupport

Prämedikation

- Prämedikation mit Midazolamsaft, Hausmedikation, Immunsuppression und Antibiotikatherapie
- vor OP-Beginn auf Station erhalten die Kinder Cellcept und Prograf
- ggf. Kontrolle durch Anästhesist vor Narkoseeinleitung
- Patienten werden präoperativ dialysiert
  - Wann war letzte Dialyse?
  - Trinkmenge?
  - Eigendiurese noch vorhanden?
  - Peritonealdialyse?

Niereninsuffiziente Kinder zur Transplantation werden durch die Kindernephrologen intensiv betreut. Jederzeit ist für Absprachen zu diesen Kindern Kontaktaufnahme durch die Oberärzte der Kinderanästhesiologie möglich und wünschenswert.

Bereitstellung von Blutprodukten

- Blutgruppenbestimmung, 2 EKs kreuzen (nur bei CMV-negativem Empfänger CMV-negative Konserve)

Checkliste – Vorbereitungen im OP

▶ **Atemwege**
- Endotrachealtubus

▶ **Anästhesieverfahren**
- Balancierte Anästhesie mit TAP-Block

► **Zugänge**
- 1–2 großlumige periphere Venenzugänge
- ZVK gemäß SOP Kinder-ZVK (falls Verzicht auf ZVK und/oder hypertensive Entgleisungen bekannt invasives Monitoring über A.femoralis der kontralateralen Seite zur OP NIEMALS über A. radialis)
- ggf. Arterie (strenge Indikationsstellung – nur bei aortaler Anastomose)

> **Cave**
>
> Invasive Blutdruckmessung zur kindlichen NTX stellt eine Ausnahme dar! Die Indikation hierzu wird bei voraussichtlich postoperativen schwer einstellbaren Hypertonus in interdisziplinärer Absprache zwischen den Oberärzten Kindernephrologie, Kinderintensivmedizin und Kinderanästhesiologie gestellt.

► **Medikamente und Volumen**

► **Infusion**
- Kinder < 10 kgKG oder < 1 Jahr: Vollelektrolytlösung + Glukose 1 %
- Kinder > 10–30 kgKG: Vollelektrolytlösung, 250 ml Infusionsbeutel
- Kinder > 30 kgKG: Vollelektrolytlösung, 500 ml im Infusionsbeutel
- s. a. Perioperative Flüssigkeitstherapie in der Kinderanästhesie (Kap. 12.5.4)
- ggf. Kolloide, siehe perioperative Flüssigkeitstherapie in der Kinderanästhesie (Kap. 12.5.4)

► *Medikamente*
- Inhalationsanästhetikum (Sevofluran)
- ggf. Injektionsanästhetikum (Propofol, Thiopental)
- Atropin (nicht aufgezogen)

► **Intraoperative Schmerztherapie**
- Remifentanil
- NDMR, z. B. Cis-Atracurium
- PONV-Prophylaxe

► **Postoperative Schmerztherapie**
- peripheres Analgetikum
- Piritramid
- Transversus Abdominus Plane Block (TAP-Block)
- Ropivain 0,1 % 2 × 10 ml für TAP-Block

► **Materialvorbereitung**
- Endotrachealtubus
- peripherer Venenzugang
- Monitoring
- steriler Tisch für ZVK mit Kittel und Handschuhen
- Kinder-ZVK-Legeset
- Ultraschallgerät
- 2 × Lochtuch, sterile Handschuhe, 2 × Kanülen G26 (TAP-Block)
- altersentsprechende Materialien zur Lagerung und Wärmeerhaltung, speziell: Polsterwatte, passende Wärmematte

Monitoring

► **Initialmonitoring**

► **Frühgeborene, Neugeborene und Säuglinge bis zum Ende des 1. Lebensjahres**
- 2 Sättigungssensoren (präduktal, d. h. rechter Arm und postduktal, d. h. an sonstiger Extremität)
- präkordiales Stethoskop

► **Kinder > 1 Jahr**
- Sättigungssensor

► **Standardmonitoring**

► **Frühgeborene, Neugeborene und Säuglinge bis zum Ende des 1. Lebensjahres**
- 2 Sättigungssensoren (präduktal, d. h. rechter Arm und postduktal, d. h. an sonstiger Extremität)
- Präkordialstethoskop, ggf. Ösophagusstethoskop
- EKG/HF
- NiBP-Messung oszillometrisch
- EEG-Monitoring vor Atemwegssicherung (NarcoTrend)
- Temperaturmessung (ggf. über Ösophagusstethoskop)
- regelmäßige kapilläre BGA-Kontrollen

► **Kinder > 1 Jahr**
- Sättigungssensor
- EKG/HF
- NiBP-Messung oszillometrisch
- EEG-Monitoring vor Atemwegssicherung (NarcoTrend)
- Temperaturmessung (ggf. über Ösophagusstethoskop)

► **Monitoring Allgemeinanästhesie**
- Atemfrequenz
- Tidalvolumen
- inspiratorische O_2-Konzentration F_iO_2
- Kapnometrie und -grafie
- exspiratorische Konzentration des Inhalationsanästhetikums
- Beatmungsdrücke
- EEG
- ggf. ZVK Erweitertes Monitoring

Narkoseeinleitung

- Durchführung einer Maskeneinleitung *oder*
- Durchführung einer i. v. Einleitung

- gewichtsadaptierte Flüssigkeitstherapie
- ggf. und unter 30 kgKG Kaudalanästhesie
- Augenschutz

Lagerung

▶ **Zur Einleitung**

- Rückenlage
- Kopf in alters- bzw. größengerechtem Kopfring (es stehen 3 Größen zur Verfügung)
- Schulterrolle zum Ausgleich der Kopferhöhung durch Kopfring

▶ **OP-Lagerung**

- Rückenlage
- ggf. nach Rücksprache mit dem Operateur zusätzliche Gelkissen unter dem Beckenbereich
- bei großen Kindern: Arme ausgelagert
- Anderson-Hynes-Plastik: Seitenlage

Narkoseführung

- nach dem Ende der Einleitung Vervollständigen des Standardmonitorings
- sofern noch nicht geschehen: Anfluten des volatilen Anästhetikums auf altersentsprechende MAC-Werte in Abhängigkeit vom Ausmaß der Opioid-Supplementierung
- Reduktion des Frischgasflusses auf 0,5–1 l/min (Sevofluran: **Cave:** Compound A)
- Atemmodus CPAP-Spontanatmung oder maschinelle Beatmung
- ggf. Implementierung eines erweiterten Monitorings
- rechtzeitig an PONV-Prophylaxe und postoperative Schmerztherapie denken

▶ **Postoperative Schmerztherapie (falls kein Regionalverfahren)**

- Wundinfiltration durch den Operateur
- peripheres Analgetikum
- Piritramid

Postoperatives Management

- Postoperative Schmerztherapie mittels TAP-Block
- Intensivüberwachung

Ösophagusatresie bei Kindern

M. Krebs, L. Müller-Lobeck

Allgemein

- Dauer: 3–4 h

Besonderheiten

Häufigkeit 1:3 000–5 000 Geburten. Ungefähr 85 % weisen gleichzeitig eine tracheo-ösophageale Fistel auf, in 50 % der Fälle besteht mindestens eine weitere kongenitale Fehlbildung (z. B. VACTERL-Assoziation). Etwa 30 % sind Frühgeborene

Die Kinder fallen initial durch sehr viel Speichel und Zyanoseanfälle auf, eine Magensonde lässt sich nicht vorschieben (pathognomonisch). Zyanoseanfälle und Erbrechen/Husten beim Trinken sichern die Diagnose.

Das Hauptproblem für die Anästhesie ist die tracheo-ösophageale Fistel. Wegen des Aspirationsrisikos sollte die Operation 12–24 h nach Diagnosestellung durchgeführt werden. Präoperativ muss das Sekret über eine „Schlürfsonde“ (weicher Absaugkatheter mit kontinuierlichem, sehr niedrigem Sog) abgesaugt werden. Oberkörperhochlagerung ist erforderlich.

Merke **M!**

Die Indikation zur Anlage eines zentralen Venenkatheters bzw. eines arteriellen Katheters wird individuell, in Abhängigkeit vom Allgemeinzustand, Venenstatus und Begleiterkrankungen des Kindes gestellt. In Absprache mit den Neonatologen können dabei evtl. auch die Arteria und Vena umbilicalis katheterisiert werden. Die Anlage eines Umbilikalkatheters sollte präoperativ durch die Neonatologen erfolgen.

Bei hohen Beatmungsdrücken Gefahr der Überdehnung des Magens.

Während der chirurgischen Manipulation wird die rechte Lunge in unterschiedlichem Maße komprimiert, oft adaptierte manuelle Beatmung nötig. Gegebenenfalls Blähung der rechten Lunge zur Shuntminimierung in enger Absprache mit den Operateuren (Doppellumenkatheter oder Bronchusblocker für diese Altersgruppe nicht erhältlich).

Gegebenenfalls können während der Operation weitere Bronchoskopien erforderlich werden, (zur Identifikation der Fistel, sowie nach Verschluss zum Ausschluss einer Restfistel).

Intraoperativ Platzierung einer Magensonde auf Aufforderung durch die Operateure, auf sichere Fixierung achten.

Prämedikation

- Entfällt bei neugeborenen Kindern

Bereitstellung von Blutprodukten

- 1 EK, ggf. in Säuglingsbeutel portioniert, 1 FFP bereithalten

Checkliste – Vorbereitungen im OP

► **Atemwege**
- Endotrachealtubus

► **Anästhesieverfahren**
- Balancierte Anästhesie

► **Zugänge**
- 2 peripherer Venenzugänge
- ggf. Erweitertes Monitoring

► **Medikamente und Volumen**

► **Infusion**
- Kinder < 10 kgKG oder < 1 Jahr: Vollelektrolytlösung + Glukose 1 %
- Kinder > 10–30 kgKG: Vollelektrolytlösung, 250 ml Infusionsbeutel
- Kinder > 30 kgKG: Vollelektrolytlösung, 500 ml im Infusionsbeutel
- s. a. Perioperative Flüssigkeitstherapie in der Kinderanästhesie (Kap. 12.5.4)
- ggf. Kolloide, siehe perioperative Flüssigkeitstherapie in der Kinderanästhesie (Kap. 12.5.4)

► *Medikamente*
- Inhalationsanästhetikum (Sevofluran)
- Atropin (nicht aufgezogen)

► **Intraoperative Schmerztherapie**
- Remifentanil
- NDMR, z. B. Cis-Atracurium

► **Postoperative Schmerztherapie**
- Piritramid
- ggf. peripheres Analgetikum in Abhängigkeit vom Patientengewicht
- Lokalanästhetika für die Kaudalanästhesie

► **Materialvorbereitung**
- Endotrachealtubus
- periphere Venenzugänge
- Monitoring
- Magensonde und Druckaufnehmersystem zur IAP-Messung
- altersentsprechende Materialien zur Lagerung und Wärmeerhaltung

Monitoring

► **Initialmonitoring**

► **Frühgeborene, Neugeborene und Säuglinge bis zum Ende des 1. Lebensjahres**
- 2 Sättigungssensoren (präduktal, d. h. rechter Arm und postduktal, d. h. an sonstiger Extremität)
- präkordiales Stethoskop

► **Kinder > 1 Jahr**
- Sättigungssensor

► **Standardmonitoring**

► **Frühgeborene, Neugeborene und Säuglinge bis zum Ende des 1. Lebensjahres**
- 2 Sättigungssensoren (präduktal, d. h. rechter Arm und postduktal, d. h. an sonstiger Extremität)
- Präkordialstethoskop, ggf. Ösophagusstethoskop
- EKG/HF
- NiBP-Messung oszillometrisch
- EEG-Monitoring vor Atemwegssicherung (NarcoTrend)
- Temperaturmessung (ggf. über Ösophagusstethoskop)
- regelmäßige kapilläre BGA-Kontrollen

► **Kinder > 1 Jahr**
- Sättigungssensor
- EKG/HF
- NiBP-Messung oszillometrisch
- EEG-Monitoring vor Atemwegssicherung (NarcoTrend)
- Temperaturmessung (ggf. über Ösophagusstethoskop)

► **Monitoring Allgemeinanästhesie**
- Atemfrequenz
- Tidalvolumen
- inspiratorische O_2-Konzentration F_iO_2
- Kapnometrie und -grafie
- exspiratorische Konzentration des Inhalationsanästhetikums
- Beatmungsdrücke
- EEG
- ggf. IAP-Messung über Magensonde und ein Druckaufnehmersystem (ggf. zusätzlichen Monitor benutzen)
- ggf. Erweitertes Monitoring (ZVK: Rücksprache mit den Kollegen der PICU, Arterienkatheter: in Abhängigkeit vom Patientenzustand)

Narkoseeinleitung

- ggf. Übernahme des analgosedierten, beatmeten Neugeborenen von der neonatologischen Intensivstation. Analgosedierung überführen in eine balancierte Anästhesie.
- bei wachen Kindern:
- Durchführung einer i. v. Einleitung

Falls das Kind noch nicht intubiert ist, kann nach der Narkoseeinleitung unter noch erhaltener Spontanatmung zunächst eine Larynxmaske platziert werden. Dies erleichtert die Bronchoskopie zur Identifizierung der Position der tracheo-ösophagealen Fistel (s. u.). Die Intubation erfolgt im Anschluss (bei bestehender tracheo-ösophagealer Fistel, wenn möglich, Tubusspitze unterhalb der Fistel oberhalb der Carina positionieren. Gegebenenfalls Einlungenventilation durch Intubation des linken Hauptbronchus).

- gewichtsadaptierte Flüssigkeitstherapie
- Augenschutz
- flexible Bronchoskopie in Anwesenheit der Chirurgen zur Identifizierung der Position der tracheoösophagealen Fistel
- Erweiterung des Monitorings in Abhängigkeit des Patientenzustandes

Lagerung

▶ **Zur Einleitung**

- Rückenlage
- Kopf in alters- bzw. größengerechtem Kopfring (es stehen 3 Größen zur Verfügung)
- Schulterrolle zum Ausgleich der Kopferhöhung durch Kopfring

▶ **OP-Lagerung**

- Linksseitenlage zur rechtsseitigen Thorakotomie

Narkoseführung

- Balancierte Anästhesie
- auf ausreichende intraoperative Flüssigkeitssubstitution achten: 10–20 (ggf. bis 30) ml/kgKG/h, ggf. Substitution auch mit Kolloiden (siehe gewichtsadaptierte Flüssigkeitstherapie), achten!
- Frühgeborene: F_iO_2 so niedrig wie möglich, periphere S_aO_2 von 88–92 % ausreichend

▶ **Postoperative Schmerztherapie**

- ggf. Piritramid
- Weiterführung der Analgosedierung (ggf. Reduktion auf vorheriges Niveau)

Postoperatives Management

- Rückverlegung intubiert und analgosediert auf die PICU

Pankreasteilresektion bei Nesidioblastose

L. Müller-Lobeck, E. Toubekis

Allgemein

- Dauer: ca. 4–8 h

Besonderheiten

Bei der familiären Nesidioblastose, auch Inselzell-Hyperplasie oder persistierende hyperinsulinämische Hypoglykämie der Kleinkinder („persistent hyperinsulinemic hypoglycemia of infancy“, PHHI) genannt, handelt es sich um eine vererbte Inselzell-Hyperplasie der Bauchspeicheldrüse, die bereits bei Neugeborenen zu schweren Hypoglykämien führt. Bei Kindern ist die Nesidioblastose die häufigste Ursache einer Hypoglykämie und die häufigste Indikation für die Pankreasteilresektion.

- enges Blutzuckermonitoring über BGA ist Pflicht; der Glukosebedarf ändert sich möglicherweise schlagartig nach Resektion des Insulinoms.
- initial Glukose entsprechend den präoperativen Vorgaben verabreichen, dann BZ-adaptiert bis zur Resektion des Tumors. Auf keinen Fall < 8 mg/kgKG/min Glukose (Grundbedarf).
- nach Resektion von verdächtigem Gewebe die Glukosezufuhr nicht mehr ändern, da bei gelungener Entfernung des Tumors der BZ ansteigen sollte, indem die Insulinausschüttung durch den Tumor wegfällt
- enge Kommunikation zwischen Anästhesist und Operateur erforderlich.
- möglicherweise lange intraoperative Wartezeiten auf Schnellschnitte

Prämedikation

- Prämedikation mit Midazolamsaft
- Kinder haben in der Regel einen peripheren oder zentralvenösen Zugang

Bereitstellung von Blutprodukten

Bei normalem OP-Verlauf ist keine Transfusion nötig.

Da aber in der Nähe der großen abdominalen Gefäße präpariert wird, sollten 1–2 EK bereitgestellt werden.

Fällt der Hb unter den Transfusionstrigger (perioperative Flüssigkeitstherapie in der Kinderanästhesie (Kap. 12.5.4)) und treten trotz kolloidaler Lösungen nicht zu stabilisierende hämodynamische Instabilität oder organabhängige Ischämiezeichen auf, sollte eine Transfusion begonnen werden.

Checkliste – Vorbereitungen im OP

► **Atemwege**
- Endotrachealtubus

► **Anästhesieverfahren**
- balancierte Anästhesie plus
- Kaudalkatheter

► **Zugänge**
- 2 periphere Venenzugänge
- 2- bis 3-Lumen-ZVK
- ggf. arterieller Zugang

► **Medikamente und Volumen**

► **Infusion**
- Kinder < 10 kgKG oder < 1 Jahr: Vollelektrolytlösung + Glukose 1 %
- Kinder > 10–30 kgKG: Vollelektrolytlösung, 250 ml Infusionsbeutel
- Kinder > 30 kgKG: Vollelektrolytlösung, 500 ml im Infusionsbeutel
- s. a. Perioperative Flüssigkeitstherapie in der Kinderanästhesie (Kap. 12.5.4)
- ggf. Kolloide, siehe perioperative Flüssigkeitstherapie in der Kinderanästhesie (Kap. 12.5.4)

► *Medikamente*
- Inhalationsanästhetikum (Sevofluran)
- ggf. Injektionsanästhetikum (Propofol, Thiopental)
- Atropin (nicht aufgezogen)

► **Intraoperative Schmerztherapie**
- Remifentanil
- ggf. Regionalanästhetika für den Kaudalkatheter
- NDMR, z. B. Cis-Atracurium
- PONV-Prophylaxe

► **Postoperative Schmerztherapie**
- peripheres Analgetikum
- Piritramid

► **Materialvorbereitung**
- Larynxmaske
- Endotrachealtubus
- peripherer Venenzugang
- Monitoring
- Material für Erweitertes Monitoring
- Sonografie-Gerät
- Blasenkatheter und Katheterset
- Magensonde
- altersentsprechende Materialien zur Lagerung und Wärmeerhaltung

Monitoring

► **Initialmonitoring**

► **Frühgeborene, Neugeborene und Säuglinge bis zum Ende des 1. Lebensjahres**
- 2 Sättigungssensoren (präduktal, d. h. rechter Arm und postduktal, d. h. an sonstiger Extremität)
- präkordiales Stethoskop

► **Kinder > 1 Jahr**
- Sättigungssensor

► **Standardmonitoring**

► **Frühgeborene, Neugeborene und Säuglinge bis zum Ende des 1. Lebensjahres**
- 2 Sättigungssensoren (präduktal, d. h. rechter Arm und postduktal, d. h. an sonstiger Extremität)
- Präkordialstethoskop, ggf. Ösophagusstethoskop
- EKG/HF
- NiBP-Messung oszillometrisch
- EEG-Monitoring vor Atemwegssicherung (NarcoTrend)
- Temperaturmessung (ggf. über Ösophagusstethoskop)
- regelmäßige kapilläre BGA-Kontrollen

► **Kinder > 1 Jahr**
- Sättigungssensor
- EKG/HF
- NiBP-Messung oszillometrisch
- EEG-Monitoring vor Atemwegssicherung (NarcoTrend)
- Temperaturmessung (ggf. über Ösophagusstethoskop)

► **Monitoring Allgemeinanästhesie**
- Atemfrequenz
- Tidalvolumen
- inspiratorische O_2-Konzentration F_iO_2
- Kapnometrie und -grafie
- exspiratorische Konzentration des Inhalationsanästhetikums
- Beatmungsdrücke
- EEG/NIRS
- Diurese
- Erweitertes Monitoring

Narkoseeinleitung

- Durchführung einer i. v. Einleitung *oder*
- Durchführung einer Maskeneinleitung
- gewichtsadaptierte Flüssigkeitstherapie
- Fortführung der adaptierten präoperativen Glukosetherapie bis Tumorresektion
- Augenschutz

Lagerung

▸ Zur Einleitung
- Rückenlage
- Kopf in alters- bzw. größengerechtem Kopfring (es stehen 3 Größen zur Verfügung)
- Schulterrolle zum Ausgleich der Kopferhöhung durch Kopfring

▸ OP-Lagerung
- Rückenlage
- Oberbauch mit Gelkissen lordosiert

Narkoseführung

- nach dem Ende der Einleitung Vervollständigen des Standardmonitorings
- sofern noch nicht geschehen: Anfluten des volatilen Anästhetikums auf altersentsprechende MAC-Werte in Abhängigkeit vom Ausmaß der Opioid-Supplementierung
- Reduktion des Frischgasflusses auf 0,5–1 l/min (Sevofluran: **Cave:** Compound A)
- Atemmodus CPAP-Spontanatmung oder maschinelle Beatmung
- ggf. Implementierung eines erweiterten Monitorings
- rechtzeitig an PONV-Prophylaxe und postoperative Schmerztherapie denken
- Fortführung der i. v. Glukosetherapie bis Tumorresektion mit regelmäßigen BZ-Kontrollen

Transfusion bei Unterschreiten des Transfusionstriggers. Dabei müssen Dynamik des Blutverlustes, hämodynamische Situation und ggf. organabhängige Ischämiezeichen mitberücksichtigt werden, sodass eine Transfusion auch oberhalb der Transfusionsgrenze nötig sein kann.

▸ Postoperative Schmerztherapie
- Dauerschmerzpumpe für Kaudalkatheter und Information des Akutschmerzdienstes
- erwäge Anlage einer Kaudalanästhesie, falls kein Kaudalkatheter angelegt wurde (ggf. auch postoperativ)
- ggf. Piritramid
- peripheres Analgetikum

Postoperatives Management

Nach Extubation (Rück-)Verlegung auf die Intensivstation.

Pylorusstenose

M. Berns, P. Degenhardt, U. Knipprath, S. Kramer, V. Martiny, L. Müller-Lobeck

Allgemein

- Dauer: 60 min

Begriffserklärung

Bei der Pylorushypertrophie handelt es sich um eine hypertrophe Magenausgangsstenose. Sie tritt auf bei Säuglingen bis zum 3. Lebensmonat mit einer Häufung bei Knaben (4:1). Die Therapie besteht einerseits im Ausgleich des (in schweren Fällen lebensbedrohlich veränderten) Volumen- und Säure-Basen-Haushaltes, andererseits in der Pyloromyotomie (mucosaerhaltende Durchtrennung der Pylorusmuskulatur) nach Weber-Ramstedt. Die Pylorushypertrophie ist abzugrenzen vom Pylorospasmus.

Symptomatik

- Schwallartiges Erbrechen auch bei Oberkörperhochlagerung oder dem Füttern von dickflüssigerer Nahrung
- Palpation eines olivengroßen Oberbauchtumors
- Sonografie (diagnosesichernd)
  - Pyloruslänge > 16 mm, Wanddicke > 4 mm
  - (bei Neu- oder Frühgeborenen auch geringere Werte möglich)
- BGA: hypochlorämische, oft hyponatriämische Alkalose
- Volumenmangel

Präoperatives Management

Merke M!

Oberstes Ziel ist der Ausgleich des Volumen- und Elektrolyt-Defizits. Es ist eine ausgeglichene bis positive Volumenbilanz anzustreben. Hierbei soll eine Vollelektrolytlösung mit metabolisierbaren Anionen und Glukose (Vollelektrolyt-Azetat-Glukose-Lösung, **plus** ggf. weiterer Glukose- bzw. K^+-Zusatz im Bypass) zur Anwendung kommen.

Die Zufuhr orientiert sich an:
- *Grundbedarf* (stündlich gem. 4–2–1er Regel)
  - 4 ml/kgKG/h bis 10 kgKG, + 2 ml/kgKG/h für 11–20 kgKG, + 1 ml/kgKG/h für jedes weitere kgKG *oder*
- *Tagesbedarf*
  - NG: 120–150 ml/d, Säuglinge bis 12. Lebensmonat: 80–100 ml/d

- Drainageverlust über Magensonde (genau bilanzieren! Ersatz 1:1 in ml)
- Gewichtsverlauf (täglich wiegen!)
- laborchemischer Verlauf:
  - die Serumelektrolyte und der Säure-Basen-Haushalt müssen präoperativ ausgeglichen sein
  - die Urinelektrolyte (Na und K) müssen präoperativ **2-stellig** sein
- bei schwerer Dehydration 20 ml/kgKG als KI
- Oberkörperhochlagerung
- Nahrungskarenz
- OP-Anmeldung bis 12 Uhr zur elektiven Pyloromyotomie am Folgetag an das kinderchirurgische Sekretariat

OP-Planung

Eine Pyloromyotomie ist kein Notfalleingriff. Es empfiehlt sich die Planung für den frühen Nachmittag im elektiven OP-Programm. Grund ist die Notwendigkeit, am OP-Morgen eine abschließende Labordiagnostik durchführen zu können:

- Serumelektrolyte
- BGA
- Urinelektrolyte

So bleibt ggf. Zeit für eine weitere Volumenzufuhr bis zum OP-Termin.

Merke M!

Aufgrund des Patientenalters, des erhöhten Narkoserisikos bei unausgeglichenen Laborparametern und unausgeglichener Volumenbilanz ist von einer Verschiebung einer Pyloromyotomie in den Bereitschaftsdienst abzusehen!

Operatives Management

- Offene Vorgehensweise nach Weber-Ramstedt mit umbilikalem oder supraumbilikalem Zugang, oder laparoskopisch
- vom geplanten Zugangsweg hängt das anästhesiologische Vorgehen ab

Anästhesiologisches Vorgehen

- **vollständiges Monitoring** (S_aO_2, EKG, NiBP, präkordiales Stethoskop) **vor** Einleitung
- intensives Absaugen (ggf. in drei Positionen: Rechts-, Linksseitenlage und Rückenlage) und Entfernen der Magensonde

Volumenzufuhr: Vollelektrolyt-Glukose mit 10–20 ml/kgKG/h

- Modifizierte RSI gem. wiss. Arbeitskreis Kinderanästhesie der DGAI (WAKKA)
- balancierte Anästhesie mit Remifentanil und volatilem Anästhetikum (Sevofluran)
- Kaudalanästhesie nur bei umbilikalem OP-Zugang (und Zustimmung der Eltern) nach Einleitung
- kapilläre BGA nach Einleitung (vor OP-Freigabe)
- nach OP-Ende Extubation des ausreichend wachen und spontanatmenden Kindes

Cave ⚠

Eine Magensonde darf aufgrund der Perforationsgefahr keinesfalls gelegt werden!

Postanästhesiologisches Management

Die frühzeitige Verlegung auf eine Überwachungsstation ist möglich.

Ist die postoperative Versorgung auf einer kinderchirurgischen Bettenstation (Normalpflege) geplant, verbleibt das Kind postoperativ mindestens 1 h im AWR.

► **Monitoring im AWR**

- Standardmonitoring AWR (S_aO_2)
- O_2-Vorlage nach Standard
- Weiterführen der intraoperativ angewandten Volumentherapie
- (Erhaltungsbedarf nach der 4–2–1-er Regel mit E 148 G1 Päd, bei Volumenmangel mehr)
- BZ-Kontrolle(n)

Cave ⚠

Eine Magensonde darf aufgrund der Perforationsgefahr keinesfalls gelegt werden!

Zirkumzision, Hypospadiekorrektur (klein)

M. Krebs, L. Müller-Lobeck

Allgemein

Dauer:
- Zirkumzision: 15–60 min
- Hypospadie: 4 h

Besonderheiten

Die Zirkumzision, funktionell bei Phimose oder rituell, ist der am häufigsten bei kleinen Jungen durchgeführte kinderchirugische Wahleingriff.

Eigentlich ein recht kurzer Oberflächeneingriff, ist er doch aufgrund des empfindlichen OP-Feldes sehr schmerzhaft. Eine positive Beeinflussung des Schmerzgedächtnisses durch eine effektive Regionalanästhesie u. Peniswurzelblock konnte nachgewiesen werden.

- Die *Hypospadiekorrektur* kann unter Umständen sehr lang dauern. OP-Zeiten bis 4 Stunden sind möglich.
- Diese Kinder profitieren sehr von der Anlage eines Kaudalkatheters.
- Zur Vorgehensweise mit Kaudalanästhesie oder Kaudalkatheteranlage siehe Herniotomie, Orchidopexie, Hypospadiekorrektur (ausgedehnt).
- Kleine, d. h. koronare *Hypospadien* dagegen, können ggf. in Peniswurzelblock operiert werden.
- Im Zweifelsfall ist die Rücksprache mit dem Operateur sinnvoll sowie das Aufklären über alle 3 Regionalanästhesieverfahren.

Prämedikation

- Prämedikation mit Midazolamsaft
- Aufklärung für Kaudalkatheter!

Bereitstellung von Blutprodukten

- Keine

Checkliste – Vorbereitungen im OP

► **Atemwege**
- LMA

► **Anästhesieverfahren**
- Kombinationsanästhesie aus
- volatilem Anästhetikum und
- Peniswurzelblock
- (bei ausgedehnten Hypospadiekorrekturen mit Kaudalanästhesie oder Kaudalkatheteranlage, siehe Herniotomie, Orchidopexie, Hypospadiekorrektur (ausgedehnt)

► **Zugänge**
- 1 peripherer Venenzugang

► **Medikamente und Volumen**

► **Infusion**
- Kinder < 10 kgKG oder < 1 Jahr: Vollelektrolytlösung + Glukose 1 %
- Kinder > 10–30 kgKG: Vollelektrolytlösung, 250 ml Infusionsbeutel
- Kinder > 30 kgKG: Vollelektrolytlösung, 500 ml im Infusionsbeutel
- s. a. Perioperative Flüssigkeitstherapie in der Kinderanästhesie (Kap. 12.5.4)

► *Medikamente*
- Inhalationsanästhetikum (Sevofluran)
- ggf. Injektionsanästhetikum (Propofol, Thiopental)
- Atropin (nicht aufgezogen)

► **Intraoperative Schmerztherapie**
- Lokalanästhetika für den PWB (Regionalwagen)

► **Postoperative Schmerztherapie**
- peripheres Analgetikum

► **Materialvorbereitung**
- Larynxmaske
- peripherer Venenzugang
- Monitoring
- Wagen: Regionalanästhesie
- altersentsprechende Materialien zur Lagerung und Wärmeerhaltung

Monitoring

► **Initialmonitoring**

► **Frühgeborene, Neugeborene und Säuglinge bis zum Ende des 1. Lebensjahres**
- 2 Sättigungssensoren (präduktal, d. h. rechter Arm und postduktal, d. h. an sonstiger Extremität)
- präkordiales Stethoskop

► **Kinder > 1 Jahr**
- Sättigungssensor

► **Standardmonitoring**

► **Frühgeborene, Neugeborene und Säuglinge bis zum Ende des 1. Lebensjahres**
- 2 Sättigungssensoren (präduktal, d. h. rechter Arm und postduktal, d. h. an sonstiger Extremität)
- Präkordialstethoskop, ggf. Ösophagusstethoskop
- EKG/HF
- NiBP-Messung oszillometrisch
- EEG-Monitoring vor Atemwegssicherung (NarcoTrend)

- Temperaturmessung (ggf. über Ösophagusstethoskop)
- regelmäßige kapilläre BGA-Kontrollen

► **Kinder > 1 Jahr**
- Sättigungssensor
- EKG/HF
- NiBP-Messung oszillometrisch
- EEG-Monitoring vor Atemwegssicherung (NarcoTrend)
- Temperaturmessung (ggf. über Ösophagusstethoskop)

► **Monitoring Allgemeinanästhesie**
- Atemfrequenz
- Tidalvolumen
- inspiratorische O_2-Konzentration F_iO_2
- Kapnometrie und -grafie
- exspiratorische Konzentration des Inhalationsanästhetikums
- Beatmungsdrücke
- EEG

Narkoseeinleitung

- Durchführung einer i. v. Einleitung *oder*
- Durchführung einer Maskeneinleitung
- gewichtsadaptierte Flüssigkeitstherapie
- Kaudalkatheter
- Peniswurzelblock
- Augenschutz

Lagerung

► **Zur Einleitung**
- Rückenlage
- Kopf in alters- bzw. größengerechtem Kopfring (es stehen 3 Größen zur Verfügung)
- Schulterrolle zum Ausgleich der Kopferhöhung durch Kopfring

► **OP-Lagerung**
- Rückenlage

Narkoseführung

- nach dem Ende der Einleitung Vervollständigen des Standardmonitorings
- sofern noch nicht geschehen: Anfluten des volatilen Anästhetikums auf altersentsprechende MAC-Werte in Abhängigkeit vom Ausmaß der Opioid-Supplementierung
- Reduktion des Frischgasflusses auf 0,5–1 l/min (Sevofluran: **Cave:** Compound A)
- Atemmodus CPAP-Spontanatmung oder maschinelle Beatmung
- ggf. Implementierung eines erweiterten Monitorings
- rechtzeitig an PONV-Prophylaxe und postoperative Schmerztherapie denken

► **Durchführung der Narkose in CPAP/Spontanatmung**
- Konntektion an das Narkosekreisteil
- Einstellung am APL-Ventil 5 mbar *oder* Beatmungsmodus Pressure-Support, PEEP 5, Frequenz 0

► **Postoperative Schmerztherapie**
- Peripheres Analgetikum

Postoperatives Management

- AWR-Betreuung im Kinder-OP

Zwerchfellhernie bei Kindern

L. Müller-Lobeck, E. Toubekis

Allgemein

- Dauer: 3–4 h

Besonderheiten

Häufigkeit bei Neugeborenen 1:4 000

Es ist die am schwierigsten zu behandelnde Anomalie im Neugeborenenalter:
- Trotz großer Behandlungsfortschritte (NO, Hochfrequenzventilation, ECMO) liegt die Letalitätsrate bei 30–50 %!
- Die größten Schwierigkeiten und Komplikationsmöglichkeiten resultieren aus der unterschiedlich ausgeprägten Lungenhypoplasie.
- Die dadurch entstehende Beatmungsstörungen mit Hypoxie, Hyperkapnie und Azidose führen einerseits zu persistierendem pulmonalen Hypertonus (pPHT), andererseits zu Myokardischämie mit systemischer Hypotonie.
- Die pPHT und arterielle Hypotonie können zu einer persistierenden fetalen Zirkulation führen.

Die Korrektur der Zwerchfellhernie ist keine Notfalloperation.
- Im Vordergrund steht die intensivmedizinische Stabilisierung (primäre Intubation im Kreissaal, Beatmung, Kreislaufstabilisierung, Azidoseausgleich, Magensonde zur gastrointestinalen Dekompression, Sedierung zur Vermeidung von Schmerzen, sowie Normothermie).
- Die Operation erfolgt in der Regel frühestens 48–72 h post partum.

Üblicherweise werden die Kinder bis dahin analgosediert, z. B. mit Fentanyl 3–10 µg/kgKG/h und Midazolam 0,1–0,2 mg/kgKG/h

- im Sinne einer lungenprotektiven Beatmung sowohl prä- als auch intraoperativ sind die folgende Zielkriterien anzustreben:
- p_aCO_2 35–40 mmHg, (ggf. permissive Hyperkapnie mit p_aCO_2 45–55 mmHg), präduktale $S_aO_2 > 85$ mmHg.
- Hierfür können Atemfrequenzen von 100–150/min und kleine Tidalvolumina, ggf. HFO erforderlich sein.
- Die Applikation von Surfactant kann evtl. die pulmonale Situation verbessern.

Die Therapie der pulmonalen Hypertension erfolgt durch Normo-, ggf. milde Hyperventilation, ggf. durch NO-Beatmung oder Prostaglandin-Infusion.

Zur Kreislaufstabilisierung und zum Anheben des systemischen Blutdruckes ist oft der Einsatz von Katecholaminen (Dopamin/Dobutamin oder Adrenalin/Noradrenalin) erforderlich.

Bei der Beatmung sind die präoperative Beatmungseinstellung und der präoperative Beatmungsmodus maßgebend.

- Hohe Beatmungsfrequenzen mit niedrigen Atemzugvolumina, (100–120/min).
- PIP möglichst < 20 mmHg, Normoventilation, $etCO_2$ 35–45, angepasst an die Ergebnisse der BGA, ggf. HFO, NO-Beatmung.
- engmaschige BGA-Kontrolle.

Hkt > 35 % anstreben!

Bei Operationsende erfolgt Anlage einer Thoraxdrainage.

Merke M!

Die Indikation zur Anlage eines zentralen Venenkatheters bzw. eines arteriellen Katheters wird individuell in Abhängigkeit vom Allgemeinzustand, Venenstatus und den Begleiterkrankungen des Kindes gestellt.

Häufig sind auch andere Fehlbildungen vorhanden.

Bei Verschluss des Abdomens kann der steigende intraabdominelle Druck den venösen Rückstrom und damit auch die Lungenfunktion verschlechtern – evtl. ist eine intraabdominelle Druckmessung sinnvoll.

Bei akuter intraoperativer Verschlechterung immer an Pneumothorax denken. Nach Reposition des Darmes ist die Pneumothoraxgefahr am größten. Lungenblähung ist jetzt kontraindiziert.

Prämedikation

Eine sedierende Prämedikation entfällt bei neugeborenen Kindern.

Bereitstellung von Blutprodukten

- 1 EK, ggf. in Säuglingsbeutel portioniert
- 1 FFP bereithalten

Checkliste – Vorbereitungen im OP

► **Atemwege**
- Endotrachealtubus

► **Anästhesieverfahren**
- Balancierte Anästhesie

► **Zugänge**
- 2 periphere Venenzugänge
- ggf. Erweitertes Monitoring

► **Medikamente und Volumen**

► **Infusion**
- Kinder < 10 kgKG oder < 1 Jahr: Vollelektrolytlösung + Glukose 1 %
- Kinder > 10–30 kgKG: Vollelektrolytlösung, 250 ml Infusionsbeutel
- Kinder > 30 kgKG: Vollelektrolytlösung, 500 ml im Infusionsbeutel
- s. a. Perioperative Flüssigkeitstherapie in der Kinderanästhesie (Kap. 12.5.4)
- ggf. Kolloide, siehe perioperative Flüssigkeitstherapie in der Kinderanästhesie (Kap. 12.5.4)

► *Medikamente*
- Inhalationsanästhetikum (Sevofluran)
- ggf. Injektionsanästhetikum (Propofol, Thiopental)
- Atropin (nicht aufgezogen)

► **Intraoperative Schmerztherapie**
- Remifentanil
- NDMR, z. B. Cis-Atracurium

► **Postoperative Schmerztherapie**
- Piritramid
- ggf. peripheres Analgetikum in Abhängigkeit vom Patientengewicht
- Lokalanästhetika für die Kaudalanästhesie

► **Materialvorbereitung**
- Endotrachealtubus
- periphere Venenzugänge
- Monitoring
- Magensonde und Druckaufnehmersystem zur IAP-Messung
- altersentsprechende Materialien zur Lagerung und Wärmeerhaltung

I

Monitoring

► **Initialmonitoring**

► **Frühgeborene, Neugeborene und Säuglinge bis zum Ende des 1. Lebensjahres**

- 2 Sättigungssensoren (präduktal, d. h. rechter Arm und postduktal, d. h. an sonstiger Extremität)
- präkordiales Stethoskop

► **Kinder > 1 Jahr**

- Sättigungssensor

► **Standardmonitoring**

► **Frühgeborene, Neugeborene und Säuglinge bis zum Ende des 1. Lebensjahres**

- 2 Sättigungssensoren (präduktal, d. h. rechter Arm und postduktal, d. h. an sonstiger Extremität)
- Präkordialstethoskop, ggf. Ösophagusstethoskop
- EKG/HF
- NiBP-Messung oszillometrisch
- EEG-Monitoring vor Atemwegssicherung (NarcoTrend)
- Temperaturmessung (ggf. über Ösophagusstethoskop)
- regelmäßige kapilläre BGA-Kontrollen

► **Kinder > 1 Jahr**

- Sättigungssensor
- EKG/HF
- NiBP-Messung oszillometrisch
- EEG-Monitoring vor Atemwegssicherung (NarcoTrend)
- Temperaturmessung (ggf. über Ösophagusstethoskop)

► **Monitoring Allgemeinanästhesie**

- Atemfrequenz
- Tidalvolumen
- inspiratorische O_2-Konzentration F_iO_2
- Kapnometrie und -grafie
- exspiratorische Konzentration des Inhalationsanästhetikums
- Beatmungsdrücke
- EEG/NIRS
- ggf. IAP-Messung über Magensonde und ein Druckaufnehmersystem (ggf. zusätzlichen Monitor benutzen)
- ggf. Erweitertes Monitoring (ZVK: Rücksprache mit den Kollegen der PICU, Arterienkatheter: in Abhängigkeit vom Patientenzustand)

Narkoseeinleitung

Übernahme des analgosedierten, beatmeten Neugeborenen von der neonatologischen Intensivstation. Wenn zur Beatmung hohe Beatmungsfrequenzen nötig, eine Beatmung mit NO oder HFO erforderlich ist, wird das entsprechende Beatmungsgerät mit in den OP gebracht. In Einzelfällen erfolgt die Operation in der Neo-Einheit auf der neonatologischen ITS.

Bei Beatmung am Intensivrespirator: Vertiefen der Analgosedierung im Sinne einer TIVA, ansonsten balancierte Anästhesie.

- Erweiterung des Monitorings in Abhängigkeit des Patientenzustandes
- gewichtsadaptierte Flüssigkeitstherapie
- Augenschutz

Lagerung

► **Zur Einleitung**

- Rückenlage
- Kopf in alters- bzw. größengerechtem Kopfring (es stehen 3 Größen zur Verfügung)
- Schulterrolle zum Ausgleich der Kopferhöhung durch Kopfring

► **OP-Lagerung**

- Rückenlage, ggf. Oberkörperhochlagerung
- Unterarme rechtwinklig aus-, Unterarme rechtwinklig nach kranial gelagert

Narkoseführung

Bei Beatmung am Intensivrespirator: Vertiefen der Analgosedierung im Sinne einer TIVA, ansonsten balancierte Anästhesie.

Auf ausreichende intraoperative Flüssigkeitssubstitution achten, 10–20 (ggf. bis 30) ml/kgKG/h, ggf. Substitution auch mit Kolloiden (siehe gewichtsadaptierte Flüssigkeitstherapie), achten!

► **Postoperative Schmerztherapie**

- ggf. Piritramid
- Weiterführung der Analgosedierung (ggf. Reduktion auf vorheriges Niveau)

Postoperatives Management

- Rückverlegung intubiert und analgosediert auf die PICU

Zystoskopie, Rektoskopie

S. Kramer, L. Müller-Lobeck

Allgemein

- Dauer: 10–20 min, bei Kombination mit Röntgendarstellungen auch länger

Besonderheiten

► **Zystoskopie.** Bei längerer OP-Zeit kann es durch die Blasenspülung rasch zum Auskühlen der Kinder kommen, daher Temperatursonde unbedingt einsetzten und ggf. mit Konvektionswärmer wärmen. Je kleiner das Kind, desto wichtiger ist es, die Spülflüssigkeit auf Körpertemperatur vorzuwärmen.

Um einem TUR-Syndrom vorzubeugen, wird bei Kindern die Blasenspülung, während des Eingriffs, mit Vollelektrolytlösung durchgeführt.

Die rein diagnostische Zystoskopie ohne „schneidende" Intervention, auch mit Einlage von Doppel-J-Kathetern oder sonstigen Ureterschienen, ist in aller Regel ein zwar intraoperativ unangenehmer Eingriff, postoperativ jedoch mit wenig bis keinen Schmerzen verbunden. Aus diesem Grund ist häufig ein peripheres Analgetikum ausreichend.

► **Rektoskopie.** Stufenbiopsien, z. B. zur Hirschsprung-Diagnostik, sind mit Schmerzen verbunden, die eine postoperative Schmerztherapie mit Piritramid sinnvoll erscheinen lassen.

Eine Kaudalanästhesie ist hier aber sicher übertrieben. Bei ausgedehnteren Interventionen kann eine Kaudalanästhesie indiziert sein. Sie findet hier nicht explizit Erwähnung.

Prämedikation

- Prämedikation mit Midazolamsaft

Bereitstellung von Blutprodukten

- Keine

Checkliste – Vorbereitungen im OP

► **Atemwege**
- LMA
- selten Endotrachealtubus

► **Anästhesieverfahren**
- Balancierte Anästhesie

► **Zugänge**
- 1 peripherer Venenzugang

► **Medikamente und Volumen**

► **Infusion**
- Kinder < 10 kgKG oder < 1 Jahr: Vollelektrolytlösung + Glukose 1 %
- Kinder > 10–30 kgKG: Vollelektrolytlösung, 250 ml Infusionsbeutel
- Kinder > 30 kgKG: Vollelektrolytlösung, 500 ml im Infusionsbeutel
- s. a. Perioperative Flüssigkeitstherapie in der Kinderanästhesie (Kap. 12.5.4)

► *Medikamente*
- Inhalationsanästhetikum (Sevofluran)
- ggf. Injektionsanästhetikum (Propofol, Thiopental)
- Atropin (nicht aufgezogen)

► **Intraoperative Schmerztherapie**
- Remifentanil
- ggf. NDMR, z. B. Cis-Atracurium

► **Postoperative Schmerztherapie**
- peripheres Analgetikum
- ggf. (Rektoskopie mit Stufenbiopsie) Piritramid

► **Materialvorbereitung**
- Larynxmaske oder
- selten Endotrachealtubus
- peripherer Venenzugang
- Monitoring
- altersentsprechende Materialien zur Lagerung und Wärmeerhaltung

Monitoring

► **Initialmonitoring**

► **Frühgeborene, Neugeborene und Säuglinge bis zum Ende des 1. Lebensjahres**
- 2 Sättigungssensoren (präduktal, d. h. rechter Arm und postduktal, d. h. an sonstiger Extremität)
- präkordiales Stethoskop

► **Kinder > 1 Jahr**
- Sättigungssensor

► **Standardmonitoring**

► **Frühgeborene, Neugeborene und Säuglinge bis zum Ende des 1. Lebensjahres**
- 2 Sättigungssensoren (präduktal, d. h. rechter Arm und postduktal, d. h. an sonstiger Extremität)
- Präkordialstethoskop, ggf. Ösophagusstethoskop
- EKG/HF
- NiBP-Messung oszillometrisch
- EEG-Monitoring vor Atemwegssicherung (NarcoTrend)
- Temperaturmessung (ggf. über Ösophagusstethoskop)
- regelmäßige kapilläre BGA-Kontrollen

► **Kinder > 1 Jahr**
- Sättigungssensor
- EKG/HF
- NiBP-Messung oszillometrisch

- EEG-Monitoring vor Atemwegssicherung (NarcoTrend)
- Temperaturmessung (ggf. über Ösophagusstethoskop)

► **Monitoring Allgemeinanästhesie**
- Atemfrequenz
- Tidalvolumen
- inspiratorische O_2-Konzentration F_iO_2
- Kapnometrie und -grafie
- exspiratorische Konzentration des Inhalationsanästhetikums
- Beatmungsdrücke
- EEG

Narkoseeinleitung

- Durchführung einer Maskeneinleitung *oder*
- Durchführung einer i. v. Einleitung
- gewichtsadaptierte Flüssigkeitstherapie
- Augenschutz

Lagerung

► **Zur Einleitung**
- Rückenlage
- Kopf in alters- bzw. größengerechtem Kopfring (es stehen 3 Größen zur Verfügung)
- Schulterrolle zum Ausgleich der Kopferhöhung durch Kopfring

► **OP-Lagerung**
- Steinschnittlage: bei Säuglingen ggf. quer auf dem Tisch in Nähe des Narkosegerätes, Beine werden durch chirurgische Hilfsperson gehalten.
- Bei Kleinkindern Lagerung am Fußende des OP-Tisches, die Beine werden dann in Schlingen gelagert. Auf Polsterung der Beine in der Halterung achten.

Narkoseführung

- nach dem Ende der Einleitung Vervollständigen des Standardmonitorings
- sofern noch nicht geschehen: Anfluten des volatilen Anästhetikums auf altersentsprechende MAC-Werte in Abhängigkeit vom Ausmaß der Opioid-Supplementierung
- Reduktion des Frischgasflusses auf 0,5–1 l/min (Sevofluran: **Cave:** Compound A)
- Atemmodus CPAP-Spontanatmung oder maschinelle Beatmung
- ggf. Implementierung eines erweiterten Monitorings
- rechtzeitig an PONV-Prophylaxe und postoperative Schmerztherapie denken

► **Durchführung der Narkose in CPAP/Spontanatmung:**
- Konntektion an das Narkosekreisteil
- Einstellung am APL-Ventil 5 mbar *oder* Beatmungsmodus Pressure-Support, PEEP 5, Frequenz 0

► **Postoperative Schmerztherapie**
- Peripheres Analgetikum

Postoperatives Management

- AWR-Betreuung im Kinder-OP
- postoperative Überwachung von Frühgeborenen

12.9.2 Kinderneurochirurgie

L. Müller-Lobeck

► **Vorbemerkungen**
- Kinderneurochirurgische Eingriffe unter 10 kgKG oder 1 Jahr
- Kinderneurochirurgische Eingriffe über 10 kgKG oder 1 Jahr

Standardisierte, häufig durchgeführte kinderchirurgische Operationen sind:
- Kraniosynostosen, also Kraniotomie bzw. Kraniektomie bei Sagittalnaht- oder frontoorbitales Remodeling bei Frontalnahtsynostosen
- VP-Shunt-Anlage und -Revision, EVD-Anlage
- MMC, OP bei Meningomyelozele
- Rhizotomie, als typischen Eingriff der Kinderneurochirurgie, der im NCh-OP durchgeführt wird
- Perioperative Analgesie bei Rhizotomie

Kinderneurochirurgische Eingriffe unter 10 kgKG oder 1 Jahr

H. Haberl, S. König, M. Krebs, I. Rundshagen

Allgemein

- Dauer: variabel

Prämedikation

- Ab 6 Monaten Midazolamsaft 0,8 mg/kgKG per os oder Midazolam i. v. durch den Arzt

Blut- und Transfusionsbedarf

- Bei intrakraniellen Tumoren und Craniosynostosen: Ery-Konzentrate lt. Rücksprache Operateur

Besonderheiten

▶ **Luftblasenfreie Infusion**
- Mehrfachverbinder (2-fach oder 4-fach) statt 3-Weg-Hähne
- Medikamente (Thiopental, Atropin, Succinylcholin, Cis-Atracurium) in 1 ml-Tuberkulinspritzen/Insulinspritzen mit 26 G-Kanüle zuspritzen

▶ **Single-Shot Antibiotikaprophylaxe**
- Einmalige Gabe 20 min vor dem Hautschnitt: Cefuroxim 50 mg/kgKG

▶ **Monitoring**
- In Abhängigkeit vom operativen Eingriff
- arterielle Kanülierung mit 22-G-Katheter
- ZVK-Anlage erfolgt ultraschallgesteuert

Checkliste – Vorbereitungen im OP

▶ **Atemwege**
- Endotrachealtubus ohne Cuff

▶ **Anästhesieverfahren**
- balancierte Anästhesie, lachgasfrei *oder*
- TIVA

▶ **Zugänge**
- präkordiales Stethoskop
- i. v. Zugang peripher
- ggf. Blasenkatheter 8–Fr
- arterielle Kanüle 22 G
- ZVK 4–5 Fr

▶ **Medikamente und Volumen**

▶ **Infusion**
- Vollelektrolytlösung + 1 % Glukose

▶ *Spritzenpumpe*
- 50 ml Spritzenpumpe Remifentanil 6 µg/ml
- Propofol-Spritzenpumpe 1 %

▶ *Medikamente*
- Propofol 100 mg/10 ml
- Cis-Atracurium 1 mg/ml
- Remifentanil
- Sevofluran/Desfluran
- Cefuroxim
- Atropin 0,1 mg/ml
- Paracetamol-Suppositorien
- Piritramid 1 mg/ml

▶ **Materialvorbereitung.** peripherer Venenzugang 22G
- Endotrachealtubus
- Ösophagussthetoskop 9 Fr mit Temperaturmessung
- ggf. Blasenkatheter 8 Fr
- arterielle Kanüle 22 G
- 2-Lumen-ZVK 4–5 Fr
- Luft-Wärmematte mit Folien
- Wärmelampe
- Polsterwatte
- Gelkissen
- Ultraschallgerät

Monitoring

▶ **Basismonitoring und Monitoring Allgemeinanästhesie**
- EKG
- Pulsoxymetrie
- nichtinvasive Blutdruckmessung (oszillotonometrisch)
- Kapnometrie/-grafie
- Monitoring der inspiratorischen O_2-Konzentration
- in- und exspiratorische Messung der Inhalationsanästhetikakonzentration
- Volumetrie der Atemgase
- Atemwegsdruck mit Diskonnektionsalarm
- Ösophagussthetoskop
- Temperatur
- ggf. Diurese

▶ **Bei intrakraniellen Eingriffen zusätzlich**
- arterielle Druckmessung
- ggf. ZVD-Messung
- Druckspülung des Messsystems über 50 ml Spritzenpumpe

Narkoseeinleitung

- bei nüchternen Kindern i. v. Einleitung *oder*
- Maskeneinleitung
- bei Aspirationsgefahr RSI
- altersgerechte Lagerung des Kindes auf dem OP-Tisch
- Entfernen der EMLA-Pflaster, falls nicht schon geschehen
- Anlegen eines venösen Zuganges, nach Möglichkeit an einer durch EMLA geschützten Stelle
- Anschluss und Start von Infusion (perioperative Flüssigkeitstherapie in der Kinderanästhesie (Kap. 12.5.4); Kap. 12.5.4) und – gegebenenfalls – Opioid (als Dauerinfusion oder Bolus)
- Injektion des Einleitungshypnotikums:
  - Kinder im 1. Lebensmonat: Thiopental 5–7 mg/kgKG
  - Kinder über 1 Monat: Propofol 3–5 mg/kgKG
  - Nachspülen mit NaCl 0,9 %

- Beatmung mit 100 % Sauerstoff über die Gesichtsmaske, sobald Spontanatmung sistiert.
- Relaxation: z. B. Cis-Atracurium 0,1–0,15 mg/kgKG
- Vervollständigen des Standardmonitorings
- Intubation, Auskultation, $etCO_2$, Tubusfixation
- Einstellen der maschinellen Beatmung
  - Reduktion der F_iO_2, nach
  - Anfluten des volatilen Anästhetikums gem. gewünschter Narkosetiefe oder TIVA.
  - Reduktion des Frischgasflusses.
- Start der Remifentanil-Infusion mit 0,2–0,3 µg/kgKG/min
- ösophageales Stethoskop
- einmalige Gabe 20 min vor dem Hautschnitt: Cefuroxim 50 mg/kgKG
- ggf. Anlage arterieller Katheter
- Anlage ZVK unter sonografischer Kontrolle
- Blasenkatheter

Lagerung

- Nach Lokalisation, Lagerungsmittel unter der Luft-Wärme-Decke

Narkoseführung

- TIVA mit Propofol 6–8 mg/kgKG/h Remifentanil 0,2–0,3 µg/kgKG/min bei allen Kindern mit erhöhtem intracerebralen Druck (z. B. Kinder mit Schädel-Hirn-Trauma, malignem Hirnödem oder tumorbedingtem Hirndruck), für Transporte oder Diagnostik (MRT, CT)
- sonst balancierte Anästhesie, lachgasfrei mit Sevofluran/Desfluran und Remifentanil

Beatmung

- Sauerstoff-Luft-Gemisch, F_iO_2 0,35–0,5, $etCO_2$ 35–45 mmHg bei niedrigem Frischgasfluss
- PEEP 3–5 cmH_2O

Postoperatives Management

- Schmerztherapie mit Paracetamol 20 mg/kgKG supp. (alternativ 7,5 mg/kgKG i. v.) ggf. Piritramid 0,1 mg/kgKG. (s. Periphere Analgetika in der Kinderanästhesie und Opioide in der Kinderanästhesie)
- Transport mit Sauerstoff und Monitoring zur ITS

Kinderneurochirurgische Eingriffe über 10 kgKG oder 1 Jahr

H. Haberl, S. König, I. Rundshagen, E. Toubekis

Allgemein

- Dauer: variabel

Prämedikation

- Midazolamsaft 0,8 mg/kgKG per os oder Midazolam i. v. durch den Arzt, **Cave**: präoperativ Vigilanzminderung

Blut- und Transfusionsbedarf

Bei intrakraniellen Tumoren und Kraniosynostosen:

- Blutgruppe und Ery-Konzentrate

Besonderheiten

► **Single-Shot Antibiotikaprophylaxe**

- Einmalige Gabe 20 min vor dem Hautschnitt: Cefuroxim 50 mg/kgKG

► **Monitoring**

- arterielle Kanülierung mit 22G-Katheter
- zusätzlich ein Arterienset für Erwachsene 20 G vorbereiten
- ZVK-Anlage erfolgt ultraschallgesteuert

Checkliste – Vorbereitungen im OP

► **Atemwege**

- Endotrachealtubus

► **Anästhesieverfahren**

- TIVA *oder*
- balancierte Anästhesie, lachgasfrei

► **Zugänge**

- periphervenöser Zugang
- ggf.
  - Blasenkatheter 10 Fr
  - arterielle Kanüle 22 G
  - ZVK-3-Lumen 5–7 Fr

► **Medikamente und Volumen**

► **Infusion**

- Vollelektrolytlösung
- Gelafundin

► *Spritzenpumpe*

- 50 ml Spritzenpumpe Remifentanil 6 µg/ml, bei Kindern > 20 kgKG 20 µg/ml
- Propofol-Spritzenpumpe 1 %, bei Kindern > 20 kgKG 2 %

► *Medikamente*
- Propofol 100 mg/10 ml
- Cis-Atracurium 1 mg/ml
- Remifentanil
- Sevofluran/Desfluran
- Cefuroxim
- Atropin 0,05 mg/ml
- Paracetamol 1 g/100 ml
- Metamizol 1 g
- Piritramid 1 mg/ml

► **Materialvorbereitung**
- Venenverweilkanülen
- Endotrachealtubus
- präkordiales Stethoskop
- Oesophagusstethoskop 9 Fr mit Temperaturmessung
- Luft-Wärmematte mit Folien
- Polsterwatte, Gelkissen
- ggf. arterielle Kanüle 22 G
- 3-Lumen ZVK
- Ultraschallgerät

Monitoring

► **Basismonitoring und Monitoring Allgemeinanästhesie**
- EKG
- Pulsoxymetrie
- nichtinvasive Blutdruckmessung (oszillotonometrisch)
- Kapnometrie/-grafie
- Monitoring der inspiratorischen O_2-Konzentration
- in- und exspiratorische Messung der Inhalationsanästhetikakonzentration
- Volumetrie der Atemgase
- Atemwegsdruck mit Diskonnektionsalarm
- präkordiales Stethoskop
- Oesophagusstethoskop
- Temperatur

► **Bei intrakraniellen Eingriffen zusätzlich**
- arterielle Druckmessung
- ZVD-Messung

Narkoseeinleitung

- bei nüchternen Kindern i. v. Einleitung *oder*
- Maskeneinleitung
- bei Aspirationsgefahr RSI
- altersgerechte Lagerung des Kindes auf dem OP-Tisch
- Entfernen der EMLA-Pflaster, falls nicht schon geschehen
- Anlegen eines venösen Zuganges, nach Möglichkeit an einer durch EMLA geschützten Stelle
- Anschluss und Start von Infusion (perioperative Flüssigkeitstherapie in der Kinderanästhesie (Kap. 12.5.4); Kap. 12.5.4) und – gegebenenfalls – Opioid (als Dauerinfusion oder Bolus)
- Injektion des Einleitungshypnotikums:
  - Propofol 3–5 mg/kgKG
  - Nachspülen mit NaCl 0,9 %
- Beatmung mit bis zu 100 % Sauerstoff über die Gesichtsmaske, sobald Spontanatmung sistiert.
- Relaxation: z. B. Cis-Atracurium 0,1–0,15 mg/kgKG
- Vervollständigen des Standardmonitorings
- Intubation, Auskultation, $etCO_2$, Tubusfixation
- Einstellen der maschinellen Beatmung
  - Reduktion der F_iO_2, nach
  - Anfluten des volatilen Anästhetikums gem. gewünschter Narkosetiefe oder TIVA.
  - Reduktion des Frischgasflusses.
- Start der Remifentanil-Infusion mit 0,2–0,3 µg/kgKG/min
- ösophageales Stethoskop
- einmalige Gabe 20 min vor dem Hautschnitt: Cefuroxim 50 mg/kgKG
- ggf. Anlage arterieller Katheter
- Anlage ZVK unter sonografischer Kontrolle
- Blasenkatheter

Lagerung

- nach Lokalisation, Lagerungsmittel unter der Luft-Wärmedecke

Narkoseführung

- Bei allen Kindern mit erhöhtem intrazerebralen Druck (z. B. Kinder mit Schädel-Hirn-Trauma, malignem Hirnödem oder tumorbedingtem Hirndruck), für Transporte und/oder Diagnostik (MRT, CT) TIVA mit Propofol 6–8 mg/kgKG/h und Remifentanil 0,2–0,3 µg/kgKG/min.
- Sonst balancierte Anästhesie mit Sevofluran/Desfluran und Remifentanil möglich.

Postoperatives Management

- Schmerztherapie mit Novaminsulfon i. v. 20 mg/kgKG oder Paracetamol i. v. 15 mg/kgKG, ggf. Piritramid 0,1 mg/kgKG.
- Transport mit Sauerstoff und Monitor zur ITS

Kraniosynostosen

S. Kramer, V. Martiny, M. Schmidt, O. Vicherek

Allgemein

- Dauer: ca. 1,5–4 h

Prämedikation

- Prämedikation mit Midazolamsaft

Besonderheiten

Häufigkeit 1:2000

Als Kraniosynostose bezeichnet man den frühzeitigen Verschluss der kraniellen Suturen. Die Ätiologie ist meistens unbekannt. In ca. 10–20 % der Fälle tritt eine Kraniosynostose in Assoziation mit bestimmten genetischen Syndromen auf (z. B. Apert-, Carpenter-, Crouzon-, Chotzen- oder Pfeiffer-Syndrom). Wenn gleichzeitig mehrere Suturen betroffen sind, führt dies zu erhöhtem intrakraniellen Druck, und die chirurgische Intervention wird unbedingt notwendig. Darüber hinaus besteht die OP-Indikation aus plastisch-ästhetischen Gründen.

Derzeit werden in der Klinik 3 unterschiedliche Operationen angeboten:

- *Sagittalnahtsynostose*
  - Bis zum vollendeten 6. Lebensmonat wird eine reine Kraniektomie im Bereich des Scheitelbeins durchgeführt.
  - Diese Operation dauert ca. 1–1,5 h, der intraoperative Blutverlust ist in der Regel gering.
  - Bei Kindern über 6 Monaten werden vor dem Verschluss der Schichten Knocheninseln zur Erleichterung der Re-Ossifikation wieder eingesetzt, wodurch sich die OP-Dauer um ca. ½ h verlängert.
- *Frontalnahtsynostose – klassisch*
  - Beim frontoorbitalen Advancement (auch: frontoorbitales Remodeling) werden in einer aufwändigen Operation im Bereich des Os frontale und der oberen Orbitakante große Knochenanteile entfernt, neu modelliert und wieder eingesetzt. Diese Operation ist mit deutlich höherem Blutverlust und Transfusionsbedarf vergesellschaftet. Die OP-Dauer beträgt ca. 2–4 h. Diese Operation wird bei Kindern jenseits des 3. Lebensmonats durchgeführt.
- *Frontalnahtsynostose – minimalinvasiv*
  - Wird die Indikation zur OP der Frontalnahtsynostose ausreichend früh gestellt, erfolgt die Operation minimalinvasiv-endoskopisch. Diese Operation dauert ca. 2 h, der Blutverlust ist geringer als beim frontoorbitalen Remodeling, mit Transfusionsbedarf muss jedoch gerechnet werden.

Alle Kranioplastik-Operationen sind mit Blutverlusten aus den geöffneten Knochenkanten von zum Teil nicht unerheblichem Ausmaß vergesellschaftet. Darüber hinaus stellt die große Wundfläche bei den offenen Operationen eine relevante Ursache für Perspiratio insensibilis dar, sodass mit teils erheblichen Volumenverlusten gerechnet werden muss. Es gilt, die Zeit bis zu diesem Präparationsschritt für eine ausreichende Volumenzufuhr (10–30 [!] ml/kgKG/h) zur Verbesserung der Ausgangslage zu nutzen. Engmaschige BGA Kontrollen, Infusionstherapie und Transfusion nach BGA Kontrolle (Hb, neg. BE, Lactat), ZVD, MAP, HF steuern.

Gemäß Vereinbarung mit den Kollegen der Neurochirurgie sollen alle Kinder, bei denen eine Kranioplastik vorgesehen ist, perioperativ mit Tranexamsäure behandelt werden, um den Transfusionsbedarf zu senken. Die Infusion über einen periphervenösen Zugang folgt dem in ▸ Tab. 12.15 dargestellten Schema.

Tab. 12.15 Tranexamsäure bei Kranioplastiken.

Infusion	Dosierung
Original-Stechampulle Tranexamsäure	100 mg/ml
Infusionsschema	50 mg/kgKG als Bolus über 15 min 5 mg/kgKG/h als Dauerinfusion (bis zum nächsten Morgen)
Richtschema	25 ml Originallösung + 25 ml NaCl (entsprechend 50 mg/ml oder 2,5 g/50 ml Spritzenpumpespritze)
Infusion	
• Bolus	50 mg/kgKG bei 50 mg/ml: = 1 ml/kgKG (über 15 min, deshalb Förderrate in ml/h = **[1 ml/kgKG]** × **4** Wecker auf 15 min stellen!)
• Dauerinfusion	5 mg/kgKG/h bei 50 mg/ml: = **0,1 ml/kgKG/h**

Cave

Streng latexfreies Vorgehen ist obligat, da diese Kinder sich ggf. mehrmaligen Operationen unterziehen müssen und so die Wahrscheinlichkeit einer Sensibilisierung steigt.

Bereitstellung von Blutprodukten

- Sagittalnahtsynostosen: Bereitstellung von einem EK. Bei präoperativem Hb > 10 g/dl auf Abruf, < 10 g/dl im OP

- Frontoorbitales Advancement und endoskopische OP: Bereitstellung von einem EK im OP, ggf. zusätzlich ein FFP

Checkliste – Vorbereitungen im OP

► **Atemwege**
- Endotrachealtubus

► **Anästhesieverfahren**
- balancierte Anästhesie

► **Zugänge**
- 2 großlumige periphere Venenzugänge
- ZVK

► **Medikamente und Volumen**

► **Infusion**
- Kinder < 10 kgKG oder < 1 Jahr: Vollelektrolytlösung + Glukose 1 %
- Kinder > 10–30 kgKG: Vollelektrolytlösung, 250 ml Infusionsbeutel
- Kinder > 30 kgKG: Vollelektrolytlösung, 500 ml im Infusionsbeutel
- s. a. Perioperative Flüssigkeitstherapie in der Kinderanästhesie (Kap. 12.5.4)
- kolloidale Lösungen (perioperative Flüssigkeitstherapie in der Kinderanästhesie (Kap. 12.5.4)

► *Medikamente*
- Inhalationsanästhetikum (Sevofluran)
- ggf. Injektionsanästhetikum (Propofol, Thiopental)
- Atropin (nicht aufgezogen)

► **Intraoperative Schmerztherapie**
- Remifentanil
- NDMR, z. B. Cis-Atracurium
- PONV-Prophylaxe

► **Postoperative Schmerztherapie**
- Piritramid
- peripheres Analgetikum
- Perioperative Antibiotikaprophylaxe
- Tranexamsäure (s. ► Tab. 12.15)

► **Materialvorbereitung**
- streng latexfreies Vorgehen
- Endotrachealtubus
- peripherer Venenzugang
- Monitoring
- steriler Tisch für ZVK
- Kinder-ZVK-Legeset
- Ultraschallgerät
- altersentsprechende Materialien zur Lagerung und Wärmeerhaltung, speziell:
- Vakuummatratze, genoppte Gelmatte

Monitoring

► **Initialmonitoring**

► **Frühgeborene, Neugeborene und Säuglinge bis zum Ende des 1. Lebensjahres**
- 2 Sättigungssensoren (präduktal, d. h. rechter Arm und postduktal, d. h. an sonstiger Extremität)
- präkordiales Stethoskop

► **Kinder > 1 Jahr**
- Sättigungssensor

► **Standardmonitoring**

► **Frühgeborene, Neugeborene und Säuglinge bis zum Ende des 1. Lebensjahres**
- 2 Sättigungssensoren (präduktal, d. h. rechter Arm und postduktal, d. h. an sonstiger Extremität)
- Präkordialstethoskop, ggf. Ösophagusstethoskop
- EKG/HF
- NiBP-Messung oszillometrisch
- EEG-Monitoring vor Atemwegssicherung (NarcoTrend)
- Temperaturmessung (ggf. über Ösophagusstethoskop)
- regelmäßige kapilläre BGA-Kontrollen

► **Kinder > 1 Jahr**
- Sättigungssensor
- EKG/HF
- NiBP-Messung oszillometrisch
- EEG-Monitoring vor Atemwegssicherung (NarcoTrend)
- Temperaturmessung (ggf. über Ösophagusstethoskop)

► **Monitoring Allgemeinanästhesie**
- Atemfrequenz
- Tidalvolumen
- inspiratorische O_2-Konzentration F_iO_2
- Kapnometrie und -grafie
- exspiratorische Konzentration des Inhalationsanästhetikums
- Beatmungsdrücke
- EEG
- ZVK Erweitertes Monitoring

Narkoseeinleitung

- Durchführung einer i. v. Einleitung *oder*
- Durchführung einer Maskeneinleitung
- gewichtsadaptierte Flüssigkeitstherapie
- Augenschutz (insbesondere beim frontoorbitalen Remodeling mit reichlich Augensalbe, da der Orbitabereich mit abgewaschen wird und so ein Verschließen der Augen mittels Pflaster nicht infrage kommt)

12

- Anlage eines zweiten peripheren Venenzugangs
- ZVK-Anlage Erweitertes Monitoring
- Anschluss der ZVD Messung
- Antibiotikaprophylaxe
- nach Lagerung erneute Tubuslagekontrolle

Lagerung

► **Zur Einleitung**

- Rückenlage.
- Kopf in alters- bzw. größengerechtem Kopfring (es stehen 3 Größen zur Verfügung).
- Schulterrolle zum Ausgleich der Kopferhöhung durch Kopfring.

► **OP-Lagerung**

- Auf Wärmeerhalt/Wärmezufuhr achten.
- Die Lagerung erfolgt in enger Abstimmung mit den Operateuren.
- Dabei wird der Kopf in einer für den operativen Zugang günstigen Position fixiert, z. B. mit einer Vakuummatratze (**Cave**: die Saugung intraoperativ belassen!) oder einer pädiatrischen Mayfield-Klemme.
- Eine Lagekontrolle des Atemweges nach Kopffixierung ist unabdingbar.
- Die Arme werden angelagert.
- Freie Zuspritzmöglichkeit zu den Zugängen mit Verlängerungen und 3-Wege Hähnen muss gesichert sein.

Narkoseführung

- Nach dem Ende der Einleitung Vervollständigen des Standardmonitorings
- sofern noch nicht geschehen: Anfluten des volatilen Anästhetikums auf altersentsprechende MAC-Werte in Abhängigkeit vom Ausmaß der Opioid-Supplementierung
- Reduktion des Frischgasflusses auf 0,5–1 l/min (Sevofluran: **Cave:** Compound A)
- Atemmodus CPAP-Spontanatmung oder maschinelle Beatmung
- ggf. Implementierung eines erweiterten Monitorings
- rechtzeitig an PONV-Prophylaxe und postoperative Schmerztherapie denken

► **Postoperative Schmerztherapie**

- Piritramid ca. 20–30 min vor OP-Ende
- Alle Kinder erhalten ein peripheres Analgetikum

> **Cave** ⚠
>
> Diese Eingriffe sind sehr schmerzhaft!

Postoperatives Management

- Intensivmedizinische Betreuung
- Transport mit Pulsoxymetrie und unter O_2-Gabe
- Üblicherweise werden 1–2 Redon-Drainagen am OP-Ende gelegt. Die Drainagen bleiben – nach Maßgabe der Operateure – während des Transports abgeklemmt.
- Weitere Maßgaben sind mit dem Operateur abzustimmen.

Meningomyelozelen-Deckung (MMC)

M. Krebs, V. Martiny, L. Müller-Lobeck

Allgemein

- Dauer: 2–3 h

Besonderheiten

Zu den Spaltbildungen der Wirbelsäule gehören:

- Spina bifida (offener Wirbelbogen, Rückenmark und Häute unauffällig)
- Meningozele (Ausstülpung der Rückenmarkhäute bei offenem Wirbelbogen
- Rückenmark und Wurzel normal)
- Meningomyelozele (Ausstülpung der Rückenmarkhäute)
- pathologischer Rückenmarkanteile und Wurzeln im Bereich der offenen Wirbelbögen mit unvollständiger Überhäutung) und
- Myelozele (wie Meningomyelozele, ohne Überhäutung).

Die Spaltbildungen können in jeder Höhe der neuralen Achse vorkommen, am häufigsten sind sie im Lumbosakralbereich.

Häufig sind die Spaltbildungen mit Hydrozephalus, und/oder mit Fehlbildungen des Urogenitaltraktes, der Haut und des Bewegungsapparates vergesellschaftet.

Operiert werden die Neugeborenen innerhalb der ersten 24 h, da sonst das Infektionsrisiko zunimmt.

Die Indikation zur Anlage eines zentralen Venekatheters, bzw. eines arteriellen Katheters wird individuell, in Abhängigkeit vom Allgemeinzustand, Venenstatus und den Begleiterkrankungen/-fehlbildungen (häufig!) des Kindes gestellt.

In Absprache mit den Neonatologen können dabei evtl. auch A. und V. umbilicalis katheterisiert werden.

Die Anlage der Umbilikalkatheter erfolgt üblicherweise präoperativ durch die Neonatologen.

Cave

Streng latexfreies Vorgehen ist obligat, da diese Kinder sich ggf. mehrmaligen Operationen unterziehen müssen und so die Wahrscheinlichkeit einer Sensibilisierung steigt.

Bei der Planung der Volumentherapie bei offenem Spinalkanal mit einem Liquorverlust von ca. 2 ml/kgKG/h rechnen.

Prämedikation

- Eltern werden in der Regel pränatal im Rahmen eines Anästhesiekonsils aufgeklärt
- vor der OP erfolgt eine Prämedikationsvisite am Bett
- sedierende Prämedikations entfällt
- bei geplanter i. v. Einleitung EMLA-Pflaster

Bereitstellung von Blutprodukten

- In der Regel kein relevanter Blutverlust

Checkliste – Vorbereitungen im OP

► **Atemwege**
- Endotrachealtubus

► **Anästhesieverfahren**
- balancierte Anästhesie

► **Zugänge**
- 2 periphere Venenzugänge
- ggf. u. ZVK und Arterie (Zugänge und erweitertes Monitoring bei Kindern) nach Absprache

► **Medikamente und Volumen**

► **Infusion**
- Kinder < 10 kgKG oder < 1 Jahr: Vollelektrolytlösung + Glukose 1 %
- Kinder > 10–30 kgKG: Vollelektrolytlösung, 250 ml Infusionsbeutel
- Kinder > 30 kgKG: Vollelektrolytlösung, 500 ml im Infusionsbeutel
- s. a. Perioperative Flüssigkeitstherapie in der Kinderanästhesie (Kap. 12.5.4)

► *Medikamente*
- Inhalationsanästhetikum (Sevofluran)
- ggf. Injektionsanästhetikum (Thiopental)
- Atropin (nicht aufgezogen)

► **Intraoperative Schmerztherapie**
- Remifentanil
- NDMR, z. B. Cis-Atracurium
- PONV-Prophylaxe

► **Postoperative Schmerztherapie**
- Piritramid
- peripheres Analgetikum

► **Materialvorbereitung**
- Endotrachealtubus
- peripherer Venenzugang
- Monitoring
- altersentsprechende Materialien zur Lagerung und Wärmeerhaltung, speziell: Gelkissen in verschiedenen Größen, Lagerungswatte

Monitoring

► **Initialmonitoring**

► **Frühgeborene, Neugeborene und Säuglinge bis zum Ende des 1. Lebensjahres**
- 2 Sättigungssensoren (präduktal, d. h. rechter Arm und postduktal, d. h. an sonstiger Extremität)
- präkordiales Stethoskop

► **Kinder > 1 Jahr**
- Sättigungssensor

► **Standardmonitoring**

► **Frühgeborene, Neugeborene und Säuglinge bis zum Ende des 1. Lebensjahres**
- 2 Sättigungssensoren (präduktal, d. h. rechter Arm und postduktal, d. h. an sonstiger Extremität)
- Präkordialstethoskop, ggf. Ösophagusstethoskop
- EKG/HF
- NiBP-Messung oszillometrisch
- EEG-Monitoring vor Atemwegssicherung (NarcoTrend)
- Temperaturmessung (ggf. über Ösophagusstethoskop)
- regelmäßige kapilläre BGA-Kontrollen

► **Kinder > 1 Jahr**
- Sättigungssensor
- EKG/HF
- NiBP-Messung oszillometrisch
- EEG-Monitoring vor Atemwegssicherung (NarcoTrend)
- Temperaturmessung (ggf. über Ösophagusstethoskop)

► **Monitoring Allgemeinanästhesie**
- Atemfrequenz
- Tidalvolumen
- inspiratorische O_2-Konzentration F_iO_2
- Kapnometrie und -grafie

- exspiratorische Konzentration des Inhalationsanästhetikums
- Beatmungsdrücke
- EEG
- erweitertes Monitoring

Narkoseeinleitung

- Durchführung einer Maskeneinleitung *oder*
- Durchführung einer i. v. Einleitung
- gewichtsadaptierte Flüssigkeitstherapie
- Augenschutz

Lagerung

► **Zur Einleitung**

- Generelles s. Lagerung
- Rückenlage bis Halbseitenlage, dabei Polsterung der Seiten, Rücken und Becken, damit der Defekt kompressionsfrei liegt.
- Dabei kann evtl. eine Narkoseeinleitung in Seitenlage erforderlich werden.

> **Merke** M!
>
> Die Lagerung ist zumeist schwierig, je nach Ausprägung der Zele und der oft begleitenden Fehlstellungen der unteren Extremitäten.

► **OP-Lagerung**

- Bauchlage, Arme nach außen, Unterarme rechtwinklig nach oben gelagert, Becken und Thorax gepolstert, damit der Bauch frei liegt, um einen erhöhten intraabdominellen Druck und daraus resultierende venöse Stauung zu vermeiden.
- Beine, Arme gepolstert, ggf. wattiert
- Kopf in Gelring; Tubus, Augen, Nase, Ohren frei gelagert
- Enge Absprache mit dem Operateur!
- Zu Narkoseausleitung dürfen die Kinder meistens ohne zusätzliche Polsterung/Lagerungsmaßnahmen auf den Rücken gelagert werden.
- anschließend wieder Seitenlage

Narkoseführung

- Nach dem Ende der Einleitung Vervollständigen des Standardmonitorings
- sofern noch nicht geschehen: Anfluten des volatilen Anästhetikums auf altersentsprechende MAC-Werte in Abhängigkeit vom Ausmaß der Opioid-Supplementierung
- Reduktion des Frischgasflusses auf 0,5–1 l/min (Sevofluran; **Cave:** Compound A)
- Atemmodus CPAP-Spontanatmung oder maschinelle Beatmung
- ggf. Implementierung eines erweiterten Monitorings
- rechtzeitig an PONV-Prophylaxe und postoperative Schmerztherapie denken

► **Postoperative Schmerztherapie**

- Piritramid
- peripheres Analgetikum

Postoperatives Management

- Die unmittelbar postoperative Extubation wird angestrebt.
- Die postoperative Überwachung und weitere Therapie erfolgt üblicherweise auf der neonatalen Überwachungs- oder Intensivstation.

Rhizotomie bei Kindern

L. Müller-Lobeck, E. Toubekis, J. Unger

Allgemein

- Dauer: 180–240 min

Besonderheiten

Meist Kinder mit Di- oder Tetraparesen durch hypoxische zerebrale Schäden. Intraoperativ werden die dorsalen Wurzeln aufgesucht und mit Hilfe des Neuromonitorings klassifiziert und bei Pathologie durchtrennt.

- flache, opiatlastige Anästhesie
- nach Narkoseeinleitung erfolgt zunächst MRT in Narkose zur Bestimmung der Höhe des Conus medullaris
- Markierung auf der Wirbelsäule durch den Operateur.

> **Cave** ⚠
>
> Personal und Patient dürfen das MRT nur metallfrei betreten!

Prämedikation

- Prämedikation mit Midazolamsaft
- Meist erfolgt eine intraoperative PDK-Anlage durch die Operateure, die postoperative Schmerztherapie hierüber wird durch den ASD sichergestellt.

Bereitstellung von Blutprodukten

- Keine

Checkliste – Vorbereitungen im OP

► **Atemwege**
- Endotrachealtubus

► **Anästhesieverfahren**
- Balancierte Anästhesie, opioidbetonte Narkoseführung

► **Zugänge**
- 2 periphere Venenzugänge
- Blasenkatheter

► **Medikamente und Volumen**

► **Infusion**
- Kinder < 10 kgKG oder < 1 Jahr: Vollelektrolytlösung + Glukose 1 %
- Kinder > 10–30 kgKG: Vollelektrolytlösung, 250 ml Infusionsbeutel
- Kinder > 30 kgKG: Vollelektrolytlösung, 500 ml im Infusionsbeutel
- s. a. Perioperative Flüssigkeitstherapie in der Kinderanästhesie (Kap. 12.5.4)

► *Medikamente*
- Inhalationsanästhetikum (Sevofluran)
- ggf. Injektionsanästhetikum (Propofol, Thiopental)
- Atropin (nicht aufgezogen)

► **Intraoperative Schmerztherapie**
- Remifentanil
- NDMR, z. B. Cis-Atracurium
- PONV-Prophylaxe
- bei Bedarf Midazolam 1,0 mg/ml und Ketamin 1 mg/ml

► **Postoperative Schmerztherapie**
- Piritramid
- peripheres Analgetikum
- ggf. Etilefrin 10 mg/5 ml

► **Materialvorbereitung**
- Endotrachealtubus
- periphere Venenzugänge
- Monitoring
- Blasenkatheter
- Augenschutz
- altersentsprechende Materialien zur Lagerung und Wärmeerhaltung
- MRT-Trage

Monitoring

► **Initialmonitoring**

► **Frühgeborene, Neugeborene und Säuglinge bis zum Ende des 1. Lebensjahres**
- 2 Sättigungssensoren (präduktal, d. h. rechter Arm und postduktal, d. h. an sonstiger Extremität)
- präkordiales Stethoskop

► **Kinder > 1 Jahr**
- Sättigungssensor

► **Standardmonitoring**

► **Frühgeborene, Neugeborene und Säuglinge bis zum Ende des 1. Lebensjahres**
- 2 Sättigungssensoren (präduktal, d. h. rechter Arm und postduktal, d. h. an sonstiger Extremität)
- Präkordialstethoskop, ggf. Ösophagusstethoskop
- EKG/HF
- NiBP-Messung oszillometrisch
- EEG-Monitoring vor Atemwegssicherung (NarcoTrend)
- Temperaturmessung (ggf. über Ösophagusstethoskop)
- regelmäßige kapilläre BGA-Kontrollen

► **Kinder > 1 Jahr**
- Sättigungssensor
- EKG/HF
- NiBP-Messung oszillometrisch
- EEG-Monitoring vor Atemwegssicherung (NarcoTrend)
- Temperaturmessung (ggf. über Ösophagusstethoskop)

► **Monitoring Allgemeinanästhesie**
- Atemfrequenz
- Tidalvolumen
- inspiratorische O_2-Konzentration F_iO_2
- Kapnometrie und -grafie
- exspiratorische Konzentration des Inhalationsanästhetikums
- Beatmungsdrücke
- EEG
- Diurese
- Neuromonitoring

Narkoseeinleitung

- Durchführung einer i. v. Einleitung *oder*
- Durchführung einer Maskeneinleitung
- gewichtsadaptierte Flüssigkeitstherapie
- Augenschutz

Lagerung

► **Zur Einleitung**

- Rückenlage
- Kopf in alters- bzw. größengerechtem Kopfring (es stehen 3 Größen zur Verfügung)
- Schulterrolle zum Ausgleich der Kopferhöhung durch Kopfring

► **OP-Lagerung**

- Rückenlage für Transport und MRT sowie Installation des Neuromonitorings, dann
- Bauchlage, Arme mit Polsterwatte wickeln und nach kranial lagern, Kopf seitlich drehen, Bulbi und Kehlkopf druckfrei lagern
- Extubation in RL erlaubt

Narkoseführung

- für Transport und MRT TIVA, anschließend
- nach dem Ende der Einleitung Vervollständigen des Standardmonitorings
- sofern noch nicht geschehen: Anfluten des volatilen Anästhetikums auf altersentsprechende MAC-Werte in Abhängigkeit vom Ausmaß der Opioid-Supplementierung
- Reduktion des Frischgasflusses auf 0,5–1 l/min (Sevofluran: **Cave:** Compound A)
- Atemmodus CPAP-Spontanatmung oder maschinelle Beatmung
- ggf. Implementierung eines erweiterten Monitorings
- rechtzeitig an PONV-Prophylaxe und postoperative Schmerztherapie denken
- opioidbetontes Vorgehen
- keine Nachrelaxierungen, da sonst Beeinträchtigung des Neuromonitorings
- Wärmeerhalt!
- nach Rhizotomie der 1. Seite: ggf. Midazolam 0,05–0,1 mg/kgKG i. v. und/oder Ketamin 0,5 mg/kgKG i. v.
- nach Dura-Naht evtl. Einlage eines PDK (ca. 3 cm epidural) mit Tunnelung und Annaht *durch den Operateur.*
  - Dokumentation auf dem Narkoseprotokoll.
- nach Fasziennaht: Testdosis 0,2 ml/kgKG Bupivacain 0,25 % + Adrenalin 1:200 000 *durch den Operateur.*
  - auf HF- oder T-Wellen-Anstieg achten
  - Dokumentation auf dem Narkoseprotokoll.

► **Postoperative Schmerztherapie**

- PDK nach Schema
- Piritramid
- peripheres Analgetikum

Extubation im Saal nach Umlagerung auf den Rücken, DK kann entfernt werden. Seitenlage zum Transport in die PACU/AWR mit Monitoring und Sauerstoff.

Postoperatives Management

- AWR-Betreuung im Kinder-OP
- Überwachung in der PACU für mindestens 240 min aufgrund der intraoperativen Anlage eines PDK.

► **Postoperative Schmerztherapie**

- Optimierung Schmerztherapie und Ausschluß spinaler oder systemischer UAW
- Blocktestung der Peridualanästhesie meist nur sensibel möglich
- Kontinuierliche PCEA bis 0,2 ml/kgKG (Naropin 0,2 % + Sufenta 0,5 µg/ml, Höchstdosis Naropin 0,4 mg/kgKG/h), Bolus 0,5–1,0 ml/30 min (nach Rücksprache mit dem und Information des ASD)
- Piritramid
- peripheres Analgetikum
- Komplikationen: Nachblutung, Paresen

Perioperative Analgesie bei Rhizotomie

A. Heymann, S. König, S. Kramer, S. Tafelski

Allgemeines

- Dauer: 180–240 min
- Die Rhizotomie wird bei Kindern mit spastischer Lähmung der unteren Extremitäten durchgeführt.
- Die Durchtrennung der afferenten Nervenfasern bedingen stärkste neuropathische Schmerzen.
- Zu Ende der OP wird ggf. durch den Operateur unter Sicht ein PDK gelegt, der seitlich ausgeleitet wird.
- Die Operationen werden durch das Sekretariat der Kinderneurochirurgie angemeldet.
- Einen Tag vor der OP werden Name, Größe, Gewicht, Allergien, Besonderheiten etc. eruiert und durch den ASD eine Dosierungsanleitung für die postoperative analgetische Therapie (PDK, Metamizol) erstellt.
- Diese wird in der Patientenakte hinterlegt, die Behandlung mittels PDK beginnt noch im OP unmittelbar nach Anlage.
- Die Patienten werden im Aufwachraum aufgenommen und sollen in der Regel maximal 3 Tage betreut werden.
- Dann wird der PDK durch den Operateur gezogen.
- Die Kontrolle auf ein epidurales Hämatom erfolgt auch durch den Operateur, trotzdem erfolgt noch eine Visite einen Tag nach Katheterentfernung, um auch ggf. die analgetische Einstellung zu optimieren.

PDK-Anlage

- Die PDK-Anlage erfolgt ggf. am Ende der OP durch den Operateur.
- Da man unter Einhaltung der Dosisgrenzen nur wenige Segmente betäuben kann, empfiehlt es sich, den Katheter nach lumbaler Punktion nach kaudal vorzuschieben.
- Eine Testdosis von 0,2 ml/kgKG Bupivacain 0,25 % mit Adrenalin 1:200 000 sollte unmittelbar nach Anlage appliziert werden.
- Bei sicherer periduraler Lage folgt eine individuell berechnete Bolusgabe, anschliessend wird die PCEA-Pumpe mit der individuellen Laufrate angeschlossen.
- Vor Ausleitung erfolgt zusätzlich nach Ausschluss von Kontraindikationen eine systemische Analgesie mit Metamizol (20 mg/kgKG) und Piritramid 0,1 mg/kgKG i. v.
- Postoperativ erfolgt die Verlegung in die PACU/IMCU zur weiteren Überwachung, der ASD-Arzt/Ärztin muss vom betreuenden Anästhesisten zeitnah informiert werden und unmittelbar eine Visite durchführen.

Dosierungen

- Über die gewichtsadaptierte Dosierung von Analgetika informiert der PDK Begleitbogen des ASD zur Rhizotomie (▶ Abb. 12.4)
- Testdosis: 0,2 ml/kgKG Bupivacain 0,25 % mit Adrenalin 1:200 000
- Standardansatz PCEA-Pumpe: Ropivacain 0,2 % (ohne Sufentanil)
- Bolus: entsprechend dem Begleitbogen Rhizotomie
- Laufrate: entsprechend dem Begleitbogen Rhizotomie
- Höchstdosis Ropivacain: 0,4(–0,6) mg/kgKG/h

Fortsetzung und Beendigung der Schmerztherapie

- Die Schmerztherapie wird immer als Kombinationstherapie mit Novaminsulfon, in der Regel über eine kontinuierliche Infusion mit einer Maximaldosis von 75 mg/kgKG/d weitergeführt.
- Bei problemlosen Verlauf wird die Laufrate am 1. und 2. postoperativen Tag reduziert.
- Am 3. postoperativen Tag erfolgt ein Auslassversuch, hierfür wird die Basisrate gestoppt oder auf bakteriostatischen, minimalen Fluss reduziert und die Schmerzentwicklung unter Basisanalgesie beobachtet.
- Der PDK wird durch die Neurochirurgen in Heparinpause und ggf. nach Gerinnungskontrolle entfernt.
- Eine erneute Visite zum Ausschluss eines epiduralen Hämatoms wird ca. 24 h später durchgeführt.

▶ **Bedarfsmedikation mit Tramadol zur Analgesie nach Entfernen des Katheters.** Tramaldol ist ein WHO-II Opioidagonist und hat zusätzlich Wirkung an zentralen serotonergen und noradrenergen Rezeptoren. Für pädiatrische Patienten hat sich folgende Dosisempfehlung etabliert (▶ Tab. 12.16).

Tab. 12.16 Dosisempfehlung für Tramadol.

Tramadol	Dosierung
Tramadol Tropfen Einzeldosis	0,5–2 mg/kgKG • 10 kgKG: 4–8°Trpf. • 15 kgKG: 6–12°Trpf. • 20 kgKG: 8–16°Trpf. • 30 kgKG: 12–24°Trpf. **Faustregel:** Tropfenmenge entspricht KG/24 Trpf. Tramadol = 10 mg
Tageshöchstdosis	6–8 mg/kgKG

Voraussetzungen auf der Station

Es besteht eine 24-h-Versorgung der Patienten mit PDK durch den ASD der Klinik für Anästhesiologie und operative Intensivmedizin; die Patienten werden interdisziplinär durch Pädiater und Neurochirurgen betreut.

Eine zusätzliche Opiod- und oder Benzodiazepintherapie bei nicht ausreichender Analgesie ist nur nach Rücksprache mit dem Schmerzdienst und dem Neurochirurgischen Dienst zu applizieren. Es erfolgen 2 × täglich Visiten durch das ASD-Team.

Einschätzung der Schmerzstärke mithilfe von der Smiley-Analog-Skala (ab ca. 4 Jahre, Interventionsgrenzen wie beim VAS), bei jüngeren Kindern ggf. KUSS (sollte < 3 sein).

Alternativen bei neuropathischen Schmerzen

Wenige Kinder zeigen trotz multimodaler Therapie Hinweise auf neuropathischen Schmerz.

Um eine Chronifizierung zu verhindern, ist eine frühe effektive Behandlung nötig. In diesen Fällen kann auf der Intensivüberwachungsstation alternativ Ketamin-S unter Abschirmung mit Midazolam verabreicht werden, die Dosisfindung erfolgt individuell durch Absprache der Ärzte der Intensivstation mit dem Schmerzdienst (beginnen mit 1 µg/kgKG/min).

Wenn der PDK gezogen ist bzw. über den PDK nur Ropivacain appliziert wird, kommt als Alternative eine Dipidolor i. v. PCA infrage.

Die allgemeinen Dosierungsempfehlungen zur gewichtsbezogenen Adaptation fasst ▶ Tab. 12.17 zusammen.

CHARITÉ

PDK Begleitbogen des Akutschmerzdienstes

Name, Vorname:
Geburtsdatum:

Bitte nachfolgend Patientengewicht und OP-Datum eintragen:

Gewicht (kg)	12
OP-Datum	
Testdosis Bupivacain 0,25% + Suprarenin 1:200.000	2 ml
Ropivacain 0,2%	
- kontinuierliche Laufrate	2,4 ml/h (max. 3,6 ml/h)
- Bolus (bei max. Laufrate kein Bolus!)	0,6 ml
- Sperre	30 min
oder	
Ropivacain 0,13%	
- kontinuierliche Laufrate	3,7 ml/h (max. 5,5 ml/h)
- Bolus (bei max. Laufrate kein Bolus!)	0,9 ml
- Sperre	30 min
Metamizol single shot	240 mg
Metamizol Tagesdosis postop	900 mg
2. Wahl Ketanest	1,5 mg/h

Dosierungen:

Testdosis Bupivacain 0,25% + Suprarenin 1 : 200 000: 0,2 ml/kg (= 0,5 mg/kg)
Ropivacain kontinuierlich; maximal 0,4(–0,6) mg/kgKG/h
(Bolus: maximal 4 mg/kgKG)

Metamizol loading dose: 15-20 mg/kgKG
Metamizol Tagesdosis: maximal 75 mg/kgKG

Piritramid 1,5-3 mg bB im Aufwachraum (0,8–0,2 mg/kg)
i.v. PVA: 30–50 kg: 60 mg Piritramid auf 60 ml = 1 mg/ml, Bolus 1 mg = 1 ml, Sperrzeit 5 min, Max. in 4 h: 20 mg = 20 ml

2. Wahl: Ketanest 1–2 mg Bolus und 1–2 mg/h Laufrate (0,125 mg/kg/h), evtl. 0,5 mg Midazolam Bolus vor Ketanest

Abb. 12.4 Rhizotomie. PDK-Begleitbogen des Akutschmerzdienstes der Charité Berlin zur Rhizotomie.

Tab. 12.17 Allgemeine Dosisempfehlung zur gewichtsbezogenen Adaptation.

Piritramid	Dosierung
Piritramid i. v. CADDz. B. bei 20–30 kgKG	CADD: 30 mg Piritramid auf 60 ml NaCl 0,9 % = 0,5 mg/ml, Bolus 0,5 mg = 1 ml, Sperrzeit 5 min, Maximum in 4 h: 15 mg = 30 ml
Piritramid i. v. CADDz. B. bei 30–50 kgKG	CADD: 60 mg Piritramid auf 60 ml NaCl 0,9 % = 1 mg/ml, Bolus 1 mg = 1 ml, Sperrzeit 5 min, Maximum in 4 h: 20 mg = 20 ml

VP-Shunt-Anlage und -Revision, EVD-Anlage

M. Krebs, V. Martiny, L. Müller-Lobeck

Allgemein

- Dauer: 1–2 h

Besonderheiten

Der Hydrozephalus ist immer ein Symptom, d. h. Resultat einer Störung der Zirkulation, Absorption oder seltener der Überproduktion des Liquor cerebrospinalis.

Die häufigsten Grunderkrankungen sind:

- intrazerebrale oder subarachnoidale Blutung bei Frühgeborenen
- Z. n. bakterieller Meningitis
- Aquäduktstenose
- Aquäduktgliose
- Chiari-Malformation
- Dandy-Walker Syndrom
- oder ein intrazerebraler Tumor.

Bei Revisionseingriffen im Rahmen einer Shunt- bzw. EVD-Dysfunktion ist häufig nur ein Wechsel einzelner Teile der Drainage notwendig, da das bestehende Bohrloch verwendet werden kann.

Die OP-Dauer verkürzt sich dementsprechend, auch der Schmerzmittelbedarf ist evtl. geringer.

Die Kinder sind in unterschiedlichem Maße psychomotorisch retardiert.

Cave

- Streng latexfreies Vorgehen ist obligat, da diese Kinder sich ggf. mehrmaligen Operationen unterziehen müssen und so die Wahrscheinlichkeit einer Sensibilisierung steigt.
- Bei akutem Hydrozephalus (intrakranieller Druckerhöhung) mit Bewußtseinsbeeinträchtigung und/oder Erbrechen ist eine RSI indiziert.
- Auf kardiopulmonale Begleiterkrankungen achten!

Prämedikation

- Prämedikation mit Midazolamsaft

Bereitstellung von Blutprodukten

- Keine

Checkliste – Vorbereitungen im OP

► **Atemwege**

- Endotrachealtubus

► **Anästhesieverfahren**

- Balancierte Anästhesie

► **Zugänge**

- 1 peripherer Venenzugang

► **Medikamente und Volumen**

► **Infusion**

- Kinder < 10 kgKG oder < 1 Jahr: Vollelektrolytlösung + Glukose 1 %
- Kinder > 10–30 kgKG: Vollelektrolytlösung, 250 ml Infusionsbeutel
- Kinder > 30 kgKG: Vollelektrolytlösung, 500 ml im Infusionsbeutel
- s. a. Perioperative Flüssigkeitstherapie in der Kinderanästhesie (Kap. 12.5.4)

► *Medikamente*

- Inhalationsanästhetikum (Sevofluran)
- ggf. Injektionsanästhetikum (Propofol, Thiopental)
- Atropin (nicht aufgezogen)

► **Intraoperative Schmerztherapie**

- Remifentanil
- NDMR, z. B. Cis-Atracurium
- Perioperative Antibiotikaprophylaxe
- PONV-Prophylaxe

► **Postoperative Schmerztherapie**
- Piritramid
- peripheres Analgetikum

► **Materialvorbereitung**
- streng latexfreies Vorgehen (in der Kinderanästhesie heute üblich und Standard)
- Endotrachealtubus
- peripherer Venenzugang
- Monitoring
- altersentsprechende Materialien zur Lagerung und Wärmeerhaltung, speziell: Vakuummatratze, genoppte Gelmatte

Monitoring

► **Initialmonitoring**

► **Frühgeborene, Neugeborene und Säuglinge bis zum Ende des 1. Lebensjahres**
- 2 Sättigungssensoren (präduktal, d. h. rechter Arm und postduktal, d. h. an sonstiger Extremität)
- präkordiales Stethoskop

► **Kinder > 1 Jahr**
- Sättigungssensor

► **Standardmonitoring**

► **Frühgeborene, Neugeborene und Säuglinge bis zum Ende des 1. Lebensjahres**
- 2 Sättigungssensoren (präduktal, d. h. rechter Arm und postduktal, d. h. an sonstiger Extremität)
- Präkordialstethoskop, ggf. Ösophagusstethoskop
- EKG/HF
- NiBP-Messung oszillometrisch
- EEG-Monitoring vor Atemwegssicherung (NarcoTrend)
- Temperaturmessung (ggf. über Ösophagusstethoskop)
- regelmäßige kapilläre BGA-Kontrollen

► **Kinder > 1 Jahr**
- Sättigungssensor
- EKG/HF
- NiBP-Messung oszillometrisch
- EEG-Monitoring vor Atemwegssicherung (NarcoTrend)
- Temperaturmessung (ggf. über Ösophagusstethoskop)

► **Monitoring Allgemeinanästhesie**
- Atemfrequenz
- Tidalvolumen
- inspiratorische O_2-Konzentration F_iO_2
- Kapnometrie und -grafie
- exspiratorische Konzentration des Inhalationsanästhetikums
- Beatmungsdrücke
- EEG

Narkoseeinleitung

- Durchführung einer i. v. Einleitung *oder*
- RSI bei erhöhtem intrakraniellem Druck (Bewusstseinstrübung, Erbrechen)
- Durchführung einer Maskeneinleitung
- Perioperative Antibiotikaprophylaxe
- gewichtsadaptierte Flüssigkeitstherapie
- Augenschutz

Lagerung

► **Zur Einleitung**
- Rückenlage
- Kopf in alters- bzw. größengerechtem Kopfring (es stehen 3 Größen zur Verfügung)
- Schulterrolle zum Ausgleich der Kopferhöhung durch Kopfring

► **OP-Lagerung**
- Lagerung des Kopfes in Absprache/Zusammenarbeit mit dem Operateur, üblicherweise fixiert mit einer Vakuummatratze.
- Alle Schläuche müssen seitlich am Körper entlang geführt werden, da häufig – zumindest bei Neuanlage oder Revision des abdominellen Schenkels – auch thorakal/abdominell abgewaschen wird.

Narkoseführung

- Nach dem Ende der Einleitung Vervollständigen des Standardmonitorings
- sofern noch nicht geschehen: Anfluten des volatilen Anästhetikums auf altersentsprechende MAC-Werte in Abhängigkeit vom Ausmaß der Opioid-Supplementierung
- Reduktion des Frischgasflusses auf 0,5–1 l/min (Sevofluran: **Cave:** Compound A)
- Atemmodus CPAP-Spontanatmung oder maschinelle Beatmung
- ggf. Implementierung eines erweiterten Monitorings
- rechtzeitig an PONV-Prophylaxe und postoperative Schmerztherapie denken

► **Postoperative Schmerztherapie**
- Piritramid
- peripheres Analgetikum

Postoperatives Management

- AWR-Betreuung im Kinder-OP
- ggf. Verlegung auf die Intensivstation

12.9.3 Kinderorthopädie

Azetabuloplastik, Osteosynthesen, Osteotomien bei Kindern

V. Martiny, L. Müller-Lobeck, E. Toubekis

Allgemein

- Dauer: 1–3 h

Besonderheiten

Zu den operationsbedürftigen Erkrankungen des Bewegungsapparates gehören sowohl angeborene als auch erworbene Krankheiten.

Sie können sowohl primär wegen Erkrankungen der Knochen, Muskeln oder Gelenke, als auch sekundär, als Folge von Inflammatorischen, metabolischen, onkologischen oder neuromuskulären Erkrankungen zustande kommen.

Merke M!

Bei Muskeldystrophien triggerfreie Narkose!

Bei begleitenden Deformitäten in HWS-Bereich mit evtl. schwieriger Intubation rechnen.

Auf ausreichende Volumensubstitution achten, engmaschige BGA-Kontrolle.

Immer auf kardiopulmonale Begleiterkrankungen achten.

Cave

Bei Muskeldystrophien ist Succinylcholin wegen der drohenden Hyperkaliämie absolut kontraindiziert. Inhalationsanästhetika sollten wegen der erhöhten Inzidenz der malignen Hyperthermie möglichst nicht verwendet werden.

In Absprache mit dem Operateur kann – abhängig vom Ausmaß der Operation – die präoperative Anlage eines Kaudal- oder Periduralkatheters erwogen werden (s. Periduralkatheter Kaudalkatheter bei Kindern).

Prämedikation

- Prämedikation mit Midazolamsaft

Bereitstellung von Blutprodukten

In der Regel kein Transfusionsbedarf, ggf. bei kombinierten Eingriffen nach Absprache mit dem Operateur.

Checkliste – Vorbereitungen im OP

► **Atemwege**
- Endotrachealtubus

► **Anästhesieverfahren**
- balancierte Anästhesie
- bei Muskeldystrophie: TIVA (Triggerfreie Narkose)
- bei größeren Kindern und größerem Eingriff in Absprache mit Operateur: Kaudal- oder Periduralkatheter

► **Zugänge**
- 2 möglichst großlumige periphere Venenzugänge

► **Medikamente und Volumen**

► **Infusion**
- Kinder < 10 kgKG oder < 1 Jahr: Vollelektrolytlösung + Glukose 1 %
- Kinder > 10–30 kgKG: Vollelektrolytlösung, 250 ml Infusionsbeutel
- Kinder > 30 kgKG: Vollelektrolytlösung, 500 ml im Infusionsbeutel
- s. a. Perioperative Flüssigkeitstherapie in der Kinderanästhesie (Kap. 12.5.4)
- kolloidale Lösungen (perioperative Flüssigkeitstherapie in der Kinderanästhesie (Kap. 12.5.4)

► *Medikamente*
- Inhalationsanästhetikum (Sevofluran)
- ggf. Injektionsanästhetikum (Propofol, Thiopental)
- Atropin (nicht aufgezogen)

► **Intraoperative Schmerztherapie**
- Remifentanil
- ggf. Kaudal- oder Periduralkatheter
- NDMR, z. B. Cis-Atracurium
- PONV-Prophylaxe

► **Postoperative Schmerztherapie**
- Piritramid
- peripheres Analgetikum
- ggf. Schmerzpumpe für Katheterverfahren

► **Materialvorbereitung**
- Endotrachealtubus
- peripherer Venenzugang
- Temperatursonde
- Monitoring

- altersentsprechende Materialien zur Lagerung und Wärmeerhaltung

Monitoring

▶ **Initialmonitoring**

▶ **Frühgeborene, Neugeborene und Säuglinge bis zum Ende des 1. Lebensjahres**

- 2 Sättigungssensoren (präduktal, d. h. rechter Arm und postduktal, d. h. an sonstiger Extremität)
- präkordiales Stethoskop

▶ **Kinder > 1 Jahr**

- Sättigungssensor

▶ **Standardmonitoring**

▶ **Frühgeborene, Neugeborene und Säuglinge bis zum Ende des 1. Lebensjahres**

- 2 Sättigungssensoren (präduktal, d. h. rechter Arm und postduktal, d. h. an sonstiger Extremität)
- Präkordialstethoskop, ggf. Ösophagusstethoskop
- EKG/HF
- NiBP-Messung oszillometrisch
- EEG-Monitoring vor Atemwegssicherung (NarcoTrend)
- Temperaturmessung (ggf. über Ösophagusstethoskop)
- regelmäßige kapilläre BGA-Kontrollen

▶ **Kinder > 1 Jahr**

- Sättigungssensor
- EKG/HF
- NiBP-Messung oszillometrisch
- EEG-Monitoring vor Atemwegssicherung (NarcoTrend)
- Temperaturmessung (ggf. über Ösophagusstethoskop)

▶ **Monitoring Allgemeinanästhesie**

- Atemfrequenz
- Tidalvolumen
- inspiratorische O_2-Konzentration F_iO_2
- Kapnometrie und -grafie
- exspiratorische Konzentration des Inhalationsanästhetikums
- Beatmungsdrücke
- EEG

Narkoseeinleitung

- Durchführung einer i. v. Einleitung *oder*
- Durchführung einer Maskeneinleitung
- Anlage eines zweiten i. v. Zuganges
- Augenschutz
- nach OP-Lagerung erneute Tubuslagekontrolle

Lagerung

▶ **Zur Einleitung**

- Rückenlage
- Kopf in alters- bzw. größengerechtem Kopfring (es stehen 3 Größen zur Verfügung)
- Schulterrolle zum Ausgleich der Kopferhöhung durch Kopfring

▶ **OP-Lagerung.** Die Lagerung erfordert bei den häufig vorhandenen anderen Deformitäten und Kontrakturen besondere Sorgfalt und muss individuell dem Bedarf des Patienten angepasst werden. Die Lagerung erfolgt auf einer Gelmatte, sorgfältige Polsterung der Extremitäten.

Narkoseführung

- nach dem Ende der Einleitung Vervollständigen des Standardmonitorings
- sofern noch nicht geschehen: Anfluten des volatilen Anästhetikums auf altersentsprechende MAC-Werte in Abhängigkeit vom Ausmaß der Opioid-Supplementierung
- Reduktion des Frischgasflusses auf 0,5–1 l/min (Sevofluran: **Cave:** Compound A)
- Atemmodus CPAP-Spontanatmung oder maschinelle Beatmung
- ggf. Implementierung eines erweiterten Monitorings
- rechtzeitig an PONV-Prophylaxe und postoperative Schmerztherapie denken
- bei Muskeldystrophien: triggerfreie Narkose
- gewichtsadaptierte Flüssigkeitstherapie
- engmaschige BGA Kontrolle

▶ **Postoperative Schmerztherapie**

- Piritramid und
- peripheres Analgetikum

Postoperatives Management

- AWR-Betreuung im Kinder-OP

Achillessehnenverlängerung

S. Kramer, L. Müller-Lobeck

Allgemein

- Dauer: 10–20 min (Gipsanlage weitere 20 min)

Besonderheiten

Üblich sind die Verfahren nach Hoke oder nach Ponseti.

- In beiden Fällen wird transkutan, das heißt mit kleinen Schnitten, die Achillessehne ein- oder mehrfach gespalten.

- Anschließend werden die Füße in Außenrotation und Dorsalflexion eingegipst.

Die Operation ist sehr kurz. Die Kinder profitieren sehr von der Kaudalanästhesie, da sie neben dem einengenden Gips die initialen Schmerzen schlecht tolerieren. Zudem sind es häufig behinderte Kinder, denen durch eine suffiziente Analgesie viel Stress genommen werden kann.

Merke **M!**

Auf Wärmeisolierung achten. Besonders beim Gipsen ist die Wärmeerhaltung schwierig. Deshalb ist trotz sehr kurzer OP-Dauer die Wärmematte indiziert.

Prämedikation

- Aufklärung über Allgemeinanästhesie und < 30 kgKG in Kombination mit Kaudalanästhesie
- Prämedikation mit Midazolamsaft

Bereitstellung von Blutprodukten

- Keine

Checkliste – Vorbereitungen im OP

► **Atemwege**
- LMA

► **Anästhesieverfahren**
- Kombination aus balancierter Anästhesie *plus*
- < 30 kgKG: Kaudalanästhesie

► **Zugänge**
- 1 peripherer Venenzugang

► **Medikamente und Volumen**

► **Infusion**
- Kinder < 10 kgKG oder < 1 Jahr: Vollelektrolytlösung + Glukose 1 %
- Kinder > 10–30 kgKG: Vollelektrolytlösung, 250 ml Infusionsbeutel
- Kinder > 30 kgKG: Vollelektrolytlösung, 500 ml im Infusionsbeutel
- s. a. Perioperative Flüssigkeitstherapie in der Kinderanästhesie (Kap. 12.5.4)

► *Medikamente*
- Inhalationsanästhetikum (Sevofluran)
- ggf. Injektionsanästhetikum (Propofol, Thiopental)
- Atropin (nicht aufgezogen)

► **Intraoperative Schmerztherapie**
- Lokalanästhetika für Kaudalanästhesie oder
- Piritramid
- PONV-Prophylaxe

► **Postoperative Schmerztherapie**
- peripheres Analgetikum

► **Materialvorbereitung**
- LMA
- peripherer Venenzugang
- Temperatursonde
- Monitoring
- Kaudalanästhesie-Set/Regionalanästhesie-Wagen
- altersentsprechende Materialien zur Lagerung und Wärmeerhaltung

Monitoring

► **Initialmonitoring**

► **Frühgeborene, Neugeborene und Säuglinge bis zum Ende des 1. Lebensjahres**
- 2 Sättigungssensoren (präduktal, d. h. rechter Arm und postduktal, d. h. an sonstiger Extremität)
- präkordiales Stethoskop

► **Kinder > 1 Jahr**
- Sättigungssensor

► **Standardmonitoring**

► **Frühgeborene, Neugeborene und Säuglinge bis zum Ende des 1. Lebensjahres**
- 2 Sättigungssensoren (präduktal, d. h. rechter Arm und postduktal, d. h. an sonstiger Extremität)
- Präkordialstethoskop, ggf. Ösophagusstethoskop
- EKG/HF
- NiBP-Messung oszillometrisch
- EEG-Monitoring vor Atemwegssicherung (NarcoTrend)
- Temperaturmessung (ggf. über Ösophagusstethoskop)
- regelmäßige kapilläre BGA-Kontrollen

► **Kinder > 1 Jahr**
- Sättigungssensor
- EKG/HF
- NiBP-Messung oszillometrisch
- EEG-Monitoring vor Atemwegssicherung (NarcoTrend)
- Temperaturmessung (ggf. über Ösophagusstethoskop)

► **Monitoring Allgemeinanästhesie**
- Atemfrequenz
- Tidalvolumen
- inspiratorische O_2-Konzentration F_iO_2
- Kapnometrie und -grafie

- exspiratorische Konzentration des Inhalationsanästhetikums
- Beatmungsdrücke
- EEG

Narkoseeinleitung

- Durchführung einer Maskeneinleitung *oder*
- Durchführung einer i. v. Einleitung
- < 30 kgKG Kaudalanästhesie single Shot
- Augenschutz

Lagerung

▶ **Zur Einleitung**
- Rückenlage
- Kopf in alters- bzw. größengerechtem Kopfring (es stehen 3 Größen zur Verfügung)
- Schulterrolle zum Ausgleich der Kopferhöhung durch Kopfring

▶ **OP-Lagerung**
- Rückenlagerung auf Bairhugger-Matte

Narkoseführung

- Nach dem Ende der Einleitung Vervollständigen des Standardmonitorings
- sofern noch nicht geschehen: Anfluten des volatilen Anästhetikums auf altersentsprechende MAC-Werte in Abhängigkeit vom Ausmaß der Opioid-Supplementierung
- Reduktion des Frischgasflusses auf 0,5–1 l/min (Sevofluran: **Cave**: Compound A)
- Atemmodus CPAP-Spontanatmung oder maschinelle Beatmung
- ggf. Implementierung eines erweiterten Monitorings
- rechtzeitig an PONV-Prophylaxe und postoperative Schmerztherapie denken

▶ **Durchführung der Narkose in CPAP/Spontanatmung**
- Konntektion an das Narkosekreisteil
- Einstellung am APL-Ventil 5 mbar *oder* Beatmungsmodus Pressure-Support, PEEP 5, Frequenz 0
- gewichtsadaptierte Flüssigkeitstherapie

▶ **Postoperative Schmerztherapie**
- Peripheres Analgetikum

Postoperatives Management

- AWR-Betreuung im Kinder-OP

Skoliosekorrekturen bei Kindern

M. Krebs, V. Martiny, L. Müller-Lobeck

Allgemein

- Dauer: 3–6 h

Besonderheiten

Ätiologisch kann Skoliose auf folgende Ursachen zurückgeführt werden:
- *kongenital*: Folge von Halbwirbelkörpern
- *funktionell, neuromuskulär*: spinale Muskeldystrophien, hereditäre motorische und sensorische Neuropathien, Neurofibromatose. infantile Zerebralparese, Poliomyelitis, Meningomyelozele
- *idiopathisch*

Strahlentherapie bei Tumorerkrankrankungen des Rückenmarks oder Wirbelsäule sowie Marfan-Syndrom und Ehlers-Danlos-Syndrom können ebenfalls zu Skoliose führen.

Die schwere Skoliose ist nicht nur ein kosmetisches Problem, sondern führt auch zu deutlichen kardiopulmonalen Funktionseinschränkungen.

Die Operationsindikation wird in Abhängigkeit vom Grad der Skoliose, der Progression und von Begleiterkrankungen gestellt.

Seitengetrennte Ventilation ist auch bei ventraler Stabilisierung nicht nötig.

Immer auf kardiopulmonale Begleiterkrankungen achten! Muskeldystrophien sind häufig mit geminderter Vitalkapazität, pulmonaler Hypertension, Ventilations-Perfusions-Missverhältnis, Cor pulmonale, Kardiomyopathie, Herzrhythmusstörungen vergesellschaftet.

Cave ⚠

Bei Muskeldystrophien ist Succinylcholin wegen der drohenden Hyperkaliämie absolut kontraindiziert. Inhalationsanästhetika sollten wegen der erhöhten Inzidenz der malignen Hyperthermie wenn möglich nicht verwendet werden.

Eine genaue Anamnese und Recherche (z. B. Orphan Anästhesia) ist hier hilfreich.

Auf Wärmeisolierung achten, Konvektionswärme über Ober- und Unterkörper!

Prämedikation

- Prämedikation mit Midazolamsaft

Bereitstellung von Blutprodukten

- (Eingriffsspezifisch)
- 4 EKs, 4 FFPs, Blutprodukte sollen bei OP-Beginn im OP vorliegen
- Kinder > 30 kgKG können grundsätzlich auch Eigenblutspender sein

Checkliste – Vorbereitungen im OP

► **Atemwege**
- Endotrachealtubus

► **Anästhesieverfahren**
- balancierte Anästhesie
- bei Muskeldystrophie: TIVA (Triggerfreie Narkose)

► **Zugänge**
- 2 periphere Venenzugänge
- ZVK
- arterielle Kanüle (Erweitertes Monitoring)

► **Medikamente und Volumen**

► **Infusion**
- Kinder < 10 kgKG oder < 1 Jahr: Vollelektrolytlösung + Glukose 1 %
- Kinder > 10–30 kgKG: Vollelektrolytlösung, 250 ml Infusionsbeutel
- Kinder > 30 kgKG: Vollelektrolytlösung, 500 ml im Infusionsbeutel
- s. a. Perioperative Flüssigkeitstherapie in der Kinderanästhesie (Kap. 12.5.4)
- kolloidale Lösungen perioperative Flüssigkeitstherapie in der Kinderanästhesie (Kap. 12.5.4)

► *Medikamente*
- Inhalationsanästhetikum (Sevofluran)
- ggf. Injektionsanästhetikum (Propofol, Thiopental)
- Atropin (nicht aufgezogen)

► **Intraoperative Schmerztherapie**
- Remifentanil
- NDMR, z. B. Cis-Atracurium
- PONV-Prophylaxe

► **Postoperative Schmerztherapie**
- Piritramid
- peripheres Analgetikum

► **Materialvorbereitung**
- Endotrachealtubus
- peripherer Venenzugang
- Temperatursonde
- Monitoring
- ZVK-Wagen
- altersentsprechende Materialien zur Lagerung und Wärmeerhaltung:
  - 2 Matten für Konvektionswärme
  - 2 Patientenwärmegeräte

Monitoring

► **Initialmonitoring**

► **Frühgeborene, Neugeborene und Säuglinge bis zum Ende des 1. Lebensjahres**
- 2 Sättigungssensoren (präduktal, d. h. rechter Arm und postduktal, d. h. an sonstiger Extremität)
- präkordiales Stethoskop

► **Kinder > 1 Jahr**
- Sättigungssensor

► **Standardmonitoring**

► **Frühgeborene, Neugeborene und Säuglinge bis zum Ende des 1. Lebensjahres**
- 2 Sättigungssensoren (präduktal, d. h. rechter Arm und postduktal, d. h. an sonstiger Extremität)
- Präkordialstethoskop, ggf. Ösophagusstethoskop
- EKG/HF
- NiBP-Messung oszillometrisch
- EEG-Monitoring vor Atemwegssicherung (NarcoTrend)
- Temperaturmessung (ggf. über Ösophagusstethoskop)
- regelmäßige kapilläre BGA-Kontrollen

► **Kinder > 1 Jahr**
- Sättigungssensor
- EKG/HF
- NiBP-Messung oszillometrisch
- EEG-Monitoring vor Atemwegssicherung (NarcoTrend)
- Temperaturmessung (ggf. über Ösophagusstethoskop)

► **Monitoring Allgemeinanästhesie**
- Atemfrequenz
- Tidalvolumen
- inspiratorische O_2-Konzentration F_iO_2
- Kapnometrie und -grafie
- exspiratorische Konzentration des Inhalationsanästhetikums
- Beatmungsdrücke
- EEG
- Erweitertes Monitoring

Narkoseeinleitung

- Durchführung einer i. v. Einleitung *oder*
- Durchführung einer Maskeneinleitung
- Augenschutz
- Anlage eines zweiten Venenzuganges

- ZVK-Anlage (Erweitertes Monitoring)
- Anlage eines arteriellen Katheters (Erweitertes Monitoring)
- Tubuskontrolle nach OP-Lagerung

Lagerung

► **Zur Einleitung**
- Rückenlage
- Kopf in alters- bzw. größengerechtem Kopfring (es stehen 3 Größen zur Verfügung)
- Schulterrolle zum Ausgleich der Kopferhöhung durch Kopfring

► **OP-Lagerung**
- Die Lagerung erfordert bei den häufig vorhandenen anderen Deformitäten und Kontrakturen besondere Sorgfalt und muss individuell dem Bedarf des Patienten angepasst werden.
- Bei ventraler Stabilisierung
  - thorakolumbal: Linksseitenlage
  - HWS: Rückenlage
- Bei dorsaler Stabilisierung: Bauchlage, Arme nach außen, Unterarme rechtwinklig gebeugt, Kopf auf Gelring in Mittelstellung, Augen, Nase, Mund, Tubus frei lagern, Brustkorb, Hüfte auf Gelkissen, Knie gepolstert.
- Auf gute Wärmeisolierung achten, ggf. sind 2 Wärmematten notwendig.

Narkoseführung

- Nach dem Ende der Einleitung Vervollständigen des Standardmonitorings
- sofern noch nicht geschehen: Anfluten des volatilen Anästhetikums auf altersentsprechende MAC-Werte in Abhängigkeit vom Ausmaß der Opioid-Supplementierung
- Reduktion des Frischgasflusses auf 0,5–1 l/min (Sevofluran: **Cave:** Compound A)
- Atemmodus CPAP-Spontanatmung oder maschinelle Beatmung
- ggf. Implementierung eines erweiterten Monitorings
- rechtzeitig an PONV-Prophylaxe und postoperative Schmerztherapie denken
- bei Muskeldystrophien: triggerfreie Narkose
- gewichtsadaptierte Flüssigkeitstherapie
- engmaschige BGA-Kontrolle

Das Blut zur Rückgewinnung sammeln und ggf. aufbereiten. Zusätzliche Fremdbluttransfusion kann in Abhängigkeit von der Dynamik des Blutverlustes, von der hämodynamischen Situation und ggf. von organspezifischen Ischämiezeichen bereits früher notwendig sein, als der altersentsprechende Transfusionstrigger angibt.

► **Postoperative Schmerztherapie**
- Piritramid
- peripheres Analgetikum

Postoperatives Management

- Verlegung auf die Intensivstation

> **Merke** M!
>
> Für die postoperative Versorgung ist ein Spezialbett mit Anti-Dekubitus-Matratze erforderlich.

12.9.4 Kinder-MKG

Anpassung einer Latham-Platte

M. Haack, L. Müller-Lobeck, E. Toubekis

Allgemein

- Dauer: ca. 20 min

Besonderheiten

Meist ausgeprägte doppelseitige Spaltenfehlbildung, oft gepaart mit weiteren kraniofazialen Fehlbildungen bei syndromalen Erkrankungen. Eine technisch schwierige Intubation ist deshalb wahrscheinlich!

Vor Narkoseeinleitung muss die vorgefertigte Latham-Platte kurz eingesetzt (anprobiert) werden um sicherzustellen, dass sie die richtige Größe und Form hat. Erst dann mit der Narkose beginnen.

Prämedikation

- Prämedikation mit Midazolamsaft

Bereitstellung von Blutprodukten

- Keine

Checkliste – Vorbereitungen im OP

► **Atemwege**
- RAE-Tubus

► **Anästhesieverfahren**
- balancierte Anästhesie *oder*
- i. v.-Sedierung

► **Zugänge**
- 1 peripherer Venenzugang

► **Medikamente und Volumen**

► **Infusion**

- Kinder < 10 kgKG oder < 1 Jahr: Vollelektrolytlösung + Glukose 1 %
- Kinder > 10–30 kgKG: Vollelektrolytlösung, 250 ml Infusionsbeutel
- Kinder > 30 kgKG: Vollelektrolytlösung, 500 ml im Infusionsbeutel
- s. a. Perioperative Flüssigkeitstherapie in der Kinderanästhesie (Kap. 12.5.4)

► *Medikamente*

- Inhalationsanästhetikum (Sevofluran)
- ggf. Injektionsanästhetikum (Propofol, Thiopental)
- Atropin (nicht aufgezogen)

► **Intraoperative Schmerztherapie**

- Remifentanil
- NDMR, z. B. Cis-Atracurium

► **Postoperative Schmerztherapie**

- peripheres Analgetikum

► **Materialvorbereitung**

- RAE-Tubus
- altersentsprechende Materialien zur Lagerung und Wärmeerhaltung

Monitoring

► **Initialmonitoring**

► **Frühgeborene, Neugeborene und Säuglinge bis zum Ende des 1. Lebensjahres**

- 2 Sättigungssensoren (präduktal, d. h. rechter Arm und postduktal, d. h. an sonstiger Extremität)
- präkordiales Stethoskop

► **Kinder > 1 Jahr**

- Sättigungssensor

► **Standardmonitoring**

► **Frühgeborene, Neugeborene und Säuglinge bis zum Ende des 1. Lebensjahres**

- 2 Sättigungssensoren (präduktal, d. h. rechter Arm und postduktal, d. h. an sonstiger Extremität)
- Präkordialstethoskop, ggf. Ösophagusstethoskop
- EKG/HF
- NiBP-Messung oszillometrisch
- EEG-Monitoring vor Atemwegssicherung (NarcoTrend)
- Temperaturmessung (ggf. über Ösophagusstethoskop)
- regelmäßige kapilläre BGA-Kontrollen

► **Kinder > 1 Jahr**

- Sättigungssensor
- EKG/HF
- NiBP-Messung oszillometrisch
- EEG-Monitoring vor Atemwegssicherung (NarcoTrend)
- Temperaturmessung (ggf. über Ösophagusstethoskop)

► **Monitoring Allgemeinanästhesie**

- Atemfrequenz
- Tidalvolumen
- inspiratorische O_2-Konzentration F_iO_2
- Kapnometrie und -grafie
- exspiratorische Konzentration des Inhalationsanästhetikums
- Beatmungsdrücke
- EEG

Narkoseeinleitung

- Durchführung einer i. v. Einleitung *oder*
- Durchführung einer Maskeneinleitung
- gewichtsadaptierte Flüssigkeitstherapie
- Augenschutz

Lagerung

► **Zur Einleitung**

- Rückenlage
- Kopf in alters- bzw. größengerechtem Kopfring (es stehen 3 Größen zur Verfügung)
- Schulterrolle zum Ausgleich der Kopferhöhung durch Kopfring

► **OP-Lagerung**

- Rückenlage
- Kopf abgeklappt/überstreckt

Narkoseführung

- nach dem Ende der Einleitung Vervollständigen des Standardmonitorings
- sofern noch nicht geschehen: Anfluten des volatilen Anästhetikums auf altersentsprechende MAC-Werte in Abhängigkeit vom Ausmaß der Opioid-Supplementierung
- Reduktion des Frischgasflusses auf 0,5–1 l/min (Sevofluran: **Cave:** Compound A)
- Atemmodus CPAP-Spontanatmung oder maschinelle Beatmung
- ggf. Implementierung eines erweiterten Monitorings
- rechtzeitig an PONV-Prophylaxe und postoperative Schmerztherapie denken

12

► **Postoperative Schmerztherapie**
- peripheres Analgetikum

Postoperatives Management
- AWR-Betreuung im Kinder-OP

Cave

Auf die neueingesetzte Platte können die Kinder mit Würgereiz und erhöhtem Speichelfluss reagieren.
Sie gewöhnen sich aber schnell an die Platte, die Symptome sind meistens innerhalb von ein paar Stunden rückläufig.

Lippen-Kiefer-Gaumenspalten-OP

M. Haack, S. Kramer, L. Müller-Lobeck

Allgemein
- Dauer: 2–3 h

Besonderheiten
Häufig ist das Atemwegmanagement schwierig (aufgrund der Spalten oder wegen begleitender Syndrome). Deshalb ist es wichtig, bereits bei der Prämedikation auf Gesicht- und Kiefermalformationen zu achten sowie die Intubationsanamnese genau zu dokumentieren. Gegebenenfalls alte Narkoseprotokolle anfordern. Aus demselben Grund muss der aktuelle Intubationsverlauf auch detailliert dokumentiert werden.

Die Kinder haben häufiger narkoserelevante Begleiterkrankungen, wie Syndrome (Pierre-Robin, Goldenhar etc.), Herzfehler, Schlafapnoe, chronische Bronchitis.

Ausleitung des Tubus (RAE oder Woodbridge) mittig nach kaudal.

Bei der Tubusfixierung ist darauf zu achten, dass die Pflasterstreifen die Gesichtssymmetrie nicht verziehen.

Das Lippenrot muss frei von Pflaster sein.

Bereits vor der Narkoseausleitung werden Armstulpen angelegt, damit die Kinder die Wunde mit der Hand nicht erreichen.

Bei Lippenkorrektur wird auch ein kleiner Metallbügel auf das Gesicht, vor Oberlippe und Nase geklebt, um zu verhindern, dass die Kinder mit der frischen Operationswunde irgendwo anstoßen. Dieser Bügel erschwert allerdings die Masken(be)atmung bzw. das Masken-CPAP nach der Extubation, weshalb ein kritisches Abwägen des Extubationszeitpunktes erforderlich ist. Gegebenenfalls sollte eine größere Maske bereit liegen.

Prämedikation
- Prämedikation mit Midazolamsaft

Bereitstellung von Blutprodukten
- Keine

Checkliste – Vorbereitungen im OP
► **Atemwege**
- RAE-Tubus

► **Anästhesieverfahren**
- balancierte Anästhesie PLUS
- Lokalanästhesie mit Bupivacain 0,5 % mit Adrenalin (1 : 200 000) *durch Operateur* vor Schnitt

► **Zugänge**
- 1 peripherer Venenzugänge

► **Medikamente und Volumen**

► **Infusion**
- Kinder < 10 kgKG oder < 1 Jahr: Vollelektrolytlösung + Glukose 1 %
- Kinder > 10–30 kgKG: Vollelektrolytlösung, 250 ml Infusionsbeutel
- Kinder > 30 kgKG: Vollelektrolytlösung, 500 ml im Infusionsbeutel
- s. a. Perioperative Flüssigkeitstherapie in der Kinderanästhesie (Kap. 12.5.4)

► *Medikamente*
- Inhalationsanästhetikum (Sevofluran)
- ggf. Injektionsanästhetikum (Propofol, Thiopental)
- Atropin (nicht aufgezogen)

► **Intraoperative Schmerztherapie**
- Remifentanil
- NDMR, z. B. Cis-Atracurium
- PONV-Prophylaxe für Kinder > 3 Jahre

► **Postoperative Schmerztherapie**
- Piritramid
- peripheres Analgetikum

► **Materialvorbereitung**
- RAE-Tubus
- ggf. Material zum Management des schwierigen Atemweges (Bronchoskopiewagen)
- peripherer Venenzugang
- Monitoring
- altersentsprechende Materialien zur Lagerung und Wärmeerhaltung

Monitoring

► **Initialmonitoring**

► **Frühgeborene, Neugeborene und Säuglinge bis zum Ende des 1. Lebensjahres**

- 2 Sättigungssensoren (präduktal, d. h. rechter Arm und postduktal, d. h. an sonstiger Extremität)
- präkordiales Stethoskop

► **Kinder > 1 Jahr**

- Sättigungssensor

► **Standardmonitoring**

► **Frühgeborene, Neugeborene und Säuglinge bis zum Ende des 1. Lebensjahres**

- 2 Sättigungssensoren (präduktal, d. h. rechter Arm und postduktal, d. h. an sonstiger Extremität)
- Präkordialstethoskop, ggf. Ösophagusstethoskop
- EKG/HF
- NiBP-Messung oszillometrisch
- EEG-Monitoring vor Atemwegssicherung (NarcoTrend)
- Temperaturmessung (ggf. über Ösophagusstethoskop)
- regelmäßige kapilläre BGA-Kontrollen

► **Kinder > 1 Jahr**

- Sättigungssensor
- EKG/HF
- NiBP-Messung oszillometrisch
- EEG-Monitoring vor Atemwegssicherung (NarcoTrend)
- Temperaturmessung (ggf. über Ösophagusstethoskop)

► **Monitoring Allgemeinanästhesie**

- Atemfrequenz
- Tidalvolumen
- inspiratorische O_2-Konzentration F_iO_2
- Kapnometrie und -grafie
- exspiratorische Konzentration des Inhalationsanästhetikums
- Beatmungsdrücke
- EEG

Narkoseeinleitung

- Durchführung einer i. v. Einleitung *oder*
- Durchführung einer Maskeneinleitung
- gewichtsadaptierte Flüssigkeitstherapie
- Augenschutz

Lagerung

► **Zur Einleitung**

- Rückenlage
- Kopf in alters- bzw. größengerechtem Kopfring (es stehen 3 Größen zur Verfügung)
- Schulterrolle zum Ausgleich der Kopferhöhung durch Kopfring

► **OP-Lagerung**

- Rückenlage
- Kopf abgeklappt, großes Gelkissen (mit Pflasterstreifen gegen Abrutschen vom OP-Tisch gesichert)
- Augenschutz: Steri-Strips diagonal über die Augen

Narkoseführung

- nach dem Ende der Einleitung Vervollständigen des Standardmonitorings
- sofern noch nicht geschehen: Anfluten des volatilen Anästhetikums auf altersentsprechende MAC-Werte in Abhängigkeit vom Ausmaß der Opioid-Supplementierung
- Reduktion des Frischgasflusses auf 0,5–1 l/min (Sevofluran: **Cave:** Compound A)
- Atemmodus CPAP-Spontanatmung oder maschinelle Beatmung
- ggf. Implementierung eines erweiterten Monitorings
- rechtzeitig an PONV-Prophylaxe und postoperative Schmerztherapie denken

► **Postoperative Schmerztherapie**

- peripheres Analgetikum
- Piritramid 0,1–0,2 mg/kgKG

Merke M!

Der Eingriff ist relativ schmerzintensiv, deshalb rechtzeitig vor Ausleitung Piritramid applizieren, bei Ausleitung die gleiche Dosis bereithalten.

Postoperatives Management

- AWR-Betreuung im Kinder-OP

Fadenentfernung nach Spalten-OP

M. Haack, U. Knipprath, M. Krebs, V. Martiny, L. Müller-Lobeck

Allgemein

- Dauer: > 5 min

Besonderheiten

Die Fadenentfernung in Narkose kommt nur bei kleineren Kindern vor, größere Kinder lassen sich die nicht resorbierbaren Fäden auf der Oberlippe zumeist ohne Weiteres entfernen.

Kleinere Kinder jedoch bedürfen der Abschirmung, auch wenn die Fadenentfernung schmerzfrei ist. Ein Schmerzmittel ist deshalb auch nicht notwendig.

Im Grunde handelt es sich lediglich um eine Maskeneinleitung.

Der eigentliche „Eingriff" findet unter Spontanatmung und O_2-Vorlage statt, während der das Kind bereits wieder Narkosegas abatmet.

Nur bei ungewöhnlich langer Fadenentfernung ist ggf. ein erneutes Vertiefen der Narkose über die Atemmaske notwendig.

Vor der Einleitung werden der Schutzbügel über dem Gesicht des Kindes und die Magensonde unter Sog entfernt.

Cave ⚠

Die fixierenden Pflaster sind häufig mit Pflasterkleber gut gesichert. Keinesfalls die Pflaster bei wachem Kind abreißen.

Der Bügel und das die Sonde haltende Bändchen können abgeschnitten werden, die Pflaster werden in Narkose vom Operateur entfernt.

Prämedikation

- Prämedikation mit Midazolamsaft

Bereitstellung von Blutprodukten

- Keine

Checkliste – Vorbereitungen im OP

► **Atemwege**
- Maske

► **Anästhesieverfahren**
- Inhalationsanästhesie (Sevofluran)

► **Zugänge**
- In der Regel keiner

► **Medikamente und Volumen**
- *Infusionen*
- Keine

► *Medikamente*
- Inhalationsanästhetikum (Sevofluran)

► **Materialvorbereitung**
- Monitoring

Monitoring

► **Initialmonitoring**

► **Frühgeborene, Neugeborene und Säuglinge bis zum Ende des 1. Lebensjahres**
- 2 Sättigungssensoren (präduktal, d. h. rechter Arm und postduktal, d. h. an sonstiger Extremität)
- präkordiales Stethoskop

► **Kinder > 1 Jahr**
- Sättigungssensor

► **Standardmonitoring**

► **Frühgeborene, Neugeborene und Säuglinge bis zum Ende des 1. Lebensjahres**
- 2 Sättigungssensoren (präduktal, d. h. rechter Arm und postduktal, d. h. an sonstiger Extremität)
- Präkordialstethoskop, ggf. Ösophagusstethoskop
- EKG/HF
- NiBP-Messung oszillometrisch
- EEG-Monitoring vor Atemwegssicherung (NarcoTrend)
- Temperaturmessung (ggf. über Ösophagusstethoskop)
- regelmäßige kapilläre BGA-Kontrollen

► **Kinder > 1 Jahr**
- Sättigungssensor
- EKG/HF
- NiBP-Messung oszillometrisch
- EEG-Monitoring vor Atemwegssicherung (NarcoTrend)
- Temperaturmessung (ggf. über Ösophagusstethoskop)

► **Monitoring Allgemeinanästhesie**
- Atemfrequenz
- Tidalvolumen
- inspiratorische O_2-Konzentration F_iO_2
- Kapnometrie und -grafie
- exspiratorische Konzentration des Inhalationsanästhetikums
- Beatmungsdrücke
- EEG

Narkoseeinleitung

- Durchführung einer Maskeneinleitung
- Augenschutz

Lagerung

► **Zur Einleitung**
- Rückenlage
- Kopf in alters- bzw. größengerechtem Kopfring (es stehen 3 Größen zur Verfügung)
- Schulterrolle zum Ausgleich der Kopferhöhung durch Kopfring

▶ **OP-Lagerung**
- Rückenlage
- Kopf in alters- bzw. größengerechtem Kopfring (es stehen 3 Größen zur Verfügung)
- Schulterrolle zum Ausgleich der Kopferhöhung durch Kopfring

Narkoseführung

- In der Regel keine Narkoseführung im klassischen Sinne notwendig

Postoperatives Management

- AWR-Betreuung im Kinder-OP

Frontofasziales Advancement

V. Martiny, M. Schmidt, M. Schneider, E. Toubekis, O. Vicherek

Allgemein

- Dauer: ca. 1,5–4 h

Prämedikation

- Prämedikation mit Midazolamsaft oral mit 0,8 mg/kgKG (max. 15 mg)
- EMLA Pflaster (mind. 2) auf gut sichtbare Venen, z. B. HR, V. saphena, Ellenbeuge

Besonderheiten

- Häufigkeit < 1: 100 000; X-chromosomal dominant

Die Erkrankungen zählen zur Gruppe der „kraniofazialen Dysostosen“, die dadurch charakterisiert sind, dass es im Bereich der Schädelbasis zur vorzeitigen Verknöcherung mit ausbleibendem Wachstum des Mittelgesichts kommt.

Das Symptombild der Kranio-fronto-nasalen-Dysplasie besteht aus
- häufig: Hypertelorismus, flache und breite Nase, Kraniosynostosen (meist Koronarnaht), fasziale Dysmorphie („facial cleft“)
- assoziierte Symptome: geistige Retardierung, tiefstehende Ohren und mögliche Fehlbildung, Brachy-und Syndaktylien, tiefsitzender Haaransatz, trockene und lockige Haare, Fehlbildung des Gehirns wie Enzephalozele, Meningoenzephalozelen und Spina bifida sowie kardiale Fehlbildungen sind möglich

Grundsätzlich bietet die Erkrankung neben den genannten Hauptsymptomen ein buntes Bild an assoziierten Fehlbildungen. Bei unbekannter Intubationssituation ist gegebenenfalls mit Intubationsschwierigkeiten zu rechnen und entsprechende Vorbereitungen zu treffen (Videolaryngoskop, Bronchoskopiebereitschaft:

Beim frontofazialem Advancement (auch: frontofaziales Remodeling) wird in einer aufwändigen Operation der gesamte Mittelgesichtsschädel rekonstruiert.
- Diese Operation ist mit einem deutlich erhöhten Blutverlust und Transfusionsbedarf vergesellschaftet.
- Die OP-Dauer beträgt ca. 4–6 h.
- Die Operation wird bei Kindern ungefähr zwischen dem 4. und 7. Lebensjahr durchgeführt.
- Manchmal wird in einer ersten Operation nach dem 6. Lebensmonat zunächst isoliert die Kraniosynostose behoben.
- Die komplette Rekonstruktion des Gesichtsschädels erfolgt später.

Praxis

Zu beachten
- Der Blutverlust erfolgt aus den geöffneten Knochenkanten und aus dem Skalp von zum Teil nicht unerheblichem Ausmaß.
- Darüber hinaus stellt die große Wundfläche bei den offenen Operationen eine relevante Ursache für Perspiratio insensibilis dar, sodass mit teils erheblichen Volumenverlusten gerechnet werden muss.
- Es gilt, die Zeit bis zum 1. Präparationsschritt für eine ausreichende Volumenzufuhr (10–30(!) ml/kgKG/h) zur Verbesserung der Ausgangslage zu nutzen.
- Engmaschige BGA-Kontrollen sind obligat.

Die Infusionstherapie und Transfusion sind nach BGA-Kontrollen (Hb, neg. BE, Laktat), ZVD, MAP, HF zu steuern.

Bei der Präparation der Orbitahöhle kann es durch den okulozephalen Reflex zu Bradykardien kommen.

Um den Transfusionsbedarf zu senken erhalten alle Kinder perioperativ Tranexamsäure. Dies ist mit den operativen Kollegen konsentiert.

Die Applikation erfolgt nach dem in ▶ Tab. 12.18 dargestellten Schema.

Merke M!

Streng latexfreies Vorgehen ist obligat, da diese Kinder sich gegebenenfalls mehrmaligen Operationen unterziehen müssen und so die Wahrscheinlichkeit einer Sensibilisierung steigt.

Tab. 12.18 Tranexamsäure bei Kranioplastiken.

Infusion	Dosierung
Original-Stechampulle Tranexamsäure	100 mg/ml
Infusionsschema	50 mg/kgKG als Bolus über 15 min 5 mg/kgKG/h als Dauerinfusion (bis zum nächsten Morgen)
Richtschema	25 ml Originallösung + 25 ml NaCl (entsprechend 50 mg/ml oder 2,5 g/50 ml Spritzenpumpespritze)
Infusion	
• Bolus:	50 mg/kgKG bei 50 mg/ml: = 1 ml/kgKG (über 15 min, deshalb Förderrate in ml/h = **[1 ml/kgKG] × 4** Wecker auf 15 Minuten stellen!)
• Dauerinfusion:	5 mg/kgKG/h bei 50 mg/ml: = **0,1 ml/kgKG/h**

Bereitstellung von Blutprodukten

- Koronarnahtsynostose: Bereitstellung von 1–2 EKs im OP
- frontoorbitales Advancement und endoskopische OP: Bereitstellung von 1–2 EKs im OP, ggf. zusätzlich 2 FFPs

Checkliste – Vorbereitungen im OP

► **Atemwege**
- Endotrachealtubus

► **Anästhesieverfahren**
- balancierte Anästhesie

► **Zugänge**
- 2 großlumige periphere Venenzugänge
- ZVK
- ART

► **Medikamente und Volumen**

► **Infusion**
- Kinder < 10 kgKG oder < 1 Jahr: Vollelektrolytlösung + Glukose 1 %
- Kinder > 10–30 kgKG: Vollelektrolytlösung, 250 ml Infusionsbeutel
- Kinder > 30 kgKG: Vollelektrolytlösung, 500 ml im Infusionsbeutel
- s. a. Perioperative Flüssigkeitstherapie in der Kinderanästhesie (Kap. 12.5.4)
- kolloidale Lösungen perioperative Flüssigkeitstherapie in der Kinderanästhesie (Kap. 12.5.4)

► *Medikamente*
- Inhalationsanästhetikum (Sevofluran)
- Injektionsanästhetikum (Propofol)
- Atropin

► **Intraoperative Schmerztherapie**
- Remifentanil
- NDMR, z. B. Cis-Atracurium
- PONV-Prophylaxe

► **Postoperative Schmerztherapie**
- Piritramid
- peripheres Analgetikum
- Perioperative Antibiotikaprophylaxe
- Tranexamsäure (s. ► Tab. 12.18)
- ggf. auf Wunsch des Operateurs Prednisolongabe hochdosiert zur Ödemprophylaxe

► **Materialvorbereitung**
- streng latexfreies Vorgehen
- Endotrachealtubus
- peripherer Venenzugang
- Monitoring
- steriler Tisch für ZVK
- Kinder-ZVK-Legeset
- Ultraschallgerät
- altersentsprechende Materialien zur Lagerung und Wärmeerhaltung, speziell:
  - Vakuummatratze
  - genoppte Gelmatte

Monitoring

► **Initialmonitoring**

► **Frühgeborene, Neugeborene und Säuglinge bis zum Ende des 1. Lebensjahres**

- 2 Sättigungssensoren (präduktal, d. h. rechter Arm und postduktal, d. h. an sonstiger Extremität)
- präkordiales Stethoskop

► **Kinder > 1 Jahr**

- Sättigungssensor

► **Standardmonitoring**

► **Frühgeborene, Neugeborene und Säuglinge bis zum Ende des 1. Lebensjahres**

- 2 Sättigungssensoren (präduktal, d. h. rechter Arm und postduktal, d. h. an sonstiger Extremität)
- Präkordialstethoskop, ggf. Ösophagusstethoskop
- EKG/HF
- NiBP-Messung oszillometrisch
- EEG-Monitoring vor Atemwegssicherung (NarcoTrend)
- Temperaturmessung (ggf. über Ösophagusstethoskop)
- regelmäßige kapilläre BGA-Kontrollen

► **Kinder > 1 Jahr**

- Sättigungssensor
- EKG/HF
- NiBP-Messung oszillometrisch
- EEG-Monitoring vor Atemwegssicherung (NarcoTrend)
- Temperaturmessung (ggf. über Ösophagusstethoskop)

► **Monitoring Allgemeinanästhesie**

- Atemfrequenz
- Tidalvolumen
- inspiratorische O_2-Konzentration F_iO_2
- Kapnometrie und -grafie
- exspiratorische Konzentration des Inhalationsanästhetikums
- Beatmungsdrücke
- EEG
- ZVK Erweitertes Monitoring

Narkoseeinleitung

- Durchführung einer i. v. Einleitung *oder*
- Durchführung einer Maskeneinleitung
- gewichtsadaptierte Flüssigkeitstherapie
- Augenschutz (insbesondere beim frontoorbitalen Remodeling mit reichlich Augensalbe, da der Orbitabereich mit abgewaschen wird und so ein Verschließen der Augen mittels Pflaster nicht infrage kommt)
- Anlage eines zweiten peripheren Venenzugangs
- ZVK-Anlage Erweitertes Monitoring
- Anschluss der ZVD Messung
- Antibiotikaprophylaxe
- nach Lagerung erneute Tubuslagekontrolle

Lagerung

► **Zur Einleitung**

- Rückenlage
- Kopf in alters- bzw. größengerechtem Kopfring (es stehen 3 Größen zur Verfügung)
- Schulterrolle zum Ausgleich der Kopferhöhung durch Kopfring

► **OP-Lagerung**

- Auf Wärmeerhalt/Wärmezufuhr achten
- Lagerung erfolgt in enger Abstimmung mit den Operateuren
- Kopf wird in einer für den operativen Zugang günstigen Position fixiert, z. B. mit einer Vakuummatratze (**Cave**: die Saugung intraoperativ belassen!) oder einer pädiatrischen Mayfield-Klemme
- Lagekontrolle des Atemweges nach Kopffixierung ist unabdingbar
- Arme werden angelagert
- freie Zuspritzmöglichkeit zu den Zugängen mit Verlängerungen und 3-Wege-Hähnen muss gesichert sein

Narkoseführung

- Nach dem Ende der Einleitung Vervollständigen des Standardmonitorings
- sofern noch nicht geschehen: Anfluten des volatilen Anästhetikums auf altersentsprechende MAC-Werte in Abhängigkeit vom Ausmaß der Opioid-Supplementierung
- Reduktion des Frischgasflusses auf 0,5–1 l/min (Sevofluran: **Cave:** Compound A)
- Atemmodus CPAP-Spontanatmung oder maschinelle Beatmung
- ggf. Implementierung eines erweiterten Monitorings
- rechtzeitig an PONV-Prophylaxe und postoperative Schmerztherapie denken

► **Postoperative Schmerztherapie**

- Piritramid ca. 20–30 min vor OP-Ende
- alle Kinder erhalten ein peripheres Analgetikum

Cave

Diese Eingriffe sind sehr schmerzhaft!

Postoperatives Management

- intensivmedizinische Betreuung
- Transport mit Pulsoxymetrie, EKG und NIBP, ggf. invasiver Druckmessung und unter O_2-Gabe
  - ggf. postoperative Nachbeatmung in Abhängigkeit von der operativen Rekonstruktion (komplette Mobilisation des Mittelgesichtes)

Üblicherweise werden 1–2 Redon-Drainagen am OP-Ende gelegt. Die Drainagen bleiben – nach Maßgabe der Operateure – während des Transports abgeklemmt.

Weitere Maßgaben sind mit dem Operateur abzustimmen.

Zahnsanierungen bei Kindern

M. Haack, S. Kramer, L. Müller-Lobeck

Allgemein

Dauer: 30 min bis 2 h

Besonderheiten

- Häufig herzkranke (Endokarditisprophylaxe!), retardierte oder behinderte Kinder
- meist ambulante Eingriffe

Prämedikation

- Prämedikation mit Midazolamsaft

Bereitstellung von Blutprodukten

- (Eingriffsspezifisch)

Checkliste – Vorbereitungen im OP

► **Atemwege**
- Endotrachealtubus

► **Anästhesieverfahren**
- Balancierte Anästhesie

► **Zugänge**
- 1 peripherer Venenzugang

► **Medikamente und Volumen**

► **Infusion**
- Kinder < 10 kgKG oder < 1 Jahr: Vollelektrolytlösung + Glukose 1 %
- Kinder > 10–30 kgKG: Vollelektrolytlösung, 250 ml Infusionsbeutel
- Kinder > 30 kgKG: Vollelektrolytlösung, 500 ml im Infusionsbeutel
- s. a. Perioperative Flüssigkeitstherapie in der Kinderanästhesie (Kap. 12.5.4)

► *Medikamente*
- Inhalationsanästhetikum (Sevofluran)
- ggf. Injektionsanästhetikum (Propofol, Thiopental)
- Atropin (nicht aufgezogen)

► **Intraoperative Schmerztherapie**
- Remifentanil
- Piritramid
- NDMR, z. B. Cis-Atracurium
- PONV-Prophylaxe

► **Postoperative Schmerztherapie**
- Piritramid
- peripheres Analgetikum
- ggf. Endokarditisprophylaxe

► **Materialvorbereitung**
- Endotrachealtubus
- Monitoring
- altersentsprechende Materialien zur Lagerung und Wärmeerhaltung

Monitoring

► **Initialmonitoring**

► **Frühgeborene, Neugeborene und Säuglinge bis zum Ende des 1. Lebensjahres**
- 2 Sättigungssensoren (präduktal, d. h. rechter Arm und postduktal, d. h. an sonstiger Extremität)
- präkordiales Stethoskop

► **Kinder > 1 Jahr**
- Sättigungssensor

► **Standardmonitoring**

► **Frühgeborene, Neugeborene und Säuglinge bis zum Ende des 1. Lebensjahres**
- 2 Sättigungssensoren (präduktal, d. h. rechter Arm und postduktal, d. h. an sonstiger Extremität)
- Präkordialstethoskop, ggf. Ösophagusstethoskop
- EKG/HF
- NiBP-Messung oszillometrisch
- EEG-Monitoring vor Atemwegssicherung (NarcoTrend)
- Temperaturmessung (ggf. über Ösophagusstethoskop)
- regelmäßige kapilläre BGA-Kontrollen

► **Kinder > 1 Jahr**
- Sättigungssensor
- EKG/HF
- NiBP-Messung oszillometrisch

- EEG-Monitoring vor Atemwegssicherung (NarcoTrend)
- Temperaturmessung (ggf. über Ösophagusstethoskop)

▶ **Monitoring Allgemeinanästhesie**
- Atemfrequenz
- Tidalvolumen
- inspiratorische O_2-Konzentration F_iO_2
- Kapnometrie und -grafie
- exspiratorische Konzentration des Inhalationsanästhetikums
- Beatmungsdrücke
- EEG

Narkoseeinleitung

- Durchführung einer i. v. Einleitung *oder*
- Durchführung einer Maskeneinleitung
- gewichtsadaptierte Flüssigkeitstherapie
- Seite der Tubusfixierung nach Rücksprache mit dem Operateur. ggf. Umkleben des Tubus auf die Gegenseite während der Operation erforderlich
- Augenschutz

Lagerung

▶ **Zur Einleitung**
- Rückenlage
- Kopf in alters- bzw. größengerechtem Kopfring (es stehen 3 Größen zur Verfügung)
- Schulterrolle zum Ausgleich der Kopferhöhung durch Kopfring

▶ **OP-Lagerung**
- Rückenlage
- Kopf in alters- bzw. größengerechtem Kopfring (es stehen 3 Größen zur Verfügung)
- Schulterrolle zum Ausgleich der Kopferhöhung durch Kopfring

Narkoseführung

- Nach dem Ende der Einleitung Vervollständigen des Standardmonitorings
- sofern noch nicht geschehen: Anfluten des volatilen Anästhetikums auf altersentsprechende MAC-Werte in Abhängigkeit vom Ausmaß der Opioid-Supplementierung
- Reduktion des Frischgasflusses auf 0,5–1 l/min (Sevofluran: **Cave:** Compound A)
- Atemmodus CPAP-Spontanatmung oder maschinelle Beatmung
- ggf. Implementierung eines erweiterten Monitorings
- rechtzeitig an PONV-Prophylaxe und postoperative Schmerztherapie denken

▶ **Postoperative Schmerztherapie**
- Peripheres Analgetikum

Postoperatives Management

- AWR-Betreuung im Kinder-OP
- postoperative Überwachung von Frühgeborenen

12.9.5 Kinder-HNO

Adenotomie und Ohrmikroskopie bei Kindern

M. Krebs, L. Müller-Lobeck

Allgemein

- Dauer: 30–40 min

Besonderheiten

Häufig kann eine komplette Infektfreiheit nicht gewährleistet werden. Da die Heilung des chronischen Atemwegsinfekts nur durch die Operation erreicht werden kann, ist eine individuelle Risikoabwägung bei der Planung des OP-Termins erforderlich.

- Wird die Adenotomie mit einer Tonsillektomie kombiniert, so wird entsprechend der SOP Tonsillektomie bei Kindern (Tonsillektomie und Lasertonsillotomie bei Kindern) verfahren.
- Häufig findet auch eine Kombination mit Ohrmikroskopie (ggf. mit Parazentese [PZ] und Paukendrainage [PD]) zur Beurteilung des Mittelohres statt.
- Das anästhesiologische Prozedere ist jedoch gleich.
- Die LMA sollte hierfür gut fixiert sein, da sie durch eine leichte Drehung des Kopfes durch den Operateur bei der Ohrmikroskopie dislozieren kann.

Beim Einsetzen und Öffnen des Mundsperrers kann die LMA versehentlich in den Rachen vorgeschoben werden, sodass die Atmung behindert wird.

- Es empfiehlt sich, dass der Spatel langsam geöffnet, und zeitgleich an der LMA gezogen wird.
- Dabei muss eine gute Kapnografiekurve und ein adäquates V_T am Narkosegerät sichtbar sein.
- Die kontinuierliche auskultatorische Kontrolle bei der Platzierung des Mundsperrers ist sehr hilfreich.
- Vor der Ausleitung den Rachen gut absaugen, um restliches Sekret zu entfernen. Hierbei ist Vorsicht geboten, damit hierdurch nicht im OP-Gebiet neue Blutungen gesetzt werden.

Prämedikation

- Prämedikation mit Midazolamsaft

Bereitstellung von Blutprodukten

- (Eingriffsspezifisch)

Checkliste – Vorbereitungen im OP

► **Atemwege**

- LMA

► **Anästhesieverfahren**

- TIVA, ggf. balancierte Anästhesie

► **Zugänge**

- 1 peripherer Venenzugang

► **Medikamente und Volumen**

► **Infusion**

- Kinder < 10 kgKG oder < 1 Jahr: Vollelektrolytlösung + Glukose 1 %
- Kinder > 10–30 kgKG: Vollelektrolytlösung, 250 ml Infusionsbeutel
- Kinder > 30 kgKG: Vollelektrolytlösung, 500 ml im Infusionsbeutel
- s. a. Perioperative Flüssigkeitstherapie in der Kinderanästhesie (Kap. 12.5.4)

► *Medikamente*

- Inhalationsanästhetikum (Sevofluran)
- ggf. Injektionsanästhetikum (Propofol, Thiopental)
- Atropin (nicht aufgezogen)

► **Intraoperative Schmerztherapie**

- Remifentanil oder
- Piritramid
- PONV-Prophylaxe

► **Postoperative Schmerztherapie**

- Piritramid
- peripheres Analgetikum

► **Materialvorbereitung**

- LMA
- peripherer Venenzugang
- Monitoring
- altersentsprechende Materialien zur Lagerung und Wärmeerhaltung

Monitoring

► **Initialmonitoring**

► **Frühgeborene, Neugeborene und Säuglinge bis zum Ende des 1. Lebensjahres**

- 2 Sättigungssensoren (präduktal, d. h. rechter Arm und postduktal, d. h. an sonstiger Extremität)
- präkordiales Stethoskop

► **Kinder > 1 Jahr**

- Sättigungssensor

► **Standardmonitoring**

► **Frühgeborene, Neugeborene und Säuglinge bis zum Ende des 1. Lebensjahres**

- 2 Sättigungssensoren (präduktal, d. h. rechter Arm und postduktal, d. h. an sonstiger Extremität)
- Präkordialstethoskop, ggf. Ösophagusstethoskop
- EKG/HF
- NiBP-Messung oszillometrisch
- EEG-Monitoring vor Atemwegssicherung (NarcoTrend)
- Temperaturmessung (ggf. über Ösophagusstethoskop)
- regelmäßige kapilläre BGA-Kontrollen

► **Kinder > 1 Jahr**

- Sättigungssensor
- EKG/HF
- NiBP-Messung oszillometrisch
- EEG-Monitoring vor Atemwegssicherung (NarcoTrend)
- Temperaturmessung (ggf. über Ösophagusstethoskop)

► **Monitoring Allgemeinanästhesie**

- Atemfrequenz
- Tidalvolumen
- inspiratorische O_2-Konzentration F_iO_2
- Kapnometrie und -grafie
- exspiratorische Konzentration des Inhalationsanästhetikums
- Beatmungsdrücke
- EEG

Narkoseeinleitung

- Durchführung einer i. v. Einleitung *oder*
- Durchführung einer Maskeneinleitung
- gewichtsadaptierte Flüssigkeitstherapie
- Augenschutz

Lagerung

► **Zur Einleitung**

- Rückenlage
- Kopf in alters- bzw. größengerechtem Kopfring (es stehen 3 Größen zur Verfügung)
- Schulterrolle zum Ausgleich der Kopferhöhung durch Kopfring

► **OP-Lagerung.** (Durch den Operateur):

- Überstrecken des Halses (Abklappen des Kopfteils)
- Kopf auf Gelring

Narkoseführung

- Nach dem Ende der Einleitung Vervollständigen des Standardmonitorings
- sofern noch nicht geschehen: Anfluten des volatilen Anästhetikums auf altersentsprechende MAC-Werte in Abhängigkeit vom Ausmaß der Opioid-Supplementierung
- Reduktion des Frischgasflusses auf 0,5–1 l/min (Sevofluran: **Cave:** Compound A)
- Atemmodus CPAP-Spontanatmung oder maschinelle Beatmung
- ggf. Implementierung eines erweiterten Monitorings
- rechtzeitig an PONV-Prophylaxe und postoperative Schmerztherapie denken

► **Postoperative Schmerztherapie**
- Peripheres Analgetikum

Postoperatives Management

- AWR-Betreuung im Kinder-OP
- postoperative Überwachung von Frühgeborenen

► **Zur Entlassung aus dem Aufwachraum nach Hause (ambulante Patienten) müssen folgende Kriterien erfüllt sein**
- Postoperative Betreuungszeit mindestens 2 h
- Kind wach
- periphere Sättigung > 95 % unter Raumluft
- keine Beeinträchtigung der Atmung, kein Stridor
- keine (Nach-)Blutung
- keine oder nur sehr geringe Schmerzen (VAS < 5; KUSS < 4)
- PAED-Skala < 4 (PAED-Skala ≥ 10 entspricht pädiatrischem Emergence Delir)
- Kind sollte getrunken und nach Möglichkeit gegessen haben
- keine Übelkeit/Erbrechen
- Kinder im (Vor-)Schulalter sollten an der Hand der Eltern eigenständig laufen können
- Freigabe zur Entlassung durch den Operateur
- postoperative Schmerztherapie organisiert und mit Eltern besprochen

Merke M!

Bei ambulanten Patienten muss eine Entlassung auch durch den Operateur erfolgen.

Cave ⚠

Da die Kinder häufig Infekte haben, kann nach der Ausleitung eine Inhalation mit Adrenalin notwendig werden.

BERA (Brainstem evoked Response Audiometry)

L. Müller-Lobeck, E. Toubekis

Allgemein

- Dauer: 60 min

Besonderheiten

Bei der BERA-Untersuchung („brainstem evoked response audiometry") handelt es sich zumeist um eine vorbereitende Untersuchung vor Cochlea-Implantat.
- Die Kinder kommen deshalb häufig bereits sediert aus dem MRT/CT in den OP.
- Eine enge Rücksprache bezüglich der Zeitplanung zwischen dem das MRT betreuenden Anästhesisten und dem aufsichtführenden OA ist erforderlich, um unnötig lange Wartezeiten unter Sedierung zu vermeiden.

Im Idealfall wird das sedierte Kind direkt in den Operationssaal übernommen.
- Die Sedierung wird vertieft.
- Falls die Atemwege für das MRT nur mit Wendl-Tubus gesichert wurden, wird nun eine Larynxmaske in ausreichender Narkosetiefe platziert.

Häufig wird in gleicher Narkose eine Nasen-Rachen-Inspektion, Ohrmikroskopie, Adenotomie und/oder Tonsillektomie/Lasertonsillotomie durchgeführt.

Prämedikation

- Prämedikation mit Midazolamsaft.

Bereitstellung von Blutprodukten

- Keine

Checkliste – Vorbereitungen im OP

► **Atemwege**
- LMA

► **Anästhesieverfahren**
- Fortführen, ggf. Vertiefen der Propofol-Sedierung, ggf. balancierte Anästhesie

► **Zugänge**
- 1 peripherer Venenzugang

► **Medikamente und Volumen**

► **Infusion**
- Kinder < 10 kgKG oder < 1 Jahr: Vollelektrolytlösung + Glukose 1 %

- Kinder > 10–30 kgKG: Vollelektrolytlösung, 250 ml Infusionsbeutel
- Kinder > 30 kgKG: Vollelektrolytlösung, 500 ml im Infusionsbeutel
- s. a. Perioperative Flüssigkeitstherapie in der Kinderanästhesie (Kap. 12.5.4)

▶ *Medikamente*
- Propofol-Spritzenpumpe
- Inhalationsanästhetikum (Sevofluran)
- Atropin (nicht aufgezogen)

▶ **Materialvorbereitung**
- LMA
- peripherer Zugang
- Monitoring
- altersentsprechende Materialien zur Lagerung und Wärmeerhaltung

Monitoring

▶ **Initialmonitoring**

▶ **Frühgeborene, Neugeborene und Säuglinge bis zum Ende des 1. Lebensjahres**
- 2 Sättigungssensoren (präduktal, d. h. rechter Arm und postduktal, d. h. an sonstiger Extremität)
- präkordiales Stethoskop

▶ **Kinder > 1 Jahr**
- Sättigungssensor

▶ **Standardmonitoring**

▶ **Frühgeborene, Neugeborene und Säuglinge bis zum Ende des 1. Lebensjahres**
- 2 Sättigungssensoren (präduktal, d. h. rechter Arm und postduktal, d. h. an sonstiger Extremität)
- Präkordialstethoskop, ggf. Ösophagusstethoskop
- EKG/HF
- NiBP-Messung oszillometrisch
- EEG-Monitoring vor Atemwegssicherung (NarcoTrend)
- Temperaturmessung (ggf. über Ösophagusstethoskop)
- regelmäßige kapilläre BGA-Kontrollen

▶ **Kinder > 1 Jahr**
- Sättigungssensor
- EKG/HF
- NiBP-Messung oszillometrisch
- EEG-Monitoring vor Atemwegssicherung (NarcoTrend)
- Temperaturmessung (ggf. über Ösophagusstethoskop)

▶ **Monitoring Allgemeinanästhesie**
- Atemfrequenz
- Tidalvolumen
- inspiratorische O_2-Konzentration F_iO_2
- Kapnometrie und -grafie
- exspiratorische Konzentration des Inhalationsanästhetikums
- Beatmungsdrücke
- EEG

▶ **Monitoring Allgemeinanästhesie**
- Atemfrequenz
- Tidalvolumen
- inspiratorische O_2-Konzentration F_iO_2
- Kapnometrie und -grafie
- exspiratorische Konzentration des Inhalationsanästhetikums
- Beatmungsdrücke
- EEG

Narkoseeinleitung

- Patientenidentifikation, OP-Checkliste prüfen
- i. v. Einleitung oder Maskeneinleitung
- gewichtsadaptierte Flüssigkeitstherapie
- Augenschutz

Lagerung

▶ **Zur Einleitung**
- Rückenlage
- Kopf in alters- bzw. größengerechtem Kopfring (es stehen 3 Größen zur Verfügung)
- Schulterrolle zum Ausgleich der Kopferhöhung durch Kopfring

▶ **OP-Lagerung**
- Rückenlage
- Kopf in alters- bzw. größengerechtem Kopfring (es stehen 3 Größen zur Verfügung)
- Schulterrolle zum Ausgleich der Kopferhöhung durch Kopfring

Narkoseführung

- Nach dem Ende der Einleitung Vervollständigen des Standardmonitorings
- sofern noch nicht geschehen: Anfluten des volatilen Anästhetikums auf altersentsprechende MAC-Werte in Abhängigkeit vom Ausmaß der Opioid-Supplementierung
- Reduktion des Frischgasflusses auf 0,5–1 l/min (Sevofluran: **Cave:** Compound A)
- Atemmodus CPAP-Spontanatmung oder maschinelle Beatmung
- ggf. Implementierung eines erweiterten Monitorings
- rechtzeitig an PONV-Prophylaxe und postoperative Schmerztherapie denken

- bei Bedarf postoperative Schmerztherapie: peripheres Analgetikum

Postoperatives Management

- AWR-Betreuung im Kinder-OP
- postoperative Überwachung von Frühgeborenen (s. „Postoperative Überwachung von Frühgeborenen“, Kap. 12.6.3)

> **Merke** M!
>
> Bei ambulanten Patienten muss eine Entlassung auch durch den Operateur erfolgen.

Otoklisis

S. Kramer, L. Müller-Lobeck

Allgemein

- Dauer: 60 min pro Seite

Besonderheiten

Werden beide Ohren operiert, wird der Kopf intraoperativ gewendet. Hierfür müssen bereits vor dem Abdecken dahingehend Vorbereitungen getroffen werden, dass dies ohne versehentliche Diskonnektion oder akzidentelle Extubation möglich ist.

Prämedikation

- Prämedikation mit Midazolamsaft

Bereitstellung von Blutprodukten

- Keine

Checkliste – Vorbereitungen im OP

► **Atemwege**
- Endotrachealtubus

► **Anästhesieverfahren**
- TIVA, ggf. balancierte Anästhesie

► **Zugänge**
- 1 peripherer Venenzugang

► **Medikamente und Volumen**

► **Infusion**
- Kinder < 10 kgKG oder < 1 Jahr: Vollelektrolytlösung + Glukose 1 %
- Kinder > 10–30 kgKG: Vollelektrolytlösung, 250 ml Infusionsbeutel
- Kinder > 30 kgKG: Vollelektrolytlösung, 500 ml im Infusionsbeutel
- s. a. Perioperative Flüssigkeitstherapie in der Kinderanästhesie (Kap. 12.5.4)

► *Medikamente*
- Inhalationsanästhetikum (Sevofluran)
- ggf. Injektionsanästhetikum (Propofol, Thiopental)
- Atropin (nicht aufgezogen)

► **Intraoperative Schmerztherapie**
- Remifentanil
- NDMR, z. B. Cis-Atracurium
- PONV-Prophylaxe

► **Postoperative Schmerztherapie**
- Piritramid
- peripheres Analgetikum

► **Materialvorbereitung**
- Endotrachealtubus
- peripherer Venenzugang
- Monitoring
- altersentsprechende Materialien zur Lagerung und Wärmeerhaltung

Monitoring

► **Initialmonitoring**

► **Frühgeborene, Neugeborene und Säuglinge bis zum Ende des 1. Lebensjahres**
- 2 Sättigungssensoren (präduktal, d. h. rechter Arm und postduktal, d. h. an sonstiger Extremität)
- präkordiales Stethoskop

► **Kinder > 1 Jahr**
- Sättigungssensor

► **Standardmonitoring**

► **Frühgeborene, Neugeborene und Säuglinge bis zum Ende des 1. Lebensjahres**
- 2 Sättigungssensoren (präduktal, d. h. rechter Arm und postduktal, d. h. an sonstiger Extremität)
- Präkordialstethoskop, ggf. Ösophagusstethoskop
- EKG/HF
- NiBP-Messung oszillometrisch
- EEG-Monitoring vor Atemwegssicherung (NarcoTrend)
- Temperaturmessung (ggf. über Ösophagusstethoskop)
- regelmäßige kapilläre BGA-Kontrollen

► **Kinder > 1 Jahr**
- Sättigungssensor
- EKG/HF
- NiBP-Messung oszillometrisch
- EEG-Monitoring vor Atemwegssicherung (NarcoTrend)
- Temperaturmessung (ggf. über Ösophagusstethoskop)

► **Monitoring Allgemeinanästhesie**
- Atemfrequenz
- Tidalvolumen
- inspiratorische O_2-Konzentration F_iO_2
- Kapnometrie und -grafie
- exspiratorische Konzentration des Inhalationsanästhetikums
- Beatmungsdrücke
- EEG

Narkoseeinleitung

- Durchführung einer i. v. Einleitung *oder*
- Durchführung einer Maskeneinleitung
- gewichtsadaptierte Flüssigkeitstherapie
- Augenschutz

Lagerung

► **Zur Einleitung**
- Rückenlage
- Kopf in alters- bzw. größengerechtem Kopfring (es stehen 3 Größen zur Verfügung)
- Schulterrolle zum Ausgleich der Kopferhöhung durch Kopfring

► **OP-Lagerung.** (Durch den Operateur):
- Kopf auf Gelring

Cave

Der Kopf wird intraoperativ vom Operateur umgelagert (Rechts-links-Drehung).

Narkoseführung

- Nach dem Ende der Einleitung Vervollständigen des Standardmonitorings
- sofern noch nicht geschehen: Anfluten des volatilen Anästhetikums auf altersentsprechende MAC-Werte in Abhängigkeit vom Ausmaß der Opioid-Supplementierung
- Reduktion des Frischgasflusses auf 0,5–1 l/min (Sevofluran: **Cave:** Compound A)
- Atemmodus CPAP-Spontanatmung oder maschinelle Beatmung
- ggf. Implementierung eines erweiterten Monitorings
- rechtzeitig an PONV-Prophylaxe und postoperative Schmerztherapie denken

In der Regel wird eine Lokalanästhesie (Bupivacain mit Adrenalinzusatz) durch den Operateur vorgenommen.

► **Postoperative Schmerztherapie**
- Piritramid
- peripheres Analgetikum

Postoperatives Management

- AWR-Betreuung im Kinder-OP

Tonsillektomie und Lasertonsillotomie bei Kindern

M. Krebs, L. Müller-Lobeck

Allgemein

- Dauer: ca. 30–60 min

Besonderheiten

- Bei Lasertonsillektomie:
  - In Abhängigkeit vom verwendeten Laser-Typ muss ggf. ein spezieller Laser-Tubus verwendet werden.
  - Prinzipiell liegt der Tubus unter dem Sperrer und das OP-Gebiet (und damit der Fokus des Laserstrahls) ist vergleichsweise weit vom Tubus entfernt.
- Beim Einsetzen und Öffnen des Mundsperrers kann der Tubus versehentlich in der Trachea vorgeschoben werden, sodass eine einseitige Beatmung resultiert.
  - Es empfiehlt sich, dass der Spatel langsam geöffnet und zeitgleich der Tubus festgehalten wird.
  - Dabei muss eine gute Kapnografiekurve und ein adäquates V_T am Narkosegerät sichtbar sein.
  - Die kontinuierliche auskultatorische Kontrolle bei der Platzierung des Mundsperrers ist sehr hilfreich.
  - Vor der Ausleitung den Rachen gut absaugen, um restliches Sekret zu entfernen.
  - Hierbei ist Vorsicht geboten, damit hierdurch nicht im OP-Gebiet neue Blutungen gesetzt werden.
- Da die Kinder häufig Infekte haben, kann nach der Ausleitung eine Inhalation mit Adrenalin notwendig werden.

Prämedikation

- Prämedikation mit Midazolamsaft

Bereitstellung von Blutprodukten

- Keine

Checkliste – Vorbereitungen im OP

► **Atemwege**
- Endotrachealtubus

► **Anästhesieverfahren**
- Balancierte Anästhesie

► **Zugänge**
- 1 peripherer Venenzugang

► **Medikamente und Volumen**

► **Infusion**
- Kinder < 10 kgKG oder < 1 Jahr: Vollelektrolytlösung + Glukose 1 %
- Kinder > 10–30 kgKG: Vollelektrolytlösung, 250 ml Infusionsbeutel
- Kinder > 30 kgKG: Vollelektrolytlösung, 500 ml im Infusionsbeutel
- s. a. Perioperative Flüssigkeitstherapie in der Kinderanästhesie (Kap. 12.5.4)

► *Medikamente*
- Inhalationsanästhetikum (Sevofluran)
- ggf. Injektionsanästhetikum (Propofol, Thiopental)
- Atropin (nicht aufgezogen)

► **Intraoperative Schmerztherapie**
- Remifentanil oder
- Piritramid
- NDMR, z. B. Cis-Atracurium
- PONV-Prophylaxe

► **Postoperative Schmerztherapie**
- Piritramid
- peripheres Analgetikum

► **Materialvorbereitung**
- Endotrachealtubus
- peripherer Venenzugang
- Monitoring
- altersentsprechende Materialien zur Lagerung und Wärmeerhaltung

Monitoring

► **Initialmonitoring**

► **Frühgeborene, Neugeborene und Säuglinge bis zum Ende des 1. Lebensjahres**
- 2 Sättigungssensoren (präduktal, d. h. rechter Arm und postduktal, d. h. an sonstiger Extremität)
- präkordiales Stethoskop

► **Kinder > 1 Jahr**
- Sättigungssensor

► **Standardmonitoring**

► **Frühgeborene, Neugeborene und Säuglinge bis zum Ende des 1. Lebensjahres**
- 2 Sättigungssensoren (präduktal, d. h. rechter Arm und postduktal, d. h. an sonstiger Extremität)
- Präkordialstethoskop, ggf. Ösophagusstethoskop
- EKG/HF
- NiBP-Messung oszillometrisch
- EEG-Monitoring vor Atemwegssicherung (NarcoTrend)
- Temperaturmessung (ggf. über Ösophagusstethoskop)
- regelmäßige kapilläre BGA-Kontrollen

► **Kinder > 1 Jahr**
- Sättigungssensor
- EKG/HF
- NiBP-Messung oszillometrisch
- EEG-Monitoring vor Atemwegssicherung (NarcoTrend)
- Temperaturmessung (ggf. über Ösophagusstethoskop)

► **Monitoring Allgemeinanästhesie**
- Atemfrequenz
- Tidalvolumen
- inspiratorische O_2-Konzentration F_iO_2
- Kapnometrie und -grafie
- exspiratorische Konzentration des Inhalationsanästhetikums
- Beatmungsdrücke
- EEG

Narkoseeinleitung

- Durchführung einer i. v. Einleitung *oder*
- Durchführung einer Maskeneinleitung
- gewichtsadaptierte Flüssigkeitstherapie
- Augenschutz

Lagerung

► **Zur Einleitung**
- Rückenlage
- Kopf in alters- bzw. größengerechtem Kopfring (es stehen 3 Größen zur Verfügung)

12

- Schulterrolle zum Ausgleich der Kopferhöhung durch Kopfring

▶ **OP-Lagerung.** (Durch den Operateur):
- Überstrecken des Halses (Abklappen des Kopfteils)
- Kopf auf Gelring

Narkoseführung

- Nach dem Ende der Einleitung Vervollständigen des Standardmonitorings
- sofern noch nicht geschehen: Anfluten des volatilen Anästhetikums auf altersentsprechende MAC-Werte in Abhängigkeit vom Ausmaß der Opioid-Supplementierung
- Reduktion des Frischgasflusses auf 0,5–1 l/min (Sevofluran: **Cave:** Compound A)
- Atemmodus CPAP-Spontanatmung oder maschinelle Beatmung
- ggf. Implementierung eines erweiterten Monitorings
- rechtzeitig an PONV-Prophylaxe und postoperative Schmerztherapie denken

▶ **Postoperative Schmerztherapie**
- Piritramid
- peripheres Analgetikum

Postoperatives Management

- AWR-Betreuung im Kinder-OP
- postoperative Überwachung von Frühgeborenen

> **Cave**
>
> Da die Kinder häufig Infekte haben, kann nach der Ausleitung eine Inhalation mit Adrenalin notwendig werden.

12.9.6 Augenoperationen bei Kindern

Augenmuskel-OP bei Kindern

M. Haack, L. Müller-Lobeck, E. Toubekis

Allgemein

- Dauer: 20–60 min nach Anzahl der operierten Augen (ca. 15 min pro Muskel)

Besonderheiten

- Üblicherweise handelt es sich um ambulante Patienten (siehe Entlassungskriterien von Kindern aus dem AWR nach Hause).

> **Praxis**
>
> **Zu beachten: Okulokardialer Reflex**
> Bei operativ bedingtem Zug an den Augenmuskeln können die Kinder mit Bradykardie bis zur Asystolie reagieren, sodass eine Atropin-Gabe notwendig werden kann. Das Atropin sollte deshalb in der für dieses Kind nötigen, errechneten Dosis aufgezogen am Arbeitsplatz liegen (0,01 mg/kgKG), zudem NaCl zum Nachspülen. Die Zuspritzmöglichkeit sollte unabgedeckt und in Anästhesistennähe liegen.
>
> Im Ereignisfall wird das Op-Team informiert und gebeten, den Zug an den Muskeln zu lösen bis sich die Herzfrequenz erholt hat und die Atropinwirkung eingesetzt hat.

Augenmuskel-OP sind mit einem großen Risiko für das Auftreten von postoperativem Erbrechen vergesellschaftet. Es sollte deshalb eine Prophylaxe gemäß SOP PONV-Prophylaxe bei Kindern gegeben werden.

Prämedikation

- Prämedikation mit Midazolamsaft

Bereitstellung von Blutprodukten

- Keine

Checkliste – Vorbereitungen im OP

▶ **Atemwege**
- LMA

Kinder > 1 Jahr: Verlängerung („Gänsegurgel")

▶ **Anästhesieverfahren**
- TIVA

▶ **Zugänge**
- 1 peripherer Venenzugang

▶ **Medikamente und Volumen**

▶ **Infusion**
- Kinder < 10 kgKG oder < 1 Jahr: Vollelektrolytlösung + Glukose 1 %
- Kinder > 10–30 kgKG: Vollelektrolytlösung, 250 ml Infusionsbeutel
- Kinder > 30 kgKG: Vollelektrolytlösung, 500 ml im Infusionsbeutel
- s. a. Perioperative Flüssigkeitstherapie in der Kinderanästhesie (Kap. 12.5.4)

▶ *Medikamente*
- ggf. Injektionsanästhetikum (Propofol, Thiopental)
- Atropin (aufgezogen! 10 µg/kgKG), *NaCl zum Nachspülen*

▶ **Intraoperative Schmerztherapie**
- Remifentanil
- Piritramid
- PONV-Prophylaxe

▶ **Postoperative Schmerztherapie**
- Piritramid
- peripheres Analgetikum

▶ **Materialvorbereitung**
- LMA
- Kinder über 1 Jahr: Verlängerung („Gänsegurgel")
- peripherer Venenzugang
- Monitoring
- altersentsprechende Materialien zur Lagerung und Wärmeerhaltung

Monitoring

▶ **Initialmonitoring**

▶ **Frühgeborene, Neugeborene und Säuglinge bis zum Ende des 1. Lebensjahres**
- 2 Sättigungssensoren (präduktal, d. h. rechter Arm und postduktal, d. h. an sonstiger Extremität)
- präkordiales Stethoskop

▶ **Kinder > 1 Jahr**
- Sättigungssensor

▶ **Standardmonitoring**

▶ **Frühgeborene, Neugeborene und Säuglinge bis zum Ende des 1. Lebensjahres**
- 2 Sättigungssensoren (präduktal, d. h. rechter Arm und postduktal, d. h. an sonstiger Extremität)
- Präkordialstethoskop, ggf. Ösophagusstethoskop
- EKG/HF
- NiBP-Messung oszillometrisch
- EEG-Monitoring vor Atemwegssicherung (NarcoTrend)
- Temperaturmessung (ggf. über Ösophagusstethoskop)
- regelmäßige kapilläre BGA-Kontrollen

▶ **Kinder > 1 Jahr**
- Sättigungssensor
- EKG/HF
- NiBP-Messung oszillometrisch
- EEG-Monitoring vor Atemwegssicherung (NarcoTrend)
- Temperaturmessung (ggf. über Ösophagusstethoskop)

▶ **Monitoring Allgemeinanästhesie**
- Atemfrequenz
- Tidalvolumen
- inspiratorische O_2-Konzentration F_iO_2
- Kapnometrie und -grafie
- exspiratorische Konzentration des Inhalationsanästhetikums
- Beatmungsdrücke
- EEG

Narkoseeinleitung

- Durchführung einer i. v. Einleitung *oder*
- Durchführung einer Maskeneinleitung
- gewichtsadaptierte Flüssigkeitstherapie

Lagerung

▶ **Zur Einleitung**
- Rückenlage
- Kopf in alters- bzw. größengerechtem Kopfring (es stehen 3 Größen zur Verfügung)
- Schulterrolle zum Ausgleich der Kopferhöhung durch Kopfring

▶ **OP-Lagerung**
- Kopf in Kopfschale oder Kopfring gem. Operateurswunsch

Narkoseführung

- Nach dem Ende der Einleitung Vervollständigen des Standardmonitorings
- sofern noch nicht geschehen: Anfluten des volatilen Anästhetikums auf altersentsprechende MAC-Werte in Abhängigkeit vom Ausmaß der Opioid-Supplementierung
- Reduktion des Frischgasflusses auf 0,5–1 l/min (Sevofluran: **Cave:** Compound A)
- Atemmodus CPAP-Spontanatmung oder maschinelle Beatmung

- ggf. Implementierung eines erweiterten Monitorings
- rechtzeitig an PONV-Prophylaxe und postoperative Schmerztherapie denken

► **Durchführung der Narkose in CPAP/Spontanatmung**
- Konntektion an das Narkosekreisteil
- Einstellung am APL-Ventil 5 mbar *oder* Beatmungsmodus Pressure-Support, PEEP 5, Frequenz 0

► **Postoperative Schmerztherapie**
- peripheres Analgetikum
- Piritramid

Postoperatives Management

- AWR-Betreuung im Kinder-OP

► **Zur Entlassung aus dem Aufwachraum nach Hause (ambulante Patienten) müssen folgende Kriterien erfüllt sein**
- Postoperative Betreuungszeit mindestens 2 h
- Kind wach
- periphere Sättigung > 95 % unter Raumluft
- keine Beeinträchtigung der Atmung, kein Stridor
- keine (Nach-)Blutung
- keine oder nur sehr geringe Schmerzen (VAS < 5; KUSS < 4)
- PAED-Skala < 4 (PAED-Skala ≥ 10 entspricht pädiatrischem Emergence Delir)
- Kind sollte getrunken und nach Möglichkeit gegessen haben
- keine Übelkeit/Erbrechen
- Kinder im (Vor-)Schulalter sollten an der Hand der Eltern eigenständig laufen können
- postoperative Schmerztherapie organisiert und mit Eltern besprochen

Merke **M!**

Bei ambulanten Patienten muss eine Entlassung auch durch den Operateur erfolgen.

Narkose-Untersuchung des Auges, Tränenwegssondierung bei Kindern

S. Kramer, L. Müller-Lobeck, E. Toubekis

Allgemein

- Dauer: 15–30 min

Besonderheiten

Üblicherweise handelt es sich um ambulante Patienten (s. u. Entlassungskriterien von Kindern aus dem AWR nach Hause).

Ausnahmsweise wird zur Prüfung der Durchgängigkeit des Tränennasenweges (TNW) durch den Operateur Methylenblau injiziert. Ein dünner Absaugschlauch sollte deshalb oberhalb der LMA oder nasal platziert werden, um das Methylenblau absaugen zu können (der Nachweis von Blau im Absaugkatheter oder der Austritt von Blau aus der Nase dient als Beweis der Durchgängigkeit des TNW).

Prämedikation

- Prämedikation mit Midazolamsaft
- EMLA Pflaster 1–2 h vor Narkose

Bereitstellung von Blutprodukten

- Keine

Checkliste – Vorbereitungen im OP

► **Atemwege**
- LMA

Kinder > 1 Jahr: Verlängerung („Gänsegurgel")

► **Anästhesieverfahren**
- TIVA

► **Zugänge**
- 1 sicherer, möglichst sichtbarer und zugänglicher i. v.-Zugang

► **Medikamente und Volumen**

► **Infusion**
- Kinder < 10 kgKG oder < 1 Jahr: Vollelektrolytlösung + Glukose 1 %
- Kinder > 10–30 kgKG: Vollelektrolytlösung, 250 ml Infusionsbeutel
- Kinder > 30 kgKG: Vollelektrolytlösung, 500 ml im Infusionsbeutel
- s. a. Perioperative Flüssigkeitstherapie in der Kinderanästhesie (Kap. 12.5.4)

► *Medikamente*
- ggf. Injektionsanästhetikum (Propofol 0,5 %)
- Atropin (aufgezogen! 10 µg/kgKG), *NaCl zum Nachspülen*

► **Gegebenenfalls intraoperative Schmerztherapie**
- Remifentanil
- Piritramid

► **Postoperative Schmerztherapie**
- peripheres Analgetikum
- ggf. PONV Prophylaxe bei Kindern ≥ 2 Jahre (s. PONV-Prophylaxe in der Kinderanästhesie)

► **Materialvorbereitung**
- LMA
- Kinder > 1 Jahr: Verlängerung („Gänsegurgel")
- peripherer Venenzugang
- Monitoring
- altersentsprechende Materialien zur Lagerung und Wärmeerhaltung

Monitoring

► **Initialmonitoring**

► **Frühgeborene, Neugeborene und Säuglinge bis zum Ende des 1. Lebensjahres**
- 2 Sättigungssensoren (präduktal, d. h. rechter Arm und postduktal, d. h. an sonstiger Extremität)
- präkordiales Stethoskop

► **Kinder > 1 Jahr**
- Sättigungssensor

► **Standardmonitoring**

► **Frühgeborene, Neugeborene und Säuglinge bis zum Ende des 1. Lebensjahres**
- 2 Sättigungssensoren (präduktal, d. h. rechter Arm und postduktal, d. h. an sonstiger Extremität)
- Präkordialstethoskop, ggf. Ösophagusstethoskop
- EKG/HF
- NiBP-Messung oszillometrisch
- EEG-Monitoring vor Atemwegssicherung (NarcoTrend)
- Temperaturmessung (ggf. über Ösophagusstethoskop)
- regelmäßige kapilläre BGA-Kontrollen

► **Kinder > 1 Jahr**
- Sättigungssensor
- EKG/HF
- NiBP-Messung oszillometrisch
- EEG-Monitoring vor Atemwegssicherung (NarcoTrend)
- Temperaturmessung (ggf. über Ösophagusstethoskop)

► **Monitoring Allgemeinanästhesie**
- Atemfrequenz
- Tidalvolumen
- inspiratorische O_2-Konzentration F_iO_2
- Kapnometrie und -grafie
- exspiratorische Konzentration des Inhalationsanästhetikums
- Beatmungsdrücke
- EEG

Narkoseeinleitung

- Durchführung einer i. v. Einleitung *oder*
- Durchführung einer Maskeneinleitung
- gewichtsadaptierte Flüssigkeitstherapie

Lagerung

► **Zur Einleitung**
- Rückenlage
- Kopf in alters- bzw. größengerechtem Kopfring (es stehen 3 Größen zur Verfügung)
- Schulterrolle zum Ausgleich der Kopferhöhung durch Kopfring

► **OP-Lagerung**
- Kopf in Kopfschale oder Kopfring gemeinsam mit dem Operateur

Narkoseführung

- Nach dem Ende der Einleitung Vervollständigen des Standardmonitorings
- sofern noch nicht geschehen: Anfluten des volatilen Anästhetikums auf altersentsprechende MAC-Werte in Abhängigkeit vom Ausmaß der Opioid-Supplementierung
- Reduktion des Frischgasflusses auf 0,5–1 l/min (Sevofluran: **Cave:** Compound A)
- Atemmodus CPAP-Spontanatmung oder maschinelle Beatmung
- ggf. Implementierung eines erweiterten Monitorings
- rechtzeitig an PONV-Prophylaxe und postoperative Schmerztherapie denken

► **Durchführung der Narkose in CPAP/Spontanatmung**
- Konntektion an das Narkosekreisteil
- Einstellung am APL-Ventil 5 mbar *oder* Beatmungsmodus Pressure-Support, PEEP 5, Frequenz 0

► **Postoperative Schmerztherapie**
- peripheres Analgetikum
- ggf. Piritramid

Postoperatives Management

- AWR-Betreuung im Kinder-OP

▶ **Zur Entlassung aus dem Aufwachraum nach Hause (ambulante Patienten) müssen folgende Kriterien erfüllt sein**

- Postoperative Betreuungszeit mindestens 2 h
- Kind wach
- periphere Sättigung > 95 % unter Raumluft
- keine Beeinträchtigung der Atmung, kein Stridor
- keine (Nach-)Blutung
- keine oder nur sehr geringe Schmerzen (VAS < 5; KUSS < 4)
- PAED-Skala < 4 (PAED-Skala ≥ 10 entspricht pädiatrischem Emergence Delir)
- Kind sollte getrunken und nach Möglichkeit gegessen haben
- keine Übelkeit/Erbrechen
- Kinder im (Vor-)Schulalter sollten an der Hand der Eltern eigenständig laufen können
- postoperative Schmerztherapie organisiert und mit Eltern besprochen

Merke M!

Bei ambulanten Patienten muss eine Entlassung auch durch den Operateur erfolgen.

Netzhautlaserung bei Retinopathie des Frühgeborenen

M. Krebs, L. Müller-Lobeck

Allgemein

- Dauer: 30–60 min

Besonderheiten

Die Eingriffe werden üblicherweise bei Frühgeborenen innerhalb der ersten Lebenswochen bis -monate notwendig. Meist haben die Kinder eine Retinopathie des Frühgeborenen (retinopathy of the premature infant, ROP) nach respiratorischer Insuffizienz mit Indikation zur O_2-Therapie (invasiv oder nichtinvasiv).

Der Eingriff an sich ist relativ schmerzhaft, das Schmerzniveau postoperativ jedoch ist gering, sodass in der Regel keine postoperative Opioid-Gabe notwendig ist. Ungeachtet dessen kann bei Kindern mit fortbestehenden respiratorischen Problemen oder Apnoe-Bradykardie-Syndrom ein Rücktransport im Transportinkubator unter Beatmung indiziert sein. In diesen Fällen hat sich bewährt, die Kinder postoperativ nicht zu extubieren und die Remifentanil-Spritzenpumpe bis Ankunft auf der Station weiter laufen zu lassen.

Merke M!

Eine enge Absprache mit den Kollegen der Neonatologie ist empfehlenswert!

Prämedikation

- Entfällt, da die Kinder üblicherweise < 3 Monaten alt sind
- bei geplanter i. v. Einleitung topische Lokalanästhesie (EMLA-Pflaster)

Bereitstellung von Blutprodukten

- Keine

Checkliste – Vorbereitungen im OP

▶ **Atemwege**

- LMA
- ggf. Endotrachealtubus

▶ **Anästhesieverfahren**

- Balancierte Anästhesie

▶ **Zugänge**

- 1 peripherer Venenzugang

▶ **Medikamente und Volumen**

▶ **Infusion**

- Kinder < 10 kgKG oder < 1 Jahr: Vollelektrolytlösung + Glukose 1 %
- Kinder > 10–30 kgKG: Vollelektrolytlösung, 250 ml Infusionsbeutel
- Kinder > 30 kgKG: Vollelektrolytlösung, 500 ml im Infusionsbeutel
- s. a. Perioperative Flüssigkeitstherapie in der Kinderanästhesie (Kap. 12.5.4)

▶ *Medikamente*

- Inhalationsanästhetikum (Sevofluran)
- bei i. v. Einleitung ggf. Injektionsanästhetikum
- (Thiopental bis zum Erreichen der 4. Lebenswoche, dann Propofol 1 %)
- ggf. NDMR, z. B. Cis-Atracurium
- Atropin (nicht aufgezogen)

▶ Intraoperative Schmerztherapie

- Remifentanil
- ggf. NMDR, z. B. Cis-Atracurium

▶ **Materialvorbereitung**

- LMA
- ggf. Endotrachealtubus
- peripherer Venenzugang
- Patientennahe Zuspritzmöglichkeit
- Monitoring
- altersentsprechende Materialien zur Lagerung und Wärmeerhaltung

Monitoring

▶ **Initialmonitoring**

▶ **Frühgeborene, Neugeborene und Säuglinge bis zum Ende des 1. Lebensjahres**

- 2 Sättigungssensoren (präduktal, d. h. rechter Arm und postduktal, d. h. an sonstiger Extremität)
- präkordiales Stethoskop

▶ **Kinder > 1 Jahr**

- Sättigungssensor

▶ **Standardmonitoring**

▶ **Frühgeborene, Neugeborene und Säuglinge bis zum Ende des 1. Lebensjahres**

- 2 Sättigungssensoren (präduktal, d. h. rechter Arm und postduktal, d. h. an sonstiger Extremität)
- Präkordialstethoskop, ggf. Ösophagusstethoskop
- EKG/HF
- NiBP-Messung oszillometrisch
- EEG-Monitoring vor Atemwegssicherung (NarcoTrend)
- Temperaturmessung (ggf. über Ösophagusstethoskop)
- regelmäßige kapilläre BGA-Kontrollen

▶ **Kinder > 1 Jahr**

- Sättigungssensor
- EKG/HF
- NiBP-Messung oszillometrisch
- EEG-Monitoring vor Atemwegssicherung (NarcoTrend)
- Temperaturmessung (ggf. über Ösophagusstethoskop)

▶ **Monitoring Allgemeinanästhesie**

- Atemfrequenz
- Tidalvolumen
- inspiratorische O_2-Konzentration F_iO_2
- Kapnometrie und -grafie
- exspiratorische Konzentration des Inhalationsanästhetikums
- Beatmungsdrücke
- EEG

Narkoseeinleitung

- Durchführung einer Maskeneinleitung *oder*
- Durchführung einer i. v. Einleitung
- gewichtsadaptierte Flüssigkeitstherapie

Lagerung

▶ **Zur Einleitung**

- Rückenlage
- Kopf in alters- bzw. größengerechtem Kopfring (es stehen 3 Größen zur Verfügung)
- Schulterrolle zum Ausgleich der Kopferhöhung durch Kopfring

▶ **OP-Lagerung**

- Rückenlage
- Kopf in alters- bzw. größengerechtem Kopfring (es stehen 3 Größen zur Verfügung)
- Schulterrolle zum Ausgleich der Kopferhöhung durch Kopfring

Narkoseführung

- Nach dem Ende der Einleitung Vervollständigen des Standardmonitorings
- sofern noch nicht geschehen: Anfluten des volatilen Anästhetikums auf altersentsprechende MAC-Werte in Abhängigkeit vom Ausmaß der Opioid-Supplementierung
- Reduktion des Frischgasflusses auf 0,5–1 l/min (Sevofluran: **Cave:** Compound A)
- Atemmodus CPAP-Spontanatmung oder maschinelle Beatmung
- ggf. Implementierung eines erweiterten Monitorings
- rechtzeitig an PONV-Prophylaxe und postoperative Schmerztherapie denken

▶ **Postoperative Schmerztherapie**

- Zumeist nicht notwendig (s. o.: Besonderheiten)

Postoperatives Management

- Verlegung auf die Intensivstation

I

12.9.7 Kinder-Endoskopie und -Bronchoskopie

Flexible Bronchoskopie bei Kindern

M. Haack, L. Müller-Lobeck, E. Toubekis

Allgemein

- Dauer: 5–45 min

Besonderheiten

Häufige Indikationen sind rezidivierende/chronische Atemwegsinfektionen.

Eine komplette Infektfreiheit ist nicht immer zu gewährleisten.

Durch den Operateur wird häufig Lidocain einmal supraglottisch vor dem Einführen des Bronchoskops durch die Stimmbänder sowie ein 2. Mal in der Mitte der Trachea zur Minderung des Hustenreizes appliziert. Trotzdem kommt es häufig zu Hustenreiz bei der Untersuchung der kleineren Atemwege. Bei ausgeprägtem Hustenreiz trotz ausreichend tiefer Narkose ist eine kurzwirksame Relaxierung z. B. mit Mivacurium möglich.

Bei assistierter oder kontrollierter Beatmung ist häufig ein hoher Frischgasfluss nötig, da es beim Absaugen durch das Bronchoskop intermittierend zu relevantem Gasverlust kommen kann.

Während der Untersuchung werden evtl. Lungenabschnitte mit dem Bronchoskop blockiert. Dadurch entstehen schnelle Änderungen des Atemwegswiderstandes und der Gasaustauschfläche. Die dadurch entstehende funktionelle Beeinträchtigung kann mit manueller Beatmung und unter kontinuierlicher auskultatorischer Kontrolle besser ausgeglichen werden.

Eine zusätzliche Irritation des bereits präoperativ beeinträchtigten Bronchialsystems durch Bronchoskopie/Lavage kann bei der Narkoseausleitung und in der früher postoperativen Phase vorübergehend zu einer weiteren Verschlechterung des pulmonalen Gasaustausches führen sodass i. v.-Steroidgabe und/oder Inhalation mit Adrenalin, Beta-Mimetika oder Steroiden am Narkoseende vor der Ausleitung notwendig werden kann.

Über die Möglichkeit der unmittelbar postoperativen Verschlechterung sollten die Eltern im Vorfeld aufgeklärt werden.

Bei Vorliegen einer zystischen Fibrose (CF) sollte auf Anticholinergika verzichtet werden, um das Sekret nicht weiter einzudicken (siehe Syndrome in der Kinderanästhesie).

Prämedikation

- Prämedikation mit Midazolamsaft

Bereitstellung von Blutprodukten

- Keine

Checkliste – Vorbereitungen im OP

▸ **Atemwege**

- LMA

▸ **Anästhesieverfahren**

- TIVA, ggf. balancierte Anästhesie

▸ **Zugänge**

- 1 peripherer Venenzugang

▸ **Medikamente und Volumen**

▸ **Infusion**

- Kinder < 10 kgKG oder < 1 Jahr: Vollelektrolytlösung + Glukose 1 %
- Kinder > 10–30 kgKG: Vollelektrolytlösung, 250 ml Infusionsbeutel
- Kinder > 30 kgKG: Vollelektrolytlösung, 500 ml im Infusionsbeutel
- s. a. Perioperative Flüssigkeitstherapie in der Kinderanästhesie (Kap. 12.5.4)

▸ *Medikamente*

- Inhalationsanästhetikum (Sevofluran)
- ggf. Injektionsanästhetikum (Propofol, Thiopental)
- Propofol 1 % Spritzenpumpe für die Aufrechterhaltung
- NDMR, z. B. Cis-Atracurium
- PONV-Prophylaxe
- Atropin (nicht aufgezogen)

▸ **Intraoperative Schmerztherapie**

- Remifentanil

▸ **Postoperative Schmerztherapie**

- peripheres Analgetikum
- β_2-Mimetika und Steroide zum Inhalieren

▸ **Materialvorbereitung**

- Falls im Kinder-OP: Bronchoskopie-Wagen
- LMA
- peripherer Venenzugang
- patientennahe Zuspritzmöglichkeit
- Monitoring
- altersentsprechende Materialien zur Lagerung und Wärmeerhaltung

Monitoring

► **Initialmonitoring**

► **Frühgeborene, Neugeborene und Säuglinge bis zum Ende des 1. Lebensjahres**

- 2 Sättigungssensoren (präduktal, d. h. rechter Arm und postduktal, d. h. an sonstiger Extremität)
- präkordiales Stethoskop

► **Kinder > 1 Jahr**

- Sättigungssensor

► **Standardmonitoring**

► **Frühgeborene, Neugeborene und Säuglinge bis zum Ende des 1. Lebensjahres**

- 2 Sättigungssensoren (präduktal, d. h. rechter Arm und postduktal, d. h. an sonstiger Extremität)
- Präkordialstethoskop, ggf. Ösophagusstethoskop
- EKG/HF
- NiBP-Messung oszillometrisch
- EEG-Monitoring vor Atemwegssicherung (NarcoTrend)
- Temperaturmessung (ggf. über Ösophagusstethoskop)
- regelmäßige kapilläre BGA-Kontrollen

► **Kinder > 1 Jahr**

- Sättigungssensor
- EKG/HF
- NiBP-Messung oszillometrisch
- EEG-Monitoring vor Atemwegssicherung (NarcoTrend)
- Temperaturmessung (ggf. über Ösophagusstethoskop)

► **Monitoring Allgemeinanästhesie**

- Atemfrequenz
- Tidalvolumen
- inspiratorische O_2-Konzentration F_iO_2
- Kapnometrie und -grafie
- exspiratorische Konzentration des Inhalationsanästhetikums
- Beatmungsdrücke
- EEG

Narkoseeinleitung

- Durchführung einer i. v. Einleitung – Larynxmaske *oder*
- Durchführung einer Maskeneinleitung – Larynxmaske
- gewichtsadaptierte Flüssigkeitstherapie
- Augenschutz

Lagerung

► **Zur Einleitung**

- Rückenlage
- Kopf in alters- bzw. größengerechtem Kopfring (es stehen 3 Größen zur Verfügung)
- Schulterrolle zum Ausgleich der Kopferhöhung durch Kopfring

► **OP-Lagerung**

- Rückenlage
- Kopf in alters- bzw. größengerechtem Kopfring (es stehen 3 Größen zur Verfügung)
- Schulterrolle zum Ausgleich der Kopferhöhung durch Kopfring

Narkoseführung

- Nach dem Ende der Einleitung Vervollständigen des Standardmonitorings
- Atemmodus CPAP-Spontanatmung oder maschinelle Beatmung
- ggf. Implementierung eines erweiterten Monitorings
- rechtzeitig an PONV-Prophylaxe und postoperative Schmerztherapie denken

► **Durchführung der Narkose in CPAP/Spontanatmung**

- Konntektion an das Narkosekreisteil
- Einstellung am APL-Ventil 5 mbar *oder* Beatmungsmodus Pressure-Support, PEEP 5, Frequenz 0
- Beatmung mit 100 % Sauerstoff
- falls Maskeneinleitung: Umsteigen auf TIVA mit Propofol und Remifentanil

► **Postoperative Schmerztherapie**

- Peripheres Analgetikum

Postoperatives Management

- AWR-Betreuung im Kinder-OP
- bei Bedarf postoperativ Inhalation von Adrenalin über Vernebler

Merke M!

Die Indikation zur intensivstationären Überwachung ist bei vorbestehender eingeschränkter Oxygenierung großzügig zu stellen.

I

Starre und flexible Bronchoskopie nach Fremdkörperaspiration bei Kindern

S. Kramer, V. Martiny, L. Müller-Lobeck

Allgemein

- Dauer: 20–120 min

Besonderheiten

Die Fremdkörperaspiration kann eine unmittelbare Lebensgefahr bedeuten, wenn der Fremdkörper in der Trachea stecken bleibt.

In den meisten Fällen gelangt ein kleinerer Fremdkörper in einen Hauptbronchus oder in einen Segmentbronchus. In diesen Fällen kommt es nach einer initialen Hustenattacke zum Abklingen der Symptome, sodass eine stunden- ggf. wochenlange beschwerdefreie (bzw. durch rezidivierende respiratorische Infekte geprägte) Phase zwischen Ereignis und Operation liegen kann.

Häufig wird der Verdacht auf Fremdkörperaspiration bei chronischer Pneumonie/Bronchitis geäußert.

Typisches Alter für Aspiration: 1–5 Jahre.

Üblicherweise wird nach Narkoseeinleitung mit flexibler Bronchoskopie über LMA begonnen.

Wenn ein Fremdkörper lokalisiert ist, wird auf das starre Bronchoskop umgestiegen. An diesem erfolgt die Beatmung über eine „Gänsegurgel" direkt über das Bronchoskop.

Cave

Es muss mit einer großen Leckage im Kreisteil gerechnet werden.

Eine enge Zusammenarbeit mit dem Operateur ist notwendig, um die Intervention bei drohender Hypoxie gegebenenfalls zu unterbrechen.

Eine Ventilation ist häufig nicht gleichzeitig mit der Fremdkörperentfernung mittels Zange möglich.

Zur starren Bronchoskopie muss der Patient vollständig relaxiert werden.

Husten kann zu schwerer Trachealverletzung und Trachealruptur führen. Es besteht deshalb Saalpflicht für die anästhesiologische Assistenzkraft.

Die Entfernung des Fremdkörpers erfolgt über Endoskopiezangen, die das Lumen des Bronchoskopes teils erheblich obstruieren können.

Nach starrer Bronchoskopie kann die Larynxmaske zur Atemwegsicherung für die Ausleitung erneut eingesetzt werden.

Die Manipulation in den Atemwegen kann die im Vorfeld bestehenden Symptome vorübergehend verschlechtern.

Vor Narkoseausleitung kann die Inhalation von β_2-Mimetika wie Salbutamol oder Adrenalin nötig sein.

Zur Abschwellung der irritierten Schleimhäute kann über das Bronchoskop Prednisolon local appliziert werden, gelegentlich bedarf es einer i. v.-Medikation mit Prednisolon.

Prämedikation

- Prämedikation mit Midazolamsaft

Bereitstellung von Blutprodukten

- Keine

Checkliste – Vorbereitungen im OP

▸ **Atemwege**

- LMA

▸ **Anästhesieverfahren**

- TIVA

▸ **Zugänge**

- 1 peripherer Venenzugang

▸ **Medikamente und Volumen**

▸ **Infusion**

- Kinder < 10 kgKG oder < 1 Jahr: Vollelektrolytlösung + Glukose 1 %
- Kinder > 10–30 kgKG: Vollelektrolytlösung, 250 ml Infusionsbeutel
- Kinder > 30 kgKG: Vollelektrolytlösung, 500 ml im Infusionsbeutel
- s. a. Perioperative Flüssigkeitstherapie in der Kinderanästhesie (Kap. 12.5.4)

▸ *Medikamente*

- Inhalationsanästhetikum (Sevofluran)
- ggf. Injektionsanästhetikum (Propofol)
- Propofol 1 % Spritzenpumpe für die Aufrechterhaltung
- Atropin (nicht aufgezogen)

▸ **Intraoperative Schmerztherapie**

- Remifentanil
- NDMR, z. B. Cis-Atracurium
- PONV-Prophylaxe

▸ **Postoperative Schmerztherapie**

- peripheres Analgetikum
- β_2-Mimetika und Steroide zum Inhalieren

▶ **Materialvorbereitung**
- Bronchoskopie-Wagen
- flexible Schlauchverlängerung („Gänsegurgel“)
- LMA
- ggf. Endotrachealtubus
- peripherer Venenzugang
- patientennahe Zuspritzmöglichkeit
- Monitoring
- altersentsprechende Materialien zur Lagerung und Wärmeerhaltung

Monitoring

▶ **Initialmonitoring**

▶ **Frühgeborene, Neugeborene und Säuglinge bis zum Ende des 1. Lebensjahres**
- 2 Sättigungssensoren (präduktal, d. h. rechter Arm und postduktal, d. h. an sonstiger Extremität)
- präkordiales Stethoskop

▶ **Kinder > 1 Jahr**
- Sättigungssensor

▶ **Standardmonitoring**

▶ **Frühgeborene, Neugeborene und Säuglinge bis zum Ende des 1. Lebensjahres**
- 2 Sättigungssensoren (präduktal, d. h. rechter Arm und postduktal, d. h. an sonstiger Extremität)
- Präkordialstethoskop, ggf. Ösophagusstethoskop
- EKG/HF
- NiBP-Messung oszillometrisch
- EEG-Monitoring vor Atemwegssicherung (NarcoTrend)
- Temperaturmessung (ggf. über Ösophagusstethoskop)
- regelmäßige kapilläre BGA-Kontrollen

▶ **Kinder > 1 Jahr**
- Sättigungssensor
- EKG/HF
- NiBP-Messung oszillometrisch
- EEG-Monitoring vor Atemwegssicherung (NarcoTrend)
- Temperaturmessung (ggf. über Ösophagusstethoskop)

▶ **Monitoring Allgemeinanästhesie**
- Atemfrequenz
- Tidalvolumen
- inspiratorische O_2-Konzentration F_iO_2
- Kapnometrie und -grafie
- exspiratorische Konzentration des Inhalationsanästhetikums
- Beatmungsdrücke
- EEG

Narkoseeinleitung

- Durchführung einer i. v. Einleitung *oder*
- Durchführung einer Maskeneinleitung
- gewichtsadaptierte Flüssigkeitstherapie
- Augenschutz

Lagerung

▶ **Zur Einleitung**
- Rückenlage
- Kopf in alters- bzw. größengerechtem Kopfring (es stehen 3 Größen zur Verfügung)
- Schulterrolle zum Ausgleich der Kopferhöhung durch Kopfring

▶ **OP-Lagerung**
- Rückenlage
- Kopf in alters- bzw. größengerechtem Kopfring (es stehen 3 Größen zur Verfügung)
- Schulterrolle zum Ausgleich der Kopferhöhung durch Kopfring

Narkoseführung

- Nach dem Ende der Einleitung Vervollständigen des Standardmonitorings
- ggf. Implementierung eines erweiterten Monitorings
- rechtzeitig an PONV-Prophylaxe und postoperative Schmerztherapie denken
- Maschinelle/manuelle Beatmung
- Beatmung mit 100 % Sauerstoff über die LMA
- falls Maskeneinleitung: umsteigen auf TIVA mit Propofol und Remifentanil
- nach Umintubation auf das starre Bronchoskop Beatmung über das Bronchoskop
- enge Zusammenarbeit mit dem Operateur
- für die Pflegekräfte besteht Saalpflicht
- nach Beendigung der starren Bronchoskopie Reinsertion der LMA zur Ausleitung

▶ **Postoperative Schmerztherapie**
- Piritramid
- peripheres Analgetikum

Postoperatives Management

- AWR-Betreuung im Kinder-OP
- Inhalationstherapie weiterführen (z. B. Adrenalin via Oxi-Pariboy)

Merke M!

Die Indikation zur intensivstationären Überwachung ist bei vorbestehender eingeschränkter Oxygenierung großzügig zu stellen.

12

Ösophago-gastro-Duodenoskopie (ÖGD), perkutane endoskopische Gastrostomie-Sondenimplantation bei Kindern

M. Haack, M. Krebs, L. Müller-Lobeck

Allgemein

- Dauer: 5–45 min

Besonderheiten

Häufig schwerstbehinderte Patienten mit hoher Wahrscheinlichkeit von Intubationsschwierigkeiten.

Kinder, die zur Anlage einer PEG kommen, leiden häufig unter Syndromen oder Fehlbildungen, die mit Schluckstörungen, Reflux, muskulärer Hypotonie oder kardiopulmonaler Beeinträchtigung vergesellschaftet sind. Diese müssen bei der Wahl des Narkoseverfahrens berücksichtigt werden (z. B. triggerfreie Narkose, Rapid Sequence Induktion etc.)

Prämedikation

- Prämedikation mit Midazolamsaft

Bereitstellung von Blutprodukten

- Keine

Checkliste – Vorbereitungen im OP

► **Atemwege**
- Endotrachealtubus

► **Anästhesieverfahren**
- balancierte Anästhesie

► **Zugänge**
- 1 peripherer Venenzugang

► **Medikamente und Volumen**

► **Infusion**
- Kinder < 10 kgKG oder < 1 Jahr: Vollelektrolytlösung + Glukose 1 %
- Kinder > 10–30 kgKG: Vollelektrolytlösung, 250 ml Infusionsbeutel
- Kinder > 30 kgKG: Vollelektrolytlösung, 500 ml im Infusionsbeutel
- s. a. Perioperative Flüssigkeitstherapie in der Kinderanästhesie (Kap. 12.5.4)

► *Medikamente*
- Inhalationsanästhetikum (Sevofluran)
- ggf. Injektionsanästhetikum (Propofol, Thiopental)
- Propofol 1 % Spritzenpumpe für die Aufrechterhaltung
- NDMR, z. B. Cis-Atracurium
- PONV-Prophylaxe
- Atropin (nicht aufgezogen)

► **Intraoperative Schmerztherapie**
- Remifentanil

► **Postoperative Schmerztherapie**
- Piritramid
- peripheres Analgetikum

► **Materialvorbereitung**
- Endotrachealtubus
- peripherer Venenzugang
- Monitoring
- altersentsprechende Materialien zur Lagerung und Wärmeerhaltung

Monitoring

► **Initialmonitoring**

► **Frühgeborene, Neugeborene und Säuglinge bis zum Ende des 1. Lebensjahres**
- 2 Sättigungssensoren (präduktal, d. h. rechter Arm und postduktal, d. h. an sonstiger Extremität)
- präkordiales Stethoskop

► **Kinder > 1 Jahr**
- Sättigungssensor

► **Standardmonitoring**

► **Frühgeborene, Neugeborene und Säuglinge bis zum Ende des 1. Lebensjahres**
- 2 Sättigungssensoren (präduktal, d. h. rechter Arm und postduktal, d. h. an sonstiger Extremität)
- Präkordialstethoskop, ggf. Ösophagusstethoskop
- EKG/HF
- NiBP-Messung oszillometrisch
- EEG-Monitoring vor Atemwegssicherung (NarcoTrend)
- Temperaturmessung (ggf. über Ösophagusstethoskop)
- regelmäßige kapilläre BGA-Kontrollen

► **Kinder > 1 Jahr**
- Sättigungssensor
- EKG/HF
- NiBP-Messung oszillometrisch
- EEG-Monitoring vor Atemwegssicherung (NarcoTrend)
- Temperaturmessung (ggf. über Ösophagusstethoskop)

► **Monitoring Allgemeinanästhesie**
- Atemfrequenz
- Tidalvolumen
- inspiratorische O_2-Konzentration F_iO_2
- Kapnometrie und -grafie

- exspiratorische Konzentration des Inhalationsanästhetikums
- Beatmungsdrücke
- EEG

Narkoseeinleitung

- Bei vorliegen gastrointestinaler Probleme ist die i. v. Einleitung zur Intubation zu bevorzugen
- ggf. RSI
- gewichtsadaptierte Flüssigkeitstherapie
- Augenschutz

Lagerung

► **Zur Einleitung**

- Rückenlage
- Kopf in alters- bzw. größengerechtem Kopfring (es stehen 3 Größen zur Verfügung)
- Schulterrolle zum Ausgleich der Kopferhöhung durch Kopfring

► **OP-Lagerung**

- Rücken- oder Seitenlage nach Wunsch des Operateurs

Narkoseführung

- Nach dem Ende der Einleitung Vervollständigen des Standardmonitorings
- sofern noch nicht geschehen: Anfluten des volatilen Anästhetikums auf altersentsprechende MAC-Werte in Abhängigkeit vom Ausmaß der Opioid-Supplementierung
- Reduktion des Frischgasflusses auf 0,5–1 l/min (Sevofluran: **Cave:** Compound A)
- Atemmodus CPAP-Spontanatmung oder maschinelle Beatmung
- ggf. Implementierung eines erweiterten Monitorings
- rechtzeitig an PONV-Prophylaxe und postoperative Schmerztherapie denken

► **Postoperative Schmerztherapie**

- Piritramid
- peripheres Analgetikum

Postoperatives Management

- AWR-Betreuung im Kinder-OP

12.9.8 Kinderkardiologische Eingriffe ohne Herz-Lungen-Maschine

Ductusligatur

M. Haack, S. Kramer, M. Krebs, L. Müller-Lobeck

Allgemein

- Dauer: 20–40 min

Besonderheiten

Es handelt sich um einen typischen Eingriff bei Frühgeborenen. Die Kinder haben in der Regel ein Körpergewicht unter 1000 g.

Immer handelt es sich um Kinder, bei denen die konventionelle Therapie zum Ductusverschluss erfolglos geblieben ist. Demzufolge sind die Kinder in der Regel beatmet, oft mit einem relativ invasiven Beatmungsregime, gelegentlich mit Hochfrequenzoszillationsbeatmung (HFO).

Prinzipiell handelt es sich um einen elektiven Eingriff, es sind aber auch dringliche OP-Indikationen nach Ausreizen der konservativen Therapie möglich.

Der Wärmeerhalt des Kindes ist von größter Bedeutung. Der OP/Eingriffsraum muss bereits lange vorher aufgeheizt werden. Die Tür immer nur sehr kurz öffnen! Zusätzlich wird eine Wärmelampe eingesetzt.

Die relativ großen Thoraxsperrer und die Einlungenventilation (durch Kompression/Retraktion der linken Lunge durch den Operateur) können die Lunge in ihrer Funktion erheblich beeinträchtigen.

Der F_iO_2 muss – in Absprache mit dem Neonatologen – ggf. angepasst werden, die Grenzwerte liegen dabei deutlich unter den für Anästhesisten gewohnten: in der Regel ist eine $S_aO_2 > 85\,\%$ ausreichend.

Nach Setzen des Clips auf den Ductus steigt der Blutdruck an, ebenso wie die Sättigung.

Vor Thoraxverschluss wird häufig eine Thoraxdrainage eingelegt, nach dem Verschluss über einen 3-Wege-Hahn aspiriert und dann verschlossen.

Bei postoperativem S_aO_2-Abfall an einen Pneumothorax denken, ggf. Pleuradrainage aspirieren.

Prämedikation

- Entfällt

Bereitstellung von Blutprodukten

- Keine

12

Checkliste – Vorbereitungen im OP

► **Atemwege**
- Endotrachealtubus, in der Regel ist das Kind jedoch bereits intubiert

► **Anästhesieverfahren**
- Allgemeinanästhesie mit manueller Beatmung oder Beatmung über Intensivrespirator

► **Zugänge**
- 1 peripherer Venenzugang

► **Medikamente und Volumen**

► **Infusion.** Volumentherapie oder Transfusion in enger Absprache mit den Neonatologen:
- üblicherweise Weiterführen der neonatologischen Mischinfusion
- ggf. Boli bei Kreislaufreaktionen auf Narkoseeinleitung
- ggf. Vollelektrolytlösung mit Glukose 1 % (VEG1 %) (gewichtsadaptierte Flüssigkeitstherapie)

► *Medikamente*
- Fentanyl
- Midazolam
- Cis-Atracurium
- Atropin (nicht aufgezogen)
- Adrenalin 1:100 000

► **Materialvorbereitung**
- (mitzubringen, falls Eingriff auf Neo-ITS)
- Temperatursonde
- Druckmesseinheit für die Beatmungsdrücke
- Beatmungsbeutel mit PEEP-Ventil (vor Beginn testen)
- Tubuskonnektoren mit Luer-Lock-Anschluss (je 2 × 2,5/3,0/3,5)
- 1 Klemme
- Polsterwatte
- Blutdruckmanschetten (1–4)
- transkutane O_2/CO_2-Messung („Transoxode")
- Bei manueller Beatmung:
  - Atemwegsdruckmessung z. B. über ein Arterienset und einen Tubuskonnektor mit Luer-Lock-Anschluss
- bei gleichzeitiger Arterieller Druckmessung und Atemwegsdruckmessung über ein Arterienset muss ggf. ein weiterer Monitor gestellt werden
- Monitoring
- ggf. altersentsprechende Materialien zur Lagerung und Wärmeerhaltung (in der Regel seitens der Station gestellt)

Monitoring

► **Standardmonitoring bei Früh- und Neugeborenen**
- 2 Sättigungssensoren (präduktal, d. h. rechter Arm, und postduktal, d. h. an sonstiger Extremität)
- Präkordialstethoskop, ggf. Ösophagusstethoskop
- EKG/HF
- NiBP-Messung oszillometrisch
- Temperaturmessung (ggf. über Ösophagusstethoskop)
- regelmäßige kapilläre BGA-Kontrollen

► **Monitoring Allgemeinanästhesie**
- Atemfrequenz
- Tidalvolumen
- inspiratorische O_2-Konzentration F_iO_2
- Kapnometrie und -grafie
- exspiratorische Konzentration des Inhalationsanästhetikums
- Beatmungsdrücke
- EEG
- erweitertes Monitoring

Narkoseeinleitung

- entfällt im Wesentlichen bei bereits intubierten Patienten
- Beginnen bzw. Vertiefen der Analgosedierung s. u. Narkoseführung
- Augenschutz

Lagerung

► **OP-Lagerung**
- Seitenlage rechts, Beine angewinkelt, linker Arm nach ventral oben über eine Rolle Lagerungswatte auslagern
- **Cave** Plexusschaden! Überstreckung vermeiden!
- Lagerung mit Lagerungswatte stabilisieren!
- Beine mit Lagerungswatte polstern
- ggf. Kabelführungen unter dem Kind vermeiden oder ggf. polstern

Narkoseführung

- Übernahme, Lagerung, Anschluss an alle verfügbaren Monitoring-Parameter

► **Analgosedierung als Bolusgaben**
- Fentanyl 1–2 µg/kgKG (Repetition: vor Schnitt, dann ca. alle 20–30 min)
- Midazolam 0,1–0,3 mg/kgKG (Repetition: vor Schnitt, dann ca. alle 30 min)

▶ **Relaxierung**
- Cis-Atracurium: 0,1–0,2 mg/kgKG, ggf. Repetition

Werden die Kinder während des Eingriffes durchgehend manuell beatmet, bleibt eine Hand am Tubus direkt am Eintritt in die Nase, um ein Abknicken zu vermeiden (bedenke: der gesamte Patient wird abgedeckt!). Die Beatmung wird in diesem Fall mit einer invasiven Druckmessung (Mitteldruck, z. B. Messung über ein Arterienset und einen Luer-Lock-Anschluss am Tubuskonnektor) verbunden, damit der manuelle Beatmungsdruck kontrolliert werden kann.

▶ **Beatmungseinstellung**
- Ausgehend von den präoperativ eingestellten Beatmungsparametern
- periphere S_aO_2 von 85–95 % ist ausreichend
- Kurz vor Abklemmen des Ductus die F_iO_2 auf 1,0 erhöhen, nach dem Abklemmen sukzessive Reduktion der F_iO_2 auf den Ausgangswert.
- Pleuradrainage wird durch den Operateur gelegt
- nach dem Thoraxverschluss wird die Drainage kurz unter Sog gesetzt
- Lunge wird gleichzeitig gebläht und die Drainage verschlossen
- gewichtsadaptierte Flüssigkeitstherapie

▶ **Postoperative Schmerztherapie**
- Durch die Kollegen auf der NICU

Postoperatives Management

- Der Patient verbleibt beatmet auf der Station
- Transport ins Zimmer mit aufgewärmtem Inkubator in Absprache mit den Kollegen der Station

Herzkatheteruntersuchungen bei Kindern

V. Martiny, L. Müller-Lobeck, E. Toubekis

Allgemein

- Dauer: 60–240 min

Besonderheiten

Bei einer Herzkatheteruntersuchung kann es sich um rein diagnostische, aber auch katheterinterventionelle Eingriffe handeln.

Bei den diagnostischen Eingriffen werden die genaue anatomische Situation geklärt, die Druckverhältnisse in den einzelnen Bereichen des kleinen und großen Kreislaufs gemessen sowie die Shuntverhältnisse (Richtung, Größe, Volumina, Druckdifferenzen) bestimmt.

Die Katheterinterventionen können einer Überbrückung zur endgültigen Operation dienen (z. B. Raschkind-Manöver, Dilatation des Ductus Botalli) oder eine endgültige Lösung eines Herzfehlers gewähren (z. B. Ballondilatation der Aorta).

Bei der Herzkatheteruntersuchung ist eine sehr enge Kooperation zwischen Anästhesisten und Kinderkardiologen erforderlich.

Nach Möglichkeit sind präoperativ folgende Punkte, ggf. durch noninvasive Untersuchungen (TTE/TEE), zu klären:
- Voroperationen und deren Ablauf, ggf. Komplikationen
- Belastbarkeit des Kindes, periphere Sättigung im Ruhezustand und beim Schreien
- Anatomische Verhältnisse, Shuntverhältnisse extra- und intrakardial (Größe, Richtung)
- Druckverhältnisse im kleinen und großen Kreislauf

Der genaue Ablauf der geplanten Intervention und deren zu erwartende hämodynamische Konsequenzen müssen im Vorfeld geklärt werden, dementsprechend müssen Katecholamine, Vasodilatatoren, Prostaglandine, Antiarrhythmika, Blutprodukte, sowie ggf. spezielle Beatmungsgeräte zur Verfügung stehen.

Bei Neugeborenen kann – in Absprache mit den Neonatologen – das neonatologische Langzeitbeatmungsgerät mit den entsprechenden patientenadaptierten Voreinstellungen ins Katheterlabor mitgebracht werden. In den Fällen, bei denen eine gewünschte Wirkung auf die hämodynamischen Verhältnisse mittels kontrollierter Hypo- oder Hyperventilation von großer Bedeutung ist, kann auf dieser Weise eine genaue intraoperative Einstellung erfolgen und die Einstellungen können postoperativ unverändert beibehalten werden.

Die Platzverhältnisse im Herzkatheterlabor sind häufig sehr eng, die schwenkbaren Röntgen-Arme müssen frei beweglich bleiben, daher müssen Narkosegerät, Monitore und Infusionspumpen etwas abseits stehen.

Sowohl bei der Beatmung als auch bei Infusionen auf ausreichend lange Verlängerungsschläuche achten.

Die Wärmeerhaltung ist im Herkatheterlabor besonders schwierig. Es gelten die allgemeinen Regeln einer multimodalen Wärmetherapie (Türe geschlossen halten, wenn möglich den Raum vorwärmen, Wärmegebläse, vorgewärmte Tücher, Einwickeln der Extremitäten, Kopfbedeckung, Erwärmen der Beatmungsgase, wenn möglich).

Prämedikation

- Prämedikation mit Midazolamsaft.

I

Bereitstellung von Blutprodukten

- Üblicherweise keine

Merke **M!**

Bei Neugeborenen können die Mehrfachpunktionen, die evtl. wegen schwieriger Punktionsverhältnisse nötig sind, schnell zu „unsichtbarem" Blutverlust und einem transfusionsbedürftigen Hb/Hk-Abfall führen. Daher bei dieser Altersgruppe ein EK portioniert („Satellitenbeutel") auf Abruf bereitstellen.

Checkliste – Vorbereitungen im OP

► **Atemwege**

- Endotrachealtubus

► **Anästhesieverfahren**

- Balancierte Anästhesie oder
- TIVA

► **Zugänge**

- Mindestens 1 peripherer Venenzugang.
- Weitere Zugänge bei Bedarf in Abhängigkeit vom geplanten Eingriff und der hämodynamischen Situation.
- Bei zentralen Venenzugängen sollte die Punktionsstelle mit dem Operateur im Vorfeld abgesprochen werden.
- Meistens wird zur Untersuchung ein Zugang über die Leistengefäße gewählt, daher sollte die ZVK – Anlage (wenn nötig) primär über die Vena jugularis interna oder V. subclavia erfolgen.
- Bei präoperativ liegendem ZVK in der Leiste sollte mit dem Operateur geklärt werden, ob der Katheter intraoperativ bleiben kann oder ggf. entfernt wird.
- Dementsprechend an alternative Zugangsmöglichkeit denken.
- Bei der Untersuchung kann die vom Operateur gelegte arterielle Schleuse zur kontinuierlichen arteriellen Druckmessung und zur Blutentnahme für regelmäßige BGA-Kontrollen benutzt werden.
- Ein zweiter arterieller Zugang ist nur selten erforderlich.
- Für die postoperative Überwachung können die zur Untersuchung benutzten arteriellen und venösen Schleusen durch den Operateur über Seldinger-Draht auf eine arterielle Kanüle bzw. ZVK gewechselt werden.
- Die Venenzugänge und alle Infusionsleitungen müssen ggf. verlängert werden.
- Immer „Reserve-Anschlussstellen" (3-Wege-Hähne) anbauen für evtl. nötige Katecholamin Spritzenpumpen.

► **Medikamente und Volumen**

► **Infusion**

- Kinder < 10 kgKG oder < 1 Jahr: Vollelektrolytlösung + Glukose 1 %
- Kinder > 10–30 kgKG: Vollelektrolytlösung, 250 ml Infusionsbeutel
- Kinder > 30 kgKG: Vollelektrolytlösung, 500 ml im Infusionsbeutel
- s. a. Perioperative Flüssigkeitstherapie in der Kinderanästhesie (Kap. 12.5.4)
- bei Bedarf Kolloidale Lösungen perioperative Flüssigkeitstherapie in der Kinderanästhesie (Kap. 12.5.4)

► *Medikamente*

- Inhalationsanästhetikum (Sevofluran)
- ggf. Injektionsanästhetikum (Propofol, Thiopental)
- Atropin (nicht aufgezogen)

► **Intraoperative Schmerztherapie**

- Remifentanil
- Piritramid
- NDMR, z. B. Cis-Atracurium
- PONV-Prophylaxe
- Katecholamine, Vasodilatatoren, Prostaglandine, Antiarrhythmika, Blutprodukte entsprechend des präoperativen Zustandes und der zu erwartenden hämodynamischen Auswirkung des Eingriffs

► **Postoperative Schmerztherapie**

- Piritramid
- peripheres Analgetikum

► **Materialvorbereitung**

- Endotrachealtubus
- peripherer Venenzugang
- Monitoring
- Erweitertes Monitoring
- Defibrillator/Externer Schrittmacher, Klebepaddles
- 1–3 Spritzenpumpen
- bei Bedarf neonatologischen Intensivrespirator
- altersentsprechende Materialien zur Lagerung und Wärmeerhaltung

Monitoring

► **Initialmonitoring**

► **Frühgeborene, Neugeborene und Säuglinge bis zum Ende des 1. Lebensjahres**

- 2 Sättigungssensoren (präduktal, d. h. rechter Arm und postduktal, d. h. an sonstiger Extremität)
- präkordiales Stethoskop

► **Kinder > 1 Jahr**

- Sättigungssensor

▶ **Standardmonitoring**

▶ **Frühgeborene, Neugeborene und Säuglinge bis zum Ende des 1. Lebensjahres**

- 2 Sättigungssensoren (präduktal, d. h. rechter Arm und postduktal, d. h. an sonstiger Extremität)
- Präkordialstethoskop, ggf. Ösophagusstethoskop
- EKG/HF
- NiBP-Messung oszillometrisch
- EEG-Monitoring vor Atemwegssicherung (NarcoTrend)
- Temperaturmessung (ggf. über Ösophagusstethoskop)
- regelmäßige kapilläre BGA-Kontrollen

▶ **Kinder > 1 Jahr**

- Sättigungssensor
- EKG/HF
- NiBP-Messung oszillometrisch
- EEG-Monitoring vor Atemwegssicherung (NarcoTrend)
- Temperaturmessung (ggf. über Ösophagusstethoskop)

▶ **Monitoring Allgemeinanästhesie**

- Atemfrequenz
- Tidalvolumen
- inspiratorische O_2-Konzentration F_iO_2
- Kapnometrie und -grafie
- exspiratorische Konzentration des Inhalationsanästhetikums
- Beatmungsdrücke
- EEG
- ggf. 2. Sättigungsmessung (prä- und postduktal)
- ggf. erweitertes Monitoring
  - Ein zusätzliches EKG-Monitoring mit mehreren parallelen Ableitungen und eine kontinuierliche arterielle Druckmessung werden häufig von dem Operateur durchgeführt.
  - Beim Aufkleben der EKG-Elektroden Thorax freilassen (wg. Röntgen/Durchleuchtung), die Elektroden auf dem Bauch, Schulter und Extremitäten platzieren.
- Nach Rücksprache mit dem Operateur werden auch Defibrillator/Elektroden des externen Schrittmachers im Voraus aufgeklebt.
- In diesem Fall wird auch das EKG kontinuierlich über diesen Elektroden abgeleitet.

Narkoseeinleitung

- Durchführung einer i. v. Einleitung *oder*
- Durchführung einer Maskeneinleitung
- gewichtsadaptierte Flüssigkeitstherapie
- Augenschutz

Lagerung

▶ **Zur Einleitung**

- Rückenlage
- Kopf in alters- bzw. größengerechtem Kopfring (es stehen 3 Größen zur Verfügung)
- Schulterrolle zum Ausgleich der Kopferhöhung durch Kopfring

▶ **OP-Lagerung**

- Obere Extremitäten werden – in Absprache mit dem Operateur – nach oben gelagert, (bei großen Kindern über den Kopf gefaltet fixiert), damit der Thorax in allen Ebenen für Durchleuchtung frei liegt
- Auf Spannungsfreie Lage von Schultern und Ellenbogen achten

Narkoseführung

- Nach dem Ende der Einleitung Vervollständigen des Standardmonitorings
- sofern noch nicht geschehen: Anfluten des volatilen Anästhetikums auf altersentsprechende MAC-Werte in Abhängigkeit vom Ausmaß der Opioid-Supplementierung
- Reduktion des Frischgasflusses auf 0,5–1 l/min (Sevofluran: **Cave:** Compound A)
- Atemmodus CPAP-Spontanatmung oder maschinelle Beatmung
- ggf. Implementierung eines erweiterten Monitorings
- rechtzeitig an PONV-Prophylaxe und postoperative Schmerztherapie denken

▶ **Postoperative Schmerztherapie**

- Piritramid
- peripheres Analgetikum

Postoperatives Management

- Postoperativ werden die Kinder häufig auf einer Überwachungs- oder Intensivstation weiterbehandelt.
- Bei stabilen Kreislaufverhältnissen wird die Narkose im Herzkatheterlabor ausgeleitet und anschließend das Kind unter komplettem Monitoring auf die weiterbehandelnde Station transportiert.
- Gegebenenfalls AWR-Betreuung im Kinder-OP.

Schrittmacherimplantation bei Kindern

V. Martiny, L. Müller-Lobeck, E. Toubekis

Allgemein

- Dauer: 1–4 h

Besonderheiten

Im Kindesalter sind Erkrankungen, die eine Schrittmacherimplantation benötigen, viel seltener als bei Erwachsenen.

- Die supraventrikulären Rhythmusstörungen können meistens medikamentös gut eingestellt werden.
- Eine Schrittmacherimplantation wird meistens bei AV-Block °III, ggf. bei Sick-Sinus-Syndrom erforderlich.

Als Ursache kommen Autoimmunerkrankungen der Mutter, kombinierte Herzfehler wie z. B. univentrikuläres Herz, Reizleitungsstörungen nach Herzoperation, Myokarditis, Endokarditis, myokardiale Tumoren oder long-QT-Syndrom infrage.

Die Inzidenz eines kongenitalen kompletten AV-Block ist 1:20 000–1:25 000.

In 60–70 % handelt es sich um autoimmune Erkrankungen, bei 80 % ohne nachweisbare strukturelle Herzerkrankungen.

Praxis

Zu beachten

Präoperativ sollten gemeinsam mit dem Operateur die folgenden Punkte geklärt werden:

- ursprüngliche Diagnose/Rhythmusstörung, aufgrund derer die Schrittmacherimplantation erforderlich ist (bzw. war, z. B. bei Aggregatwechsel)
- Typ des Schrittmachers (geplante Lage und Anzahl der Elektroden, Stimulationsmodus, mit oder ohne AICD-Funktion)
- Herzfrequenz/Rhythmus bei Ausschalten des Schrittmachers
- Bei extremer Bradykardie: ob und wie die Frequenz medikamentös angehoben werden kann
- Ist das Einschwämmen eines transienten Pacers für die Zeit des Wechsels nötig?
- Voroperationen und deren Ablauf, ggf. Komplikationen
- Anatomische Verhältnisse im Herzen, Vitium, Herzfunktion, ggf. Shunts

Eine Schrittmacher-Neuimplantation muss im Herzkatheterlabor erfolgen, da dort die Bedingungen für den Kardiologen (Röntgen-Einrichtung) optimal sind.

Ein Aggregatwechsel kann auch im OP-Bereich durchgeführt werden.

Ein Venenzugang soll unbedingt vor der Narkoseeinleitung gelegt werden, um bei hämodynamischen Änderungen während der Narkoseeinleitung schnell gegensteuern zu können. Es wird deshalb eine i. v. Einleitung, üblicherweise mit Etomidate oder Propofol, bevorzugt.

Wegen der engen Platzverhältnisse und evtl. isolierter Lage des Herkatheterlabors empfiehlt es sich, bei zu erwartenden Komplikationen (z. B. schwieriger Intubation, Komorbiditäten), die Narkose im Kinder-OP einzuleiten und das Kind erst anschließend unter komplettem Monitoring ins Katheterlabor zu transportieren.

Nach Implantation wird der Pacemaker/Defibrillator getestet. In dieser Phase ist eine besonders enge Kommunikation zwischen Anästhesist und Operateur erforderlich. Hierbei werden verschiedene Einstellungen am Schrittmacher vorgenommen (Frequenz und Reizstärke), die sich auf dem EKG-Monitor ohne die nötige Rücksprache evtl. als bedrohliche Rhythmusstörung zeigen.

Zur Testung der Defibrillatorfunktion wird das Herz ggf. auch mehrfach ins Flimmern gebracht. Der implantierte Defibrillator muss das Flimmern terminieren.

Die Platzverhältnisse im Herzkatheterlabor sind häufig sehr eng, die schwenkbaren Röntgen-Arme müssen frei beweglich bleiben, daher müssen Narkosegerät, Monitore und Infusionspumpen etwas abseits stehen. Sowohl bei der Beatmung als auch bei Infusionen auf ausreichend lange Verlängerungsschläuche achten.

Die Wärmeerhaltung ist im Herkatheterlabor besonders schwierig. Es gelten die allgemeinen Regeln einer multimodalen Wärmetherapie.

Prämedikation

- Prämedikation mit Midazolamsaft

Bereitstellung von Blutprodukten

- Keine

Checkliste – Vorbereitungen im OP

► **Atemwege**

- Endotrachealtubus

► **Anästhesieverfahren**

- Balancierte Anästhesie *oder*
- TIVA

► **Zugänge**
- Mindestens 1 peripherer Venenzugang
- weitere Zugänge bei Bedarf in Abhängigkeit vom geplanten Eingriff und der hämodynamischen Situation

Merke **M!**

Die Schrittmacherimplantation erfolgt über die V. subclavia, deshalb ist ggf. zur ZVK-Anlage die V. femoralis zu bevorzugen. Immer mit dem Operateur Rücksprache halten.

► **Medikamente und Volumen**

► **Infusion**
- Kinder < 10 kgKG oder < 1 Jahr: Vollelektrolytlösung + Glukose 1 %
- Kinder > 10–30 kgKG: Vollelektrolytlösung, 250 ml Infusionsbeutel
- Kinder > 30 kgKG: Vollelektrolytlösung, 500 ml im Infusionsbeutel
- s. a. Perioperative Flüssigkeitstherapie in der Kinderanästhesie (Kap. 12.5.4)

► *Medikamente*
- Inhalationsanästhetikum (Sevofluran)
- ggf. Injektionsanästhetikum (Propofol, Thiopental)
- Atropin
- Orciprenalin
- Antiarrhythmika
- Katecholamine in Griffnähe

► **Intraoperative Schmerztherapie**
- Remifentanil
- Piritramid
- NDMR, z. B. Cis-Atracurium
- PONV-Prophylaxe

► **Postoperative Schmerztherapie**
- Piritramid
- peripheres Analgetikum

► **Materialvorbereitung**
- Endotrachealtubus
- peripherer Venenzugang
- Monitoring
- Defibrillator/ext.Schrittmacher und entspr. Klebeelektroden
- ggf. transienter Schrittmacher, wenn vorübergehend Einschwämmelektroden geplant sind (die Elektroden werden von den Kinderkardiologen bereitgestellt)
- altersentsprechende Materialien zur Lagerung und Wärmeerhaltung

Monitoring

► **Initialmonitoring**

► **Frühgeborene, Neugeborene und Säuglinge bis zum Ende des 1. Lebensjahres**
- 2 Sättigungssensoren (präduktal, d. h. rechter Arm und postduktal, d. h. an sonstiger Extremität)
- präkordiales Stethoskop

► **Kinder > 1 Jahr**
- Sättigungssensor

► **Standardmonitoring**

► **Frühgeborene, Neugeborene und Säuglinge bis zum Ende des 1. Lebensjahres**
- 2 Sättigungssensoren (präduktal, d. h. rechter Arm und postduktal, d. h. an sonstiger Extremität)
- Präkordialstethoskop, ggf. Ösophagusstethoskop
- EKG/HF
- NiBP-Messung oszillometrisch
- EEG-Monitoring vor Atemwegssicherung (NarcoTrend)
- Temperaturmessung (ggf. über Ösophagusstethoskop)
- regelmäßige kapilläre BGA-Kontrollen

► **Kinder > 1 Jahr**
- Sättigungssensor
- EKG/HF
- NiBP-Messung oszillometrisch
- EEG-Monitoring vor Atemwegssicherung (NarcoTrend)
- Temperaturmessung (ggf. über Ösophagusstethoskop)

► **Monitoring Allgemeinanästhesie**
- Atemfrequenz
- Tidalvolumen
- inspiratorische O_2-Konzentration F_iO_2
- Kapnometrie und -grafie
- exspiratorische Konzentration des Inhalationsanästhetikums
- Beatmungsdrücke
- EEG
- ggf. erweitertes Monitoring
  - Ein EKG-Monitoring mit mehreren parallelen Ableitungen wird ggf. von dem Operateur durchgeführt.
  - Beim Aufkleben der EKG-Elektroden Thorax freilassen (wg. Röntgen/Durchleuchtung), die Elektroden auf dem Bauch, den Schultern oder Extremitäten platzieren.
  - Nach Rücksprache mit dem Operateur werden auch Defibrillator-/Elektroden des externen Schrittmachers prophylaktisch aufgeklebt.
  - In diesem Fall kann auch das EKG kontinuierlich über diese Elektroden abgeleitet werden.

12

Narkoseeinleitung

- Durchführung einer i. v. Einleitung (Standard)
- ggf. Durchführung einer Maskeneinleitung
- gewichtsadaptierte Flüssigkeitstherapie
- Augenschutz

Lagerung

► **Zur Einleitung**
- Rückenlage
- Kopf in alters- bzw. größengerechtem Kopfring (es stehen 3 Größen zur Verfügung)
- Schulterrolle zum Ausgleich der Kopferhöhung durch Kopfring

► **OP-Lagerung**
- Rückenlage
- bei Neuanlage:
  - obere Extremitäten werden nach oben gelagert, (bei großen Kindern über den Kopf gefaltet fixiert), damit der Thorax in allen Ebenen für die Durchleuchtung frei liegt
  - auf spannungsfreie Lage von Schultern und Lage von Schultern und Ellenbogen achten
  - bei Aggregatwechsel können die Arme wie gewohnt aus- bzw. angelagert werden
- untere Extremitäten:
  - Knie unterpolstert
  - Fersen auf Gelpolstern

Narkoseführung

- Nach dem Ende der Einleitung Vervollständigen des Standardmonitorings
- sofern noch nicht geschehen: Anfluten des volatilen Anästhetikums auf altersentsprechende MAC-Werte in Abhängigkeit vom Ausmaß der Opioid-Supplementierung
- Reduktion des Frischgasflusses auf 0,5–1 l/min (Sevofluran: **Cave:** Compound A)
- Atemmodus CPAP-Spontanatmung oder maschinelle Beatmung
- ggf. Implementierung eines erweiterten Monitorings
- rechtzeitig an PONV-Prophylaxe und postoperative Schmerztherapie denken

► **Postoperative Schmerztherapie**
- Piritramid oder
- peripheres Analgetikum

Postoperatives Management

- AWR-Betreuung im Kinder-OP

Nach komplettem Erwachen aus der Narkose werden die Kinder für weitere 24 h auf eine Überwachungsstation mit EKG-Monitoring verlegt.

12.9.9 Sedierung bei Kindern

Allgemeines

L. Müller-Lobeck

► **Vorbemerkungen.** Diese SOP befasst sich mit intravenösen Sedierungen, wie sie im Bereich der Kinderanästhesie durchgeführt werden, um schmerzlose, aber belastende oder langwierige Maßnahmen bei Kindern möglich zu machen. Sie grenzt sich ab zur oralen Sedierung, wie sie für die Prämedikation durchgeführt wird und zu möglicherweise durch Pädiater oder Kinderchirurgen ohne Beisein der Anästhesie oral oder rektal durchgeführten Sedierungen.

De facto ist bei Kindern eine leichte Sedierung, bei der der Patient ansprechbar und kooperativ bleibt, nicht wirklich erfolgreich.

Ziel ist deshalb eine **tiefe Sedierung**, die einen Schlaf induziert, der die für den Eingriff notwendige Lagerung und ggf. Fixierung ermöglicht.

Die Spontanatmung (mit oder ohne Atemwegssicherung) sollte jedoch erhalten bleiben.

Spricht man in der Kinderanästhesie von „Sedierung“, so ist also in den meisten Fällen eine **tiefe Sedierung** gemeint; der Übergang zur Allgemeinanästhesie ist fließend.

► **Besonderheiten und Risiken einer Spontanatmung in Sedierung ohne Atemweg.** Wenn auf einen definitiven Atemweg (LMA) verzichtet wird, kann die Suffizienz der Atmung nicht mithilfe der Kapnometrie überprüft werden.

Cave

Das Einhängen der CO_2-Probenleitung in eine Sauerstoffmaske stellt keine suffiziente Kapnometrie dar. Hier wird nur kapnografisch das prinzipielle Vorhandensein von Atemzügen gemessen. Die Tiefe der Atemzüge (und damit die alveoläre Ventilation) kann so nicht beurteilt werden!

Unter Sedierung und O_2-Insufflation über eine Maske kann so trotz gleichbleibend guter Sauerstoffsättigung eine Hyperkapnie bis hin zur CO_2-Narkose auftreten.

Indikationen

- MRT-Untersuchungen ohne Atemkommando, z. B. Kopf, Wirbelsäule, Extremitäten
- CT-Untersuchungen, PET-CT
- Bestrahlungen

Checkliste – Vorbereitungen im OP/Eingriffsraum/MRT/Bestrahlungsraum

► **Atemweg (eingriffsspezifisch)**
- Endotrachealtubus
- LMA
- Guedel-/Wendl-Tubus

► **Anästhesieverfahren**
- Propofol-Sedierung

► **Zugänge (eingriffsspezifisch)**
- mindestens 1 peripherer Venenzugang (ggf. (PET/CT) weitere)
- manchmal Broviac-/Hickman-Katheter/ZVK in situ

► **Medikamente und Volumen**
- Kinder < 4 Jahre: Vollelektrolytlösung + Glukose 1 %
- Kinder > 4 Jahre: Vollelektrolytlösung, 250 ml Infusionsbeutel
- Kinder > 30 kgKG: Vollelektrolytlösung, 500 ml im Infusionsbeutel
- s. a. Perioperative Flüssigkeitstherapie in der Kinderanästhesie (Kap. 12.5.4)
- Propofol 0,5 % als Bolus,
- Propofol 1 % zur Dauerinfusion über Spritzenpumpe
- Atropin (**nicht** aufgezogen)

► **Materialvorbereitung (eingriffsspezifisch)**
- LMA
- Endotrachealtubus
- peripherer Venenzugang
- Monitoring
- Spritzenpumpe
- Sonstiges (eingriffsspezifisch)

Monitoring (über Transportmonitor)

► **Initialmonitoring**

► **Frühgeborene, Neugeborene und Säuglinge bis zum Ende des 1. Lebensjahres**
- 2 Sättigungssensoren (präduktal, d. h. rechter Arm und postduktal, d. h. an sonstiger Extremität)
- präkordiales Stethoskop

► **Kinder > 1 Jahr**
- Sättigungssensor

► **Standardmonitoring**

► **Frühgeborene, Neugeborene und Säuglinge bis zum Ende des 1. Lebensjahres**
- 2 Sättigungssensoren (präduktal, d. h. rechter Arm und postduktal, d. h. an sonstiger Extremität)
- Präkordialstethoskop, ggf. Ösophagusstethoskop
- EKG/HF
- NiBP-Messung oszillometrisch
- EEG-Monitoring vor Atemwegssicherung (NarcoTrend)
- Temperaturmessung (ggf. über Ösophagusstethoskop)
- regelmäßige kapilläre BGA-Kontrollen

► **Kinder > 1 Jahr**
- Sättigungssensor
- EKG/HF
- NiBP-Messung oszillometrisch
- EEG-Monitoring vor Atemwegssicherung (NarcoTrend)
- Temperaturmessung (ggf. über Ösophagusstethoskop)

► **ggf. Monitoring Allgemeinanästhesie**
- Atemfrequenz
- Tidalvolumen
- inspiratorische O_2-Konzentration F_iO_2
- Kapnometrie und -grafie
- exspiratorische Konzentration des Inhalationsanästhetikums
- Beatmungsdrücke
- EEG

Einleitung der Sedierung

► **Durchführung mit Atemweg (LMA)**
- Initialmonitoring
- Anlegen eines i. v. Zuganges an lokalanästhesierter Stelle mit EMLA-Pflaster, falls kein Zugang vorhanden
- Injektion von Propofol 0,5 %, 2–4 mg/kgKG vorsichtig, um Spontanatmung zu erhalten
- Einlage der LMA, Anschluss ans Beatmungsgerät
- Kontrolle des korrekten Sitzes der LMA (ggf. bei sistierender Spontanatmung, Beatmung für die Auskultation)
- ggf. Abwarten des Wiedereinsetzens der Spontanatmung
- Vervollständigung Standardmonitoring, Monitoring Allgemeinanästhesie
- Anschluss Dauersedierung (s. u.)

► **Durchführung ohne Atemweg**
- Anlegen eines i. v. Zuganges an lokalanästhesierter Stelle mit EMLA-Pflaster, falls kein Zugang vorhanden
- Injektion von Propofol 0,5 %, 1–2 mg/kgKG vorsichtig, um Spontanatmung zu erhalten

- Lagerung in Spontanatmung begünstigender Kopfposition, ggf. Nackenrolle
- Vervollständigung Standardmonitoring
- Anschluss Dauersedierung (s. u.)

Lagerung

► **Zur Einleitung**

- Rückenlage
- Kopf in alters- bzw. größengerechtem Kopfring (es stehen 3 Größen zur Verfügung)
- Schulterrolle zum Ausgleich der Kopferhöhung durch Kopfring

► **Lagerung für den Eingriff/die Untersuchung**

- Eingriffsspezifisch – s. entsprechende SOP

Narkoseführung

- In der Regel Dauersedierung mit Propofol 1 % über Spritzenpumpe: 6–10 mg/kgKG/h

► **Durchführung mit Atemweg (LMA oder Endotrachealtubus)**

- Am Narkosegerät, Monitoring Allgemeinanästhesie, Kapnometrie

► **Durchführung ohne Atemweg**

- Standardmonitoring, enge Sättigungsgrenzen

Postoperatives Management

- eingriffsspezifisch, in der Regel postanästhesiologische AWR-Betreuung im Kinder-OP

Bestrahlungen bei Kindern

S. Kramer, M. Krebs, E. Toubekis

Allgemein

- Dauer: Maskenanpassung 20–60 min, Bestrahlungen 2–5 min

Besonderheiten

► **Besonderheiten des Arbeitsplatzes**

- In der Strahlentherapie hat die Anästhesiologie in der Regel keinen regulären Narkosearbeitsplatz.
- In diesem Fall muss jegliches Material mitgeführt werden.
- Die Bestrahlungen werden in einer Serie von häufig bis zu 20 oder mehr Einzelbehandlungen durchgeführt, die werktäglich über einen längeren Zeitraum stattfinden.
- Hier empfiehlt sich eine entsprechende Vorbereitung des Bestrahlungsraumes inklusive Installation eines Narkosegerätes.
- Insgesamt sollte ausreichend Material vorbereitet werden.
- Der nächste Anästhesiearbeitsplatz ist häufig weit weg!

► **Besonderheiten des Kindes**

- Der adäquate und kindgerechte Umgang mit dem Patienten ist essenziell.
- Durch die täglich wiederkehrende Behandlung durch uns besteht die Gefahr der Hospitalisierung, wenn wir das Kind unangenehm überraschen, ihm unnötig Stress oder Schmerzen verursachen oder es mit unseren Handlungen überfahren.
- Einige Patienten sind durch die Grunderkrankung, in der Regel Hirntumoren, in ihrer Vigilanz oder ihrem Verhalten gestört.
- Hierauf ist bei der Betreuung, insbesondere bei der Medikamentendosierung zu achten.

► **Besonderheiten des Eingriffes.** Am Anfang der Strahlenbehandlung steht die sog. Maskenanpassung. Hierzu wird der Patient auf einem Tisch gelagert, der dem Bestrahlungstisch identisch ist. Auf entsprechenden Unterlagen werden Styropormatten für den Körper und Schaumstoff-Kopfschalen unterschiedlicher Ausformung (farblich markiert) angebracht, auf denen der Patient gelagert wird. Anschließend wird ein im Wasserbad erweichtes Netz aus thermoplastischem Material über den Kopf des Kindes gezogen und am Untergrund fixiert. Nach Abkühlen erstarrt das Netz wieder, es dient nun – gemeinsam mit den zuvor ausgewählten Kopfschalen und Körperunterlagen – als Maske für die reproduzierbare Lagerung des Kindes während den Bestrahlungen.

Hierbei sind durch den Anästhesisten 2 wichtige Aufgaben zu erledigen:

- Da die Lagerung des Kindes während der Maskenanpassung die Lagerung während aller nachfolgenden Bestrahlungssitzungen bestimmt, muss hierbei auf eine Lagerung geachtet werden, die die Spontanatmung nicht erschwert. Demzufolge sollte eine Kopfschale gewählt werden, die – im Zusammenhang mit den Lagerungsmatten – den Kopf in eine leichte Reklination bringt. So kann zukünftigen Komplikationen vorgebeugt werden.
- Es sollte für eine ausreichend tiefe Sedierung gesorgt sein, während das heiße Material über den Patientenkopf gestülpt wird.

Üblicherweise ist dies ein relativ kurzer Eingriff, es gibt jedoch auch Maskenanpassungen, die noch Röntgenaufnahmen sowie die Anpassung und Herstellung von Bleiblenden, die bei den späteren Bestrahlungen Verwendung finden, nach sich ziehen, sodass sich die Gesamtdauer der Sedierung leicht auf 1–1,5 1 1/2 h verlängern kann. Mit Ausnahme der kurzen Röntgenaufnahmen kann jedoch das Anästhesie-Team über den gesamten Zeitraum beim Patienten bleiben. Eine Sedierung ohne Atemweg ist so ohne weiteres möglich. Ist jedoch für die Bestrahlung der Einsatz etwa einer supraglottischen Atemhilfe vorgesehen, so muss diese auch bei der Maskenanpassung eingesetzt werden.

Bei den Bestrahlungen ist peinlich darauf zu achten, dass dieselben Lagerungsmaterialien (Kopfschale und Styropormatten) zur Anwendung kommen wie bei der Maskenanpassung.

Während der eigentlichen Bestrahlung müssen sämtliche Personen außer dem Patienten den Raum verlassen.

Das Monitoring (und sinnvollerweise wesentliche Teile des Patienten, mindestens jedoch die Füße, die bei unzureichender Sedierung unruhig werden können) können über eine Kamera im Kontrollraum am Monitor beobachtet werden.

Die Bestrahlungen selbst sind von kurzer Dauer, üblicherweise nicht länger als 3–5 Minuten, es ist jedoch zu bedenken, dass die Bestrahlung nicht unterbrochen werden kann und dass der Bestrahlungsraum aufgrund der erheblichen Strahlenbelastung währenddessen nicht betreten werden kann. Die Tür schließt und öffnet automatisch und dieser Vorgang braucht aufgrund des erheblichen Gewichtes der Tür seine Zeit.

Die Sedierung kann – erhaltene Spontanatmung vorausgesetzt – ohne Atemweg erfolgen und muss dies auch, wenn bei der Maskenanpassung darauf verzichtet wurde (es drohen sonst Druckstellen am Kinn und an der Stirn des Patienten). Andererseits muss ein Atemweg, der bei der Maskenanpassung eingesetzt war, auch bei den Bestrahlungen zum Einsatz kommen, da sonst die Maske evtl. nicht korrekt sitzt. (siehe hierzu Sedierung bei Kindern).

Prämedikation

- Dauereinwilligung für sämtliche Bestrahlungen notwendig und sinnvoll
- Prämedikation mit Midazolamsaft

Bereitstellung von Blutprodukten

- Keine

Checkliste – Vorbereitungen im OP

► **Atemwege**
- LMA
- Wendl- und Guedel-Tuben

► **Anästhesieverfahren**
- Tiefe Propofol-Sedierung

► **Zugänge**
- 1 peripherer Venenzugang

► **Medikamente und Volumen**

► **Infusion**
- Keine Infusion notwendig

► *Medikamente*
- Injektionsanästhetikum (Propofol)
- übliche Narkosemedikamente (unaufgezogen)
- Xylometazolin-Nasentropfen in patientenadaptierter Konzentration, 1-ml-Spritzen zur Applikation
- Atropin (nicht aufgezogen)

► **Materialvorbereitung**
- LMA
- peripherer Venenzugang
- Narkosegerät mit Gaszylindern (sollte über den Zeitraum der Bestrahlung in der Strahlenklinik verbleiben)
- Transportmonitor
- Sauerstoffflasche, Handbeatmungsbeutel mit PEEP-Ventil und O_2-Reservoir, Maske patientenadaptiert
- Spritzenpumpe mit Netzkabel
- Monitoring
- Material zur Notintubation
- Material zur aseptischen Versorgung von Broviac-Kathetern
- altersentsprechende Materialien zur Lagerung und Wärmeerhaltung

Monitoring

► **Standardmonitoring**

► **Frühgeborene, Neugeborene und Säuglinge bis zum Ende des 1. Lebensjahres**
- 2 Sättigungssensoren (präduktal, d. h. rechter Arm und postduktal, d. h. an sonstiger Extremität)
- Präkordialstethoskop, ggf. Ösophagusstethoskop
- EKG/HF
- NiBP-Messung oszillometrisch
- EEG-Monitoring vor Atemwegssicherung (NarcoTrend)
- Temperaturmessung (ggf. über Ösophagusstethoskop)
- regelmäßige kapilläre BGA-Kontrollen

► **Kinder > 1 Jahr**
- Sättigungssensor
- EKG/HF
- NiBP-Messung oszillometrisch
- EEG-Monitoring vor Atemwegssicherung (NarcoTrend)
- Temperaturmessung (ggf. über Ösophagusstethoskop)

12

► **ggf. Monitoring Allgemeinanästhesie**
- Atemfrequenz
- Tidalvolumen
- inspiratorische O_2-Konzentration F_iO_2
- Kapnometrie und -grafie
- exspiratorische Konzentration des Inhalationsanästhetikums
- Beatmungsdrücke
- EEG

Durchführung

- Anlegen eines i. v. Zuganges an lokalanästhesierter Stelle mit EMLA-Pflaster, falls kein Zugang vorhanden
- Injektion von Propofol 0,5 %, 1–2 mg/kgKG vorsichtig, um Spontanatmung zu erhalten (häufig auf dem Arm der Mutter, wenn das Kind hospitalisiert und deshalb nicht ausreichend kooperativ ist)
- Lagerung in Spontanatmung begünstigender Kopfposition, s. o.
- Vervollständigung Standardmonitoring
- Anschluss Dauersedierung
- nach Positionierung der Bestrahlungs-Gantry: Einrichten der Kameraüberwachung

Lagerung

Siehe oben.

Postoperatives Management

- AWR-Betreuung im Kinder-OP
- Ambulantes Operieren in der Kinderanästhesie

MRT-Untersuchung bei Kindern

M. Haack, S. Kramer, L. Müller-Lobeck

Allgemein

Dauer: 45 min – 1,5 h

Besonderheiten

Diese SOP geht v. a. auf die von der unter Außenstellen/Magnetresonanztomografie dargestellten Vorgehensweise abweichenden Besonderheiten ein, die für Kinder gelten.

Für die Kontrastmittelgaben ist auf eine Zuspritzmöglichkeit zu achten, bei i. v. Narkose möglichst patientennah!

Das MRT ist vergleichsweise laut. Fehlende oder dislozierte Ohrstöpsel können ein Grund für Bewegungen des Kindes oder erhöhten Sedierungsbedarf sein.

► **Indikation.** Aufgrund der geringeren Strahlenbelastung im Vergleich zum CT, aber auch aufgrund der besseren Darstellung z. B. von Gefäßen und dem Herzen, werden tomografische Aufnahmen bei Kindern häufig als Magnetresonanztomografie (MRT) durchgeführt.

Häufige Indikationen sind:
- Hydrozephalus
- kardiologische Untersuchungen
- Wirbelsäulenuntersuchungen
- intensive körperliche Untersuchung und Befunderhebung bei schwerstbehinderten Kindern
- notfallmäßige MRT-Untersuchungen, z. B. bei plötzlichen Vigilanzminderungen.

► **Besonderheiten des Arbeitsplatzes.** Auf die Besonderheiten des Arbeitsplatzes (Magnetismus, Einschränkungen hinsichtlich der einsetzbaren Materialien und Instrumente) wird hier nicht weiter eingegangen. Siehe Außenstellen/Magnetresonanztomografie.

► **Besonderheiten der Patienten.** Viele der im MRT untersuchten Patienten haben bereits eine lange Krankenhauskarriere hinter sich, nicht wenige sind massiv körperlich oder geistig behindert. Die Kontaktaufnahme ist dann häufig erschwert, häufig sind die Kinder entsprechend traumatisiert und nicht selten sind auch die Eltern entsprechend gebahnt.

Viele Patienten werden ambulant untersucht, es gelten die Vorkehrungen für Ambulantes Operieren in der Kinderanästhesie.

Praxis

Zu beachten

Einige Patienten erhalten im Anschluss an die MRT-Untersuchung noch weitere Untersuchungen oder Eingriffe in Sedierung (z. B. CT plus BERA, evtl. AT/TE/PC/PD zur Vorbereitung auf eine Cochlea-Implantat-OP). Manchmal erfolgt die MRT-Untersuchung auch vor und/oder im Anschluss an eine OP (z. B. bei neurochirurgischen Eingriffen im neurochirurgischen OP). Diese Eingriffe müssen bei der allgemeinen Vorgehensweise (s. dort) berücksichtigt werden.

Allgemeine Vorgehensweise

- Von wenigen Ausnahmen abgesehen, können MRT-Untersuchungen problemlos in tiefer Sedierung unter Erhalt der Spontanatmung durchgeführt werden.
  - Einige Untersuchungen setzen jedoch kurze Apnoe-Phasen voraus („Atemkommando"), sodass hier eine

tiefere Sedierung bzw. Narkose mit maschineller oder manueller Beatmung durchgeführt werden sollte.
  - In jedem Fall ist die LMA der Atemweg der 1. Wahl (in Ausnahmefällen erfordert eine schwere Behinderung z. B. die Intubation).
- Ein geeigneter Raum zur Einleitung der Sedierung mit entsprechendem anästhesiologischen Equipment sollte genutzt werden, ggf. erfolgt die Einleitung besser in einem OP-Trakt mit anschließendem Transport des schlafenden Kindes in das MRT.
- Nach Einleitung erfolgt Umlagerung auf den MRT-Tisch (Metallfreiheit beachten! Keinesfalls mit einer Standard-Transporttrage in den MRT-Raum fahren!) und Anschluss an das MRT-taugliche Monitoring angeschlossen.
- Im Übrigen gelten die in der SOP Aussenstellen/Magnetresonanztomografie dargestellten Besonderheiten, insbesondere metallische und magnetische Instrumente und Materialien (bei Arzt, Pflege und Patient) und die MRT-tauglichen Überwachungs- und Beatmungsgeräte betreffend. Abhängig vom vorhandenen Monitoring gelten die gleichen Standards wie für Allgemeinanästhesien üblich und von der DGAI gefordert.

Aufklärung und Prämedikation

- Aufklärung auf i. v.-Sedierung mit LMA, ggf. Intubation, nur in Ausnahmefällen Maskeneinleitung.
- Einzelheiten s. SOP Sedierung bei Kindern bzw. SOP Präoperative Visite in der Kinderanästhesie (Kap. 12.1.1).
- Da ambulante Eltern und Kinder häufig schon deutlich vorher in der Anästhesie-Ambulanz gesehen werden, sollten sie aufgefordert werden, sich mit der betreuenden Station/tageschirurgischen Station am Nachmittag vor der Untersuchung in Verbindung zu setzen, um die Nüchternzeiten und ggf. eine vorläufige Uhrzeit des Sedierungsbeginns in Erfahrung zu bringen.
- Eine individuelle Anpassung der am Vortag festgelegten Nüchternzeiten muss durch den im MRT eingesetzten Anästhesisten erfolgen.
- Prämedikation mit Midazolamsaft.

Bereitstellung von Blutprodukten

- Keine

Checkliste – Vorbereitungen im OP

► **Atemwege**
- LMA oder
- Endotrachealtubus

► **Anästhesieverfahren**
- tiefe Propofol-Sedierung

ggf. TIVA (z. B. bei „Atemkommando")

► **Zugänge**
- 1 peripherer Venenzugang, 2 Drei-Wege-Hähne

► **Medikamente und Volumen**

► Infusion
- Kinder < 10 kgKG oder < 1 Jahr: Vollelektrolytlösung + Glukose 1 %
- Kinder > 10–30 kgKG: Vollelektrolytlösung, 250 ml Infusionsbeutel
- Kinder > 30 kgKG: Vollelektrolytlösung, 500 ml im Infusionsbeutel
- s. a. Perioperative Flüssigkeitstherapie in der Kinderanästhesie (Kap. 12.5.4)

► *Medikamente*
- Inhalationsanästhetikum (Sevofluran)
- ggf. Injektionsanästhetikum (Propofol)
- ggf. Intraoperative Schmerztherapie (bei mandatorischer Beatmung, z. B. bei „Atemkommando"):
- Remifentanil
- ggf. NDMR, z. B. Cis-Atracurium (z. B. bei „Atemkommando")
- Atropin (nicht aufgezogen)

► **Materialvorbereitung**
- Endotrachealtubus
- LMA
- peripherer Venenzugang, 3-Wege-Hähne
- MRT-geeignetes Monitoring
- Spritzenpumpe mit fünffach verlängerter Leitung
- altersentsprechende Materialien zur Lagerung und Wärmeerhaltung

Monitoring

► **Initialmonitoring**
- Sauerstoffsättigung
- ggf. Präkordialstethoskop bei Kindern < 1 Jahr

► **Standardmonitoring bei Kindern|Standardmonitoring.** MRT-taugliches Monitoring:
- Sauerstoffsättigung
- EKG
- nichtinvasive Blutdruckmessung

► **Monitoring Allgemeinanästhesie**
- Atemfrequenz
- Tidalvolumen
- inspiratorische O_2-Konzentration F_iO_2

- Kapnometrie und -grafie
- exspiratorische Konzentration des Inhalationsanästhetikums
- Beatmungsdrücke
- EEG

Einleitung der Sedierung

- Initialmonitoring
- Anlegen eines i. v. Zuganges an lokalanästhesierter Stelle mit EMLA-Pflaster, falls kein Zugang vorhanden
- Injektion von Propofol 1 %, 2–4 mg/kgKG vorsichtig, um Spontanatmung zu erhalten
- Einlage der LMA, Anschluss ans Beatmungsgerät
- Kontrolle des korrekten Sitzes der LMA (ggf. bei sistierender Spontanatmung, Beatmung für die Auskultation)
- ggf. Abwarten des Wiedereinsetzens der Spontanatmung
- Vervollständigung Standardmonitoring, Monitoring Allgemeinanästhesie
- (nach Lagerung auf dem MRT-Tisch) Anschluss Dauersedierung (s. u.)
- Augenschutz

Lagerung

► **Zur Einleitung**

- Rückenlage
- Kopf in alters- bzw. größengerechtem Kopfring (es stehen 3 Größen zur Verfügung)
- Schulterrolle zum Ausgleich der Kopferhöhung durch Kopfring

► **Lagerung auf dem MRT-Tisch**

- Die Kinder dürfen nichts Metallisches am Körper haben, unbedingt auf Kabel-Lage zum Ausschluss von Schlaufenbildung achten (Wärmebildung)!
- Arme müssen neben dem Körper liegen, Beine leicht gespreizt (Hintergrund: im MRT erwärmen sich die Patienten leicht, sie beginnen zu schwitzen. Bei Haut-zu-Haut-Kontakten sind Verbrennungen möglich. Gegebenenfalls Stofflagen dazwischen legen)
- Das Ventil am Prüfcuff der LMA enthält eine Metallfeder. Sie sollte so an der LMA fixiert werden, dass sie die Bildgebung nicht stören kann.

Aufrechterhaltung der Sedierung

- In der Regel Dauersedierung mit Propofol 1 % über Spritzenpumpe: 6–10 mg/kgKG/h
- Durchführung mit Atemweg (LMA oder Endotrachealtubus) am Narkosegerät, Monitoring Allgemeinanästhesie
- Spontanatmung oder mandatorische Beatmung (bei Notwendigkeit von Apnoe-Phasen [„Atemkommando"])

Postoperatives Management

- AWR-Betreuung im Kinder-OP

PET-CT

M. Haack, M. Krebs, L. Müller-Lobeck, H. Zielke

Allgemein

- Dauer: Untersuchung ca. 1 h

Besonderheiten

Die Kinder, oft Säuglinge, werden häufig extra für diese Untersuchung aus dem Ausland eingeflogen.

Da sie auf kontinuierliche Zufuhr von Glukoseinfusion angewiesen sind, haben einige von ihnen bereits einen Broviac-Katheter.

Viele dieser Patienten haben Übergewicht.

Cave ⚠

Venenstatus.

Die Patienten gelten als überwachungspflichtig (engmaschige BZ-Kontrollen!) und werden üblicherweise auf einer entsprechenden Station untergebracht.

Da für die Applikation von Aktivität und Kontrastmittel ein eigener Zugang notwendig ist, wird bei fehlendem mehrschenkligem Broviac/ZVK durch die Kollegen der Pädiatrie ein weiterer PVK gelegt.

Indikation

Bei Kindern mit konnatalem Hyperinsulinismus (unterschiedlicher Genese, häufig Nesidioblastose) kann im PET/CT eine Darstellung der insulinproduzierenden Foci erfolgen, indem (schwach) radioaktiv markiertes Dopamin als Kontrastmittel verwendet wird (minimale Kreislaufwirkung).

Nach Injektion der Aktivität und ggf. eines Röntgenkontrastmittels erfolgen in der Regel 3 Messungen im Abstand von ca. 15 min.

- Stellt sich bei der 3. Messung ein unifokaler Herd dar, erfolgt in der Regel noch eine 4. Messung.
- Insgesamt beträgt demzufolge die Gesamtdauer der Untersuchung ca. 1 h.

Unifokale Herde gelten als operabel, bei disseminierten Herden erfolgt in der Regel eine medikamentöse Therapie bis zur Pubertät, häufig lebenslang.

Da die Kinder für die Untersuchung absolut ruhig liegen müssen, um Bewegungsartefakte auszuschließen, ist hierfür eine tiefe Sedierung notwendig.

Aufklärung und Prämedikation

- Siehe Sedierung bei Kindern und Prämedikation mit Midazolamsaft
- wegen geplanter i. v. Einleitung topische Lokalanästhesie (EMLA-Pflaster)
- bei Kindern < 6 Monaten ist in der Regel keine Prämedikation notwendig, selbst die größeren Kinder benötigen häufig keine Prämedikation, wenn im Vorfeld Zugänge gelegt wurden

Bereitstellung von Blutprodukten

- Keine

Patientenvorbereitung

- Durch die Kollegen der Station wird ggf. ein 2. PVK angelegt.
  - Ein evtl. vorhandener Broviac-Katheter sollte noch auf Station unter sterilen Bedingungen geöffnet und mit 3-Wege-Hähnen und Verlängerungen versehen werden, um ein schnelles und unkompliziertes Anschließen der anästhesierelevanten Medikamente und Infusionen zu sichern.
  - Gegebenenfalls sind sterile Handschuhe, Kompressen und Mundschutz mitzuführen
  - Unbedingt nach evtl. Blockung des Broviac mit gerinnungsaktiven Substanzen fragen!
- Bei sehr schlechten Venenverhältnissen kann eine ZVK-Anlage am Vortag oder Vormittag der Untersuchung in Narkose erfolgen.
- Der BZ sollte ca. 100 mg/dl bzw. 5 mmol/l betragen.
- BZ-Kontrollen vor und nach der Untersuchung.

Checkliste – Vorbereitungen im OP

► **Atemwege**
- Wendel- und Guedel-Tuben *oder*
- LMA

► **Anästhesieverfahren**
- Tiefe Propofol-Sedierung *oder*
- TIVA

► **Zugänge**
- 1 peripherer Venenzugang
- 2 Drei-Wege-Hähne

► **Medikamente und Volumen**

► **Infusion**
- Kinder < 10 kgKG oder < 1 Jahr: Vollelektrolytlösung + Glukose 1 %
- Kinder > 10–30 kgKG: Vollelektrolytlösung, 250 ml Infusionsbeutel
- Kinder > 30 kgKG: Vollelektrolytlösung, 500 ml im Infusionsbeutel
- s. a. Perioperative Flüssigkeitstherapie in der Kinderanästhesie (Kap. 12.5.4)

► *Medikamente*
- Inhalationsanästhetikum (Sevofluran)
- ggf. Injektionsanästhetikum (Propofol, Thiopental)
- ggf. intraoperative Schmerztherapie (bei mandatorischer Beatmung, z. B. bei „Atemkommando“): Remifentanil
- ggf. NDMR, z. B. Cis-Atracurium (z. B. bei „Atemkommando“)
- Atropin (nicht aufgezogen)

► **Materialvorbereitung**
- Endotrachealtubus
- LMA
- peripherer Venenzugang, 3-Wege-Hähne
- MRT-geeignetes Monitoring
- Spritzenpumpe mit fünffach verlängerter Leitung
- altersentsprechende Materialien zur Lagerung und Wärmeerhaltung

Monitoring

► **Initialmonitoring**
- Sauerstoffsättigung
- ggf. Präkordialstethoskop bei Kindern < 1 Jahr

► **Standardmonitoring.** MRT-taugliches Monitoring:
- Sauerstoffsättigung
- EKG
- nichtinvasive Blutdruckmessung

► **Monitoring Allgemeinanästhesie**
- Atemfrequenz
- Tidalvolumen
- inspiratorische O_2-Konzentration F_iO_2
- Kapnometrie und -grafie
- exspiratorische Konzentration des Inhalationsanästhetikums
- Beatmungsdrücke
- EEG

Lagerung

- Die Patienten müssen für die Untersuchung in genau der Position gelagert werden, die sie auch während der evtl. anstehenden Operation einnehmen müssen:
- Überstreckung durch Unterlagerung des Rückens mit patientengerechten Lagerungskissen („Ciabatta" für Säuglinge, „Broviac-Kissen" für Kleinkinder, bei größeren Kindern (selten) entsprechend erweitert).
- Ziel ist die Vergleichbarkeit der PET/CT-Bilder mit dem intraoperativ vorgefundenen Situs.

Durchführung

- Übernahme des Patienten im PET-CT, Absprache mit Personal/Arzt der Station hinsichtlich Glukosebedarf.
- Spritzenpumpe bzw. Infusionspumpe mit der auf den Patienten adaptierten Glukoseinfusion stellt die Station.
- Ausreichend Glukoselösung entsprechend dem Bedarf des Kindes wird von der Station vorbereitet.
- Einleitung und Durchführung gem. SOP Sedierung bei Kindern.
- Siehe hier insbesondere den Absatz „Besonderheiten und Risiken einer Spontanatmung in Sedierung ohne Atemweg" (SOP Sedierung bei Kindern).
- Der Monitor wird am Fußende des Fahrtisches des CT-Gerätes so positioniert, dass er vom Kontrollraum aus problemlos einzusehen ist.
- Um Artefakte durch Einlagerung der Aktivität in den Nieren zu vermeiden, ist eine Flüssigkeitssubstitution mit mindestens 10 ml/kg/h balancierter Vollelektrolytlösung notwendig.
- Es empfiehlt sich ein Wechseln der Windel vor der Untersuchung und im Anschluss daran. **Cave:** Die Windel enthält Aktivität → Handschuhe tragen!
- Nach Freigabe erfolgt die Injektion der Aktivität durch die MRTA der Röntgenpraxis.
- Nach der 3. Messung wird entschieden, ob noch eine weitere Messung notwendig ist.
- Die Untersuchungszeit (Messungen und Pausen) beträgt ca. 1 h.
- In den Pausen zwischen den Messungen sollten BZ-Kontrollen durchgeführt werden.

Postinterventionelles Management

- Siehe SOP AWR-Betreuung im Kinder-OP

12.9.10 Sonstige Eingriffe im Kinder-OP

Knochenmarkentnahme zur KMT bei Kindern

S. Kramer, L. Müller-Lobeck, E. Toubekis

Allgemein

- Dauer: 60 min

Besonderheiten

Bei den Patienten handelt es sich um freiwillige Spender, in der Regel um Angehörige der zur KMT anstehenden Patienten. Aus diesem Grund sollte besondere Vorsicht gelten um z. B. Lagerungsschäden zu vermeiden.

Freundliches und zuvorkommendes Verhalten sollte selbstverständlich sein.

„Geplanter" Volumenverlust", Substitution mit kristalloiden und kolloidalen Lösungen frühzeitig beginnen. Bei Transfusionsbedarf die Transfusion erst am Ende der Knochenmarkentnahme, immer nur nach Rücksprache mit dem Operateur beginnen (s. Bereitstellung von Blutprodukten).

Prämedikation

- Prämedikation mit Midazolamsaft für Kinder
- Prämedikation nach SOP Präoperative Visite für Erwachsene (Kap. 1.1)

Bereitstellung von Blutprodukten

- In der Regel lässt sich der Volumenverlust mit Kristalloiden ausgleichen.
- In Einzelfällen kann eine Transfusion notwendig werden.
- Diese Transfusion wird immer von den Hämatoonkologen vorgeplant und in der Regel mit Eigenblutspende vorbereitet.

Checkliste – Vorbereitungen im OP

► **Atemwege**
- Endotrachealtubus

► **Anästhesieverfahren**
- balancierte Anästhesie (Kinder)
- TIVA (Erwachsene)

► **Zugänge**
- 2 periphere Venenzugänge

► **Medikamente und Volumen**

► *Infusion*

- *Kinder < 10 kgKG oder < 1 Jahr*: Vollelektrolytlösung + Glukose 1 %
- *Kinder > 10–30 kgKG*: Vollelektrolytlösung, 250-ml Infusionsbeutel
- *Kinder > 30 kgKG und Erwachsene*: Vollelektrolytlösung, 500 ml im Infusionsbeutel

► *Medikamente*

- Inhalationsanästhetikum (Sevofluran)
- ggf. Injektionsanästhetikum (Propofol, Thiopental)
- Muskelrelaxanz (Cis-Atracurium)
- Atropin (nicht aufgezogen)

► **Intraoperative Schmerztherapie**

- Remifentanil
- PONV-Prophylaxe

► **Postoperative Schmerztherapie**

- Piritramid
- peripheres Analgetikum

► **Materialvorbereitung**

- Endotrachealtubus
- Monitoring
- altersentsprechende Materialien zur Lagerung und Wärmeerhaltung

Monitoring

► **Initialmonitoring**

► **Frühgeborene, Neugeborene und Säuglinge bis zum Ende des 1. Lebensjahres**

- 2 Sättigungssensoren (präduktal, d. h. rechter Arm und postduktal, d. h. an sonstiger Extremität)
- präkordiales Stethoskop

► **Kinder > 1 Jahr**

- Sättigungssensor

► **Standardmonitoring**

► **Frühgeborene, Neugeborene und Säuglinge bis zum Ende des 1. Lebensjahres**

- 2 Sättigungssensoren (präduktal, d. h. rechter Arm und postduktal, d. h. an sonstiger Extremität)
- Präkordialstethoskop, ggf. Ösophagusstethoskop
- EKG/HF
- NiBP-Messung oszillometrisch
- EEG-Monitoring vor Atemwegssicherung (NarcoTrend)
- Temperaturmessung (ggf. über Ösophagusstethoskop)
- regelmäßige kapilläre BGA-Kontrollen

► **Kinder > 1 Jahr**

- Sättigungssensor
- EKG/HF
- NiBP-Messung oszillometrisch
- EEG-Monitoring vor Atemwegssicherung (NarcoTrend)
- Temperaturmessung (ggf. über Ösophagusstethoskop)

► **Monitoring Allgemeinanästhesie**

- Atemfrequenz
- Tidalvolumen
- inspiratorische O_2-Konzentration F_iO_2
- Kapnometrie und -grafie
- exspiratorische Konzentration des Inhalationsanästhetikums
- Beatmungsdrücke
- EEG

► **Basismonitoring und Monitoring Allgemeinanästhesie bei Erwachsenen**

- EKG
- Pulsoxymetrie
- nichtinvasive Blutdruckmessung (oszillotonometrisch)
- Kapnometrie/-grafie
- Monitoring der inspiratorischen O_2-Konzentration
- in- und exspiratorische Messung der Inhalationsanästhetikakonzentration
- Volumetrie der Atemgase
- Atemwegsdruck mit Diskonnektionsalarm

Narkoseeinleitung bei Kindern

- Durchführung einer i. v. Einleitung *oder*
- Durchführung einer Maskeneinleitung
- gewichtsadaptierte Flüssigkeitstherapie
- Augenschutz

Narkoseeinleitung bei Erwachsenen

- Patientenidentifikation, OP-Checkliste prüfen
- Anschluss des Monitorings
- periphervenöser Zugang
- Infusionsbeginn
- Remifentanil 0,2 µg/kgKG/min
- Propofol 2 mg/kgKG
- Cis-Atracurium 0,1 mg/kgKG
- Intubation
- TIVA mit Propofol mit 5–7 mg/kgKG/h
- Remifentanil 0,1–0,3 µg/kgKG/min
- 2. periphervenöser Zugang
- Augenschutz

Lagerung

► **Zur Einleitung auf dem OP-Tisch bei Kindern, Jugendlichen und Erwachsenen**
- Einleitung im Bett erwägen
- Rückenlage
- Kopf in alters- bzw. größengerechtem Kopfring (es stehen drei Größen zur Verfügung)
- Schulterrolle zum Ausgleich der Kopferhöhung durch Kopfring

► **OP-Lagerung**
- Bauchlage mit altersensprechenden Lagerungshilfsmitteln

Narkoseführung

- Nach dem Ende der Einleitung Vervollständigen des Standardmonitorings
- sofern noch nicht geschehen: Anfluten des volatilen Anästhetikums auf altersentsprechende MAC-Werte in Abhängigkeit vom Ausmaß der Opioid-Supplementierung
- Reduktion des Frischgasflusses auf 0,5–1 l/min
- Atemmodus CPAP-Spontanatmung oder maschinelle Beatmung
- ggf. Implementierung eines erweiterten Monitorings
- rechtzeitig an PONV-Prophylaxe und postoperative Schmerztherapie denken

► **Postoperative Schmerztherapie**
- Piritramid
- peripheres Analgetikum
- Gabe des peripheren Analgetikums nach der Knochenmarkentnahme

Postoperatives Management

- Kinder: AWR-Betreuung im Kinder-OP
- Erwachsene: Überwachung im **Aufwachraum** mit **Basismonitoring**
- Delir-Sreening mit altersadaptiertem Score (PAEDscale oder NuDesc > 14 Jahre)
- **Analgesie** mit Nichtopioid-Anlagetikum und Piritramid bei Bedarf 0,05–0,1 mg/kgKG

Knochenmarkpunktion und Lumbalpunktion bei Kindern

S. Kramer, V. Martiny, L. Müller-Lobeck

Allgemein

- Dauer: 15–20 min

Besonderheiten

Die Knochenmark- und Lumbalpunktion werden zumeist von den Pädiatern durchgeführt.
- Bei der OP-Planung muss berücksichtigt werden, dass das entnommene Material evtl. nach einem definierten Zeitpunkt im Labor nicht mehr verarbeitet werden kann.
- Die zusätzliche mündliche Absprache mit den Pädiatern ist sinnvoll und kann helfen, wertvolles Detailwissen zur geplanten Prozedur abzusprechen.

Die Kinder sind meistens Tumorpatienten, haben eine längere Krankengeschichte hinter sich, und sind deshalb möglicherweise psychisch vorbelastet. Es sollte deshalb auf patientenorientiertes Handeln in besonderer Weise geachtet werden. Hierzu gehört auch, dass die Zeit zwischen Einschleusen und Beginn der Narkose nicht unnötig in die Länge gezogen werden sollte.

Bei der Wahl des peripheren Analgetikums auf Blutbild achten. Bei Panzytopenie ist Metamizol nicht sinnvoll!

Bei Kindern, die im Rahmen eines onkologischen Schemas eine Steroidbehandlung erhalten, wird zur Vermeindung einer weiteren Immunsuppression auf Dexamethason als PONV Prophylaxe verzichtet. Gegebenenfalls empfiehlt sich eine Rücksprache mit dem durchführenden Pädiater.

Prämedikation

- Prämedikation mit Midazolamsaft

Bereitstellung von Blutprodukten

- Keine

Checkliste – Vorbereitungen im OP

► **Atemwege**
- LMA

► **Anästhesieverfahren**
- Balancierte Anästhesie

► **Zugänge**
- 1 peripherer Venenzugang

▶ **Medikamente und Volumen**

▶ **Infusion**

- Kinder < 10 kgKG oder < 1 Jahr: Vollelektrolytlösung + Glukose 1 %
- Kinder > 10–30 kgKG: Vollelektrolytlösung, 250 ml Infusionsbeutel
- Kinder > 30 kgKG: Vollelektrolytlösung, 500 ml im Infusionsbeutel
- s. a. Perioperative Flüssigkeitstherapie in der Kinderanästhesie (Kap. 12.5.4)

▶ *Medikamente*

- Inhalationsanästhetikum (Sevofluran)
- ggf. Injektionsanästhetikum (Propofol, Thiopental)
- Atropin (nicht aufgezogen)

▶ **Intraoperative Schmerztherapie**

- Remifentanil
- Piritramid
- PONV-Prophylaxe

▶ **Postoperative Schmerztherapie**

- Piritramid
- peripheres Analgetikum

▶ **Materialvorbereitung**

- peripherer Venenzugang
- Monitoring
- altersentsprechende Materialien zur Lagerung und Wärmeerhaltung

Monitoring

▶ **Initialmonitoring**

▶ **Frühgeborene, Neugeborene und Säuglinge bis zum Ende des 1. Lebensjahres**

- 2 Sättigungssensoren (präduktal, d. h. rechter Arm und postduktal, d. h. an sonstiger Extremität)
- präkordiales Stethoskop

▶ **Kinder > 1 Jahr**

- Sättigungssensor

▶ **Standardmonitoring**

▶ **Frühgeborene, Neugeborene und Säuglinge bis zum Ende des 1. Lebensjahres**

- 2 Sättigungssensoren (präduktal, d. h. rechter Arm und postduktal, d. h. an sonstiger Extremität)
- Präkordialstethoskop, ggf. Ösophagusstethoskop
- EKG/HF
- NiBP-Messung oszillometrisch
- EEG-Monitoring vor Atemwegssicherung (NarcoTrend)
- Temperaturmessung (ggf. über Ösophagusstethoskop)
- regelmäßige kapilläre BGA-Kontrollen

▶ **Kinder > 1 Jahr**

- Sättigungssensor
- EKG/HF
- NiBP-Messung oszillometrisch
- EEG-Monitoring vor Atemwegssicherung (NarcoTrend)
- Temperaturmessung (ggf. über Ösophagusstethoskop)

▶ **Monitoring Allgemeinanästhesie**

- Atemfrequenz
- Tidalvolumen
- inspiratorische O_2-Konzentration F_iO_2
- Kapnometrie und -grafie
- exspiratorische Konzentration des Inhalationsanästhetikums
- Beatmungsdrücke
- EEG

Narkoseeinleitung

- Durchführung einer i. v. Einleitung
- bei liegendem Broviac-Katheter kann dieser zur i. v. Narkoseeinleitung benutzt werden
- auf sterile Kautelen achten
- Katheter ist häufig mit einem Antikoagulanz geblockt – dieses muss vor der 1. Medikamentengabe abgezogen werden *oder*
- Durchführung einer Maskeneinleitung
- gewichtsadaptierte Flüssigkeitstherapie
- Augenschutz

Lagerung

▶ **Zur Einleitung**

- Rückenlage
- Kopf in alters- bzw. größengerechtem Kopfring (es stehen 3 Größen zur Verfügung)
- Schulterrolle zum Ausgleich der Kopferhöhung durch Kopfring

▶ **OP-Lagerung**

- Seitenlage

Narkoseführung

- Nach dem Ende der Einleitung Vervollständigen des Standardmonitorings
- sofern noch nicht geschehen: Anfluten des volatilen Anästhetikums auf altersentsprechende MAC-Werte in Abhängigkeit vom Ausmaß der Opioid-Supplementierung
- Reduktion des Frischgasflusses auf 0,5–1 l/min (Sevofluran: **Cave:** Compound A)
- Atemmodus CPAP-Spontanatmung oder maschinelle Beatmung

- ggf. Implementierung eines erweiterten Monitorings
- rechtzeitig an PONV-Prophylaxe und postoperative Schmerztherapie denken

▸ Postoperative Schmerztherapie
- Piritramid
- peripheres Analgetikum

Postoperatives Management

- AWR-Betreuung im Kinder-OP

12.9.11 Organisatorisches in der Kinderanästhesie

Bettenplanung ITS in der Kinderanästhesie

M. Haack, M. Krebs, L. Müller-Lobeck

Planung der Überwachungs- und Intensivbetten

- Morgens kurz telefonische Besprechung der OÄ ITS und OÄ Anästhesie bezüglich Bettenangebot und Bettenbedarf.
- Im Tagesverlauf werden Veränderungen von Bedarf oder Angebot dem jeweils Anderen zügig mitgeteilt.
- Alle Intensivpatienten werden auf Abruf (1. Tagespunkt: ohne Abruf gem. Schleusenzeit) in die OP-Schleuse gebracht.
- Überwachungspflichtige Patienten, für die ein postoperativ geplantes Bett nicht rechtzeitig zur Verfügung steht, können wenn Platz verfügbar ist, nach Absprache vorübergehend im AWR behandelt werden (s. Monitoring.
- Transport und Übergabe erfolgen arztbegleitet.

Postoperatives Management

- AWR-Betreuung im Kinder-OP.

Zuständigkeiten in der Kinderanästhesie

L. Müller-Lobeck, E. Toubekis

Patientenbestellung

Prämedikation, Abruf von der Station:
- TD: 1. Punkt: automatisches Erscheinen in der OP-Schleuse gem. Maßgabe auf dem OP-Plan (Festlegung der Schleusenzeiten in der OP-Besprechung am Vortag)
- TD: Tagesprogramm Chirurgiepflege
- BD: in Absprache aller Beteiligten

Patientenannahme

Kontrolle aller notwendigen Einwilligungen, ggf. Bett bereitstellen:
- TD: Anästhesiepflegekraft im Kinderaufwachraum
- BD: in Absprache aller Beteiligten

Patientenübernahme in den OP

Übernahme des Patienten von den Eltern, Transport des Patienten in den OP kann im Bett erfolgen:
- TD: Anästhesiearzt und Anästhesiepflege
- BD: Anästhesiearzt und Anästhesiepflege

OP-Tisch und Lagerungsmaterial

Richten des passenden OP-Tisches (z. B. Reismatte etc.) und Bereitstellung der Arm- und Beinschienen):
- TD: Chirurgiepflege
- BD: Chirurgiepflege

Auflegen des Patienten auf den OP-Tisch

- TD: Anästhesiepflege/Arzt, größere Kinder gemeinsam
- BD: Anästhesiepflege/Arzt, größere Kinder gemeinsam

Lagerung zur OP

Wagen mit Lagerungsmaterialien und kleinen Decken in der Ausleitung, große Decken unter der Spüle:
- TD: Chirurgiepflege/Arzt und Anästhesiepflege/Arzt gemeinsam
- BD: Chirurgiepflege/Arzt und Anästhesiepflege/Arzt gemeinsam

Transport zum AWR

- TD + BD: Anästhesiepflege und Anästhesist

Ablagerung des Patienten vom OP-Tisch

TD + BD: Chirurgiepflege/Arzt und Anästhesiepflege/Arzt bei größeren Kindern gemeinsam, sonst Absprache!

12.10 Literatur

[454] Apfel CC, Roewer N. Einflussfaktoren von Übelkeit und Erbrechen nach Narkosen, Anaesthesist. 2000;49:629–642

[455] Arain SR et al. Desflurane enhances reactivity during the use of the laryngeal mask airway. Anesthesiology 2005;103:495–499

[456] ASHP Therapeutic Guidelines. Clinical practice guidelines for antimicrobial prophylaxis in surgery. https://www.ashp.org/pharmacy-practice/policy-positions-and-guidelines/browse-by-document-type/therapeutic-guidelines?loginreturnUrl=SSOCheckOnly

[457] Becke K, Kranke P, Weiss M et al. Handlungsempfehlung zur Risikoeinschätzung, Prophylaxe und Therapie von postoperativem Erbrechen im Kindesalter. Anästh Intensivmed 2007;48:S 95–S 98

[458] Becke K, Schmidt J. Das aspirationsgefährdete Kind – Rapid Sequence Induction im Kindesalter. Anasthesiol Intensivmed Notfallmed Schmerzther 2007;42(9):624–631

[459] Berufsverband Deutscher Anästhesisten e.V. Empfehlung zur Durchführung von Anästhesien bei Patienten mit Porphyrie. Die aktualisierte Empfehlung zur Durchführung von Anästhesien bei Patienten mit Porphyrie ersetzt die entsprechende Leitlinie aus dem Jahr 2002. Im Internet: https://www.bda.de/docman/alle-dokumente-fuer-suchindex/oeffentlich/empfehlungen/566-empfehlung-zur-durchfuehrung-von-anaesthesien-bei-patienten-mit-porphyrie/file.html (Stand: 24.11.2023)

[460] Brack A, Rittner H, Schäfer M. Nichtopioidanalgetika zur perioperativen Schmerztherapie. Anaesthesist 2004; 53:263–280

[461] Bremerich DH, Hachenberg T, Anästhesie bei Lungenerkrankungen, AINS 2007;5:370–381

[462] Bundesärztekammer. Querschnitts-Leitlinien (BÄK) zur Therapie mit Blutkomponenten und Plasmaderivaten. 4. Aufl. (vgl. Änderungsanzeige im Dtsch Arztebl 2008;(40)105:A 2121

[463] Campagna JD, Bond MC, Schabelman E et al. The use of cephalosporin in penicillin-allergic patients: a literature review. J Emerg Med 2012; 42: 612-620

[464] Chilkoti GT, Singh A, Mohta M et al. Perioperative „stress dose" of corticosteroid: Pharmacological and clinical perspective. J Anaesthesiol Clin Pharmacol 2019;35(2):147–152

[465] Cote CJ, Zaslavsky A, Downes JJ. Postoperative apnea in former preterm infants after inguinal herniorraphy: a combined analysis. Anesthesiology 1995;82:809–822

[466] Davidson AJ1, Morton NS et. al. Apnea after Awake Regional and General Anesthesia in Infants: The General Anesthesia Compared to Spinal Anesthesia Study—Comparing Apnea and Neurodevelopmental Outcomes, a Randomized Controlled Trial, Anesthesiology 2015;123 (1):38–54

[467] Davis PJ, Cladis FP. The use of ultra-short-acting opioids in paediatric anaesthesia. Clin Pharmacokinet 2005;44:787–796

[468] Deutsche Gesellschaft für Anästhesiologie und Intensivmedizin e.V. (DGAI). S2e-Leitlinie 001/035 Prävention und Therapie des pädiatrischen Emergence Delir. AWMF-Register-Nr. 001–035. Stand: 11/2016. Im Internet: https://register.awmf.org/de/leitlinien/detail/001-035 (Stand: 24.11.2023)

[469] Deutsche Gesellschaft für Anästhesiologie und Intensivmedizin e.V. (DGAI). Leitlinie Rückenmarksnahe Regionalanästhesien und Thromboembolieprophylaxe/antithrombotische Medikation. AWMF-Register Nr.001–005. Stand: 2014. Im Internet: www.dgai.de bzw. https://register.awmf.org/de/leitlinien/detail/001-005 (Stand: 24.11.2023)

[470] Deutsche Interdisziplinäre Vereinigung für Schmerztherapie. S3-Leitlinie Behandlung akuter perioperativer und posttraumatischer Schmerzen. Stand: 2007. AWMF-Register Nr. 041/001. Stand: 15.07.2021

[471] Eberhart LH, Geldner G, Kranke P et al. The development and validation of a risk score to predict the probability of postoperative vomiting in pediatric patients. Anesth.Analg 2004;99(6):1630 –1637

[472] ECDC Technical Report. Systematic review and evidence-based guidance on perioperative antibiotic prophylaxis. https://www.ecdc.europa.eu/en/publications-data/systematic-review-and-evidence-based-guidance-peri-operative-antibiotic

[473] Smith I, Kranke P, Murat I et al. European Society of Anaesthesiology. Perioperative fasting in adults and children: guidelines from the European Society of Anaesthesiology. Eur J Anaesthesiol. 2011 Aug;28 (8):556-69. doi: 10.1097/EJA.0b013e3283495ba1

[474] Fachinfo-Service (Fachinformationsverzeichnis Deutschland), Rote-Liste Service GmbH https://www.rote-liste.de/ueber-den-fachinfoservice (Stand: 24.11.2023)

[475] Funk JF, Panthen A, Bakir MS, Gruschke F, Sarpong A, Wagner C, Lebek S, Haberl EJ. Predictors for the benefit of selective dorsal rhizotomy. Res Dev Disabil 2015; 37:127–134

[476] Holzki J, Laschat M, Puder C. Iatrogenic damage to the pediatric airway. Mechanisms and scar development. Paediatr Anaesth 2009;19 (1):131–146

[477] https://www.bda.de/docman/alle-dokumente-fuer-suchindex/oeffentlich/empfehlungen/567-empfehlung-zur-ueberwachung-nach-anaesthesieverfahren/file.html

[478] https://www.bda.de/docman/alle-dokumente-fuer-suchindex/oeffentlich/empfehlungen/637-apparative-ausstattung-fuer-aufwachraum-intensivueberwachung-und-intensivtherapie/file.html

[479] https://www.eb-haus.org/ambulanz/im-notfall/unfall-eines-eb-betroffenen/

[480] https://www.eb-haus.org/ambulanz/im-notfall/ungeplanter-krankenhausaufenthalt/

[481] https://www.uniklinik-freiburg.de/fileadmin/mediapool/07_kliniken/derm_dermatologie/pdf/Anaesthesie_bei_EB.pdf

[482] Johnson SM1, Saint John BE, Dine AP. Local anesthetics as antimicrobial agents: a review. Surg Infect (Larchmt) 2008;9(2):205–213

[483] Jöhr M, Berger TM. Paediatric anaesthesia and inhalation agents. Best Practice & research Clinical Anaesthesiolog 2005;19(3):501–522

[484] Jöhr M. Kinderanästhesie, 8. Auflage. München: Urban & Fischer bei Elsevier; 2013

[485] Kamlin COF, Davis PG. Long vs. short inspiratory times in neonates receiving mechanical ventilation (review). Cochrane Database of Systematic Reviews 2003;4: CD004503. doi: 10.1002/14651858.CD004503.pub2

[486] Keidan I et al. Work of breathing during spontaneous ventilation in anesthetized children: a comparative study among the face mask, laryngeal mask airway and endotracheal tube, Anesth Analg 2000;91:1381–1388

[487] Keil J et al. Interdisziplinär konsentierte Stellungnahme zum Atemwegsmanagement mit supraglottischen Atemwegshilfen in der KindernotfallmedizinLarynxmaske ist State-of-the-art. Anästhesist 2016;65:57–66

[488] Kramer et al. Drama im Aufwachraum: pädiatrisches Emergence Delir. Anästhesiol Intensivmed Notfallmed Schmerzther 2018;53:766–776

[489] Kurth CD, Coté CJ. Postoperative Apnea in Former Preterm Infants: General Anesthesia or Spinal Anesthesia — Do We Have an Answer? Anesthesiology 2015;123(1):15–17

[490] Lacroix J, Hebert PC, Hutchison JS et al. Transfusion strategies for patients in pediatric intensive care units. N Engl J Med 2007;356:1609–1619

[491] Lerman J. Inhalation agents in pediatric anaesthesioa – an update. Current Opinion in Anaesthesiology 2007,20:221–226

[492] Locatelli BG, Ingelmo PM, Emre S et al. Emergence delirium in children: a comparison of sevoflurane and desflurane anesthesia using the Paediatric Anesthesia Emergence Delirium scale. Paediatr Anesth 2013;23:301–308

[493] Macario A et al. Meta-analysis of trials comparing postoperative recovery after anesthesia with sevoflurane or desflurane. Am J Health-Syst Pharm 2005;62:63–68

[494] Mader T, Hornung M, Boos K et al. Handlungsempfehlung zur Regionalanästhesie bei Kindern. A&I 2007;48:S79–85

[495] Mashallah G et al. A prospective randomized blinded study of the effect of intravenous fluid therapy on postoperative nausea and vomiting in children undergoing strabismus surgery, Pediatr Anesth, 2006;16:49–53

[496] Moore RP, Wester T, Sunder R, Schrock C, Park TS. Peri-operative pain management in children with cerebral palsy: comparative efficacy of epidural vs systemic analgesia protocols. Paediatr Anaesth 2013;23 (8):720–725

[497] Murat I. Editorial – is there a place for desfurane in paediatric anaesthesia? Paediatric Anaesthesia 2002;12:663–664

[498] Naber CK et al. Prophylaxe der infektiösen Endokarditis. Kardiologe 2007;1(4):243–250

[499] Pädiatrische Infektiologiegruppe Schweiz (PIGS), Schweizerische Kinderchirurgische Chefärztekonferenz. Perioperative Antibiotikaprophylaxe bei Kindern. Empfehlung der Pädiatrischen Infektiologiegruppe Schweiz (PIGS) zusammen mit der Schweizerischen Kinderchirurgischen Chefärztekonferenz. Paediatrica 2005;16(4)

[500] Paul-Ehrlich-Gesellschaft für Chemotherapie e.V. Perioperative Antibiotika-Prophylaxe. Empfehlungen einer Expertenkommission der

12

Paul-Ehrlich-Gesellschaft für Chemotherapie e.V. Chemother J 2010;19:70–84

[501] Philippi-Höhne C, Becke K, Wulff B. et al. Handlungsempfehlung Analgosedierung für diagnostische und therapeutische Maßnahmen im Kindesalter. Anästh Intensivmed 2010; 51: S 603-S 614

[502] Pichichero ME. Cephalosporins can be prescribed safely for penicillin-allergic patients. J Fam Pract 2006; 55:106-112

[503] Rakow H, Finke W, Mutze K et al. Handlungsempfehlung zur perioperativen Schmerztherapie bei Kindern. Anästh Intensivmed 2007; 48: S 99-S 103

[504] Schmidt J, Strauß JM, Becke K, Giest J, Schmitz B. Handlungsempfehlung zur Rapid-Sequence-Induction im Kindesalter. A&I 2007;48:S 86–S 93

[505] Scott LJ, Perry CM. Remifentanil: a review of its use during the induction and maintenance of general anaesthesia. Drugs 2005;65 (13):1793–1823

[506] Soh CR et al. Laryngeal Mask Airway insertion in paediatric anaesthesia: Comparison between the reverse and standard techniques. Anesth Intens Care 2001;29(5):515 –519

[507] Spies C.D. Breuer J.P. Gust R. et al. [Preoperative fasting. An update]. Der Anaesthesist 2003; 52:1039–1045

[508] Steward DJ. Preterm infants are more prone to complications following minor surgery than are term infants. Anesthesiology 1982;56:304–306

[509] Strauß J. M. Becke K. et Schmidt J. Ambulante Anästhesie bei Neugeborenen, Säuglingen und Kleinkindern. Anästh Intensivmed 2007;48: S 67

[510] Strauß J. Beatmungspraxis Kinder. In: Hintzenstern U, Bein T (Hrsg.) Praxisbuch Beatmung. 3. Aufl. München: Elsevier GmbH; 2004:259–274

[511] Toubekis E, Feldheiser A, Erb J et al. Monitoring der Volumentherapie bei Kindern. AINS 2007;9(42):644

[512] Ungern-Sternberg BS von, Saudan S. Petak F. et al. Desflurane but not Sevoflurane impairs airway and respiratory tissue mechanics in children with susceptible airways. Anesthesiology 2008;108:216–224

[513] Usher AG, Kearney RA, Tsui BC. Propofol total intravenous anesthesia for MRI in children. Pediatric Anesthesia 2005; 15 (1): 23–28

[514] Wasson NR, Deer JD, Suresh S. Anesthetic management of pediatric liver and kidney transplantation. Anesthesiology Clinics 2017; 35 (3): 421–438.doi.org/10.1016/j.anclin.2017.05.001

[515] Weber T, Salvi N, Wolf A. Pro-Con Debate: Cuffed vs non-cuffed endotracheal tubes for bediatric anesthesia. Paediatr Anaesth 2009;18 (S 1):46–54

[516] Weiss M et al. Prospective randomized controlled multi-centre trial of cuffed or uncuffed endotracheal tubes in small children. Br J Anaesth 2009;103(6):867–873

[517] Woodcock T, Barker P, Daniel S et. al. Guidelines for the management of glucocorticoids during the peri-operative period for patients with adrenal insufficiency: Guidelines from the Association of Anaesthetists, the Royal College of Physicians and the Society for Endocrinology UK. Anaesthesia 2020;75(5):654–663

[518] Zernikow B. Schmerztherapie im Kindesalter, 2. Auflage. Heidelberg: Springer; 2004

13 Anästhesie in der Hals-Nasen-Ohren-Heilkunde und Mund-Kiefer-Gesichts-Chirurgie

13.1 Fiberoptische Intubation

J. Birnbaum, B. Föhre, M. Menk, M. Römer, T. Wollersheim

► **Dauer**
- 10–20 min.

13.1.1 Prämedikation

Je nach Allgemeinzustand 7,5 mg Midazolam oder weniger oral (eher zurückhaltend), der Patient soll ansprechbar bleiben und Aufforderungen adäquat befolgen.

13.1.2 Indikationen

- Gesichtsfehlbildungen (Mikrogenie, Prognathie)
- erworbene Anomalien des Gesichts und der Mundhöhle (Makroglossie, Narbenkontrakturen, Radiatio, Neck Dissection, komplizierte Unterkieferfrakturen)
- Einschränkung der Kieferbeweglichkeit (Kieferklemme, Kieferimmobilisation durch intermaxilläre Verschnürung)
- Störungen der HWS-Beweglichkeit (Frakturen u. Luxationen der HWS, Morbus Bechterew, Synostosen)
- raumfordernde Prozesse im Bereich der oberen Luftwege (Tumor, Struma, Abszesse, Phlegmone, Epiglottitis, Peritonsillarabszess)
- plastische Chirurgie im Gesichtsbereich mit gestielten Lappen im Bereich der Lippen und der Mundhöhle
- erfolglose konventionelle Intubationsversuche bzw. schwierige Intubationen in der Anamnese

13.1.3 Checkliste – Vorbereitungen im OP

► **Atemwege.** ITN:
- Spiraltuben
- im HNO-MKG-Bereich fast immer nasal

► **Anästhesieverfahren**
- Allgemeinanästhesie
- topische Lokalanästhesie

► **Zugänge**
- 1 periphervenöser Zugang
- Basismonitoring, Monitoring Allgemeinanästhesie

► **Medikamente und Volumen**
- Remifentanil Spritzenpumpe 1 mg/50 ml
- Lidocain-Spray 10 %
- Midazolam i. v.
- Naphazolin-Lösung
- Propofol 1 %

► **Materialvorbereitung**
- PVK 18G

13.1.4 Monitoring

► **Basismonitoring und Monitoring Allgemeinanästhesie**
- EKG
- Pulsoxymetrie
- nichtinvasive Blutdruckmessung (oszillotonometrisch)
- Kapnometrie/-grafie
- Monitoring der inspiratorischen O_2-Konzentration
- in- und exspiratorische Messung der Inhalationsanästhetikakonzentration
- Volumetrie der Atemgase
- Atemwegsdruck mit Diskonnektionsalarm

13.1.5 Einleitung

- Falls Vigilanz ausreichend 0,5–2 mg Midazolam i. v., 0,05–0,1 µg/kgKG/min Remifentanil i. v.
- evtl. 10–20 mg Propofol, Spontanatmung unbedingt erhalten

Cave

Patienten mit Stridor können auf geringe Dosen von Sedativa oder Opioide mit Apnoe oder Atemwegsverlegung reagieren!

13.1.6 Durchführung

- Nasenloch auswählen, in das freie Nasenloch O_2-Sonde 4–5 cm tief mit hohem Fluss platzieren oder Sauerstoffgabe via ENK-Katheter über das Brochoskop, Lokalanästhesie Mund und Nasen-Rachen-Raum mit Lidocainspray
- naphazolingetränkten Spitztupfer in das betreffende Nasenloch (Einwirkzeit 5 min)
- bei ausreichender Sedierung unter Sicht vorsichtiges Einführen des Bronchoskops (Tubus aufgezogen und mit Pflaster fixiert) in das Nasenloch evtl. erneut 0,5 mg Midazolam bzw. 10 mg Propofol i. v.

- Aufsuchen der Epiglottis, Verabreichung von Lidocain 4 % bzw. 2 % über das Bronchoskop
- Einführen des Bronchoskops in die Trachea
- evtl. noch einmal Lidocain
- Tubus in die Trachea vorschieben
- das Hypnotikum wird gegeben, nachdem der Tubus bronchoskopisch sicher in der Trachea liegt
- Lage kontrollieren, Carina im Blickfeld behalten
- Tubus fixieren

13.1.7 Lagerung

- Halbaufrecht

13.1.8 Besonderheiten

Bei oraler fiberoptischer Intubation Beißschutz (z. B. offener Guedel-Tubus), keine Naphazolintupfer.

13.1.9 Postoperatives Management

Die meisten Patienten können nach einer fiberoptischen Intubation am Ende der Operation normal extubiert werden.

Vor Extubation wird bei entblocktem Tubus auf Nebenluft getestet. Wenn keine Nebenluft zu erkennen ist, ist eine kritische Schwellung des Atemwegs anzunehmen und eine Extubation zu diesem Zeitpunkt nicht möglich.

Abhängig vom operativen Eingriff kann aber auch eine Verlegung zur ITS und eine Beatmung erforderlich sein. Die Beatmung sollte bei Verwendung der langen, dünnen Tuben aktiv befeuchtet werden. Die „low volume"-Cuffs verhindern Mikroaspirationen nicht hinreichend, weshalb eine längere Beatmung über diese Tuben zu vermeiden ist.

13.2 Hals-Nasen-Ohren-Heilkunde

13.2.1 Adenotomie

J. Birnbaum, B. Föhre, M. Menk, M. Römer, M. Schneider

▶ **Dauer**
- 15–30 min

Prämedikation

- Prämedikation nach SOP Präoperative Visite (Kap. 1.1)
- PONV-Score erheben (Kap. 2.21)
- Prämedikation bei Erwachsenen nur bei spezieller Indikation, wie z. B. expliziter Patientenwunsch, falls Prämedikation, dann in der Regel ambulante Patienten, 7,5 bzw. 3,75 mg Midazolam Tabletten
- Kinder 0,8 mg/kgKG Midazolamsaft

Hinweise für Ambulante Operationen (Kap. 1.3) und Ambulantes Operieren in der Kinderanästhesie (Kap. 12.6.6) beachten!

Besonderheiten

Cave ⚠

Beim Einsetzen des Mundsperrers kann die Larynxmaske dislozieren.

Bei Intubationsnarkose wach extubieren. Nach Adenotomie keinen Wendl-Tubus einsetzen.

Checkliste – Vorbereitungen im OP

▶ **Atemwege**
- LMA
- ggf. ITN oral

▶ **Anästhesieverfahren**
- Balancierte Anästhesie oder TIVA

▶ **Zugänge**
- 1 peripherer Venenzugang 20 G
- Basismonitoring + Monitoring Allgemeinanästhesie

▶ **Medikamente und Volumen**
- balancierte Vollelektrolytlösung 1000 ml
- Propofol 200 mg/20 ml oder Thiopental 500 mg/20 ml
- Sevofluran
- Remifentanil 1 mg/50 ml bzw. Kinderansatz 6 µg/ml
- Piritramid 1 mg/ml
- Cis-Atracurium 5 mg/5 ml oder Kinderverdünnung, ggf. Mivacurium 20 mg/20 ml
- Metamizol 1 g/100 ml oder Paracetamol 1000 mg/100 ml Kurzinfusion bzw. Paracetamol Supp
- Cafedrin/Theodrenalin 1 Amp/10 ml

▶ **Materialvorbereitung**
- 1 peripherer Venenkatheter 18 G
- LMA oder Spiraltubus

Monitoring

▶ **Basismonitoring und Monitoring Allgemeinanästhesie**
- EKG
- Pulsoxymetrie
- nichtinvasive Blutdruckmessung (oszillotonometrisch)
- Kapnometrie/-grafie
- Monitoring der inspiratorischen O_2-Konzentration

- in- und exspiratorische Messung der Inhalationsanästhetikakonzentration
- Volumetrie der Atemgase
- Atemwegsdruck mit Diskonnektionsalarm

Narkoseeinleitung

- OP-Checkliste prüfen
- Durchführung einer i. v. Einleitung *oder*
- Durchführung einer Maskeneinleitung
- gewichtsadaptierte Flüssigkeitstherapie
- Tubusfixierung mittig oder nach Rücksprache mit dem Operateur, ggf. Umkleben des Tubus auf die Gegenseite während der Operation erforderlich
- Augenschutz
- falls eine Intubation erforderlich ist, Relaxation mit 0,1 mg/kgKG Cis-Atracurium und Intubation mit Spiraltubus
- Augenschutz
- Paracetamol Kurzinfusion gewichtsadaptiert oder Supp. ggf. Metamizol i. v. gewichtsadaptiert

Lagerung

- Rückenlage
- Kopf überstreckt bzw. seitlich gedreht
- Augenschutz (Salbe/Pflaster)

Narkoseführung

- Balancierte Anästhesie mit Sevofluran in O_2-Luft-Gemisch und assistierte Beatmung mit Larynxmaske
- falls Intubation erforderlich ist, Beatmung mit Desfluran in O_2-Luft-Gemisch als Low-Flow-Anästhesie oder TIVA
- Beatmung:
  - F_iO_2 0,3–0,5
  - $etCO_2$ 35–40 mmHg
  - AZV 6–8 ml/kgKG
  - PEEP 5–8 mmH_2O
- intraoperative Analgesie mit Piritramid 3–4,5 mg i. v. bei Erwachsenen, bei Kindern gewichtsadaptiert

Postoperatives Management

- Überwachung im Aufwachraum mit Basismonitoring
- Delir-Sreening mittels Nu-Desc
- Piritramid titriert bei Bedarf 0,05–0,1 mg/kgKG
- auf Nachblutung achten

13.2.2 Abszess-Tonsillektomie

J. Birnbaum, B. Föhre, M. Menk, M. Römer, T. Wollersheim

▶ **Dauer**
- Zirka 30–60 min

Prämedikation

- Prämedikation nach SOP Präoperative Visite (Kap. 1.1)
- PONV-Score erheben (Kap. 2.21)
- eine orale Prämedikation ist möglich, falls keine Behinderung der Atemwege vorliegt, sollte aber zurückhaltend durchgeführt werden, ggf. Midazolam i. v. im OP
- Midazolam Tabletten 7,5 mg p. o., bei Schluckstörungen oder PEG Midazolamsaft 7,5–10 mg bzw. Midazolam 1–2 mg i. v.
- Kinder Midazolamsaft 0,8 mg/kgKG

Blut- und Transfusionsbedarf

In der Regel kein Bedarf.

Besonderheiten

▶ **HNO-Spiegelbefund beachten**
- Abszesslokalisation
- Ausdehnung
- Uvulaödem?

▶ **Klinik**
- Kieferklemme?
- Kloßige Sprache?
- Schluckstörungen, Luftnot?
- LK-Schwellung?

In Abhängigkeit von Mundöffnung und Spiegelbefund großzügig für die primär fiberoptische Intubation aufklären. Antibiotika nach Absprache mit Operateur, evtl. Kortikosteroide bei ausgeprägtem Uvulaödem.

Vor Extubation Tubus entblocken und auf Nebenluft prüfen; entweicht keine Nebenluft, wird der Patient intubiert auf die Intensivstation verlegt.

Checkliste – Vorbereitungen im OP

▶ **Atemwege**
- ITN oral

▶ **Anästhesieverfahren**
- balancierte Anästhesie *oder*
- TIVA

► Zugänge
- 1 peripherer Venenzugang 18 G
- Basismonitoring + Monitoring Allgemeinanästhesie

► Medikamente und Volumen
- Vollelektrolytlösung 1000 ml
- Propofol 100 mg/10 ml ggf. Thiopental 500 mg/20 ml
- ggf. TIVA mit
  - Propofol-2-%-Spritzenpumpe
  - Remifentanyl Spritzenpumpe [1 mg/50 ml]
  - Kinderansatz 6 µg/ml; alternativ Fentanyl 0,5 mg/10 ml
- ggf. Succinylcholin 100 mg/5 ml
- Piritramid 15 mg/10 ml
- Sevofluran/Desfluran
- Cis-Atracurium 10 mg/20 ml oder ggf. Mivacurium 20 mg/20 ml
- Cafedrin/Theodrenalin 200 mg/10 mg (10 ml)
- Metamizol 1–2 g/100 ml oder Paracetamol Kurzinfusion

► Materialvorbereitung
- 1 peripherer Venenkatheter 18 G
- Spiraltubus ID 7,5–8,0 mm
- Videolarygoskop/Bronchoskopiewagen in Bereitschaft

Monitoring

► Basismonitoring und Monitoring Allgemeinanästhesie
- EKG
- Pulsoxymetrie
- nichtinvasive Blutdruckmessung (oszillotonometrisch)
- Kapnometrie/-grafie
- Monitoring der inspiratorischen O_2-Konzentration
- in- und exspiratorische Messung der Inhalationsanästhetikakonzentration
- Volumetrie der Atemgase
- Atemwegsdruck mit Diskonnektionsalarm

Narkoseeinleitung

- Schwierige Intubationsbedingungen sind gelegentlich zu erwarten, insbesondere bei rechtsseitigem länger bestehendem Abszess: großzügige Indikation zur fiberoptischen Intubation stellen (siehe SOP Fiberoptische Intubation)
- Patientenidentifikation, OP-Checkliste prüfen
- vor Einleitung Oberkörper hochlagern
- Anschluss des Monitorings
- periphervenöser Zugang, Infusionsbeginn
- Sauger bereithalten!
- Remifentanil 0,1 µg/kgKG/min, Propofol 1,5–3 mg/kgKG, Maskenbeatmung prüfen, bei problemloser Maskenbeatmung Relaxation mit Cis-Atracurium 0,1 mg/kgKG, ggf. mit Succinylcholin 1 mg/kgKG und anschließend Intubation
- falls die Intubation problematisch ist, kann die Einstellung durch Operateur via Stützrohr erfolgreich sein

► Alternativ
- Fentanyl 2–5 µg/kgKG, Propofol 1,5–3 mg kgKG/KG alternativ Trapanal 3– 5 mg/kgKG
- Maskenbeatmung prüfen, bei guter Maskenbeatmung Relaxation mit Rocuronium 0,6–0,9 mg/kgKG
- Intubation
- falls die Intubation problematisch ist, kann die Einstellung durch Operateur via Stützrohr erfolgreich sein

Praxis

Zu beachten
- Bei schwieriger Maskenbeatmung vorsichtige Laryngoskopie und Intubation in tiefer Narkose.
- Bei Misslingen Larynxmaske einführen, beatmen, dann nach Befund Einsatz der Videolaryngoskopie, sekundär fiberoptische Intubation oder Wiederherstellen der Spontanatmung.
- Tubus mittig fixieren

Lagerung

- Rückenlage
- überstreckte Lagerung des Kopfes gemeinsam mit Operateur
- Augenschutz (Salbe/Pflaster)

Narkoseführung

- Beim Einsetzen des Tonsillensperrers auf ausreichend tiefe Narkose achten
- **Cave:** Tubusdislokation
- balancierte Anästhesie mit Desfluran in O_2-Luft-Gemisch als Low-Flow-Anästhesie

► Anästhesie alternativ
- TIVA mit Propofol 6–8 mg/kgKG und Remifentanil 0,1–0,3 µg/kgKG
- Analgesie mit Piritramid 0,05–0,1 mg/kgKG, Metamizol 1 g/100 ml Kurzinfusion oder Paracetamol Kurzinfusion 1000 mg/100 ml
- Beatmung:
  - F_iO_2 0,3–0,5
  - $etCO_2$ 35–40 mmHg
  - AZV 6–8 ml/kgKG
  - PEEP5–8 mmH_2O

Postoperatives Management

Soweit eine postoperative Extubation möglich ist:

- Überwachung im **Aufwachraum** mit **Basismonitoring**
- **Analgesie** mit Piritramid bei Bedarf 0,05–0,1 mg/kgKG
- Delir-Sreening mittels Nu-Desc
- auf Nachblutung achten

Nachbeatmung und antiödematöse Therapie in der PACU oder auf einer Intensivstation. Nach Abschwellen und positivem Nebenluftnachweis Extubation im Beisein des Operateurs und in Bereitschaft zum Management des **schwierigen Atemwegs**.

13.2.3 Akute HNO-Blutung (TE-Nachblutung, Tumorarrosionsblutung)

J. Birnbaum, M. Menk, M. Römer, M. Schneider

► **Dauer**

- Zirka 30–60 min

Prämedikation

In der Regel ein dringlicher bzw. Notfalleingriff, daher rasche Anamnese und Untersuchung, sowie Durchsicht des oft vorhandenen Narkoseprotokolls vom Ersteingriff, insbesondere mit Blick auf Intubationsschwierigkeiten.

Keine orale Prämedikation, eventuell Midazolam i. v. im OP.

Blut- und Transfusionsbedarf

Blutverlust oft schwer abzuschätzen, EK/FFP nach Bedarf, intra- und postoperativ Hb- Kontrolle und ggf. Gerinnungskontrolle.

Besonderheiten

- Nachblutung TE: 2 Gipfel für Nachblutungen: bis 24 h postoperativ und zwischen postop. Tag 5 und 7
- Blutverlust/Volumenmangel abschätzen; Blut im Magen fördert Erbrechen
- Tumorarrosionsblutung: massive Blutverluste mit letaler Bedrohung möglich, Massivtransfusionswärmer zur Transfusion bereitstellen
- Extubation nach Rücksprache mit dem Operateur
- bei Verdacht auf Aspiration Bronchoskopie und postoperative Intensivüberwachung

Checkliste – Vorbereitungen im OP

► **Atemwege**

- Orotracheale Intubation

► **Anästhesieverfahren**

- Balancierte Anästhesie *oder*
- TIVA

► **Zugänge**

- 2 großlumige periphere Venenzugänge
- Basismonitoring + Monitoring Allgemeinanästhesie
- ggf. erweitertes hämodynamisches Monitoring

► **Medikamente und Volumen**

- balancierte Vollelektrolytlösung 1000 ml
- Gelafundin 500 ml
- Propofol 100 mg/10 ml ggf. Thiopental 500 mg/20 ml
  - TIVA
  - Propofol-2-%-Spritzenpumpe
  - Remifentanil [1 mg/50 ml]
- Spritzenpumpe
- Remifentanil 1 mg/50 ml ggf. Fentanyl 0,5 mg/10 ml
- ggf. Rocuronium 100 mg/20 ml
- ggf. Succinylcholin 100 mg/5 ml
- Piritramid 15 mg/10 ml
- Sevofluran/Desfluran
- Cis-Atracurium 10 mg/10 ml
- Cafedrin/Theodrenalin 200 mg/10 mg (10 ml)
- Metamizol 1–2 g/100 ml oder Paracetamol Kurzinfusion

► **Materialvorbereitung**

- 2 periphere Venenkatheter 18 G
- Spiraltubus ID 7,5–8,0 mm
- Magensonde
- ggf. arterieller Katheter und ZVK

Monitoring

► **Basismonitoring und Monitoring Allgemeinanästhesie**

- EKG
- Pulsoxymetrie
- nichtinvasive Blutdruckmessung (oszillotonometrisch)
- Kapnometrie/-grafie
- Monitoring der inspiratorischen O_2-Konzentration
- in- und exspiratorische Messung der Inhalationsanästhetikakonzentration
- Volumetrie der Atemgase
- Atemwegsdruck mit Diskonnektionsalarm

Narkoseeinleitung

> **Merke** M!
>
> Absolute RSI-Indikation.

- Patientenidentifikation, OP-Checkliste prüfen
- Einleitung im OP in Gegenwart des Operateurs, Oberkörper hochlagern, großlumigen Sauger (ggf. mit Knopfansatz von der OP-Pflege) bereithalten
- Anschluss des Monitorings
- periphervenöser Zugang
- Infusionsbeginn
- präoxygenieren!
- Propofol 1,5–3 mg/kgKG, alternativ Thiopental 3–5 mg/kgKG
- Succinylcholin 1 mg/kgKG
- ggf Rocuronium 1 mg/kgKG
- Intubation in tiefer Narkose und voller Relaxierung
- Remifentanil 0,1–0,3 µg/kgKG/min, alternativ Fentanyl 2–5 µg/kgKG
- Gabe des Antibiotikums nach Rücksprache mit dem Operateur
- Augenschutz

Lagerung

- Rückenlage
- Kopf überstreckt
- Augenschutz (Salbe/Pflaster)

Narkoseführung

- Vor Ausleitung vorsichtig Magensonde legen, absaugen und wieder ziehen
- RR-Spitzen und Hypertonie vermeiden
- balancierte Anästhesie mit Desfluran/Sevofluran in O_2-Luft-Gemisch als Low-Flow-Anästhesie *oder*
- TIVA mit Propofol 6–8 mg/kgKG und Remifentanil 0,1–0,2 µg/kgKG/min oder Repetitionsbolusgaben von Fentanyl 1–3 µg
- Analgesie mit Piritramid 0,05–0,1 mg/kgKG und ggf. Metamizol 1 g/100 ml als Kurzinfusion
- Beatmung:
  - F_iO_2 0,3–0,5
  - $etCO_2$ 35–40 mmHg
  - AZV 6–8 ml/kgKG
  - PEEP5–8 mmH_2O

Postoperatives Management

- Überwachung im **Aufwachraum** mit **Basismonitoring**
- **Analgesie** mit Piritramid bei Bedarf 0,05–0,1 mg/kgKG
- Hb-Kontrolle

13.2.4 Cochleaimplantation

J. Birnbaum, B. Föhre, M. Menk, M. Römer, T. Wollersheim

▶ **Dauer**
- Sehr unterschiedlich, je nach Typ.

Prämedikation

- Prämedikation nach SOP Präoperative Visite (Kap. 1.1)
- PONV-Score erheben (Kap. 2.21)
- Midazolam 7,5 mg Tabletten p. o., bei Schluckstörungen oder PEG Midazolamsaft 7–10 mg bzw. Midazolam 1–2 mg i. v. vor Einleitung
- Kinder erhalten: Midazolamsaft 0,8 mg/kgKG und EMLA Pflaster 2 h vor OP

Blut- und Transfusionsbedarf

In der Regel kein Bedarf.

Besonderheiten

- Bei Trägern von Hörgeräten nach der Einleitung Hörgerät entfernen und ausschalten.
- Während der OP-Phasen mit Mikroskop Kontakt mit OP-Tisch vermeiden.
- Schonende Extubation in Spontanatmung und sicheren Schutzreflexen (Husten und Pressen vermeiden).
- Wärmezufuhr und Temperaturmessung bei längeren Operationszeiten.
- Blutdruckmessung auf der OP-Gegenseite.

Checkliste – Vorbereitungen im OP

▶ **Atemwege**
- ITN oral

▶ **Anästhesieverfahren**
- TIVA *plus*
- ggf. lokal d. Operateur (LA + Adrenalin)

▶ **Zugänge**
- 1 peripherer Venenzugang 20 G
- Basismonitoring + Monitoring Allgemeinanästhesie

▶ **Medikamente und Volumen**
- Vollelektrolytlösung 1000 ml
- Propofol 200 mg/20 ml
- Propofol Spritzenpumpe 2 % oder 1 % für Kinder
- ggf. Sevofluran
- Fentanyl 0,5 mg/10 ml oder Remifentanyl Spritzenpumpe 1 mg/50 ml bzw. Kinderansatz 6 µg/ml
- Piritramid 1,5 mg/ml
- Cis-Atracurium 10 mg/10 ml

- Cafedrin/Theodrenalin 200 mg/10 mg (10 ml)
- Metamizol 1–2 g/100 ml oder Paracetamol Supp
- Dimenhydrinat 62 mg/10 ml

► **Materialvorbereitung**
- 1 peripherer Venenkatheter 18 G
- Spiraltubus ID 7,5–8,0 mm

Monitoring

► **Basismonitoring und Monitoring Allgemeinanästhesie**
- EKG
- Pulsoxymetrie
- nichtinvasive Blutdruckmessung (oszillotonometrisch)
- Kapnometrie/-grafie
- Monitoring der inspiratorischen O_2-Konzentration
- in- und exspiratorische Messung der Inhalationsanästhetikakonzentration
- Volumetrie der Atemgase
- Atemwegsdruck mit Diskonnektionsalarm
- neuromuskuläres Monitoring (durch Operateur)

Narkoseeinleitung

Merke M!

Bei Kindern i. v. Einleitung oder Maskeneinleitung nach Kinder SOP. Auf ausreichende Erwärmung des OP achten!

- Patientenidentifikation, OP-Checkliste prüfen
- Anschluss des Monitorings
- periphervenöser Zugang
- Infusionsbeginn
- Remifentanil 0,1–0,3 µg/kgKG/min
- Propofol 1,5–3 mg/kgKG
- Cis-Atracurium 0,1 mg/kgKG
- Fentanyl 3–5 µg/kgKG
- Propofol 1,5–3 mg/kgKG
- Intubation in tiefer Narkose und voller Relaxierung
- Gabe der perioperativen Antibiotikaprophylaxe nach RS Operateur (i. d. R. Cefuroxim 50 mg/kgKG)
- Augenschutz
- Temperatursonde rektal

Lagerung

- Rückenlage
- Kopf seitlich gedreht
- Augenschutz (Salbe)
- zusätzliche Lagerungsmaßnahmen bei langer OP-Dauer

Narkoseführung

- Beatmung:
  - F_iO_2 0,3–0,5
  - $etCO_2$ 35–40 mmHg
- TIVA:
  - Remifentanil 0,1–0,3 µg/kgKG/min *oder*
  - Repetition von Fentanyl 1–3 µg/kgKG bei Bedarf
  - Propofol 6–10 mg/kgKG
  - vor Ausleitung Paracetamol supp. 40 mg kgKG, Dimenhydrinat i. v. 1,25 mg/kgKG, Piritramid i. v. 0,05–0,1 mg/kgKG

Postoperatives Management

- Überwachung im **Aufwachraum** mit **Basismonitoring**
- Delir-Sreening mittels Nu-Desc
- **Analgesie** mit Piritramid bei Bedarf 0,05–0,1 mg/kgKG

13.2.5 Laryngektomie mit Tracheotomie und Neck Dissection

J. Birnbaum, B. Föhre, M. Menk, M. Römer, M. Schneider

► **Dauer**
- 4–6 h.

Prämedikation

- Prämedikation nach SOP Präoperative Visite (Kap. 1.1)
- PONV-Score erheben (Kap. 2.21)
- Prämedikation von Erwachsenen nur bei explizitem Patientenwunsch, wenn Prämedikation, dann Midazolam 7,5 mg p. o., bei Schluckstörungen oder PEG Midazolamsaft 7,5–10 mg bzw. Midazolam 1–2 mg i. v. vor Einleitung

Häufige Assoziation mit Alkoholabusus, Entzugsprophylaxe nach SOP Evaluation alkoholkranker Patienten.

Blut- und Transfusionsbedarf

Blutgruppenbestimmung, Bestellen von Blutprodukten nur nach Bedarf im OP.

Besonderheiten

Zugänge nach Möglichkeit auf der linken Seite des Patienten. Punktion der V. basilica oder der V. femoralis. Bei Punktion der V. subclavia Seite mit Operateur absprechen.

Saubere Beatmungsschläuche auf dem Bauch des Patienten lagern, diese werden nach Einsetzen des Trachealtubus (Hirtenstab/Trachealkänüle) konnektiert.

Checkliste – Vorbereitungen im OP

► **Atemwege**
- orotracheale Intubation

► **Anästhesieverfahren**
- TIVA (auf jeden Fall bis zum Abschluss der Tracheotomie) *oder*
- balancierte Anästhesie

► **Zugänge**
- 2 großlumige periphere Venenzugänge
- Basismonitoring + Monitoring Allgemeinanästhesie
- arterieller Katheter
- ZVK bei Begleiterkrankungen oder schlechtem Gefäßstatus; Punktionsstelle nach RS mit Operateur (V. basilica, femoralis oder V. subclavia)
- Blasenkatheter
- Temperaturmessung
- Magensonde
- Luftwärmedecke

► **Medikamente und Volumen**
- Vollelektrolytlösung 1000 ml
- Gelafundin 500 ml
- Propofol 200 mg/20 ml oder Thiopental 500 mg/20 ml
- ggf. Propofol Spritzenpumpe 2 %
- Sevofluran/Desfluran
- Fentanyl 0,5 mg/10 ml oder Remifentanil Spritzenpumpe 1 mg/50 ml
- Piritramid 1,5 mg/ml
- Cis-Atracurium 10 mg/10 ml oder Rocuronium 50 mg/10 ml
- Cafedrin/Theodrenalin 200 mg/10 mg (10 ml)
- Metamizol 1–2 g/100 ml oder Paracetamol Kurzinfusion

► **Materialvorbereitung**
- 2 periphere Venenkatheter 18 G
- Spiraltubus ID 7,5–8,5 mm
- Drucksystem
- arterieller Katheter
- ZVK (1- oder 3-Lumenkatheter) bei schlechtem Venenstatus und/oder entsprechenden Nebenerkrankungen
- EKG-Kabel für Ableitung über ZVK
- Blasenkatheter
- Magensonde nur nach Rücksprache Operateur
- Temperatursonde
- „Hirtenstabkanüle“ bei der OP-Pflege
- Temperatursonde
- Luft-Wärmedecke

Monitoring

► **Basismonitoring und Monitoring Allgemeinanästhesie**
- EKG
- Pulsoxymetrie
- nichtinvasive Blutdruckmessung (oszillotonometrisch)
- Kapnometrie/-grafie
- Monitoring der inspiratorischen O_2-Konzentration
- in- und exspiratorische Messung der Inhalationsanästhetikakonzentration
- Volumetrie der Atemgase
- Atemwegsdruck mit Diskonnektionsalarm
- invasive Druckmessung
- Temperatur
- Diurese

Narkoseeinleitung

- Patientenidentifikation, OP-Checkliste prüfen
- Patienten sind oft durch die Voruntersuchungen (Mikrolaryngoskopien/PE) bekannt, sodass nicht mit unvorhergesehenen Intubationsschwierigkeiten gerechnet werden muss
- Anschluss des Monitorings
- periphervenöser Zugang
- Infusionsbeginn
- Remifentanil 0,1–0,3 µg/kgKG/min, alternativ Fentanyl 3–5 µg/kgKG
- Propofol 1,5–3 mg/kgKG
- Cis-Atracurium 0,1 mg/kgKG, alternativ Rocuronium 0,6 mg/kgKG
- Propofol 1,5–3 mg/kgKG, alternativ Thiopental 3–5 mg/kgKG,
- Intubation, Tubuslagekontrolle und -fixation
- Anlage arterieller Katheter, 2. periphervenöser Zugang, ggf. Anlage ZVK
- Anlage Blasenkatheter
- Augenschutz
- nach Absprache mit dem Operateur perioperative Antibiotikaprophylaxe. ggf. Repetitionsdosis

Lagerung

- Rückenlage
- Augenschutz (Salbe/Pflaster)
- Fersenpolster, Knierolle
- Wärmedecke
- Armpolster

Narkoseführung

- TIVA mit Propofol 6–8 mg/kgKG/h und Remifentanil 0,1–0,3 µg/kgKG/min *oder*

- Fentanylbolus 1–3 µg/kgKG bei Bedarf
  Alternativ:
- balancierte Anästhesie mit Sevofluran/Desfluran in O_2-Luft-Gemisch als Low-Flow-Anästhesie und Remifentanil 0,1–0,3 µg/kgKG/min
- Beatmung:
  - O_2-Luft-Gemisch
  - F_iO_2 0,3–0,5
  - $etCO_2$ 35–40 mmHg
- eine Relaxation ist in bestimmten OP-Phasen nicht erwünscht, diese deshalb mit dem Operateur absprechen

Postoperatives Management

- Intensivüberwachung in PACU/IMCU
- Patient am Ende der OP über Trachealkanüle spontan atmen lassen
- Magensonde vom Operateur legen lassen
- **Analgesie** mit Piritramid bei Bedarf 0,05–0,1 mg/kgKG
- Delir-Screening mittels Nu-Desc/CAM-ICU

13.2.6 Laserchirurgische Eingriffe (endolaryngeal-enoral)

J. Birnbaum, B. Föhre, M. Menk, M. Römer, T. Wollersheim

▶ **Dauer**
- 30–60 min

Merke M!

Das Anästhesieteam muss in die Besonderheiten und Sicherheitsmaßnahmen bei Laseranwendung im OP eingewiesen sein.

Prämedikation

- Prämedikation nach SOP Präoperative Visite (Kap. 1.1)
- PONV-Score erheben (Kap. 2.21)
- Midazolam 3,75–7,5 mg Tabletten p. o., bei Schluckstörungen oder PEG Midazolamsaft 7,5–10 mg bzw. Midazolam 1–2 mg i. v., ambulante Patienten 7,5 mg p. o.
- Kinder: Midazolamsaft 0,8 mg/kgKG; Hinweise für ambulante Operationen beachten!

Besonderheiten

Cave ⚠

Eigenschutz beachten (passende Schutzbrille tragen).

Kortikosteroid- und Antibiotikatherapie nach Absprache mit dem Operateur.

- Bei einem Tubusbrand sind schwere Verbrennungen und Inhalationstraumata möglich. Eine Risikoreduktion wird durch eine möglichst niedrige F_iO_2 erreicht.
- Infusionsflasche 500 ml mit Spike bereitstellen oder Kochsalzflasche mit Schraubverschluss.
- Im Falle eines Tubusbrandes sofort löschen.
- Tubus sofort diskonnektieren und nach RS mit Operateur entfernen (Hitze!), erneut intubieren.

Checkliste – Vorbereitungen im OP

▶ **Atemwege**
- orotracheale Intubation

▶ **Anästhesieverfahren**
- TIVA, kein Lachgas
- $F_iO_2 < 0,3$

▶ **Zugänge**
- 1 peripherer Venenzugang 18 G
- Basismonitoring + Monitoring Allgemeinanästhesie

▶ **Medikamente und Volumen**
- balancierte Vollelektrolytlösung 1000 ml
- Propofol 200 mg/20 ml
- Propofol Spritzenpumpe 2 %
- ggf. Sevofluran/Desfluran
- Remifentanyl Spritzenpumpe 1 mg/50 ml bzw. Kinderansatz 6 µg/ml
- alternativ Fentanyl 0,5 mg/10 ml
- Cis-Atracurium 10 mg/10 ml
- Cafedrin/Theodrenalin 200 mg/10 mg (10 ml)
- Metamizol 1–2 g/100 ml oder 1 g/100 ml Paracetamol Infusion (10 mg/ml)

▶ **Materialvorbereitung**
- 1 peripherer Venenkatheter 20 G
- **Lasertubus** ID 6,0–6,5 mm
- Cuffblockung mit NaCl (gefärbt mit Methylenblau), entsprechend den Herstellerangaben

Monitoring

▶ **Basismonitoring und Monitoring Allgemeinanästhesie**
- EKG
- Pulsoxymetrie
- nichtinvasive Blutdruckmessung (oszillotonometrisch)
- Kapnometrie/-grafie
- Monitoring der inspiratorischen O_2-Konzentration
- in- und exspiratorische Messung der Inhalationsanästhetikakonzentration

- Volumetrie der Atemgase
- Atemwegsdruck mit Diskonnektionsalarm

Narkoseeinleitung

- Patientenidentifikation, OP-Checkliste prüfen
- Anschluss des Monitorings
- periphervenöser Zugang
- Infusionsbeginn
- Remifentanil 0,1–0,3 µg/kgKG/min
- Propofol 1,5–3 mg/kgKG
- Cis-Atracurium 0,1 mg/kgKG
- Intubation in tiefer Narkose und voller Relaxierung, Cuffblockung mit NaCl 0,9 %, Cuff enthält blauen Farbstoff
- Augenschutz!

Bei Kindern überwiegend inhalative Einleitung mit Sevofluran in O_2-Lachgas-Gemisch, periphervenöser Zugang, **Wechsel auf O_2-Luft-Gemisch**, Relaxation und Intubation.

Lagerung

- Rückenlage
- Augenschutz mit feuchten Kompressen

Narkoseführung

► TIVA

- Remifentanil 0,1–0,3 µg/kgKG/min
- Propofol 6–8 mg/kgKG/h
- **kein Lachgas verwenden**, O_2-Luft-Gemisch $F_iO_2 < 0,3$
- Beatmung: $etCO_2$ 35–40 mmHg
- ggf. Jetventilation:
  - Absprache des Vorgehens mit dem Operateur
  - nach voller Relaxation Einsetzen des Stützrohres durch Operateur und Konnektion des Stützrohransatzes mit Jetgerät, Beginn der Jetventilation
  - Jet-Ventilation ggf. auch über Jet-Katheter durchführen
  - Voraussetzungen: Glottis und relaxierte Stimmbänder müssen vom Operateur einsehbar sein, sichtbare jetsynchrone Thoraxexkursionen, Beobachtung des Jetdurchtrittes durch die Glottis
  - intraoperativ wiederholte Lungenauskultation, am Operationsende Entfernung des Stützrohres, Einführen einer Larynxmaske und Ausleitung

Cave ⚠

CO_2-Retention während Jetventilation.

Postoperatives Management

- Überwachung im **Aufwachraum** mit **Basismonitoring**
- **Analgesie** mit Piritramid bei Bedarf 0,05–0,1 mg/kgKG
- Delir-Sreening mittels Nu-Desc
- durch Manipulation an den Stimmbändern besteht postoperativ u. U. ein starker Hustenreiz

13.2.7 Mikrolaryngoskopie

J. Birnbaum, B. Föhre, M. Menk, M. Römer, M. Schneider

► **Dauer**

- 30–60 min

Prämedikation

- Prämedikation nach SOP Präoperative Visite (Kap. 1.1)
- PONV-Score erheben (Kap. 2.21)
- Midazolam 3,75–7,5 mg Tabletten p. o., bei Schluckstörungen oder PEG Midazolamsaft 7,5–10 mg bzw. Midazolam 1–2 mg i. v.

Immer HNO-Spiegelbefund ansehen und auf dem Prämedikationsbogen notieren, um mögliche Intubationshindernisse zu erkennen.

Blut- und Transfusionsbedarf

In der Regel kein Bedarf.

Besonderheiten

Vor Narkoseeinleitung immer HNO-Spiegelbefund ansehen, um mögliche Intubationshindernisse zu erkennen!

Checkliste – Vorbereitungen im OP

► **Atemwege**

- Endotrachealtubus oral oder nasal

► **Anästhesieverfahren**

- balancierte Anästhesie *oder*
- TIVA

► **Zugänge**

- 1 peripherer Venenzugang
- Basismonitoring + Monitoring Allgemeinanästhesie

► **Medikamente und Volumen**

- balancierte Vollelektrolytlösung 1000 ml
- Propofol 100 mg/10 ml
- ggf. Propofol Spritzenpumpe 2 %
- Sevofluran/Desfluran

- Remifentanil 1 mg/50 ml bzw. Kinderansatz 6 µg/ml oder Fentanyl 0,5 mg/10 ml
- Mivacurium 20 mg/10 ml oder Cis-Atracurium (nach OP Dauer)
- Cafedrin/Theodrenalin 200 mg/10 mg (10 ml)
- Metamizol 1–2 g/100 ml oder Paracetamol Kurzinfusion 1000 mg/100 ml

► **Materialvorbereitung**
- 1 peripherer Venenkatheter 20 G
- Spiraltubus ID 6,5 mm (evtl. 6 mm)

Monitoring

► **Basismonitoring und Monitoring Allgemeinanästhesie**
- EKG
- Pulsoxymetrie
- nichtinvasive Blutdruckmessung (oszillotonometrisch)
- Kapnometrie/-grafie
- Monitoring der inspiratorischen O_2-Konzentration
- in- und exspiratorische Messung der Inhalationsanästhetikakonzentration
- Volumetrie der Atemgase
- Atemwegsdruck mit Diskonnektionsalarm

Narkoseeinleitung

Großzügige Indikation zur primär fiberoptischen Intubation.
- Patientenidentifikation, OP-Checkliste prüfen
- Anschluss des Monitorings
- periphervenöser Zugang
- Infusionsbeginn
- Remifentanil 0,1–0,3 µg/kgKG/min
- Propofol 1,5–3 mg/kgKG
- Mivacurium 0,1–0,2 mg/kgKG oder Cis-Atracurium 0,05–0,1 mg/kgKG
- Intubation in tiefer Narkose und voller Relaxierung, Tubus tief tracheal positionieren und mittig fixieren
- Augenschutz

Lagerung

- Rückenlage, Kopf wird vom Operateur überstreckt gelagert, **Cave:** HWS-Probleme, Tubusdislokation
- Augenschutz (Salbe/Pflaster)

Narkoseführung

- in der Regel kurze Eingriffe, die eine tiefe Narkose und ausreichende Relaxation erfordern, insbesondere bei der Ösophaguskopie
- beim Einsetzen des Kleinsasser-Rohres sind vagale Reaktionen möglich
- balancierte Anästhesie mit Desfluran/Sevofluran in O_2-Luft-Gemisch oder TIVA mit Propofol 6–8 mg/kgKG
- Beatmung:
  - F_iO_2 0,3–0,5
  - $etCO_2$ 35–40 mmHg
- intraoperative Analgesie mit Piritramid 0,05–0,1 mg/kgKG
- ggf. Jetventilation:
  - Absprache des Vorgehens mit dem Operateur
  - nach voller Relaxation Einsetzen des Stützrohres durch Operateur und Konnektion des Stützrohransatzes mit Jetgerät, Beginn der Jetventilation
  - Jet-Ventilation ggf. auch über Jet-Katheter durchführen
  - Voraussetzungen: Glottis und relaxierte Stimmbänder müssen vom Operateur einsehbar sein, sichtbare jetsynchrone Thoraxexkursionen, Beobachtung des Jetdurchtrittes durch die Glottis
  - intraoperativ wiederholte Lungenauskultation, am Operationsende Entfernung des Stützrohres, Einführen einer Larynxmaske und Ausleitung

Cave

CO_2-Retention während Jetventilation.

Postoperatives Management

- Überwachung im **Aufwachraum** mit **Basismonitoring**
- **Analgesie** mit Piritramid bei Bedarf 0,05–0,1 mg/kgKG
- Delir-Sreening mittels Nu-Desc
- durch Manipulation an den Stimmbändern besteht postoperativ häufig ein starker Hustenreiz

13.2.8 Radikale Neck Dissection

J. Birnbaum, B. Föhre, M. Menk, M. Römer, T. Wollersheim

► **Dauer**
- 2–10 h

Prämedikation

- Prämedikation nach SOP Präoperative Visite (Kap. 1.1)
- PONV-Score erheben (Kap. 2.21)
- Midazolam 7,5 mg Tabletten p. o., bei Schluckstörungen oder PEG Midazolamsaft 7,5–10 mg bzw. Midazolam 1–2 mg i. v. vor Einleitung

Häufige Assoziation mit Alkoholabusus, Entzugsprophylaxe nach SOP Evaluation alkoholkranker Patienten.

Blut- und Transfusionsbedarf

Blutgruppenbestimmung, Bestellung von Blutprodukten nur nach Bedarf im OP.

Besonderheiten

- Perioperative Antibiotikaprophylaxe nach Absprache mit dem Operateur. ggf. intraoperative Repetitionsdosis.
- Kardiozirkulatorische Störungen sind durch Vagusreizung und Irritation am Sinus caroticus möglich.
- Regelmäßige BGA-Kontrollen und ggf. Gabe von EK und FFP.
- Bei Punktion der V. subclavia kontralaterale Seite punktieren; bei beidseitiger Neck-Dissektion und Notwendigkeit eines zentralen Venenkatheters wird die V. femoralis punktiert.
- Bei primärer Anlage einer Tracheotomie am Beginn der Operation orale Intubation und TIVA bis zum Abschluss der Tracheotomie.

Checkliste – Vorbereitungen im OP

► **Atemwege**
- orotracheale Intubation, ggf. nasotrachele Intubation

► **Anästhesieverfahren**
- TIVA *oder*
- balancierte Anästhesie

► **Zugänge**
- 1 großlumiger peripherer Venenzugang
- Basismonitoring + Monitoring Allgemeinanästhesie
- arterieller Katheter
- ggf. ZVK: V. basilica oder V. subclavia in Absprache mit Operateur, strenge Indikation
- Blasenkatheter
- Temperatursonde
- Wärmematte

► **Medikamente und Volumen**
- Vollelektrolytlösung 1000 ml
- Gelafundin 500 ml
- Propofol 200 mg/20 ml ml oder Thiopental 500 mg/20 ml
- ggf. Propofol Spritzenpumpe 2 %
- Sevofluran/Desfluran
- Fentanyl 0,5 mg/10 ml oder Remifentanyl Spritzenpumpe 1 mg/50 ml
- Piritramid 15 mg/10 ml
- Cis-Atracurium 10 mg/10 ml oder Rocuronium 50 mg/10 ml
- Cafedrin/Theodrenalin 200 mg/10 mg (10 ml)
- Metamizol 1–2 g/100 ml oder Paracetamol Kurzinfusion 1000 mg/100 ml
- Clonidin 150 µg/10 ml

► **Materialvorbereitung**
- 1 peripherer Venenkatheter 18 G
- Spiraltubus ID 7,5–8,0 mm
- Drucksystem
- arterieller Katheter
- ggf. ZVK (1- oder 3-Lumenkatheter) bei schlechtem Gefäßstatus
- ggf. EKG-Kabel für Ableitung über den ZVK
- Blasenkatheter
- Magensonde nur nach Rücksprache mit Operateur
- Temperatursonde

Monitoring

► **Basismonitoring und Monitoring Allgemeinanästhesie**
- EKG
- Pulsoxymetrie
- nichtinvasive Blutdruckmessung (oszillotonometrisch)
- Kapnometrie/-grafie
- Monitoring der inspiratorischen O_2-Konzentration
- in- und exspiratorische Messung der Inhalationsanästhetikakonzentration
- Volumetrie der Atemgase
- Atemwegsdruck mit Diskonnektionsalarm
- invasive Druckmessung
- Temperatur
- Diurese

Narkoseeinleitung

- Patientenidentifikation, OP-Checkliste prüfen
- bei Tumorpatienten sind häufig Intubationsschwierigkeiten zu erwarten, großzügige Indikationsstellung zur fiberoptischen Intubation
- Anschluss des Monitorings
- periphervenöser Zugang
- Infusionsbeginn
- Remifentanil 0,1–0,3 µg/kgKG/min
- Propofol 1,5–3 mg/kgKG
- Cis-Atracurium 0,1 mg/kgKG
- Intubation in tiefer Narkose und voller Relaxierung
- alternativ:
  - Fentanyl 3–5 µg/kgKG
  - Propofol 2–3 mg/kgKG alternativ Thiopental 3–5 mg/kgKG
  - Rocuronium 0,6 mg/kgKG
  - Intubation in tiefer Narkose und Relaxation

- Anlage arterieller Katheter
- Anlage eines ZVK in Abhängigkeit von Begleiterkrankungen und Gefäßstatus
- Anlage Blasenkatheter
- ggf. 2. periphervenöser großer Zugang
- Augenschutz

Lagerung

- Rückenlage
- Augenschutz (Salbe/Pflaster)
- Fersenpolster, Knierolle
- Wärmedecke
- Armpolster

Narkoseführung

- TIVA:
  - Fentanyl Bolusgaben oder Remifentanil 0,1–0,3 µg/kgKG/min
  - Propofol 5–8 mg/kgKG/h oder balancierte Anästhesie:
  - Sevofluran/Desfluran in O_2-Luft-Gemisch als Low-Flow-Anästhesie
- Beatmung:
  - O_2-Luft-Gemisch
  - F_iO_2 0,3–0,5
  - $etCO_2$ 35–40 mmHg
- die Relaxation ist in bestimmten Operationsphasen nicht erwünscht, diese mit dem Operateur absprechen

Postoperatives Management

Bei einseitigem Eingriff keine Intensivüberwachung erforderlich. Bei beidseitigem Eingriff Intensivüberwachung mit der Möglichkeit eines differenzierten Airway-Managements.

- Überwachung im **Aufwachraum** mit **Basismonitoring**
- Delir-Sreening mittels Nu-Desc
- **Analgesie** mit Piritramid bei Bedarf 0,05–0,1 mg/kgKG

13.2.9 Septumplastik (Septorhinoplastik), Nasennebenhöhlen-OP (NNH-OP), Uvula- und Gaumenplastik

J. Birnbaum, B. Föhre, M. Menk, M. Römer, M. Schneider

► **Dauer**

- Zirka ca. 1–2 h

Prämedikation

- Prämedikation nach SOP Präoperative Visite (Kap. 1.1)
- PONV-Score erheben (Kap. 2.21)
- 7,5 mg Midazolam p. o.

Cave

Zurückhaltung bei Patienten mit **obstruktivem Schlafapnoesyndrom (OSAS)**, ggf. auf orale Prämedikation mit atemdepressiven Substanzen verzichten, Notwendigkeit/Verfügbarkeit einer postoperativen Intensivüberwachung klären.

- häufig bei Patienten mit Schlafapnoe und Adipositas, dann ist evtl. eine **Rapid Sequence Induction** erforderlich
- ggf. Aufklärung für **fiberoptische Intubation**

Blut- und Transfusionsbedarf

In der Regel kein Bedarf.

Besonderheiten

- Häufig erschwerte Intubation (übergewichtige Patienten, große Zunge, kleiner Kehlkopf, OSAS)
- häufig chronische Atemwegsinfekte (Bronchitis, allergisches Asthma)
- Rachentamponade vor Ausleitung entfernen, gut enoral absaugen, schonende Extubation unter Vermeidung von Husten und Pressen
- Antibiotika + evtl. Kortikosteroide nach Rücksprache mit Operateur

Checkliste – Vorbereitungen im OP

► **Atemwege**

- ITN oral

► **Anästhesieverfahren**

- balancierte Anästhesie *oder*
- TIVA
- plus ggf. Lokalanaästhesie durch den Operateur (LA + Adrenalin)

► **Zugänge**

- 1 peripherer Venenzugang
- Basismonitoring + Monitoring Allgemeinanästhesie

► **Medikamente und Volumen**

- balancierte Vollelektrolytlösung 1000 ml
- Propofol 200 mg/20 ml oder Thiopental 500 mg/20 ml
- ggf. Propofol 2 %
- Spritzenpumpe
- Remifentanil Spritzenpumpe 1 mg/50 ml bzw. Kinderansatz 6 µg/ml, Fentanyl 0,5 mg/10 ml *oder*
- Piritramid 15 mg/10 ml
- Sevofluran/Desfluran

- Cis-Atracurium 10 mg/10 ml
- Cafedrin/Theodrenalin 200 mg/10 mg (10 ml)
- Metamizol 1–2 g/100 ml oder Paracetamol Kurzinfusion 1000 mg/100 ml

► **Materialvorbereitung**
- 1 peripherer Venenkatheter 20 G
- Spiraltubus ID 7,5–8,0 mm
- Rachentamponade

Monitoring

► **Basismonitoring und Monitoring Allgemeinanästhesie**
- EKG
- Pulsoxymetrie
- nichtinvasive Blutdruckmessung (oszillotonometrisch)
- Kapnometrie/-grafie
- Monitoring der inspiratorischen O_2-Konzentration
- in- und exspiratorische Messung der Inhalationsanästhetikakonzentration
- Volumetrie der Atemgase
- Atemwegsdruck mit Diskonnektionsalarm

Narkoseeinleitung

- Patientenidentifikation, OP-Checkliste prüfen
- Anschluss des Monitorings
- periphervenöser Zugang
- Infusionsbeginn
- Remifentanil 0,1–0,3 µg/kgKG/min
- Propofol 1,5–3 mg/kgKG, Cis-Atracurium 0,05–0,1 mg/kgKG
- alternativ:
  - Fentanyl 3–5 µg/kgKG
  - Propofol 2–3 mg/kgKG
- Intubation in tiefer Narkose und voller Relaxierung
- Gabe des Antibiotikums nach RS mit Operateur
- Rachentamponade einlegen
- Augenschutz mit Gel
- Augen nicht zukleben

Lagerung

- Rückenlage, Oberkörperhochlagerung
- Kopflagerung gemeinsam mit dem Operateur evtl. intraoperativ Wechsel zu überstreckter Kopflagerung, dann erneute Kontrolle der Beatmung
- Augenschutz (Salbe)

Narkoseführung

Balancierte Anästhesie mit Sevofluran/Desfluran in O_2-Luft-Gemisch als Low-Flow-Anästhesie und Remifentanil 0,1–0,3 µg/kgKG/min oder
- TIVA mit 6–8 mg/kgKG/h Propofol und Fentanylbolus 1–3 µg/kgKG bei Bedarf
- Beatmung:
  - F_iO_2 0,3–0,5
  - $etCO_2$ 35–40 mmHg
  - AZV 6–8 ml/kgKG
  - PEEP5–8 mmH_2O
- Blutdruckspitzen vermeiden

Postoperatives Management

- Überwachung im **Aufwachraum** mit **Basismonitoring**
- **Analgesie** mit Piritramid bei Bedarf 0,05–0,1 mg/kgKG
- Delir-Sreening mittels Nu-Desc
- auf Nachblutung achten
- Oberkörperhochlagerung mit Kühlpack im Nacken

Patienten mit **Schlafapnoesyndrom** (**OSAS**) werden länger (4 h) im Aufwachraum überwacht. Ausnahme: Bei Patienten, die ein Nasen-CPAP-Gerät benutzen und dies postoperativ nicht nutzen können, kann eine Überwachung bis zu 24 h indiziert sein (s. SOP **OSAS**). Bei behinderter Nasenatmung ist ein regelmäßiges Anfeuchten des Mundes erforderlich.

13.2.10 Tonsillektomie bei Erwachsenen

J. Birnbaum, B. Föhre, M. Menk, M. Römer, T. Wollersheim

► **Dauer**
- Zirka 30–60 min

Prämedikation

- Prämedikation nach SOP Präoperative Visite (Kap. 1.1)
- PONV-Score erheben (Kap. 2.21)
- Midazolam 7,5 mg Tabletten p. o.
- Kinder Midazolamsaft 0,8 mg/kgKG

Blut- und Transfusionsbedarf

In der Regel kein Bedarf.

Besonderheiten

Vor Ausleitung vorsichtig absaugen, wach extubieren.

Checkliste – Vorbereitungen im OP

► **Atemwege**
- orotracheale Intubation

► **Anästhesieverfahren**
- balancierte Anästhesie *oder*
- TIVA

► **Zugänge**
- 1 peripherer Venenzugang
- Basismonitoring + Monitoring Allgemeinanästhesie

► **Medikamente und Volumen**
- balancierte Vollelektrolytlösung 1000 ml
- Propofol 200 mg/20 ml oder Thiopental 500 mg/20 ml
- ggf. Propofol 2 %
- Spritzenpumpe
- Remifentanyl Spritzenpumpe 1 mg/50 ml bzw. Kinderansatz 6 µg/ml, ggf. Fentanyl 0,5 mg/10 ml
- Piritramid 15 mg/10 ml
- Sevofluran/Desfluran
- Cis-Atracurium 10 mg/10 ml, ggf. Mivacurium 20 mg/10 ml
- Metamizol 1–2 g/100 ml oder Paracetamol Kurzinfusion 1000 mg/100 ml
- Cafedrin/Theodrenalin 200 mg/10 mg (10 ml)

► **Materialvorbereitung**
- 1 peripherer Venenkatheter 20 G
- Spiraltubus ID 7,5–8,0 mm

Monitoring

► **Basismonitoring und Monitoring Allgemeinanästhesie**
- EKG
- Pulsoxymetrie
- nichtinvasive Blutdruckmessung (oszillotonometrisch)
- Kapnometrie/-grafie
- Monitoring der inspiratorischen O_2-Konzentration
- in- und exspiratorische Messung der Inhalationsanästhetikakonzentration
- Volumetrie der Atemgase
- Atemwegsdruck mit Diskonnektionsalarm

Narkoseeinleitung

- Patientenidentifikation, OP-Checkliste prüfen
- Anschluss Monitoring
- periphervenöser Zugang
- Infusionsbeginn
- Remifentanil 0,1–0,3 µg/kgKG/min
- Propofol 2–3 mg/kgKG
- Cis-Atracurium ca. 0,1–0,15 mg/kgKG
- alternativ:
  - Fentanyl 3–5 µg/kgKG
  - Propofol 2–3 mg/kgKG, alternativ Thiopental 3–5 mg/kgKG
  - Mivacuriuum 0,2 mg/kgKG
- Intubation in tiefer Narkose und voller Relaxation
- Augenschutz (Salbe/Pflaster)
- Antibiotikagabe nach Rücksprache mit dem Operateur
- Tubus mittig und gut fixieren

Lagerung

- Rückenlage, Kopf überstreckt
- Augenschutz (Salbe/Pflaster)

Narkoseführung

- beim Einsetzen des Tonsillensperrers auf ausreichend tiefe Narkose achten
- **Cave:** Tubusdislokation, ausreichende Blockung
- balancierte Anästhesie mit Sevofluran/Desfluran in O_2-Luft-Gemisch als Low-Flow-Anästhesie oder
- TIVA mit Propofol 6–8 mg/kgKG und Remifentanil 0,1–0,2 mg/kgKG/min
- Beatmung:
  - F_iO_2 0,3–0,5
  - $etCO_2$ 35–40 mmHg
  - AZV 6–8 ml/kgKG
  - PEEP5–8 mmH_2O

Postoperatives Management

- Überwachung im **Aufwachraum** mit **Basismonitoring**
- **Analgesie** mit Piritramid bei Bedarf 0,05–0,1 mg/kgKG
- Delir-Sreening mittels Nu-Desc
- Oberkörper hochlagern
- Kältekompressen in den Nacken

13.2.11 Tympanoplastik

J. Birnbaum, B. Föhre, M. Menk, M. Römer, M. Schneider

► **Dauer**
- sehr unterschiedlich, je nach Typ.

Prämedikation

- Prämedikation nach SOP Präoperative Visite (Kap. 1.1)
- PONV-Score erheben (Kap. 2.21)
- Midazolam 7,5 mg p. o., bei Schluckstörungen oder PEG Midazolamsaft 7,5–10 mg bzw. Midazolam 1–2 mg i. v.
- Kinder Midazolamsaft 0,8 mg/kgKG

I

Blut- und Transfusionsbedarf

In der Regel kein Bedarf.

Besonderheiten

- Während der OP-Phasen mit Mikroskop Kontakt mit OP-Tisch vermeiden.
- Blutdruckmessung nicht am Arm an der OP-Seite, die wiederholten Messungen stören bei der Arbeit mit dem Mikroskop.
- Kurzwirksames Muskelrelaxans bei Neuromonitorung.
- Extubation in tiefer Narkose (Hustenreiz vermeiden).
- Wärmezufuhr und Temperaturmessung bei längeren Operationszeiten.

Checkliste – Vorbereitungen im OP

▶ **Atemwege**
- ITN

▶ **Anästhesieverfahren**
- TIVA *oder*
- balancierte Anästhesie
- ggf. Lokalanästhesie durch Operateur (LA + Adrenalin)

▶ **Zugänge**
- 1 peripherer Venenzugang

▶ **Medikamente und Volumen**
- balancierte Vollelektrolytlösung 1000 ml
- Propofol 200 mg/20 ml
- ggf. Propofol Spritzenpumpe 2 %
- Sevofluran/Desfluran
- Remifentanil Spritzenpumpe 1 mg/50 ml bzw. Kinderansatz 6 µg/ml; Fentanyl 0,5 mg/10 ml
- Cis-Atracurium 10 mg/10 ml
- Cafedrin/Theodrenalin 200 mg/10 mg (10 ml)
- Metamizol 1–2 g/100 ml oder Paracetamol Kurzinfusion

▶ **Materialvorbereitung**
- 1 peripherer Venkenkatheter 20 G
- Spiraltubus
- evtl. Wärmedecke

Monitoring

▶ **Basismonitoring und Monitoring Allgemeinanästhesie**
- EKG
- Pulsoxymetrie
- nichtinvasive Blutdruckmessung (oszillotonometrisch)
- Kapnometrie/-grafie
- Monitoring der inspiratorischen O_2-Konzentration
- in- und exspiratorische Messung der Inhalationsanästhetikakonzentration
- Volumetrie der Atemgase
- Atemwegsdruck mit Diskonnektionsalarm

Narkoseeinleitung

- Patientenidentifikation, OP-Checkliste prüfen
- Anschluss Monitoring
- periphervenöser Zugang
- Infusionsbeginn
- Remifentanil 0,1–0,3 µg/kgKG/min
- Propofol 1,5–3 mg/kgKG
- Mivacrurium 0,1–0,2 mg/kgKG
- Intubation in tiefer Narkose und voller Relaxierung, Tubus auf der Gegenseite des Operationsgebietes fixieren
- Augenschutz
- evtl. Gabe des Antibiotikums

Lagerung

- Rücken, Kopf seitlich gedreht
- Augenschutz (Salbe)
- zusätzliche Lagerungsmaßnahmen bei langer OP-Dauer
- Blutdruckmessung auf der OP-Gegenseite

Narkoseführung

- Kein Lachgas verwenden, O_2-Luft-Gemisch
- Beatmung:
  - F_iO_2 0,3–0,5
  - $etCO_2$ 35–40 mmHg
- TIVA
  - Remifentanil 0,1–0,3 µg/kgKG/min
  - Propofol 5–8 mg/kgKG/h

Praxis

Zu beachten

Während der Operation wird von den Operateuren ein Monitoring des N. facialis durchgeführt. Daher sollen die Patienten nach der Intubation nicht mehr relaxiert werden.

Blutdruckspitzen und Hypertonie vermeiden.

Postoperatives Management

- Überwachung im Aufwachraum mit Basismonitoring
- **Analgesie** mit Piritramid bei Bedarf 0,05–0,1 mg/kgKG
- Delir-Screening mittels Nu-Desc/CAM-ICU
- bei Schwindel und Übelkeit nach Labyrinthirritationen bevorzugt mit Dimenhydrinat (31–)62 mg i. v. therapieren

13.3 Mund-Kiefer-Gesichtschirurgie (MKG)

13.3.1 Abszessspaltungen

J. Birnbaum, B. Föhre, M. Menk, M. Römer, T. Wollersheim

► **Dauer**
- Zirka 15–30 min

Prämedikation

- Prämedikation nach SOP Präoperative Visite (Kap. 1.1)
- **PONV-Score** erheben (Kap. 2.21)
- sorgfältige Atemwegsevaluation: Mundöffnung, Kieferklemme, Schluckstörung, Beweglichkeit des Larynx prüfen
- großzügige Indikation zur primär fiberoptischen Intubation stellen und Patienten darüber aufklären
- 7,5 mg Midazolam p. o., bei Schluckstörungen oder PEG Midazolamsaft bzw. Midazolam i. v.
- Kinder Midazolamsaft 0,8 mg/kgKG

Besonderheiten

Zur nasalen Intubation Spiraltubus (6,0–6,5 mm ID) verwenden; Vorbereitung des entsprechenden Nasenlochs mit in Naphazolin 1:1000 getränktem Tupfer.

Nach Absprache mit dem Operateur perioperative Antibiotikaprophylaxe und Kortikoidgabe.

Die Extubation erfolgt nach Testung auf Nebenluft und beim wachen Patienten. Wenn bei entblocktem Tubus keine Nebenluft entweicht, bleibt der Patient intubiert und wird auf die Intensivstation verlegt.

Checkliste – Vorbereitungen im OP

► **Atemwege**
- Endotrachealtubus oral
- ggf. primär fiberoptische Intubation

► **Anästhesieverfahren**
- balancierte Anästhesie alternativ:
- TIVA

► **Zugänge**
- 1 peripherer Venenzugang 18 G
- Basismonitoring + Monitoring Allgemeinanästhesie

► **Medikamente und Volumen**
- Vollelektrolytlösung 1000 ml
- Propofol 200 mg/20 ml
- ggf. Propofol 2 %
- Spritzenpumpe
- Remifentanyl Spritzenpumpe 1 mg/50 ml
- Cis-Atracurium 5 mg/5 ml
- Succinylcholin 100 mg/5 ml
- Piritramid 15 mg/10 ml
- Sevofluran/Desfluran
- Cafedrin/Theodrenalin 200 mg/10 mg (10 ml)
- Metamizol 1–2 g/100 ml

► **Materialvorbereitung**
- 1 peripherer Venenkatheter
- Spiraltubus ID 7,5–8,0 mm
- ggf. autoklavierbarer Spiraltubus
- Bronchoskopiewagen

Monitoring

► **Basismonitoring und Monitoring Allgemeinanästhesie**
- EKG
- Pulsoxymetrie
- nichtinvasive Blutdruckmessung (oszillotonometrisch)
- Kapnometrie/-grafie
- Monitoring der inspiratorischen O_2-Konzentration
- in- und exspiratorische Messung der Inhalationsanästhetikakonzentration
- Volumetrie der Atemgase
- Atemwegsdruck mit Diskonnektionsalarm

Narkoseeinleitung

Die Mundöffnung ist evtl. schmerzbedingt eingeschränkt und der Mund lässt sich nach Narkoseeinleitung öffnen. Bei länger bestehenden Abszessen hingegen kann die Kieferklemme fixiert sein. Deshalb ist im Zweifel die Indikation für eine fiberoptische Intubation zu stellen.

- Patientenidentifikation, OP-Checkliste prüfen
- Anschluss des Monitorings
- periphervenöser Zugang
- Infusionsbeginn, Oberkörper hochlagern
- präoxygenieren für mindestens 5 min
- intravenös schnelle Einleitung (Maskenbeatmung kann schwierig sein)
- Remifentanyl 0,1–0,3 µg/kgKG/min
- Propofol 1,5–3 mg/kgKG, Maskenbeatmung prüfen
- Laryngoskopie vor Relaxation
  - Succinylcholin 1–1,5 mg/kgKG, wenn Maskenbeatmung schwierig, bei Laryngoskopie aber Cormack I oder II oder
  - Cis-Atracurium 0,1 mg/kgKG, bei problemloser Maskenbeatmung und laryngoskopisch guter Sicht Intubation in tiefer Narkose und voller Relaxierung
- evtl. Gabe des Antibiotikums nach RS mit Operateur (ggf. erst nach Abstrich)
- Augenschutz

Lagerung

- Rückenlage, Kopf seitlich gedreht, evtl. überstreckte Kopflagerung mit Operateur
- Augenschutz

Narkoseführung

- balancierte Anästhesie mit Sevofluran/Desfluran in O_2-Luft-Gemisch als Low-Flow-Anästhesie
- alternativ: TIVA
- Analgesie mit Piritramid bei Bedarf 0,05–0,1 mg/kgKG; Metamizol 1 g/100 ml Kurzinfusion
- Beatmung:
  - F_iO_2 0,3–0,5
  - $etCO_2$ 35–40 mmHg

Postoperatives Management

- Überwachung im **Aufwachraum** mit **Basismonitoring**
- Delir-Sreening mittels Nu-Desc
- abschwellende Maßnahmen, Fortsetzung der antibiotischen Therapie nach Rücksprache mit Operateur

13.3.2 Dentalsanierung

J. Birnbaum, B. Föhre, M. Menk, M. Römer, M. Schneider

► **Dauer**
- 30–60 min

Prämedikation

- Prämedikation nach SOP Präoperative Visite (Kap. 1.1)
- PONV-Score erheben (Kap. 2.21)
- 3,75–7,5 mg Midazolam Tabletten p. o., bei Schluckstörungen oder PEG Midazolamsaft 7,5–10 mg bzw. Midazolam 1–2 mg i. v.
- Kinder Midazolamsaft 0,8 mg/kgKG

Besonderheiten

Häufig handelt es sich um körperlich und geistig schwerstbehinderte Patienten sowie Patienten mit Spritzen- und Zahnarztphobie, sodass auch bei Erwachsenen gelegentlich eine inhalative Narkoseeinleitung nötig ist.

Eine andere Gruppe sind Patienten vor Herzklappenersatz (**Cave:** Endokarditisprophylaxe) oder Organtransplantation (**Cave:** Leber- und Niereninsuffizienz).

Nach Rücksprache mit dem Operateur erfolgt die Intubation oral oder nasal. Nasale Tuben werden mit einem Kopfverband fixiert; orale Tuben mittig oder kontralateral der zu sanierenden Seite befestigt.

Bei Tumorpatienten ist eine erschwerte Intubation möglich und die Indikation zur fiberoptischen Intubation großzügig zu stellen.

Durch die Operateure wird eine Rachentamponade eingelegt, vor Ausleitung wird diese entfernt. Nach sorgfältigem oralem Absaugen wird der Patient wach extubiert.

Checkliste – Vorbereitungen im OP

► **Atemwege**
- Endotrachealtubus oral oder nasal

► **Anästhesieverfahren**
- balancierte Anästhesie alternativ:
- Lokalanästhesie mit Analgosedierung
- fast immer Lokalanästhesie durch Operateur (LA + Adrenalin)

► **Zugänge**
- 1 peripherer Venenkatheter
- Basismonitoring + Monitoring Allgemeinanästhesie

► **Medikamente und Volumen**
- Vollelektrolytlösung 1000 ml
- Propofol 200 mg/ 20 ml
- Sevofluran/Desfluran
- Remifentanil Spritzenpumpe 1 mg/50 ml
- Piritramid 15 mg/10 ml
- Cis-Atracurium 5 mg/5 ml
- Cafedrin/Theodrenalin 200 mg/10 mg (10 ml)
- Metamizol 1–1,5 g/100 ml oder Paracetamol Kurzinfusion

► **Materialvorbereitung**
- 1 peripherer Venenzugang G 18
- überlanger Spiraltubus ID 7,5–8,0 mm oder 6,0–6,5 mm
- ggf. nasales Set (nasales Spekulum, Pinzette, Spitztupfer etc.)
- Bronchoskopiewagen

Monitoring

► **Basismonitoring und Monitoring Allgemeinanästhesie**
- EKG
- Pulsoxymetrie
- nichtinvasive Blutdruckmessung (oszillotonometrisch)
- Kapnometrie/-grafie
- Monitoring der inspiratorischen O_2-Konzentration
- in- und exspiratorische Messung der Inhalationsanästhetikakonzentration
- Volumetrie der Atemgase
- Atemwegsdruck mit Diskonnektionsalarm

Narkoseeinleitung

- Patientenidentifikation, OP-Checkliste prüfen
- Anschluss des Monitorings
- periphervenöser Zugang
- Infusionsbeginn
- Remifentanil 0,1–0,3 µg/kgKG/min
- Propofol 1,5–3 mg/kgKG
- Cis-Atracurium 0,1 mg/kgKG
- Intubation in tiefer Narkose und voller Relaxierung
- evtl. Gabe des Antibiotikums
- Augenschutz

Lagerung

- Rückenlage, evtl. überstreckter Kopf mit Operateur
- Augenschutz (Salbe/Pflaster)
- bei nasaler Intubation „Kopfverband" zur Tubusfixierung

Narkoseführung

- balancierte Anästhesie mit Sevofluran/Desfluran oder TIVA in O_2-Luft-Gemisch als Low-Flow-Anästhesie
- Beatmung:
    - F_iO_2 0,3–0,5
    - $etCO_2$ 35–40 mmHg
- Piritramid 0,05–0,1 mg/kgKG, Metamizol 1 g/100 ml als Kurzinfusion
- alternativ: Lokalanästhesie mit Analgosedierung

Postoperatives Management

- Überwachung im **Aufwachraum** mit **Basismonitoring**
- Delir-Sreening mittels Nu-Desc
- analgetische Therapie mit Piritramid (0,05–0,1 mg/kgKG), ggf. 15 min vor Beenden der Remifentanilinfusion beginnen
- abschwellende Maßnahmen mit Kältekompressen

13.3.3 Dysgnathie-Operationen (mandibuläre Umstellungsosteotomie, bimaxilläre Umstellungsosteotomie)

J. Birnbaum, B. Föhre, M. Menk, M. Römer, T. Wollersheim

► **Dauer**
- Zirka 15–30 min

Prämedikation

- Prämedikation nach SOP Präoperative Visite (Kap. 1.1)
- PONV-Score erheben (Kap. 2.21)
- bei ausgeprägten Dysgnathien muss mit Intubationsproblemen gerechnet werden, bei Verdacht auf schwierigen Atemweg keine atemdepressive Prämedikation
- stationäre Patienten 3,75–7,5 mg Midazolam Tabletten p. o., bei Schluckstörungen oder PEG Midazolamsaft 7,5–10 mg bzw. Midazolam 1–2 mg i. v.
- Kinder Midazolamsaft 0,8 mg/kgKG

Blut- und Transfusionsbedarf

In der Regel kein Bedarf, Blutgruppe präoperativ bestimmen.

Besonderheiten

- Die Patienten sind in der Regel jung, gesund und hoch motiviert; die Operation erfolgt meist nach längerer kieferorthopädischer Vorbehandlung.
- Großzügige PONV-Prophylaxe mit Fortecortin und Ondansetron.
- Wach extubieren!
- Perioperative Antibiotikaprophylaxe und Kortikosteroidgabe erfolgt nach Rücksprache mit Operateur.

Checkliste – Vorbereitungen im OP

► **Atemwege**
- immer nasaler Endotrachealtubus

► **Anästhesieverfahren**
- balancierte Anästhesie alternativ:
- TIVA

► **Zugänge**
- 1 peripherer + weitere großlumige Venenzugänge
- Basismonitoring + Monitoring Allgemeinanästhesie
- Blasenkatheter
- Temperatursonde
- Luftwärmedecke

► **Medikamente und Volumen**

- Vollelektrolytlösung 1000 ml
- Propofol 200 mg/20 ml
- ggf. Propofol 2 %
- Spritzenpumpe
- Remifentanyl Spritzenpumpe 1 mg/50 ml
- Cis-Atracurium 5 mg/5 ml
- Piritramid 15 mg/10 ml
- Sevofluran/Desfluran
- Metamizol 1–2 g/100 ml
- Cafedrin/Theodrenalin 1 Amp/10 ml
- Naphazolin Lsg. 1:1000
- Ondansetron 4 mg/2 ml
- Solu-Decortin 1000 mg/10 ml

► **Materialvorbereitung**

- 1, ggf. 2 periphere Venenkatheter
- autoklavierbarer Spiraltubus aus Silikon ID 6,0–6,5 mm
- Magill-Zange
- Luft-Wärmedecke
- Drahtschere

Monitoring

► **Basismonitoring und Monitoring Allgemeinanästhesie**

- EKG
- Pulsoxymetrie
- nichtinvasive Blutdruckmessung (oszillotonometrisch)
- Kapnometrie/-grafie
- Monitoring der inspiratorischen O_2-Konzentration
- in- und exspiratorische Messung der Inhalationsanästhetikakonzentration
- Volumetrie der Atemgase
- Atemwegsdruck mit Diskonnektionsalarm
- Temperatursonde
- Diurese

Narkoseeinleitung

Merke **M!**

Die Intubation erfolgt stets nasal; bei ausgeprägter Dysgnathie muss mit Intubationsproblemen gerechnet werden (elektive fiberoptische Intubation bzw. fiberoptische Intubationsbereitschaft).

- Patientenidentifikation, OP-Checkliste prüfen
- Anschluss des Monitorings
- periphervenöser Zugang
- Infusionsbeginn
- präoxygenieren
- Remifentanil 0,1–0,3 µg/kgKG/min
- Propofol 1,5–3 mg/kgKG
- Cis-Atracurium 0,1 mg/kgKG
- Intubation in tiefer Narkose und voller Relaxierung
- Tubusfixierung mit „Kopfverband“
- Augenschutz, 2. periphervenöser Zugang, Dauerkatheter nach Rücksprache mit Operateur bei Operationen über 3–4 h, ggf. könnte ein Dauerkatheter auch intraoperativ gelegt werden

Lagerung

- Rückenlage
- Augenschutz, Knierolle, Fersenschutz, Armpolster, Wärmedecke

Narkoseführung

balancierte Anästhesie mit Sevofluran/Desfluran in O_2-Luft-Gemisch als Low-Flow-Anästhesie oder

- TIVA: Remifentanil 0,1–0,3 µg/kgKG/min, Propofol 5–8 mg/kgKG/h
- Analgesie mit Piritramid bei Bedarf 0,05–0,1 mg/kgKG
- Metamizol 1 g/100 ml Kurzinfusion
- Beatmung:
  - O_2-Luft-Gemisch
  - F_iO_2 0,3–0,5
  - $etCO_2$ 35–40 mmHg

Postoperatives Management

- Überwachung im **Aufwachraum** mit **Basismonitoring**
- Delir-Sreening mittels Nu-Desc
- **Analgesie** mit Piritramid bei Bedarf 0,05–0,1 mg/kgKG
- Drahtschere bei verdrahteten Patienten für Transport + AWR immer beim Patienten belassen
- bei bimaxillärer Umstellungsosteotomie Indikation für postoperative Beatmung und 24 h Überwachung auf PACU/IMCU/ITS gemeinsam mit dem Operateur evaluieren

13.3.4 Einfache Frakturen im Gesichtsbereich: Jochbein, Nasenbein, Unterkiefer, Le-Fort-I

J. Birnbaum, B. Föhre, M. Menk, M. Römer, M. Schneider

► **Dauer**
- 15 min bis 2 h.

Prämedikation

- Prämedikation nach SOP Präoperative Visite (Kap. 1.1)
- PONV-Score erheben (Kap. 2.21)
- Prämedikation zurückhaltend, falls notwendig mit Midazolam p. o. 3,75–7,5 mg
- keine Prämedikation bei fraglich schwierigem Atemweg
- Kinder Midazolamsaft 0,8 mg/kgKG

Besonderheiten

- Kieferklemme meist schmerzbedingt, jedoch kann auch eine nicht lösbare Kieferklemme vorliegen. Test: Mundöffnung besser nach Analgetikagabe? Vorab überprüfen, ob Mundöffnung ausreichend für das Einführen eines Guedel-Tubus, einer Larynxmaske oder eines Videolaryngoskops ist. Ggf. primär fiberoptische Intubation.
- Zur nasalen Intubation überlangen Spiraltubus (6–6,5) nach Vorbereitung des betreffenden Nasenlochs mit Naphazolintupfer 1:1000 Lösung verwenden (z. B. bei Unterkieferfrakturen).
- Bei verdrahteten Kiefer 60 min vor OP-Ende Ondansetron 4 mg/4 mg Dexamethason i. v.
- Antibiotika- und Kortikoidgabe nach Rücksprache mit dem Operateur.
- Bei Jochbein- und Orbitabodenfrakturen Bradykardien (bis Asystolie) durch okulokardialen Reflex möglich. Therapie: Stimulationsreiz unterbrechen, Atropin 0,5 mg i. v.
- Patienten wach extubieren.

Checkliste – Vorbereitungen im OP

► **Atemwege**
- Endotrachealtubus oral oder nasal
- LMA nur nach Rücksprache mit Operateur

► **Anästhesieverfahren**
- balancierte Anästhesie
- meist Lokalanästhesie durch Operateur (LA + Adrenalin)

► **Zugänge**
- 1 peripherer Venenzugang
- Basismonitoring + Monitoring Allgemeinanästhesie

► **Medikamente und Volumen**
- Vollelektrolytlösung 1000 ml
- Propofol 200 mg/20 ml
- Sevofluran/Desfluran
- Remifentanil Spritzenpumpe 1 mg/50 ml
- Piritramid 15 mg/10 ml
- Cis-Atracurium 5 mg/5 ml, ggf. Mivacurium 20 mg/20 ml
- Metamizol 1–2 g/100 ml oder Paracetamol Supp
- Cafedrin/Theodrenalin 200 mg/10 mg (10 ml)
- ggf. Naphazolin 1:1000 Lösung

► **Materialvorbereitung**
- 1 peripherer Venenkatheter
- Spiraltubus ID 7,5–8,0 mm bzw. 6–6,5 mm
- ggf. LMA
- ggf. Drahtschere
- ggf. nasales Set

Monitoring

► **Basismonitoring und Monitoring Allgemeinanästhesie**
- EKG
- Pulsoxymetrie
- nichtinvasive Blutdruckmessung (oszillotonometrisch)
- Kapnometrie/-grafie
- Monitoring der inspiratorischen O_2-Konzentration
- in- und exspiratorische Messung der Inhalationsanästhetikakonzentration
- Volumetrie der Atemgase
- Atemwegsdruck mit Diskonnektionsalarm

Narkoseeinleitung

Die eingeschränkte Mundöffnung ist meistens schmerzbedingt und stellt kein Intubationshindernis dar. Man muss jedoch jederzeit mit einer nicht lösbaren Kieferklemme rechnen.

- Patientenidentifikation, OP-Checkliste prüfen
- Anschluss des Monitorings
- periphervenöser Zugang
- Infusionsbeginn
- Remifentanil 0,1–0,3 µg/kgKG/min
- Propofol 1,5–3 mg/kgKG
- Cis-Atracurium 0,1 mg/kgKG, bei Nervenstimulation oder Operationen nervennah Mivacurium 0,2 mg/kgKG
- Intubation in tiefer Narkose und voller Relaxierung
- evtl. Gabe des Antibiotikums
- Augenschutz

13

Lagerung

- Rückenlage, evtl. überstreckte Kopflagerung mit Operateur
- Augenschutz (Salbe/Pflaster)

Narkoseführung

- balancierte Anästhesie mit Sevofluran/Desfluran oder TIVA in O_2-Luft-Gemisch als Low- Flow-Anästhesie
- Beatmung:
  - F_iO_2 0,3–0,5
  - $etCO_2$ 35–40 mmHg
- zusätzlich Lokalanästhesie durch Operateur
- 15 min vor Beenden der Remifentanilinfusion Piritramidgabe 0,05–0,1 mg/kgKG

Postoperatives Management

- Überwachung im **Aufwachraum** mit **Basismonitoring**
- Delir-Sreening mittels Nu-Desc
- Drahtschere zum Transport und für den AWR bereithalten bei verdrahtetem Kiefer
- **Analgesie** mit Piritramid bei Bedarf 0,05–0,1 mg/kgKG
- großzügige PONV-Prophylaxe und Behandlung
- lokale abschwellende Maßnahmen mit Kältekompressen

13.3.5 Langzeit-Tumoroperation MKG

J. Birnbaum, B. Föhre, M. Menk, M. Römer, T. Wollersheim

► **Dauer**
- 4–8 h
- die OP-Dauer wird beim Team-Time-out besprochen.

Prämedikation

- PONV-Score erheben (Kap. 2.21)
- stationäre Patienten erhalten 3,75–7,5 mg Midazolam Tabletten p. o.; bei Schluckstörungen oder PEG ist Midazolamsaft (z. B. 4–6 mg) möglich, bzw. Midazolam i. v. vor Einleitung (z. B. 1–2 mg)
- Patienten mit potenziell schwierigem Atemweg erhalten keine Standardprämedikation!
- bei Angststörung kann eine reduzierte Prämedikation von 3,75 mg Midazolam Tabletten p. o. erwogen werden, sicherer ist Midazolam 1–2 mg i. v. in der Einleitung unter Monitoring und der Möglichkeit Sauerstoff zu insufflieren

Patienten mit großer Tumorresektion und Rekonstruktion mit Radialis- oder Fibulatransplantat werden durch die Kollegen der MGK tracheotomiert. Dafür wird nach Einleitung oral intubiert. Bei wachfiberoptischer Intubation erfolgt in der Regel eine nasale Intubation mit einem Spiraltubus. Nach Befund ist ein primär fiberoptisches Vorgehen nötig (Narkoseprotokolle vorangegangener Narkosen ansehen).

Sollte die Tracheotomie durch die MKG entfallen, wird der Patient zunächst intubiert und nachbeatmet auf eine Intensivstation verlegt, da es im Verlauf zu einer relevanten Schwellung der Atemwege kommen kann (Weichteilschwellung, venöse Abflussstauung, Insuffizienz der Lappenanastomose).

Blut- und Transfusionsbedarf

Blutgruppe präoperativ bestimmen, Anforderung von Blutprodukten ggf. intraoperativ.

Besonderheiten

Ist ein Radialislappen geplant (meist linker Arm), werden alle Zugänge am kontralateralen Arm gelegt (meist rechts). Die Anlage weiterer peripherer Zugänge erfolgt ggf. an den Füßen (**Cave:** bei einem Fibulatransplantat nicht an der entsprechenden Extremität). Bei eingeschränkten Venenverhältnissen kann in seltenen Fällen ein zentraler, ausreichend dimensionierter Zugang notwendig sein. Aufgrund des OP-Gebietes und postoperativer möglicher Schwellung der Halsweichteile ist primär eine femorale Anlage zu erwägen (**Cave:** bei Fibulatransplantat möglichst auf der kontralateralen Seite).

Es ist auf eine ausreichende Volumengabe zu achten, Patienten haben meistens ein Flüssigkeitsdefizit, Intraoperativ muss mit kardiozirkulatorischen Störungen durch Vagusreizung u. Manipulation am Sinus caroticus gerechnet werden.

Zur Einleitung ist ein kurz wirksames Muskelrelaxans zu bevorzugen, um ein Neuromonitoring zu ermöglichen.

Für eine dilatative Tracheotomie wird durch die Anästhesie über einen Mainzer Adapter bronchoskopiert und der Tubus unter Sicht zurückgezogen. Es ist darauf zu achten, dass die Punktionsstelle, Nadel, Draht, Blue Rhino, TK für den Operateur gut sichtbar darzustellen sind. Tiefe Narkose und ggf. Nachrelaxierung sind obligat. Der Patient darf während der Punktion nicht pressen (Gefahr der Verletzung der Pars membranacea). Die Beatmung ist während der Bronchoskopie anzupassen, da der Tubus teilweise verlegt ist (F_iO_2 1,0, hoher Flow, lange Inspirationszeit, ggf. Erhöhung des Inspirationsdruckes und Anpassung der Atemfrequenz). Der Tubus verbleibt oral, bis die korrekte Lage der TK bestätigt und die Beatmung über die TK möglich ist. Bei Komplikationen (z. B. Blutung nach Entfernung des Blue Rhino) ist so jederzeit ein Abbruch und Vorschieben des Tubus via Bronchoskop möglich. Nach Einlage der TK, Anschluss an das Beatmungsgerät und Beatmung ist die Lage der TK durch diese und von oral zu kontrollieren und Verletzung – soweit sichtbar – auszuschließen. Entfernung des Tubus. Dokumentation.

Checkliste – Vorbereitungen im OP

► **Atemwege**
- Endotrachealtubus oral oder nasal
- nach Tracheotomie Trachealkanüle (wird von der OP-Pflege angereicht)

► **Anästhesieverfahren**
- TIVA bis zur dilatativen Tracheotomie, dann fortführen der TIVA *oder*
- balancierte Anästhesie

► **Zugänge**
- 1–2 großlumige periphere Venenzugänge
- Basismonitoring + Monitoring Allgemeinanästhesie
- arterieller Katheter
- ZVK nach RS mit Operateur und Venenstatus (V. femoralis, ggf. V. subclavia kontralateral des OP-Gebietes)
- Blasenkatheter
- Temperaturmessung
- Luft-Wärmedecke

► **Medikamente und Volumen**
- Vollelektrolytlösung 1000 ml
- Propofol 200 mg/20 ml
- ggf. Propofol Spritzenpumpe 2 %
- Sevofluran/Desfluran
- Fentanyl 0,5 mg/10 ml oder Remifentanyl Spritzenpumpe 5 mg/50 ml, außer bei wachfiberoptischer Intubation (dann immer 1 mg/50 ml bis der Atemweg gesichert ist)
- Piritramid 1,5 mg/ml
- Cis-Atracurium 5 mg/5 ml
- Cafedrin/Theodrenalin 200 mg/10 mg (10 ml)
- Metamizol 1–2 g/100 ml oder 1 g Perfalgan als Kurzinfusion
- Antibiotikum (1. Wahl: 3 g Ampicillin/Sulbactam)
- Prednisolon 1 g/10 ml
- evtl. Naphazolin 1:1000 Lösung

► **Materialvorbereitung**
- 2 peripherer Venenkatheter 18 G
- Spiraltubus ID 7,5–8,0 mm oder autoklavierbaren Spiraltubus aus Silikon 6,0–7,0 mm
- Drucksystem
- arterieller Katheter
- ggf. ZVK
- EKG-Kabel für intrakardiale Ableitung
- Blasenkatheter
- Temperatursonde
- Luft-Wärmedecke
- Bronchoskopiewagen

Monitoring

► **Basismonitoring und Monitoring Allgemeinanästhesie**
- EKG
- Pulsoxymetrie
- nichtinvasive Blutdruckmessung (oszillotonometrisch)
- Kapnometrie/-grafie
- Monitoring der inspiratorischen O_2-Konzentration
- in- und exspiratorische Messung der Inhalationsanästhetikakonzentration
- Volumetrie der Atemgase
- Atemwegsdruck mit Diskonnektionsalarm
- invasive Druckmessung
- Temperatur
- Diurese

Narkoseeinleitung

- Patientenidentifikation, OP-Checkliste prüfen
- Anschluss des Monitorings
- periphervenöser Zugang
- ggf. Vorbereitung zur wachfiberoptischen Intubation mit Xylocainpumpspray und mit in Naphazolin getränkten Nasentupfern und wachfiberoptische Intubation
- sonst: Infusionsbeginn
- Remifentanil 0,1–0,3 µg/kgKG/min
- Propofol 1,5–3 mg/kgKG
- Cis-Atracurium 0,1 mg/kgKG
- Intubation in tiefer Narkose und voller Relaxierung
- Tubusfixierung
- Augenschutz
- Gabe des Antibiotikums zur Einleitung (3 g Amicillin/Sulbactam 0,5–1 h vor Schnitt), ggf. Rücksprache mit dem Operateur
- Anlage arterieller Katheter 20 G
- ggf. Anlage ZVK
- Anlage Blasenkatheter

Lagerung

- Rückenlage
- Augenschutz (Salbe/Pflaster)
- Fersenpolster, Knierolle, Wärmedecke, Armpolster

Narkoseführung

- TIVA bis zur dilatativen Tracheotomie, dann balancierte Anästhesie mit Sevofluran/Desfluran in O_2-Luft-Gemisch als Low-Flow-Anästhesie *oder:*
- TIVA Remifentanil 0,1–0,3 µg/kgKG/min, Propofol 5–8 mg/kgKG/h

- Beatmung:
  - O_2-Luft-Gemisch
  - F_iO_2 0,3–0,5
  - $etCO_2$ 35–40 mmHg

Merke **M!**

Zur dilatativen Tracheotomie immer F_iO_2 1,0 und Anpassung von Atemfrequenz und Inspirationsdruckes während der Bronchoskopie.

- Vollrelaxierung zur dilatativen Tracheotomie, dann Relaxation nach Absprache mit dem Operateur
- 2. Gabe des Antibiotikums nach 3 h
- bei Gefäßanastomose Heparin per Spritzenpumpe (meist 10 000 I.E./50 ml mit 400 I.E./h) oder Nadroparin

Fraxiparingabe bei mikrovaskulärer Chirurgie: verbesserte Perfusion eines Lappen (z. B. Radialislappen bei radikaler Entfernung eines Kiefertumors). Vermeidung von Gerinnseln nach dem Anschluss der Gefäße. Gabe von 0,3 ml Nadroparin Fertigspritze (enthält 2850 IE anti-Xa in 0,3 ml) sollte 1,5–1 h vor dem Anschluss des Lappens subkutan appliziert werden, wenn der Lappen am Arm ausreichend frei präpariert, aber noch bevor er abgelöst wurde. Vorher muss unbedingt mit den Operateuren Rücksprache gehalten werden. Dosierung: 2850 Units (nach Rücksprache mit dem Operateur auch gewichtsadaptiert mehr).

Postoperatives Management

- Überwachung im PACU/IMCU/ITS mit **Basismonitoring** und evtl. erweitertem Monitoring
- Delir-Sreening mittels Nu-Desc
- **Analgesie** mit Piritramid bei Bedarf 0,05–0,1 mg/kgKG
- Magensonde durch Operateur, postoperativ Intensivüberwachung mit der Möglichkeit eines differenzierten Airwaymanagements, evtl. Nachbeatmung, Arretierungsschraube an Tracheoflexkanülen immer von Hand festschrauben
- tracheotomierte Patienten sollten am Ende der Operation wach werden und spontan atmen
- nach Absprache mit dem Operateur perioperative Antibiotikaprophylaxe und Kortikosteroidgabe

13.3.6 Mittelgesichtsfrakturen

J. Birnbaum, B. Föhre, M. Menk, M. Römer, M. Schneider

► **Dauer**
- 1–4 h.

Prämedikation

- Prämedikation nach SOP Präoperative Visite (Kap. 1.1)
- PONV-Score erheben (Kap. 2.21)

Mittelgesichtsfrakturen sind häufige Begleitverletzungen beim Polytrauma, sodass viele Patienten bereits intubiert, beatmet und mit entsprechenden intravasalen Kathetern von der ITS abgeholt werden müssen. Entsprechend erfolgt die Prämedikation mit Midazolam i. v. beziehungsweise die Narkosevertiefung vor Transport. Eine orale Prämedikation ist selten möglich, kann ggf. über eine liegende Magensonde mit Midazolamsaft 7,5–10 mg erfolgen.

Besonderheiten

- Ist eine Umintubation (oral → nasal) erforderlich, Vorbereitung des größeren Nasenloches mit in Naphazolin getränktem Tupfer; auf ausreichende Präoxygenierung und volle Relaxation vor Umintubation achten!
- Bei allen Operationen, bei denen der Zahnschluss überprüft werden muss, wird eine nasale Intubation durchgeführt.
- Ist eine Tracheotomie geplant, muss der orale Tubus so tief tracheal wie möglich platziert werden.
- Bei geplanter Extubation PONV-Prophylaxe mit Dexamethason 4 mg/Ondansetron 4 mg i. v. Die Patienten sind wach und unter Absaugen zu extubieren. Besonders bei verdrahtetem Kiefer ist auf eine sorgfältige Sekretevakuation aus dem Oropharynx zu achten.
- Die Magensonde wird vor der Verdrahtung vom Operateur gelegt. Die perioperative Antibiotikaprophylaxe und Kortikoidgabe erfolgt nach Rücksprache.

Checkliste – Vorbereitungen im OP

► **Atemwege**
- Endotrachealtubus oral oder nasal

► **Anästhesieverfahren**
- Balancierte Anästhesie *oder*
- TIVA

► **Zugänge**
- 1 großlumiger peripherer Venenzugang
- Basismonitoring + Monitoring Allgemeinanästhesie

► **Medikamente und Volumen**
- Vollelektrolytlösung 1000 ml
- Propofol 100 mg/10 ml
- ggf. Propofol Spritzenpumpe 2 %
- Sevofluran/Desfluran
- Remifentanil Spritzenpumpe 1 mg/50 ml
- Piritramid 1 mg/ml
- Cis-Atracurium 5 mg/5 ml
- Metamizol 1–2 g/100 ml oder Paracetamol Supp
- Dexamethson 4 mg/Ondensatron 4 mg
- Theodrenalin/Cafedrin 200 mg/2 mg auf 10 ml
- ggf. Naphazolin 1:1000 Lösung

► **Materialvorbereitung**
- 1 peripherer Venenkatheter
- Spiraltubus ID 7,5–8,0 mm
- langer Spiraltubus für nasale Intubation ID 6,0–6,5
- ggf. Trachealkanüle
- ggf. Drahtschere
- ggf. „nasales Set"

Monitoring

► **Basismonitoring und Monitoring Allgemeinanästhesie**
- EKG
- Pulsoxymetrie
- nichtinvasive Blutdruckmessung (oszillotonometrisch)
- Kapnometrie/-grafie
- Monitoring der inspiratorischen O_2-Konzentration
- in- und exspiratorische Messung der Inhalationsanästhetikakonzentration
- Volumetrie der Atemgase
- Atemwegsdruck mit Diskonnektionsalarm
- je nach Primärtrauma erweitertes Monitoring: AK, ZVK, Dauerkatheter, Temperatur, Magensonde

Narkoseeinleitung

Falls der Patient von der ITS kommt, Fortführen/Anpassen der Analgosedierung und Beatmung. Bei wachen Patienten kann die Mundöffnung schmerzbedingt eingeschränkt sein.
- Patientenidentifikation, OP-Checkliste prüfen
- Anschluss des Monitorings
- periphervenöser Zugang
- Infusionsbeginn
- Remifentanil 0,1–0,3 µg/kgKG/min
- Propofol 1,5–3 mg/kgKG
- Cis-Atracurium 0,1 mg/kgKG
- Piritramid bei Bedarf 0,05–0,1 mg/kgKG, Metamizol 1 g/100 ml als Kurzinfusion
- Intubation in tiefer Narkose und voller Relaxierung
- Gabe des Antibiotikums nach Rücksprache mit Operateur, ggf. Repetitionsdosis
- Augenschutz

Lagerung

- Rückenlage, evtl. überstreckte Kopflagerung mit Operateur
- Knierolle, Fersenschutz, Armpolster
- Augenschutz (Salbe/Pflaster)

Narkoseführung

- Balancierte Anästhesie mit Sevofluran/Desfluran in O_2-Luft-Gemisch als Low-Flow-Anästhesie *oder*
- TIVA mit Propofol/Remifentanil
- Beatmung:
  - F_iO_2 0,3–0,5
  - $etCO_2$ 35–40 mmHg

Postoperatives Management

- Überwachung im **Aufwachraum** mit **Basismonitoring**
- Delir-Sreening mittels Nu-Desc
- Drahtschere zum Transport und für den AWR/ITS bereithalten
- **Analgesie** mit Piritramid bei Bedarf 0,05–0,1 mg/kgKG
- lokale abschwellende Maßnahmen

13.3.7 Neck Dissection und suprahyoidale Ausräumung

J. Birnbaum, B. Föhre, M. Menk, M. Römer, T. Wollersheim

► **Dauer**
- bis zu 10 h, siehe OP-Plan.

Prämedikation

- Prämedikation nach SOP Präoperative Visite (Kap. 1.1)
- PONV-Score erheben (Kap. 2.21)
- stationäre Patienten 3,75–7,5 mg Midazolam Tabletten p. o., bei Schluckstörungen oder PEG Midazolamsaft 7,5–10 mg bzw. Midazolam 1–2 mg i. v. vor Einleitung
- bei Angststörung kann eine reduzierte Prämedikation von 3,75 mg Midazolam Tabletten p. o. erwogen werden, sicherer ist Midazolam 1–2 mg i. v. in der Einleitung unter Monitoring und der Möglichkeit Sauerstoff zu insufflieren

Merke M!

Patienten mit potenziell schwierigem Atemweg erhalten eine Aufklärung für eine primär fiberoptische Intubation und keine atemdepressive Prämedikation!

Blut- und Transfusionsbedarf

Abhängig von der Größe der OP, ggf. 2 EK auf Abruf, auf jeden Fall Blutgruppe präoperativ bestimmen, wenn nötig intraoperativ weitere Blutprodukte anfordern.

Besonderheiten

Bei Radialislappen oder Fibulatransplantat entsprechende Extremität schonen, also keinen peripheren Zugang, keine arterielle Druckmessung. Bei Fibulatransplantat ggf. auch ipsilaterale Leiste freilassen. Selten ist ein ZVK nötig (nur bei eingeschränktem Venenstatus oder bei entsprechenden Nebenerkrankungen). Aufgrund des OP-Gebietes und postoperativ möglicher Schwellung der Halsweichteile ist primär eine femorale Anlage zu erwägen.

Magensonde wird ggf. durch den Operateur gelegt. Eine postoperative Beatmung ist selten notwendig, eine postoperativ Intensivüberwachung ist indiziert.

Nach Absprache mit dem Operateur perioperative Antibiotikaprophylaxe (ggf. mit Repetitionsdosen) und Kortikosteroidgabe.

Cave ⚠

Intraoperativ muss mit kardiozirkulatorischen Störungen durch Vagusreizung und Manipulation am Sinus caroticus gerechnet werden.

Patienten mit großer Tumorresektion und Rekonstruktion mit Radialis- oder Fibulatransplantat werden üblicherweise durch die Kollegen der MGK tracheotomiert, sodass primär eine orale Intubation möglich ist. Der Tubus wird tief tracheal platziert, damit bei der Tracheotomie die Gefahr der Verletzung der Blockung minimiert wird. Zur Tracheotomie ist eine TIVA sinnvoll. Bei wachfiberoptischer Intubation erfolgt in der Regel eine nasale Intubation mit einem Spiraltubus. Nach Befund ist ein primär fiberoptisches Vorgehen nötig (Narkoseprotokolle vorangegangener Narkosen ansehen!). Während der Tracheotomie wird der Patient mit einer F_iO_2 1,0, hohem Flow, langer Inspirationszeit, ggf. Erhöhung des Inspirationsdruckes und Anpassung der Atemfrequenz beatmet. Der Tubus verbleibt oral, bis die korrekte Lage der TK bestätigt und die Beatmung über die TK möglich ist. Bei Komplikationen (z. B. Blutung) ist so jederzeit ein Abbruch und Vorschieben des Tubus möglich. Entfernung des Tubus bei sicherer Beatmung durch die Trachealkanüle. Dokumentation im Narkoseprotokoll. Sollte die Tracheotomie durch die MKG entfallen, wird der Patient postoperativ intubiert und beatmet auf eine Intensivstation verlegt, da es im Verlauf zu einer relevanten Schwellung der Atemwege kommen kann (Weichteilschwellung, venöse Abflussstauung, Nachblutung, Insuffizienz der Lappenanastomose).

Es ist auf eine ausreichende Volumengabe zu achten, Patienten haben meistens ein Flüssigkeitsdefizit. Zur Einleitung ist ein kurzwirksames Muskelrelaxans zu bevorzugen, um ein Neuromonitoring zu ermöglichen.

► **Nadroparingabe bei mikrovaskulärer Chirurgie**

- Verbesserte Perfusion eines Lappen (z. B. Radialislappen bei radikaler Entfernung eines Kiefertumors), Vermeidung von Gerinnseln nach dem Anschluss der Gefäße.
- Gabe von 0,3 ml Nadroparin Fertigspritze (enthält 2850 IE anti-Xa pro 0,3 ml) sollte 1,5–1 h vor dem Anschluss des Lappens subkutan appliziert werden, wenn der Lappen am Arm ausreichend frei präpariert, aber noch bevor er abgelöst wurde. Vorher muss unbedingt mit den Operateuren Rücksprache gehalten werden.
- Dosierung: 2850 Units (nach Rücksprache mit dem Operateur auch gewichtsadaptiert mehr).
- UAW und Kontraindikation beachten; in diesen Fällen die Indikation/Nutzen gemeinsam mit den Chirurgen besprechen.

Checkliste – Vorbereitungen im OP

► **Atemwege**

- Endotrachealtubus oral

► **Anästhesieverfahren**

- TIVA *oder*
- balancierte Anästhesie

► **Zugänge**

- 2 großlumige periphere Venenzugänge
- Basismonitoring + Monitoring Allgemeinanästhesie
- arterieller Katheter
- ggf. ZVK bei schlechten Venenstatus und/oder Nebenerkrankungen
- Blasenkatheter
- Temperatursonde
- Luft-Wärmedecke

► **Medikamente und Volumen**

- Vollelektrolytlösung 1000 ml
- Propofol 200 mg/20 ml

- ggf. Propofol Spritzenpumpe 2 %
- Desfluran/Sevofluran
- Fentanyl 0,5 mg/10 ml oder Remifentanyl Spritzenpumpe 1 mg/50 ml
- Piritramid 15 mg/10 ml
- Cis-Atracurium 5 mg/5 ml oder Rocuronium 50 mg/10 ml
- Cafedrin/Theodrenalin 200 mg/10 mg (10 ml)
- Metamizol 1–2 g/100 ml oder Paracetamol 1000 mg/100 ml Kurzinfusion
- Fraxiparin 3 ml Fertigspritze enthält 285 I.E. anti-Xa pro 0,3 ml

▸ **Materialvorbereitung**
- min. 2 periphere Venenkatheter 18 G oder größer
- Spiraltubus ID 7,5–8,0 mm
- Videolaryngoskop/Bronchoskopiewagen
- evtl. Drucksysteme
- Blasenkatheter
- ggf. Magensonde durch den Operateur
- Luft-Wärmedecke

Monitoring

▸ **Basismonitoring und Monitoring Allgemeinanästhesie**
- EKG
- Pulsoxymetrie
- nichtinvasive Blutdruckmessung (oszillotonometrisch)
- Kapnometrie/-grafie
- Monitoring der inspiratorischen O_2-Konzentration
- in- und exspiratorische Messung der Inhalationsanästhetikakonzentration
- Volumetrie der Atemgase
- Atemwegsdruck mit Diskonnektionsalarm
- invasive Druckmessung
- ggf. ZVK, Punktionsort unbedingt mit Operateur besprechen, ggf. in der Leiste
- Temperatursonde
- Diurese

Narkoseeinleitung

- Patientenidentifikation, OP-Checkliste prüfen
- Anschluss des Monitorings
- periphervenöser Zugang
- Infusionsbeginn
- präoxygenieren
- Fentanyl 0,2–0,3 mg oder Remifentanil 0,1–0,3 µg/kgKG/min
- Propofol 1,5–3 mg/kgKG
- Cis-Atracurium 0,1 mg/kgKG
- Intubation in tiefer Narkose und voller Relaxierung
- Gabe des Antibiotikums
- Anlage arterieller Katheter
- ggf. Anlage ZVK
- Anlage Blasenkatheter
- BGA direkt bei Anlage der arteriellen Druckmessung
- Augenschutz

Lagerung

- Rückenlage, Kopf leicht überstreckt seitlich gedreht
- Augenschutz
- Knierolle, Fersenschutz, Armpolster, Wärmedecke

Narkoseführung

- Balancierte Anästhesie mit Sevofluran/Desfluran in O_2-Luft-Gemisch als Low-Flow-Anästhesie *oder*
- Fentanylgabe oder TIVA Remifentanil 0,1–0,3 µg/kgKG/min, Propofol 5–8 mg/kgKG/h
- keine Nachrelaxierung wegen möglicher Nervenstimulation durch die Operateure
- am Ende der OP Analgesie mit Piritramid bei Bedarf 0,05–0,1 mg/kgKG, Metamizol 1 g/100 ml Kurzinfusion
- Beatmung:
  - O_2-Luft-Gemisch
  - F_iO_2 0,3–0,5
  - $etCO_2$ 35–40 mmHg

Postoperatives Management

- Intensivüberwachung auf der ITS/IMC
- **Analgesie** mit Piritramid bei Bedarf 0,05–0,1 mg/kgKG, ggf. Parecoxib 20–40 mg
- tracheotomierte Patienten sollten am Ende der Operation wach werden und spontan atmen
- nach Absprache mit dem Operateur perioperative Antibiotikaprophylaxe und Kortikosteroidgabe

13.3.8 Plastisch-rekonstruktive Operationen im Gesichts- und Halsbereich

J. Birnbaum, M. Menk, M. Römer, M. Ruß, M. Schneider

▸ **Dauer**
- 1–6 h.

Prämedikation

- Prämedikation nach SOP Präoperative Visite (Kap. 1.1)
- PONV-Score erheben (Kap. 2.21)
- stationäre Patienten 3,75–7,5 mg Tabletten Midazolam p. o., bei Schluckstörungen oder PEG Midazolamsaft 7,5–10 mg bzw. Midazolam 1–2 mg i. v.
- ambulante Patienten 7,5 Midazolam p. o.
- Kinder Midazolamsaft 0,8 mg/kgKG

Blut- und Transfusionsbedarf

In der Regel kein Bedarf.

Besonderheiten

- Besonderheiten je nach Art des Eingriffs mit dem Operateur absprechen.
- Gelegentlich Maskenbeatmung prä- oder postoperativ nicht möglich, dann wach extubieren!

Checkliste – Vorbereitungen im OP

▶ **Atemwege**
- Endotrachealtubus oral oder nasal *oder*
- LMA (nach Rücksprache Operateur

▶ **Anästhesieverfahren**
- balancierte Anästhesie oder
- TIVA

▶ **Zugänge**
- 1 peripherer ggf. weitere großlumige Venenzugänge
- Basismonitoring + Monitoring Allgemeinanästhesie
- Blasenkatheter
- Temperatursonde
- Luft-Wärmedecke

▶ **Medikamente und Volumen**
- Vollelektrolytlösung 1000 ml
- Propofol 200 mg/20 ml
- ggf. Propofol 2 %
- Spritzenpumpe
- Remifentanil Spritzenpumpe 1 mg/50 ml
- Cis-Atracurium 5 mg/5 ml
- Piritramid 15 mg/10 ml
- Sevofluran/Desfluran
- Metamizol 1–2 g/100 ml
- Cafedrin/Theoadrenalin 1 Amp/10 ml
- ggf. Naphazolin-Lösung 1:1000

▶ **Materialvorbereitung**
- 1, ggf. 2 periphere Venenkatheter
- Spiraltubus ID 6,5–8,0 mm
- evtl. LMA (mit flexiblem Tubusansatz)
- Magill-Zange
- Luft-Wärmedecke
- Blasenkatheter
- Temperatursonde

Monitoring

▶ **Basismonitoring und Monitoring Allgemeinanästhesie**
- EKG
- Pulsoxymetrie
- nichtinvasive Blutdruckmessung (oszillotonometrisch)
- Kapnometrie/-grafie
- Monitoring der inspiratorischen O_2-Konzentration
- in- und exspiratorische Messung der Inhalationsanästhetikakonzentration
- Volumetrie der Atemgase
- Atemwegsdruck mit Diskonnektionsalarm
- Diurese
- Temperatursonde

Narkoseeinleitung

- Patientenidentifikation, OP-Checkliste prüfen
- Anschluss des Monitorings
- periphervenöser Zugang
- Infusionsbeginn
- präoxygenieren
- Remifentanil 0,1–0,3 µg/kgKG/min
- Propofol 1,5–3 mg/kgKG
- Cis-Atracurium 0,1 mg/kgKG
- Intubation in tiefer Narkose und voller Relaxierung
- evtl. Gabe des Antibiotikums
- Augenschutz

Lagerung

- Rückenlagerung
- Augenschutz

Narkoseführung

Balancierte Anästhesie mit Sevofluran/Desfluran in O_2-Luft-Gemisch als Low-Flow-Anästhesie oder
- TIVA Remifentanil 0,1–0,3 µg/kgKG/min, Propofol 5–8 mg/kgKG/h
- Analgesie mit Piritramid bei Bedarf 0,05–0,1 mg/kgKG, Metamizol 1 g/100 ml Kurzinfusion
- Beatmung:
  - O_2-Luft-Gemisch
  - F_iO_2 0,3–0,5
  - $etCO_2$ 35–40 mmHg

Postoperatives Management

- Überwachung im **Aufwachraum** mit **Basismonitoring**
- Delir-Sreening mittels Nu-Desc
- **Analgesie** mit Piritramid bei Bedarf 0,05–0,1 mg/kgKG
- Besonderheiten mit dem Operateur absprechen

13.3.9 Tracheotomie

J. Birnbaum, B. Föhre, M. Menk, M. Römer, T. Wollersheim

▶ **Dauer**
- 30 min – 1 h

Prämedikation

- Prämedikation nach SOP Präoperative Visite (Kap. 1.1)
- PONV-Score erheben (Kap. 2.21)
- Midazolam 1–2 mg i. v. im OP!

Häufig Intensivpatienten mit zu erwartender Langzeitbeatmung, die nicht perkutan auf der Intensivstation tracheotomiert werden können. Erweiterung der Operation je nach Grunderkrankung.

Besonderheiten

Vor Operationsbeginn gründlich oral absaugen, Tubus entblocken und so tief wie möglich in die Trachea vorschieben, damit der Cuff nicht beim Eröffnen der Trachea beschädigt wird.

Vor Eröffnen der Trachea F_iO_2 auf 1,0 erhöhen, Größe und Art der Trachealkanüle in Absprache mit Operateur bzw. zuständigem Arzt auf ITS festlegen, Kanüle gut fixieren.

Es stehen verschiedene Trachealkanülen, auch mit subglottischer Absaugung, oder verstellbare überlange Kanülen mit und ohne Metallarmierung, auch für die perkutane Dilatationstracheotomie zur Verfügung. Diese haben zum Teil produktspezifische Introducer.

Die perkutan dilatative Tracheotomie immer unter fiberoptischer Sicht durchführen. Neues passendes Dilatationsset bis zum ersten Kanülenwechsel beim Patienten belassen.

Im Falle einer akzidentellen Dislokation steht das Ziel der Oxygenierung vor dem der Rekanülierung. Daher ist in der Regel die orotracheale Intubation indiziert, bevor der Versuch unternommen wird, den Dilatationskanal zu rekanülieren.

Checkliste – Vorbereitungen im OP

▶ **Atemwege**
- orotracheale Intubation
- Trachealkanüle

▶ **Anästhesieverfahren**
- TIVA

▶ **Zugänge**
- 1 peripherer Venenzugang
- Basismonitoring + Monitoring Allgemeinanästhesie
- bei Intensivpatienten erweitertes Monitoring fortführen

▶ **Medikamente und Volumen**
- Vollelektrolytlösung 1000 ml
- Propofol 200 mg/20 ml
- Bei TIVA Propofol-2-%-Spritzenpumpe
- Remifentanyl Spritzenpumpe 1 mg/50 ml
- Piritramid 1 mg/ml
- Cis-Atracurium 10 mg/10 ml
- Cafedrin/Theodrenalin 200 mg/10 mg (10 ml)
- Metamizol 1–2 g/100 ml

▶ **Materialvorbereitung**
- 1 peripherer Venenkatheter
- Spiraltubus ID 7,5–8,0 mm
- Trachealkanüle ID 9,0–10 mm
- Spülkanüle
- Set zur dilatativen Tracheotomie
- Bronchoskopiewagen

Monitoring

▶ **Basismonitoring und Monitoring Allgemeinanästhesie**
- EKG
- Pulsoxymetrie
- nichtinvasive Blutdruckmessung (oszillotonometrisch)
- Kapnometrie/-grafie
- Monitoring der inspiratorischen O_2-Konzentration
- in- und exspiratorische Messung der Inhalationsanästhetikakonzentration
- Volumetrie der Atemgase
- Atemwegsdruck mit Diskonnektionsalarm
- ggf. erweitertes Monitoring von ITS

Narkoseeinleitung

- Patientenidentifikation, OP-Checkliste prüfen
- die Patienten sind meistens oral intubiert, der Tubus ist so tief tracheal wie möglich zu platzieren
- Fortführen bzw. Anpassen der Analgosedierung und Beatmung
- periphervenöser Venenkatheter
- Infusionsbeginn
- Remifentanil 0,1–0,3 µg/kgKG/min
- Propofol 1,5–3 mg/kgKG
- Cis-Atracurium 0,1 mg/kgKG
- Intubation in tiefer Narkose und voller Relaxierung, Tubus tief tracheal platzieren
- ggf. vor OP-Beginn Bronchoskopie zur Vermeidung einer endobronchialen Tubuslage mit Inspektion der Trachea
- Augenschutz

Lagerung

- Rückenlage, überstreckte Kopflagerung gemeinsam mit dem Operateur
- Augenschutz (Salbe/Pflaster)

Narkoseführung

- TIVA Remifentanil 0,1–0,3 µg/kgKG/min, Propofol 5–8 mg/kgKG/h
- Beatmung:
  - O_2-Luft-Gemisch
  - F_iO_2 1,0
  - $etCO_2$ 35–40 mmHg
- Pflegekraft muss im Saal bleiben
- nach Eröffnen der Trachea Beatmung mit hohem Frischgasfluss und ggf. bei Leckage per Hand
- nach Rücksprache mit Operateur Rachen absaugen, Tubus entblocken und zurückziehen, sodass er gerade proximal der Tracheotomie liegt
- Einsetzen der TK, Lagekontrolle (Auskultation) und Beatmung über TK, erst bei sicherer Beatmung Tubus vollständig entfernen
- ggf. Bronchoskopie mit Inspektion der Trachea zur Dokumentation der Trachealkanülenlage

Postoperatives Management

- Überwachung im **Aufwachraum** mit **Basismonitoring**
- Delir-Sreening mittels Nu-Desc
- **Analgesie** mit Piritramid bei Bedarf 0,05–0,1 mg/kgKG
- postoperative Röntgen-Thoraxuntersuchung
- Patienten der Intensivstation werden auf die jeweilige Intensivstation zurückgebracht

13.3.10 Tracheotomie bei COVID-19

R. Garnew, M. Römer, M. Schneider

An dieser Stelle wird der typische Verlauf einer Tracheotomie bei bestätigtem COVID-19 bzw. Verdacht auf COVID-19 dargestellt. Die Tracheotomie bei Patienten mit COVID-19 ist eine potenziell stark aerosolerzeugende Prozedur und stellt ein erhöhtes Infektionsrisiko für das Behandlungsteam dar. Invasive Prozeduren am Atemweg wie die Tracheotomie erfordern daher besondere Schutzmaßnahmen, sowie besondere Festlegungen zum Ablauf und zur Nutzung der persönlichen Schutzausrüstung und des technischen Materials.

Ziele

- Reduktion des Infektionsrisikos für Personal, das die Tracheotomie bei Patienten mit vermuteter oder bestätigter COVID-19-Infektion durchführt
- Begrenzung der Zahl der Beteiligten, die die Tracheotomie bei Patienten mit vermuteter oder bestätigter COVID-19-Infektion durchführen
- Sicherstellung eines geordneten und unter Infektionsschutzaspekten sicheren Ablaufs der Tracheotomie

Besonderheiten

Aktuell gibt es keine Erkenntnisse, die eine Verallgemeinerung hinsichtlich des idealen Zeitpunktes und der Indikation zur Tracheotomie bei COVID-19 zulassen.

Die Indikation zur Tracheotomie sollte daher kritisch gestellt werden und für jeden Patienten als Einzelfallentscheidung getroffen werden. Folgende Punkte sollten hierbei berücksichtigt werden:

- Prognose des Patienten inklusive Vorerkrankungen
- der zum jeweiligen Zeitpunkt resultierende Benefit für den Patienten
- aktuelle Viruslast und das daraus resultierende Infektionsrisiko für das beteiligte Personal

Das durchführende Team sollte aus Operateur, Anästhesist und Pflegekräften bestehen, welche hoch erfahren (FA/OA) und aufeinander eingespielt sind. Die Größe des Teams sollte so gering wie möglich sein, um einen schnellen und komplikationsarmen Ablauf der Prozedur zu garantieren.

Da es sich um einen semielektiven Eingriff handelt, ist das Airwayteam mit einem Vorlauf von 1 h zu informieren.

Merke **M!**

Diskonnektionen des Beatmungssystems sollten auf ein Minimum reduziert werden und stets zwischen Respirator und Filter durchgeführt werden. Das Entblocken von Tubus oder Trachealkanüle darf nur in Exspirationslage erfolgen.

Checkliste – Vorbereitungen im OP

▸ **Atemwege**
- orotracheale Intubation
- Trachealkanüle

▸ **Anästhesieverfahren**
- TIVA

▸ **Zugänge**
- 2 periphere Venenzugänge oder 1 zentraler Venenzugang
- Basismonitoring + Monitoring Allgemeinanästhesie
- bei Intensivpatienten erweitertes Monitoring fortführen

► **Medikamente und Volumen**
- Vollelektrolytlösung 1000 ml
- Midazolam 15 mg/15 ml
- Sedierung nach Stationsstandard
- Cis-Atracurium 10 mg/10 ml
- Cafedrin/Theodrenalin 200 mg/10 mg (10 ml)
- Suprarenin 1 mg/100 ml NaCl 0,9 %
- Noradrenalin 1 mg/100 ml NaCl 0,9 %
- Atropin 0,5 mg/5 ml (Fertigspritze)

► **Materialvorbereitung**
- OP-Siebe vollständig vor Ort
- alle Medikamente sind aufgezogen und alle Spritzen beschriftet
- Videolaryngoskop passender Spatelgröße, in der Regel 3er- und 4er-D-Blade oder Macintosh-Spatel
- Tubeexchanger
- Frovastab/Führungsstab
- Rachentamponade
- Trachealkanüle mit subglottischer Absaugung in der vorher festgelegten Größe, sowie eine Größe darüber und darunter
- Woodbridge-Tubus eine Größe kleiner als beim Patienten anliegend
- vorbereitete Filtereinheit aus geschlossener Absaugung (kurz für TK), Verlängerung, virusdichtem hydrophobem Filter (z. B. Pall™ BB-100) und CO_2-Küvette

PSA

- FFP3-Maske
- Schutzkittel wasserdicht oder Overall Klasse III
- Arbeitsschutzbrille (Vollsicht, komplett geschlossen)
- Face Shield
- Handschuhe Nitril, virusdicht mit langem Schaft

Durchführung

- Strukturierte Übergabe von Stationsarzt an Airwayteam/Anästhesie vor dem Patientenzimmer
- Anlage der PSA und „Buddy-Check" vor Eintreten in das Patientenzimmer
- Kontrolle von:
  - venösen Zugängen Monitoring
  - Gerätecheck (Videolaryngoskop)
  - Vorhandensein aller benötigten Materialien (TK, Ersatztubus, Filtereinheit) Lagerung des Patienten gemeinsam mit Operateur
- Abfragen Checkliste und Team-Time-Out
- Vertiefung der Sedierung + Vollrelaxation (1,5-fache Dosis)
- gründliches orales Absaugen unter einer transparenten Schutzfolie
- Einbringen einer Rachentamponade in Form einer stark durchfeuchteten Mullbinde (Markierung an beiden Enden mit Knoten)
- Beatmung: F_iO_2 auf 1,0
- Präparation der Trachea bis zur trachealen Fensterung
- Information vom Operateur an die Anästhesie, wenn zur trachealen Fensterung bereit
- Beatmung auf Standby, Beatmungssystem zwischen Filter und Beatmungsschlauch diskonnektieren, Patient „ausatmen lassen"
- in Exspirationsstellung: oralen Tubus entblocken, maximal weit vorschieben und vorsichtig wieder blocken, um einer akzidentellen Cuff-Läsion während der Eröffnung der Trachea vorzubeugen
- vorsichtige tracheale Inzision durch Operateur, unter Sicht Lagekorrektur des oralen Tubus (Cuff soll 3 cm unter trachealer Inzision positioniert werden)
- Tubusfixierung
- Wiederaufnahme der Beatmung
- Anlage der trachealen Fensterung und Fertigstellung des Tracheostomas
- erneuter Check der Materialien vor Kanülenwechsel:
  - Trachealkanülen und Blockerspritze liegen bereit
  - Filtereinheit vorhanden
  - Tubusfixierung gelöst
- Beatmung auf Standby, Beatmungssystem zwischen Filter und Beatmungsschläuchen diskonnektieren, Patienten „ausatmen lassen"
- in Exspirationsstellung Tubus entblocken, auf Kommando des Operateurs Tubus bis kurz vor Stimmlippenebene zurückziehen, jedoch in trachealer Lage belassen, Tubus per Hand fixieren
- Einsetzen der TK durch den Operateur und sofortige Blockung der TK
- Konnektion von TK, Filtereinheit und Respirator
- Wiederaufnahme der Beatmung und kapnometrische Lagekontrolle
- vorsichtige Entfernung des oralen Tubus und der Rachentamponade, Entsorgung in bereitstehenden Abwurf

Cuffläsion

- Sofort Stoma mit feuchter Kompresse abdecken
- wenn möglich Beatmung auf Standby und Tracheotomie mit intermittierenden Apnoephasen fertigstellen
- wenn respiratorisch nicht toleriert, Umintubation auf Woodbridge-Tubus (eine Größe kleiner als beim Patienten anliegend, mittels Tube Exchanger und Videolaryngoskop), Cuff unter Sicht bis kaudal der trachealen Fensterung vorschieben und blocken, Weiterführung nach SOP

I

13.4 Literatur

[519] Brewster DJ, Chrimes NC, Do TBT et al. Consensus statement: Safe Airway Society principles of airway management and tracheal intubation specific to the COVID-19 adult patient group. Med J Aust 2020; 212 (10): 472–81

[520] Brindle M, Gawande A. Managing COVID-19 in surgical systems. Ann Surg 2020; 272 (1): e1–e2

[521] Chen X, Tian J, Li G et al. Initiation of a new infection control system for the COVID-19 outbreak. Lancet Infect Dis 2020; 20 (4): 397–8

[522] Lindemann J. Böhm F. Hoffmann T. et al. Chirurgische Aspekte zur Tracheostomie bei Covid-19 positiven Patienten – Stellungnahme im Auftrag der Deutschen Gesellschaft für HNO-Heilkunde, Kopf- und Halschirurgie (DGHNO-KHC) und der AG Laryngologie & Trachealerkrankungen. Laryngorhinootologie 2020; 99 (5): 282–4

[523] Deutsche Gesellschaft für Anästhesiologie und Intensivmedizin e.V. (DGAI). Leitlinie „Invasive Beatmung und Einsatz extrakorporaler Verfahren bei akuter respiratorischer Insuffizienz" (2017). AWMF-Leitlinien-Register Nr. 001-021. Im Internet: https://register.awmf.org/de/leitlinien/detail/001-021 (Stand: 24.11.2023)

[524] ENTUK. Guidance for surgical tracheostomy and tracheostomy tube change during the COVID-19 pandemic. 2020. Im Internet: https://www.entuk.org/news_and_events/news/59/tracheostomy_guidance_during_the_covid19_pandemic/ (Stand: 24.11.2023)

[525] ENTUK. Guidelines for changes in ENT during COVID-19 Pandemic. 2020. Im Internet: https://www.entuk.org/news_and_events/news/58/entuk_guidelines_for_changes_in_ent_during_covid19_pandemic/ (Stand: 24.11.2023)

[526] Judson SD, Munster VJ. Nosocomial Transmission of Emerging Viruses via Aerosol-Generating Medical Procedures. Viruses 2019; 11 (10): 940

[527] Kluge S, Janssens U, Welte T et al. Recommendations for critically ill patients with COVID-19. Med Klin Intensivmed Notfmed 2020; 115 (3): 175–7

[528] Parker NP, Schiff BA, Rapoport SK et al. Tracheotomy recommendations during the COVID-19 pandemic. Airway and Swallowing Committee of the American Academy of Otolaryngology-Head and Neck Surgery. 2020. Im Internet: https://www.entnet.org/resource/tracheotomy-recommendations-during-the-covid-19-pandemic-2/ (Stand: 24.11.2023)

[529] Respiratory care committee of Chinese Thoracic Society. Expert consensus on preventing nosocomial transmission during respiratory care for critically ill patients infected by 2019 novel coronavirus pneumonia. Zhonghua Jie He He Hu Xi Za Zhi 2020; 17 (0): E020

[530] Robert Koch-Institut. Empfehlungen des RKI zu Hygienemaßnahmen im Rahmen der Behandlung und Pflege von Patienten mit einer Infektion durch SARS-CoV-2. Im Internet: www.rki.de/DE/Content/InfAZ/N/Neuartiges_Coronavirus/Hygiene.html (Stand: 14.12.2021)

[531] Tay JK, Khoo ML-C, Loh WS. Surgical Considerations for tracheostomy during the COVID-19 pandemic: lessons learned from the severe acute respiratory syndrome outbreak. JAMA Otolaryngol Head Neck Surg 2020; 146 (6): 517–8

[532] Thomas-Ruddel D, Winning J, Dickmann P et al. Coronavirus disease 2019 (COVID-19): update for anesthesiologists and intensivists March 2020. Anaesthesist 2020; 1-10 (2021) doi:10.1007/s00101-020-00758-x

14 Anästhesie in der Neurochirurgie

14.1 Allgemeine Maßnahmen in der Neurochirurgie

K. Arden, M. Körber

14.1.1 Prämedikation

- Es gelten die SOPs aus dem „Allgemeinen Teil“: SOP Präoperative Visite (Kap. 1.1), PONV-Score erheben (Kap. 2.21).
- Bei gesunden Patienten unter dem 65. Lebensjahr besteht keine anästhesiologische Indikation für: EKG, Röntgen-Thorax, Labor.
- Patienten mit Thrombozytenaggregationshemmern oder DOAK erhalten ein entsprechendes Monitoring (PFA-Test, Faktor-Xa-Aktivität, TZ) und ein mit dem Operateur abgesprochenes individuelles Vorgehen. Es wird auf die Verfügbarkeit eines spezifischen Antidots (humanisiertes Antikörperfragment Idarucizumab, Praxbind) gegen den Thrombin-Antagonisten Dabigatran (Pradaxa) hingewiesen, der innerhalb von Minuten wirkt, was unseren Erfahrungen im klinischen Einsatz bei akuten Blutungen entspricht. Der modifizierte Faktor-Xa-“decoy“ Andexanet alfa (Ondexxya) ist in zentralen Gerinnungsdepots verfügbar.
- Bei geplanter **„sitzender Position“** (durch Verwendung einer Neuronavigation mittlerweile die Ausnahme) wird zum Ausschluss eines offenen Foramen ovale eine transösophageale Echokardiografie (TEE) durchgeführt. Bei Kindern erfolgt die TEE-Untersuchung nach Narkoseeinleitung am OP-Tag durch den Kinderkardiologen (s. SOP sitzende Lagerung).
- **Antikonvulsiva** werden perioperativ weitergegeben.
- **Anxiolytisch-sedierende Prämedikation bei Erwachsenen:** siehe SOP Prämedikation
- **Ausnahme:** bei Patienten mit Bewusstseinseinschränkung keine orale Prämedikation geben, ggf. i. v. im Einleitungsraum; bei Patienten zur Wachkraniotomie oder intraoperativer kortikaler Stimulation (Elektrokortikografie, ECoG) soll keine Prämedikation gegeben werden (s entsprechende SOPs).

14.1.2 Blut- und Transfusionsbedarf

Erythrozytenkonzentrate werden durch die Kollegen der Neurochirurgie angefordert, eine Blutgruppenbestimmung ist Standard für alle operativen neurochirurgischen Patienten.

Die Gabe von Erythrozytenkonzentraten (EK) ist bei neurochirurgischen Eingriffen nur selten indiziert. Es ist daher für die meisten Eingriffe ausreichend, präoperativ die Blutgruppe zu bestimmen. Im Bedarfsfall ist in der Regel genügend Zeit vorhanden, um EK von der Blutbank zu bestellen. Die Indikation für die Anforderung von EK auf Abruf ist streng zu stellen. Begleiterkrankungen wie z. B. KHK, vorbestehende Anämie etc., sind bei der Indikationsstellung zu berücksichtigen.

Für die in ▶ Tab. 14.1 genannten Elektiveingriffe werden EK gekreuzt.

Tab. 14.1 Elektiveingriffe, für die EK gekreuzt werden.

Operation	Blutgruppe	EK	in den OP
Aneurysma	X	2	x
Gefäßreicher kindlicher Tumor	X	2	x
Großes gefäßreiches Meningeom, gr. Angiom, AVM	X	4	x
Intraspinaler Tumor	X	0	
Sonstige Hirntumoren, AV-Fistel	X	0	

Die Anzahl der gekreuzten EK kann in der elektronischen Patientenakte von Pflegekräften und Ärzten eingesehen werden. Hier ist auch ersichtlich, ob die Blutprodukte ausgeliefert wurden oder noch in der Blutbank lagern.

EK auf Abruf verbleiben in der Blutbank bis sie vom Anästhesieteam bei Bedarf abgerufen werden.

Merke **M!**

EK, die nicht benötigt werden müssen zeitnah in die Blutbank zurückgeschickt werden. Der aufsichtsführende Oberarzt bestätigt mit seiner Unterschrift die Aufrechterhaltung der Kühlkette.

Ausnahme: Bei weiterem postoperativem Transfusionsbedarf werden die Konserven zusammen mit den Begleitscheinen der Intensivstation übergeben!

14.1.3 Perioperative Antibiotikaprophylaxe

Die Kollegen der NCH wünschen für alle Eingriffe außer bei Abszessverdacht ohne Erregernachweis eine perioperative Antibiotikaprophylaxe.

- Bei Einleitung:
  - Cefazolin 2–4 g (40 mg/kgKG) i. v. als Kurzinfusion
  - nach 3–4 h Dosiswiederholung: Cefazolin 2 g i. v.
- Abteilung Kinderneurochirurgie: Cefuroxim 50 mg/kgKG i. v.

Bei Allergie auf Cephalosporine:

- Clindamycin 600 mg langsam i. v. (Cave: Red-Man-Syndrome) (Kinder: 15 mg/kgKG), **Cave:** hoher Anteil resistenter Keime *oder*
- Erythromycin 1 g i. v. als Infusion über 30 min (Kinder: 15 mg/kgKG)

Bei antikonvulsiver Therapie, besonders bei Carbamazepin:

- kein Erythromycin (toxische Carbamazepin-Spiegel möglich!) und kein Amoxicillin/Clavulansäure (Nierenschädigung bei Kombination Amoxicillin/Clavulansäure – Carbamazepin), sondern: 600 mg Clindamycin i. v.

Merke **M!**

Erythromycin hemmt den hepatischen Metabolismus zahlreicher Medikamente (u. a. Cisaprid, Theophyllin, Carbamazepin, Phenytoin, Midazolam, einige Antiarrhythmika) und sollte daher nur in Ausnahmefällen verwendet werden.

14.1.4 Monitoring/Zugänge

► **Basismonitoring und Monitoring Allgemeinanästhesie**

- EKG
- Pulsoxymetrie
- nichtinvasive Blutdruckmessung (oszillotonometrisch)
- Kapnometrie/-grafie
- Monitoring der inspiratorischen O_2-Konzentration
- in- und exspiratorische Messung der Inhalationsanästhetikakonzentration
- Volumetrie der Atemgase
- Atemwegsdruck mit Diskonnektionsalarm

ZVK

Bei Hirnstamm (nahen)-Eingriffen (Ausnahmen: mikrovaskuläre Dekompression nach Janetta bei Trigeminusneuralgie und Resektion eines Akustikusneurinoms) Anlage eines Drei-Lumen-ZVK über V. femoralis oder V. jugularis interna – auch zur erleichterten Therapierbarkeit eventueller postoperativer Schluckstörungen. Bei Gefäßtumoren mit erhöhtem Blutungsrisiko (Angiom, AV-Malformation, großes Kavernom) oder neurochirurgischen Bypässen mit Gefäßinterponat (High-flow- oder Intermediate-Flow-Bypass) Anlage eines ZVK mit mindestens einem großlumigen Zugang, bevorzugt femoral. Bei zerebralen Aneurysmata mit stattgehabter SAB Anlage eines Fünf-Lumen-ZVK aufgrund der perspektivisch längerdauernden Intensivtherapie.

Weder Kleinhirntumoren (häufig Filiae) noch „elektive" Aneurysmata ohne stattgehabte Blutung noch von uns so betitelte „Standard-Bypässe" mit Anastomosierung eines peripheren Karotis-Externa-Astes auf einen distalen Karotis-Interna-Ast noch kleinere Kavernome oder gar AV-Fisteln bedürfen einer ZVK-Anlage. Zur Auswahl des Punktionsortes sei an das Worst-case-Szenario unerkannter Spannungspneumothorax mit allen möglichen Folgen erinnert – wir präferieren die femorale Punktion.

Arterielle Kanüle

A. radialis der nichtdominanten oder der paretischen Seite (Indikation s. ► Tab. 14.2) oder A. femoralis (links) zwecks Zeitersparnis bei gleichzeitiger Punktion der V. femoralis oder zur Freihaltung potenzieller Entnahmegefäße bei Gefäßinterponaten. Wir bevorzugen die linksseitige femorale Punktion, um die rechtsseitigen Gefäßzugänge für die häufig erforderlichen radiologischen Interventionen zu schonen (Kontrollangiografie).

Die Indikation für den ZVK hängt von der Größe (Giant-Aneurysma), der Lage der intrakraniellen Pathologie (hirnstammnah) und der Komorbidität (KHK, Herzinsuffizienz, schwieriger Venenstatus, weiterführende antibiotische Therapie vorgesehen) des Patienten ab.

Merke **M!**

Es ist eine individuelle Indikation zu stellen.

Tab. 14.2 Indikation für verschiedene Zugänge nach Eingriffsart.

Eingriff	ZVK	Arterieller Katheter	Peripherer Zugang	Dauerkatheter
Intrakranielle Tumoren	nein	ja	2×	ja
Akustikusneurinom (Parkbank)	nein	ja	2×	ja
Hirnstammnahe Tumoren, große Schädelbasistumoren (großes Keilbeinflügelmeningeom)	ja	ja	2×	ja
Aneurysma nicht rupturiert, kleines Angiom, AV-Fistel, Kavernom	nein	ja	2–3×	ja
Aneurysma rupturiert (SAB), AV-Malfomation, Angiom, großes Kavernom	ja (Grund: erwarteter längerer ITS-Aufenthalt bei SAB)	ja	3×	ja
Akute intrakranielle Blutung und akut subdurales Hämatom	ja (ggf. intra-OP)	ja	2×	ja
Chronisches subdurales Hämatom („Bohrloch")	nein	ja	1–2×	nein
PEG-Elektroden	nein	nein	1–2×	nein
Hypophyseneingriffe	nein	ja	1–2×	ja
STA-MCA-Bypass	nein	ja	1–2×	ja
Zerebraler Bypass mit Gefäßinterponat (intermediate-flow, high-flow), Bypass mit Ausschaltung des aneurysmatragenden Gefäßes	ja	ja	1–2×	ja
Knochendeckelplastik	nein	nein	1–2×	nein
Bandscheibenprolaps (Rücken/Bauch)	nein	nein	1–2×	nein
Intraspinaler Tumor	nein	nein	1–2×	ja
Spinalkanalstenose	nein	nein	1–2×	nein
Stabilisierungs-OP	nein	nein	2x	gegebenenfalls
Ventrikuloperitonealer Shunt	nein	nein	1–2×	nein
Periphere Eingriffe	nein	nein	1×	nein
Wachkraniotomie	nein	ja	1–2×	ja
Stereotaktische Biopsie	nein	ja	1–2×	nein

Cave: Bei Patienten mit akutem subduralem bzw. epiduralem Hämatom oder drohender Einklemmung keine Zeit mit Kanülierungen verlieren!

14.1.5 Medikamentengabe

Mannitol

Alle intrakraniellen Tumoren, die nicht nur bioptiert werden, erhalten bei Einleitung Mannitol 0,5–1 g/kgKG zügig i. v. Kontraindikationen des Mannit beachten.

Glukokortikoide

- Dexamethason:
  - Die Indikation zur Dexamethasongabe bei intrazerebralen oder intraspinalen Raumforderungen erfolgt ausschließlich in Rücksprache mit den Operateuren.
- Hydrocortison:
  - Das Hydrocortisonschema wird durchgeführt bei Patienten, die an der Hypophyse operiert werden.

   - Dosierung: 100 mg Hydrocortison i. v. vor Einleitung, dann 100 mg Hydrocortison über Spritzenpumpe über 6 h i. v. (100 mg in 50 ml NaCl mit 8 ml/h).
- Methylprednisolon, NASCIS-II-Schema:
   - bei Patienten mit spinalem Trauma in Absprache mit dem Operateur anwenden.
   - Methylprednisolon-Bolus 30 mg/kgKG i. v. dann 5,4 mg/kgKG über 23 h i. v. (kostspielig).

Cave

Keine Kortikoidgabe vor Biopsie bei Lymphomverdacht!

14.1.6 Mayfield-Klemme

Das Anbringen der Mayfield-Klemme verursacht einen Schmerzreiz, es ist daher auf eine ausreichende Analgesie, evtl. durch vorherige Remifentanil-Bolusgabe, zu achten.

Ebenso ist die Narkose bis zum Ausspannen aus der Mayfield-Klemme in sicherer Tiefe zu halten, da Husten oder grobe Bewegungen des Patienten in der Mayfield-Klemme zu Verletzungen der Halswirbelsäule oder zervikalen Rückenmarkes führen können.

Empfehlung: Remifentanil bis unmittelbar vor Öffnung der Klemme weiterlaufen lassen, dann nicht nur Perfusor stoppen, sondern auch mechanisch eine Flussunterbrechung erzwingen – Dreiwegehahn drehen.

Merke M!

Ohne EKG- und Blutdruck-Monitoring kein Anbringen der Mayfield-Klemme – eine arterielle Kanülierung ist empfehlenswert.

14.1.7 Ausleitung der Narkose

Primär gilt, dass zuvor nicht intubierte Patienten postoperativ im OP extubiert werden. Hierbei sind Pressen, Husten und stärkere Blutdruckanstiege zu vermeiden. Individuell kann die Gabe von Urapidil zur arteriellen Drucksenkung indiziert sein. Postoperatives Shivering (erhöht den zerebralen O_2-Verbrauch, ICP-Anstieg) kann durch die titrierende Gabe von 25–75 µg Clonidin (**Cave:** reduzierte Dosis wegen RR-Abfall bzw. Sedierung) nach Extubation behandelt werden.

Aufgrund des sedierenden Effektes von Clonidin und der dadurch bedingten eingeschränkten neurologischen Beurteilbarkeit sollte die Applikation nur in Ausnahmefällen vor dem Ende der Narkose und dem Erwachen des Patienten erfolgen.

Alle Patienten werden mit 30° erhöhtem Oberkörper gelagert (zur Narkoseausleitung und im Bett). Ausnahmen: Patienten mit Liquorleckage oder subduralem Hämatom werden flach gelagert; bei spinalen Osteosynthesen erfolgt die Lagerung nach Maßgaben des Operateurs.

Bei intrakraniellen und intraspinalen Operationen Dokumentation des neurologischen Befundes mindestens in Bezug auf die Bewegung der 4 Extremitäten und des Pupillenbefundes nach Extubation im Narkoseprotokoll.

14.1.8 PONV

PONV ist zu vermeiden! Die Patienten erfahren durch die TIVA im Rahmen von Trepanationen per se eine PONV-Prophylaxe. Bei hohem PONV-Risiko können vor Ausleitung noch zusätzlich 8 mg Ondansetron i. v. gegeben werden (siehe auch SOP PONV-Prophylaxe).

Merke M!

Bei Patienten mit Morbus Parkinson sind Antiemetika mit antagonistischer Wirkung am Dopamin-Rezeptor kontraindiziert (Metoclopramid, Butyrophenonderivate, Dehydrobenzperidol). Ondansetron ist ein reiner Serotonin-Rezeptor-Antagonist (Typ 3) und hat keine extrapyramidalen Nebenwirkungen, es kann daher u. a. bei Parkinson-Patienten mit PONV gegeben werden.

14.1.9 Postoperative Schmerztherapie

Bei intrakraniellen Eingriffen beginnt die postoperative Schmerztherapie intraoperativ 30–60 min vor dem Ende der OP (bei Duraverschluss) mit der Gabe von ca. 3–5 mg Piritramid i. v. und 1–2 g Metamizol i. v. als Kurzinfusion (alternativ 1 g Paracetamol i. v.).

14.1.10 Diabetes insipidus centralis

Einige Patienten fallen intraoperativ durch eine starke oder überschießende Diurese auf. Ein Diabetes insipidus (DI) wird folgendermaßen diagnostiziert:
- ein spezifisches Uringewicht von < 1003 (Bestimmung auf der Neurointensivstation)
- große Urinportionen (> 5 ml/kgKG/h über mehrere Stunden)
- kein Anstieg der Urinosmolarität trotz zunehmend negativer Wasserbilanz (< 300 mOsmol/l)
- Anstieg der Plasmaosmolarität (> 295 mOsmol/l) über die Urinosmolarität
- Spätsymptom ist die Hypernatriämie

Um eine hypertone Dehydratation zu vermeiden, wird neben der erforderlichen Volumensubstitution u. U. ADH substituiert. **Cave:** Eine Mannitolgabe bewirkt eine osmotische Diurese.

Desmopressin-Spritzenpumpe: 4 µg (= 1 Amp.)/50 ml, initiale Laufrate 10 ml/h, wenn die Diurese wieder im Normbereich liegt (1–2 ml/kgKG/h), Laufrate auf 1–2 ml/h reduzieren. Ein spezifisches Gewicht von über 1003 schließt einen DI aus.

14.1.11 Erhöhter intrakranieller Druck

Bei Patienten mit akuter intrakranieller Druckerhöhung stehen zur Akut-Intervention perioperativ folgende Therapiemaßnahmen in Absprache mit den Kollegen der NCH zur Verfügung:

- Oberkörperhochlagerung (15–30°), bei Patienten in der Mayfield-Halterung Tisch immer im Ganzen kippen!
- tiefe Analgosedierung, Muskelrelaxierung
- Mannitol (0,5–1,0 g/kgKG i. v.)
- moderate Hyperventilation (p_aCO_2: 30–35 mmHg)
- Thiopental (1,5–5 mg/kgKG als Bolus, **Cave:** Abfall des arteriellen Perfusionsdruckes)
- hypertone NaCl-Lösung, beispielsweise NaCl 10 % 50–100 ml langsam i. v.
- Normothermie herstellen

Patienten mit erhöhtem intrakraniellem Druck müssen immer (stabile Kreislaufverhältnisse vorausgesetzt) mit 15–30° erhöhtem Oberkörper (auch auf dem Transport – OP-Tisch) gelagert werden.

Patienten mit länger bestehendem erhöhtem intrakraniellem Druck werden nach Rücksprache mit dem Operateur intraoperativ normoventiliert oder „mild" hyperventiliert beatmet (p_aCO_2 30–35 mmHg). Eine Hyperventilation mit einem $p_aCO_2 < 30$ mmHg ist wegen der Gefahr der zerebralen Vasokonstriktion und Minderperfusion zu vermeiden.

Mannitol-Gabe: 0,5 g/kgKG zügig über 5–10 min i. v. Beispiel: 70 kg = 35 g Mannitol (≈180 ml Mannitol 20 %).

14.1.12 Drainagen

Ventrikeldrainagen und **Tuohy-Drainagen** müssen zum Transport verschlossen werden, um eine Benetzung und Funktionsbeeinträchtigung des Filters (Druckausgleich zur Umgebung) durch Liquor zu vermeiden. Das intra- und postoperative Vorgehen bei liegender Tuohy- oder Ventrikeldrainage muss mit dem Operateur besprochen werden, bleiben die Drainagen verschlossen, eine Drucküberwachung wird etabliert (Alarmgrenzen definieren und Druckkurve visualisieren!) und von den Chirurgen wird eine stündliche Ablaufmenge festgelegt, welche durch temporäres Öffnen kontrolliert abgelassen wird.

Redon-Drainagen werden nach Anordnung der Operateure mit oder ohne Sog versehen. In jedem Fall ist bei dem Verdacht auf Liquorverlust oder vermehrtem Blutverlust der Operateur unverzüglich zu informieren und das weitere Prozedere zu klären.

Drainagen bei Patienten mit chronisch-subduralem Hämatom (**Robinson-Drainagen**) bleiben offen und werden bei flach liegendem Patienten weit unter Kopfhöhe (knapp über dem Fußboden) angebracht. Es muss darauf geachtet werden, dass die Drainagen fördern.

14.2 Bauchlagerung/Hocke in der Neurochirurgie

K. Arden, M. Körber

▶ **Lagerung.** Der Einsatz von Lagerungshilfsmitteln für die Lagerung von Patienten, die auf dem Bauch liegen, erfolgt abhängig von der zu erwartenden OP-Dauer und Komorbiditäten des Patienten (eingeschränkte Beweglichkeit der HWS, Stenosen der hirnversorgenden Arterien).

▶ **Standard.** Lagerung des Kopfes in einer gepolsterten Kopfschale die mittels Spiegel eine Kontrolle ermöglicht (z. B. Nordiska Prone View etc.) mit großflächiger Verteilung des Druckes auf Stirn und Schläfen, ohne Druck auf Nase, Augenbulbi und Kehlkopf (▶ Abb. 14.1).

▶ **Alternative.** Einspannen des Kopfes in die Mayfield-Klemme (▶ Abb. 14.1).

14.3 Parkbanklagerung in der Neurochirurgie

K. Arden, M. Körber

▶ **Lagerung.** Seitenlagerung vorzugsweise bei Eingriffen in der hinteren Schädelgrube, alternative Lagerung zur sitzenden Position.

Der Patient liegt in Seitenlage, unter dem lateralen Thorax wird ein Kissen platziert, der unten liegende Arm überragt die Tischkante und wird auf einer Armstütze unterhalb des Tischniveaus gelagert. Die Achselhöhle muss frei bleiben! Der kontralaterale Arm wird unter leichtem dorsokaudalem Zug am Körper angelagert. Der Kopf wird zur Gegenseite rotiert und leicht gebeugt fixiert (▶ Abb. 14.2).

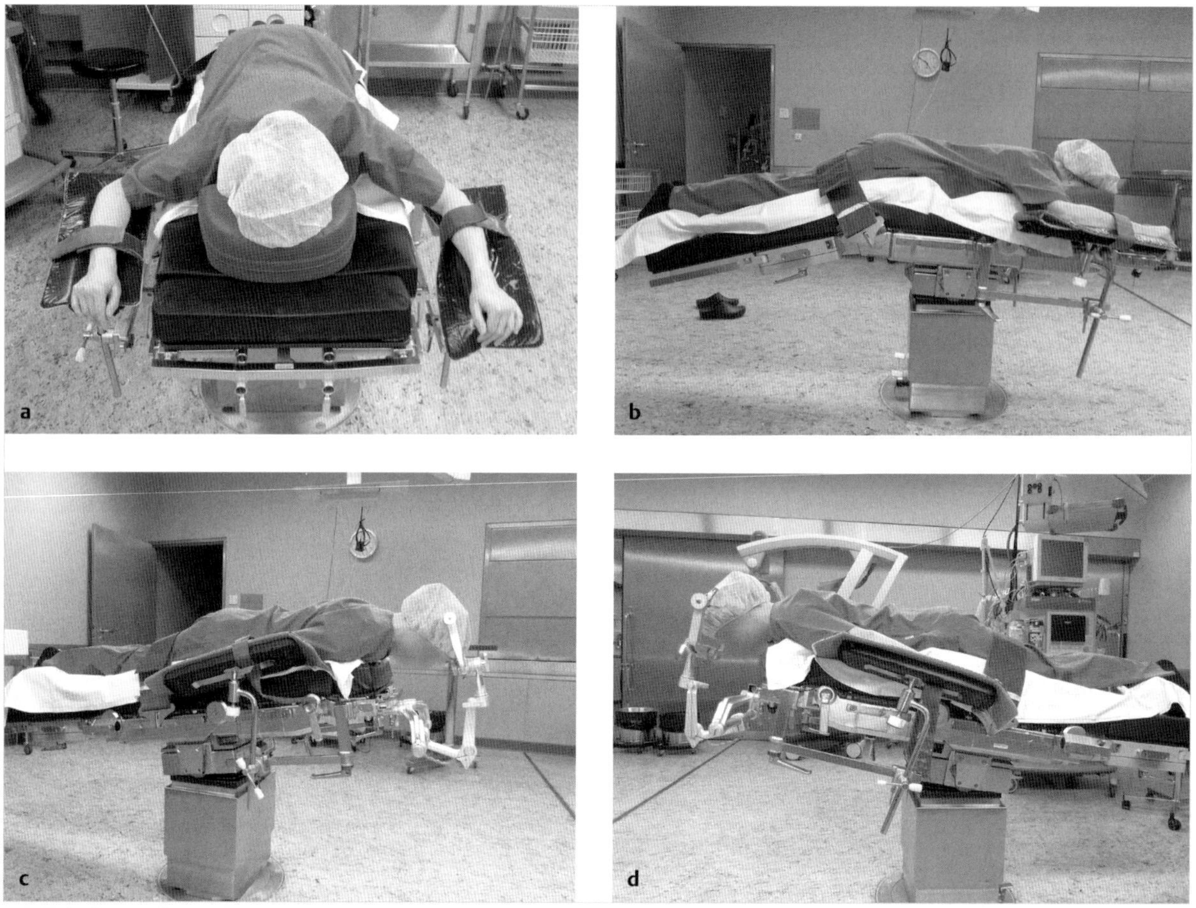

Abb. 14.1 Bauchlagerung im OP.
a Standardlagerung, von vorn gesehen.
b Standardlagerung, von der Seite gesehen
c Bauchlagerung im OP mit Mayfield-Klemme, von rechts gesehen.
d OP-Lagerung mit Mayfield-Klemme, von links gesehen.

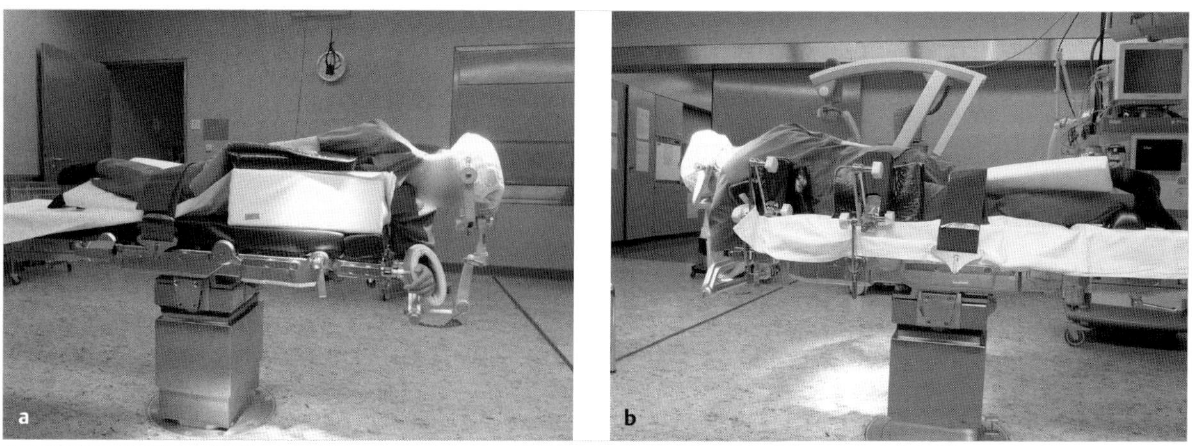

Abb. 14.2 Parkbanklagerung im OP.
a Lagerung des unteren Arms auf einer Armstütze vor dem Tisch.
b Parkbanklagerung im OP, von hinten gesehen.

14.4 Sitzende Lagerung in der Neurochirurgie

K. Arden, M. Körber

14.4.1 Prämedikation

Siehe SOP Präoperative Visite (Kap. 1.1).

14.4.2 Indikation

Eingriffe der Pinealisloge, sehr selten bei anderen Lokalisationen insbesondere der hinteren Schädelgrube.

14.4.3 Mögliche Komplikationen

- Venöse Luftembolie (VLE) → akute Rechtsherzbelastung → kardiopulmonale Dekompensation. Sowie → Gasaustauschstörungen ($etCO_2$ ↓, p_aCO_2 ↑, p_aO_2 ↓).
- Paradoxe arterielle Luftembolie („paradox air embolism“: PAE) durch ein offenes Foramen ovale (patent foramen ovale: PFO) → Herz-, Hirninfarkt.
- Blutdruckabfall durch Lagerung (zerebrale Durchblutung ↓).
- Lagerungsschäden (z. B. N. ischiadicus oder „midcervical flexion myelopathy“, s. u.)
- Pneumozephalus („frontale Luft“: Symptome sind die Bewusstseinstrübung bei meist noch guter Spontanatmung, unzureichende Schutzreflexe, Hirndruckanstieg). Dies gibt häufig Anlass zur Reintubation und zum CCT. Danach dann ggf. Ventrikelkatheter oder subduraler Katheter, um die Luft auszuspülen).
- Behinderung des jugularvenösen Abflusses.

Trotz dieser teilweise nicht unerheblichen Risiken hat die sitzende Position einige **Vorteile** für das operative Vorgehen:

- Günstigere Darstellung des Zugangs zum OP-Gebiet mit verminderter Kompression benachbarter zerebraler Strukturen.
- Geringerer Blutverlust, geringere venöse Stauung.

14.4.4 Präoperative Maßnahmen

Erwachsene

TEE (Anforderung durch NCH, Befunde sollten bei Prämedikation vorliegen) mit den Fragestellungen:

- Funktionell offenes Foramen ovale (PFO) mit/ohne Re-Li-Shunt?
- Re-Li-Shunt bzw. Shunt-Umkehr bei Valsalva-Manöver oder Kontrastmittel- bzw. NaCl-Injektion?
- Sonstige Shunts?
- Klappen- und Ventrikelfunktion?

Kinder

Falls eine OP in sitzender Position geplant ist, wird mit dem Kinderkardiologen eine präoperative TEE-Untersuchung am OP-Tag im Einleitungsraum vereinbart. Das Kind befindet sich zur TEE-Untersuchung bereits in Narkose. Für diese Untersuchung und das intraoperative Monitoring bei sitzender Position wird das Sonografiegerät mit der dazugehörigen Kinder-TEE-Sonde bereitgestellt. Mit diesem Gerät erfolgt auch die ultraschallgesteuerte ZVK-Anlage (ZVK-Spitze im Vorhof platzieren).

Die TEE-Untersuchung durch die Kinderkardiologen erfolgt mit den Fragestellungen:

- Persistierendes offenes Foramen ovale
- Lage der ZVK-Spitze?

Außerdem den Saal auf 25 °C aufheizen lassen.

> **Praxis**
>
> **Zu beachten**
> Ein PFO (Prävalenz: 15–25 %) ist wegen der Gefahr einer paradoxen Luftembolie prinzipiell eine Kontraindikation für die sitzende Position! Auch ohne primären Re-Li-Shunt kann bei einer akuten Drucksteigerung im rechten Vorhof eine paradoxe Luftembolie auftreten, wenn ein offenes Foramen ovale vorhanden ist! Bei PFO Information des aufsichtsführenden Anästhesie-OA und Rücksprache mit Neurochirurgen bezüglich einer alternativen Lagerung (Bauch-, Parkbanklagerung).

14.4.5 Monitoring

- Invasive Blutdruckmessung (arterieller Druckaufnehmer in Ohrhöhe, um den zerebralen Perfusionsdruck zu erfassen; zentralvenöser Druckaufnehmer in Vorhofhöhe)
- 3-Lumen-ZVK (Spitze am Übergang von V. cava superior zum rechten Vorhof) bei dem 2 Lumina über eine Y-Verbindung konnektiert werden und somit über 2 Lumina notfalls Luft mit konnektierter 50-ml-Spritze abgesaugt werden kann
- Pulsoxymetrie, Kapnometrie, EKG
- transösophageale kontinuierliche Echokardiografie
- präkordialer Doppler (Kontrolle der optimalen Doppler-Position durch NaCl-Bolus über ZVK)
- somatosensorisch evozierte Potenziale (SSEPs, z. B. N. medianus)

14.4.6 Lagerung

- Vor sitzender Lagerung auf ausreichenden Volumenstatus achten, d. h. bei kardial stabilen Patienten Gabe von 500–1000 ml kristalloider Lösung vor dem Aufsetzen zur Vermeidung eines Blutdruckabfalls.
- Evtl. Kreislaufunterstützung mit Cafedrin/Theodrenalin oder, wenn unzureichend, Noradrenalin-Spritzenpumpe.
- Gefahr der Überdehnung des N. ischiadicus bei Flexion im Hüftgelenk > 80°, besonders bei Adipositas permagna. Arme unterstützend lagern, um passiven Zug am Plexus brachialis zu vermeiden.
- Kinn-Sternum-Abstand ≥ 2–3 Querfinger, da sonst Gefahr der venösen Abflussbehinderung und Überdehnung des Halsmarks besteht („midcervical flexion myelopathy“) (▶ Abb. 14.3).

14.4.7 Narkoseverfahren

- TIVA (balancierte Anästhesie mitSevofluran/Isofluran/Desfluran und Fentanyl ist ebenfalls möglich).
- Ein ZVD von 8–10 mmHg sollte angestrebt werden.
- PEEP wie üblich (5–6 mbar). Ein hoher PEEP vermindert in der Regel nicht das Luftembolierisiko. Der Nutzen eines PEEP > 10 mbar in Kombination mit Hypervolämie wird unterschiedlich bewertet.
- Relaxierung nicht erforderlich.
- Die inspiratorische Sauerstoffkonzentration sollte mindestens 30 % betragen und der p_aO_2 immer > 100 mmHg liegen.

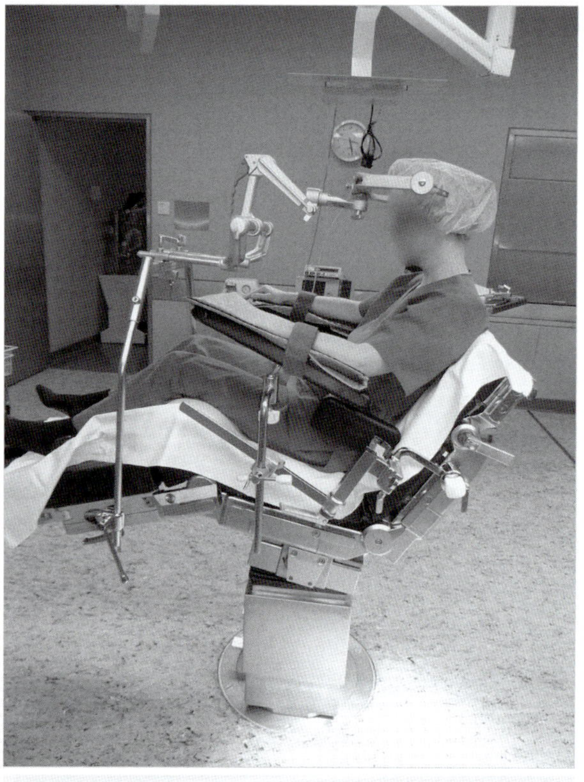

Abb. 14.3 Sitzende Lagerung im OP.

14.4.8 Vorgehen bei Luftembolie

- **Operateur verständigen** (Information ob wenig, viel, massiv Luft). Die Eintrittspforte für die Luft muss durch den Operateur verschlossen werden (einzig effektive Maßnahme!). Evtl. Fluten des OP-Feldes mit Wasser oder Abdecken mit feuchten Kompressen durch den Operateur.
- F_iO_2: 1,0
- Aufsichtsführenden anästhesiologischen Oberarzt verständigen lassen.
- Luft über ZVK aspirieren (evtl. schaumiges Blut).
- In Rücksprache mit Operateur Kompression der Jugularvenen durchführen. Bei persistierender Luftembolie und kardiopulmonaler Symptomatik:
- Kopf-Tieflagerung
- hämodynamische Stabilisierung (Volumen, Katecholamine, PEEP belassen)
- Noradrenalin zur Aufrechterhaltung eines ausreichenden MAP bzw. rechtsventrikulären Perfusionsdrucks; ggf. Dobutamin zur Verbesserung der Kontraktilität
- evtl. kardiopulmonale Reanimation

Merke **M!**

Sehr geringe und klinisch irrelevante Luftembolien sind im TEE fast immer zu beobachten und müssen dem Operateur nicht kontinuierlich mitgeteilt werden.
Die Inzidenz von Luftembolien bei Operationen in der hinteren Schädelgrube wird mit 45 % angegeben, bei flacher Lagerung mit 12 %. Zum Vergleich: kleinere Luftembolien bei Sektio ca. 30 %, bei Hüftendoprothese ca. 50 %!).

14.5 Aneurysma-OP/ AV-Malformation

B. Föhre, M. Körber

► **Dauer**
- < 1 h (Media-Bifurkations-Ay) bis 8 h (großes Angiom/ AVM)

14.5.1 Prämedikation

- Prämedikation nach SOP Präoperative Visite (Kap. 1.1)
- Anxiolyse zur Blutdruckbegrenzung berücksichtigen
- **PONV-Score** erheben (Kap. 2.21)

14.5.2 Blut- und Transfusionsbedarf

- Aneurysma-Operation: 2 **EK** im OP
- AVM, Angiom, Kavernom: 4 EK im OP
- AV-Fistel: keine Konservenbereitstellung – ggf. verifizieren, dass tatsächlich nur eine AV-Fistel vorliegt!

14.5.3 Besonderheiten, Anmerkung zum Aneurysma-Clipping

Bei Gefäßfehlbildungen oder AV-Malformationen ist die präoperative Einschätzung des Blutungsrisikos schwierig und nicht nur abhängig von ihrer Größe oder Ausdehnung, sondern auch von den innerhalb der Malformation herrschenden Druckverhältnissen. Die Nomenklatur kann in die Irre führen, da Mischformen häufig sind.

Die sehr kurze OP-Dauer beim Aneurysma-Clipping von häufig unter einer Stunde verführt zu einer Unterschätzung des Eingriffsrisikos. Man muss sich vergegenwärtigen, dass der Operateur an oft durchscheinend dünnen arteriellen Gefäßwänden manipuliert, ohne dass er – wie in anderen OP-Gebieten – bei einer Ruptur die Option einer effektiven Gefäßkompression hätte.

Die Anästhesiepflegekraft soll während der Aneurysmapräparation bis zum Clipping im OP-Saal anwesend sein, unnötiger Krach ist zu vermeiden.

Die Mikroskopbildschirme müssen sowohl für OP-Pflege als auch das Anästhesiepersonal einsehbar sein.

► **Blutdruckmanagement**
- Vor dem Clipping: RR_{sys} < 120–140 mmHg (Rücksprache Neurochirurg)
- nach dem Clipping: Normotonie (Rücksprache Neurochirurg)

14.5.4 Checkliste – Vorbereitungen im OP

► **Atemwege**
- Endotrachealtubus ID 7,5–8,0 mm

► **Anästhesieverfahren**
- TIVA

► **Zugänge**
- 2 periphere Venenkatheter 16 G
- arterielle Druckmessung
- ZVK bei elektivem Clipping (Aneurysma ohne akute SAB, z. B. als Zufallsbefund bei intrakranieller Bildgebung) **nicht** erforderlich; bei stattgehabter SAB, bzw. bei Operation einer AVM immer erforderlich

► **Medikamente und Volumen**
- Infusion
  - Vollelektrolytlösung
- Spritzenpumpen
  - Remifentanil (100 µg/ml)
  - Propofol 2 % 50 ml
  - Noradrenalin 1 mg/50 ml
- Medikamente
  - Propofol 200 mg/20 ml
  - Rocuronium 50 mg/10 ml oder Cis-Atracurium 10 mg/10 ml
  - Ephedrin 30 mg/10 ml
  - Cefazolin 2 g/100 ml
  - Metamizol 2 g/100 ml oder Paracetamol 1 g/100 ml
  - Piritramid 15 mg/15 ml
  - Indocyaningrün (ICG, **Cave:** scheinbarer Sättigungsabfall bei Rezirkulation) Trockensubstanz in 20 ml aqua oder (abhängig vom verwendeten Mikroskop und dem darin verbauten Sensor)
  - Fluorescein = Yellow: Ampulle enthält 500 mg in 5 ml (**Cave:** Gewebsübertritt bei Besenreisern o. Ä.)

► **Materialvorbereitung**
- 2 periphere Venenzugänge 16 G, bei AVM ggf. Flüssigkeitswärmer mit hoher Durchflussrate (Level 1) bereithalten
- Magilltubus ID 7,5–8,0 mm
- arterieller Katheter 20 G
- ZVK bei akuter SAB wegen folgenden intensivstationären Aufenthalts 5-Lumen, bei AVM mit mindestens einem großlumigen Schenkel
- Blasenkatheter
- Temperatursonde
- Luft-Wärmedecke
- Augenschutz

14.5.5 Monitoring

► **Basismonitoring und Monitoring Allgemeinanästhesie**

- EKG
- Pulsoxymetrie
- nichtinvasive Blutdruckmessung (oszillotonometrisch)
- Kapnometrie/-grafie
- Monitoring der inspiratorischen O_2-Konzentration
- in- und exspiratorische Messung der Inhalationsanästhetikakonzentration
- Volumetrie der Atemgase
- Atemwegsdruck mit Diskonnektionsalarm
- invasive Blutdruckmessung
- ZVD (immer bei ZVK-Anlage)
- Relaxometrie
- Diurese
- Temperatur

14.5.6 Narkoseeinleitung

- Patientenidentifikation, OP-Checkliste prüfen
- Orientierung und Paresen prüfen, Sensibilitätsstörungen erfragen und alles dokumentieren
- Anschluss des Monitorings
- periphervenöser Zugang
- Infusionsbeginn
- perioperative Antibiotikaprophylaxe
- **schonende Einleitung** ohne Hyper-/Hypotension, ohne Hypoxie, ohne Hyperkapnie und ohne Husten/Pressen des Patienten; Blutdruckgrenzen mit dem Operateur absprechen (i. d. R. $RR_{sys} < 120–140$ mmHg)
- bei Bedarf RSI: mit Fentanyl, Thiopental (Propofol), Succinylcholin
- sonst: Remifentanil 0,2–0,5 µg/kgKG
- Propofol 2 mg/kgKG
- Rocuronium 0,6 mg/kgKG oder Cis-Atracurium 0,1 mg/kgKG
- Intubation in tiefer Narkose und voller Relaxierung, Anschlagszeit des Relaxans abwarten!
- TIVA starten: Propofol 4–8 mg/kgKG/h, Remifentanil 0,1–0,3 µg/kgKG/min
- Mannitol 0,5–1 g/kgKG über 15 min präoperativ infundieren
- ggf. ZVK-Anlage, je nach Größe des Aneurysmas bzw. der AVM 6–7-Fr-Katheter erwägen, Anlage bevorzugt links-femoral, Arterienpunktion praktischerweise oder aus Zeitgründen auch femoral erwägen, an häufig notwendige Kontrollangiografien denken und daher die rechts-femoralen Gefäße möglichst schonen; keine zervikalen Gefäße punktieren
- Anlage des Blasenkatheters
- 2.–3. periphervenöser Zugang, großlumig; bei Anlage am Fuß ist der PVK visuell problemloser zu überwachen, da dort wenig subkutanes Fettgewebe; aufgrund der Zehenstellung häufig Unterstechen der Gefäße, Korrektur „nach oben“ dann häufig nur noch bei vorgebogener Kanüle möglich
- Luft-Wärmedecke, Augenschutz
- bei goßer AVM Infusionswärmer mit hoher Durchflussrate funktionsbereit konnektieren und testen
- Konserven in Rücksprache Oberarzt/Operateur zur Bereitstellung liefern lassen

14.5.7 Lagerung

- Rückenlage, Oberkörper 30° hoch
- Kopf nach Lokalisation in Mayfield-Klemme
- Luftwärmedecke

14.5.8 Narkoseführung

- TIVA mit Propofol 5–8 mg/kgKG/h und Remifentanil 0,1–0,3 µg/kgKG/min kontinuierlich.
- 1–2 Gelafundin oder kristalloide Lösungen in aufgepumptem Druckbeutel mit geschlossener Rollklemme an großlumigen peripheren Zugang anschließen. Bei akuter Blutung muss nur die Rollklemme geöffnet werden, um kurzfristig den Volumenverlust aufzufangen, während weitere Maßnahmen (s. o.) eingeleitet werden. Bei drohenden länger dauernden Blutungen (große AVM) bzw. erhöhtem Transfusionsbedarf.
- Beatmung:
  - O_2-Luft-Gemisch
  - PEEP: 5 cmH_2O F_iO_2 0,3–0,5
  - $p_{et}CO_2$ 35–40 mmHg
- notfalls Sevofluran < 1 Vol.-% zur Drucksenkung

Nach dem Setzen des endgültigen Clips oder bei Bedarf bereits vorher oder zur Resektionskontrolle bei AVM wird ICG und/oder Fluorescein auf Wunsch und in Absprache mit dem Operateur verabreicht. Die applizierte Menge richtet sich nach dem Wunsch des Operateurs da dieser auf eine bestimmte Menge „eingesehen“ ist. Prozedere in der Charité:

- Operateur kündigt bevorstehende ICG- oder Fluorescein-Gabe an
- Spritze aufstecken an sicheren peripheren Zugang oder ZVK-Schenkel, zugleich Spritze mit 20 ml NaCl bereithalten
- Saalbeleuchtung wird ausgeschaltet
- erst nach erneuter Ansage des Operateurs Applikation von 10 ml ICG oder 5 mg/kgKG Fluorescein und sofortige Spülung mit 20 ml NaCl
- verbale Bestätigung der Applikation

Das Timing der Applikation in guter Absprache ist hier essenziell, da bei der Anflutung des Farbstoffes der entsprechende Ausschnitt des OP-Gebietes im Mikroskop mit dem korrekten Filter beobachtet werden muss.

- Schmerztherapie mit 3–5 mg Piritramid plus 1–2 g Metamizol oder 1 g Paracetamol i. v. 30 min vor OP-Ende
- ggf. Urapidil zur Blutdrucksenkung
- wenn keine neurochirurgischen und/oder anästhesiologischen Bedenken bestehen, erfolgt die Ausleitung unmittelbar nach dem Operationsende
- orientierende neurologische Untersuchung und Dokumentation der Befunde

14.5.9 Postoperatives Management

- Postoperative Behandlung auf der Intensivstation
- weiterführende Analgosedierung nur in Ausnahmefällen nach Rücksprache mit dem Operateur
- engmaschige neurologische Verlaufsuntersuchungen:
  - Vigilanz
  - Neurostatus
  - Krampfanfälle usw.
- ICP-Monitoring
- bei neu auftretenden neurologischen Defiziten, Kontroll-cCT
- bei akuter SAB ist das Ziel, einen Vasospasmus und einen sekundären Hirnschaden zu vermeiden; siehe auch die intensivmedizinischen SOPs:
  - Aneurysma-Clipping ohne vorherige SAB
  - Subarachnoidalblutung
  - Behandlung des erhöhten intrakraniellen Drucks
- Transport mit Sauerstoff und Monitor zur Neurointensivstation

14.6 Spinale Stenosen

K. Arden, B. Föhre, M. Körber

► **Dauer**

- 1–2 h

14.6.1 Prämedikation

- Prämedikation nach SOP Präoperative Visite (Kap. 1.1)

14.6.2 Besonderheiten

- Beim ventralen zervikalen Zugang muss der Tubus häufig links oral fixiert werden, da der Operateur meist auf der rechten Seite steht und der operative Zugang rechts zervikal erfolgt. An den Konnektor des Cuffs ist eine Verlängerung (Perfusorleine) und – auch wegen des sonst dauerhaft offenen (!) Rückschlagventils – ein Cuff- Druckmesser anzubringen.
- Bei der Bauchlagerung ist besonders auf mögliche Druckstellen an Augen, Nase und Ohr sowie Kehlkopf zu achten. Die Arme werden bei lumbalen Eingriffen nach seitlich kranial ausgelagert. Wird der Kopf für thorakale oder zervikale Eingriffe vom Anästhesiegerät entfernt gelagert, so werden die Arme angelagert.
- Bei einer geplanten Operationsdauer > 180 min (Stabilisierung) ist i. d. R. ein Blasenkatheter erforderlich (Rücksprache Operateur, strenge Indikationsstellung).
- Bei der Durchführung eines Neuromonitorings (NMM) und/oder einer Lagerung in der Mayfieldklemme soll eine TIVA durchgeführt werden, um die Ableitung der Potenziale nicht zu stören.

14.6.3 Vorbemerkung und Nomenklatur

Spinalkanalstenosen, spinale Tumoren

Es handelt sich um Erkrankung degenerativen Ursprungs bei meistens älteren Menschen mit häufig lumbaler Lokalisation. Die zentrale Stenose wird charakterisiert durch Degeneration und Höhenminderung der Bandscheiben, Fehlstellung der Facettengelenke, knöcherne Anbauten (Spondylose) und Hypertrophie der Bänder.

Durch zusätzliche Spondylolisthesis werden die Foramina intervertebralia zusätzlich funktionell eingeengt.

► **Operationen**

- Laminektomie: Entfernung des hinteren Anteils des Wirbelbogens.
- Hemilaminektomie: Entfernung einer Seite des Wirbelbogens.
- Mikroneurochirurgische Dekompression: Die hypertrophierten Bänder und Knochenanteile werden über das interlaminäre Fenster, d. h. zwischen zwei Wirbelbögen hindurch, abgetragen. Hierdurch wird eine Erweiterung des Spinalkanals erreicht. Wenn das Foramen selbst zu eng ist, wird es durch eine Foraminotomie erweitert.

Bei lateralen Zugängen zur BWS kann eine Einlungenventilation indiziert sein (Rücksprache Operateur).

Bei intraoperativ geplantem CT-Scan (AIRO) auf eine adäquate Führung der Beatmungsschläuche, Monitoringkabel und Infusionsleitungen achten. Der Scan erfolgt in Apnoe nach Präoxygenierung mit F_iO_2 1,0.

Komplexe Wirbelsäulenchirurgie

Patienten mit degenerativen Wirbelsäulenerkrankungen, Entzündungen, Deformitäten werden einer Versteifungsoperation des entsprechenden Wirbelsäulensegments unterzogen.

► **Operationen**
- Pedikelschrauben: stabile Titanschrauben werden in die Wirbelkörper durch die Pedikel eingeführt und in der Kortikalis verankert. Die Schrauben in angrenzenden Wirbelkörpern werden durch Titanstäbe miteinander verbunden. Dadurch wird eine dauerhafte Fixierung erreicht. Operation in Bauchlage.
- PLIF (Posterior Lumbar Interbody Fusion): Wenn auch eine anteriore Fusion der Wirbelkörper notwendig ist, wird zusätzlich die Bandscheibe von dorsal entfernt und durch ein Implantat ersetzt (Cage). Operation in Bauchlage.
- TLIF (Transforaminal Lumbar Interbody Fusion): Im Unterschied zur TLIF-Operation wird hier die Bandscheibe über das Foramen entfernt und hierüber auch das Implantat (Cage) eingeführt. Operation in Bauchlage.
- ALIF (Anterior Lumbar Interbody Fusion): Operation von ventral (Rückenlage), Entfernung der Bandscheibe über einen retroperitonealen Zugang, ermöglicht das Einsetzen eines großen Implantates.
- XLIF (Transpsoas Lumbar Interbody Fusion): Operativer Zugang durch den M. psoas in Seitenlage, vorbei am Plexus lumbosacralis.

14.6.4 Checkliste – Vorbereitungen im OP

► **Atemwege**
- Endotrachealtubus ID 7,5–8,5 mm
- ggf. Doppellumentubus

► **Anästhesieverfahren**
- balancierte Anästhesie
- TIVA (bei NMM und/oder Mayfield-Klemme)

► **Zugänge**
- 1–2 periphervenöse Zugänge
- (ggf. arterielle Kanülierung – nur bei Komorbidität des Patienten oder Operation in der Mayfield-Klemme, Einlungenventilation oder ventrodorsalen OPs)

► **Medikamente und Volumen**
- Infusion
  - Vollelektrolytlösung (luftfreie Beutel)
- Medikamente
  - Propofol 200 mg/20 ml
  - Fentanyl 0,5 mg/10 ml
  - Cis-Atracurium 10 mg/10 ml
  - Sevofluran/Desfluran
  - bei TIVA:
    - Remifentanil-Spritzenpumpe
    - Propofol-Spritzenpumpe
  - Cafedrin/Theodrenalin 200 mg/10 mg (10 ml)
  - Cefazolin 2 g/100 ml (alle 3–4 h)
  - Piritramid 15 mg/15 ml bei TIVA mit Remifentanil
  - Metamizol 2 g/10 0 ml oder Paracetamol 1 g/100 ml

► **Materialvorbereitung**
- Endotrachealtubus ID 7,5–8,5 mm
- 1–2 periphervenöse Zugänge
- Warmtouch
- ggf. invasive Blutdruckmessung, Blasenkatheter

14.6.5 Monitoring

► **Basismonitoring und Monitoring Allgemeinanästhesie**
- EKG
- Pulsoxymetrie
- nichtinvasive Blutdruckmessung (oszillotonometrisch)
- Kapnometrie/-grafie
- Monitoring der inspiratorischen O_2-Konzentration
- in- und exspiratorische Messung der Inhalationsanästhetikakonzentration
- Volumetrie der Atemgase
- Atemwegsdruck mit Diskonnektionsalarm

► **Erweitertes Monitoring**
- Invasive Blutdruckmessung bei Komorbidität des Patienten

14.6.6 Narkoseeinleitung

- Patientenidentifikation, OP-Checkliste prüfen
- Neurostatus des Patienten rekapitulieren – welche Bewegungen lösen Schmerzen aus, bestehen präoperativ sensible oder motorische Defizite?
- Anschluss des Monitorings
- periphervenöser Zugang
- Infusionsbeginn
- perioperative Antibiotikaprophylaxe
- Fentanyl 2–3 µg/kgKG
- Propofol 2–3 mg/kgKG
- Cis-Atracurium 0,1 mg/kgKG
- Intubation in tiefer Narkose und Relaxierung
- 2. peripherer Venenzugang
- ggf. arterielle Kanülierung, Anlage eines Blasenkatheters
- Augenschutz

14.6.7 Lagerung

- Bei zervikalen Prozessen: Rückenlage oder Bauchlage
- bei thorakalen oder lumbalen Prozessen: Bauchlage oder Seitlagerung

14.6.8 Narkoseführung

- Balancierte Anästhesie mit Sevofluran/Desfluran in O_2-Luft-Gemisch
- TIVA: Remifentanil mit 0,2–0,4 µgkgKG/min und Propofol mit 5–8 mg/kgKG/h insbesondere bei cervikalen Eingriffen da hier der Tubuscuff regelmässig entlüftet wird um eine Recurrensparese vorzubeugen.
- Beatmung:
  - PEEP: 5 cmH_2O
  - F_iO_2 0,3–0,5
  - $p_{et}CO_2$ 35–40 mmHg
- 1–2 g Metamizol oder 1 g Perfalgan i. v. vor Ausleitung der Narkose

14.6.9 Postoperatives Management

- Nach Ausleitung, vor Übergabe an den AWR Überprüfung: Befundkonstanz zum präoperativen Befund? Ansonsten sofortige Verständigung des Operateurs.
- AWR, Lagerung nach Maßgabe des Operateurs. Bei entsprechender Komorbidität PACU/ITS.
- Überwachung im **Aufwachraum** mit **Basismonitoring**.
- Delir-Screening mittels Nu-Desc.
- **Analgesie** mit Piritramid bei Bedarf 0,05–0,1 mg/kgKG.

14.7 Chronisch subdurales Hämatom

B. Föhre, M. Körber

► **Dauer**
- Zirka 1,5 h.

14.7.1 Prämedikation

- Prämedikation nach SOP Präoperative Visite (Kap. 1.1).
- Das chronische subdurale Hämatom ist eine venöse Blutung aus Brückenvenen. Leitsymptom Kopfschmerz und u. U. Symptome des erhöhten Hirndrucks. Prädisponierend sind Antikoagulanzientherapie, Hirnatrophie (erhöhtes Alter) und chronischer Alkoholabusus. Jedes 5. chronische Subduralhämatom tritt beidseitig auf.
- Operation: Kleine Bohrlochtrepanation mit Anlage einer subduralen Robinson- Drainage (Ablaufdrainage), nur selten in der Mayfield-Klemme.
- Klinik beachten: Weitere Verlangsamung oder Eintrübung (präoperativ neurologische Ausfallerscheinungen dokumentieren).

14.7.2 Checkliste – Vorbereitungen im OP

► **Atemwege**
- Maske
- Endotrachealtubus ID 7,5–8,0 mm

► **Anästhesieverfahren**
- TIVA

► **Zugänge**
- 2 periphervenöse Zugänge 18 G bzw. 16 G
- ggf. arterielle Druckmessung

► **Medikamente und Volumen**
- Infusion
  - Vollelektrolytlösung (luftfreie Beutel)
  - Gelafundin (luftfreie Beutel)
- Spritzenpumpen
  - Remifentanil zur Einleitung 20 µg/ml, danach ggf. 100 µg/ml
  - Propofol 2 % 50 ml
  - Noradrenalin 1 mg/50 ml
- Medikamente
  - Propofol 200 mg/20 ml
  - Rocuronium 50 mg/10 ml, bei Niereninsuffizienz: Cis-Atracurium 10 mg/ml
  - Ephedrin 30 mg/10 ml
  - Cefazolin 2 g/100 ml
  - Piritramid 15 mg/15 ml plus Metamizol 2 g oder Paracetamol 1 g

► **Materialvorbereitung**
- Endotrachealtubus ID 7,5–8,0 mm
- 2 periphervenöse Zugänge
- Temperatursonde
- Luft-Wärmedecke

14.7.3 Monitoring

► **Basismonitoring und Monitoring Allgemeinanästhesie**
- EKG
- Pulsoxymetrie
- nichtinvasive Blutdruckmessung (oszillotonometrisch)/ ggf.invasive Blutdruckmessung
- Kapnometrie/-grafie
- Monitoring der inspiratorischen O_2-Konzentration
- in- und exspiratorische Messung der Inhalationsanästhetikakonzentration
- Volumetrie der Atemgase
- Atemwegsdruck mit Diskonnektionsalarm
- Temperatur

14.7.4 Narkoseeinleitung

- Patientenidentifikation, OP-Checkliste prüfen
- Anschluss des Monitorings
- periphervenöser Zugang
- Infusionsbeginn
- perioperative Antibiotikaprophylaxe
- schonende Einleitung ohne Hyper-/Hypotension, ohne Hypoxie, ohne Hyperkapnie und ohne Husten/Pressen des Patienten
- bei Bedarf RSI: mit Fentanyl, Thiopental (Propofol), Succinylcholin
- Remifentanil 0,2 µg/kgKG
- Propofol 1–2 mg/kgKG, alternativ Thiopental 3–5–8 mg/KG
- Cis-Atracurium 0,1 mg/kgKG
- Intubation in tiefer Narkose und voller Relaxierung
- TIVA starten mit: Propofol 5–8 mg/kgKG/h, Remifentanil 0,1–0,3 µg/kgKG/min
- 2. periphervenöser Zugang
- arterielle Kanülierung
- Luft-Wärmedecke
- Augenschutz

14.7.5 Lagerung

- Liegende Lagerung, Kopf wird auf die Gegenseite der Operation gelagert
- Monitoring und Beatmungsgerät am Fußende bzw. neben dem Patienten
- sorgfältige Kontrolle der Kopflagerung und der Tubuskonnektion
- Lagerung der unteren Extremität auf Knierolle und Fersenkissen

14.7.6 Narkoseführung

- TIVA mit Propofol 5–8 mg/kgKG/h und Remifentanil 0,1–0,4 µg/kgKG/min kontinuierlich
- Relaxation nur zur Intubation
- Beatmung:
  - O_2-Luft-Gemisch
  - PEEP: 5 cmH_2O
  - F_iO_2 0,5
  - $etCO_2$ 35–40 mmHg
- 30 min vor geplanter Extubation Gabe von 3–5 mg Piritramid plus 2 g Metamizol oder 1 g Paracetamol i. v. zur Schmerztherapie
- wenn keine neurochirurgische und/oder anästhesiologische Kontraindikation besteht, erfolgt die Ausleitung unmittelbar nach dem Operationsende
- symptombezogene neurologische Untersuchung und Dokumentation der Befunde

14.7.7 Postoperatives Management

- Postoperativ Nachbehandlung auf der IMCU/Intensivstation
- nur in Ausnahmefällen, wenn neurologisch/neurochirurgisch vertretbar: Überwachung im **Aufwachraum** mit **Basismonitoring**
- Delir-Sreening mittels Nu-Desc
- Flachlagerung
- Sicherstellung einer adäquaten Oxygenierung
- engmaschige neurologische Verlaufsuntersuchungen:
  - Vigilanz
  - Neurostatus
  - Krampfanfälle
- bei neu auftretenden neurologischen Defiziten oder neurologisch nicht beurteilbaren sedierten Patienten Kontroll-CCT
- Beobachtung der Diurese und Bilanzierung
- **Analgesie** mit Piritramid bei Bedarf 0,05–0,1 mg/kgKG

14.8 Epilepsie-chirurgische Eingriffe

K. Arden, M. Körber

▶ **Dauer**

- 30–150 min

14.8.1 Prämedikation

- Prämedikation nach SOP Präoperative Visite (Kap. 1.1)
- PONV-Score erheben (Kap. 2.21)
- kein Midazolam p. o., bei geplanter intraoperativer Elektrokortikografie (ECoG); bei geplanter ECoG Patienten präoperativ über eine intermittierend flache Narkoseführung mit möglichem Wachheitserleben („Awareness") aufklären
- Antikonvulsivagabe am Morgen des OP-Tages; bei geplanter ECoG nach Vorgabe der Epileptologen

14.8.2 Besonderheiten

Aufgrund der Therapie mit Antikonvulsiva (Enzyminduktion) sind u. U. deutlich höhere Dosierungen der Muskelrelaxanzien erforderlich. Nach Erythromycingabe können toxische Carbamazepinspiegel entstehen. Deswegen bei Patienten mit Penicillinallergie, die mit Carbamazepin eingestellt sind, kein Erythromycin geben.

Kein Amoxicillin bei Patienten, die Carbamazepin einnehmen, da das gehäufte Auftreten eines akuten Nierenversagen wahrscheinlich im Zusammenhang mit der gleichzeitigen Amoxicillin/Clavulansäure- und Carbamazepin-Medikation steht.

Cave

Perioperative Krampfanfälle. Keine Hyperventilation, Vermeidung aller Substanzen, die die Krampfschwelle senken (Ausnahme: ECoG-Testung).

Foramen-ovale-Elektroden
- periphervenöser Zugang, balancierte Anästhesie, Tubus mittig und nach unten kleben (Chirurg stellt mit Bildwandler Foramen ovale an der Schädelbasis dar, und führt transoral die Elektroden vor)
- OP-Dauer 60 min
- intraoperativ starker Vagusreiz und Bradykardie bei Durchtritt durch das Foramen ovale; Bradykardie sistiert fast immer spontan ohne medikamentöse Intervention

PEG-Elektroden (PEG: engl. Druckknopf)

- periphervenöser Zugang, balancierte Anästhesie oder TIVA
- über mehrere Bohrlöcher werden diese Elektroden epidural eingelegt
- OP-Dauer ca. 90 min

Subdurale Elektroden

- große Trepanation
- Arterie, ZVK, DK, TIVA
- OP-Dauer 120–150 min

ECoG

Intraoperativ wird über auf den Kortex aufgelegte Elektroden zur Epilepsiefokussuche ein EEG abgeleitet. Da Propofol die EEG-Aktivität unterdrückt, ist in dieser Phase eine niedrigdosierte Inhalationsanästhesie (0,7 MAC) mit Betonung der Opioidkomponenete (Remifentanil 0,5 µg/kgKG/min) möglicherweise erwünscht. Enge Absprache mit den anwesenden Epileptologen halten.

Cave

Intraoperative „Awareness“ durch flachere Narkosetiefe während ECoG – gute Analgesie mit Opioiden ist essenziell, um Schmerzfreiheit während dieser Phasen zu ermöglichen.

14.8.3 Checkliste – Vorbereitungen im OP

► **Atemwege**
- Endotrachealtubus ID 7,5–8,0 mm

► **Anästhesieverfahren**
- TIVA
- balancierte Anästhesie

► **Zugänge**
- zwei periphervenöse Zugänge 18 bzw. 16 G

► **Medikamente und Volumen**
- Infusion
  - Vollelektrolytlösung (luftfreie Beutel)
- Spritzenpumpen
  - Remifentanil zur Einleitung 20 µg/ml, danach ggf. 100 µg/ml
  - Propofol 2 % 50 ml
  - Noradrenalin 1 mg/50 ml
- Medikamente
  - Propofol 200 mg/20 ml
  - Rocuronium 50 mg/10 ml oder Cis-Atracurium 10 mg/ 10 ml
  - Cafedrin/Theodrenalin 1 Amp/10 ml
  - Cefazolin 2 g
  - Metamizol 2 g/100 ml
  - Piritramid 15 mg/10 ml

► **Materialvorbereitung**
- periphere Venenzugänge 16/18 G
- Magilltubus ID 7,5–8,0 mm
- ggf. arterieller Katheter 20 G

14.8.4 Monitoring

► **Basismonitoring und Monitoring Allgemeinanästhesie**
- EKG
- Pulsoxymetrie
- nichtinvasive Blutdruckmessung (oszillotonometrisch)
- Kapnometrie/-grafie
- Monitoring der inspiratorischen O_2-Konzentration
- in- und exspiratorische Messung der Inhalationsanästhetikakonzentration
- Volumetrie der Atemgase
- Atemwegsdruck mit Diskonnektionsalarm
- ggf. invasive Blutdruckmessung
- Blasenkatheter
- Temperatursonde
- Luft-Wärmedecke

14.8.5 Narkoseeinleitung

- Anschluss des Monitorings
- periphervenöser Zugang
- Infusionsbeginn
- perioperative Antibiotikaprophylaxe
- Remifentanil 0,3 µg/kgKG/min
- Propofol 2–3 mg/kgKG
- Rocuronium 0,6 mg/kgKG oder Cis-Atracurium 0,1 mg/kgKG i. v.
- Intubation in tiefer Narkose und voller Relaxierung
- TIVA starten: Propofol 5–8 mg/kgKG/h, Remifentanil 0,1–0,4 µg/kgKG/min
- ggf. arterielle Kanülierung der A. radialis
- 2. periphervenöser Zugang
- Anlage des Blasenkatheters
- Luft-Wärmedecke
- ggf. Ausgangs-BGA
- Augenschutz

14.8.6 Lagerung

Rückenlagerung.

14.8.7 Narkoseführung

- TIVA mit Propofol 5–8 mg/kgKG/h und Remifentanil 0,1–0,4 µg/kgKG/min kontinuierlich, balancierte Anästhesie bei geplanter ECoG
- Kein Lachgas!
- Schmerztherapie mit 1–2 g Metamizol oder 1 g Paracetamol i. v., ggf. Piritramid 0,05–0,1 mg/kgKG spätestens 30 Min. vor OP-Ende
- wenn keine neurochirurgische und/oder anästhesiologische Kontraindikation besteht, erfolgt die Ausleitung unmittelbar nach dem Operationsende
- orientierende neurologische Untersuchung und Dokumentation der Befunde

14.8.8 Postoperatives Management

- Keine Unterbrechung der antikonvulsiven Therapie
- bei Foramen-ovale- bzw. PEG-Sonden: Überwachung im **Aufwachraum** mit **Basismonitoring**
- Delir-Sreening mittels Nu-Desc
- **Analgesie** mit Piritramid bei Bedarf 0,05–0,1 mg/kgKG
- bei Plattenelektroden Überwachung auf PACU/IMCU/ITS

14.9 Eingriffe an der hinteren Schädelgrube (HSG)

K. Arden, M. Körber

► **Dauer**
- 3–6 h

14.9.1 Prämedikation

- Prämedikation nach SOP Präoperative Visite (Kap. 1.1)
- PONV-Score erheben (Kap. 2.21)

14.9.2 Blut- und Transfusionsbedarf

Blutgruppenbestimmung.

14.9.3 Besonderheiten

- Hirnstammnahes OP-Gebiet
- kardiovaskuläre Reflexe mit plötzlicher **Bradykardie und Hypertonie** möglich, ebenso wie postoperative Schluckstörungen

14.9.4 Checkliste – Vorbereitungen im OP

► **Atemwege**
- Endotrachealtubus ID 7,5–8,0 mm

► **Anästhesieverfahren**
- TIVA

► **Zugänge**
- 2 periphervenöse Zugänge
- Blasenkatheter
- arterieller Katheter
- ZVK bei hirnstammnahen Eingriffen oder gefäßreichen Tumoren
- kein ZVK bei OP nach Janetta oder Neurinom des N. VIII

► **Medikamente und Volumen**
- Infusion
  - Vollelektrolytlösung (luftfreie Beutel)
- Spritzenpumpen
  - Remifentanil 20 µg/ml
  - Propofol 2 % 50 ml
  - Noradrenalin 1 mg/50 ml
- Medikamente
  - Propofol 200 mg/20 ml
  - Rocuronium 50 mg/10 ml, bei Niereninsuffizienz: Cis-Atracurium 10 mg/10 ml
  - Ephedrin 20 mg/10 ml
  - Cefazolin 2 g/100 ml

- Metamizol 2 g/100 ml oder Paracetamol 1 g/100 ml
- Dipidolor 15 mg/15 ml

► **Materialvorbereitung**

- periphere Venenzugänge 16/18 G
- Magilltubus ID 7,5–8,0 mm
- Blasenkatheter
- arterieller Katheter 20 G
- ggf. ZVK mit adäquater Lagekontrolle
- Blasenkatheter mit Temperatursonde
- Luft-Wärmedecke
- Augenschutz

14.9.5 Monitoring

► **Basismonitoring und Monitoring Allgemeinanästhesie**

- EKG
- Pulsoxymetrie
- nichtinvasive Blutdruckmessung (oszillotonometrisch)
- Kapnometrie/-grafie
- Monitoring der inspiratorischen O_2-Konzentration
- in- und exspiratorische Messung der Inhalationsanästhetikakonzentration
- Volumetrie der Atemgase
- Atemwegsdruck mit Diskonnektionsalarm
- Relaxometrie
- Diurese
- Temperatur
- invasive Blutdruckmessung
- ZVD bei ZVK-Anlage

14.9.6 Narkoseeinleitung

- Patientenidentifikation, OP-Checkliste prüfen
- Anschluss des Monitorings
- periphervenöser Zugang
- Infusionsbeginn
- perioperative Antibiotikaprophylaxe
- Remifentanil 0,2 µg/kgKG/min
- Propofol 2 mg/kgKG
- Cis-Atracurium 0,1 mg/kgKG
- Intubation in tiefer Narkose und voller Relaxierung
- TIVA starten: Propofol 5–8 mg/kgKG/h
- Remifentanil 0,1–0,4 µg/kgKG/min
- arterielle Kanülierung der A. radialis oder der A. femoralis, bevorzugt links
- 2. periphervenöser Zugang
- Anlage des Blasenkatheters
- Luft-Wärmedecke
- Ausgangs-BGA
- Augenschutz

14.9.7 Lagerung

- Bauchlagerung, Parkbanklagerung
- korrekte Lagerung unbedingt überprüfen (z. B.: HWS, Kinn-Brust-Abstand, Mamillen, Knie, Genitale, Plexus brachialis, N. ulnaris – **Cave:** mögliche Nervenläsionen!)
- Luft-Wärmedecke

14.9.8 Narkoseführung

- TIVA mit Propofol 5–8 mg/kgKG/h und Remifentanil 0,1–0,4 µg/kgKG/min kontinuierlich
- Beatmung:
  - O_2-Luft-Gemisch
  - F_iO_2 0,5
  - $p_{et}CO_2$ 30–35 mmHg
- 1–2 g Metamizol oder 1 g Perfalgan i. v. vor Ausleitung der Narkose

Cave

Postoperatives Blutungsrisiko (Kompression der vitalen Kerngebiete). Hypertonie bei Narkoseausleitung/Transport unbedingt vermeiden, ggf. Urapidil zur Blutdruckkontrolle!

14.9.9 Postoperatives Management

Praxis

Zu beachten

Postoperativ sind eine **zentrale Apnoe** und/oder **Beeinträchtigung der Schutzreflexe** und/oder **erschwertes Aufwachen** infolge von Ödembildung, Hirnstammläsion, Blutung oder Hirnnervenläsionen (N, IX, X, XII) möglich. In diesen Fällen unbedingt den Operateur informieren.

- **Analgesie** nach kritischer Abwägung mit Piritramid 0,05–0,1 mg/kgKG
- Transport mit Sauerstoff und Monitor zur ITS

14.10 Extrakranieller-intrakranieller Bypass

K. Arden, M. Körber, M. Schneider, S. Weber-Carstens

▸ **Dauer**

- STA-MCA 2 h
- Intermediate-Flow-Bypass 4–6 h
- High-Flow-Bypass 6–8 h

Zur SOP zum postoperativen Management siehe **dort**.

14.10.1 Einleitung

Die extrakranielle-intrakranielle Bypass-Chirurgie ist eine mikrochirurgische Methode, die entweder zur Flussaugmentation oder zum Flussersatz bei zerebralen Perfusionsstörungen dient. Sie ist sowohl Therapiemöglichkeit bei chronischer, hämodynamisch bedingter Ischämie unterschiedlicher Genese als auch Option der Behandlung von komplexen Aneurysmen oder raumfordernden Prozessen im Bereich der Schädelbasis. Die Methode der neurochirurgischen Bypass-Chirurgie variiert je nach Indikationsstellung.

14.10.2 Indikationen

Flussaugmentation

- Artherosklerotischer Verschluss der A. carotis.
- Moyamoya-Krankheit (eine in Europa seltenere, gehäuft in Japan auftretende progressive, stenookklusive Erkrankung der Hirnbasisarterien mit Neovaskularisationen, die auch bluten können).

Die OP-Indikation für diese Indikationen ist gegeben, wenn trotz Ausschöpfung der medikamentösen Therapie die Patienten klinische und bildmorphologische Zeichen eines zerebralen Perfusionsdefizites aufgrund unzureichender Kollateralversorgung aufweisen. Die Patienten sollten eine H_2O-PET oder SPECT-Untersuchung zum Nachweis einer eingeschränkten Reservekapazität im Rahmen der präoperativen Bildgebung erhalten.

Flussersatz

- Komplexe Aneurysmen, die nicht durch einfaches Clipping oder neuroradiologische Intervention therapiert werden können.
- Raumfordernde Prozesse im Bereich der Schädelbasis, die bei der operativen Therapie die Ausschaltung eines Gefäßsegmentes erfordern.

14.10.3 Operative Techniken

Der Bypass-Typ ist abhängig von dem präoperativ festzulegenden erforderlichen Ausmaß der Flussaugmentation sowie von Größe und Verfügbarkeit des Spendergefäßes. Die am häufigsten verwendete Bypass-Technik ist der STA-MCA-Bypass. Folgende Abkürzungen werden gebraucht. STA-MCA: Superficial-Temporal-Artery/Middle-Cerebral-Artery, STA-P2: Superficial-Temporal-Artery/Gefäßanteil der A. cerebri posterior, OA-PICA: Occipital Artery/Posterior-Inferior-Cerebellar-Artery, ELANA: Excimer Laser-Assisted Nonocclusive Anastomosis.

▸ **High-Flow-Bypass** (**V.-saphena-Interponat, freie Bypässe**)

- Flussrate: 100–200 ml/min
- Bypass-Technik: ECA-MCA, ECA-PCA, ECA-ACA
- typische Indikationen: Ausschaltung des pathologischen Gefäßsegmentes

▸ **Intermediate-Flow-Bypass** (**A.-radialis-Interponat, freie Bypässe**)

- Flussrate: 60–100 ml/min
- Bypass-Technik: ECA-MCA, ECA-PCA, ECA-ACA, End-zu-Seit, Y-Bypass
- typische Indikationen: chronische zerebrale Ischämie, insuffizienter STA-MCA-Bypass, Ausschaltung des pathologischen Gefäßsegmentes

▸ **Standard-Flow-Bypass** (**ohne Interponat: STA-MCA-, STA-P2-, OA-PICA-Bypass**)

- Flussrate: 20–70 ml/min
- Bypass-Technik: STA-MCA, STA-PCA, STA-ACA
- typische Indikationen: chronische zerebrale Ischämie mit hämodynamischer Einschränkung bei: Moyamoya, arteriosklerotischen Erkrankungen, Tumoren, Aneurysmen

▸ **IC-IC**

- Bypass-Technik: M2-P2, Radialis-Graft
- typische Indikationen: Revaskularisierung des hinteren Stromgebietes

▸ **In-situ**

- Bypass-Technik: PICA-PICA, MCA-Reanastomose
- typische Indikationen: Aneurysmen (PICA-Aneurysmen, komplexe M3-Aneurysmen)

Spezielle chirurgische Komplikationen

- Zerebrale Ischämien variablen Ausmaßes
- Blutungen
- inadäquater Fluss über den Bypass

14.10.4 Prämedikation

- Prämedikation nach SOP Präoperative Visite (Kap. 1.1).
- PONV-Score erheben (Kap. 2.21).
- Midazolam 3,75–7,5 mg; hierbei ist zu bedenken, dass durch die atemdepressive Wirkung eine Hyperkapnie ausgelöst werden kann, ebenso sollte jedoch mit der Prämedikation eine stressinduzierte Hypertension vermieden werden. Grundsätzlich sollen nur die Patienten eine Prämedikation erhalten, die keine Vigilanzminderung aufweisen und deren Schutzreflexe intakt sind. Es gilt eine individuelle Entscheidung zu treffen.

Die zerebrale Perfusionsstörung stellt eine vital bedrohliche Situation für den Patienten dar, deshalb ist eine sorgfältige Prämedikationsvisite ein entscheidender Faktor für ein möglichst gutes Outcome des Patienten. In diesem Formenkreis der Erkrankungen sind, egal welcher Genese, alle Organfunktionen betroffen, deshalb ist es besonders wichtig, dass sich der Anästhesist einen Überblick bezüglich der bereits präoperativen Organfunktionsstörungen verschafft.

Praxis

Zu beachten

Besonderes Augenmerk gilt Folgendem:

- Neurologischer Status des Patienten. Hier ist es entscheidend neurologische Defizite zu erkennen und herauszufinden, ob Verschlechterungen eventuell mit Blutdruckschwankungen korrelieren.
- Insbesondere bei Moyamoya-Patienten muss besonderes Augenmerk auf die Anamnese von Gerinnungsstörungen gelegt werden. Prothrombotische Gerinnungsstörungen, wie ein Protein-C- und/oder Protein-S-Mangel, Faktor-V-Leiden-Mutation sowie erhöhte Konzentrationen des V.-Willebrand-Jürgens-Faktors sind häufig mit dieser Erkrankung assoziiert.

Cave

Eine präoperativ angesetzte ASS-Therapie muss weitergeführt und eine morgendliche Dosis vor OP-Beginn eingenommen worden sein.

14.10.5 Blut- und Transfusionsbedarf

- Blutgruppenbestimmung
- kein EK auf Abruf
- **Ausnahme:** bei „Giant Aneurysma“ 2 EK im OP

14.10.6 Besonderheiten

Merke M!

In jedem Fall ist eine Zielgröße für den arteriellen Blutdruck präoperativ mit dem Chirurgen für jeden Patienten individuell abzustimmen.

- Während eines Clippings und einer Anastomosennaht besteht Anwesenheitspflicht im Saal für die Anästhesiepflegekraft. Darüber hinaus muss die Anästhesiepflegekraft während des kompletten OP-Verlaufs schnellstmöglich anwesend sein können.
- Während der Anastomosennaht und bei temporärem Clipping F_iO_2 1,0.
- Bei Arterien- und ZVK-Anlage auf die Lokalisation achten (Punktionsorte mit dem Operateur absprechen, Cave: Spendergefäße schonen!).
- Neurologischen Status und Blutdruckkorrelation des Patienten beachten.
- ASS-Therapie.
- Ggf. Mannitol 20 % 250 ml (nur nach Indikationsstellung durch den Operateur).

14.10.7 Checkliste – Vorbereitungen im OP

► **Atemwege**

- Endotrachealtubus ID 7,5–8,0 mm

► **Anästhesieverfahren**

- TIVA

► **Zugänge**

- mind. 2 großlumige Zugänge 18 bzw. 16 G
- arterielle Druckmessung
- ZVK – 6–7 Fr/ Shaldon – (nur bei Intermediate- und High-Flow-Bypass)

► **Medikamente und Volumen**

- Infusion
  - Vollelektrolytlösung 1000 ml
  - Kolloidale Lösung: Gelatine 500 ml
  - Mannitol 20 % (250 ml)
- Spritzenpumpen
  - Remifentanil zur Einleitung 20 µg/ml, danach ggf. 100 µg/ml
  - Propofol 2 % 50 ml
  - Noradrenalin 1 mg/50 ml
- Medikamente
  - Propofol 200 mg/20 ml

14

- Rocuronium 50 mg/10 ml, bei Niereninsuffizienz Cis-Atracurium 10 mg/10 ml
- Atropin 0,5 mg/5 ml
- Urapidil 50 mg/10 ml
- Ampicillin/Sulbactam 3 g/100 ml
- Dipidolor 15 mg/10 ml
- Metamizol 2 g/100 ml oder Paracetamol 1 g/100 ml

► **Materialvorbereitung**

- periphere Venenzugänge 16/18 G
- Magilltubus ID 7,5–8,0 mm
- arterieller Katheter 20 G
- ZVK 3-Lumen
- Blasenkatheter
- Temperatursonde
- Luft-Wärmedecke
- Relaxometer

14.10.8 Monitoring

► **Basismonitoring und Monitoring Allgemeinanästhesie**

- EKG
- Pulsoxymetrie
- nichtinvasive Blutdruckmessung (oszillotonometrisch)
- Kapnometrie/-grafie
- Monitoring der inspiratorischen O_2-Konzentration
- in- und exspiratorische Messung der Inhalationsanästhetikakonzentration
- Volumetrie der Atemgase
- Atemwegsdruck mit Diskonnektionsalarm
- invasive Blutdruckmessung
- ggf. ZVD
- Blasenkatheter
- Temperatursonde
- Luft-Wärmedecke

14.10.9 Narkoseeinleitung

- Hämodynamisches Management: starke Blutdruckschwankungen müssen während der Narkoseeinleitung vermieden werden!
- Bei Patienten mit **zerbraler hämodynamischer Insuffizienz bzw. erschöpfter Perfusionsreserve** (Okklusion durch arteriosklerotische Veränderungen, Moyamoya-Erkrankung) können hypertensive und/oder hypotensive Blutdruckentgleisungen zur Blutflussumverteilung mit zerebraler Minderperfusion und Ischämie führen.
- Bei Patienten mit der Indikation zum **zerebralen Flussersatz** (z. B. „Giant Aneurysma") können hypertensive und/oder hypotensive Blutdruckentgleisungen zu „vaskulärem Stress" mit der Gefahr der Ruptur des Aneurysmas führen.
- **Cave** Hyperventilation/Hypokapnie können insbesondere bei zerbraler hämodynamischer Insuffizienz bzw. erschöpfter Perfusionsreserve zur zerebralen Ischämie der betroffenen Regionen führen.
- Vor Narkoseeinleitung Rücksprache mit dem Operateur, welche Art von OP-Technik gewählt wird! RSI nur bei enger Indikationsstellung!
- Patientenidentifikation, OP-Checkliste prüfen
- Anschluss des Standardmonitorings
- periphervenöser Zugang
- Infusionsbeginn
- perioperative Antibiotikaprophylaxe
- arterielle Kanülierung mit Lokalanästhesie, bei Kindern oder unkooperativen Patienten enge oszillometrische Messung
- arterielle BGA vor Beginn der Narkoseeinleitung
- **Cave:** Falls Intermediate-Flow-Bypass mittels Radialis-Interponat kontralaterale Seite oder A. femoralis wählen!
- Narkoseeinleitung unter laufender Therapie mit Noradrenalin-Spritzenpumpe
- Remifentanil 0,2–0,3 µg/kgKG/min
- Propofol 2 mg/kgKG, fraktionierte Gaben (10 bis 30 mg), **Kreislaufeffekt der einzelnen Boli abwarten**
- Korrektur der Noradrenalinlaufrate
- Ventilation anhand des zuvor ermittelten endtidalen CO_2 und BGA
- Rocuronium 0,6 mg/kgKG, alternativ Cis-Atracurium 0,1 mg/kgKG
- TIVA starten: Propofol 5–8 mg/kgKG/h, Remifentanil 0,1–0,3 µg/kgKG/min
- ZVK, **Cave:** immer kontralaterale Seite zum Bypass wählen!
- Blasenkatheter
- Augenschutz
- 2. großlumiger Zugang 16 G

14.10.10 Lagerung

- Lagerung nach Rücksprache mit Operateur, mögliche Lagerungen: Rückenlage mit Keilkissen
- Bauchlage bei Occipital-Bypass
- Kopffixierung in Mayfield-Klemme (Remifentanil-Bolus vor Einspannen in die Mayfield-Klemme!)
- Luft-Wärmedecke
- Temperatursonde anschließen

14.10.11 Narkoseführung

- TIVA mit Propofol 5–8 mg/kgKG/h und Remifentanil 0,1–0,3 µg/kgKG/min
- Relaxation nach Bedarf und Relaxometrie
- Beatmung:

- IPPV- oder PCV-Beatmung
- PEEP: 5 cmH_2O
- F_iO_2 0,5–0,7, bei temporärem Clipping 1,0
- pCO_2: Normokapnie aufrechterhalten (pCO_2 38–45 mmHg)

► **Blutdruckmanagement**

- Es ist nicht möglich, allgemeingültige Blutdruckgrenzen festzulegen. Die Blutdruckeinstellung erfolgt je nach Genese des Patienten in **enger Absprache mit dem Operateur**. Vereinfacht lässt sich festhalten:
- bei Okklusion und zerebraler Minderperfusion sowie bei temporärem Clipping → Blutdruck **hochhalten** (Anhaltswert: MAP 100–110 mmHg)
- bei Blutung aus Aneurysma → **in Rücksprache mit Operateur** MAP bei 70 mmHg halten

Cave

Blutdruckmanagement unter Normovolämie und ggf. Unterstützung durch Noradrenalin; eine Übertransfusion durch kristalloide Lösungen ist zu vermeiden!

Der (scheinbare) „Narkosebedarf" kann bei vermindertem zerebralem Blutfluss erhöht sein!

► **Bluttransfusion.** Transfusionstrigger insbesondere bei Patienten mit zerebraler Flussinsuffizienz **Hb < 10 mg/dl.**

Bei geplanter Extubation **Analgesie** mit 2 g Metamizol oder 1 g Paracetamol i. v., Piritramid nach kritischer Abwägung mit 0,05–0,1 mg/kgKG.

14.10.12 Neuromonitoring

Flussmonitoring

- Dopplersonografisch: Mittles Gefäßdoppler wird intraoperativ die Flussgeschwindigkeit (m/sec) des Bypasses von den Kollegen der Neurochirurgie getestet. Hierbei ist der MAP eine wichtige Einflussgröße und muss gegebenenfalls in Rücksprache mit dem Operateur angepasst werden.
- Indocyaningrün-Videoangiografie (ICG): Zur intraoperativen Testung der Bypassdurchgängigkeit werden 5 ml ICG zentralvenös appliziert und zum schnelleren Anfluten mit 10 ml NaCl nachgespült. Dabei ist zu beachten, dass durch den applizierten Farbstoff die Sauerstoffsättigung für einige Sekunden abfällt. Es sind anaphylaktische Reaktionen durch ICG beschrieben.
- Cerebral Blood Flow (CBF): Durch eine intraparenchymatös eingebrachte Thermodiffusionssonde kann sowohl intraoperativ als auch postoperativ der lokale zerebrale Blutfluss (ml/100 g/min) im abhängigen Stromgebiet lokal bestimmt werden.

Elektrophysiologisch

- SEP- und MEP-Monitoring: Je nach Lokalisation des pathologischen Prozesses erfolgt ggf. eine kontinuierliche Ableitung der SEPs und MEPs durch die Kollegen der Neurochirurgie. Für ein MEP-Monitoring darf der Patient **nicht relaxiert** sein, bzw. wenn Relaxation unumgänglich, dann TOF-Antwort von 2/4 erhalten sein. Relaxation mit kontinuierlicher Applikation über Spritzenpumpe in Rücksprache mit dem Operateur.

14.10.13 Postoperatives Management

Die postoperative Therapie erfolgt auf der Neurointensivstation.

Merke M!

Der Transport wird nur mit erweitertem Monitoring (EKG, Pulsoxymetrie und invasive Blutdruckmessung) und Sauerstoffinsufflation begonnen, wenn die Spontanatmung ausreichend und der Kreislauf stabil ist.

Schmerzen und Stress sowie Schreien bei Kindern müssen unbedingt vermieden werden.

Praxis

Lagerung

Kopf in der Mittellinie, Oberkörper 30° erhöht. Die Sauerstoffmaske mit Pflaster an Nasenwurzel und Wangen fixieren, keine zirkuläre Fixierung mit dem beiliegenden Gummiband!

► **Blutdruckmanagement**

- Auch für die postoperative Phase gilt, die Blutdruckeinstellung in enger Absprache mit dem Operateur zu gestalten.
- Näherungswerte:
  - bei Okklusion, zerebralem Perfusionsdefizit → Blutdruck hochhalten (MAP 90–110 mmHg)
  - ohne zerebrales Perfusionsdefizit → Normotonie (MAP 80–90 mmHg)

Die Übergabe auf der Intensivstation erfolgt mit besonderem Augenmerk auf den aktuellen neurologischen Status des Patienten und den Vorgaben des Operateurs für das postoperativen RR-Management.

Dokumentation des neurologischen Status bei Übergabe im Narkoseprotokoll.

14.11 Hypophyseneingriffe (transsphenoidal/transkraniell)

B. Föhre, M. Körber

► Dauer

- < 1 h, reine Resektionsdauer häufig nur 15–20 min

14.11.1 Prämedikation

- Prämedikation nach SOP Präoperative Visite (Kap. 1.1)
- PONV-Score erheben (Kap. 2.21)

14.11.2 Besonderheiten

- Morbus Cushing (ACTH produzierendes Adenom): Diabetes mellitus, Adipositas, Hypertonie, Intubationsprobleme
- Akromegalie (STH produzierendes Adenom): Intubationsprobleme, Bereitstellung des Videolaryngoskops, großzügige Indikation zur fiberoptischen Intubation
- Vor Narkoseeinleitung 100 mg Hydrocortison als Bolus, anschließend 100 mg Hydrocortison über Spritzenpumpe über 6 h i. v. (100 mg Hydrocortison in 50 ml NaCl, 8 ml/h)
- Störungen des Elektrolyt- und Wasserhaushaltes: Diabetes insipidus, Syndrom der inadäquaten ADH-Sekretion (SIADH)

Bei transsphenoidalem Zugang zu OP-Beginn oft signifikante Blutdrucksteigerungen (Schmerzreiz, systemische Wirkung des Naphazolin aus den zuvor vom Operateur eingelegten Nasentupfern). Vorübergehende Applikation von max. 0,5 MAC Sevofluran erwägen. Zugang transsphenoidal: keine Mayfield-Klemme.

Bei einigen Patienten wird postoperativ eine Tuohy-Drainage gelegt.

14.11.3 Checkliste – Vorbereitungen im OP

► Atemwege

- Endotrachealtubus ID 7,5–8,0 mm

► Anästhesieverfahren

- TIVA

► Zugänge

- arterieller Katheter
- 2 periphervenöse Zugänge
- Blasenkatheter (!)

► Medikamente und Volumen

- Infusion
  - Vollelektrolytlösung (luftfreie Beutel)
- Spritzenpumpe
  - Remifentanil zur Einleitung 40 µg/ml
  - Propofol 2 % 50 ml
  - Noradrenalin 1 mg/50 ml
- Medikamente
  - Propofol 200 mg/20 ml
  - Rocuronium 50 mg/10 ml, bei Niereninsuffizienz Cis-Atracurium 10 mg/10 ml
  - Atropin 0,5 mg/5 ml
  - Ephedrin 30 mg/10 ml
  - Cefazolin 2 g/100 ml
  - Hydrocortison 100 mg und Spritzenpumpe 100 mg/50 ml
  - Metamizol 2 g/100 ml oder Paracetamol 1 g/100 ml
  - Piritramid 15 mg/15 ml

► Materialvorbereitung

- periphere Venenzugänge 16/18 G
- Magilltubus ID 7,5–8,0 mm
- Blasenkatheter
- Temperatursonde
- Luft-Wärmedecke
- Augenschutz

14.11.4 Monitoring

► Basismonitoring und Monitoring Allgemeinanästhesie

- EKG
- Pulsoxymetrie
- nichtinvasive Blutdruckmessung (oszillotonometrisch)
- Kapnometrie/-grafie
- Monitoring der inspiratorischen O_2-Konzentration
- in- und exspiratorische Messung der Inhalationsanästhetikakonzentration
- Volumetrie der Atemgase
- Atemwegsdruck mit Diskonnektionsalarm
- invasive Blutdruckmessung
- Diurese
- Temperatur

14.11.5 Narkoseeinleitung

Cave

Bei Akromegalie (eosinophiles Adenom) muss mit einer erschwerten Intubation gerechnet werden.

- Patientenidentifikation, OP-Checkliste prüfen
- Anschluss des Monitorings
- periphervenöser Zugang
- Infusionsbeginn
- perioperative Antibiotikaprophylaxe
- Remifentanil 0,3 µg/kg/min starten
- Propofol 2 mg/kgKG
- Rocuronium 0,6 mg/kgKG oder Cis-Atracurium 0,1 mg/kgKG
- Intubation in tiefer Narkose und voller Relaxierung, bei transnasaler Operation Rachentamponade einlegen
- TIVA starten: Propofol 5–8 mg/kgKG/h, Remifentanil 0,1–0,3 µg/kgKG/min
- Anlage des Blasenkatheters
- 2. periphervenöser Zugang
- Luft-Wärmedecke
- Augenschutz

14.11.6 Lagerung

Rückenlagerung.

14.11.7 Narkoseführung

- TIVA mit Propofol 6–7 mg/kgKG/h und Remifentanil 0,1–0,3 µg/kgKG/min, auf adäquate Reduktion der Propofoldosis zum Ende der Operation achten (**Cave:** verlängerte Ausleitungszeit!)
- Beatmung:
  - O_2-Luft-Gemisch
  - PEEP: 5 cmH_2O
  - F_iO_2 0,3–0,5
  - $p_{et}CO_2$ 35–45 mmHg
- Vor geplanter Extubation Schmerztherapie mit 2 g Metamizol oder 1 g Paracetamol. Piritramidgabe 3 mg (0,05 mg/kgKG) 30 min vor intendierter Extubation.

Cave ⚠

Regelhaft nur sehr kurze Resektionszeiten und ohne Videoübertragung nicht einsehbares Operationsfeld, daher Gabe von Piritramid spätestens zu Beginn der Resektion!

14.11.8 Postoperatives Management

Die postoperative Behandlung erfolgt in PACU/IMCU oder ITS zur engmaschigen Überwachung des Blutdruckes und der Diurese. Zielblutdruckwerte mit dem Operateur absprechen, in der Regel wird ein systolischer RR < 140 mmHg angestrebt.

14.12 Intrakranielle Blutung/ akut subdurales oder epidurales Hämatom

K. Arden, B. Föhre, M. Körber

► **Dauer**

- Zirka 3 h

14.12.1 Prämedikation

Aufklärungsgespräch oder sedierende Prämedikation entfällt in der Regel, da es sich meist um einen dringlichen oder **Notfalleingriff** handelt und sich die Prämedikation mit der Bewusstseinsstörung verbietet. Bei der Anamnese oder Fremdanamnese ist ein besonderes Augenmerk auf die Gerinnung zu legen (Antikoagulanzientherapie etc.).

14.12.2 Ätiologie

Epidurales Hämatom

Arterielle Blutung aus einer A. meningea (meist A. meningea media). Ursache meist traumatisch, bei Schädelfraktur kommt es zur Abscherung des Gefäßes. Rasche Größenprogredienz, daher absoluter Notfall wegen drohender Einklemmung. Typischer Verlauf beinhaltet ein luzides Intervall nach initialer Bewusstlosigkeit, das in eine zunehmende klinische Verschlechterung mündet.

Operation ist die osteoplastische Trepanation und Hämatomentlastung.

Subdurales Hämatom

Venöse Blutung aus den Brückenvenen. Das Hämatom schafft sich einen Raum zwischen Arachnoidea und Dura mater. Akut subdurale Hämatome treten meist in Verbindung mit einem schweren Schädel-Hirn-Trauma (SHT) auf und sind entsprechend oft kombiniert mit Kontusions- und Subarachnoidalblutungen. Klinisch besteht typischerweise eine Hemiparese oder Koma. Sofortige Operation, meist großzügige Kraniektomie.

Cave ⚠

Erhöhter ICP, Einklemmungsgefahr insbesondere bei Husten, Pressen und Stress. Die Folge ist ein sekundärer Hirnschaden.

Klinik beachten: Durch neurologische oder neurochirurgische Kollegen erhobenes präoperatives neurologisches Defizit verifizieren und im Narkoseprotokoll dokumentieren.

Bei rasch abfallendem GCS frühzeitige Intubation und maschinelle Beatmung (Normoventilation) anstreben. Patienten mit einem GCS < 8 – fehlenden Schutzreflexen – sind oft bereits vom Notarzt bzw. in der Rettungsstelle intubiert worden.

Merke M!

Keine Zeitverzögerung: Die zügige Druckentlastung durch Trepanation ist entscheidend!

14.12.3 Blut- und Transfusionsbedarf

- EK: mindestens 2, in den OP bestellen
- frühzeitige Bestellung von FFP und ggf. Thrombozytenkonzentraten

14.12.4 Besonderheiten

- Auf Blutungskomplikationen achten, Anamnese von gerinnungshemmenden Substanzen klären, ggf. zusätzlich zur Gerinnungsanalyse im Zentrallabor die bettseitige Analyse mittels ROTEM und/oder Thrombelastogramm veranlassen.
- Substitution von Erythrozytenkonzentraten und FFP nach Bedarf.

Cave ⚠

Thrombozytenzahl messen und ggf. substituieren. Hypothermie kann Gerinnungsstörung aggravieren.

14.12.5 Checkliste – Vorbereitungen im OP

► **Atemwege**
- Endotrachealtubus ID 7,5–8,0 mm

► **Anästhesieverfahren**
- TIVA

► **Zugänge**
- 2 PVK 18 bzw. 16 G
- arterielle Druckmessung
- ZVK mindestens 3-Lumen
- Blasenkatheter

► **Medikamente und Volumen**
- Infusion
  - Vollelektrolytlösung (luftfreie Beutel)
  - Gelafundin (luftfreie Beutel)
- Spritzenpumpe
  - Remifentanil zur Einleitung 20 µg/ml, danach ggf. 100 µg/ml
  - Propofol 2 % 50 ml
  - Noradrenalin-Perfusor 1 mg/50 ml
- Medikamente
  - Propofol 200 mg/20 ml
  - Cis-Atracurium 10 mg/10 ml
  - Ephedrin 30 mg/10 ml
  - Cefazolin 2 g/100 ml
  - Piritramid 15 mg/15 ml und Metamizol 2 g oder Paracetamol 1 g

► **Materialvorbereitung**
- 2 periphere Venenzugänge 16/18 G
- Endotrachealtubus ID 7,5–8,0 mm
- arterieller Katheter 20 G (femoral 18 G)
- ZVK (ggf. erst intraoperativ legen)
- Blasenkatheter
- Temperatursonde
- Luft-Wärmedecke
- Augenschutz

14.12.6 Monitoring

► **Basismonitoring und Monitoring Allgemeinanästhesie**
- EKG
- Pulsoxymetrie
- nichtinvasive Blutdruckmessung (oszillotonometrisch)
- Kapnometrie/-grafie
- Monitoring der inspiratorischen O_2-Konzentration
- in- und exspiratorische Messung der Inhalationsanästhetikakonzentration
- Volumetrie der Atemgase
- Atemwegsdruck mit Diskonnektionsalarm
- invasive Blutdruckmessung
- ZVD
- Relaxometrie
- Diurese
- Temperatur

14.12.7 Narkoseeinleitung

Merke M!

Schonende Einleitung ohne Hyper-/Hypotension, ohne Hypoxie, ohne Hyperkapnie und ohne Husten/Pressen des Patienten. RR-Senkung nur bei extrem hohen RR-Werten, da meist ein endogener Erfordernishochdruck zur Erhaltung einer Perfusion bei erhöhtem intrakraniellen Druck Ursache der art. Hypertension ist!

- Patientenidentifikation, OP-Checkliste prüfen soweit zeitgerecht möglich
- Anschluss des Monitorings
- periphervenöser Zugang, Infusionsbeginn
- Start Norepinephrin-Perfusor vor Narkoseeinleitung, wenn dies zur Erhaltung des zerebralen Perfusionsdruckes absehbar erforderlich
- perioperative Antibiotikaprophylaxe
- Remifentanil 0,3 µg/kg/min starten
- Propofol 1–2 mg/kgKG, alternativ Thiopental 3–5–8 mg/KG, titriert
- Rocuronium 0,6–0,9 mg/kgKG oder Cis-Atracurium 0,1 mg/kgKG
- Intubation in tiefer Narkose und voller Relaxierung
- bei Bedarf RSI: mit Fentanyl, Thiopental (Propofol), Succinylcholin
- TIVA starten mit Propofol 4–8 mg/kgKG/h, Remifentanil 0,1–0,3 µg/kgKG/min
- 2. periphervenöser Zugang
- arterielle Kanülierung der A. radialis
- Die ZVK-Anlage bei akuter Blutung mit drohender Einklemmung darf nicht den OP-Beginn verzögern, d. h. ggf. Punktion parallel zum OP-Beginn, Punktion der V. femoralis präferieren. Wenn ausreichend periphere Zugänge vorhanden sind, kann die ZVK-Anlage auch nach der Operation, vor Verbringen auf die Intensivstation erfolgen.
- Anlage des Blasenkatheters
- Luft-Wärmedecke
- Ausgangs-BGA
- Augenschutz

14.12.8 Lagerung

- Rückenlage mit Schulterkissen auf betroffener Seite, Kopf wird vom Operateur i. d. R. auf die Gegenseite der Operation gelagert.
- Auf ausreichende Narkosetiefe beim eventuellen Einspannen des Kopfes in die Mayfield-Klemme achten, evtl. ist ein Remifentanil-Bolus unter Aufrechterhaltung des art. Perfusionsdruckes notwendig. Aufgrund des stärkeren Blutdruckabfalls in dieser Situation kein Sedierungsbolus! Häufig wird der Kopf des Patienten in dieser Situation ohnehin nicht mithilfe der Mayfield-Klemme fixiert, so z. B. bei Subduralhämatomen.
- Monitoring und Beatmungsgerät am Fußende bzw. neben dem Patienten.
- Sorgfältige Kontrolle der Kopflagerung und der Tubuskonnektion.
- Lagerung der unteren Extremitäten auf einer Knierolle und Fersenkissen.

14.12.9 Narkoseführung

- TIVA mit Propofol 5–8 mg/kgKG/h und Remifentanil 0,1–0,3 µg/kgKG/min kontinuierlich
- Relaxation nur zur Einleitung, ggf. Relaxometrie
- Beatmung:
  - O_2-Luft-Gemisch
  - PEEP: 5 cmH_2O
  - F_iO_2 1,0 vor Entlastung
  - $p_{et}CO_2$ 35–45 mmHg
- Infusion: Vollelektrolytlösung ca. 500 ml/h
- wiederholte BGA, Bestimmung der Elektrolyte und Hb/Hkt, BZ und Laktat; Häufigkeit richtet sich auch nach dem Blutungsausmaß
- Elektrolythaushalt, CO_2 und Blutzucker beachten und Entgleisungen entsprechend therapieren
- ggf. Mannitol (0,5 mg/kgKG über 5–10 min)
- vor geplanter Extubation Schmerztherapie mit 3–5 mg Piritramid plus 2 g Metamizol oder 1 g Paracetamol
- wenn kein erhöhter Hirndruck und keine neurochirurgische und/oder anästhesiologische Kontraindikation bestehen, erfolgt die Ausleitung unmittelbar nach dem Operationsende
- symptombezogene neurologische Untersuchung nach Extubation mit Dokumentation der Befunde
- anderenfalls Verlegung des intubierten und beatmeten Patienten unter Monitoring (inkl. ICP-Monitoring) auf die Intensivstation

14.12.10 Postoperatives Management

- Postoperative Behandlung auf der Intensivstation
- möglichst frühzeitige Extubation und schnelle neurologische Beurteilung
- Analgosedierung nach präoperativem GCS und intraoperativem Befund
- engmaschige neurologische Verlaufsuntersuchungen:
  - Vigilanz
  - Neurostatus
  - Krampfanfälle usw.
- ICP-Monitoring, denn bei akut subduralem Hämatom ist mit postoperativem Hirnödem zu rechnen

- bei neu auftretenden neurologischen Defiziten, Kontroll-cCT
- bei schweren Schädel-Hirn-Traumen ist das Ziel, einen sekundären Hirnschaden zu vermeiden, siehe SOP Behandlung des erhöhten intrakraniellen Drucks
- Begleitverletzungen nicht unterschätzen, siehe SOPs Unfallchirurgie!

14.13 Interventionelle Neuroradiologie

K. Arden, B. Föhre, M. Körber

14.13.1 Vorbemerkung

Eingriffe

- Elektive Interventionen:
  - diagnostische Angiografie
  - Ballon-Okklusionstest (BOT)
  - Coil-Okklusion (intrakranielle Aneurysmen)
  - Embolisation (AVM/Angiome, gefäßreiche Tumoren)
  - Carotis-Stent
- Notfallinterventionen:
  - Angiografie bei SAB/ICB
  - Lyse/mechanische Rekanalisation intrakranieller Gefäßverschlüsse anteriores Stromgebiet bis 6 h
  - posteriores Stromgebiet bis 10 h
  - Coil-Okklusion (intrakranielle Aneurysmen)

Narkoseverfahren

- Lokalanästhesie/Stand by:
  - Ballon-Okklusionstest
  - Angiografie bei bekannter KM-Allergie
  - Carotis-Stent
- Allgemeinanästhesie:
  - Angiografie bei ängstlichen oder unkooperativen Patienten
  - Notfallinterventionen bei unkooperativen Patienten
  - Coil-Okklusion intrakranieller Aneurysmen
  - Embolisationstherapie

14.13.2 Prämedikation/Vorbereitung

Neben der allgemeinen Anästhesieaufklärung ist auf Folgendes besonders zu achten: Genaue Dokumentation des neurologischen Status vor der Intervention, des Gerinnungsstatus und Erfassung der Schilddrüsenfunktion (TSH).

Bei positiver **KM-Allergie-Anamnese** Prämedikation mit H_1- und H_2-Rezeptorblockern:

- Dimetindenmaleat ca. 0,1 mg/kgKG≈8 mg i. v. oder Clemastin ca. 0,05 mg/kgKG (= ca.4 mg i. v.) *plus*
- Cimetidin ca. 5 mg/kgKG ≈ 400 mg i. v.
- Steroid z. B. 250 mg Prednisolon i. v.

> **Praxix**
>
> **Kontrastmittel**
>
> Kontrastmittel (jodhaltig, nichtionisch) verursachen eine osmotische Diurese und wirken vasokonstriktiv auf die Vasa afferentia. Bereits Nierengesunde haben ein geringes, Patienten mit eingeschränkter Nierenfunktion (Serum-Kreatinin > 1,35 mg/dl, insbesondere auch in Kombination mit Diabetes mellitus, Patienten mit syst. BD < 100 mmHg, NYHA III–IV, > 75 Jahre) ein höheres Risiko für eine **CIN** (kontrastmittelinduzierte Nephropathie): Kreatininanstieg um > 0,5 mg/dl (> 44 µmol/l) und/oder Abfall der glomerulären Filtrationsrate um 25 % innerhalb von 48–72 h nach Applikation von KM).
>
> Nachstehende Maßnahmen sind sinnvoll:
>
> - Diuretika absetzen
> - auf ausreichende Hydratation achten (12 h vor und 12 h nach KM-Gabe)
> - N-Acetylcystein 600 mg i. v. vor und nach der Kontrastmittelgabe

Patienten mit **eingeschränkter kardiopulmonaler Belastbarkeit** (KHK, höhergradige Herzinsuffizienz) sind durch Volumenbelastung und forcierte Diurese gefährdet.

Indikation für erweitertes hämodynamisches Monitoring stellen.

Orale Prämedikation mit 7,5 mg Midazolam bei elektiven Eingriffen, wenn der Patient eine angstlösende Medikation wünscht.

Keine Prämedikation bei Patienten mit Bewusstseinsstörung!

Vertiefung der Analgosedierung bei intubierten, beatmeten Patienten vor Transport (siehe SOP: Intrahospitaltransporte).

14.13.3 Besonderheiten

Nach angiografischer Darstellung der intrakraniellen Gefäße und Ermittlung der optimalen Arbeitsprojektion erfolgt die selektive Sondierung des betroffenen Gefäßes mittels Führungsdraht. Anschließend wird darüber ein Führungskatheter (6–8 Fr) geschoben. Über diesen wiederum wird ein Mikrokatheter über einen Mikrodraht bis zur Pathologie vorgeschoben („Koaxialsystem“). Der Mikrodraht wird anschließend wieder entfernt. Über den Mikrokatheter werden die jeweiligen „devices“ (Coils, Embolisate, Lysat oder Stents) in das betreffende Gefäß platziert.

Um Thrombenbildung an Kathetern und Führungsdrähten zu vermeiden, werden in der Regel 3 000 IE **Heparin** intraarteriell injiziert. Durch die Sondierung der Gefäße kann ein Vasospasmus ausgelöst werden. Normotension und Normoventilation wirken dem prophylaktisch entgegen. Bei fortbestehendem Vasospasmus wird lokal **Nimodipin** appliziert (**Cave:** systemische Hypotension).

Bei der Embolisation von AV-Malformationen kommt **Onyx** (Mischung aus einer Polymerverbindung und Dimethylsulfoxid) als Embolisat zum Einsatz. Der Vorteil gegenüber Polymerklebstoffen ist die langsamere Ausbreitung bzw. Aushärtung in den Gefäßlumina. Dadurch kann der Injektionsvorgang besser kontrolliert werden. Ein geringer Teil dieser Verbindung wird über die Ausatemluft ausgeschieden und verursacht einen typischen Knoblauchgeruch.

Abhängig von der Lokalisation der Aneurysmen kann eine einfache Ausschaltung des betroffenen Gefäßes ein signifikantes Schlaganfallrisiko beinhalten. Der Goldstandard zur Identifizierung der Patienten, die einen extra-intrakraniellen Bypass benötigen, ist der **Ballon-Okklusionstest (BOT)**. Während einer Zeitspanne von 20–30 min wird die A. carotis der betroffenen Seite okkludiert. Nach Ballonschluss werden weiter 5 000 IE Heparin durch den Katheter injiziert, um Thrombenbildung in der stehenden Blutsäule zu verhindern.

Folgende Punkte stellen eine **Indikation für einen Bypass** dar:

- neurologisches Defizit
- asynchrone venöse Phase in der konventionellen Angiografie
- Abfall des zerebralen Blutflusses (CBF) um 50 % des Ausgangswertes
- eingeschränkte zerebrovaskuläre Reserve nach Stimulation mit Azetazolamid

14.13.4 Checkliste – Vorbereitungen im OP

► **Atemwege**

► **Allgemeinanästhesie**

- Erwachsene: Endotrachaeltubus ID 7,0–8,0 mm
- Kinder: alters- und gewichtsadaptiert

► **Stand by/Analgosedierung**

- Sauerstoffnasensonde oder Gesichtsmaske

► **Anästhesieverfahren**

- TIVA
- Sedierung mit Propofol und ggf. additiv Remifentanil

► **Zugänge**

- 2 periphere Verweilkanülen
- intraarterielle Druckmessung
- ZVK bei Indikation (Katecholamintherapie, erhöhter intrakranieller Druck [ICP], KHK, höhergradige Herzinsuffizienz)
- Blasenkatheter (nicht bei diagnostischer Angiografie)

► **Medikamente und Volumen**

- Infusion
  - Vollelektrolytlösung
- Medikamente
  - Remifentanil-Spritzenpumpe 20 µg/ml (1 mg/50 ml)
  - Propofol-Spritzenpumpe 20 mg/ml (50 ml)
  - Noradrenalin-Spritzenpumpe 20 µg/ml (50 ml)
  - Propofol 200 mg/20 ml
  - Rocuronium 50 mg/10 ml bei Niereninsuffizienz: Cis-Atracurium 10 mg/10 ml
  - Cafedrin/Theodrenalin 200 mg/10 mg (10 ml)
  - ggf. Urapidil 50 mg/10 ml
  - ggf. Metamizol 2 g/100 ml oder Paracetamol 1 g/100 ml
  - ggf. Piritramid 15 mg/10 ml

► **Materialvorbereitung**

- 2 periphere Venenzugänge
- Magilltubus ID 7,0–8,0 mm
- arterieller Katheter 20 G und Drucksystem
- ggf. Blasenkatheter, insbesondere bei längeren Interventionen, Temperatursonde
- Augenschutz

14.13.5 Monitoring

- EKG
- Pulsoxymetrie
- nichtinvasive Blutdruckmessung (oszillotonometrisch)
- Kapnometrie/-grafie
- Monitoring der inspiratorischen O_2-Konzentration
- in- und exspiratorische Messung der Inhalationsanästhetikakonzentration
- Volumetrie der Atemgase
- Atemwegsdruck mit Diskonnektionsalarm
- invasive Blutdruckmessung bei folgenden Indikationen:
  - diagnostische präoperative Angiografie beispielsweise bei Moya-Moya, Aneurysma-Coiling, Embolisation
  - Implantation intrakranieller Stents
- Relaxometrie
- Diurese, ggf. Temperaturmessung
- ICP bei Intensivpatienten mit kritischem Hirndruck
- zerebraler Blutfluss (CBF) bei Ballon-Okklusionstest (BOT) durch Kollegen der Neurochirurgie

14.13.6 Narkoseeinleitung/-führung

Grundsätzlich sind zwei Patientengruppen zu unterscheiden:

- Blutungen infolge rupturierter Aneurysmen oder AV-Malformationen
- ischämische Infarkte
- Patientenidentifikation, OP-Checkliste prüfen
- Anschluss des Basismonitorings
- periphervenöser Zugang, Infusionsbeginn
- schonende Einleitung ohne Hyper- bzw. Hypotension, Vermeiden von Hyper- bzw. Hypokapnie und Hypoxie, Vermeiden von Husten und Pressen
- Remifentanil 0,15–0,3 µg/kgKG/min
- Propofol 2 (–3) mg/kgKG
- Rocuronium 0,6 mg/kgKG oder Cis-Atracurium 0,1 mg/kgKG
- Noradrenalin Spritzenpumpe mit 1 mg/50 ml vor Induktion der Narkose bereits anschließen und Laufrate nach Blutdruck titrieren
- Bei **unklarer Nüchternheit** und/oder **Notfallinterventionen: RSI**
- Intubation in tiefer Narkose und voller Relaxierung
- TIVA während der Intervention: Remifentanil 0,1–0,3 µg/kgKG/min und Propofol 5–8 mg/kgKG/h
- ggf. arterielle Kanülierung
- zweiter peripherer Zugang aus Sicherheitsgründen immer empfehlenswert
- ggf. Anlage des Blasenkatheters
- Augenschutz

> **Merke** M!
>
> Insbesondere bei Ischämien zählt der Zeitfaktor (**„time is brain“**). Zeitverlust ist in jedem Fall zu vermeiden. Jede Punktion ist zu überdenken, da durch spätere fibrinolytische Maßnahmen, z. B. bei Schlaganfallpatienten aber auch durch Heparingabe während der Intervention die Ausbildung eines Hämatoms insbesondere am Hals, den Patienten gefährden kann.

Ziel der Narkoseführung ist neben den optimalen Arbeitsbedingungen für den Neuroradiologen die Aufrechterhaltung einer optimalen zerebralen Perfusion (CPP > 60 mmHg, d. h. bei angenommenen normalen ICP-Werten MAD nicht unter 70 mmHg!), die Kontrolle und ggf. Therapie des intrakraniellen Druckes (ICP < 20 mmHg, wenn Messsonde vorhanden) und die Gewährleistung kardiovaskulärer Stabilität.

> **Merke** M!
>
> Manipulationen des Blutdruckes hängen von der zugrundeliegenden Erkrankung, der Komorbidität des Patienten sowie der geplanten Intervention ab und erfolgen in enger Absprache mit dem Neuroradiologen. Abrupte Änderungen des Blutdruckes rufen Scherkräfte hervor, stellen einen besonderen Stress für die Gefäße dar und sind aus diesem Grund zu vermeiden.

In der Regel gilt:

- unversorgte Aneurysmen: MAD 70–80 mmHg
- Embolisation: milde Hypotension zur Verringerung des Blutflusses in der AVM bei Abgabe des Embolisates
- Gefäßverschlüsse: milde Hypertension zur Verbesserung des Blutflusses über Kollateralen (Penumbra)
- auf ausreichende Verlängerung der Infusionsleitungen, Fixierung des Tubus und des Beatmungsschlauches, Zugänglichkeit der Zuspritzmöglichkeit und freie Rotation der Bildröhre achten
- auf Polsterung der Extremitäten mit Gelkissen achten, die Arme werden längs am Körper gelagert, in aller Regel sind beide Leisten steril abgedeckt; der Oberkörper und die Beine müssen zur Wärmeprotektion zugedeckt werden (Temperaturmessung)
- auf ausreichend tiefe Narkose achten, der Patient darf sich nicht bewegen oder husten

> **Cave** ⚠
>
> Auf Strahlenschutz des Patienten und auf Eigenschutz achten! Bleischürze, Schilddrüsenschutz und fahrbare Bleiwand nutzen. Größtmöglicher Abstand zur Strahlenquelle. Der Untersuchungsraum ist während der Intervention nicht zu verlassen.

14.13.7 Management von Komplikationen

Allergische Komplikationen

Inzidenz schwerer allergischer Reaktionen 1:2000 bis 1:10 000 (s. a. ▶ Tab. 14.3).

Tab. 14.3 Allergische Reaktionen und deren Therapie.

Grad	Symptome	Therapie
0	lokale Hautreaktion	KM-Gabe stoppen, i. v. Zugang, H_1-, H_2-Blocker i. v. (s. o.)
I	Flush, Urtikaria, Rhinokonjunktivitis	+ Prednisolon 250 mg, O_2-Gabe
II	Tachykardie, Dyspnoe, Hypotension, Übelkeit	+ Prednisolon 500 mg, Intubation, Suprarenin inhalativ, Volumentherapie
III	Bronchospasmus, Schock, Bewusstseinstrübung, Erbrechen, Defäkation	+ Prednisolon 1000 mg, Intubation, Adrenalin (0,1 mg i. v., in Minutenabständen je nach Reaktion repetieren), Noradreanalin i. v. (ca. 0,02–0,15 µg/kgKG/min), bei therapieresistenter ausgeprägter Bronchospastik Theophillin 5 mg/kgKG i. v.
IV	Herz-und Kreislaufstillstand	kardiopulmoale Reanimation

Hämorrhagische/thrombembolische Komplikationen

Aneurysmaruptur

Spontan oder infolge Manipulation mit Führungsdraht möglich. Häufige hämodynamische Reaktion: Hypertension, Bradykardie aufgrund des ansteigenden ICP.

► **Therapie**

- Rasche Versorgung des rupturierten Aneurysma mittels Coiling
  - kurze Kompression der A. carotis in Rücksprache mit dem Neuroradiologen
  - bei massiver Blutung: Notfallkraniotomie und Clipping
- Zerebroprotektive Maßnahmen:
  - Kontrolle des Blutdrucks (MAD 70–80 mmHg)
  - Gabe von Mannitol 0,5 mg/kgKG i. v.
  - Reduktion des Hirnstoffwechsels (Thiopental 3–5 mg/kgKG)
  - Erhöhung des Sauerstoffangebots (F_iO_2 1,0), milde Hyperventilation
- Blutentnahme, Notfallkonserven bestellen

Gefäßverschluss

Atherosklerotische Plaques, Emboli, Dissektion oder dislozierte Coils können einen Gefäßverschluss mit konsekutiver Infarzierung bedingen.

► **Therapie**

- Versuch, das betroffene Gefäß zu eröffnen (mechanische Rekanalisation)
- Heparingabe in Absprache mit dem Neuroradiologen
- Anhebung des Blutdrucks zur Verbesserung der Perfusion über Kollateralen (Ausdehnung der Penumbra reduzieren)

14.13.8 Postoperatives Management

Schonende und rasche Ausleitung, um eine schnelle neurologische Beurteilung zu ermöglichen. Über die postinterventionelle Überwachung entscheiden die Grunderkrankung und die stattgefunden Intervention.

- diagnostische Angiografie/BOT im Stand by ohne Komplikationen: Verlegung auf Normalpflegestation
- diagnostische Angiografie in Allgemeinanästhesie: Überwachung im **Aufwachraum** für 2 h mit **Basismonitoring**
- Delir-Sreening mittels Nu-Desc
- elektive Interventionen (Coiling, Embolisation): Intensivüberwachung in PACU oder ICU nach Maßgabe des Neuroradiologen, enge neurologische Überwachung, Kontrolle von Blutbild und Gerinnungsstatus, zeitnahe postinterventionelle Bildgebung, nach Coiling Vollheparinisierung für 24 h (Ziel-PTT 60 s)
- Notfallinterventionen/intensivpflichtige Patienten: Verlegung auf die Intensivstation zur intensivmedizinschen Überwachung und Therapie
- straffer Druckverband der Punktionsstelle in der Leiste und Bettruhe nach Maßgabe des Neuroradiologen

14.14 Kleinhirnbrückenwinkeltumor/ Akustikusneurinom (ACN)

K. Arden, M. Körber

▶ **Dauer.** 3–6 Stunden.

14.14.1 Prämedikation

- Prämedikation nach SOP Präoperative Visite (Kap. 1.1)
- PONV-Score erheben (Kap. 2.21)

14.14.2 Besonderheiten

- Aufgrund des Neuromonitorings darf keine Nachrelaxierung erfolgen. Trotz Hirnstammnähe kann auf einen ZVK verzichtet werden.
- Nicht-vitale Indikation der Operation, daher OP-assoziierte Risiken minimieren!

14.14.3 Checkliste – Vorbereitungen im OP

▶ **Atemwege**
- Endotrachealtubus ID 7,5–8,0 mm

▶ **Anästhesieverfahren**
- TIVA

▶ **Zugänge**
- 2 periphervenöse Zugänge
- arterieller Katheter
- Blasenkatheter

▶ **Medikamente und Volumen**
- Infusion
  - Vollelektrolytlösung (luftfreie Beutel)
- Spritzenpumpen
  - Remifentanil 20 µg/ml
  - Propofol 2 % 50 ml
  - Noradrenalin 1 mg/50 ml
- Medikamente
  - Propofol 200 mg/20 ml
  - Rocuronium 50 mg/10 ml, bei Niereninsuffizienz Cis-Atracurium 10 mg/10 ml
  - Cafedrin/Theodrenalin 200 mg/10 mg (10 ml)
  - Cefazolin 2 g/100 ml
  - Metamizol 2 g/100 ml oder Paracetamol 1 g/10 ml
  - Piritramid 15 mg/15 ml

▶ **Materialvorbereitung**
- Periphere Venenzugänge 16/18 G
- Magilltubus ID 7,5–8,0 mm
- Blasenkatheter
- Arterieller Katheter 20 G
- Temperatursonde
- Luft-Wärmedecke
- Augenschutz

14.14.4 Monitoring

▶ **Basismonitoring und Monitoring Allgemeinanästhesie**
- EKG
- Pulsoxymetrie
- nichtinvasive Blutdruckmessung (oszillotonometrisch)
- Kapnometrie/-grafie
- Monitoring der inspiratorischen O_2-Konzentration
- in- und exspiratorische Messung der Inhalationsanästhetikakonzentration
- Volumetrie der Atemgase
- Atemwegsdruck mit Diskonnektionsalarm
- Relaxometrie
- Diurese
- Temperatur
- invasive Blutdruckmessung
- neuromuskuläres Monitoring

14.14.5 Narkoseeinleitung

- Patientenidentifikation, OP-Checkliste prüfen
- Anschluss des Monitorings
- periphervenöser Zugang
- Infusionsbeginn
- perioperative Antibiotikaprophylaxe
- Remifentanil 0,2–0,4 µg/kgKG/min
- Propofol 2 mg/kgKG
- Cis-Atracurium 0,1 mg/kgKG
- Intubation in tiefer Narkose und voller Relaxierung
- TIVA starten: Propofol 5–8 mg/kgKG/h
- arterielle Kanülierung der A. radialis
- 2. periphervenöser Zugang
- Anlage des Blasenkatheters, Ausfuhrkontrolle engmaschig!
- Luft-Wärmedecke
- Ausgangs-BGA
- Augenschutz

14.14.6 Lagerung

- Parkbanklagerung
- Rückenlage mit Keilkissen

14.14.7 Narkoseführung

- TIVA mit Propofol 5–8 mg/kgKG/h und Remifentanil 0,1–0,4 µg/kgKG/min

- Beatmung:
  - O_2-Luft-Gemisch
  - PEEP: 5 cmH_2O
  - F_iO_2 0,3–0,5
  - $p_{et}CO_2$ 35–40 mmHg
- 3 mg Piritramid und 1–2 g Metamizol oder 1 g Perfalgan i. v. vor Ausleitung der Narkose

Cave

Postoperatives Blutungsrisiko (Kompression vitaler Kerngebiete) – Hypertonie bei Narkoseausleitung/Transport unbedingt vermeiden, ggf. Urapidil zur Blutdruckkontrolle!

14.14.8 Postoperatives Management

- Postoperative Überwachung über mindestens 2 h
- neurologischen Befund beachten und dokumentieren
- **Analgesie** nach kritischer Abwägung mit Piritramid 0,05–0,1 mg/kgKG
- Transport mit Sauerstoff und Monitor

14.15 Selektive dorsale Rhizotomie

K. Arden, S. König, I. Rundshagen, S. Tafelski

► **Dauer**
- 3–4 h

14.15.1 Prämedikation

- Nach SOP Präoperative Visite in der Kinderanästhesie (Kap. 12.1.1)
- ab 6 Monate: Prämedikation mit Midazolam-Saft 0,8 mg/kgKG p. o. 45 min präopertiv

14.15.2 Besonderheiten

► **Allgemein.** Ziel der selektiven dorsalen Rhizotomie ist die Reduktion der funktionseinschränkenden Spastik. Die Kinder leiden unter ungehemmt ablaufenden – und damit überschießenden – Reflexantworten: Die sonst hemmend einwirkenden Bahnen vom Gehirn bis zum Reflexort Rückenmark sind partiell unterbrochen. Es werden intraoperativ afferente Nervenfasern im Bereich des Conus medullaris stimuliert, die diesen Reflexbogen unterhalten. Etwa 50 % der Nervenfasern, deren Stimulation eine pathologische Antwort zur Folge hat, werden durchtrennt. Mittelfristig kommt es zu einer Reduktion der Spastik und deren Sekundärschäden und damit zu einer Minderung der spastikbedingten motorischen Behinderung.

- Neuromonitoring: EMG
- balancierte Anästhesie mit Betonung der Opioidkomponente (Propofol erschwert das intraoperative EMG)
- Bauchlage
- präoperativ MRT in Narkose zur Bestimmung der Höhe des Conus medullaris

14.15.3 Checkliste – Vorbereitungen im OP

► **Atemwege**
- Endotrachealtubus ID 4,5–5,5 mm mit Cuff

► **Anästhesieverfahren**
- balancierte Anästhesie

► **Zugänge**
- 2 periphervenöse Zugänge 22/20 G
- Blasenkatheter

► **Medikamente und Volumen**
- Infusion
  - Vollelektrolytlösung (luftfreie Beutel)
- Spritzenpumpen
  - Remifentanil 20 µg/ml
  - Propofol 1 % 50 ml
- Medikamente
  - Propofol 20 mg/ml
  - Cis-Atracurium 10 mg/10 ml
  - Sevoflurane
  - Cafedrin/Theodrenalin 1 Amp/10 ml
  - Metamizol 1 g
  - Piritramid 15 mg/10 ml
  - Ropivacain 0,2 %
  - Cefuroxim 1500 mg/100 ml

► **Materialvorbereitung**
- periphere Venenzugänge 20/22 G
- Endotrachealtubus mit Microcuff, ID nach Alter
- Blasenkatheter
- Temperatursonde
- Luft-Wärmedecke
- Augenschutz
- MRT-Trage

14.15.4 Monitoring

► **Basismonitoring und Monitoring Allgemeinanästhesie**
- EKG
- Pulsoxymetrie

- nichtinvasive Blutdruckmessung (oszillotonometrisch)
- Kapnometrie/-grafie
- Monitoring der inspiratorischen O_2-Konzentration
- in- und exspiratorische Messung der Inhalationsanästhetikakonzentration
- Volumetrie der Atemgase
- Atemwegsdruck mit Diskonnektionsalarm
- Relaxometrie
- Diurese
- Temperatur
- neuromuskuläres Monitoring

14.15.5 Standard-Einleitung in der Kinderanästhesie

- Patientenidentifikation, OP-Checkliste prüfen
- Anschluss des Monitorings
- präoxygenieren
- Maskeneinleitung mit Sevofluran 8 Vol.-%, schrittweises Reduzieren auf ca. 2 Vol.-%
- Anlage peripherer Venenkatheter
- perioperative Antibiotikaprophylaxe, Cefuroxim 50 mg/kgKG i. v.
- Remifentanil 0,2–0,3 µg/kgKG/min
- Propofol 2–3 mg/kgKG, dann kontinuierlich 6–10 mg/kgKG/h für den Transport und MRT
- Cis-Atracurium 0,1 mg/kgKG
- Intubation und Fixierung des Tubus mit Pflaster
- Augenschutz
- zweiter i. v. Zugang

14.15.6 Lagerung

- Rückenlage falls MRT unmittelbar prä-OP erforderlich
- Bauchlage
- zur OP: Arme mit Polsterwatte wickeln und nach kranial lagern
- Kopf seitlich drehen
- Bulbi, Kehlkopf und Oberbauchorgane druckfrei lagern

Cave ⚠

Lange OP in Bauchlage!

14.15.7 Narkoseführung

Nach der Einleitung ggf. TIVA für einen eventuellen Transport und eine MRT-Untersuchung zur anatomischen Lagebestimmung des Conus medullaris.

Cave ⚠

Patient und Personal dürfen das MRT nur nach Ablegen aller metallischen Gegenstände und nach Ausschluss ferromagnetische Implantate betreten!

Nach Rückkehr in den OP (nach vorangegangener MRT), ansonsten primär:

- balancierte Anästhesie mit Sevofluran in O_2-Luft-Gemisch mit Low-Flow, hochdosiert Remifentanil mit 0,3–0,5 µg/kgKG/min
- Beatmung:
  - PEEP: 3 cmH_2O
  - F_iO_2 0,3–0,5
  - $etCO_2$ 35–45 mmHg
- keine weitere Relaxierung, da sonst die EMG-Messungen verunmöglicht werden
- Wärmeschutz
- Installation Neuromonitoring von ventral
- Anlage Blasenkatheter
- Umlagerung auf OP-Tisch in die Bauchlage
- Neuromonitoring von dorsal
- Luft-Wärmematte vom Gesäß aus nach distal befestigen

Nach Darstellung der einzelnen Hinterwurzeln werden mittels EMG die Anteile identifiziert, die für die pathologische Tonuserhöhung verantwortlich sind und anteilig durchtrennt. Während der elektrophysiologischen Ableitungen sollte die Sevoflurankonzentration endtidal 0,7–1 MAC Vol.-% nicht überschreiten. Falls ausnahmsweise eine TIVA durchgeführt wird, sollte die Propofolkonzentration nicht über 10 mg/kgKG/h liegen, um die Signalqualität nicht zu gefährden.

Nach Duranaht kann ggf. die Einlage eines PDK (ca. 3 cm epidural) mit Tunnelung und Annaht durch den Operateur erfolgen. In unserem Zentrum stellt dies kein Routinevorgehen mehr dar: Bei Koagulation der Nerven vor Durchtrennung verringert sich die intradurale Blutmenge und damit einhergehend der postoperative Analgetikabedarf, so dass auf dieses Verfahren verzichtet werden kann, ohne dass es zu einem vermehrten Auftreten von neuropathischen Schmerzen kommen würde. Dokumentation auf dem Narkoseprotokoll.

Bei PDK-Einlage nach Fasziennaht: Testdosis 0,2 ml/kg Bupivacain 0,25 % + Adrenalin 1 : 200 000 durch den Operateur. Auf HF- oder T-Wellen-Anstieg als Hinweis für eine intravasale Injektion achten.

Vor geplanter Extubation Schmerztherapie mit Novaminsulfon 20 mg/kgKG i. v. und Piritramid 0,05–0,1 mg/kgKG i. v. Extubation im Saal nach Umlagerung auf den

Rücken (der Blasenkatheter ist zu belassen). Seitenlage zum Transport in die PACU mit Basismonitoring und Sauerstoffinsufflation.

14.15.8 Postoperatives Management

- Überwachung in der PACU mit Basismonitoring für mindestens 240 min nach der intraoperativen Anlage eines PDK zur Optimierung der Schmerztherapie und zum Ausschluss spinaler oder systemischer unerwünschter Arzneimittelwirkungen. Anschließend Verlegung z. B. auf die IMCU der Kinderklinik.
- Die Testung der sensomotorischen Blockade unter Periduralanalgesie ist meist nur sensibel möglich. Eine motorische Blockade tritt selten auf.
- Zur postoperativen Analgesie siehe ASD – SOP Rhizotomie.
- PDK: Kontinuierliche PCEA bis 0,2 ml/kgKG/h (Ropivacainin 0,2 %, Höchstdosis 0,4 mg/kgKG/h), Bolus 0,5–1,0 ml/30 min (nach Rücksprache mit dem ASD, zusätzlich Piritramid 0,1–0,2 mg/kgKG i. v. titriert bei Bedarf). Gelingt es nicht, den neuropathischen Schmerz zu therapieren, kann zusätzlich Ketamin S (beginnend mit 0,1 mg/kgKG/h) unter Abschirmung mit Midazolam verabreicht werden.
- Komplikationen: Nachblutung, Paresen.

14.16 Perioperative Analgesie bei Rhizotomie

A. Heymann, S. König, M. Körber, S. Tafelski

14.16.1 Allgemeines

Die Rhizotomie wird bei Kindern mit spastischer Lähmung der unteren Extremitäten durchgeführt. Die Durchtrennung der afferenten Nervenfasern bedingen stärkste neuropathische Schmerzen. Zu Ende der OP wird durch den Operateur unter Sicht ein PDK gelegt, der seitlich ausgeleitet wird. Die Operationen werden durch das Sekretariat der Kinderneurochirurgie angemeldet. Einen Tag vor der OP werden Name, Größe, Gewicht, Allergien, Besonderheiten etc. eruiert und durch den ASD eine Dosierungsanleitung für die postoperative analgetische Therapie (PDK, Metamizol) erstellt. Diese wird in der Patientenakte hinterlegt, die Behandlung mittels PDK beginnt noch im OP unmittelbar nach Anlage. Die Patienten werden im Aufwachraum aufgenommen und sollen in der Regel maximal 3 Tage betreut werden. Dann wird der PDK durch den Operateur gezogen. Die Kontrolle auf ein epidurales Hämatom erfolgt auch durch den Operateur, trotzdem erfolgt noch eine Visite einen Tag nach Katheterentfernung, um auch ggf. die analgetische Einstellung zu optimieren.

14.16.2 PDK-Anlage

Die PDK Anlage erfolgt ggf. am Ende der OP durch den Operateur. Da man unter Einhaltung der Dosisgrenzen nur wenige Segmente betäuben kann, empfiehlt es sich, den Katheter nach lumbaler Punktion nach kaudal vorzuschieben. Eine Testdosis von 0,2 ml/kgKG Bupivacain 0,25 % mit Adrenalin 1:200 000 sollte unmittelbar nach Anlage appliziert werden. Bei sicherer periduraler Lage folgt eine individuell berechnete Bolusgabe, anschließend wird die PCEA-Pumpe mit der individuellen Laufrate angeschlossen. Vor Ausleitung erfolgt zusätzlich nach Ausschluss von Kontraindikationen eine systemische Analgesie mit Metamizol (20 mg/kg) und Piritramid 0,1 mg/kgKG i. v.

Postoperativ erfolgt die Verlegung in die PACU/IMCU zur weiteren Überwachung, der ASD-Arzt/Ärztin muss vom betreuenden Anästhesisten zeitnah informiert werden und unmittelbar eine Visite durchführen.

14.16.3 Dosierungen

Über die gewichtsadaptierte Dosierung von Analgetika informiert der PDK Begleitbogen des ASD zur Rhizotomie (▶ Abb. 12.4).

- Testdosis: 0,2 ml/kgKG Bupivacain 0,25 % mit Adrenalin 1:200 000
- Standardansatz PCEA-Pumpe: Ropivacain 0,2 % (ohne Sufentanil)
- Bolus: entsprechend dem Begleitbogen Rhizotomie
- Laufrate: entsprechend dem Begleitbogen Rhizotomie
- Höchstdosis Ropivacain: 0,4 mg (–0,6 mg)/kgKG/h

14.16.4 Fortsetzung und Beendigung der Schmerztherapie

Die Schmerztherapie wird immer als Kombinationstherapie mit Novaminsulfon, in der Regel über eine kontinuierliche Infusion mit einer Maximaldosis von 75 mg/kgKG/d weitergeführt.

Bei problemlosen Verlauf wird die Laufrate am 1. und 2. postoperativen Tag reduziert. Am 3. postoperativen Tag erfolgt ein Auslassversuch, hierfür wird die Basisrate gestoppt oder auf bakteriostatischen, minimalen Fluss reduziert und die Schmerzentwicklung unter Basisanalgesie beobachtet. Der PDK wird in Heparinpause und ggf. nach Gerinnungskontrolle entfernt. Eine erneute Visite zum Ausschluss eines epiduralen Hämatoms wird ca. 24 h später durchgeführt.

I

Bedarfsmedikation mit Tramadol zur Analgesie nach Entfernen des Katheters

Tramaldol ist ein WHO-II Opioidagonist und hat zusätzlich Wirkung an zentralen serotonergen und noradrenergen Rezeptoren. Für pädiatrische Patienten hat sich als Dosisempfehlung etabliert (▸ Tab. 14.4).

Tab. 14.4 Dosisempfehlung für Tramadol.

Tramadol	Dosierung
Tramadol Tropfen Einzeldosis	0,5–2 mg/kgKG • 10 kgKG: 4–8 Trpf. • 15 kgKG: 6–12 Trpf. • 20 kgKG: 8–16 Trpf. • 30 kgKG: 12–24 Trpf. **Faustregel:** Tropfenmenge entspricht KG/24 Trpf. Tramadol = 10 mg
Tageshöchstdosis	6–8 mg/kgKG

14.16.5 Voraussetzungen auf der Station

Es besteht eine 24-h-Versorgung der Patienten mit PDK durch den ASD der Klinik für Anästhesiologie und operative Intensivmedizin; die Patienten werden interdisziplinär durch Pädiater und Neurochirurgen betreut.

Eine zusätzliche Opiod- und oder Benzodiazepintherapie bei nicht ausreichender Analgesie ist nur nach Rücksprache mit dem Schmerzdienst und dem Neurochirurgischen Dienst zu applizieren. Es erfolgen 2 × täglich Visiten durch das ASD-Team.

Einschätzung der Schmerzstärke mit Hilfe von der Smiley-Analog-Skala (ab ca. 4 Jahre, Interventionsgrenzen wie beim VAS), bei jüngeren Kindern ggf. KUSS (sollte < 3 sein).

14.16.6 Alternativen bei neuropathischen Schmerzen

Wenige Kinder zeigen trotz multimodaler Therapie Hinweise auf neuropathischen Schmerz. Um eine Chronifizierung zu verhindern, ist eine frühe effektive Behandlung nötig. In diesen Fällen kann auf der Intensivüberwachungsstation alternativ Ketamin-S unter Abschirmung mit Midazolam verabreicht werden, die Dosisfindung erfolgt individuell durch Absprache der Ärzte der Intensivstation mit dem Schmerzdienst (beginnen mit 1 µg/kgKG/min).

Wenn der PDK gezogen ist bzw. über den PDK nur Ropivacain appliziert wird, kommt als Alternative eine Dipidolor i. v. PCA in Frage. Allgemeine Dosisempfehlung zur gewichtsbezogenen Adaptation stellt ▸ Tab. 14.5 dar.

Tab. 14.5 Allgemeine Dosisempfehlung zur gewichtsbezogenen Adaptation.

Piritramid	Dosierung
Piritramid i. v. CADDz. B. bei 20–30 kgKG	CADD: 30 mg Piritramid auf 60 ml NaCl 0,9 % = 0,5 mg/ml, Bolus 0,5 mg = 1 ml, Sperrzeit 5 min, Maximum in 4 h: 15 mg = 30 ml
Piritramid i. v. CADDz. B. bei 30–50 kgKG	CADD: 60 mg Piritramid auf 60 ml NaCl 0,9 % = 1 mg/ml, Bolus 1 mg = 1 ml, Sperrzeit 5 min, Maximum in 4 h: 20 mg = 20 ml

14.17 Tumorchirurgie und Wachkraniotomie bei intrakraniellen Tumoren

K. Arden, M. Körber

▸ **Dauer**
• 2–4 h

14.17.1 Vorbemerkungen

Unterscheide die Wachkraniotomie zwecks Tumorresektion mit großräumiger Trepanation von der Bohrlochtrepanation bei der Implantation von DBS-Elektroden. Das Vorgehen unterscheidet sich elementar!

Bei geplanter Tumorresektion in **Allgemeinanästhesie** entsprechende Risikoaufklärung nach SOP Präoperative Visite (Kap. 1.1). Individuelle Indikationsstellung für die Anlage eines ZVK, der i. d. R. nur bei hirnstammnahen Eingriffen (ohne Neurinom des N. VIII) sowie großen, mit einem erheblichen Blutungsrisiko behafteten Tumoren der Schädelbasis (z. B. großes Keilbeinflügelmeningeom) sowie gefäßreichen Tumoren (AV-Malformation, großes Kavernom, Angiom) indiziert ist. Bei AV-Fisteln ist das Auffinden der Fistelstelle u. U. langwierig, das intraoperative Blutungsrisiko jedoch gering, sodass auf einen ZVK verzichtet werden kann.

Die **Indikation zu einer Wachkraniotomie** wird i. d. R. bei Prozessen nahe der primären Sprachareale der dominanten Hemisphäre (BROCA-, Wernicke-Region) gestellt, um intraoperativ Sprach- und Sprechtests durchführen zu können. Sprache und Artikulation sollen beurteilbar sein!

Besonderheiten der Aufklärung bei Wachkraniotomie

Die Aufklärung sollte beinhalten:
- Monitoring, Ablauf: Standardmonitoring
- Anlage der arteriellen Kanüle – bei Wachkraniotomie wach in Lokalanästhesie – und des Blasenkatheters
- Lagerung auf dem OP-Tisch (im wachen Zustand)
- Phasen der Sedierung und Wachheit, insbesondere intraoperative Aufwachphasen
- postoperative Überwachung
- Lagerung: Rückenlage mit 45° Keilkissen (die zu operierende Seite liegt oben)
- Risiken: Apnoe, Hypoxie, Erbrechen mit Aspiration, mangelnde Kooperation, was bis zum Abbruch des Eingriffs führen kann

Merke M!

Brillenträger benötigen ihre Brille im OP!

Prämedikation

- keine regelhafte Prämedikation
- Antikonvulsiva werden in Absprache mit dem Neurochirurgen am OP-Tag weiter gegeben

Blut- und Transfusionsbedarf

Blutgruppenbestimmung.

14.17.2 Besonderheiten

Cave

Bei Anti-Trendelenburg-Lagerung und großflächiger Trepanation besteht bei eröffneten, nicht kollabierenden Vv. diploicae die Gefahr einer Luftembolie, da bei Spontanatmung im Thorax während der Inspiration ein negativer Druck generiert wird und die eröffneten Venen über Herzniveau liegen!

- Beim Bohren Knochenleitung (Zahnarzteffekt)
- Tuchabdeckung bei Platzangst u. U. schwierig

14.17.3 Checkliste – Vorbereitungen im OP

► **Atemwege**
- ITN-Instrumentarium auch bei Wachkraniotomie für Notfälle vorhalten, Maske und Beatmungsbeutel kontrollieren
- Wachkraniotomie: Nasensonde mit inkludierter CO_2-Messung

► **Anästhesieverfahren**

► **Wachkraniotomie**
- Analgosedierung mit Remifentanil i. d. R. 0,05 µg/kgKG/Min.
- Menge individuell anpassen (Atemfrequenz?), Steady State abwarten, keine Bolusgaben!
- nachfolgend Propofol ca. 2 mg/kgKG/h
- zirkumferenter Skalpblock an den Pins der Mayfield-Halterung, entlang der geplanten Schnittführung und der Dura (durch Operateur)

► **ITN**
- Remifentanil 0,2–0,5 µg/kgKG/min
- Propofol 4–8 mg/kgKG/h

► **Zugänge**
- 2 periphere 18-G-Braunülen, an jedem Arm eine, bei ITN mindestens eine zusätzliche Kanüle barrierefrei überwachbar am Fuß
- arterieller Katheter
- ZVK nur nach individueller Indikationsstellung bei erhöhtem Blutungsrisiko
- Blasenkatheter
- Mannitol 0,5–1 g/kgKG über 15 min in Rücksprache mit dem Operateur

► **Medikamente und Volumen**
- Infusion
- Vollelektrolytlösung
- Spritzenpumpen und Medikamente
  - Propofol 2 % 50 ml
  - Remifentanil 5 mg/50 ml
  - Noradrenalin 1 mg/50 ml
  - Propofol 200 mg/20 ml
  - Dexamethason-Ampullen 8 mg und 40 mg verfügbar, nicht aufziehen
  - Mannit 20 % 250 ml bei intrakraniellen Tumoren, die reseziert und nicht nur bioptiert werden
  - Ondansetron 4 mg
  - Ephedrin 30 mg/10 ml
  - Cefazolin 2 g/100 ml

    - Piritramid 15 mg/15 ml plus Novaminsulfon 1–2 g/50 ml Kurzinfusion oder Paracetamol 1 g/100 ml Kurzinfusion

▶ **Materialvorbereitung**
- periphere Venenzugänge 16/18 G
- arterieller Katheter 20 G
- Luft-Wärmedecke
- Dauerkatheter mit Temperatursonde
- Wachkraniotomie: Nasensonde, LaMa in Bereitschaft, kein Wendel-Tubus wegen Störung der Phonation (Dysarthrophonie schwerer zu detektieren)

14.17.4 Monitoring

▶ **Basismonitoring und Monitoring Allgemeinanästhesie**
- EKG
- Pulsoxymetrie
- nichtinvasive Blutdruckmessung (oszillotonometrisch)
- Kapnometrie/-grafie
- Monitoring der inspiratorischen O_2-Konzentration
- in- und exspiratorische Messung der Inhalationsanästhetikakonzentration
- Volumetrie der Atemgase
- Atemwegsdruck mit Diskonnektionsalarm
- invasiver Blutdruck
- Diurese
- Temperatur

14.17.5 Narkoseeinleitung

- Patientenidentifikation, OP-Checkliste prüfen, Patient mit erhöhtem Oberkörper lagern
- Anschluss des Monitorings
- Periphervenöser Zugang und Infusion, möglichst geringe Infusionsmenge, um dem Operateur die Arbeit nicht zu erschweren, RR-Anpassung über Vasopressoren. Noradrenalin starten mit 0,02–0,05 µg/kgKG/min
- perioperative Antibiotikaprophylaxe
- arterielle Kanülierung – bei Wachkraniotomie in Lokalanästhesie (0,2–0,5 ml reichen aus)
- zweiter periphervenöser Zugang, bei ITN mindestens ein Zugang gut sichtbar am Fuß
- Blasenkatheter

▶ **Wachkraniotomie**
- Platzierung der Nasensonde und des CO_2-Monitorings, notfalls Perfusorleine durchschneiden, um eine Konnektion an die Ansaugung des Narkosegerätes herstellen zu können
- antiemetische Prophylaxe mit Dexamethason 0,15 mg/kgKG und Ondansetron mindestens 4 mg i. v. (0,1 mg/kgKG)
- kontinuierliche Gabe von Remifentanil ca. 0,05 µg/kgKG/Min (Atemfrequenz beobachten, die Patienten starten nervös und werden häufig im Verlauf ruhiger, der Bedarf variiert), Propofol additiv, häufig ca. 2 mg/kgKG Kg/h
- Lokalanästhesie durch Operateur vor Anbringen der Mayfield-Klemme, hier wird häufig eine tiefere Analgosedierung eingefordert. **Cave:** Atemstillstand insbesondere bei Bolusgaben
- Wärmedecke und Bair-Hugger positionieren, einschalten erst nach kompletter steriler OP-Abdeckung

14.17.6 Narkoseführung bei Wachkraniotomie

In der Regel wird durch die Neurochirurgie eine Person gestellt, die die Aufgabe der Kommunikation mit dem Patienten und die neuropsychologische Testung übernimmt. Häufig handelt es sich um angehende Ärzte, keinesfalls kann man von dieser Seite sichere Warnsignale in Bezug auf eine insuffiziente Atmung erwarten.

Präoperative Absprache mit den Operateuren. Klärung des Status und der medizinischen Erfahrung der Kontaktperson. Initial möglichst tiefe Analgosedierung bis zur erfolgten Trepanation und Duraeröffnung, d. h. bis nach Ende des maximalen Schmerzreizes. Bei Eröffnung der Dura Reduktion der Analgosedierung (stets enge Kommunikation mit dem Operateur). Der Patient sollte langsam und sanft in den Wachzustand hinübergleiten. Hierbei muss der Anästhesist – oder die Kontaktperson – verbal beruhigend auf den Patienten einwirken und ihn durch repetitive Zusprache begleiten.

Wenn der Patient ausreichend wach ist, motorische Aufforderungen befolgt und sprechen kann, wird mit den erforderlichen Tests begonnen (mapping). Resektion i. d. R. in leichter Sedierung.

Jederzeit besteht die Gefahr von epileptischen Anfällen – fokal oder generalisiert. **Eiswasserspülungen** durch den Operateur unterbrechen die Anfälle in aller Regel! 5 mg Midazolam in Bereitschaft, d. h. ausschließen lassen.

Im Notfall (Apnoe, Hypoxie, Hypoventilation) und wenn z. B. eine supportive Maskenbeatmung von seitlich nicht möglich ist, kann die sterile OP-Abdeckung über den Kopf des Patienten geschlagen werden, sodass der Anästhesist aus der ihm vertrauten Arbeitsposition heraus agieren kann. Vorsicht trepanierter Patient, keinen Druck ausüben! Sterilität des OP-Feldes beachten! Hilfe anfordern! Bei kurzzeitigem Atemstillstand, z. B. durch eine Medikamenten-Bolusgabe kann eine temporäre Maskenbeatmung ausreichen, eventuell hilft die Einlage einer Larynxmaske bei Ventilationsproblemen jedoch muss ein Erbrechen bei flacher Sedierungstiefe vermieden werden.

Vor OP-Ende Schmerztherapie mit 3–5 mg Piritramid plus 2 g Metamizol oder 1 g Paracetamol.

14.17.7 Narkoseausleitung bei ITN

Einleitung der ITN: Zunächst Noradrenalin mit 0,02–0,05 µg/kgKG/min starten, Remifentanil mit 0,2 µg/kgKG/min starten (höhere Dosen sind möglich, aber praktisch nie nötig, sofern die Infusion tatsächlich läuft), die klinische Wirkung abwarten, dann Propofol mit ca. 2 mg/kgKG i. v., anschließend Propofolperfusor mit 4–6 mg/kgKG/h starten, relaxieren und die Anschlagszeit vor Intubation streng abwarten. Eventuelle Hypotension durch Dosisanpassung des Vasopressors therapieren, auch kurzzeitige Blutdruckabfälle bei (regionaler) intrakranieller Raumforderung mit (regionalen) Perfusionsstörungen möglichst vermeiden!

Mindestens 30 min vor OP-Ende 3–5 mg Piritramid i. v. plus ein peripheres Analgetikum. Dosisreduktion des Propofols ab Ende Duranaht, abhängig vom intraoperativen Narkosebedarf. Remifentanil bis zum Ausspannen aus der Mayfield-Klemme belassen, sollte man dies trotzdem wollen, keinesfalls unter 0,2 µg/kgKG/min reduzieren.

Unmittelbar vor Öffnung der Mayfield-Klemme Propofol- und Remifentanil-Zufuhr stoppen, u. U. ein Nachlaufen durch mechanische Unterbrechung der Zufuhr

sicherstellen. Absaugen. F_iO_2 1,0. Oberkörper hochlagern, Pupillenkontrolle. Bei sicheren Schutzreflexen möglichst ohne Husten extubieren, bei unerklärlichem Blutdruckanstieg ohne motorische Reaktionen eine operative Komplikation als mögliche Erklärung erwägen, erneute Pupillenkontrolle. RR-Senkungsversuch zunächst mittels Urapidil, Operateur informieren, vorsichtige Kommunikation in Patientennähe, falls dieser trotz Tetraparese bereits vigilant ist (Locked-in bei Hirnstamm- oder Mittelhirneingriffen!), ggf. weiterer Versuch der Blutdrucksenkung mittels Sedierungsbolus (30–50 mg

Propofol i. v.), Absprache mit Operateur bezüglicher einer Weiterführung der Narkose und der Notwendigkeit einer Bildgebung, ggf. Festlegung eines Warteintervalls bis zum nächsten Extubationsversuch, erneute Pupillenkontrolle und Transport auf eine Überwachungsstation.

14.17.8 Postoperatives Management

Postoperative Behandlung auf der Intensivstation oder Aufwachraum nach Rücksprache mit dem Operateur.

14.18 Wachkraniotomie zur stereotaktischen Implantation von DBS-Elektroden

K. Arden, M. Körber

▶ **Dauer**
- 8–10 h

14.18.1 Vorbemerkungen/Prämedikation

Wir unterscheiden indikationsabhängig 2 im Grundsatz verschiedene Vorgehensweisen:

Die Wachkraniotomie i. d. R. bei Raumforderungen in unmittelbarer Nachbarschaft zu einem Sprachareal der dominanten Hemisphäre und die Wachkraniotomie bei medikamentös nicht ausreichend therapierbaren Bewegungsstörungen wie Tremor oder Dystonie zwecks Implantation von tiefen Hirnstimulationselektroden.

Bei der Wachkraniotomie zur Anlage von DBS-Elektroden erfolgt lediglich eine (doppelseitige) Bohrlochtrepanation, der Schmerzreiz ist im Vergleich zur Trepanation bei der Tumorwachkraniotomie als geringer einzuschätzen, außerdem ist eine erfolgreiche Elektrodenplatzierung am einfachsten mittels klinischer Testung des Patienten zu beurteilen, wobei jedwede Gabe von Sedativa, zentral wirksamen Analgetika oder Hypnotika lang dauernd die klinische Symptomatik kupieren und eine klinische Beurteilung des Operationserfolges unmöglich machen kann. Daher ist dieser Eingriff, so der Patient geeignet erscheint (kein Reflux, keine Angststörung, Durchhaltewillen, keine unkontrollierbaren Hyperkinesien), „maximal wach" durchzuführen. Periphere Analgetika können appliziert werden, die Lagerung kann optimiert und vorsichtig intraoperativ verändert werden, Neuroleptika sind jedoch insbesondere bei Parkinson-Patienten kontraindiziert!

Selten ist eine Analgosedierung unumgänglich. Ein möglicher Kompromiss bei verwackelter Bildgebung oder Platzangst im MRT besteht darin, die qualitativ unzureichende Bildgebung (am häufigsten wird das cMRT aufgrund einer Bewegungsstörung – Tremor –, verbunden mit Nervosität und/oder Platzangst verwackelt) in Narkose durchzuführen und den Patienten anschließend im Stereotaxierahmen auszuleiten.

Hierbei wird der Patient zunächst eingeleitet (TIVA), die noch fehlende Bildgebung durchgeführt (cMRT, dann Anlage des Stereotaxierahmens, dann cCT, wenn der Patient aufgrund von Hyper-/Dyskinesien nicht in der Lage ist, für eine MRT-Untersuchung über einen längeren Zeitraum still im Gerät zu liegen. Falls ein verwertbares cMRT vorliegt, erfolgt nach der Intubation die Anlage des stereotaktischen Ringes und danach das cCT). Während der

14

Berechnung der Zielkoordinaten erfolgt nach der Komplettierung der Bildgebung die Anlage des arteriellen Katheters sowie des DK. Anschließend wird der Patient ausgeleitet. Man sollte berücksichtigen, dass der Patient im Stereotaxierahmen fest am OP-Tisch fixiert ist, eine (Re-)Intubation damit fast nur fiberoptisch möglich wäre, aber durch Ausspannen aus der Halterung – nicht aus dem Stereotaxierahmen – und manuelles Halten des Rahmens (der Neurochirurg kniet unter dem Anästhesisten!) wird die Intubation kaum gegenüber einer konventionellen Intubation ohne Stereotaxierahmen erschwert. Der Neurochirurg muss daher bei der Ausleitung jederzeit verfügbar sein, sollte eine Reintubation erforderlich werden. Die weitere OP erfolgt wach. Intraoperativ wird nach vorübergehender Konnektion von Testelektroden durch Kollegen der Neurologie eine klinische Testung mit/ohne Stimulation vorgenommen. Analgosedierung nur nach Bedarf und nach expliziter Rücksprache mit dem Operateur.

Cave ⚠

Ateminsuffizienz, schwierigere Reintubation!
Infektionsgefahr bei eröffneter Schädelkalotte und angelegtem Ring!

Regelhaft wird der dargestellte Ablauf bei geeigneten Patienten auch gänzlich in Anästhesie-Stand-by nur in Ausnahmefällen mit bedarfsorientierter Analgosedierung und chirurgischer Lokalanästhesie durchgeführt. Dieser Ablauf muss am Vortag für jeden Patienten mit dem Operateur abgesprochen werden und dem prämedizierenden Anästhesisten bekannt sein.

Das **Prämedikationsgespräch** sollte, wenn immer möglich, von dem zuständigen Anästhesisten geführt werden. Hierbei kommt es besonders darauf an, dem Patienten die Angst vor der Wachheit zu nehmen und ein Vertrauensverhältnis zum Anästhesisten aufzubauen. Die Aufklärung sollte beinhalten:

- Monitoring, Ablauf
- bei präoperativ erforderlicher Bildgebung (Vorbilder verwackelt, ein krankheitsbedingt häufiges Problem) bei Implantation von tiefen Hirnstimulationselektroden zunächst Intubation zur Bildgebung (u. U. MRT, dann Kopfringanlage, dann cCT) ITN, Anlage DK und arterieller Katheter, dann Extubation, Fortsetzung des Eingriffes bei kooperativem Patienten wach, selten in flacher Analgosedierung mit nasaler O_2-Applikation
- Erläuterung: Phasen der Sedierung und Wachheit, insbesondere intraoperative Aufwachphasen
- postoperative Überwachung
- Lagerung: Rückenlage, Mayfield-Klemme/stereotaktischer Ring verhindern Kopfbewegung
- sterile Abdecktücher im Gesichtsfeld erforderlich
- Sauerstoffversorgung über Sonde gesichert
- Sedierung mit entsprechenden Risiken (Apnoe, Hypoxie, Erbrechen mit Aspiration, mangelnde Kooperation, was bis zum Abbruch des Eingriffs führen kann)
- ggf. (Re-)ITN
- Wacharterie, Wach-DK, ggf. Magensonde, um Regelmedikation applizieren zu können

Prämedikation

- Cimetidin 400 mg p. o. am Vorabend, 200 mg p. o. am OP-Tag, **keine** Benzodiazepine (Interferenz mit neurologischem Monitoring, Bewegungsstörungen u. U. kurzfristig gebessert, die Artikulation beeinträchtigt), nur bei sehr unruhigen Patienten Clonidin 150 µg p. o.
- Dopamin-Agonisten werden am OP-Tag i. d. R. nicht gegeben (Ausnahmen nach Rücksprache mit dem Operateur)

Blut- und Transfusionsbedarf

Kein Bedarf.

14.18.2 Besonderheiten

- MRT am Vortag, wenn verwackelt Wiederholung erforderlich. Anschließend Anlage des Stereotaxie-Ringes und Berechnungs-cCT, auf **Metallfreiheit** (**Cave:** Tätowierungen!) beim MR achten. Nach Bildgebung entstehende Pause (Koordinatenberechnung) zur Anlage von arteriellem Zugang und Blasenkatheter nutzen, anschließend Extubation. Beurteilung der Kooperativität.
- Operativer Zugang üblicherweise über zwei Bohrlöcher mit ca. 5 cm langem Hautschnitt.
- Beenden einer (seltenen) Sedierung in Absprache mit dem Operateur für neurologisches Monitoring!
- Gelegentlich auftretende unwillkürliche Bewegungen, die durch Propofol verursacht werden (besonders häufig bei Patienten mit Bewegungsstörung in der Anamnese), können nicht durch Vertiefung der Sedierung unterdrückt werden. Diese sistieren nach ca. 60 min oft spontan.
- Bei Parkinson-Patienten besteht häufig eine Hypersalivation! An wiederholtes Absaugen von Tubus und Mundraum denken, vor Einleitung Glycopyrronium i. v. geben.
- **Bei Apnoe:** Esmarch-Handgriff, assistierende Beatmung mit Handbeutel, Beatmungsdruck < 20 mmHg, ggf. Larynxmaske einlegen.
- Im Notfall (z. B. Aspiration) kann unter Sicht intubiert werden, i. d. R. wird der Patient dazu vom Operateur

aus dem Ring ausgespannt, u. U. (Kraniotomie bereits erfolgt) muss ein Endotrachealtubus unter fiberoptischer Sicht in die Trachea vorgeschoben werden. Aufsicht informieren!

Cave

Bei Patienten mit Dystonie besteht in der Wachphase durch heftige, einschießende Bewegungen die Gefahr, dass sich der Patient aus dem Stereotaxie-Ring dreht. Diese Patienten werden häufig in ITN operiert.

14.18.3 Checkliste – Vorbereitungen im OP

► **Atemwege**
- Magill-Tubus ID 6,5–7,0 mm in Bereitschaft

Instrumentarium zur notfallmäßigen fiberoptischen Intubation muss bei Wachoperation ohne gesicherten Atemweg im Vorraum jederzeit bereit stehen.

► **Anästhesieverfahren**
- Wach-OP, als Ausnahme Analgosedierung mit Propofol und Remifentanil, sind die Patienten für eine Wach-OP ungeeignet: ITN durchgehend
- zirkumferenter Skalpblock (durch Operateur) an den Pins der Mayfield-Halterung

► **Zugänge**
- 2 periphere 18-G-Braunülen, an jedem Arm eine
- arterieller Katheter
- Blasenkatheter

► **Medikamente und Volumen**
- Infusion
  - Vollelektrolytlösung (luftfreie Beutel)
- Spritzenpumpen
  - Propofol 2 % 50 ml
  - Remifentanil 300 µg/50 ml (Verdünnung 6 µg/ml)
- Medikamente
  - Propofol 200 mg/20 ml
  - Lidocain 1 %
  - Lidocain Spray 10 %
  - Naphazolin-Tamponade
  - Ondansetron 4 mg
  - Dexametason 4 mg
  - Glycopyrronium 0,2 mg/ml
  - Cafedrin/Theodrenalin 1 Amp/10 ml
  - Cefazolin 2 g/100 ml
  - Piritramid 15 mg/15 ml plus Metamizol 2 g/50 ml Kurzinfusion oder Paracetamol 1 g/100 ml Kurzinfusion

► **Materialvorbereitung**
- periphere Venenzugänge 18 G
- Magill-Tubus
- Cuffdruckmesser
- arterieller Katheter 20 G
- Bronchoskop in Bereitschaft
- Temperatursonde (nach MRT)
- Transportmonitor
- MRT-Trage
- O_2-Flasche
- Larynxmaske
- Magill-Zange
- Luft-Wärmedecke
- Dauerkatheter
- arterielles Drucksystem
- AV-Pumpe und Fußmanschetten

14.18.4 Monitoring

- invasiver Blutdruck
- Diurese
- Temperatur
- Cuffdruck

14.18.5 Einleitung

- Patientenidentifikation, OP-Checkliste prüfen
- Anschluss des Monitorings
- periphervenöser Zugang und Infusion starten
- perioperative Antibiotikaprophylaxe innerhalb von 60 min vor Anlage des stereotaktischen Rings, Wiederholung nach 3 h
- alternativ initial zur Bildgebung ITN (insbes. bei durch den Pat. nicht zu unterdrückenden Eigenbewegungen), dann Extubation oder durchgehend Analgosedierung
- O_2-Insufflation und kontinuierliche Ableitung von endexpiratorischem CO_2 über nasale Doppel-Sonde
- 2 periphervenöse Zugänge (einer an jedem Arm)
- antiemetische Prophylaxe mit Dexamethason/Odansetron jeweils 4 mg
- bei Hypersalivation 0,2 mg Glycopyrronium
  Nach MRT:
- Blasenkatheter mit Temperatursonde
- arterielle Kanüle in Lokalanästhesie
- Anschluss AV-Pumpe zur Thromboseprophylaxe

14.18.6 Lagerung

Rückenlagerung.

14.18.7 Narkoseführung bei Analgosedierung oder ITN

- Analgosedierung mit Remifentanil +/- Propofol oder, nach erforderlicher ITN, Narkose mit Propofol-Spritzenpumpe (0,5–5 bzw. 4,5–6–10 mg/kgKG/h) in Kombination mit Remifentanil 0,01–0,03 bzw. 0,05–0,4 µg/kgKG/min
- Spontanatmung O_2-Luft-Gemisch F_iO_2 0,5

OP-Ablauf

- Nach LA (Bupivacain 0,5 % + 1:100 000 Adrenalin) Aufsetzen des stereotaktischen Rings, cCT
- anschließend Lagerung im OP, Katheterversorgung und Koordinatenberechnung, Extubation bei zuvor intubiertem Patienten, Einstellen der Röntgenanlage

Cave

Der Operationstisch darf danach nicht mehr verstellt werden.

Nach Anlage des Bohrloches für die Elektroden wird die Sedierung nach Rücksprache mit dem Operateur ausgestellt. Remifentanil kann niedrig dosiert weitergeführt werden.

Aufwachphase

Der Patient sollte langsam, ohne den Kopf zu bewegen oder zu husten sanft in den Wachzustand hinübergleiten. Hierbei muss der Anästhesist durch verbalen Kontakt beruhigend auf den Patienten einwirken und ihn durch repetitive Zusprache begleiten. Wenn der Patient ausreichend wach ist, motorische Aufforderungen befolgt und sprechen kann, kann der Neurologe mit den erforderlichen Tests beginnen.

Während dieser Tests wird die DBS-Elektrode optimal platziert.

Erneute Analgosedierung bis zum 2. Bohrloch. Die benötigte Dosis für Propofol kann jetzt – bei geringerer Nervosität – deutlich niedriger sein. Nach erneuter Testung und Platzierung der 2. Elektrode erfolgt u. U. ein Kontroll-CCT zum Ausschluss einer intrakraniellen Blutung.

Vor OP-Ende Schmerztherapie.

Wesentliche Komplikationen

- Apnoe mit Hypoxie und Hyperkapnie
- Erbrechen mit Aspiration (Saugung prüfen!)
- zerebraler Krampfanfall
- intrazerebrale Blutung

14.18.8 Postoperatives Management

Postoperative Überwachung über mindestens 2 Stunden. Probleme ergeben sich überwiegend aufgrund der zum OP-Tag veränderten Medikation mit einer erhöhten Inzidenz von Delir und Bewegungsstörungen. Bei langer OP-Dauer ist eine (Teil-)Applikation der Regelmedikation über eine zu legende Magensonde mit dem Operateur zu besprechen, postoperativ kann diese die Medikamentenapplikation erleichtern.

14.19 Literatur

[533] Fritz G, von Gösseln HH, Linstedt U et al. Perioperatives Management bei neurochirurgischen Operationen in sitzender oder halbsitzender Position. Anästh Intensivmed 2008; 49: 47–51

[534] Funk JF, Panthen A, Bakir MS et al. Predictors for the benefit of selective dorsal rhizotomy. Res Dev Disabil 2015;37:127–134

[535] Johnson SM1, Saint John BE, Dine AP. Local anesthetics as antimicrobial agents: a review. Surg Infect (Larchmt) 2008;9(2):205–213

[536] Jöhr M. Kinderanästhesie. 6. Auf. München: Urban und Fischer Verlag; 2004

[537] Moore RP, Wester T, Sunder R et al. Peri-operative pain management in children with cerebral palsy: comparative efficacy of epidural vs systemic analgesia protocols. Paediatr Anaesth 2013; 23 (8):720–725

[538] Preiß H, Reinartz J, Lowens S et al. Anästhesiologisches Management bei neurovaskulären Eingriffen. Anaesthesist 2006; 55: 679–692

[539] Schulenburg E Matta B. Anesthesia for interventional neuroradiology. Curr Opin Anestesiol 2011; 24 (4): 426–432

[540] Vajkoczy P. Revival of extra-intracranial bypass surgery. Curr Opin Neurol 2009; 22: 90–5

[541] Woitzik J, Horn P, Vajkoczy P et al. Intraoperative control of extracranial- intracranial bypass patency by near-infrared indocyanine green videoangiography. J Neurosurg 2005; 102: 692–698

15 Anästhesie in der Unfallchirurgie/Orthopädie

15.1 Polytrauma in der Unfallchirurgie

J. Birnbaum, R. Kleinwächter, M. Krimphove, C. Melzer-Gartzke, M. Römer

15.1.1 Vorbereitung, tägliche Kontrolle

- Narkosewagen: 1 × täglich Kontrolle
- Medikamente: Vorbereitete Medikamente im Kühlschrank (2 ×)
- Beatmungsgerät: ausreichend Sauerstoff in der Flasche, Wandanschluss Sauerstoff, Druckluft, tägliche Kontrolle des Gerätes
- Beatmungsbeutel: mit Reservoir, Sauerstoffleine und Maske
- Druckmessung: doppelt verlängerte Druckleinen
- Massivtransfusionswärmer: mit entsprechendem Material am Gerät
- Druckbeutel: für Infusionen vorhanden?
- Punktionswagen: Material für zentralen und arteriellen Zugang bereitlegen (Dreilumen-Shaldon)
- Schränke, Räume: tägliche Kontrolle aller anästhesiologisch genutzten Räume und Schränke in der chirurgischen Notaufnahme

15.1.2 Vorbereitung bei Ankündigung eines Patienten

- Medikamente: aus dem Kühlschrank, Fentanyl vorbereiten
- Beatmungsgerät: auf „bereit" stellen
- Ambubeutel: mit Maske, Reservoir und Sauerstoffleine
- Monitor: anschalten, Kabel für EKG, Sättigung, NIBP (rechts) an Rettungstrage, kranial des Infusionsständers
- Druckmessung: Nullabgleich für invasive Druckmessung
- Druckbeutel:
  - bereithängen
  - Infusion vorbereiten: 2 × Vollelektrolytlösung aus dem Wärmeschrank
- Röntgenschürze: anlegen (Rundumschutz)

15.1.3 Bei Eintreffen des Patienten, noch auf der Trage des Rettungsdienstes

- Entfernung der Beatmungsschläuche des Rettungsdienstes, Anschluss des Notaufnahme-Beatmungsgerätes
- Entfernung des Monitorings des Rettungsdienstes, Anschluss des Monitorings der Notaufnahme
- Entscheidung durch OA Traumatologie über Entfernung der Kleidung des Patienten (aufschneiden, wenn indiziert)
- Umlagern des Patienten ohne Kleidung, ohne Unterlage
- bei wachen Patienten Unterhose belassen bzw. Patienten zudecken

15.1.4 Allgemeine Sofortmaßnahmen nach Umlagerung auf die Notaufnahmentrage

- Bei Herz-Kreislauf-Stillstand: Reanimation einleiten
- bei Atemstillstand: Beatmung, Atemwegsobstruktion beseitigen
- spritzende Blutungen stillen, Stabilisierung der Halswirbelsäule (Stifneck)
- i. v. Zugang (z. B. G 14)
- bei starken Schmerzen oder schweren Verletzungen Analgesie, ggf. Intubationsnarkose

15.1.5 Anamnese

- Übergabe vom Notarzt: Unfallmechanismus, -zeitpunkt, GCS, erhaltene Motorik, Neurologie vor Intubation/Relaxation, bisherige Medikamentengabe.
- Verdacht auf Polytraumatisierung aufgrund des Unfallgeschehens besteht bei:
  - Sturz aus über 3 m Höhe
  - Herausschleudern aus dem Fahrzeug
  - Tod des Beifahrers
  - angefahrener Fußgänger oder Radfahrer
  - Motorrad- oder Autounfall mit über 50 km/h
  - hohe Energieeinwirkung bzw. starke Fahrzeugdeformierung
  - Einklemmung oder Verschüttung
  - Explosionsverletzung
- **AMPLE** (nach ATLS):
  - **A**llergies (Allergien)
  - **M**edications currently used (aktuelle Medikamente)
  - **P**ast illness/pregnancy (Nebenerkrankungen, Schwangerschaft)
  - **L**ast meal (letzte Nahrungsaufnahme)
  - **E**vents/environment related to the injury (Unfallgeschehen/verletzungsbedingte Umgebungsbedingungen)

15.1.6 Weitere Maßnahmen und Diagnostik

ABCDE-Schema:

- **A** – Sicherung des Atemweges, ggf. Intubation, Sauerstoffgabe, Sicherung des Tubus
- **B** – Kontrolle der Beatmung, Auskultation, Sättigungskontrolle, Abfrage bezüglich Atembeschwerden, Röntgen-Thorax
- **C** – Kreislaufüberwachung (stabil?), EKG, NIBP, Zugänge sichern, Patient sollte 2 sichere große Zugänge haben; ggf. Anlage ZVK (Shaldon) Blutentnahme einschließlich Blutgasanalyse (Bestimmung sofort in der Notaufnahme), Bedside-Test, Blutkonserven bestellen (Angabe durch Anästhesisten, ob sofort ungekreuzt oder auf Abruf) im Labor: Blutbild, Chemie, Gerinnung, Blutgruppe, Kreuzblut; kraniokaudaler Check durch Unfallchirurgen, FAST-Ultraschalluntersuchung, Röntgen Becken, Anlage arterielle Druckmessung (strenge Indikation, möglichst keine Verzögerung der Diagnostik wenn möglich)
- **D** – Röntgen: bei ABC-stabilen Patienten erwägen; Analgesie, ggf. Sedierung bei sicheren Atemwegen, bei starken Schmerzen oder schweren Verletzungen: Narkose mit Intubation erwägen
- **E** – Anlage Dauerkatheter mit Temperaturmessung, Magensonde bei intubierten Patienten (**Cave:** Mittelgesichtsverletzungen), Vorbereitung des Transportes (CT, Röntgen, Operationssaal, Intensivstation), Stifneck belassen bis sicheren Ausschluss einer HWK-Verletzung, Abfrage AMPLE, CT, Kopf und Traumaspirale, weitere Röntgenaufnahmen (periphere Frakturen etc.) (s. a. ► Abb. 15.1)

Merke M!

Reihenfolge und Intensität der Maßnahmen abhängig vom Einzelfall!

15.1.7 Diagnostik/Bodycheck

- Atmung: Atemfrequenz, S_pO_2, Auskultation, Thoraxstabilität, Hautemphysem, Stridor, subjektive Atembeschwerden
- Kreislauf: Herzfrequenz, Blutdruck, EKG (Frequenz, regelmäßiger/unregelmäßiger Rhythmus, schmaler/breiter Kammerkomplex) obere Einflussstauung Rekapillarisierungszeit, kalte Extremitäten, Blässe, Patient schweißig
  - erste BGA, alle Werte laut vorlesen: BE < –5 mmol/l, Laktat > 5 mmol/l bzw. 45 mg/dl?
- Abdomen, Becken: Abwehrspannung, äußere Verletzung, Stabilität, abdominelle Schmerzen
- Neurologie: GCS, Patient wach?, Seiten- und Querschnittszeichen, Pupillengröße, Lichtreaktion, periphere Ausfälle (motorisch, sensorisch, sensibel), Kornealreflex
- Schmerzen: Lokalisation, VAS (visuelle Analogskala)

15.1.8 Monitoring und Dokumentation

- S_pO_2, EKG, Herzfrequenz, Blutdruck (NIBP, Intervall sinnvoll einstellen), Temperatur, Pupillen
- bei Beatmung: Beatmungsdrücke, AMV, AF, $etCO_2$

15.1.9 Basismaßnahmen und Therapie

Cave ⚠

Erschwerte Intubation unter HWS-Immobilisationsschiene; ggf. Intubation unter manueller Inline-Stabilisation durch Öffnung des ventralen HWS-Schienenverschlusses und Stabilisierung der HWS durch Helfer.

- Atmung: großzügige Intubationsindikation, immer O_2-Gabe bei nicht intubierten Patienten, Beatmung immer mit F_iO_2 1,0 bis stabile Versorgungsverhältnisse (im OP, auf der Intensivstation nach BGA Kontrollen)
- Thoraxdrainage durch Unfallchirurgen bei Verdacht auf Spannungspneumothorax
- Kreislauf
  - Blutungen stillen (Druckverband)
  - operative Blutstillung (Notoperation)
- Infusionstherapie:
  - kristalloide Lösungen: Vollelektrolytlösung
  - ggf. Notfalltransfusion: (4 EK 0 rh pos., für junge Frauen und Kinder auch 4 EK 0 rh neg., gefriergetrocknetes Plasma AB Lyoplas in der Rettungsstelle), ggf. SOP Gerinnungsmanagement beim schweren Polytrauma beachten
- Beckenverletzung: Beckenzwinge
- SHT, erhöhter Hirndruck: Oberkörperhochlagerung 30° (nur bei MAP > 90 mmHg), Kopf in Mittelstellung, großzügige Indikation zur Intubation und Beatmung, Mannitgabe nach Rücksprache Neurochirurgie
- Lagerung/Transport: Vakuummatratze ist Transportmedium für den Rettungsdienst, innerklinisch auf die Rettungsstellentrage umlagern

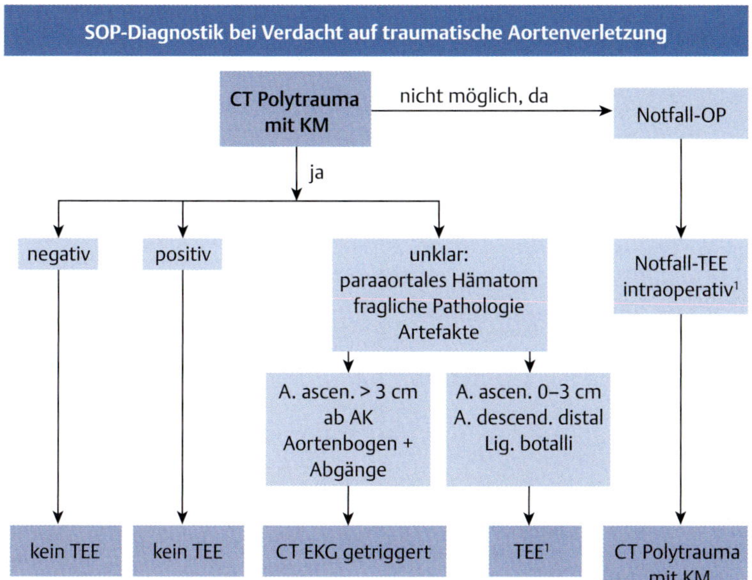

Die TEE stellt eine Zusatzoption zum Ausschluss einer gedeckten Aortenruptur bei technisch inadäquatem CT dar. Bei Nachweis einer Aortenruptur im TEE muss zur Planung der OP zusätzlich eine CT-Angio durchgeführt werden.

[1] TEE bei schweren Gesichtsverletzungen, V.a. Ösophagusverletzung oder instabilen HWS-Verletzungen nur nach Freigabe durch spezielle Fachdisziplin (MKG, Chirurgie, Unfallchirurgie).

Abb. 15.1 Algorithmus zur Diagnostik der traumatischen Aortenverletzung.

15.1.10 Narkoseführung

- Einleitung mit Thiopental, Rocuronium oder Succinylcholin; **Cave** Hypovolämie, alternativ: Esketamin/Midazolam
- Aufrechterhaltung der Narkose mit Fentanyl, Midazolam oder Propofol (**Cave:** Blutdruck) Bolusgaben ggf. Spritzenpumpe
- ggf. Nachrelaxierung wenn notwendig, mit Rocuronium (großzügige Indikation bei SHT)

15.2 Gerinnungsmanagement beim schweren Polytrauma

L. Kaufner, M. Krimphove, C. von Heymann

15.2.1 Inkrafttreten des Gerinnungsprotokolls

Die SOP tritt in Kraft sobald folgende orientierende klinische und laborchemische Parameter bei erwachsenen Patienten erfüllt sind:

- klinische Einschätzung des Verletzungsmuster als schweres Polytrauma (offene Beckenfraktur, Verletzungsschwere, Unfallmechanismus, anamnestischer und klinischer Hinweis für schwere Blutung)
- BE < –5 mmol/l
- Laktat > 45 mg/dl oder > 5 mmol/l

Wird anhand eines der oben genannten Parameter eine Massivtransfusion interdisziplinär als wahrscheinlich erachtet, erfolgt die Bestellung von 10 × EK und 10 × FFP durch den Oberarzt der Anästhesie und es wird nach dem Gerinnungsprotokoll therapiert.

15.2.2 Erweiterte Diagnostik

Zusätzlich zu den Routineblutentnahmen, Kreuzblut und der Blutgasanalyse (BGA) wird im Rahmen des Gerinnungsprotokolls ein zusätzliches Zitrat-Blutröhrchen (blaue Kappe) abgenommen. Dies wird vom Hol- und Bringedienst, welcher die bestellten Blutkonserven (10 × EK/10 × FFP) aus der Blutbank in den Schockraum/CT/OP liefert, übernommen, nach mündlichem Auftrag auf die Intensivstation gebracht und dem Dienstarzt übergeben.

Der Dienstarzt organisiert die Untersuchung mit der Thrombelastografie und der Thrombozytenaggregome-

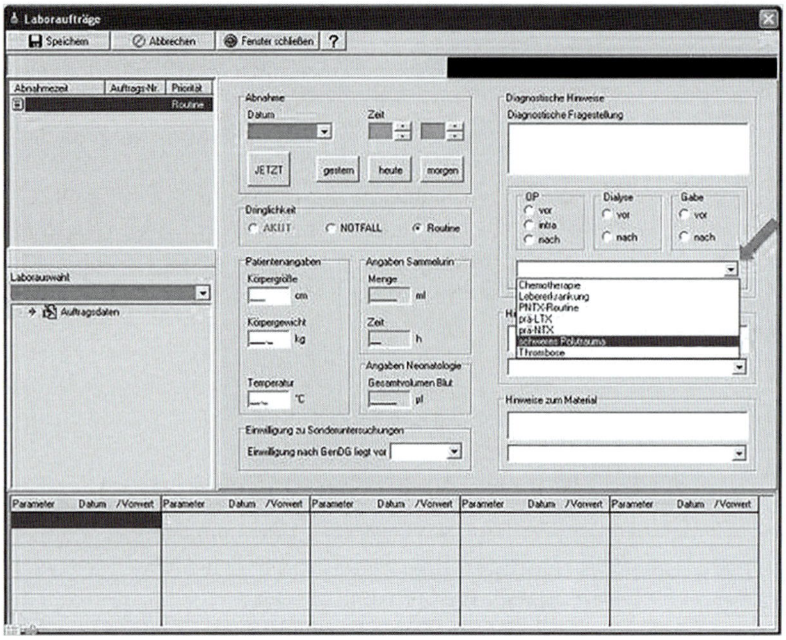

Abb. 15.2 Laborhinweis Polytrauma.

trie. Das Ergebnis wird an den diensthabenden Oberarzt der Anästhesie übermittelt.

Eine Substitution von Blutgerinnungsfaktoren, Frischplasma und Thrombozytenkonzentraten soll dann gezielt in Abhängigkeit der Interpretation der Thrombelastografie und Thrombozytenaggregometrie erfolgen.

Automatische Rückmeldung Zentrallabor – Oberarzt Anästhesie

Die pathologischen Laborwerte des Polytrauma-Laborprofiles werden durch die diensthabende labortechnische Assistenten oder Laborärzte automatisch an den diensthabenden Anästhesieoberarzt übermittelt. Voraussetzung hierfür ist der Vermerk „schweres Polytrauma" im Rahmen der Laboranforderung. Dies muss der Pflegekraft in der Rettungsstelle angesagt werden (▶ Abb. 15.2).

Die Grenzwerte wurden wie folgt festgelegt:

- PTT > 60 s
- INR > 1,5
- Thrombozyten < 100/nl
- Fibrinogen < 2 g/l

15.2.3 Therapie

Therapie der Gerinnungsstörung

Die kausale Therapie der Blutung und damit einhergehenden Koagulopathie ist die sofortige Blutstillung (chirurgisch oder interventionell). In dieser Phase der Polytraumaversorgung sollte speziell auf die Aufrechterhaltung einer Normovolämie und damit die Vermeidung einer kritischen Hypoperfusion vitaler Organe sowie die Vermeidung von Hypothermie und Azidose geachtet werden (▶ Abb. 15.3).

Zur Sicherstellung einer suffizienten Blutgerinnung sind folgende Zielwerte der Homöostase zu beachten:

- Körpertemperatur > 36 °C
- Basendefizit > –5 mmol/l
- Hämatokrit > 24 %
- Fibrinogen > 2 g/l
- PTT < 60 s
- INR < 1,5 oder Quick > 50 %
- Thrombozytenzahl > 50–80/nl

Volumenersatz mit Kolloiden

Auf den Einsatz von Kolloiden sollte aufgrund zusätzlicher Aggravation einer Fibrinpolymerisationsstörung verzichtet werden und falls notwendig ausschließlich Gelatinelösung bzw. kristalloide Lösung verwendet werden.

Aufrechterhaltung Körpertemperatur

Die Körpertemperatur sollte bereits im Schockraum z. B. mit einem digitalen Ohrthermometer gemessen werden. Bei Anlage eines Blasenkatheters sollte ein Blasenkatheter mit Temperaturmesssonde verwendet werden. Bereits bei Beginn der Schockraum-/Notfallbehandlung ist auf Wärmeerhalt zu achten. Zur Erwärmung stehen vorgewärmte Decken und Luftwärmedecken im Schockraum/Not-OP und Z-OP zur Verfügung.

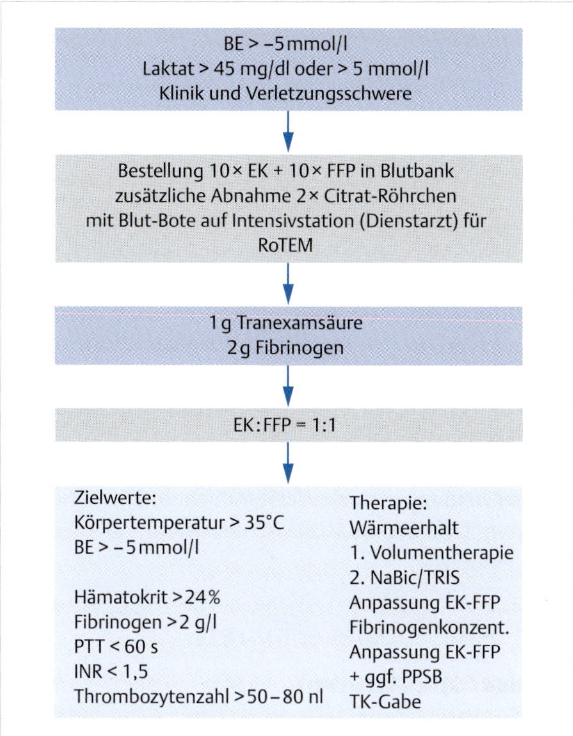

Abb. 15.3 Algorithmus zum Gerinnungsmanagement beim schweren Polytrauma.

Aufrechterhaltung des Säure-Basen-Haushaltes (Azidose-Ausgleich)

Wird ein BE unter –5 mmol/l auf dem Boden eines hämorrhagischen Schocks diagnostiziert, ist primär eine Azidose-Korrektur durch adäquaten Volumenersatz indiziert. Sekundär kann eine Pufferung mittels TRIS oder NaBic 8,4 % erfolgen. Dabei ist eine metabolische/respiratorische Azidose zu unterscheiden und kausal zu behandeln.

Traumainduzierte Hyperfibrinolyse (Tranexamsäure)

Bei bis zu 30 % der Traumapatienten mit Massentransfusion liegt eine Hyperfibrinolyse bereits bei Ankunft im Schockraum vor. Diesbezüglich sollte vor Beginn der EK/FFP-Substitution die Gabe von 1 g Tranexamsäure erfolgen.

Eine weiterhin bestehende Hyperfibrinolyse kann anhand der Thrombelastografie im APTEM nachgewiesen werden. Dies würde ggf. eine weitere Gabe von Tranexamsäure zur Folge haben.

▶ **Dosierung.** 10–20 mg/kgKG als Bolus + 1 mg/kgKG/h über eine Spritzenpumpe.

Fibrinogenmangel

Fibrinogen als Akut-Phase-Protein und Blutgerinnungsfaktor mit begrenztem hepatischem Speicher ist der erste Blutgerinnungsfaktor, welcher im Rahmen der traumatischen Koagulopathie erniedrigt ist und eine funktionelle Störung der Blutgerinnung verursacht. Deshalb sollte bei schwer blutenden Patienten vor Beginn der EK/FFP-Substitution die Applikation von 2 g Fibrinogen erfolgen.

Im weiteren Verlauf sollte eine Fibrinogenkonzentration von > 2 g/l aufrechterhalten werden. Eine weitere Substitution von Fibrinogen sollte bei einer Maximalen Clot Firmness (MCF) im FibTEM der Thrombelastografie < 8 mm durchgeführt werden.

Bluttransfusion (EK:FFP-Verhältnis)

Um eine weitere Verdünnung der Blutgerinnungsfaktoren zu vermeiden, erfolgt die Transfusionstherapie sofort mit einem EK:FFP-Verhältnis von 1:1.

Bis tiefgefrorene FFPs zur Verfügung stehen, sollte lyophilisiertes Plasma (4 × vorrätig im Not-OP der chirurgischen RST) verwendet werden. Weiterhin sollte auf die adäquate Erwärmung der Transfusionsprodukte mit einem Massivtransfusionswärmer geachtet werden.

Ein Hämatokrit von > 24 % sollte mittels EK-Transfusion und Adaptation des EK:FFP-Verhältnisses aufrechterhalten werden.

Thrombozytentransfusion

Wird eine Thrombozytenzahl von 50/nl (80/nl bei schwerem SHT) unterschritten, sollte die Transfusion von Thrombozytenkonzentraten erfolgen. Weiterhin kann die Indikation zur Thrombozytensubstitution anhand der Clot Formation Time (CFT) im ExTEM und InTEM der Thrombelastografie gestellt werden. Ist die CFT sowohl im ExTEM als auch im InTEM erniedrigt und liegt zeitgleich eine diffuse Blutung vor, sollte auch bei einer Thrombozytenzahl > 80/nl die Transfusion von Thrombozytenkonzentraten erfolgen.

Eine spezifische Thrombozytenfunktionsstörung kann in der Thrombozytenaggregometrie nachgewiesen werden. In Abhängigkeit des Testergebnisses können Patienten mit z. B. einer azetylsalizylsäure-assoziierten Thrombozytenfunktionsstörung mittels Substitution von Desmopressin (DDAVP) behandelt werden.

Substitution von Blutgerinnungsfaktorkonzentraten

Die spezifische Substitution von Blutgerinnungsfaktoren (PPSB, Einzelfaktoren, z. B. FXIII) und die pharmakologische Therapie mit rekombinantem aktiviertem Faktor VII und Tranexamsäure erfolgt in Abhängigkeit von der Thrombelastografie und nach interdisziplinärer Absprache bei diffuser, chirurgisch nicht kontrollierbarer Blutung. Die initiale Gabe von 1 g Tranexamsäure und 2 g Fibrinogen ist davon ausgenommen.

Ziel der Gerinnungstherapie

Das Ziel der Gerinnungstherapie ist die frühzeitige und effiziente Therapie einer diffusen Verlust-, Verbrauchs- und/oder Verdünnungskoagulopathie. Diese Therapie kann helfen, Blutprodukte einzusparen. Sobald eine Verbesserung der diffusen Blutungsneigung bzw. ein Rückgang der Blutverluste zu verzeichnen ist, erfolgt eine Rücksprache zwischen den Disziplinen, um eine nicht indizierte Anwendung von Blutprodukten bzw. Gerinnungstherapeutika zu vermeiden.

Thromboembolieprophylaxe

Polytraumatisierte Patienten weisen aufgrund der ausgeprägten Gerinnungsaktivierung ein hohes Risiko für thromboembolische Komplikationen auf. Nach Beherrschen der akuten Blutung sollte zwischen den behandelnden Fachdisziplinen der Beginn der Thromboembolieprophylaxe und deren Dosierung abgestimmt werden.

15.3 Periphere Regionalanästhesie in der Orthopädie und Unfallchirurgie

J. Birnbaum, R. Kleinwächter, M. Krimphove, C. Melzer-Gartzke

15.3.1 Präoperative Visite

Beim Aufklärungsgespräch sollten die Patienten über alle alternativen Verfahren aufgeklärt werden und sich mit dem Anästhesisten auf ein primäres Verfahren festlegen. Insbesondere bei frischen Traumen ist das Regionalverfahren mit dem Operateur abzustimmen, da durch Regionalverfahren postoperativ die neurologische Untersuchung eingeschränkt sein kann. Die präoperative Aufklärung ist auch hier im Hinblick auf eine postoperative Anlage in jedem Fall sinnvoll. Die Single-Shot-Verfahren haben auch bei gleichzeitiger PONV-Prophylaxe mit Dexamethason eine begrenzte Wirkdauer, weshalb auf eine nahtlose Anschlussanalgesie geachtet werden sollte. Katheterverfahren ermöglichen eine schmerzfreie postoperative Physiotherapie.

Merke **M!**

Regionalanästhesie bedeutet nicht zwangsläufig, dass der Patient während des gesamten Eingriffs wach bleibt.

Die gesamte perioperative Phase kann mit und für den Patienten so gestaltet werden, dass seinen Vorstellungen und Wünschen optimal begegnet werden kann. Beispiele:
- Patient wird nach Anlage der Regionalanästhesie sediert, da er „nichts mitbekommen möchte"
- Patient ist wach, da er das Arthoskopievideo beobachten möchte

Die Entscheidung über das letztendlich durchzuführende Verfahren fällt der Anästhesist gemeinsam mit Patient und Operateur.

15.3.2 Anästhesieverfahren

Schulteroperationen

- Durchgeführte Operationen:
  - TEP
  - „frozen shoulder"
  - arthroskopische Schulteroperationen
  - Therapie von Schmerzsyndromen (CRPS: „complex regional pain syndrome")
  - Repositionen von Schulterluxationen
- Allgemeinanästhesie: ITN
- Regionalanästhesie: interskalenäre Blockade
  - in Kombination mit einer Allgemeinanästhesie als Single-Shot oder Katheterverfahren
  - ggf. zusätzlich subkutane Infiltration der Nn. supraclaviculares bei Schnittführung in der vorderen Axillarlinie
- Postoperative Schmerztherapie: interskalenärer Katheter (ISK)
  - klare Indikation: Schulter-TEP, „frozen shoulder", CRPS, Arthrolysen
  - alternativ: Supraskapularis-Katheter (SSCK)
- Nebenwirkungen:
  - Horner-Syndrom
  - ipsilaterale Phrenikusparese
  - ipsilaterale Rekurrensparese
- Kontraindikatonen:
  - absolute: kontralaterale Phrenikusparese, kontralaterale Rekurrensparese
  - relative: Karotis-Operation ipsilateral, schwere COPD/Asthma

Ellenbogen bis Finger

- Durchgeführte Operationen:
  - Arthrolysen Gelenke
  - CRPS
  - Frakturen
- Regionalanästhesie: supraklavikuläre, infraklavikuläre oder axilläre Blockade
- Postoperative Schmerztherapie: infra-/supraklavikuläre Katheteranlage; axillärer Katheter
  - infraklavikuläre Katheteranlage wegen mechanischer Beanspruchung, Haaren und Schweißsekretion in der Axilla bevorzugt
  - Allgemeinanästhesie bei langwierigen Operationen, ungewöhnlichen Lagerungen oder zusätzlichen Schmerzen außerhalb des anästhesierten Gebietes z. B. durch Spongiosaentnahme
- Nebenwirkungen (klavikulanahe Blöcke):
  - Pneumothorax
  - Gefäßpunktion
- Kontraindikationen (klavikulanahe Blöcke):
  - kontralateraler Pneumothorax oder Z. n. kontralateraler Pneumektomie kontralaterale Phrenikusparese
  - kontralaterale Rekurrensparese

Alternativ kommt eine Allgemeinanästhesie infrage: ITN, LMA.

Hüftgelenk

► **Hüft-TEP**

- Regionalanästhesie: SPA
- Nebenwirkungen: spezielle NW und KI rückenmarksnaher Regionalanästhesie
- Allgemeinanästhesie: ITN

► **Hüft-TEP-Wechsel**

- Allgemeinanästhesie: ITN
- Regionalanästhesie: wegen des zu erwartenden hohen Blutverlustes und des OP-Settings keine alleinige Regionalanästhesie bei TEP-Wechsel und -Explantationen

Merke M!

OP entweder in Rücken- oder in Seitenlage.

Knie

► **Arthroskopie**

- Regionalanästhesie: SPA
- Nebenwirkungen: spezielle NW und KI rückenmarknaher Regionalanästhesie
- Allgemeinanästhesie: LMA

► **Vorderes Kreuzband**

- Allgemeinanästhesie: LMA/(ITN) + Saphenusblock (Ropivacain 0,75 % perineural) zur postoperativen Schmerztherapie erwägen
- Regionalanästhesie: SPA + Saphenusblock (Ropivacain 0,75 % perineural) zur postoperativen Schmerztherapie erwägen
- Nebenwirkungen: spezielle NW und KI rückenmarknaher Regionalanästhesie

► **Hinteres Kreuzband**

- Allgemeinanästhesie: LMA/(ITN)

► **Knie-TEP**

- bei Knieendoprothetik sollte den Patienten in jedem Fall ein Regionalanästhesieverfahren zur postoperativen Schmerztherapie angeboten werden, s. Knie-TEP

► **Patellarefixation**

- Allgemeinanästhesie: LMA/(ITN) + Femoralisblock (Ropivacain 0,75 % perineural) zur postoperativen Schmerztherapie erwägen
- Regionalanästhesie: SPA + Femoralisblock (Ropivacain 0,75 % perineural) zur postoperativen Schmerztherapie erwägen
- Nebenwirkungen: spezielle NW und KI rückenmarksnaher Regionalanästhesie

► **Arthrolysen, Trochlea-Plastik**

- Allgemeinanästhesie: LMA/(ITN) + Femoraliskatheter oder proximaler Ischiadikuskatheter je nach betroffenem Kapselabschnitt

► **Tibiakopffraktur**

- Allgemeinanästhesie: LMA/(ITN)
- Regionalanästhesie: SPA

Unterschenkel

► **Hohe tibiale Osteotomie (HTO)**

- Allgemeinanästhesie: LMA/(ITN)
- Regionalanästhesie: SPA
- Nebenwirkungen: spezielle NW und KI rückenmarksnaher Regionalanästhesie
- postoperative Schmerztherapie: Femoralis- und Ischadikuskatheter

► **Amputationen**

Merke M!

Möglichst schon präoperative Anlage von Regionalanästhesiekathetern oder PDK zur Verminderung des Risikos von Phantomschmerzen.

- Allgemeinanästhesie: ITN
- Regionalanästhesie: Femoralis-Katheter + Ischiadikuskatheter, alternativ auch CSE

► **OSG-TEP**
- Allgemeinanästhesie: LMA/(ITN) mit Ischiadikus- und ggf. Femoraliskatheter für postoperative Schmerztherapie
- Regionalanästhesie: CSE

15.3.3 Lagerung

- interskalenär: anterolateral; Rückenlage, Kopf leicht zur kontralateralen Seite gedreht
- supraskapulär: in kontralateraler Seitenlage oder sitzend
- supraklavikulär: Rückenlage, Kopf leicht zur kontralateralen Seite gedreht
- infraklavikulär: Rückenlage, Arm adduziert; Beugung 90° im Ellenbogen; Unterarm liegt locker auf dem Bauch
- axillär: Hand kopfwärts gelagert, 90° in Schulter und 90° Ellenbogen gebeugt
- femoral (FemBl): Rückenlage
- Saphenus (Adduktorenkanalblock oder distaler Zugang): Rückenlage
- Ischiadikus:
  - proximal ventral: Rückenlage
  - proximal lateral: Rückenlage oder Seitenlage, betroffenen Seite oben lagern
  - proximal dorsal: in kontralateraler Seitenlage, betroffenes Bein etwas erhöht lagern, Bein angewinkelt ca. 45°
  - distal lateral: Rückenlage oder in kontralateraler Seitenlage, betroffenes Bein etwas erhöht lagern, Bein angewinkelt ca. 45°
  - distal popliteal: Seitenlage, betroffenes Bein oben lagern

Praxis

Beispielhaft Videodarstellung der verschiedenen Verfahren

Sonografisches Vorgehen (Stand: 24.11.2023):
- interskalenär: https://www.youtube.com/watch?v=Dg9BJ-32yLc
- supraklavikulär: https://www.youtube.com/watch?v=ztOlvfjsB-U
- axillär: https://www.youtube.com/watch?v=GaH-CO6OrV0
- femoral: https://www.youtube.com/watch?v=5ht_N8j2KL8
- Saphenus (distaler Zugang): https://www.youtube.com/watch?v=rn1pl48D3lk
- Ischiadikus (subglutealer Zugang): https://www.youtube.com/watch?v=rl8rZOEMveE

15.3.4 Leitmuskeln und Reaktionen bei Nervenstimulation

► **Interskalenär**
- Hinterrand des M. sternocleidomastoideus zwischen M. scalenus anterior und medius in der Skalenuslücke; Orientierungshilfe Höhe Ringknorpel
- M. deltoideus, M. biceps brachii
- Auffinden des Stimulationsortes bei 2,5–5 cm, Stimulationsschwelle 0,3–0,6 mA

Praxis

Zu beachten
- Stimulationsspitze zu weit medial: Stimulation von C4 (N. phrenicus) mit Singultus, Korrektur der Kanüle nach lateral dorsal
- Stimulationsspitze zu weit dorsolateral: Stimulation des N. dorsalis scapulae (Schulter zieht kranial)
- Stimulationsspitze viel zu weit dorsolateral: Stimulation des N. accessorius (Schulter zieht nach dorsal und cranial)

Hinweis für Blockadeerfolg: sog. Deltoid Sign = Abduktion im Schultergelenk nicht mehr möglich. Kein Kältegefühl im Bereich des M. deltoideus.

► **Infraklavikulär (IKP).** Diese Punktion sollte bevorzugt mithilfe von Ultraschall durchgeführt werden!
- Halbierung der Linie zw. Fossa jugularis und dem ventralen Anteil des Akromions: Einstichstelle

- Stichrichtung nach lateral in Richtung der A. axillaris.; keine spezielle Armlagerung nötig (locker neben dem Körper)
- Ziel: Stimulation des posterioren Faszikels (Extensionsbewegungen)

Merke M!

Vorteil gegenüber der axillären Plexusblockade: rascherer Anschlag und höhere Erfolgsquote bei reinen Single-Shot-Verfahren.

► **Axilläre Plexusblockade**
- Armlagerung abduziert und außenrotiert (90°)
- Aufsuchen der A. axillaris in der Axilla: oberhalb dieser und unterhalb des Muskelbauches des M. coracobrachialis, unterhalb der diagonal kreuzenden Fasern des M. pectoralis
- Stichrichtung entlang des Verlaufes der Arterie
- Blockade des N. medianus und ulnaris sowie des N. musculocutaneus, nur teilweise N. radialis
- Mehrfachstimulation mitthumeral (N. musculocutaneus mit Beugung im Ellenbogen; N. medianus mit überwiegender Beugung im Handgelenk; N. ulnaris mit überwiegender Beugung der Finger/Ulnardeviation) oder Einzelnervstimulation im zu blockierenden Gebiet

► **Femoralisblock**
- Unterhalb des Leistenbandes etwa 2 cm lateral der A. femoralis
- Kennmuskel: M. quadrizeps femoris
- alternativ: Fascia-iliaca-Block: ohne Stimulation nur den Doppelklick nach dem Einstich 2 cm medial der Spina iliaca anterior superior und unterhalb des Leistenbandes

► **Saphenusblock**
- Handbreit oberhalb der Patella sonografische Darstellung der Gefäße
- der N. saphenus, lateral der Gefäße unter dem M. sartorius, ist in der Regel nicht darstellbar
- als rein sensibler Nerv können bei Verwendung des Nervenstimulators mit breitem Impuls evtl. Parästhesien ausgelöst werden

► **Ischiadikusblock**
- infragluteal: in der Mitte zwischen Tuber ischiadicum und Trochanter major
- die Fußsenkung ist günstiger als die Fußhebung

Praxis

Zu beachten
- Bei ventralen Zugängen und dem klassischen transglutealen Zugang nach Labat ist eine Gefäßpenetration nicht auszuschließen!
- Bei ventralen Zugängen hilft eine Innenrotation oder eine weiter distal gelegene Stichrichtung.

15.3.5 Besonderheiten/Dokumentation

Vollständige Dokumentation auf dem Anlageprotokoll.

15.3.6 Postoperatives Management

Soweit keine weitere Sedierung oder Allgemeinanästhesie durchgeführt wurde, können die Patienten postoperativ nach erneuter Aufklärung über die Lagerung der betäubten Extremität und die zu erwartende Wirkdauer direkt auf die Station entlassen werden. Soweit der Block noch nicht rückläufig ist, wird der ASD um eine Visite am Abend des OP-Tages gebeten. Katheterverfahren werden immer am OP-Tag visitiert.

- Info an Akutschmerzdienst über Anlage des Regionalverfahrens
- jedes Regionalverfahren erhält eine postoperative Visite durch den Akutschmerzdient ASD
- **Lokalanästhetikaintoxikation:** siehe Notfallmanagement in der Akutschmerztherapie

In einzelnen Fällen kann auch bei geringer Lokalänästhetikakonzentration eine motorische Parese auftreten oder ein Block ungewöhnlich lange anhalten. In diesem Fall ist eine Information an den zuständigen Anästhesisten und den Oberarzt erforderlich, um in Kenntnis der Anatomie und des Verfahrens eine Lokalanästhetikawirkung von einer punktionsbedingten oder operativ bedingten Nervenläsion zu unterscheiden. Bei einer Plexusblockade mehrerer Nerven ist eine Schädigung aller betroffenen Nerven eher unwahrscheinlich. Es besteht die Möglichkeit die Laufrate auf 1 ml/h zu minimieren und die Lokalanästhetikakonzentration zu reduzieren. Sobald der Block rückläufig ist oder Schmerzen auftreten, kann die Analgesie über patientenkontrollierte Boli oder eine neue reduzierte Laufrate weitergeführt werden.

Soweit eine Schädigung eines Nervs angenommen wird, muss die weitere Gabe von Lokalanästhetika beendet werden und es müssen gemeinsam mit dem Operateur geeignete diagnostische Maßnahmen (Bildgebung, z. B. Sonografie, CT; neurologische Diagnostik, elektrophysiologische Diagnostik, operative Revision) getroffen werden, um die Ursache zu finden und gegebenenfalls zu beseitigen und einen bleibenden Schaden abzuwehren.

15.4 Vorbereitungsstandards zur Regionalanästhesie

J. Birnbaum, M. Krimphove, C. Melzer-Gartzke, M. Römer

Die kontinuierliche Katheteranalgesie ist in ► Tab. 15.1 bis ► Tab. 15.5 dargestellt, die periphere Regionalanästhesie im Single-Shot-Verfahren in ► Tab. 15.6, und die rückenmarknahe Regionalanästhesie in ► Tab. 15.7.

Tab. 15.1 Vorbereitungsstandard periphere Regionalanästhesie.

Blockade	Set	Material	Dosis	Lokalanästhetikum
axilläre Plexusanästhesie o. Allgemeinanästhesie	50-/80-mm-Sono-Nadel 21G	Hautdesinfektionsmittel	3 × 10 ml Prilocain 1 % ggf. plus Ropivacain 0,75 % bei langer OP-Dauer/stationäre Patienten	
interskalenäre Plexusanalgesie immer mit Allgemeinanästhesie	50-/80-mm-Sono-Nadel 21G	sterile Handschuhe 5 ml Lidocain 1 % steriler Schallkopfbezug	2 × 10 ml Ropivacain 0,2 %	
Femoralisblock	50-/80-mm-Sono-Nadel 21G	Sonogel	3 × 10 ml Ropivacain 0,2 %	ohne Allgemeinanästhesie Ropivacain 0,75 % Höchstdosis beachten!
Saphenusblock	80-mm-Sono-Nadel 21G	Nervenstimulator 5 ml Glucose 5 %	3 × 10 ml Ropivacain 0,2 %	
Ischiadikusblock	80-/100-mm-Sono-Nadel 21G		3 × 10 ml Ropivacain 0,2 %	
Transversus abdominis plain Block (TAP-Block)	50-/80-mm-Sono-Nadel 21G		3 × 10 ml Ropivacain 0,375 %	

Tab. 15.2 Periphere Regionalanästhesie-Katheterverfahren.

Blockade	Set	Material	initiale Dosis	Lokalanästhetikum	Pumpeneinstellung			
					Basalrate	Bolus	Lockout	Boli/h
axilläre Plexusanästhesie z. B. CRPS	**Katheter-Set-Regionalanästhesie** mit Abwasch-Set, Kittel, Schallkopfbezug, Lochtuch, Katheter, Spritzen, Nadeln, Verbandset	Hautdesinfektionsmittel, sterile Handschuhe, 5 ml Lidocain 1 %, Sonogel, 5 ml Glucose 5 %	20 ml	Ropivacain 0,2 %	4–6 ml/h	4 ml	1 h	3
interskalenäre Plexusanalgesie			20 ml	Ropivacain 0,2 %	4–6 ml/h	4 ml	1 h	3
Femoralisblock			30 ml	Ropivacain 0,2 %	6 ml/h	4 ml	1 h	3
Saphenusblock			30 ml	Ropivacain 0,2 %	6 ml/h	4 ml	1 h	3
Ischiadikusblock	**Katheter-Set-Regionalanästhesie** plus Katheterset mit 100-mm-Sono-Nadel		30 ml	Ropivacain 0,2 %	6 ml/h	4 ml	1 h	3

Tab. 15.3 Rückenmarksnahe Regionalanästhesie.

Blockade	Set	Material	Lokalanästhetikum
Spinalanästhesie	Spinal-Set mit Abwaschset, Lochtuch, Spritzen	Hautdesinfektionsmittel, Spinalnadel, Pencilpoint 27G	Bupivacain 0,5 % hyperbar Ropivacain 0,5 % isobar Prilocain 2 % hyperbar
Spinalanästhesie Geburtsmedizin (Sectio)	Nadeln	oder 25G sterile Handschuhe 5 ml Lidocain 1 % Pflaster 3 × 4 cm	1,8 ml Bupivacain 0,5 % hyperbar Dosisanpassung + /- 0,2 ml bei sehr großen/kleinen Patientinnen plus Sufentanil 5 µg plus Morphin 0,1 mg

Tab. 15.4 Katheterverfahren Periduralkatheter.

Blockade	Set	Material	Initiale Dosis	Lokalanästhetikum
PDK thorakal	PDK-Set mit Abwasch-Set, Lochtuch, Tuohy-Nadel 18G, PD-Katheter, Spritzen, Nadeln	Hautdesinfektionsmittel, sterile Handschuhe, 5 ml Lidocain 1 %, NaCl 0,9 % 50 ml	8–10 ml fraktioniert	10 ml Ropivacain 0,2 % plus 10 µg Sufentanil
PDK lumbal			10–16 ml fraktioniert	10 ml Ropivacain 0,2 % plus 10 µg Sufentanil
PDK lumbal Geburtsmedizin			8–10 ml fraktioniert	10 ml Ropivacain 0,2 % plus 10 µg Sufentanil

Tab. 15.5 Katheterverfahren Periduralkatheter.

Blockade	Lokalanästhetikum	Pumpeneinstellung			
	CAAD Pumpe 200-ml-Bag	Basalrate	Bolus	Lockout	Boli/h
PDK thorakal	Ropivacain 0,2 % plus Sufentanil 1 µg/ml	6 ml/h	4 ml	20 Min	3
PDK lumbal	Ropivacain 0,2 % plus Sufentanil 1 µg/ml	6 ml/h	4 ml	20 Min	3
PDK lumbal Geburtsmedizin	Ropivacain 0,1 % plus Sufentanil 0,5 µg/ml	6 ml/h	4 ml	20 Min	3

15

Tab. 15.6 Periphere Regionalanästhesie (Single Shot).

Blockade	Material		Initialdosis	Dosis via CADD-PCA					
	Katheterset	Anlageset	Medikament	Medikament	Basis	Bolus	Lockout	Bolus/h	Verriegelung
axilläre/sonstige Plexus-Anästhesie als alleiniges Narkoseverfahren	Sono-Kanüle 8 cm	• sterile Handschuhe • 5 ml Lidocain 1 % oder 2 % • steriler Schallkopfüberzug • Sonografie-Gel • Nervenstimulator • Ultraschallgerät • 5 ml G5 % (20 ml bei TAP-Block)	3 × 10 ml Prilocain 1 % + ggf. 2 × 10 ml Ropivacain 0,75 % (stationäre Patienten bzw. lange OP-Dauer)	(*) wenn keine zusätzliche Vollnarkose geplant ist: Ropivacain 0,75 % + Prilocain 1 % max. 40 ml insgesamt					
interskalenäre Blockade (*)			2 × 10 ml Ropivacain 0,2 %						
Femoralisblock (*)			3 × 10 ml Ropivacain 0,2 % (bei kombinierter Punktion je 20 ml/Lokalisation)						
Ischiadikusblock (*)	Sono-Kanüle 12 cm								
Transversus-abdominis-plane-Block (TAP-Block)	Sono-Kanüle 8 cm		2 × 30 ml Ropivacain 0,375 %						

Tab. 15.7 Rückenmarknahe Regionalanästhesie.

Blockade	Material		Initialdosis	Dosis via CADD-PCA					
	Katheterset	Anlageset	Medikament	Medikament	Basis	Bolus	Lockout	Bolus/h	Verriegelung
Spinalanästhesie	Set Regionalanästhesie	PencilPoint-Spinalnadel 27 G oder 25 G sterile Handschuhe 5 ml Lidocain 1 % oder 2 %	Bupivacain 0,5 % isobar oder Bupivacain 0,5 % hyperbar oder Prilocain 2 % hyperbar						
Spinalanästhesie (Geburtshilfe)	Set Spinalanästhesie	Set Spinalanästhesie sterile Handschuhe 5 ml Lidocain 1 % oder 2 %	1,8 ml Bupivacain 0,5 % hyperbar + Sufentanil 5 mg + Morphin 0,1 mg (ggf. Bupivacaindosisanpassung (+/- 0,2 ml) bei sehr großen oder kleinen Patientinnen						
Periduralkatheter thorakal	• Anlageset PDK • sterile Handschuhe • Kittel • 5 ml Lidocain 1 % oder 2 % • 10 ml NaCl 0,9 % • Fixo-Mull-Streifen • 16-G-Flexüle • Testdosis 2–3 ml Bupivacain 0,5 %		8 ml Ropivacain 0,2 % mit 10 µg (2 ml) Sufentanil, davon 8–10 ml	200 ml Ropivacain 0,2 % + 1 µg/ml Sufentanil (Apotheken-bag) + CADD-Überlauf	6 ml/h	4 ml	20 min	3	LL 1
PDK lumbal				200 ml Ropivacain 0,1 % + 1 µg/ml Sufentanil + CADD-Überlauf	6 ml/h	4 ml	20 min	3	LL 1
PDK lumbal (Geburtshilfe)	Anlageset PDK sterile Handschuhe + Kittel + 5 ml Lidocain 1 % oder 2 % 10 ml NaCl 0,9 % + Tapetenverbandstreifen Testdosis 2–3 ml Bupivacain 0,5 %		8 ml Ropivacain 0,2 % mit 10 µg (2 ml) Sufentanil, davon 8–10 ml	50 ml Ropivacain 0,1 % + 0,5 µg/ml Sufentanil + Graseby-Pumpe	8–10 ml/h (Körpergröße)	6 ml	20 min	3	Schlüssel

15.5 Dexamethason bei Single-Shot-Blockaden

J. Birnbaum, R. Kleinwächter, M. Krimphove, C. Melzer-Gartzke, M. Römer

15.5.1 Allgemein

Single-Shot-Dosen reichten bisher nicht aus, um eine sichere Analgesie über die erste postoperative Nacht hinweg zu gewährleisten. Stattdessen kamen Katheterverfahren zum Einsatz, die mit einem deutlich aufwendigeren Ressourcenverbrauch hinsichtlich Anlage und Betreuung verbunden waren. In zahlreichen Untersuchungen konnte gezeigt werden, dass bei einer peripherregionalen Blockade perineural appliziertes Dexamethason zu einer deutlich verlängerten Wirkdauer der Blockade führt.

Schwierigkeiten ergeben sich hierbei jedoch aus der nicht vorhandenen Zulassung für diese Art der Applikation.

In einer dreiarmigen prospektiv randomisierten Studie konnte gezeigt werden, dass bei der Durchführung einer interskalenären Blockade die Wirkdauer des Lokalanästhetikums durch zusätzliche Applikation von Dexamethason (perineural und i. v.) signifikant verlängert werden konnte. In den Dexamethasongruppen konnte hingegen kein signifikanter Unterschied hinsichtlich der Wirkdauer für i. v. appliziertes Dexamethason verglichen mit perineural appliziertem Dexamethason gesehen werden. Damit liegt der Schluss nahe, dass die intravenöse Applikation von Dexamethason die Wirkdauer einer peripherregionalen Single-Shot-Blockade derart verlängern kann, dass eine annähernd sichere Analgesie über die erste postoperative Nacht erreicht wird. Im Rahmen einer erweiterten PONV-Prophylaxe wäre die i. v. Applikation von 8 mg Dexamethason zugelassen. In der Regel ist bei den meisten operativen Verfahren eine Regionalanästhesie bis zum ersten postop. Tag ausreichend.

15.5.2 Anwendung

Nach Anlage einer peripherregionalen Single-Shot-Blockade werden nach Einleitung des Narkoseverfahrens 8 mg Dexamethason i. v. appliziert. Bei wachen Patienten empfiehlt sich die langsame Applikation, da diese ein starkes Wärme-/Hitzegefühl auslösen kann.

Kontraindikationen

Es gelten die allgemeinen Anwendungsbeschränkungen für Glukokortikoide und Dexamethason.

Anwendungsbeschränkungen

Patienten, die von einer Katheteranlage profitieren:
- chronische Schmerzpatienten
- Patienten mit OSAS oder Unverträglichkeit von Analgetika
- Patienten mit aufwendiger physiotherapeutischer Beübung (Arthrolysen)
- Patienten zur Knieendoprothetik: kontinuierliche Femoralis- (Saphenus-)Blockade ist hierbei der systemischen Opioidapplikation bis zum 3. postop. Tag überlegen, die Ischiadikusblockade hingegen nur am OP-Tag bzw. in der ersten postoperativen Nacht

Voraussetzung zur Durchführung

- Implementierte und angewandte Schmerztherapiealgorithmen für Pflegekräfte der behandelnden Station
- planmäßige Betreuung der Patienten durch 2 Visiten des Akutschmerzdienstes (postop. Tag 1 morgens, postop. Tag 2 abends) zur Statuserhebung, Anleitung, Schulung, Anpassen des Übergangsschmerzregimes
- Betreuung der Umsetzung unter Dokumentation der Daten im NRA
- Notfallbetreuung durch den Akutschmerzdienst

15.6 Handchirurgie

J. Birnbaum, M. Krimphove, C. Melzer-Gartzke, M. Römer

► **Eingriffe.** Frakturversorgung, Karpaltunnelsyndrom, Duypuytren-Kontraktur, Handgelenksarthroskopien, Ganglionentfernungen.

► **Dauer**
- 20–60 min

15.6.1 Prämedikation

- Prämedikation nach SOP Präoperative Visite (Kap. 1.1)
- PONV-Score erheben (Kap. 2.21)

Für die alleinige Regionalanästhesie besonders geeignete Operationen (supra-/infraklavikuläre oder axilläre Plexusblockade).

Bei Karpaltunnelsyndrom und Ringbandspaltung ist der Zeitaufwand für ein Regionalverfahren deutlich größer als die OP-Dauer und aus dieser Sicht eher bei ausgeprägter Komorbidität zu bevorzugen.

15.6.2 Blut- und Transfusionsbedarf

Die Bereitstellung, die Bestellung in den OP und die Gabe von Blutprodukten sind abhängig von OP-Verfahren, Nebenerkrankungen, Status des Patienten und aktuellem Verlauf der Operation.

Soweit die Indikation zur Bereitstellung von Blutprodukten besteht, wird vor Narkoseeinleitung im Rahmen der OP-Checkliste das Vorliegen der Transfusionsaufklärung und die Bereitstellung von Blutprodukten geprüft.

15.6.3 Besonderheiten

Häufig ambulante Eingriffe.

15.6.4 Checkliste – Vorbereitungen im OP

► **Atemwege**
- O_2-Maske
- Larynxmaske
- Endotrachealtubus ID 7,5–8,5 mm

► **Anästhesieverfahren**
- axilläre, infraklavikuläre oder supraklavikuläre Plexusanästhesie
- balancierte Anästhesie

► **Zugänge**
- 1–2 periphere Venenkatheter

► **Medikamente und Volumen**
- Infusion
  - Vollelektrolytlösung 1000 ml
- Medikamente
  - Fentanyl 0,5 mg/10 ml
  - Propofol 100 mg/10 ml
  - Rocuronium 50 mg/10 ml *oder* Cis-Atracurium 10 mg/10 ml
  - Sevofluran/Desfluran
  - Cafedrin/Theodrenalin 1 Amp/10 ml
  - Metamizol 1–1,5 g/50 ml KI
  - ggf. perioperative Antibiotikaprophylaxe

► **Materialvorbereitung**
- 1 peripherer Venenkatheter
- Magill-Tubus ID 7,5–8,5 mm/LMA/O_2-Maske
- ggf. Temperatursonde (oral)
- Luftwärmedecke
- Augenschutz

► **Für Regionalverfahren**
- Medikamente und Material für Regionalanästhesie s. Vorbereitungsstandard

15.6.5 Monitoring

► **Basismonitoring und Monitoring Allgemeinanästhesie**
- EKG
- Pulsoxymetrie
- nichtinvasive Blutdruckmessung (oszillotonometrisch)
- Kapnometrie/-grafie
- Monitoring der inspiratorischen O_2-Konzentration
- in- und exspiratorische Messung der Inhalationsanästhetikakonzentration
- Volumetrie der Atemgase
- Atemwegsdruck mit Diskonnektionsalarm
- ggf. Relaxometrie

15.6.6 Narkoseeinleitung

► **Allgemeinanästhesie: Einleitung nach Standard Unfallchirurgie**
- Patientenidentifikation, OP-Checkliste prüfen
- Anschluss des Monitorings
- periphervenöser Zugang
- Infusionsbeginn
- perioperative Antibiotikaprophylaxe, soweit indiziert

► **Einleitung der Intubation**
- präoxygenieren
- Fentanyl 1–3 µg/kgKG i. v.
- Propofol 2–3 mg/kgKG
- Rocuronium 0,6 mg/kgKG i. v. oder Cis-Atracurium 0,15 mg/kgKG
- orale Intubation
- sichere Fixierung des Tubus mit Pflaster
- Augenschutz (Salbe + Pflaster)
- 2. i. v. Zugang

► **Einleitung für LMA**
- Fentanyl 1–3 µg/kgKG i. v.
- Propofol 1,5–2,5 mg/kgKG
- Einsetzen der Larynxmaske
- sichere Fixierung der LMA mit Schlauchverband
- Augenschutz (Salbe + Pflaster)

15.6.7 Lagerung

- nach OP-Programm
- Arme auf Gelkissen lagern
- Gelkissen unter Fersen bzw. Schienbeine
- Rollenkissen in die Kniekehlen
- Kopf in Kopfschale
- Wärmezufuhr mit Luftwärmedecke

15.6.8 Narkoseführung

- Periphere Regionalanästhesie
- Alternative:
  - Vollnarkose
  - balancierte Anästhesie mit Sevofluran/Desfluran in O_2-Luft-Gemisch 50:50 mit Minimal-Flow *oder*
  - Propofol-TIVA: Propofol 6–8 mg/kgKG
  - Fentanyl-Boli 0,1–0,2 mg bei Bedarf oder Remifentanil Spritzenpumpe (1 mg/50 ml; 0,1–0,2 µg/kgKG/min)
- ggf. Nachrelaxierung und Relaxometrie
- vor Operationsende 1–1,5 g Metamizol bzw. 1 g Paracetamol i. v., soweit keine Kontraindikationen bestehen

15.6.9 Postoperatives Management

- Überwachung im **Aufwachraum** mit **Basismonitoring.**
- **Analgesie** mit Piritramid bei Bedarf 0,05–0,1 mg/kgKG.
- Delir-Sreening mittels Nu-Desc.
- Kontrolle der Redon-Drainagen und Verbände. Erstes Redon in der Regel öffnen, ist das erste Redon voll, Information des Operateurs. Markraumredons sind üblicherweise ohne Sog.
- Kontrolle des Casts bzw. der Schiene (nicht zu fest, unklare Schmerzen, Perfusionskontrolle der Extremität).
- ggf. Rücksprache mit dem Operateur.
- Opioide zur Schmerzbehandlung, auch bei Regionalanästhesie, wenn Ausbreitung nicht ausreichend (z. B. Beckenkammspongiosaentnahme) oder bei unvollständiger Regionalanästhesie.

15.7 Oberarmfrakturen

J. Birnbaum, R. Kleinwächter, M. Krimphove, C. Melzer-Gartzke, M. Römer

► **Dauer**
- 120–300 min

15.7.1 Prämedikation

- Prämedikation nach SOP Präoperative Visite (Kap. 1.1)
- PONV-Score erheben (Kap. 2.21)
- Standard-OP bei Humerus-Fraktur, subkapitale Humerus-Fraktur zur ostheosynthetischen Versorgung oder Zifkonägel
- Aufklärung über additive Single-Shot-Regionalanästhesie (interskalenärer Plexusblock) bei Humeruskopf-Fraktur
- häufig sehr alte und multimorbide Patienten; Sturzursache möglicherweise kardiovaskulär bedingt

Praxis

Tipp

Bei Humerusschaft-ORIF Regionalverfahren nur als postoperatives Rescueverfahren. Dann ist eine Rücksprache mit dem Operateur und eine explizite und dokumentierte Funktionsprüfung des N. radialis unmittelbar postoperativ erforderlich!

15.7.2 Blut- und Transfusionsbedarf

Die Bereitstellung, die Bestellung in den OP und die Gabe von Blutprodukten sind abhängig von OP-Verfahren, Nebenerkrankungen, Status des Patienten und aktuellem Verlauf der Operation.

Soweit die Indikation zur Bereitstellung von Blutprodukten besteht, wird vor Narkoseeinleitung im Rahmen der OP-Checkliste das Vorliegen der Transfusionsaufklärung und die Bereitstellung von Blutprodukten geprüft.

15.7.3 Besonderheiten

Cave

Blutdruckabfall beim Aufsetzen zur Beach-Chair-Lagerung; Vorgabe von ausreichend Volumen und bei Notwendigkeit Cafedrin/Theodrenalin-Boli. Noradrenalin-Spritzenpumpe nur im Ausnahmefall notwendig.

Hohe Blutverluste bei pathologischen Frakturen.

15.7.4 Checkliste – Vorbereitungen im OP

► **Atemwege**
- O_2-Maske
- Larynxmaske
- Endotrachealtubus ID 7,5–8,5 mm

► **Anästhesieverfahren**
- balancierte Anästhesie
- alternativ TIVA
- interskalenäre Plexusanästhesie, ggf. mit Katheter

► **Zugänge**
- 1–2 periphere Venenkatheter

► **Medikamente und Volumen**
- Infusion
  - Vollelektrolytlösung 1000 ml

- Medikamente
  - Fentanyl 0,5 mg/10 ml
  - Propofol 100 mg/10 ml
  - Rocuronium 50 mg/10 ml *oder* Cis-Atracurium 10 mg/10 ml
  - Sevofluran/Desfluran
  - Cafedrin/Theodrenalin 1 Amp/10 ml
  - Metamizol 1–1,5 g/50 ml KI
  - ggf. perioperative Antibiotikaprophylaxe

► **Materialvorbereitung**
- 1 peripherer Venenkatheter
- Magill-Tubus ID 7,5–8,5 mm/LMA/O_2-Maske
- ggf. Temperatursonde (oral)
- Luftwärmedecke
- Augenschutz

► **Für Regionalverfahren**
- Medikamente und Material für Regionalanästhesie s. Vorbereitungsstandard

15.7.5 Monitoring

► **Basismonitoring und Monitoring Allgemeinanästhesie**
- EKG
- Pulsoxymetrie
- nichtinvasive Blutdruckmessung (oszillotonometrisch)
- Kapnometrie/-grafie
- Monitoring der inspiratorischen O_2-Konzentration
- in- und exspiratorische Messung der Inhalationsanästhetikakonzentration
- Volumetrie der Atemgase
- Atemwegsdruck mit Diskonnektionsalarm
- ggf. Relaxometrie

15.7.6 Narkoseeinleitung

► **Allgemeinanästhesie: Einleitung nach Standard Unfallchirurgie**
- Patientenidentifikation, OP-Checkliste prüfen
- Anschluss des Monitorings
- periphervenöser Zugang
- Infusionsbeginn
- perioperative Antibiotikaprophylaxe soweit indiziert, ggf. nach Rücksprache bei bakteriellen Abstrichen

► **Einleitung der Intubation**
- präoxygenieren
- Fentanyl 1–3 µg/kgKG
- Propofol 2–3 mg/kgKG
- Rocuronium 0,6 mg/kgKG oder Cis-Atracurium 0,15 mg/kgKG
- orale Intubation
- sichere Fixierung des Tubus mit Pflaster
- Augenschutz (Salbe + Pflaster)
- 2. i. v. Zugang

15.7.7 Lagerung

- nach OP-Programm
- Arme auf Gelkissen lagern
- Gelkissen unter Fersen bzw. Schienbeine
- Rollenkissen in die Kniekehlen
- Kopf in Kopfschale
- Wärmezufuhr mit Luftwärmedecke
- Beach-Chair-Lagerung
- Rückenlage (selten)

15.7.8 Narkoseführung

- balancierte Anästhesie mit Sevofluran/Desfluran in O_2-Luft-Gemisch 50:50 mit Minimal-Flow *oder*
- Propofol-TIVA: Propofol 6–8 mg/kgKG
- Fentanyl-Boli 0,1–0,2 mg bei Bedarf oder Remifentanil Spritzenpumpe (1 mg/50 ml; 0,1–0,2 µg/kgKG/min)
- ggf. Nachrelaxierung und Relaxometrie
- vor Operationsende 1–1,5 g Metamizol bzw. 1 g Paracetamol i. v., soweit keine Kontraindikationen bestehen

15.7.9 Postoperatives Management

- Überwachung im **Aufwachraum** mit **Basismonitoring**
- **Analgesie** mit Piritramid bei Bedarf 0,05–0,1 mg/kgKG
- Delir-Sreening mittels Nu-Desc
- Kontrolle der Redon-Drainagen und Verbände. Erstes Redon in der Regel offnen, ist das erste Redon voll, Information des Operateurs. Markraumredons sind üblicherweise ohne Sog.
- Kontrolle des Casts bzw. der Schiene (nicht zu fest, unklare Schmerzen, Perfusionskontrolle der Extremität)
- ggf. Rücksprache mit dem Operateur
- Opioide zur Schmerzbehandlung, auch bei Regionalanästhesie, wenn Ausbreitung nicht ausreichend (z. B. Beckenkammspongiosaentnahme) oder bei unvollständiger Regionalanästhesie
- häufig sehr alte und multimorbide Patienten, Sturzursache möglicherweise kardiovaskulär bedingt
- postoperative Überwachung aus Patientengründen erwägen

15.8 Olekranonfrakturen, suprakondyläre Humerusfrakturen

J. Birnbaum, M. Krimphove, C. Melzer-Gartzke, M. Römer

► **Dauer**
- 120–240 min

15.8.1 Prämedikation

- Prämedikation nach SOP Präoperative Visite (Kap. 1.1)
- PONV-Score erheben (Kap. 2.21)

Die Operation ist in reiner Regionalanästhesie (axillär, supra-/infraklavikulär) möglich. Katheterverfahren für die postoperative Physiotherapie bei Arthrolysen. Oft wird die OP in Bauchlage durchgeführt, dann üblicherweise in Allgemeinanästhesie.

15.8.2 Blut- und Transfusionsbedarf

Die Bereitstellung, die Bestellung in den OP und die Gabe von Blutprodukten sind abhängig von OP-Verfahren, Nebenerkrankungen, Status des Patienten und aktuellem Verlauf der Operation.

Soweit die Indikation zur Bereitstellung von Blutprodukten besteht, wird vor Narkoseeinleitung im Rahmen der OP-Checkliste das Vorliegen der Transfusionsaufklärung und die Bereitstellung von Blutprodukten geprüft.

15.8.3 Besonderheiten

Oft 2-zeitiges Vorgehen wegen luxierter oder offener Fraktur:
- initiale Transfixation der Fraktur (überwiegend in Rückenlage): oft nicht nüchterner Patient, hier ist Plexusanästhesie möglich und sinnvoll
- operative Ausversorgung mit ORIF (überwiegend in Bauchlage): üblicherweise in Vollnarkose; additive RA in der Regel nicht notwendig

15.8.4 Checkliste – Vorbereitungen im OP

► **Atemwege**
- O_2-Maske
- Larynxmaske
- Endotrachealtubus ID 7,5–8,5 mm

► **Anästhesieverfahren**
- balancierte Anästhesie
- alternativ TIVA
- supraklavikuläre, infraklavikuläre oder axilläre Plexusanästhesie

► **Zugänge**
- 1–2 periphere Venenkatheter

► **Medikamente und Volumen**
- Infusion
  - Vollelektrolytlösung 1000 ml
- Medikamente
  - Fentanyl 0,5 mg/10 ml
  - Propofol 100 mg/10 ml
  - Rocuronium 50 mg/10 ml *oder* Cis-Atracurium 10 mg/10 ml
  - Sevofluran/Desfluran
  - Cafedrin/Theodrenalin 1 Amp/10 ml
  - Metamizol 1–1,5 g/50 ml KI
  - ggf. perioperative Antibiotikaprophylaxe
  - Propofol-Spritzenpumpe (1000 mg/50 ml)
  - alternatives Stufe-I-Analgetikum: statt Metamizol Parecoxib 40 mg i. v. (nach Indikationsstellung)

► **Materialvorbereitung**
- 1 peripherer Venenkatheter
- Magill-Tubus ID 7,5–8,5 mm/LMA/O_2-Maske
- ggf. Temperatursonde (oral)
- Luftwärmedecke
- Augenschutz

► **Für Regionalverfahren**
- Medikamente und Material für Regionalanästhesie s. Vorbereitungsstandard

15.8.5 Monitoring

► **Basismonitoring und Monitoring Allgemeinanästhesie**
- EKG
- Pulsoxymetrie
- nichtinvasive Blutdruckmessung (oszillotonometrisch)
- Kapnometrie/-grafie
- Monitoring der inspiratorischen O_2-Konzentration
- in- und exspiratorische Messung der Inhalationsanästhetikakonzentration
- Volumetrie der Atemgase
- Atemwegsdruck mit Diskonnektionsalarm
- ggf. Relaxometrie

15.8.6 Narkoseeinleitung

► **Allgemeinanästhesie: Einleitung nach Standard Unfallchirurgie**
- Patientenidentifikation, OP-Checkliste prüfen
- Anschluss des Monitorings
- periphervenöser Zugang
- Infusionsbeginn
- perioperative Antibiotikaprophylaxe, soweit indiziert

▶ Einleitung der Intubation

- präoxygenieren
- Fentanyl 1–3 µg/kgKG i. v.
- Propofol 2–3 mg/kgKG
- Rocuronium 0,6 mg/kgKG i. v. oder Cis-Atracurium 0,15 mg/kgKG
- orale Intubation
- sichere Fixierung des Tubus mit Pflaster
- Augenschutz (Salbe + Pflaster)
- 2. i. v. Zugang

▶ Einleitung für LMA

- Fentanyl 1–3 µg/kgKG i. v.
- Propofol 1,5–2,5 mg/kgKG
- Einsetzen der Larynxmaske
- sichere Fixierung der LMA mit Schlauchverband
- Augenschutz (Salbe + Pflaster)

15.8.7 Lagerung

- nach OP-Programm
- Arme auf Gelkissen lagern
- Gelkissen unter Fersen bzw. Schienbeine
- Rollenkissen in die Kniekehlen
- Kopf in Kopfschale
- Wärmezufuhr mit Luftwärmedecke
- fast ausschließlich Bauchlage, Kopf in offener Kopfschale mit Aussparung für Nase und Tubus

15.8.8 Narkoseführung

- balancierte Anästhesie mit Sevofluran/Desfluran in O_2-Luft-Gemisch 50:50 mit Minimal-Flow *oder*
- Propofol-TIVA: Propofol 6–8 mg/kgKG
- Fentanyl-Boli 0,1–0,2 mg bei Bedarf oder Remifentanil Spritzenpumpe (1 mg/50 ml; 0,1–0,2 µg/kgKG/min)
- ggf. Nachrelaxierung und Relaxometrie
- vor Operationsende 1–1,5 g Metamizol bzw. 1 g Paracetamol i. v., soweit keine Kontraindikationen bestehen

15.8.9 Postoperatives Management

- Überwachung im **Aufwachraum** mit **Basismonitoring**
- **Analgesie** mit Piritramid bei Bedarf 0,05–0,1 mg/kgKG
- Delir-Sreening mittels Nu-Desc
- Kontrolle der Redon-Drainagen und Verbände. Im Rahmen von Wirbelsäulenoperationen wird das Prozedere mit den Redon-Drainagen am Ende der Operation explizit besprochen. Wenn die Dura eröffnet wurde, darf nicht aktiv Sog angelegt werden, da sonst Liquor drainiert würde und zerebrale Blutung, Einklemmung und Krampfanfälle auftreten können. Erstes Redon in der Regel öffnen, ist das erste Redon voll, Information des Operateurs. Markraumredons sind üblicherweise ohne Sog.
- Kontrolle des Casts bzw. der Schiene (nicht zu fest, unklare Schmerzen, Perfusionskontrolle der Extremität)
- ggf. Rücksprache mit dem Operateur
- Opioide zur Schmerzbehandlung, auch bei Regionalanästhesie, wenn Ausbreitung nicht ausreichend (z. B. Beckenkammspongiosaentnahme) oder bei unvollständiger Regionalanästhesie

15.9 Radiusfrakturen

J. Birnbaum, R. Kleinwächter, M. Krimphove, C. Melzer-Gartzke, M. Römer

▶ Dauer

- 60–240 min

15.9.1 Prämedikation

- Prämedikation nach SOP Präoperative Visite (Kap. 1.1)
- PONV-Score erheben (Kap. 2.21)
- infraklavikuläre oder axilläre Plexusanästhesie möglich
- bei Kindern nur Reposition in Narkose unter Durchleuchtung, selten KD-Spickung, keine Regionalanästhesie
- bei Erwachsenen entweder Reposition und KD-Spickung oder Fixateur externe und spätere Osteosynthese
- alleinige Single-Shot-Regionalanästhesie besonders geeignet (axilläre, supra- oder infraklavikuläre Plexusblockade)

15.9.2 Blut- und Transfusionsbedarf

Die Bereitstellung, die Bestellung in den OP und die Gabe von Blutprodukten sind abhängig von OP-Verfahren, Nebenerkrankungen, Status des Patienten und aktuellem Verlauf der Operation.

Soweit die Indikation zur Bereitstellung von Blutprodukten besteht, wird vor Narkoseeinleitung im Rahmen der OP-Checkliste das Vorliegen der Transfusionsaufklärung und die Bereitstellung von Blutprodukten geprüft.

15.9.3 Besonderheiten

- Häufige OP im Dienst
- häufig sehr alte und multimorbide Patienten
- Sturzursache möglicherweise kardiovaskulär bedingt

15.9.4 Checkliste – Vorbereitungen im OP

► **Atemwege**
- O_2-Maske
- Larynxmaske
- Endotrachealtubus ID 7,5–8,5 mm

► **Anästhesieverfahren**
- axilläre Plexusanästhesie inkl. Blockade des N. musculocutaneus, infraklavikuläre oder supraklavikuläre Plexusanästhesie
- balancierte Anästhesie

► **Zugänge**
- 1–2 periphere Venenkatheter

► **Medikamente und Volumen**
- Infusion
  - Vollelektrolytlösung 1000 ml
- Medikamente
  - Fentanyl 0,5 mg/10 ml
  - Propofol 100 mg/10 ml
  - Rocuronium 50 mg/10 ml *oder* Cis-Atracurium 10 mg/10 ml
  - Sevofluran/Desfluran
  - Cafedrin/Theodrenalin 1 Amp/10 ml
  - Metamizol 1–1,5 g/50 ml KI
  - ggf. perioperative Antibiotikaprophylaxe

► **Materialvorbereitung**
- 1 peripherer Venenkatheter
- Magill-Tubus ID 7,5–8,5 mm/LMA/O_2-Maske
- ggf. Temperatursonde (oral)
- Luftwärmedecke
- Augenschutz

► **Für Regionalverfahren**
- Medikamente und Material für Regionalanästhesie s. Vorbereitungsstandard

15.9.5 Monitoring

► **Basismonitoring und Monitoring Allgemeinanästhesie**
- EKG
- Pulsoxymetrie
- nichtinvasive Blutdruckmessung (oszillotonometrisch)
- Kapnometrie/-grafie
- Monitoring der inspiratorischen O_2-Konzentration
- in- und exspiratorische Messung der Inhalationsanästhetikakonzentration
- Volumetrie der Atemgase
- Atemwegsdruck mit Diskonnektionsalarm
- ggf. Relaxometrie

15.9.6 Narkoseeinleitung

► **Allgemeinanästhesie: Einleitung nach Standard Unfallchirurgie**
- Patientenidentifikation, OP-Checkliste prüfen
- Anschluss des Monitorings
- periphervenöser Zugang
- Infusionsbeginn
- perioperative Antibiotikaprophylaxe, soweit indiziert

► **Einleitung der Intubation**
- präoxygenieren
- Fentanyl 1–3 µg/kgKG i. v.
- Propofol 2–3 mg/kgKG
- Rocuronium 0,6 mg/kgKG i. v. oder Cis-Atracurium 0,15 mg/kgKG
- orale Intubation
- sichere Fixierung des Tubus mit Pflaster
- Augenschutz (Salbe + Pflaster)
- 2. i. v. Zugang

► **Einleitung für LMA**
- Fentanyl 1–3 µg/kgKG i. v.
- Propofol 1,5–2,5 mg/kgKG
- Einsetzen der Larynxmaske
- sichere Fixierung der LMA mit Schlauchverband
- Augenschutz (Salbe + Pflaster)

15.9.7 Lagerung

- nach OP-Programm
- Arme auf Gelkissen lagern
- Gelkissen unter Fersen bzw. Schienbeine
- Rollenkissen in die Kniekehlen
- Kopf in Kopfschale
- Wärmezufuhr mit Luftwärmedecke

15.9.8 Narkoseführung

- balancierte Anästhesie mit Sevofluran/Desfluran in O_2-Luft-Gemisch 50:50 mit Minimal-Flow *oder*
- Propofol-TIVA: Propofol 6–8 mg/kgKG
- Fentanyl-Boli 0,1–0,2 mg bei Bedarf oder Remifentanil Spritzenpumpe (1 mg/50 ml; 0,1–0,2 µg/kgKG/min)
- ggf. Nachrelaxierung und Relaxometrie
- vor Operationsende 1–1,5 g Metamizol bzw. 1 g Paracetamol i. v., soweit keine Kontraindikationen bestehen
- Regionalanästhesie (axillärer Plexus) oder Allgemeinanästhesie

15.9.9 Postoperatives Management

- Überwachung im **Aufwachraum** mit **Basismonitoring**
- **Analgesie** mit Piritramid bei Bedarf 0,05–0,1 mg/kgKG
- Delir-Sreening mittels Nu-Desc
- Kontrolle der Redon-Drainagen und Verbände. Erstes Redon in der Regel öffnen, ist das erste Redon voll, Information des Operateurs. Markraumredons sind üblicherweise ohne Sog.
- Kontrolle des Casts bzw. der Schiene (nicht zu fest, unklare Schmerzen, Perfusionskontrolle der Extremität)
- ggf. Rücksprache mit dem Operateur
- Opioide zur Schmerzbehandlung, auch bei Regionalanästhesie, wenn Ausbreitung nicht ausreichend (z. B. Beckenkammspongiosaentnahme) oder bei unvollständiger Regionalanästhesie

15.10 Schulteroperationen arthroskopisch und konventionell offen

J. Birnbaum, M. Krimphove, C. Melzer-Gartzke, M. Römer

▸ **Dauer**

- 60–120 min

15.10.1 Prämedikation

- Prämedikation nach SOP Präoperative Visite (Kap. 1.1)
- PONV-Score erheben (Kap. 2.21)

Offene Schulteroperationen – Indikationen

- Rotatorenmanschettenruptur
- Gelenkprothese
- (ggf. AC-Gelenksprengung)

Arthroskopische OP – Indikationen

- Rotatorenmanschettenruptur (oder Verletzung einzelner Manschettensehnen)
- Schulterinstabilität (Z. n. Luxation/terrible triad)
- Impingement
- „frozen shoulder"
- Arthrolysen
- Totalendoprothesen

Bei arthroskopischen Schulterarthrolysen, bei „frozen shoulder" (operativ/konservativ) sowie bei Schulter-TEP (invers/konventionell) ist die Aufklärung über einen interskalenären Regionalanästhesiekatheter (ISK) oder Supraskapulariskatheter (SSCK) dringend empfohlen.

Eine relative Kontraindikation zur Anlage interskalenärer Blockaden besteht bei operativen Schulterstabilisationen. Hier ist eine Absprache mit dem Operateur erforderlich, ob ein additives Regionalverfahren durchgeführt werden kann.

Bei allen anderen arthroskopischen Eingriffen ist eine additive Single-Shot- Regionalanästhesie (ISB oder SSCB) sinnvoll. Zur Verlängerung der Wirkdauer der Regionalanästhesie kann die Gabe von 8 mg Dexamethason i. v. im Rahmen der PONV-Prophylaxe erwogen werden.

Eine Regionalanästhesie ist bei rein diagnostischer Arthroskopie nicht notwendig.

15.10.2 Blut- und Transfusionsbedarf

Die Bereitstellung, die Bestellung in den OP und die Gabe von Blutprodukten sind abhängig von OP-Verfahren, Nebenerkrankungen, Status des Patienten und aktuellem Verlauf der Operation.

Soweit die Indikation zur Bereitstellung von Blutprodukten besteht, wird vor Narkoseeinleitung im Rahmen der OP-Checkliste das Vorliegen der Transfusionsaufklärung und die Bereitstellung von Blutprodukten geprüft.

15.10.3 Besonderheiten

Cave

Blutdruckabfall beim Aufsetzen zur Beach-Chair-Lagerung; daher antizipierende Gabe von Cafedrin/Theodrenalin-Boli und ausreichende Volumentherapie. Eine kontinuierliche Noradrenalintherapie mit Spritzenpumpe ist gelegentlich notwendig.

Das anästhesiologische Vorgehen unmittelbar präoperativ mit dem Operateur absprechen. Intraoperativ wird während der arthroskopischen Operationen nach Möglichkeit ein mittlerer arterieller Druck < 70 mmHg angestrebt. Soweit dies aufgrund der Begleiterkrankungen nicht möglich erscheint, sollte dies mit dem Anästhesieoberarzt besprochen und im Team Time Out angesprochen werden.

Bei schultergelenkstabilisierenden Eingriffen kann eine Regionalanästhesie aus operativer Sicht ungünstig sein, wenn der Muskeltonus im Rahmen der Stabilisierung beurteilt werden soll.

Wegen des hohen Flüssigkeitdurchsatzes bei der Arthroskopie (30–50 l) besteht die Gefahr der Hypothermie.

15.10.4 Checkliste – Vorbereitungen im OP

► **Atemwege**
- O_2-Maske
- Larynxmaske
- Endotrachealtubus ID 7,5–8,5 mm

► **Anästhesieverfahren**
- TIVA
- balancierte Anästhesie
- interskalenärer Plexusblock oder Supraskapularisblock, ggf. mit Katheter (Indikation s. Prämedikation)

► **Zugänge**
- 1–2 periphere Venenkatheter

► **Medikamente und Volumen**
- Infusion
  - Vollelektrolytlösung 1000 ml
- Medikamente
  - Fentanyl 0,5 mg/10 ml
  - Propofol 100 mg/10 ml
  - Rocuronium 50 mg/10 ml *oder* Cis-Atracurium 10 mg/10 ml
  - Sevofluran/Desfluran
  - Cafedrin/Theodrenalin 1 Amp/10 ml
  - Metamizol 1–1,5 g/50 ml KI
  - ggf. perioperative Antibiotikaprophylaxe
  - Propofol-Spritzenpumpe (1000 mg/50 ml)
  - alternatives Stufe-I-Analgetikum: statt Metamizol Parecoxib 40 mg i. v. (nach Indikationsstellung)

► **Materialvorbereitung**
- 1 peripherer Venenkatheter
- Magill-Tubus ID 7,5–8,5 mm/LMA/O_2-Maske
- ggf. Temperatursonde (oral)
- Luftwärmedecke
- Augenschutz

► **Für Regionalverfahren**
- Medikamente und Material für Regionalanästhesie s. Vorbereitungsstandard CCM/CVK

15.10.5 Monitoring

► **Basismonitoring und Monitoring Allgemeinanästhesie**
- EKG
- Pulsoxymetrie
- nichtinvasive Blutdruckmessung (oszillotonometrisch)
- Kapnometrie/-grafie
- Monitoring der inspiratorischen O_2-Konzentration
- in- und exspiratorische Messung der Inhalationsanästhetikakonzentration
- Volumetrie der Atemgase
- Atemwegsdruck mit Diskonnektionsalarm
- ggf. Relaxometrie

15.10.6 Narkoseeinleitung

► **Allgemeinanästhesie: Einleitung nach Standard Unfallchirurgie**
- Patientenidentifikation, OP-Checkliste prüfen
- Anschluss des Monitorings
- periphervenöser Zugang
- Infusionsbeginn
- perioperative Antibiotikaprophylaxe soweit indiziert, ggf. nach Rücksprache bei bakteriellen Abstrichen

► **Einleitung der Intubation**
- präoxygenieren
- Fentanyl 1–3 µg/kgKG
- Propofol 2–3 mg/kgKG
- Rocuronium 0,6 mg/kgKG oder Cis-Atracurium 0,15 mg/kgKG
- orale Intubation
- sichere Fixierung des Tubus mit Pflaster
- Augenschutz (Salbe + Pflaster)
- 2. i. v. Zugang

15.10.7 Lagerung

- nach OP-Programm
- Arme auf Gelkissen lagern
- Gelkissen unter Fersen bzw. Schienbeine
- Rollenkissen in die Kniekehlen
- Kopf in Kopfschale
- Wärmezufuhr mit Luftwärmedecke
- Beach-Chair-Lagerung
- Tubus mit Gänsegurgel verlängern, Beatmungsschläuche hinter dem Kopf am Kopfteil verlegen
- Augenschutz
- Zugang zu den Atemwegen gewährleisten!

15.10.8 Narkoseführung

- balancierte Anästhesie mit Sevofluran/Desfluran in O_2-Luft-Gemisch 50:50 mit Minimal-Flow *oder*
- Propofol-TIVA: Propofol 6–8 mg/kgKG
- Fentanyl-Boli 0,1–0,2 mg bei Bedarf oder Remifentanil Spritzenpumpe (1 mg/50 ml; 0,1–0,2 µg/kgKG/min)
- ggf. Nachrelaxierung und Relaxometrie
- vor Operationsende 1–1,5 g Metamizol bzw. 1 g Paracetamol i. v., soweit keine Kontraindikationen bestehen

Cave

Beim Entfernen der OP-Tücher auf den ISK achten. Der provisorische Verband wird vor Ausleitung durch einen neuen Verband mit transparentem Pflaster, der an den Rändern mit Vliesverband gesichert wird, ersetzt.

15.10.9 Postoperatives Management

- Überwachung im **Aufwachraum** mit **Basismonitoring**
- **Analgesie** mit Piritramid bei Bedarf 0,05–0,1 mg/kgKG
- Delir-Sreening mittels Nu-Desc
- Kontrolle der Redon-Drainagen und Verbände. Erstes Redon in der Regel öffnen, ist das erste Redon voll, Information des Operateurs. Markraumredons sind üblicherweise ohne Sog.
- Kontrolle des Casts bzw. der Schiene (nicht zu fest, unklare Schmerzen, Perfusionskontrolle der Extremität)
- ggf. Rücksprache mit dem Operateur
- Opioide zur Schmerzbehandlung, auch bei Regionalanästhesie, wenn Ausbreitung nicht ausreichend (z. B. Beckenkammspongiosaentnahme) oder bei unvollständiger Regionalanästhesie

15.11 Untere Extremität

J. Birnbaum, R. Kleinwächter, M. Krimphove, C. Melzer-Gartzke, M. Römer

► **Dauer**
- 1–2 h

15.11.1 Prämedikation

- Prämedikation nach SOP Präoperative Visite (Kap. 1.1)
- PONV-Score erheben (Kap. 2.21)
- Patienten jeden Alters
- Regionalanästhesie bevorzugt anwenden

15.11.2 Blut- und Transfusionsbedarf

Die Bereitstellung, die Bestellung in den OP und die Gabe von Blutprodukten sind abhängig von OP-Verfahren, Nebenerkrankungen, Status des Patienten und aktuellem Verlauf der Operation.

Soweit die Indikation zur Bereitstellung von Blutprodukten besteht, wird vor Narkoseeinleitung im Rahmen der OP-Checkliste das Vorliegen der Transfusionsaufklärung und die Bereitstellung von Blutprodukten geprüft.

15.11.3 Checkliste – Vorbereitungen im OP

► **Atemwege**
- O_2-Maske
- Larynxmaske
- Endotrachealtubus ID 7,5–8,5 mm

► **Anästhesieverfahren**
- balancierte Anästhesie
- SPA
- Ischiadikus- und Femoralis-Block (ggf. mit Kathetern)

► **Zugänge**
- 1–2 periphere Venenkatheter

► **Medikamente und Volumen**
- Infusion
  - Vollelektrolytlösung 1000 ml
- Medikamente
  - Fentanyl 0,5 mg/10 ml
  - Propofol 100 mg/10 ml
  - Rocuronium 50 mg/10 ml *oder* Cis-Atracurium 10 mg/10 ml
  - Sevofluran/Desfluran
  - Cafedrin/Theodrenalin 1 Amp/10 ml
  - Metamizol 1–1,5 g/50 ml KI
  - ggf. perioperative Antibiotikaprophylaxe

► **Materialvorbereitung**
- 1 peripherer Venenkatheter
- Magill-Tubus ID 7,5–8,5 mm/LMA/O_2-Maske
- ggf. Temperatursonde (oral)
- Luftwärmedecke
- Augenschutz

► **Für Regionalverfahren**
- Medikamente und Material für Regionalanästhesie s. Vorbereitungsstandard CCM/CVK

15.11.4 Monitoring

► **Basismonitoring und Monitoring Allgemeinanästhesie**
- EKG
- Pulsoxymetrie
- nichtinvasive Blutdruckmessung (oszillotonometrisch)
- Kapnometrie/-grafie
- Monitoring der inspiratorischen O_2-Konzentration
- in- und exspiratorische Messung der Inhalationsanästhetikakonzentration
- Volumetrie der Atemgase
- Atemwegsdruck mit Diskonnektionsalarm
- ggf. Relaxometrie

15.11.5 Narkoseeinleitung

► **Regionalanästhesie**

► **Allgemeinanästhesie: Einleitung nach Standard Unfallchirurgie**

- Patientenidentifikation, OP-Checkliste prüfen
- Anschluss des Monitorings
- periphervenöser Zugang
- Infusionsbeginn
- perioperative Antibiotikaprophylaxe, soweit indiziert

► **Einleitung der Intubation**

- präoxygenieren
- Fentanyl 1–3 µg/kgKG i. v.
- Propofol 2–3 mg/kgKG
- Rocuronium 0,6 mg/kgKG i. v. oder Cis-Atracurium 0,15 mg/kgKG
- orale Intubation
- sichere Fixierung des Tubus mit Pflaster
- Augenschutz (Salbe + Pflaster)
- 2. i. v. Zugang

► **Einleitung für LMA**

- Fentanyl 1–3 µg/kgKG i. v.
- Propofol 1,5–2,5 mg/kgKG
- Einsetzen der Larynxmaske
- sichere Fixierung der LMA mit Schlauchverband
- Augenschutz (Salbe + Pflaster)

15.11.6 Lagerung

- nach OP-Programm
- Arme auf Gelkissen lagern
- Gelkissen unter Fersen bzw. Schienbeine
- Rollenkissen in die Kniekehlen
- Kopf in Kopfschale
- Wärmezufuhr mit Luftwärmedecke

15.11.7 Narkoseführung

- balancierte Anästhesie mit Sevofluran/Desfluran in O_2-Luft-Gemisch 50:50 mit Minimal-Flow *oder*
- Propofol-TIVA: Propofol 6–8 mg/kgKG
- Fentanyl-Boli 0,1–0,2 mg bei Bedarf oder Remifentanil Spritzenpumpe (1 mg/50 ml; 0,1–0,2 µg/kgKG/min)
- ggf. Nachrelaxierung und Relaxometrie
- vor Operationsende 1–1,5 g Metamizol bzw. 1 g Paracetamol i. v., soweit keine Kontraindikationen bestehen

15.11.8 Postoperatives Management

- Überwachung im **Aufwachraum** mit **Basismonitoring**
- **Analgesie** mit Piritramid bei Bedarf 0,05–0,1 mg/kgKG
- Delir-Sreening mittels Nu-Desc
- Kontrolle der Redon-Drainagen und Verbände. Erstes Redon in der Regel öffnen, ist das erste Redon voll, Information des Operateurs. Markraumredons sind üblicherweise ohne Sog.
- Kontrolle des Casts bzw. der Schiene (nicht zu fest, unklare Schmerzen, Perfusionskontrolle der Extremität)
- ggf. Rücksprache mit dem Operateur
- Opioide zur Schmerzbehandlung, auch bei Regionalanästhesie, wenn Ausbreitung nicht ausreichend (z. B. Beckenkammspongiosaentnahme) oder bei unvollständiger Regionalanästhesie
- postoperative Schmerztherapie:
  - ggf. PCA
  - PDA-Katheter: Ropivacain 0,1 % und Sulfentanyl 0,5 µg/ml mit 8–10 ml/h
  - andere periphere Katheter: Ropivacain 0,2 % mit 6–8 ml/h

Merke M!

Immer Testung der motorischen und sensiblen Blockade und Dokumentation im Narkoseprotokoll!

15.12 Azetabulumfraktur, Beckenfraktur, periazetabuläre Umstellungsosteotomien

J. Birnbaum, M. Krimphove, C. Melzer-Gartzke, M. Römer

► **Dauer**

- 120–240 min

15.12.1 Prämedikation

- Prämedikation nach SOP Präoperative Visite (Kap. 1.1)
- PONV-Score erheben (Kap. 2.21)
- Aufklärung über arteriellen Katheter, ggf. Schleuse/ZVK, Blasenkatheter, postoperative Intensivüberwachung
- Transfusionsaufklärung sollte die maschinelle Autotransfusion beinhalten

15.12.2 Blut- und Transfusionsbedarf

Die Bereitstellung, die Bestellung in den OP und die Gabe von Blutprodukten sind abhängig von OP-Verfahren, Nebenerkrankungen, Status des Patienten und aktuellem Verlauf der Operation.

Soweit die Indikation zur Bereitstellung von Blutprodukten besteht, wird vor Narkoseeinleitung im Rahmen der OP-Checkliste das Vorliegen der Transfusionsaufklärung und die Bereitstellung von Blutprodukten geprüft.

Maschinelle Autotransfusion vorbereiten.

15.12.3 Besonderheiten

Periazetabuläre Umstellungsosteotomien sind in der Regel bei jungen Patienten mit Hüftdysplasie indiziert. Der Blutverlust lässt sich oft durch die Anwendung von Tranexamsäure reduzieren, womit eine Fremdbluttransfusion selten indiziert ist. Das Wundblut wird in der Regel für eine maschinelle Autotransfusion gesammelt. Über die Aufbereitung des gesammelten Blutes wird am Ende der OP in Zusammenschau von Blutverlust, Volumenstatus, Blutgasanalyse und postoperativ zu erwartenden Hb-Verlauf entschieden. Es gelten die publizierten Richtlinien zur Anwendung von Blutprodukten.

Traumatische Frakturen sind oft sehr schwierige, aufwendige Operationen (Schrauben- und Plattenostheosynthese) bei erschwertem operativem Zugang, nicht selten hohem Blutverlust und langer OP-Dauer. Es wird zunehmend mithilfe der Computernavigation operiert.

Die Anwendung von Tranexamsäure reduziert oft den Transfusionsbedarf und soll im Rahmen des Team Time Out mit Blick auf eventuelle Kontraindikationen besprochen werden.

15.12.4 Checkliste – Vorbereitungen im OP

► **Atemwege**
- O_2-Maske
- Larynxmaske
- Endotrachealtubus ID 7,5–8,5 mm

► **Anästhesieverfahren**
- balancierte Anästhesie

► **Zugänge**
- 1–2 periphere Venenkatheter

► **Medikamente und Volumen**
- Infusion
  - Vollelektrolytlösung 1000 ml
- Medikamente
  - Fentanyl 0,5 mg/10 ml
  - Propofol 100 mg/10 ml
  - Rocuronium 50 mg/10 ml *oder* Cis-Atracurium 10 mg/10 ml
  - Sevofluran/Desfluran
  - Cafedrin/Theodrenalin 1 Amp/10 ml
  - Metamizol 1–1,5 g/50 ml KI
  - ggf. perioperative Antibiotikaprophylaxe

► **Materialvorbereitung**
- 1 peripherer Venenkatheter
- Magill-Tubus ID 7,5–8,5 mm/LMA/O_2-Maske
- ggf. Temperatursonde (oral)
- Luftwärmedecke
- Augenschutz

► **Für Regionalverfahren**
- Medikamente und Material für Regionalanästhesie s. Vorbereitungsstandard
- maschinelle Autotransfusion nach Absprache mit dem Operateur

15.12.5 Monitoring

► **Basismonitoring und Monitoring Allgemeinanästhesie**
- EKG
- Pulsoxymetrie
- nichtinvasive Blutdruckmessung (oszillotonometrisch)
- Kapnometrie/-grafie
- Monitoring der inspiratorischen O_2-Konzentration
- in- und exspiratorische Messung der Inhalationsanästhetikakonzentration
- Volumetrie der Atemgase
- Atemwegsdruck mit Diskonnektionsalarm
- ggf. Relaxometrie

15.12.6 Narkoseeinleitung

► **Allgemeinanästhesie: Einleitung nach Standard Unfallchirurgie**
- Patientenidentifikation, OP-Checkliste prüfen
- Anschluss des Monitorings
- periphervenöser Zugang
- Infusionsbeginn
- perioperative Antibiotikaprophylaxe, soweit indiziert

► **Einleitung der Intubation**
- präoxygenieren
- Fentanyl 1–3 µg/kgKG i. v.
- Propofol 2–3 mg/kgKG
- Rocuronium 0,6 mg/kgKG i. v. oder Cis-Atracurium 0,15 mg/kgKG
- orale Intubation
- sichere Fixierung des Tubus mit Pflaster
- Augenschutz (Salbe + Pflaster)
- 2. i. v. Zugang

► **Einleitung für LMA**
- Fentanyl 1–3 µg/kgKG i. v.
- Propofol 1,5–2,5 mg/kgKG
- Einsetzen der Larynxmaske
- sichere Fixierung der LMA mit Schlauchverband
- Augenschutz (Salbe + Pflaster)

15.12.7 Lagerung

- nach OP-Programm
- Arme auf Gelkissen lagern
- Gelkissen unter Fersen bzw. Schienbeine
- Rollenkissen in die Kniekehlen
- Kopf in Kopfschale
- Wärmezufuhr mit Luftwärmedecke

15.12.8 Narkoseführung

- balancierte Anästhesie mit Sevofluran in O_2-Luft-Gemisch 50 : 50 mit Minimal-Flow *oder*
- Propofol-TIVA: Propofol 6–8 mg/kgKG
- Fentanyl-Boli 0,1–0,2 mg bei Bedarf oder Remifentanil Spritzenpumpe (1 mg/50 ml; 0,1–0,2 µg/kgKG/min)
- ggf. Nachrelaxierung und Relaxometrie
- vor Operationsende 1–1,5 g Metamizol bzw. 1 g Paracetamol i. v., soweit keine Kontraindikationen bestehen

15.12.9 Postoperatives Management

- Überwachung im **Aufwachraum** mit **Basismonitoring**
- **Analgesie** mit Piritramid bei Bedarf 0,05–0,1 mg/kgKG
- Delir-Sreening mittels Nu-Desc
- Kontrolle der Redon-Drainagen und Verbände. Im Rahmen von Wirbelsäulenoperationen wird das Prozedere mit den Redon-Drainagen am Ende der Operation explizit besprochen. Wenn die Dura eröffnet wurde, darf nicht aktiv Sog angelegt werden, da sonst Liquor drainiert würde und zerebrale Blutung, Einklemmung und Krampfanfälle auftreten können. Erstes Redon in der Regel öffnen, ist das erste Redon voll, Information des Operateurs. Markraumredons sind üblicherweise ohne Sog.
- Kontrolle des Casts bzw. der Schiene (nicht zu fest, unklare Schmerzen, Perfusionskontrolle der Extremität)
- ggf. Rücksprache mit dem Operateur
- Opioide zur Schmerzbehandlung, auch bei Regionalanästhesie, wenn Ausbreitung nicht ausreichend (z. B. Beckenkammspongiosaentnahme) oder bei unvollständiger Regionalanästhesie
- postoperative Behandlung auf der ITS/IMCU/PACU
- postoperative Blutverluste überwachen

15.13 Kalkaneusoperation

J. Birnbaum, R. Kleinwächter, M. Krimphove, C. Melzer-Gartzke, M. Römer

► **Dauer**
- 180 min

15.13.1 Prämedikation

- Prämedikation nach SOP Präoperative Visite (Kap. 1.1)
- PONV-Score erheben (Kap. 2.21)
- Dauerkatheter
- Aufklärung über Ischiadikuskatheter zur Schmerztherapie
- Lagerung beachten (Seiten- oder Bauchlagerung)

15.13.2 Blut- und Transfusionsbedarf

Die Bereitstellung, die Bestellung in den OP und die Gabe von Blutprodukten sind abhängig von OP-Verfahren, Nebenerkrankungen, Status des Patienten und aktuellem Verlauf der Operation.

Soweit die Indikation zur Bereitstellung von Blutprodukten besteht, wird vor Narkoseeinleitung im Rahmen der OP-Checkliste das Vorliegen der Transfusionsaufklärung und die Bereitstellung von Blutprodukten geprüft.

15.13.3 Besonderheiten

- Häufig sehr komplexe Frakturen
- bei langer OP-Dauer wegen fehlender Blutsperre z. T. erhebliche Blutverluste: Hb-Kontrollen!
- Temperaturüberwachung bei langer OP-Dauer

15.13.4 Checkliste – Vorbereitungen im OP

► **Atemwege**
- O_2-Maske
- Larynxmaske
- Endotrachealtubus ID 7,5–8,5 mm

► **Anästhesieverfahren**
- falls der Patient dies von sich aus wünscht, kann die Anästhesie auch mittels Femoralis-/Ischiadikus-Blockade (dann auch Ischiadikus-Katheter zur postoperativen Schmerztherapie möglich) oder CSE erfolgen (reine SPA wegen u. U. sehr langer OP-Zeit eher ungeeignet)
- balancierte Anästhesie

► **Zugänge**
- 1–2 periphere Venenkatheter

► **Medikamente und Volumen**
- Infusion
  - Vollelektrolytlösung 1000 ml
- Medikamente
  - Fentanyl 0,5 mg/10 ml
  - Propofol 100 mg/10 ml
  - Rocuronium 50 mg/10 ml *oder* Cis-Atracurium 10 mg/10 ml
  - Sevofluran/Desfluran
  - Cafedrin/Theodrenalin 1 Amp/10 ml
  - Metamizol 1–1,5 g/50 ml KI
  - ggf. perioperative Antibiotikaprophylaxe

► **Materialvorbereitung**
- 1 peripherer Venenkatheter
- Magill-Tubus ID 7,5–8,5 mm/LMA/O_2-Maske
- ggf. Temperatursonde (oral)
- Luftwärmedecke
- Augenschutz

► **Für Regionalverfahren**
- Medikamente und Material für Regionalanästhesie s. Vorbereitungsstandard

15.13.5 Monitoring

► **Basismonitoring und Monitoring Allgemeinanästhesie**
- EKG
- Pulsoxymetrie
- nichtinvasive Blutdruckmessung (oszillotonometrisch)
- Kapnometrie/-grafie
- Monitoring der inspiratorischen O_2-Konzentration
- in- und exspiratorische Messung der Inhalationsanästhetikakonzentration
- Volumetrie der Atemgase
- Atemwegsdruck mit Diskonnektionsalarm
- ggf. Relaxometrie

15.13.6 Narkoseeinleitung

► **Allgemeinanästhesie: Einleitung nach Standard Unfallchirurgie**
- Patientenidentifikation, OP-Checkliste prüfen
- Anschluss des Monitorings
- periphervenöser Zugang
- Infusionsbeginn
- perioperative Antibiotikaprophylaxe, soweit indiziert

► **Einleitung der Intubation**
- präoxygenieren
- Fentanyl 1–3 µg/kgKG i. v.
- Propofol 2–3 mg/kgKG
- Rocuronium 0,6 mg/kgKG i. v. oder Cis-Atracurium 0,15 mg/kgKG
- orale Intubation
- sichere Fixierung des Tubus mit Pflaster
- Augenschutz (Salbe + Pflaster)
- 2. i. v. Zugang

► **Einleitung für LMA**
- Fentanyl 1–3 µg/kgKG i. v.
- Propofol 1,5–2,5 mg/kgKG
- Einsetzen der Larynxmaske
- sichere Fixierung der LMA mit Schlauchverband
- Augenschutz (Salbe + Pflaster)
- Anlage Dauerkatheter

15.13.7 Lagerung

- nach OP-Programm
- Arme auf Gelkissen lagern
- Gelkissen unter Fersen bzw. Schienbeine
- Rollenkissen in die Kniekehlen
- Kopf in Kopfschale
- Wärmezufuhr mit Luftwärmedecke

15.13.8 Narkoseführung

- balancierte Anästhesie mit Sevofluran in O_2-Luft-Gemisch 50:50 mit Minimal-Flow *oder*
- Propofol-TIVA: Propofol 6–8 mg/kgKG
- Fentanyl-Boli 0,1–0,2 mg bei Bedarf oder Remifentanil Spritzenpumpe (1 mg/50 ml; 0,1–0,2 µg/kgKG/min)
- ggf. Nachrelaxierung und Relaxometrie
- vor Operationsende 1–1,5 g Metamizol bzw. 1 g Paracetamol i. v., soweit keine Kontraindikationen bestehen

15.13.9 Postoperatives Management

- Überwachung im **Aufwachraum** mit **Basismonitoring**
- **Analgesie** mit Piritramid bei Bedarf 0,05–0,1 mg/kgKG
- Delir-Sreening mittels Nu-Desc
- Kontrolle der Redon-Drainagen und Verbände. Erstes Redon in der Regel öffnen, ist das erste Redon voll, Information des Operateurs. Markraumredons sind üblicherweise ohne Sog.
- Kontrolle des Casts bzw. der Schiene (nicht zu fest, unklare Schmerzen, Perfusionskontrolle der Extremität)
- ggf. Rücksprache mit dem Operateur
- Opioide zur Schmerzbehandlung, auch bei Regionalanästhesie, wenn Ausbreitung nicht ausreichend (z. B. Beckenkammspongiosaentnahme) oder bei unvollständiger Regionalanästhesie
- Dauerkatheter postoperativ in Narkose wieder entfernen

15.14 Hallux-OP

J. Birnbaum, M. Krimphove, C. Melzer-Gartzke, M. Römer

▶ **Dauer**
- 30–60 min

15.14.1 Prämedikation

- Prämedikation nach SOP Präoperative Visite (Kap. 1.1)
- PONV-Score erheben (Kap. 2.21)

Der Eingriff kann gut in Spinalanästhesie oder Fußblock, evtl. bei Kontraindikationen für SPA auch Allgemeinanästhesie oder sehr selten nach Rücksprache mit Ischiadikus- und Femoralisblockade (Blutsperre) durchgeführt werden. Der Fußblock wird durch den Operateur selbst angelegt. Eine OP nur mit Fußblock ist nur sinnvoll, wenn der Operateur auf die Blutsperre verzichten kann. Dies ist im Rahmen der Prämedikationsvisite zu besprechen.

15.14.2 Blut- und Transfusionsbedarf

Die Bereitstellung, die Bestellung in den OP und die Gabe von Blutprodukten sind abhängig von OP-Verfahren, Nebenerkrankungen, Status des Patienten und aktuellem Verlauf der Operation.

Soweit die Indikation zur Bereitstellung von Blutprodukten besteht, wird vor Narkoseeinleitung im Rahmen der OP-Checkliste das Vorliegen der Transfusionsaufklärung und die Bereitstellung von Blutprodukten geprüft.

15.14.3 Checkliste – Vorbereitungen im OP

▶ **Atemwege**
- O_2-Maske
- Larynxmaske

▶ **Anästhesieverfahren**
- balancierte Anästhesie
- SpA

▶ **Nach Rücksprache**
- Fußblock durch den Operateur
- N.-ischiadicus-Block mit Katheter, ggf. zusätzlich N.-femoralis-Block bei Blutleere

▶ **Zugänge**
- 1–2 periphere Venenkatheter

▶ **Medikamente und Volumen**
- Infusion
  - Vollelektrolytlösung 1000 ml
- Medikamente
  - Fentanyl 0,5 mg/10 ml
  - Propofol 100 mg/10 ml
  - Rocuronium 50 mg/10 ml *oder* Cis-Atracurium 10 mg/10 ml
  - Sevofluran/Desfluran
  - Cafedrin/Theodrenalin 1 Amp/10 ml
  - Metamizol 1–1,5 g/50 ml KI
  - ggf. perioperative Antibiotikaprophylaxe

▶ **Materialvorbereitung**
- 1 peripherer Venenkatheter
- Magill-Tubus ID 7,5–8,5 mm/LMA/O_2-Maske
- ggf. Temperatursonde (oral)
- Luftwärmedecke
- Augenschutz

▶ **Für Regionalverfahren**
- Medikamente und Material für Regionalanästhesie s. Vorbereitungsstandard

15.14.4 Monitoring

▶ **Basismonitoring und Monitoring Allgemeinanästhesie**
- EKG
- Pulsoxymetrie
- nichtinvasive Blutdruckmessung (oszillotonometrisch)
- Kapnometrie/-grafie
- Monitoring der inspiratorischen O_2-Konzentration
- in- und exspiratorische Messung der Inhalationsanästhetikakonzentration
- Volumetrie der Atemgase
- Atemwegsdruck mit Diskonnektionsalarm
- ggf. Relaxometrie

15.14.5 Narkoseeinleitung

▶ **Allgemeinanästhesie: Einleitung nach Standard Unfallchirurgie**
- Patientenidentifikation, OP-Checkliste prüfen
- Anschluss des Monitorings
- periphervenöser Zugang
- Infusionsbeginn
- perioperative Antibiotikaprophylaxe, soweit indiziert

▶ **Einleitung der Intubation**
- präoxygenieren
- Fentanyl 1–3 µg/kgKG i. v.
- Propofol 2–3 mg/kgKG
- Rocuronium 0,6 mg/kgKG i. v. oder Cis-Atracurium 0,15 mg/kgKG
- orale Intubation

- sichere Fixierung des Tubus mit Pflaster
- Augenschutz (Salbe + Pflaster)
- 2. i. v. Zugang

► **Einleitung für LMA**

- Fentanyl 1–3 µg/kgKG i. v.
- Propofol 1,5–2,5 mg/kgKG
- Einsetzen der Larynxmaske
- sichere Fixierung der LMA mit Schlauchverband
- Augenschutz (Salbe + Pflaster)

15.14.6 Lagerung

- nach OP-Programm
- Arme auf Gelkissen lagern
- Gelkissen unter Fersen bzw. Schienbeine
- Rollenkissen in die Kniekehlen
- Kopf in Kopfschale
- Wärmezufuhr mit Luftwärmedecke

15.14.7 Narkoseführung

- balancierte Anästhesie mit Sevofluran in O_2-Luft-Gemisch 50:50 mit Minimal-Flow *oder*
- Propofol-TIVA: Propofol 6–8 mg/kgKG
- Fentanyl-Boli 0,1–0,2 mg bei Bedarf oder Remifentanil Spritzenpumpe (1 mg/50 ml; 0,1–0,2 µg/kgKG/min)
- ggf. Nachrelaxierung und Relaxometrie
- vor Operationsende 1–1,5 g Metamizol bzw. 1 g Paracetamol i. v., soweit keine Kontraindikationen bestehen

15.14.8 Postoperatives Management

- Überwachung im **Aufwachraum** mit **Basismonitoring**
- **Analgesie** mit Piritramid bei Bedarf 0,05–0,1 mg/kgKG
- Delir-Sreening mittels Nu-Desc
- Kontrolle der Redon-Drainagen und Verbände. Im Rahmen von Wirbelsäulenoperationen wird das Prozedere mit den Redon-Drainagen am Ende der Operation explizit besprochen. Wenn die Dura eröffnet wurde, darf nicht aktiv Sog angelegt werden, da sonst Liquor drainiert würde und zerebrale Blutung, Einklemmung und Krampfanfälle auftreten können. Erstes Redon in der Regel öffnen, ist das erste Redon voll, Information des Operateurs. Markraumredons sind üblicherweise ohne Sog.
- Kontrolle des Casts bzw. der Schiene (nicht zu fest, unklare Schmerzen, Perfusionskontrolle der Extremität)
- ggf. Rücksprache mit dem Operateur
- Opioide zur Schmerzbehandlung, auch bei Regionalanästhesie, wenn Ausbreitung nicht ausreichend (z. B. Beckenkammspongiosaentnahme) oder bei unvollständiger Regionalanästhesie
- ggf. zusätzlich nichtsteroidales Antiphlogistikum
- Ischiadikuskatheter mit kontinuierlicher Infusion von Ropivacain 0,2 % mit einer Laufrate von 6–8 ml/h

15.15 Hüfttotalendoprothese

J. Birnbaum, R. Kleinwächter, M. Krimphove, C. Melzer-Gartzke, M. Römer

► **Dauer**

- 45–180 min in Abhängigkeit des operativen Befundes
- TEP-Wechsel: 1,5–3 h in Abhängigkeit des operativen Befundes

Merke M!

Große OPs, hoher Blutverlust, postoperativ PACU.

15.15.1 Prämedikation

- Prämedikation nach SOP Präoperative Visite (Kap. 1.1)
- PONV-Score erheben (Kap. 2.21)

15.15.2 Operationsindikation

- Mechanische Komplikation einer Hüft-TEP:
  - Prothesenlockerung (komplett, modular)
  - Metallabrieb
  - periprothetische Fraktur
- septische Komplikation einer Hüft-TEP:
  - Hüft-TEP-Ausbau (Girdlestone-Anlage)
  - Hüft-TEP-Wiederaufbau
  - Débridement (Girdlestone-Revision)

15.15.3 Häufige Komorbiditäten

- Diabetes mellitus
- arterieller Hypertonus
- Immobilisation
- komplexe Komorbidität
- präoperative Anämie

15.15.4 Aufklärung

Aufklärung über invasive Blutdruckmessung (ZVK in Abhängigkeit der Nebenerkrankungen und für mehrwöchige intravenöse Antibiotikatherapie), Blasenkatheter, Bluttransfusionen, in der Regel postoperative Intensivüberwachung.

I

Merke M!

TEP-Wechsel gehen mit einem erhöhten Blutverlust einher. Daher steht hier eine Allgemeinanästhesie mit erweitertem Monitoring (Schlagvolumen) zur Steuerung der Volumentherapie im Vordergrund. Für die postoperative Schmerztherapie kann eine PCA-Pumpe empfohlen werden. Auch Regionalkatheter können für die initiale postoperative Phase sinnvoll sein.

15.15.5 Blut- und Transfusionsbedarf

Die Bereitstellung, die Bestellung in den OP und die Gabe von Blutprodukten sind abhängig von OP-Verfahren, Nebenerkrankungen, Status des Patienten und aktuellem Verlauf der Operation.

Soweit die Indikation zur Bereitstellung von Blutprodukten besteht, wird vor Narkoseeinleitung im Rahmen der OP-Checkliste das Vorliegen der Transfusionsaufklärung und die Bereitstellung von Blutprodukten geprüft.

Blutgruppe bestimmen und 4 EK.

15.15.6 Besonderheiten

- Oft ältere, multimorbide Patienten.
- Ausreichende Volumenzugänge an der nicht zu operierenden Seite. In der Regel wird eine ZVK-Anlage für die mehrwöchige Antibiotikatherapie angefordert.
- Die großen orthopädischen Revisonsoperationen gehen mit größerem Blut- und Volumenumsatz einher. Die Anwendung von Tranexamsäure reduziert oft den Transfusionsbedarf und soll im Rahmen des Team Time Out mit Blick auf eventuelle Kontraindikationen besprochen werden.
- Kritische Momente: Vor dem Einbringen von Knochenzement F_iO_2: 100 %; erhöhen und auf mögliche Kreislaufreaktionen – Hilfe hinzuziehen.

Merke M!

RR ↓, $etCO_2$ ↓ (auch beim Auffräsen des Schaftes sind Embolien möglich).

15.15.7 Checkliste – Vorbereitungen im OP

► **Atemwege**
- O_2-Maske
- Endotrachealtubus ID 7,5–8,5 mm

► **Anästhesieverfahren**
- balancierte Anästhesie

► **Zugänge**
- 1–2 periphere Venenkatheter

► **Medikamente und Volumen**
- Infusion
  - Vollelektrolytlösung 1000 ml
  - Gelafundin 500 ml
- Medikamente
  - Fentanyl 0,5 mg/10 ml
  - Propofol 100 mg/10 ml
  - Rocuronium 50 mg/10 ml *oder* Cis-Atracurium 10 mg/10 ml
  - Sevofluran/Desfluran
  - Cafedrin/Theodrenalin 1 Amp/10 ml
  - Metamizol 1–1,5 g/50 ml KI
  - ggf. perioperative Antibiotikaprophylaxe

► **Materialvorbereitung**
- 1 peripherer Venenkatheter
- Magill-Tubus ID 7,5–8,5 mm/LMA/O_2-Maske
- ggf. Temperatursonde (oral)
- Luftwärmedecke
- Augenschutz

► **Für Regionalverfahren**
- Medikamente und Material für Regionalanästhesie s. Vorbereitungsstandard CCM/CVK

15.15.8 Monitoring

► **Basismonitoring und Monitoring Allgemeinanästhesie**
- EKG
- Pulsoxymetrie
- nichtinvasive Blutdruckmessung (oszillotonometrisch)
- Kapnometrie/-grafie
- Monitoring der inspiratorischen O_2-Konzentration
- in- und exspiratorische Messung der Inhalationsanästhetikakonzentration
- Volumetrie der Atemgase
- Atemwegsdruck mit Diskonnektionsalarm
- ggf. Relaxometrie

15.15.9 Narkoseeinleitung

► **Allgemeinanästhesie: Einleitung nach Standard Unfallchirurgie**

- Patientenidentifikation, OP-Checkliste prüfen
- Anschluss des Monitorings
- periphervenöser Zugang
- Infusionsbeginn
- perioperative Antibiotikaprophylaxe, soweit indiziert

► **Einleitung der Intubation**

- präoxygenieren
- Fentanyl 1–3 µg/kgKG i. v.
- Propofol 2–3 mg/kgKG
- Rocuronium 0,6 mg/kgKG i. v. oder Cis-Atracurium 0,15 mg/kgKG
- orale Intubation
- sichere Fixierung des Tubus mit Pflaster
- Augenschutz (Salbe + Pflaster)
- 2. i. v. Zugang

► **Einleitung für LMA**

- Fentanyl 1–3 µg/kgKG i. v.
- Propofol 1,5–2,5 mg/kgKG
- Einsetzen der Larynxmaske
- sichere Fixierung der LMA mit Schlauchverband
- Augenschutz (Salbe + Pflaster)

15.15.10 Lagerung

- nach OP-Programm
- Arme auf Gelkissen lagern
- Gelkissen unter Fersen bzw. Schienbeine
- Rollenkissen in die Kniekehlen
- Kopf in Kopfschale
- Wärmezufuhr mit Luftwärmedecke

In der Revisionsendoprothetik folgt der Zugangsweg dem OP-Zugang des primären Eingriffs. Im Falle einer Seitenlage erfolgt die Lagerung auf einer Vakuummatte. Im Rahmen der Anästhesievorbereitung daher den Zugangsweg klären und bei Seitenlage darauf achten, dass der Patient auf einer Vakuummatte liegt. Bei Operation in Rückenlage wird der ipsilaterale Arm im Ellenbogen 90° gebeugt hochgelagert.

> **Praxis**
>
> **Zu beachten**
>
> Auf gute Abpolsterung gefährdeter Regionen achten, besonders abhängige Schulter und Arm. Vor Erzeugung des Vakuums in der Matte muss für diesen Arm eine tiefe Mulde geschaffen werden und der Plexus brachialis durch Unterpolstern geschont werden.
>
> Der Arm der nicht zu operierenden Seite wird ausgelagert; hier die Zugänge legen. Der ipsilaterale Arm wird im Ellenbogen 90° gebeugt hochgelagert.

15.15.11 Narkoseführung

- Balancierte Anästhesie mit Sevofluran/Desfluran in O_2-Luft-Gemisch 50:50 mit Minimal-Flow *oder*
- Propofol-TIVA: Propofol 6–8 mg/kgKG
- Fentanyl-Boli 0,1–0,2 mg bei Bedarf oder Remifentanil Spritzenpumpe (1 mg/50 ml; 0,1–0,2 µg/kgKG/min)
- ggf. Nachrelaxierung und Relaxometrie
- vor Operationsende 1–1,5 g Metamizol bzw. 1 g Paracetamol i. v., soweit keine Kontraindikationen bestehen

TEP-Wechsel

Wegen der größeren Volumenumsätze erhalten die Patienten eine invasive Druckmessung zum Monitoring des Blutdrucks und für intraoperative Blutgasanalysen. Weiterhin wird bei allen Patienten ein erweitertes hämodynamisches Monitoringverfahren angewendet (Schlagvolumenmonitoring), um die Volumentherapie zu steuern. Ziel hierbei ist die initiale Volumenoptimierung bis zum patientenindividuell optimalen Schlagvolumen. Weitere Volumentherapie nur bei Abfall des Schlagvolumens (delta > 10 %), bei Non-Respondern inotrope Therapie unter Beachtung von Kontraindikationen (KHK, kardiale Risikofaktoren) erwägen.

Die Hauptprobleme liegen im erhöhten Blut- und Wärmeverlust bei Prothesenwechsel. Daher sind eine rechtzeitige Transfusionsbereitschaft und effektive Wärmemaßnahmen erforderlich. Soweit das Wundgebiet nicht infiziert ist, kann die maschinelle Autotransfusion genutzt werden. Eine präoperative Rücksprache mit dem Operateur über den zu erwartenden Verlauf ist ratsam.

Nachrelaxierung nach Relaxometrie (TOF), bis zur Repositionsphase ist eine ausreichende Relaxierung zu gewährleisten.

Großzügige Indikation für die Anlage von Blasenkathetern; Frauen erhalten immer einen Blasenkatheter.

15.15.12 Postoperatives Management

- Überwachung im **Aufwachraum** mit **Basismonitoring**, bei TEP-Wechsel ggf. intensivstationäre Überwachung
- **Analgesie** mit Piritramid bei Bedarf 0,05–0,1 mg/kgKG
- Delir-Sreening mittels Nu-Desc
- Kontrolle der Redon-Drainagen und Verbände. Erstes Redon in der Regel öffnen, ist das erste Redon voll, Information des Operateurs. Markraumredons sind üblicherweise ohne Sog.
- Kontrolle des Casts bzw. der Schiene (nicht zu fest, unklare Schmerzen, Perfusionskontrolle der Extremität)
- ggf. Rücksprache mit dem Operateur
- Opioide zur Schmerzbehandlung, auch bei Regionalanästhesie, wenn Ausbreitung nicht ausreichend (z. B. Beckenkammspongiosaentnahme) oder bei unvollständiger Regionalanästhesie
- periphere Venenkatheter in der V. jugularis externa vor Verlegung auf die Normalstation entfernen

15.16 Hüftarthroskopie

J. Birnbaum, M. Krimphove, C. Melzer-Gartzke, M. Römer

► **Dauer**
- 90–120 min

15.16.1 Prämedikation

- Prämedikation nach SOP Präoperative Visite (Kap. 1.1)
- PONV-Score erheben (Kap. 2.21)
- OP-Dauer beachten, Aufklärung über Blasenkatheter, wenn die OP-Zeit mehr als 3 h beträgt

15.16.2 Blut- und Transfusionsbedarf

Die Bereitstellung, die Bestellung in den OP und die Gabe von Blutprodukten sind abhängig von OP-Verfahren, Nebenerkrankungen, Status des Patienten und aktuellem Verlauf der Operation.

Soweit die Indikation zur Bereitstellung von Blutprodukten besteht, wird vor Narkoseeinleitung im Rahmen der OP-Checkliste das Vorliegen der Transfusionsaufklärung und die Bereitstellung von Blutprodukten geprüft.

15.16.3 Besonderheiten

- Maximale Relaxierung erforderlich, da der Gelenkspalt sehr schwierig einzusehen ist
- sehr schmerzhafter Eingriff auf dem Extensionstisch

15.16.4 Checkliste – Vorbereitungen im OP

► **Atemwege**
- O_2-Maske
- Larynxmaske
- Endotrachealtubus ID 7,5–8,5 mm

► **Anästhesieverfahren**
- balancierte Anästhesie

► **Zugänge**
- 1–2 periphere Venenkatheter

► **Medikamente und Volumen**
- Infusion
  - Vollelektrolytlösung 1000 ml
- Medikamente
  - Fentanyl 0,5 mg/10 ml
  - Propofol 100 mg/10 ml
  - Rocuronium 50 mg/10 ml *oder* Cis-Atracurium 10 mg/10 ml
  - Sevofluran/Desfluran
  - Cafedrin/Theodrenalin 1 Amp/10 ml
  - Metamizol 1–1,5 g/50 ml KI
  - ggf. perioperative Antibiotikaprophylaxe

► **Materialvorbereitung**
- 1 peripherer Venenkatheter
- Magill-Tubus ID 7,5–8,5 mm/LMA/O_2-Maske
- ggf. Temperatursonde (oral)
- Luftwärmedecke
- Augenschutz

► **Für Regionalverfahren**
- Medikamente und Material für Regionalanästhesie s. Vorbereitungsstandard

15.16.5 Monitoring

► **Basismonitoring und Monitoring Allgemeinanästhesie**
- EKG
- Pulsoxymetrie
- nichtinvasive Blutdruckmessung (oszillotonometrisch)
- Kapnometrie/-grafie
- Monitoring der inspiratorischen O_2-Konzentration
- in- und exspiratorische Messung der Inhalationsanästhetikakonzentration
- Volumetrie der Atemgase
- Atemwegsdruck mit Diskonnektionsalarm
- ggf. Relaxometrie

15.16.6 Narkoseeinleitung

► **Allgemeinanästhesie: Einleitung nach Standard Unfallchirurgie**
- Patientenidentifikation, OP-Checkliste prüfen
- Anschluss des Monitorings
- periphervenöser Zugang
- Infusionsbeginn
- perioperative Antibiotikaprophylaxe, soweit indiziert

► **Einleitung der Intubation**
- präoxygenieren
- Fentanyl 1–3 µg/kgKG i. v.
- Propofol 2–3 mg/kgKG
- Rocuronium 0,6 mg/kgKG i. v. oder Cis-Atracurium 0,15 mg/kgKG
- orale Intubation
- sichere Fixierung des Tubus mit Pflaster
- Augenschutz (Salbe + Pflaster)
- 2. i. v. Zugang

► **Einleitung für LMA**
- Fentanyl 1–3 µg/kgKG i. v.
- Propofol 1,5–2,5 mg/kgKG
- Einsetzen der Larynxmaske
- sichere Fixierung der LMA mit Schlauchverband
- Augenschutz (Salbe + Pflaster)

15.16.7 Lagerung

- nach OP-Programm
- Arme auf Gelkissen lagern
- Gelkissen unter Fersen bzw. Schienbeine
- Rollenkissen in die Kniekehlen
- Kopf in Kopfschale
- Wärmezufuhr mit Luftwärmedecke

15.16.8 Narkoseführung

- balancierte Anästhesie mit Sevofluran in O_2-Luft-Gemisch 50:50 mit Minimal-Flow *oder*
- Propofol-TIVA: Propofol 6–8 mg/kgKG
- Fentanyl-Boli 0,1–0,2 mg bei Bedarf oder Remifentanil Spritzenpumpe (1 mg/50 ml; 0,1–0,2 µg/kgKG/min)
- ggf. Nachrelaxierung und Relaxometrie
- vor Operationsende 1–1,5 g Metamizol bzw. 1 g Paracetamol i. v., soweit keine Kontraindikationen bestehen

15.16.9 Postoperatives Management

- Überwachung im **Aufwachraum** mit **Basismonitoring**
- **Analgesie** mit Piritramid bei Bedarf 0,05–0,1 mg/kgKG
- Delir-Sreening mittels Nu-Desc
- Kontrolle der Redon-Drainagen und Verbände. Im Rahmen von Wirbelsäulenoperationen wird das Prozedere mit den Redon-Drainagen am Ende der Operation explizit besprochen. Wenn die Dura eröffnet wurde, darf nicht aktiv Sog angelegt werden, da sonst Liquor drainiert würde und zerebrale Blutung, Einklemmung und Krampfanfälle auftreten können. Erstes Redon in der Regel öffnen, ist das erste Redon voll, Information des Operateurs. Markraumredons sind üblicherweise ohne Sog.
- Kontrolle des Casts bzw. der Schiene (nicht zu fest, unklare Schmerzen, Perfusionskontrolle der Extremität)
- ggf. Rücksprache mit dem Operateur
- Opioide zur Schmerzbehandlung, auch bei Regionalanästhesie, wenn Ausbreitung nicht ausreichend (z. B. Beckenkammspongiosaentnahme) oder bei unvollständiger Regionalanästhesie

15.17 Kniearthroskopie

J. Birnbaum, R. Kleinwächter, M. Krimphove, C. Melzer-Gartzke, M. Römer

► **Dauer**
- 20–60 min

15.17.1 Prämedikation

- Prämedikation nach SOP Präoperative Visite (Kap. 1.1)
- PONV-Score erheben (Kap. 2.21)

15.17.2 Indikationen

Häufige Indikationen sind:
- diagnostische Arthroskopien Meniskusresektionen Synovialektomien
- Lateral Release bei Patellaluxation Arthrolysen

15.17.3 Aufklärung

Wenn keine Kontraindikationen bestehen, werden diese Eingriffe in Regionalanästhesie oder Allgemeinanästhesie mit Larynxmaske durchgeführt. Ausnahme: Arthrolysen müssen für die postoperative Physiotherapie je nach beteiligtem Kapselabschnitt je einen oder die Kombination aus Saphenus-/Femoralis- und Ischiadikuskatheter erhalten.

Merke **M!**

Aufklärung über Spinalanästhesie bei allen Eingriffen möglich.

15.17.4 Blut- und Transfusionsbedarf

Die Bereitstellung, die Bestellung in den OP und die Gabe von Blutprodukten sind abhängig von OP-Verfahren, Nebenerkrankungen, Status des Patienten und aktuellem Verlauf der Operation.

Soweit die Indikation zur Bereitstellung von Blutprodukten besteht, wird vor Narkoseeinleitung im Rahmen der OP-Checkliste das Vorliegen der Transfusionsaufklärung und die Bereitstellung von Blutprodukten geprüft.

15.17.5 Checkliste – Vorbereitungen im OP

► **Atemwege**
- O_2-Maske
- Larynxmaske
- Endotrachealtubus ID 7,5–8,5 mm

► **Anästhesieverfahren**
- Spinalanästhesie
- balancierte Anästhesie

► **Zugänge**
- 1–2 periphere Venenkatheter

► **Medikamente und Volumen**
- Infusion
  - Vollelektrolytlösung 1000 ml
- Medikamente
  - Fentanyl 0,5 mg/10 ml
  - Propofol 100 mg/10 ml
  - Rocuronium 50 mg/10 ml *oder* Cis-Atracurium 10 mg/10 ml
  - Sevofluran/Desfluran
  - Cafedrin/Theodrenalin 1 Amp/10 ml
  - Metamizol 1–1,5 g/50 ml KI
  - ggf. perioperative Antibiotikaprophylaxe

► **Materialvorbereitung**
- 1 peripherer Venenkatheter
- Magill-Tubus ID 7,5–8,5 mm/LMA/O_2-Maske
- ggf. Temperatursonde (oral)
- Luftwärmedecke
- Augenschutz

► **Für Regionalverfahren**
- Medikamente und Material für Regionalanästhesie s. Vorbereitungsstandard

15.17.6 Monitoring

► **Basismonitoring und Monitoring Allgemeinanästhesie**
- EKG
- Pulsoxymetrie
- nichtinvasive Blutdruckmessung (oszillotonometrisch)
- Kapnometrie/-grafie
- Monitoring der inspiratorischen O_2-Konzentration
- in- und exspiratorische Messung der Inhalationsanästhetikakonzentration
- Volumetrie der Atemgase
- Atemwegsdruck mit Diskonnektionsalarm
- ggf. Relaxometrie

15.17.7 Narkoseeinleitung

► **Allgemeinanästhesie: Einleitung nach Standard Unfallchirurgie**
- Patientenidentifikation, OP-Checkliste prüfen
- Anschluss des Monitorings
- periphervenöser Zugang
- Infusionsbeginn
- perioperative Antibiotikaprophylaxe, soweit indiziert

► **Einleitung der Intubation**
- präoxygenieren
- Fentanyl 1–3 µg/kgKG i. v.
- Propofol 2–3 mg/kgKG
- Rocuronium 0,6 mg/kgKG i. v. oder Cis-Atracurium 0,15 mg/kgKG
- orale Intubation
- sichere Fixierung des Tubus mit Pflaster
- Augenschutz (Salbe + Pflaster)
- 2. i. v. Zugang

► **Einleitung für LMA**
- Fentanyl 1–3 µg/kgKG i. v.
- Propofol 1,5–2,5 mg/kgKG
- Einsetzen der Larynxmaske
- sichere Fixierung der LMA mit Schlauchverband
- Augenschutz (Salbe + Pflaster)

15.17.8 Lagerung

- Rückenlage, Arme beidseits ausgelagert, Blutsperre *oder*
- nach OP-Programm
- Arme auf Gelkissen lagern
- Gelkissen unter Fersen bzw. Schienbeine
- Rollenkissen in die Kniekehlen
- Kopf in Kopfschale
- Wärmezufuhr mit Luftwärmedecke

15.17.9 Narkoseführung

- balancierte Anästhesie mit Sevofluran in O_2-Luft-Gemisch 50:50 mit Minimal-Flow *oder*
- Propofol-TIVA: Propofol 6–8 mg/kgKG
- Fentanyl-Boli 0,1–0,2 mg bei Bedarf oder Remifentanil Spritzenpumpe (1 mg/50 ml; 0,1–0,2 µg/kgKG/min)
- ggf. Nachrelaxierung und Relaxometrie
- vor Operationsende 1–1,5 g Metamizol bzw. 1 g Paracetamol i. v., soweit keine Kontraindikationen bestehen

15.17.10 Postoperatives Management

- Überwachung im **Aufwachraum** mit **Basismonitoring**
- **Analgesie** mit Piritramid bei Bedarf 0,05–0,1 mg/kgKG
- Delir-Sreening mittels Nu-Desc
- Kontrolle der Redon-Drainagen und Verbände. Erstes Redon in der Regel öffnen, ist das erste Redon voll, Information des Operateurs. Markraumredons sind üblicherweise ohne Sog.
- Kontrolle des Casts bzw. der Schiene (nicht zu fest, unklare Schmerzen, Perfusionskontrolle der Extremität)
- ggf. Rücksprache mit dem Operateur
- Opioide zur Schmerzbehandlung, auch bei Regionalanästhesie, wenn Ausbreitung nicht ausreichend (z. B. Beckenkammspongiosaentnahme) oder bei unvollständiger Regionalanästhesie

15.18 Kreuzbandoperationen

J. Birnbaum, M. Krimphove, C. Melzer-Gartzke, M. Römer

► **Dauer**
- 45–60 min

15.18.1 Prämedikation

- Prämedikation nach SOP Präoperative Visite (Kap. 1.1)
- PONV Score erheben (Kap. 2.21)

15.18.2 Aufklärung

- Aufklärung über Spinalanästhesie möglich.
- Zusätzlich bei einigen Operateuren Femoralis-/Saphenuskatheter zur postoperativen Schmerztherapie bei vorderer Kreuzbandplastik (Anmerkung: Der postoperative Ruheschmerz erfordert in der Regel keinen Femoraliskatheter, jedoch erfolgt bereits ab 1. postop. Tag die Physiotherapie auf der Übungsschiene, die sehr schmerzhaft sein kann).
- Kein Katheterverfahren für hintere Kreuzbandplastik, da hier Kapselschmerz moderat und postoperativ Ruhigstellung für 3 Tage (keine Physiotherapie).

15.18.3 Blut- und Transfusionsbedarf

Die Bereitstellung, die Bestellung in den OP und die Gabe von Blutprodukten sind abhängig von OP-Verfahren, Nebenerkrankungen, Status des Patienten und aktuellem Verlauf der Operation.

Soweit die Indikation zur Bereitstellung von Blutprodukten besteht, wird vor Narkoseeinleitung im Rahmen der OP-Checkliste das Vorliegen der Transfusionsaufklärung und die Bereitstellung von Blutprodukten geprüft.

15.18.4 Checkliste – Vorbereitungen im OP

► **Atemwege**
- O_2-Maske
- Larynxmaske
- Endotrachealtubus ID 7,5–8,5 mm

► **Anästhesieverfahren**
- Spinalanästhesie
- zusätzlich Femoraliskatheter zur postoperativen Schmerztherapie
- balancierte Anästhesie

► **Zugänge**
- 1–2 periphere Venenkatheter

► **Medikamente und Volumen**
- Infusion
  - Vollelektrolytlösung 1000 ml
- Medikamente
  - Fentanyl 0,5 mg/10 ml
  - Propofol 100 mg/10 ml
  - Rocuronium 50 mg/10 ml *oder* Cis-Atracurium 10 mg/10 ml
  - Sevofluran/Desfluran
  - Cafedrin/Theodrenalin 1 Amp/10 ml
  - Metamizol 1–1,5 g/50 ml KI
  - ggf. perioperative Antibiotikaprophylaxe

► **Materialvorbereitung**
- 1 peripherer Venenkatheter
- Magill-Tubus ID 7,5–8,5 mm/LMA/O_2-Maske
- ggf. Temperatursonde (oral)
- Luftwärmedecke
- Augenschutz

► **Für Regionalverfahren**
- Medikamente und Material für Regionalanästhesie s. Vorbereitungsstandard CCM/CVK

15.18.5 Monitoring

► **Basismonitoring und Monitoring Allgemeinanästhesie**
- EKG
- Pulsoxymetrie
- nichtinvasive Blutdruckmessung (oszillotonometrisch)
- Kapnometrie/-grafie
- Monitoring der inspiratorischen O_2-Konzentration
- in- und exspiratorische Messung der Inhalationsanästhetikakonzentration
- Volumetrie der Atemgase
- Atemwegsdruck mit Diskonnektionsalarm
- ggf. Relaxometrie

15.18.6 Narkoseeinleitung

► **Allgemeinanästhesie: Einleitung nach Standard Unfallchirurgie**
- Patientenidentifikation, OP-Checkliste prüfen
- Anschluss des Monitorings
- periphervenöser Zugang
- Infusionsbeginn
- perioperative Antibiotikaprophylaxe, soweit indiziert

► **Einleitung der Intubation**
- präoxygenieren
- Fentanyl 1–3 µg/kgKG i. v.
- Propofol 2–3 mg/kgKG
- Rocuronium 0,6 mg/kgKG i. v. oder Cis-Atracurium 0,15 mg/kgKG
- orale Intubation
- sichere Fixierung des Tubus mit Pflaster
- Augenschutz (Salbe + Pflaster)
- 2. i. v. Zugang

► **Einleitung für LMA**
- Fentanyl 1–3 µg/kgKG i. v.
- Propofol 1,5–2,5 mg/kgKG
- Einsetzen der Larynxmaske
- sichere Fixierung der LMA mit Schlauchverband
- Augenschutz (Salbe + Pflaster)

15.18.7 Lagerung

- Rückenlage, Arme beidseits ausgelagert, Blutsperre *oder*
- nach OP-Programm
- Arme auf Gelkissen lagern
- Gelkissen unter Fersen bzw. Schienbeine
- Rollenkissen in die Kniekehlen
- Kopf in Kopfschale
- Wärmezufuhr mit Luftwärmedecke

15.18.8 Narkoseführung

- balancierte Anästhesie mit Sevofluran in O_2-Luft-Gemisch 50:50 mit Minimal-Flow *oder*
- Propofol-TIVA: Propofol 6–8 mg/kgKG
- Fentanyl-Boli 0,1–0,2 mg bei Bedarf oder Remifentanil Spritzenpumpe (1 mg/50 ml; 0,1–0,2 µg/kgKG/min)
- ggf. Nachrelaxierung und Relaxometrie
- vor Operationsende 1–1,5 g Metamizol bzw. 1 g Paracetamol i. v., soweit keine Kontraindikationen bestehen
- 5 min vor Aktivieren der Blutsperre sollte der Patient nachrelaxiert werden, mit Relaxometrie (TOF) kontrollieren

15.18.9 Postoperatives Management

- Überwachung im **Aufwachraum** mit **Basismonitoring**
- **Analgesie** mit Piritramid bei Bedarf 0,05–0,1 mg/kgKG
- Delir-Sreening mittels Nu-Desc
- Kontrolle der Redon-Drainagen und Verbände. Im Rahmen von Wirbelsäulenoperationen wird das Prozedere mit den Redon-Drainagen am Ende der Operation explizit besprochen. Wenn die Dura eröffnet wurde, darf nicht aktiv Sog angelegt werden, da sonst Liquor drainiert würde und zerebrale Blutung, Einklemmung und Krampfanfälle auftreten können. Erstes Redon in der Regel öffnen, ist das erste Redon voll, Information des Operateurs. Markraumredons sind üblicherweise ohne Sog.
- Kontrolle des Casts bzw. der Schiene (nicht zu fest, unklare Schmerzen, Perfusionskontrolle der Extremität)
- ggf. Rücksprache mit dem Operateur
- Opioide zur Schmerzbehandlung, auch bei Regionalanästhesie, wenn Ausbreitung nicht ausreichend (z. B. Beckenkammspongiosaentnahme) oder bei unvollständiger Regionalanästhesie
- ggf. bei vorderer Kreuzbandplastik mit Femoraliskatheter zur Physiotherapie legen

15.19 Knietotalendoprothese

J. Birnbaum, R. Kleinwächter, M. Krimphove, C. Melzer-Gartzke, M. Römer

► **Dauer**
- 90–120 min

15.19.1 Prämedikation

- Prämedikation nach SOP Präoperative Visite (Kap. 1.1)
- PONV-Score erheben (Kap. 2.21)
- Kombinationsverfahren, bestehend aus Allgemeinanästhesie oder Spinalanästhesie zur Anästhesie und peripheren regionalanalgesiologischen Verfahren haben positiven Einfluss auf die perioperative Schmerztherapie und auf die postoperative Frühmobilisation

> **Praxis**
>
> **Zu beachten**
>
> Sturzgefahr durch motorischen Block, gerade im Bereich des M. quadriceps femoris. Daher unbedingt über regionale Schmerzverfahren mit geringer motorischer Beeinträchtigung aufklären: Saphenuskatheter + Singleshot Ischiadikusblock (s. Standardschema 1; ▶ Abb. 15.4).
>
> Alternativ zu den regionalanalgesiologischen Verfahren kann durch die operativen Kollegen eine lokale intraartikuläre Analgesie erfolgen (LIA) (s. Standardschema 2, ▶ Abb. 15.5)

15.19.2 Blut- und Transfusionsbedarf

Die Bereitstellung, die Bestellung in den OP und die Gabe von Blutprodukten sind abhängig von OP-Verfahren, Nebenerkrankungen, Status des Patienten und aktuellem Verlauf der Operation.

Soweit die Indikation zur Bereitstellung von Blutprodukten besteht, wird vor Narkoseeinleitung im Rahmen der OP-Checkliste das Vorliegen der Transfusionsaufklärung und die Bereitstellung von Blutprodukten geprüft.

Blutgruppenbestimmung.

Aufgrund einer Transfusionswahrscheinlichkeit < 10 % werden für primäre Knie-TEP-OPs im Regelfall keine Blutkonserven eingekreuzt.

Postoperatives Analgiekonzept: primäre K-TEP (Schema 1 – Katheteranalgesie)
Ausschluss: OSAS, chronische Opioidmedikation

	Einleitung/OP	AWR	POD 0 Station	POD 1	POD 2	POD 3	POD 4
Femoraliskatheter	**Anlage Saphenuskatheter (Adduktorenkanal)** ultraschallgestützte Punktion Initialbolus 20 ml Prilocain 1,0%	**CADD-Pumpe:** **Basisrate:** Ropivacain 0,2% 4 ml/h		**CADD-Pumpe:** **Basisrate stoppen**		NRS: i.R. ≤ 3, i.B. ≤ 5 (im Innervationsgebiet), Katheter ziehen	**Abschluss** Saphenuskatheter
		Bolus: Ropivacain 0,2% 6 ml/h, Lockout: 30 min					
Ischiadikusblock	**Anlage Ischiadikusblock** ultraschallgestützte Punktion 20 ml Ropivacain 0,75%						
	8 mg Dexamethason i.v. • PONV ≥ 2 • keine speziellen Kontraindikationen						
systemische Analgesie	**Allgemeinanästhesie** **systemische Analgesie:** Erstgabe: 2 g Metamizol i.v. b. Bed. Piritramid 3–6 mg i.v.	Metamizol 1 g i.v. alle 6 h (6 h nach intraop. Erstgabe) b. Bed. Dipidolor 3–5 mg i.v.	**Oklahoma-Schmerzschema** • Ibuprofen 3 × 600 mg p.o. • Valoron ret. 2 × 100 mg p.o. • Pantozol 1 × 20 mg p.o. • Movicol 1 Beutel p.o.				
Qualitätsziele	**Anlageprotokolle ausfüllen** • Femoraliskatheter • Ischiadikusblock + systemisches Analgesiekonzept nach Schema 2 **Anmeldung ASD n. VA**	**mit Physiotherapie:** Transfer Bettkante–Stand 4-Punkt-Mobilisation	Transfer Bettkante–Stand 4-Punkt-Mobilisation				
		Katheteranlage erfolgreich • NRS ≤ 4 • kein PONV • keine Vigilanzminderung • kreislaufstabil • keine Blutung	• NRS: i.R. ≤ 3, i.B. ≤ 5 • kein PONV • keine Vigilanzminderung • kreislaufstabil • Katheterinfektion < 2				

Abb. 15.4 Knie-TEP: Katheteranalgesie. Schema 1.

Interdisziplinäres Versorgungskonzept: primäre Knie-TEP (Schema 2-LIA)
Ausschluss Schmerzkonzept: OSAS, chronische Opioidmedikation
Ausschluss intraoperative Antifibrinolyse: Kontraindikationen TXA

	prä-/intraoperativ	AWR	POD 0	POD 1+2	POD 3	POD 4
Anästhesie/postop Analgesie	**Allgemeinanästhesie/ systemische Analgesie:** Erstgabe: 2 g Metamizol i.v. bei Bedarf Piritramid 3–5 mg i.v.	**NRS ≥ 3** Piritramid 3–5 mg i.v.	Ibuprofen 3 × 600 mg p.o. Valoron ret. 2 × 100 mg p.o. Pantozol 1 × 20 mg p.o. Movicol 1 × 1 Beutel p.o.			
	Intraoperative Antifibrinolyse TXA: 10 mg/kg KG/h i.v.	**in Zusammenarbeit mit Physiotherapie:** Transfer Bettkante–Stand Gangmobilisation 4-Punkt-Gang				
operative Maßnahmen	**LIA** (lokale Infiltrationsanalgesie) **intrakapsuläre Infiltration:** 100 mg Ropivacain 0,2% **oberflächliche Wund-infiltration:** 50 mg Ropivacain 0,2%					
	keine Wunddrainage, wenn • unauffällige Blutungs-anamnese • keine Synovektomie • geringe intraoperative Blutungsneigung					
Qualitätsziele		**Verlegungskriterien** • NRS ≤ 5 • kein PONV • kein Shivering • keine Vigilanz-minderung • NuDESC < 2 • kreislaufstabil • keine Blutung	Ab dem Abend POD 0: Transfer Bettkante–Stand Gangmobilisation 4-Punkt-Gang • NRS: i.R. ≤ 3; i.B. ≤ 5 • kein PONV • keine Vigilanzminderung • kreislaufstabil			

Abb. 15.5 Knie-TEP, lokale Infiltrationsanalgesie. Lokale intraartikuläre Analgesie (LIA) Schema 2.

Die prophylaktische intraoperative Applikation von TXA scheint positive Effekte auf intraop. Blutverlust bzw. postop. Drainagenverlust zu haben, sodass bei nichtvorhandenem Risiko für thrombembolische Ereignisse/Organperfusionsstörungen TXA appliziert werden kann. Die Anwendung von Tranexamsäure ist Off Label Use und muss daher im Rahmen der chirurgischen Aufklärung aufgeklärt werden.

15.19.3 Besonderheiten

- Optimale Schmerztherapie für den postoperativen Erfolg unabdingbar.
- Für chronische Schmerzpatienten und Patienten mit OSAS sollte eine individuelle Schmerztherapie unter Berücksichtigung entsprechender SOPs geplant werden.

15.19.4 Checkliste – Vorbereitungen im OP

Siehe nachfolgend Knie-TEP-Schema 1 oder 2.

► **Atemwege**
- O_2-Maske
- Larynxmaske Größe 3–5
- Endotrachealtubus (Magill) ID 7,5–8,5 mm

► **Anästhesieverfahren**
- TIVA/balancierte Anästhesie *oder*
- SpA

In Kombination mit
- Saphenuskatheter und Singleshot-Ischiadikusblockade *oder*
- LIA

► **Zugänge**
- 1–2 periphere Venenkatheter

► **Medikamente und Volumen**
- Infusion
  - Vollelektrolytlösung 1000 ml
- Medikamente
  - Fentanyl 0,5 mg/10 ml
  - Propofol 100 mg/10 ml
  - Rocuronium 50 mg/10 ml *oder* Cis-Atracurium 10 mg/10 ml
  - Sevofluran/Desfluran
  - Cafedrin/Theodrenalin 1 Amp/10 ml
  - Metamizol 1–1,5 g/50 ml KI
  - ggf. perioperative Antibiotikaprophylaxe
  - für Regionalverfahren s. Vorbereitungsstandard CCM oder CVK

► **Materialvorbereitung**
- 1 peripherer Venenkatheter
- Magill-Tubus ID 7,5–8,5 mm/LMA/O_2-Maske
- ggf. Temperatursonde (oral)
- Luftwärmedecke
- Augenschutz

► **Für Regionalverfahren**
- Medikamente und Material für Regionalanästhesie s. Vorbereitungsstandard CCM/CVK

15.19.5 Monitoring

► **Basismonitoring und Monitoring Allgemeinanästhesie**
- EKG
- Pulsoxymetrie
- nichtinvasive Blutdruckmessung (oszillotonometrisch)
- Kapnometrie/-grafie
- Monitoring der inspiratorischen O_2-Konzentration
- in- und exspiratorische Messung der Inhalationsanästhetikakonzentration
- Volumetrie der Atemgase
- Atemwegsdruck mit Diskonnektionsalarm
- ggf. Relaxometrie

15.19.6 Narkoseeinleitung

► **Allgemeinanästhesie: Einleitung nach Standard Unfallchirurgie**
- Patientenidentifikation, OP-Checkliste prüfen
- Anschluss des Monitorings
- periphervenöser Zugang
- Infusionsbeginn
- perioperative Antibiotikaprophylaxe, soweit indiziert

► **Einleitung der Intubation**
- präoxygenieren
- Fentanyl 1–3 µg/kgKG i. v.
- Propofol 2–3 mg/kgKG
- Rocuronium 0,6 mg/kgKG i. v. oder Cis-Atracurium 0,15 mg/kgKG
- orale Intubation
- sichere Fixierung des Tubus mit Pflaster
- Augenschutz (Salbe + Pflaster)
- 2. i. v. Zugang

► **Einleitung für LMA**
- Fentanyl 1–3 µg/kgKG i. v.
- Propofol 1,5–2,5 mg/kgKG
- Einsetzen der Larynxmaske
- sichere Fixierung der LMA mit Schlauchverband
- Augenschutz (Salbe + Pflaster)

15.19.7 Lagerung

- nach OP-Programm
- Arme auf Gelkissen lagern
- Gelkissen unter Fersen bzw. Schienbeine
- Rollenkissen in die Kniekehlen
- Kopf in Kopfschale
- Wärmezufuhr mit Luftwärmedecke

15.19.8 Narkoseführung

- balancierte Anästhesie mit Sevofluran/Desfluran in O_2-Luft-Gemisch 50:50 mit Minimal-Flow *oder*
- Propofol-TIVA: Propofol 6–8 mg/kgKG
- Fentanyl-Boli 0,1–0,2 mg bei Bedarf oder Remifentanil Spritzenpumpe (1 mg/50 ml; 0,1–0,2 µg/kgKG/min)
- ggf. Nachrelaxierung und Relaxometrie

- vor Operationsende 1–1,5 g Metamizol bzw. 1 g Paracetamol i. v., soweit keine Kontraindikationen bestehen

15.19.9 Postoperatives Management

- Überwachung im **Aufwachraum** mit **Basismonitoring**
- **Analgesie** mit Piritramid bei Bedarf 0,05–0,1 mg/kgKG
- Delir-Sreening mittels Nu-Desc
- Kontrolle der Redon-Drainagen und Verbände. Erstes Redon in der Regel öffnen, ist das erste Redon voll, Information des Operateurs. Markraumredons sind üblicherweise ohne Sog.
- Kontrolle des Casts bzw. der Schiene (nicht zu fest, unklare Schmerzen, Perfusionskontrolle der Extremität)
- ggf. Rücksprache mit dem Operateur
- Opioide zur Schmerzbehandlung, auch bei Regionalanästhesie, wenn Ausbreitung nicht ausreichend (z. B. Beckenkammspongiosaentnahme) oder bei unvollständiger Regionalanästhesie

Postoperative Schmerztherapie:

15.20 Arthrodese des oberen Sprunggelenks, OSG-TEP

J. Birnbaum, M. Krimphove, C. Melzer-Gartzke, M. Römer

▶ **Dauer**
- 120–300 min

15.20.1 Prämedikation

- Prämedikation nach SOP Präoperative Visite (Kap. 1.1)
- PONV-Score erheben (Kap. 2.21)
- häufig bei posttraumatischer Arthrose oder rheumatoider Arthritis
- Ischiadikuskatheter und ggf. Femoraliskatheter nach Absprache mit Operateur

15.20.2 Blut- und Transfusionsbedarf

Die Bereitstellung, die Bestellung in den OP und die Gabe von Blutprodukten sind abhängig von OP-Verfahren, Nebenerkrankungen, Status des Patienten und aktuellem Verlauf der Operation.

Soweit die Indikation zur Bereitstellung von Blutprodukten besteht, wird vor Narkoseeinleitung im Rahmen der OP-Checkliste das Vorliegen der Transfusionsaufklärung und die Bereitstellung von Blutprodukten geprüft.

15.20.3 Besonderheiten

Bei langer OP-Dauer treten bei fehlender Blutsperre zum Teil erhebliche Blutverluste auf, dann können HB-Kontrollen notwendig sein.

15.20.4 Checkliste – Vorbereitungen im OP

▶ **Atemwege**
- O_2-Maske
- Larynxmaske
- Endotrachealtubus ID 7,5–8,5 mm

▶ **Anästhesieverfahren**
- balancierte Anästhesie
- in Kombination mit Ischiadikuskatheter zur postoperativen Schmerztherapie

Merke **M!**

Spinalanästhesie ist wegen voraussichtlicher OP-Länge in der Regel ungeeignet. Eine CSE in Seitenlage anzuspritzen erreicht möglicherweise das obenliegende OP-Gebiet nicht; periphere RA mittels Femoralis- und Ischiadikusblocks ist zwar möglich, wegen langer OP-Zeit und Halbseitenlagerung ist dies aber nur bei besonders kooperativen Patienten sinnvoll.

▶ **Zugänge**
- 1–2 periphere Venenkatheter

▶ **Medikamente und Volumen**
- Infusion
  - Vollelektrolytlösung 1000 ml
  - Gelafundin 500 ml
- Medikamente
  - Fentanyl 0,5 mg/10 ml
  - Propofol 100 mg/10 ml
  - Rocuronium 50 mg/10 ml *oder* Cis-Atracurium 10 mg/10 ml
  - Sevofluran/Desfluran
  - Cafedrin/Theodrenalin 1 Amp/10 ml
  - Metamizol 1–1,5 g/50 ml KI
  - ggf. perioperative Antibiotikaprophylaxe

▶ **Materialvorbereitung**
- 1 peripherer Venenkatheter
- Magill-Tubus ID 7,5–8,5 mm/LMA/O_2-Maske
- ggf. Temperatursonde (oral)
- Luftwärmedecke
- Augenschutz

► **Für Regionalverfahren**
- Medikamente und Material für Regionalanästhesie s. Vorbereitungsstandard CCM/CVK

15.20.5 Monitoring

► **Basismonitoring und Monitoring Allgemeinanästhesie**
- EKG
- Pulsoxymetrie
- nichtinvasive Blutdruckmessung (oszillotonometrisch)
- Kapnometrie/-grafie
- Monitoring der inspiratorischen O_2-Konzentration
- in- und exspiratorische Messung der Inhalationsanästhetikakonzentration
- Volumetrie der Atemgase
- Atemwegsdruck mit Diskonnektionsalarm
- ggf. Relaxometrie

15.20.6 Narkoseeinleitung

► **Allgemeinanästhesie: Einleitung nach Standard Unfallchirurgie**
- Patientenidentifikation, OP-Checkliste prüfen
- Anschluss des Monitorings
- periphervenöser Zugang
- Infusionsbeginn
- perioperative Antibiotikaprophylaxe, soweit indiziert

► **Einleitung der Intubation**
- präoxygenieren
- Fentanyl 1–3 µg/kgKG i. v.
- Propofol 2–3 mg/kgKG
- Rocuronium 0,6 mg/kgKG i. v. oder Cis-Atracurium 0,15 mg/kgKG
- orale Intubation
- sichere Fixierung des Tubus mit Pflaster
- Augenschutz (Salbe + Pflaster)
- 2. i. v. Zugang

► **Einleitung für LMA**
- Fentanyl 1–3 µg/kgKG i. v.
- Propofol 1,5–2,5 mg/kgKG
- Einsetzen der Larynxmaske
- sichere Fixierung der LMA mit Schlauchverband
- Augenschutz (Salbe + Pflaster)
- bei längerer OP-Dauer Anlage eines Dauerkatheters, nach OP noch vor Extubation ziehen

15.20.7 Lagerung

- nach OP-Programm
- Arme auf Gelkissen lagern
- Gelkissen unter Fersen bzw. Schienbeine
- Rollenkissen in die Kniekehlen
- Kopf in Kopfschale
- Wärmezufuhr mit Luftwärmedecke

15.20.8 Narkoseführung

- balancierte Anästhesie mit Sevofluran/Desfluran in O_2-Luft-Gemisch 50:50 mit Minimal-Flow *oder*
- Propofol-TIVA: Propofol 6–8 mg/kgKG
- Fentanyl-Boli 0,1–0,2 mg bei Bedarf oder Remifentanil Spritzenpumpe (1 mg/50 ml; 0,1–0,2 µg/kgKG/min)
- ggf. Nachrelaxierung und Relaxometrie
- vor Operationsende 1–1,5 g Metamizol bzw. 1 g Paracetamol i. v., soweit keine Kontraindikationen bestehen

15.20.9 Postoperatives Management

- Überwachung im **Aufwachraum** mit **Basismonitoring**
- **Analgesie** mit Piritramid bei Bedarf 0,05–0,1 mg/kgKG
- Delir-Sreening mittels Nu-Desc
- Kontrolle der Redon-Drainagen und Verbände. Im Rahmen von Wirbelsäulenoperationen wird das Prozedere mit den Redon-Drainagen am Ende der Operation explizit besprochen. Wenn die Dura eröffnet wurde, darf nicht aktiv Sog angelegt werden, da sonst Liquor drainiert würde und zerebrale Blutung, Einklemmung und Krampfanfälle auftreten können. Erstes Redon in der Regel öffnen, ist das erste Redon voll, Information des Operateurs. Markraumredons sind üblicherweise ohne Sog.
- Kontrolle des Casts bzw. der Schiene (nicht zu fest, unklare Schmerzen, Perfusionskontrolle der Extremität)
- ggf. Rücksprache mit dem Operateur
- Opioide zur Schmerzbehandlung, auch bei Regionalanästhesie, wenn Ausbreitung nicht ausreichend (z. B. Beckenkammspongiosaentnahme) oder bei unvollständiger Regionalanästhesie

15.21 Schenkelhalsfraktur, Femurfraktur, PFN, Classic-Nail, FEP, DHS, LISS oder andere Ostheosynthesenverfahren

J. Birnbaum, R. Kleinwächter, M. Krimphove, C. Melzer-Gartzke, M. Römer

► **Dauer**

- 90–240 min

15.21.1 Prämedikation

- Prämedikation nach SOP Präoperative Visite (Kap. 1.1)
- PONV-Score erheben (Kap. 2.21)
- Patienten sind in der Regel sehr alt und multimorbide, eingeschränkt belastbar, häufig präoperative dehydriert und anämisch
- bei jungen Patienten ist eine Schenkelhalsfraktur ein Notfall, der aufgrund der Gefahr der Hüftkopfnekrose innerhalb von 6 h (N3-Situation) rekonstruktiv versorgt werden sollte
- frühzeitig nach Trauma ist die Femoralisblockade/Fascia-iliaca-Blockade zur präoperativen Schmerztherapie sinnvoll
- bei der Aufklärung zur Regionalanästhesie ist die Lagerung zur OP zu berücksichtigen: in Rückenlage ist SPA Verfahren der Wahl (**Cave:** Ausschluss Aorten-/Mitralstenose!), in Seitenlage nur in Ausnahmen
- in Abhängigkeit der Komorbidität Indikation zum invasiven Monitoring, einschließlich Schlagvolumenvariation, und zur Blasenkatheteranlage

15.21.2 Blut- und Transfusionsbedarf

Die Bereitstellung, die Bestellung in den OP und die Gabe von Blutprodukten sind abhängig von OP-Verfahren, Nebenerkrankungen, Status des Patienten und aktuellem Verlauf der Operation.

Soweit die Indikation zur Bereitstellung von Blutprodukten besteht, wird vor Narkoseeinleitung im Rahmen der OP-Checkliste das Vorliegen der Transfusionsaufklärung und die Bereitstellung von Blutprodukten geprüft.

15.21.3 Besonderheiten

Bei der Wahl des Narkoseverfahrens ist die Lagerung zur OP zu berücksichtigen:

- PFN und DHS immer in Extension
- Fraktur-TEPs können in Rücken- oder Seitenlage durchgeführt werden

Praxis

Zu beachten

Blutungsbedingter Volumenmangel und **Knochenzement-Implantations-Syndrom** bei zementierten Prothesen: Die Zementierung wird vom Operateur angesagt und kündigt sich auch durch den charakteristischen Geruch an. Dann die F_iO_2 auf 1,0 erhöhen.

RR ↓, $etCO_2$ ↓. Das klinische Bild entspricht dem eines Rechtsherzversagens. Bei Verdacht auf eine Knochenzementreaktion ist immer der Oberarzt hinzuzuziehen und die Therapie zu beginnen.

Auch beim Auffräsen des Schaftes sind Lungenembolien möglich. Besonders gefährdet sind Patienten mit kardialen Vorerkrankungen, pulmonaler Hypertonie und Niereninsuffizienz.

15.21.4 Checkliste – Vorbereitungen im OP

► **Atemwege**

- O_2-Maske
- Larynxmaske
- Endotrachealtubus ID 7,5–8,5 mm

► **Anästhesieverfahren**

- SpA/CSE
- balancierte Anästhesie
- alternativ TIVA

► **Zugänge**

- 1–2 periphere Venenkatheter

► **Medikamente und Volumen**

- Infusion
  - Vollelektrolytlösung 1000 ml
  - Gelafundin 500 ml
- Medikamente
  - Fentanyl 0,5 mg/10 ml
  - Propofol 100 mg/10 ml
  - Rocuronium 50 mg/10 ml *oder* Cis-Atracurium 10 mg/10 ml
  - Sevofluran/Desfluran
  - Cafedrin/Theodrenalin 1 Amp/10 ml
  - Metamizol 1–1,5 g/50 ml KI
  - ggf. perioperative Antibiotikaprophylaxe

► **Materialvorbereitung**
- 1 peripherer Venenkatheter
- Magill-Tubus ID 7,5–8,5 mm/LMA/O_2-Maske
- ggf. Temperatursonde (oral)
- Luftwärmedecke
- Augenschutz

► **Für Regionalverfahren**
- Medikamente und Material für Regionalanästhesie s. Vorbereitungsstandard CCM/CVK

15.21.5 Monitoring

► **Basismonitoring und Monitoring Allgemeinanästhesie**
- EKG
- Pulsoxymetrie
- nichtinvasive Blutdruckmessung (oszillotonometrisch)
- Kapnometrie/-grafie
- Monitoring der inspiratorischen O_2-Konzentration
- in- und exspiratorische Messung der Inhalationsanästhetikakonzentration
- Volumetrie der Atemgase
- Atemwegsdruck mit Diskonnektionsalarm
- ggf. Relaxometrie

15.21.6 Narkoseeinleitung

► **Allgemeinanästhesie: Einleitung nach Standard Unfallchirurgie**
- Patientenidentifikation, OP-Checkliste prüfen
- Anschluss des Monitorings
- periphervenöser Zugang
- Infusionsbeginn
- perioperative Antibiotikaprophylaxe, soweit indiziert

► **Einleitung der Intubation**
- präoxygenieren
- Fentanyl 1–3 µg/kgKG i. v.
- Propofol 2–3 mg/kgKG
- Rocuronium 0,6 mg/kgKG i. v. oder Cis-Atracurium 0,15 mg/kgKG
- orale Intubation
- sichere Fixierung des Tubus mit Pflaster
- Augenschutz (Salbe + Pflaster)
- 2. i. v. Zugang

► **Einleitung für LMA**
- Fentanyl 1–3 µg/kgKG i. v.
- Propofol 1,5–2,5 mg/kgKG
- Einsetzen der Larynxmaske
- sichere Fixierung der LMA mit Schlauchverband
- Augenschutz (Salbe + Pflaster)

15.21.7 Lagerung

- nach OP-Programm
- Arme auf Gelkissen lagern
- Gelkissen unter Fersen bzw. Schienbeine
- Rollenkissen in die Kniekehlen
- Kopf in Kopfschale
- Wärmezufuhr mit Luftwärmedecke
- FEP überwiegend in Seitenlage auf Vakuummatte
- PFN, DHS auf Extensionstisch

Cave ⚠

Lagerungsschäden in Seitenlage, besonders abhängige Schulter und Arm (vor Erzeugung des Vakuums in der Matte muss für diesen Arm eine tiefe Mulde geschaffen werden und der Plexus brachialis durch Unterpolstern des Thorax geschont werden.

15.21.8 Narkoseführung

- balancierte Anästhesie mit Sevofluran/Desfluran in O_2-Luft-Gemisch 50:50 mit Minimal-Flow *oder*
- Propofol-TIVA: Propofol 6–8 mg/kgKG
- Fentanyl-Boli 0,1–0,2 mg bei Bedarf oder Remifentanil Spritzenpumpe (1 mg/50 ml; 0,05–0,15 µg/kgKG/min)
- ggf. Nachrelaxierung und Relaxometrie
- vor Operationsende 1–1,5 g Metamizol bzw. 1 g Paracetamol i. v., soweit keine Kontraindikationen bestehen

15.21.9 Postoperatives Management

- Überwachung im **Aufwachraum** mit **Basismonitoring**
- **Analgesie** mit Piritramid bei Bedarf 0,05–0,1 mg/kgKG
- Delir-Sreening mittels Nu-Desc
- Kontrolle der Redon-Drainagen und Verbände. Erstes Redon in der Regel öffnen, ist das erste Redon voll, Information des Operateurs. Markraumredons sind üblicherweise ohne Sog.
- Kontrolle des Casts bzw. der Schiene (nicht zu fest, unklare Schmerzen, Perfusionskontrolle der Extremität)
- ggf. Rücksprache mit dem Operateur
- Opioide zur Schmerzbehandlung, auch bei Regionalanästhesie, wenn Ausbreitung nicht ausreichend (z. B. Beckenkammspongiosaentnahme) oder bei unvollständiger Regionalanästhesie

I

15.22 Nucleus-pulposus-Prolaps

J. Birnbaum, M. Krimphove, C. Melzer-Gartzke, M. Römer

► **Dauer**
- 1,5–2 h

15.22.1 Prämedikation

- Prämedikation nach SOP Präoperative Visite (Kap. 1.1)
- PONV-Score erheben (Kap. 2.21)

15.22.2 Blut- und Transfusionsbedarf

Die Bereitstellung, die Bestellung in den OP und die Gabe von Blutprodukten sind abhängig von OP-Verfahren, Nebenerkrankungen, Status des Patienten und aktuellem Verlauf der Operation.

Soweit die Indikation zur Bereitstellung von Blutprodukten besteht, wird vor Narkoseeinleitung im Rahmen der OP-Checkliste das Vorliegen der Transfusionsaufklärung und die Bereitstellung von Blutprodukten geprüft.

15.22.3 Besonderheiten

Operation in Bauchlage, ausreichende Relaxierung erforderlich!

15.22.4 Checkliste – Vorbereitungen im OP

► **Atemwege**
- O_2-Maske
- Endotrachealtubus ID 7,5–8,5 mm

► **Anästhesieverfahren**
- balancierte Anästhesie

► **Zugänge**
- 1–2 periphere Venenkatheter
- ggf. Magensonde

► **Medikamente und Volumen**
- Infusion
  - Vollelektrolytlösung 1000 ml
  - Gelafundin 500 ml
- Medikamente
  - Fentanyl 0,5 mg/10 ml
  - Propofol 100 mg/10 ml
  - Rocuronium 50 mg/10 ml *oder* Cis-Atracurium 10 mg/10 ml
  - Sevofluran/Desfluran
  - Cafedrin/Theodrenalin 1 Amp/10 ml
  - Metamizol 1–1,5 g/50 ml KI
  - ggf. perioperative Antibiotikaprophylaxe

► **Materialvorbereitung**
- 1 peripherer Venenkatheter
- Magill-Tubus ID 7,5–8,0 mm/LMA/O_2-Maske
- ggf. Temperatursonde (oral)
- Luftwärmedecke
- Augenschutz

15.22.5 Monitoring

► **Basismonitoring und Monitoring Allgemeinanästhesie**
- EKG
- Pulsoxymetrie
- nichtinvasive Blutdruckmessung (oszillotonometrisch)
- Kapnometrie/-grafie
- Monitoring der inspiratorischen O_2-Konzentration
- in- und exspiratorische Messung der Inhalationsanästhetikakonzentration
- Volumetrie der Atemgase
- Atemwegsdruck mit Diskonnektionsalarm
- ggf. Relaxometrie

15.22.6 Narkoseeinleitung

► **Allgemeinanästhesie: Einleitung nach Standard Unfallchirurgie**
- Patientenidentifikation, OP-Checkliste prüfen
- Anschluss des Monitorings
- periphervenöser Zugang
- Infusionsbeginn
- perioperative Antibiotikaprophylaxe, soweit indiziert

► **Einleitung der Intubation**
- präoxygenieren
- Fentanyl 1–3 µg/kgKG i. v.
- Propofol 2–3 mg/kgKG
- Rocuronium 0,6 mg/kgKG i. v. oder Cis-Atracurium 0,15 mg/kgKG
- orale Intubation
- sichere Fixierung des Tubus mit Pflaster
- Augenschutz (Salbe + Pflaster)
- 2. i. v. Zugang

► **Einleitung für LMA**
- Fentanyl 1–3 µg/kgKG i. v.
- Propofol 1,5–2,5 mg/kgKG
- Einsetzen der Larynxmaske
- sichere Fixierung der LMA mit Schlauchverband
- Augenschutz (Salbe + Pflaster)

15.22.7 Lagerung

- Bauchlage
- nach OP-Programm
- Arme auf Gelkissen lagern
- Gelkissen unter Fersen bzw. Schienbeine
- Rollenkissen in die Kniekehlen
- Kopf in Kopfschale
- Wärmezufuhr mit Luftwärmedecke

15.22.8 Narkoseführung

- balancierte Anästhesie mit Sevofluran/Desfluran in O_2-Luft-Gemisch 50:50 mit Minimal-Flow *oder*
- Propofol-TIVA: Propofol 6–8 mg/kgKG
- Fentanyl-Boli 0,1–0,2 mg bei Bedarf oder Remifentanil Spritzenpumpe (1 mg/50 ml; 0,1–0,2 µg/kgKG/min)
- ggf. Nachrelaxierung und Relaxometrie
- vor Operationsende 1–1,5 g Metamizol bzw. 1 g Paracetamol i. v., soweit keine Kontraindikationen bestehen

15.22.9 Postoperatives Management

- Überwachung im **Aufwachraum** mit **Basismonitoring**
- **Analgesie** mit Piritramid bei Bedarf 0,05–0,1 mg/kgKG
- Delir-Sreening mittels Nu-Desc
- Kontrolle der Redon-Drainagen und Verbände. Im Rahmen von Wirbelsäulenoperationen wird das Prozedere mit den Redon-Drainagen am Ende der Operation explizit besprochen. Wenn die Dura eröffnet wurde, darf nicht aktiv Sog angelegt werden, da sonst Liquor drainiert würde und zerebrale Blutung, Einklemmung und Krampfanfälle auftreten können. Erstes Redon in der Regel öffnen, ist das erste Redon voll, Information des Operateurs. Markraumredons sind üblicherweise ohne Sog.
- Kontrolle des Casts bzw. der Schiene (nicht zu fest, unklare Schmerzen, Perfusionskontrolle der Extremität)
- ggf. Rücksprache mit dem Operateur
- Opioide zur Schmerzbehandlung, auch bei Regionalanästhesie, wenn Ausbreitung nicht ausreichend (z. B. Beckenkammspongiosaentnahme) oder bei unvollständiger Regionalanästhesie
- postoperativ auf neurologische Defizite achten

15.23 Halswirbelkörperoperationen: ventrale oder dorsale Stabilisierung

J. Birnbaum, R. Kleinwächter, M. Krimphove, C. Melzer-Gartzke, M. Römer

▶ **Dauer**
- 180–300 min

15.23.1 Prämedikation

- Prämedikation nach SOP Präoperative Visite (Kap. 1.1)
- PONV-Score erheben (Kap. 2.21)
- Frakturen, zervikale Spinalkanalstenosen, zervikaler Bandscheibenprolaps, maligne Wirbelkörperdestruktionen
- ggf. Aufklärung über fiberoptische Wachintubation, arteriellen Katheter, Blasenkatheter, ggf. postoperative Intensivüberwachung PACU/IMCU/ITS

15.23.2 Blut- und Transfusionsbedarf

Die Bereitstellung, die Bestellung in den OP und die Gabe von Blutprodukten sind abhängig von OP-Verfahren, Nebenerkrankungen, Status des Patienten und aktuellem Verlauf der Operation.

Soweit die Indikation zur Bereitstellung von Blutprodukten besteht, wird vor Narkoseeinleitung im Rahmen der OP-Checkliste das Vorliegen der Transfusionsaufklärung und die Bereitstellung von Blutprodukten geprüft.

15.23.3 Besonderheiten

- Erhebliche Blutverluste sind möglich
- Patient muss während der gesamten OP relaxiert sein (Halofixateur!)
- Arme sind straff an den Körper geklebt und unzugänglich
- Relaxometrie am N. tibialis posterior (Innenknöchel) ableiten
- Extubation bei ventralen Eingriffen evtl. erst nach Prüfung von Nebenluft des entblockten Tubus vor Erwachen des Patienten bzw. Nachbeatmung im Hinblick auf postoperative Schwellung nach Rücksprache mit dem Operateur

15

15.23.4 Checkliste – Vorbereitungen im OP

► **Atemwege**
- O_2-Maske
- Endotrachealtubus ID 7,5–8,0 mm

► **Anästhesieverfahren**
- TIVA
- balancierte Anästhesie

► **Zugänge**
- arterieller Zugang
- mindestens 2–3 großlumige periphere Zugänge

► **Medikamente und Volumen**
- Infusion
  - Vollelektrolytlösung 1000 ml
  - Gelafundin 500 ml
- Medikamente
  - Fentanyl 0,5 mg/10 ml
  - Propofol 100 mg/10 ml
  - Rocuronium 50 mg/10 ml *oder* Cis-Atracurium 10 mg/10 ml
  - Sevofluran/Desfluran
  - Cafedrin/Theodrenalin 1 Amp/10 ml
  - Metamizol 1–1,5 g/50 ml KI
  - ggf. perioperative Antibiotikaprophylaxe

► **Materialvorbereitung**
- 1 peripherer Venenkatheter
- Magill-Tubus ID 7,5–8,5 mm/LMA/O_2-Maske
- ggf. Temperatursonde (oral)
- Luftwärmedecke
- Augenschutz

► **Für Regionalverfahren**
- Medikamente und Material für Regionalanästhesie s. Vorbereitungsstandard CCM/CVK

15.23.5 Monitoring

► **Basismonitoring und Monitoring Allgemeinanästhesie**
- EKG
- Pulsoxymetrie
- nichtinvasive Blutdruckmessung (oszillotonometrisch)
- Kapnometrie/-grafie
- Monitoring der inspiratorischen O_2-Konzentration
- in- und exspiratorische Messung der Inhalationsanästhetikakonzentration
- Volumetrie der Atemgase
- Atemwegsdruck mit Diskonnektionsalarm
- ggf. Relaxometrie

15.23.6 Narkoseeinleitung

- Einleitung im Bett
- Patientenidentifikation, OP-Checkliste prüfen
- Anlegen des Monitorings
- periphervenöser Zugang
- Infusionsbeginn mit Kristalloiden
- ggf. fiberoptische **orale** Intubation
- 2–3 gut laufende Zugänge (G 18–16), Infusionsleitungen verlängern (mit gut erreichbaren Dreiwegehahn, Zugang beschriften)

15.23.7 Lagerung

- Rückenlage oder Bauchlage im Halofixateur
- Anästhesist und Narkosegerät stehen am Fußende
- nach OP-Programm
- Arme auf Gelkissen lagern
- Gelkissen unter Fersen bzw. Schienbeine
- Rollenkissen in die Kniekehlen
- Kopf in Kopfschale
- Wärmezufuhr mit Luftwärmedecke

15.23.8 Narkoseführung

- balancierte Anästhesie mit Sevofluran/Desfluran in O_2-Luft-Gemisch 50:50 mit Minimal-Flow *oder*
- Propofol-TIVA: Propofol 6–8 mg/kgKG
- Fentanyl-Boli 0,1–0,2 mg bei Bedarf oder Remifentanil Spritzenpumpe (1 mg/50 ml; 0,1–0,2 µg/kgKG/min)
- ggf. Nachrelaxierung und Relaxometrie
- vor Operationsende 1–1,5 g Metamizol bzw. 1 g Paracetamol i. v., soweit keine Kontraindikationen bestehen
- Nachrelaxierung nach Relaxometrie (TOF) während der gesamten OP, solange der Kopf im Halofixateur fixiert ist

15.23.9 Postoperatives Management

- Überwachung im **Aufwachraum** mit **Basismonitoring**
- **Analgesie** mit Piritramid bei Bedarf 0,05–0,1 mg/kgKG
- Delir-Sreening mittels Nu-Desc
- Kontrolle der Redon-Drainagen und Verbände. Im Rahmen von Wirbelsäulenoperationen wird das Prozedere mit den Redon-Drainagen am Ende der Operation explizit besprochen. Wenn die Dura eröffnet wurde, darf nicht aktiv Sog angelegt werden, da sonst Liquor drainiert würde und zerebrale Blutung, Einklemmung und Krampfanfälle auftreten können. Erstes Redon in der Regel öffnen, ist das erste Redon voll, Information des Operateurs. Markraumredons sind üblicherweise ohne Sog.
- ggf. Rücksprache mit dem Operateur

- Opioide zur Schmerzbehandlung, auch bei Regionalanästhesie, wenn Ausbreitung nicht ausreichend (z. B. Beckenkammspongiosaentnahme) oder bei unvollständiger Regionalanästhesie
- bei ventralen Eingriffen Verlegung auf die Intensivstation
- bei Auftreten von Komplikationen (Schwellung, Blutung) sind erschwerte Bedingungen bei einer Re-Intubation zu erwarten: schwieriger Atemweg/schwierige Intubation/schwierige Maskenbeatmung/schwierige Laryngoskopie

15.23.10 Allgemeine Besonderheiten

Bei ventralen Eingriffen ggf. Verlegung auf ITS (Atemwegsmanagement, Schwellungsgefahr des Atemweges mit erschwerten Bedingungen bei einer Re-Intubation).

15.24 Brustwirbelkörperoperationen: ventrale oder dorsale Stabilisierung

J. Birnbaum, M. Krimphove, C. Melzer-Gartzke, M. Römer

► **Dauer**
- 180–240 min

15.24.1 Prämedikation

- Prämedikation nach SOP Präoperative Visite (Kap. 1.1)
- PONV-Score erheben (Kap. 2.21)
- traumatische oder metastatische Frakturen
- Aufklärung über arteriellen Katheter, Blasenkatheter
- Doppellumentubus (bei bestimmten Eingriffen nach Absprache mit dem Operateur)

15.24.2 Blut- und Transfusionsbedarf

Die Bereitstellung, die Bestellung in den OP und die Gabe von Blutprodukten sind abhängig von OP-Verfahren, Nebenerkrankungen, Status des Patienten und aktuellem Verlauf der Operation.

Soweit die Indikation zur Bereitstellung von Blutprodukten besteht, wird vor Narkoseeinleitung im Rahmen der OP-Checkliste das Vorliegen der Transfusionsaufklärung und die Bereitstellung von Blutprodukten geprüft.

15.24.3 Besonderheiten

Beim ventralen Zugang über den OP-Verlauf sind prinzipiell relevante Blutverluste möglich (Gefäßverletzung), aber selten. Der Blutverlust bei dorsaler Stabilisierung ist meist höher als bei ventralem Zugang (maschinelle Autotransfusion). Intraoperativ nur bei stärkeren Blutung im OP-Gebiet besonders bei dorsalem Zugang die kontrollierte Hypotension (MAP bei 60 mmHg mit invasiver Druckmessung) induzieren. Beachte die Kontraindikationen für eine Blutdrucksenkung!. Dazu OP-Gebiet beobachten und enge Rücksprache mit dem Operateur halten. Keine prinzipielle Hypotension!

Ausreichende Relaxierung mit (Relaxometrie).

15.24.4 Checkliste – Vorbereitungen im OP

► **Atemwege**
- O_2-Maske
- Endotrachealtubus ID 7,5–8,0 mm

► **Anästhesieverfahren**
- TIVA
- balancierte Anästhesie

► **Zugänge**
- arterieller Zugang
- mindestens 2–3 großlumige periphere Zugänge

► **Medikamente und Volumen**
- Infusion
  - Vollelektrolytlösung 1000 ml
  - Gelafundin 500 ml
- Medikamente
  - Fentanyl 0,5 mg/10 ml
  - Propofol 100 mg/10 ml
  - Rocuronium 50 mg/10 ml *oder* Cis-Atracurium 10 mg/10 ml
  - Sevofluran/Desfluran
  - Cafedrin/Theodrenalin 1 Amp/10 ml
  - Metamizol 1–1,5 g/50 ml KI
  - ggf. perioperative Antibiotikaprophylaxe

► **Materialvorbereitung**
- 1 peripherer Venenkatheter
- Magill-Tubus ID 7,5–8,5 mm/LMA/O_2-Maske
- ggf. Temperatursonde (oral)
- Luftwärmedecke
- Augenschutz

► **Für Regionalverfahren**
- Medikamente und Material für Regionalanästhesie s. Vorbereitungsstandard CCM/CVK

15.24.5 Monitoring

► **Basismonitoring und Monitoring Allgemeinanästhesie**
- EKG
- Pulsoxymetrie

- nichtinvasive Blutdruckmessung (oszillotonometrisch)
- Kapnometrie/-grafie
- Monitoring der inspiratorischen O_2-Konzentration
- in- und exspiratorische Messung der Inhalationsanästhetikakonzentration
- Volumetrie der Atemgase
- Atemwegsdruck mit Diskonnektionsalarm
- ggf. Relaxometrie

15.24.6 Narkoseeinleitung

- Bei dorsaler Stabilisierung Einleitung im Bett
- fiberoptische Intubation (nach Rücksprache mit dem Operateur)

► Allgemeinanästhesie: Einleitung nach Standard Unfallchirurgie

- Patientenidentifikation, OP-Checkliste prüfen
- Anschluss des Monitorings
- periphervenöser Zugang
- Infusionsbeginn
- perioperative Antibiotikaprophylaxe, soweit indiziert

► Einleitung der Intubation

- präoxygenieren
- Fentanyl 1–3 µg/kgKG i. v.
- Propofol 2–3 mg/kgKG
- Rocuronium 0,6 mg/kgKG i. v. oder Cis-Atracurium 0,15 mg/kgKG
- orale Intubation
- sichere Fixierung des Tubus mit Pflaster
- Augenschutz (Salbe + Pflaster)
- 2. i. v. Zugang

► Einleitung für LMA

- Fentanyl 1–3 µg/kgKG i. v.
- Propofol 1,5–2,5 mg/kgKG
- Einsetzen der Larynxmaske
- sichere Fixierung der LMA mit Schlauchverband
- Augenschutz (Salbe + Pflaster)

15.24.7 Lagerung

- Dorsale Stabilisierung in Bauchlage
- Seitenlage (meist Rechtsseitenlage) bei ventraler Stabilisierung (transthorakaler Zugang)
- nach OP-Programm
- Arme auf Gelkissen lagern
- Gelkissen unter Fersen bzw. Schienbeine
- Rollenkissen in die Kniekehlen
- Kopf in Kopfschale
- Wärmezufuhr mit Luftwärmedecke

15.24.8 Narkoseführung

- balancierte Anästhesie mit Sevofluran/Desfluran in O_2-Luft-Gemisch 50:50 mit Minimal-Flow *oder*
- Propofol-TIVA: Propofol 6–8 mg/kgKG
- Fentanyl-Boli 0,1–0,2 mg bei Bedarf oder Remifentanil Spritzenpumpe (1 mg/50 ml; 0,1–0,2 µg/kgKG/min)
- ggf. Nachrelaxierung und Relaxometrie
- vor Operationsende 1–1,5 g Metamizol bzw. 1 g Paracetamol i. v., soweit keine Kontraindikationen bestehen

15.24.9 Postoperatives Management

- Überwachung im **Aufwachraum** mit **Basismonitoring**
- **Analgesie** mit Piritramid bei Bedarf 0,05–0,1 mg/kgKG
- Delir-Sreening mittels Nu-Desc
- Kontrolle der Redon-Drainagen und Verbände. Im Rahmen von Wirbelsäulenoperationen wird das Prozedere mit den Redon-Drainagen am Ende der Operation explizit besprochen. Wenn die Dura eröffnet wurde, darf nicht aktiv Sog angelegt werden, da sonst Liquor drainiert würde und zerebrale Blutung, Einklemmung und Krampfanfälle auftreten können. Erstes Redon in der Regel öffnen, ist das erste Redon voll, Information des Operateurs. Markraumredons sind üblicherweise ohne Sog.
- Kontrolle des Casts bzw. der Schiene (nicht zu fest, unklare Schmerzen, Perfusionskontrolle der Extremität)
- ggf. Rücksprache mit dem Operateur
- Opioide zur Schmerzbehandlung, auch bei Regionalanästhesie, wenn Ausbreitung nicht ausreichend (z. B. Beckenkammspongiosaentnahme) oder bei unvollständiger Regionalanästhesie
- ggf. Pleurakatheter durch Operateur legen lassen (PDA-Katheter mit Tuohynadel)
- ggf. postoperative Intensivüberwachung auf PACU/ICMU/ITS

15.25 Lendenwirbelkörper-Operationen: ventrale oder dorsale Stabilisierung

J. Birnbaum, R. Kleinwächter, M. Krimphove, C. Melzer-Gartzke, M. Römer

▸ **Dauer**
- 180–300 min

15.25.1 Prämedikation

- Prämedikation nach SOP Präoperative Visite (Kap. 1.1)
- PONV-Score erheben (Kap. 2.21)
- Aufklärung über arteriellen Katheter, ZVK selten notwendig, Blasenkatheter, Bluttransfusion
- postoperative Intensivüberwachung auf PACU/IMCU

15.25.2 Blut- und Transfusionsbedarf

Die Bereitstellung, die Bestellung in den OP und die Gabe von Blutprodukten sind abhängig von OP-Verfahren, Nebenerkrankungen, Status des Patienten und aktuellem Verlauf der Operation.

Soweit die Indikation zur Bereitstellung von Blutprodukten besteht, wird vor Narkoseeinleitung im Rahmen der OP-Checkliste das Vorliegen der Transfusionsaufklärung und die Bereitstellung von Blutprodukten geprüft.

15.25.3 Besonderheiten

Beim ventralen Zugang über den OP-Verlauf sind prinzipiell relevante Blutverluste möglich (Gefäßverletzung), aber selten. Der Blutverlust bei dorsaler Stabilisierung ist meist höher als bei ventralem Zugang (maschinelle Autotransfusion). Die Anwendung von Tranexamsäure reduziert oft den Transfusionsbedarf und soll im Rahmen des Team Time Out mit Blick auf eventuelle Kontraindikationen besprochen werden. Intraoperativ nur bei stärkerer Blutung im OP-Gebiet besonders bei dorsalem Zugang eine kontrollierte Hypotension herbeiführen (MAP bei 60 mmHg unter invasiver Druckmessung, Kontraindikationen für Blutdrucksenkung beachten!) Dazu OP-Gebiet beobachten und enge Rücksprache mit dem Operateur halten. Keine prinzipielle Hypotension!

Ausreichende Relaxierung mit Relaxometrie.

15.25.4 Checkliste – Vorbereitungen im OP

▸ **Atemwege**
- O_2-Maske
- Endotrachealtubus ID 7,5–8,0 mm

▸ **Anästhesieverfahren**
- TIVA
- balancierte Anästhesie
- balancierte Anästhesie

▸ **Zugänge**
- arterieller Katheter
- mindestens 2–3 großlumige periphere Zugänge

▸ **Medikamente und Volumen**
- Infusion
  - Vollelektrolytlösung 1000 ml
  - Gelafundin 500 ml
- Medikamente
  - Fentanyl 0,5 mg/10 ml
  - Propofol 100 mg/10 ml
  - Rocuronium 50 mg/10 ml *oder* Cis-Atracurium 10 mg/10 ml
  - Sevofluran/Desfluran
  - Cafedrin/Theodrenalin 1 Amp/10 ml
  - Metamizol 1–1,5 g/50 ml KI
  - ggf. perioperative Antibiotikaprophylaxe

▸ **Materialvorbereitung**
- ggf. maschinelle Autotransfusion, Reservoir vorbereiten
- 3 periphere Venenkatheter
- Magill-Tubus ID 7,5–8,5 mm/LMA/O_2-Maske
- ggf. Temperatursonde (oral)
- Luftwärmedecke
- Augenschutz

▸ **Für Regionalverfahren**
- Medikamente und Material für Regionalanästhesie s. Vorbereitungsstandard CCM/CVK

15.25.5 Monitoring

▸ **Basismonitoring und Monitoring Allgemeinanästhesie**
- EKG
- Pulsoxymetrie
- nichtinvasive Blutdruckmessung (oszillotonometrisch)
- Kapnometrie/-grafie
- Monitoring der inspiratorischen O_2-Konzentration
- in- und exspiratorische Messung der Inhalationsanästhetikakonzentration
- Volumetrie der Atemgase
- Atemwegsdruck mit Diskonnektionsalarm
- ggf. Relaxometrie

15.25.6 Narkoseeinleitung

► **Allgemeinanästhesie: Einleitung nach Standard Unfallchirurgie**
- Patientenidentifikation, OP-Checkliste prüfen
- Anschluss des Monitorings
- periphervenöser Zugang
- Infusionsbeginn
- perioperative Antibiotikaprophylaxe, soweit indiziert

► **Einleitung der Intubation**
- präoxygenieren
- Fentanyl 1–3 µg/kgKG i. v.
- Propofol 2–3 mg/kgKG
- Rocuronium 0,6 mg/kgKG i. v. oder Cis-Atracurium 0,15 mg/kgKG
- orale Intubation
- sichere Fixierung des Tubus mit Pflaster
- Augenschutz (Salbe + Pflaster)
- 2. i. v. Zugang

► **Einleitung für LMA**
- Fentanyl 1–3 µg/kgKG i. v.
- Propofol 1,5–2,5 mg/kgKG
- Einsetzen der Larynxmaske
- sichere Fixierung der LMA mit Schlauchverband
- Augenschutz (Salbe + Pflaster)

15.25.7 Lagerung

- Rückenlage oder Bauchlage zusammen mit dem Unfallchirurgen
- nach OP-Programm
- Arme auf Gelkissen lagern
- Gelkissen unter Fersen bzw. Schienbeine
- Rollenkissen in die Kniekehlen
- Kopf in Kopfschale
- Wärmezufuhr mit Luftwärmedecke

15.25.8 Narkoseführung

- balancierte Anästhesie mit Sevofluran in O_2-Luft-Gemisch 50:50 mit Minimal-Flow *oder*
- Propofol-TIVA: Propofol 6–8 mg/kgKG
- Fentanyl-Boli 0,1–0,2 mg bei Bedarf oder Remifentanil Spritzenpumpe (1 mg/50 ml; 0,1–0,2 µg/kgKG/min)
- ggf. Nachrelaxierung und Relaxometrie
- vor Operationsende 1–1,5 g Metamizol bzw. 1 g Paracetamol i. v., soweit keine Kontraindikationen bestehen

15.25.9 Postoperatives Management

- Überwachung im **Aufwachraum** mit **Basismonitoring**
- **Analgesie** mit Piritramid bei Bedarf 0,05–0,1 mg/kgKG
- Delir-Sreening mittels Nu-Desc
- Kontrolle der Redon-Drainagen und Verbände. Im Rahmen von Wirbelsäulenoperationen wird das Prozedere mit den Redon-Drainagen am Ende der Operation explizit besprochen. Wenn die Dura eröffnet wurde, darf nicht aktiv Sog angelegt werden, da sonst Liquor drainiert würde und zerebrale Blutung, Einklemmung und Krampfanfälle auftreten können. Erstes Redon in der Regel öffnen, ist das erste Redon voll, Information des Operateurs. Markraumredons sind üblicherweise ohne Sog.
- ggf. Rücksprache mit dem Operateur
- postoperativ PACU/IMCU (selten ITS)
- postoperativen Blutverlust beachten!

15.26 Gelenkluxationen

J. Birnbaum, M. Krimphove, C. Melzer-Gartzke, M. Römer

► **Dauer**
- 10–60 min

15.26.1 Prämedikation

- Prämedikation nach SOP Präoperative Visite (Kap. 1.1)
- PONV-Score erheben (Kap. 2.21)
- Patienten jeden Alters, oft nicht nüchtern!

Praxis

Zu beachten

Im Allgemeinen werden Repositionen in kurzer Allgemeinanästhesie durchgeführt. In der Regel wurden vor Hinzuziehen eines anästhesiologischen Teams bereits Repositionsversuche unter systemischer Analgesie mit Opioiden vorgenommen. Dies ist bei der Anästhesieplanung zu berücksichtigen.

Generell sind Repositionen auch in Regionalanästhesie möglich:
- SpA für Knie- und Hüft(-TEP)-Luxationen (Anlage oft schwierig bis unmöglich wegen starker Schmerzen)
- interskalenärer Single-Shot für Schulter- (TEP-)Luxationen

► **Für akute Schmerztherapie präoperativ (für Transport/Lagerung)**
- Bei Hüft-Luxationen N.-femoralis-/Fascia-iliaca-Block geeignet

- bei Knie-Luxation Femoraliskatheter nach Rücksprache mit Operateur für postoperativen Schmerztherapie (Anlage oft besser nach Reposition)
- bei Schulter-Luxation interskalenärer Single-Shot zur postoperativen Schmerztherapie (Anlage oft besser nach Reposition)

15.26.2 Blut- und Transfusionsbedarf

Die Bereitstellung, die Bestellung in den OP und die Gabe von Blutprodukten sind abhängig von OP-Verfahren, Nebenerkrankungen, Status des Patienten und aktuellem Verlauf der Operation.

Soweit die Indikation zur Bereitstellung von Blutprodukten besteht, wird vor Narkoseeinleitung im Rahmen der OP-Checkliste das Vorliegen der Transfusionsaufklärung und die Bereitstellung von Blutprodukten geprüft.

15.26.3 Checkliste – Vorbereitungen im OP

► **Atemwege**
- O_2-Maske
- Larynxmaske
- Endotrachealtubus ID 7,5–8,5 mm

► **Anästhesieverfahren**
- Skalenusblock bei Schulterluxation
- SpA bei Knie- und Hüftluxation
- balancierte Anästhesie

► **Zugänge**
- 1–2 periphere Venenkatheter

► **Medikamente und Volumen**
- Infusion
  - Vollelektrolytlösung 1000 ml
- Medikamente
  - Fentanyl 0,5 mg/10 ml
  - Propofol 100 mg/10 ml
  - Rocuronium 50 mg/10 ml *oder* Cis-Atracurium 10 mg/10 ml
  - Sevofluran/Desfluran
  - Cafedrin/Theodrenalin 1 Amp/10 ml
  - Metamizol 1–1,5 g/50 ml KI
  - ggf. perioperative Antibiotikaprophylaxe

► **Für Regionalverfahren.** Medikamente und Material für Regionalanästhesie s. Vorbereitungsstandards in den Kapiteln zur Regionalanästhesie bei Kindern (s. Kap. 12.7)

► **Materialvorbereitung**
- 1 peripherer Venenkatheter
- Magill-Tubus ID 7,5–8,5 mm/LMA/O_2-Maske
- ggf. Temperatursonde (oral)
- Luftwärmedecke
- Augenschutz

► **Für Regionalverfahren**
- Medikamente und Material für Regionalanästhesie s. Vorbereitungsstandard

15.26.4 Monitoring

► **Basismonitoring und Monitoring Allgemeinanästhesie**
- EKG
- Pulsoxymetrie
- nichtinvasive Blutdruckmessung (oszillotonometrisch)
- Kapnometrie/-grafie
- Monitoring der inspiratorischen O_2-Konzentration
- in- und exspiratorische Messung der Inhalationsanästhetikakonzentration
- Volumetrie der Atemgase
- Atemwegsdruck mit Diskonnektionsalarm
- ggf. Relaxometrie

15.26.5 Narkoseeinleitung

► **Allgemeinanästhesie: Einleitung nach Standard Unfallchirurgie**
- Patientenidentifikation, OP-Checkliste prüfen
- Anschluss des Monitorings
- peripher venöser Zugang
- Infusionsbeginn
- perioperative Antibiotikaprophylaxe, soweit indiziert

► **Einleitung der Intubation**
- präoxygenieren
- Fentanyl 1–3 µg/kgKG i. v.
- Propofol 2–3 mg/kgKG
- Rocuronium 0,6 mg/kgKG i. v. oder Cis-Atracurium 0,15 mg/kgKG
- orale Intubation
- sichere Fixierung des Tubus mit Pflaster
- Augenschutz (Salbe + Pflaster)
- 2. i. v. Zugang

► **Einleitung für LMA**
- Fentanyl 1–3 µg/kgKG i. v.
- Propofol 1,5–2,5 mg/kgKG
- Einsetzen der Larynxmaske
- sichere Fixierung der LMA mit Schlauchverband
- Augenschutz (Salbe + Pflaster)

15.26.6 Lagerung

- nach OP-Programm
- Arme auf Gelkissen lagern
- Gelkissen unter Fersen bzw. Schienbeine
- Rollenkissen in die Kniekehlen
- Kopf in Kopfschale
- Wärmezufuhr mit Luftwärmedecke

15.26.7 Narkoseführung

- balancierte Anästhesie mit Sevofluran in O_2-Luft-Gemisch 50:50 mit Minimal-Flow *oder*
- Propofol-TIVA: Propofol 6–8 mg/kgKG
- Fentanyl-Boli 0,1–0,2 mg bei Bedarf oder Remifentanil Spritzenpumpe (1 mg/50 ml; 0,1–0,2 µg/kgKG/min)
- ggf. Nachrelaxierung und Relaxometrie
- vor Operationsende 1–1,5 g Metamizol bzw. 1 g Paracetamol i. v., soweit keine Kontraindikationen bestehen

15.26.8 Postoperatives Management

- Überwachung im **Aufwachraum** mit **Basismonitoring**
- **Analgesie** mit Piritramid bei Bedarf 0,05–0,1 mg/kgKG
- Delir-Sreening mittels Nu-Desc
- Kontrolle der Redon-Drainagen und Verbände. Im Rahmen von Wirbelsäulenoperationen wird das Prozedere mit den Redon-Drainagen am Ende der Operation explizit besprochen. Wenn die Dura eröffnet wurde, darf nicht aktiv Sog angelegt werden, da sonst Liquor drainiert würde und zerebrale Blutung, Einklemmung und Krampfanfälle auftreten können. Erstes Redon in der Regel öffnen, ist das erste Redon voll, Information des Operateurs. Markraumredons sind üblicherweise ohne Sog.
- Kontrolle des Casts bzw. der Schiene (nicht zu fest, unklare Schmerzen, Perfusionskontrolle der Extremität)
- ggf. Rücksprache mit dem Operateur
- Opioide zur Schmerzbehandlung, auch bei Regionalanästhesie, wenn Ausbreitung nicht ausreichend (z. B. Beckenkammspongiosaentnahme) oder bei unvollständiger Regionalanästhesie

15.27 Trichter- oder Kielbrust

J. Birnbaum, R. Kleinwächter, M. Krimphove, C. Melzer-Gartzke, M. Römer

► **Dauer**

- 1,5–2 h

15.27.1 Prämedikation

- Prämedikation nach SOP Präoperative Visite (Kap. 1.1)
- PONV-Score erheben (Kap. 2.21)
- Patienten sind jung und meist ohne wesentliche Begleiterkrankungen, in Ausnahmefällen hämodynamische und pulmonale Einschränkungen, Lungenfunktion beachten
- bei marfanoidem Habitus Überprüfung der kardialen Funktion

15.27.2 Blut- und Transfusionsbedarf

Die Bereitstellung, die Bestellung in den OP und die Gabe von Blutprodukten sind abhängig von OP-Verfahren, Nebenerkrankungen, Status des Patienten und aktuellem Verlauf der Operation.

Soweit die Indikation zur Bereitstellung von Blutprodukten besteht, wird vor Narkoseeinleitung im Rahmen der OP-Checkliste das Vorliegen der Transfusionsaufklärung und die Bereitstellung von Blutprodukten geprüft.

15.27.3 Besonderheiten

Selten kann ein Pneumothorax auftreten: intraoperative Wasserprobe (Dichtigkeitskontrolle durch den Operateur) und Blähmanöver.

15.27.4 Checkliste – Vorbereitungen im OP

► **Atemwege**

- O_2-Maske
- Endotrachealtubus (Woodbridge) ID 7,5–8,5 mm
- bei Kindern entsprechend kleiner

► **Anästhesieverfahren**

- TIVA
- balancierte Anästhesie

► **Zugänge**

- 1–2 periphere Venenkatheter

► **Medikamente und Volumen**

- Infusion
  - Vollelektrolytlösung 1000 ml

- Medikamente
  - Fentanyl 0,5 mg/10 ml
  - Propofol 100 mg/10 ml
  - Rocuronium 50 mg/10 ml *oder* Cis-Atracurium 10 mg/10 ml
  - Sevofluran/Desfluran
  - Cafedrin/Theodrenalin 1 Amp/10 ml
  - Metamizol 1–1,5 g/50 ml KI
  - ggf. perioperative Antibiotikaprophylaxe

► **Materialvorbereitung**

- 1 peripherer Venenkatheter
- Magill-Tubus ID 7,5–8,0 mm/LMA/O_2-Maske
- ggf. Temperatursonde (oral)
- Luftwärmedecke
- Augenschutz

15.27.5 Monitoring

► **Basismonitoring und Monitoring Allgemein anästhesie**

- EKG
- Pulsoxymetrie
- nichtinvasive Blutdruckmessung (oszillotonometrisch)
- Kapnometrie/-grafie
- Monitoring der inspiratorischen O_2-Konzentration
- in- und exspiratorische Messung der Inhalationsanästhetikakonzentration
- Volumetrie der Atemgase
- Atemwegsdruck mit Diskonnektionsalarm
- ggf. Relaxometrie

15.27.6 Narkoseeinleitung

► **Allgemeinanästhesie: Einleitung nach Standard Unfallchirurgie**

- Patientenidentifikation, OP-Checkliste prüfen
- Anschluss des Monitorings
- periphervenöser Zugang
- Infusionsbeginn
- perioperative Antibiotikaprophylaxe, soweit indiziert

► **Einleitung der Intubation**

- präoxygenieren
- Fentanyl 1–3 µg/kgKG i. v.
- Propofol 2–3 mg/kgKG
- Rocuronium 0,6 mg/kgKG i. v. oder Cis-Atracurium 0,15 mg/kgKG
- orale Intubation
- sichere Fixierung des Tubus mit Pflaster
- Augenschutz (Salbe + Pflaster)
- 2. i. v. Zugang

15.27.7 Lagerung

- nach OP-Programm
- Arme auf Gelkissen lagern
- Gelkissen unter Fersen bzw. Schienbeine
- Rollenkissen in die Kniekehlen
- Kopf in Kopfschale
- Wärmezufuhr mit Luftwärmedecke

15.27.8 Narkoseführung

- balancierte Anästhesie mit Sevofluran in O_2-Luft-Gemisch 50:50 mit Minimal-Flow *oder*
- Propofol-TIVA: Propofol 6–8 mg/kgKG
- Fentanyl-Boli 0,1–0,2 mg bei Bedarf oder Remifentanil Spritzenpumpe (1 mg/50 ml; 0,1–0,2 µg/kgKG/min)
- ggf. Nachrelaxierung und Relaxometrie
- vor Operationsende 1–1,5 g Metamizol bzw. 1 g Paracetamol i. v., soweit keine Kontraindikationen bestehen

15.27.9 Postoperatives Management

- Überwachung im **Aufwachraum** mit **Basismonitoring**
- **Analgesie** mit Piritramid bei Bedarf 0,05–0,1 mg/kgKG
- Delir-Sreening mittels Nu-Desc
- Kontrolle der Redon-Drainagen und Verbände. Erstes Redon in der Regel öffnen, ist das erste Redon voll, Information des Operateurs. Markraumredons sind üblicherweise ohne Sog.
- ggf. Rücksprache mit dem Operateur
- eventuell PCA

15.28 Literatur

[542] Advanced Trauma Life Support for doctors, ATLS; Student Course Manual; 7th Edition

[543] Bavanendran A, Kroin JS, Tuman KJ et al. Effects of perioperative administration of a selective cyclooxygenase 2 inhibitor on pain management and recovery of function after knee replacement. A randomized controlled study. JAMA 2000; 290 (18): 2411–8

[544] Birnbaum J, Klotz E, Bogusch G et al. Elektrische Nervenstimulation für Plexus- und Nervenblockaden. Anaesthesist 2007; 56 (11): 1155–62

[545] Borgeat A, Ekatodramis G, Dumont C. An evaluation of the infraclavicular block via a modified approach of the Raj technique. Anesth Analg 2001; 93 (2): 436–41

[546] Borgeat A, Ekatodramis G. Brachial Plexus Block. Curr Opin Anesthesiol 2002; 15 (5): 537–42

[547] Büttner J, Meier G. Kontinuierliche periphere Techniken zur Regionalanästhesie und Schmerztherapie – Obere und untere Extremität. Bremen: UniMed Verlag AG; 1999

[548] Capdevila X, Barthelet Y, Biboulet P et al. Effects of perioperative analgesic technique on the surgical outcome and duration of rehabilitation after major knee surgery. Anesthesiology 1999; 91 (1): 8–15

[549] Casati A, Vinciguerra F, Santorsola R et al. A double blind, randomized comparison of either 0.5 % levobupivacaine or 0.5 % ropivacaine for sciatic nerve block. Anesth Analg 2002; 94 (4): 987–90

[550] Cecconi M, Fasano N, Langiano N et al. Goal-directed haemodynamic therapy during elective total hip arthroplasty under regional anaesthesia. Critical care (London, England) 2011; 15 (3): R132

[551] DAAF – Deutsche Akademie für Anästhesiologische Fortbildung. Refresher Course Aktuelles Wissen für Anästhesisten; Nr. 34, April 2008

[552] Desmet M, Braems H, Reynvoet M et al. I.V. and perineural dexamethasone are equivalent in increasing the analgesic duration of a single-shot interscalene block with ropivacaine for shoulder surgery: a prospective, randomized, placebo-controlled study. Br J Anaest 2013; 111 (3): 445–52

[553] Deutsche Gesellschaft für Unfallchirurgie e. V. (DGU). Leitlinie „Polytrauma/Schwerverletzten-Behandlung“ (2016). AWMF-Leitlinien-Register Nr. 012-019. Im Internet: https://register.awmf.org/de/leitlinien/detail/187-023 (Stand: 24.11.2023)

[554] Donaldson AJ, Thomson HE, Harper NJ et al. Bone cement implantation syndrome. Br J Anaesth 2009; 102 (1): 12–22

[555] Elsharkawy HA, Abd-Elsayed AA, Cummings KC 3 rd et al. Analgesic Eff icacy and Technique of Ultrasound-Guided Suprascapular Nerve Catheters after Shoulder Arthroscopy. Ochsner Journal 2014; 14: 259–63

[556] Foss NB, Kristensen BB, Bundgaard M et al. Fascia iliaca compartment blockade for acute pain control in hip fracture patients: a randomized, placebo-controlled trial. Anesthesiology 2007; 106 (4): 773–8

[557] Hamilton MA, Cecconi M, Rhodes A. A Systematic Review and Meta-Analysis on the Use of Preemptive Hemodynamic Intervention to Improve Postoperative Outcomes in Moderate and High-Risk Surgical Patients. Anesth Analg 2011; 112 (6): 1392–402

[558] Klaastad Ø, Smith HJ, Smedby O et al. A novel infraclavicular brachial plexus block: the lateral and sagittal technique, developed by magnetic resonance imaging studies. Anesth Analg 2004; 98 (1): 252–6

[559] Kotyra M, Houltz E, Ricksten SE. Pulmonary haemodynamics and right ventricular function during cemented hemiarthroplasty for femoral neck fracture. Acta Anaesthesiol Scand 2010; 54 (10): 1210–6

[560] Meier G, Bauereis C, Heinrich C. Interscalene brachial plexus catheter for anesthesia and postoperative pain therapy. Anaesthesist 1997; 46 (8): 715–9

[561] Parker MJ, Unwin SC, Handoll HH et al. General versus spinal/epidural anaesthesia for surgery for hip fractures in adults. Cochrane Database Syst Rev 2000; (4): CD000 521

[562] Rhodes A, Cecconi M, Hamilton M et al. Goal-directed therapy in high-risk surgical patients: a 15-year follow-up study. Intensive Care Medicine 2010; 36 (8): 1327–32

[563] Schwemmer U, Schleppers A, Markus C et al. Prozessmanagement bei axillären Plexusblockaden: Vergleich von Ultraschall und Nervenstimulation. Anaesthesist 2006; 55 (4): 451–6

[564] The CRASH-2 Collaborators. Effects of tranexamic acid on death, vascular occlusive events, and blood transfusion in trauma patients with significant haemorrhage (CRASH-2): a randomised, placebo-controlled trial. Lancet 2010; 376: 23–32

16 Anästhesie in der Urologie

16.1 Endourologische Eingriffe

M. Krimphove, T. Ocker, K. Spatz

Praxis

Endourologische Eingriffe
- transurethrale Prostataresektion (TUR-P)
- transurethrale Tumorresektion der Blase (TUR-B)

► **Dauer**
- 1–2 Stunden

16.1.1 Prämedikation

- Prämedikation nach SOP Präoperative Visite (Kap. 1.1)
- PONV-Score erheben (Kap. 2.21)

Bevorzugtes Anästhesieverfahren ist die Spinalanästhesie, nur in Ausnahmefällen (Kontraindikationen, Ablehnung durch den Patienten trotz sorgfältiger Aufklärung) kann eine Allgemeinanästhesie mit einer Larynxmaske, bei erhöhtem Aspirationsrisiko als Intubationsnarkose, zur Anwendung kommen.

Bei Regionalanästhesie besonders auf Gerinnungsstörungen, die Einnahme von Thrombozytenaggregationshemmern/Antikoagulanzien und auf die Wirbelsäulenanatomie achten.

16.1.2 Blut- und Transfusionsbedarf

Blutgruppenbestimmung.

16.1.3 Checkliste – Vorbereitungen im OP

► **Atemwege**
- Spontanatmung bei SpA, mit Sedierung Sauerstoffzufuhr per Nasensonde oder Gesichtsmaske
- Larynxmaske
- ggf. ITN

► **Anästhesieverfahren**
- Spinalanästhesie

bei Kontraindikation/Ablehnung:
- TIVA *oder*
- balancierte Anästhesie

► **Zugänge**
- 1 peripherer Venenzugang 18 G

► **Medikamente und Volumen**
- Infusion
  - Vollelektrolytlösung (luftfreie Beutel)
- Spritzenpumpe
  - Propofol 2 % 50 ml, alternativ Verdampfer für volatile Anästhetika
- Medikamente
  - Fentanyl 0,5 mg/10 ml alternativ Alfentanil 1 mg/2 ml
  - NaCl 0,9 % 10 ml
  - Propofol 200 mg/20 ml oder Thiopental 500 mg/20 ml
  - ggf. Muskelrelaxanzien
  - Cafedrin/Theodrenalin 1 Amp/10 ml
  - Antibiotikum nach Rücksprache mit dem Operateur
- SpA
  - Lidocain 1 % zur Hautinfiltration
  - Bupivacain 0,5 % isobar

► **Materialvorbereitung**
- 1 peripherer Venenzugang 18 G
- steriler Tisch zur SpA, Spinalnadel 27 G
- Larynxmaske (Größe 3–5), ggf. Endotrachealtubus 7,5–8,5 mm ID
- Augenschutz bei Allgemeinanästhesie
- Blasenkatheter wird durch Operateur gelegt

16.1.4 Monitoring

► **Basismonitoring und Monitoring Allgemeinanästhesie**
- EKG
- Pulsoxymetrie
- nichtinvasive Blutdruckmessung (oszillotonometrisch)
- Kapnometrie/-grafie
- Monitoring der inspiratorischen O_2-Konzentration
- in- und exspiratorische Messung der Inhalationsanästhetikakonzentration
- Volumetrie der Atemgase
- Atemwegsdruck mit Diskonnektionsalarm

16.1.5 Narkoseeinleitung

- Patientenidentifikation, OP Checkliste prüfen
- Anschluss des Monitorings
- periphervenöser Zugang
- perioperative Antibiotikaprophylaxe, soweit indiziert
- Durchführung der Spinalanästhesie nach Standard mit 2,5–3,5 ml Bupivacain 0,5 % isobar, Anästhesieniveau mindestens bei Th 10

- bei Kontraindikationen gegen eine Spinalanästhesie, Allgemeinanästhesie mit Larynxmaske, bei erhöhtem Aspirationsrisiko als Intubationsnarkose
- Fentanyl 1–2 µg/kgKG, alternativ Alfentanil 0,5–1,0 mg
- Propofol 2–3 mg/kgKG oder Thiopental 3–5 mg/kgKG
- nach Erlöschen der Schutzreflexe Einlage der passenden Larynxmaske, Kontrolle der Lage durch Auskultation
- Augenschutz
- bei erhöhtem Aspirationsrisiko Ileuseinleitung nach Standard

16.1.6 Lagerung

- Steinschnittlage mit rechtsseitig ausgelagertem Arm.

16.1.7 Narkoseführung

- Bei ängstlichen Patienten ist eine Sedierung mit Sauerstoffgabe während der Spinalanästhesie möglich: Midazolam 1 mg i. v. repetitiv oder Propofol (Bolus 30–50 mg i. v., anschließend Infusion mit Spritzenpumpe mit ca. 1–2 mg/kgKG/h).
- Allgemeinanästhesie als balancierte Anästhesie mit volatilen Anästhetika oder als TIVA mit Propofol-Spritzenpumpe 5–8 mg/kgKG/h.
- Beatmung:
  - F_iO_2 0,3–0,5
  - $etCO_2$ 35–45 mmHg
  - PEEP: ≥ 5 cmH_2O
- Elektrolytkontrolle mittels venöser Blutgasanalyse nach Klinik und bei Resektionszeiten über 30 min.
- Extubation auf dem Operationstisch, wenn die Extubationskriterien erfüllt sind.

16.1.8 TUR-Syndrom

Transurethrale Resektionen der Blase (TUR-B) und der Prostata (TUR-P) sind urologische Standardoperationen, denen sich hauptsächlich ältere Patienten, oft durch kardiopulmonale Begleiterkrankungen gefährdet, unterziehen müssen. Die wesentlichen Risiken bestehen im Blutverlust durch Verletzen der A. prostaticae im Bereich der Prostatakapsel und Eröffnen der hier verlaufenden Venensinus, wodurch größere Mengen der elektrolytfreien Spülflüssigkeit (Sorbit-Mannit-Gemisch) in das Gefäßsystem eingeschwemmt werden können. Ein TUR-Syndrom kann einerseits sehr früh durch direkte intravasale Resorption größerer Flüssigkeitsmengen, andererseits aber auch nach mehreren Stunden durch Resorption von interstitieller periprostatischer Flüssigkeit auftreten. Bei langen Resektionszeiten (über 30 min) sollte daher zur Kontrolle von Hb, Hkt, Natrium, Kalium und pH-Wert eine venöse BGA durchgeführt und die Ausgangswerte dokumentiert werden.

Die Menge der absorbierten Flüssigkeit ist proportional zur Resektionszeit und abhängig vom hydrostatischen Druck (Höhe des Spülflüssigkeitsbeutels). Pro Minute können 10–30 ml Spülflüssigkeit in den Kreislauf gelangen. Die dadurch bedingte akute Volumenüberladung und die sie begleitende Verdünnungshyponatriämie können zu lebensbedrohlichen Komplikationen führen. Die Patienten haben keinen absoluten Natriummangel, sondern einen relativen Natriummangel!

Als erste klinische Zeichen einer Einschwemmung gelten:

- Verwirrtheit
- Unruhe
- Übelkeit
- zerebrale Anfälle
- zunehmendes Hirnödem
- komatöse Bewusstseinsstörungen
- Bradykardien
- QRS-Verbreiterungen
- ventrikuläre Arrhythmien
- Angina-pectoris-Anfälle
- interstitielles Lungenödem
- arterielle Hypertonie

Therapie

- Information an den aufsichtsführenden Facharzt und Abstimmung des therapeutischen Vorgehens
- Chirurgen verständigen und Beendigung des Eingriffs so schnell wie möglich
- Flüssigkeitsrestriktion
- Behandlung der Hypervolämie (z. B. 20 mg Furosemid i. v.)
- Ausgleich von Elektrolytstörungen (Hyponatriämie, Hypokaliämie)
- Natriumsubstitution ab 125–130 mmol/l erwägen
- bei schwerer neurologischer Symptomatik Intubation, arteriellen Katheter anlegen, BGA, ZVK-Anlage, Katecholamintherapie und ggf. intensivmedizinische Behandlung

16.1.9 Postoperatives Management

- Überwachung im **Aufwachraum** mit **Basismonitoring**
- Delir-Sreening mittels Nu-Desc
- **Analgesie** mit Nichtopioid-Analgetikum und Piritramid bei Bedarf 0,05– 0,1 mg/kgKG
- bei Spinalanästhesie muss eine Regredienz um 2 Segmente und ein Niveau unter Th 10 nachgewiesen und entsprechend dokumentiert werden
- auf Diurese und blutigen Urin achten

- Substitution von Diureseverlusten nach intraoperativer Gabe von Furosemid
- Elektrolytkontrolle

16.2 Harnsteinleiden

M. Krimphove, T. Ocker, K. Spatz

Praxis

Harnsteinleiden

- PNS (perkutane Nephrostomie)
- PNE (perkutane Nierensteinentfernung)
- PNL (perkutane Nephrolitholapxie oder Nephrolithotrypsie)
- ESWL (extrakorporale Stoßwellenlithotrypsie)

▶ **Dauer**

- 1–2 h

16.2.1 Prämedikation

- Prämedikation nach SOP Präoperative Visite (Kap. 1.1)
- PONV-Score erheben (Kap. 2.21)
- bei der extrakorporalen Stoßwellenlithotripsie (ESWL) reicht im Allgemeinen eine Analgosedierung

16.2.2 Blut- und Transfusionsbedarf

Blutgruppenbestimmung, Bereitstellung von Blutprodukten nicht notwendig.

16.2.3 Checkliste – Vorbereitungen im OP

▶ **Atemwege**

- ITN

▶ **Anästhesieverfahren**

- balancierte Anästhesie *oder*
- TIVA

▶ **Zugänge**

- 2 periphere Venenzugänge 18/16 G

▶ **Medikamente und Volumen**

- Infusion
  - Vollelektrolytlösung (luftfreie Beutel)
- Spritzenpumpe
  - Propofol 2 % 50 ml
  - alternativ Verdampfer für volatile Anästhetika
- Medikamente
  - Fentanyl 0,5 mg/10 ml
  - Propofol 200 mg/20 ml oder Thiopental 500 mg/20 ml
  - Cis-Atracurium 20 mg/20 ml, alternativ Rocuronium
  - NaCl 0,9 % 10 ml
  - Cafedrin/Theodrenalin 1 Amp/10 ml
  - Antibiotikum nach Rücksprache mit Operateur

▶ **Materialvorbereitung**

- peripherer Venenzugang 18 G, 16 G
- Magill-Tubus (auch bei Bauchlage) ID 7,5–8,5 mm
- Augenschutz
- Luftwärmedecke

16.2.4 Monitoring

▶ **Basismonitoring und Monitoring Allgemeinanästhesie**

- EKG
- Pulsoxymetrie
- nichtinvasive Blutdruckmessung (oszillotonometrisch)
- Kapnometrie/-grafie
- Monitoring der inspiratorischen O_2-Konzentration
- in- und exspiratorische Messung der Inhalationsanästhetikakonzentration
- Volumetrie der Atemgase
- Atemwegsdruck mit Diskonnektionsalarm

16.2.5 Narkoseeinleitung

- Patientenidentifikation, OP-Checkliste prüfen
- Anschluss des Monitorings
- peripheren Venenkatheter legen
- RSI erwägen bei akutem Abdomen
- präoxygenieren
- Fentanyl 1–2 µg/kgKG i. v., Propofol 2–3 mg/kgKG, alternativ Thiopental 3– 5 mg/kgKG
- Cis-Atracurium 0,15 mg/kgKG i. v. oder Rocuronium 0,6 mg/kgKG
- Intubation mit Magill-Tubus (auch bei Bauchlage)
- Anlage einer Magensonde nach Intubation bei geplanter Bauchlage
- nach Umlagerung in Bauchlage erneute Tubuslagekontrolle durch Auskultation, um Fehllagen auszuschließen
- Augenschutz

16.2.6 Lagerung

- Je nach Eingriff in Absprache mit dem Operateur
- bei Eingriffen in Bauchlage Arme beidseits ausgelagert, auf Abpolsterung achten, Kopf auf Gelring oder Kopfschale lagern

I

16.2.7 Narkoseführung

- Balancierte Anästhesie mit volatilen Anästhetika in O_2-Luft-Gemisch als Low-Flow *oder*
- TIVA mit Propofol-Spritzenpumpe 5–8 mg/kgKG/h
- Beatmung:
  - F_iO_2 0,3–0,5
  - $etCO_2$ 35–45 mmHg
  - PEEP: 5 cmH_2O
- Relaxierung bei Bedarf
- Extubation auf dem Operationstisch, wenn die Extubationskriterien erfüllt sind
- extrakorporale Stoßwellenlithotrypsie (ESWL): Analgosedierung mit Alfentanil 0,5–1 mg und bei Bedarf Propofolboli von 30–50 mg, Insufflation von Sauerstoff
- bei großen Steinen und ängstlichen Patienten kann eine Allgemeinanästhesie notwendig sein

Cave

- Auskühlung.
- Bauchlage mit der Gefahr der Tubusdiskonnektion oder eines Lagerungsschadens, daher engmaschige Kontrolle von Nase, Augen und Kehlkopf.

16.2.8 Postoperatives Management

- Überwachung im **Aufwachraum** mit **Basismonitoring**
- Delir-Sreening mittels Nu-Desc
- **Analgesie** mit Nichtopioid-Analgetikum und Piritramid bei Bedarf 0,05– 0,1 mg/kgKG
- O_2-Gabe
- Infusionen mit Vollelektrolytlösung

16.3 Kleine urologische Eingriffe

M. Krimphove, T. Ocker, K. Spatz

Übersicht

Kleine urologische Eingriffe

- Ureterorenoskopie (URS)
- Ureterschieneneinlage, -entfernung
- Zystoskopien
- Ureterozystoskopien, PE, retrograde Darstellung
- Ureterotomia interna (Laser)
- Kondylomabtragung (Laser)
- Operationen am Penis
- Penisaufrichtungsoperation (nach Nesbit)
- Sterilisation

► **Dauer**

- variabel, sehr kurze Eingriffe bis zu mehreren Stunden

16.3.1 Prämedikation

- Prämedikation nach SOP Präoperative Visite (Kap. 1.1)
- PONV-Score erheben (Kap. 2.21)

Einige der Eingriffe sind in Stand-by und einer Lokalanästhesie, die durch den Operateur durchgeführt wird, möglich. Spinalanästhesien sind grundsätzlich möglich, außer bei endoskopischen Harnleitereingriffen. Falls dennoch eine Indikation besteht, ist Rücksprache mit dem Operateur und dem Oberarzt/Facharzt der Prämedikationsambulanz zu halten.

16.3.2 Blut- und Transfusionsbedarf

In der Regel kein Bedarf.

16.3.3 Checkliste – Vorbereitungen im OP

► **Atemwege**

- Spontanatmung bei SpA, mit Sedierung Sauerstoffzufuhr per Nasensonde oder Gesichtsmaske
- Larynxmaske
- ITN

► **Anästhesieverfahren**

- Spinalanästhesie außer bei Eingriffen kranial der Harnblase (Ureterschienen, URS)
- Allgemeinanästhesie, balanciert oder als TIVA

► **Zugänge**

- 1 peripherer Venenzugang 18 G

► **Medikamente und Volumen**

- Infusion
  - Vollelektrolytlösung (luftfreie Beutel)
- Spritzenpumpe
  - Propofol 2 % 50 ml
  - alternativ Verdampfer für volatile Anästhetika
- Medikamente
  - Fentanyl 0,5 mg/10 ml, alternativ Alfentanil 1 mg/2 ml
  - NaCl 0,9 % 10 ml
  - Propofol 200 mg/20 ml oder Thiopental 500 mg/20 ml
  - ggf. Muskelrelaxanzien
  - Cafedrin/Theodrenalin 1 Amp/10 ml
  - Antibiotikum nach Rücksprache mit dem Operateur
- SpA
  - Lidocain 1 % zur Hautinfiltration
  - Bupivacain 0,5 % isobar, ggf. Prilocain 2 % hyperbar

► **Materialvorbereitung**
- 1 peripherer Venenzugang 18 G
- steriler Tisch zur SpA, Spinalnadel 27 G
- Larynxmaske (Größe 3–5), ggf. Endotrachealtubus 7,5–8,5 mm ID
- Augenschutz bei Larynxmaske/ITN
- Blasenkatheter wird durch Operateur gelegt

16.3.4 Monitoring

► **Basismonitoring und Monitoring Allgemeinanästhesie**
- EKG
- Pulsoxymetrie
- nichtinvasive Blutdruckmessung (oszillotonometrisch)
- Kapnometrie/-grafie
- Monitoring der inspiratorischen O_2-Konzentration
- in- und exspiratorische Messung der Inhalationsanästhetikakonzentration
- Volumetrie der Atemgase
- Atemwegsdruck mit Diskonnektionsalarm

16.3.5 Narkoseeinleitung

- Patientenidentifikation, OP-Checkliste prüfen
- Anschluss des Monitorings
- periphervenöser Zugang
- Spinalanästhesie nach Standard:
  - 2,5–3,5 ml Bupivacain 0,5 % isobar
  - bei kurzen Eingriffen kann auch Prilocain 2 % hyperbar 1,4–2 ml verwendet werden
- Allgemeinanästhesie:
  - präoxygenieren
  - Fentanyl 1–2 µg/kgKG i. v. oder Alfentanil 0,5–1 mg
  - Propofol 2–3 mg/kgKG
  - nach Erlöschen der Schutzreflexe Einbringen der passenden Larynxmaske und Lagekontrolle
  - Augenschutz

16.3.6 Lagerung

- Rückenlage
- Steinschnittlagerung, beide Arme ausgelagert

16.3.7 Narkoseführung

- Für ängstliche Patienten ist eine Sedierung mit Sauerstoffinsufflation während der Spinalanästhesie möglich: Midazolam 1 mg repetitiv oder Propofol (Bolus 30–50 mg, anschließend Spritzenpumpe mit 1–2 mg/kgKG/h)
- Führung der Narkose als balancierte Anästhesie mit volatilen Anästhetika in O_2-Luft-Gemisch als Low-Flow oder als TIVA mit Propofol-Spritzenpumpe 5–8 mg/kgKG/h
- Beatmung:
  - F_iO_2 0,3–0,5
  - $etCO_2$ 35–45 mmHg
  - PEEP: > 5 cmH_2O
- Extubation nach Erreichen der Extubationskriterien
- Verlegung in den Aufwachraum

Cave

Auskühlung bei längeren operativen Eingriffen.

Zum Teil werden diese Eingriffe ambulant durchgeführt: Besonderheiten der ambulanten Anästhesie beachten!

16.3.8 Postoperatives Management

- Überwachung im **Aufwachraum** mit **Basismonitoring**
- Delir-Sreening mittels Nu-Desc
- **Analgesie** mit Nichtopioid-Analgetikum und Piritramid bei Bedarf 0,05– 0,1 mg/kgKG
- bei Spinalanästhesie muss eine Regredienz um 2 Segmente und Niveau unter Th 10 nachgewiesen und entsprechend dokumentiert werden
- O_2-Gabe, Infusionen mit Vollelektrolytlösung
- Diurese und blutigen Urin beachten
- Verlegung nach Entlassungskriterien

16.4 Laparoskopische Eingriffe in der Urologie

M. Krimphove, T. Ocker, K. Spatz

Übersicht

Laparoskopische Eingriffe in der Urologie
- laparoskopische Prostatektomie (Da-Vinci-OP)
- laparoskopische retroperitoneale Lymphadenektomie (Hodentumor)
- laparoskopische Ureterolithotomie/Pyeloplastik (seltene OP)
- laparoskopische Nephrektomie/Nephroureterektomie
- laparoskopische Adrenalektomie
- laparoskopische Varikozelenoperation

► **Dauer**
- Unterschiedlich, siehe Besonderheiten

16.4.1 Prämedikation

- Prämedikation nach SOP Präoperative Visite (Kap. 1.1)
- PONV-Score erheben (Kap. 2.21)

Entsprechend der Vielfalt der unterschiedlichen Operationen sind eine jeweils angepasste Narkoseführung und unterschiedliche invasive Monitoringverfahren notwendig (s. u.).

16.4.2 Blut- und Transfusionsbedarf

- Laparoskopische Nierenteilresektion Nephrektomie ohne Cavazapfen: 2 EK
- Adrenalektomie: 2 EK
- NTX: 2 EK

16.4.3 Checkliste – Vorbereitungen im OP

► **Atemwege**
- Endotrachealtubus

► **Anästhesieverfahren**
- primär balancierte Anästhesie, ggf. TIVA

► **Zugänge**
- 2–3 × peripher, 18/16/16 G
- ggf. ZVK (3 Lumen), s. u.
- ggf. arterieller Katheter, s. u.

► **Medikamente und Volumen**
- Infusion
  - Vollelektrolytlösung (luftfreie Beutel)
- Spritzenpumpe
  - Propofol 2 % 50 ml
  - alternativ Verdampfer für volatile Anästhetika
- Medikamente
  - Fentanyl 0,5 mg/10 ml, alternativ Alfentanil 1 mg/2 ml
  - NaCl 0,9 % 10 ml
  - Propofol 200 mg/20 ml oder Thiopental 500 mg/20 ml
  - Cis-Atracurium 20 mg/20 ml alternativ Rocuronium
  - Cafedrin/Theodrenalin 1 Amp/10 ml
  - Antibiotikum nach Rücksprache mit dem Operateur
  - Adrenalektomie: Spritzenpumpe Noradrenalin 3 mg/50 ml
  - Adrenalektomie: Spritzenpumpe Glyceroltrinitrat 50 mg/50 ml

► **Materialvorbereitung**
- 2–3 periphere Venenzugänge 16/18 G
- Endotrachealtubus (Magill) ID 7,5–8,5 mm
- Augenschutz
- ggf. steriler Tisch: ZVK, arterieller Katheter, Druckwandler und Spülsysteme für Arterie und ZVD
- Magensonde mit Mandrin nur bei Bedarf und nach Rücksprache
- Temperatursonde
- Luftwärmedecke
- Blasenkatheter wird vom Operateur gelegt

16.4.4 Monitoring

► **Basismonitoring und Monitoring Allgemeinanästhesie**
- EKG
- Pulsoxymetrie
- nichtinvasive Blutdruckmessung (oszillotonometrisch)
- Kapnometrie/-grafie
- Monitoring der inspiratorischen O_2-Konzentration
- in- und exspiratorische Messung der Inhalationsanästhetikakonzentration
- Volumetrie der Atemgase
- Atemwegsdruck mit Diskonnektionsalarm
- invasives Monitoring: arterieller Blutdruck, ZVD: siehe Besonderheiten
- Temperatursonde, Relaxometrie

16.4.5 Narkoseeinleitung

- Patientenidentifikation, OP-Checkliste prüfen
- Anschluss des Monitorings
- periphervenöser Zugang
- perioperative Antibiotikaprophylaxe, soweit indiziert
- präoxygenieren
- Fentanyl 1–2 µg/kgKG i. v., Propofol 2–3 mg/kgKG oder Thiopental 3–5 mg/kgKG
- Cis-Atracurium 0,15 mg/kgKG i. v., alternativ Rocuronium 0,6 mg/kgKG
- Intubation mit Magill-Tubus, Auskultation
- TIVA starten Propofol 5–8 mg/kgKG
- Magensonde, Augenschutz
- 2. i. v. Zugang, ggf. arterieller Katheter, ggf. ZVK
- Anlage Temperatursonde, Luftwärmedecke, Ausgangs-BGA

16.4.6 Lagerung

- Nach OP-Plan: Rückenlage, bei einigen Eingriffen extreme Trendelenburg- Lagerung, Arme angelagert (durch Gelmatten geschützt)
- bei einigen Eingriffen wechselnde Rechts- und Linksseitenlage des Operationstisches, deswegen sorgfältige Fixierung des Patienten mit Thoraxgurt und auf Kippen des Kopfes achten (Gelring unter Kopf)

16.4.7 Narkoseführung

- Narkoseführung mit volatilem Anästhetikum in O_2-Luft-Gemisch mit Low-Flow *oder*
- TIVA mit Propofol-Spritzenpumpe mit 5–8 mg/kgKG/h
- Beatmung:
  - F_iO_2 0,3–0,5
  - $etCO_2$ 35–45 mmHg
  - PEEP: ≥ 5 cmH_2O
- Relaxierung bei Bedarf mit Relaxometrie
- bei langer Operationsdauer wiederholte BGA mit Bestimmung der Elektrolyte und Hb/Hkt, BZ und Laktat; Blutungsausmaß beachten
- 15–20 min vor Ausleitung 2 g Metamizol als Kurzinfusion; Morphin oder Dipidolor fraktioniert zur Schmerztherapie
- vor der Extubation ggf. Magensonde entfernen, Extubation auf dem Operationstisch sobald die Extubationskriterien erfüllt sind

16.4.8 Besonderheiten

Allgemein

Anästhesiologische Instrumentierung der größeren laparoskopischen Operationen

- Tubus; Blasenkatheter durch Urologie
- 2–3 großlumige periphere Kanülen (auf sichere Konnektion achten, da Arme intraoperativ nicht erreichbar sind!), keine Dreiwegehähne direkt an der Braunülenkonnektionsstelle, da es zu Druckstellen kommen kann, Dreiwegehähne patienentenfern hinter einer Verlängerung (Volumen: Heidelberger-Verlängerung, TIVA/Katecholamine: dünne Leitung)
- nur bei schlechten Venenverhältnissen ggf. ZVK (3-lumig)
- arterielle Druckmessung nur bei entsprechender kardialer/zerebrovaskulärer Anamnese, die eine enge Blutdrucksteuerung erfordern
- periphere Kanüle in V. jugularis externa zur Abnahme BGA oder für Katecholamintherapie erwägen
- bei laparoskopischem Vorgehen kein PDK, großzügigere Indikationsstellung bei bilateralen Nephrektomien

Besonderheiten bei laparoskopischen Eingriffen

- Beeinträchtigung der Ventilation durch Kapnoperitoneum mit Anstieg des pCO_2 → Anpassung der Beatmung
- Auskühlung durch insuffliertes CO_2 → frühzeitiger Beginn der Wärmetherapie
- hypertone Kreislaufreaktion während des Kapnoperitoneums
- ausreichende Relaxierung beim Einführen der Verres-Kanüle zur Anlage des Kapnoperitoneums, Verletzung von Magen und Darm sind hier sonst möglich
- auf eine ausreichende Relaxierung insbesondere während Resektion und kritischen OP-Schritten ist zu achten; Rücksprache mit Operateuren halten.
- Beeinträchtigung des venösen Rückstroms durch zu hohen intraabdominellen Druck → Arbeitsdruck durch den Operateur auf 12–14 mmHg senken lassen
- Magenreflux mit Gefahr der Aspiration auch bei der Ausleitung → Extubation bei vollen Schutzreflexen

Laparoskopische Prostatektomie (Da-Vinci-OP)

- Operationszeit: ca. 3–4 h

Sehr standardisierter Eingriff; größere Blutverluste oder Konversion auf Laparotomie sind selten. Daher ist eine Erweiterung des hämodynamischen Monitorings (Arterie/ZVK nur bei kardialer Indikation) nicht standardmäßig erforderlich. Ebenso kann bei diesem laparoskopischen Eingriff auf einen TAP-Block verzichtet werden.

Wichtig ist eine durchgehende Relaxierung während der Resektionsphase.

> **Merke** M!
>
> Kopftieflagerung und Kapnoperitoneum können zu basalen Atelektasen der Lunge führen → langsame PEEP-Anpassung (10–12 mbar) soweit hämodynamisch möglich.

Laparoskopische retroperitoneale Lymphadenektomie (bei Hodentumor)

- Operationszeit: ca. 2–3 h

Männer jeder Altersgruppe, nach Chemotherapie oft in reduziertem Allgemeinzustand und mit schlechten Venenverhältnisse, dadurch bedingt auch mit einem Risiko für größere Blutverluste.

Laparoskopische Ureterolithotomie/Pyeloplastik

- Operationszeit: ca. 2–3 h

Seltene Operation.

Laparoskopische Nephrektomie/ Nephroureterektomie

- Operationszeit: ca. 3 h
- Operation in Seitenlage
- durch Begleiterkrankungen erhöhtes Narkoserisiko, auf Nierenfunktion und Wasser-/Elektrolythaushalt achten
- bei größeren Tumoren ZVK-Anlage und arterielle Druckmessung erwägen

Nachinstrumentierung in Seitenlage erschwert. Die Entscheidung, ob offen oder laparoskopisch operiert wird, fällt oft erst nach der präoperativen Anästhesievisite. Daher werden aus forensischen Gründen alle Patienten über eine PDK-Anlage aufgeklärt. Der PDK wird präoperativ angelegt, wenn primär eine Laparotomie geplant ist, oder postoperativ, wenn die Operationstechnik von primär laparoskopisch intraoperativ auf offen konvertiert wurde.

Laparoskopische Lebendspende-Nephrektomie

Siehe SOP Lebendnierenspenden (laparoskopisch) (Kap. 16.5).

Laparoskopische Adrenalektomie

- Operationszeit: ca. 2–3 h
- hormonproduzierende Tumoren, Conn-Cushing-Addison-Syndrom, bei Phäochromozytom ggf. präoperative α-Blockade
- Noradrenalin- und Nitroglyzerin-Spritzenpumpe bereithalten, ggf. Beginn medikamentöse Blutdrucksenkung (Spritzenpumpe: Nitroglyzerin, Urapidil, Nitroprussidnatrium nach Rücksprache mit dem aufsichtsführenden Facharzt)
- ggf. ist postoperativ eine Hormonsubstitution erforderlich, bei katecholaminproduzierenden Tumoren obligate ZVK-Anlage und arterielle Druckmessung

Laparoskopische Varikozelenoperation

- Operationszeit: unter 30–45 min

Im Allgemeinen kurzer Eingriff. Nur peripherer Zugang und Intubationsnarkose. Initiale Gabe von Fentanyl zur Einleitung, häufig ist keine weitere Dosis notwendig. Als kurzwirksames Muskelrelaxanz eignet sich Mivacurium (0,2 mg/KG zur Einleitung).

Besonderheiten bei der Anwendung von Blaufarbstoffen

Einige Patienten erhalten bei laparoskopischen Eingriffen in der Urologie und Gynäkologie einen Blaufarbstoff (Indigo-Carmine), der intravenös injiziert zeitnah über die Niere ausgeschieden wird und den Urin anfärbt. So können der Harnleiter visualisiert und ggf. aufgetretene Harnlecks erkannt werden. Da das Absorptionsmaximum der Blaufarbstoffe bei 600–700 nm liegt, ist die normale 2- Wellenpulsoximetrie nach Injektion des Farbstoffes häufig nicht mehr in der Lage, die S_pO_2 korrekt zu messen. Dieses Problem kann auch auftreten, wenn Patentblau subkutan, z. B. zur Markierung von Lymphknoten, injiziert wurde. Vom Gerät wird eine falsch niedrige S_pO_2 berechnet, wie die vergleichende Bestimmung des p_aO_2 mittels arterieller BGA zeigt. Eine mäßige Methämoglobinbildung kann ebenfalls auftreten, ist in der Regel aber unproblematisch. Bei längeren und komplexeren Operationen kann eine arterielle Kanüle indiziert sein, um wiederholte BGAs durchführen zu können.

16.4.9 Postoperatives Management

- Überwachung im **Aufwachraum** mit **Basismonitoring**
- Delir-Sreening mittels Nu-Desc
- **Analgesie** mit Nichtopioid-Analgetikum und Piritramid bei Bedarf 0,05– 0,1 mg/kgKG
- wenn trotz ausreichender Schmerzmittelgabe (z. B. 15 mg Piritramid) noch sehr starke Schmerzen vorliegen, Abdomen untersuchen und Operateur informieren (Ausschluss chirurgischer Komplikationen)
- auf Diurese und blutigen Urin sowie auf akzidentell abgeklemmten Blasenkatheter achten; ggf. PCA-Pumpe empfehlen
- Kontrolle von BGA, Hb, Hkt, Elektrolyten und abhängig vom intraoperativen Blutverlust Kontrolle der Gerinnung im Aufwachraum
- nach Ziehen der arteriellen Kanüle Druckverband für 2 h belassen
- Verlegung nach Anweisung

16.5 Lebendnierenspenden (laparoskopisch)

M. Krimphove, T. Ocker, K. Spatz

► **Dauer**
- Zirka 2,5–3 h

16.5.1 Prämedikation

- Prämedikation nach SOP Präoperative Visite (Kap. 1.1)
- PONV-Score erheben (Kap. 2.21)

16.5.2 Blut- und Transfusionsbedarf

Blutgruppenbestimmung, 2 EK bereitstellen lassen.

16.5.3 Checkliste – Vorbereitungen im OP

► **Atemwege**
- Endotrachealtubus

► **Anästhesieverfahren**
- balancierte Anästhesie *oder*
- TIVA
- *zusätzlich* TAP-Block, alternativ PDK

► **Zugänge**
- 2 × peripher, 18/16 G

► **Medikamente und Volumen**
- Infusion
  - Vollelektrolytlösung (luftfreie Beutel)
- Spritzenpumpe
  - Propofol 2 % 50 ml
  - alternativ Verdampfer für volatile Anästhetika
- Medikamente
  - Fentanyl 0,5 mg/10 ml
  - Propofol 200 mg/20 ml oder Thiopental 500 mg/20 ml
  - Cis-Atracurium 20 mg/20 ml, alternativ Rocuronium
  - NaCl 0,9 % 10 ml
  - Cafedrin/Theodrenalin 1 Amp/10 ml
  - Mannitol 20 % 250 ml
  - perioperative Antibiotikaprophylaxe nach chirurgischem Standard
  - Ropivacain 7,5 % 20 ml zum TAP-Block

► **Materialvorbereitung**
- 2 periphere Venenzugänge 16/18 G
- Magilltubus ID 7,5–8,5 mm
- Augenschutz

16.5.4 Monitoring

► **Basismonitoring und Monitoring Allgemeinanästhesie**
- EKG
- Pulsoxymetrie
- nichtinvasive Blutdruckmessung (oszillotonometrisch)
- Kapnometrie/-grafie
- Monitoring der inspiratorischen O_2-Konzentration
- in- und exspiratorische Messung der Inhalationsanästhetikakonzentration
- Volumetrie der Atemgase
- Atemwegsdruck mit Diskonnektionsalarm

16.5.5 Narkoseeinleitung

- Patientenidentifikation, OP-Checkliste prüfen
- Anschluss des Monitorings
- periphervenöser Zugang
- Infusionsbeginn
- perioperative Antibiotikaprophylaxe Einleitung:
- präoxygenieren, Fentanyl 0,1–0,2 mg, Propofol 2–3 mg/kgKG oder Thiopental 3– 5 mg/kgKG
- Cis-Atracurium 0,15 mg/kgKG oder Rocuronium 0,6 mg/kgKG
- Intubation und Auskultation
- TIVA starten: Propofol 5–8 mg/kgKG/h
- Magensonde platzieren (bevorzugt oral)
- Blasenkatheteranlage erfolgt meist durch den Operateur
- Anlage der Temperatursonde, Augenschutz
- 2. periphervenöser Zugang
- Luftwärmedecke
- Ausgangsblutgasanalyse

16.5.6 Lagerung

Seitenlage (meist Rechtsseitenlage), die Zugänge sind daher erreichbar.

16.5.7 Narkoseführung

- Balancierte Anästhesie *oder*
- TIVA mit Propofol 4–6 mg/kgKG/h
- Beatmung:
  - O_2-Luft-Gemisch
  - PEEP: 5 cmH_2O (keine Lachgasapplikation wegen der Überblähung durch Einlagerung von N_2O in luftgefüllte Darmschlingen und Verschlechterung der Operationsbedingungen)
  - F_iO_2 0,3–0,5
  - $etCO_2 < 40$ mmHg
- Nachrelaxation nach Bedarf und Relaxometrie

- der systemische Blutdruck sollte insbesondere kurz vor Abklemmen der Nierengefäße im hochnormalen Bereich gehalten werden
- kurz vor Abklemmen der Nierengefäße (in Absprache mit dem Operateur): Mannitol 0,5–1 g/kgKG
- 15–20 min vor Ausleitung: Analgesie mit Nichtopioid-Analgetikum und Piritramid bei Bedarf 0,05– 0,1 mg/kgKG
- vor der Extubation Magensonde entfernen
- Extubation auf dem Operationstisch bei Erfüllen der Extubationskriterien

Praxis

Zu beachten

Lebendspenden-Nephrektomien werden in der Regel laparoskopisch durchgeführt. Trotzdem sollte aufgrund der besonderen Situation bei einer Lebendspende die Indikation für einen TAP-Block oder auf expliziten Wunsch eine PDK-Anlage zur postoperativen Schmerztherapie im Zweifelsfall großzügig gestellt werden.

Vor Abklemmen der Nierengefäße werden nach Absprache mit dem Operateur zur Verbesserung der Transplantatfunktion 0,5–1 g/kgKG Mannitol infundiert.

Die Bergung der Niere erfolgt durch einen kleinen Flankenschnitt. Größere intra- und postoperative Blutverluste sind selten, erfordern dann aber meist auch eine operative Revision.

Der Empfänger wird in der Regel abgerufen, wenn die Hiluspräparation abgeschlossen ist und überlappend eingeleitet, um Ischämiezeiten kurz zu halten. Enge Absprache mit aufsichtführendem Oberarzt.

16.5.8 Besonderheiten bei laparoskopischen Eingriffen

- Beeinträchtigung der Ventilation durch Pneumoperitoneum mit Anstieg des pCO_2 → Anpassung der Beatmung
- Auskühlung durch insuffliertes CO_2 → frühzeitiger Beginn der Wärmetherapie
- hypertone Kreislaufreaktion während des Kapnoperitoneums
- ausreichende Relaxierung beim Einführen der Verres-Kanüle zur Anlage des Kapnoperitoneums, Verletzung von Magen und Darm sind hier sonst möglich
- Beeinträchtigung des venösen Rückstroms durch zu hohen intraabdominellen Druck → Arbeitsdruck durch den Operateur auf 12–14 mmHg senken lassen
- Magenreflux mit Gefahr der Aspiration auch bei der Ausleitung → Extubation bei vollen Schutzreflexen

16.5.9 Postoperatives Management

- Überwachung im **Aufwachraum** mit **Basismonitoring**
- Delir-Sreening mittels Nu-Desc
- **Analgesie** mit Nichtopioid-Analgetikum und Piritramid bei Bedarf 0,05–0,1 mg/kgKG
- wenn trotz ausreichender Schmerzmittelgabe (z. B. 15 mg Piritramid) noch sehr starke Schmerzen vorliegen, Abdomen untersuchen und Operateur zum Ausschluss chirurgischer Komplikationen informieren; ggf. PCA-Pumpe empfehlen
- auf Diurese, blutigen Urin und, wenn angelegt, Drainageverluste sowie auf akzidentell abgeklemmten Blasenkatheter achten; ggf. PCA-Pumpe empfehlen
- Kontrolle von Blutgasanalyse, Hb, Hkt, Elektrolyten im Aufwachraum
- Verlegung nach Anweisung

16.6 Nephrektomie mit Cavazapfen

M. Krimphove, T. Ocker, K. Spatz

► **Dauer**

- 180–300 min

16.6.1 Prämedikation

- Prämedikation nach SOP Präoperative Visite (Kap. 1.1)
- PONV-Score erheben (Kap. 2.21)
- u. a. über intraoperatives TEE aufklären
- Regionalanästhesie: auf die Anlage einer PDA wird bei Eingriffen mit Cavazapfen mit HLM verzichtet
- alle Patienten mit Cavazapfen benötigen eine präoperative transthorakale Echokardiografie (Ausgangsbefund wichtig für intraoperativen Verlauf)
- Patienten zur geplanten HLM siehe SOP Kardiochirurgie und Extrakorporale Zirkulation

Merke M!

Bei Operationen ohne geplanten Einsatz einer HLM sollte über die Möglichkeit eines PDK oder eines TAP-Blocks aufgeklärt werden!

16.6.2 Blut- und Transfusionsbedarf

- BG: ja
- nach Level des Novick Staging Systems (s. u.):
  - Massentransfusionsgerät und Level II: 6 EK, 6 FFP
  - Level III und Level IV: 10 EK, 10 FFP
- 4 TK: bei geplantem Einsatz der HLM

16.6.3 Checkliste – Vorbereitungen im OP

▶ **Atemwege**
- ITN

▶ **Anästhesieverfahren**
- balancierte Anästhesie

▶ **Zugänge**
- peripher 18 G
- ZVK und Shaldon V. jugularis interna und arterieller Katheter s. u.

▶ **Medikamente und Volumen**
- Vollelektrolytlösung (luftfreie Beutel)
- kolloidale Lösung bei Volumenmangel durch Blutung
- bei HLM Katecholamine siehe SOP Kardioanästhesie
- Fentanyl 0,5 mg/10 ml NaCl 0,9 % 10 ml
- Propofol 200 mg/20 ml
- Cis-Atracurium 20 mg/20 ml
- Cafedrin/Theodrenalin 1 Amp/10 ml oder Etilefrin 10 mg/5 ml
- Noradrenalin (1 mg/100 ml) mit 1-ml-Spritze
- Adrenalin (1 mg/100 ml) mit 1-ml-Spritze
- Antibiotikum nach Rücksprache mit dem Operateur

▶ **Materialvorbereitung**
- 1 peripherer Venenzugang 18 G
- Endotrachealtubus Magill ID 7,5–8,0 mm
- Augenschutz
- TAP: Sono-Nadel; Ultraschallgerät mit Schallkopfüberzieher
- ZVK
- Shaldon-Katheter
- arterieller Katheter
- Druckwandler mit Spülsystem für ZVD und Arterie
- steriler Tisch: ZVK/Shaldon, Arterie
- Schnelltransfusionsgerät
- Blasenkatheter mit Temperaturmessung (wird vom Operateur gelegt)

16.6.4 Monitoring

▶ **Basismonitoring und Monitoring Allgemeinanästhesie**
- EKG (5-Kanal)
- Pulsoxymetrie
- nichtinvasive Blutdruckmessung (oszillotonometrisch)
- Kapnometrie/-grafie
- Monitoring der inspiratorischen O_2-Konzentration
- in- und exspiratorische Messung der Inhalationsanästhetikakonzentration
- Volumetrie der Atemgase
- Atemwegsdruck mit Diskonnektionsalarm
- ZVD, arterieller Blutdruck
- Temperatursonde
- Relaxometrie
- Blasenkatheter mit Temperatursonde
- bei allen Patienten TEE und Defi-Elektroden
- EEG Narkosetiefenmessung

16.6.5 Narkoseeinleitung

- Anschluss des Monitorings
- periphervenöser Zugang
- Infusionsbeginn
- ggf. PDK-Anlage oder TAP-Block
- arterielle Kanülierung der A. radialis sinister in Lokalanästhesie (bei ASA-I bis ASA-II-Patienten: arterielle Kanülierung erst nach Einleitung möglich)
- Fentanyl 1–2 µg/kgKG
- Propofol 1–2 (–3) mg/kgKG
- Cis-Atracurium 0,15 mg/kgKG
- Intubation und Auskultation
- Augenschutz
- ZVK und Shaldon via V. jugularis interna rechts, Lagekontrolle mittels Vorhof-EKG
- Blasenkatheteranlage mit Temperaturmessung (erfolgt durch den Operateur)
- Warm-Touch
- Ausgangs-BGA

16.6.6 Lagerung

- Lagerung nach Rücksprache mit dem Operateur
- Rückenlagerung, Arme angelagert, sorgfältige Abpolsterung mit Gelmatten, Sicherung der Zugänge

16.6.7 Narkoseführung

- Beatmung:
  - O_2-Luft-Gemisch
  - PEEP: 5 cmH_2O F_iO_2 0,3–0,5
  - $etCO_2$ 35–45 mmHg

- Narkose: Propofol ca. 5–8 mg/kgKG/h, Alternativ zu Propofol volatile Anästhetika
- Nachrelaxation mit Cis-Atracurium nach Bedarf
- häufige Kontrollen von arteriellen BGA; Volumenersatz mit Elektrolytlösungen und Kolloiden, letztere bei Volumenmangel durch Blutung
- Gabe von Erythrozytenkonzentraten und FFP nach Blutverlust
- Gabe von Morphin oder Piritramid fraktioniert und 2 g Metamizol/100 ml NaCl 0,9 % i. v. vor der Ausleitung der Narkose
- Extubation auf dem Operationstisch, wenn Extubationskriterien erfüllt; bei einigen Eingriffen kann eine postoperative Nachbeatmung erwogen werden oder, falls Nachbeatmung geplant, Verlegung auf die Intensivstation mit Monitoring
- bei Einsatz der HLM siehe SOP Kardiochirurgie und Extrakorporale Zirkulation; Patienten nach HLM werden intubiert und beatmet auf die Intensivstation verlegt

16.6.8 Chirurgisches Vorgehen

- Auf die Anlage einer Magensonde wird bei gleichzeitiger transösophagealer Echokardiografie ausdrücklich verzichtet. Sollte eine Magensonde seitens der Operateure erwünscht sein, wird diese intraoperativ in Rücksprache gelegt.
- Bei geplanter HLM siehe SOP Kardiochirurgie und Extrakorporale Zirkulation.
- Vorgehen nach Klassifikation der Cavazapfen (s. a. ▸ Abb. 16.1):
  - Level I: Probeklemmen der V. cava inferior vor Cavotomie.
  - Level II: Probeklemmen der V. cava inferior vor Cavotomie. Bei Bedarf Volumensubstitution über die obere Körperhälfte. Ggf. Pringle-Manöver (Unterbrechung der Blutzufuhr zur Leber).
  - Level III: Fallbesprechung mit Viszeralchirurg/Leberchirurg. Abwaschen und Abdecken von Symphyse bis Schlüsselbein für den Fall einer Notfallthorakotomie. Freilegung der suprahepatischen V. cava durch Leberchirurg. Infradiaphragmales Probeklemmen der V. cava inferior vor Cavotomie. Bei Bedarf Volumensubstitution über die obere Körperhälfte. Pringle-Manöver (Unterbrechung der Blutzufuhr zur Leber mindestens 20 min).
  - Level IV: Fallbesprechung mit Herzchirurgie (Viszeralchirurg muss nicht involviert werden). Koronarangiografie und Befundbesprechung mit Herzchirurgen. Doppler der Karotiden. Abwaschen der Beine durch Herzchirurgen zwecks Entnahme eines V.- saphenagraft. Zunächst transperitoneale Tumornephrektomie, danach Thorakotomie und ggf. CABG. Anschluss an die HLM (Vollheparinisierung). Cavotomie in Hypothermie (26 °C) im blutleeren OP-Feld bei Herzstillstand. Nach Cavanaht Aufwärmen des Patienten und Abkoppeln von der HLM bei normaler Herzfunktion. Antagonisierung mit Protamin. Verlegung des Patienten auf die Intensivstation.
- Die Operation mit HLM wird in einem OP-Saal mit 2 Monitoren durchgeführt.
- Alle Patienten erhalten ein intraoperatives TEE. Die Durchführung der TEE ist obligat und dient zur Beurteilung der Thrombusausdehnung präoperativ sowie der RV-Funktion (siehe SOP Echokardiografie in der perioperativen Medizin und Intensivtherapie).
- Alle Patienten, die eine OP mit HLM benötigen, erhalten einen 5-Lumen-ZVK und einen Shaldon-Katheter. Alle anderen Patienten werden mindestens mit einem 5-Lumen- ZVK versorgt.

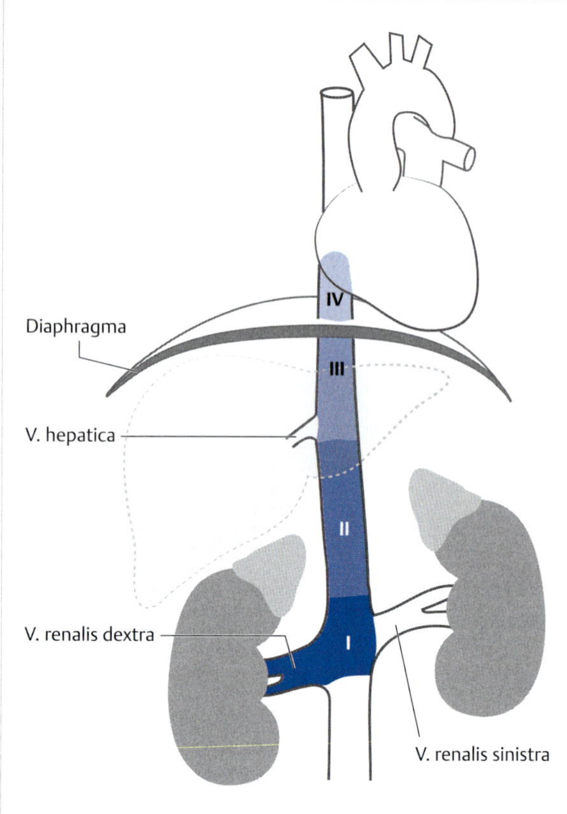

Abb. 16.1 Cavazapfen. Klassifikation der Cavazapfen (Novick Staging System).

Jeder Patient mit einem Nierentumor mit Cavazapfen muss interdisziplinär anästhesiologisch, urologisch und/ oder ggf. allgemeinchirurgisch/kardiochirurgisch vorgestellt und besprochen werden. Hierbei werden das individuelle operative Vorgehen und die individuellen Risikofaktoren dargelegt (z. B. Notwendigkeit eines Pringle- Manövers, des Ausklemmens der kontralateralen Niere oder einer intraoperativen Antikoagulation bzw. vorbestehende kardiovaskuläre und internistische Erkrankungen). In Abhängigkeit vom Ergebnis dieser Fallbesprechung wird die endgültige Instrumentierung (PDK, zentralvenöse Doppelpunktion) individuell festgelegt.

Ausgedehnte Eingriffe mit möglichem hohem Volumenumsatz sowie bei HLM mit hypothermem Kreislaufstillstand führen zu Gerinnungsstörungen. Entsprechend muss adaptiert substituiert werden, ggf. Kontrollen über Thrombelastometrie (ROTEM) und Thrombozytenfunktionstestung (Multiplate).

16.6.9 Postoperatives Management

- Verlegung auf die Intensivstation.
- Nach TAP-Block oder PDK muss eine Anmeldung beim Acute-Pain-Service erfolgen. Auf Diurese und blutigen Urin achten. Wenn trotz ausreichender Schmerzmittelgabe noch sehr starke Schmerzen vorliegen, Abdomen untersuchen und Operateur informieren, zum Ausschluss chirurgischer Komplikationen.

16.7 Offene Nephrektomien

M. Krimphove, T. Ocker, K. Spatz

Praxis

Offene Nephrektomien

- offene retroperitoneale Nephrektomie und Nephro-Ureterektomie
- transperitoneale Tumornephrektomie
- thorakoabdominale Tumornephrektomie

► **Dauer**

- Unterschiedlich, siehe Besonderheiten.

16.7.1 Prämedikation

- Prämedikation nach SOP Präoperative Visite (Kap. 1.1)
- PONV-Score erheben (Kap. 2.21)
- bei PDK-Anlage auf Gerinnung und Wirbelsäulenanatomie achten

16.7.2 Blut- und Transfusionsbedarf

- Blutgruppenbestimmung; Bereitstellung abhängig von der Größe des Eingriffes: EK: 0–6
- Eigenblutspende: nein

16.7.3 Checkliste – Vorbereitungen im OP

► **Atemwege**

- Endotrachealtubus

► **Anästhesieverfahren**

- balancierte Anästhesie, ggf. TIVA zusätzlich
- TAP-Block, alternativ PDK

► **Zugänge**

- 2 × peripher, 16/16 G
- ZVK V. jugularis interna und arterieller Katheter, siehe Besonderheiten

► **Medikamente und Volumen**

- Infusion
  - Vollelektrolytlösung (luftfreie Beutel)
- Spritzenpumpe
  - Propofol 2 % 50 ml
  - alternativ Verdampfer für volatile Anästhetika
- Medikamente
  - Fentanyl 0,5 mg/10 ml alternativ Alfentanil 1 mg/2 ml
  - NaCl 0,9 % 10 ml
  - Propofol 200 mg/20 ml oder Thiopental 500 mg/20 ml
  - Cis-Atracurium 20 mg/20 ml alternativ Rocuronium
  - Cafedrin/Theodrenalin 1 Amp/10 ml oder Etilefrin 10 mg/5 ml
  - Antibiotikum nach Rücksprache mit dem Operateur
- TAP-Block
  - je Seite Ropivacain 7,5 % 20 ml (beachte Höchstdosierung LA)
- PDK
  - Lidocain 1 % zur Hautinfiltration
  - Testdosis: Bupivacain 0,5 % isobar
  - Ropivacain/Sufentanil

► **Materialvorbereitung**

- 2 periphere Venenzugänge 16/16 G
- Endotrachealtubus Magill ID 7,5–8,0 mm
- Augenschutz
- PDK 18 G
- ZVK, arterieller Katheter, Druckwandler mit Spülsystem für ZVD und Arterie
- steriler Tisch für PDK und ZVK, Arterie
- Magensonde mit Mandrin, Luftwärmedecke
- bei ausgedehntem Befund ggf. Massivtransfusionswärmer
- Blasenkatheter wird vom Operateur gelegt

16.7.4 Monitoring

► **Basismonitoring und Monitoring Allgemeinanästhesie**

- EKG
- Pulsoxymetrie
- nichtinvasive Blutdruckmessung (oszillotonometrisch)
- Kapnometrie/-grafie
- Monitoring der inspiratorischen O_2-Konzentration
- in- und exspiratorische Messung der Inhalationsanästhetikakonzentration
- Volumetrie der Atemgase
- Atemwegsdruck mit Diskonnektionsalarm
- ggf. ZVD, ggf. arterieller Blutdruck
- Temperatursonde, Relaxometrie

16.7.5 Narkoseeinleitung

- Patientenidentifikation, OP-Checkliste prüfen
- Anschluss des Monitorings
- periphervenöser Zugang
- Infusionsbeginn (Berücksichtigung der Restnierenleistung bei Nephrektomien, Infusionsmenge und bei Neigung zu Hyperkaliämien regelmäßige BGA-Kontrollen und ggf. Anwendung Algorithmus „Intra- und postoperative Hyperkaliämie" s. u.)
- perioperative Antibiotikaprophylaxe
- TAP-Block in Narkose, Anlage eines thorakalen Periduralkatheters zwischen Th 8 und Th 11 (Testdosis: 3 ml Bupivacain 0,5 % isobar)
- bei Ausbleiben einer spinalen Wirkung und stabilen Kreislaufverhältnissen nach der Einleitung und möglichst vor Operationsbeginn den PDK mit 6–10 ml der Ropivacain-Sufentanyl-Mischung anspritzen (oder Sufentanil), siehe Besonderheiten
- arterielle Kanülierung der A. radialis sinister in Lokalanästhesie (bei ASA-I- bis ASA-II-Patienten: arterielle Kanülierung erst nach Einleitung möglich)
- Fentanyl 1–2 µg/kgKG
- Propofol 2–3 mg/kgKG, alternativ Thiopental: 3–5 mg/kgKG
- Cis-Atracurium 0,15 mg/kgKG, alternativ Rocuronium 0,6 mg/kgKG
- Intubation und Auskultation, Magensonde nasal legen
- TIVA starten: Propofol 5–8 mg/kgKG/h
- Augenschutz
- ZVK via V. jugularis interna rechts, Lagekontrolle mittels Vorhof-EKGs
- bei dialysepflichtigen Patienten oder zu erwartenden großen Blutverlusten Shaldon-Katheter erwägen
- Blasenkatheteranlage (erfolgt durch den Operateur)
- 2. periphervenöser Zugang, großlumig
- Anlage einer Temperatursonde, Luftwärmedecke
- Ausgangs-BGA

16.7.6 Lagerung

- Lagerung nach OP-Plan:
  - Rückenlagerung (bei transperitonealen Zugängen bei größeren Tumoren)
  - oder bei Operationen an den Nieren entsprechende Seitenlagerung mit Abknicken des Operationstisches
  - bei Operationen an Prostata, Blase und Lymphknoten: Rückenlage
- Arme ausgelagert, sorgfältige Abpolsterung mit Gelmatten, Sicherung der Zugänge

16.7.7 Narkoseführung

- Beatmung:
  - O_2-Luft-Gemisch
  - PEEP: 5 cmH_2O F_iO_2 0,3–0,5
  - $p_{et}CO_2$ 35–45 mmHg
- Narkose: wenn keine großen Volumenumsätze erwartet werden, kann der PDK schon intraoperativ genutzt werden (Laufrate primär 6 ml/h); Kombination balancierte Anästhesie mit PDA oder TIVA (Propofol ca. 5–8 mg/kgKG/h) mit PDA
- Nachrelaxation mit Cis-Atracurium oder Rocuronium nach Bedarf und Relaxometrie
- dem Volumenumsatz entsprechend häufige Kontrollen von BGAs; Volumenersatz mit Elektrolytlösungen und Kolloiden
- Gabe von Erythrozytenkonzentraten und FFPs nach Blutverlust
- wenn kein PDK verwendet wurde, Analgesie mit Nichtopioid-Analgetikum und Piritramid bei Bedarf 0,05–0,1 mg/kgKG vor der Ausleitung der Narkose
- Extubation auf dem Operationstisch, wenn Extubationskriterien erfüllt; bei einigen Eingriffen kann eine postoperative Nachbeatmung erwogen werden oder, falls Nachbeatmung geplant ist, Verlegung auf die Intensivstation mit Monitoring

16.7.8 Besonderheiten

Bei allen offen-chirurgischen Zugangswegen wird, soweit keine Kontraindikationen, ein TAP-Block oder eine PDK-Anlage angestrebt. Der PDK wird in der Regel schon intraoperativ genutzt. Höhe der Anlage entsprechend des chirurgischen Gebietes (bei Neoblase mit Ileumconduit zwischen Th 8 und Th 10, bei Nephrektomien zwischen Th 8 und Th 1, bei perinealem Zugangsweg zwischen Th 12 und L 2). Der TAP-Block sollte in Narkose durchgeführt werden, da eine Verletzung neuraler Strukturen nicht wahrscheinlich ist.

Bei tumorchirurgischen Eingriffen, insbesondere wenn Nachbarorgane infiltriert sind, ist immer mit erhöhtem Blutverlust in der Resektionsphase zu rechnen. Dies erfordert ausreichend große Venenzugänge und eine entsprechende Instrumentierung (i. d. R. ZVK und Arterie). Bei Nierenteilresektionen kann, wenn es die Komorbiditäten zulassen, in der Regel auf Arterie und ZVK verzichtet werden.

Offene retroperitoneale Nephrektomie (große Zystennieren, Nierentumorenukleationen, Nierenteilresektion) und Nephro-Ureterektomien

Lange Operationszeiten, daher Auskühlung des Patienten verhindern; intraoperativ kann der PDK benutzt werden. Wenn keine Kontraindikationen bestehen, kann der Patient am Operationsende extubiert werden. Wegen möglicher größerer Blutverluste sind befundentsprechend Arterie und ZVK zu erwägen.

Transperitoneale Tumornephrektomie

Bei gutem anästhesiologischem Management (Kombinationsanästhesie) sollten diese Patienten am Operationsende extubiert werden.

Thorakoabdominale Tumornephrektomie

Siehe Kap. 16.6.

16.7.9 Intra- und postoperative Hyperkaliämie

Patienten mit terminaler Niereninsuffizienz sind oft an erhöhte Kaliumwerte adaptiert (präoperative Werte aus der Krankengeschichte beachten!).

Intraoperativ sollte ab einem Serumkalium von > 5,5 mmol/l therapiert werden. Mögliche Sofortmaßnahmen bei therapiebedürftiger Hyperkaliämie intraoperativ:

- Vermeidung respiratorische Azidose/milde Hyperventilation
- Ausgleich metabolische Azidose nach BE (z. B. 50 ml Nabi 8,4 %)
- 10–20 ml Kalzium-Gluconat 10 % über 10 min, Wiederholung nach 30–60 min möglich
- bei Restdiurese: Versuch der Steigerung der K^+-Elimination mit 40–80 mg Furosemid i. v.
- bei Hyponatriämie: 50 ml NaCl 3 %
- Glukose und Insulin

▸ **Patienten mit ZVK**

- BZ < 250 mg/dl:
  - 50 ml Glukose 40 % über 15–30 min, Insulin 1 I.E./ml (50 I.E./50 ml als Perfusor) mit LR 4–6 I.E./h starten,
  - nach ca. 30–60 min BZ Kontrolle per BGA; BZ > 250 mg/dl
  - Insulin 1 I.E./ml (50 I.E./50 ml als Perfusor) mit LR 4–6 I.E./h starten,
  - nach ca. 30–60 min BZ Kontrolle per BGA; wenn BZ < 250 mg/dl, dann 50 ml Glukose 40 % über 15–30 min

▸ **Patienten ohne ZVK**

- BZ < 250 mg/dl:
  - 500 ml Glukose 10 % über 60 min, Insulin 1 I.E./ml (50 I.E./50 ml als Perfusor) mit LR 4–6 I.E./h starten,
  - nach ca. 30–60 min BZ Kontrolle per BGA; BZ > 250 mg/dl:
  - Insulin 1 I.E./ml (50 I.E./50 ml als Perfusor) mit LR 4–6 I.E./h starten,
  - nach ca. 30–60 min BZ Kontrolle per BGA; wenn BZ < 250 mg/dl, dann 500 ml Glukose 10 % über 60 min
- keine Insulin-Bolusgaben
- wegen der längeren Wirkdauer von Insulin ist die BZ Kontrolle (mindestens stündlich für 5–6 h) und Wiederholung der Glukosegabe oft notwendig
- Ultima ratio: Anlage Shaldon und intraoperative CVVH/Dialyse.

Bei intraoperativer Hyperkaliämie und nicht sofort qualitativ und quantitativ suffizienter Diurese des Transplantates ist ggf. eine Dialyse noch in der PACU/ITS notwendig (rechtzeitig organisieren!)

Die früher übliche Infusion großer Mengen an NaCl 0,9 % während der OP führte regelmäßig zu einer hyperchlorämischen Azidose, die für die Graftfunktion nachteilig ist und über den H^+/K^+-Gegentransporter zu einer unerwünschten Steigerung des Kalium-Serumspiegels führen kann. Daher soll bis zu einem Serum-K^+ von 5,5 mmol/l eine balancierten Vollelektrolytlösung verwendet werden. Die in der balancierten Vollelektrolytlösung vorhandenen geringen Mengen an Kalium (ca. 4 mmol/l) werden in der Regel gut toleriert. Der Kaliumspiegel ist intraoperativ in der Regel niedriger als unter einem NaCl-Regime.

16.7.10 Postoperatives Management

- Je nach Ausmaß der Operation und intraoperativem Verlauf erfolgt die Überwachung und Behandlung im **Aufwachraum** mit **Basismonitoring** oder im Überwachungsbereich
- Delir-Sreening mittels Nu-Desc
- **Analgesie** mit Nichtopioid-Analgetikum und Piritramid bei Bedarf 0,05– 0,1 mg/kgKG

- wenn trotz ausreichender Schmerzmittelgabe noch sehr starke Schmerzen vorliegen, Abdomen untersuchen und Operateur informieren, zum Ausschluss chirurgischer Komplikationen
- Analgesie über liegenden PDK, Dokumentation der Neurologie und Anmeldung beim Akutschmerzdienst
- auf Diurese und blutigen Urin achten

16.8 Offene Prostatektomien und Zystektomien

M. Krimphove, T. Ocker, K. Spatz

Praxis

Offene Prostatektomien und Zystektomien
- retropubische Prostatektomie
- radikale Zystektomie, Zystoprostatavesikulotomie, Ileumneoblase, Ileumkonduit

► **Dauer**
- Unterschiedlich; siehe Besonderheiten

16.8.1 Prämedikation

- Prämedikation nach SOP Präoperative Visite (Kap. 1.1)
- PONV-Score erheben (Kap. 2.21)
- bei PDK-Anlage auf Gerinnung und Wirbelsäulenanatomie achten

16.8.2 Blut- und Transfusionsbedarf

- BG: ja
- keine Blutprodukte bereitstellen, keine Eigenblutspende

16.8.3 Checkliste – Vorbereitungen im OP

► **Atemwege**
- Endotrachealtubus

► **Anästhesieverfahren**
- balancierte Anästhesie, ggf. TIVA
- *zusätzlich* TAP-Block, alternativ PDK

► **Zugänge**
- 2 periphere Venenkatheter 16/16 G

► **Medikamente und Volumen**
- Infusion
  - Vollelektrolytlösung (luftfreie Beutel)
- Spritzenpumpe
  - Propofol 2 % 50 ml
  - alternativ Verdampfer für volatile Anästhetika
- Medikamente
  - Fentanyl 0,5 mg/10 ml alternativ Alfentanil 1 mg/2 ml
  - NaCl 0,9 % 10 ml
  - Propofol 200 mg/20 ml oder Thiopental 500 mg/20 ml
  - Cis-Atracurium 20 mg/20 ml alternativ Rocuronium
  - Cafedrin/Theodrenalin 1 Amp/10 ml
  - Antibiotikum nach Rücksprache mit dem Operateur
- PDK
  - Lidocain 1 % zur Hautinfiltration
  - Testdosis: Bupivacain 0,5 % isobar
  - Ropivacain/Sufentanil
- TAP-Block
  - Lidocain 1 % zur Hautinfiltration
  - Ropivacain 0,75 % 2 × 20 ml

► **Materialvorbereitung**
- 2 periphere Venenzugänge 16/16 G
- Endotrachealtubus Magill ID 7,5–8,0 mm, Augenschutz
- PDK 18 G
- steriler Tisch für PDK oder TAP-Block
- Ultraschallgerät und Nervenstimulator für TAP-Block
- Magensonde mit Mandrin, Luftwärmedecke
- Blasenkatheter wird vom Operateur gelegt

16.8.4 Monitoring

► **Basismonitoring und Monitoring Allgemeinanästhesie**
- EKG
- Pulsoxymetrie
- nichtinvasive Blutdruckmessung (oszillotonometrisch)
- Kapnometrie/-grafie
- Monitoring der inspiratorischen O_2-Konzentration
- in- und exspiratorische Messung der Inhalationsanästhetikakonzentration
- Volumetrie der Atemgase
- Atemwegsdruck mit Diskonnektionsalarm
- ZVD, arterieller Blutdruck
- Temperatursonde, Relaxometrie

16.8.5 Narkoseeinleitung

- Patientenidentifikation
- Anschluss des Monitorings
- periphervenöser Zugang
- Infusionsbeginn
- perioperative Antibiotikaprophylaxe

- Anlage eines thorakalen PDK zwischen Th 8 und Th 10 (Testdosis: 3 ml Bupivacain 0,5 % isobar), bei Ausbleiben einer spinalen Wirkung und stabilen Kreislaufverhältnissen nach der Einleitung und möglichst vor Operationsbeginn den PDK mit 6–10 ml der PDK-Spritzenpumpenlösung anspritzen (Ropivacain/Sufentanil oder Sufentanil, siehe Besonderheiten)
- alternativ TAP-Block bds. US-navigiert mit Nervenstimulator

► **Einleitung**

- Fentanyl 1–2 µg/kgKG
- Propofol 2–3 mg/kgKG, alternativ Thiopental: 3–5 mg/kgKG
- Cis-Atracurium 0,15 mg/kgKG, alternativ Rocuronium 0,6 mg/kgKG
- Intubation und Auskultation
- Magensonde nasal legen
- TIVA starten: Propofol 5–8 mg/kgKG/h
- Augenschutz
- ZVK via V. jugularis interna rechts, Lagekontrolle mittels Vorhof-EKG
- Blasenkatheteranlage durch den Operateur
- 2. periphervenöser Zugang, möglichst großlumig
- Anlage einer ösophagealen Temperatursonde, Luftwärmedecke
- Ausgangs-BGA

16.8.6 Lagerung

- Rückenlage
- Arme ausgelagert, sorgfältige Abpolsterung mit Gelmatten, Sicherung der Zugänge

16.8.7 Narkoseführung

- Beatmung:
  - O_2-Luft-Gemisch
  - PEEP: 5 cmH_2O
  - F_iO_2 0,3–0,5
  - $p_{et}CO_2$ 35–45 mmHg
- Narkose: da keine hohen Blutverluste zu erwarten sind, soll der PDK schon intraoperativ genutzt werden; Kombination balancierte bzw. TIVA (Propofol ca. 5–8 mg/kgKG/h) mit Periduralanalgesie bzw. TAP-Block
- Nachrelaxation mit Cis-Atracurium oder Rocuronium nach Bedarf
- Extubation auf dem Operationstisch sobald die Extubationskriterien erfüllt sind; bei einigen Eingriffen kann eine postoperative Nachbeatmung erwogen werden oder, falls Nachbeatmung geplant, Verlegung auf die Intensivstation mit Monitoring

16.8.8 Besonderheiten

Offene Prostatektomie

- Operationszeiten von 1,5–2 h.
- Offene Prostatektomien erfolgen retropubisch; der perineale Zugang wird nicht mehr angewandt.
- Die früher üblichen hohen intraoperativen Blutverluste konnten durch folgende Maßnahmen auf durchschnittlich < 500 ml/OP gesenkt werden:
  - Begrenzung des arteriellen Mitteldruckes, unter Beachtung der Nebenerkrankungen (!) auf 65–80 mmHg
  - Sympathikolyse mit Periduralanästhesie (mindert MAD und ZVD)
  - milde (15–30°) Trendelenburg-Lagerung (mindert die Füllung der periprostatischen Venenplexus, dadurch geringere venöse Blutung)
  - initial (bis zum Absetzen der Prostata) streng bedarfsadaptierte Volumensubstitution (mindert venöse Füllung, s. o.)

Primäres Regionalverfahren ist ein TAP-Block, durch den per Single Shot die parietale Bauchwand betäubt wird. Viszerale Schmerzen, Blasentenesmen u. ä. werden hierdurch allerdings nicht gemindert. Vorteil des TAP-Blocks ist das Umgehen möglicher Komplikationen zentraler Regionalverfahren. Eine mögliche Alternative zum TAP-Block ist der PDK. Hinsichtlich der postoperativen Schmerztherapie gibt es bislang keine wissenschaftliche Evidenz für die Überlegenheit eines dieser beiden Regionalverfahren bei Prostatektomien. Da keine hohen Blutverluste zu erwarten sind, kann und soll zur Reduktion des Blutverlustes der PDK schon intraoperativ genutzt werden. Höhe der Anlage entsprechend des chirurgischen Gebietes (bei Prostatektomie zwischen Th 8 und Th 11).

Radikale Zystektomie, Zystoprostatovesikulektomie, Ileumneoblase, Ileumkonduit

- Operationszeiten von 4–5 h.
- Diese offenen abdominellen Operationen mit Darmbeteiligung erfolgen primär in Kombinationsanästhesie balancierte Anästhesie mit PDK oder TIVA mit PDK.
- Höhe der PDK-Anlage entsprechend dem chirurgischen Gebiet zwischen Th 8 und Th 10.
- Soweit keine internistischen Nebenerkrankungen vorliegen, wird kein erweitertes hämodynamisches Monitoring benötigt. Alternativ kann, wenn kein PDK gewünscht wird, ein TAP-Block angeboten werden.
- Bis zum Absetzen der Blase wird von den Operateuren eine streng bedarfsadaptierte Volumensubstitution erbeten, um ein unnötig schwieriges Arbeiten unter starker Diurese in das OP-Feld zu vermeiden.

16.8.9 Postoperatives Management

- Überwachung im **Aufwachraum** mit **Basismonitoring**
- Delir-Sreening mittels Nu-Desc
- Analgesie über liegenden PDK, Dokumentation der Neurologie und Anmeldung beim Akutschmerzdienst oder **Analgesie** mit Nichtopioid-Analgetikum und Piritramid bei Bedarf 0,05–0,1 mg/kgKG
- wenn trotz ausreichender Schmerzmittelgabe noch sehr starke Schmerzen vorliegen, Abdomen untersuchen und Operateur informieren, zum Ausschluss chirurgischer Komplikationen
- auf Diurese und blutigen Urin achten

16.9 Urologische Karzinomchirurgie und andere offene Operationen

M. Krimphove, T. Ocker, K. Spatz

Praxis

Urologische Karzinomchirurgie und andere offene Operationen

- transperitoneale Tumornephrektomie
- thorakoabdominale Tumornephrektomie
- offene retroperitoneale Nephrektomie
- Nephro-Ureterektomie, retropubische Prostatektomie
- Tumorblasenresektionen, radikale Zystektomie, Zystoprostatavesikulotomie, Ileumneoblase, Ileumconduit
- perineale Prostatektomie
- offene Prostatektomie

► **Dauer**

- Unterschiedlich, siehe Besonderheiten.

16.9.1 Prämedikation

- Prämedikation nach SOP Präoperative Visite (Kap. 1.1)
- PONV-Score erheben (Kap. 2.21)
- bei PDK-Anlage auf Gerinnung und Wirbelsäulenanatomie achten

16.9.2 Blut- und Transfusionsbedarf

- BG: ja
- abhängig von der Größe des Eingriffes:
  - EK: 2–6
  - ggf. FFP: 2–4
  - ggf. TK: in Rücksprache mit dem Operateur 2 TK, bei Nephrektomie mit Tumoreinbruch in die V. cava und ggf. Einsatz der HLM
- Eigenblutspende: nein

16.9.3 Besonderheiten

Bei allen offen-chirurgischen Zugangswegen wird, soweit keine Kontraindikationen, ein TAP-Block oder eine PDK-Anlage angestrebt. Der PDK wird in der Regel schon intraoperativ genutzt. Höhe der Anlage entsprechend dem chirurgischen Gebiet (bei Neoblase mit Ileumconduit zwischen Th 8 und Th 10, bei Nephrektomien zwischen Th 8 und Th 11, bei perinealem Zugangsweg zwischen Th 12 und L 2). Der TAP-Block sollte in Narkose durchgeführt werden, da eine Verletzung neuraler Strukturen nicht wahrscheinlich ist.

Bei tumorchirurgischen Eingriffen, insbesondere wenn Nachbarorgane infiltriert sind, ist immer mit erhöhtem Blutverlust in der Resektionsphase zu rechnen. Dies erfordert ausreichend große Venenzugänge und eine entsprechende Instrumentierung (i. d. R. ZVK und Arterie). Bei Nierenteilresektionen und Prostatektomien kann, wenn es die Komorbiditäten zulassen, in der Regel auf Arterie und ZVK verzichtet werden.

Transperitoneale Tumornephrektomie

Bei gutem anästhesiologischem Management (Kombinationsanästhesie) sollten diese Patienten am Operationsende extubiert werden.

Thorakoabdominale Tumornephrektomie

Siehe SOP Nephrektomie mit Cavazapfen.

Offene retroperitoneale Nephrektomie (große Zystennieren, Nierentumorenukleationen, Nierenteilresektion)

Lange Operationszeiten, daher Auskühlung des Patienten verhindern; intraoperativ kann der PDK benutzt werden. Wenn keine Kontraindikationen bestehen, kann der Patient am Operationsende extubiert werden. Wegen möglicher größerer Blutverluste sind befundentsprechend Arterie und ZVK zu erwägen.

Nephro-Ureterektomie, retropubische Prostatektomie

Durch vermehrte laparoskopische Operationstechnik ist der Eingriff eher selten geworden. Hohe Blutverluste möglich, Operationszeiten von 1,5–4 h. Ein TAP-Block ist dem PDK wenn möglich vorzuziehen.

Tumorblasenresektionen, radikale Zystektomie, Zystoprostatovesikulektomie, Ileumneoblase, Ileumconduit (PDK)

Siehe SOP Offene Prostatektomien und Zystektomien (Kap. 16.8).

Perineale Prostatektomie (PDK), Offene Prostatektomie (TAP Block)

Siehe SOP Offene Prostatektomien und Zystektomien (Kap. 16.8).

16.9.4 Checkliste – Vorbereitungen im OP

► **Atemwege**
- ITN

► **Anästhesieverfahren**
- balancierte Anästhesie, ggf. TIVA
- *zusätzlich* TAP-Block, alternativ PDK

► **Zugänge**
- 2 × peripher, 16/16 G
- ZVK V. jugularis interna und arterieller Katheter siehe Besonderheiten

► **Medikamente und Volumen**
- Infusion
  - Vollelektrolytlösung (luftfreie Beutel)
- Spritzenpumpe
  - Propofol 1 % oder 2 % 50 ml alternativ Verdampfer für volatile Anästhetika
  - Remifentanil Spritzenpumpe 5 mg/50 ml
- Medikamente
  - Fentanyl 0,5 mg/10 ml alternativ Alfentanil 1 mg/2 ml
  - NaCl 0,9 % 10 ml
  - Propofol 200 mg/20 ml oder Thiopental 500 mg/20 ml
  - Cis-Atracurium 20 mg/20 ml alternativ Rocuronium
  - Cafedrin/Theodrenalin 1 Amp/10 ml
  - Antibiotikum nach Rücksprache mit dem Operateur
- TAP Block
  - je Seite Ropivacain 7,5 % 20 ml (beachte Höchstdosierung LA)
- PDK
  - Lidocain 1 % zur Hautinfiltration
  - Testdosis: Bupivacain 0,5 % isobar
  - Ropivacain/Sufentanil

► **Materialvorbereitung**
- 2 periphere Venenzugänge 16/16 G
- Endotrachealtubus Magill ID 7,5–8,0 mm
- Augenschutz
- PDK 18 G/TAP-Block Sono-Nadel 8 cm
- ZVK (4 Lumen), arterieller Katheter, Druckwandler mit Spülsystem für ZVD und Arterie
- steriler Tisch für PDK und ZVK, Arterie
- Magensonde mit Mandrin, Warmtouch
- bei ausgedehntem Befund (Nephrektomie mit Cava-Einbruch) ggf. Massivtransfusionsgerät
- Blasenkatheter wird vom Operateur gelegt

16.9.5 Monitoring

► **Basismonitoring und Monitoring Allgemeinanästhesie**
- EKG
- Pulsoxymetrie
- nichtinvasive Blutdruckmessung (oszillotonometrisch)
- Kapnometrie/-grafie
- Monitoring der inspiratorischen O_2-Konzentration
- in- und exspiratorische Messung der Inhalationsanästhetikakonzentration
- Volumetrie der Atemgase
- Atemwegsdruck mit Diskonnektionsalarm
- ZVD, arterieller Blutdruck
- Temperatursonde, Relaxometrie
- ggf. TEE bei Nephrektomie mit Cava-Einbruch und HLM

16.9.6 Narkoseeinleitung

- Anschluss des Monitorings
- periphervenöser Zugang
- Infusionsbeginn (Berücksichtigung der Restnierenleistung bei Nephrektomien: Infusionsmenge und bei Neigung zu Hyperkaliämien: kaliumfreie Infusionslösungen bevorzugen)
- Gabe des Antibiotikums
- Anlage eines thorakalen PDK zwischen Th 8 und Th 11 (Testdosis: 3 ml Bupivacain 0,5 % isobar)
- bei Ausbleiben einer spinalen Wirkung und stabilen Kreislaufverhältnissen nach der Einleitung und möglichst vor Operationsbeginn den PDK mit 6–10 ml der PDK-Spritzenpumpenlösung anspritzen (Ropivacain/Sufentanil, siehe Besonderheiten)
- arterielle Kanülierung der A. radialis sinister in Lokalanästhesie (bei ASA-I- bis ASA-II-Patienten: arterielle Kanülierung erst nach Einleitung möglich)

► **Einleitung**
- Fentanyl 1–2 µg/kgKG
- Propofol 2–3 mg/kgKG, alternativ Thiopental: 3–5 mg/kgKG
- Cis-Atracurium 0,15 mg/kgKG, alternativ Rocuronium 0,6 mg/kgKG
- Intubation und Auskultation, Magensonde nasal legen

- TIVA starten: Propofol 4–6 mg/kgKG/h, Remifentanil 0,1–0,5 µg/kgKG/min
- Augenschutz
- ZVK via V. jugularis interna rechts, Lagekontrolle mittels Vorhof-EKG
- bei dialysepflichtigen Patienten oder zu erwartenden großen Blutverlusten Shaldon-Katheter erwägen
- Blasenkatheteranlage (erfolgt meist durch den Operateur)
- 2. periphervenöser Zugang, möglichst großlumig
- Anlage einer ösophagealen Temperatursonde, WarmTouch
- Ausgangs-BGA

16.9.7 Lagerung

- Lagerung nach Rücksprache mit dem Operateur
- Rückenlagerung oder bei Operationen an den Nieren entsprechende Seitenlagerung mit Abknicken des Operationstisches
- bei Operationen an Prostata, Blase und Lymphknoten: Rückenlage
- Arme ausgelagert, sorgfältige Abpolsterung mit Gelmatten, Sicherung der Zugänge

16.9.8 Narkoseführung

- Beatmung:
  - O_2-Luft-Gemisch
  - PEEP: 5 cmH_2O
  - F_iO_2 0,3–0,5
  - $p_{et}CO_2$ 35–45 mmHg
- Narkose: Kombination balancierte Anästhesie oder ggf. TIVA und Periduralanalgesie
- volatile Anästhetika, alternativ Propofol ca. 5–8 mg/kgKG/h
- wenn keine großen Volumenumsätze erwartet werden, kann der PDK schon intraoperativ genutzt werden; Gabe von Remifentanil dann in der Regel nicht notwendig
- Nachrelaxation mit Cis-Atracurium oder Rocuronium nach Bedarf
- häufige Kontrollen von arteriellen BGA; Volumenersatz mit Elektrolytlösungen und Kolloiden
- Gabe von Erythrozytenkonzentraten und FFP nach Blutverlust
- bei ausreichendem Blutdruck Laufrate der PDK-Spritzenpumpenlösung mit 6–10 ml/h
- wenn kein PDK liegt oder verwendet wurde, Gabe von Morphin oder Piritramid fraktioniert und mit Nichtopioid-Analgetikum vor der Ausleitung der Narkose
- parallel TIVA reduzieren und ca. 5 min vor der letzten Naht beenden
- Extubation auf dem Operationstisch, wenn Extubationskriterien erfüllt, bei einigen Eingriffen kann eine postoperative Nachbeatmung erwogen werden oder, falls Nachbeatmung geplant, Verlegung auf die Intensivstation mit Monitoring

Merke **M!**

Bei intraoperativer Nutzung des PDK: Kombination von Sympathikolyse und Blutverlust. Die Sympathikolyse ist in der Regel konstant, daher sind intraoperative Blutdruckabfälle in der Regel durch Volumenverluste bedingt.

16.9.9 Postoperatives Management

- Je nach Ausmaß der Operation und intraoperativem Verlauf erfolgt die Überwachung und Behandlung im **Aufwachraum** mit **Basismonitoring** oder im Überwachungsbereich
- Analgesie über liegenden PDK, Dokumentation der Neurologie und Anmeldung beim Acute-Pain-Service
- auf Diurese und blutigen Urin achten
- wenn trotz ausreichender Schmerzmittelgabe noch sehr starke Schmerzen vorliegen, Abdomen untersuchen und Operateur informieren, zum Ausschluss chirurgischer Komplikationen

16.10 Literatur

[565] Aniskevich S, Taner CB, Perry DK et al. Ultrasound-guided transversus abdominis plane blocks for patients undergoing laparoscopic hand-assisted nephrectomy: a randomized, placebo-controlled trial. Local Reg Anesth 2014: 7; 11–6

[566] Baik JS, Oh AY, ChoBaik CW et al. Thoracic Paravertebral Block for Nephrectomy: A Randomized, Controlled, Observer-Blinded Study. Pain Med 2013; 15: 850–6

[567] Chiappini B, Savini C, Marinelli G et al. Cavoatrial tumor thrombus: single-stage surgical approach with profound hypothermia and circulatory arrest, including a review of the literature. J Thorac Cardiovasc Surg 2002; 124 (4): 684–8

[568] Davies BJ, Chung SY, Nelson JB. Delayed intraoperative hydration limits blood loss during retropubic prostatectomy. Urology 2004; 64 (4), 712–6

[569] Emmett M, Istre O, Hahn RG. Hyponatremia following transurethral resection or hysteroscopy, or other procedures involving electrolyte-free irrigation. Uptodate 2020

[570] Jacob M, Chappell D. Mythen und Fakten der perioperativen Infusionstherapie. A& I 2009, 6: 358–76

[571] Lawindy SM, Kurian T, Kim T et al. Important surgical considerations in the management of renal cell carcinoma (RCC) with inferior vena cava (IVC) tumour thrombus. BJU International 2012; 110: 926–39

[572] Nouh MA, Inui M, Kakehi Y. Renal Cell Carcinoma with i. v. Thrombi; Current Concepts and Future Perspectives. Clin Med Oncol 2008: 2; 247–56

[573] O'Connor PJ, Hanson J, Finucane BT. Induced hypotension with epidural/general anesthesia reduces transfusion in radical prostate surgery. Can J Anaesth 2006; 53 (9), 873–80

[574] Schostak M, Matischak K, Müller M et al. New perioperative management reduces bleeding in radical retropubic prostatectomy. BJU 2005; 96, 316–9

Teil II

Intensivmedizin

II

17 Organisation in der Intensivmedizin

17.1 Reanimationsdienst

F. Bubser, M. Kastrup, T. Schröder

17.1.1 Personal

Der Reanimationsdienst wird durch einen Arzt der Klinik für Anästhesiologie besetzt. Hierbei wird der Facharztstandard gewährleistet.

Ärztliche Besetzung

- Frühdienst: Oberarzt oder der Stationsarzt der Intensivstation
- Spätdienst: Facharzt-Spätdienst oder Facharzt-Bereitschaftsdienst der Intensivstationen
- Nachtdienst und Wochenenddienst: zuständiger Arzt wird vom diensthabenden Oberarzt der Klinik benannt, i. d. R. der Facharzt-Bereitschaftsdienst der Intensivstationen
- Der entsprechende Arzt trägt das ärztliche Reanimations-Telefon bei sich.
- Die Supervision und fachliche Aufsicht erfolgen durch den Oberarzt der Intensivstation resp. den diensthabenden Oberarzt der Klinik.

Pflegerische Besetzung

Die pflegerische Besetzung erfolgt durch einen pflegerischen Mitarbeiter der Intensivstation. Wenn es die Personalbesetzung erlaubt, ist anzustreben, eine zweite Pflegekraft mit- oder nachzuschicken. Hierdurch darf die Patientenversorgung der einliegenden Patienten aber nicht beeinträchtigt werden.

In jeder Schicht wird eine für den Reanimationsdienst zuständige Pflegekraft im Schichtplan benannt. Diese nimmt das pflegerische Reanimations-Telefon an sich.

17.1.2 Material

► Rea-Rucksack inklusive Ampullarium

- neben dem Reanimationswagen auf Intensivstation im Zentralbereich
- Inhalt laut standortspezifischer Packliste
- Kontrolle der Vollständigkeit, Verfallsdatum und ggf. Auffüllen
  - nach jedem Einsatz durch die zuständige Pflegekraft
  - im Nachtdienst durch die zuständige Pflegekraft
  - schriftliche Dokumentation der Kontrolle auf Funktionsfähigkeit und Vollständigkeit

► Medikamentenbox gekühlter Medikamente

- im Kühlschrank am Zentraltresen
- Kontrolle der Vollständigkeit, Verfallsdatum und ggf. Auffüllen
  - nach jedem Einsatz durch die zuständige Pflegekraft
  - im Nachtdienst durch die zuständige Pflegekraft

► Defibrillator

- neben dem Reanimationswagen im Zentralbereich
- tägliche Funktionskontrolle im Nachtdienst durch die zuständige Pflegekraft
- Gerät bleibt am Netz, wenn auf Station

► Dokumentationsordner

- neben dem Reanimationswagen auf der Intensivstation im Zentralbereich
- enthält:
  - Packliste Rea-Rucksack und Medikamentenbox in der aktuellen Version
  - Buch mit Dokumentation aller Einsätze mit Zeitangaben, Ort, Patientenname und kurzer Hinweis zur medizinischen Entität und Verbleib des Patienten (für Rückfragen wichtig)
  - Dokumentationsliste „Funktionskontrolle und Vollständigkeit" (Funktionskontrolle REA-Telefon und Defibrillator, Überprüfung des Rucksacks und Medikamentenbox gekühlter Medikamente auf Vollständigkeit)
  - Bedienungsanleitung Defibrillator

17.1.3 Ablauf bei Alarm

► Fragen bei Übernahme eines REA-Rufes durch den Arzt

- Wo ist der Notfall genau eingetreten?
- Um was für einen Notfall handelt es sich?
- Welches Alter hat der Patient (Erwachsener, Kind)?
- Ist der Zutritt zum Ort der Versorgung sichergestellt (Tür offen? Einweiser bei versteckten Lokalitäten)?
- Anrufer auffordern, mit BLS/CPR, sofern noch nicht geschehen, zu beginnen.

Treffpunkt von Arzt und Pflege ist prinzipiell der Mitteltresen der Intensivstation, da das notwendige Material gemeinsam transportiert werden muss. Das Material kann in der Regel nicht von einer Person alleine transportiert werden. Von dort laufen Arzt und Pflege gemeinsam zum Patienten. Abweichende Treffpunkte müssen explizit und gesondert am Telefon abgesprochen werden. Verantwortung hierfür trägt ggf. der Arzt.

Befindet sich der Einsatz außerhalb des Bettenhochhauses, besteht die Möglichkeit, den **Krankentransport** anzurufen (Telefonnummer ist in die REA-Telefone eingespeichert). Dieser befördert – ausgehend vom Eingang der Rettungsstelle – die beteiligten Personen und Zubehör. Bei Reanimationen außerhalb von Bettenstationen ist eine O_2-Flasche mit Druckminderer mitzunehmen. Sollte weiteres Material im Laufe der Reanimation nötig werden (Medikamente, Material, Beatmungsgerät, Autopulse) wird dies telefonisch dem diensthabenden Schichtdienstarzt mitgeteilt, der für den unverzüglichen Transport – per Pflege oder per Krankentransport – sorgt.

Ist der Einsatz beendet, muss dieser dokumentiert werden – auch bei Fehlalarmen (REA-Ordner siehe oben).

Bei jeder Reanimation ist vom Arzt (ggf. retrospektiv) ein **Reanimationsprotokoll** (z. B. Vorgaben der DIVI) anzulegen, um die medizinischen Maßnahmen, Vitalparameter etc. zu dokumentieren.

17.2 ELITE – Extracorporal Life Support Team

M. Kastrup, S. Treskatsch, F. von Dincklage, S. Weber-Carstens

Konzeptentwurf zur interdisziplinären Erst-Versorgung reanimationspflichtiger und/oder Patienten im akuten Schockgeschehen in der Rettungsstelle der Charité – Universitätsmedizin Berlin, Campus Charité Mitte mittels ECLS

17.2.1 Beteiligte Kliniken

- Notfallmedizin/Rettungsstelle, CCM
- Medizinische Klinik m. S. Kardiologie und Angiologie, CCM
- Klinik für Anästhesiologie m. S. op. Intensivmedizin, CCM
- Klinik für Kardiovaskuläre Chirurgie, CCM

17.2.2 Grundprinzip

Extracorporal Life Support (ECLS) ist eine anerkannte und effektive Methode, um einen kardiogenen Schock oder einen Herzkreislaufstillstand zu behandeln. Über perkutan und/oder transthorakal (im Rahmen einer herzchirurgischen Operation) implantierte Kanülen wird durch eine minimalisierte, venoarterielle Herz-Lungen-Maschine (HLM) ein suffizienter Kreislauf sowie Oxygenierung/Decarboxylierung sichergestellt. Die Anwendung eines ECLS ist keine kausale Therapie, es ermöglicht jedoch den sicheren Transport und/oder Stabilisierung der Patienten, um die geeignete Diagnostik und Therapie im Zentrum der Maximalversorgung durchführen zu können („bridge-to-therapy/decision“ etc.). In mehreren Studien konnte eine Verbesserung des Outcome der Patienten in Bezug auf das Überleben gezeigt werden, wenn diese Behandlungsoption durch geschultes Personal angewendet wird. Dieses betrifft insbesondere Patienten mit einem akuten Herzinfarkt, da das Ausmaß der myokardialen Schädigung durch eine zügige und effektive Reperfusion beeinflusst wird. In einer aktuellen Studie konnte zudem gezeigt werden, dass insbesondere die frühzeitige Anwendung bei Patienten im kardiogenen Schock, welche noch nicht kardiopulmonal reanimiert werden mussten, die Krankenhaussterblichkeit reduzieren konnten. Daher besteht aktuell eine IIb-, C-Empfehlung („kann“) für die klinische Anwendung eines ECLS. Aufgrund der Invasivität und Komplexität dieses Therapieverfahrens ist jedoch ein geschultes, interdisziplinäres Expertenteam im Rahmen der ECLS-Anwendung vorzuhalten.

Dieser Konzeptentwurf soll zukünftig als Grundlage einer ECLS-Therapie in der Rettungsstelle des Campus Charité Mitte dienen und insbesondere die interdisziplinäre Verantwortung und Organisation regeln.

17.2.3 Indikation

Die Indikationsstellung sowie der Anschluss an ein ECLS erfolgen durch ein spezialisiertes Team (ELITE), welches die notwendigen technischen und personellen Voraussetzungen bereitstellt. Das ELITE kann in allen kardiopulmonalen Notfallsituationen außer- und innerhalb der Charité – Universitätsmedizin Berlin gerufen werden. Wenn die Indikation besteht, kann der Patient auch unter laufenden Reanimationsmaßnahmen an ein ECLS angeschlossen werden.

In ▶ Abb. 17.1 ist das therapeutische Protokoll für die ECLS-Therapie nach im Team (Rettungsstelle, Kardiologie, Anästhesiologie/Intensivmedizin, ggf. Herzchirurgie) verifizierter Indikationsstellung dargestellt.

Bezüglich der extrakorporalen venovenösen Lungenunterstützung wird hier auf die entsprechende SOP (Extrakorporale Lungenersatzverfahren) verwiesen. Das Prozedere unterscheidet sich grundsätzlich jedoch nicht von den folgenden Ausführungen.

17.2.4 Indikationen

Die folgende Übersicht beinhaltet typische Indikationen zum Ruf des ELITE-Teams und für den ECLS-Anschluss. Die Entscheidung, einen Patienten an ein ECLS anzuschließen, sollte idealerweise interdisziplinär unter Abwägung einer Nutzen-Risiko-Analyse sowie der hypothetischen Gesamtprognose des Patienten getroffen werden.

II

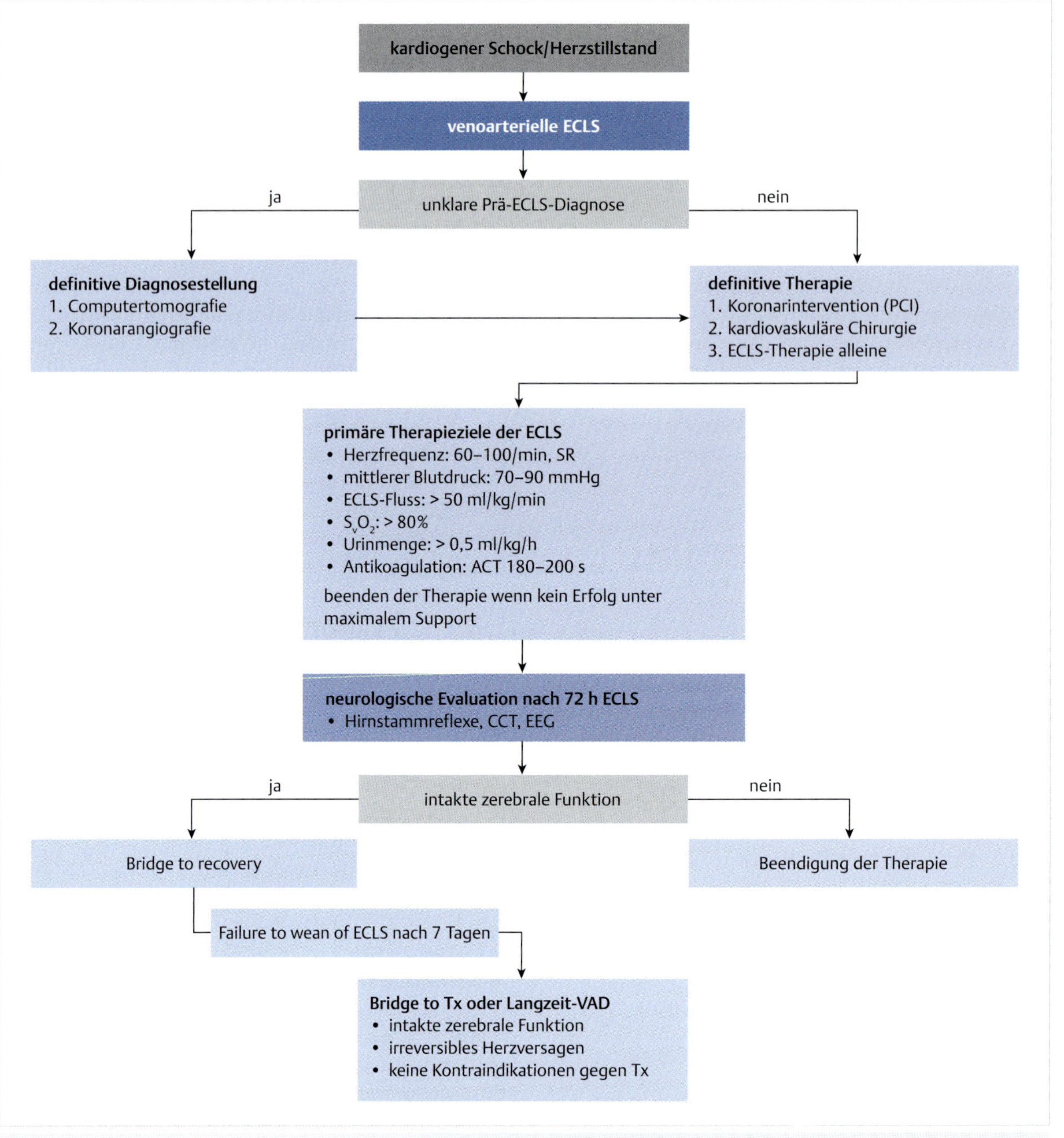

Abb. 17.1 Extracorporal Life Support (ECLS-Algorithmus). MAD = mittlerer arterieller Druck, S_vO_2 = gemischte Sauerstoffsättigung, VAD = ventrikuläres Assist Device

Praxis

Kriterien für den Anschluss von Patienten (intern und extern) an ECLS

- Ideale Indikation: (therapierefraktärer) kardiogener Schock bei erwachsenen Patienten, welcher isoliert vorliegt und unter Ausreizung konservativer Therapieversuche (Volumensubstitution, Inotropika, IABP etc.) zu einer unzureichenden Gewebeperfusion/-oxygenierung führt. Die Anwendung eines ECLS sollte idealerweise vor dem Einsetzen von Endorganschäden begonnen werden.
- Gegebenenfalls in Reanimationssituationen durch kardiogenen Schock unter klinischen Bedingungen:
  - akutes Herzversagen durch akuten Myokardinfarkt (AMI)
  - protrahiertes pulmonales Versagen bei erwachsenen Patienten mit rechtsventrikulärer Dysfunktion
  - Lungenarterienembolie mit akuter Rechtsherzdekompensation
  - Intoxikationen mit akutem Kreislaufversagen
  - Hypothermie mit oder ohne Kreislaufversagen (z. B. Ertrinkungsunfall)

17.2.5 Kontraindikationen

Kontraindikationen bzw. sorgfältige Güterabwägung unter Berücksichtigung von:

- Alter und Größe/Gewicht des Patienten
- Gesamtprognose der zugrundeliegenden Grunderkrankungen
- Gesamtprognose bei Komorbiditäten (z. B. Patienten mit Tumorleiden und einer Lebenserwartung < 1 Jahr)
- Ausmaß der Reanimationsdauer
- mögliche, ggf. irreversible Endorganschäden aufgrund einer protahierten Reanimationssituation, insbesondere ZNS
- klinische Einschätzung, dass keine realistische Prognose zum Überleben selbst nach suffizienter ECLS-Etablierung besteht
- Vorhandensein einer Patientenverfügung, welche einer prolongierten intensivmedizinischen Therapie kritisch gegenübersteht bzw. diese definitiv ablehnt

17.2.6 Anschlussteam

Der Anschluss an die ECLS wird durch in der Anwendung erfahrenes Personal vorgenommen. Für den Anschluss werden im Idealfall folgende Personen benötigt:

- Notfallmediziner
- Anästhesist/Intensivmediziner
- evtl. Kardiologe/Kardiochirurg
- Intensivpflegekraft mit Erfahrung in Vorbereitung und dem Betrieb der ECLS Einheit, alternativ ein Kardiotechniker mit Pflegeerfahrung

Im Rahmen dieses Konzeptentwurfes sollten eine entsprechende Anzahl an qualifizierten Mitarbeitern/Ansprechpartner bzw. eine entsprechende Dienststruktur aus den einzelnen Kliniken benannt werden:

- Rettungsstelle
- Kardiologie
- Anästhesiologie/Intensivmedizin

17.2.7 Alarmierung des Teams – Anschluss an ECLS

Ein ELITE-Alarm (analog Trauma, Koma) wird über die Rettungsstelle telefonisch ausgelöst. In diesem Alarm sollten o. g. Personen nach interdisziplinärer Feinabstimmung einbezogen werden. Zur Alarmierung des Teams sollte im Weiteren die Einrichtung eines ELITE-Alarmes (analog Trauma, Koma) in die Wege geleitet werden. Das Team zum Anschluss eines Patienten kann – wenn es nicht bereits vor Ort ist (z. B. im Herzkatheterlabor) – über diesen Alarm angefordert werden. Nach der Überprüfung der Indikation durch das ELITE-Team in Abstimmung mit der primär behandelnden Disziplin wird ein ECLS-Gerät auf der anästhesiologischen oder kardiologischen Intensivstation betriebsbereit aufgebaut und entlüftet. Parallel werden die Gefäße entsprechend der SOP punktiert.

17.2.8 Prozedere nach dem Anschluss ans ECLS

Während bzw. kurz nach dem Anschluss des Patienten wird im interdisziplinären Team das weitere Prozedere festgelegt. Das weitere Vorgehen hängt davon ab, ob die Diagnose vor der ECLS-Therapie bekannt war. Ist diese bekannt, wird entschieden, ob ein primär operatives oder interventionelles Vorgehen zur spezifischen und definitiven Therapie gewählt wird. Bei allen unklaren Fällen werden eine Echokardiografie, eine Koronarangiografie und eine Computertomografie vom Kopf, Thorax und Abdomen durchgeführt. Optional werden diese Untersuchungen bei einem ausgedehntem AMI, ausgeprägten Klappenstenosen, massivem Perikarderguss, Aortendissektion oder zerebralen Einblutungen durchgeführt. Patienten mit einem unzureichendem PCI-Ergebnis (TIMI-flow < 2 nach der Intervention) oder anatomischen Besonderheiten, welche eine Intervention unmöglich machen, werden – wenn anatomisch und technisch möglich – operativ revaskularisiert (CABG, OPCAB). Es sollte interdisziplinär im

Team besprochen werden, dass alle Formen von Interventionen nicht durchgeführt oder abgebrochen werden, wenn im Verlauf eine anhaltende Pupillenerweiterung > 6 mm mit anhaltendem Schock (mittlerer Blutdruck < 50 mmHg und therapierefraktärer Azidose) trotz adäquater Katecholamintherapie und ausreichendem Perfusionsfluss (> 50 ml/kgKG/min) unter ECLS auftreten sollten.

17.2.9 Materialien

Alle für den ECLS-Einsatz notwendigen Materialien und Konsolen sind kontinuierlich verfügbar und in entsprechenden Transportbehältnissen auf der anästhesiologischen und kardiologischen Intensivstation einsatzbereit zu halten.

17.2.10 Echokardiografie

Bei jedem Patienten sollte vor ECLS-Anschluss eine hämodynamisch fokussierte Echokardiografie (transthorakal und/oder transösophageal) mit der folgenden Fragestellung durchgeführt werden:

- kardiale Füllungsbehinderung/Perikardtamponde
- Volumenstatus/-reagibilität
- globale und regionale systolische linksventrikuläre Funktion
- Zeichen der Rechtsherzbelastung
- hämodynamisch relevantes Vitium
- Hinweis auf intrakardiale Shunts

17.2.11 Weitere Behandlung

Spätestens 72 h nach dem Ereignis sollte eine erste neurologische Beurteilung (Hirnstammreflexe, CCT, EEG) stattfinden.

17.2.12 Fallbesprechung nach der Akutbehandlung

Für alle Patienten, welche von dem Team behandelt worden sind, findet innerhalb der ersten 24 h nach dem Ereignis eine kurze informelle interdisziplinäre Fallbesprechung statt. Bei dieser Besprechung soll ein möglicher Optimierungsbedarf für zukünftige Einsätze identifiziert werden. Diese Besprechung kann auch dazu dienen, die Vorräte an Materialien in den unterschiedlichen Bereichen zu bestimmen und ggf. eine koordinierte Nachbestellung auszulösen.

17.3 Anschlussheilbehandlung (AHB) und Frührehabilitation

M. Kastrup

Das Vorgehen zur Anschlussheilbehandlung und Frührehabilitation fasst ▸ Abb. 17.2 zusammen.

17.4 Klinischer Umgang mit dem Patientenwillen: Patientenverfügung, Vorsorgevollmacht, Betreuungsvollmacht, Einrichtung einer Betreuung

M. Deja, S. Weber-Carstens

17.4.1 Einleitung

Entsprechend dem ab 01.09.2009 gültigen Patientenverfügungsgesetz vom 18.05.2009 sowie in der Reform des Betreuungsrechts vom 01.01.2023 ist für alle an der Behandlung oder Pflege eines Patienten beteiligten Personen der Wille des Patienten, ob mündlich oder schriftlich festgelegt, bindend. Zuwiderhandlungen können straf- oder zivilrechtliche Konsequenzen nach sich ziehen.

Dieses novellierte Gesetz 2023 hat erneut den Patientenwillen als zentralen Maßstab in der Medizin zum Thema gemacht, welches möglichst konkrete Handlungsanweisungen und standardisierte Verfahren im Umgang mit Patientenentscheidungen erfordert. Ergänzend zu den bestehenden Vorgaben wurde seit 1. Januar 2023 das Ehegattennotvertretungsrecht eingeführt.

Diese SOP ist als wichtiger Schritt in die Richtung zu bewerten, dass die Klinik sich in besonderer Weise mit dem Patientenwillen auseinandersetzt und standardisierte Prozesse im klinischen Alltag etabliert, um den Patientenwillen möglichst authentisch zu realisieren.

17.4.2 Präklinische, präventive Maßnahmen

Patienten mit einem erhöhten perioperativen Risiko und/oder bevorstehenden operativen oder interventionellen Eingriffen, die eine intensivmedizinische Behandlung regelhaft nach sich ziehen, sollten nach hinreichender Aufklärung idealerweise eine **Patientenverfügung** verfasst haben. Hierfür sollte wie in der vom Bundesministerium für Justiz herausgegebenen Broschüre zur Patientenverfügung verfahren werden. Die Festlegungen über medizinische oder pflegerische Maßnahmen sollten detailliert erfolgen:

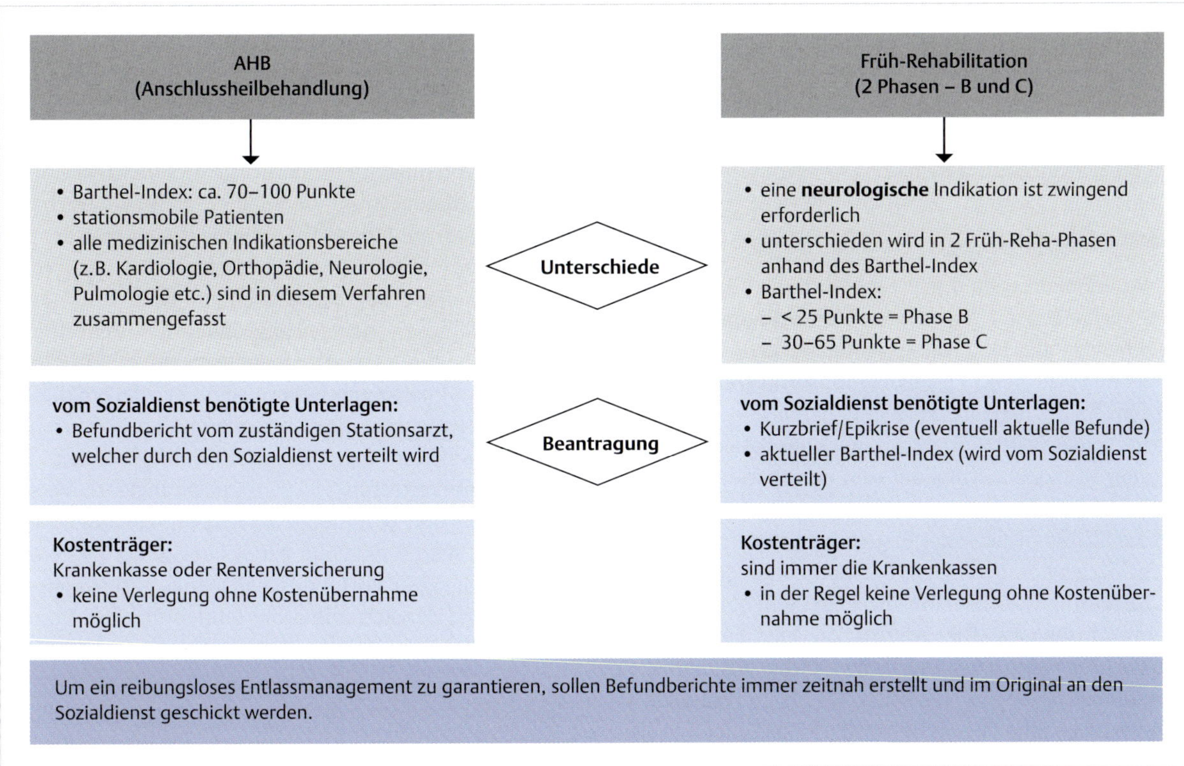

Abb. 17.2 Vorgehen zur Anschlussheilbehandlung und Frührehabilitation.

- lebenserhaltende Maßnahmen
- Schmerz- und Symptombehandlung
- künstliche Ernährung
- künstliche Flüssigkeitszufuhr
- Wiederbelebung
- Beatmung
- Dialyse
- Antibiotika
- Blut(bestandteile)

Es sollte ferner festgelegt werden, wer Beistand leisten soll und wo die Behandlung erfolgen sollte (Hospiz, Krankenhaus, Pflegeheim o. Ä.). Die Verfügung sollte neben der betroffenen Person nach Möglichkeit von einem behandelnden Arzt unterschrieben sein, der die Einwilligungsfähigkeit bestätigt. Ein Notar kann ebenfalls unterschreiben, dies ist jedoch nicht zwingend erforderlich, um Rechtswirksamkeit zu erwirken.

Für den Entscheidungsprozess medizinischer Maßnahmen und den Fall der Entscheidungsunfähigkeit ist es sehr hilfreich, wenn die Patienten mittels Vorsorgeverfügung eine Vertrauensperson benennen, die bevollmächtigt wird, in Gesundheitsangelegenheiten zu entscheiden. Die Bevollmächtigung kann entweder direkt in der Patientenverfügung festgelegt werden oder es können separate Formulare als Betreuungsverfügung oder Vollmacht angelegt werden. Nur die bevollmächtigte Person gilt als direkter Ansprechpartner für medizinisches und pflegerisches Personal, wenn es um die Eruierung des Patientenwillens im Falle der Bewusstlosigkeit geht.

Seit Januar 2023 sind Ehegatten dazu berechtigt, sich bei Einwilligungsunfähigkeit des jeweils anderen in Angelegenheiten der Gesundheitssorge zu vertreten (BGB § 1358). Das Notvertretungsrecht ist zeitlich begrenzt auf maximal sechs Monate. Das Ehegattennotvertretungsrecht ist nachrangig zu einer bestehenden Betreuung oder Vorsorgevollmacht.

17.4.3 Prozesse im Krankenhaus

Bei Patienten mit einem erhöhten perioperativen Risiko und/oder bevorstehenden operativen oder interventionellen Eingriffen, die eine intensivmedizinische Behandlung regelhaft nach sich ziehen, sollte schon bei Krankenhausaufnahme eruiert werden, ob eine Patientenverfügung, Vorsorgevollmacht oder Betreuungsvollmacht vorliegt. Diese muss ggf. vorliegen. Dies sollte in der Krankenakte idealerweise im Patientenstammblatt dokumentiert sein. (Die Etablierung eines solchen Verfahrens steht in der Verantwortung des Krankenhausträgers.) Es ist die interdisziplinäre Verantwortung aller an der Behandlung beteiligten Fachabteilungen, für den gesetzeskonformen Umgang mit dem Patientenwillen zu sorgen. Die Fachabteilung, die in der hauptsächlichen Verantwortung für den operativen oder interventionellen Eingriff steht, ist verpflichtet die vorsorgenden Maßnahmen für den korrekten Umgang mit dem Patientenwillen nach dem Eingriff Sorge zu tragen.

Prämedikation

Bei der Prämedikation o. g. Patienten muss dezidiert nach dem Vorhandensein einer Patientenverfügung, Vorsorgevollmacht oder Betreuungsvollmacht gefragt werden. Dieses muss auf dem Prämedikationsprotokoll vermerkt werden (Rubrik Patientenverfügung ja/nein).

Liegt kein Schriftstück vor, so muss der Patient im Rahmen der Risikoaufklärung auf sein perioperatives Risiko, einschl. ITS-Aufenthalt aufgeklärt (s. Allgemeiner Teil) und auf die Möglichkeit der Erstellung einer Vorsorgevollmacht hingewiesen werden. Entsprechende Formblätter des Bundesministeriums für Justiz liegen in den Anästhesieambulanzen aus. Die Information hierüber und die Mitgabe der Vollmachtsunterlagen werden auf dem Narkoseaufklärungsbogen vermerkt. Wird im Prämedikationsgespräch eine Person benannt, die die Vorsorgevollmacht erhalten soll, wird diese auf dem gelben Einwilligungsbogen als „vorgesehen für Vorsorgevollmacht" oder in dringlichen Fällen als „potenzieller Ansprechpartner" dokumentiert.

Für den Fall, dass zwischen Prämedikation und geplantem Eingriff ausreichend Zeit zur Verfügung steht, sollten diese Patienten darauf hingewiesen werden, eine Patientenverfügung erstellen zu können. Eine exemplarische Patientenverfügung (Ärztekammer) kann zur Verfügung gestellt werden.

Postoperativ

Im PDMS muss bei Übernahme des Patienten auf die ICU, IMCU oder PACU unter soziale Anamnese vermerkt sein, wer direkter Angehöriger, Vorsorgebevollmächtigter oder Ehegattennotvertreter und damit primärer Ansprechpartner und ggf. betreuende Person ist oder nach Wunsch des Patienten sein soll. Es muss ferner unter soziale Anamnese vermerkt sein, ob eine Patientenverfügung, Vorsorgevollmacht, Ehegattennotvertreter oder Betreuungsvollmacht vorhanden ist. Gegebenenfalls soll an dieser Stelle vermerkt sein, wer nicht auskunftsberechtigt oder kontaktberechtigt ist.

Ist eine intensivmedizinische Behandlung länger als 24 h erforderlich, ist bei nicht betreuten Patienten, die geplant oder ungeplant bewusstlos sind, das Betreuungsverfahren einzuleiten. Es gilt zu klären, wer für die Betreuung infrage kommt. Liegt ein erklärter Wille des Patienten vor, muss dieser berücksichtigt werden. Grundsätzlich wird angestrebt, dem Patienten möglichst nahestehende Personen bzw. Familienmitglieder mit der Betreuung zu beauftragen. Ehegatten sind seit dem 01.01.2023 dazu berechtigt, sich im Falle der Einwilligungsunfähigkeit des jeweils anderen gegenseitig in Angelegenheiten der Gesundheitssorge zu vertreten (Ehegattennotbetreuung) sofern keine Zweifel am diesbezüglichen Patientenwillen bestehen. Alle vertretenden Personen sind an den Patientenwillen gebunden. Das Ehegattennotvertretungsrecht ist nachrangig zu Vorsorgevollmacht und Betreuung. Ist aus dem genannten Personenkreis hierzu niemand bereit oder in der Lage, wird beim zuständigen Vormundschaftsgericht schriftlich bei Beantragung der Betreuung die Einrichtung der Betreuung durch eine gerichtlich zu benennende Person erbeten.

Bei Nichtvorliegen einer Patientenverfügung gilt es bei bewusstlosen Patienten authentisch den mutmaßlichen Patientenwillen zu eruieren. Dies erfolgt im interdisziplinär-multiprofessionellen Gespräch von Vertretern der an der Behandlung und Pflege beteiligten Abteilungen mit dem bestellten Betreuer und ggf. mehreren Angehörigen des Patienten. Ein für die Intensivmedizin zuständiger Oberarzt der Klinik ist hierbei obligat anwesend. Grundsätzlich werden die Ergebnisse der Angehörigengespräche als Ergebnisprotokoll im PDMS dokumentiert. In den Entscheidungsprozess von Therapiebegrenzung (EOLD/DNR/DNE) ist grundsätzlich die Klinikleitung bzw. erweiterte Klinikleitung einzubinden.

Notwendig gewordene akute Interventionen, Notfalloperationen und geplante Eingriffe oder Maßnahmen erfolgen grundsätzlich unter dem Gesichtspunkt des mutmaßlichen Patientenwillens. Der mutmaßliche Patientenwille wird im PDMS dokumentiert.

Bei Patienten, die eine Therapiebeschränkung vor begonnener Therapie bei vollem Bewusstsein mündlich (obligat unter Zeugen) oder schriftlich für sich festgelegt haben, muss der Inhalt der Beschränkung dezidiert im PDMS fixiert sein.

Bei der Festlegung des mutmaßlichen Patientenwillens müssen die in Patientenverfügungen üblicherweise genannten Punkte berücksichtig werden (siehe oben). Zu jedem der genannten Punkte soll eine Festlegung schriftlich erfolgen.

Achtung, neue gesetzliche Regelung seit 01.01.2023!

Merke **M!**

Zu beachten gilt, dass der Patient zu jedem Zeitpunkt eine Aussage hinsichtlich möglicher Behandlungswünsche (Patientenverfügung, stellvertretende Person) zurückziehen kann.

▶ **Vorgehen Ehegattennotbetreuung.** Ehegatten sind seit dem 01.01.2023 dazu berechtigt, sich im Falle der Einwilligungsunfähigkeit des jeweils anderen gegenseitig in Angelegenheiten der Gesundheitssorge für den maximalen Zeitraum von 6 Monaten zu vertreten (§ 1358 BGB). Eine Bestellung zum Betreuer ist für den o. g. Zeitraum dann nur in Ausnahmenfällen (Zweifel im Betreuungsprozess, Forschung) notwendig. Sobald der Patient wieder einwilligungsfähig ist, ist dieser in Entscheidungen einzubinden.

Hierzu hat der behandelnde Arzt (auch der Notarzt im präklinischen Bereich) zu bestätigen, dass der Patient seine Angelegenheiten der Gesundheitssorge nicht selbst besorgen kann, und sich vom Ehegatten versichern zu lassen, dass keine Ausschlussgründe vorliegen. Ehegatten nehmen damit die Aufgabe der Ermittlung des mutmaßlichen Patientenwillens und der anschließenden rechtswirksamen Zustimmung zu oder Ablehnung von medizinischer Diagnostik, Therapie und als Vertreter für den Abschluss von Behandlungsverträgen, wahr, die sonst Vorsorgebevollmächtigten und Betreuern obliegt.

Zu beachten ist, dass das Notbetreuungsrecht für den Ehegatten nur gilt, wenn die Gesundheitssorge der Patienten nicht bereits anderweitig rechtlich geregelt ist, etwa durch eine Vorsorgevollmacht oder die gerichtliche Bestellung einer Betreuung. Ein entsprechendes Formular, mit den nach § 1358 BGB erforderlichen Versicherungen ist im PDMS hinterlegt. Das Verfassen einer vorrangig zu beachtenden Vorsorgevollmacht mit mitunter größerem Ermächtigungsumfang sowie einer Patientenverfügung bleiben ungeachtet der neuen Gesetzgebung die vorzugsweise Form der Vorausverfügung.

▶ **Vorgehen Einrichtung gesetzliche Betreuung.** Der Antrag auf Einrichtung einer Betreuung soll unter Verwendung der auf jeder Intensivstation hinterlegten Vorlage spätestens 48 h nach Aufnahme auf die Intensivstation schriftlich beim zuständigen Amtsgericht gestellt werden (in der Regel per Fax).

17.5 Rahmenbedingungen Patientenrechtegesetz

M. Kastrup, S. Weber-Carstens, B. Weiß

17.5.1 Hintergrund

Die Intensivmedizin mit den therapeutischen Möglichkeiten hat eine Vielzahl von Risiken und Chancen. Maßnahmen sind wie in kaum einem anderen Bereich aber auch mit der Angst vor der „Gerätemedizin“, dem „Abhängigsein“, dem dauerhaften Funktionsverlust und einem schlechten funktionellen Behandlungsergebnis verknüpft. Studien zeigen klar, dass dies nicht unberechtigt ist, sondern das funktionelle Langzeitergebnis von Intensivüberlebenden regelhaft eingeschränkt ist und Patienten eine intensive Behandlung nur dann tolerieren, wenn eine Funktionswiederherstellung in Aussicht steht.

Patientenverfügungen und Willenserklärungen beziehen sich häufig auf das Lebensende und mögliche Therapieziele am Lebensende. Diese sind vor allem durch soziale, kulturelle, religiöse und persönliche Präferenzen bestimmt. Auf der Intensivstation ist das Team häufig mit weitreichenden Entscheidungen, kritischen Eingriffen/ Verfahren konfrontiert. Gefahren abwenden, Überleben ermöglichen, aber auch und vor allem der Patientenwille oder der mutmaßliche Wille sind Grundlage für medizinische Entscheidungen während einer Intensivbehandlung.

Wie in allen anderen medizinischen Bereichen, ist auch im intensivmedizinischen Bereich die Aufklärungspflicht eine der Hauptpflichten des Arztes im Rahmen des Behandlungsvertrages. Der Arzt klärt auf und stellt sicher, dass der Patient Wesen, Bedeutung und Tragweite einer Maßnahme versteht, damit die Einwilligung wirksam wird. Eine Aufklärung, bei der der Patient Wesen, Bedeutung und Tragweite nicht versteht, ist unwirksam. Das Recht auf Selbstbestimmung des Patienten ist elementare Grundlage der Aufklärung. Im intensivmedizinischen Bereich sind durch die häufig eingeschränkte Einwilligungsfähigkeit des Patienten besondere Anforderungen an die Aufklärungspflicht des Arztes gestellt. Gesetzliche Grundlage zur Aufklärung ist das Patientenrechtegesetzt im Bürgerlichen Gesetzbuch (BGB) (§ 630e BGB, ferner § 630c BGB).

17.5.2 Der einwilligungsfähige Patient

In der Regel ist der Patient selbst derjenige, der in die Maßnahme einwilligen muss. Von der Einwilligungsfähigkeit des Patienten hat sich der aufklärende Arzt persönlich zu überzeugen. Der Patient muss in der Lage sein Wesen, Bedeutung und Tragweite der beabsichtigten

Maßnahme erfassen zu können. Dies hat nichts mit der an die Volljährigkeit geknüpften Geschäftsfähigkeit (§ 2, 104 ff. BGB) zu tun, sondern ist separat zu betrachten. Dies ist wichtig, da man bei Volljährigen nicht die Erziehungsberechtigten aufklären kann. Auch wenn dies bei älteren Personen nicht vorkommt, so ist auch die Aufklärung der Eltern eines 18-jährigen Bewusstlosen nicht mehr wirksam. Beispiele für eine fehlende Einwilligungsfähigkeit im Rahmen der Intensivpflichtigkeit sind ein Delir, eine Bewusstseinsstörung oder eine Sedierung (RASS unter –1).

Merke **M!**

Die Einwilligungsfähigkeit muss in jedem Einzelfall geprüft und dokumentiert werden. Eine pauschale Empfehlung ist nicht möglich.

17.5.3 Der nicht einwilligungsfähige Patient

Aufgeklärt wird im Regelfall derjenige, der wirksam in eine Behandlung einzuwilligen hat (§ 630d Abs. 2 BGB). Bei Erwachsenen ist das in der Regel der Patient, der den Behandlungsvertrag schließt. Bei intensivpflichtigen Patienten ist die Einsichtsfähigkeit für Maßnahmen regelhaft nicht gegeben (z. B. Bewusstlosigkeit, Delir).

Merke **M!**

Bei einem bewusstlosen Patienten sind alle Maßnahmen erlaubt und geboten, die das Leben erhalten und schwerwiegende Gefahren abwenden.

Gemäß § 630e Abs. 3 BGB kann die Pflicht zur Aufklärung in jenen Fällen gemindert sein oder wegfallen, in denen die Maßnahme keinen Aufschub duldet und anderenfalls erhebliche Gefahren für die Gesundheit des Patienten drohen. Die Aufklärungspflicht in solchen Fällen erlischt nicht, sondern wird verschoben und findet nachträglich statt.

Weniger dringliche Eingriffe bedürfen immer einer ordnungsgemäßen Aufklärung und müssen im Bedarfsfall verschoben werden.

Ergibt die Evaluation der Einwilligungsfähigkeit, dass der Patient nicht einwilligungsfähig ist, so muss die Einwilligung durch einen Betreuer erteilt werden. Ein Betreuer wird vom Betreuungsgericht bestellt. **Cave:** Hat der Patient einen Betreuer für gesundheitliche Angelegenheiten, aber ist der Patient bezüglich der Maßnahme in einer Situation einwilligungsfähig, so hat der Arzt den Patienten aufzuklären (§§ 630d Abs. 1 Satz 1, Abs. 2, 630e Abs. 1 BGB). Es gilt die o. g. Regelung, dass der Arzt sich selbst zu überzeugen hat! Nur wenn der Betreute in der konkreten Situation nicht einwilligungsfähig ist, so ist der Betreuer aufzuklären (§§ 630d Abs. 1 Satz 2, 630e Abs. 4 BGB).

Es können sich im Rahmen der Intensivmedizin rasche Veränderungen ergeben (z. B. Beendigung einer Therapie mit sedierenden Substanzen), sodass dieser Regelung Rechnung getragen werden muss! Unabhängig von der Betreuungssituation ist jeder Patient im Rahmen der Möglichkeiten über eine vorgesehene Maßnahme aufzuklären. Dabei muss den Verständnismöglichkeiten Rechnung getragen werden. Wird eine Maßnahme geplant, so muss, sofern der Patient und der bestellte Betreuer nicht einwilligen können, die Genehmigung des zuständigen Betreuungsgerichtes eingeholt werden.

17.5.4 Patientenverfügungen

Unbedingt zu beachten sind Anweisungen, die der Patient in einer Vorsorgevollmacht/Patientenverfügung oder einer Betreuungsverfügung festgelegt hat (§§ 630d, 1901 ff BGB). Diese sind bindend. Der mutmaßliche Wille des Patienten ist maßgeblich für die Entscheidungen.

Das Schema in ▶ Abb. 17.3 soll helfen, eine strukturierte Aufklärung auf der Intensivstation sicherzustellen.

17.6 Therapiezieländerung

S. Jöbges, M. Kastrup, S. Weber-Carstens

17.6.1 Ziel der SOP

Im Rahmen einer intensivmedizinischen Komplexbehandlung stellt sich häufig die Frage: Wann und unter welchen Umständen ist die Einleitung oder die Fortführung einer Intensivbehandlung gerechtfertigt? Ziel ist es eine optimale Behandlung zum Wohl des Patienten zu finden.

Grundlage einer Behandlung besteht in der Indikationsstellung im Zusammenhang mit dem Patientenwillen.

17.6.2 Prozedere

- Indikation (medizinisch und Werte)
- Patientenwille
- Therapieziel
- Festlegung Prozedere und Dokumentation

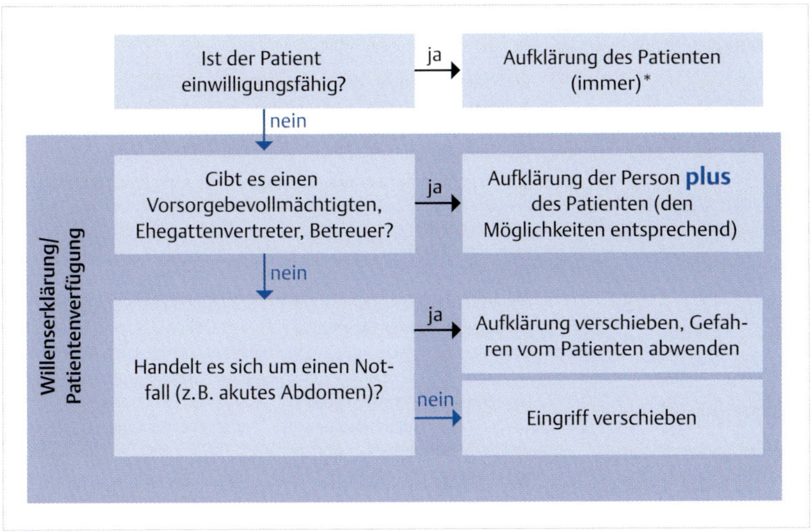

Abb. 17.3 Strukturierte Aufklärung auf der Intensivstation. * Handelt es sich um einen vitalen Notfall (perakute Situation mit Reanimation, Intubation), so kann die Aufklärung initial verschoben werden. Jedoch sollen insbesondere, falls bekannt, auch hier Willenserklärungen/Patientenverfügungen berücksichtigt werden.

Indikation

Eine Indikation ist ein Fachurteil über Wert und Unwert einer Behandlung. Es liegt im Ermessen des Arztes, ob eine Maßnahme indiziert ist oder nicht. Als Basis für eine Indikationsstellung und daraus folgender Behandlung gilt der aktuellen Stand medizinischen Leitlinien, bzw. Empfehlungen (BGH 17.3.2003).

Die Indikationsstellung beinhaltet 2 Komponenten:

▸ **Fachlich.** Für alle diagnostischen, therapeutischen und präventiven Maßnahmen muss geprüft werden, ob mit einer bestimmten Maßnahme, die aufgrund aktueller fachlicher Evidenz geeignet ist, das Therapieziel erreicht werden kann (Prüfung: Ziel + Mittel – (richtig/falsch)). Es sind immer die medizinischen Maßnahmen zu wählen, die geeignet sind, das indizierte Therapieziel mit dem wenigsten Schaden für den Patienten zu erreichen (Hippokratischer Eid).

▸ **Werteentscheidung.** Diese fachliche Indikationsstellung ist nicht zu trennen von der Anwendung auf den individuellen Patienten. Dementsprechend ist die geplante Maßnahme zu prüfen, ob die Maßnahmen/Therapie auch geeignet ist, dem individuellen Patienten in seiner konkreten Situation zu helfen. Hier gilt es über eine Reflexion bzw. ethische Bewertung von ethischen Kriterien (Verhältnismäßigkeit: Kriterien der Angemessenheit, Erforderlichkeit und Geeignetheit, Gerechtigkeit, Fürsorge, nicht schaden, Autonomie) eine Therapieentscheidung für den individuellen Patienten und seine aktuelle Lebenssituation zu treffen.

Wenn eine Indikation für eine Maßnahme besteht, wird dem Patienten, bzw. seinem rechtlichen Stellvertreter ein Therapieangebot gemacht. Dieses Therapieangebot kann angenommen oder abgelehnt werden.

Patientenwille

Gegen den Willen des Patienten darf keine medizinische Behandlung vorgenommen werden (GG Art. 1 & 2, BGB). Aufgabe ist es, den Patientenwillen zu ermitteln und ihm zu folgen (BGH 25.6.2010).

Das Recht auf Autonomie beinhaltet neben dem Abwehrrecht gegen Maßnahmen, die die körperliche und seelische Integrität einschränken, auch das positive Recht auf Gestaltung des eigenen Lebens. Im Rahmen intensivmedizinischer Behandlung bereitet die Ermittlung des Patientenwillens große Schwierigkeiten. Zum Einen ist der Patient häufig nicht einwilligungsfähig. Bestehende Patientenverfügungen sind häufig unspezifisch und auf die aktuelle Situation nicht anwendbar und natürlich auch jederzeit widerrufbar.

Hierzu siehe SOP Patientenverfügung (Kap. 17.4).

Therapieziel

Eine große Aufgabe besteht im Rahmen der intensivmedizinischen Behandlung darin, den Patienten mit seinem individuellen Lebensentwurf und seiner Selbsthilfekompetenz zu stärken, um eine individuelle Lebensgestaltung zu ermöglichen.

- Ist im Rahmen der Indikationsstellung (fachlich und Werteurteil) kein kuratives Therapieziel erreichbar, so muss eine Überprüfung sämtlicher diagnostischer, therapeutischer und pflegerischer Maßnahmen erfolgen.
- Der Handlungsauftrag des Arztes ist dabei nicht erloschen, jedoch wird das Therapieziel geändert.

- Welches Therapieziel im Spektrum zwischen maximal möglicher Lebensverlängerung und Zulassen des Sterbens soll verfolgt werden?
- Welches Therapieziel ist realistisch erreichbar (interdisziplinäre Entscheidung; palliativ, Linderung, kleine Therapieziele z. B. Zeit, bis Angehörige kommen)?

Auch hier können Maßnahmen jederzeit vom Patienten abgelehnt werden! Es können keine Maßnahmen ohne Indikation gefordert werden.

Festlegung Prozedere und Dokumentation

Die im Team gemeinsam überprüfte Sinnhaftigkeit der Indikation und ggfs. optionaler Therapiezieländerungen stehen dabei in Verbindung mit dem als vorrangig angesehenen Patientenwillen, ggf. Stellvertreterkonstruktionen (Patientenverfügung/Vorsorgevollmacht/Betreuung).

Eine tägliche Reevaluation der durchzuführenden Maßnahmen mit Therapieziel muss durchgeführt und dokumentiert werden.

Bei Konflikten im Team oder zwischen Team und Patient bzw. Stellvertreter sollte ein neutraler Moderator (Palliativmedizin/Ethik) hinzugezogen werden.

Regelmäßige Gespräche während des stationären Aufenthaltes sollten entsprechend der SOP Angehörigengespräche analog der QI VIII der DIVI durchgeführt werden.

Definition

Therapiebegrenzung – Begriffe

- DNR: do not resucitate (keine kardiopulmonale Reanimation)
- DNE: do not escalate (Einfrieren der laufenden Therapie auf dem erreichten Niveau)
- RID: Reevaluate Indication and Deescalate (laufende Maßnahmen werden beendet)
- CTC: Comfort Terminal Care (Beendigung der Intensivtherapie und rein palliative Betreuung)

17.7 Literatur

[575] ARGE – Multidisziplinäre Arbeitsgruppe (ARGE) Ethik in Anästhesie und Intensivmedizin der Österreichischen Gesellschaft für Anästhesiologie, Reanimation, Intensivmedizin (ÖGARI) https://www.oegari.at/arbeitsgruppen/arge-ethik-in-anaesthesie-und-intensivmedizin

[576] Aso S, Matsui H, Fushimi K et al. In-hospital mortality and successful weaning from venoarterial extracorporeal membrane oxygenation: analysis of 5,263 patients using a national inpatient database in Japan. Crit Care 2016; 20: 80

[577] DIVI – 2014: Therapiezieländerung und Therapiebegrenzung in der Intensivmedizin Positionspapier der Sektion Ethik der DIVI https://www.divi.de/empfehlungen/publikationen/ethik/therapiezielaenderung-und-therapiebegrenzung

[578] DIVI – 2016: Grenzen der Sinnhaftigkeit von Intensivmedizin. https://www.divi.de/empfehlungen/publikationen/ethik/grenzen-der-sinnhaftigkeit-von-intensivmedizin

[579] DIVI – 2017: Dokumentation der Therapiebegrenzung https://www.divi.de/forschung/divi-zeitschrift/2017-3/dokumentation-therapiebegrenzung

[580] Heringlake, M., Bein, B., Buerke, M. et al. Escalation of therapy without evidence: a „may" does not imply a „should"! Intensive Care Med 2016; 42: 485–487

[581] McMurray JJV, Adamopoulos S, Anker S et al.ESC Guidelines for the diagnosis and treatment of acute and chronic heart failure 2012: The Task Force for the Diagnosis and Treatment of Acute and Chronic Heart Failure 2012 of the European Society of Cardiology. Developed in collaboration with the Heart Failure Association (HFA) of the ESC. Eur Heart J 2012: 33(14): 1787–847

[582] O'Connor RE, Brady W, Brooks SC et al. Part 10: acute coronary syndromes: 2010 American Heart Association Guidelines for Cardiopulmonary Resuscitation and Emergency Cardiovascular Care. Circulation 2010; 122(18 Suppl 3): S 787–817

[583] Topalian S, Ginsberg F, Parrillo JE. Cardiogenic shock. Crit Care Med 2008; 36(1Suppl): S 66–74

18 Patientenaufnahme in der Intensivstation

18.1 Allgemeine Leitlinien der postoperativen Versorgung

M. Kastrup, D. Pfaff, S. Weber-Carstens

18.1.1 Organisation

- PACU (Post Anaesthesia Care Unit)
- IMCU (Intermediate Care Unit)
- ITS (Intensive Care Unit)

18.1.2 Vorbereitungen Aufnahme

► **Atemwege**
- Beatmung?

► **Zugänge/Monitoring**
- Art, Lokalisation, Besonderheiten bei der Anlage?

► **Drainagen**
- Lokalisation, Management, Sekretmenge?

► **Medikamente/Volumen**
- Katecholamine?
- Sedierung?
- Blutprodukte?

► **Diagnostik/Labor**
- Geplante/notwendige Untersuchungen im Intervall?

18.1.3 Aufnahme

► **Fragen an den Anästhesisten**
- Grund für Intensivüberwachung/-therapie?
- Anamnese/Vorerkrankungen? Allergien?
- Stabiler Narkoseverlauf? Besonderheiten?
- Intraoperative Volumentherapie?
- Blutverlust?
- Urinproduktion?
- Körpertemperatur?
- Antibiotikatherapie?
- Gewünschte Antikoagulation?
- Anastomosensituation? Drainagen? Besonderheiten?
- Magensonde/Ernährungssonde wie platziert? Frühenterale Ernährung mit Operateur besprochen?
- PDK: Höhe?, Schwierigkeiten bei Anlage?, Hinweise auf Fehllage?
- Dokumentation aller relevanten Daten im PDMS.

► **Erhebung Aufnahmestatus**
- ZNS: Bewusstsein (GCS/RASS), Orientierung, Pupillenstatus, Sensomotorik, NRS/VAS
- Pulmo: Auskultation, S_pO_2, BGA
- Herz/Kreislauf: Auskultation, Rhythmus, Blutdruck, Temperatur
- Abdomen: Auskultation, Palpation, Verbände trocken?, Drainage, Drainageflüssigkeiten?, Anus präter vital?
- Niere: Urin klar? Diurese
- Extremitäten: Warme Peripherie? Rekapillarisierung? Ödem? Thrombosezeichen?
- Verordnungen: Medikamente, Untersuchungen, Atemtherapie (M-CPAP, Triflow), Mobilisation, Ernährung

18.1.4 Diagnostik/Labor

- Standard-post-op-Labor: BB, aPTT, TPZ
- Speziallabor je nach Eingriff (s. dort)
- 4-stündlich BGA-Kontrollen mit Hb und Elektrolyten in den ersten 24 h, dann nach Klinik
- ggf. Röntgen-Thorax: nach ZVK-Anlage, Thoraxeingriff, bei respiratorischer Insuffizienz

18.1.5 Standardtherapie

- Volumentherapie: i. d. R. min. 0,5–1 ml/kg KG/h Kristalloide (Cave: Herzinsuffizienz), b. Bed. zusätzlich Kolloide und Blutprodukte; Ziel: Diurese 0,8–1,2 ml/kg KG/h
- Ernährung:
  - bevorzugt enteral: Frühernährung in Rücksprache mit Operateur; ansonsten siehe SOP Ernährung
  - enterale Frühernährung bei liegender Ernährungssonde hinter distaler Anastomose
- Prophylaxen
  - Stressulkusprophylaxe (s. SOP Stressulkusprophylaxe; Kap. 20.14)
  - Pneumonieprophylaxe: alle Patienten machen unter Anleitung Triflow, Patienten mit thorakalen, abdominellen Eingriffen oder mit spezifischem Risikoprofil machen Masken-CPAP
  - Thromboseprophylaxe i. d. R. ab 6 h post-op Heparin kont. mit 200 IE/h, nach Klinik Umstellung auf niedermolekulares Heparin (z. Zt. Fraxiparin) oder Antikoagulation: nach PTT-Kontrolle
- ggf. Insulin-Spritzenpumpe
- ggf. Kaliumchlorid substituieren (Zielwert: 4,0–4,5 mmol/l)
- ggf. Antibiotikatherapie

- Schmerztherapie:
  - Metamizol 4 × 1 g i. v. oder Paracetamol 4 × 1 g i. v.
  - Piritramid 3 mg i. v. bei Bed. bis VAS < 3, dann ggfs. PCA-Pumpe
  - PDK: Ropivacain 0,2 % Sufentanil 1 µg/ml mit 6–8 ml/h Basalrate, 4 ml Bolus alle 20 min mgl.

Bei fraglicher Fehllage Testdosis von 5 ml Ropivacain 0,75 % nach negativer Aspiration → wenn keine Schmerzreduktion/sensibler Block binnen 30 min eintritt, Umstellung auf PCA (SOPs Akutschmerzdienst).

Bei Obstipation/Vigilanzeinschränkung: Sufentanil auf 0,5 µg/ml reduzieren.

18.1.6 Monitoring, Drainagen

- Standardmonitoring: EKG, S_pO_2, Blutdruck, Atemfrequenz, Temperatur, Diurese
- ggf. erweitert um invasive Blutdruckmessung, ZVD, transpulmonale HZV-Messung, PAK in RS OA-Intensivmedizin, ICP, GCS
- Scores (s. Scoringsysteme auf der Intensivstation)

18.1.7 Lagerung, Mobilisation, Physiotherapie

- In Rücksprache mit Operateur
- Mobilisation an Bettkante so früh wie möglich, nach Klinik
- auf Magensonden, Ernährungssonden achten

18.2 Patientenaufnahme

S. Marz, B. Puhlmann, S. Weber-Carstens

18.2.1 Vorbereitung

Vor Aufnahme des Patienten zu erledigen:

- Auf welchen Bettplatz kommt der Patient?
- Ist die Ausstattung des Bettplatzes für den angekündigten Patienten geeignet (notwendige Isolation? Art des Beatmungsgerätes? Stellfläche für Zusatzgeräte etc.)?
- Sind die notwendigen Medizingeräte betriebsbereit und getestet (Beatmungsgerät, Absaugung, Sauerstoff, Ambubeutel mit Maske, Spritzenpumpen, Spezialgeräte wie z. B. NO)?
- Ist das Beatmungsgerät für den Patienten voreingestellt (Beatmungsparameter nach Beatmungsform, Alarmgrenzen, Apnoeventilation etc.): Dies ist vom zugeteilten Arzt sicherzustellen.

18.2.2 Beatmung und Überwachungsmonitoring: Sicherstellung der Vitalfunktionen

- Anschluss des Patienten an den Intensivrespirator, bei nichtintubierten Patienten Sauerstoffsonde.
- Auskultation mit Stethoskop (obligat!) und Beobachtung der Atemexkursionen.
- Check der Beatmungsparameter (Fluss, Zugvolumen, Frequenz).
- Schneller klinischer Blick: Patient stabil? Generell sollte gelten, dass instabile Patienten erst nach Stabilisierung im OP transportiert werden. Bei Patienten, die bei Aufnahme instabil sind, ist unverzüglich ein Facharzt und/oder Oberarzt hinzuzuziehen.
- Wenn invasives Monitoring vorhanden: Check EKG, Blutdruck, pulsoxymetrische Sättigung.
- Wenn kein invasives Monitoring vorhanden (Ausnahme): Check pulsoxymetrische Sättigung und ggf. peripherer Puls.
- Übernahme der Spritzenpumpen initial in gleicher Dosierung.

Das Anbringen der Überwachungsmonitore wird in der Regel durch die Pflegekräfte durchgeführt. Es sollte Sorge getragen werden, dass die überwachungsfreie Zeit möglichst kurz gehalten wird (Pulsoxymetrie). Auf keinen Fall darf der nicht überwachte Patient für längere Zeit alleine verbleiben. Erst nach Sicherstellung der Ventilation und stabiler Vitalparameter kann das eigentliche Übernahmegespräch beginnen.

18.2.3 Übergabe durch den Anästhesisten und ggf. den Operateur

Die Übergabe erfordert von beiden Seiten ein Höchstmaß an Disziplin und eine unmittelbar folgende akribische Dokumentation. Im PDMS ist dies weitgehend vorgebahnt.

► **Fragen zum operativen Eingriff.** (Idealerweise an den mitgekommenen Operateur)

- Art des Eingriffs (geplante Maßnahmen erweitert, abgebrochen)
- geplante Re-Eingriffe: wann, warum, was, Management bis zum Re-Eingriff
- verantwortlicher Operateur bzw. weiterführender Ansprechpartner (am besten mit Telefon/Pieper)
- Besonderheiten, Schwierigkeiten, Komplikationen bei der Operation
- Drainagen: genaue Lokalisationen und Zuordnung; besondere Maßnahmen (Anspülen, Entnahme für Labor, wann ziehen, Sog oder passiv)

- Vakuumverband: wie viel Sog, intermittierend oder kontinuierlich, wann Wechsel
- perioperative antibiotische Therapie: Art und Dauer der gewünschten Prophylaxe oder vorbestehenden Therapie (seit wann, womit, bei welchem Erreger, bis wann)
- gewünschte Antikoagulation: womit, ab wann

▶ **Je nach operativem Eingriff**
- bei bauchchirurgischen Eingriffen: Besonderheiten beim Kostaufbau (ab wann, womit) und ggf. Abführmaßnahmen (ab wann, womit), Verbleib Magensonde, Vorliegen einer Dennis-Sonde
- bei Eingriffen an den Luftwegen: abschwellende Maßnahmen, erwartete Probleme bei der Extubation (Extubation auf ITS oder im OP/in Tracheotomiebereitschaft)
- Einschränkungen bei Lagerung und Pflegemaßnahmen (orthopädische Eingriffe: lagerungsstabil, belastungsstabil, achsengerecht); Mobilisierungseinschränkungen; spezielle Lagerungsmaßnahmen (Schiene, Hochlagerung) etc.

▶ **Fragen zum anästhesiologischen Verlauf**
- Präoperativer klinischer AZ
- Vorerkrankungen (Dialyse: Restdiurese, Trinkmengenbeschränkung, wann zuletzt, wann zunächst)
- Allergien
- Langzeit- und Prämedikation
- Besonderheiten, Schwierigkeiten, Komplikationen während der Einleitung (pulsoxymetrische Sättigung vor Einleitung, Intubationsprobleme, HRST, Probleme beim Periduralkatheter), bei der Operation, während der Ausleitung oder des Transports
- Operationsverlauf aus anästhesiologischer Sicht
- Dauer der OP und intraoperative Beatmungszeit (letzteres auch für Kodierung notwendig)
- Beatmung: Modus, Drücke, Probleme
- Herz-Kreislauf-Therapie: Rhythmus, Medikamente, Dosierungen
- Blut- und Volumenumsatz: Art und Menge, Bilanz
- intraoperative Diurese: Menge, Stimulation
- verwendete Anästhetika und letzte Gaben Opioide und Relaxanzien

▶ **Bei OPs mit Herz-Lungen-Maschine zusätzlich**
- Lage der Bypässe/Klappenart und -größe
- Dauer HLM, Dauer Aortenklemmzeit
- ggf. Dauer totaler Kreislaufstillstand (selektive Kopfperfusion)
- Katecholamine vor und während HLM
- Katecholamine zum Abgang, Rhythmus, elektrische Kardioversion
- Schrittmacher: Lokalisation, Modus, Frequenz; welcher Eigenrhythmus darunter
- Druckgrenze
- Blutgerinnung: Blutprodukte intraop, Aprotinin/Tranexamsäure, Situs vor Thoraxverschluss trocken, Protaminmenge
- letzte ACT (vor oder nach Gabe des letzten Maschinenblutes), letzter Hb, letztes Kalium
- Befund TEE präop und postop Pumpfunktion, Klappen, regionale Wandbewegungsstörungen
- IABP: wann gelegt, Lagekontrolle
- LVAD/RVAD: Zielfluss, Antikoagulation
- erfolgte oder notwendige Kontrolle ZVK mittels Röntgen-Thorax
- Patiententestament, Betreuungsverfügung und Transfusionsaufklärung

18.2.4 Aufnahme im Patientendatenmanagementsystem (PDMS)

Übertragung wesentlicher Befunde aus den Patientenakten und Dokumentation der körperlichen Untersuchung.
- Aufnahme im PDMS (das heißt, Anlegen eines Falles): wird in der Regel durch die Pflege durchgeführt.
- **Direkt im Anschluss** an die Übernahme des Patienten: Dokumentation aller relevanten Informationen im PDMS – spätere Rekonstruktion ist in der Regel lückenhaft. Die vorgegebene Struktur stellt sicher, dass im weiteren Verlauf die nachfolgenden Ärzte auf alle relevanten Informationen Zugriff haben.
- Neben der mündlichen Übergabe: genaues Studium der Akte. Wichtige Informationsquellen sind: das Prämedikations- und Narkoseprotokoll, Kopien von Arztbriefen, Aufnahmebefunde der operativen Disziplinen, technische Untersuchungsbefunde.

Um die Auffindbarkeit der Informationen zu gewährleisten, muss man sich an die im PDMS vorgegebene Struktur halten:
- Aktuelle Anamnese: alle Informationen zum Eingriff und der Anästhesie.
- Eigenanamnese: Vorerkrankungen und operative Anamnese soweit relevant.
- OP-Aufnahme von/Aufnahmegrund: Hier bestehen vordefinierte Auswahllisten.
- Allergien: unbedingt ausfüllen! Wenn keine bekannt, wird „nicht bekannt“ eintragen.
- Vormedikation: Hier genügen in der Regel die Namen der Medikamente; genauere Dosierungen werden, soweit relevant, direkt in die Verordnungen übernommen.
- Telefonnummer Angehörige: kann oft erst nach erstem Kontakt mit den Angehörigen endgültig ausgefüllt werden. Hier ist nicht nur eine Telefonnummer, sondern

auch eine genauere Benennung der Angehörigen sinnvoll (z. B. „Ehefrau Lieschen Müller“, „Bruder Karl-Heinz Müller“). Auch Mobiltelefonnummern sind sinnvoll.
- OP-Zeiten (s. o.).

Weiters wird der Befund der körperlichen Untersuchung eingetragen. Es müssen nur die für das entsprechende Krankheitsbild relevanten Teile ausgefüllt werden. Für postoperative Patienten besteht das „Minimalprogramm“ aus:
- Körpergewicht und Körpergröße (ersteres wird z. B. auch für die gewichtsadaptierten Spritzenpumperaten benötigt)
- Pupillen
- Vigilanz
- Auskultation der Lungen
- Herzfrequenz und -rhythmus
- Palpation des Abdomes
- insbesondere bei liegender IABP sind die peripheren Pulse zu kontrollieren und dokumentieren

Der Aufnahme-Score wird nach 24 h erhoben – bei kürzer Verweilenden bei der Entlassung (s. Scoring in der Intensivmedizin).

18.2.5 Treffen der Anordnung

Schließlich müssen die Anordnungen für den aktuellen und den folgenden Tag getroffen werden. Hierfür können für einige Behandlungspfade Vorlagen aus dem PDMS genutzt werden, die aber in jedem Fall kontrolliert werden müssen (näheres bei der Behandlung dieser Erkrankungsbilder).

► **Medikation**
- Bei Aufnahme laufende Spritzenpumpen werden in der Regel vom Pflegedienst eingetragen und müssen von den Ärzten angeordnet (bestätigt) werden. Auf die exakte Dokumentation der Dosierungen und aufgezogenen Konzentrationen ist zu achten.
- Vorbestehende Medikation wird vollständig übernommen, sowohl für den aktuellen Tag, als auch für den Folgetag. Alle Medikamente, die aktuell nicht gegeben werden sollen, werden auf „Pause“ gesetzt. Hiermit soll verhindert werden, dass diese Dauermedikation bei einem unerwartet längeren Aufenthalt auf der ITS vergessen wird.

Folgende Medikamenten-Standardverordnungen können unter Maßnahmen in Kurzform angeordnet werden:
- Piritramid nach Standard: Gabe von Piritramid (1–3 mg) bei einer NRS > 3 oder BPS > 6.
- Kaliumspritzenpumpe nach Standard: spritzenpumpebasierte Kalium-Substitution mit einem Zielwert von 4,5–5,0 mmol/l. Kontraindikationen beachten. Gabe über ZVK.
- Insulinspritzenpumpe nach Standard: Gabe von Insulin mittels Spritzenpumpe nach BZ mit einem Zielwert 80–120 mg/dl (Dosierungsschema s. in SOP Blutzuckertherapie).
- In der Regel erhält jeder Patient ab ca. 6 Stunden postoperativ Antikoagulation nach Standard (s. SOP Antikoagulantien), außer bei persistierender Blutung oder derangierter Gerinnung. Antikoagulation wird nur in Rücksprache mit dem Arzt begonnen.

► **Untersuchungen, Anordnungen und Maßnahmen**
- Eingabe SOLL-RASS und Messintervalle für Vitalparameter, BGA, Bilanzierung, Lagerung etc.
- Untersuchungen: Röntgen, Ultraschall, Laborentnahmen (es bestehen für jede Station festgesetzte Profile, je nach Indikation).
- Maßnahmen: Standardverordnungen (s. o.), Masken-CPAP (wie oft, wie lange, mit welchen Einstellungen?), Verbände, ggf. Kontrolle Einstichstelle PDK, Ernährung (was, wann, nüchtern lassen) etc.
- Konsile

Merke **M!**

Eine enge Absprache des vorläufigen Therapieplans mit der Pflege (geplante Extubation, weitere Substitution von Volumen und Blutprodukten) ist unbedingt zeitnah notwendig.

19 Verfahren in der Intensivmedizin

19.1 Anlage eines arteriellen Katheters bzw. Katheter zur transpulmonalen HZV-Messung

R. Francis, M. Kastrup, M. Sander

19.1.1 Indikationen

- Kontinuierliche Überwachung des arteriellen Blutdrucks
- Überwachung des arteriellen Blutdrucks bei Patienten mit vorhandenen oder zu erwartenden Blutdruckschwankungen, d. h. bei Patienten mit
  - hämodynamischer Instabilität
  - hohem Blutverlust, hohem Volumenumsatz
  - hochdosierter Katecholamin- oder Volumentherapie
- kontinuierliches Monitoring des Herzzeitvolumens durch Pulskonturanalyseverfahren
- Monitoring des pulmonalen Gasaustausches mittels arterieller Blutgasanalysen (z. B. bei Patienten mit schwerem akuten Lungenversagen)

Anhand der Form der arteriellen Blutdruckkurve (Pulskonturanalyse) kann das Herzzeitvolumen mittels spezialisierter Geräte abgeschätzt werden. Einige Pulskonturanalyseverfahren müssen mittels transpulmonaler Thermodilution kalibriert werden (z. B. PiCCO, VolumeView). In diesen Fällen ist zusätzlich zur arteriellen Druckmessung ein zentralvenöses Injektionslumen (ZVK oder PAK) notwendig, über welches ein Kältebolus zur Thermodilution injiziert werden kann. Alternativ existieren auch thermodilutionsunabhängige Pulskonturanalyseverfahren zur Messung des Herzzeitvolumens und weiterer abgeleiteter Parameter (z. B. FloTrac). Zur Pulskonturanalyse können die arteriellen Blutdruckkurven in der A. femoralis, A. brachialis oder A. radialis verwendet werden.

19.1.2 Anamnese und Planung

- Anamneseerhebung: Durchblutungs- oder Gerinnungsstörungen, Allergien (Lokalanästhetika? Jodhaltige Hautdesinfektionsmittel?)
- Auswahl und Inspektion des Punktionsortes
- Punktionsorte: A. radialis (vorzugsweise an der nichtdominanten Hand) oder A. femoralis; „Reservezugänge“: A. brachialis, A. dorsalis pedis, A. temporalis superficialis
- Allen-Test vor Punktion der A. radialis

19.1.3 Material

- steril abgedeckter Tisch
- sterile Handschuhe
- Lochtuch
- Katheterset: Punktionskanüle, Seldinger-Draht, arterieller Katheter (Größe: Männer 18–20 G, Frauen 20 G für Punktionen der A. radialis)
- ca. 20 ml NaCl 0,9 %
- Schale für Desinfektionsmittel
- Desinfektionsmittel (**Cave:** Jodallergie)
- Nahtmaterial und Nadelhalter
- 2-ml-Spritze für Lokalanästhetikum bei „Wachpunktion“ (1 %iges Lidocain)
- Kanüle zur Hautinfiltration
- Kanüle, um Medikamente aufzuziehen
- steriles Pflaster
- Druckspülsystem mit 500 ml NaCl 0,9 %
- Druckaufnehmer mit Modul und Halterung, Zuleitung mit 3-Wege-Hahn

19.1.4 Anlage eines arteriellen Katheters

- Lagerung: Patient in Rückenlage
- zur Punktion der A. radialis: Hand in Supination, Extension des Handgelenks über einer kleinen Rolle
- zur Punktion der A. femoralis: Extension des Hüftgelenks durch Unterpolsterung
- gründliche Hautdesinfektion unter Beachtung der Einwirkzeit durchführen
- Händedesinfektion, sterile Handschuhe anziehen
- Arterie palpieren und Hautquaddel mit Lidocain 1 % zur Lokalanästhesie setzen
- Arterie mit der Punktionskanüle punktieren
- nach erfolgreicher Punktion (pulsatiler Blutrückfluss) Seldinger-Draht mit dem flexiblen Ende durch die Kanüle einführen
- Kanüle entfernen, Draht in Position halten
- Katheter über den Seldinger-Draht in das Gefäß einbringen
- Katheter annähen
- Draht entfernen und den arteriellen Katheter mit der Zuleitung des Druckaufnehmers verbinden
- sterilen Verband anlegen

19.1.5 Interpretation der Blutdruckkurve

Nach erfolgreicher Punktion die arterielle Druckkurve evaluieren (Kurvenform, Inzisur, Blutdruckamplitude).

Die systolische Blutdruckvariabilität (Systolic Pressure Variation, SPV) ist als Undulation der Blutdruckmaxima in der arteriellen Blutdruckkurve sichtbar. Dieses Zeichen (im Klinikjargon „Swing" genannt) kann bei Patienten mit einer Hypovolämie vorkommen (▶ Abb. 19.1).

Die Pulskonturanalyse mittels spezialisierter Pulskonturanalysegeräte bietet vielfältige Möglichkeiten, aus der arteriellen Blutdruckkurve relevante hämodynamische Parameter abzuleiten.

19.2 Anlage eines zentralen Venenkatheters auf der Intensivstation

M. Carl, M. Deja, B. Puhlmann, M. Sander, S. Weber-Carstens

19.2.1 Aufklärungsgespräch

- Präoperative Aufklärung auf dem Anamnesebogen oder eigenem Aufklärungsbogen dokumentieren; bei wiederholten ZVK-Anlagen auf der Intensivstation kann die erneute Aufklärung des Patienten oder der betreuenden Person im PDMS dokumentiert werden.
- Risiken:
  - Infektion (Sepsis)
  - Pneumothorax
  - arterielle Punktion
  - Nervenverletzung
  - Perikardpunktion
  - Gerinnungsstörungen beachten
  - Allergien gegen Lokalanästhetika und Desinfektionsmittel erfragen
  - Punktionsstellen anschauen

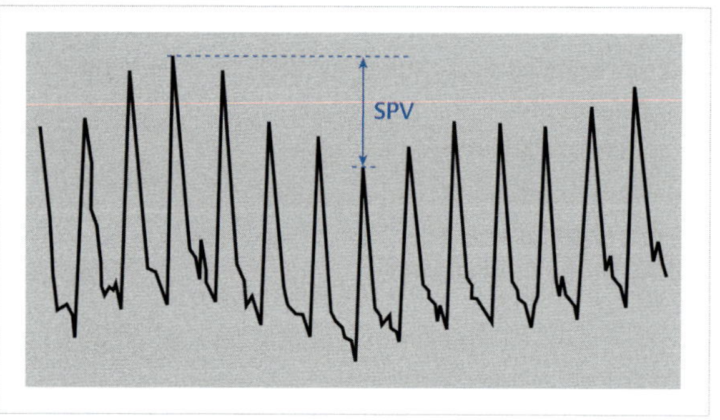

Abb. 19.1 Systolic Pressure Variation (SPV).

Indikationen

Die Anwendung von zentralen Venenkathetern ist mit einer erhöhten Morbidität, Mortalität und im Falle von Komplikationen mit erheblichen Mehrkosten verbunden. Die individuelle Indikation sollte daher ebenso wie die Aufklärung des Patienten dokumentiert werden.

Kontraindikationen

▶ **Absolute**

- Entzündungen im Bereich der Einstichstelle

▶ **Relative**

- fehlende Einwilligung (Ausnahme: dringliche Indikation bei nicht einwilligungsfähigem Patienten)
- anatomische Veränderungen an der Lunge, Thorax- oder Mediastinalorganen (hier ultraschallgestützte Punktion durchführen)
- Stenosen der A. carotis auf der Gegenseite
- Verschluss der V. jugularis interna auf der Gegenseite
- Gerinnungsstörungen
- Pneumothorax auf der kontralateralen Seite
- erfolglose Punktion der kontralateralen Seite ohne Pneumothoraxausschluss (durch Röntgen)

19.2.2 Technisches Vorgehen

An dieser Stelle wird der typische Verlauf einer Anlage eines zentralen Venenkatheters beschrieben. Das Vorgehen kann im Einzelfall leicht variieren. Vorzugsweise wird die V. jugularis interna rechts punktiert; bei Kontraindikationen gegen diesen Punktionsort kann auch die V. jugularis interna sin., die V. subclavia oder die V. femoralis punktiert werden. Eine Punktion der V. femoralis sollte nach Möglichkeit aufgrund von erhöhten Infektionsraten vermieden werden.

Material

Katheter-Kit-Pack: Diese Sets enthalten alle für die Anlage benötigten Materialien. Es müssen noch NaCl 0,9 %, das Lokalanästhetikum und das Desinfektionsmittel bereitgehalten werden.

- Wachpunktion: Lokalanästhetikum (Lidocain 1 %)
- 10 ml NaCl 0,9 %
- steriles Tuch (steriler Tisch)
- sterile Handschuhe, steriler Kittel, Mundschutz, Kopfbedeckung
- steriler Schallkopfbezug für Sonografiesonde bei sonografisch gestützter Punktion
- alkoholisches/polividonjodhaltiges Desinfektionsmittel (**Cave:** Jodallergie)
- ZVKs von 30 cm Länge nur für V. femoralis

- ggf. Shaldon-Katheter (16/20 cm evtl. mit 3. Lumen für ZVD, 25 + 30 cm ausschließlich für V. femoralis)
- 20 ml NaCl 0,9 %
- Druckspülsystem mit 500 ml NaCl 0,9 % und Druckaufnehmer mit Modul und Halterung

Monitoring

► **Basismonitoring**
- EKG
- Blutdruckmonitoring
- Pulsoxymetrie

Lagerung

- Rückenlage mit dem Kopf ca. 30° zur Gegenseite der geplanten Punktion
- eventuell leichte Unterpolsterung der Schultern
- Lagerung in Trendelenburg-Position (**Cave:** pulmonaler Hypertonus, Herzinsuffizienz, Luftnot)
- eventuell Applikation von Sauerstoff mit Gesichtsmaske

Vorgehen bei Punktion

- Anschluss des Patienten an das Monitoring: EKG zur Detektion von Rhythmusstörungen, Messung des Blutdruckes, bei ZVK-Anlage in Lokalanästhesie wird dem Patienten das Vorgehen erklärt
- evtl. kann eine Rasur im Bereich der Einstichstelle notwendig sein
- steriles Vorgehen mit Kopfhaube, Mundschutz, Händedesinfektion und sterilen Handschuhen
- großzügige Verwendung von Sonografie zur Darstellung der zu punktierenden Vene, sonografiegestützte Punktion bei anatomischen Besonderheiten und nach frustraner Punktion
- Wisch- oder Sprühdesinfektion, 2-malige großflächige Desinfektion der Punktionsstelle (mindestens handbreit um die Punktionsstelle) und Beachtung der Einwirkzeit des Desinfektionsmittels
- bei Punktion der V. jugularis interna auch Einstichstelle für V. subclavia mit desinfizieren
- nach Desinfektion sterilen Kittel anziehen
- anatomische Orientierung und ggf. Vorpunktion mit 0,9 %igem NaCl gefüllter Spritze und kleiner Nadel unter Palpation der A. carotis bei der V. jugularis (nicht bei sonografisch gestützter Punktion)
- nach Auffinden der Vene erneute Punktion mit Systemnadel und gefüllter Spritze
- bei sonografiegestützter Punktion primäre Punktion mit Systemnadel unter Beobachtung des sonografischen Bildes
- bei müheloser Aspiration von venösem Blut Diskonnektion der Spritze (**Cave:** Lufteintritt) und Vorschieben des Seldinger-Drahtes mit gebogenem weichem Ende
- bei sonografiegestützter Punktion Identifikation der korrekten intravasalen Lage des Drahtes im sonografischen Bild
- bei sicherer intravasaler Lage des Drahtes Bougierung der Haut mit Dilatator aus Katheterset
- Einführen des mit 0,9 %igem NaCl vorgefüllten Katheters über den Draht
- Entfernung des Drahtes und Anschluss eines 3-Wege-Hahns
- Prüfung, ob durch alle Lumina des Katheters gut zu aspirieren ist
- Ausschluss einer intraarteriellen Lage:
  - durch Anschluss einer Infusion ohne Rückschlagventil oder
  - durch BGA respektive durch Anschluss eines Druckwandlers
- Fixierung des Katheters mit mitgeliefertem Befestigungsmaterial mit Naht (in der Regel bei 15–17 cm Hautniveau beim Erwachsenen)
- Verschluss aller noch offenen Zuspritzmöglichkeiten der 3-Wege mit sterilen Abdeckkappen, wenn der Katheter nicht sofort verwendet wird
- steriler Verband, Folienverband, außer bei starker Blutung

Vorgehen nach der Punktion

- Dokumentation (auch eventueller Fehlpunktionen)
- bei V.-subclavia-Katheteranlage (postoperativ) Röntgenkontrolle des Thorax zum Ausschluss eines Pneumothorax
- nach einer problemlosen Punktion der V. jugularis interna unter Vorhof-EKG-Kontrolle ist keine routinemäßige Röntgenkontrolle des Thorax notwendig (dann allerdings genaue Dokumentation der Lagekontrolle des Katheters mit Vorhof-EKG)
- Venenkatheter, die über die V. femoralis gelegt werden, liegen nicht thorakal/herznah (kein ZVD), es muss hier keine Röntgenkontrolle oder Lagekontrolle über ein Vorhof-EKG durchgeführt werden

Besonderheiten

- ZVKs von 30 cm Länge nur für V. femoralis
- Shaldon-Katheter (16/20 cm evtl. mit 3. Lumen, 25 + 30 cm für V. femoralis)
- venöse Katheter immer mit blauen Dreiwegehähnen versehen
- bei Manipulation an zentralvenösen Kathetern immer neue blaue Stöpsel verwenden

19.2.3 Täglicher Umgang

Vor jeder Manipulation: hygienische Händedesinfektion (Schmuck ablegen), Desinfektion der Konnektionsstelle mit Beachtung der Einwirkzeit vor und nach jeder Applikation und Verschluss mit sterilem Stöpsel; Schutz des ZVK vor massiver Verschmutzung durch Einwickeln in sterile, wasserundurchlässige Tücher. Vor Herstellung von Lösungen hygienische Händedesinfektion, Desinfektion von Gummimembranen vor Punktion, Zubereitung von Mischinfusionen unter aseptischen Bedingungen und zügiger Verbrauch, routinemäßiger Wechsel der Infusionsbestecke nach 72 h (Propofol 6- bis 12-stündlich; Blutprodukte 6-stündlich). Keine Mehrfachverwendung von Einzeldosisbehältnissen (z. B. NaCl 0,9 %). Gabe von Blutprodukten möglichst periphervenös, keine Blutreste in 3-Wege-Hähnen lassen (→ Nährboden).

Grundsätzlich gilt, dass der ZVK zur intravenösen Applikation von Medikamenten und Lösungen verwendet wird, wenn dies unbedingt erforderlich ist. Jede Applikation ist mit dem Risiko einer Kontamination verbunden. Daher ist die Applikation über periphere Venenwege zu bevorzugen, wenn es die applizierte Substanz bzw. der Venenstatus zulässt.

Vor jedem Verbandswechsel hygienische Händedesinfektion.

Regelhaft Folienverband mit geplantem Wechsel nach 5–7 Tagen, im Ausnahmefall eines Gazeverbands (Blutung, Feuchtigkeit) geplanter Wechsel nach 2–3 Tagen. Zusätzlicher Wechsel im Bedarfsfall (Ablösung, Verschmutzung etc.). Bei jedem Verbandswechsel Desinfektion der Punktionsstelle unter Beachtung der Einwirkzeit!

19.2.4 Entfernung bzw. Wechsel

Möglichst zügige Umstellung der Medikation zur oralen Applikation.

Tägliche Überprüfung der Indikation eines ZVK, Neuanlage bei mikrobiologischem Nachweis einer katheterassoziierten Infektion (bei zwei positiven Blutkulturen und/oder bei > 15 KBE in BK und/oder positiver Nachweis < 48 h Kultivierung) oder bei klinischem Verdacht → kein routinemäßiger Katheterwechsel bei langer Liegedauer zur Infektionsprophylaxe, jedoch bei Katheteranlage unter unzureichenden hygienischen Bedingungen (Notfallsituation) baldmöglichster Wechsel!

Katheterwechsel über Seldinger-Draht nur in absoluten Ausnahmesituationen. Bei Katheterwechsel neue Lokalisation wählen und gleichzeitige Verweildauer von altem und neuem Katheter möglichst kurz halten!

19.3 Anlage eines Pulmonalarterienkatheters

R. Francis, M. Kastrup, M. Sander

19.3.1 Indikationen

- Monitoring des pulmonalarteriellen Blutdrucks (PAP)
- Monitoring des pulmonalkapillären Verschlussdrucks (PCWP, pulmonary capillary wedge pressure)
- Monitoring der gemischt-venösen Sauerstoffsättigung (S_vO_2)
- Beurteilung von Patienten mit Rechtsherzversagen, pulmonalarterieller Hypertonie oder kardial bedingtem Weaning-Versagen
- quantitative und qualitative Beurteilung von schweren Schockzuständen (kardiogen, septisch, hypovolämisch)
- Messung des Herzzeitvolumens mittels pulmonalarterieller Thermodilution

► Spezielle Indikationen können bei kardiochirurgischen Patienten bestehen:

- Differenzierung der Ursache und Steuerung der Therapie eines schweren Low-cardiac-Output-Syndroms
- Differenzierung zwischen links- und rechtsventrikulärer Dysfunktion
- Diagnose und Therapiesteuerung einer pulmonalarteriellen Hypertonie
- postoperatives Monitoring bei kardiochirurgischen Hochrisikopatienten mit komplexem Eingriff

Der Einsatz eines PAK bei kardiochirurgischen Patienten mit einem geringen perioperativen Risiko wird nicht empfohlen.

Ein Pulmonalarterienkatheter (PAK) ermöglicht die Messung zahlreicher informativer Parameter zur Beurteilung der Hämodynamik von kritisch kranken Patienten. Aufgrund der Invasivität, der Messungenauigkeiten sowie der komplexen Interpretation des Messverfahrens, bleibt der Einsatz eines Pulmonalarterienkatheters Ärzten vorbehalten, die über ausreichende theoretische und praktische Kenntnisse in der Anwendung und Interpretation des Verfahrens verfügen. Der Einsatz eines Pulmonalarterienkatheters sollte daher grundsätzlich zurückhaltend erfolgen. Für ein kontinuierliches oder intermittierendes hämodynamisches Monitoring kommen alternativ verschiedene Pulskonturanalyseverfahren, mit und ohne transpulmonale Thermodilution (FlowTrack, PiCCO), sowie die transösophageale Echokardiografie (TEE) infrage. Durch die breite Verfügbarkeit dieser weniger invasiven Verfahren ist die Anlage eines Pulmonaliskatheters in unserer Klinik zur Seltenheit geworden.

19.3.2 Kontraindikationen

► **Absolute**

- Rechtsherzendokarditis
- Thrombus oder Tumor im rechten Vorhof oder rechten Ventrikel
- Vorhandensein einer mechanischen Trikuspidal- oder Pulmonalklappe

► **Relative**

- Vorhandensein einer bioprosthetischen Trikuspidal- oder Pulmonalklappe
- Koagulopathie oder therapeutische Antikoagulation, die nicht unterbrochen werden kann
- Linksschenkelblock

Cave

Liegt bei dem Patienten bereits ein transvenöser Schrittmacher, kann es bei Einschwemmung eines Pulmonalarterienkatheters zur Knotenbildung und Dislokation der Schrittmacherelektroden kommen.

19.3.3 Vorteile

- direkte, kontinuierliche Messung des pulmonalarteriellen Blutdrucks (Verfahren der Wahl zum Monitoring bei Rechtsherzinsuffizienz und pulmonalarterieller Hypertonie)
- kontinuierliche Messung des Herzzeitvolumens (HZV) mittels CCO-Katheter („continuous cardiac output")
- intermittierende oder kontinuierliche Messung der gemischtvenösen Sauerstoffsättigung (S_vO_2) zur Beurteilung des globalen Sauerstoffverbrauchs und -angebots (► Abb. 19.2)
- Messung bzw. Berechnung folgender Parameter:
- systolischer, mittlerer und diastolischer PAP, PCWP, HZV, S_vO_2
- Schlagvolumen (SV)
- enddiastolisches Volumen (RV-EDV)
- endsystolisches Volumen (RV-ESV) und Ejektionsfraktion (RV-EF) des rechten Ventrikels
- systemischer (SVRI) und pulmonalvaskulärer Widerstandsindex (PVRI)

19.3.4 Nachteile

- Komplexität der Anwendung und Interpretation der Messwerte
- lediglich indirekte Abschätzung der linksventrikulären Vorlast (PCWP)

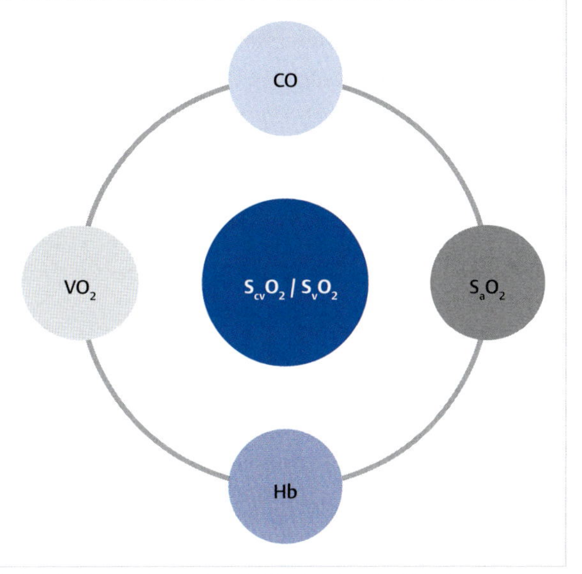

Abb. 19.2 Gemischtvenöse Sauerstoffsättigung.

- erhöhte Infektionsgefahr bei Kathetern mit einer Liegedauer > 72 h
- unklare Relevanz für das Outcome des Patienten
- Kosten des Verfahrens

19.3.5 Anlage des Pulmonalarterienkatheters

- Eine Schleuse in Seldinger-Technik in der rechten oder linken V. jugularis interna oder V. subclavia platzieren
- alle Lumina des PAK mit 0,9 %igem NaCl füllen und mit einem 3-Wege-Hahn verschließen
- eine Probeinflation des Ballons mit 1,5 ml Luft durchführen, anschließend passive Deflation
- das distale Lumen des Katheters mit dem Druckaufnehmer für den Pulmonalarteriendruck verbinden und einen Nullabgleich durchführen
- den Pulmonalarterienkatheter unter sterilen Kautelen über eine Schleuse einführen
- den Katheter über die Schleuse ca. 20 cm tief einführen und dann unter Monitoring des EKG und der Druckkurve weiter vorschieben
- im rechten Vorhof den Ballon mit ca. 1,5 ml Luft inflatieren
- den Katheter dann mit dem Blutstrom in die Pulmonalarterie einschwemmen
- die Wedge-Position ist aus dem Verlauf der Druckkurve zu ersehen

Merke M!

Nach Erreichen der Wedge-Position muss der Ballon wieder deflatiert werden.

Bei richtiger Lage des Katheters erfolgt eine Fixierung mittels steriler Schutzhülle, sodass eine spätere Lagekorrektur unter sterilen Bedingungen möglich ist.

19.3.6 Pulmonalarterielle Thermodilution

- Die pulmonalarterielle Druckkurve evaluieren und Wedge-Position prüfen
- Lagekontrolle des PAK durchführen und ggf. repositionieren
- korrekte Platzierung der Druckaufnehmer und des externen Temperatursensors überprüfen
- zur In-vivo-Kalibrierung der S_vO_2 eine gemischtvenöse Blutgasanalyse durchführen
- auf dem Hämodynamik-Dokumentationsprotokoll Herzfrequenz und alle invasiv gemessenen Drücke notieren
- Einstellungen am PAK-Messgerät überprüfen; insbesondere auf korrektes Injektatvolumen bzw. Katheterkonstante achten; anschließend Gerät für Messung aktivieren
- wenn das Gerät bereit ist, voreingestelltes Injektatvolumen (in der Regel 10 ml kalte Lösung) **schnell** über den zentralvenösen Schenkel des PAK injizieren (**Cave:** Bei dem erforderlichen hohen Injektionsdruck ist eine versehentliche Diskonnektion bzw. Sprengung des 3-Wege-Hahns möglich!)
- insgesamt 5 Thermodilutionen durchführen; anschließend den größten und kleinsten HZV-Messwert löschen und aus den übrigen 3 Messwerten den Mittelwert berechnen; dieses Vorgehen berücksichtigt atemsynchrone Schwankungen des HZV, sog. Methode nach Jansen

Dokumentation der gemessenen und berechneten Werte:
- systolischer, mittlerer und diastolischer PAP, PCWP, HZV, S_vO_2
- Schlagvolumen (SV)
- enddiastolisches Volumen (RV-EDV)
- endsystolisches Volumen (RV-ESV) und Ejektionsfraktion (RV-EF) des rechten Ventrikels
- systemischer (SVRI) und pulmonalvaskulärer Widerstandsindex (PVRI)
- grundsätzlich ist eine regelmäßige Kalibrierung bei kontinuierlicher Messung des HZV und der S_vO_2 erforderlich; zusätzlich sollte auch nach akuten Veränderungen der Hämodynamik sowie nach Transfusionen eine Kalibrierung erfolgen
- bei PAK ohne kontinuierliche HZV- und S_vO_2-Messung erfolgt die Messung intermittierend

Zielgerichtete Therapiesteuerung anhand der gemischt-venösen Sauerstoffsättigung

Bei Patienten mit Sepsis, akuter Herzinsuffizienz oder nach kardiochirurgischen Eingriffen.
- Ziel: $S_vO_2 > 65\,\%$
- falls $S_vO_2 < 65\,\%$ Re-Evaluierung der Therapie

Zentralvenöse Sättigung ($S_{cv}O_2$)

Wenn kein PAK vorhanden ist, kann alternativ die $S_{cv}O_2$ verwendet werden bei Patienten mit Sepsis, akuter Herzinsuffizienz oder nach kardiochirurgischen Eingriffen.
- Ziel: $S_{cv}O_2 > 70\,\%$
- falls $S_{cv}O_2 < 70\,\%$ Re-Evaluierung der Therapie

Bei Patienten mit einer $S_{cv}O_2 < 70\,\%$ trotz Therapieoptimierung sollte ein erweitertes hämodynamisches Monitoring eingesetzt werden (PAK oder Pulskonturanalyseverfahren). Bei Patienten mit venösen Sättigungen über 80 % sollte eine Mikrozirkulationsstörung mit pathologisch niedrigem Sauerstoffverbrauch ausgeschlossen werden.

19.4 Transösophageale Echokardiografie

G. Bosse, T. Geyer, S. Treskatsch

19.4.1 Indikationen

- Bettseitige Evaluation der Hämodynamik im Hinblick auf myokardiale Kontraktilität, Füllungszustand und globale Funktion der Ventrikel des Herzens sowie Klappenmorphologie und anatomisch-strukturelle Abnormalitäten, insbesondere bei beatmeten Patienten und/ oder eingeschränkter transthorakaler Bildqualität
- bettseitige intermittierende Bestimmung des Herzzeitvolumens durch TEE (Doppler-Methode und Flächenbestimmung durchströmter Areale)
- Diagnostik und Beurteilung eines kardiogenen Schocks (Empfehlungen zur Diagnostik und Therapie der Schockformen, interdisziplinären Arbeitsgruppe „Schock" der Deutschen Interdisziplinären Vereinigung für Intensiv- und Notfallmedizin, DIVI)

- perioperative Evaluation der Hämodynamik bei Patienten mit therapierefraktärer hämodynamischer Instabilität

Die Ergebnisse der TTE- und TEE-Untersuchung müssen dokumentiert werden.

19.4.2 Kontraindikationen

- Absolute Kontraindikationen:
  - Tumoren oder Verletzungen im Bereich des Pharnyx, Larynx, Ösophagus und Magen
- relative Kontraindikationen:
  - anatomische Malformationen des oberen Verdauungstraktes
  - Zustand nach chirurgischen Eingriffen im Bereich des oberen Verdauungstraktes
  - schwierige Intubation des Ösophagus
  - Ösophagusvarizen
  - klinisch relevante Blutungen im Bereich des oberen Verdauungstraktes
  - hämorrhagische Diathese

19.5 Dilatative Tracheotomie nach Ciaglia

M. Kastrup, C. Melzer-Gartzke, S. Weber-Carstens

19.5.1 Indikationen

- Langzeitbeatmung
- ausgeprägte Schluckstörungen
- Traumata des Gesichtsschädels, Schädelbasis, Nasopharynx, Larynx
- Verätzungen der Larynx-/Pharynx-Region

19.5.2 Voraussetzung

Einwilligung des (Eil-)Betreuers oder des Bevollmächtigten bei Vorliegen einer Vorsorgevollmacht.

19.5.3 Vorteile

- Gegenüber dem oralen/nasalen Tubus:
  - verbesserter Patientenkomfort
  - Vermeidung von Nasopharynx-, Larynx- und Trachealschäden
  - Verbesserung von Mund- und Rachenpflege sowie Bronchialtoilette
  - geringerer Analgosedierungsbedarf/Verbesserung der Vigilanz
  - schnellere Entwöhnung vom Respirator
  - Einsatz von Sprechkanülen möglich
  - Mobilisation und oraler Kostaufbau möglich
  - bessere Akzeptanz bei Angehörigen
- im Vergleich zur chirurgischen Tracheotomie:
  - geringeres Trauma
  - geringere lokale Infektinzidenz, geringere Pneumonmieinzidenz
  - weniger Spätkomplikationen wie Striktur/Stenose
  - kostengünstiger (60–80 %), schneller und bettseitig durchführbar
  - zügiger spontaner Verschluss nach Dekanülierung

19.5.4 Kontraindikationen

- Absolute Kontraindikationen:
  - Notfall
  - Kinder und Jugendliche < 16 Jahre
  - schwierige translaryngeale Intubation
  - unklare anatomische Verhältnisse der Halsregion, z. B. Struma, „kurzer dicker Hals“, oropharyngealer Tumor, Neck dissection, Bestrahlung, Trachеaverlauf nicht palpabel oder Krikoid nicht zu identifizieren, aberrante Jugularvenen
  - erhöhter Hirndruck
  - Infektion im Punktionsgebiet
  - frische Trachealnaht
  - Tracheomalazie
- relative Kontraindikationen:
  - schwere Oxygenierungsstörungen (Peep > 15 cmH_2O, $F_iO_2 > 0{,}8$, Oxygenierungsindex < 100), die Indikation zur Tracheotomie zu diesem Zeitpunkt gehört auch für die chirurgische Tracheotomie überprüft
  - Gerinnungsstörungen
  - Kreislaufinstabilität
  - kürzlich erfolgte OP an ventraler HWS oder Sternotomie
  - frische Bronchusnaht
  - dauerhafte Tracheotomie

19.5.5 Komplikationen

- Frühkomplikationen:
  - Verletzung einer oder mehrerer Knorpelspangen der Vorderwand
  - Verletzung der Tracheahinterwand (Pars membranacea)
  - endo- oder extratracheale Blutung
  - kardiorespiratorische Probleme
  - Pneumothorax
  - Pneumomediastinum
  - akzidentelle Dekanülierung mit Verschluss des Tracheostoma
  - Kanülenfehllage intratracheal oder subkutan
  - Verletzung der Nn. recurrentes

- Spätkomplikationen:
  - Arrosionsblutung
  - lokale Infektion → Tracheobronchitis → Pneumonie
  - Obstruktion durch Blut oder Sekret
  - Druckulzera
  - Trachealstenose, -striktur

19.5.6 Benötigte Materialien

- Bronchoskop mit Monitor und Absaugung
- sterile Handschuhe, sterile Kittel für zwei Ärzte; Mundschutz; OP-Haube
- sterile Klemme, mit Desinfektionsmittel und Tupfer zur Desinfektion
- steriler Tisch:
  - ZVK-Anlageset mit großem Abdecktuch, Abwaschset, Kompressen, Nadelhalter und Nahtmaterial
  - 1 kleines Lochtuch für Bronchoskopie
  - 2 × Nahtmaterial nichtresorbierbar 0 oder 1 × 0
  - 20-ml-Spritze zum Blocken der TK
  - 1 Tracheotomie-Set
  - 1 TK I.D. 9,3 oder 8 mm (immer zuerst eine zum Dilatationsset kompatible Trachealkanüle verwenden)

19.5.7 Anästhesie

- Lokalanästhesie: 10 ml Lidocain 1 % + Adrenalin 1:200 000
- Narkose:
  - Propofol 2 % oder Midazolam über Spritzenpumpe
  - Fentanyl oder Sufentanil über Spritzenpumpe oder als Bolusgabe
  - Vollrelaxierung mit Cis-Atracurium
- kontrollierte Beatmung (BIPAP, SIMV) mit F_iO_2 1,0
- Atemfrequenz und Spitzendruck anpassen
- engmaschiges Kreislaufmonitoring
- pulsoxymetrischen Signalton einstellen (Desaturierungsalarm!)

19.5.8 Lagerung

- Anheben der Schulterregion des Patienten mit Polster
- Reklination des Kopfes

19.5.9 Durchführung

- Infiltration der Punktionsstelle mit Lokalanästhetikum nach Sprühdesinfektion
- steriles Abwaschen und Abdecken der Punktionsstelle
- Anfeuchtung von 14F-Dilatator, Führungsstab und Trachealkanüle mit dem beiliegenden Gel; Anfeuchten des hydrophilen stufenlosen Dilatators mit Wasser
- Testung des Cuffs der TK auf Dichtigkeit und vollständige Entleerung des Cuffs
- Aufziehen der Trachelkanüle auf den passenden Hartgummi-Führungsstab, sodass das konische Stabende einen stufenlosen Übergang zur Kanüle bildet (verschiedene Hartgummistäbe für TK 8,0 und 9,3)
- Zurückziehen des Tubus unter fiberoptischer Kontrolle auf Glottisniveau
- Anleuchten der Punktionsstelle von endotracheal (Diaphanoskopie)
- Hautinzision von 1,5–2 cm an der Punktionsstelle ca. 1–2 cm oberhalb der Fossa jugularis
- mittige Punktion der Trachea unter Aspiration und fiberoptischer Kontrolle; das Bronchoskop wird in dieser Phase zum Schutz vor Beschädigung in den Tubus zurückgezogen
- Einführen des Seldingerdrahts und Entfernen der Kanüle
- Präformation des Punktionskanals mit dem kurzen 14F-Dilatator unter leichten Drehbewegungen
- Aufziehen des weißen Teflonkatheters und des stufenlosen Dilatators auf den Seldinger-Draht
- Einführen des Dilatators mit vorsichtigem Druck nach kaudal bis zur dicken schwarzen Markierung in den Punktionskanal und kurze Zeit in dieser Position belassen
- Entfernen des Dilatators, Seldinger-Draht und Teflon-Katheter bleiben in situ
- Einbringen der Führungsstab-TK-Einheit über diese Schiene in die Trachea
- sofortige fieberoptische Kontrolle der korrekten intratrachealen Lage ggf. Absaugen von Blut oder Sekret
- Konnektion der TK mit dem Beatmungsgerät
- Fixierung der TK mit 4 Nähten oder mit Fixierungsband
- Dokumentation im PDMS + OP-Protokoll anfertigen
- Alarmgrenzen neu einstellen/aktivieren; Rückstellen der F_iO_2; ggf. Beatmung nach Abklingen der Relaxierung umstellen; ggf. automatische Tubuskompensation (ATC) anpassen

19.5.10 Trachealkanülenwechsel

- frühester planmäßiger Wechsel nach 7 Tagen
- Intubationsbereitschaft
- Wechsel der TK über Tube Exchanger oder über abgeschnittenen Absaugkatheter

Merke **M!**

Eine Dislokation der Trachealkanüle innerhalb der ersten 7 Tage macht praktisch immer eine sofortige Intubation notwendig, da eine Wiedereinbringung der TK innerhalb dieser Zeit in der Regel nur nach erneuter Dilatation gelingt.

19.6 Rapid Sequence Induction bei erwachsenen Patienten auf der Intensivstation

M. Deja, M. Kastrup, C. Melzer-Gartzke, C. von Heymann

19.6.1 Risiken der Intubation

Die Intubation eines Patienten auf der Intensivstation birgt ein **erhöhtes Risiko** für folgende Komplikationen:
- unerwartet schwieriger Atemweg
- Regurgitation, Erbrechen
- Aspiration
- sonstige Komplikationen (z. B. intubationsbedingte Verletzungen etc.)

Die Indikation zur Rapid Sequence Induction (RSI) wird häufig aufgrund des erhöhten Aspirationsrisikos bei Intensivpatienten gestellt. Gleichzeitig ist jedoch auch das Risiko für einen unerwartet schwierigen Atemweg oder sonstige Komplikationen erhöht. Daher müssen die individuellen Risiken des Patienten genau gegeneinander abgewogen werden, um das unter den jeweiligen Umständen sichersten Verfahren der Atemwegssicherung identifizieren zu können. Dies erfordert in der Regel die Erfahrung eines Facharztes.

Ursächlich für die erhöhte Komplikationsrate kommen patientenseitige Faktoren sowie technische, räumliche und personelle Rahmenbedingungen auf der Intensivstation in Betracht. Zur Vermeidung von intubationsbedingten Komplikationen sind daher alle Anstrengungen zu unternehmen, um patientenseitige sowie äußere Faktoren vor der Intubation, wenn möglich, zu optimieren.

Patientenseitige Faktoren

- Nichterfüllung der **Nüchternheitskriterien** aufgrund von:
  - kontinuierlicher enteraler Sondenernährung
  - hoher Inzidenz von gastroösophagealem Reflux
  - abdomineller Symptomatik/Ileus (in diesem Rahmen besonders häufig respiratorische Erschöpfung und Indikation zur Intubation)
- hohe Inzidenz an erwartet oder unerwartet **schwierigen Atemwegen** aufgrund von:
  - Schwellungen des Larynx oder Pharynx nach stattgehabter Intubation und Langzeitbeatmung
  - Schwellungen oder Stenosen des Larynx oder der Trachea nach stattgehabter Intubation und Langzeitbeatmung
  - anatomische Veränderungen oder Schwellungen nach Operation im Kopf-Hals-Bereich
  - anatomische Veränderungen nach Operationen oder Eingriffen an den Atemwegen (Trachea, Lunge)

Rahmenbedingungen

- erhöhte Inzidenz von Notfallintubationen
- ggf. beengte räumliche Verhältnisse am Kopfende des Intensivbettes
- ggf. eingeschränkte Möglichkeiten, den Patienten im Intensivbett für die Intubation optimal zu lagern
- ggf. limitiertes Raumangebot im Patientenzimmer
- ggf. eingeschränkte Auswahl an Intubations- und Atemwegshilfen
- ggf. eingeschränkte Auswahl an Medikamenten (Hypnotika, Muskelrelaxanzien)

19.6.2 Vorbereitung

► **Bestimmung der Dringlichkeit der Intubation**
- Notfallintubation: sofortige Intubation mit einem geeigneten Verfahren
- dringliche Intubation: wenn möglich, Aspirationsrisiko minimieren (Nüchternheitsgrenzen einhalten: 2 h keine Flüssigkeit, 6 h keine feste Nahrung oder enterale Sondenernährung)
- elektive Intubation: Nüchternheitsgrenzen einhalten, patientenseitige Risiken und Rahmenbedingungen optimieren

► **Abschätzung das Aspirationsrisikos**
- bei hohem Aspirationsrisiko (akutes Abdomen, Ileus, Z. n. Operation am oberen Gastrointestinaltrakt, fehlende Nüchternheit etc.) wenn möglich Rapid Sequence Induction
- ggf. muss auf eine Rapid Sequence Induction verzichtet werden, sofern ein schwieriger Atemweg bekannt oder vermutet wird

► **Abschätzung des Risikos für einen schwierigen Atemweg (siehe SOP Schwieriger Atemweg); erwäge**
- fiberoptische Wachintubation
- fiberoptische Intubation des schlafenden Patienten über eine Intubations-Larynxmaske
- Tracheotomie in Lokalanästhesie bei erwarteter unmöglicher Intubation (z. B. bei Z. n. Larynx-OP)
- Aufklärung des Patienten, seiner Angehörigen bzw. seines Betreuers.

19.6.3 Material und Geräte

► **Medikamente**
- Hypnotika: Propofol, Ketamin
- Opiate: Fentanyl, Sufentanil oder Remifentanil
- Muskelrelaxanzien: Rocuronium

- Katecholamine:
  - Noradrenalin Bolusspritze (20 ml, Verdünnung 1:100 000)
  - Adrenalin Bolusspritze (20 ml, Verdünnung 1:100 000)
  - Noradrenalin Spritzenpumpe (5 mg/50 ml)

► **Material**
- Ambubeutel mit Reservoir und Sauerstoffanschluss
- Intensivbeatmungsgerät
- Zahnschutz
- Tubus (ID 7,5 mm für Frauen, 8,5 für Männer) mit Führungsstab
- griffbereit: Tubus (ID 6,5 und 5,5 mm) und Larynxmaske Größe 3 und 4
- Laryngoskop mit Mackintosh-Spatel 4
- griffbereit: zweites Laryngoskop mit Mackintosh-Spatel 3
- Magill-Zange
- Fixierungsband/Klebeband

19.6.4 Vorbereitung

► **Material und Geräte**
- Material und Geräte bereitstellen
- Intensivbeatmungsgerät bereitstellen, Systemtest durchführen, Beatmungsmodus und Beatmungsparameter einstellen, initiale Sauerstoffkonzentration 100 %
- Lichtquellen der Laryngoskope testen
- Tubus-Cuff auf Dichtigkeit prüfen
- Ambubeutel und Ventile auf Dichtigkeit prüfen
- Ambubeutel an die Sauerstoffversorgung anschließen (Frischgasfluss 15 l/min)
- Absaugung testen und eingeschaltet lassen

► **Basismonitoring**
- EKG
- Pulsoxymetrie
- nichtinvasive Blutdruckmessung (oszillotonometrisch)
- Kapnografie

► **Lagerung**
- Oberkörper des Patienten 30°–45° hoch lagern
- Kopf des Patienten in verbesserter Jackson-Position lagern
- ggf. Bettgitter entfernen, Bett bodenwärts absenken oder Tritt für den Intubierenden bereit halten

► **Personal**
- Arzt, möglichst Facharzt hinzuziehen
- zwei Pflegekräfte

19.6.5 Durchführung der Rapid Sequence Induction

- intravenösen Zugang legen bzw. auf Durchgängigkeit überprüfen
- ggf. vorhandene Magensonde zur Absaugung des Magens verwenden
- Entfernen oder Belassen der Magensonde nach individueller Risiko-Nutzen-Abschätzung
- Absaugung eingeschaltet lassen und in unmittelbarer Reichweite positionieren
- Präoxygenierung des Patienten mittels dicht aufsitzender Maske und Ambubeutel (100 % Sauerstoff) für 3–5 min durchführen
- bei Patienten mit eingeschränkte Vigilanz oder respiratorischer Erschöpfung kein Opiat verabreichen
- ggf. Sufentanil (0,01 µg/kgKG) oder Fentanil (ca. 1,5 µg/kgKG) gewichtsadaptiert verabreichen
- nach ca. 2 min Hypnotikum verabreichen; es bestehen folgende Alternativen:
  - **Propofol**: 2–3 mg/kgKG (**Cave:** periphere Vasodilatation und Gefahr einer schweren Hypotension)
  - **Ketamin**: 2 mg/kgKG
- Muskelrelaxierung; die Auswahl des Muskelrelaxans erfolgt unter Berücksichtigung der jeweiligen Kontraindikationen:
  - **Rocuronium**: 0,9 mg/kgKG (3-fache ED_{95}), als Alternative bei Kontraindikationen gegen Succinylcholin (**Cave:** diese erhöhte Dosis Rocuronium führt zu einer Muskelrelaxierung von mindestens 1 h und ist daher bei erwartet schwierigem Atemweg und Nichtverfügbarkeit von Sugammadex zur Revertierung kontraindiziert)
  - nur bei Kontraindikation gegen Rocuronium kann erwogen werden: **Succinylcholin**: 1–1,5 mg/kgKG, falls keine Kontraindikationen vorhanden sind (Niereninsuffizienz, Hyperkaliämie, Bettlägerigkeit, längere Immobilität, Prädisposition zur Malignen Hyperthermie etc.)
  - die Intubation kann in Ausnahmefällen auch **ohne Muskelrelaxierung** gelingen
- vor Intubation ggf. Zahnschutz einsetzen (dadurch sollte jedoch keine Zeitverzögerung entstehen)
- nach Abwarten der „Anschlagszeit“ der Muskelrelaxanzien (ca. 60 s) sofortige orale Intubation ohne Zwischenbeatmung
- nach Intubation der Trachea den Cuff blocken
- mithilfe des Ambubeutels über den Tubus beatmen
- korrekte Tubuslage mittels Kapnometrie verifizieren
- gleichzeitig Auskultation über dem Magen („Blubbern“ spricht für ösophageale Fehlintubation)
- anschließend Lungen auskultieren (seitengleiches Atemgeräusch?)

- nach Verifikation der korrekten Tubuslage den Tubus mit Pflaster im rechten oder linken Mundwinkel fixieren
- Cuffdruck mit einem Manometer messen und in der Regel auf < 30 cmH_2O einstellen
- nach Fixierung erneute Lagekontrolle durch Auskultation durchführen
- Tubus mit dem Beatmungsgerät konnektieren
- Dokumentation der Intubation und der Medikamentengabe

19.6.6 Fehlintubation

Bei Fehlintubation in den Ösophagus oder Problemen bei der Laryngoskopie dem Algorithmus Schwieriger Atemweg folgen. Generell gilt:

- Hilfe holen (lassen)
- Ruhe bewahren und Problem identifizieren
- Zwischenbeatmung mit Maske oder Larynxmaske durchführen, um Hypoxie zu vermeiden
- weiteres Prozedere mit Oberarzt besprechen
- multiple frustrane konventionelle Intubationsversuche vermeiden

19.6.7 Erbrechen

Erbricht der schlafende Patient während der Einleitung, sollte er möglichst in Kopftieflage gebracht werden (Oberkörper flach), um eine Aspiration des Erbrochenen zu vermeiden. Mit einem großlumigen Sauger das Erbrochene absaugen und möglichst zügig in Kopftieflage intubieren. Anschließend Bronchoskopie erwägen.

19.7 Literatur

[584] American Society of Anesthesiologists (ASA, 2005, consensus) Im Internet: http://www.asahq.org

[585] Beiderlinden M, Walz MK, Sander A et al. Complications of bronchoscopically guided percutaneous dilational tracheostomy: beyond the learning curve. Intensive Care Med 2002; 28: 59–62

[586] Bein B, Scholz J, Tonner P. Hämodynamisches Monitoring: Standards und Fehlerquellen. Anästh Intensivmed 2005; 46: 179–186

[587] Bloos F, Reinhart K. The value of central venous O_2 saturation for assessment of tissue oxygenation. Dtsch Med Wochenschr 2004; 129: 2601–4

[588] Byhan C, Wilke HJ, Halbig S et al. Percutaneous tracheostomy: Ciaglia Blue Rhino vs the basic Ciaglia technique. Anaesth Analg 2000; 91(4): 882–6

[589] Canadian Anesthesiologists' Society (CAS, revised 2007, consensus). Im Internet: http://www.cas.ca/

[590] Ciaglia P, Graniero KD. Percutaneous dilatational tracheostomy. Results and long-term follow-up. Chest 1992; 101: 464–7

[591] Dellinger RP, Carlet JM, Masur H et al. Surviving Sepsis Campaign guidelines for management of severe sepsis and septic shock. Crit Care Med 2004; 32: 858–73

[592] Gravvanis AI, Tsoutsos DA, Iconomou TG et al. Percutaneous versus conventional tracheostomy in burned patients with inhalation injury. World J Surg 2005; 29(12): 1571–5

[593] Grebe D, Sander M, von Heymann C et al. Flüssigkeitsmanagement – Pathophysiologische Grundlagen sowie intra- und perioperatives Monitoring. Anasthesiol Intensivmed Notfallmed Schmerzther 2006; 41: 392–8

[594] Heymann CV, Grebe D, Schwenk W et al. Einfluss der intraoperativen Flüssigkeitstherapie auf das postoperative Outcome bei „Fast-track"-Kolonchirurgie. Anasthesiol Intensivmed Notfallmed Schmerzther 2006; 41: E1–E7

[595] Jabre P, Combes X, Lapostolle F et al; on behalf of the KETASED Collaborative Study Group. Etomidate versus ketamine for rapid sequence intubation in acutely ill patients: a multicentre randomised controlled trial. Lancet 2009; 374: 293–300

[596] Janssen U. Hämodynamisches Monitoring. Internist 2000; 41: 995–1018

[597] Kedjanyi WKA, Gupta D. Near total transection of the trachea following percutaneous dilatational tracheostomy. J R Coll Surg Edinb 2001; 46: 242–3

[598] Marsch SC, Steiner L, Bucher E et al. Succinylcholine versus rocuronium for rapid sequence intubation in intensive care: a prospective, randomized controlled trial. Crit Care 2011; 15(4): R199

[599] Nieminen MS, Bohm M, Cowie MR et al. Executive summary of the guidelines on the diagnosis and treatment of acute heart failure: the Task Force on Acute Heart Failure of the European Society of Cardiology. Eur Heart J 2005; 26: 384–416

[600] Practice guidelines for pulmonary artery catheterization: an updated report by the American Society of Anesthesiologists Task Force on Pulmonary Artery Catheterization. Anesthesiology 2003; 99: 988–1014

[601] Richard C, Monnet X, Teboul JL. Pulmonary artery catheter monitoring in 2011. Curr Opin Crit Care 2011; 17: 296–302

[602] Rivers E, Nguyen B, Havstad S et al. Early goal-directed therapy in the treatment of severe sepsis and septic shock. N Engl J Med 2001; 345: 1368–77

[603] Royal College of Anaesthetists (RCA, standards of monitoring). Im Internet: http://www.rcoa.ac.uk/

[604] Habicher M. Zajonz T. Bauer A. et al. S3-Leitlinie Intensivmedizinische Versorgung herzchirurgischer Patienten Hämodynamisches Monitoring und Herz-Kreislauf-Therapie. AWM Register 001/016 Internet: https://www.awmf.org/uploads/tx_szleitlinien/001-016l_S3_Intensivmedizinische_Versorgung-Haemodynamisches-Monitoring_2018-06.pdf

[605] Sander M, Spies CD, Foer A et al. Agreement of central venous saturation and mixed venous saturation in cardiac surgery patients. Intensive Care Med 2007; 33: 1719–25

[606] Schwuchow J, Greim CA. Intensivmedizinische Methoden. Stuttgart: Thieme; 2006

[607] Shanewise JS, Cheung AT, Aronson S et al. ASE/SCA guidelines for performing a comprehensive intraoperative multiplane transesophageal echocardiography examination: recommendations of the American Society of Echocardiography Council for Intraoperative Echocardiography and the Society of Cardiovascular Anesthesiologists Task Force for Certification in Perioperative Transesophageal Echocardiography. Anesth Analg 1999; 89: 870–84

[608] Shelden CH, Pudenz RH, Freshwater DB et al. A new method for tracheotomy. J Neurosurg 1955; 12: 428–31

[609] Toye FJ, Weinstein JD. A percutaneous tracheostomy device. Surgery 1969; 65: 384–9

[610] Walz MK, Schmidt U. Tracheal lesion caused by percutaneous dilatational tracheostomy – a clinico-pathological study. Intensive Care Med 1999; 25: 102–5

[611] Walz MK. Tracheostomy. Indications, methods, risks. Anaesthesist 2002; 51(2): 123–33

[612] Zink W, Graf BM. The pulmonary artery catheter. Anaesthesist 2001; 50: 623–42

19

20 Therapieprinzipien in der Intensivmedizin

20.1 Analgosedierung und Delir

M. Kastrup, A. Lütz, A. Schiemann, C. Spies, B. Weiß

II

20.1.1 Einleitung

Die systematische Evaluation von Schmerz, Sedierung und Delir sowie eine sich anschließende Anwendung zielgerichteter Protokolle zur Anpassung der Analgesie und Sedierung sowie symptomorientierten Therapie des Delirs bilden das Fundament einer jeden intensivmedizinischen Behandlung. Die hier gemachten Handlungsanweisungen basieren maßgeblich auf der 2010 publizierten S3-Leitlinien zu Analgesie, Sedierung und Delirmanagement in der Intensivmedizin.

20.1.2 Allgemeines Schema zum Monitoring von Analgesie, Sedierung und Delir

Auch wenn die Implementierung von Delirmonitoring, Analgesiemonitoring oder Sedierungsmonitoring isoliert betrachtet in einzelnen Studien mit einem verbesserten Outcome für den Patienten assoziiert war, so kann jedes dieser Instrumente nur Teil eines evidenzbasierten Gesamtkonzeptes sein (▶ Abb. 20.1).

Delir-Scores wie die Confusion Assessment Method für die Intensivstation (CAM-ICU) haben Instrumente zur Messung der Sedierungstiefe (Richmond Agitation Sedation Scale: RASS) bereits inkludiert was die inhaltliche Verzahnung des Delir- und Sedierungsmanagements deutlich macht. Die Entwöhnung vom Respirator in Form protokollbasierter Spontanatmungsversuche (SBTs) wiederum ist in Verbindung mit Spontanaufwachversuchen (SATs) und der Definition individueller Sedierungsziele besonders erfolgreich. Dabei muss die Durchführung dieser Behandlungskonzepte immer durch ein regelmäßiges Schmerzmonitoring und eine bedarfsadaptierte Analgesie begleitet werden. Patienten mit nicht ausreichender Analgesie haben ein 9-fach erhöhtes Risiko im Laufe ihrer Behandlung ein Delir zu entwickeln. Nicht bedarfsadaptierte Analgesie, die zu einem relativ hohen intravenösen Opiatverbrauch pro Tag führt, ist ein unabhängiger Risikofaktor für die Entwicklung eines Delirs. Es ist die Anwendung diese Gesamtkonzeptes, was den signifikanten Outcome-Vorteil für den Patienten bedingt. Dieses Gesamtkonzept ist daher auch Inhalt der S3-Leitlinie geworden.

20.1.3 Management der Analgesie

Algorithmus zum Management der Analgesie bei intensivpflichtigen Patienten

Der Schmerz auf der ITS ist noch vor der Schlaflosigkeit der häufigste Stressor aus Patientensicht. Es ist daher nicht überraschend, dass das regelmäßige Monitoren der Qualität der Analgesie für das Outcome kritisch kranker Patienten relevant ist (▶ Abb. 20.2). In einer Studie an 820 Patienten [733] konnte gezeigt werden, dass Schmerzen während der intensivstationären Behandlung ein unabhängiger Risikofaktor für die Entstehung eines Delirs sind (p = 0,0020). Etwa 75 % der intensivpflichtigen Patienten berichten über starke bis stärkste Schmerzen während ihrer Behandlung. Insbesondere die bedarfsadaptierte Analgesie, z. B. im Rahmen von Interventionen auf ITS, erfolgt teilweise in weniger als 25 % der Fälle.

Verfahrensanweisung zum Analgesiemonitoring

Validierte Scoring-Systeme sollen zur Therapiesteuerung und Überwachung der Analgesie eingesetzt werden. Die Evaluation des Analgesieniveaus sollte alle 8 h erneut erfolgen; dabei sollte die Einschätzung nach Möglichkeit mithilfe eines validierten Schmerz-Scores zur individuellen Selbsteinschätzung der Schmerzintensität erfolgen. Im Rahmen einer Validierungsstudien wurden 5 unterschiedliche Instrumente zur Selbsteinschätzung des Schmerzintensität bei Intensivpatienten miteinander verglichen. Hierbei war die visuell vergrößerte, laminierte NRS (NRS-V; ▶ Abb. 20.3) das Messinstrument, welches am besten durchführbar war und die Schmerzintensität sowie Veränderungen derselben am besten detektieren konnte. Ergebnisse aus einer Vielzahl von Studien unterstützen die Meinung, dass zur subjektiven Selbsteinschätzung von

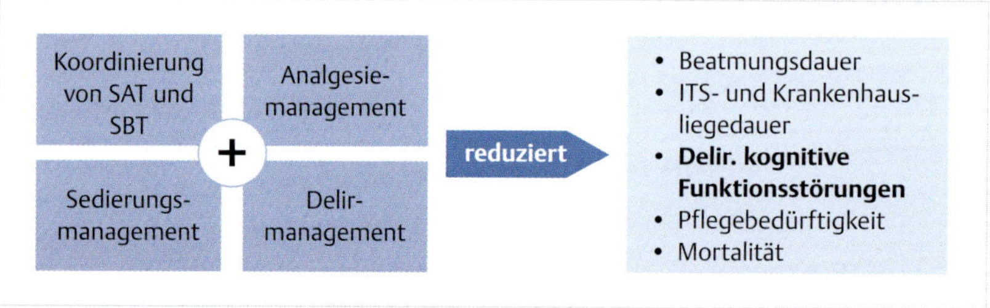

Abb. 20.1 Gesamtkonzept der Analgesie, der Sedierung und der Delirtherapie auf der Intensivstation. SAT = Spontanaufwachversuch, SBT = Spontanatmungsversuch [725]

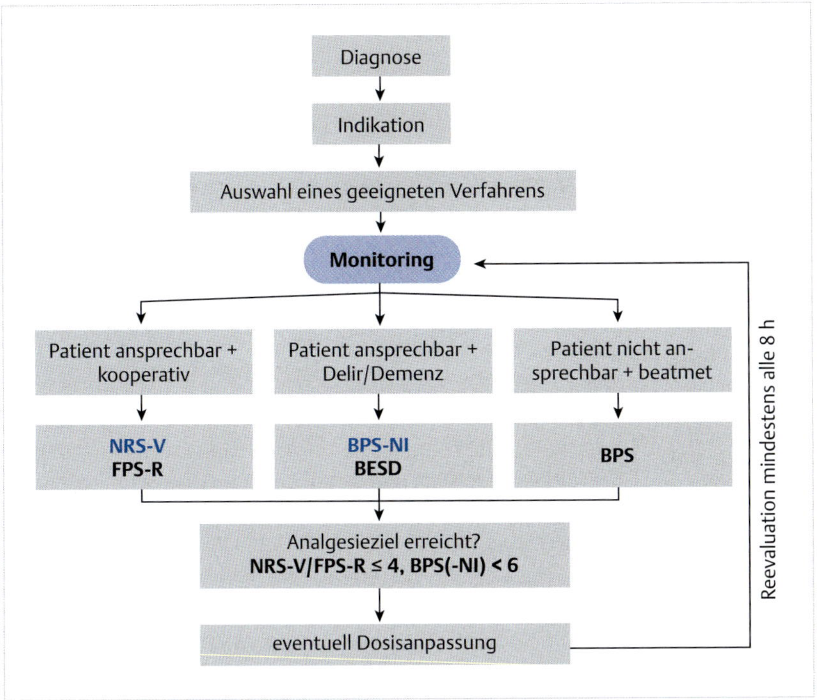

Abb. 20.2 Vorgehen beim Analgesiemanagement von Patienten auf der Intensivstation. VRS = verbale Rating-Skala (aufgeführte Scoring-Systeme s. ► Tab. 20.1).

Schmerzen, insbesondere bei älteren Patienten und bei Patienten mit kognitiven Einschränkungen oder Demenz, alternative Messinstrumente verwendet werden sollen. Die Faces Pain Scale Revised (FPS-R; ► Abb. 20.4) konnte als valides und reliables Messinstrument von Schmerzen bei diesem Patientenkollektiv identifiziert werden.

Praxis

Tipp

Sowohl die NRS-V als auch die FPS-R sollten in laminierter Form in einer Größe von 30 × 10 cm am Patientenbett angewendet werden. Bei Patienten, die nicht oder nur unzureichend zur Kommunikation in der Lage sind, sowie bei deliranten Patienten müssen Messinstrumente zur Fremdbeurteilung des Schmerzes angewendet werden.

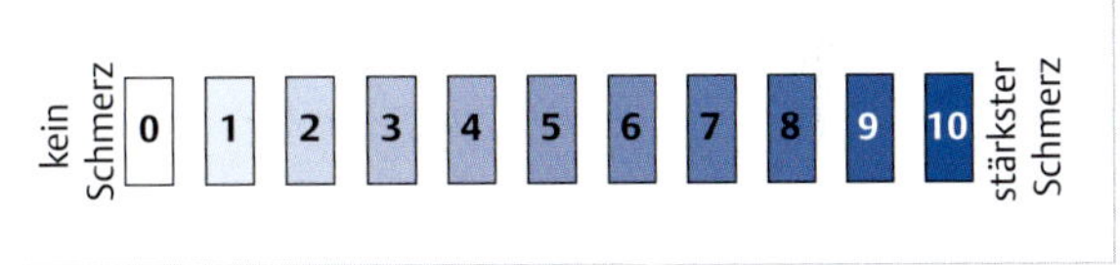

Abb. 20.3 NRS-V. Die visuelle Numerische Rating Skala muss in einer Größe von mindestens 10 cm (Höhe) × > 30 cm (Breite) vorliegen. (Quelle: [632])

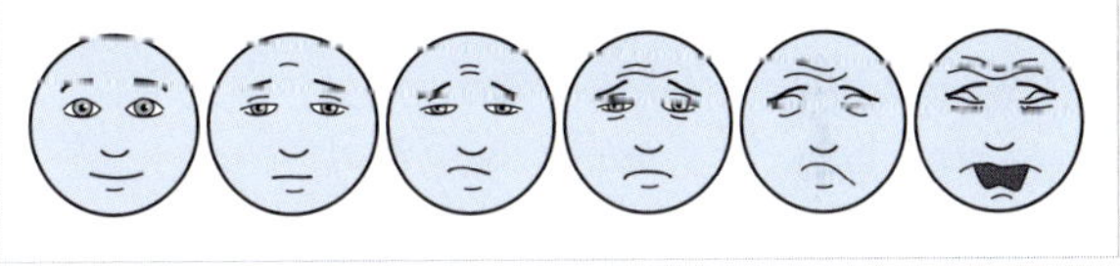

Abb. 20.4 Faces Pain Scale Revised (FPS-R). Die Faces Pain Scale Revised muss in einer Größe von mindestens 10 cm (Höhe) × > 30 cm (Breite) vorliegen.

Die Behavioral Pain Scale (BPS; ► Tab. 20.1) wurde zur Schmerzeinschätzung bei nonverbalen und invasiv beatmeten Intensivpatienten ohne schweres Schädel-Hirn-Trauma entwickelt. Dabei wird die Bewertung der Schmerzintensität anhand der Kriterien Gesichtsausdruck, Bewegung der oberen Extremität und Adaptation an das Beatmungsgerät vorgenommen. Für jedes der Kriterien können 1 bis maximal 4 Punkte vergeben werden; es können also 3 bis maximal 12 Punkte erreicht werden. Aber nicht nur bei beatmeten Patienten kann das Problem auftreten, dass mittels NAS oder VAS eine valide Schmerzeinschätzung unmöglich wird; gutes Beispiel hierfür ist der nicht beatmete, wache aber delirante Patient. Für diese und ähnliche Konstellationen wurde die BPS für nicht intubierte Patienten (BPS-NI; ► Tab. 20.2) entwickelt. Dabei wurde das Item „Adaption an das Beatmungsgerät“ durch das Item „Vokalisation“ ersetzt. Schmerzäußerungen des Patienten in Form von „Jammern“ und „Stöhnen“ werden entsprechend ihrer Intensität und Frequenz bewertet.

Tab. 20.1 Die Behavioural Pain Scale für intubierte Patienten (BPS).

Item	1 Punkt	2 Punkte	3 Punkte	4 Punkte	Punkte
Gesichtsausdruck	entspannt	teilweise angespannt	stark angespannt	Grimassieren	
	–	heruntergezogene Augenbraue	geschlossene Augenlider	gefaltete Wangen	
Bewegung der oberen Extremität	in Ruhe: Überprüfen des Tonus der Extremität durch Mobilisieren				
	keine Bewegung	leichtes Beugen	komplettes Beugen mit Flexion der Finger	angezogene Extremität; wehrt sich gegen behandelnde Maßnahmen	
Adaptation an das Beatmungsgerät	toleriert Beatmung	toleriert Beatmung die meiste Zeit	Beatmung zeitweise möglich	kontrollierte Beatmung nicht möglich	
	–	hustet	kämpft gegen das Beatmungsgerät	–	
Punkte total					

Tab. 20.2 Die Behavioural Pain Scale für nicht intubierte Patienten (BPS-NI).

Item	1 Punkt	2 Punkte	3 Punkte	4 Punkte	Punkte
Gesichtsausdruck	entspannt	teilweise angespannt	stark angespannt	Grimassieren	
	–	heruntergezogene Augenbraue	geschlossene Augenlider	gefaltete Wangen	
Bewegung der oberen Extremität	in Ruhe: Überprüfen des Tonus der Extremität durch Mobilisieren				
	keine Bewegung	leichtes Beugen	komplettes Beugen mit Flexion der Finger	angezogene Extremität; wehrt sich gegen behandelnde Maßnahmen	
Vokalisation	keine Schmerzvokalisation	Stöhnen	Stöhnen	Stöhnen oder verbale Äußerung	
	–	$\leq 3\times$/min und ≤ 3 s	$>3\times$/min und >3 s	inklusive „Au“, „Autsch“ oder Atemanhalten >3 s	
Punkte total					

Die Beurteilung von Schmerzen bei Demenz (BESD) fasst ▶ Tab. 20.3 zusammen.

Verfahrensanweisung zur Analgesie

Patienten auf Intensivstationen sollen eine an die individuelle Situation angepasste Schmerztherapie erhalten. Voraussetzung für eine suffiziente Analgesie ist ein regelmäßiges Analgesiemonitoring mit validierten Messinstrumenten. Eine suffiziente Analgesie wird durch entsprechende Grenzwerte des jeweils zur Anwendung kommenden Messinstrumentes definiert.

Merke M!

Die Punktwerte der NRSV und der FPS-R sollten immer ≤ 4, die Werte auf der BPS(-NI) immer <6 sein.

Tab. 20.3 Beurteilung von Schmerzen bei Demenz (BESD).

Item	0 Punkte	1 Punkt	2 Punkte	Punkte
Atmung (unabhängig von Lautäußerung)	normal	gelegentlich angestrengtes Atmen, kurze Phasen von Hyperventilation	lautstarkes, angestrengtes Atmen, lange Phasen von Hyperventilation, Cheyne-Stokes-Atmung	
negative Lautäußerung	keine	gelegentliches Stöhnen oder Ächzen, leises sich negativ oder missbilligend Äußern	wiederholtes beunruhigtes Rufen, lautes Stöhnen oder Ächzen, Weinen	
Gesichtsausdruck	lächelnd, nichtssagend	traurig, ängstlich, sorgenvoller Blick	Grimassieren	
Körpersprache	entspannt	angespannt, nervöses Hin-und-her-Gehen, Nesteln	starr, geballte Fäuste, angezogene Knie, sich Entziehen oder Wegstoßen, Schlagen	
Trost	Trösten nicht notwendig	Ablenken oder Beruhigen durch Stimme oder Berührung möglich	Trösten, Ablenken und Beruhigen nicht möglich	
Punkte total				

Eine patientenkontrollierte Applikation ist zu bevorzugen, sofern der Patient dazu in der Lage ist. Vor der Anwendung regionaler Analgesieverfahren sollte für jeden einzelnen Patienten eine kritische und individuelle Risiko-Nutzen-Abwägung erfolgen, die es täglich zu überprüfen gilt. Epidurale Katheterverfahren sind eine wirksame Alternative zu herkömmlichen Analgesieverfahren und können das Outcome positiv beeinflussen. Nicht-Opioid-Analgetika und adjuvante Substanzen können bei Bedarf eingesetzt werden.

Eine ausreichende Analgesie bedarf der Berücksichtigung zweier Faktoren:

- Die Therapie des kontinuierlichen Schmerzes, hervorgerufen durch die Operationswunde, Verletzung, Immobilisierung und Katheter.
- Die Analgesie akuter Schmerzen hervorgerufen durch Intervention (Anlage und Entfernung von Drainagen, Kathetern, ZVK, Verbänden, endotracheales Absaugen und bronchoalveoläre Lavagen, Mobilisation.

Beim wachen kooperativen Patienten sollte bevorzugt eine intravenöse patientenkontrollierte Analgesie (i. v. PCA) verwendet werden.

Merke M!

Grundlage der Analgesie stellen laut WHO-Stufenschema Nichtopioidanalgetika dar: Paracetamol, Metamizol, Nichtsteroidale Antirheumatika (NSAR) sind besonders in der Intensivmedizin nur nach strenger Risiko-Nutzen-Abwägung und bei Fehlen von Kontraindikationen einzusetzen.

Analgetika

In der Intensivmedizin sind primär starke Opioide (WHO-Stufe III) sinnvoll.

- Bolusgabe: Piritramid, Fentanyl, Morphin
- kontinuierliche Applikation:
  - bis 72 h Remifentanil
  - ab 72 h: Fentanyl, Sufentanil

Adjuvante Analgesie

- Clonidin (Kontraindikationen beachten)
- Ketamin (nicht als Monotherapie, sondern in Kombination mit Opioid)

Merke M!

Es sollte insbesondere bei kardial stark eingeschränkten Patienten beachtet werden, dass Ketamin einen Anstieg der Herzfrequenz, des Herzzeitvolumens und auch des myokardialen Sauerstoffverbrauchs bewirkt.

Analgesie mittels Regionalverfahren bei intensivpflichtigen Patienten

Die regionalen Analgesieverfahren beschränken sich in der Intensivmedizin vorzugsweise auf folgende:

- rückenmarksnahe Leitungsanästhesien (PDA)
- periphere Leitungsanästhesie der oberen und unteren Extremitäten
- andere Regionalanästhesieverfahren z. B. Interkostalblockaden oder die Intrapleuralanalgesie

Die Periduralanästhesie (PDA) ist der intravenösen patientenkontrollierten Opioidanalgesie im Grad der Schmerzreduktion überlegen. Zwar zeigt die PDA keinen eindeutigen Vorteil im Überleben, aber dennoch eine geringere Inzidenz respiratorischer Komplikationen und eine Verbesserung der Darmfunktion. Die Vorteile der postoperativen, besonders der thorakalen epiduralen Schmerztherapie zeigt sich durch die Reduktion der postoperativen Rate an Re-Intubation von 20 %. Allerdings erhöht eine PDA auch das Auftreten von Hypotension, Harnverhalt und Juckreiz. Ist eine enge Überwachung aus logistischen Gründen nicht gesichert, sollte auf eine PDA verzichtet werden.

Vorzugsweise werden Regionalverfahren zur perioperativen Analgesie eingesetzt und bei postoperativer intensivmedizinischer Behandlung fortgeführt. Regionalverfahren insbesondere die Neuanlage bedürfen in der Intensivmedizin einer kritischen Nutzen-Risiko-Abwägung. Hierzu zählt auch die tägliche erneute Überprüfung des Nutzen-Risiko-Verhältnisses. Für die Anlage regionaler Verfahren ist ein wacher und ansprechbarer Patient notwendig, um neurologische Komplikationen zu erkennen. Zudem sind eine 8-stündliche Kontrolle in den ersten 24 h und die Möglichkeit erforderlich, den weiteren neurologischen Status am wachen Patienten täglich überprüfen zu können. In der Folge muss der neurologische Status einmal täglich bei einem RASS 0 bis –1 überprüft werden und zudem eine Kontrolle der Lage des Katheters und der Punktionsstelle erfolgen. Bei einem Verdacht auf Komplikationen, wie epiduraler Abszess oder Hämatom, sollten unverzüglich diagnostische Maßnahmen – MRT oder alternativ CT – eingeleitet werden. Bei Verdacht auf Infektion sollte der Katheter entfernt und mikrobiologisch untersucht werden.

Grundsätzlich gelten bei der Anlage und Entfernung des Katheters die gleichen Kriterien hinsichtlich Gerinnungsstatus (siehe Empfehlungen der DGAI) und Kontraindikationen wie bei perioperativen Patienten.

Kontraindikationen für rückenmarknahe Katheter

- Akute Sepsis mit positiver Blutkultur
- akute Schocksymptomatik mit hochdosierter Katecholamintherapie
- Infektionen oder frische Blutungen im ZNS-Bereich
- erhöhter Hirndruck
- spezifische neurologische Erkrankungen ohne Dokumentation
- hochgradige Aorten- oder Mitralstenose
- manifeste Gerinnungsstörung oder Antikoagulation/ Antithrombosetherapie
- lokale Hautinfektionen im Punktionsbereich
- Allergie gegen die zu verwendenden Lokalanästhetika
- fehlende Einwilligung des Patienten oder seines gesetzlichen Vertreters (eine präoperative Ablehnung des Verfahrens im Aufklärungsgespräch gilt auch postoperativ)

20.1.4 Management der Sedierung

Algorithmus zum Management der Sedierung bei intensivpflichtigen Patienten

Bereits im Jahr 2000 konnten Kress und Kollegen [691] zeigen, dass durch die Implementierung von täglichen, spontanen Aufwachversuchen (SATs) nicht nur die Beatmungsdauer um 2 Tage reduziert werden kann, sondern auch beatmungsassoziierte Komplikationen (z. B. Pneumonien) signifikant weniger auftreten, was auch die intensivstationäre Behandlungsdauer insgesamt verkürzt. Der Vergleich zwischen protokollbasierten Spontanatmungsversuchen (SBTs) und der individuellen Festlegung durch den Arzt, ob ein Patient vom Respirator entwöhnt werden kann, zeigte, dass die Überprüfung und Durchführung protokollbasierter SBTs zu einer Verkürzung der durchschnittlichen Beatmungsdauer um 1,5 Tage führte und beatmungsassoziierte Komplikationen um 50 % reduziert werden konnten. Dieser signifikante Outcome-Vorteil für den Patienten war im Rahmen von Implementierungsstudien auch dann messbar, wenn solche validierten SBT-Protokolle durch hierfür speziell geschultes, nichtärztliches Personal durchgeführt wurden. Im Rahmen einer RCT im Jahr 2008 [663] konnte schließlich gezeigt werden, dass durch die Kombination von SBT-Protokollen mit täglichen SAT-Protokollen, das Outcome der Patienten nochmals signifikant verbessert werden kann. Die Koordination zwischen SBTs und SATs, verglichen mit täglichen SBTs alleine, führte zu einer Reduktion der Krankenhausbehandlungsdauer von 4 Tagen, einer Senkung des Mortalitätsrisikos um 14 % sowie einer signifikanten Reduktion kognitiver Dysfunktionen gemessen 3 Monate nach Entlassung. Daher soll das protokollbasierte Weaning immer in Kombination mit einem Sedierungsprotokoll angewendet werden. Diese Studie unterstreicht insbesondere die Relevanz eines bedarfsadaptierten Sedierungsmanagements auf der ITS (s. a. ▸ Abb. 20.5).

Verfahrensanweisung zum Sedierungsmonitoring

Das bedarfsadaptierte Sedierungsmanagement auf der ITS beinhaltet die Definition eines Sedierungszieles, welches für jeden Patienten mindestens einmal täglich definiert und dokumentiert werden sollte. Eine Reevaluation des Sedierungszieles hat in regelmäßigen Abständen und immer unter Berücksichtigung der aktuellen klinischen Situation des Patienten zu erfolgen. Zur Messung der Sedierungstiefe sollte ein valides und zuverlässiges Messinstrument, wie die Richmond Agitation Sedation Scale (RASS) verwendet werden (▶ Tab. 20.4). Die Dokumentation der Sedierungstiefe wird in jeder Schicht durchgeführt, jedoch mindestens alle 8 h.

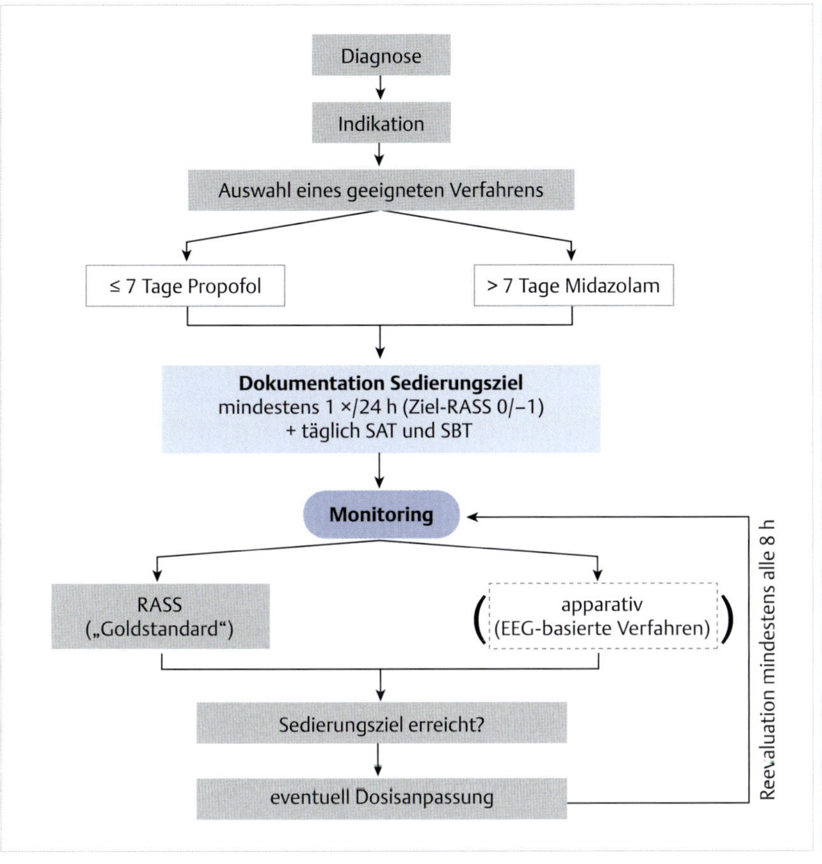

Abb. 20.5 Vorgehen beim Sedierungsmanagement von Patienten auf der Intensivstation. SAT = Spontanaufwachversuch, SBT = Spontanatmungsversuch.

Tab. 20.4 Richmond Agitation Sedation Scale (RASS).

Bezeichnung	Beschreibung		Punkte
sehr streitlustig	gewalttätig, unmittelbare Gefahr für das Personal		+4
sehr agitiert	aggressiv, zieht Drainagen und Katheter heraus		+3
agitiert	häufige, ungezielte Bewegungen, kämpft gegen das Beatmungsgerät		+2
unruhig	ängstlich, aber Bewegungen nicht aggressiv oder heftig		+1
aufmerksam, ruhig	–		0
schläfrig	nicht ganz aufmerksam, aber erweckbar auf Ansprache (Augenöffnen und Augenkontakt ≥ 10 s)	Ansprache	−1
leichte Sedierung	kurzes Erwachen (Augenkontakt auf Ansprache < 10 s)		−2
mäßige Sedierung	Bewegung oder Augenöffnen auf Ansprache, aber: kein Augenkontakt		−3
tiefe Sedierung	keine Reaktion auf Ansprache, aber Bewegung oder Augenöffnen	Berührung	−4
nicht erweckbar	keine Reaktion auf Ansprache oder Berührung		−5
Punkte			

Eine Abweichung des Ist-RASS vom Ziel-RASS > 1 wird als Protokollverletzung definiert und bedarf einer entsprechenden Anpassung der Sedierung. Aufgrund der bekannten negativen Folgen sollte eine tiefe Sedierung (RASS unter −2) nur wenigen speziellen Indikationen (z. B. erhöhter intrakranieller Druck, Bauchlagerung im ARDS) vorbehalten bleiben.

Die Anwendung apparativer EEG-gestützter Verfahren erfolgt bei sedierten Patienten mit einem RASS < −2, neuromuskulär blockierten Patienten oder bei Patienten mit einem erhöhten Risiko für ein ICU-Delir.

Die Ergebnisse werden in der Patientenakte dokumentiert.

Verfahrensanweisung zur Sedierung

Die Sedierung von Intensivpatienten führt zu einem signifikant schlechteren Outcome und ist per se nicht indiziert. Zur vegetativen Abschirmung können alpha-2-Agonisten, wie Clonidin oder Dexmedetomidin, verwendet werden. Zur Durchführung kurzer, interventioneller Maßnahmen soll die Sedierung mit Propofol erfolgen.

Im Allgemeinen sollte die Auswahl des zu verwendenden Sedativums unter Berücksichtigung der zu erwartenden Sedierungsdauer sowie der kontextsensitiven Halbwertszeit des Medikamentes erfolgen. Bei einer zu erwartenden Sedierungsdauer von bis zu 7 Tagen sollte bevorzugt Propofol eingesetzt werden. Dabei sollte eine Propofoldosis von 4 mg/kgKG/h und eine Anwendungsdauer von 7 Tagen nicht überschritten werden. Eine engmaschige Überwachung des Säure-Basen-Haushaltes und Kontrolle auf Rhabdomyolyse soll durchgeführt werden. Ist eine Sedierung über 7 Tage hinaus medizinisch notwendig, können Benzodiazepine verwendet werden. Propofol weist bei der Langzeitsedierung keinen Vorteil hinsichtlich der Dauer der Entwöhnung vom Respirator gegenüber Midazolam auf.

Sedativa

- Sedierung bis 7 Tage: Propofol > 16 Jahre (bis maximal 4 mg/kgKG/h), Midazolam (bolusweise), Dexmedetomidin kontinuierlich bis max. 1,4 µg/kgKG/h
- Sedierung über 7 Tage: Midazolam (kontinuierlich), Propofol (bolusweise additiv)
- adjuvante Sedativa: Clonidin, Ketamin 0,4–1 mg/kgKG/h, Maximaldosis 3 mg/kgKG (nicht als Monotherapie, sondern in Kombination mit Benzodiazepin oder Neuroleptika zur Abschwächung der Nebenwirkungen).

Cave

Insbesondere bei kardial stark eingeschränkten Patienten ist zu beachten, dass Ketamin einen Anstieg der Herzfrequenz, des Herzzeitvolumens und auch des myokardialen Sauerstoffverbrauchs bewirkt.

Inhalative Sedierungsverfahren auf Intensivstation

Der Einsatz von volatilen Anästhetika in der Intensivmedizin stellt einen Off-Label-Use dar, da die Applikation nur für den anästhesiologischen Einsatz zugelassen ist. Daher sollten Hämodynamik, Beatmungsparameter, sowie Leber- und Nierenwerte engmaschig überprüft werden. Für die Applikation sind spezielle Gasapplikatoren notwendig. Zum Einsatz kommen Sevofluran und Isofluran.

20.1.5 Management des Delirs

Algorithmus zum Management des Delirs bei intensivpflichtigen Patienten

Das Delir ist die häufigste psychiatrische Erkrankung auf der ITS. Besonders gefährdet sind beatmete Patienten, bei denen Prävalenzraten von bis zu 83 % dokumentiert sind. Kritisch kranke Patienten mit Delir haben ein signifikant schlechteres Outcome als Patienten ohne Delir. Darüber hinaus ist das Delir auf der ITS ein unabhängiger Risikofaktor für kognitive Langzeitschäden und ist assoziiert mit einer bis zu 3-fach erhöhten 6-Monats-Mortalität. Im Vergleich zu Patientengruppen ohne Delir sind delirante Patienten signifikant länger invasiv beatmet und haben eine signifikant längere Dauer der ITS- und Krankenhausbehandlung. Erst kürzlich konnten Pisani und Mitarbeiter eine positive Korrelation zwischen der Dauer eines Delirs und der Patientenmortalität nachweisen [735]. Jeder weitere Tag im Delir ist für den Patienten mit einer 10 %igen Erhöhung zu versterben assoziiert.

Aufgrund der hohen Outcome-Relevanz für die Patienten haben Handlungsempfehlungen zum Delirmanagement nicht nur Einzug in die internationalen Leitlinien erhalten, sondern finden auch in der aktuellen S3-Leitlinie entsprechende Berücksichtigung [755]. Fast zwangsläufig wurde daher der Titel der neuen Leitlinie um den Begriff „Delirmanagement“ erweitert.

Das Vorgehen beim Delirmanagement von Patienten auf der ITS fasst der Algorithmus in ► Abb. 20.6 zusammen.

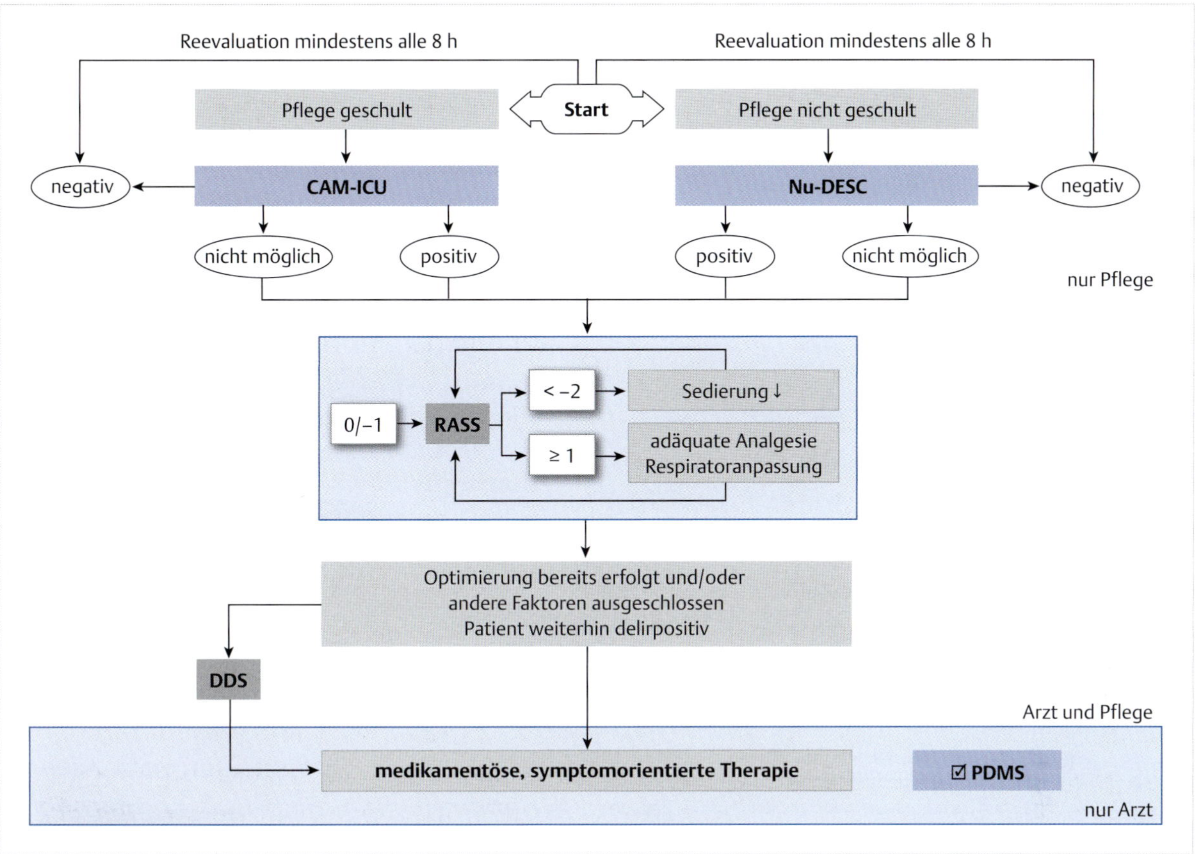

Abb. 20.6 Vorgehen beim Delirmanagement von Patienten auf der Intensivstation.

Verfahrensanweisung zum Delirmonitoring

Devlin und Kollegen konnten zeigen, dass durch die Nutzung valider Delirmessinstrumente die Detektionsrate von Delirien bei Intensivpatienten nicht nur bei den behandelnden Pflegekräften, sondern vor allem bei den Ärzten signifikant ansteigt. Daher wird in der S3-LL ein regelmäßiges und gezieltes Screening auf delirante Symptome mit einem validen und reliablen Delir-Score empfohlen (z. B. Confusion Assessment Method for the Intensive Care Unit, CAM-ICU; Intensive Care Delirium Screening Checklist, ICDSC; Nursing Delirium Screening Scale, Nu-DESC, Delirium Detection Score, DDS).

Merke **M!**

Das Delirmonitoring obliegt den Pflegekräften.

Alle Patienten werden mindestens alle 8 h (1 × /Schicht) mit einem validen Messinstrument auf Delir untersucht. Für diese Untersuchung soll die CAM-ICU verwendet werden (▸ Abb. 20.7). Pflegekräfte, welche in der Durchführung der CAM-ICU nicht geschult sind, führen die Delirmessung mit der Nu-DESC durch. Bei negativer CAM-ICU/Nu-DESC erfolgt die erneute Messung (Reevaluation) spätestens nach 8 h. Bei positiver CAM-ICU/Nu-DESC müssen zunächst jene Faktoren überprüft und ausgeschlossen werden, welche ein Delir mit bedingen können: Hierzu gehören die inadäquate Analgesie (NRS > 4 oder BPS > 5), eine zu tiefe oder zu flache Sedierung (Ist-RASS≠Soll-Rass) sowie inadäquate Respiratoreinstellungen. Die Umsetzung entsprechender Maßnahmen zur Optimierung der Analgosedierung und der Beatmungseinstellungen ist eine gemeinsame Aufgabe von Pflege und behandelndem Arzt.

Im Falle einer positiven CAM-ICU/Nu-DESC ist dies von dem behandelnden Arzt zur Kenntnis zu nehmen. Die Kenntnisnahme oder das Versäumen der Kenntnisnahme wird im entsprechenden Patientenmanagementsystem (PDMS) automatisiert dokumentiert und gespeichert.

Ist die Delirmessung am Patienten mit der CAM-ICU/Nu-DESC nicht möglich, ist dies im PDMS, mit Angabe des Grundes, entsprechend zu hinterlegen (z. B. nicht Deutsch sprechend, bekannte geistige Retardierung oder Schwerhörigkeit). Sollte jedoch eine zu tiefe Sedierung (RASS größer als –2) ursächlich für eine Nichtdurchführung sein, so ist entsprechend dem oben genannten Algorithmus immer zu überprüfen, ob die Sedierung reduziert werden kann oder eine Reevaluation des Ziel-RASS notwendig ist.

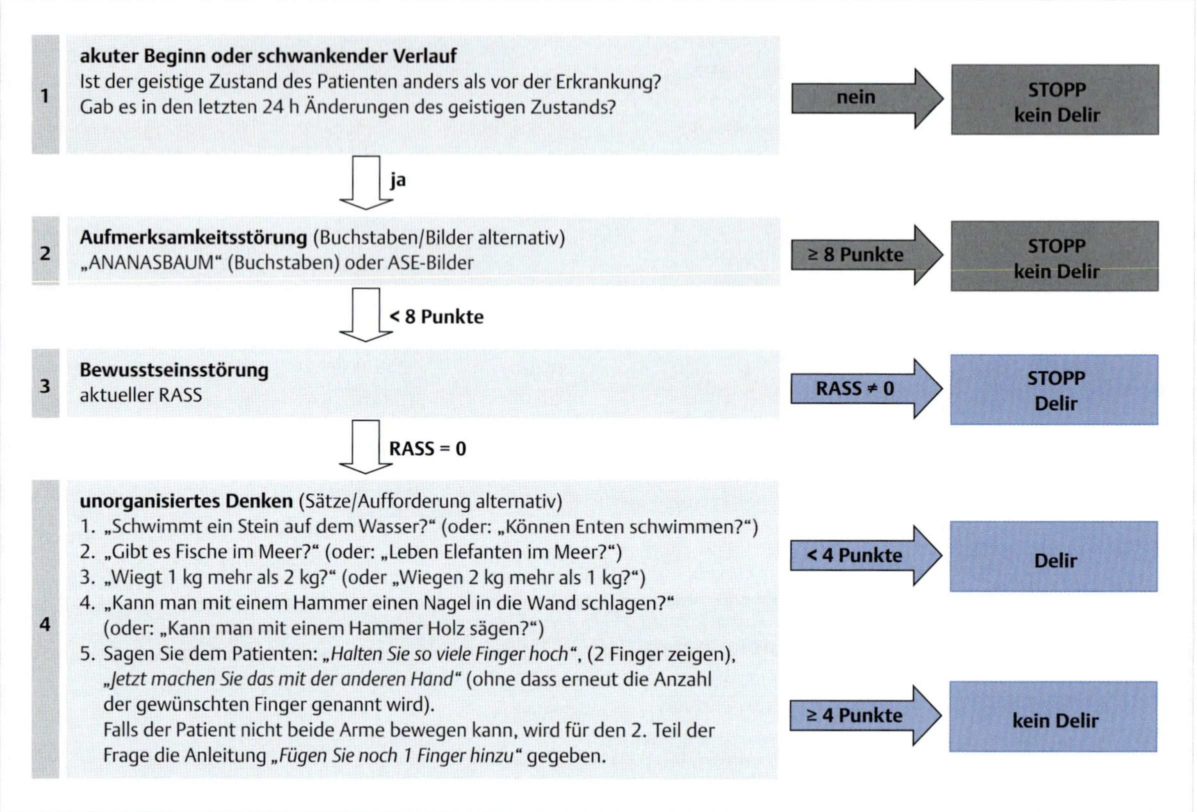

Abb. 20.7 Ablaufschema für die Confusion Assessment Method für die Intensivstation (CAM-ICU).

Tab. 20.5 Nursing Delirium Screening Scale (Nu-DESC).

Symptome	**Beschreibung**	**Punkte**		
		0	**1**	**2**
Desorientierung	Manifestierung einer Desorientierung zu Zeit oder Ort durch Worte oder Verhalten oder Nichterkennen der umgebenden Personen			
unangemessenes Verhalten	unangemessenes Verhalten zu Ort und/oder Person, z. B. Ziehen an Kathetern oder Verbänden, Versuch, aus dem zu Bett zu steigen, wenn es kontraindiziert ist, usw.			
unangemessene Kommunikation	unpassende Kommunikation zu Ort und/oder Person, z. B. zusammenhanglose oder gar keine Kommunikation, unsinnige oder unverständliche sprachliche Äußerungen			
Illusionen/Halluzinationen	Sehen oder Hören nicht vorhandener Dinge, Verzerrung optischer Eindrücke			
psychomotorische Retardierung	verlangsamte Ansprechbarkeit, wenige oder keine spontane Aktivität/Äußerung, z. B. verzögerte Reaktion des Patienten, wenn er mit dem Finger berührt wird, und/oder der Patient ist nicht richtig erweckbar			
Auswertung		≥ 2 Punkte		< 2 Punkte
Delir		ja		nein

Verfahrensanweisung zur medikamentösen Delirtherapie

Ein Delir ist in den meisten Fällen multifaktorieller Genese und bildet die gemeinsame Endstrecke einer Vielzahl verschiedener Erkrankungen. Diese Vielzahl verursachender Faktoren wurden bereits 1999 in einem Modell zusammengefasst, wobei hier zwischen der Gruppe prädisponierender Faktoren (jene, die der Patient schon ins Krankenhaus mitbringt) und präzipitierender Faktoren (jene, die auf den Patienten während seiner Behandlung im Krankenhaus einwirken) unterschieden wurde. Unabhängig von der Ursachendiagnostik, die ebenfalls sofort durchgeführt werden muss, sollte auch eine symptomorientierte Therapie des Delirs erfolgen.

Merke M!

Symptome eines Delirs sind in 30 % der Fälle mit eines der ersten Symptome einer beginnenden Sepsis.

Die medikamentöse Delirtherapie ist ärztliche Aufgabe. Ist auch nach Optimierung der Analgosedierung und/oder Beatmungseinstellungen der Patient delirant, sollte schnellstmöglich eine symptomorientierte, medikamentöse Delirtherapie begonnen werden. Zur Steuerung einer symptomorientierten, medikamentösen Delirtherapie kann der Delirium Detection Score (DDS; ▶ Tab. 20.6) verwendet werden. Entsprechend der Symptomqualität können eine oder mehrere Medikamentenklassen ausgewählt werden und die Dosierung dem Schweregrad der Symptomausprägung angepasst werden. Zudem kann hiermit ein Abklingen der Symptome gemonitort werden.

Cave ⚠

Eine verzögerte medikamentöse Therapie ist mit einer erhöhten Letalität assoziiert.

Antipsychotika können zur Therapie und ggf. auch Prophylaxe eines Delirs eingesetzt werden (▶ Tab. 20.7). Die Gabe von Haloperidol, Ziprasidon, Risperidon oder Olanzapin konnte zwar nicht die Delirprävalenz reduzieren, sehr wohl aber den Schweregrad und die Dauer eines Delirs. Additiv können Alpha-2-Agonisten und Benzodiazepine (v. a. im Entzug) eingesetzt werden. Für die Therapie mit Benzodiazepinen beim Nicht-Alkoholentzugsdelir gibt es jedoch bis dato keine Evidenz. Gerade auch im Hinblick auf die nachgewiesene „prodelirogene" Wirkung der Benzodiazepine sollte die Indikation streng gestellt werden; zur primären Therapie eines Delirs sind sie nicht indiziert.

Tab. 20.6 Der Delirium Detection Score (DDS).

Symptome	Beschreibung	Punkte
1 Orientiertheit	orientiert zu Zeit, Ort und Person, kann sich konzentrieren	0
	kann sich nicht konzentrieren, unsicher zu Zeit und/oder Ort	1
	nicht orientiert zu Zeit und/oder Ort	4
	nicht orientiert zu Zeit, Ort und Person	7
2 Halluzination	keine	0
	zeitweise leichte	1
	ständig leichte bis mittlere	4
	ständig schwere	7
3 Agitation	normale Aktivität	0
	etwas gesteigerte Aktivität	1
	moderate Unruhe oder Ruhelosigkeit	4
	schwere Unruhe	7
4 Angst	keine Angst in Ruhe	0
	geringe Angst	1
	zeitweise moderate Angst	4
	akute Panikzustände	7

Tab. 20.6 Fortsetzung

Symptome	Beschreibung	Punkte	
5 Myoklonien/Krampfanfälle	keine	0	
	Myoklonien	1	
	Krampfanfälle	7	
6 paroxysmales Schwitzen	keine Hyperhidrosis	0	
	kaum fassbare Hyperhidrosis, meist nur an den Handinnenflächen	1	
	Schweißtropfen auf der Stirn	4	
	schwere Hyperhidrosis (nassgeschwitzt)	7	
7 gestörter Schlaf-Wach-Rhythmus	keiner	0	
	mild, Patient klagt über Schlafstörung	1	
	Patient schläft nur mit hoher Medikation	4	
	Patient schläft trotz Medikation nachts nicht, Tagesmüdigkeit	7	
8 Tremor	keiner	0	
	Tremor nicht sichtbar, aber spürbar (Fingerspitzen)	1	
	moderater Tremor (ausgestreckte Arme)	4	
	schwerer Tremor (auch bei nicht ausgestreckten Armen)	7	
Auswertung		> 3 Punkte	< 4 Punkte
Delir		ja	nein

Tab. 20.7 Delirtherapie.

Symptome	Pharmaka	Dosierung	Bemerkungen
Halluzinationen	Haloperidol	Bolus: 0,5–5,0 mg i. v. Einzeldosis: 3 – 15 mg/Tag i. v. kontinuierlich: möglich (i. v.)	maximale Tagesdosis je nach Indikation 5 mg bei älteren Patienten bzw. 10–20 mg **Cave:** Kontraindikation bei Patienten mit Long-QT-Syndrom, ventrikulären Arrhythmien, Torsade-de-Points-Tachykardien und gleichzeitige Applikation von Medikamenten, die das QT-Intervall verlängern
	Risperidon	Anfangsdosis: 4 × 0,5 mg p. o. Steigerung bis auf 4 × 1,5 mg p. o. möglich	eine Tagesdosis von 10 mg sollte nicht überschritten werden
	Quetiapin	Anfangsdosis: 2 × 50 mg/d p. o. Steigerung um 50 mg alle 12 h	eine Tagesdosis von 200 mg sollte nicht überschritten werden eine Kombination der Therapie mit Haloperidol ist möglich
Angst, Agitation	Diazepam	3–4 × 2–10 mg/d i. m./i. v.	
	Dexmedetomidin	kontinuierlich[1]: 0,2–1,4 µg/(kgKG × h) i. v.	
Tachykardie, Hypertonie, starkes Schwitzen[2]	Clonidin	kontinuierlich: 2–6 µg/(kgKG × h) Bolus: 10–60 µg	

[1] Erhält der Patient Dexmedetomidin bereits als Sedierung, kann die kontinuierliche Infusionsrate auf maximal 1,4 µg/(kgKG × h) gesteigert werden. Die Anwendung einer Aufsättigungsdosis wird nicht empfohlen.
[2] Vegetative Symptome sind zunächst kausal zu behandeln und nicht im Sinne eines Delirs. Erst wenn entsprechende Ursachen ausgeschlossen werden können (Tachykardie bei Schmerz, Volumenmangel usw.), sollte eine Therapie dieser Symptome mit den hier erwähnten Pharmaka erfolgen.

Nichtmedikamentöse Maßnahmen zur Delirprävention

Es sind insbesondere die Vielzahl präzipitierender Faktoren (Medikamente, Narkoseführung bei operativen Patienten, Anpassung von Licht und Lärm, Übersedierung usw.), die es im Sinne einer primär nichtpharmakologischen Intervention bzw. Prävention zu vermeiden gilt: Nach Möglichkeit Vermeiden bestimmter Medikamente, wie Benzodiazepine oder Wirkstoffe mit anticholinerger Wirkung, Aufrechterhaltung eines funktionierenden Schlaf-Wach-Rhythmus und die orale Aufnahme klarer Flüssigkeit bis 2 h vor dem operativen Eingriff.

20.2 Antibiotikaverordnung

M. Gaßner, S. Tafelski, S. Weber-Carstens

20.2.1 Vorbemerkungen

In diesem Beitrag werden Grundsätze zur Diagnostik und Therapie schwerer Infektionen, insbesondere bei Intensivpatienten, beschrieben. Am Schluss wird zusätzlich auf die perioperative Antibiotikaprophylaxe eingegangen. Auf die Angabe konkreter medikamentöser Therapievorschläge für einzelne Erkrankungen wird bewusst verzichtet. Diese Empfehlungen sind einem ständigen Wandel unterworfen und müssen außerdem anhand multipler Faktoren individuell angepasst werden. Eine Veröffentlichung in Buchform erscheint daher nicht sinnvoll. Die Autoren bieten ein kostenloses webbasiertes Programm zur evidenzbasierten Entscheidungshilfe bei der Antiinfektivabehandlung an, welches sich derzeit in der Entwicklung befindet und zukünftig kontinuierlich aktualisiert wird (https://infektiopedia.de, Stand: 24.10.2023). Leitlinien der Fachgesellschaften sind in der Regel jeweils hinterlegt, Publikationen zum Evidenzbeleg sind z. T. hinterlegt bzw. werden angegeben.

Eine rationale Antibiotikatherapie soll neben einer erfolgreichen Therapie zur Vermeidung von Resistenzentwicklungen und von Selektion von bereits mitgebrachten Erregern beim Patienten selbst dienen und zusätzliche Risiken durch die Entwicklung von Resistenzen für die Einrichtung vermeiden. Strategien zur Antibiotikaverordnung, die zur Verbesserung der Resistenzen („Ökologie") der Station und des Krankenhauses beitragen sollen, haben zum Ziel den Selektionsdruck für die Erreger zu vermindern („Mixing": heterogene Antibiotikaanwendung versus „Cycling": homogene Antibiotikaanwendung aus Stationssicht).

Zum Infektionsmanagement gehören auch die geltenden Standards zur Surveillance und zur Krankenhaushygiene. Als Messparameter zur Überprüfung der Qualität der Antibiotikaverordnung werden (sollten) folgende Parameter mindestens jährlich erhoben und bewertet werden:

- Verbrauch von Antibiotika (Apothekendaten)
- Resistenz und Anzahl nachgewiesener Isolate der wichtigsten Erreger (Indikatorerreger)
- Verbrauch an Händedesinfektionsmittel/Behandlungstag/Patient (Einkauf)

20.2.2 Kalkulierte Antibiotikatherapie

Antibiotikabehandlung auf der ITS ist in erster Linie (häufig) eine kalkulierte (empirische) Therapie ohne bereits vorliegenden Erregernachweis, um eine zeitnahe Behandlung einzuleiten. Eine Verzögerung der Therapie bestimmt bei Patienten mit schwerer Sepsis und septischem Schock die Sterblichkeit maßgeblich. Die kalkulierte Therapie wird durch eine Vielzahl von Faktoren bestimmt (s. a. ▶ Abb. 20.8):

- klinische und mikrobiologische Verdachtsdiagnose (Fokus der Infektion)
- Schwere der Erkrankung (septischer Schock ja/nein)
- ambulant erworbene versus nosokomiale Infektion (early onset versus late onset, hospitalisierte Patienten, Patienten aus Einrichtungen mit Transmissionsrisiko für resistente Erreger, häusliche Pflege mit Wundversorgung)
- Vor-/Begleiterkrankungen (z. B. Immunsuppression, Malignom, Autoimmunerkrankung)
- Antibiotikaanamnese
- Erreger- und Resistenzsituation des jeweiligen Bereiches
- aktuelles Antibiotikaprofil der Station
- Pharmakokinetik und -dynamik, Wirkstoffpenetration (hohe lokale Spiegel am Ort der Infektion)

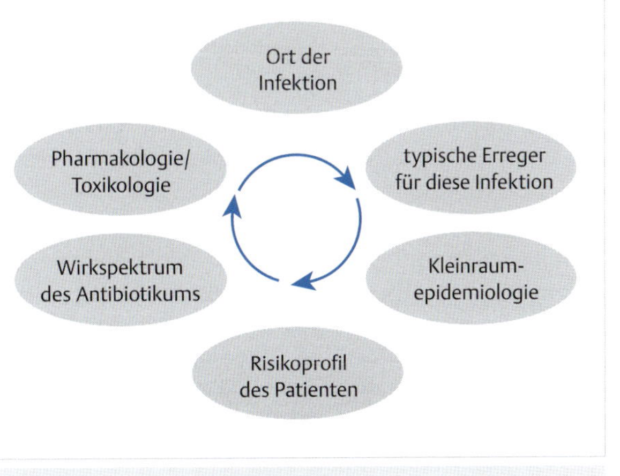

Abb. 20.8 Determinanten der kalkulierten Antibiotikainitialtherapie.

- Pharmakotoxizität, Arzneimittelinteraktionen
- Ergebnisse klinischer Therapiestudien
- pharmakoökonomische Gesichtspunkte

Merke **M!**

Es ist gesichert, dass eine adäquate, schnelle antimikrobielle Therapie das Outcome von Schwerkranken verbessert („hit hard and early"). Eine kalkulierte Therapie soll nach Vorliegen eines relevanten Erregers und der Resistenztestung in eine gezielte Therapie angepasst werden (Deeskalation/Eskalation).

20.2.3 Allgemeine Prinzipien

Erregeridentifikation

Vor jeder therapeutischen Antibiotikagabe soll der Versuch der Erregerisolierung mittels Diagnostik unternommen werden.

Zeitnahe Therapie

Bei Verdacht auf eine Infektion mit schwerer Sepsis oder septischem Schock soll innerhalb von 1 h nach Diagnosestellung eine adäquate Therapie begonnen werden. Eine mögliche (chirurgische) Fokussanierung darf dabei nicht aus den Augen verloren werden.

Adäquate Therapie

Bei Patienten mit akut lebensbedrohlicher Infektion oder septischem Schock wird immer eine kalkulierte Kombinationstherapie mit breitem Spektrum begonnen. Antibiotika sollten bei schweren Infektionen ausreichend hoch dosiert werden (Gefahr der Unterdosierung!).

Dokumentation

Jede antiinfektive Therapie muss für nachfolgende Kollegen einfach und nachvollziehbar dokumentiert werden, um die Integration von weiteren Befunden in den Behandlungsplan im Verlauf zu erleichtern. Direkt zur Anordnung von Antiinfektiva gehören die Fokusbenennung, Differenzierung zwischen lokaler und systemischer Infektion beziehungsweise Sepsisschwere und die Angabe durchgeführter respektive ausstehender Diagnostik, sowie, wenn möglich, schon ein Ausblick, wie die Therapie weiter gesteuert werden soll. Ebenso wichtig ist es, bereits zu Beginn den Zeitpunkt der spätesten Reevaluation oder bestenfalls das Ende der Therapie zu bestimmen.

Selektion

Die Wahl des Antibiotikums richtet sich nach der Antibiotikaanamnese. Diese soll den aktuellen Krankenhausaufenthalt, und bei ambulant erworbenen Infektionen auch die vorangegangene Therapie berücksichtigen. Als relevant gilt derzeit ein Zeitraum von 6 Wochen und mehr [681]. Damit wird das Risiko für resistente Erreger (MRSA, ESBL) und die Selektion von Erregern berücksichtigt.

Reevaluation

Diese sollte mindestens 48 h nach Beginn der Therapie und danach täglich erfolgen. Dazu gehört:

- Absetzen, wenn die Infektion sich als nicht wahrscheinlich ergeben hat (z. B. Röntgen-Thorax im Verlauf DD: Infiltrate/Belüftungsstörungen)
- Anpassen der Antibiotika an einen erfolgreichen Erregernachweis mit klinischer Relevanz (**gezielte Therapie**)
- Erweiterung der Therapie, wenn der Erreger nicht ausreichend behandelt ist (**Eskalation**)

Bleibt der Therapieeffekt 72 h nach Beginn der antimikrobiellen Therapie aus, so müssen Diagnose und Therapie hinterfragt werden. Bei Kombination von 3 oder mehr Antiinfektiva ist die Notwendigkeit jedes einzelnen Präparates kritisch zu überdenken. Fieber ist nicht immer infektionsbedingt.

Resistenz

Ein ausbleibender Therapieerfolg nach längerer Antibiotikagabe kann durch eine Resistenzentwicklung oder durch eine natürliche Resistenz begründet sein. Die Resistenzsituation wird mithilfe der Surveillance ermittelt. Eine lokale Resistenz vom vermuteten Erreger für ein Antibiotikum schränkt dieses für die kalkulierte Therapie ein (> 20 %).

Kalkuliertes Umsetzen

Wenn weiterhin eine bedrohliche Infektion besteht und nach 3 Tagen Therapie kein Erfolg erkennbar ist, kann der Wechsel auf eine andere Antibiotikakombination ggf. mit erweitertem Spektrum notwendig sein.

Kalkuliertes Absetzen

Kann der Verdacht einer Infektion bei der Reevaluation nicht aufrechterhalten werden, ist das Beenden der Therapie sinnvoll. Bei Patienten mit Schockzeichen ist auch bei unklarer Ätiologie (mikrobiologische Diagnostik: negativ) bzw. bei weiter bestehendem Verdacht auf eine Infektion eine antiinfektive Therapie fortzusetzen. Dann sollte erneute Diagnostik mit dem Ziel, einen Erregernachweis zu erbringen, veranlasst werden. Eine Abnahme z. B. von Blutkulturen vor der nächsten Antibiotikagabe (niedrige Konzentration des AB) erscheint sinnvoll.

Deeskalation/gezielte Therapie

Grundsätzlich soll die Antibiotikatherapie resistenzgerecht angepasst bzw. deeskaliert werden, wenn der Erreger bekannt ist und dieser für die Infektion relevant und für die Verdachtsdiagnose verantwortlich erscheint. Eine Deeskalation einer Kombinationstherapie soll erfolgen, wenn die Klinik des Patienten sich gebessert hat, außer bei einem Erregernachweis, der eine Kombination erforderlich macht, z. B. infektiöse Endokarditis. Eine Kombinationstherapie kann bei Infektionen mit resistenten Erregern sinnvoll sein, wenn das Antiinfektivum nur eingeschränkt wirkt (MIC) oder wenn das Medikament als Monotherapeutikum schnell Resistenzen entwickelt (z. B. Rifampicin).

Behandlungsdauer

Die Behandlungsdauer richtet sich nach der Infektionserkrankung und sollte möglichst kurz sein. Im Regelfall können Antibiotika 48–72 h nach Entfieberung bzw. Besserung des klinischen Verlaufes und Normalisierung von z. B. CrP-Werten und Leukozyten abgesetzt werden. Die Gesamtbehandlungsdauer der Pneumonie soll z. B. in der Regel 7 Tage betragen. Ausnahmen sind Pneumonie z. B. mit sogenannten Non-fermentern wie z. B. Pseudomonas aeruginosa (12 Tage). Weitere Ausnahmen sind u. a. Endokarditis, Osteomyelitis, Protheseninfektionen.

20.2.4 Mikrobiologische Diagnostik

Der Nachweis von Erregern ist die Voraussetzung für eine gezielte Therapie, für eine Deeskalation und bietet Chancen, eine bessere antiinfektive Therapie zu etablieren. Material für die mikrobiologische Diagnostik (z. B. Blutkulturen) sollen, wenn möglich, vor Beginn der antimikrobiellen Therapie entnommen werden. Wenn eine Indikation für die Probenentnahme bei laufender Therapie besteht, dann kurz vor der nächsten Antibiotikagabe, wenn die Spiegel niedrig sind. Genauere Angaben zur Differenzialindikation der verschiedenen Untersuchungen, konkrete Handlungsempfehlungen zur Durchführung der einzelnen Prozeduren (z. B. bronchioalveoläre Lavage) und zur Befundinterpretation sind auf der o. g. Homepage (https://infektiopedia.de; Stand: 24.10.2023) zu finden.

Beurteilung mikrobiologischer Befunde

Befunde sollten immer kritisch auf Plausibilität und ätiologische Relevanz geprüft werden. Wichtig ist die Unterscheidung zwischen Infektion und Kolonisation (keine klinischen oder paraklinischen Infektionszeichen). Beispiel 1: Im Respirationstrakt werden vergrünende Streptokokken, Neisseria spp., Corynebakterium spp., koagulasenegative Staphylokokken (KNS) und Enterokokken (E. faecalis, E. faecium) als kolonisierende Mikroorganismen angesehen und haben als Pneumonieerreger keine Bedeutung.

Dokumentation der Antibiotikatherapie

Jede antiinfektive Therapie wird begründet und entsprechend dokumentiert. Eine Reevaluation der antimikrobiellen Therapie erfolgt spätestens in der Visite mit dem Oberarzt der Station. Indikation/Eskalation/Deeskalation/Absetzen der Antiinfektivatherapie werden in der Patientenkurve an besonderer Stelle dokumentiert. Anhand der aktuellen mikrobiologischen und klinischen Befunde wird auch das weitere Vorgehen hinsichtlich der Diagnostik und antimikrobiellen Therapie begründet und festgelegt.

Perioperative Antibiotikaprophylaxe

Primäres Ziel ist die Senkung der Wundinfektionsrate. Ein wirksamer Medikamentenspiegel ist für die Zeit der Operation zu gewährleisten. Die erste Gabe wird 30 bis max. 60 min vor Hautschnitt appliziert. Nach 3–4 h OP-Dauer ist eine Repetitionsdosis angezeigt (Pharmakokinetik des verwendeten Antibiotikums beachten).

20.3 Blutzuckereinstellung auf der Intensivstation

A. Edel, L. Engelhardt, S. Weber-Carstens

20.3.1 Überblick

Die stressinduzierte Hyperglykämie, eine erhöhte Glukosevariabilität und die Hypoglykämie sind während der kritischen Erkrankung mit einer erhöhten Mortalität assoziiert. Eine Insulintherapie kann der Hyperglykämie entgegenwirken, birgt jedoch auch die Gefahr von Hypoglykämien. Ein Glukosezielbereich unter < 180 mg/dl wird von aktuellen Leitlinien empfohlen. Über einen optimalen Korridor < 180 mg/dl wird weiterhin kontrovers diskutiert. In unserem intensivstationären Setting streben wir einen Glukosezielkorridor von 100–140 mg/dl an. Glukosezielbereiche können individuell unterschiedlich sein. In Abhängigkeit von der Vorgeschichte und der akuten Erkrankung kann bei ausgewählten Patienten ein personalisierter Zielbereich diskutiert werden.

20.3.2 Grundsätze des Blutzuckermanagements auf unseren Intensivstationen

- Die Blutzuckermessung erfolgt über arterielle oder venöse Blutgasanalysen.
- Solange ein Patient selbstständig seinen Blutzuckerspiegel im Bereich < 150 mg/dl hält, erfolgt keine Therapie.
- Eine schwere Hyperglykämie > 180 mg/dl sollte unbedingt vermieden werden.
- Wenn im Rahmen der Blutglukosekontrolle eine Insulintherapie indiziert ist, ist die überschießende Therapie mit einer patientengefährdenden Hypoglykämie immer zu vermeiden.
- Ein erhöhter, jedoch an die Normalwerte adaptierter Zielkorridor kann unter Einsatz von Insulin schweren Hyperglykämien entgegenwirken und einen Sicherheitsabstand zum hypoglykämen Bereich schaffen.
- Insulin sollte wegen der besseren Steuerbarkeit auf der Intensivstation kontinuierlich i. v. über eine Spritzenpumpe gegeben werden und ist nur in Ausnahmefällen s. c. zu applizieren.
- Laufratenänderungen des Insulins dienen der Steuerung des Blutzuckerspiegels und können, falls nötig, von i. v. Bolusgaben begleitet werden.

20.3.3 Vorgehen

Beginn der Insulininfusion

- Blutzucker messen über eine arterielle oder venöse Blutgasanalyse
- Das zu verwendende Insulin wird über eine Perfusorspritze in der Konzentration 1 IE/ml (50 IE/50 ml) verabreicht.
- Zielkorridor: 100–140 mg/dl (▶ Abb. 20.9)
- Neuaufnahme auf der ITS mit BZ > 150 mg/dl: Start einer kontinuierlichen Insulingabe mit 2 IE/h, Kontrolle in 30 min durch eine Blutzuckermessung via Blutgasanalyse
- Neuaufnahme auf ITS mit Blutzucker 100–140 mg/dl: Kontrolle nach 2 h

BZ-Monitoring

- Nach Beginn der Insulintherapie erfolgt eine Blutzucker-Kontrolle nach 30 min, danach erfolgen stündliche Blutzucker-Kontrollen bis stabil (3 aufeinanderfolgende Messung innerhalb des Zielkorridors)
- danach zweistündliche Kontrollen, wenn stabil für 12–24 h, dann 4-stündliche Kontrolle möglich, wenn keine Veränderung des klinischen Zustands und keine Veränderung der Nahrungsaufnahme
- wenn einer der folgenden Fälle eintritt, ist zeitweilige Wiederaufnahme der stündlichen Blutglukose-Überwachung in Betracht zu ziehen, bis die Blutglukose wieder stabil:
  - jegliche Änderung der Insulin-Infusionsrate (z. B. Blutzucker außerhalb des Zielbereichs)
  - Veränderung des klinischen Zustands
  - Beginn und Beenden eine Steroidtherapie
  - Beginn und Beenden einer Nierenersatztherapie (HD, CVVHD etc.)
  - Beginn, Beenden oder Veränderung der Ernährungslaufrate

20.3.4 Blutzuckermanagement auf der Intensivstation bei Typ-1-Diabetes

- Bei Typ-1-Diabetes ist die kontinuierliche Insulinsubstitution essentiell und darf nicht abgesetzt werden. Diese erfolgt während der akuten kritischen Erkrankung intravenös nach Insulinprotokoll.
- Die Blutglukose sollte < 180 mg/dl gehalten werden. Eine Hypoglykämie sollte vermieden werden. Individuelle, prä-stationäre Blutzuckerzielbereiche und Insulindosierungen werden erfragt und berücksichtigt.
- Die Art der Diabeteserkrankung und die Insulinpflichtigkeit muss im Patient Data Management System ersichtlich sein.

Wiederaufnahme des Blutzuckerselbstmanagements

Bei Patienten mit Diabetes-Typ-1 und bei insulinpflichtigem Diabetes-Typ-2 unterstützen wir nach der akuten Erkrankungsphase aktiv die Wiederaufnahme des Blutzuckerselbstmanagements, sofern der Krankheitszustand es zulässt. Den Patienten sollten die gemessenen Blutzuckerwerte mitgeteilt, die vertrauten Insulinapplikationsapparate sollten organisiert und mit Unterstützung eingesetzt werden.

Falls zum Blutzuckerselbstmanagement prä-stationär eine subkutane kontinuierliche Glukosemessung (CGM) genutzt wurde, kann diese ergänzend zur Beobachtung des Trends eingesetzt werden. CGM ersetzt nicht die Blutzuckermessung via Blutgasanalyse auf der Intensivstation und ist nicht für dieses Setting zugelassen. Für Therapieentscheidungen ist ein Abgleich mit Blutzuckermessungen erforderlich. Patienten und Personal sollten über Störfaktoren der CGM informiert sein (z. B. Abweichung der Genauigkeit bei hoher Glukosevariabilität, Paracetamol, erhöhte Körpertemperatur, etc.).

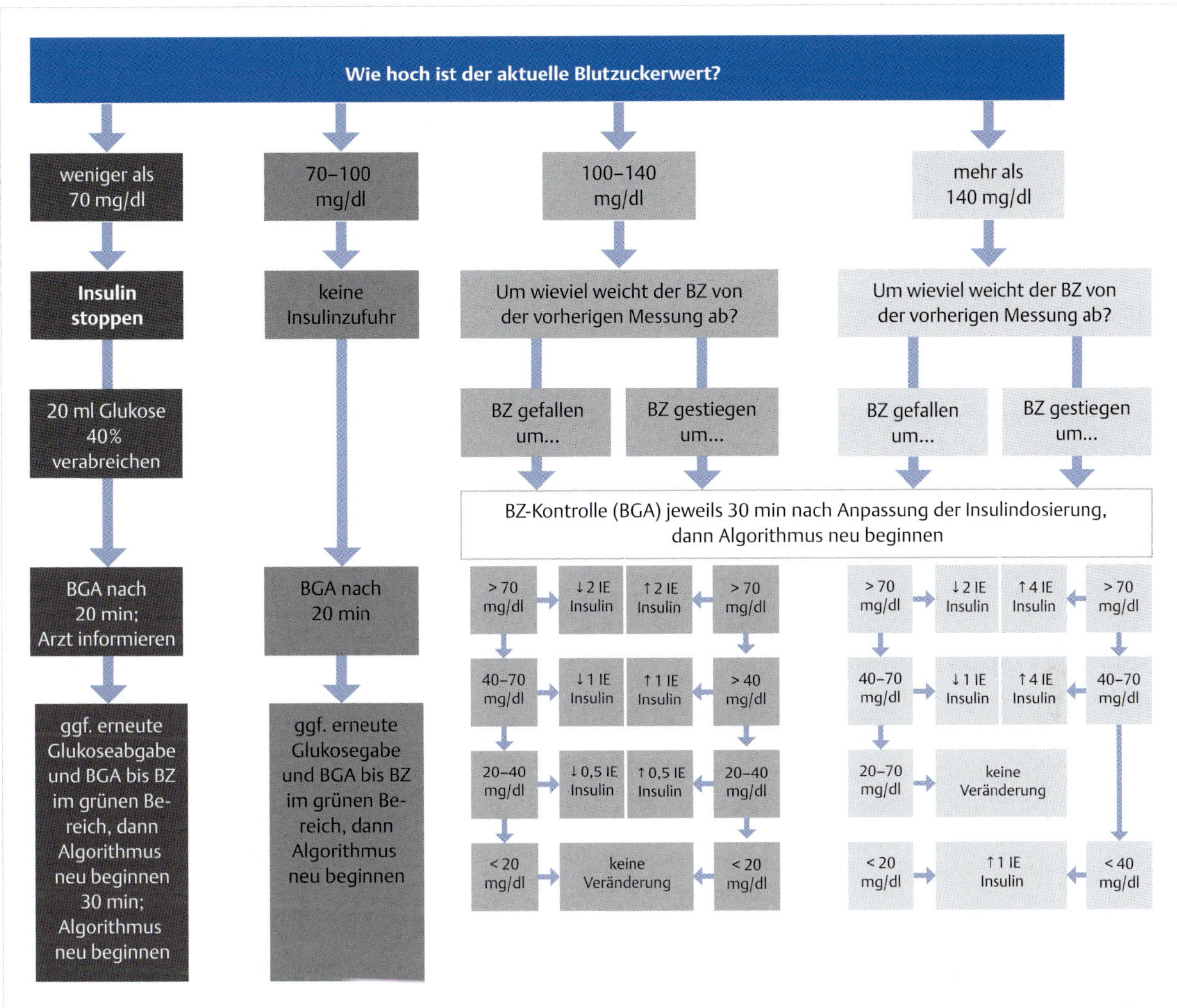

Abb. 20.9 Veränderung der Insulinlaufrate.

Ernährung

Zur Anpassung der Ernährung anhand der metabolischen Toleranz bzw. des Insulinbedarfs siehe Kapitel 20.5 und ▶ Abb. 20.12.

20.4 Drainagen

M. Kastrup, D. Pfaff, S. Weber-Carstens

20.4.1 Aufnahme

Folgende Punkte sind bei der Aufnahme des Patienten zu klären:

- Lage der Drainage?
- Was soll die Drainage fördern?
- Was soll sie nicht fördern? Handlungsbedarf!
- Ist sie erforderlich? Jeden Tag neu reevaluieren!

20.4.2 Easy-Flow-/Robinson-Drainage

Gefördert werden soll seröses bzw. mäßig blutiges Wundsekret.

Handlungsbedarf besteht bei Förderung von Stuhl, Blut (Hb-wirksam), Galle → sofortige Information an den Operateur oder diensthabenden Chirurgen.

Nach Operationen an den Harnleitern, der Blase oder fraglicher Urinbeimischung ist die Messung von Harnstoff bzw. Kreatinin im Sekret erforderlich (Information an den Operateur).

20.4.3 Roeder-Drain (Pankreasgangdrainage)

Gefördert werden soll klares Pankreassekret.

Handlungsbedarf besteht bei Förderung von Stuhl oder Galle (= Dislokation in Darm); in der Regel kein Handlungsbedarf durch den diensthabenden Chirurgen.

20.4.4 Redon-Drainage

Gefördert werden soll seröses bzw. mäßig blutiges Wundsekret.

20.4.5 Jackson-Pratt-Drainage

Gefördert werden soll seröses bzw. mäßig blutiges Wundsekret.

Handlungsbedarf besteht bei Förderung von Liquor oder reichlich Blut → Information an den Operateur, falls Fistel bzw. Leckage noch nicht bekannt war.

20.4.6 Foley-Spüldrainage

Gefördert werden soll seröses bzw. mäßig blutiges Wundsekret.

Handlungsbedarf besteht bei Förderung von Stuhl, Galle, reichlich Blut → Information an den Operateur, falls Fistel bzw. Leckage noch nicht bekannt war.

Die Foley-Spüldrainage wird häufig als Spülkatheter genutzt.

20.4.7 Externe Ventrikeldrainagen (eVD)

Gefördert werden soll Liquor.

Handlungsbedarf besteht bei Förderung von Blut oder Eiter.

20.4.8 Lumbale Liquordrainagen (Tuhoy Drainage)

Gefördert werden soll Liquor und Blut.

Handlungsbedarf besteht bei Förderung von Eiter.

20.4.9 Thoraxdrainagen

Bülau-Drainage

► **Typen.** Intrathorakale Silikon- oder PVC-Drainage zur Ableitung von Sekreten oder Luft aus dem Brustraum.

- konventionelle Systeme mit oder ohne Trokar
- Thal-Quick-Drainage (Einlage über Seldinger-Technik)
- Von-Sonnenberg-Drainage (CT-gesteuert eingelegte 2-lumige Drainage)

► **Anlage**

- In Höhe des 3.–5. Interkostalraums auf der vorderen bis mittleren Axillarlinie (nach Bülau)
- in Höhe des 2.–3. Interkostalraums (medioklavikulär; nach Monaldi; strenge Indikationsstellung)
- Anschluss an Saugbehältersysteme mit Wasserschlossprinzip

► **Probleme.** Blasen im Luftschloss sind ein Anzeichen für eine bronchopleurale Fistel.

Bei geringer Fördermenge (< 200 ml/d) muss der Sog entfernt werden. Mittels eines Röntgen-Thorax am Folgetag wird überprüft, ob es sich um einen nachlaufenden Erguss oder um einen wieder aufgetretenen Pneumothorax handelt. Ist das nicht der Fall, wird die Drainage gezogen, ggf. unter Sog (beim Spontanatmenden während der Exspiration, beim beatmeten Patienten während der Inspiration) und ein Dachziegelverband angelegt.

Bei Hämatothorax muss auf Abfluss geachtet werden (ggf. „Melken" mit der Klemme)

Bei Obstruktion muss ggf. das Koagel steril abgesaugt oder fogartiert werden.

► **Schmerztherapie.** Häufig treten massive Schmerzen an der Eintrittsstelle auf. Wenn ein Klemmen der Drainage möglich ist, können 30 ml Naropin 0,2 % unter sterilen Kautelen in die Drainage (wenn vorhanden, über einen Pleurakatheter) injiziert werden. Dann sollte die Drainage für ca. 30 min abgeklemmt gelassen werden.

Alternativ kann die Eintrittsstelle mit Lidocain 2 % (weniger effektiv) umspritzt oder eine Interkostalblockade durchgeführt werden.

Thoraxdrainagen nach kardiochirurgischem Eingriff

- Es werden meist retrosternale und Pleuradrainagen (häufiger links als rechts) verwendet, retrokardiale sehr selten.
- Auf Abfluss achten (regelmäßiges „Melken" der Drainagen).
- Bei Drainageverlusten von mehr als 200 ml/h (Blut) Rücksprache mit den Kardiochirurgen halten.
- Chirurgisch angelegte Drainagen ohne vorheriges Klemmen ziehen (Ausnahme: fistelnde Drainagen und beidseitige Pleuradrainagen!).
- Drainage am 2. postoperativen Tag ziehen, wenn die Fördermenge < 200 ml/d beträgt.
- Retrokardiale Drainagen werden durch den Operateur (oder nach Rücksprache mit diesem) gezogen.

20.4.10 Gallengangdrainagen

- PTCD: perkutane transhepatische Cholangiodrainage
- Yamakawa-Drainage: enterale perkutane transhepatische Cholangiodrainage
- T-Drain: Gallengangdrainage nach extrahepatischer Gallengangrekonstruktion
- Endlosdrainage: intraoperative eingelegte Gallengangdrainage, die
  - tranduktal-transhepatisch-transkutan ausgeleitet wird (Leberseite) und
  - transduktal-enteral-transkutan ausgeleitet wird (Darmseite)
- „verlorene" Endlosdrainage: nur Leber- oder (in der Regel) darmseitig ausgeleitete **Merke**

Merke **M!**

Gallengangdrainagen sollten bei Bedarf täglich angespült werden (vorsichtig 2,5 ml NaCl 0,9 %); Endlosdrainagen sollten immer leberseitig angespült werden.

20.5 Enterale und parenterale Ernährung

A. Edel, L. Engelhardt, P. Dahlinger, M. Kastrup, S. Weber-Carstens

20.5.1 Vorbemerkungen

Der kritisch kranke Patient ist in mehrfacher Hinsicht ernährungsmedizinisch gefährdet. Zunächst entwickelt der Patient aufgrund des akuten Ereignisses eine Homöostasestörung (▶ Abb. 20.10). Die Akutphase kann in eine frühe und eine späte Phase unterteilt werden. Die Zuordnung der Krankheitsphasen ist komplex und individuell unterschiedlich. In der anschließenden Postakutphase schließt sich bei idealem Verlauf die Rekonvaleszenz an. Jedoch ist auch der Übergang in eine chronische Phase möglich. Diese ist durch persistierendes Organversagen sowie ungewisse Prognose charakterisiert. Dies wird auch als „Persistent inflammatory, immunosuppressed catabolism Syndrome (PICS)" bezeichnet.

Bei der Ernährung des Intensivpatienten ist der enteralen Nährstoffzufuhr der Vorrang zu geben bzw. ein möglichst schneller bedarfsdeckender Aufbau der enteralen Ernährung anzustreben. Hierbei ist die aktuelle Phase des Stressstoffwechsels zu berücksichtigen. Eine Hyperalimentation ist gerade in der akuten Krankheitsphase zu vermeiden. Jedoch kann durch die frühe enterale Ernährung ein Verlust der intestinalen Barrierefunktion mit konsekutiver systemischer Translokation von Bakterientoxinen vermieden werden. Nach darmchirurgischen Eingriffen sollte der Beginn der enteralen Ernährung mit dem Operateur abgesprochen werden; evidenzbasiert ist auch in diesem Fall eine frühe enterale Ernährung.

20.5.2 Einschätzung der Ernährungssituation des Patienten

Durch Anamneseerhebung und klinische Untersuchung wird der Ernährungszustand des Patienten abgeschätzt. Hierbei sollen Patienten mit einem Ernährungsrisiko identifiziert werden.

Screening

Zunächst wird das initiale Screening durchgeführt. Hierzu werden verschiedene Scores empfohlen, von denen das „Nutritional Risk Screening 2002" der meist verwendete ist. Als erster Schritt wird ein Vorscreening durchgeführt. Wird hierbei mindestens 1 Frage mit „Ja" beantwortet, wird der Risikograd der Mangelernährung beurteilt. Dieser erfolgt durch die Erfassung von

- Ernährungszustand
- Schwergrad der Erkrankung
- Alter

Die ermittelten Punktzahlen werden addiert (nur die jeweils höchste Punktzahl für Ernährungszustand, Erkrankungsschweregrad und Alter). Die Auswertung erfolgt anhand der Gesamtpunktzahl (s. ▶ Abb. 20.11).

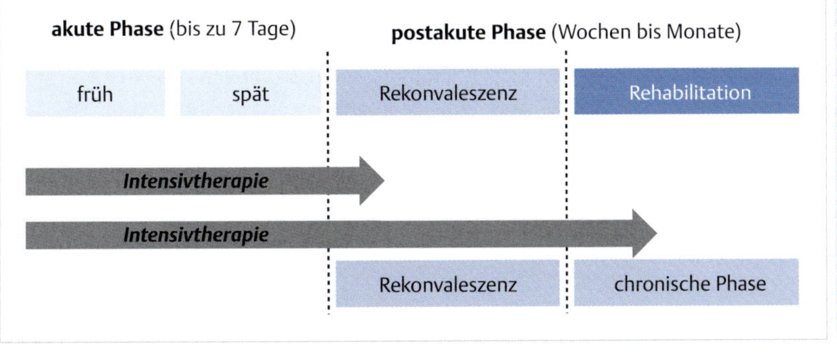

Abb. 20.10 Homöostasestörung.

Vorscreening:

• Ist der BMI < 20,5 kg/m²?	☐ ja	☐ nein
• Hat der Patient in den vergangenen 3 Monaten an Gewicht verloren?	☐ ja	☐ nein
• War die Nahrungszufuhr in den vergangenen Wochen vermindert?	☐ ja	☐ nein
• Ist der Patient schwer erkrankt? (z. B. Intensivtherapie)	☐ ja	☐ nein

→ Wird 1 dieser Fragen mit „ja" beantwortet, wird mit dem Hauptscreening fortgefahren.
→ Werden alle Fragen mit „nein" beantwortet, wird der Patient wöchentlich neu gescreent.
→ Wenn für den Patienten z. B. eine große Operation geplant ist, sollte ein präventiver Ernährungsplan verfolgt werden, um dem assoziierten Risiko vorzubeugen.

Hauptscreening:

Störung des Ernährungszustands	Punkte
keine	**0**
mild Gewichtsverlust > 5 %/3 Monate *oder* Nahrungszufuhr < 50–75 % des Bedarfs in der vergangenen Woche	**1**
mäßig Gewichtsverlust < 5 %/2 Monate *oder* BMI 18,5–20,5 kg/m² *und* reduzierter Allgemeinzustand *oder* Nahrungszufuhr 25–50 % des Bedarfs in der vergangenen Woche	**2**
schwer Gewichtsverlust < 5 %/1 Monat (> 15 %/3 Monate) *oder* BMI < 18,5 kg/m² und reduzierter Allgemeinzustand oder Nahrungszufuhr 0–25 % des Bedarfs in der vergangenen Woche	**3**

+

Krankheitsschwere	Punkte
keine	**0**
mild z. B. Schenkelhalsfraktur, chronische Erkrankungen besonders mit Komplikationen: Leberzirrhose, COPD, chronische Hämodialyse, Diabetes, Krebsleiden	**1**
mäßig z. B. große Bauchchirurgie, Schlaganfall, schwere Pneumonie, hämatologische Krebserkrankung	**2**
schwer z. B. Kopfverletzung, Knochenmarktransplantation, intensivpflichtige Patienten (APACHE II > 10)	**3**

+ **1 Punkt,** wenn Alter ≥ 70 Jahre

≥ 3 Punkte	Ernährungsrisiko liegt vor, Erstellung eines Ernährungsplans
< 3 Punkte	Wöchentlich wiederholtes Screening. Wenn für den Patienten z. B. eine größere Operation geplant ist, sollte ein präventiver Ernährungsplan verfolgt werden, um das assoziierte Risiko zu vermeiden.

Abb. 20.11 Nutritional Risk Screening 2002 (NRS). (Quelle: Schütz T, Valentini L, Plauth M. Screening auf Mangelernährung nach den ESPEN-Leitlinien 2002. Aktuelle Ernährungsmedizin 2005; 30(2): 99–103. DOI:10.1055/s-2004-834733)

- 0 Punkte = kein Risiko: Screening wöchentlich wiederholen. Bei geplanter OP: präoperative Ernährungstherapie in Betracht ziehen
- 1–2 Punkte = erhöhtes Risiko: Screening wöchentlich wiederholen. Bei geplanter OP: präoperative Ernährungstherapie in Betracht ziehen
- ≥ 3 Punkte = hohes Risiko: diese Patienten benötigen eine supportive Ernährungstherapie

Zum Schluss werden gastrointestinale Komorbiditäten sowie das Aspirationsrisiko ermittelt.

20.5.3 Erstellen eines Ernährungsplans unter Berücksichtigung des Energiebedarfs

In den ersten postoperativen Tagen wird die Ernährung kontinuierlich aufgebaut und die Zufuhr an Energieträgern gesteigert. Prinzipiell ist darauf zu achten, dass im Stress- oder Aggressionsstoffwechsel kritisch kranker Patienten eine mediator- und hormoninduzierte Substratverwertungsstörung besteht, die nach erfolgreicher Therapie der „proinflammatorischen Phase" der systemischen Inflammationsreaktion/Sepsis in eine Phase der erhöhten Substratverwertung übergehen kann. In dieser „rehabilitativen" oder „anabolen" Phase ist auf eine ausreichende Nährstoffzufuhr unter ständigem Monitoring zu achten, um eine prognostisch ungünstige, möglicherweise in Kachexie einmündende Hypoalimentation zu vermeiden.

Merke **M!**

Der Energiebedarf soll mittels indirekter Kalorimetrie ermittelt werden. Ist dies nicht möglich, dann soll folgende Schätzung erfolgen: nicht adipöse Patienten (BMI < 30 kgKG/m²) mit 24 kcal/kgKG aktuelles KG/d.

Sofern keine Kontraindikationen bestehen, soll innerhalb von 24–48 h (ASPEN, ESCIM, ESPEN, DEGM) mit der frühen enteralen Ernährung begonnen werden. Eine Hyperalimentation gerade in der Akutphase sollte vermieden werden, da diese beispielsweise das Risiko einher stressinduzierten Hyperglykämie und assoziierten Komplikationen erhöht. Daher ist zunächst mit 75 % des ermittelten bzw. errechneten Kalorienbedarfs zu beginnen. Nach entsprechender metabolischer Toleranz ist bis zum Ende der Akutphase die Kalorienzufuhrrate bis zum Erreichen von 100 % des Kalorienziels zu steigern. In der postakuten, anabolen Phase kann die Kalorienzufuhr bei Bedarf darüber hinaus erhöht werden, um eine initial negative Energiebilanz auszugleichen. Zur Abschätzung der metabolischen Toleranz wird der Blutglukosespiegel sowie das Ausmaß der Insulinresistenz verwendet. Anhand des dargestellten Schemas wird die Kalorienzufuhr individuell angepasst (► Abb. 20.12).

20.5.4 Indirekte Kalorimetrie

Die indirekte Kalorimetrie ist der Goldstandard zur Bestimmung des Energieumsatzes.

20.5.5 Ernährungszusammensetzung

Makronährstoffe

► **Kohlenhydrate.** Als Kohlenhydratquelle soll ausschließlich Glukose verwendet werden. Bei parenteraler Gabe soll eine Obergrenze von 4 g Glukose/d nicht überschritten werden.

► **Protein.** Das Proteinziel des intensivmedizinischen Patienten liegt bei 1–1,5 g/kgKG bei nicht adipösen Patienten (BMI < 30 kgKG/m²). In der Rekonvaleszenz soll die Proteinzufuhr bei 100 % des Ziels in der Akutphase oder sogar darüber liegen. Unter kontinuierlicher/intermittierender Nierenersatztherapie sollen die erhöhten Verluste an Aminosäuren ausgeglichen werden (0,2 g/h kontinuierliche venovenöse Hämofiltration CVVH, 0,6 g/h kontinuierliche venovenöse Hämodialyse CVVHD). Besondere Zusätze von Glutamin und Arginin werden aktuell nicht empfohlen.

► **Lipide.** Bei parenteralen Lipidemulsionen soll auf einen verminderten Gehalt an den proinflammatorischen Omega-6-Fettsäuren geachtet werden. Stattdessen sollen Omega-3-Fettsäuren – Eicosapentaensäure (EPA) und Docosahexaensäure (DHA) – (Oliven-, Fisch-, Kokosöl) verwendet werden, da diese einen antiinflammatorischen bzw. geringer inflammatorischen Effekt haben (291–293 DGEM). Bei parenteraler Applikation soll eine Obergrenze von 1,5 g Fett/kgKG/d nicht überschritten werden. Zusätzlich ist auf einen ausreichenden Anteil der essenziellen Fettsäuren (Linolsäure und α-Linolensäure) zu achten.

Mikronährstoffe

Bei parenteraler Ernährung ist eine zusätzliche Substitution von Vitaminen und Spurenelementen notwendig. Die Pharmakotherapie mit Selen wird nicht empfohlen. Auch die Therapie mit Zink, α-Tocopheroal, Vitamin A und C wird nicht routinemäßig empfohlen. Die Substitution von Thiamin bei Anhaltspunkten eines Mangels (chronischer Alkoholabusus) muss durchgeführt werden. Auch die Pharmakotherapie mit Vitamin D kann bei schwerem Mangel (25(OH)D ≤ 30 nmol/l) erfolgen (DGEM).

Immunonutrition

Ein genereller Einsatz von immunmodulierenden enteralen Ernährungslösungen wird von der DGEM nicht empfohlen. Aspen 2016 empfiehlt den routinemäßigen Gebrauch von immunmodulierender Ernährung (Arginin und Fischöl) bei chirurgischen und traumatologischen Patienten.

20.5.6 Enterale Ernährung

Kontraindikationen für eine enterale Ernährung

► **Absolute Kontraindikationen**

- Intestinale Ischämie
- akutes Abdomen
- intestinale Perforation
- akute gastrointestinale Blutung
- mechanischer Ileus
- Akutphase des neu aufgetretenen septischen Schocks (erste 6–8 h) mit NA > 0,3 µg/kgKG/min
- sonstige chirurgische Gründe (nach Anordnung des Operateurs mit entsprechender Dokumentation, bis wann keine enterale Ernährung möglich ist)

20

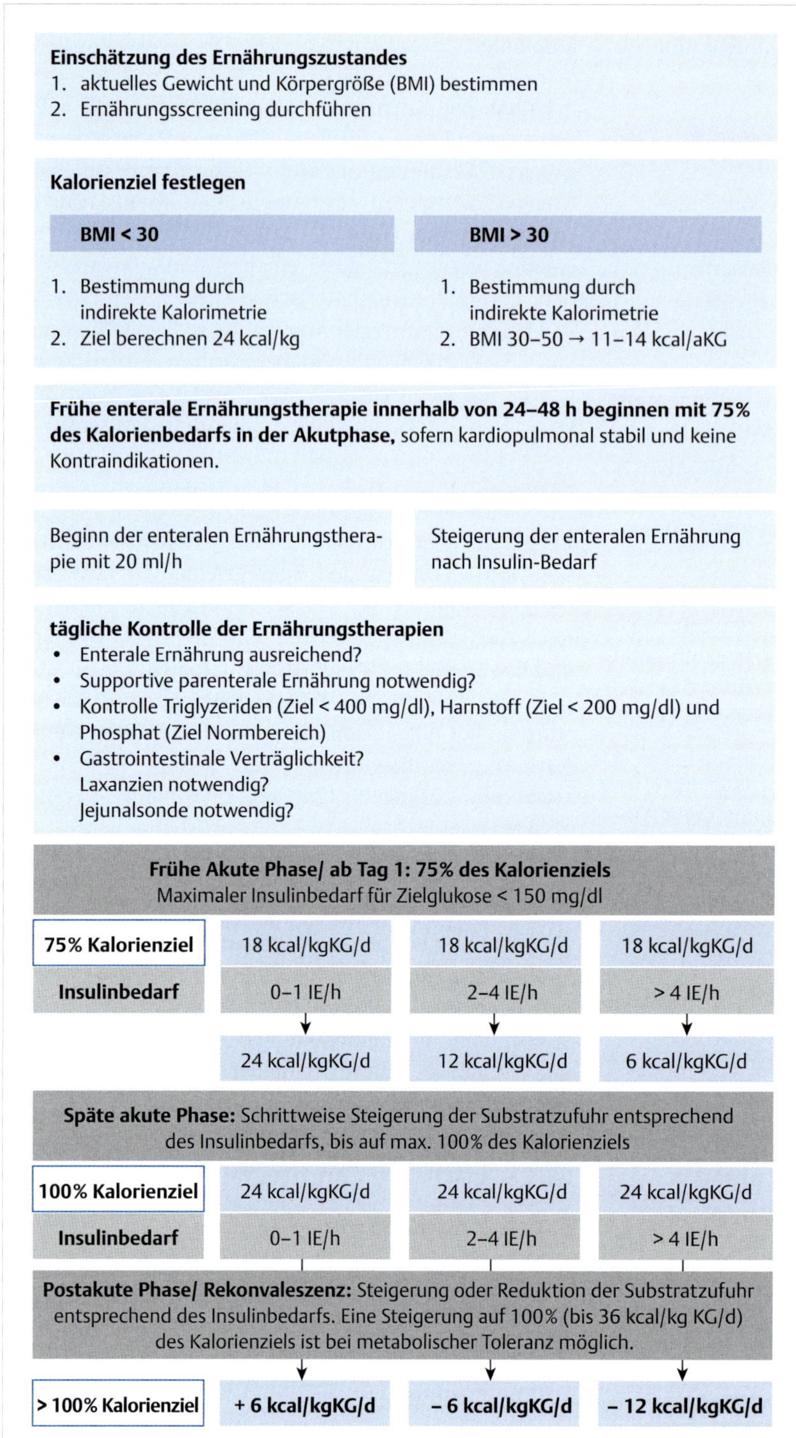

Abb. 20.12 Ernährungsplan. Steuerung der Substratzufuhr anhand der Insulinresistenz [647].

▸ **Relative Kontraindikationen**
- paralytischer Ileus
- hohe Refluxraten
- unbeherrschbares Erbrechen
- schwere Diarrhoen
- enterokutane Fisteln mit hoher Sekretion
- MODS mit intestinalem Versagen
- intraabdominelle Hypertension mit Werten > 15 mmHg

Merke M!

Oft ist noch eine geringe enterale Ernährung möglich!

Ernährungsonden

Die Ernährungssonden bestehen aus Polyurethan, Silikonkautschuk oder Teflon (kein PVC, da im sauren Magenmilieu die Weichmacher herausgelöst werden können).

Nasogastrale Sonden sind als Standard zu empfehlen. Sowohl Bolusgaben als auch kontinuierliche Applikation sind möglich.

Duodenale oder jejunale Sonden sind bei Patienten mit hohem Reflux und hoher Aspirationsgefahr zu erwägen, z. B. bei:
- konservativ nicht beherrschbarem Reflux
- isolierten gastralen Motilitätsstörungen
- bei Pankreatitis

Zum Umgang mit jejunalen Sonden, sind folgende Punkte zu beachten:
- Spülen mit 10–20 ml NaCl 0,9 % sollte mindestens alle 3–4 h erfolgen
- nur kontinuierliche oder pumpengesteuerte Applikation möglich
- langsamer Ernährungsbeginn
- Lagekontrolle: Röntgen-Übersichtsaufnahme bei gastroskopischer Anlage
- mehrlumige Sonden: ein Lumen liegt im Jejunum für die Verabreichung der enteralen Ernährung, ein Lumen im Magen für die gastrale Dekompression und/oder Arzneimittelapplikation

Anlage und Lagekontrolle von Ernährungssonden

Bei postoperativen Intensivpatienten mit Indikation für eine Magensonde, sollte diese bereits während der Narkose gelegt werden. Die Lagekontrolle wird bei Anlage und vor Beginn der Ernährung durch den verantwortlichen Arzt unabhängig von der Art der Sonde durchgeführt. Die Lagekontrolle erfolgt durch Auskultation und Aspiration von Mageninhalt. Die alleinige Auskultation gilt als unsicher. Das aspirierte Sekret kann auf den pH-Wert getestet werden. Wenn kein Sekret zu aspirieren ist oder das Sekret nicht eindeutig zuzuordnen ist, wird vor der ersten Injektion von Sondenkost ein Röntgenbild des Thorax zum Nachweis der infradiaphragmalen Lage angefertigt.

Die Lage dünner Duodenalsonden wird, soweit sie nicht unter Durchleuchtung durch die Radiologen oder endoskopisch eingelegt wurden, immer mit einem Röntgen-Thorax dokumentiert.

Ernährungslösungen

Nährstoffdefinierte Sondenkost (Regelfall) enthält die Nährstoffe in hochmolekularer Form. Die Osmolarität sollte unter 450 mosmol/l liegen. Der Energiegehalt muss angegeben sein und variiert meist zwischen 1 und 2 kcal/ml. Hierbei ist auf einen erhöhten Proteingehalt zu achten.

Chemisch definierte Sondendiäten werden bei speziellen Indikationen eingesetzt, z. B. bei Zustand nach Dünndarmresektion, Kurzdarmsyndrom, Maldigestion, entzündlichen Darmerkrankungen, chemischer oder physikalischer Darmschädigung oder speziellen Nahrungsmittelallergien. Diese Sondendiäten enthalten die Nährstoffe in niedermolekularer Form, sind also „vorverdaut". Chemische Diäten werden oftmals über Jejunalsonden appliziert. Das Hauptproblem stellt die meist hohe Osmolarität dar (sollte nicht über 600 mosmol/l liegen).

Speziell definierte Sondendiäten für bestimmte Organdysfunktionen (z. B. Leber- und Nierenversagen, resp. Insuffizienz) haben keinen bewiesenen Nutzen und sollten nicht verwendet werden.

Supplemente der enteralen Ernährung

Ballaststoffe: ballaststoffhaltige bzw. mit Ballaststoffen („fiber") angereicherte enterale Nährlösungen („Standardnahrung") sollten in der Akutphase, speziell bei einem hohen Risiko für Darmischämie, nicht zum Einsatz kommen. Bei anhaltenden Diarrhöen stellen Ballaststoffe eine Alternative dar.

Probiotika: Lactobacillus plantarum oder Lactobacillus GG können bei kritisch kranken Patienten nach Lebertransplantation bzw. Polytrauma eingesetzt werden (DGEM). Bei Traumapatienten konnte eine reduzierte Rate an nosokomialen Infektionen nachgewiesen werden.

Dosierung und Applikationsmodus der Sondenernährung

Beginn der Sondenernährung:
- frühzeitig, um Durchblutung, Barrierefunktion und Motilität des Gastrointestinaltrakts zu fördern
- Vorbeugung von septischen Komplikationen sowie einer Zottenatrophie
- Beginn 6–12 h postoperativ oder bei abdominellen Eingriffen (in Absprache mit dem Operateur)

Die Dosierung und die Steigerung der Sondenkost erfolgt nach individueller metabolischer Toleranz. Eine Hyperalimentation muss am Anfang unbedingt vermieden werden. Es gilt folgendes Schema:

► **Startvoraussetzungen**
- sichere Lagekontrolle der Sonde
- vor Beginn wird bei internistischen Patienten keine generelle Überprüfung des gastralen Residualvolumens empfohlen, bei chirurgischen Patienten sollte dies entsprechend den Angaben der Operateure erfolgen

► **Kostaufbau**
- angefangen wird mit 20 ml/h Sondenkost
- in Abhängigkeit von der Refluxmenge wird die Zufuhrrate alle 6 h um 20 ml/h gesteigert, bis die angestrebte Zielzufuhrrate erreicht ist
- im günstigsten Fall ist der Kostaufbau innerhalb von 24 h abgeschlossen

Sondenbedingte Probleme

► **Ursachen**
- Druckstellen an Nasenflügel/-scheidewand (besonders bei Verwendung von PVC-Sonden)
- Sinusitis
- Druckulzera am Nasenrücken

► **Maßnahmen**
- Jeglichen Druck auf geschädigte Stellen vermeiden
- Sonde aus Polyurethan oder Silikonkautschuk verwenden
- sorgfältige Nasenpflege (z. B. in Öl getränkte Wattestäbchen)
- Sonde in wechselnden Positionen frei im Lumen der Nase fixieren und einen hautfreundlichen Verband verwenden

20.5.7 Parenterale Ernährung

Indikationen für eine vollständige parenterale Ernährung

Bei Patienten, welche einen guten Ernährungszustand aufweisen, ist eine parenterale Ernährung in folgenden Fällen notwendig:
- Es ist eine Nahrungskarenz (d. h. orale Aufnahme oder Ernährung über Magensonde) von > 3–5 Tagen und < 500 kcal/d zu erwarten.
- Es ist über einen Zeitraum von > 3–5 Tagen keine vollständige enterale/orale Deckung des geschätzten Energiebedarfs (24 kcal/kgKG/d) zu erwarten.
- Kritisch Kranke ohne Zeichen der Mangelernährung, die voraussichtlich < 7 Tage nicht ausreichend enteral ernährt werden können, bedürfen keiner vollen parenteralen Ernährung, sollten aber zumindest eine basale Glukosezufuhr erhalten.
- Eine parenterale Ernährung sollte erst nach Ausschöpfung aller Möglichkeiten zur oralen Kalorienzufuhrsteigerung begonnen werden.

Bei Patienten, welche einen Verdacht oder eine nachgewiesene Mangelernährung haben, ist eine parenterale Ernährung nur notwendig, wenn eine enterale Ernährung in dem oben genannten Steigerungsschema nicht möglich ist.

Bei Patienten mit einer nachgewiesenen schweren Mangelernährung sollte bis zum Erreichen der vollständigen enteralen Ernährungsmenge sofort mit dualer (enteraler und parenteraler Ernährung) begonnen werden, um das Risiko eines Energiedefizites zu vermeiden.

Parenteraler Kostaufbau und Ernährungslösungen

- Der Kostaufbau erfolgt entsprechend der metabolischen Toleranz (siehe Ernährungsplan, Abb. ► Abb. 20.12). Der Energiebedarf sollte mit Mehrkammerbeuteln gedeckt werden.
- Diese enthalten Glukose, Aminosäuren und Fett in optimaler Zusammensetzung. Die gewöhnliche Energiedichte liegt bei 1,0 kcal/ml.
- Für Patienten mit erhöhtem Energiebedarf und/oder Volumenrestriktion stehen Mehrkammerbeutel mit einer höheren Energiedichte zur Verfügung.
- Es müssen jeden Tag Vitamine und Spurenelemente zugesetzt werden.

► **Beispiel.** 1 Ampulle Cernevit in den Beutel zugeben. Cernevit enthält kein Vitamin K, dies muss entsprechend separat substituiert werden, z. B. 1 Ampulle Tracutil-Elektrolytkonzentrat täglich. Bei Verbrennungspatienten sowie Patienten mit kontinuierlicher Nierenersatztherapie muss aufgrund des hohen Vitaminverbrauchs bzw. der Filtration von Vitaminen über die Dialysemembran die Dosis auf 2 Ampullen pro Tag erhöht werden.

Cave ⚠

Cernevit ist kontraindiziert bei Thiaminüberempfindlichkeit. Wegen mangelnder Studien keine Gabe bei Schwangeren und stillenden Frauen. Es existieren zudem keine Studien zur Langzeitverträglichkeit bei Gaben von mehr als 4 Wochen.

Das Tracutil-Elektrolytkonzentrat darf nicht unverdünnt direkt i. v. appliziert werden.

Applikation über einen ZVK

Grundprinzipien beim Umgang mit einem ZVK, über den Ernährungslösungen gegeben werden:

- Umgang mit dem Katheter wie im klinikinternen Hygieneleitfaden beschrieben.
- Vor jedem Kontakt mit dem Katheter ist eine Händedesinfektion durchzuführen.
- Unmittelbar nach dem Legen und nach jeder Verabreichung von Medikamenten, Infusionen oder parenteralen Ernährungslösungen muss der Katheter durchgespült werden (mit NaCl 0,9 % oder Glukose 5 %).
- Nährlösungen sollten immer durch ein separates Lumen verbreicht werden.
- Nährlösungen sollten nicht mit einer medikamentenhaltigen Infusionslösung zugleich durch ein Lumen verabreicht werden (Löslichkeit, Ausfällungen).
- Nach Möglichkeit wird kein Blut über den ZVK abgenommen.
- Die Indikation für den ZVK ist täglich zu überprüfen.
- Es ist täglich eine Inspektion und entsprechende Dokumentation der Einstichstelle nach dem im Hygieneleitfaden vorgegebenen Vorgehen durchzuführen.
- Das Wechselintervall der Infusionssysteme und Beutel bei parenteraler Lösung ist zu beachten! Für die kurzzeitige parenterale Ernährung gibt es spezielle parenterale Ernährungslösungen, die über eine periphere Venenverweilkanüle appliziert werden können.

20.5.8 Gastrointestinale Komplikationen

Übelkeit, Erbrechen, Aspiration

► **Ursachen**

- Enterale Zufuhrrate zu hoch (vor allem bei hochkonzentrierten Lösungen)
- kalte Sondenkost
- Magenentleerungsstörungen
- Magen- und Darmmotilität insgesamt eingeschränkt
- Dislokation der Sonde
- falsche Lagerung des Patienten: zu flache Lagerung, vor allem bei Patienten mit Schluckstörungen und getrübtem Bewusstseinszustand

► **Maßnahmen**

- Reduktion der Zufuhrrate, ggf. Wechsel auf pumpengesteuerte kontinuierliche Applikation
- Erwärmen der Lösungen auf Raumtemperatur vor der Gabe
- Propulsiva zurückhaltend einsetzen (z. B. MCP)
- Sondenkost pausieren oder Zufuhrrate verringern
- Sonde neu positionieren bei Fehllagen
- 30–45° Oberkörperhochlagerung

Diarrhö

► **Ursachen**

- Temperatur der Ernährungslösungen
- Nichtbeachtung der Asepsis, bakterielle Kontamination der Sondenkost
- ballaststofffreie Ernährung
- Zufuhrgeschwindigkeit
- Aufbauphase zu schnell
- Gabe der Ernährung als Bolusgaben
- Antibiotika, welche die Darmmotilität beeinflussen und/oder die Bakterienflora verändern
- Magensonde liegt im Duodenum
- Zufuhr bei Jejunalsonde zu schnell
- Allergie auf Bestandteile der Sondenkost

► **Maßnahmen**

- Zufuhr bei Raumtemperatur
- bei jeglichem Kontakt mit der Nährlösung, dem Applikationsset und der Sonde auf aseptische Arbeitsweise achten
- ballaststoffreiche Ernährung
- Applikation langsam beginnen und schrittweise steigern
- Applikationsgeschwindigkeit für eine gewisse Zeit reduzieren
- Umstellung auf kontinuierliche Gabe
- bei Sondenfehllage Lagekontrolle

- bei Jejunalsonden Applikationsgeschwindigkeit reduzieren
- Erhebung der Allergieanamnese, ggf. Umstellung auf ein anderes Präparat

Obstipation

► **Ursachen**

- Zu geringe Flüssigkeitszufuhr
- zu wenig Ballaststoffe
- mangelnde Bewegung
- Einfluss von Medikamenten (z. B. Opiate)

► **Maßnahmen**

- Auf ausreichende Flüssigkeitszufuhr achten
- Umstellung auf ballaststoffreiche Sondenkost
- Mobilisation des Patienten
- medikamentöse Therapie mit Laxantien

20.5.9 Monitoring der Ernährungstherapie

Die parenterale Ernährung kann auch mit einem passageren Anstieg der Transaminasen verbunden sein; dies darf zum einen nicht als beginnendes Leberversagen gedeutet werden und sollte zum anderen die Weiterführung der Ernährungstherapie nicht behindern.

Klinisches Monitoring

► **Untersuchung des Abdomens.** Einmal pro Schicht soll hinsichtlich gastrointestinalen Symptomen, wie z. B. Übelkeit/Erbrechen, abdominellen Schmerzen, Ileussymptomatik sowie Stuhlhäufigkeit hin untersucht werden, um eventuelle Unverträglichkeiten zu detektieren und eine entsprechende Therapie einzuleiten.

► **Gastrales Residualvolumen.** Das regelmäßige Messen des Residualvolumens bleibt weiterhin kontrovers. Bei Initiierung der enteralen Ernährung sollte nach dem in ► Abb. 20.13 gezeigten Schema verfahren werden. Bei komplett kostaufgebauten Patienten und ohne gastrointestinale Symptome ist eine regelmäßige Refluxkontrolle nicht notwendig.

- Möglichkeiten: Absaugen mit einer Spritze oder Verbinden eines auf Bauchhöhe positionierten Drainagebeutels und Beobachtung für einen Zeitraum von 15–120 min, ggf. Messen des GRV via Ultraschall

► **Intraabdominale Druckerhöhung.** Bei klinischen Zeichen der abdominalen Distension IAP messen, bei > 20 mmHg Ernährung reduzieren/begrenzen.

► **Dysphagie.** Nach der Extubation auf Dysphagie achten.

Laborchemische Kontrolle

- Tägliche Bestimmung Phosphat, Magnesium, Kreatinin und Harnstoff im Serum, bis zum vollen enteralen Ernährungsaufbau. Bei einer Hypophosphatämie < 0,65 mmol/l, die auf die Ernährungstherapie zurückzuführen ist, sollte die Kalorienzufuhr reduziert und Phosphat substituiert werden. Sobald keine Phosphatsubstitution mehr notwendig ist, kann die Energiezufuhr langsam wieder gesteigert werden. Das Phosphat-Monitoring im Zusammenhang mit der Ernährungstherapie ist während eines Nierenersatzverfahrens nicht möglich.
  Blutzuckerspiegel siehe Kapitel 20.3.
- 2 × /Woche Bestimmung von Triglyzeriden, Cholesterin, ASAT, ALAT, Bilirubin, Lipase (je nach Zustand des Patienten).

Ein engmaschiges Monitoring von Blutzucker, Harnstoff, Triglyzeriden und ggf. Gesamteiweiß begleitet die Ernährungstherapie des Intensivpatienten und hilft, eine Hyperalimentation zu vermeiden. Insbesondere der engmaschigen Einstellung des Blutzuckerspiegels kommt eine große Bedeutung zu (siehe Kapitel 20.3).

Das Überschreiten von Normgrenzen der angegebenen Laborparameter kann eine Verwertungsstörung für die betreffenden Nährstoffe anzeigen, sodass dann eine Reduktion der Nährstoffzufuhr erfolgen sollte, auch wenn damit eine nicht bedarfsgerechte Zufuhr von Kalorien erreicht wird.

Merke M!

Ernährungstherapie auf der ITS ist kein statisches Geschehen, welches mit der Verordnung eines Mehrkammerbeutels endet, sondern muss durch ständiges und engmaschiges Monitoring den Verwertungsfähigkeiten des Organismus angepasst werden.

Cave ⚠

Eine Hyperalimentation in der Frühphase sollte aufgrund der Substratverwertungsstörung vermieden werden. Dies ist auch dann zu beherzigen, wenn bei gestörtem Ernährungsstoffwechsel durch die reduzierte Kalorienzufuhr der kalorische Bedarf nicht gedeckt werden kann. In der anabolen Rehabilitationsphase sollte es hingegen nicht zu einer Hypoalimentation kommen.

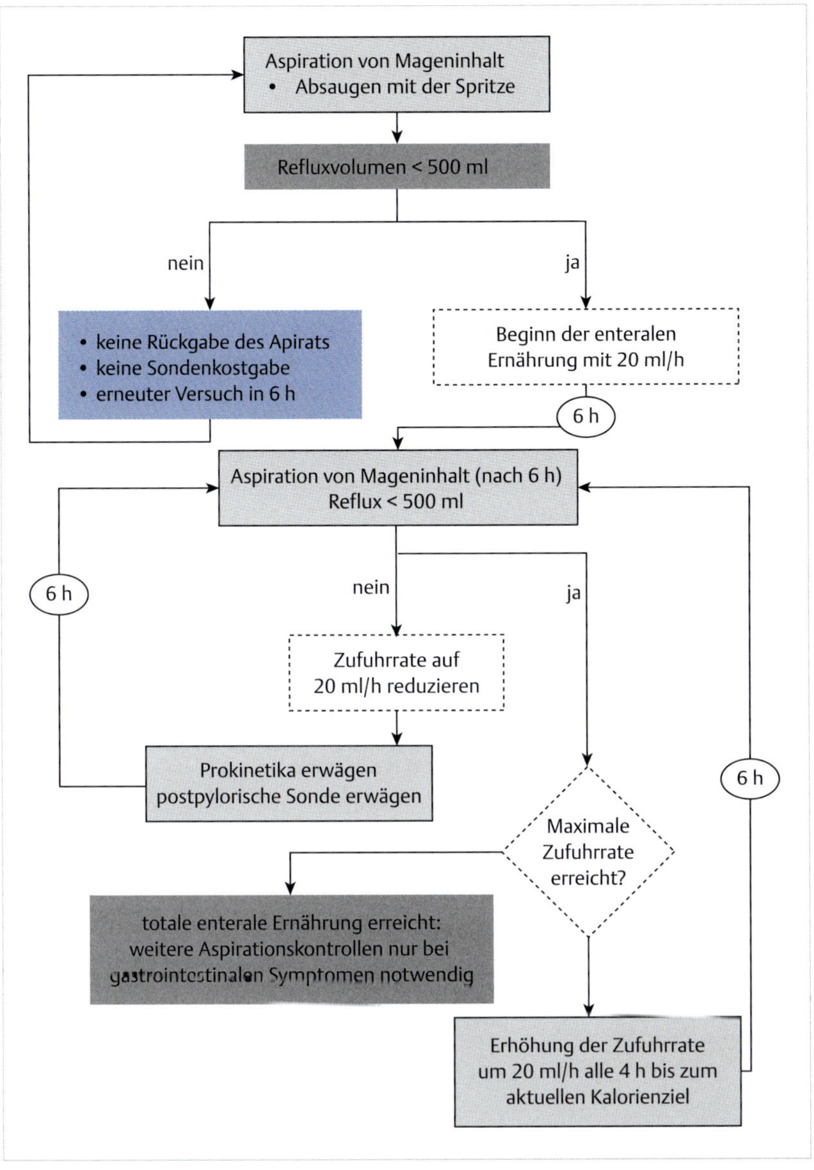

Abb. 20.13 Refluxkontrollen.

Blutzucker

Siehe Kap. 20.3

Hypertriglyzeridämie

Hypertriglyzeridämien treten bei ca. 25–50 % der behandelten Patienten auf. Das Ausmaß der Hypertriglyzeridämie hängt von der begleitenden Hyperglykämie, einer gleichzeitig bestehenden Niereninsuffizienz, einer gleichzeitigen Steroidgabe, der Schwere der Erkrankung und der Menge der infundierten Lipide ab.

Eine ausgeprägte Hypertriglyzeridämie (> 1000 mg/dl oder 11,4 mmol/l, meist > 5 000 mg/dl oder 57,0 mmol/l) kann wie beim nicht parenteral ernährten Patienten zu einer akuten Pankreatitis führen und die Mikrozirkulation beeinträchtigen. Es ist unbekannt, ob eine längerfristige Hypertriglyzeridämie im Rahmen von parenteraler Ernährung mit einem erhöhten kardiovaskulären Risiko assoziiert ist.

Merke **M!**

Unter laufender Infusion sollten Plasma-Triglyzeridkonzentrationen < 400 mg/dl (4,6 mmol/l) angestrebt werden.

Zusätzlich ist die Laufrate von Propofol zu beachten und die parenterale Ernährung entsprechend anzupassen.

20.5.10 Refeeding-Syndrom

Das Refeeding-Syndrom stellt eine schwerwiegende Stoffwechselentgleisung dar. Ursache sind Elektrolytverschiebungen und Mikronährstoffdefizite nach Beginn einer Ernährungstherapie. Es betrifft Personen, die sich vor Beginn der Ernährungstherapie im Zustand einer Mangelernährung befanden.

Im Rahmen des Refeeding-Syndroms unter parenteraler und enteraler Ernährung können folgende Komplikationen auftreten:

- Vitamin-B_1-Mangel und akute Beriberi-Erkrankung
- Volumenüberladung mit Ödembildung, Herzinsuffizienz und Lungenödem
- Elektrolytstörungen: Hypophosphatämie, Hypokaliämie und Hypomagnesiämie
- Herzrhythmusstörungen (Bradykardie, ventrikuläre Tachyarrhythmien)
- Glukoseintoleranz (Erhöhung der Blutzuckerkonzentration, Glukosurie, Dehydratation und hyperosmolares Koma)

Zur Anpassung der Ernährungstherapie bei Hypophosphatämie < 0.65 mmol/l siehe Kap. 20.5.9.

Insbesondere bei schwerster Mangelernährung ist das Refeeding-Syndrom häufig und tritt in der Regel während der ersten Tage nach Beginn der Ernährungstherapie auf. Die genaue Inzidenz ist bei heterogener Studienlage nicht bekannt. Obwohl einige der Symptome typisch für die orale/enterale Nahrungszufuhr sind (Durchfall, Übelkeit, Erbrechen), können die meisten anderen Symptome sowohl unter enteraler wie auch PE beobachtet werden.

Cave

Akutphase: Eine Hyperalimentation sollte bei kritisch Kranken vermieden werden.

20.5.11 Abführmaßnahmen

Parallel zur Steigerung der enteralen Ernährung sollte auf regelmäßigen Stuhlgang der Patienten geachtet werden. Die Häufigkeit unterliegt starken interindividuellen Schwankungen und wird zusätzlich von der Grunderkrankung und zahlreichen anderen Faktoren mit beeinflusst. Bei kritisch kranken Patienten sind Mobilitätsstörungen des Magen-Darm-Trakts häufig zu beobachten. Die Ursachen hierfür sind vielschichtig, daher sollten Abführmaßnahmen die patientenspezifischen Besonderheiten mit berücksichtigen.

Folgende Maßnahmen haben sich als präventiv herausgestellt:

- Verzicht auf motilitätshemmende Medikamente
- Optimierung der Analgosedierung
- Verwendung von Regionalanästhesien, sofern möglich
- kardiopulmonale Optimierung
- frühe enterale Ernährung
- Frühmobilisation
- frühzeitiger Einsatz von Laxanzien und Prokinetika

Das in ▶ Tab. 20.8 dargestellte Stufenschema sollte auf die meisten Patienten anwendbar sein. Voraussetzung ist die engmaschige klinische Überwachung und körperliche Untersuchung des Patienten. Bei einigen Patienten ist eine Rücksprache mit den chirurgischen Disziplinen vor der Einleitung von Abführmaßnahmen notwendig. Die allgemeinen Gegenanzeigen für Abführmaßnahmen, wie z. B. intestinale Perforation, mechanischer Ileus oder Obstruktionen und evtl. schwere entzündliche Darmerkrankungen, sind immer zu berücksichtigen.

Lactulose-Sirup sollte aufgrund der sehr häufigen leichten Bauchschmerzen und Blähungen bei Beginn der Behandlung nicht verwendet werden. Außerdem ist Lactulose bei der hepatischen Enzephalopathie indiziert. Lactulose kann den Kaliumverlust durch andere Arzneimittel (Kortikosteroide, Diuretika und Amphotericin B) verstärken. Bei gleichzeitiger Gabe von Herzglykosiden kann die Glykosidwirkung durch Kaliummangel verstärkt werden.

Tab. 20.8 Stufenplan für abführende Maßnahmen bei Ernährungstherapie.

Stufe	Maßnahme
1	Macrogol-Pulver: Dosierung nach Bedarf: 1–3 Beutel täglich, ggf. 5–6 Beutel, um eine abführende Wirkung zu erzielen
2	Stufe 1 plus Natriumpiccosulfat, Bisacodyl
3	Stufe 1–2 plus Einlauf
4	Stufe 1–3 Zusätzlich, wenn am 4. Tag noch kein Stuhlgang erreicht wurde: Gabe von Cholinesterasehemmer und Metoclopramid: z. B.: 60 mg MCP und 3 mg Neostigmin über eine Spritzenpumpe, vorsichtige Gabe über 4–8 h unter sorgfältiger Beobachtung des Patienten.
5	Stufe 1–4 Wenn diese Maßnahmen nicht zum Erfolg führen, ist ggf. zusätzlich eine endoskopische Entlastung des Darmes notwendig. Hier ist wegen der Perforationsgefahr eine sorgfältige Nutzen-Risiko-Abwägung zusammen mit den Kollegen aus der Gastroenterologie notwendig.

Erythromycin sollte als Mobilien-Rezeptoragonist wegen der kardialen Nebenwirkungen (QT-Zeitverlängerung, Torsade de Pointes und ventrikuläre Arrhythmien) sowie wegen antibiotischer Resistenzen nicht verwendet werden.

20.5.12 Spezielle Ernährung bei verschiedenen Erkrankungen

ARDS

Enterale Ernährung kann bei erhaltener gastrointestinaler Funktion auch in Bauchlagerung weitergeführt werden.

Eine **Bauchlagerung** der Patienten ist keine generelle Kontraindikation gegen eine enterale Ernährung. Bei hohen Refluxmengen oder in der Aufbauphase der enteralen Ernährung kann die Laufrate während der Bauchlagerung auf die Hälfte reduziert werden.

Pankreatitis

Siehe auch SOP 22.1.

Die akute Pankreatitis ist nach neueren Ergebnissen keine absolute Indikation mehr für eine parenterale Ernährung und die Patienten profitieren von einer frühen enteralen Ernährung. Je nach Schweregrad der Pankreatitis und klinischem Zustand des Patienten sollten am Bett des Patienten die Ernährungstherapie und der Applikationsweg (gastral vs. duodenal) festgelegt werden.

Für den Fall, dass ein Patient nur vorübergehend (3–5 Tage) keine Ernährung aufnehmen kann, ist aus der Literatur kein Benefit einer frühenteralen oder supplementierenden parenteralen Ernährung gegenüber einer Nulldiät zu entnehmen. Daher kann bei vorbestehendem normalem Ernährungsstatus eine Nahrungskarenz in Kauf genommen werden, wobei bis zu 5 Tage auf eine Ernährung verzichtet und lediglich eine ausreichende Flüssigkeitstherapie implementiert wird.

Es kann z.Zt. noch nicht abschließend beurteilt werden, ob eine begleitende supplementierende parenterale Ernährung einen Vorteil gegenüber dem alleinigen enteralen Nahrungsaufbau aufweist, der eine kurze Phase der nicht bedarfsdeckenden Kalorienzufuhr einschließt. Die Empfehlungen der nationalen Fachgesellschaften dazu sind kontrovers: z.B. empfiehlt die kanadische Fachgesellschaft strikt keine begleitende parenterale Ernährung, während die DGEM den oben genannten Standpunkt eingenommen hat. Wenn ein kritisch kranker Patient aufgrund der Schwere seiner Erkrankung keine Nahrung zu sich nehmen kann, sollte eine enterale Ernährungstherapie bei Fehlen von Kontraindikation aufgebaut werden.

Falls über mehrere Tage kein kalorisch ausreichendes Volumen an enteraler Ernährung verabreicht werden kann, kann eine vorübergehende parenterale Ernährung (sog. partielle parenterale Ernährung: PPE) zur Deckung des Kalorienbedarfs begonnen werden.

Adipöse Patienten

Adipöse Patienten (BMI ≥ 30 kgKG/m^2) brauchen eine besondere ernährungsmedizinische Therapie. Für diese Patientengruppe wird ein hypokalorisches Ernährungskonzept – 60 % des gemessenen Energieumsatzes – bei gleichzeitig hoher Proteinzufuhr empfohlen. Zur genauen Bestimmung des Kalorienbedarfs ist die indirekte Kalorimetrie der Goldstandard. Ist eine indirekte Kalorimetrie nicht möglich, kann das hypokalorische Ernährungsziel (60 % des Energieumsatzes) mit den folgenden Formeln berechnet werden:

- BMI zwischen 30 und 50 kgKG/m^2: 11–14 kcal/**aktuelles KG**/d
- BMI > 50 kgKG/m^2: 22–25 kcal/**ideales KG**/d

Das Proteinziel sollte bei 1,5 g/kgKG Idealgewicht/d liegen. Zum Erreichen dieses Zieles sollten Ernährungslösungen mit einer niedrigen Kaloriendichte und einem verringerten Verhältnis zwischen Nichteiweiß- und Eiweißkalorien verwendet werden. Zusätzlich sind bei Patienten mit bariatrischer Anamnese eine Substitution von Thiamin sowie Multivitaminpräparate mit Spurenelementen zur Behandlung eines möglichen Mikronährstoffmangels empfohlen.

20.5.13 Magenulkusprophylaxe

Die enterale Ernährung selbst stellt bereits einen effektiven Ulkusschutz dar. Eine medikamentöse Ulkusprophylaxe sollte nur bei Patienten mit einem Ulkusleiden in der Anamnese oder bekannter Gastritis/Duodenitis erfolgen (s. a. SOP Stressulkusprophylaxe; Kap. 20.14).

Cave ⚠

Irreversible Sehstörungen bis zur Erblindung nach intravenöser Applikation von Omeprazol sind beschrieben.

20.6 Messung der Hämodynamik mit PAK und transpulmonale HZV-Messung mittles arteriellem Katheter

R. Francis, M. Sander

20.6.1 Aufklärung des Patienten

Der Patient und seine Angehörigen bzw. seine Betreuer sollten zunächst über Art, Umfang, Indikation und Risiken der jeweiligen hämodynamischen Monitoringverfahren aufgeklärt werden. Das hämodynamische Monitoring kann je nach Indikation auf unterschiedliche Art und Weise erfolgen.

20.6.2 Monitoringverfahren

Thermodilutionsverfahren

- Intermittierende pulmonalarterielle Thermodilution (Kältebolus) mithilfe eines Pulmonalarterienkatheters
- kontinuierliche pulmonalarterielle Thermodilution mithilfe eines Pulmonalarterienkatheters (mit Heizelement)
- transpulmonale Thermodilution (Kältebolus) zur Kalibrierung einer kontinuierlichen Pulskonturanalyse (z. B. PiCCO, VolumeView)

Thermodilutionsunabhängige Verfahren

- Kontinuierliche Pulskonturanalyse ohne initiale Kalibration (z. B. FloTrac); ohne Thermodilution werden lediglich HZV, SVR, SV, SVV ermittelt, die Bestimmung der volumentrischen Vorlastparameter (z. B. GEDV, ITBV etc.) entfällt
- transösophageale Echokardiografie (TEE)

20.6.3 Indikationen

- Hämodynamisches Monitoring zur **Steuerung der Volumen- und Katecholamintherapie** bei Patienten mit
- instabilen Kreislaufverhältnissen, akuten oder protrahierten Blutverlusten und/oder Flüssigkeitsverschiebungen, z. B. im Rahmen von
  - septischem Schock
  - kardiogenem Schock
  - hypovolämem Schock
  - Herzinsuffizienz
  - Rechtsherzbelastung
  - pulmonalarterieller Hyptertonie
  - postoperativ nach kardiochirurgischen oder anderen großen Eingriffen
  - Z. n. Massivtransfusion
  - schwerem akuten Lungenversagen (ARDS)
  - schwerem Polytrauma
  - Verbrennungstrauma
  - anderen Situationen, die eine differenzierte Beurteilung der Hämodynamik erfordern

20.6.4 Material

- Hämodynamik-Dokumentationsprotokoll
- 10-ml-Spritze
- 20-ml-Spritze
- 100 ml NaCl-Lösung 0,9 % (transpulmonale Thermodilution)
- 50 ml NaCl-Lösung 0,9 % (pulmonalarterielle Thermodilution)

Merke **M!**

In der Regel sollte kühle Lösung (< 20 °C) verwendet werden.

20.6.5 Basismonitoring

EKG, S_pO_2, invasive Blutdruckmessung, bettseitiges Pulskonturanalysegerät (z. B. PiCCO, VolumeView, FloTrac, o. Ä.), bettseitiges PAK-Messgerät (z. B. Vigilance II) oder jeweils entsprechendes Kompatibilitätsmodul zur Verwendung mit dem Patienten-Überwachungsmonitor.

20.6.6 Lagerung

Die Messung der Hämodynamik mittels Thermodilution sollte – wenn möglich – in Rückenlage erfolgen.

20.6.7 Rahmenbedingungen

Abhängig von der Erkrankung des Patienten und der spezifischen Fragestellung, unter der die Messung erfolgt, muss zunächst Folgendes festgelegt werden:

- ob auf einer Rückenlagerung bestanden werden muss
- ob neben der Hämodynamik auch der pulmonale Gasaustausch gemessen werden soll
- bei welcher F_iO_2 die Messung erfolgen soll

Falls Patienten mit inhalativem NO behandelt werden, sollte die NO-Konzentration dokumentiert und ggf. vorher der hämodynamischen Messung angepasst werden.

20.6.8 Pulmonalarterielle Thermodilution mittels Pulmonalarterienkatheter

- Die pulmonalarterielle Druckkurve evaluieren und Wedge-Position prüfen.
- Lagekontrolle des PAK durchführen und ggf. repositionieren.
- Korrekte Platzierung der Druckaufnehmer und des externen Temperatursensors überprüfen.
- Zur In-vivo-Kalibrierung der S_vO_2 eine gemischt-venöse Blutgasanalyse durchführen.
- Auf dem Hämodynamik-Dokumentationsprotokoll die Herzfrequenz und alle invasiv gemessenen Drücke notieren.
- Einstellungen am PAK-Messgerät überprüfen. Insbesondere auf korrektes Injektatvolumen bzw. Katheterkonstante achten. Anschließend Gerät für Messung aktivieren.
- Wenn das Gerät bereit ist, voreingestelltes Injektatvolumen (in der Regel 10 ml kalte Lösung) **schnell** über den zentralvenösen Schenkel des PAK injizieren.

Cave ⚠

Bei dem erforderlichen hohen Injektionsdruck ist eine versehentliche Diskonnektion bzw. Sprengung des 3-Wege-Hahns möglich.

Insgesamt 5 Thermodilutionen durchführen. Anschließend den größten und kleinsten HZV-Messwert löschen und aus den übrigen 3 Messwerten den Mittelwert berechnen. Dieses Vorgehen berücksichtigt atemsynchrone Schwankungen des HZV (sog. Methode nach Jansen).

Dokumentation der gemessenen und berechneten Werte: systolischer, mittlerer und diastolischer PAP, PCWP, HZV, S_vO_2, Schlagvolumen (SV), enddiastolisches Volumen (RV-EDV), endsystolisches Volumen (RV-ESV) und Ejektionsfraktion (RV-EF) des rechten Ventrikels, sowie systemischer (SVRI) und pulmonalvaskulärer Widerstandsindex (PVRI).

20.6.9 Transpulmonale Thermodilution mittels Pulskonturanalysegerät

- Arterielle Druckkurve evaluieren (Dämpfung? andere Signalstörungen?).
- Korrekten Anschluss des arteriellen Katheters und des Temperatursensors mit bettseitigem Pulskonturanalysegerät bzw. Kompatibilitätsmodul zur Darstellung der Messung auf dem Patientenüberwachungsmonitor überprüfen. Eine arterielle Blutgasanalyse durchführen.
- Auf dem Hämodynamik-Dokumentationsprotokoll Herzfrequenz und alle invasiv gemessenen Drücke notieren.
- Einstellungen am bettseitigem Pulskonturanalysegerät bzw. am Kompatibilitätsmodul überprüfen. Insbesondere auf korrektes Injektatvolumen achten. Anschließend Gerät für Messung aktivieren.
- Wenn das Gerät bereit ist, voreingestelltes Injektatvolumen (in der Regel 20 ml kalte Lösung) **schnell** über den zentralvenösen Schenkel des PAK oder des ZVK injizieren (je nachdem, wo der externe Temperatursensor installiert worden ist)

Cave ⚠

Bei dem erforderlichen hohen Injektionsdruck ist eine versehentliche Diskonnektion bzw. Sprengung des 3-Wege-Hahns möglich.

Insgesamt 5 Thermodilutionen durchführen. Anschließend den größten und kleinsten HZV-Messwert löschen und aus den übrigen 3 Messwerten den Mittelwert berechnen. Dieses Vorgehen berücksichtigt atemsynchrone Schwankungen des HZV (sog. Methode nach Jansen).

Bei Verwendung des Kompatibilitätsmoduls zur Anzeige am Patientenüberwachungsmonitor können nach Abschluss der Thermodilutionen weitere Parameter folgendermaßen berechnet werden: Am Patientenüberwachungsmonitor den Hämodynamikdialog öffnen und die aktuellen invasiven Drücke importieren. Dann die Berechnung der abgeleiteten Hämodynamikparameter durch Tastendruck auslösen.

Mithilfe der transpulmonalen Thermodilution und anschließender Pulskonturanalyse können folgende Parameter gemessen bzw. berechnet werden:

- Thermodilutions-HZV
- kontinuierliches Pulskonturanalyse-HZV (PC-HZV)
- globales enddiastolisches Volumen (GEDV, GEDVI)
- extravaskuläres Lungenwasser (EVLW, EVLWI)
- Schlagvolumen (SV)
- systemischer vaskulärer Widerstand (SVR, SVRI)
- Schlagvolumenvariabilität (SVV)
- Pulsdruckvariabilität (PPV)
- und einige mehr

20.6.10 Thermodilutionsunabhängige Pulskonturanalyseverfahren

Bei der Verwendung eines thermodilutionsunabhängigen Pulskonturanalyseverfahrens ohne initiale Kalibrierung (z. B. FloTrac) wird das entsprechende Messsystem mit dem arteriellen Katheter verbunden. Nach Eingabe erforderlicher biometrischer Patientendaten (Alter, Körpergröße, Körpergewicht) in das Messgerät erfolgt die Berechnung des HZV anhand der Pulskonturanalyse ohne weitere Kalibrierung.

20.6.11 Transösophageale Echokardiografie

Indikationen

Bettseitige Evaluation der Hämodynamik im Hinblick auf myokardiale Kontraktilität, Füllungszustand und globale Funktion der Ventrikel des Herzens, sowie Klappenmorphologie und anatomisch-strukturelle Anomalien.

Bettseitige intermittierende Bestimmung des Herzzeitvolumens durch TEE (Doppler-Methode und Flächenbestimmung durchströmter Areale).

Diagnostik und Beurteilung eines kardiogenen Schocks (Empfehlungen zur Diagnostik und Therapie der Schockformen. Interdisziplinären Arbeitsgruppe „Schock“ der DIVI).

Perioperative Evaluation der Hämodynamik bei Patienten mit therapierefraktärer hämodynamischer Störung und unklarer ventrikulärer Funktion durch TTE oder TEE.

Merke **M!**

Zur hämodynamischen Evaluation durch Echokardiografie bei postoperativ beatmeten Patienten bietet die TEE Vorteile gegenüber der TTE. Die Ergebnisse der TTE- und TEE-Untersuchung müssen dokumentiert werden.

Kontraindikationen

- Absolute Kontraindikationen: Tumoren oder Verletzungen im Bereich des Pharnyx, Larynx, Ösophagus und Magen
- relative Kontraindikationen:
  - anatomische Malformationen des oberen Verdauungstraktes
  - Zustand nach chirurgischen Eingriffen im Bereich des oberen Verdauungstraktes
  - schwierige Intubation des Ösophagus
  - Ösophagusvarizen
  - klinisch relevante Blutungen im Bereich des oberen Verdauungstraktes
  - hämorrhagische Diathese

20.6.12 Hämodynamische Normalwerte

Die Normalwerte sind in ▶Tab. 20.9, ▶Tab. 20.10, ▶Tab. 20.11, ▶Tab. 20.12, ▶Tab. 20.13 und ▶Tab. 20.14 dargestellt.

Tab. 20.9 Blutfluss.

Blutflussparameter	Abkürzung	Normalwerte
HZV-Index	HI	2,5–5 l · min^{-1} · m^{-2}
Pulskontur-HZV-Index	PC-HI	2,5–5 l · min^{-1} · m^{-2}
Schlagvolumenindex	SVI	40–60 ml/m^2

Tab. 20.10 Vorlast.

Vorlastparameter	Abkürzung	Normalwerte
globaler EDV-Index	GEDVI	680–800 ml/m^2
intrathorakaler Volumenindex	ITBVI	850–1000 ml/m^2
Schlagvolumenvariation	SVV	0–13 %
Pulsdruckvariation	PPV	0–13 %

Tab. 20.11 Nachlast.

Nachlastparameter	Abkürzung	Normalwerte
systemischer Gefäßwiderstandsindex	SVRI	1700–2400 dyn · s · cm^{-5} · m^{-2})

Tab. 20.12 Kontraktilität.

Kontraktilitätsparameter	Abkürzung	Normalwerte
linksventrikuläre Ejektionsfraktion	LVEF	55–70 %
globale Ejektionsfraktion (PiCCO-System)	GEF	25–35 %
linksventrikuläre Druckanstiegssteilheit	LV dP/dt_{max}	Trend

Tab. 20.13 Sauerstoffangebots- und -verbrauchsparameter.

Sauerstoffangebots- und -verbrauchsparameter	Abkürzung	Normalwerte
Hb-Konzentration	Hb	Männer: 14–16 g/dl Frauen: 12–16 g/dl
arterielle O_2-Sättigung		96–100 %
gemischtvenöse/zentralvenöse O_2-Sättigung	S_vO_2/$S_{cv}O_2$	65–75 %/70–80 %
globales O_2-Angebot	DO_2I	400–650 ml·min^{-1} · m^{-2}
globaler O_2-Verbrauch	VO_2I	125–175 ml·min^{-1} · m^{-2}

Tab. 20.14 Lunge.

Lungenparameter	Abkürzung	Normalwerte
extravaskulärer Lungenwasserindex	EVLWI	3–7 ml/kgKG

20.7 Transpulmonale aortale Thermodilution/Pulskonturanalyse (PiCCO)

R. Francis, M. Sander, S. Weber-Carstens

20.7.1 Indikation

Hämodynamisches Monitoring zur **Steuerung der Volumen- und Katecholamintherapie** in folgenden Situationen:

- instabile Kreislaufverhältnisse, akute oder protrahierte Blutverluste und/oder Flüssigkeitsverschiebungen, z. B. im Rahmen von
  - septischem Schock
  - kardiogenem Schock
  - hypovolämem Schock
  - Herzinsuffizienz
  - Rechtsherzbelastung
  - pulmonalarterieller Hypertonie
  - postoperativ nach kardiochirugischen oder anderen großen Eingriffen
  - Z. n. Massivtransfusion
- schweres akutes Lungenversagen (ARDS)
- schweres Polytrauma
- Verbrennungstrauma
- andere Situationen, die eine differenzierte Beurteilung der Hämodynamik erfordern

20.7.2 Vorteile

- geringe Invasivität
- kontinuierliche Überwachung des HZV durch arterielle Pulskonturanalyse (▶ Abb. 19.1)
- Bestimmung der wichtigsten hämodynamischen Parameter:
  - HZV
  - Schlagvolumen (SV)
  - dynamische Vorlastparameter wie Schlagvolumenvariabilität („stroke volume variation“ – SVV), Pulsdruckvariabilität („pulse pressure variation“ – PPV), systemischer vaskulärer Widerstand (SVR); ggf. auch ohne Thermodilution möglich (z. B. FloTrac)
- Bestimmung von volumetrischen Vorlastparametern möglich (nur in Verbindung mit Thermodilution: z. B. PiCCO):
  - globales enddiastolisches Volumen (GEDVI)
  - intrathorakales Blutvolumen (ITBVI)
  - extravaskuläres Lungenwasser (EVLWI)
- bei der Steuerung einer Volumentherapie sind die volumetrischen (mit Einschränkungen GEDVI und ELVI) und dynamischen Parameter (SVV, PPV) zur Vorhersage der Volumenreagibilität den statischen Parametern wie z. B. dem zentralen Venendruck (ZVD) und dem pulmonalkapillären Wedge-Druck (PCWP) überlegen
- Abschätzung der linksventrikulären Kontraktilität anhand der arteriellen Druckanstiegssteilheit (dP/dt max) möglich
- geringeres Infektionsrisiko (im Vergleich zum Pulmonalarterienkatheter)

20.7.3 Nachteile

- eingeschränkte Validität der dynamischen Vorlastparameter (SVV, PPV) bei Patienten mit Arrhythmien, Spontanatmung bzw. assistierter Beatmung, sowie Beatmung mit einem niedrigen Tidalvolumen (< 8 ml/kgKG) und bei Patienten mit offenem Thorax
- eingeschränkter Nutzen bei höhergradiger Aortenklappeninsuffizienz, intra- und extrakardialen Shunts, Aortenpathologien sowie schwerer peripherer arterieller Verschlusskrankheit (pAVK)
- Notwendigkeit einer Re-Kalibrierung bei plötzlich auftretenden hämodynamischen Veränderungen (z. B. bei Blutungen, nach Transfusion, nach signifikanten Änderungen des systemischen vaskulären Widerstands)
- eingeschränkter Nutzen bei Patienten mit kardialen Assist-Geräten (z. B. IABP-, VAD-Systeme)

20.7.4 Durchführung

Thermodilutions**unabhängige** Pulskonturanalysesysteme (z. B. FloTrac) können direkt an einen herkömmlichen arteriellen Katheter angeschlossen werden. Ohne Thermodilution werden lediglich HZV, SVR, SV, SVV ermittelt, die volumetrischen Vorlastparameter (z. B. GEDV, ITBV etc.) entfallen.

Bei der Verwendung eines thermodilutionsunabhängigen Pulskonturanalyseverfahrens ohne initiale Kalibrierung wird das entsprechende Messsystem mit dem arteriellen Katheter verbunden. Nach Eingabe erforderlicher biometrischer Patientendaten (Alter, Körpergröße, Körpergewicht) in das Messgerät erfolgt die Berechnung des HZV anhand der Pulskonturanalyse ohne weitere Kalibrierung.

Thermodilutions**abhängige** Systeme (z. B. PiCCO) ermöglichen ein erweitertes hämodynamisches Monitoring inklusive der volumetrischen Vorlastparameter, sowie des extravaskulären Lungenwassers (EVLWI). Das PiCCO-System und das VolumeView-System erfordern einen speziellen arteriellen Messkatheter mit Temperatursensor.

▸ Transpulmonale Thermodilution mittels Pulskonturanalysegerät

- Kathetersets für A. femoralis, A. axillaris und A. radialis bereithalten.
- Arteriellen Katheter in Seldinger-Technik legen.
- Besonderheiten beim PiCCO-/VolumeView-Katheter: primäre Punktionsstelle **A. femoralis** (z. B. 5F-Katheter, 20 cm Länge), Dilatation vor Einführen des Katheters
- Arterielle Druckkurve evaluieren (Dämpfung? andere Signalstörungen?).
- Korrekten Anschluss des arteriellen Katheters und des Temperatursensors mit bettseitigem Pulskonturanalysegerät bzw. Kompatibilitätsmodul zur Darstellung der Messung auf dem Patientenüberwachungsmonitor überprüfen. Eine arterielle Blutgasanalyse durchführen.
- Auf dem Hämodynamik-Dokumentationsprotokoll Herzfrequenz und alle invasiv gemessenen Drücke notieren.
- Einstellungen am bettseitigem Pulskonturanalysegerät bzw. am Kompatibilitätsmodul überprüfen. Insbesondere auf korrektes Injektatvolumen achten. Anschließend Gerät für Messung aktivieren.
- Wenn das Gerät bereit ist, voreingestelltes Injektatvolumen (in der Regel 20 ml kalte Lösung) **schnell** über den zentralvenösen Schenkel des PAK oder des ZVK injizieren (je nachdem, wo der externe Temperatursensor installiert worden ist)

Cave ⚠

Bei dem erforderlichen hohen Injektionsdruck ist eine versehentliche Diskonnektion bzw. Sprengung des 3-Wege-Hahns möglich.

Insgesamt 5 Thermodilutionen durchführen. Anschließend den größten und kleinsten HZV-Messwert löschen und aus den übrigen 3 Messwerten den Mittelwert berechnen. Dieses Vorgehen berücksichtigt atemsynchrone Schwankungen des HZV (sog. Methode nach Jansen).

Bei Verwendung des Kompatibilitätsmoduls zur Anzeige am Patientenüberwachungsmonitor können nach Abschluss der Thermodilutionen weitere Parameter folgendermaßen berechnet werden: Am Patientenüberwachungsmonitor den Hämodynamikdialog öffnen und die aktuellen invasiven Drücke importieren. Dann die Berechnung der abgeleiteten Hämodynamikparameter durch Tastendruck auslösen.

Mithilfe der transpulmonalen Thermodilution und anschließender Pulskonturanalyse können folgende Parameter gemessen bzw. berechnet werden:

- Thermodilutions-HZV
- kontinuierliches Pulskonturanalyse-HZV (PC-HZV)
- globales enddiastolisches Volumen (GEDV, GEDVI)
- extravaskuläres Lungenwasser (EVLW, EVLWI)
- Schlagvolumen (SV)
- systemischer vaskulärer Widerstand (SVR, SVRI)
- Schlagvolumenvariabilität (SVV)
- Pulsdruckvariabilität (PPV)
- und einige mehr

20.8 Bestimmung von Prokalzitonin (PCT) und C-reaktivem Protein (CRP)

A. Edel, C. Lojewski, S. Marz, S. Tafelski, V. von Dossow

Bestimmung von Prokalzitonin und C-reaktivem Protein

20.8.1 Klinische Anwendung

Direkt postoperativ ist keine routinemäßige Bestimmung von C-reaktivem Protein (CRP) und Prokalzitonin (PCT) notwendig.

Bei erfolgreicher chirurgischer und antibiotischer Fokussanierung ist keine tägliche Bestimmung von CRP/PCT notwendig.

Bei dem **klinischen Verdacht auf Infektion** können CRP und PCT bestimmt werden.

Bei einem weiteren Fortschreiten der Infektion ohne Hinweise auf klinische Stabilisierung kann eine Kontrolluntersuchung erfolgen.

Zur Beurteilung einer Infektion sind vorrangig der klinische Zustand des Patienten und die Leukozytenzahl im Blutbild (SIRS-Kriterien, klinischer Fokus der Infektion) maßgeblich. Es kann nützlich sein, darüber hinaus weitere Parameter zur Beurteilung des Zustandes eines Patienten hinzuzuziehen. Zu diesem Zwecke haben sich PCT und CRP etabliert. Hierbei muss Folgendes beachtet werden:

▶ **Initiale Diagnose einer Infektion.** Die klassische Blutsenkungsgeschwindigkeit (BSG) wurde durch die Bestimmung des CRP-Wertes ersetzt. Vor Beginn einer Therapie ist es sinnvoll, CRP und PCT zu bestimmen. Infektion bleibt eine klinische Diagnose!

▶ **Verlaufskontrolle.** Als Verlaufskontrolle der Behandlung einer schweren Infektion auf der ITS ist CRP ungeeignet, da Anstieg und Abfall der Plasmaspiegel mit deutlichem Zeitverzug zum klinischen Geschehen auftreten. Leukozytenzahl und PCT korrelieren enger mit dem klinischen Verlauf einer Infektion und sind als Verlaufsparameter geeignet. Bei gutem klinischem Verlauf und Verlauf der Leukozytenzahl ist eine PCT-Bestimmung überflüssig. Bei Patienten, die im Verlauf einer Infektion nicht mehr adäquat mit einem Leukozytenanstieg reagieren und deren Leukozyten sich zunehmend erschöpfen, kann zum Beispiel die 3-tägliche PCT-Bestimmung als Verlaufskontrolle der Therapie herangezogen werden. Ein gutes Ansprechen auf eine Antibiotikatherapie kann durch einen relevanten Abfall des PCT angezeigt werden und so Hinweise für die Steuerung der Antibiotikatherapie liefern.

20.8.2 Procalcitonin

Allgemeines

PCT ist ein Protein, das bei schweren bakteriellen, pilzbedingten und parasitären Infektionen sowie bei Sepsis und Multiorganversagen in erhöhter Konzentration im Blutplasma auftritt. Bei viralen Infektionen, Autoimmun- und allergischen Erkrankungen tritt kein PCT-Anstieg auf. Die PCT-Konzentration spiegelt die Aktivität der systemischen Entzündung wider.

Das PCT ist ein 116-Aminosäure-Polypeptid und ein Vorläufer des Hormons Calcitonin, das in die Regulation des Kalziumstoffwechsels eingreift. PCT hat keine kalziumregulierende Funktion. Die Halbwertszeit von PCT beträgt 25–30 h.

Bei Infektionen durch Bakterien, Pilzen und Protozoen wird in Leber, Niere, Fettgewebe und Muskel das Calcitonin-Gen exprimiert, PCT gebildet und anschließend ins Blut ausgeschüttet. Dabei kommt es zu einem raschen Anstieg der PCT-Konzentration im Blut. Demgegenüber steigt Calcitonin bei infektionsbedingter Stimulation der PCT-Synthese in den parenchymatösen Organen nicht oder nur minimal an. PCT kann zur Identifikation einer Infektion bzw. einer Sepsis verwendet werden. Differenzialdiagnostisch hilft PCT in der Unterscheidung zwischen bakteriellen Entzündungen (hohe Konzentration) und viraler Infektion bzw. Erkrankung autoimmuner Genese (PCT nicht erhöht).

Indikationen für die Bestimmung von PCT

- Diagnose und Verlauf bakterieller Entzündungen
- Differenzierung viraler von bakterieller Infektion
- Risikoüberwachung nach OP und Transplantation
- Verlaufsparameter bei Sepsis, SIRS und MODS

Erhöhte PCT-Werte

Die Interpretation der Procalcitonin-Werte fasst ▶ Tab. 20.15 zusammen.

Tab. 20.15 Interpretation der Procalcitonin-Werte.

PCT-Wert	Ausmaß der Entzündungsreaktion
< 0,005 ng/ml (Normalwert)	gesunde Individuen (Alter > 3 Lebenstage); keine systemische Entzündungsreaktion
< 0,5 ng/ml (messbare, aber geringe PCT-Reaktion)	geringe oder keine systemische Entzündungsreaktion; lokale Entzündung und lokale Infektion möglich
> 0,5 – < 2,0 ng/ml	signifikante, aber mäßiggradige systemische Entzündungsreaktion; eine Infektion ist möglich
> 2 – < 10 ng/ml	schwere systemische Entzündungsreaktion, am wahrscheinlichsten infolge einer Infektion (Sepsis), hohes Risiko für die Entwicklung einer Organdysfunktion
> 10 ng/ml	ausgeprägte systemische Entzündungsreaktion, nahezu ausschließlich infolge einer schweren bakteriellen Sepsis oder eines septischen Schocks; häufig mit Organdysfunktion verbunden; hohes Risiko für einen letalen Verlauf

PCT-gesteuerte Antibiotikatherapie

Anhand von PCT-Konzentrationen kann eine Therapiesteuerung der antimikrobiellen Therapie erwogen werden. Die bisher publizierten Algorithmen erwiesen sich als sicher und kosteneffizient. Dies konnte vor allem bei akuten respiratorischen Infektionen gezeigt werden.

Besonderheiten bei der Interpretation der PCT-Werte

Bei folgenden Diagnosen kann die Bestimmung des PCT-Wertes pathologische Werte liefern, die keine spezifische Interpretation erlauben. Daher sollte hier die Bestimmung besonders kritisch hinterfragt werden.

- operatives Trauma
- Polytrauma
- kardiogener Schock
- extrakorporale Zirkulation
- bei Behandlung der akuten Abstoßung von Transplantaten mit Anti-Lymphozytenglobulin oder mit Orthoclone OKT 3 können erhöhte PCT-Konzentrationen auftreten
- bei Schwerstbrandverletzten kommt es innerhalb von 6 h zur unspezifischen Induktion von PCT
- PCT wird freigesetzt bei kleinzelligem Bronchialkarzinom und medullärem C-Zell-Karzinom
- nach Hämodialyse zeigen 1/3 der Patienten leicht erhöhte PCT-Werte bis max. 1,5 ng/ml PCT

20.8.3 C-reaktives Protein

Allgemeines

CRP hat eine homopentamere Ringstruktur und gehört zur Pentraxin-Familie. Die monomeren Polypeptidketten sind 206 AS lang (etwa 23 kD). Sie werden in der Leber synthetisiert. Bei akuten Entzündungen (akute Gewebsläsionen, Infektionen) steigen innerhalb von 6–48 h bestimmte Plasmaproteine an (Akute-Phase-Reaktion). CRP als das klassische Akute-Phase-Protein ist ein empfindlicher, wenn auch unspezifischer Indikator für ein solches Geschehen. Die Akute-Phase-Proteine werden in der Leber synthetisiert und dienen teilweise der humoralen Abwehr. CRP vermag ein breites Spektrum von Liganden – sowohl exogenen als auch endogenen Ursprungs – zu binden und das Komplementsystem zu aktivieren. Normale CRP-Werte sprechen nicht generell gegen ein entzündliches Geschehen. Der Konzentrationsanstieg bei schweren Entzündungen kann bis zum 10 000-Fachen des Ausgangswertes betragen. Die Halbwertzeit wird mit 24 h angegeben.

Indikationen für die Bestimmung von CRP

- Diagnostik von Organerkrankungen
- Beurteilung des Ausmaßes einer entzündlichen Erkrankung
- Erkennung interkurrierender Infektionen (z. B. postoperativ sich entwickelnde Sepsis)
- Beurteilung des Therapieerfolgs (z. B. antibiotische Pyelonephritisbehandlung bei Kindern, Goldtherapie bei rheumatoider Arthritis)
- prognostische Aussage (z. B. bei Infektionskrankheiten, malignen Tumoren)
- Abschätzung eines kardiovaskulären Risikos

Erhöhte Werte bei der Bestimmung des CRP

Die Interpretation der CRP-Werte fasst ▶Tab. 20.16 zusammen.

Andere unspezifische Einflussgrößen

- orale Kontrazeptiva
- Hormontherapie
- Rauchen

Tab. 20.16 Interpretation der CRP-Werte.

CRP-Wert	Ausmaß der Entzündungsreaktion
5–10 mg/l	leicht bis mäßig entzündliche Prozesse oder solche geringer Ausdehnung, z. B. lokale bakterielle Infektionen, unkomplizierte Zystitis, Bronchitis, Traumen, postoperativ, Unfall, Myokardinfarkt, Tuberkulose, Sarkoidose
> 10 mg/l	bei akutem Krankheitsgeschehen sprechen solche Werte für hohe und/oder ausgedehnte Entzündungsaktivität (Sepsis, größere Traumen, bakterielle Infektionen, metastasierende Tumoren, aktive rheumatoide Arthritis, seronegative Spondylarthritis, Immunvaskulitis, Polymyalgia rheumatica, Morbus Crohn, tiefe Venenthrombose usw.)

20.9 Prostaglandine bei Patienten mit Gefäßerkrankungen

M. Hommel, M. Kastrup

20.9.1 Studienlage

Zur Anwendung von Prostanoiden bei Patienten nach gefäßchirurgischen oder interventionellen Eingriffen finden sich wenige inhomogene Daten.

Die vorhandenen randomisierten prospektiven Studien bei konservativ therapierten Patienten kommen zum Teil zu kontroversen Ergebnissen. Aufgrund differierender Einschlusskriterien und heterogenem Studiendesign entstehen kaum vergleichbare und z. T. wenig evidenzbasierte Ergebnisse.

Eine Cochrane-Metaanalyse (2013) [751] zeigt bei dem Einsatz von unterschiedlichen Prostaglandinen versus Placebo eine signifikante Schmerzreduktion und einen signifikanten Rückgang von Ulzera, allerdings verbunden mit einem ebenfalls signifikanten Anstieg von unerwünschten anderen Wirkungen. Eine statistisch signifikante Reduktion von Amputationen und Mortalität konnte nicht nachgewiesen werden.

20.9.2 Indikation

Die Indikation erfolgt in Abstimmung mit der Gefäßchirurgie bzw. interventionellen Disziplinen und betrifft Patienten mit chronischer arterieller Verschlusskrankheit Stadium III und IV. Die Behandlungsdauer beträgt maximal 4 Wochen.

20.9.3 Kontraindikationen

- Schwangerschaft und Stillzeit
- dekompensierte Herzinsuffizienz, instabile Angina Pectoris bzw. schwere KHK, Myokardinfarkt innerhalb der letzten 6 Monate, schwere Arrythmien, höhergradige Vitien
- schwere chronisch obstruktive oder venookklusive Lungenerkrankung
- erhöhtes Blutungsrisiko: nach Polytrauma, zerebrovaskulärem Ereignis, aktiver GI-Blutung
- akute Leberschädigung (Transaminasen-/GammaGT-Erhöhung)

20.9.4 Monitoring

- Kontinuierliches Basismonitoring: HF, RR, S_pO_2
- täglich: Kreatinin, ggf. Transaminasen/gGT

20.9.5 Pharmaka

- Prostaglandin E_1: Alprostadil (z. B. **Prostavasin**)
- Prostaglandin I_2: Iloprost (z. B. **Ilomedin**)

Wirkungsweise: Hemmung der Aktivierung, Adhäsion und Aggregation von Thrombozyten, endotheliale Stimulation, Inhibierung der Leukozytenaktivierung, sowie fibrinolytische Effekte.

In einer Studie [751] zeigte sich ein therapeutischer Vorteil beim Einsatz von PGE_1 bezüglich verbesserter Mikrozirkulation und Pharmakotoleranz.

20.9.6 Dosierung

- Alprostadil:
  - 20 µg ad 50 ml NaCl 0,9 % über 2 h i. v. 2 × /d
  - Kreatinin > 1,5 mg/dl: Dosisreduktion
- Iloprost:
  - 0,5–2,0 ng/kgKG/min über 6 h i. v. 1 × /d: 40 µg ad 20 ml NaCL 0,9 %/G 5 %
  - Beginn mit 0,5 ng/kgKG/min, Steigerung halbstündlich, falls keine Nebenwirkungen auftreten

Merke M!

Bei dialysepflichtiger Niereninsuffizienz bzw. Leberzirrhose: Dosishalbierung.

20.9.7 Nebenwirkungen

- Sehr häufig: Kopfschmerzen, Flush, Nausea, Erbrechen
- Häufig: Schwindel, Parästhesien, Sedierung, Hypotonie, Bradykardie, Fieber

Cave

Verschlechterung der Oxygenierung und der Beatmungssituation bei beatmeten Patienten (bei i. v. Gabe).

20.10 Scoringsysteme auf der Intensivstation

M. Schuster, C. von Heymann, S. Weber-Carstens

20.10.1 Verwendete Scores

Alle Patienten, die sich auf einer unserer Intensivstationen befinden, werden kontinuierlich anhand validierter Scores beurteilt. Häufigkeit und Zuständigkeit sind in ▶ Abb. 20.14 zusammengestellt. Die Erhebung dient unterschiedlichen Zielen:

- Einschätzung der Krankheitsschwere
- Festlegen und Überwachen von Therapiezielen
- Planung des pflegerischen Aufwandes
- Berechnung der intensivmedizinischen Komplexziffer

Der zur Einschätzung des Krankheitsschweregrades bei Intensivpatienten verwendete SOFA-Score resultiert aus den Parametern 5 verschiedener Organsysteme und ist als Verlaufsparameter für das Maß der Organdysfunktion validiert, wohingegen der APACHE II und der daraus abgeleitete SAPS II zusätzliche Faktoren wie Alter, Vorerkrankungen oder Aufnahmegrund berücksichtigen. APACHE II und SAPS II sind für eine Prognoseabschätzung bei der Aufnahme, nicht jedoch als Verlaufsparameter validiert.

Sämtliche Parameter, die zur täglichen Berechnung von APACHE II, SOFA-Score und SAPS II relevant sind, werden aus der elektronischen Patientenakte importiert und in einer zusammengestellten Eingabemaske des PDMS dargestellt. In dieser müssen vom zuständigen Arzt bei Aufnahme sowie einmal täglich die Angaben ergänzt oder korrigiert und anschließend validiert werden. Die detaillierte Erhebung der Parameter ist für Stationen mit kontinuierlicher, 24-stündiger Patientenüberwachung durch intensivmedizinisch erfahrenes Pflegepersonal und Ärzte über die intensivmedizinische Komplexziffer direkt DRG-relevant. Im Einzelnen sind es die Parameter des SAPS II ohne GCS und 10 Werte aus dem TISS-28 (core-TISS 10), die der Berechnung der intensivmedizinischen Komplexziffer zugrunde liegen. Dazu sind ein Patientenalter von > 14 Jahren und eine Aufenthaltsdauer auf der ITS von > 24 h Voraussetzung. In der pädiatrischen Intensivmedizin stehen statt des SOFA-Score der PIM 2 und der PELOD-Score zur Verfügung, um die intensivmedizinische Komplexziffer zu erheben.

Eine Besonderheit des GCS im intensivmedizinischen Verlauf stellt die Beurteilung der Bewusstseinslage bei Patienten mit sedierenden Medikamenten dar. Hierbei ist darauf zu achten, dass immer der zuletzt erhobene Wert des GCS vor Sedierung fortgeführt wird, bis der Patient keine sedierenden Medikamente mehr erhält. Dies ist auch für die Berechnung von APACHE II, SOFA-Score und SAPS II von Bedeutung und für andere Scores empfohlen, die den GCS-Wert als einen Parameter in ihre Berechnung einbeziehen. Für genauere inhaltliche Angaben und Erläuterungen zur Durchführung der Scores hinsichtlich Analgesie, Sedierung und Delir sei auf das Kapitel 20.1 verwiesen.

20.11 Temperaturmanagement auf der Intensivstation, Kühlung und Fieber nach Reanimation

M. Kastrup, C. Melzer-Gartzke

20.11.1 Indikationen

Ein zielgerichtetes Temperaturmanagement („Targeted Temperature Management": TTM) kann wesentlich dazu beitragen, neurologische Defizite nach einem Kreislaufstillstand zu verhindern bzw. zu minimieren, da ein wesentlicher Teil der zentralnervösen Schädigung oft erst in den Stunden nach stattgehabter Hypoxie entsteht.

Bis vor ein paar Jahren wurde nach einem Kreislaufstillstand nach einem ROSC (return of spontaneous circulation) eine therapeutische Hypothermie durchgeführt. Nach den aktuellen Empfehlungen wird dieses Vorgehen aufgrund der neueren Studienlage mit neuen randomisierten klinischen Studien nicht mehr empfohlen.

Es wird weiterhin ein aktives Temperaturmanagement nach Reanimationen empfohlen, wobei sich die Zielbereiche geändert haben.

20.11.2 Anamnese

Neben der üblichen sorgfältigen Anamnese sollte die Herleitung der Entscheidung für oder gegen ein Temperatur-Management-System nachvollziehbar dokumentiert werden.

20.11.3 Monitoring

Es erfolgt das übliche intensivtherapeutische Monitoring eines analgosedierten und beatmeten Patienten. Die Temperaturmessung erfolgt stets zentral durch einen in der Blase, in der Blutbahn oder im Ösophagus platzierten Thermistor. Bei Verwendung von externen oder internen Kühlvorrichtungen mit kontinuierlicher Temperaturrückkopplung erfolgt eine Kontrollmessung über eine zweite Temperatursonde.

Ein eventuell auftretendes Kältezittern und die Wirksamkeit von Gegenmaßnahmen können mit der „bedside shivering assessment scale" (BSAS) dokumentiert werden.

	Name des Messinstrumentes: Abkürzung	Name des Messinstrumentes: Erläuterung	Parameter/Erhebungen	Funktion/Ziel	Zeitpunkt	Frequenz	Erhebung durch
	APACHE II	Acute Physiology And Chronic Health Evaluation II	Erhebung von 5 physiologischen und 6 laborchemischen Parametern, GCS, Alter, Vorerkrankungen	Abschätzung einer Prognose bei Aufnahme	bei Aufnahme, dann jeweils um 0:00 Uhr	bei Aufnahme und alle 24 h	Arzt
	SAPS II	Simplified Acute Physiology Score II	Erhebung von 5 physiologischen und 5 laborchemischen Parametern, GCS, Alter, Vorerkrankungen, Aufnahmegrund	Abschätzung einer Prognose bei Aufnahme	bei Aufnahme, dann jeweils um 0:00 Uhr	bei Aufnahme und alle 24 h	Arzt
altersabhängig	**SOF A** (Erwachsene)	Sequential Organ Failure Assessment score *(Ehem.: „sepsis related organ failure assessment")*	Erhebung von Organdysfunktionen durch 2 physiologische und 3 laborchemische Parameter, GCS	Einschätzung des Krankheitsschweregrades durch Organdysfunktionen als Verlaufsparameter	bei Aufnahme, dann jeweils um 0:00 Uhr	bei Aufnahme und alle 24 h	Arzt
altersabhängig	**PIM 2** (Kinder)	Pediatric Index of Mortality	Erhebung von 5 klinischen und 2 laborchemischen Parametern, systolischer Blutdruck, Vorerkrankungen, Aufnahmegründe	Abschätzung einer Prognose bei Aufnahme; nicht validierter Verlaufsparameter	bei Aufnahme, dann jeweils um 0:00 Uhr	bei Aufnahme und alle 24 h	Arzt
altersabhängig	**PELOD** (Kinder)	PEdiatric Logistic Organ Dysfunction	Erhebung von GCS, 2 klinische, 4 physiologische und 5 laborchemische Parameter, teilweise altersadaptiert	Einschätzung des Krankheitsschweregrades durch Organdysfunktionen	bei Aufnahme, dann jeweils um 0:00 Uhr	bei Aufnahme und alle 24 h	Arzt
	RASS	Richmond Agitation Sedation Scale	Messung der Sedierungstiefe bei Patienten, welche Medikamente mit sedierendem Wirkungsprofil erhalten; zudem kann hiermit die Schwere einer vorhandenen Agitation erfasst werden	Monitoring	F, S, N	alle 8 h	Pflege
				Definition Sedierungsziel	Visite für die folgenden 24 h	mind. 1× täglich	Arzt
	CGS	Glascow Coma Scale	Abschätzung einer Bewusstseinsstörung bei Patienten welche kein Medikament mit sedierendem Wirkungsprofil erhalten	Monitoring	F, S, N	alle 8 h bis stündlich, je nach klinischer Indikation	Pflege
Auswahl je nach Patientenzustand	**NRS-V**	Numerische Rating Skala - Visualisiert	Schmerzmessung anhand einer numerischen Skala von 1–10	Monitoring, subjektive Selbsteinschätzung	F, S, N	alle 8 h	Pflege
Auswahl je nach Patientenzustand	**FPS-R**	Faces Pain Scale - Revised	Schmerzmessung bei älteren Patienten und Kindern mit Hilfe einer Gesichterskala	Monitoring, subjektive Selbsteinschätzung	F, S, N	alle 8 h	Pflege
Auswahl je nach Patientenzustand	**BPS**	Behavioural Pain Scale	Schmerzmessung bei invasiv beatmeten Patienten mit RASS ≤ 2 anhand folgender Merkmale: Gesichtsausdruck, Bewegung der oberen Extremität, Adaptation an das Beatmungsgerät	Monitoring, objektivierte Einschätzung	F, S, N	alle 8 h	Pflege
Auswahl je nach Patientenzustand	**BPS-NI**	Behavioural Pain Scale - Nicht Intubiert	Schmerzmessung bei Patienten mit Delir oder sonst nicht adäquat kontaktierbaren Patienten anhand folgender Merkmale: Gesichtsausdruck, Bewegung der oberen Extremität, Vokalisation	Monitoring, objektivierte Einschätzung	F, S, N	alle 8 h	Pflege
Auswahl je nach Patientenzustand	**BESD**	Beurteilung von Schmerzen bei Demenz	Schmerzmessung bei nicht kommunikativen Demenzkranken; Beobachtungskategorien Atmung, negative Lautäußerungen, Gesichtsausdruck, Körpersprache und Reaktion auf Tröstung	Monitoring, objektivierte Einschätzung	F, S, N	alle 8 h	Pflege
alternativ	**CAM-ICU**	Confusion Assessment Method für die Intensivstation	Delirmessung anhand folgender Merkmale: akuter Beginn oder schwankender Verlauf, Aufmerksamkeitsstörung, unorganisiertes Denken, Bewusstseinsstörung; nur durch geschultes Personal durchzuführen	Monitoring, objektivierte Delirmessung	F, S, N	alle 8 h	Pflege (Arzt)
alternativ	**Nu-DESC**	Nursing Delirium Screening Scale	Delirmessung anhand folgender Merkmale: Desorientierung, unangemessenes Verhalten, unangemessene Kommunikation, Illusion/Halluzination, psychomotorische Retardierung; Bewertung mit Hilfe einer Punkteskala; kann auch durch nicht geschultes Personal durchgeführt werden	Monitoring, subjektive Bewertung von Delirsymptomen, Messung von SSD möglich	F, S, N	alle 8 h	Pflege
fakultativ	**DDS**	Delirium Detection Score	Messung von Delirsymptomen, Steuerung der medikamentösen Delirtherapie, Schweregradmessung von Delirsymptomen; Bewertung mit Hilfe einer Punkteskala	Steuerung der medikamentösen Delirtherapie	fakultativ	fakultativ	Pflege
	TISS 28	Therapeutic Intervention Scoring System 28	28 therapeutische und pflegerische Maßnahmen	Einschätzung des pflegerischen Arbeitsaufwandes	0:00 Uhr	alle 24h	Pflege

Abb. 20.14 Übersicht über die verwendeten Scoringsysteme. F = Frühdienst, S = Spätdienst, N = Nachtdienst, SSD = subsyndromales Delir.

Bei der Blutgaskontrolle muss zwischen temperaturkorrigierter (pH-stat) und nicht temperaturkorrigierter Analyse (alpha-stat) unterschieden werden. Eine abschließende Bewertung bezüglich der Überlegenheit eines dieser Verfahren beim reanimierten Patienten kann derzeit nicht getroffen werden. Es ist wichtig, dass alle Mitarbeiter einer ITS die gleiche Art der Analyse wählen, da beim hypothermen Patienten die Abweichungen zwischen den Verfahren beim pCO_2 mehrere mmHg betragen kann und sonst kein koordiniertes Beatmungsmanagement möglich ist.

20.11.4 Vorgehensweise

Wenn Patienten nach einem Herz-Kreislauf-Stillstand komatös bleiben, sollte die Körpertemperatur für mind. 72 Stunden durch geeignete Maßnahmen unter 37,5 °C gehalten werden.

Das Hauptziel des Temperaturmanagements nach einem Herz-Kreislauf-Stillstand besteht in der Aufrechterhaltung einer Normothermie und Vermeidung von Fieber.

Um eine Zieltemperatur von ≤ 37,5 °C zu erzielen, kann es sinnvoll sein, die Umgebungstemperatur abzusenken und den Patienten von Decken zu befreien.

Wenn diese Maßnahmen nicht ausreichen, sollten Geräte zur aktiven Kühlung mit einer Zieltemperatur von 37,5 °C zum Einsatz kommen. Es können Systeme zur Körperoberflächenkühlung oder intravasale Kühlsysteme zum Einsatz kommen. Bei der Anwendung der Systeme sollten diese über eine mit dem Patienten verbundene Temperaturmesssonde in einem Feedback-System gesteuert werden. Eine zweite Temperatursonde unabhängig von dem Temperatur-Management-Gerät erhöht die Sicherheit.

Es gibt keine sichere Evidenz, ob es eine Subpopulation von Patienten gibt, die von einer moderaten Hypothermie (32–34 °C) profitieren könnte.

Komatöse Patienten, welche nach einem ROSC eine milde Hypothermie haben, sollten zur Erreichung einer Normothermie nicht aktiv erwärmt werden.

Eine prähospitale Kühlung durch eine Infusion von kalten Infusionslösungen sollte nicht mehr durchgeführt werden.

20.12 Therapie mit Glukokortikoiden

C. Pille, V. von Dossow, S. Weber-Carstens

20.12.1 Perioperative Substitution von Glukokortikoiden bei Nebennierenrindeninsuffizienz

Pathophysiologie der Nebennierenrindeninsuffizienz

Die bedarfsadaptierte Sekretion von Kortisol aus der Nebennierenrinde sichert die Homöostase in akuten Stresssituationen wie Polytrauma und Operationen. Eine Störung der Hypothalamus-Hypophysen-Nebennierenrinden-(HHN)-Achse kann vorbestehend sein oder perioperativ bzw. im Verlauf einer schweren Erkrankung entstehen. Eine vorbestehende Insuffizienz der Nebennierenrinde wird häufig durch eine Therapie mit Glukokortikoiden über der Cushing-Schwellendosis ausgelöst (▶ Tab. 20.17). Bei Patienten mit einer bekannten oder vermuteten Insuffizienz der HHN-Achse sollte in akuten Stresssituationen eine Substitution mit Glukokortikoiden erfolgen.

▶ Ursachen einer Störung der HHN-Achse

- Primäre Nebennierenrindeninsuffizienz mit Erhöhung des ACTH:
  - chronisch: Morbus Addison (Autoimmunadrenalitis, Infektionen, Metastasen, Tuberkulose)
  - akut:
    - Waterhouse-Fridrichsen-Syndrom mit hämorrhagischer Infizierung bei Meningokokkensepsis
    - Blutungen/Thrombosierung bei z. B. Marcumar-Therapie, Neugeborene, disseminierte intravasale Gerinnung
    - retroperitoneales Hämatom
    - Adrenalektomie
- sekundäre Nebennierenrindeninsuffizienz mit Verminderung des ACTH:
  - Glukokortikoidtherapie (> Cushing-Schwellendosis)
  - Insuffizienz von Hypophysenvorderlappen (z. B. Hypophysenadenom) oder Hypothalamus

Tab. 20.17 Häufig verwendete Glukokortikoide und ihre Cushing-Schwellendosis in mg/d (nach [720]).

Glukokortikoid	Cushing-Schwellendosis in mg/d
Kortisol (Hydrokortison)	30–40
Kortison	40–50
Prednison	7,5–10
Prednisolon	7,5–10
Methylprednisolon	6–8
Dexamethason	1,5–2,0

Kortisolschema

Das Kortisolschema (s. SOP Perioperative Hydrocortison-Substitution) wird bei allen Patienten durchgeführt, bei denen mit dem Vorliegen einer Nebennierenrindensuppression zu rechnen ist. Betroffen sind unter anderem Patienten, die mit einer Medikation oberhalb der Cushing-Schwelle therapiert werden bzw. wurden, bis zu einem Jahr nach Absetzen der Therapie.

20.12.2 Niedrig dosierte Gabe von Hydrokortison beim septischen Schock

Bei kritisch kranken Patienten wird eine für die Schwere der Erkrankung unzureichende Kortisolproduktion und -wirkung diskutiert (Critical Illness Related Corticosteroid Insufficiency, CIRCI). Der Nutzen einer Therapie mit niedrig dosiertem Hydrokortison im septischen Schock wird seit Jahren kontrovers diskutiert. In Studien nachweisbar sind vor allem eine kreislauflaufstabilisierende Wirkung und Reduktion des Vasopressorbedarfs sowie antiinflammatorische und immunmodulatorische Effekte. Ein Überlebensvorteil konnte nur bei Patienten mit schwerem septischen Schock nachgewiesen werden. Ein erhöhtes Risiko für sekundäre Infektionen oder eine Critical Illness Polyneuromyopathy ist bisher nicht sicher belegbar. Als Nebenwirkungen sind Hyperglykämien und Hypernatriämien zu beachten.

Derzeitige Empfehlungen

Niedrig dosiertes Hydrokortison (200–300 mg/d) kann bei Patienten mit therapierefraktärem septischen Schock, die trotz Volumentherapie und Vasopressortherapie in hoher Dosis nicht zu stabilisieren sind, erwogen werden.

Wenn nach Volumensubstitution und Vasopressortherapie keine ausreichende Stabilisierung zu erreichen ist, sollte mit der Applikation frühzeitig begonnen werden (< 24 h).

Die Applikation erfolgt intravenös als 50-mg-Bolusgaben alle 6 h für max. 7 Tage.

Eine Therapiedauer von > 7 Tagen kann aufgrund der geringen Datenlage nicht generell empfohlen werden, jedoch im Einzelfall indiziert sein.

Bei Patienten mit schwerer Sepsis ohne Schock wird eine Therapie mit Hydrokortison nicht empfohlen.

Die Applikation hochdosierter Glukokortikoide zur Therapie der Sepsis ist kontraindiziert.

Auf die Gabe von Muskelrelaxanzien in Kombination mit Glukokortikoiden sollte verzichtet werden (evtl. erhöhtes Risiko für Critical Illness Polyneuromyopathy).

Ein ACTH-Test wird zur Indikationsstellung für niedrig dosiertes Hydrokortison im septischen Schock nicht empfohlen.

20.12.3 Gabe von Glukokortikoiden in der Neurochirurgie

Operation von Hirntumoren und Metastasen

Patienten mit intrazerebralen Tumoren, bei denen die Dura eröffnet wird, erhalten in Absprache mit dem Operateur 40 mg Dexamethason i. v. direkt nach Einleitung und 8 mg Dexamethason 8 h später. Die Gabe von Glukokortikoiden bei intrazerebralen Tumoren und Metastasen dient in erster Linie der Verminderung des perifokalen Ödems und führt zur Verbesserung einer eventuell bestehenden Symptomatik wie Kopfschmerzen und Übelkeit bei erhöhtem Hirndruck sowie zur Reduktion fokal neurologischer Defizite. Die Gabe wird in der Regel schon präoperativ begonnen und wird dann perioperativ fortgesetzt.

► **Durchführung**
- OP-Tag: Gabe der Vormedikation, intraoperativ Gabe von 40 mg Dexamethason
- 1.–3. postoperativer Tag: 3 × 8 mg Dexamethason
- 4.–6. postoperativer Tag: 3 × 4 mg Dexamethason
- 7.–9. postoperativer Tag: 3 × 2 mg Dexamethason

Hypophysenoperationen

In den meisten Fällen handelt sich um Hypophysenadenome, die in der Regel über einen transnasalen transphenoidalen Zugang kürettiert werden. Seltener (bei großen Tumoren) ist eine Kraniotomie erforderlich. Perioperativ wird routinemäßig Kortisol substituiert.

► **Durchführung**
- am OP-Tag: vor Narkoseeinleitung 100 mg Hydrocortison als Bolus i. v., dann 100 mg Hydrokortison über 6 h i. v.

- 1. postoperativer Tag: Hydrokortison p. o. 50–30–0 mg
- 2. postoperativer Tag: Hydrokortison p. o. 40–20–0 mg
- 3. postoperativer Tag: Hydrokortison p. o. 40–20–0 mg
- 4. postoperativer Tag: Hydrokortison p. o. 30–10–0 mg

Weiter in Absprache mit dem Endokrinologen.

20.12.4 Gabe von Glukokortikoiden beim Schädel-Hirn-Trauma und Rückenmarktrauma

Schädel-Hirn-Trauma

Der Einsatz von Glukokortikoiden im Rahmen der Behandlung von Patienten mit schwerem Schädel-Hirn-Trauma mit erhöhtem ICP erfolgt in der Vorstellung, dass die posttraumatische Hirnschwellung und der neuronale Schaden unter anderem durch eine pathologische Entzündungsreaktion bedingt und durch Glukokortikoide gehemmt werden kann. Allerdings wird die Gabe von Glukokortikoiden schon seit Jahren kontrovers diskutiert und kann nicht mehr empfohlen werden. Der Effekt von Glukokortikoiden beim SHT wurde in den letzten 3 Jahrzehnten in vielen Studien untersucht. Es konnte kein positiver Effekt auf das neurologische Outcome und die Überlebensrate gezeigt werden. In der Crash-Studie („Corticosteroid Randomisation after Significant Head Injury“) konnte sogar ein hochsignifikanter Anstieg der Mortalität innerhalb von 2 Wochen bei Gabe hochdosierter Glukokortikoide bei SHT im Vergleich zur Placebogruppe nachgewiesen werden.

Merke M!

Aufgrund der Datenlage ist eine Therapie mit hochdosierten Glukokortikoiden zur Behandlung eines SHT kontraindiziert.

Rückenmarktrauma

Die Gabe von Glukokortikoiden nach Rückenmarktrauma wird ähnlich dem SHT kontrovers diskutiert und kann nicht als Standardtherapie, sondern nur optional empfohlen werden. Insbesondere in den 3 NASCIS-Studien (National Acute Spinal Cord Injury 1–3) wurde die hochdosierte Gabe von Methylprednisolon (MPS) nach Rückenmarktrauma untersucht. Zusammenfassend belegen bisherige Studien eine geringe Verbesserung des Outcomes, wenn MPS innerhalb der ersten 3–8 h und für 24 oder 48 h appliziert wurde. Bei einer Applikation über 48 h wurde eine hohe Rate an Nebenwirkungen, wie schweren Pneumonien, und eine verlängerte Intensivtherapie beobachtet. Von einer generellen Empfehlung zur MPS-Applikation bei Rückenmarktrauma wird derzeit Abstand genommen.

- Durchführung des NASCIS-Schemas: Gabe von MPS: 30 mg/kgKG in den ersten 15 min, dann 5,4 mg/kgKG/h von der 2.–24. Stunde
- Indikation: schweres Wirbelsäulentrauma mit neurologischen Ausfällen innerhalb der ersten 8 h nach Trauma
- Kontraindikation: nur Nervenwurzel- oder Cauda-Equina-Läsionen

20.13 Thromboembolieprophylaxe

B. Föhre, M. Kastrup, C. von Heymann

Cave ⚠

Diese SOP Perioperative Thromboseprophylaxe beschränkt sich auf **prophylaktische** (nicht therapeutische) Maßnahmen inkl. der prophylaktischen Antikoagulation!

20.13.1 Physikalische Maßnahmen

Physikalische Maßnahmen und medikamentöse Thromboseprophylaxe bilden gemeinsam eine wirksame Thromboembolieprophylaxe.

Basismaßnahmen

- Krankengymnastik.
- Frühmobilisation.
- Kritische Indikationsstellung zur Immobilisation, besonders des Sprung- oder Kniegelenkes oder der Beckenregion, Immobilisationszeitraum so kurz wie möglich halten.
- Aufforderung des Patienten zur Eigenübung, z. B. Adduktion/Abduktion im Sprunggelenk jede Stunde für 5 min.
- Frühzeitige Operation von Verletzungen der Wirbelsäule, des Beckens und der unteren Extremität.
- Kompressionsstrümpfe sollten nur angewendet werden, wenn diese individuell für den Patienten angepasst wurden und entsprechend korrekt sitzen, anderenfalls sind sie eher thrombosefördernd. Es sollten keine graduierten, „weißen“ Kompressionsstrümpfe verwendet werden.
- Intermittierende pneumatische Kompression, z. B. Fußpumpen.

- Aktive und passive Bewegungsübungen, z. B. Sprunggelenksbewegungsschiene.

▶ **Konsequenz für die Intensivstation.** Jeder Patient erhält eine medikamentöse Thromboseprophylaxe (primär NMH, Ausnahmen: unfraktioniertes Heparin, DOAKs) so früh wie möglich. Aktive und passive Krankengymnastik, Thrombosestrümpfe sowie intermittierende pneumatische Kompression unterstützen die medikamentösen Maßnahmen der Thromboseprophylaxe.

Merke M!

Es sollte täglich neu evaluiert werden, wie weit der Patient mobilisiert werden darf.

20.13.2 Perioperatives Bridging von Patienten mit Vitamin-K-Antagonisten und therapeutischer Antikoagulation

Eine präoperative therapeutische Antikoagulation mit Vitamin-K-Antagonisten (i. d. R. Phenprocoumon, Marcumar, Falithrom) erfordert ein temporäres Bridging dieser Therapie vor operativen Eingriffen. Dies muss mit einem Facharzt besprochen werden, vor allem wenn eine rückenmarksnahe Regionalanästhesie (PDK, Spinalanästhesie etc.) geplant sein sollte. Bei therapeutischer Gabe von NMH (je nach Präparat 1–2 × täglich), erfolgt die letzte Gabe 24 h vor der geplanten Punktion. Dabei ist gesondert auf die Nierenfunktion und Komedikation zu achten, die dieses Intervall verlängern könnten (S 1-Empfehlung der DGAI, [798]).

20.13.3 Medikamentöse Prophylaxe

Primär wird die perioperative Thromboembolieprophylaxe mit niedermolekularen Heparinen aufgrund der besseren Dosis-Wirkung-Beziehung gegenüber unfraktioniertem Heparin bevorzugt. Ausnahmen davon sind Patienten mit einem erhöhten Blutungsrisiko, deren Antikoagulation antagonisierbar sein muss (hier sollte unfraktioniertes Heparin verwendet werden) bzw. die Indikation für eine alternative Antikoagulation, z. B. bei HIT II erwogen werden (z. B. Argatroban, Danaparoid).

Niedermolekulares Heparin (NMH)

Wirkmechanismus: Hemmung von F Xa und F IIa im Verhältnis von mindestens 2–4:1. Die Hemmung von F Xa ist ausgeprägter und länger als die von F IIa.

Indikation: Thromboseprophylaxe vor und nach Operationen mit hohem Thrombose- bzw. Lungenembolierisiko (Hüft- und Knieendoprothetik, Polytrauma).

Maßgeblich für die **Dosierungen** des NMH sind die Angaben in der aktuell gültigen Fachinformation des jeweiligen Präparates, z. B. Dalteparin (Fragmin P) 2500 I.E. und (Fragmin P forte) 5 000 IE (Patienten mit niedrigem Thromboserisiko: 1 × 2500 IE/d). Patienten mit mittlerem und hohem Risiko (z. B. Tumorerkrankungen): 1 × 5 000 IE/d abends s. c.

Nadroparin (Fraxiparin)

Die Dosierung ist in ▶ Tab. 20.18 dargestellt.

Tab. 20.18 Dosierung von Nadroparin.

Gewicht	Dosierung
Prophylaktische Dosierung	
bis 70 kgKG	1 × 0,3 ml s. c. (2850 IE)
71–90 kgKG	1 × 0,4 ml s. c. (3 800 IE)
über 90 kgKG	1 × 0,5 ml s. c. (5 700 IE)
Therapeutische Dosierung	
< 50 kgKG	2 × 0,4 ml s. c. (3 800 IE)
50–59 kgKG	2 × 0,5 ml s. c. (4 750 IE)
60–69 kgKG	2 × 0,6 ml s. c. (5 700 IE)
70–79 kgKG	2 × 0,7 ml s. c. (6 650 IE)
80–89 kgKG	2 × 0,8 ml s. c. (7 600 IE)
≥ 90 kgKG	2 × 0,9 ml s. c.

Monitoring NMH: Die aktivierte partielle Thromboplastinzeit (aPTT) ist nicht zum Monitoring geeignet. Zur Therapiekontrolle eignet sich die Anti-FXa-Aktivität, die 3–4 h nach der letzten Gabe, um den Plasmaspitzenspiegel; und vor der nächsten NMH-Gabe abgenommen werden sollte, um den Talspiegel zu messen. Es sollte mit dem Labormediziner abgesprochen werden, ob eine für das verwendete Antikoagulanz (UFH, NMH, Fondaparinux) kalibrierte Anti-FXa-Aktivität verwendet wird.

- Zielbereich der Anti-FXa-Aktivität für die prophylaktische Dosierung: 0,1–0,4 IE/ml
- Zielbereich der Anti-FXa-Aktivität für therapeutische Dosierung: 0,8–1,5 IE/ml (1 × tgl. Gabe)

- Zielbereich der Anti-FXa-Aktivität für therapeutische Dosierung: 0,4–1,0 IE/ml (2 × tgl. Gabe)

Aufgrund der längeren Halbwertszeit und der schlechteren Steuerbarkeit gegenüber dem unfraktionierten Heparin (UFH) ist beim Einsatz von niedermolekularen Heparinen (NMH) in der Intensivmedizin v. a. bei Patienten mit Blutungsrisiko oder großen Wundflächen Vorsicht geboten. NMH können nur partiell durch Protamin antagonisiert werden. Protaminchlorid antagonisiert überwiegend die Anti-FIIa-Aktivität der NMH, die Anti-FXa-Wirkung wird nicht oder nur partiell aufgehoben. Aus diesem Grunde ist bei Vorliegen einer NMH-induzierten Blutung nicht mit einer vollständigen Antagonisierung der NMH-Wirkung durch die Gabe von Protaminchlorid (-sulfat) zu rechnen.

Danaparoid (Orgaran)

► **Wirkmechanismus.** Danaparoid ist eine Mischung aus niedermolekularen Glykosaminoglykanen und bewirkt AT-abhängig eine Hemmung von FXa und FIIa (20:1). Die Halbwertszeit beträgt ca. 18–20 h. Es wird zu 50 % renal unverändert eliminiert, sodass sich bei Niereninsuffizienz die Halbwertszeit verlängert. Das Monitoring erfolgt über die Anti-Faktor-Xa-Aktivität. 10 % Kreuzreaktivität mit HIT-II-Antikörpern.

► **Indikation.** Als Alternative zu Heparin zur Prophylaxe und Therapie von Thrombosen. Danaparoid ist für die Therapie der HIT II zugelassen.

► **Dosierung.** Die Dosierung (in Anti-FXa-Einheiten) zeigt ► Tab. 20.19

Tab. 20.19 Dosierung von Danaparoid zur Thromboseprophylaxe.

Gewicht	Dosierung
< 90 kgKG	2 × 750 IE/d s. c.
> 90 kgKG	3 × 750 IE/d s. c. oder 2 × 1250 IE/d s. c.

Fondaparinux (Arixtra)

► **Wirkmechanismus.** Fondaparinux ist eine synthetisch hergestellte Sequenz aus 5 Sacchariden (Pentasaccharid), welche eine hoch spezifische Anti-FXa-Aktivität aufweist. Die Halbwertszeit beträgt 17–20 h, die Elimination erfolgt ausschließlich renal. Eine Niereninsuffizienz mit einer Kreatininclearance < 30 ml/min ist aus diesem Grunde eine absolute Kontraindikation.

► **Indikation.** Perioperative Thromboseprophylaxe. Fondaparinux weist zudem ein breites Zulassungsspektrum auf, welches von der Behandlung der symptomatischen tiefen Beinvenenthrombose, der Lungenarterienembolie, des STEMI, NSTEMI (akutes Koronarsyndrom), der instabilen Angina pectoris bis zur Thromboembolieprophylaxe für internistische und chirurgische Patienten reicht.

► **Prophylaktische Dosierung.** 2,5 mg/d s. c. unabhängig von Alter und Körpergewicht, Beginn 6 h nach Operation (keine präoperative Prophylaxe indiziert), Behandlung nach Leitlinie für 28–35 Tage nach Hüft-TEP und für 11–14 Tage nach Knie-TEP. Bei Niereninsuffizienz: 1,5 mg/d s. c.

► **Monitoring.** Bei Standarddosierung ist eine Überwachung durch Anti-Faktor-Xa-Aktivität in der Regel nicht erforderlich, da eine annähernd lineare Dosis-Wirkung-Beziehung besteht. Fondaparinux hat keine Wirkung auf die Thrombozytenfunktion! Zielbereich der Anti-FXa-Aktivität für prophylaktische Dosierung: 0,2–0,4 IE/ml.

Aus dem Bereich der operativen Intensivmedizin liegen bislang wenige Erfahrungen mit dieser Substanz vor. Die lange Halbwertszeit und die damit verbundene eingeschränkte Steuerbarkeit und die renale Elimination lassen Fondaparinux für die Thromboembolieprophylaxe in der operativen Intensivmedizin nur eingeschränkt einsetzbar erscheinen.

Direkte reversible Thrombininhibitoren

Argatroban (Argatra)

Argatroban gehört zu der Gruppe der direkten reversiblen Thrombininhibitoren.

► **Indikation.** HIT II, Eliminationshalbwertszeit: ca. 50 min. Elimination: hepatisch.

► **Dosierung.** Empirische Dosisfindung: 0,2–1,2 µg/kgKG/min, engmaschige aPTT-Kontrolle, Dosisadjustierung im Verlauf z. B. je nach Blutungsrisiko mit 0,2 µg/kgKG/min i. v. und nach 2–4 h aPTT-Kontrolle und Dosisanpassung an aPTT-Zielwert. Aufgrund der zunehmenden klinischen Erfahrung sollte bei kritisch kranken Patienten mit multiplen Organversagen (Leber!) die Initialdosis 0,5 µg/kgKG/min nicht überschreiten, um das Blutungsrisiko zu reduzieren!

► **Monitoring.** aPTT

► **Kontraindikation.** Schwere Leberfunktionsstörung

Dabigatran (Pradaxa)

Dabigatran hat die Zulassung für die Thromboembolieprophylaxe nach Hüft- und Kniegelenksendoprothetik, Schlaganfallprophylaxe bei Vorhofflimmern, Behandlung und Prophylaxe der tiefen Beinvenenthrombose und der Lungenarterienembolie.

Postoperativ wird innerhalb von 1–4 h mit der Einnahme begonnen und danach täglich einmal 2 Kapseln (je 110 mg) über 11–14 Tage nach Kniegelenkersatz und über 28–35 Tage nach Hüftgelenkersatz eingenommen.

Patienten, bei denen ein Epiduralkatheter liegt, sollten nicht mit Dabigatran behandelt werden, da das Risiko spinal epiduraler Hämatome erhöht ist.

Vor dem Beginn einer Behandlung mit Dabigatran muss die Nierenfunktion durch die Bestimmung der Kreatinin-Clearance (CrCl) überprüft werden, um Patienten mit schwerer Einschränkung der Nierenfunktion von der Behandlung auszuschließen (d. h. CrCl < 30 ml/min). Ferner sollte während der Behandlung die Nierenfunktion in bestimmten klinischen Situationen, in denen eine mögliche Abnahme oder Verschlechterung der Nierenfunktion zu vermuten ist (z. B. Hypovolämie, Dehydratation und bestimmte Komedikation), überprüft werden und bei Patienten über 75 Jahre oder bei Patienten mit eingeschränkter Nierenfunktion sollte die Nierenfunktion mindestens einmal jährlich kontrolliert werden.

Orale Faktor-Xa-Inhibitoren

Rivaroxaban (Xarelto)

▸ **Indikation.** Rivaroxaban ist ein oral verfügbarer Faktor-Xa-Inhibitor und für die Thromboembolieprophylaxe nach Hüft- und Kniegelenksendoprothetik, die Emboliepropylaxe bei nichtvalvulärem Vorhofflimmern, die Therapie von Beinvenenthrombosen und Prophylaxe von rez. Thrombosen und Lungenembolien nach stattgehabter Beinvenenthrombosen, die Behandlung des akuten Koronarsyndroms sowie die Prophylaxe thromboembolischer Ereignisse bei KHK und pAVK zugelassen.

▸ **Halbwertszeit.** Die HWZ beträgt 5–13 h, je nach Alter und Nierenfunktion der Patienten. Elimination: unmetabolisiert renal (ca. 35 %) und 65 % metabolisiert jeweils hälftig über Niere und Faeces. Laut Fachinformation ist die Anwendung von Rivaroxaban bei eingeschränkter Nierenfunktion (Kreatinin-Clearance < 15 ml/min) kontraindiziert. Eine Dosisanpassung bei milder Niereninsuffizienz auf 1 × 15 mg wird empfohlen.

▸ **Prophylaxe.** Beginn 6–10 h nach Operation, Dosis 1 × 10 mg p. o. Die Therapie mit Rivaroxaban wird nach Kniegelenksersatz für 11–14 Tage und nach Hüftgelenksersatz für 28–35 Tage empfohlen.

Apixaban (Eliquis)

▸ **Indikation.** Apixaban ist ein weiterer oral verfügbarer FXa-Inhibitor für die Thromboembolieprophylaxe nach hüft- und kniegelenkschirurgischen Operationen, sowie zur Schlaganfallprophylaxe bei nichtvalvulärem Vorhofflimmern und nachfolgend zur Therapie von Beinvenenthrombosen und Prophylaxe von rezidivierenden Thrombosen und Lungenembolien nach stattgehabter Beinvenenthrombose.

▸ **Halbwertszeit.** Die HWZ von Apixaban (Eliquis) beträgt 8–15 h und die Einnahme erfolgt 2 × täglich in der Dosis von 2,5 mg beginnend mit der ersten Dosis 12–24 h postoperativ (2 × 5 mg zur therapeutischen Behandlung in der Indikation Vorhofflimmern). Die Elimination erfolgt gegenüber den anderen oralen Antikoagulanzien mit 70 % primär hepatisch und zu ca. 27 % renal. In den Zulassungsstudien sind in der Mehrzahl der Patienten Spinalanästhesien zur Anwendung gekommen, ohne dass es zu einer spinal epiduralen Blutung gekommen wäre (später postoperativer Beginn). Periduralkatheter wurden in diesen Studien laut Protokoll mindestens 5 h vor der ersten Einnahme von Apixaban entfernt, sodass auch die Fachinformation von Eliquis dieses Prozedere empfiehlt.

Edoxaban (Lixiana)

Edoxaban ist ein oraler direkter Faktor-Xa-Inhibitor mit einer HWZ von 10–14 h, der sowohl renal als auch hepatisch eliminiert wird. Der Einsatz beschränkt sich bisher auf die Prophylaxe von Schlaganfällen und systemischen Embolien bei erwachsenen Patienten mit nichtvalvulärem Vorhofflimmern, auf die Behandlung von TVT und LAE sowie auf deren Prophylaxe im weiteren Verlauf. Bei Patienten mit eingeschränkter Nierenfunktion (GFR 30–49 ml/min) oder geringem Körpergewicht (≤ 60 kgKG) und/oder Patienten, die mit P-Gp-Inhibitoren behandelt werden, muss eine Dosisreduktion vorgenommen werden. Die PT und aPTT sind für ein Wirkungsmonitoring von Edoxaban ungeeignet. Einzig eine auf Edoxaban kalibrierte Anti-FXa-Aktivität ermöglicht die Identifikation eines mit Edoxaban behandelten Patienten.

Merke **M!**

Es besteht keine Zulassung von Edoxaban für die Thromboseprophylaxe nach endoprothetischen Operationen am Hüft- und/oder Kniegelenk.

II

20.13.4 Thromboembolieprophylaxe in der Intensivmedizin

Bei allen Patienten: Nach der stationären Aufnahme u. a. Laborkontrolle von TPZ, aPTT, ggfs. Anti-FXa-Aktivität bei laufender NMH oder Fondaparinux-Prophylaxe, und kleinem Blutbild, regelmäßig Kontrollen im Verlauf.

► **Indikationen**
- Hüftersatzoperation
- Operation der großen Röhrenknochen
- Wirbelsäulenchirurgie

Vor Beginn der postoperativen Thromboembolieprophylaxe (s. o.) muss eine ausreichende Hämostase sichergestellt sein (im Zweifelsfall Rücksprache mit dem Operateur halten). Postoperative Thromboembolieprophylaxe wird in der Regel nach ca. 6 h postoperativ begonnen, wenn keine Blutungszeichen vorliegen.

Nadroparin

► **Dosierung.** Die Dosierung von Nadroparin zur postoperativen Thromboembolieprophylaxe zeigt ► Tab. 20.20.

Tab. 20.20 Dosierung von Nadroparin zur postoperativen Thromboembolieprophylaxe.

Gewicht	Dosierung
≤ 70 kgKG	1 × 0,3 ml s. c.
71–90 kgKG	1 × 0,4 ml s. c.
≥ 90 kgKG	1 × 0,5 ml s. c.

Alternativ kann Fondaparinux 2,5 mg s. c. ab frühestens 6 h postoperativ eingesetzt werden (sonst erhöhte Blutungsgefahr).

In Ausnahmefällen kann auch aufgrund der besseren Steuerbarkeit und Antagonisierbarkeit unfraktioniertes Heparin eingesetzt werden: Startdosis: 250 IE/h.

20.13.5 Spezielle Indikationen

Knieoperationen

Die Patienten werden i. d. R. mit Nadroparin 0,3 ml ab dem Vorabend der OP prophylaktisch behandelt.
- Arthroskopie: 1 × tgl. Nadroparin 0,3 ml für mindestens 5 Tage
- ASK + OP vorderes Kreuzband: 1 × tgl. Nadroparin 0,3 ml für mindestens 10 Tage
- ASK + hinteres Kreuzband: 1 × tgl. Nadroparin 0,3 ml für mindestens 6 Wochen

Höhere Nadroparin-Dosierung bei deutlich erhöhtem BMI (Rücksprache Operateur).

Bei Patienten mit erhöhtem Thromboserisiko i. d. R. Umstellung auf Fondaparinux ab dem 2. postop. Tag.

Schädel-Hirn-Trauma/intrakranielle Blutung

Unter engmaschiger aPTT-Kontrolle, Beginn mit Heparin 200 IE/h, d. h. ca. 5 000 IE/d bei einem 70 kgKG schweren Patienten. Dosissteigerung nach Klinik (Begleitverletzungen) und neurochirurgischem Befund und nur gemäß Absprache mit neurochirurgischem Konsiliarius. Eventuell prophylaktische Antikoagulation nach 48 h nach Sistieren der Blutung/Hämatomprogress nach Trauma/Blutung in Absprache mit neurochirurgischem Konsiliarius.

Leberchirurgie

TPZ, aPTT und Thrombozyten-Kontrolle bei Übernahme aus dem OP.

In der Regel beginnt, nach Rücksprache mit dem behandelnden Viszeralchirurgen, 6 h postoperativ die kontinuierliche i. v. Heparinisierung mit 200 IE/h für die ersten 3 h, ab der 4. Stunde Steigerung auf 400 IE/h.

Heparin-Spritzenpumpe für 24 h, bzw. bis 16:00 Uhr am 1. postoperativen Tag oder 6 h postop. Prophylaxedosis eines NMH (40 mg Enoxaparin, 0,3 ml Nadroparin s. c. in Rücksprache mit dem Operateur).

Bei Beginn mit Heparin-Spritzenpumpe Umstellung auf NM-Heparin (Nadroparin 0,3 ml s. c.), erste Applikation am Abend des 1. postop. Tages, in der Regel um 18:00 Uhr (d. h. frühestens 2 h nach Beendigung der Heparin-Spritzenpumpe).

Ösophagus-, Dünndarm-, Pankreas- und Kolonchirurgie

Beginn der Antikoagulation 6 h postoperativ mit Nadroparin 0,4 ml s. c. 1 × tgl. oder Dalteparin (Fragmin P forte) 1 × tgl. in Rücksprache mit dem Operateur.

Gefäßchirurgie

Aufgrund der Vielzahl verschiedener Stentmaterialien, Bypasstechniken etc. sollte die Antikoagulation individuell für jeden einzelnen Patienten unmittelbar postoperativ mit dem Operateur besprochen und für die Intensivstation hinterlegt werden.

> **Merke** M!
>
> Bei Einnahme von DOAK und akuter Blutung sollten für das hämostaseologisches Management und den möglichen Einsatz eines entsprechenden Antidots die Empfehlungen des Gerinnungsdienstes zur lebensbedrohlichen oder nicht beherrschbaren schweren Blutung unter DOAK-Therapie beachtet werden.

20.14 Stressulkusprophylaxe

C. Melzer-Gartzke, A. Thieme, S. Weber-Carstens

1,5–15 % aller Intensivpatienten erleiden eine gastrointestinale Blutung; dies führt zu einer Erhöhung der Mortalität auf das 5-Fache.

20.14.1 Pathophysiologie des Stressulkus

Erosionen im Magen entstehen bereits wenige Stunden nach Trauma; Stressulzera, die meist distaler im Gastrointestinaltrakt liegen, entstehen nach einigen Tagen.

Ursachen:

- Hypersekretion von Magensäure bei Patienten mit Schädel-Hirn-Trauma
- Störungen in der Glykoproteinzusammensetzung des Magenschleims
- Ischämien bei Patienten mit verschiedenen Schockformen, Sepsis, Trauma etc.

20.14.2 Risikofaktoren des Stressulkus

- Hauptrisikofaktoren:
  - maschinelle Beatmung für mehr als 48 h
  - Vorhandensein von Gerinnungsstörungen
- weitere Risikofaktoren:
  - Schock
  - Sepsis
  - Leber- und Nierenversagen
  - Verbrennung von über 35 % der Körperoberfläche
  - Organtransplantation
  - Immunsuppression
  - Schädel-Hirn-Traum oder Wirbelsäulentrauma
  - Ulkuserkrankung in der Anamnese

20.14.3 Ulkusprophylaxe

Indikationen

- Beatmung > 48 h *plus* einer oder mehrere der folgenden Risikofaktoren:
  - Gerinnungsstörungen
  - hämodynamische Instabilität
  - Niereninsuffizienz
  - fehlende enterale Ernährung
  - frühere obere gastrointestinale Blutung

> **Merke** M!
>
> Die Prophylaxe wird beendet, sobald keine Risikofaktoren mehr vorliegen!

Möglichkeiten der Durchführung

- Enterale Ernährung
- Medikamente (H_2-Rezeptorenblocker, Protonenpumpenhemmer, Sucralfat)

Unerwünschte Wirkungen

Möglicherweise besteht eine erhöhte Inzidenz von nosokomialen Pneumonien durch Anhebung des gastralen pH-Wertes; die Studienlage ist noch widersprüchlich. Eine kürzlich veröffentlichte Metaanalyse (17 Studien mit 1836 Patienten) [715] zeigte, dass nur Patienten ohne enterale Ernährung von einer Therapie mit H_2-Blockern im Sinne einer verminderten Blutungsrate profitierten. Patienten, die enteral ernährt wurden, hatten jedoch ein erhöhtes Risiko für eine nosokomiale Pneumonie. Die Kombination aus enteraler Ernährung und Ulkusprophylaxe ging in dieser Untersuchung sogar mit einer erhöhten Sterblichkeit einher. Prospektive Studien hierzu sind noch ausstehend.

Technisches Vorgehen

Nach aktueller Studienlage gilt die frühestmögliche enterale Ernährung (< 48 h) als wirksame Ulkusprophylaxe.

H_2-Blocker: Standardtherapie ist 3 × 200 mg Cimetidin i. v. bzw. 1 × 400 mg p. o. oder per Sonde (bei Niereninsuffizienz 1 × 200 mg p. o.).

Protonenpumpenhemmer erhalten nur jene Patienten, die eine spezielle Indikation für Protonenpumpenhemmer in therapeutischer Dosis haben (z. B. Ulkus). Verordnet werden 1–2 × 40 mg Pantoprazol i. v. oder 1–2 × 40 mg Pantoprazol p. o., bei Leberinsuffizienz 1 × 20 mg.

Weitere Indikationen:

- Schockzustände (septischer, hämorrhaghischer, hypovolamischer, anaphylaktischer) mit Katecholamintherapie.
- Zustand nach Reanimation.
- Zur Vermeidung von Medikamenteninteraktionen (pH-abhängige Resorption) erhalten Patienten mit oraler Itraconazol-, Ketoconazol- und Voriconazolkomedikation 4 × 1 g Sucralfat p. o. oder per Sonde.
- Patienten mit nachgewiesenem Ulkus oder aktiver gastrointestinaler Blutung erhalten 2 × 80 mg Pantoprazol i. v. Eine zeitweilige Erhöhung der Dosierung auf über 160 mg Pantoprazol täglich ist im Einzelfall möglich.

Praxis

Zu beachten

Unter Therapie mit Protonenpumpenhemmern kann die Metabolisierung von Medikamenten, die Cytochrom-P-450-abhängig verstoffwechselt werden, signifikant verändert werden; deren Hauptwirkung unterliegt damit möglicherweise einer höheren Variabilität.

Die gleichzeitige Therapie mit Protonenpumpenhemmern und Clopidogrel zeigt in einigen Studien Nachweis einer erhöhten Morbidität, ohne dass eine spezifische Interaktion nachweisbar ist. Daher ist bei dieser Kombination eine sorgfältige Nutzen-Risiko-Abwägung erforderlich.

20.15 Vitamin-B_1-Substitution

K. Angstwurm, M. Kastrup, C. Rosenthal, F. Salih, A. Thieme

Die Wernicke-Enzephalopathie, verursacht durch den Mangel an Vitamin B_1, tritt bevorzugt bei alkoholkranken Patienten auf, aber auch bei anderen Zuständen von Mangel- oder Fehlernährung (z. B. Anorexie, Hyperemesis gravidarum). Klinisch ist sie gekennzeichnet durch das Auftreten von Bewusstseinsstörungen wie Verwirrtheit bis zu Koma, Ataxie, Okulomotorikstörungen und vegetative Dysregulation. Häufig geht die Wernicke-Enzephalopathie in ein Korsakoff-Syndrom über, das einen Defektzustand mit schweren Gedächtnisstörungen, Konfabulationen und Desorientierung darstellt.

Die Wernicke-Enzephalopathie stellt einen medizinischen Notfall dar, der umgehend behandelt werden muss. Die Prognose ist abhängig vom Schweregrad der Ausprägung zum Zeitpunkt der Vitamin-B_1-Substitution. Unbehandelt ist die Letalität hoch; meist bessert sich die Okulomotorikstörung innerhalb von Stunden bis Tagen, die Ataxie innerhalb von Wochen, die Gedächtnisstörungen nur sehr langsam und oft unvollständig. Die beste Therapie ist die Prophylaxe. Deswegen empfiehlt es sich, bei gefährdeten Patienten großzügig Vitamin B_1 zu substituieren.

20.15.1 Indikation

Verdacht auf Alkoholkrankheit.

20.15.2 Technisches Vorgehen

Die Dosis der Vitamin-B_1-Substitution hängt von der Manifestation klinischer Zeichen ab.

Bei Vorliegen von klinischen Zeichen einer Wernicke-Enzephalopathie sollte die i. v. Vitamin-B_1-Substitution mit 3 × 500 mg/d für 3 Tage initiiert werden (jeweils gelöst in 100 ml NaCl, infundiert über 30 min). Wenn die klinischen Zeichen hierauf ansprechen, führt man die Therapie mit 250 mg/d (i. v. oder i. m.) für weitere 3–5 Tage oder bis zu dem Zeitpunkt, zu dem kein Therapieeffekt mehr nachweisbar ist, fort.

Bei alkoholabhängigen Patienten mit anderen neurologischen Symptomen ohne Nachweis einer Wernicke-Enzephalopathie wird eine Tagesdosis von mindestens 250 mg empfohlen.

Bei neurologisch nicht sicher beurteilbaren Patienten mit einem anamnestisch bestehenden Alkoholabusus sollte die Indikation zur Vitamin-B_1-Substitution gemäß dem im 2. Aufzählungspunkt beschriebenen Schema großzügig gestellt werden.

20.16 Literatur

[613] Alderson P, Roberts I. Corticosteroide for acute traumatic brain injury. Cochrane Database Syst Rev 2005; 2005(1): CD000 196

[614] American Society of Anesthesiologists Task Force on Pulmonary Artery Catheterization. Practice guidelines for pulmonary artery catheterization: an updated report by the American Society of Anesthesiologists Task Force on Pulmonary Artery Catheterization. Anesthesiology 2003; 99: 988–1014

[615] American Society of Anesthesiologists Task Force on Perioperative Blood Transfusion and Adjuvant Therapies. Practice guidelines for perioperative blood transfusion and adjuvant therapies: an updated report by the American Society of Anesthesiologists Task Force on Perioperative Blood Transfusion and Adjuvant Therapies. Anesthesiology 2006; 105: 198–208

[616] Ammori BJ. Importance of the early increase in intestinal permeability in critically ill patients. Eur J Surg 2002; 168(11): 660–1

[617] Annane D, Sébille V, Charpentier C et al. Effect of treatment with low doses of hydrocortisone and fludrocortisone on mortality in patients with septic shock. JAMA 2002; 288: 862–71

[618] Annane D, Bellissant E, Bollaert PE et al. Corticosteroids in the treatment of severe sepsis and septic shock in adults: a systematic review. JAMA 2009; 301: 2362–75

[619] Annetta MG, Pittiruti M, Vecchiarelli P et al. Immunonutrients in critically ill patients: an analysis of the most recent literature. Minerva Anestesiol 2016; 82: 320–31

[620] Bein B, Scholz J, Tonner P. Hämodynamisches Monitoring: Standards und Fehlerquellen. Anästh Intensivmed 2005; 46: 179–186

[621] Bernek S, Biscoping J. Risiken und Alternativen der Transfusion. Anästh Intensivmed 2006; 47: 143–53

[622] Bloos F, Trips E, Nierhaus A et al. Effect of sodium selenite administration and procalcitonin-guided therapy on mortality in patients with severe sepsis or septic shock: a randomized clinical trial. JAMA Intern Med 2016; 176: 1266–76

[623] Bouadma L, Luyt CE, Tubach F et al. Use of procalcitonin to reduce patients' exposure to antibiotics in intensive care units (PRORATA trial): a multicentre randomised controlled trial. Lancet 2010; 375: 463–74

[624] Bracken MB, Shepard MJ, Holford TR et al. Administration of methylprednisolone for 24 or 48 hours in the treatment of acute spinal cord injury. Results of the third Nation acute spinal cord injury randomized controlled trial. National acute spinal cord injury study. JAMA 1997; 277: 1597–604

[625] Bracken MB, Shepard MJ, Holford TR et al. Methylprednisolone or tirilized mesylateadministration after acute spinal cord injury: 1-year follow up. Results of the third Nation acute spinal cord injury randomized controlled trial. J Neurosurg 1998; 89: 699–709

[626] Brain Trauma Foundation. The American Association of Neurological Surgeons. The Joint Section on Neurotrauma and Critical Care. Guidelines for the management of severe traumatic brain injury. J Neurotrauma 2000; 17: 450–553

[627] Buising KL, Thursky KA, Black JF et al. Improving antibiotic prescribing for adults with community acquired pneumonia: Does a computerised decision support system achieve more than academic detailing alone? A time series analysis. BMC Med Inform Decis Mak 2008; 8: 35

[628] Bundesärztekammer. Querschnittsleitlinien zur Therapie mit Blutkomponenten und Plasmaderivaten. Gesamtnovelle; 2020

[629] Carlson AP, Schermer CR, Lu SW. Retrospective evaluation of anemia and transfusion in traumatic brain injury. J Trauma 2006; 61: 567–71

[630] Cerra FB, Benitez MR, Blackburn GL et al. Applied nutrition in ICU patients. A consensus statement of the American College of Chest Physicians. Chest 1997; 111: 769–78

[631] Chalmers S, Khawaja AI, Wieruszewski PM et al. Diagnosis and treatment of acute pulmonary inflammation in critically ill patients: The role of inflammatory biomarkers. World J Crit Care Med 2019; 8(5): 59–71

[632] Chanques G, Viel E, Constantin JM et al. The measurement of pain in intensive care unit: comparison of 5 self-report intensity scales. Pain 2010; 151(3): 711–21

[633] Charles PE, Tinel C, Barbar S et al. Procalcitonin kinetics within the first days of sepsis: relationship with the appropriateness of antibiotic therapy and the outcome. Crit Care 2009; 13: R38

[634] Codner PA. Enteral nutrition in the critically ill patient. Surg Clin North Am 2012; 92: 1485–501

[635] Cook DJ, Fuller HD, Guyatt GH et al. Risk factors for gastrointestinal bleeding in critically ill patients. Canadian Critical Care Trials Group. N Engl J Med 1994; 330: 377–81

[636] Cook D, Heyland D, Griffith L et al. Risk factors for clinically important upper gastrointestinal bleeding in patients requiring mechanical ventilation. Canadian Critical Care Trials Group. Crit Care Med 1999; 27 (12): 2812–7

[637] Czer LS, Bateman TM, Gray RJ et al. Treatment of severe platelet dysfunction and hemorrhage after cardiopulmonary bypass: reduction in blood product usage with desmopressin. J Am Coll Cardiol 1987; 9: 1139–47

[638] Davenport RD. Pathophysiology of hemolytic transfusion reactions. Semin Hematol 2005; 42: 165–8

[639] Dellinger RP, Carlet JM, Masur H et al. Surviving Sepsis Campaign guidelines for management of severe sepsis and septic shock. Crit Care Med 2004; 32: 858–73

[640] Dellinger RP, Levy MM, Rhodes A et al. Surviving Sepsis Campain: International guidelines for management of severe sepsis and septic shock: 2012. Crit Care Med 2013; 36: 296–327

[641] Deutsche Diabetes Gesellschaft (DDG). S 3 Leitlinie Therapie des Typ-1-Diabetes, 2. Auflage. 2018. Im Internet: https://register.awmf.org/assets/guidelines/057-013l_S 3-Therapie-Typ-1-Diabetes_2018-08.pdf, abgerufen: 15.09.2023

[642] Deutsche Gesellschaft für Anästhesiologie und Intensivmedizin e.V. (DGAI), Deutsche Gesellschaft für Thorax-, Herz- und Gefäßchirurgie e.V. (DGTHG). Leitlinie „Intensivmedizinische Versorgung herzchirurgischer Patienten – Hämodynamisches Monitoring und Herz-Kreislauf" (2017). AWMF-Leitlinien-Register Nr. 001–016. Im Internet: https://register.awmf.org/de/leitlinien/detail/001-016 (Stand: 24.11.2023)

[643] Devlin JW, Marquis F, Riker RR et al. Combined didactic and scenario-based education improves the ability of intensive care unit staff to recognize delirium at the bedside. Crit Care 2008; 12(1): R19

[644] DGEM. Leitlinie: Parenterale Ernährung der DGEM. Aktuelle Ernährungsmedizin, Heft S 1, Jahrgang 32, Mai 2007

[645] Donnino MW, Andersen LW, Berg KM et al.; Temperature Management After Cardiac Arrest: An Advisory Statement by the Advanced Life Support Task Force of the International Liaison Committee on Resuscitation and the American Heart Association Emergency Cardiovascular Care Committee and the Council on Cardiopulmonary Critical Care, Perioperative and Resuscitation. Resuscitation 2016; 98: 97–104

[646] Drews RE, Weinberger SE. Thrombocytopenic disorders in critically ill patients. Am J Respir Crit Care Med 2000; 162: 347–51

[647] Elke G et al. DGEM-Leitlinie Klinische Ernährung in der Intensivmedizin. Aktuel Ernahrungsmed 2018; 43: 341–408

[648] Ely EW, Bennett PA, Bowton DL et al. Large scale implementation of a respiratory therapist-driven protocol for ventilator weaning. Am J Respir Crit Care Med 1999; 159(2): 439–46

[649] Ely EW, Margolin R, Francis J et al. Evaluation of delirium in critically ill patients: validation of the Confusion Assessment Method for the Intensive Care Unit (CAM-ICU). Crit Care Med 2001; 29(7): 1370–9

[650] Ely EW, Putensen C. Die „confusion assessment method (CAM)" für Intensivstation (CAM-ICU). Im Internet: https://www.icudelirium.org/medical-professionals/delirium-assess-prevent-and-manage

[651] Ely EW, Truman B, Shintani A et al. Monitoring sedation status over time in ICU patients: reliability and validity of the Richmond Agitation-Sedation Scale (RASS). JAMA 2003; 289(22): 2983–91

[652] Erber WN. Massive blood transfusion in the elective surgical setting. Transfus Apher Sci 2002; 27: 83–92

[653] Evans RS, Pestotnik SL, Classen DC et al. A computer-assisted management program for antibiotics and other antiinfective agents. N Engl J Med 1998; 338(4): 232–8

[654] Fachinfo Haloperidol Stand 01/2018, www.fachinfo.de

[655] Faisy C, Guerot E, Diehl JL et al. Clinically significant gastrointestinal bleeding in critically ill patients with and without stress-ulcer prophylaxis. Intensive Care Med 2003; 29: 1306–13

[656] Ferreira FL, Bota DP, Bross A et al. Serial evaluation of the SOFA score to predict outcome in critically ill patients. JAMA 2001; 286: 1754–8

[657] Fischer M, Kainz E. ERC-ESICM-Leitlinien zur Temperaturkontrolle nach Herz-Kreislauf-Stillstand. Die Anästhesiologie 2022; 71: 709 713

[658] Foitzik T, Stufler M, Hotz HG et al. Glutamine stabilizes intestinal permeability and reduces pancreatic infections in acute experimental pancreatitis. J Gastrointest Surg 1997, 1: 40–7

[659] Fritzsch A. Anscheinend schuldig – Überlegungen zu einem BGH-Urteil. Hämotherapie 2006; 7: 44–49

[660] Fürst P, Pogan K, Stehle P. Glutamine dipeptides in clinical nutrition. Nutrition 1997; 13: 731–7

[661] Galindo RJ, Umpierrez GE, Rushakoff RJ et al. Continuous Glucose Monitors and Automated Insulin Dosing Systems in the Hospital Consensus Guideline. J Diabetes Sci Technol 2020; 14(6): 1035-1064. doi:10.1177/193 229 6 820 954 163

[662] Gentile LF, Cuenca AG, Efron PA et al. Persistent inflammation and immunosuppression: a common syndrome and new horizon for surgical intensive care. J Trauma Acute Care Surg 2012; 72: 1491–501

[663] Girard TD, Kress JP, Fuchs BD et al. Efficacy and safety of a paired sedation and ventilator weaning protocol for mechanically ventilated patients in intensive care (Awakening and Breathing Controlled trial): a randomised controlled trial. Lancet 2008; 371(9 607): 126–34

[664] Goeters C, Wenn A, Mertes N et al. Parenteral L-alanyl-L-glutamine improves 6-month outcome in critially ill patients. Crit Care Med 2002; 30: 2032–37

[665] Gonzalez EA, Moore FA, Holcomb JB et al. Fresh frozen plasma should be given earlier to patients requiring massive transfusion. J Trauma 2007; 62: 112–9
[666] Grebe D, Sander M, von Heymann C et al. Flüssigkeitsmanagement – Pathophysiologische Grundlagen sowie intra- und perioperatives Monitoring. Anästhesiol Intensivmed Notfallmed Schmerzther 2006; 41 (6): 392–8
[667] Hebert PC, Wells G, Blajchmann MA et al. A multicenter, randomized, controlled clinical trial of transfusion requirements in critical care. N Engl J Med 1999; 340: 409–17
[668] Hebert PC, Yetisir E, Martin C et al. Transfusion Requirements in Critical Care Investigators for the Canadian Critical Care Trials Group. Is a low transfusion threshold safe in critically ill patients with cardiovascular diseases? Crit Care Med 2001; 29: 227–34
[669] Heidrich H, Schmidt T, Fahrig C. Are there predictors for the outcome of a PGE1 treatment in peripheral arterial disease with critical limb ischaemia? VASA 2005; 34(2): 101–7
[670] Heymann CV, Grebe D, Schwenk W et al. Einfluss der intraoperativen Flüssigkeitstherapie auf das postoperative Outcome bei „Fast-track“-Kolonchirurgie. Anasthesiol Intensivmed Notfallmed Schmerzther 2006; 41: E1–E7
[671] Ho PM, Maddox TM, Wang L et al. Risk of adverse outcomes associated with concomitant use of clopidogrel and proton pump inhibitors following acute coronary syndrome. JAMA 2009; 301(9): 937–44
[672] Hoffer LJ. Protein requirement in critical illness. Appl Physiol Nutr Metab 2016; 41: 573–6
[673] Hofmann D, Klein M, Wegschneider K et al. Erweitertes hämodynamisches Monitoring mithilfe der transpulmonalen Thermodilution. Anaesthesist 2005; 54: 319–326
[674] Holland LL, Brooks JP. Toward rational fresh frozen plasma transfusion: The effect of plasma transfusion on coagulation test results. Am J Clin Pathol 2006; 126: 133–9
[675] S3-Leitlinie Strategien zur Sicherung rationaler Antibiotika-Anwendung im Krankenhaus; https://register.awmf.org/de/leitlinien/detail/092-001 (Stand: 24.11.2023)
[676] Hulbert RJ Moulton R. Why do you prescribe methylprednisolone for acute spinal cord injury? A Canadian perspective and position statement. Can J Neurol Sci 2002; 29(3): 236–9
[677] Inouye SK. Predisposing and precipitating factors for delirium in hospitalized older patients. Dement Geriatr Cogn Disord 1999; 10(5): 393–400
[678] Jabbar A, Chang WK, Dryden GW et al. Gut immunology and the differential response to feeding and starvation. Nutr Clin Pract 2003; 18: 461–82
[679] Jansen JR, Schreuder JJ, Settels JJ et al. An adequate strategy for the thermodilution technique in patients during mechanical ventilation. Intensive Care Med 1990; 16(7): 422–5
[680] Janssen U. Hämodynamisches Monitoring. Internist 2000; 41: 995–1018
[681] Johnson MT, Reichley R, Hoppe-Bauer J et al. Impact of previous antibiotic therapy on outcome of Gram-negative severe sepsis. Crit Care Med 2011; 39(8): 1859–65
[682] Jolliet P, Pichard C, Biolo G et al. Enteral Nutrition in Intensive Care Patients: A Practical Approach. Working Group on Nutrition and Metabolism, ESICM. European Society of Intensive Care Medicine. Intensive Care Med 1998; 24: 848–59
[683] Karlsson S, Heikkinen M, Pettila V et al. Predictive value of procalcitonin decrease in patients with severe sepsis: a prospective observational study. Crit Care 2010; 14: R205
[684] Keh D, Boehnke T, Weber-Cartens S et al. Immunologic and hemodynamic effects of „low-dose“ hydrocortisone in septic shock: a double-blind, randomized, placebo-controlled, crossover study. Am J Respir Crit Care Med 2003; 167: 512–20
[685] Keh D, Briegel J, Niederberger S et al. Kortikosteroide bei schwerer Sepsis und septischem Schock. Intensivmedizin und Notfallmedizin 2009; 46: 534–540
[686] Kim SH, Park CM, Seo JM et al. The impact of implementation of an enteral feeding protocol on the improvement of enteral nutrition in critically ill adults. Asia Pac J Clin Nutr 2017; 26: 27–35
[687] Kindberg Boysen A, Madsen JS, Jorgensen PE. Procalcitonin as a marker of postoperative complications. Scand J Clin Lab Invest 2005; 65: 387–94
[688] Knaus WA, Draper EA, Wagner DP et al. APACHE II: a severity of disease classification system. Crit Care Med 1985; 13: 818–29
[689] Kondrup J, Allison SP, Elia M et al. ESPEN Guidelines for Nutritional Risk Screening 2002. Clin Nutr 2003; 22(4): 415–21
[690] Krag M, Marker S, Perner A et al. Pantoprazole in Patients at Risk for Gastrointestinal Bleeding in the ICU. N Engl J Med 2018; 379(23): 2199–208
[691] Kress JP, Pohlman AS, O'Connor MF, Hall JB. Daily Interruption of Sedative Infusions in Critically Ill Patients Undergoing Mechanical Ventilation. N Engl J Med 2000; 342(20): 1471–7
[692] Kreymann G, Ebener C, Hartl W et al. Leitlinie Enterale Ernährung in der Intensivmedizin. Deutsche Interdisziplinäre Vereinigung für Intensiv- und Notfallmedizin (DIVI). Aktuel Ernähr Med 2003; 28(S 1): S 42–S 50
[693] Krinsley JS. Glycemic variability: A strong independent predictor of mortality in critically ill patients*: Crit. Care Med 2008; 36: 3 008–3 013
[694] Krinsley JS. Glycemic Variability and Mortality in Critically 111 Patients: The Impact of Diabetes. Journal of Diabetes Science and Technology 2009; 3: 1292–1301
[695] Krinsley JS, Chase JG, Gunst J et al. Continuous glucose monitoring in the ICU: clinical considerations and consensus. Crit Care 2017; 21(1): 197. doi: 10.1186/s13 054-017-1784-0
[696] Kudsk KA. Current aspects of mucosal immunology and its influence by nutrition. Am J Surg 2002; 183: 390–8
[697] Kwok CS, Loke YK. Effects of proton pump inhibitors on platelet function in patients receiving clopidogrel: a systematic review. Drug Saf 2012; 35(2): 127–39
[698] Lascarrou J, Meziani F, Le G et al. Therapeutic hypothermia after non-shockable cardiac arrest: the HYPERION multicenter, randomized, controlled, assessor-blinded, superiority trial. Scand J Trauma Resusc Emerg Med 2015; 23: 26
[699] Lascarrou J-B, Merdji H, Le Gouge A et al. Targeted Temperature Management for Cardiac Arrest with Nonshockable Rhythm. N Engl J Med 2019; 381(24): 2327–37
[700] Latifi R. Nutritional therapy in critically ill and injured patients. Surg Clin North Am 2011; 91: 579–93
[701] Le Gall JR, Lemeshow S, Saulnier F. A new Simplified Acute Physiology Score (SAPS II) based on a European/North American multicenter study. JAMA 1993; 270: 2957–63
[702] Leteurtre S, Martinot A, Duhamel A et al. Development of a Pediatric Multiple Organ Dysfunction Score. Med Decis Making 1999; 19: 399–410
[703] Leteurtre S, Martinot A, Duhamel A et al. Validation of the paediatric logistic organ dysfunction (PELOD) score: prospective, observational, multicentre study. Lancet 2003; 362: 192–7
[704] Levi M, Cromheecke ME, de Jonge E et al. Pharmacological strategies to decrease excessive blood loss in cardiac surgery: a meta-analysis of clinically relevant endpoints. Lancet 1999; 354: 1940–7
[705] Livingston BM, Mackenzie SJ, MacKirdy FN et al. Should the pre-sedation Glasgow Coma Scale value be used when calculating Acute Physiology and Chronic Health Evaluation scores for sedated patients? Scottish Intensive Care Society Audit Group. Crit Care Med 2000; 28: 389–94
[706] Lobo DN, Memon MA, Allison SP et al. Evaluation of nutritional support in acute pancreatitis. Br J Surg 2000; 87: 695–707
[707] Lonergan E, Britton AM, Luxenberg J et al. Antipsychotics for delirium. Cochrane Database Syst Rev 2007; 18(2): CD005 594
[708] Lonergan E, Luxenberg J, Areosa Sastre A. Benzodiazepines for delirium. Cochrane Database Syst Rev 2009; 2009(4): CD006 379
[709] Luetz A, Heymann A, Radtke FM et al. Different assessment tools for intensive care unit delirium: which score to use? Crit Care Med 2010; 38(2): 409–18
[710] Lütz A, Radtke FM, Franck M et al. The Nursing Delirium Screening Scale (NU-DESC). Anasthesiol Intensivmed Notfallmed Schmerzther 2008; 43(2): 98–102

[711] Luyt CE, Combes A, Reynaud C et al. Usefulness of procalcitonin for the diagnosis of ventilator-associated pneumonia. Intensive Care Med 2008; 34(8): 1434–40

[712] MacFie J, Woodcock NP, Palmer MD et al. Oral dietary supplements in pre- and postoperative surgical patients: a prospective and randomized clinical trial. Nutrition 2000; 16: 723–8

[713] Marik PE, Zaloga GP. Early enteral nutrition in acutely ill patients: a systematic review. Crit Care Med 2001; 29: 2264–70

[714] Marik PE, Pastores SM, Annane D et al. Recommendations for the diagnosis and management of corticosteroid insufficiency in critically ill adult patients: consensus statements from an international task force by the American College of Critical Care Medicine. Crit Care Med 2008; 36: 1937–49

[715] Marik PE, Vasu T, Hirani A et al. Stress ulcer prophylaxis in the new millennium: a systematic review and meta-analysis. Crit Care Med 2010; 38: 2222–8

[716] Martin J, Heymann A, Bäsell K et al. Evidence and consensus-based German guidelines for the management of analgesia, sedation and delirium in intensive care – short version. Ger Med Sci 2010; 8: Doc02

[717] McClave SA, Taylor BE, Martindale RG et al. Guidelines for the Provision and Assessment of Nutrition Support Therapy in the Adult Critically Ill Patient: Society of Critical Care Medicine (SCCM) and American Society for Parenteral and Enteral Nutrition (A.S.P.E.N.). JPEN J Parenter Enteral Nutr 2016; 40(2): 159–211

[718] Messori A, Trippoli S, Vaiani M et al. Bleeding and pneumonia in intensive care patients given ranitidine and sucralfate for prevention of stress ulcer, meta-analysis of randomised controlled trials. BMJ 2000; 321(7269): 1103–10

[719] Michard F, Teboul JL. Predicting fluid responsiveness in ICU patients: a critical analysis of the evidence. Chest 2002; 121: 2000–8

[720] Milde AS, Böttiger BW, Morcos M. Nebennierenrinde und Steroide. Supplementäre Therapie in der perioperativen Phase. Anaesthesist 2005; 54: 639–54

[721] Minneci PC, Deans KJ, Eichacker PQ et al. The effects of steroids during sepsis depend on dose and severity of illness: an updated meta-analysis. Clin Microbiol Infect 2009; 15: 308–18

[722] Monsieurs KG, Nolan JP, Bossaert LL et al. European Resuscitation Council Guidelines for Resuscitation 2015: Section 1. Executive summary. Resuscitation 2015; 95: 1–80

[723] Moore FA, Feliciano DV, Andrassy RJ et al. Early enteral feeding, compared with parenteral, reduces postoperative septic complications. The results of a meta-analysis. Ann Surg 1992; 216: 172–83

[724] Moser M, Bertram U, Peter K et al. Abciximab, eptifibatide, and tirofiban exhibit dose-dependent potencies to dissolve platelet aggregates. J Cardiovasc Pharmacol 2003; 41: 586–92

[725] Morandi M, Banka T, Gaiarsa GP et al. Intramedullary nailing of tibial fractures: review of surgical techniques and description of a percutaneous lateral suprapatellar approach. Orthopedics. 2010 Mar;33 (3):172-9. doi: 10.3928/01477447-20100129-22.

[726] Nachtigall I, Tamarkin A, Tafelski S et al. Impact of adherence to standard operating procedures for pneumonia on outcome of intensive care unit patients. Crit Care Med 2009; 37(1): 159–66

[727] Nachtigall I, Tafelski S, Deja M et al. Long-term effect of computer-assisted decision support for antibiotic treatment in critically ill patients: a prospective 'before/after' cohort study. BMJ Open 2014; 4 (12): e005370

[728] Nacul FE, de Moraes E, Penido C et al. Massive nasal bleeding and hemodynamic instability associated with clopidogrel. Pharm World Sci 2004; 26: 6–7

[729] NICE-SUGAR Study Investigators, Finfer S, Chittock DR, Su SYS et al. Intensive versus conventional glucose control in critically ill patients. N Engl J Med 2009; 360: 1283–1297

[730] NICE-SUGAR Study Investigators, Finfer S, Liu B, Chittock DR et al. Hypoglycemia and risk of death in critically ill patients. N Engl J Med 2012; 367: 1108–1118

[731] Nielsen N, Wetterslev J, Cronberg T et al. Targeted temperature management at 33 °C versus 36 °C after cardiac arrest. N Engl J Med 2013; 369(23): 2197–206

[732] O'Shaughnessy DF, Atterbury C, Bolton Maggs P et al. Guidelines for the use of freshfrozen plasma, cryoprecipitate and cryosupernatant. Br J Haematol 2004; 126: 11–28

[733] Ouimet S, Kavanagh BP, Gottfried SB, Skrobik Y. Incidence, risk factors and consequences of ICU delirium. Intensive care medicine 2006; 33 (1): 66–73

[734] PEPTIC Investigators. Effect of Stress Ulcer Prophylaxis With Proton Pump Inhibitors vs Histamine-2 Receptor Blockers on In-Hospital Mortality Among ICU Patients Receiving Invasive Mechanical Ventilation: The PEPTIC Randomized Clinical Trial. JAMA 2020; 323(7): 616–26

[735] Pisani MA, Kong SYJ, Kasl SV et al. Days of delirium are associated with 1-year mortality in an older intensive care unit population. Am J Respir Crit Care Med 2009; 180(11): 1092–7

[736] Pleym H, Stenseth R, Wahba A et al. Single-dose tranexamic acid reduces postoperative bleeding after coronary surgery in patients treated with aspirin until surgery. Anesth Analg 2003; 96: 923–8

[737] Radtke FM, Franck M, MacGuill M et al. Duration of fluid fasting and choice of analgesic are modifiable factors for early postoperative delirium. Eur J Anaesthesiol 2010; 27(5): 411–6

[738] Ranucci M, Nano G, Pazzaglia A et al. Platelet mapping and desmopressin reversal of platelet inhibition during emergency carotid endarterectomy. J Cardiothorac Vasc Anesth 2007; 21: 851–4

[739] Rao SV, Jollis JG, Harrington RA et al. Relationship of blood transfusion and clinical outcomes in patients with acute coronary syndromes. JAMA 2004; 292: 1555–62

[740] Rebulla P. Revisitation of the clinical indications for the transfusion of platelet concentrates. Rev Clin Exp Hematol 2001; 5: 288–310

[741] Reignier J, Boisrame-Helms J, Brisard L et al. Enteral versus parenteral early nutrition in ventilated adults with shock: a randomised, controlled, multicentre, open-label, parallel-group study (NUTRIREA-2). Lancet 2018; 391: 133–43

[742] Reinhart K, Brunkhorst FM, Bone HG et al. Prävention, Diagnose, Therapie und Nachsorge der Sepsis. Erste Revision der S2k-Leitlinien der Deutschen Sepsis-Gesellschaft e. V. (DSG) und der Deutschen Interdisziplinären Vereinigung für Intensiv- und Notfallmedizin (DIVI). Anaesthesist 2010; 59: 347–70

[743] Reininger AJ, Reininger CB, Spannagl M et al. Effect of fibrinogen substi¬tution in afibrinogenemia on hemorheology and platelet function. Thromb Haemost 1995; 74: 853–8

[744] Reintam Blaser A, Malbrain MLNG, Starkopf J et al. Gastrointestinal function in intensive care patients: terminology, definitions and management. Recommendations of the ESICM Working Group on Abdominal Problems. Intensive Care Med 2012; 38(3): 384–94

[745] Reintam Blaser A, Starkopf J, Alhazzani W et al. Early enteral nutrition in critically ill patients: ESICM clinical practice guidelines. Intensive Care Med 2017; 43(3): 380–98

[746] Rice, TW, Lumsden AB. Optimal medical management of peripheral arterial Disease. Endovasc Surg 2006; 40: 312–27

[747] Richtlinien zur Gewinnung von Blut und Blutbestandteilen und zur Anwendung von Blutprodukten (Hämotherapie). Gesamtnovelle 2005 mit Änderungen und Ergänzungen. Köln: Deutscher Ärzte-Verlag; 2014

[748] Robert Koch-Institut. Infektionsepidemiologische Meldungen von Blutspendern. Epidemiologisches Bulletin 2005; 40: 365–7

[749] Roberts I, Yates D, Sandercock P et al. Effects of intravenous corticosteroids on death within 14 days in 10,008 adults with clinically significant head injury (MRC CRASH trial): randomised placebo-controlled trial. Lancet 2004; 364: 1321–8

[750] Roberts I. The CRASH trial: the first large-scale, randomised, controlled trial in head injury. Crit Care 2001; 5: 292–3

[751] Robertson L, Andras A. Prostanoids for intermittent claudication. Cochrane Database of Systematic Reviews 2013, Issue 4. Art. No.: CD000986. DOI: 10.1002/14651858.CD000986.pub3

[752] Roseff SD, Luban NL, Manno CS. Guidelines for assessing appropriateness of pediatric transfusion. Transfusion 2002; 42: 1398–413

[753] Rosenthal MD, Moore FA. Persistent Inflammation, Immunosuppression, and Catabolism: Evolution of Multiple Organ Dysfunction. Surg Infect (Larchmt) 2016; 17: 167–72

20

[754] S2-Leitlinie: Diagnostik und Therapie der Venenthrombose und der Lungenembolie. Aktueller Stand: 14.02.2023. Im Internet: https://register.awmf.org/de/leitlinien/detail/065-002 (Stand: 24.11.2023)
[755] S3-Leitlinie Analgesie, Sedierung und Delirmanagement in der Intensivmedizin (DAS-Leitlinie). Version 5.0. AWMF Online: https://register.awmf.org/de/leitlinien/detail/001-012
[756] Sander M, von Heymann C, Foer A et al. Pulse contour analysis after normothermic cardiopulmonary bypass in cardiac surgery patients. Crit Care 2005; 9(6): R729–34
[757] Sander M, Neumann T, von Dossow V et al. Alcohol use disorder: risks in anesthesia and intensive care medicine. Internist 2006; 47(4): 332, 334–6, 338, passim
[758] Schönfeld H, von Heymann C. Eigenblut-/Fremdblutkomponenten. In: Kochs E, Adams HA, Spies C, Hrsg. Anästhesiologie. 2. Aufl. Stuttgart: Thieme; 2009
[759] Schuetz P, Maurer P, Punjabi V et al. Procalcitonin decrease over 72 hours in US critical care units predicts fatal outcome in sepsis patients. Crit Care 2013; 17: R115
[760] Schuetz P, Wirz Y, Sager R et al. Procalcitonin to initiate or discontinue antibiotics in acute respiratory tract infections. Cochrane Database Syst Rev 2017; (10): CD007 498
[761] Schuetz P, Wirz Y, Sager R et al. Effect of procalcitonin-guided antibiotic treatment on mortality in acute respiratory infections: a patient level meta-analysis. Lancet Infect Dis 2018; 18: 95–107
[762] Schwuchow J, Greim CA. Intensivmedizinische Methoden. Stuttgart: Thieme; 2006
[763] Sechi G, Serra A. Wernicke's encephalopathy: new clinical settings and recent advances in diagnosis and management. Lancet Neurol 2007; 6: 442–55
[764] Section on disorders of the spine and peripheral nerves of the AmericanAssociation of Neurological Surgeons. Guidelines for management of acute cervical spinal injuries. Chapter 9: Pharmacological therapy after acute cervical spinal cord injury. Neurosurgery 2002; 50 (Suppl.3): S 63–72
[765] Seligman R, Meisner M, Lisboa TC et al. Decreases in procalcitonin and C-reactive protein are strong predictors of survival in ventilator-associated pneumonia. Crit Care 2006; 10: R125
[766] Senftleben U, FelbingerT, Suchner U. Pathophysiologie der Substratverwertung im Stressstoffwechsel: Bedeutung einer vollwertigen hypoenergetischen Ernährungstherapie. Akt Ernährungsmed 2000; 23: 207–23
[767] Shanewise JS, Cheung AT, Aronson S et al. ASE/SCA guidelines for performing a comprehensive intraoperative multiplane transesophageal echocardiography examination: recommendations of the American Society of Echocardiography Council for Intraoperative Echocardiography and the Society of Cardiovascular Anesthesiologists Task Force for Certification in Perioperative Transesophageal Echocardiography. Anesth Analg 1999; 89: 870–84
[768] Short D. Is the role of steroids in acute spinal cord injury now resolved? Curr Opin Neurol 2001; 14(6): 759–63
[769] Simon L, Gauvin F, Amre DK et al. Serum procalcitonin and C-reactive protein levels as markers of bacterial infection: a systematic review and meta-analysis. Clin Infect Dis 2004; 39: 206–17
[770] Singer P, Blaser AR, Berger MM et al. ESPEN guideline on clinical nutrition in the intensive care unit. Clin Nutr 2019; 38(1): 48–79
[771] Singer P, Blaser AR, Berger MM et al. ESPEN practical and partially revised guideline: Clinical nutrition in the intensive care unit. Clin Nutr 2023; 42(9): 1671-1689. doi: 10.1016/j.clnu.2023.07.011
[772] Slater A, Shann F, Pearson G. PIM2: a revised version of the Paediatric Index of Mortality. Intensive Care Med 2003; 29: 278–85
[773] Soar J, Nolan JP, Andersen LW et al. Temperature Management in Adult Cardiac Arrest Consensus on Science with Treatment Recommendations. Brussels, Belgium: International Liaison Committee on Resuscitation (ILCOR) Advanced Life Support Task Force, 2021 August 30. Im Internet: http://ilcor.org
[774] Spahn DR, Rossaint R. Coagulopathy and blood component transfusion in trauma. Br J Anaesth 2005; 95: 130–139
[775] Spahn DR, Cerny V, Coats TJ et al. Task Force for Advanced Bleeding Care in Trauma. Management of bleeding following major trauma: a European guideline. Crit Care 2007; 11(1): R17. Erratum in: Crit Care 2007; 11: 412
[776] Spies CD, Otter HE, Hüske B et al. Alcohol withdrawal severity is decreased by symptom-orientated adjusted bolus therapy in the ICU. Intensive Care Med 2003; 29(12): 2230–8
[777] Sprung CL, Annane D, Keh D et al. Hydrocortisone therapy for patients with septic shock. N Engl J Med 2008; 358: 111–24
[778] Sprung CL, Peduzzi PN, Shatney CH et al. Impact of encephalopathy on mortality in the sepsis syndrome. The Veterans Administration Systemic Sepsis Cooperative Study Group. Crit Care Med 1990; 18(8): 801–6
[779] Tang BM, Eslick GD, Craig JC et al. Accuracy of procalcitonin for sepsis diagnosis in critically ill patients: systematic review and meta-analysis. Lancet Infect Dis 2007; 7: 210–7
[780] Teasdale G, Jennett B. Assessment of coma and impaired consciousness. A practical scale. Lancet 1974; 2: 81–4
[781] The Serious Hazards of Transfusion Steering Group. SHOT Annual Report 2005. http://www.shotuk.org/SHOT%20report%202 005.pdf; 2006
[782] Thibault R, Bear DE, Fischer A et al. Implementation of the ESPEN guideline on clinical nutrition in the intensive care unit (ICU): It is time to move forward!: A position paper from the 'nutrition in the ICU' ESPEN special interest group, Clinical Nutrition ESPEN, 2023
[783] Thiele RH, Durieux ME. Arterial Waveform Analysis for the Anesthesiologist: Past, Present, and Future Concepts. Anesth Analg 2011; 113: 766–76
[784] Thier P, Maschke M. Alkoholfolgekrankheiten. In: Brandt T, Dichgans J, Diener HC, Hrsg. Therapie und Verlauf neurologischer Erkrankungen. 4. Aufl. Stuttgart: Kohlhammer; 2003
[785] Thomson A, Cook C, Touquet R et al. The Royal College of Physicians report on alkohol: guidelines for managing Wernicke's Encephalopathy in the accident and emergency department. Alcohol Alcoholism 2002; 37(6): 513
[786] Uzzan B, Cohen R, Nicolas P et al. Procalcitonin as a diagnostic test for sepsis in critically ill adults and after surgery or trauma: a systematic review and meta-analysis. Crit Care Med 2006; 34: 1996–2003
[787] Vallet B, Adamczyk S, Barreau O et al. Physiologic transfusion triggers. Best Pract Res Clin Anaesthesiol 2007; 21: 173–81
[788] van den Berghe G, Wouters P, Weekers, F et al. Intensive insulin therapy in critically ill patients. N Engl J Med 2001; 345: 1359–1367
[789] Van den Berghe G, Wilmer A, Hermans G et al. Intensive insulin therapy in the medical ICU. N Engl J Med 2006; 354: 449–461
[790] van Gool WA, van de Beek D, Eikelenboom P. Systemic infection and delirium: when cytokines and acetylcholine collide. Lancet 2010; 375 (9 716): 773–5
[791] van Zanten AR, Sztark F, Kaisers UX et al. High-protein enteral nutrition enriched with immune-modulating nutrients vs standard high-protein enteral nutrition and nosocomial infections in the ICU: a randomized clinical trial. Jama 2014; 312: 514–24
[792] Veterans Affairs Total parenteral Nutrition Cooperative Study Group. Perioperative Total Parenteral Nutrition in Surgical Patients. New Engl J Med 1991; 325(8): 525–32
[793] Vietto V, Franco JV, Saenz V et al. Prostanoids for critical limb ischaemia. Cochrane Database Syst Rev 2018; 1(1): CD006 544
[794] Vincent JL, Moreno R, Takala J et al. The SOFA (Sepsis-related Organ Failure Assessment) score to describe organ dysfunction/failure. On behalf of the Working Group on Sepsis-Related Problems of the European Society of Intensive Care Medicine. Intensive Care Med 1996; 22: 707–10
[795] von Spiegel T, Hoeft A. Transpulmonary indicator methods in intensive medicine. Anaesthesist 1998; 47: 220–8
[796] Wacker C, Prkno A, Brunkhorst FM et al. Procalcitonin as a diagnostic marker for sepsis: a systematic review and meta-analysis. Lancet Infect Dis 2013; 13: 426–35
[797] Warren BL, Eid A, Singer P et al. High-dose antithrombin III in severe sepsis. JAMA 2001; 286: 1869–78
[798] Waurick K, Riess H, Van Aken H et al. S1-Leitlinie Rückenmarksnahe Regionalanästhesien und Thromboembolieprophylaxe/antithromboti-

sche Medikation. 3. überarb. Empfehlung der Deutschen Gesellschaft für Anästhesiologie und Intensivmedizin. Anästh Intensivmed 2014; 55: 464–49

[799] Weber CF, Görlinger K, Byhahn C et al. Tranexamic acid partially improves platelet function in patients treated with dual antiplatelet therapy. Eur J Anaesthesiol 2011; 28: 57–62

[800] Wernerman J. Feeding the gut: how, when and with what – the metabolic issue. Curr Opin Crit Care 2014; 20: 196–201

[801] Wiedermann CJ, Kaneider NC. A systematic review of antithrombin concentrate use in patients with disseminated intravascular coagulation of severe sepsis. Blood Coagul Fibrinolysis 2006; 17: 521–6

[802] Wollersheim T, Engelhardt LJ, Pachulla J et al. Accuracy, reliability, feasibility and nurse acceptance of a subcutaneous continuous glucose management system in critically ill patients: a prospective clinical trial. Ann Intensive Care 2016; 6(1): 70. doi: 10.1186/s13613-016-0167-z

[803] www.fachinfo.de

[804] Yong MK, Buising KL, Cheng AC et al. Improved susceptibility of Gram-negative bacteria in an intensive care unit following implementation of a computerized antibiotic decision support system. J Antimicrob Chemother 2010; 65(5): 1092–9

[805] Zaloga GP. Early enteral nutritional support improves outcome: hypothesis or fact? Crit Care Med 1999; 27: 259–61

[806] Zander R. Optimaler Hämatokrit 30 %: Abschied von einer Illusion. Infusionsther Transfusionsmed 1999; 26: 186–90

[807] Zink W, Graf BM. The pulmonary artery catheter. Anaesthesist 2001; 50: 623–42

II

21 Beatmung in der Intensivmedizin

21.1 Invasive Beatmung

M. Kastrup, M. Ocken, B. Puhlmann, S. Weber-Carstens

21.1.1 Definitionen

Eine maschinelle Beatmung kann invasiv über die Einlage von Tuben (orotracheal, nasotracheal, Tracheostoma) oder nichtinvasiv über eine Nasenmaske, Nasen-Mund-Maske, Vollgesichtsmaske oder Mundstücke erfolgen. Bei allen Beatmungsformen erfolgt die Beatmung mittels positiver Drücke.

21.1.2 Ziele

Bei akuter respiratorischer Insuffizienz (sowohl partielle als auch globale) dient die invasive Beatmung der Sicherstellung der alveolären Ventilation und des Gasaustausches und ermöglicht gleichzeitig eine Atemwegssicherung z. B. als Schutz vor Aspiration.

Dem Ziel, durch invasive Beatmung möglichst physiologische Blutgase (▶ Tab. 21.1) zu erreichen (Vermeidung von Hypoxie, Anstreben von Normokapnie), steht entgegen, dass durch die längerfristige Beatmung mit hohen positiven Drücken und hohen Scherkräften die Lunge selbst Schaden nehmen kann (beatmungsinduzierter Lungenschaden). Daher muss im Einzelfall von physiologischen Zielparametern abgewichen werden, um eine lungenprotektive Beatmung zu erreichen.

Tab. 21.1 Zielwerte in der arteriellen Blutgasanalyse.

Parameter	Zielwert
p_aO_2	> 60 mmHg
S_aO_2	> 90 %
pH	> 7,2

Können die Zielwerte unter Ausschöpfung konservativer Maßnahmen (Lagerungstherapie, inhalatives NO) nicht eingehalten werden, ohne dass die Beatmungseinstellungen den Zielbereich für lungenprotektive Beatmung verlassen, kann der Einsatz eines extrakorporalen Gasaustauschverfahrens erforderlich sein.

21.1.3 Verfahren

Merke **M!**

Es wird stets ein druckkontrolliertes Beatmungsverfahren angewandt. Einzige Ausnahme ist die druckkontrollierte-volumengarantierte Beatmung schwer hirntraumatisierter Patienten, um eine akzidentelle Hyperkapnie zu vermeiden.

Die Einstellung des oberen Druckniveaus (inspiratorischer Plateaudruck: p_{Plat}) und positiv endexspiratorischen Druckes (PEEP) erfolgt nach den Empfehlungen des ARDS Network, wobei die Tabelle „hoch PEEP/niedrig F_iO_2“ zur PEEP- und F_iO_2-Adjustierung eingesetzt wird (▶ Tab. 21.2).

Die Atemzugvolumen werden primär bezogen auf das ideale Körpergewicht („predicted body weight“, PBW) eingestellt. Das obere Druckniveau wird so adjustiert, dass die erzielten Atemzugvolumina zwischen 4 und 6 ml/kgKG PBW liegen.

Merke **M!**

Die Formel für die Berechnung des idealen Körpergewichts („predicted body weight“, PBW) lautet:
Männer: 50 + 0,91 × (Körpergröße in cm – 152,4)
Frauen: 45,5 + 0,91 × (Körpergröße in cm – 152,4)

Die obere Druckbegrenzung für den Plateaudruck liegt bei < 30 cmH_2O (Spitzendruck < 35 cmH_2O). Bei gegebenem p_{Plat} und PEEP werden für den Distensionsdruck ($\Delta p = p_{Plat} - PEEP$) Werte < 15 cmH_2O angestrebt.

Für die PEEP-Titration steht auch die Messung des transpulmonalen Drucks zur Verfügung.

Tab. 21.2 Einstellung des PEEP nach F_iO_2.

F_iO_2	0,3	0,3	0,3	0,3	0,3	0,4	0,4	0,5	0,5	0,5–0,8	0,8	0,9	1,0	1,0
PEEP	5	8	10	12	14	14	16	16	18	20	22	22	22	24

Die Atemfrequenz wird zunächst auf 15–20/min eingestellt und dann je nach pH angepasst. Eine Erhöhung auf über 30/min sollte jedoch nicht vorgenommen werden. Das I:E-Verhältnis wird möglichst nahe an 1:1 eingestellt unter Beachtung der Flowkurve. Bricht die Flowkurve während der Exspiration vor Erreichen der Nulllinie ab, muss das Verhältnis zugunsten einer längeren Exspiration verändert werden oder die Atemfrequenz reduziert werden.

Es wird schon früh eine assistierte Spontanatmung erlaubt. In der Frühphase des ARDS aber mit nicht mehr als ⅓ Anteil am gesamten Atemminutenvolumen. Muskelrelaxanzien sollen nicht regelhaft eingesetzt werden. Um eine frühzeitig assistierte Spontanatmung zu ermöglichen, wird ein Ziel-RASS-Wert von –1 – 0 angestrebt.

21.2 Nichtinvasive Beatmung

M. Kastrup, M. Ocken, B. Puhlmann, S. Weber-Carstens

21.2.1 Allgemeine Prinzipien

Siehe: [842].

Wenn möglich, sollte die NIV als Therapie der akuten respiratorischen Insuffizienz (ARI) eingesetzt werden, um mögliche Komplikationen einer invasiven Beatmung zu vermeiden.

Ein NIV-Versuch bei komatösen hyperkapnischen Patienten ist im Einzelfall gerechtfertigt; kommt es kurzfristig allerdings nicht zu einer signifikanten Verbesserung der Ventilation und der Vigilanz, ist eine Intubation indiziert.

NIV ist kein Ersatz für eine invasive Beatmung.

21.2.2 Indikationen

- Hyperkapnische (akute) respiratorische Insuffizienz (ARI):
  - bei der Indikation leicht bis mittelgradige AECOPD mit pH von 7,30–7,35 frühzeitiger Einsatz von NIV
  - Ursache: Erschöpfung der neuromuskulären Atempumpenfunktion (Atempumpenversagen), häufig bei akut (infekt-)exazerbierter COPD, klassische NIV-Indikation
  - nach invasiver Beatmung bei COPD-Patienten (in ca. 35–67 % der Fälle ist mit prolongiertem Weaning zu rechnen)
  - ggf. Asthma bronchiale
- Hypoxämische akute respiratorische Insuffizienz:
  - erniedrigtes p_aO_2 mit pH-Werten im Normbereich und normalem bis leicht erniedrigtem p_aCO_2
  - Ursachen: Verminderung der pulmonalen Gasaustauschfläche durch Verlust an Alveolarfläche, durch z. B. Lungenödem, Pneumonie, Minderbelüftungen postoperativ (nach Herz-Thorax-Eingriffen, auch großen abdominalchirurgischen Eingriffen)
  - Entwöhnung vom Respirator und Postextubationsphase; häufig bei Patienten nach Langzeitbeatmung, bei Patienten mit COPD
  - palliative Anwendung in Ausnahmefällen, wenn dies vom Patienten gewünscht und eine Symptomverbesserung erzielt wird
- Patienten mit Risiko für hypoxische akute respiratorische Insuffizienz postoperativ: CPAP/NIV, um Reintubationen zu verhindern
- perinterventionelle Atemunterstützung, z. B. NIV bei einer Bronchoskopie

21.2.3 Kontraindikationen

- Absolute Kontraindikationen:
  - fehlende Spontanatmung, Schnappatmung
  - Verlegung der Atemwege (fixiert oder funktionell)
  - aktive gastrointestinale Blutung, das Vorhandensein eines Ileus oder andere Zustände, welche eine erhebliche Aspirationsgefahr darstellen
  - nichthyperkapnisches Koma
- relative Kontraindikationen:
  - Koma, hyperkapnisch
  - massive Agitation, (RASS ≥ 2)
  - trotz Bronchoskopie massiver Sekretverhalt
  - hochgradige Hypoxämie oder Azidose (pH < 7,1)
  - hämodynamische Instabilität (kardiogener Schock, Myokardinfarkt, septischer Schock)
  - anatomische Hindernisse beim sicheren Zugang zu den Atemwegen des Patienten, subjektive Schwierigkeiten im Management des Atemweges des Patienten
  - Zustand nach oberer gastrointestinaler OP und andere Zustände mit einem mäßig erhöhten Aspirationsrisiko (hier ggf. NIV-Versuch unter Intubationsbereitschaft)

21.2.4 Zugänge zu den Atemwegen

- Nasenmaske:
  - überwiegend bei Patienten mit eigenem Gerät
  - Vorteile: Sprechen möglich, kein Aspirationsrisiko, Abhusten weiterhin möglich
  - eventueller Nachteil: Effekt ist am größten, wenn der Mund geschlossen ist
- Mund-Nasen-Maske:
  - sorgfältige Anpassung der richtigen Größe für den Patienten mit der entsprechenden Messschablone (Standard)

- Nachteile: kein sicherer Aspirationsschutz, Gefahr von Druckstellen und/oder Dekubitalgeschwüren im Gesicht (ggf. prophylaktisches Gelpflaster über dem Nasenrücken)
- Full-Face-Masken:
  - siehe oben: eventuell besserer Patientenkomfort, evtl. weniger Druckstellen im Gesichtsbereich, wenn gut angepasst
  - Beatmungshelm (v. a. bei hypoxämischem akutem respiratorischem Versagen):
  - ist fast luftdicht, kann subjektiv von den Patienten angenehmer empfunden werden, bei einigen Modellen besteht auch die Möglichkeit, Flüssigkeiten oral zu sich zu nehmen. **Cave:** Immer auch auf Thoraxwandexkursionen achten, manchmal bewegt sich nur der Helm und es kommt keine suffiziente Atemexkursion zustande.
- nasales Interface:
  - in unterschiedlichen Größen vorhanden, immer in Verwendung mit Atemgasklimatisierung (aktive Anfeuchtung), da sonst zu großer Schaden an den Schleimhäuten
  - max. PEEP ist begrenzt
  - bei HF-CPAP auf ausreichenden Gasfluss achten, mindestens 40 l/min

21.2.5 Praktisches Vorgehen

Wenn die Indikation für NIV gegeben ist: Verwendung einer Nasen-Mund-Maske, Anpassung der Maske durch die Pflegekräfte/Atmungstherapeut und Beginn der Beatmung. Kontrolle der Einstellung initial durch einen Arzt. Kontrolle und Anpassung der Alarmgrenzen am Monitor und am Beatmungsgerät.

Beginn der Beatmung im CPAP/ASB-Modus, wenn möglich mit niedrigem PEEP (initial im Bereich von 5 mmHg), wenn das vom Patienten gut toleriert wird. Anpassung des PEEP-Wertes an die klinischen Erfordernisse des Patienten.

Vor Anlage der Maske Aufklärung des Patienten über Vorgehen und Ziele der Therapie.

Beginn der Therapie, wenn möglich in halb-sitzender Lagerung des Patienten.

Gegebenenfalls ist bei starker Maskenangst eine milde Anxiolyse notwendig. Dazu vor der Gabe von anxiolytisch wirkenden Medikamenten immer den Angstscore (NRS) erheben. Bei COPD-Patienten kann ggf. die Gabe von MSI den gewünschten Effekt haben.

Durch Einstellungen am Respirator Versuch der bestmöglichen Synchronisierung des Ventilators mit den Spontanatmungsversuchen des Patienten.

Bei unzureichendem initialem Erfolg in der Adaptationsphase systematische Abklärung von Ursachen für Misserfolg.

Initial engmaschige BGA-Kontrolle, um den Therapieerfolg zu erfassen. Erste Kontrolle nach ca. 15 min, spätestens nach 30 min. Vor der Abnahme der BGA Kontrolle der klinischen Parameter.

Bei weiterer Verschlechterung der klinischen Parameter (pH, pO_2 oder pCO_2) oder der Atemmechanik Intubation durchführen.

In den ersten 1–2 h (Adaptationsphase) Sicherstellung einer ausreichenden Ventilation. Die validen Verlaufsparameter sind:

- arterielle Blutgase nach 30, 60 und 120 min
- Atemfrequenz
- Sauerstoffsättigung
- ggf. transkutane pCO_2-Messung
- subjektive Beurteilung der Dyspnoeempfindung des Patienten
- Vigilanzniveau des Patienten

Bei einer akut auf chronischen respiratorischen Insuffizienz sollte die Überleitung in eine außerklinische Beatmung evaluiert werden.

Die Respiratoreinstellungen fasst ▶ Tab. 21.3 zusammen.

Tab. 21.3 Einstellungen am Respirator.

Parameter	Modus CPAP/ASB	Modus BIPAP/Assist
Indikation	hypoxämische respiratorische Insuffizienz	hyperkapnische respiratorische Insuffizienz
PEEP	5 mbar	5 mbar
ASB	10–15 mbar	
IPAP/EPAP	–	15(–20)/5 mbar
I:E	–	1:2 Start
F_iO_2	0,3–0,5	0,3–0,5
Rampe	0	0

Anpassung: PEEP, ASB, AF in Abhängigkeit von der Eigenfrequenz des Patienten, dann im Verlauf senken.

21.2.6 Begleitmaßnahmen

- Mobilisation nach klinischer Lage, eine NIV ist keine Kontraindikation zur Physiotherapie
- Oberkörperhochlagerung
- Sekretolyse
- auf ausgeglichenen Flüssigkeitshaushalt achten
- auf ausreichende Ernährung achten, ggf. bei hohem Aspirationsrisiko zeitweise parenteral, wobei die enterale Ernährung immer zu bevorzugen ist

21.2.7 Beendigung von NIV

- Bei Versagen von NIV (respiratorische Azidose mit Abfall des pH < 7,2, progrediente Hyperkapnie, zunehmende Entsättigung) Beendigung von NIV und Intubation
- pathologische pH-Werte (trotz niedrigem Niveau stabiler Verlauf) und stabil erhöhtes p_aCO_2 können bei gleichzeitiger klinischer Besserung des Zustandes des Patienten toleriert werden
- nach Stabilisierung des Zustandes und Normalisierung der BGA-Werte Auslassversuch von NIV unter fortgesetzter engmaschiger BGA-Kontrolle; bei COPD-Patienten sind erhöhte p_aCO_2-Werte aufgrund der Grunderkrankung „normal" und für einen ausreichenden Atemantrieb notwendig; Verlauf der p_aO_2-Werte unter Ruhe- und Belastungsbedingungen beachten

21.3 High-Flow Therapie

R. Falk, S. Weber-Carstens

21.3.1 Indikation

- Prävention von Weaning Failure und Reintubation
- bei Patienten mit milder bis schwerer respiratorischer Insuffizienz und erhöhtem Sauerstoffbedarf ggfs. in Kombination mit NIV-Beatmung zur Prävention einer invasiven Beatmung
- nach Extubation oder Dekanülierung zur Etablierung eines geringen, kontinuierlichen PEEP-Niveaus
- zur wirksamen Erhöhung bzw. Optimierung des Feuchtigkeitsniveaus der Atemwege

21.3.2 Ziele

- Prävention einer invasiven Beatmung und Weaning failure
- Verkürzung der Beatmungszeit
- verbessertes Lungenvolumen durch exspiratorischen Flow-Widerstand
- regulierende Wirkung auf Atemfrequenz durch inspiratorischen Flow
- verbesserte Sauerstoffzufuhr mit geringerem Entsättigungsrisiko
- Verringerung der Atemarbeit durch CO_2-Auswaschung und Verringerung des Totraums
- Verbesserung des Wohlbefindens des Patienten im Vergleich zu kontinuierlicher nichtinvasiver Ventilation mit Maske
- optimierte mukoziliäre Clearance durch Atemwegsklimatisierung von 37 °C, 44 mg/l relativer Feuchte

21.3.3 Durchführung

► **Benötigtes Material**

- High-Flow-Quelle (extern, im Respirator als „Sauerstofftherapie"-Modus)
- Heizung mit Temperaturkabel
- Aquadest zur Befüllung der Heizkammer
- beheizbares Schlauchsystem
- kompatible High-Flow-Nasenbrille, bzw. Tracheostoma-Schnittstelle

► **Allgemeine Einstellung**

- F_iO_2 nach Bedarf, Flow ≥ 40 l/min
- ab 2–4 l/min O_2-Bedarf, frühzeitig Anwendung von High-Flow (nasal/tracheal); nur in begründeten Ausnahmen Anwendung von nicht angefeuchtetem Sauerstoff
- Unterstützung bzw. Atemwegsdruck ist bei externen Flow-Quellen ablesbar (nach Flow-Einstellung)
- Heizungseinstellung je nach technischer Ausstattung auf Sauerstofftherapie-Modus oder invasiven Modus, in Ausnahmefällen (Patientenkomfort) auch niedrigere Stufe möglich

Bei nasalem High-Flow Pronggröße nach Nasenöffnung wählen.

Frühzeitiger Einsatz von trachealem High-Flow bei diskontinuierlicher Beatmungsentwöhnung (s. Weaning) anstelle von „feuchten Nasen".

Merke M!

High-Flow-Therapie ist nur mit entsprechender Atemgaskonditionierung anwendbar.

21.3.4 Kodierung

Kodierung von nasaler High-Flow-Therapie (HFNC) 2016:

- **8–71:** maschinelle Beatmung und Atemunterstützung über Maske oder Tubus. Ein Kode aus diesem Bereich ist jeweils nur einmal pro stationärem Aufenthalt anzugeben.
  - **8–711:** maschinelle Beatmung und Atemunterstützung bei **Neugeborenen und Säuglingen**. Bei Anwendung mehrerer Beatmungsformen ist immer die aufwendigste anzugeben.
  - **8–711.4:** Atemunterstützung durch Anwendung von High-Flow-Nasenkanülen (HFNC-System).
  - **8–712:** maschinelle Beatmung und Atemunterstützung bei **Kindern und Jugendlichen**. Ein Kode aus diesem Bereich ist nur für Patienten ab dem Beginn

des 2. Lebensjahres bis zur Vollendung des 18. Lebensjahres anzugeben.
  - **8–712.1:** Atemunterstützung durch Anwendung von High-Flow-Nasenkanülen (HFNC-System).
  - **8–713:** maschinelle Beatmung und Atemunterstützung bei **Erwachsenen.**
  - **8–713.0:** Atemunterstützung durch Anwendung von High-Flow-Nasenkanülen (HFNC-System).

21.4 Atemwegsklimatisierung

R. Falk, M. Kastrup, M. Schuster, V. von Dossow, S. Weber-Carstens

21.4.1 Methoden

► **Prinzip aktive Befeuchtung.** Die Atemgasklimatisierung erfolgt durch Zufuhr externer Energie, Wärme und Feuchte in den Atemgasstrom. Durch eine patientennahe Temperaturmessung wird die vorgewählte Temperatur kontrolliert und servogesteuert reguliert.

► **Prinzip passive Befeuchtung.** Die Atemwegsklimatisierung erfolgt durch Wärme- und Feuchtigkeitsentzug aus dem Exspirationsgas, reversible Speicherung und Abgabe an das Inspirationsgasgemisch.

Es gibt aktuell keine Evidenz, dass eines der beiden Verfahren generell und bei allen Patienten überlegen ist. In jedem Fall sind Vor- und Nachteile patientenindividuell abzuwägen. Daher erfolgt die Wahl der Befeuchtung individuell resp. abhängig vom Patientenkollektiv.

Folgende Patienten könnten von einer aktiven Anfeuchtung profitieren:

- Beatmungsdauer > 72–96 h
- pulmonal/bronchial vorgeschädigte Patienten (ARDS, COPD, traumatisch geschädigte Lunge)
- Langzeit-Weaning infolge schwerer CIP/CIM
- Patienten mit kleinem Tubus nach HNO/MKG-Eingriffen (≤ 7,0 ID)
- ggf. Kinder

21.4.2 Passive Befeuchtung

Vor- und Nachteile

- Vorteile:
  - relativ kostengünstiger
  - geringere Besiedelung der Atemwege
  - möglicherweise geringere Inzidenz von VAP
- Nachteile:
  - relativ erhöhter Atemwegswiderstand
  - relativ erhöhter Totraum
  - evtl. dadurch erschwertes Weaning
  - abhängig von Filterqualität und Beatmungsmuster entsteht Wasserverlust (6–8 mg/l)

Beatmete Patienten ohne nennenswerte pulmonale Beeinträchtigungen kompensieren die filterbedingte Erhöhung der Atemarbeit.

Technisches Vorgehen

Wechsel des Heat-Moisture-Exchangers nach Herstellerangaben erforderlich.

21.4.3 Aktive Befeuchtung

Vor- und Nachteile

- Vorteile:
  - konstruktionsbedingt: Totraumreduktion um 40–95 ml
  - Erleichterung lungenprotektiver Beatmung mit kleinen Tidalvolumina
  - Erleichterung noninvasiver Beatmung bei geringerem Atemwegswiderstand
- Nachteil:
  - teuer

Technisches Vorgehen

► **Wechselintervall.** Routinemäßiger Wechsel nicht erforderlich (vgl. HICPAC-Empfehlungen 2003)

- Wechsel bei sichtbarer Verschmutzung und Funktionsbeeinträchtigung
- Wechsel bei Anschluss eines neuen Patienten
- Herstellerangaben zum Wechselintervall beachten

21.5 Prophylaxe der ventilatorassoziierten Pneumonie

M. Deja, C. Geffers, B. Puhlmann, E. Toubekis, S. Weber-Carstens

21.5.1 Hintergrund

Die ventilatorassoziierte Pneumonie (VAP) ist eine nosokomiale Pneumonie und die häufigste nosokomiale Infektion in der Intensivmedizin. Die intensivstationäre Verweildauer der Patienten, die eine nosokomiale Pneumonie erleiden, verlängert sich um ca. 6 Tage. Die zusätzliche Mortalität wird in der Literatur mit bis zu 10 % angegeben.

Die Erreger können dabei entweder vom Patienten selbst stammen (endogene Infektion) oder über Transmission und Kontamination zum Patienten gelangen (exogene Infektion). Nicht alle VAP lassen sich daher vermeiden.

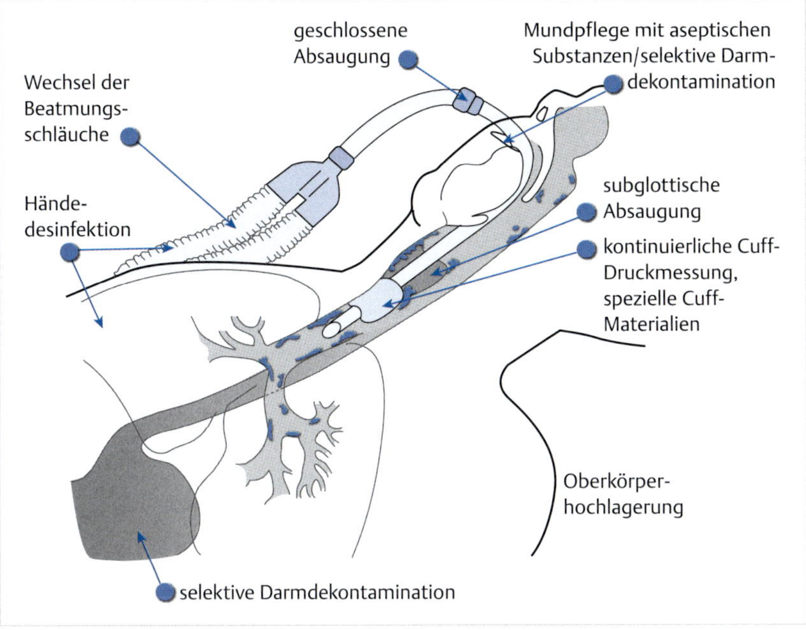

Abb. 21.1 Maßnahmen zur Prophylaxe der ventilatorassoziierten Pneumonie.

Bei der endogenen Infektion werden Erreger typischerweise aus dem oberen Respirationstrakt oder dem oberen Gastrointestinaltrakt entlang des Beatmungstubus am Cuff vorbei aspiriert. Bei exogenen Infektionen werden die Erreger z. B. bei unzureichender Einhaltung der Hygienemaßnahmen von einem Patienten auf einen anderen Patienten übertragen. Eine erfolgreiche Prävention verkürzt die Beatmungsdauer, den Intensiv- und Krankenhausaufenthalt und reduziert somit Kosten.

In unserer Klinik kommen folgende Maßnahmen zur VAP-Prävention zur Anwendung (▶ Abb. 21.1):

- Händedesinfektion nach WHO-Regeln
- Weaning- und Sedierungsprotokoll
- Chlorhexidin-Spülung des Mund-/Rachenraums
- intermittierende subglottische Absaugung
- Oberkörperhochlagerung
- regelmäßige Cuffkontrolle

Weitere Strategien zur VAP Reduktion sind Maßnahmen, die im Hygieneleitfaden der Charité bereits hinterlegt sind bzw. als SOP für andere Themen hinterlegt sind. Dazu gehört z. B. der Einsatz eines geschlossenen Absaugsystems bei Patienten mit multiresistenten Erregern, um die Transmission von Erregern zu anderen Patienten zu reduzieren. Wichtig ist auch die SOP zur enteralen Ernährung und zum Einsatz von postpylorischen Sonden und die SOP zur Ulkusprophylaxe mit Säureblockern (SOP Stressulkusprophylaxe; Kap. 20.14), weil ein niedriger gastraler pH-Wert der Kolonisierung des Magens entgegenwirkt und gastral ernährte Patienten ein höheres Risiko von Regurgitationen und Reflux aufweisen sollen. Beatmungssysteme werden in der Regel wöchentlich gewechselt. Sichtbare grobe Verschmutzungen (außen und innen) führen zum sofortigen Wechsel, um Transmissionen zu vermeiden.

21.5.2 Maßnahmen

Händedesinfektion

Händedesinfektion vermeidet exogene Infektionen und Transmission von Erregern. Eine hygienische Händedesinfektion sollte entsprechend den Regeln der WHO erfolgen:

- vor jedem Patientenkontakt
- vor aseptischen Tätigkeiten
- nach Kontakt mit potenziell infektiösen Materialien (beispielsweise tracheales Absaugen)
- nach Patientenkontakt
- nach Kontakt mit Oberflächen in unmittelbarer Umgebung des Patienten

Regelmäßige Beobachtungen im Rahmen des QM überprüfen die Einhaltung der WHO-Regeln unter Berücksichtigung der jeweiligen Berufsgruppenzugehörigkeit.

Weaning- und Sedierungsprotokolle

Der Einsatz von Weaning- und Sedierungsprotokollen führt zu einer verkürzten Beatmungsdauer und reduziert die VAP-Rate. Es werden Sedierungsziele nach RASS täglich festgelegt, entsprechend den LL werden 8-stündliche Sedierungstiefe- und Delir-Scores dokumentiert. Nach festgelegten Weaning-Kriterien werden Weaning-Stufen mit entsprechenden Prozeduren täglich angegeben.

Chlorhexidinspülung

Die Spülung mit Chlorhexidin erfolgt 3 × täglich bei allen beatmeten Patienten. Nach erfolgter Händedesinfektion werden keimarme Handschuhe zum Eigenschutz angezogen und 20 ml einer 0,1 % Chlorhexidinlösung in eine sterile Spritze aufgezogen. Dann wird der Cuff-Druck auf 40 cm H_2O angehoben, und mit einem atraumatischen Absaugkatheter wird der Mund-/Rachenraum abgesaugt. Nun wird die Chlorhexidinlösung oral appliziert, und mit einem Tupfer werden Mundraum inkl. Zahnleiste und Zunge mit der Chlorhexidinlösung ca. 1 min gewischt. Anschließend wird der Mund-/Rachenraum erneut abgesaugt und zusätzlich der subglottische Raum über den Absaugschenkel abgesaugt. Zum Schluss wird der Cuffdruck zurückgesetzt.

Subglottische Absaugung

In der Regel sind Patienten auf der ITS, die mehr als 24 h beatmet werden, mit einem endotrachealen Tubus versorgt, der zur subglottischen Absaugung geeignet ist. Trachealkanülen für die perkutane Anlage, die über eine subglottische Absaugung verfügen, sind ebenfalls in der Charité als Standard für die Intensivmedizin eingeführt. Die subglottische Absaugung erfolgt im Idealfall mittels automatisierter Pumpen mit einem fest eingestellten Pumpenintervall. Ist keine automatische Absaugpumpe verfügbar, wird stündlich manuell mit einer sterilen 10-ml-Spritze über den subglottischen Absaugschlauch abgesaugt. Spülungen mit NaCl 0,9 % oder Chlorhexidin werden über diesen Absaugschenkel in der Regel nicht appliziert. Sekretverlegungen können eine Indikation für Spülmanöver über den Absaugschenkel sein.

Oberkörperhochlagerung

Eine Oberkörperhochlage von 30° sollte möglichst durchgehend aufrechterhalten werden, sofern keine Kontraindikationen bestehen. OK-Hochlagerungen sollen das Regurgieren von Magen-/Ösophagusinhalt reduzieren, um eine konsekutive Mikroaspiration am Cuff entlang zu vermeiden und die Kolonisierung des Mund-/Rachenraums mit endogenen Erregern zu reduzieren. Auch während der Durchführung von Pflegemaßnahmen soll eine mindestens 15° Oberkörperhochlagerung in der Regel beibehalten werden.

Regelmäßige Cuffkontrolle

Der Cuffdruck soll auf den niedrigsten Druck eingestellt werden, der notwendig ist, um eine Leckage am Beatmungssystem zu verhindern (nach Gehör/Leckage am Beatmungsgerät). In der Regel sind Cuffdrücke zwischen 15 und 25 cmH_2O erforderlich. Dies dient der Kontrolle der Dichtigkeit als Aspirationsprophylaxe und zusätzlich der Vermeidung iatrogener Trachealschäden. Automatische Cuffdruckmessgeräte mit und ohne automatischen Ausgleich mit Raumluft stehen in der Klinik nicht für alle Beatmungsplätze zur Verfügung. Der Cuffdruck wird in diesem Fall manuell gemessen und mindestens 1 × /Schicht dokumentiert.

21.6 Protokollbasierte Beatmungsentwöhnung zur geplanten Extubation – Weaning

R. Falk, M. Kastrup, S. Weber-Carstens

21.6.1 Indikation

Die protokollbasierte Entwöhnung beschreibt ein standardisiertes Vorgehen zur Einschätzung der Spontanatmungskapazität des Patienten als Grundlage für die Entscheidung für eine Extubation (▶ Abb. 21.2). Damit sollen frustrane Extubationsversuche und hohe Reintubationsraten, die ein erhöhtes Risiko für den Erwerb einer nosokomialen Pneumonie darstellen, sowie die Provokation einer Erschöpfung der Atemmuskulatur vermieden werden. In zweiter Linie dient die tägliche Einschätzung der Spontanatmungskapazität der Reevaluierung der maschinellen Unterstützung der Beatmung.

21.6.2 Spontanatmungsversuch

Kriterien zur Erfassung der Spontanatmungskapazität

Die Voraussetzung für Durchführung eines Spontanatmungsversuches sind in ▶ Tab. 21.4 dargestellt.

Durchführung des Spontanatmungsversuchs

Die Schritte zeigt ▶ Tab. 21.5.

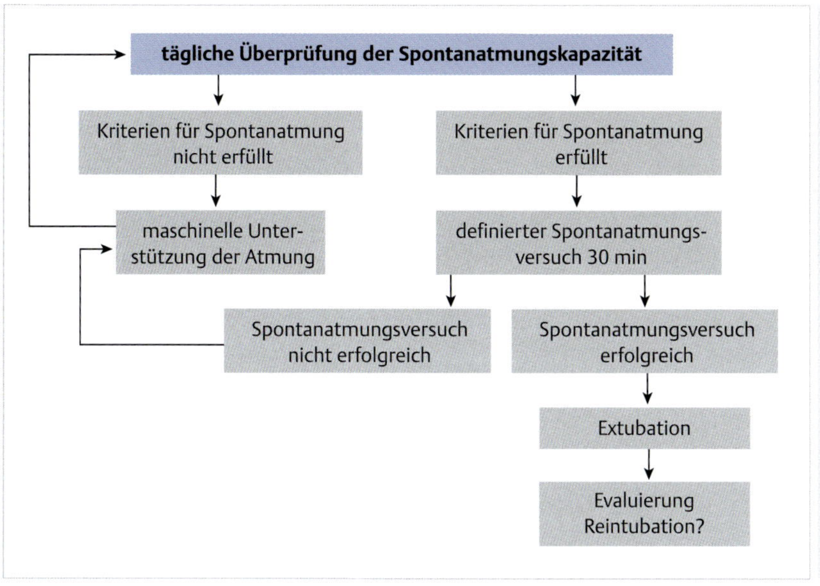

Abb. 21.2 Vorgehen bei der protokollbasierten Beatmungsentwöhnung.

Tab. 21.4 Voraussetzung für Durchführung eines Spontanatmungsversuches (SBT).

Kriterien		Datenquelle
klinische Kriterien	Beatmung > 24 h Wegfall der Indikation zur Beatmung	Arzt
respiratorische Kriterien	$F_iO_2 \leq 0{,}4$ Sauerstoffsättigung ≥ 90 % PEEP ≤ 8 cmH_2O (> 1 h) AMV < 15 l/min AF < 35/min	PDMS
Rapid Shallow Breathing Index (RSBI) (Atemfrequenz dividiert durch Tidalvolumen in Litern)	Ziel ist < 100–105 Atemzüge/min/l mittels RSBI kann mit einer Sensitivität von 97 % und Spezifität von 65 % eine erfolgreiche SBT vorausgesagt werden	PDMS
hämodynamische Kriterien	keine akute Myokardischämie, kein kardiogener Schock	Arzt
	keine Katecholamine: (erlaubt. Noradrenalin/Adrenalin ≤ 0,2 µg/kgKG/min, Enoximone ≤ 5 µg/kgKG/min oder Dobutamin ≤ 5 µg/kgKG/min)	PDMS
	keine neu aufgetretene hämodynamisch relevante Arrhythmie	Arzt
Kriterium Wachheit	RASS-Score 0 oder –1	PDMS
	ggf. GCS ≥ 8 bei neurochirurgischen/neurologischen Patienten	PDMS
	Schutzreflexe (Husten und Schlucken) vorhanden	Arzt
metabolische Kriterien	Temperatur < 38,5 °C	PDMS

Tab. 21.5 Durchführungsschritte des Spontanatmungsversuchs.

Schritte		Datenquelle
klinische Einschätzung: ist SBT durchführbar?	ja/nein	Arzt
Spontanatmungsversuch 30 min	Dokumentation nach 5, 10, 20 und 30 min	PDMS
Parameter für SBT	(Tubus/TK-ID ≥ 7 mm) ASB: 5 cmH_2O aktive Befeuchtung, keine Tubuskompensation (ATC) bzw. 8 cmH_2O mit HME-Filter, kein ATC PEEP ≤ 8 cmH_2O Flowtrigger < 3 l/min alternativ: ASB auf 0 und ATC mit 100 %	PDMS
Beurteilung des SBT	klinische Beobachtung des Patienten durch Arzt in Rücksprache mit Pflegekraft, ob Abbruchkriterien erreicht	Arzt/Pflege
Abbruchkriterien für SBT	wenn über mindestens 3 min	
	S_pO_2 ≥ 85 % ≤ 90 % S_pO_2 < 85 %: Abbruch sofort AF > 35/min oder < 7/min RSBI (AF/V_t) > 105 HF ≥ 120/min, HF-Veränderung > 20 % systolischer Blutdruck BD ≥ 180 mmHg od BD-Veränderung > 20 %	PDMS
	Vigilanzverminderung? RASS < –2 Stressreaktion? RASS ≥ + 2	Arzt/Pflege
Extubationskriterien	SBT über 30 min erfolgreich = Abbruchkriterien nicht erfüllt BGA nach SBT: p_aO_2 > 60 mmHg, pH > 7,32 Anstieg des p_aCO_2 < 15 mmHg	PDMS

21.6.3 Vorgehen bei gescheitertem Spontanatmungsversuch

Potenziell reversible Ursachen

Nach einem gescheitertem SBT ist eine systematische Suche nach potenziell reversiblen Ursachen durchzuführen (s. Checkliste in ▶ Tab. 21.6 sowie ▶ Tab. 21.7).

Tab. 21.6 Checkliste: Weaning-Versagen.

Parameter	Anmerkung
Respiratoreinstellung optimal?	
Flow-Trigger-Einstellung	nicht > 2 l/min
Druckanstiegszeit oder Rampe optimal?	
AutoPEEP	die Exspirationszeit reicht nicht für eine vollständige Exspiration (Tidalvolumen oder Atemzeitverhältnis anpassen?)
Bronchospasmus	Beta-2-Agonisten
Respiratorische Insuffizienz?[3]	
Pneumonie/Atelektase	siehe MiBi SOPs (Kap. 20.2)
Lungenfibrose	CT-Thorax, Rö-Thorax
Lungenödem (kardial/nicht kardial)	EVLWI messen/therapieren

Tab. 21.6 Fortsetzung

Parameter	Anmerkung
pulmonale Hämorrhagie	Rö-Thorax, BAL
erhöhter intraabdomineller Druck	Parazentese/Tenckhoff/Darmstimulation/Laparotomie
Kardiale Überbelastung?	
Ischämie kann erst während des Weaning auftreten, weil die Spontanatmung zu gesteigerten Cardiac Venous Return, intrathorakal negativen Druck und linksventrikularem Afterload führt	nach Brustschmerzen fragen/Herzenzyme messen/EKG schreiben
die kardiale Belastung kann durch Weaning per se erhöht werden	Ziel $S_vO_2 > 70\,\%$
Neuromuskuläre Aspekte, Insuffizienz der Atemmuskelpumpe?	
gestörter zentraler Atemantrieb	Sedativa; zerebrale Pathologie: Hirnstamminfarkt/-ischämie Blutung Meningitis/Enzephalitis metabolische Alkalose (Diuretika, Abführmitteln, Erbrechen, Durchfall)
Delir	(siehe SOP Analgosedierung + Delir)
Angst/Depression	
myogen: z. B. Muskelatrophie, ventilatorinduzierte diaphragmale Dysfunktion (VIDD), Critical Illness Polyneuropathy/Critical Illness Myopathy (CiP/CiM)	EMG +/- Muskelbiopsie
Stoffwechsel?	
Hypophosphatämie	Kaliumphosphat/Natriumphosphat
Hypomagnesämie	Magnesiumsulfat
Hypokalämie	Kalium
Hypothyreose	Thyroxin
Hypoalimentation (BMI < 20 kgKG/m²)	(siehe SOP Enterale und parenterale Ernährung, Kap. 20.5) Vitamine und Spurelemente ansetzten
Anämie	Hb > 10 g/dl halten?

[3] Die Compliance bei lungengesunden, beatmeten Patienten beträgt ca. 40–60 ml/mbar.

Tab. 21.7 Reevaluation nach 24 h.

Parameter	Anmerkung
Erfolgreiche Extubation?	keine Reintubation aufgrund respiratorischer Erschöpfung innerhalb von 24 h
Nichtinvasive Beatmung erforderlich?	ja/nein

21.6.4 Dokumentation und Datenerhebung

► **Dokumentation im PDMS**

- Kriterien zur Erfassung der Spontanatmungskapazität (Datenübernahme aus PDMS)
- Spontanatmungsversuch (Datenübernahme aus PDMS)
- Validierung der erhobenen Daten durch Arzt bzw. Pflegekraft

Tab. 21.8 Stufen der Beatmungsentwöhnung.

Stufe	Aktion tagsüber	Aktion nachts
1	alle 2 h für 15–30 min Spontanatmung	assistiert; assistiert-kontrolliert
2	2 h Spontanatmung – 2 h assistiert; assistiert-kontrolliert	assistiert; assistiert-kontrolliert
3	3 h Spontanatmung – 2 h assistiert; assistiert-kontrolliert	assistiert; assistiert-kontrolliert
4	4 h Spontanatmung – 4 h assistiert; assistiert-kontrolliert	assistiert; assistiert-kontrolliert
5	6 h Spontanatmung – 2 h assistiert; assistiert-kontrolliert	assistiert; assistiert-kontrolliert
6	tagsüber Spontanatmung	assistiert; assistiert-kontrolliert
7	24 h Spontanatmung	
8	Dekanülieren und Abkleben, alle 2 h für 15 min Masken-CPAP	

21.6.5 Beatmungsentwöhnung

Patienten im Weaning, mittlerweile tracheotomiert, können in folgenden Stufen von der Beatmung entwöhnt werden (▶ Tab. 21.8). Die Stufen werden in der morgendlichen Visite festgelegt und im PDMS dokumentiert.

Auf jeden Fall ist eine engmaschige Beobachtung des Patienten erforderlich, um eine Erschöpfung frühzeitig zu erkennen. Bei Erschöpfungszeichen wird eine Pause von mindestens 4 h eingelegt und dann eine Stufe zurück erneut begonnen.

Spontanatmung Abbruchkriterien

Abbruch, wenn > 3 min:

- S_pO_2 < 90 %
- Atemfrequenz > 35 oder < 7
- systolischer arterieller Druck > 180 mmHg
- HF > 120/min
- RASS > + 1 oder < –1

Respiratorische Azidose/Hyperkapnie, bzw. CO_2-Anstieg ist als Maß für die Erschöpfung zu sehen (siehe BGA).

21.6.6 Therapiestrategien in der prolongierten Beatmungsentwöhnung

Gelingt die Entwöhnung von der Beatmung innerhalb der ersten 7 Tage und 3 frustranen Spontanatmungsversuchen nach erstem Spontanatmungsversuch nicht, folgen die Strategien zur Entwöhnung von der Beatmung der S2k-Leitlinie zum prolongierten Weaning.

Die wichtigsten **Therapieprinzipien** zusammengefasst:

- Tägliche Erfassung der Bereitschaft zur Beatmungsentwöhnung sowie Spontanatmungskapazität (s. o. Algorithmus zur protokollbasierten Beatmungsentwöhnung).
- Entlastende Beatmungsstrategien werden eingesetzt zur Prävention der Atemmuskelerschöpfung und Rekonditionierung einer geschwächten Atemmuskulatur.
- Eine dauerhafte vollentlastende kontrollierte Beatmung soll vermieden werden, da diese zu einer Induktion von Muskelatrophie mit Reduktion der Kontraktilität des Zwerchfells führen kann (ventilator-induced diaphragmatic dysfunction: VIDD).
- Die Respiratorentwöhnung erfolgt zunächst durch sukzessive Reduktion der vom Respirator übernommenen Atemarbeit in Form von Reduktion der Druckunterstützung (kontinuierliches Weaning).
- In der täglichen Untersuchung der Spontanatemkapazität wird evaluiert, ob nichtassistierte Spontanatemphasen im Wechsel mit assistierter Spontanatmung (diskontinuierliches Weaning) möglich sind.
- Sofern nichtassistierte Spontanatemphasen möglich sind, wird täglich die Weaningstufe entsprechend dem Schema zum diskontinuierlichen Weaning (s. o.) festgelegt.
- Um eine Ruhephase für den Patienten während der Nacht zu gewährleisten und zur Erholung der Atemmuskulatur werden entsprechend dem Schema zu den Weaningstufen von 20:00–7:00 Uhr (nachts) die nichtassistierten Spontanatemphasen ausgesetzt und eine assistierte oder assistiert-kontrollierte Beatmung eingesetzt.
- Aufgrund der Geräteausrüstung im Zentrum werden in der Regel folgende Beatmungsmodi während der prolongierten Entwöhnung eingesetzt: Mandatorisches BiLevel wie PC-AC, man. BiLevel mit Inspirationszeiten zwischen 0,7 und 1,0 s, die Kombination aus kontrollierter und druckunterstützter Spontanatmung (z. B. BiLevel, PC-BIPAP, BiVent), Spontanatmung mit Druckunterstützung (PSV, SPN-CPAP/PS, PS) oder NAVA (Neurally Adjusted Ventilatory Assist).

21.7 Sekretmanagement

R. Falk, S. Weber-Carstens

21.7.1 Indikation

Anwendung bei Patienten mit unzureichender mukoziliärer Clearance und der daraus folgenden pulmonalen Sekretretention infolge von:

- vermehrter Sekretbildung (z. B. COPD, zystische Fibrose, Bronchiektasen)
- ineffektivem bzw. fehlendem Hustenstoß (z. B. muskuläre Schwäche, künstlicher Atemweg)
- Schädigung des Ziliarapparates (u. a. mangelnde Atemgaskonditionierung, hohe inspiratorische Sauerstoff-Fraktion)
- Schleimhautverletzungen der Atemwege (z. B. falsches Absaugen)
- immobile Patienten

21.7.2 Ziele

- verbesserte Sekretolyse, Sekretmobilisation und letztendlich Steigerung der Sekretelimination
- verbessertes Wohlbefinden des Patienten durch Steigerung der mukoziliären Clearance
- Vermeidung von
  - Hypoxämie, CO_2-Retention bzw. respiratorischer Azidose
  - rezidivierenden pulmonalen Infekten
  - Verlegungen des Beatmungszuganges
  - erschwerter Atemarbeit und Bildung von Atelektasen
- Vermeidung der (Re-)Intubation bzw. die Verkürzung der Beatmungszeit

21.7.3 Maßnahmen

Eine enge Zusammenarbeit des therapeutischen Teams (Atmungstherapeut, Pflege, Physiotherapie, Arzt) und des Patienten ist für solche Maßnahmen unerlässlich. Die Maßnahmen müssen individuell auf die Bedürfnisse des Patienten abgestimmt sein. Sorgsam erhobene Befunde sowie das Einschätzen der physikalischen und ventilatorischen Belastbarkeit des Patienten stehen dabei im Vordergrund.

Folgende Maßnahmen werden eingesetzt:

- Atemtechniken
- Mobilisation
- PEP-Systeme
- manuelle Perkussion/Vibration
- Anleitung zur suffizienten Inhalation
- manuelle Hustenunterstützung
- Hauchen/Huffing
- PEP-Husten

21.7.4 Endotracheales Absaugen und Bronchoskopie

Die Sekretentfernung durch endotracheales Absaugen kann Infektionen vorbeugen, eine Intubation vermeiden bzw. den Gasaustausch verbessern. Nicht zuletzt kann so die Entwöhnung von der Beatmung erleichtert werden.

Aufgrund von PEEP-Verlust und möglicher Komplikationen wird das endotracheale Absaugen nicht routinemäßig in bestimmten Intervallen durchgeführt.

► **Indikationen**

- diagnostische Sekretentnahme
- Sekretretention
- grobblasige Rasselgeräusche (auskultatorisch)
- sichtbares Sekret in Trachealkanüle/Tubus
- „Sägezahnmuster" in der Flow-Volumen-Kurve am Beatmungsgerät

21.7.5 Lagerung und Mobilisation

- Oberkörperhochlagerung zur Erleichterung des Hustenstoßes bzw. der Vermeidung von Mikroaspirationen
- sekretfördernde Lagerungstherapie in Absprache mit dem behandelnden Arzt (z. B. Bauchlage, überdrehte Seitenlagerung, V-A-T-I Lagerungen)
- forcierte Mobilisation des intensivmedizinischen Patienten zum frühestmöglichen Zeitpunkt (z. B. Mobilisationsstuhl, Laufen auf dem Gang)

21.7.6 Apparative Unterstützung

Hochfrequenz-Brustwand-Kompression (HFCWC; „Rüttelweste")

Ein grundlegender Pfeiler für die Elimination pulmonaler Sekrete ist eine Lösung des Sekretes bzw. Mobilisation aus den peripheren Atemwegen in Richtung des zentralen Bronchialsystems. Physiologisch sind dafür die Zilien maßgeblich mitverantwortlich.

Die HFCWC soll die Lösung des Sekretes bzw. Mobilisation aus den peripheren Atemwegen in Richtung des zentralen Bronchialsystems bei pathophysiologischen Veränderungen des Bronchialsystems übernehmen. Sie versetzt das endobronchiale Sekret in Schwingungen, wodurch es zu einer Lösung des Sekretes von der Bronchialwand kommt.

► **Durchführung**

- Anpassung der Vibrationsweste je nach Thoraxumfang des Patienten
- Verbindung der Luftschläuche zwischen Patient und Gerät

- Einstellung von Therapiedauer, Impulsintensität und Frequenz am Gerät (▶ Tab. 21.9):
  - höhere Impulsintensitäten erreichen tiefere Regionen (je höher die Impulsfrequenz umso effektiver wird Sekret in der Tiefe gelöst)
  - niedrige Frequenzen verbessern den Sekrettransport nach kranial/zentral
- es muss immer eine Absaugbereitschaft vorhanden sein

Tab. 21.9 Hochfrequenz-Brustwandkompression – Einstellungen zu Therapiedauer, Impulsintensität und Frequenz.

Grundeinstellung	Sekretolyse	Sekrettransport
Frequenz	15–20 Hz	10 Hz
Behandlungsdauer	5–10 min	5–10 min
Druckstufe	5–10	5–10

Cave ⚠

Absolute Kontraindikationen:
- instabile Kopf-, Hals-, Thorax- oder Wirbelsäulenverletzungen
- hämodynamische Instabilität

In-/Exsufflator – Cough assist

Hilfsmittel zur Elimination von endobronchialem Sekret, basierend auf der Nachahmung des natürlichen Hustenstoßes. Anzuwenden bei klinisch eingeschränktem Hustenstoß (< 270 l/min) und der daraus resultierenden pulmonalen Sekretretention. Systembedingt kann nur Umgebungsluft genutzt werden. Eine Zumischung von Sauerstoff ist nicht möglich, weshalb eine Präoxygenierung des Patienten in Erwägung gezogen werden kann.

Durchführung bei invasiver Beatmung

- Verbindung des In-/Exsufflators mit Trachealkanüle bzw. Tubus
- niedrige in- und exspiratorische Drücke zum Therapiebeginn wählen (< 20 mbar)
- unter Berücksichtigung der zugrundeliegenden Erkrankung Drücke bis zur ausreichenden Effektivität steigern
- standardmäßig sollte ein max. inspiratorischer Druck von 35 mbar gewählt werden
- manuellen Modus während der Anfangsphase wählen (bessere Synchronisation mit Patient möglich)
- wirkungsvolle Sekretentfernung in der Regel mit deutlich längerer Exspirationsphase (z. B. I : E = 1:2)
- 3–5 Zyklen, danach eine längere Pause einlegen
- Absaugungsbereitschaft vor Beginn der Therapie vorbereiten
- wenn möglich, soll der Patient in eine sitzende Position gebracht werden

Ohne Spontanatmung unter invasiver Beatmung ist darauf zu achten, dass der Patient genügend ventiliert wird. Zwischen den Zyklen bzw. nach dem Absaugen muss der Patient an den Respirator genommen werden. Nach klinischem Ermessen wird die Maßnahme von 2 Personen durchgeführt. Der zuständige ärztliche Kollege muss vor jedem Therapiebeginn informiert werden.

▶ **Grundeinstellungen für den In-/Exsufflator**
- Inspiratorischer Druck:
  - Beginn: 20 mbar
  - Ziel: 30(–40) mbar
- exspiratorischer Sog:
  - Beginn: 20 mbar
  - Ziel: 40(–50) mbar
- manuelle Bedienung: suff. Synchronisation mit dem Patienten
- Automatikmodus: suff. Synchronisation mit dem Patienten
- Pause zwischen den Zyklen: 1–2 s

Durchführung bei nichtinvasiver Beatmung

- ausführliches Einführungsgespräch mit dem Patienten, da die Mitarbeit von großer Bedeutung ist
- Applikation über Mund-Nasen-Maske bzw. über ein Mundstück
- in-/exspiratorische Drücke mit Patienten abstimmen, jedoch sollten hohe Drücke verwendet werden, um einen suffizienten Therapieerfolg zu erzielen
- mit dem Patienten zusammen solange üben, bis eine gute Synchronisation mit dem Therapiegerät erfolgt ist (tiefes Einatmen – Glottis schließen – Abhusten mit Umschaltung auf exspiratorischen Sog)
- gezielte und druckvolle Kommandos durch den Anwender sollen dem Patienten helfen „alles zu geben"
- wenn der Patient dies wünscht, bzw. während der Pausen, sollte der Patient wieder an die Beatmungsmaschine genommen werden
- Anwendungsdauer bzw. Intervalle an die klinische Situation des Patienten anpassen
- die nichtinvasive Technik setzt eine ausreichende bullbäre Funktion voraus

► **Grundeinstellungen für den In-/Exsufflator**
- Inspiratorischer Druck:
  - Beginn: 20 mbar
  - Ziel: 40(–60) mbar
- exspiratorischer Sog:
  - Beginn: 20 mbar
  - Ziel: 40(–60) mbar
- manuelle Bedienung/Automatikmodus: suff. Synchronisation mit dem Patienten
- I:E-Verhältnis 1:2, 2–4 s Exspiration
- Pause zwischen den Zyklen: 1–2 s

Kontraindikationen

- Bullöse Emphyseme in der Vorgeschichte
- Anfälligkeit für Pneumothorax oder Pneumomediastinum
- kürzlich aufgetretenes Barotrauma

Air Stacking (Luftstapeln)

Stellt eine Alternative zum In-/Exsufflator dar, indem mithilfe eines Beatmungsbeutels über eine Maske oder ein Mundstück Luft „gestapelt" wird. Durch mehrere Atemhübe, die nacheinander appliziert werden, wird Luft in die Lunge des Patienten gebracht ohne dabei auszuatmen. So kann eine inspiratorische Schwäche kompensiert werden, um höhere Volumina einzuatmen. Anschließend kann von diesem Niveau aus abgehustet werden.

s. SOP Atemwegsklimatisierung (Kap. 21.4).

21.8 Transpulmonale Druckmessung

M. Kastrup, P. Pickereodt, S. Weber-Carstens

21.8.1 Grundlage

Der während der Atmung auf die Lunge ausgeübte Dehnungsdruck ist der transpulmonale Druck (p_L). Dieser errechnet sich aus der Druckdifferenz zwischen Atemwegsdruck (p_{aw}) und Pleuradruck (p_{pl}).

$p_L = p_{aw} - p_{pl}$

Als Surrogatparameter für den intrapleuralen Druck wird klinisch der Druck im Ösophagus (p_{es}) verwendet; die Differenz aus Atemwegsdruck und ösophagealem Druck erlaubt eine valide Bestimmung des transpulmonalen Druckes.

21.8.2 Indikation

Die Messung des ösophagealen und transdiaphragmalen Druckes als diagnostische Maßnahme zur Steuerung der Beatmungstherapie erfolgt in folgenden Fällen:

- akutes Lungenversagen (Steuerung der PEEP-Applikation, Vermeidung ventilatorinduzierter Lungenschäden)
- Patienten-Ventilator-Dyssynchronie (Vermeidung ventilatornduzierter Lungenschäden)
- prolongierte Entwöhnung (Optimierung Beatmungsentwöhnung)
- Prävention Weaningversagen (Optimierung Beatmungsentwöhnung)

Merke **M!**

Der angestrebte Wertebereich nach Indikation beträgt 15–20 cmH_2O.

21

21.8.3 Kontraindikationen

- aktive Blutungen Oropharynx
- Schädelbasisfrakturen (frontal)
- Verletzung oder Operation der Speiseröhre bzw. des Magens
- Ösophagusvarizen

21.8.4 Vor- und Nachteile

► **Vorteile**
- Geringe Invasivität
- kontinuierliche Messung und Visualisierung des applizierten „wahren" Distensionsdruckes während maschineller Beatmung
- erweiterte Möglichkeit der PEEP-Titration
- Detektion von Patienten-Ventilator-Dyssynchronie
- Berechnung der Volumendehnbarkeit des Thorax und der Lunge
- Messung des transdiaphragmalen Druckes
- unterbrechungsfreie Ernährung bei Verwendung von Doppellumen-Katheter

► **Nachteile**
- „Stand-alone"-Monitoring
- exakte 2-Punkt-Kalibrierung erforderlich
- Möglichkeit der Sondendislokation
- allgemeines Risiko der Magensonde
- Zeitaufwand
- Kosten

21.8.5 Katheterplatzierung

Es werden 3-Lumen-Katheter mit 2 Ballons verwendet. Der Ballon am distalen Ende des Katheters ist der sogenannte gastrale Ballon und wird zur Messung des gastralen Druckes verwendet. Der proximale Ballon ist der ösophageale Ballon und wird im unteren Ösophagusdrittel – aber oberhalb des Diaphragmas – zur Messung des ösophagealen Druckes platziert. Der mediale, großlumige Schenkel des Katheters wird zur enteralen Ernährung benutzt. Zusätzlich hat der Katheter zwei röntgendichte Markierungen (1 × distal des ösophagealen Ballons; 1 × proximal des gastralen Ballons), die der radiologischen Lagekontrolle dienen. Zwischen diesen Markierungen liegt dann, nach korrekter Positionierung, das Zwerchfell. Nach Durchlaufen der Kalibrierung der externen Druckaufnehmer wird der Katheter wie folgt platziert:

- Patient in Rückenlage, 30° Oberkörperhochlagerung.
- Lokalanästhesie Nase- und Mund-Rachenraum.
- Der luftleere Ballon-Katheter wird tief bis in den Magen platziert und der intraluminale Führungsdraht entfernt.
- Der p_{es}-Schenkel wird an das Messsystem konnektiert und der Ballon mit Luft (2,5 ml) gefüllt. Bei spontaner Atmung des Patienten zeigt eine positive Druckkurve die gastrale Lage des Ballons an. Der Katheter wird langsam unter Beachtung der Druckkurve zurückgezogen, bis jede spontane Atembemühung eine negative Auslenkung der Druckkurve erzeugt. Dies zeigt die sichere Lage des Ballons im unteren Ösophagusdrittel an. Der Katheter wird weiter zurückgezogen, bis auch kardial Oszillationen in der Druckkurve sichtbar werden (s. ▶ Abb. 21.3, ▶ Abb. 21.4, [809]).
- Bei spontanatmenden Patienten wird jetzt der sogenannte „dynamische Okklusionstest" durchgeführt. Hierfür werden bei geschlossenem Atemweg (= inspiratorischer Halt am Beatmungsgerät) 3–4 spontane Atemzüge aufgezeichnet. Nun werden die Änderung von Atemwegsdruck (Δp_{aw}) und Ösophagusdruck (Δp_{es}) zueinander ins Verhältnis gesetzt ($\Delta p_{aw}/\Delta p_{es}$). Eine akzeptable Differenz von Δp_{aw} zu Δp_{es} beträgt 10–20 % der absoluten Messwerte, d. h. die akzeptable Ratio $\Delta p_{aw}/\Delta p_{es}$ liegt zwischen 0,8 und 1,2 (▶ Abb. 21.3). ▶ Abb. 21.4 beschreibt die Druckverläufe im Verhältnis zu Atemwegsdruck und Gasfluss.
- Findet keine Spontanatmung statt, so wird nach Sichtbarwerden der kardialen Oszillationen in der ösophagealen Druckkurve am Monitor von extern Druck auf den Thorax ausgeübt. Dies führt zu einer gleichsinnigen und bei korrekter Katheterlage gleich großen positiven Änderung des Atemwegs- und Ösophagusdrucks.

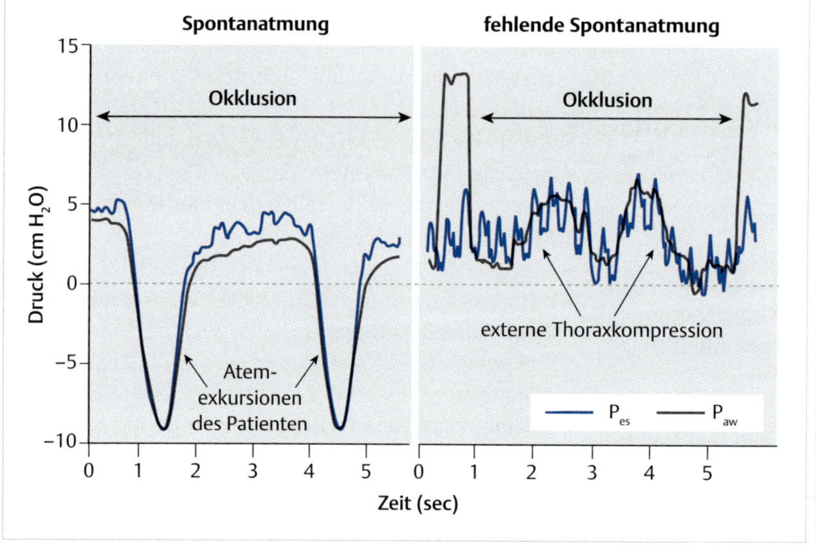

Abb. 21.3 Dynamischer Okklusionstest [809].

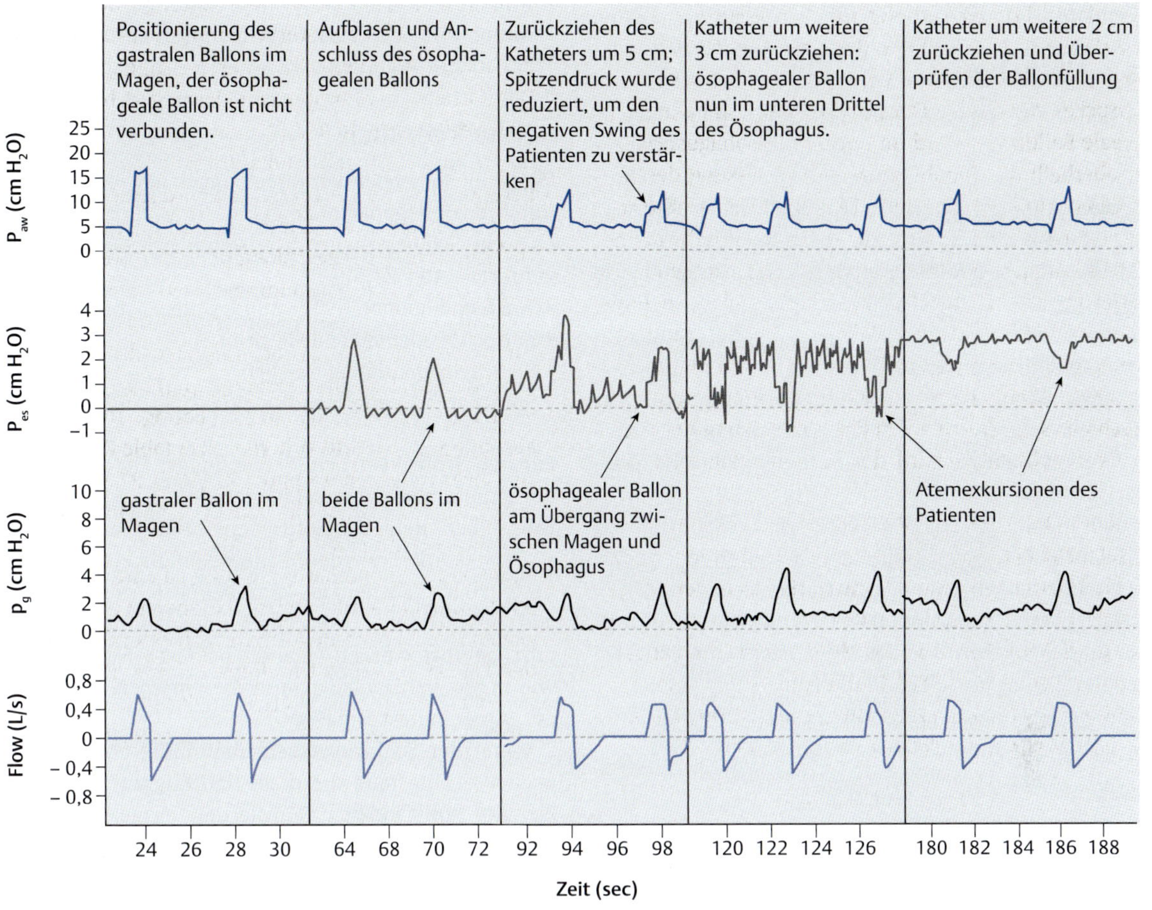

Abb. 21.4 Druckverläufe im Verhältnis zu Atemwegsdruck und Gasfluss. (Quelle: Akoumianaki E, Maggiore SM, Valenza F et al. PLUG Working Group (Acute Respiratory Failure Section of the European Society of Intensive Care Medicine). The application of esophageal pressure measurement in patients with respiratory failure. Am J Respir Crit Care Med 2014; 189(5): 520–31. doi: 10.1164/rccm.201312-2193CI. PMID: 24467647.)

21.9 Schluckstörung auf der Intensivstation

K. Rumschüssel, S. Weber-Carstens

21.9.1 Einleitung

Schluckstörungen sind ein häufiges Problem auf Intensivstationen. Die Inzidenz reicht von 3 % bis zu über 60 % und hängt von verschiedenen Faktoren, unter anderem der Intubationsdauer ab. Ursachen der Schluckstörung können strukturell, neurogen, muskulär und psychogen bedingt sein. Bei gestörtem Schluckakt besteht ein hohes Aspirations- und somit auch Pneumonierisiko.

21.9.2 Definitionen

- Dysphagie: Störung der Aufnahme, der Zerkleinerung und des Transportes von Flüssigkeiten (inkl. Speichel) und Nahrung während der Schluckphasen
- Drooling: paradoxe Schluckbewegung im Oropharynx mit Nahrungsaustritt aus der Mundhöhle bei ungenügendem Lippenschluss
- Regurgitation: Rückfluss unverdauter Nahrung oder Mageninhalts zurück in die Speiseröhre/Pharynx/Nase
- Laryngeale Penetration: Eintritt von Flüssigkeiten oder Nahrung in den Kehlkopf bis zum Niveau der Supraglottis
- Leaking: vorzeitiges Abgleiten des Bolus über den Zungengrund in den Pharynx vor Auslösen des Schluckreflexes
- Aspiration: Eintritt von Flüssigkeiten oder Nahrung in den Kehlkopf unter das Niveau der Stimmlippen

- prä-/intra-/postdeglutitive Aspiration: Verschlucken vor, während oder nach Auslösen des Schluckreflexes

21.9.3 Ursachen

Ursachen von Schluckstörungen fasst ▸ Tab. 21.10 zusammen.

Tab. 21.10 Ursachen von Schluckstörungen.

Ursache	Beispiele
neurologisch	Schlaganfall traumatische Schädigung peripherer Hirnnerven CIP/CIM multiple Sklerose amyotrophe Lateralsklerose Myasthenia gravis
organisch	Operationen/Traumata im Verlauf der Schluckstraße prolongierte endotracheale Intubation > 48 h Stimmlippenulzerationen laryngeale Ödeme reduzierte laryngopharyngeale Propriozeption eingeschränkte Larynxelevation bei Tracheostoma oder Einengung der Schluckstraße durch hohen Cuff-Druck traumatische Schädigung peripherer Hirnnerven CIP/CIM durch eine Sepsis
medikamentös	Xerostomie durch Anticholinergika, Sedativa, Antidepressiva oder Diuretika Koordinationsstörung des Schluckakts durch Medikamente mit einer zentralnervös dämpfenden Wirkung, z. B. Neuroleptika
altersbedingt	etwa 10 % der Menschen über 50 Jahre weisen einen geringeren Schluckreflex, verlängerten Schluckakt oder eine Motilitätsstörung auf, unabhängig vom Aufenthalt auf einer ITS
psychogen	Somatisierungsstörung als akute oder chronische Angst vor dem Schlucken bei Normalbefund; auch als Folge einer abgeheilten Dysphagie

21.9.4 Diagnostik

Verdachtsdiagnose Schluckstörung

Bei folgenden Zeichen ist bei dem Patienten (unabhängig davon, ob der Patient tracheotomiert ist oder nicht) eine Schluckstörung möglich:

- Drooling
- verlängerte orale Phase
- prä-, intra- oder postdeglutitives Husten/Räuspern
- „wet voice“ (feuchte oder gurgelnde Sprache)
- sichtbare oder absaugbare Speiseresiduen

Besteht der Verdacht einer Dysphagie, so wird eine ausführliche klinische Diagnostik und ggf. ein Schlucktraining durch die Logopädie (Klinik für Audiologie und Phoniatrie) empfohlen.

Schluckversuch

Wenn die folgenden Voraussetzungen gegeben sind, wird durch das Pflegepersonal, ggf. nach ärztlicher Rücksprache, ein Schluckversuch wie unten beschrieben durchgeführt (▸ Abb. 21.5):

- wach und kooperativ für mindestens 15 min
- aufrechte oder sitzende Position (60°)
- Speichelbewältigung möglich
- Sprechaufsatz phasenweise möglich (15 min)

Für den Schluckversuch (Screeningtest Dysphagie) muss der Patient alle Voraussetzungen der Checkliste erfüllen. Falls über den subglottischen Absaugschenkel noch > 20 ml aspiriert werden, kann ebenfalls eine Dysphagie bestehen. Gegebenenfalls kann bei unsicherem Nachweis von Sekret der Trinkversuch mit gefärbtem Wasser durchgeführt werden (Blauschlucktest). Falls Ereignisse wie unter „Verdachtsdiagnose“ beschrieben auftreten, ist der Screeningtest auffällig.

Wenn der Schluckversuch **unauffällig** ablief, sollte je nach Weaningstand die orale Nahrungszufuhr mit dem Ziel der vollständigen Oralisierung fortgesetzt werden. Der Schluckversuch sowie der Kostaufbau erfolgen am Sprechaufsatz oder am beatmungskompatiblen Sprechventil.

Wann immer der Patient einen **auffälligen** Schluckversuch hatte, ist eine Diagnostik durch einen Logopäden und je nach Ergebnis auch ein phoniatrisches Konsil schnellstmöglich in die Wege zu leiten. Gleichzeitig muss vom behandelnden Arzt die orale Nahrungskarenz angeordnet werden. Die enterale Ernährung muss dann über eine NGS begonnen oder fortgesetzt werden. Anmeldung über SAP siehe Anhang.

Bestätigungsdiagnostik und weitere Therapie durch Logopädie

Wenn sich der Verdacht auf eine Schluckstörung bestätigt, wird ein Schlucktraining durch die Logopäden der Klinik für Audiologie und Phoniatrie begonnen. Je nach Therapiestand wird eine Kostformempfehlung ausgesprochen, welche sowohl im PDMS, als auch am Bett des Patienten durch einen Kostformzettel (siehe Anhang) dokumentiert wird. Im Verlauf der logopädischen Therapie kann nach enger Absprache der Kostaufbau durch das Pflegepersonal übernommen werden. Hierbei sind die Vorgaben der Logopädie strikt einzuhalten.

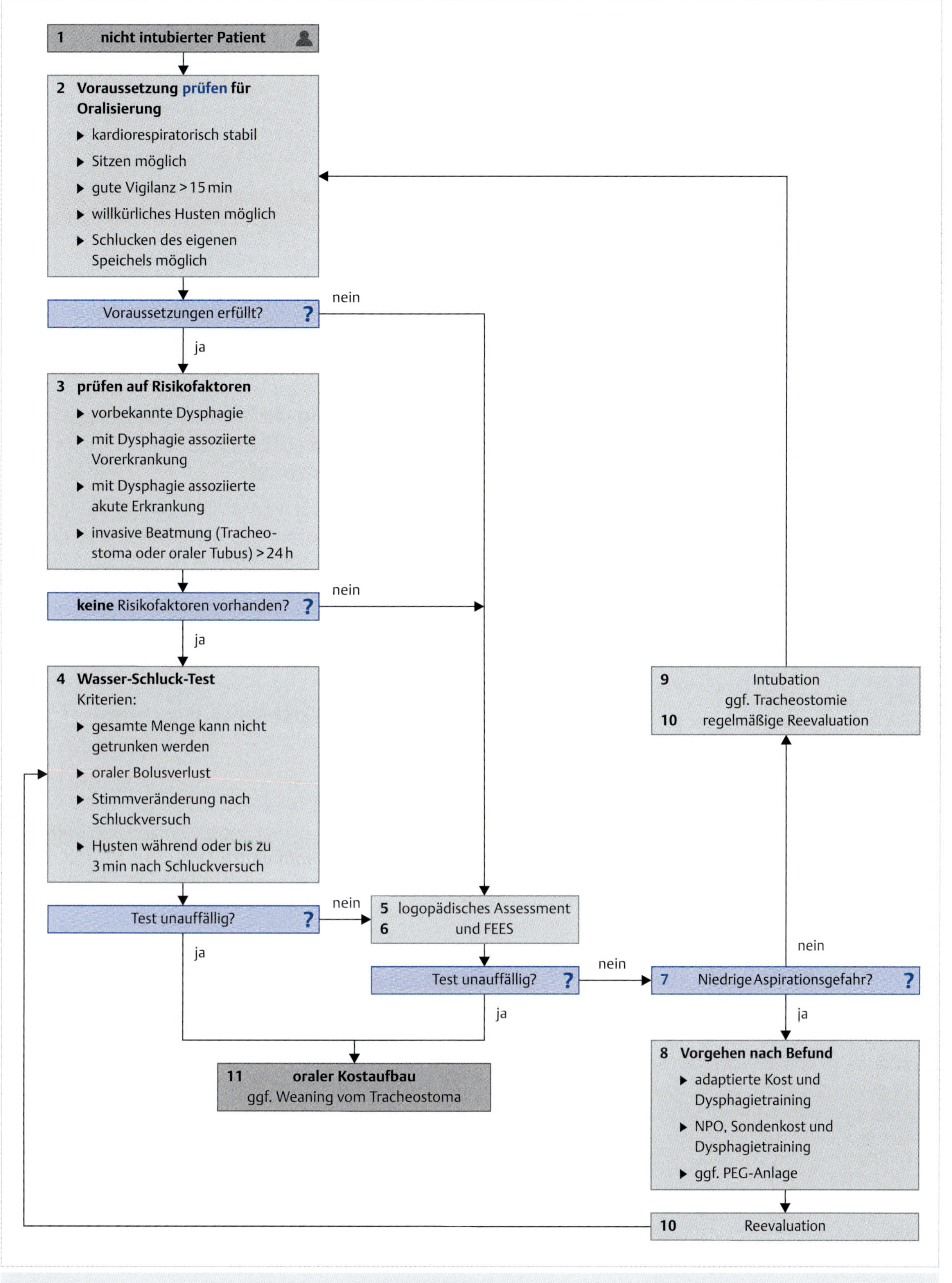

Abb. 21.5 Durchführung Schluckversuch durch geschultes Pflegepersonal. (Quelle: Dziewas R, Günther A, Ellger B. SOP Dysphagie. Intensivmedizin up2date 2018; 14(02): 115–118. doi:10.1055/a-0543-8920)

Bestätigungsdiagnostik durch die Klinik der Audiologie und Phoniatrie

Falls notwendig (Beurteilung durch einen Logopäden oder aufgrund einer Anforderung unmittelbar durch die Anästhesiologie) erfolgt durch die Fachärzte der Klinik für Audiologie und Phoniatrie eine dezidierte Schluckdiagnostik mittels FEES (fiberoptic endoscopic evaluation of swallowing), hausintern als FESU (fiberoptisch endoskopische Schluckuntersuchung) bezeichnet. Die weitere Verlaufsbeobachtung wird durch die Logopädie und Pflege übernommen.

21.9.5 Therapie der Schluckstörung

Besteht der Verdacht einer Dysphagie, so werden zunächst die orale Nahrungskarenz und eine klinische Schluckdiagnostik durch die Kollegen der Logopädie (Klinik für Audiologie und Phoniatrie) empfohlen.

Nach ausführlicher Diagnostik wird eine Kostformempfehlung ausgesprochen. In unserer Klinik werden 6 Kostformstufen unterschieden:

- orale Nahrungskarenz
- Dysphagiekost 1 (Dys 1: dickflüssige Kost)
- Dysphagiekost 2 (Dys 2: Breikost ohne Brot)
- Dysphagiekost 3 (Dys 3: Breikost und Toastbrot ohne Rinde)
- Dysphagiekost 4 (Dys 4: weiche Vollkost, auch Brötchen)
- Vollkost

Die empfohlene Kost wird mit dem Stationspersonal besprochen und schriftlich am Bett mittels Kostformzettel (siehe Anhang) sowie im PDMS dokumentiert. Wird der orale Kostaufbau begonnen, bedarf es einer schriftlichen ärztlichen Anordnung für das Pflegepersonal.

Dysphagiekost kann erst nach logopädischer Freigabe in der Küche durch die Pflege bestellt werden.

Gezieltes Training, gezielte Therapie durch Logopädie

Logopädisches Training beginnt nach einmaliger PDMS-Anmeldung, muss allerdings nach Stationsverlegung neu angemeldet werden. Die nichtinvasive Therapie umfasst folgende konservative Therapieansätze:

- Restituierende Verfahren: Hierbei handelt es sich um ein sensomotorisches Training, bei dem es um das aktive Üben geht. Gestörte Funktionen sollen durch wiederholtes Üben hergestellt bzw. Restfunktionen sollen eingesetzt werden.
- Kompensatorische Methoden: Durch das Erlernen von kompensatorischen Maßnahmen wird das Ziel angestrebt aspirationsfreies Schlucken zu ermöglichen, auch wenn physiologische Bewegungen nicht mehr oder nur teilweise wieder herstellbar sind. Dazu zählen Haltungsänderungen oder spezielle Schlucktechniken.
- Adaptive Maßnahmen: Eine Verringerung der Anforderung an die Schluckfähigkeit wird durch externe Hilfen ermöglicht. Die Umwelt wird an die Schluckstörung angepasst. Hierzu zählt auch die Dysphagiekost.

Merke **M!**

Die Auswahl der Therapieansätze erfolgt nach Störungsbild und immer patientenorientiert (▶ Tab. 21.11).

Unterstützung des Schlucktrainings bzw. des Kostaufbaus durch das Pflegepersonal

Ein wichtiger Aspekt bei der Durchführung eines Schlucktrainings bzw. des Kostaufbaus ist das interdisziplinäre Zusammenwirken von Logopädie und Pflege, im Rahmen dessen das Schlucktraining durch Mitwirken der Pflege, z. B. durch die Beachtung der Ess- und Trinkregeln, Umsetzung von Lagerungshinweisen und Einhaltung der empfohlenen Kost unterstützt wird.

21.9.6 Orale Kost trotz Weaning-Versagen

Auch bei Patienten, die keinen Weaning-Fortschritt mehr erreichen, kann zur Verbesserung der Lebensqualität unter Risikoabwägung (z. B. bei palliativer Betreuung) ein Oralisierungsversuch unternommen werden (▶ Abb. 21.6). Auch in diesem Fall wird zunächst eine klinische Schluckdiagnostik durch die Logopäden der Klinik für Audiologie und Phoniatrie empfohlen. Hierbei werden die Wünsche des Patienten, die Beatmungsform, die Husteneffektivität oder die Nutzung eines Cough-Assists und weitere Möglichkeiten des Sekretmanagements in Betracht gezogen.

In Absprache mit dem Patienten und der Station werden dazu ggf. nach ärztlicher Risikoabwägung und umfänglicher Beratung des vigilanten und risikoreinsichtigen Patienten Maßnahmen der Oralisierung bei bestehender Gefahr der Aspiration ausgearbeitet. Voraussetzung dafür ist eine entsprechende Einverständniserklärung des Patienten und eine ausführliche Dokumentation. Die Risikoabwägung erfolgt im Team durch das ärztliche Personal, die Logopädie, Pflege und ggf. Atmungstherapeuten. Das Kostangebot sollte geeignet sein, das Aspirationsrisiko möglichst gering zu halten.

Tab. 21.11 Therapieoptionen bei Dysphagie.

Therapieoptionen	Maßnahmen
Schluckhygiene	• langsam essen • kleine Mengen • auf das Schlucken konzentrieren • gemischte Konsistenzen im selben Schluck meiden • feste oder flüssige Speisen zum Herunterspülen verwenden • durch Andicken eine feste Boluskonsistenz fördern und Aspirationsrisiko verringern
Restitution	• aktivierende und stimulierende Übungen repetitiv ohne Nahrung • Stimulation der Schluckreflextriggerareale im Bereich der vorderen Gaumenbögen bei reduzierter Sensibilität • Schwelle für den Schluckreflex herabgesetzt: Stimulation mit Eis • Stärkung der suprahyoidalen Muskulatur: isometrische Übungen, wiederholtes Anheben des Kopfes in Rückenlage: Shaker-Manöver • Steigerung der Bolusschubkraft und des Saugpumpstoßes: Masako-Manöver („tongue holding"): Festhalten der Zungenspitze während des Leerschluckens zwischen den Zähnen
Schlucktechniken	• Verbesserung des Atemwegsverschluss bei Patienten mit verzögerter Schluckreflexauslösung oder unvollständigem Larynxverschluss: supraglottische Schlucken • Verbesserung der Larynxelevation und der Öffnung des oberen Ösophagussphinkters: Mendelsohn-Manöver • Verbesserung des Bolustransports bei Residuen: bewusstes kräftiges Schlucken und Nachschlucken • Verbesserung der Glottisreinigung: willkürliches Husten/Räuspern, „throat clearing"
Haltungsänderungen	• Vermeiden von Leaking und Aspiration bei verzögerter Schluckreflexauslösung: Kopfneigung nach vorne („chin down") • gestörte Bolusformung: Kopfneigung nach hinten • Abschlucken des Bolus über die gesunde Seite bei einseitiger Pharynxparese: Kopfdrehung zur Seite der Lähmung • Abschlucken des Bolus über die gesunde Seite bei einseitig reduziertem oralen und pharyngealen Bolustransport: Kopfkippung zur gesunden Seite
Adaption	• Anpassung der Nahrungskonsistenz • spezieller Trinkbecher • velopharyngeale Insuffizienz: Gaumenprothese
Pharmakotherapie	• Xerostomie: Parasympathomimetika • vermehrter Speichelfluss: Parasympatholytika oder Botulinumtoxin • krikopharyngeale Dysfunktion: Botulinumtoxin • Prophylaxe einer Aspirationspneumonie: durch Hemmung des Abbaus von Substanz P und verbesserten Hustenstoß: ACE-Hemmer und Dopaminanaloga • Vorbeugung der CIM/CIP: z. B. intensive Insulintherapie; ob dies oder andere Maßnahmen bei CIP/CIM auch das Auftreten von Langzeitdysphagie verringert, ist unbekannt
Chirurgische Therapie	• Öffnungsstörung des oberen Ösophagussphinkters: BTX-Injektion oder krikopharyngeale Myotomie • postradiogene Dysphagie: Bougierung des oberen Ösophagus(-sphinkters) • einseitiger Stimmlippenstillstand: Stimmlippenaugmentation oder Thyreoplastik • Laryngektomie: Ultima ratio bei schwerster, therapieresistenter Dysphagie

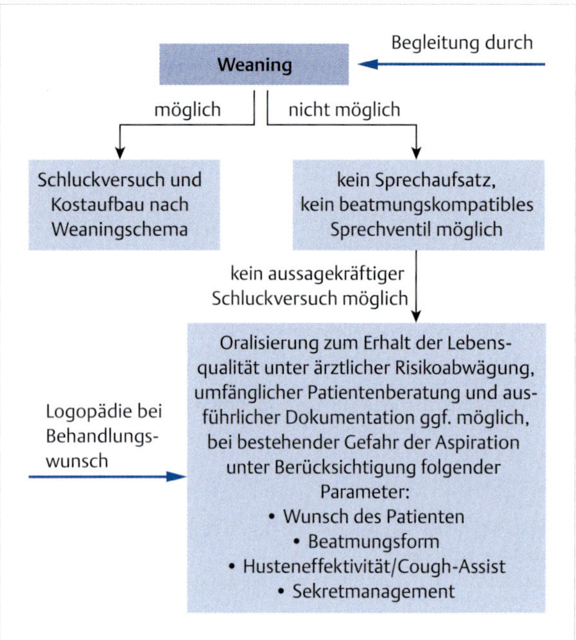

Abb. 21.6 Ablauf Oralisierung trotz Weaningversagen.

21.10 Literatur

[808] Acute Respiratory Distress Syndrome Network. Ventilation with lower tidal volumes as compared with traditional tidal volumes for acute lung injury and the acute respiratory distress syndrome. N Engl J Med 2000; 342(18): 1301–8

[809] Akoumianaki E, Maggiore SM, Valenza F et al. The application of esophageal pressure measurement in patients with respiratory failure. Am J Respir Crit Care Med 2014; 189(5): 520–31

[810] Bartolome G, Schröter-Morasch H. Schluckstörungen. Amsterdam: Elsevier; 2006

[811] Boles JM, Bion J, Connors A et al. Weaning from mechanical ventilation. Eur Respir J 2007; 29: 1033–56

[812] Campbell RS, Davis K Jr, Johannigman JA et al. The effects of passive humidifier dead space on respiratory variables in paralyzed and spontaneously breathing patients. Respir Care 2000; 45(3): 306–12

[813] Chan EY, Ruest A, Meade MO et al. Oral decontamination for prevention of pneumonia in mechanically ventilated adults: systematic review and meta-analysis. BMJ 2007; 334: 889

[814] Corley A, Caruana LR, Barnett AG et al. Oxygen delivery through high-flow nasal cannulae increase end-expiratory lung volume and reduce respiratory rate in post-cardiac surgical patients. Br J Anaesth 2011; 107(6): 998–1004

[815] Deja M, Trefzer T, Geffers C. Prävention der ventilatorassoziierten Pneumonie. Was ist evidenzbasiert? AINS 2011; 46: 560–567

[816] Dezfulian C, Shojania K, Collard HR et al. Subglottic secretion drainage for preventing ventilator-associated pneumonia: a meta-analysis. Am J Med 2005; 118: 11–8

[817] Dysart K, Miller TL, Wolfson MR et al. Research in high flow therapy: mechanisms of action. Respir Med 2009; 103(10): 1400–5

[818] Dziewas R, Günther A, Ellger B. SOP Dysphagie. Intensivmed up2date 2018; 14(02): 115–8

[819] Ely EW, Baker AM, Dunagan DP et al. Effect on the duration of mechanical ventilation of identifying patients capable of breathing spontaneously. N Engl J Med 1996; 335(25): 1864–9

[820] Ely EW, Bennett PA, Bowton DL et al. Large scale implementation of a respiratory therapist-driven protocol for ventilator weaning. Am J Respir Crit Care Med 1999; 159(2): 439–46

[821] Epstein SK, Ciubotaru RL, Wong JB. Effect of failed extubation on the outcome of mechanical ventilation. Chest 1997; 112(1): 186–92

[822] Esteban A, Alia I, Gordo F et al. Extubation outcome after spontaneous breathing trials with T-tube or pressure support ventilation. The Spanish Lung Failure Collaborative Group. Am J Respir Crit Care Med 1997; 156(2 Pt 1): 459–65

[823] Esteban A, Alia I, Tobin MJ et al. Effect of spontaneous breathing trial duration on outcome of attempts to discontinue mechanical ventilation. Spanish Lung Failure Collaborative Group. Am J Respir Crit Care Med 1999; 159(2): 512–8

[824] Frank U, Mäder M, Sticher H. Dysphagic patients with tracheotomies: a multidisciplinary approach to treatment and decannulation management. Dysphagia 2007; 22: 20–9

[825] Frat JP, Thille AW, Mercat A et al. High-Flow Oxygen through Nasal Cannula in Acute Hypoxemic Respiratory Failure N Engl J Med 2015; 372(23): 2185–96

[826] Girard TD, Kress JP, Fuchs BD et al. Efficacy and safety of a paired sedation and ventilator weaning protocol for mechanically ventilated patients in intensive care (Awakening and Breathing Controlled trial): a randomised controlled trial. Lancet 2008; 371: 126–34

[827] Grasso S, Terragni P, Birocco A et al. ECMO criteria for influenza A (H1N1)-associated ARDS: role of transpulmonary pressure. Intensive Care Med 2012; 38(3): 395–403

[828] Heyland DK, Cook DJ, Griffith L et al. The attributable morbidity and mortality of ventilator-associated pneumonia in the critically ill patient. The Canadian Critical Trials Group. Am J Respir Crit Care Med 1999; 159: 1249–56

[829] Kelly M, Gillies D, Todd DA et al. Heated humidification versus heat and moisture exchangers for ventilated adults and children. Cochrane Database Syst Rev 2010; (4): CD004711

[830] Kollef MH, Shapiro SD, Boyd V et al. A randomized clinical trial comparing an extended-use hygroscopic condenser humidifier with heated-water humidification in mechanically ventilated patients. Chest 1998; 113(3): 759–67

[831] Lenglet H, Sztrymf B, Leroy C eta l. Humidified high flow nasal oxygen during respiratory failure in the emergency department: feasibility and efficacy. Respir Care 2012; 57(11): 1873–8

[832] Lorente L, Lecuona M, Jiménez A et al. Influence of an endotracheal tube with polyurethane cuff and subglottic secretion drainage on pneumonia. Am J Respir Crit Care Med 2007; 176: 1079–83

[833] MacIntyre NR, Cook DJ, Ely EW Jr. et al. Evidence-based guidelines for weaning and discontinuing ventilatory support: a collective task force facilitated by the American College of Chest Physicians; the American Association for Respiratory Care; and the American College of Critical Care Medicine. Chest 2001; 120(6 Suppl): 375S–95S

[834] Meade MO, Cook DJ, Guyatt GH et al. Ventilation strategy using low tidal volumes, recruitment maneuvers, and high positive end-expiratory pressure for acute lung injury and acute respiratory distress syndrome: a randomized controlled trial. JAMA 2008; 299(6): 637–45

[835] Nusser-Müller-Busch R. Schluckstörungen auf der Intensivstation: Atmen und Schlucken – eine vitale Beziehung. DIVI 2013; 4: 7–14

[836] Parke RL, McGuinness SP, Eccleston ML. A preliminary randomized controlled trial to assess effectiveness of nasal high-flow oxygen in intensive care patients. Respir Care 2011; 56(3): 265–70

[837] Pittet D, Hugonnet S, Harbarth S et al. Effectiveness of a hospital-wide programme to improve compliance with hand hygiene. Infection Control Programme. Lancet 2000; 356: 1307–12

[838] Prosiegel M, Weber S. Dysphagie. Heidelberg: Springer; 2018

[839] Putensen C, Mutz NJ, Putensen-Himmer G et al. Spontaneous breathing during ventilatory support improves ventilation-perfusion distributions in patients with acute respiratory distress syndrome. Am J Respir Crit Care Med 1999; 159(4 Pt 1): 1241–8

[840] Putensen C, Zech S, Wrigge H et al. Long-term effects of spontaneous breathing during ventilatory support in patients with acute lung injury. Am J Respir Crit Care Med 2001; 164(1): 43–9

[841] Reiter R, Brosch S. Update oropharyngeal dysphagia part 1: Physiology, pathology and diagnosis. Laryngorhinootologie 2012; 91(4): 224–7

[842] S2k-Leitlinie Nichtinvasive Beatmung als Therapie der akuten respiratorischen Insuffizienz. Herausgegeben von der Deutschen Gesellschaft für Pneumologie und Beatmungsmedizin. Non-invasive Mechanical Ventilation in Acute Respiratory Failure. Clinical Practice Guidelines on behalf of the German Society of Pneumology and Ventilatory Medicine. AWMF-Registernummer: 020-004 Internet: https://register.awmf.org/de/leitlinien/detail/020-004

[843] Safdar N, Dezfulian C, Collard HR et al. Clinical and economic consequences of ventilator-associated pneumonia: a systematic review. Crit Care Med 2005; 33: 2184–93

[844] Schönhofer B, Geiseler J, Dellweg D et al. Prolonged Weaning. S2k-guideline published by the German Respiratory Society. Pneumologie 2014; 68(1): 19–75

[845] Schwabbauer N, Riessen R. Sekretmanagement in der Beatmungsmedizin. 2. Aufl. Bremen: UNI-MED; 2013

[846] Sehulster L, Chinn RYW. Guidelines for enviromental infection control in health-care facilities. Recommendations of CDC and the Healthcare Infection Control Practices Advisory Committee (HICPAC). MMWR Recomm Rep 2003; 52(RR-10): 1–42

[847] Skoretz SA, Flowers HL, Martino R. The incidence of dysphagia following endotracheal intubation: a systematic review. Chest 2010; 137(3): 665–73

[848] Slutsky AS, Ranieri VM. Ventilator-induced lung injury. N Engl J Med 2013; 369(22): 2126–36

[849] Talmor D, Sarge T, Malhotra A et al. Mechanical ventilation guided by esophageal pressure in acute lung injury. N Engl J Med 2008; 359(20): 2095–104

[850] Talmor D, Sarge T, Malhotra A et al. Mechanical ventilation guided by esophageal pressure in acute lung injury. N Engl J Med 2008; 359(20): 2095–104

[851] van Nieuwenhoven CA, Christianne A, Vandenbroucke-Grauls C et al. Feasibility and effects of the semirecumbent position to prevent ventilator-associated pneumonia: a randomized study. Crit Care Med 2006; 34, 396–402

[852] Zielske J, Bohne S, Axer H et al. Dysphagie-Management im Akut- und Langzeitverlauf bei kritisch kranken intensivpflichtigen Patienten. Med Klin Intensivmed Notfmed 2014; 109(7): 516–25

[853] Zuschneid I, Geffers C, Sohr D et al. Trends in ventilator-associated pneumonia rates within the German nosocomial infection surveillance system (KISS). Infect Control Hosp Epidemiol 2007; 28: 314–8

22 Organsystemstörungen

22.1 Akute schwere Pankreatitis

M. Kastrup, C. Lojewski, B. Puhlmann

22.1.1 Definition und Ätiologie

Akute Entzündung der Bauchspeicheldrüse infolge Autodigestion. Aufgrund des unterschiedlichen klinischen Verlaufs werden folgende Formen unterschieden (Atlanta Klassifikation 2013):

- milde akute Pankreatitis: Abwesenheit von Organstörungen, keine lokalen Komplikationen
- moderate akute Pankreatitis: vorübergehende Organfunktionsstörungen < 48 h und/oder lokale Komplikationen
- schwere akute Pankreatitis (früher hämorrhagisch-nekrotisierend): mit einer Prävalenz von ca. 20 % und einer Letalität von 30–40 %, bei beatmeten Patienten bis zu 34 %; persistierende Organfunktionsstörungen > 48 h (GIB, Schock, Respiratorische Insuffizienz, ANV)

Ätiologisch sind Alkoholismus und Gallenwegserkrankungen mit 70–80 % die häufigsten Ursachen. Medikamenteninduzierte, verletzungsbedingte, postoperative und postinterventionelle (ERCP) Pankreatitiden sind selten. Infektionen, genetische Disposition, vaskuläre Erkrankungen und bestimmte Noxen (z. B. Hyperkalziämie, Hypoxie) sind noch seltener Ursache einer Pankreatitis. Die idiopathische Form stellt in 13–25 % eine Ausschlussdiagnose dar.

Heriditäre oder idiopatische Formen der Pankreatitis sind selten. Traumen, Infektionen, vaskuläre Erkrankungen und andere metabolische bzw. toxische Noxen (z. B. Hyperkalziämie, Hypoxie) sind noch seltener Ursache einer Pankreatitis. Rauchen stellt einen unabhängigen Risikofaktor für die Entwicklung einer akuten Pankreatitis dar.

22.1.2 Symptome

Leitsymptom der akuten Pankreatitis ist der gürtelförmige Oberbauchschmerz (90 %). In absteigender Häufigkeit treten u. a. die folgenden Symptome auf: Übelkeit/Erbrechen, Darmparalyse, Fieber und der „Gummibauch“.

22.1.3 Diagnostik

Diagnose

Wenn 2 von 3 der folgenden Kriterien erfüllt sind:

- klinische Beschwerden
- erhöhte Serumlipase (≥ 3-fach) – Serumlipase hat die höchste Sensitivität und Spezifität, die Höhe korreliert nicht mit dem Schweregrad, die zusätzliche Bestimmung der Amylase bietet keinen diagnostischen Zugewinn
- typische morphologische Veränderungen (CT/US)

Diagnostik, Ätiologie und Einschätzung des Schweregrads

> **Merke** M!
>
> Die biliäre Genese hat therapeutische Konsequenzen!

- Anamnese (bezüglich Ätiologie, z. B. Gallensteine, Alkohol, Medikamente, s. o.)
- Paraklinik: Lipase, Cholestaseparameter: ALAT (prädiktiv, wenn > 3-fach erhöht), ASAT (= GOT), AP, gGT, Bilirubin, LDH und des Weiteren BB, Kalzium, Phosphat, Kreatinin, Harnstoff, CRP, PCT, Gerinnung, Blutzucker, BGA
- bildgebende Verfahren:
  - initial Ultraschall zum Ausschluss biliärer Genese, häufig schlechte Schallbedingungen (Meteorismus, Ileus), ggf. Endosonografie, wenn verfügbar
  - Kontrastmittel-CT (48–)72 h nach Symptombeginn (Nekrosenachweis, Einschätzung des Schweregrades), ggf. alternativ MRT
  - Röntgen-Thorax bei respiratorischer Insuffizienz
- Risikostratifizierung:
  - APACHE-II-Score (schwere Pankreatitis > 8)
  - Ranson-Score (schwere Pankreatitis > 3)
  - CT-morphologisches Grading (z. B. nach International Association of Pancreatology), Unterschätzung in den ersten Tagen möglich, ggf. MRT
  - Atlanta-Klassifikation + Marshall-Score für Organdysfunktion (Oxy-Index, Serumkreatinin, Blutdruck)
  - weitere Prädiktoren für schweren Verlauf:
    - innerhalb der ersten 24 h: BUN (Blut-Harnstoff-Stickstoff) > 25 mg/dl (entspricht Harnstoff > 54 mg/dl, i. S. von Niereninsuffizienz, Dehydratation, Malnutrition), Pleuraergüsse (pulmonale Insuffizienz), erhöhter Blutzucker, PCT, klinischer Eindruck, z. B. Vorhandensein von Schock, Hypokalziämie
    - eher ab 24–48 h: CRP > 150 mg/l, PCT, persistierendes oder progressives (Multi-)Organversagen, Entwicklung eines abdominellen Kompartmentsyndroms

Diagnostik im Verlauf

- Paraklinik: mindestens einmal pro Tag BB, Elektrolyte, Kreatinin, Harnstoff, Gerinnung, BZ, PCT, LDH, BGA, Ca, P, 1- bis 2-tägig ASAT, ALAT, Bili, Lipase, Amylase
- bildgebende Verfahren:
  - wiederholte US-Untersuchungen bei Bedarf (unklare Ätiologie, Gallenwege)
  - CT bei klinischer Verschlechterung oder ausbleibender Besserung nach 6–10 Tagen wiederholen (Sepsiszeichen, PCT-Anstieg, Organversagen), ggf. vor geplanten Interventionen
- Mikrobiologie: Blutkulturen bei (infizierter) Pankreasnekrose, ggf. Punktion

22.1.4 Therapie

> **Merke** M!
>
> Die konservative Intensivmedizin mit der Aufrechterhaltung der Herz-Kreislauf-Funktionen und der evtl. notwendigen Organersatztherapie stellt gegenüber einer frühzeitig interventionellen und operativen Therapie den wichtigsten Behandlungsgrundsatz dar.

Patienten mit schwerer Pankreatitis sollten in speziellen Zentren behandelt werden. Hier sollte ein multidisziplinäres Team die Behandlungsplanung (Intensivmedizin, interventionelle Endoskopie, Chirurgie, interventionelle Radiologie) übernehmen.

Herz-Kreislauf-Funktion

Eine zügige Stabilisierung durch adäquaten Ausgleich des bestehenden Flüssigkeitsdefizits ist notwendig. Die Patienten sequestrieren erhebliche Mengen an Flüssigkeit in den peripankreatischen und retroperitonealen Raum. Eine bedarfsorientierte Steuerung ist notwendig, da sowohl eine Überladung als auch ein Mangel mit erhöhter Mortalität assoziiert zu sein scheinen. Nur mit Einschränkungen ist diese Steuerung über Diurese und ZVD (Zielwert 10–12 cmH_2O, **Cave:** Intraabdomineller Druck) möglich. Hoher Flüssigkeitsbedarf (> 4 l innerhalb der ersten 24 h) ist mit höherer Wahrscheinlichkeit von Organversagen assoziiert. Mit PICCO/Flow-Trac-Messungen und TTE kann man den intravasalen Volumenstatus und auch den Erfolg der Volumentherapie (z. B. über CI, ITBI, SVV) besser abschätzen. Bei intensivpflichtigen Patienten mit akuter Pankreatitis, insbesondere bei hohem initialen Flüssigkeitsbedarf, ist deshalb dieses erweiterte Monitoring zu empfehlen.

Die Urinausscheidung sollte stündlich überwacht werden, auch um frühzeitig die Entwicklung eines akuten Nierenversagens zu erfassen. Die ausreichende Substitution von Flüssigkeit hat in dieser Situation eindeutig den Vorrang vor dem Einsatz von Katecholaminen.

Beatmung

Bei respiratorischer Insuffizienz mit Oxygenierungsversagen (p_aO_2 ca. 60 mmHg, SO_2 ca. 90 %) ist die frühzeitige künstliche Beatmung indiziert.

Nierenersatztherapie

- Bei Entwicklung einer Oligurie mit entsprechendem Anstieg der Retentionsparameter, die durch eine adäquate Flüssigkeitstherapie nicht erfolgreich behandelt werden kann, sollte eine Nierenersatztherapie erfolgen. Den kontinuierlichen Hämofiltrationsverfahren (CVVH, CVVHD bei begleitender Hyperkaliämie) ist aufgrund der größeren hämodynamischen Stabilität gegenüber den intermittierenden im Schock der Vorzug zu geben

Gastrointestinaltrakt

Die Anlage einer Magensonde erfolgt nicht generell, sondern nur bei Subileus-/Ileuszeichen mit Erbrechen.

Eine Stressulkusprophylaxe mit H_2-Antagonisten oder Protonenpumpeninhibitoren ist nicht generell indiziert. Die frühe enterale Ernährung sollte, wenn möglich, bevorzugt werden. Hinsichtlich der Ernährung des Patienten mit akuter schwerer Pankreatitis kann das unbedingte Postulat einer parenteralen Ernährung nicht mehr aufrechterhalten werden. Mehrere Studien zeigen einen eindeutigen Vorteil der enteralen gegenüber der parenteralen Ernährung bei akuter Pankreatitis. Die Häufigkeit von Infektionen, Eingriffen, Mortalität und der Krankenhausaufenthalt waren bei enteraler Ernährung geringer. Wenn eine orale Kostaufnahme nicht möglich ist, sollte die enterale Ernährung über 48 h per Magensonde aufgebaut werden. Bei Intoleranz der Ernährung über die Magensonde, sollte ohne zeitliche Verzögerung eine jejunale Ernährungssonde eingelegt werden. Lässt sich der Energiebedarf nicht komplett enteral decken, kann zusätzlich eine parenterale Kalorienzufuhr erfolgen.

Bei milden Verlaufsformen der Pankreatitis kann die enterale Ernährung zur Schmerzexazerbation führen. Dann sollten eine Nahrungskarenz bis zur Schmerzfreiheit, i. v. Flüssigkeitszufuhr (Ernährung 5–7 d nicht erforderlich) und im weiteren Verlauf ein oraler Kostaufbau mit fettarmer Diät erfolgen.

Thromboseprophylaxe

Eine Thromboseprophylaxe wird, auch wenn kein Einfluss auf den Heilungsverlauf der Pankreatitis erwartet werden kann, mit Heparin vorgenommen.

Antibiotikatherapie

Die Wertigkeit der antibiotischen Prophylaxe zur Verhinderung von Infektionen bei Pankreasnekrosen wird kontrovers diskutiert, obwohl sie bei der schweren nekrotisierenden Verlaufsform i. d. R. erfolgt. Die Studienlage liefert z. T. widersprechende Ergebnisse. Neuere Studien zeigen keinen Vorteil der Prophylaxe hinsichtlich der Nekroseninfektionen und der Mortalität. Nachteil der Antibiotikaprophylaxe sind Resistenzentwicklung, Selektionierung von Erregern und Nebenwirkungen. Das frühzeitige Erkennen und Behandeln von nosokomialen Infektionen wie Pneumonie, Sepsis und Infektion der Pankreasnekrosen ist die große Herausforderung. Der Beginn der Antibiotikatherapie sollte nicht im SIRS-Stadium erfolgen, sondern bei Verdacht einer Infektion entsprechend dem vermuteten Fokus. Bei infizierten Pankreasnekrosen sollte 7–10 d ein Carbapenem appliziert werden. Die Rolle einer empirischen antigfungalen Therapie ist noch unklar. Eine Feinnadelbiopsie sollte bei fehlendem Ansprechen nach einer Woche antiinfektiver Therapie erfolgen. Nach Erregernachweis in Blutkultur und/oder Feinnadelbiopsie kann die antimikrobielle Therapie dann gezielt angepasst werden. Zusätzlich wird eine präemptive antiinfektive Therapie periinterventionell für ca. 3 Tage empfohlen.

Schmerztherapie

Das Ziel einer adäquaten Schmerztherapie sollte die möglichst effektive und nebenwirkungsarme Linderung der Schmerzen sein. Die Auswahl spezieller Analgetika scheint kaum Einfluss auf die Prognose der Pankreatitis zu haben. Die verschiedenen Opioide unterscheiden sich hinsichtlich der Wirkung auf den Sphiktertonus nicht signifikant. Die früher praktizierte intravenöse Procaingabe beeinflusst die Schmerzintensität nicht. Eine PDK Anlage kann erwogen werden (Beachtung der KI).

Invasive Therapieoptionen bei biliärer Pankreatitis

Patienten mit akuter schwerer Pankreatitis biliärer Genese (d. h. mit Steinnachweis im Ductus choledochus oder im Bereich der Papilla Vateri) und insbesondere mit Zeichen einer Cholangitis oder Sepsis profitieren von einer frühzeitigen ERC (endoskopische retrograde Cholangiografie, mit Papillotomie und Steinextraktion). Bei allen übrigen Fällen der biliären Pankreatitis sollte die ERC binnen 72 h stattfinden.

Merke **M!**

> Nach biliärer Pankreatitis sollte – frühestens 3 Wochen nach Erholung – immer eine Cholezystektomie erfolgen, da die Rezidivrate sehr hoch ist.

22.1.5 Lokale Komplikationen

Als Folge der Entzündung des Pankreas können sich in und um das Pankreas Flüssigkeiten ansammeln. Die Einteilung erfolgt nach der Atlanta Klassifikation:

- interstitielles Ödem: akute pankreatische Flüssigkeitsansammlung, konservative Therapie
- akute Pankreasnekrosen, die sich im Frühstadium einer schweren Pankreatitis entwickeln
- abgekapselte Pankreasnekrosen, die sich im Verlauf von 4 Wochen entwickeln können (walled of necrosis: WON)
- Pankresapseudozysten

Pankreasnekrosen/WON

Pankresnekrosen entstehen in der frühen Phase der schweren akuten Pankreatitis. Eine Intervention ist nur bei Infektion oder bei Komplikationen wie abdominelles Kompartmentsyndrom oder Blutung indiziert. Die Indikation zur Intervention bei WON besteht bei symptomatischer Nekrose und bei Infektion.

Verdacht auf Nekroseinfektion besteht bei neuem Temperaturanstieg, Anstieg der paraklinischen Infektionszeichen und Ausschluss extrapankreatischer Infektionen. Nach CT (ggf. MRT) ist die Feinnadelaspiration der Nekrose (CT-/US-gestützt) mit Kultur und Gramfärbung das Mittel der Wahl, um die Diagnose zu sichern. Infizierte Pankreasnekrosen erfordern eine Antibiotikatherapie. Eine offene chirurgische Sanierung war früher Goldstandard, kann heute aufgrund der hohen Komplikations- und Mortalitätsrate nicht empfohlen werden.

Abhängig von der Klinik wird ein schrittweises Vorgehen empfohlen, um die Infektionsquelle zu kontrollieren. Mortalität, Komplikationen und Kosten sind für dieses Vorgehen im Vergleich zu einem offenem chirurgischen Vorgehen deutlich geringer. Initial sollte eine perkutane Drainage (CT-/US-gestützt) eingelegt werden, um Flüssigkeit zu drainieren. Die endoskopisch am besten US-gestützte Anlage von transgastralen oder transpapillären Stents ist ein weiteres Verfahren, um Flüssigkeiten im ersten Schritt abzuleiten. Bei der transgastralen Anlage wird eine Verbindung zwischen Magen und Flüssigkeitsansammlung geschaffen. Stentokklusion, Stentmigration und Blutungen sind mögliche Komplikationen. Bei großlumigen Stents kann eine effektive Drainage erzielt werden. Sollte eine Besserung ausbleiben, kann eine retroperitoneale minimal invasive Nekrektomie oder eine endoskopisch transgastrale Nekrektomie als nächster Schritt erwogen werden. Die transgastrale Nekrektomie kann in Etappensitzungen alle 2–3 Tage erfolgen.

Blutungskomplikationen sollten möglichst nach US-/CT-A-Diagnostik interventionell transarteriell embolisiert werden.

Die Indikation für ein offenes chirurgisches Vorgehen besteht bei nicht anders beherrschbarer Blutung, abdominellem Kompartmentsyndrom, Hohlorganperforation, großen minimalinvasiv nicht angehbaren Nekrosen und der CCE im Intervall.

Pseudozysten

▶ **Klinik.** Oft Zufallsbefund, Kompressionssymptomatik, entstehen in 10–26 % nach akuter Pankreatitis und in 20–40 % bei chronischer Pankreatitis

▶ **Behandlung.** Interventionell/chirurgische Sanierung nur bei symptomatischer Pseudozyste (25–50 % Spontanheilung)

Primär sollte einer interventionellen Therapie (perkutane Drainageanlage, endoskopische transmurale bzw. transpapilläre Drainage der Zyste) vor einer chirurgischen Versorgung der Vorrang gegeben werden.

Die Behandlung der schweren akuten Pankreatitis sollte nach Möglichkeit in einem multidisziplinären Ansatz von Intensivmedizinern, Gastroenterologen, Interventionsradiologen und Abdominalchirurgen vorgenommen werden, um frühestmöglich einer Aggravation des klinischen Verlaufes begegnen zu können. Hierzu zählen die Feinnadelaspiration bei Verdacht auf Infektion der Pankreasnekrosen als Fokus einer pankreatitisinduzierten Sepsis und die Indikationsstellung zur interventionellen/operativen Behandlung.

22.2 Diagnostik und Therapie von Patienten mit Lungenarterienembolie

C. Melzer-Gartzke, C. Pille, M. Ruß, M. Schuster, S. Weber-Carstens

22.2.1 Diagnostik

Jeder klinische Verdacht auf eine Lungenarterienembolie (LE) sollte umgehend abgeklärt werden. Anamnese und körperliche Untersuchung sind dazu nicht ausreichend.

Merke **M!**

Die häufigsten klinischen Symptome sind Dyspnoe (50 %), Thoraxschmerz (39 %) und Husten (23 %).

Bei entsprechender Klinik soll zunächst eine **initiale Risikostratifizierung** erfolgen, um zwischen **hämodynamisch stabilen und instabilen Patienten** zu unterscheiden. Eine hämodynamische Instabilität ist definiert als Schock oder Hypotension (systolischer Blutdruck < 90 mmHg oder Abfall > 40 mmHg für länger als 15 min, falls nicht durch andere Ursachen ausgelöst).

Hämodynamisch instabile Patienten

Merke **M!**

Bei hämodynamisch instabilen Patienten wird umgehend eine CT-Angiografie durchgeführt.

Ist der Patient so instabil, dass ein Transport ins CT nicht möglich ist, wird zunächst eine transthorakale Echokardiografie (TTE) durchgeführt. Mittels TTE kann eine rechtsventrikuläre (RV) Dysfunktion als Ursache der hämodynamischen Instabilität schnell und zuverlässig erkannt werden. Liegt eine RV Dysfunktion vor und ist der Patient weiterhin instabil, so soll umgehend mit der Therapie begonnen werden. Liegt ein normaler TTE-Befund vor, schließt dies eine vital bedrohliche, hämodynamisch relevante LAE praktisch aus. Bei Patienten mit ausgeprägter COPD oder bekannter pulmonaler Hypertonie kann das Vorliegen einer RV Dysfunktion nicht sicher als akutes Ereignis gewertet werden. In diesem Fall muss kritisch zwischen sofortigem Beginn der Therapie oder dem Versuch einer weiteren bildbegeben Diagnostik abgewogen werden.

Die wichtigsten Zeichen einer rechtsventrikulären Dysfunktion im TTE sind:

II

- dilatierter, hypokinetischer rechter Ventrikel (▶ Abb. 22.1)
- paradoxe Septumbewegung
- höhergradige Trikuspidalinsuffizienz als Zeichen der RV und konsekutiven Klappenringdilatation durch die Druckbelastung (der rechte Ventrikel kann bei akuter Nachlasterhöhung systolische Drücke bis durchschnittlich 40 mmHg, ausnahmsweise bis 60 mmHg aufbauen; ein darüber hinausgehender Anstieg spricht eher für eine chronische pulmonale Hypertonie unterschiedlicher Genese mit konsekutiver Hypertrophie des rechten Ventrikels)
- Dilatation der V. cava inferior und fehlender inspiratorischer Kollaps

Bei schwierigen Untersuchungsverhältnissen (eingeschränktes Schallfenster durch z. B. Adipositas oder Hautemphysem) kann eine transösophageale Echokardiografie (TEE) erwogen werden.

Hämodynamisch stabile Patienten

Bei hämodynamisch stabilen Patienten soll als erster diagnostischer Schritt die klinische Wahrscheinlichkeit des Vorliegens einer Lungenarterienembolie abgeschätzt werden. Hierzu empfiehlt sich folgender diagnostischer Ablauf:

- Anamnese und klinische Untersuchung
- Erhebung der Vitalparameter
- EKG (insbesondere auch zum Ausschluss eines Myokardinfarkts)
- Thoraxröntgenaufnahme in 2 Ebenen (insbesondere zum Ausschluss anderer Ursachen)
- Blutgasanalyse
- Labor (kardiale Enzyme – auch zum Ausschluss eines Herzinfarkts; aber: kardiale Marker können bei lungenembolieassoziierter relevanter Rechtsherzbelastung myokardinfarkttypisch erhöht sein und reflektieren indirekt die Schwere und den Verlauf der Rechtsherzbelastung)

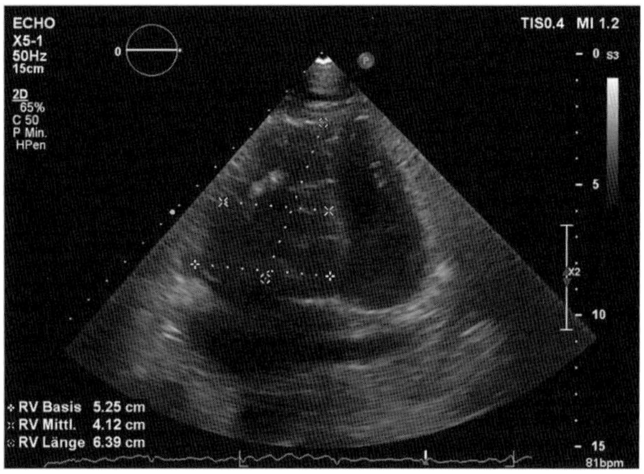

Abb. 22.1 Rechtsventrikuläre Dilatation bei Lungenarterienembolie.

Trotz der eingeschränkten Sensitivität und Spezifität von einzelnen klinischen Symptomen und Basisuntersuchungen, ist durch Kombination der Befunde über validierte Vorhersagescores eine Kategorisierung der klinischen Wahrscheinlichkeit möglich.

Es wird empfohlen den Wells-Score oder den revidierten Genfer Score anzuwenden. Beide Scores sind mittlerweile auch in einer vereinfachten Version verfügbar, die eine Abschätzung der klinischen Wahrscheinlichkeit in „LE wahrscheinlich“ oder „LE unwahrscheinlich“ erlaubt. Die Güte der Scores und ihrer vereinfachten Version sind vergleichbar.

Lungenarterienembolie wahrscheinlich

Bei Einschätzung „LE wahrscheinlich“ soll umgehend eine CT-Angiografie zum Ausschluss/Bestätigung der LAE durchgeführt werden. Es sollte auf keinen Fall eine D-Dimer-Bestimmung erfolgen und somit ggf. die Diagnostik mittels CT-Angiografie verzögert werden, da der negative prädiktive Wert bei Patienten mit der Einschätzung „LE wahrscheinlich“ nicht ausreichend ist und in jedem Fall eine CT-Angiografie erforderlich ist.

Lungenarterienembolie unwahrscheinlich

Bei der Einschätzung „LE unwahrscheinlich“ sollen zunächst die D-Dimere im Plasma bestimmt werden. Der Test besitzt eine hohe Sensitivität (ca. 95 %) bei geringer Spezifität. Ergibt der Test Werte < 500 µg/l, so ist eine LAE praktisch ausgeschlossen und keine weitere Diagnostik notwendig. Bei erhöhten D-Dimer-Werten muss eine CT-Angiografie zum Ausschluss einer LAE durchgeführt werden (D-Dimere sind aber bei postoperativen Patienten, Patienten mit Malignomen und floriden Infektionen, sowie bei alten Patienten häufig erhöht, sodass der klinische Wert der D-Dimere in dieser Situation gering ist und somit bei postoperativen oder intensivmedizinischen Patienten eine CT-Angiografie zum Ausschluss einer LAE häufig notwendig ist). Mittels CT-Angiografie ist heutzutage ein direkter Thrombennachweis bis zur Ebene der Segmentarterien möglich. Ein negatives CT schließt eine relevante LAE praktisch aus.

Stellenwert der Echokardiografie bei stabilen Patienten

Auch hämodynamisch stabile Patienten mit nachgewiesener LE sollen eine transthorakale Echokardiografie erhalten, um anhand der RV/LV Größenrelation das Risiko für eine rechtventrikuläre Dysfunktion einzuschätzen und somit eine Grundlage für eine möglich Überwachungsintensität und weitere Therapieentscheidungen zu schaffen.

22.2.2 Therapie

Hämodynamisch instabile Patienten

Hämodynamisch instabile Patienten werden auf die Intensivstation aufgenommen und eine hämodynamische und respiratorische Stabilisierung begonnen. Es wird umgehend eine **Antikoagulation** mit bevorzugt unfraktioniertem Heparin (UFH) als Bolus eingeleitet und eine primäre **Reperfusionstherapie** angestrebt. Liegen keine Kontraindikationen vor, so soll als Reperfusionstherapie eine systemische Thrombolyse mit rekombinantem Gewebeplasminogenaktivator (rt-PA = Alteplase) angewendet werden. Die frühe Auflösung der pulmonalen Obstruktion führt zu einer sofortigen Reduktion der Nachlast des rechten Ventrikels und verbessert so die rechtsventrikuläre Funktion.

► **Dosierungen**

- Antikoagulation mit UFH: 5 000–10 000 IE als Bolus, danach 800–1400 IE/h nach Gerinnung; Ziel-PTT: 80–120 s
- systemische Thrombolyse mit Alteplase (rt-PA):
  - Bolus-Injektion von 10 mg über 1–2 min, gefolgt von 90 mg über 2 h oder
  - akzeleriert: 0,6 mg/kgKG über 15 min (maximale Dosis 50 mg)

Cave

Bei systemischer Thrombolyse immer Blutgruppenbestimmung und Erythrozytenkonzentrate kreuzen!

Die klinische Situation ist entscheidend, inwiefern Kontraindikationen der systemischen Thrombolyse berücksichtigt werden können.

Kontraindikationen einer systemischen Thrombolyse

► **Absolute Kontraindikationen**

- hämorrhagischer Schlaganfall oder Schlaganfall unbekannter Ursache zu irgendeinem ZEITPUNKT
- ischämischer Schlaganfall in den vergangenen 6 Monaten
- Neoplasie des zentralen Nervensystems
- schweres Trauma, Operation oder Kopfverletzung in den vergangenen 3 Wochen
- gastrointestinale Blutung innerhalb des vergangenen Monats
- bekanntes Blutungsrisiko

► **Relative Kontraindikationen**

- TIA in den vergangenen 6 Monaten
- Therapie mit oralen Antikoagulanzien
- nichtkomprimierbare Punktionsstelle
- therapierefraktäre arterielle Hypertonie (systolischer Blutdruck > 180 mmHg)
- fortgeschrittene Lebererkrankung
- infektiöse Endokarditis
- aktives Magenulkus

Bei reanimationspflichtigen Patienten gelten keine Kontraindikationen, wegen der infausten Prognose ohne rekanalisierende Therapie. Die Reanimation sollte nach systemischer Thrombolyse für mindestens 60 min durchgeführt werden.

Bei nicht reanimationspflichtigen Patienten sollte bei offensichtlichen Kontraindikationen eine mechanische rekanalisierende Therapie erwogen werden (radiologisch-interventionell: Rotations- oder Aspirations-Thrombektomie mit oder ohne lokale Lyse).

Eine operative Embolektomie sollte in Rücksprache mit Kardiochirurgie bei massiver LAE (Pulmonalishauptstamm) und Kontraindikationen für Lyse und/oder als Ultima Ratio bei laufender Reanimation insbesondere bei jungen Patienten (Mortalität trotz OP sehr hoch) erwogen werden.

Hämodynamische Stabilisierung auf der ITS

Überwiegend Expertenmeinung, es liegen allerdings wenig kontrollierte Daten zur Therapie vor:

- Die Katecholamintherapie erfolgt in Abhängigkeit von der klinischen Situation und dem Ausmaß des Rechtsherzversagens, des pulmonalen Hypertonus und der Schocksymptomatik mit Noradrenalin, Adrenalin, Dobutamin und/oder PDE-Hemmer.
- Großzügige Volumengabe zur Erhöhung des RV-Füllungsdruckes und somit zur Verbesserung der RV-Kontraktilität (Frank-Starling-Mechanismus) kann

22

benefizial sein, aber bei bereits fortgeschrittener RV-Dilatation (kein cut-off definiert) kann sich die RV-Funktion auch erheblich verschlechtern.

- Senkung des pulmonalvaskulären Widerstandes: inhalative Applikation von NO oder Prostazyklin (Gefahr der Senkung des systemvaskulären Widerstandes mit Senkung der Koronarperfusion).
- Eine Messung des PAP mittels PAK bei ausgeprägtem pulmonalem Hypertonus kann sinnvoll sein.
- Senkung des PVR durch PDE-5-Inhibitoren oder Endothelinantagonisten p. o. oder Prostazyklin i. v. prinzipiell möglich (Benefit bislang nicht durch kontrollierte Daten belegt).
- Falls eine Intubation und Beatmung notwendig sein sollte: PEEP wenn möglich nicht über 10 mbar und Verwendung niedriger Tidalvolumina, um einer zusätzlichen Rechtsherzbelastung vorzubeugen.

Hämodynamisch stabile Patienten

Risikostratifizierung

Bei hämodynamisch stabilen Patienten wird eine weitere Risikostratifizierung angestrebt (▶ Tab. 22.1). Ziel ist es zwischen niedrigem, intermediär-niedrigem und intermediär hohem klinischem Risiko unterscheiden zu können.

Hierzu sind folgende Risikoparameter zu erheben:

- vereinfachter PESI-Score (sPESI, Pulmonary Embolism Severity Index) – je 1 Punkt für folgende Entitäten:
  - Alter > 80 Jahre
  - Tumorerkrankung
  - chronische Herzinsuffizienz
  - chronische Lungenerkrankung
  - Pulsfrequenz > 110/min
  - RR_{sys} < 100 mmHg
  - S_pO_2 < 90 %
- RV-Dysfunktion (nachgewiesen im TTE oder CT)
- kardiale biochemische Marker (Troponin und/oder natriuretische Peptide)

Tab. 22.1 Risikogruppen.

Risikogruppe	sPESI-Score	RV Funktion	Troponin
niedrig	0	normal	normal
intermediär-niedrig	≥ 1	RV Dysfunktion	normal
normal	positiv		
intermediär-hoch	≥ 1	RV Dysfunktion	positiv

Risikoadaptierte Therapie

▶ **Niedriges Risiko**

- therapeutische Antikoagulation
- keine intensivmedizinische Überwachung
- keine Immobilisierung erforderlich

▶ **Intermediär-niedriges Risiko**

- therapeutische Antikoagulation
- bei positivem Troponin sollte eine intensivmedizinische Überwachung in Erwägung gezogen werden, auch wenn keine Hinweise auf eine RV-Dysfunktion im TTE oder CT vorliegen
- keine Immobilisierung erforderlich

▶ **Intermediär-hohes Risiko**

- therapeutische Antikoagulation
- intensivmedizinische Überwachung für mindestens 2–3 Tage (Risiko einer potenziell tödlichen hämodynamischen Dekompensation innerhalb der ersten 7 Tage fast 6 %!)
- ggf. Thrombolyse, falls im Verlauf klinische Zeichen einer hämodynamischen Dekompensation (Hypotonie mit Katecholaminbedarf) auftreten (eine primäre systemische Thrombolyse konnte zwar das Risiko zu versterben signifikant senken, aber die Inzidenzrate intrakranieller Blutungen war mit 2 % hoch, sodass die systemische Thrombolyse nur als „Rescue"-Verfahren zu Anwendung kommt).

Die Antikoagulation der LAE unterscheidet sich nicht wesentlich von der Antikoagulation der tiefen Beinvenenthrombose. Die Anwendung von unfraktioniertem Heparin (UFH) beschränkt sich heute fast ausschließlich auf Patienten mit erheblichem Blutungsrisiko, schwerer Niereninsuffizienz, Dialysepflichtigkeit oder bereits vorbestehender Heparintherapie. In allen anderen Fällen sind NMH und Fondaparinux als Standard etabliert. In Metaanalysen haben sie sich als effektiver und sicherer als UFH erwiesen.

▶ **Dosierungen**

- Heparin: initial 5 000–10 000 IE i. v. als Bolus, danach 800–1400 IE/h nach Gerinnung; Ziel-PTT: 80–120 s
- NMH:
  - Nadroparin (Fraxiparine) 0,1 ml/10 kgKG s. c., 2 × /d
  - Enoxaparin (Clexane) 1 mg/kgKG s. c., 2 × /d
  - Dalteparin (Fragmin) 100 IE/kgKG, s. c., 2 × /d
- Fondaparinux:
  - 5 mg (KG < 50 kgKG) s. c., 1 × /d
  - 7,5 mg (KG 50–100 kgKG) s. c., 1 × /d
  - 10 mg (KG > 100 kgKG) s. c., 1 × /d

An die initiale Antikoagulation soll sich eine Erhaltungstherapie von 3–6 Monaten anschließen, danach soll eine Entscheidung über die Beendigung oder Fortführung der Antikoagulation getroffen werden.

22.2.3 Vena-Cava-Filter

Bei Patienten mit akuter LE und absoluter Kontraindikation gegen Antikoagulanzien sowie bei Patienten mit bestätigtem LE-Rezidiv trotz adäquater Antikoagulation sind Vena-Cava-Filter indiziert. In Observationsstudien konnte bei diesen Patienten die LE-abhängige Mortalitätsrate in der akuten Phase reduzieren werden.

22.3 Hämophagozytische Lymphohistiozytose

G. Lachmann, T. Schenk

22.3.1 Definition

Die HLH – häufig auch Hämophagozytose- oder Makrophagenaktivierungssyndrom genannt – ist ein Hyperinflammationssyndrom mit Fieber, Zytopenie, Hepatosplenomegalie und Hyperferritinämie. Die Ursachen sind vielfältig, aber allen Formen sind eine Hyperzytokinämie und eine Makrophagenaktivierung/-proliferation in Organen/Geweben gemein, verursacht durch eine massiv überschießende Immunreaktion aufgrund einer Fehlfunktion natürlicher Killer- oder zytotoxischer T-Zellen. Unterschieden werden die primäre, genetisch determinierte HLH sowie die sekundäre, reaktive HLH. Meist ist die HLH schwer von einer **Sepsis** zu unterscheiden und mit einer hohen Letalität assoziiert. Die HLH ist kein eigenständiges Krankheitsbild, sondern eine sekundäre Reaktion auf eine auslösende Triggererkrankung. Stammt die auslösende Triggererkrankung aus dem Formenkreis der rheumatischen oder autoinflammatorischen Systemerkrankungen, liegt ein Makrophagenaktivierungssyndrom vor (MAS-HLH). Diese Unterscheidung ist für die Differenzialtherapie von großer Bedeutung.

Neben der Symptomentrias prolongiertes **Fieber**, Hepato-/**Splenomegalie** und zunehmenden **Zytopenien** zeigt der HLH-Patient neurologische Symptome, Lymphadenopathie, Hepatitis, Cholestase, Gerinnungsstörungen/Blutung, Hautveränderungen, Lungeninfiltrate, Pleuraerguss, Aszites, Diarrhö, Nierenversagen mit Hyponatriämie und das Vollbild des Multiorganversagens. Für die Definition der HLH gelten die nachfolgenden HLH-2004-Kriterien, von denen mindestens 5 zur Diagnose erfüllt sein müssen. Sind nur 4/8 Kriterien erfüllt und entspricht das klinische Bild der HLH, sollte sequenziell eine Reevaluation erfolgen.

Merke M!

Bei hochgradigem Verdacht darf die Therapie auch bei Vorliegen von erst 4/8 Kriterien nicht verzögert werden.

Praxis

HLH-2004-Kriterien [900]

- Fieber ≥ 38,2 °C
- Splenomegalie
- Zytopenie ≥ 2 Zellreihen: Hämoglobin < 9 g/dl, Thrombozyten < 100/nl, neutrophile Granulozyten < 1,0/nl
- Hypertriglyzeridämie und/oder Hypofibrinogenämie: Triglyzeride (nüchtern) ≥ 3 mmol/l, Fibrinogen < 1,5 g/l
- Hyperferritinämie ≥ 500 µg/l
- löslicher IL-2-Rezeptor (sIL-2R) ≥ 2400 U/ml
- NK-Zellaktivität erniedrigt oder nicht nachweisbar
- Hämophagozytose in Knochenmark, Milz oder Lymphknoten

Weitere Hinweise zur Unterstützung der Diagnose sind mittelgradig vermehrte Zellzahl und/oder erhöhtes Protein im Liquor, sowie erhöhte Transaminasen, erhöhtes Bilirubin oder erhöhte LDH im Serum.

22.3.2 Diagnostik

Als HLH-Screening-Parameter eignet sich Ferritin. Bei Aufnahme sollte ein Ausgangswert bestimmt werden, danach sollten wöchentliche Verlaufskontrollen erfolgen. Patienten mit unklarem Fieber, Bizytopenie, hohem Ferritin oder Hepato-/Splenomegalie bedürfen zum Ausschluss der HLH weiterer Diagnostik. Bestimmt werden:

- sIL-2R
- Triglyzeride (nüchtern)
- Fibrinogen
- ggf. Knochenmarkpunktion (Frage nach Hämophagozytose und Lymphom als auslösende Triggererkrankung, evtl. Leishmanien-PCR aus Knochenmark)

5 von 8 positiven HLH-2004-Kriterien diagnostizieren die HLH. Typisch für die HLH ist die rasch progrediente Dynamik der Laborparameter, was die Diagnosesicherheit erhöht (v. a. massiver Ferritinanstieg oder Werte > 9 000 µg/l, rasch progrediente Zytopenien). Der Nachweis von Hämophagozytose ist nicht beweisend für die HLH und zur Diagnose nicht notwendig. Der H-Score (https://saintan-

toine.aphp.fr/score/) berücksichtigt die Dynamik der einzelnen HLH-Diagnoseparameter und gibt die Wahrscheinlichkeit für das Vorliegen einer HLH an. Bei einer H-Score-Wahrscheinlichkeit von > 90 % ist die Diagnose relativ sicher.

Wichtigste diagnostische Maßnahme bei diagnostizierter HLH ist die Identifizierung der zugrundeliegenden **Triggererkrankung**:

- Infektionen, v. a.:
  - Viren: EBV, CMV, HIV, Influenza, Adeno, Parvo-B19
  - Tuberkulose
  - Leishmanien
  - Sepsis (z. B. S.-aureus-Sepsis)
- Malignome, v. a.:
  - Lymphome (NK-/T-Zell-Lymphom, anaplastisch-großzelliges Lymphom, peripheres T-Zell-Lymphom, Hodgkin-Lymphom)
  - Leukämien
  - myelodysplastisches Syndrom
- Autoimmunerkrankungen, v. a.:
  - systemische juvenile und adulte idiopathische Arthritis (Morbus Still)
  - systemischer Lupus Erythematodes (SLE)
  - Kawasaki-Syndrom
  - rheumatoide Arthritis
  - Dermatomyositis

Patienten mit vorbestehender **Immunsuppression** haben ein deutlich erhöhtes Risiko, eine HLH zu entwickeln (Z. n. Organtransplantation, Z. n. allogener Stammzelltransplantation, Patienten mit chronisch entzündlichen Darmerkrankungen (CED), Z. n. Chemotherapie etc.). Die klinische Dynamik erfordert eine tägliche Ganzkörperuntersuchung, um wichtige Krankheitszeichen (Ikterus, Exantheme, Blutungszeichen, Lymphadenopathie, Neurostatus, respiratorische Insuffizienz) nicht zu übersehen.

22.3.3 Therapie

Die HLH wird mittels Immunsuppression und gleichzeitiger Therapie der auslösenden Triggererkrankung behandelt. Derzeit empfohlen werden (s. a. ▶ Abb. 22.2; [918]):

- initial **Dexamethason** 10 mg/m² (ausschleichen nach Therapieansprechen)
- **IV-Immunglobuline** 1–1,6 g/kgKG über 3 Tage
- ggf. **Etoposid** (50–100 mg/m² einmal wöchentlich) in schweren Fällen

Bei MAS-HLH erfolgt die initiale Kortikosteroid-Stoßtherapie mit Methylprednisolon (initial 1 g/d bis zu 5 Tage, dann tapern). Bei Versagen bzw. alternativ kann **Anakinra s. c.** (2–10 mg/kgKG täglich) gegeben werden. Die unkritisch lange Gabe von Kortikosteroiden soll vermieden werden. Sekundäre Infektionen verschlechtern die Prognose signifikant. Die notfallmäßige Therapieeinleitung entbindet nicht von der fortzuführenden Triggerdiagnostik. Nur die kausale Therapie der Triggererkrankung (Malignom, Infektion, Autoimmunerkrankung) kann zur dauerhaften Kontrolle der HLH führen. Dabei sollten die Kollegen der Hämatologie, Infektiologie und Rheumatologie mit einbezogen werden.

Zeitpunkt	Dexamethason	Etoposid
1. Woche	10 mg/m²	50–100 mg/m²
2. Woche	10 mg/m²	50–100 mg/m²
3. Woche	10 mg/m²	50–100 mg/m²
4.Woche	5 mg/m²	50–100 mg/m²
5. Woche	5 mg/m²	50–100 mg/m²
6. Woche	2,5 mg/m²	50–100 mg/m²
7. Woche	2,5 mg/m²	50–100 mg/m²
8. Woche	1,25 mg/m²	50–100 mg/m²
9. Woche	1,25 mg/m²	50–100 mg/m²

Supportiv: Cotrimoxazol, Antimykotika, Virostatika, i.v. Immunglobuline alle 4 Wochen

Abb. 22.2 Beispielhaftes Therapieschema bei schwerer hämophagozytischer Lymphohistiozytose.

Bei EBV-Reaktivierung mit begleitender HLH kann eine Rituximab-Therapie mit 375 mg/m² einmal wöchentlich durchgeführt werden. Im Falle einer schwer verlaufenden EBV-getriggerten HLH führt der frühzeitige Einsatz von Etoposid zu einem deutlichen Überlebensvorteil. Die Etoposid-Dosis wird dabei an die Leber- und Nierenfunktion adaptiert und bei Organdysfunktion zunächst in 50 %iger Dosierung verabreicht (cholestatische Hepatitis als mögliches Begleitsymptom der HLH kann sich unter Etoposid-Therapie bessern). Bei Remission der HLH wird die Etoposid-Therapie beendet.

Weiter wichtig sind Kreislaufstabilisierung und supportive Intensivtherapie. Ferritin als Verlaufsparameter sollte alle 2 Tage bestimmt werden. Da Sekundärinfektionen bei erfolgreichem Therapieansprechen prognosebestimmend sind, müssen die hochgradig T-Zell-depletierten Patienten antimikrobiell abgedeckt werden (Fluconazol, Cotrimoxazol, Aciclovir). Auf strikte Einhaltung der Standardhygiene ist zu achten.

22.4 Heparin-induzierte Thrombozytopenie II

B. Föhre, S. Weber-Carstens

22.4.1 Einteilung

- Typ I:
  - nicht immunologisch
  - geringgradiger Abfall der Thrombozytenzahl (selten < 100/nl)
  - Therapie: keine
- Typ II:
  - immunologisch: PF4-Heparin-IgG-Immunkomplexe mit Aktivierung der Thrombozyten
  - Abfall der Thrombozytenzahl um mehr als 50 % des Ausgangswertes
  - Thrombembolien in bis zu 50 % der Fälle
  - protrahiertes Auftreten nach 5–14 Tagen Heparintherapie bei Erstexposition
  - bei wiederholter Exposition Manifestation innerhalb von Stunden möglich („Boostering"-Effekt)

22.4.2 HIT-Diagnostik

Merke M!

Die HIT II ist eine klinische Diagnose!

Fallen die Thrombozyten unter 50 % des Ausgangswertes ohne weiteren sicheren Grund (DIC, Sepsis, Thrombozytopenien anderer Genese) sollte der Verdacht auf eine HIT II gestellt werden. Laboruntersuchungen können die Diagnose einer HIT II erhärten, allerdings schließt ein negatives Laborergebnis eine HIT II nicht sicher aus, sodass auch bei Vorliegen negativer Labortests aber einer klinisch typischen Symptomatik eine alternative Antikoagulation durchgeführt werden muss. Der beste Nachweis einer HIT II ist die Erholung der Thrombozyten 4–5 Tage nach Beginn der alternativen Antikoagulation.

Bei Verdacht auf eine HIT II wird Blut in das Thrombozytenlabor geschickt:

- Schnelltest: NEU: Lateral-Flow-Assay (QuickLine HIT); früher: Partikelagglutinationstest ID-HPF4; 24 h bestimmbar; beide haben einen hohen negativen prädiktiven Wert, d. h. wenn sie negativ sind, ist eine HIT unwahrscheinlich
- Bestätigungstest: HIPA-Test: heparin induced platelet activation-test.

Patienten, die einen positiven Schnelltest aber einen negativen HIPA haben, haben i. d. R. auch keine HIT. Beide Tests sollen durchgeführt werden, um zusammen mit der Klinik die Diagnosestellung zu erhärten.

22.4.3 Therapie

Falls der dringende klinische Verdacht auf eine HIT II vorliegt: Heparin absetzen! Heparin nicht bis zum Vorliegen der Testergebnisse weitergeben. Alternative Antikoagulation mit therapeutischen Spiegeln ist ein Muss! Keine Thrombozytensubstitution (nur bei massiver Blutung). HIT-II-Patienten benötigen eine therapeutische Antikoagulation, bis die Antikörper nicht mehr im HIT-II-Schnelltest nachweisbar sind (ca. nach 90–120 Tagen); bei Einstellung auf einen Vitamin-K-Antagonisten (Marcumar, Falithrom) ist auf eine überlappende Einstellung aufgrund der früh absinkenden Protein-C- und -S-Spiegel unter Marcumar/Falithrom-Therapie zu achten.

Cave

Heparin aus den Spülsystemen entfernen; keine heparinbeschichteten Katheter (PAK) und keine Gerinnungsfaktoren (PPSB, AT III), die Heparin, enthalten verwenden.

22.4.4 Alternative Antikoagulanzien

Praxis

Zu beachten

Bei der Wahl des alternativen Antikoagulans sollten vor allem bestehende Organinsuffizienzen beachtet werden. Des Weiteren ist die Erfahrung des Anwenders von großer Bedeutung, um eine sichere und effektive Antikoagulation dieser hoch thrombosegefährdeten Patienten zu erzielen.

Die niedermolekularen Heparine sind keine Alternative bei HIT II, da vorhandene Heparin/PF-4-Antikörper in 90 % der Fälle eine Kreuzreaktivität aufweisen.

Argatroban (Argatra)

- Direkter Thrombinihibitor; HWZ 21–61 min
- bei Leberinsuffizienz verlängert sich die HWZ, da Argatroban hepatisch eliminiert wird
- i. v. Applikation
- bei Schwangeren strenge Indikationsstellung, da unzureichende Datenlage
- Indikation: HIT II

- Dosierung: initial 0,5 µg/kgKG/min Argatroban i. v., kein Bolus
- Laborkontrollen: aPTT: 50–80 s, je nach Blutungsrisiko, 2 h nach Behandlungsbeginn, weiter 4 × /d Dosierung an aPTT anpassen
- bei Leberinsuffizienz: mit 0,1 µg/kgKG/min beginnen, Dosierung an aPTT anpassen und ggfs. steigern
- extrakorporale Nierenersatztherapie führt zu einer gesteigerten Elimination von Argatroban; hier sind eventuell aPTT-Kontrollen und eine Dosisanpassung notwendig

Cave

Die direkten Thrombinhemmer Argatroban und Lepirudin führen zu einem Abfall der Thromboplastinzeit (Quick-Wert), ohne dass daraus Rückschlüsse auf eine adäquate Antikoagulation möglich sind.

Hirudin

- Direkter Thrombininhibitor; HWZ 60–90 min
- bei Niereninsuffizienz verlängert sich die HWZ bis auf 100 h, weil Hirudin vollständig renal eliminiert wird
- Indikation: HIT II + Thrombosen

Fondaparinux (Arixtra)

- Keine Zulassung für HIT II!
- Faktor-Xa-Hemmer
- bei Patienten, die eine Kontraindikation für Argatroban und Hirudin haben, kann die Gabe von Fondaparinux erwogen werden (off-label use).
- Weiteres s. SOP Antikoagulanzien.

Danaparoid-Natrium (Orgaran)

- Faktor-Xa-Hemmer
- große therapeutische Breite (nur in Sonderfällen Monitoring der Anti-FXa-Aktivität: z. B. bei extremen Über- oder Untergewicht, blutungsgefährdeten Patienten)
- Indikation: HIT II + Thrombosen
- Danaparoid-Natrium weist eine 20 %ige In-vitro-Kreuzreaktivität mit HIT-II-AK auf, mit beschriebenen Fällen einer In-vivo-Kreuzreaktivität, deshalb nicht 1. Wahl; bei Anwendung, wenn möglich, vorher Kreuzreaktivität im Thrombozytenlabor testen lassen; es muss gesondert angegeben werden!
- Danaparoid-Natrium ist anders als die direkten Thrombininhibitoren nicht plazentagängig; bei schwangeren Patientinnen besonders erwägen
- Weiteres s. SOP Antikoagulanzien.

22.5 ICU-Acquired Weakness

L. Engelhardt, J. Grunow, M. Kastrup, S. Weber-Carstens, T. Wollersheim

22.5.1 Hintergrund

Generelle klinische Muskelschwäche unabhängig von der Ätiologie bei kritisch kranken Patienten, welche sich im Rahmen eines intensivstationären Aufenthaltes entwickelt. Vor allem die Extremitätenmuskulatur und Atemmuskulatur ist betroffen.

22.5.2 Inzidenz

Im Durchschnitt entwickeln 40 % aller Intensivpatienten eine ICUAW. Die Inzidenz ist abhängig von den Risikofaktoren und reicht in Studien von 9 bis 86 %.

22.5.3 Ätiologie

- Critical-Illness-Polyneuropathy (CIP): axonale Degeneration
- Critical-Illness-Myopathy (CIM): Veränderung der Muskelstruktur und Funktion
- Critical-Illness-Neuro-Myopathy (CIPNM): Kombination aus CIP und CIM

22.5.4 Risikofaktoren

- Sepsis
- Multiorganversagen
- Immobilisation
- Malnutrition
- Hyperglykämie
- Insulinresistenz
- neuromuskuläre Blockade
- maschinelle Beatmung
- weibliches Geschlecht

22.5.5 Diagnostik

Einmal pro Tag SOFA-Score erheben. Wenn der SOFA-Score > 8 liegt, wird der Muskelkraftgrad mittels MRC-Score erhoben. Der MRC-Score wird in PDMS/Krankenakte dokumentiert.

Erhebung des MRC-Score s. Infobox u. ► Tab. 22.2.

Praxis

MRC-Score (MRC = Medical Research Council)

Erhebung
- Patient ist wach und kooperativ (RASS ≥ –1 und < 2)
- 6 Muskelgruppen im Seitenvergleich untersuchen:
  - Dorsalextension im oberen Sprunggelenk
  - Flexion im Ellenbogengelenk
  - Abduktion im Schultergelenk
  - Palmarflexion im Handgelenk
  - Extension im Kniegelenk
  - Flexion im Hüftgelenk

maximale Punktzahl: 60

Auswerung
- Bei Punktzahl < 4 ist die Diagnose einer ICUAW gestellt. Eine elektrophysiologische Untersuchung zur Differenzierung von CIP oder CIM kann vorgenommen werden.
- Sofern am 5. Tag nach kritischer Erkrankung noch keine MRC-Erhebung möglich war (z. B. weil RASS ≤ 1), sollte EPU ohne MRC-Score Erhebung erfolgen.

Tab. 22.2 MRC-Score (MRC = Medical Research Council).

Score	Beschreibung
0	keine sicht- oder tastbare Kontraktion
1	sichtbare/tastbare Kontraktionen
2	Bewegung unter Ausschaltung der Schwerkraft
3	Bewegung gegen Schwerkraft
4	Bewegung gegen leichten Widerstand
5	Bewegung gegen hohen Widerstand (normale Muskelkraft)

Elektrophysiologie (EPU)

Standardprotokoll: Erhebung von neCMAP, dmCMAP, Spontanaktivität, SNAP.

22.5.6 Therapie

Eine kausale Therapiemöglichkeit besteht noch nicht. Im Vordergrund steht die adäquate Behandlung der Sepsis bzw. des Multiorganversagens. Das multimodale Behandlungskonzept zielt darauf ab, Risikofaktoren zu reduzieren:
- tägliche Mobilisierungsziele in der Visite gemeinsam mit der Physiotherapie definieren und zur Sichtbarkeit bettseitig veranschaulichen, tatsächlich erreichte Mobilisierung am Ende der Schicht im Team evaluieren [951]
- Spontanatmung unterstützen, frühzeitige Entwöhnung von der maschinellen Beatmung, Atemtherapie
- zurückhaltender Einsatz von Muskelrelaxantien und einer zu tiefen Analgosedierung
- Protokollbasierte Insulintherapie mit Glukosezielbereich siehe Kapitel 20.3
- Initiierung einer protokollbasierten Physiotherapie innerhalb der ersten Tage nach Aufnahme auf der Intensivstation. Enge Rücksprache mit den durchführenden Physiotherapeuten in der Initialphase (▶ Abb. 22.3). Elektrische Muskelstimulation kann ergänzend zur Physiotherapie bei Abwesenheit von Kontraindikationen durchgeführt werden.

▶ **Dokumentation im Arztbrief.** Die Diagnose einer ICU-AW mit Einteilung in CIP/CIM muss im Arztbrief aufgeführt werden. Ebenso ist bei Verlegung oder Entlassung der MRC-Summenscore zum Entlassungszeitpunkt mit zugehöriger Wachheit zu dokumentieren.

ICUAW trägt zum Post-Intensive Care Syndrome (PICS) bei. Die Muskelschwäche kann über lange Zeit persistieren und zu einer Verminderung der Lebensqualität beitragen. Eine Möglichkeit zur Wiedervorstellung für betroffene Patientinnen und Patienten in einer PICS Ambulanz sollte angeboten werden. So können Patient Reported Outcomes berücksichtigt und angepasste Nachbehandlungen angeboten/vermittelt werden.

CHARITÉ

CharitéCentrum für Anäshesiologie, OP-Management und Intensivmedizin

Physiotherapeutische Interventionen auf Intensivstationen in fünf Phasen

Ziel der Physiotherapie ist es, durch spezielle Behandlungsmethoden und Techniken die Körperfunktionen zu erhalten bzw. zu verbessern. Zu Körperfunktionen zählen primär das Herz-Kreislauf-System, das respiratorische System und der aktive bzw. passive Bewegungsapparat. Mittels manueller Techniken sowie durch Verwendung von Hilfsmitteln kann eine Verbesserung der Körperfunktionen erzielt werden. Entscheidend für die erfolgreiche Behandlung des Intensivpatienten ist die befundorientierte und regelmäßige Behandlung.

Die Tabelle beschreibt mögliche Phasen, die ein Patient auf der Intensivstation durchlaufen kann und stellt gleichzeitig den Rahmen der Behandlungsmöglichkeiten auf. Dabei verantwortet der Arzt die Klassifikation der Krankheitsschwere und der daraus resultierenden Belastbarkeit des Patienten. Die Auswahl der Therapieverfahren obliegt im verordneten Rahmen den Therapeuten selbst, um eine verbesserte patientenadaptierte Behandlung zu erreichen.

Die Tabelle kommt ohne die Berücksichtigung von Grunderkrankungen aus. Spezielle Kontraindikationen sind individuell zu berücksichtigen.

ärztliche Indikationsstellung:	**Phase I**	**Phase II**	**Phase III**	**Phase IV**	**Phase V**
	instabil	**stabilisiert**	**stabil**	**stabil**	**stabil**
	RASS: -5	**RASS: -5 bis -2**	**RASS: -2 bis 0**	**RASS: 0**	**RASS: 0**
Beschreibung der Phasen (anhand des Patientenstatus)	• hämodynamisch instabil • respiratorisch instabil • ICP nicht kompensierbar • „Minimal-handling"	• hämodynamisch stabil • respiratorisch stabil • ICP stabil • Vigilanz (stark) herabgesetzt (u.U. medikamentös)	• hämodynamisch stabil • respiratorisch stabil • ICP stabil • leicht schläfrig, jederzeit erweckbar & fokussiert • aktive Mitarbeit zunehmend möglich	• hämodynamisch stabil • respiratorisch stabil • ICP stabil • wach, agil • aktive Mitarbeit	• keine intensivmedizinische Überwachung mehr notwendig • Verlegung auf Normalstation geplant, bzw. schon durchgeführt
	tägliche Reevaluation der aktuellen Physiotherapiestufe in Rückkopplung mit dem behandelnden Physiotherapeuten/-in (Feedbackschleife)				
	↓	↓	↓	↓	↓
Physiotherapiestufe:	**PT-Stufe I**	**PT-Stufe II**	**PT-Stufe III**	**PT-Stufe IV**	**PT-Stufe V**
zu erreichende Bedingungen für Beginn der nächsten Stufe:	Zustand stabilisiert →				
		• wach und kooperativ • Willkürmotorik vorhanden • Bettkante frei mgl. →			
			• Mobilisation mit/ohne Unterstützung sicher an Bettkante • Standversuch erfolgreich →		
				• Laufen ist für wenige Schritte möglich mit/ohne Unterstützung →	

Abb. 22.3 Physiotherapie auf der Intensivstation. Protokoll zur Physiotherapie auf Intensivstationen der Charité.

22.6 Management von Patienten mit akuter Leberinsuffizienz

C. Pille, B. Puhlmann, S. Weber-Carstens

22.6.1 Definition

Als **akutes Leberversagen** bezeichnet man den Ausfall der Leberfunktion bei Patienten, die vorher keine chronische Leberkrankheit hatten. Diese Definition trennt das akute Leberversagen von Endstadien chronischer Leberkrankheiten, bei denen es ebenfalls zu einem rasch progredient verlaufenden Leberausfall kommen kann. Begleitend tritt ein **sekundäres Leberversagen** als hypoxische oder ischämische Hepatitis i. d. R. im Rahmen einer hämodynamischen Genese als „Schockleber" auf.

Man spricht von einem **fulminanten Leberversagen**, wenn zwischen dem Ausfall der Leberfunktion und dem Beginn der Enzephalopathie weniger als 7 Tage liegen, vom **akuten Leberversagen** bei einer Zwischenzeit von 7–28 Tagen und von **subakutem Leberversagen** bei mehr als 4 Wochen. Diese zeitliche Einteilung ist für die Prognose maßgebend.

▸ Abb. 22.4 fasst die Systematik des Leberversagens zusammen.

22.6.2 Ätiologie

Akutes Leberversagen

Die häufigsten Ursachen eines akuten Leberversagens in Deutschland sind virale Hepatitiden und Medikamententoxizität, insbesondere die Paracetamolvergiftung. Eine weitere häufige Entität der schweren akuten Leberinsuffizienz sind die ischämischen und die septischen Hepatitiden als sekundäre Affektion durch Störung der Mikro- und Makrozirkulation. In einer großen Anzahl der Fälle bleibt die Ätiologie jedoch unklar, sodass das medikamenteninduzierte akute Leberversagen oft als Ausschlussdiagnose erfolgt.

- Virale Erkrankungen:
  - akute Hepatitis A
  - akute Hepatitis B (mit oder ohne Delta-Superinfektion)
  - akute Hepatitis C
  - Non-A-non-B-non-C-Hepatitis
  - akute Hepatitis E
  - andere Viren (HSV, HHV-6, CMV, EBV, VZV, Parainfluenza)
- Toxizität/Idiosynkrasie:
  - Amanitinintoxikation
  - Paracetamolintoxikation
  - halogenierte Kohlenwasserstoffe (Halothan, Isofluran, Enfluran)
  - Tetrachlorkohlenstoff
  - idiosynkratische Reaktionen (INH, Rifampicin, NSAID, Gold, Sulfonamide, Tetrazykline, Ketoconazol, MAO-Hemmer, trizyklische Antidepressiva, Allopurinol, Valproat, Phenytoin, Disulfiram, Methyldopa, Amiodaron, Propylthiouracil, Dideoxyinosin, Marcumar)
- sonstige Ursachen:
  - akute Schwangerschaftsfettleber
  - HELLP-Syndrom
  - kardiovaskulär (Budd-Chiari-Syndrom, Portalvenenthrombose, Schock)
  - Reye-Syndrom
  - autoimmune Hepatitis
  - Morbus Wilson
  - Hyperthermie
  - Sepsis

Insgesamt ist das akute Leberversagen ohne vorbestehende Lebererkrankung ein relativ seltenes Krankheitsbild. Man schätzt in Deutschland etwa 100–150 Erkrankungsfälle mit folgend 40–60 Lebertransplantationen.

Sekundäres Leberversagen

- In der Regel hämodynamische Genese
- ischämisch bei Vasopressorexzess im septischen Schock
- ischämisch im Linksherzversagen
- kongestiv bei Rechtsherzversagen

Den typischen Verlauf zeigt ▸ Abb. 22.5.

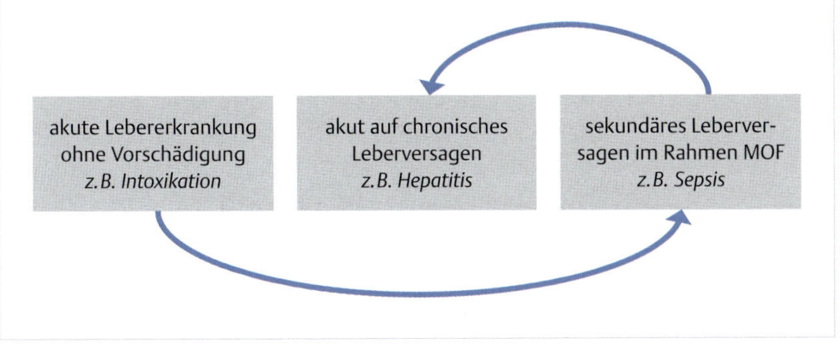

Abb. 22.4 Akutes Leberversagen. Systematik.

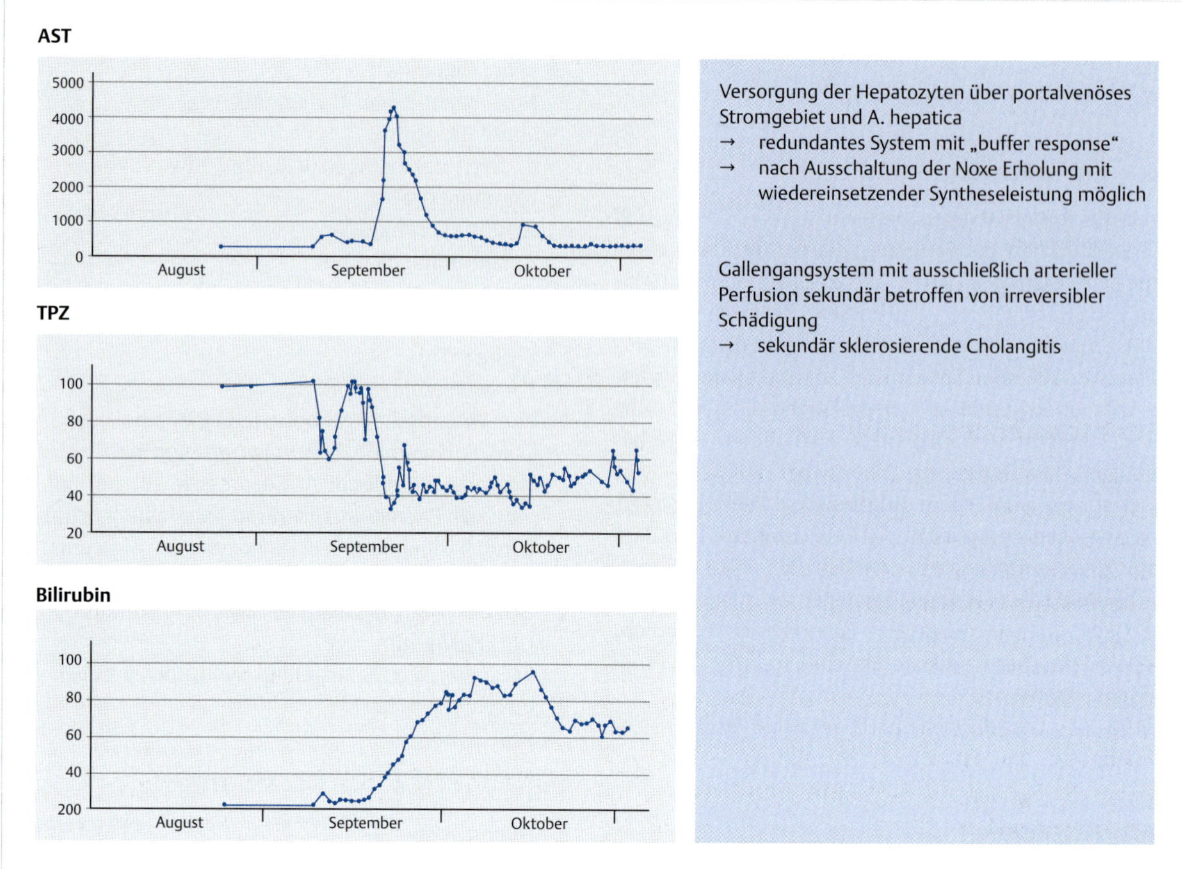

Abb. 22.5 Sekundäres Leberversagen. Typischer Verlauf eines sekundären Leberversagens; Fall nach abdomineller Sepsis.

22.6.3 Klinik

Die klinische Ausprägung und der Verlauf hängen von folgenden Faktoren ab:

- metabolische Konsequenzen durch den Verlust an funktionsfähigem Leberparenchym
- Freisetzung toxischer Metabolite aus den zugrunde gegangenen Leberanteilen
- Fähigkeit der verbliebenen Leberanteile zur Regeneration, abhängig von der zugrunde liegenden Erkrankung

► **Allgemeinsymptome**

- Übelkeit
- Inappetenz
- Schwäche
- Fieber
- **Ikterus**
- **Spontanblutungen**

► **Klinik der Komplikationen**

- **Enzephalopathie**
- Niereninsuffizienz
- Kreislaufversagen
- Verbrauchskoagulopathie
- Sepsis
- Lungenfunktionsstörungen
- GIB
- NNR-Insuffizienz

Merke **M!**

Charakteristisch für den klinischen Verlauf des akuten Leberversagens ist die rasche Entwicklung eines Multiorganversagens.

Das klinische Bild gleicht dem der Sepsis, mit Hypotension bis zum Schock und schweren Störungen der Mikrozirkulation. Als Folge der Gewebehypoxie treten sekundäre Schädigungen an extrahepatischen Organen auf, z. B. am Darm, mit weiterer Einschwemmung toxischer Substanzen und verstärkter Leberschädigung.

Tab. 22.3 Schweregrade der hepatischen Enzephalopathie.

Grad	Bewusstseinslage, Intellekt	Persönlichkeit, Auffälligkeiten	Neurologische Veränderungen	EEG
I	Unruhe, verschobener Wach-Schlaf-Rhythmus	Vergesslichkeit, leichte Verwirrtheit, Erregtheit, Reizbarkeit	Tremor, Apraxis, veränderte Handschrift	verlangsamt, triphasische Wellen
II	Lethargie, langsame Reaktion	zeitlich desorientiert, Amnesie, inadäquates Verhalten	Asterixis (Tremor), Ataxie, Dysarthrie, verminderte Reflexe	verlangsamt, mit triphasischen Wellen
III	somnolent, erweckbar	örtlich desorientiert, aggressiv, Babinski-Zeichen, Muskelrigor	Asterixis, gesteigerte Reflexe	verlangsamt, mit triphasischen Wellen
IV	Koma, nicht erweckbar	keine Funktion	Dezerebration	Delta-Wellen

Hepatische Enzephalopathie

Die hepatische Enzephalopathie gehört zu den essenziellen klinischen Befunden eines akuten Leberversagens. Sie wird in vier Schweregrade eingeteilt (▶ Tab. 22.3).

Die Pathophysiologie ist multifaktoriell und nicht vollständig geklärt. Funktionell kommt es zu einer Verschlechterung des neuronalen Energiestoffwechsels (Astrozytenschwellung) und einer Störung der Blut-Hirn-Schranke (Endothelschaden). Eine Reihe von Substanzen (z. B. Ammoniak-Glutamin-Hypothese) wurde im Laufe der Jahre ursächlich diskutiert, jedoch ist die Pathologie letztendlich ungeklärt. Die gesteigerte Zytokinfreisetzung aus Astrozyten und der Mikroglia, die durch systemische proinflammatorische Signale und einen erhöhten zerebralen Laktatspiegel getriggert wird, scheint von Bedeutung zu sein. Es gibt Hinweise, dass es synergistische Effekte von proinflammatorischen Zytokinen und Ammoniak bei der Pathogenese der hepatischen Enzephalopathie gibt. Gesichert ist aber, dass die Aufnahme stickstoffhaltiger Substanzen aus dem Darm die Symptomatik verschlechtert.

80 % der Patienten mit Enzephalopathie Grad IV entwickeln ein Hirnödem. Klinisch findet man bei den Patienten, die ein Hirnödem entwickeln, initial einen systolischen Blutdruckanstieg, eine Hyperventilation, träge Pupillenreaktion und schließlich einen Ausfall der Hirnstammreflexe. Prognoseentscheidend sind die Schäden an Niere, Lunge und ZNS. Die Überlebensrate bei hepatischer Enzephalopathie liegt mit konservativer Therapie bei 30–60 %. Schlecht ist die Prognose bei Kindern unter 10 Jahren und bei Patienten über 40 Jahren.

22.6.4 Diagnostik

Laboruntersuchungen

- Gerinnungsparameter
- ALAT/ASAT/GLDH (Leberzellschaden), Bilirubin/GGT (Cholestase), Albumin (Lebersyntheseleistung; fällt später, da längere Halbwertszeit), Lipase, Kreatinin i.S, Harnstoff, Ammoniak (Leberexkretionsfunktion), Laktat, art. BGA, BZ, BB, Diff-BB, PCT, AP
- Hepatitisserologie
- Toxikologie, ggf. Toxinspiegel, Medikamentenspiegel z. B. Paracetamol
- ggf. Autoantikörper (z. B. ANA, SMA, AMA, ANCA)
- spezielle Diagnostik: Schwangerschaft, Morbus Wilson (24-h-Urin Kupferbestimmung)
- mikrobiologische Diagnostik
- ggf. Leberbiopsie

Weitere Diagnostik, Monitoring

- Invasive arterielle Druckmessung, ZKV, ggf. PICCO-Messung
- Rönten-Thorax
- Urinbilanzierung
- regelmäßige neurologische Untersuchungen ggf. Hirndruckmessung, transkranieller Doppler, cCT
- Duplexsonografie der Pfortader, Lebervenen (vorbestehende portale Hypertension, Budd-Chiari Syndrom, Zirrhose)
- ggf. Leberfunktionstest
- Echokardiografie

Scoringsysteme im akuten Leberversagen

- Verlaufsprädiktion im akuten (ALF) und akut auf chronischem (AoCLF) Leberversagen durch Scoringsysteme.
- King`s College Criteria (KCC, 1989): Aussage über die Mortalitätswahrscheinlichkeit ohne LTx
- Lab MELD Score (2006):
  - 10{0,957 ln (Serumkreatinin) + 0,378 ln (Bilirubin ges.) + 1,12 ln (INR) + 0,643}
  - except MELD score (zusätzliche Punkte für bestimmte Diagnosen, z. B. HCC)
  - Punktzahl: 6–40
  - Errechnung des 3-Monats-Mortalitätsrisikos ohne Lebertransplantation (▶ Tab. 22.4)

Tab. 22.4 Prädizierte 3-Monats-Mortalität ohne Lebertransplantation.

MELD-Score	3-Monats-Mortalität
10	ca. 2 %
15	ca. 5 %
20	ca. 10 %
25	ca. 25 %
30	ca. 50 %
35	ca. 80 %
40	ca. 98 %

22.6.5 Therapie

► **Therapieziele**

- Ätiologie-spezifische Therapie
- Verhinderung, Begrenzung der MOD
- Hirnödem-Monitoring und -Therapie
- Kreislauf und Gerinnung stabilisieren
- Infektionsprophylaxe
- Korrektur von Stoffwechselstörungen
- Transplantationsvorbereitungen

Der exakten und frühzeitigen Feststellung der **Ursache** des Leberversagens kommt entscheidende Bedeutung zu, da Prognose und Therapie, beispielsweise die Applikation von Antidoten, entscheidend von der Identifikation der auslösenden Noxe abhängen. Entscheidend ist die frühzeitige Erkennung von Patienten mit geringer Chance auf Spontanerholung (auch abhängig von der Ätiologie des Leberversagens) und der zeitnahe Transfer solcher Patienten in ein Zentrum mit Lebertransplantationsoption. Es gibt keine Parameter, die den individuellen Verlauf eines akuten Leberversagens und damit die Transplantationsindikation präzise vorhersagen können.

Bei Versagen der konservativen Therapie steht die **Lebertransplantation** als definitive Therapiemaßnahme zur Verfügung. Hierzu sollte eine frühzeitige Kontaktaufnahme mit einem Transplantationszentrum erfolgen.

Extrakorporale Leberersatzverfahren wie die Albumin-Dialyse oder die fraktionierte Plasmaseperation sind noch keine Routineverfahren und sollten im Einzelfall entschieden werden. Die Verfahren erlauben eine effektive Entfernung albumingebundener und wasserlöslicher Giftstoffe aus dem Blut des Patienten. Im akuten Leberversagen liegen noch keine kontrollierten Mortalitätsstudien vor. Eine Überbrückung der Leberdysfunktion bis zur Transplantation wird in Fallserien beschrieben. Eine Hepatozytentransplantation (1–2 % der Leberzellmasse) ist eine weitere experimentelle Behandlung. Dadurch können der Ammoniakspiegel gesenkt sowie der zerebrale Perfusionsdruck und die kardiale Funktion verbessert werden. Auch dieses Verfahren ist nur eine Überbrückung bis zur Transplantation.

Die **Ernährung** bei akutem Leberversagen verfolgt im Wesentlichen 2 Ziele:

- Verhinderung der Katabolie aufgrund des Leberausfalls
- Unterstützung der Leberregeneration

Glukoseinfusionen sind zur Vermeidung von Hypoglykämien notwendig, können aber auch zur raschen Verfettung des Leberparenchyms führen. Der Aminosäurenbedarf kann mit etwa 1,0–1,2 g/kgKG/24 h angesetzt werden und soll unabhängig vom Ammoniakspiegel berechnet werden, da der wesentliche Anteil des Ammoniaks aus dem Darm stammt und durch Laktuloseeinläufe effektiv gesenkt werden kann. Eine enterale Ernährung ist der parenteralen vorzuziehen. Gegebenenfalls Thiaminsubstitution erwägen.

Nach einigen neueren Studien wird die hochdosierte Gabe von N-Acetylcystein (1 h: 150 mg/kgKG, danach 12,5 mg/kgKG/h über 4 h, dann 6,25 mg/kgKG/h über 67 h) auch beim nicht paracetamolinduzierten akuten Leberversagen empfohlen. Die Rate an transplantationsfreiem Überleben ist dadurch erhöht.

Die spezifischen Probleme und Therapieansätze beim akuten Leberversagen zeigt ► Tab. 22.5.

Tab. 22.5 Standardtherapie bei akutem Leberversagen.

Problem	Monitoring	Therapieoption
Enzephalopathie	Ansprechbarkeit, GCS, neurologische Untersuchung	Nüchternheit, Laktuloseeinläufe, Flumazenil, ggf. Intubation und spezifische Hirndrucktherapie unter ICP-Monitoring Serumnatriumwerte Ziel 140–145 mmol/l
Hirnödem/-druck	cCT, intrakranielle Druckmessung, transkranieller Doppler, Ammoniakmessung	ggf. ICP-gesteuerte spezifische Hirndrucktherapie, s. SOP erhöhter Hirndruck Laktose/nichtabsorbierbare Antibiotika umstritten
Hyperdynames Kreislaufversagen	arterielle Druckmessung, ggf. HZV-Monitoring, EKG Echokardiografie (RV/LV Funktion)	differenzierte Volumen-/Katecholamintherapie
Nierenversagen	stündliche Bilanzierung, Retentionsparameter	Hydratation optimieren ggf. Albumingabe, Vasopressorgabe (Terlipressin/Noradrenalin), ggf. Hämodialyse meiden nephrotoxischer Noxen
Hepatopulmonales Syndrom	BGA-Kontrollen	NIV, elektive Intubation, ggf. Behandlung der pulmonalarteriellen Hypertonie
Aszites	klin. Untersuchung, Messung Bauchumfang, Sonografie	Natriumrestriktion, Flüssigkeitsrestriktion, Aldosteronantagonisten, Furosemid, ggf. Albuminsubstitution bei therapierefraktärerem Aszites und Hypalbuminämie, TIPSS
Gerinnungsstörung	Gerinnungskontrollen, ggf. Faktorenanalyse, Thrombozyten	FFP (TPZ-Ziel > 20), ggf. ATIII, (Ziel > 50 %), bei Blutung Thrombozytensubstitution, low-dose Heparinisierung
Stressulkus, GIB	HB-Kontrolle	prophylaktische PPI-Gabe, bei GIB Gerinnungsoptimierung + Endoskopie
Metabolische Entgleisung	engmaschige BZ-Kontrollen, Elektrolyt- und Harnstoffkontrollen, Ammoniakkontrollen	Ernährung parenteral/enteral, Glukoseinfusionen, verzweigtkettige Aminosäuren
Infektionen/Sepsis	Mikrobiologisches Monitoring, CrP-/PCT-Kontrolle	Infektsanierung, Antibiotikatherapie, SDD
Intoxikationen	Toxin-/Metabolitennachweis	Paracetamol → ACC, Knollenblätterpilz → Silibinin (Legalon)
Hepatitiden	Serumantigen, -antikörper	Virostatika, ggf. Interferontherapie in Abstimmung mit Gastroenterologie
Autoimmunhepatitiden	Serumantikörper, PE	Prednisolon
Budd Chiari		TIPPS, LTX
schwangerschaftsassoziiertes Leberversagen		Entbindung

22.7 Sepsis

A. Edel, D. Eggert-Doktor, M. Kastrup, S. Marz, S. Tafelski, A. Thieme, V. von Dossow

22.7.1 Definitionen (nach Sepsis-3-Kriterien)

Basierend auf der Surviving Sepsis Campaign Guideline von 2021 [887] wird Sepsis gegenwärtig als eine lebensbedrohliche Organdysfunktion charakterisiert, basierend auf einer Fehlregulation der Immunantwort durch eine Infektion. Als Surrogat für die Organdysfunktion wird aktuell der SOFA-Score herangezogen.

Bei unbekanntem SOFA-Score soll ein Ausgangs-SOFA von 0 Punkten angenommen werden. Sepsis ist ein infektiologisch-intensivmedizinischer Notfall! Als Screening-Instrument außerhalb der Intensivstation kann der qSOFA hinzugezogen werden (Atemfrequenz > 22/min, veränderter mentaler Status/Glasgow Coma Scale < 15, systolischer Blutdruck < 100 mmHg; positiv, wenn mindestens 2 Kriterien zutreffen). Allerdings besteht noch kein hinreichender Konsens über die Auswahl des effektivsten Screening-Instrumentes, da die SIRS-Kriterien eine möglicherweise ebenso gute Sensitivität wie der qSOFA aufweisen könnte. Vor diesem Hintergrund behält das SIRS-Konzept seine Berechtigung. Für die Definition der SIRS gelten die nachfolgenden klinischen Kriterien.

Praxis

Severe inflammatory host response syndrome (SIRS)

Mindestens 2 Kriterien aus:

- Fieber (≥ 38 °C) oder Hypothermie (≤ 36 °C)
- Tachykardie: Herzfrequenz ≥ 90/min
- Tachypnoe (Frequenz ≥ 20/min) o. Hyperventilation (p_aCO_2 ≤ 4,3 kPa ≤ 33 mmHg)
- Leukozytose (≥ 12 000/mm^3) oder Leukopenie (≤ 4 000/mm^3) oder ≥ 10 % unreife Neutrophile im Differenzialblutbild

22.7.2 Monitoring bei Sepsis

▸ **Basis**

- EKG
- S_pO_2
- invasive Blutdruckmessung
- hämodynamisches Monitoring (SVV oder TTE, ZVK erwägen)
- Blasenkatheter (mit Temperaturmesssonde)
- Procalcitonin-Bestimmungen lt. SOP

22.7.3 Therapie

Sepsispatienten sollten innerhalb 1 h nach Stellen der Verdachtsdiagnose Sepsis einer kausalen Therapie zugeführt werden:

- Sanierung von Infektionsherden (operative Sanierung; endoskopische oder radiologisch gesteuerte Einlage von Spüldrainagen; Wechsel intravenöser Katheter durch Neupunktion, insbesondere bei einer Liegedauer > 48 h; ggf. Entfernung von Tenckhoff-Kathetern, Ports, o.Ä)
- erregerspezifische, resistenzgerechte oder kalkulierte Antibiotikatherapie (siehe Kap. 20.2)

Adaptierte „Bundles" der Surviving Sepsis Campaign für Sepsis und septischen Schock

Unter der Zielsetzung, die Letalität der schweren Sepsis um 25 % zu reduzieren, hat die Surviving Sepsis Campaign (SSC) mehrfach sogenannte „Bundles" entwickelt. Darunter versteht man Gruppen von evidenzbasierten Interventionen, deren gemeinsame Anwendung das Outcome stärker verbessert, als die Anwendung der einzelnen Interventionen alleine.

Das „Hour-1-Bundle" beinhaltet Ziele, die möglichst innerhalb der ersten Stunde nach der Sepsisdiagnose erreicht sein sollten. Dabei wurde zuletzt das 3-Stunden-Bundle und das 6-Stunden-Bundle der Surviving Sepsis Campaign zu einem Maßnahmenpaket zusammengefasst.

Vorgehen entsprechend „Hour-1 Bundle"

- Laktat bestimmen.
- Blutentnahme für Blutkulturdiagnostik möglichst vor Gabe der Antibiotika. Blutentnahme vor Beginn der Antibiotikatherapie bzw. vor Umstellung der Antibiotikatherapie (siehe auch ABx-Programm). Blutkulturen müssen nach adäquater Hautdesinfektion über > 1 min steril entnommen werden. Die Wahrscheinlichkeit der Isolierung eines im Blut vorhandenen Erregers steigt mit der Menge des untersuchten Blutes. Deshalb möglichst an unterschiedlichen Stellen 2 Serien/Blutkultursets (Serie = 1 aerobe + 1 anaerobe Flasche) in kurzem zeitlichem Abstand aus unterschiedlichen peripheren Venenpunktionen für die Kultivierung entnehmen. Pro Flasche 8–10 ml Blut einsetzen. Bei Kulturen aus bereits liegenden Kathetern bestehen sehr hohe Kontaminationsraten. Nur bei frisch gelegtem ZVK ist die Entnahme einer Kultur über diesen Zugang sinnvoll. Bei Verdacht auf katheterassoziierte Sepsis 1. Entnahme aus dem Katheter, 2. Entnahme aus peripherer Vene! Entnahmezeit notieren und dem Labor mitteilen, damit die Differenzzeit zwischen den Entnahmezeiten berechnet werden können! Flaschen sollten nicht belüftet werden.

- Applikation von Breitspektrum-Antibiotika: erregerspezifische, resistenzgerechte oder kalkulierte Antibiotikatherapie.
- Volumengabe: Applikation von 30 ml/kgKG kristalloider Infusionslösungen bei Hypotension oder erhöhtem Laktatspiegel ≥ 4 mmol/l. Zur Volumentherapie sollten nach aktuellen Nutzen-/Risikoanalysen aufgrund erhöhter Mortalität und Nierenschädigung keine Kolloidlösungen mehr verwendet werden (z. B. HAES 130/0,4 6 %). Die Gabe von Humanalbumin sollte nur nach strenger individueller Indikationsstellung erfolgen, sie kann bei septischem Schock diskutiert werden.
- Vasopressoren: Applikation von Vasopressoren (Noradrenalin, ggf. Vasopressin bei hohen Katecholamindosierungen), wenn die Hypotension während oder nach der Gabe der Kristalloide weiterbesteht, um einen mittleren arteriellen Druck von (MAP) ≥ 65 mmHg zu erzielen.

Das Vorgehen fasst ▶ Abb. 22.6 zusammen.

Ergänzende Therapiemaßnahmen

Keine routinemäßige Applikation von **Hydrokortison** bei Sepsis. Die Therapie mit Hydrokortison-Boli sollte bei septischen Schock erwogen werden (s. 20.12).

Eine **Blutzuckereinstellung** mit Zielwerten ≥ 80 mg/dl und < 180 mg/dl ist erforderlich. Ein engerer Zielbereich von 80–150 mg/dl könnte mit einem besseren Outcome verbunden sein, wenn Hypoglykämien vermieden werden. Die Steuerung der Therapie erfolgt mittels kontinuierlicher Verabreichung von Altinsulin via Spritzenpumpe und kontinuierlicher Infusion von 5–10 %iger Glukoselösung sofern nicht anderweitig ernährt.

Beatmung mit niedrigen Inspirationsplateaudrücken < 30 cmH_2O mit einem angestrebten Tidalvolumen von ca. 6 ml/kgKG, jedoch nicht < 4 ml/kgKG (Standardkörpergewicht, „predicted body weight", s. Kap. 21) und Applikation eines adäquaten PEEP in Abhängigkeit von der zum Erreichen einer S_aO_2 > 90 % notwendigen F_iO_2 entsprechend ▶ Tab. 22.6.

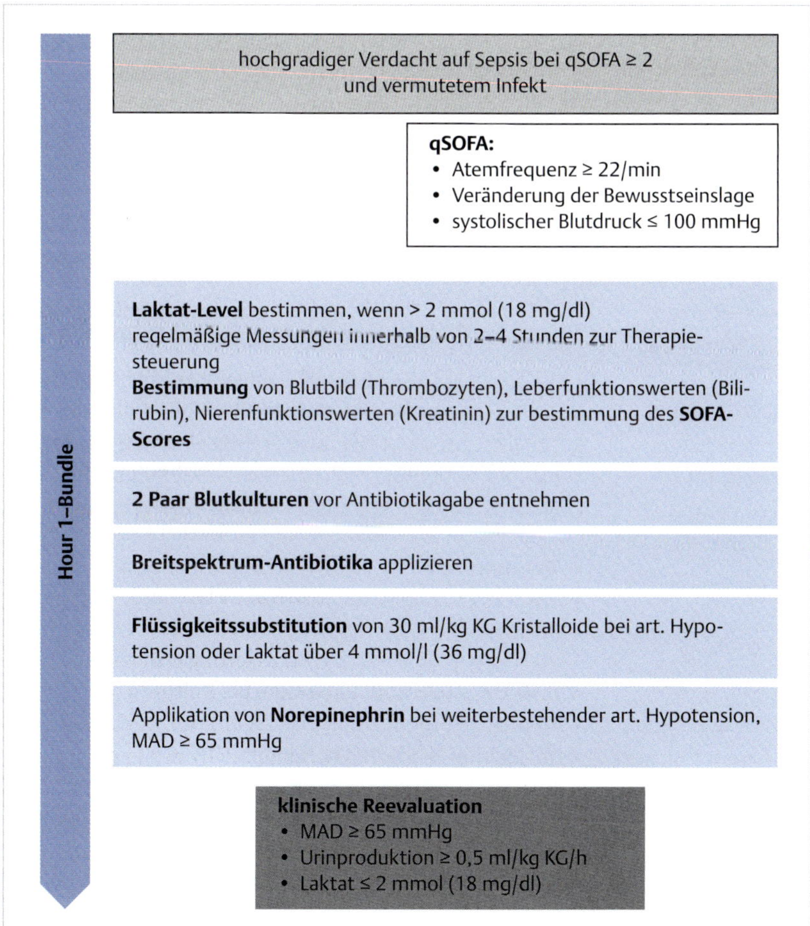

Abb. 22.6 Sepsistherapie. Zusammenfassung „Hour-1-Bundle". Wegen der geringen Sensitivität sollte der qSOFA als alleiniges Screening-Tool nicht verwendet werden [888].

II

Tab. 22.6 Einstellung des PEEP nach F_iO_2.

F_iO_2	0,3	0,4	0,5	0,6	0,7	0,8	0,9	1,0
PEEP	5	5–8	8–10	10–14	14	14–18	14–18	20–24

Volumentherapie

Eine adäquate Volumentherapie zur Optimierung der myokardialen Vorlast ist die Voraussetzung für eine Therapie mit Katecholaminen. Bei vielen Patienten ist die Behandlung der sepsisbedingten arteriellen Hypotension allein mit Volumen möglich. Primär sollten balancierte, kristalloide Lösungen verwendet werden.

Merke M!

Kardial vorbelastete Patienten: Vorlastoptimierung erforderlich, aber oft allein nicht ausreichend.

Frischplasma ist indiziert bei Gerinnungsstörungen mit Blutungsneigung bzw. erhöhtem Blutungsrisiko bei DIC; evtl. zur Vermeidung einer Dilutionskoagulopathie.

Humanalbumin konnte im ALBIOS Trial keinen Vorteil bei Patienten mit Sepsis zeigen, möglicherweise besteht ein Vorteil für eine Subpopulation von schwer erkrankten Patienten mit sehr hohem Bedarf an Kristalloiden Lösungen. Nach den Hinweisen der Arzneimittelkommission sollte Humanalbumin nur noch für die folgenden Indikationen verordnet werden:

- schwere Störung der hepatischen Syntheseleistung im Rahmen von Lebertransplantationen und Leberresektionen, wenn diese mit hypalbuminämieassoziierten Symptomen verbunden sind, insbesondere bei voluminösen Aszitesverlusten
- High-volume-Parazentese (Drainage > 5 l; empfohlene Substitution: 6–8 g pro l Aszites)
- spontane bakterielle Peritonitis bei Leberzirrhose
- hepatorenales Syndrom
- Ausgleich des Volumenentzugs bei Plasmapherese
- Volumensubstitution in der Neonatologie
- ARDS, bei strengster Indikationsstellung
- Volumenersatz bei Schwangeren in der frühen Schwangerschaft bei schwerer Hypovolämie

Erythrozytenkonzentrate: eine Transfusionsindikation besteht i.d.R bei einem Hb < 6–7 g/dl. bzw. einem Hkt von 0,23–0,25. Bei Risikopatienten wird ein Hb von 10 g/dl bzw. ein Hkt von 0,30 angestrebt. Ein Unterschied in der Sterblichkeit konnte für liberale versus restriktive Transfusionstrigger auch in der Sepsis nicht gezeigt werden!

Differenzierte Katecholamintherapie

Behandlung der Vasoplegie

Eine Katecholamintherapie wird notwendig, wenn ausreichender Blutdruck bzw. adäquate Organperfusion durch Volumenersatz alleine nicht erreicht werden kann. Noradrenalin ist der Vasopressor der 1. Wahl zur Behandlung einer volumenrefraktären Hypotension.

Cave ⚠

Anstieg der linksventrikulären Belastung (Kombination mit Dobutamin und/oder Phosphodiesterasehemmern sinnvoll, wenn signifikanter Abfall des HZV unter Anstieg der SVR, s. u.).

Adrenalin und Phenylephrine sind nicht als Vasopressoren der ersten Wahl empfohlen; negativer Einfluss auf die Splanchnikusperfusion; Tachyarrhythmien (Adrenalin), Dopamin wird nicht mehr angewendet.

- **Ansatz:** Noradrenalin 5 mg/50 ml, 0,1 mg/ml, 1 ml/h = 1,7 µg/min
- **Dosierung:** nach MAP, durchschnittlich 0,2–1,0 µg/kgKG/min

Therapie der eingeschränkten kardialen Pumpfunktion (Low-output-Syndrom)

Indikation: MAP < 65 mmHg oder zentralvenöse Sättigung < 70 % trotz Volumensubstitution und Gabe von Noradrenalin. Einsatz einer primär $beta_1$-mimetischen Substanz bei Patienten mit eingeschränkter Pumpfunktion (septische Kardiomyopathie, kardiale Vorerkrankungen).

▶ **Dobutamin**

- **Ansatz:** 250 mg/50 ml, 5 mg/ml
- **Dosierung:** 2,5–20 µg/kgKG/min

▶ **PDE-Hemmer (z. B. Enoximon)**

- **Ansatz:** 200 mg/40 ml
- **Dosierung:** 3–5 µg/kgKG/min (**Cave:** bei Niereninsuffizienz und Dialysepflichtigkeit: max. 3 µg/kgKG/min)
- **Zielparameter:** MAP, zentralvenöse Sättigung > 70 %, gemischtvenöse Sättigung > 65 %, CI > 2,5 l/min/m^2

Weitere supportive Therapie

Intravenöse Vitamin C-Gabe beeinflusst wahrscheinlich nicht die Langzeitüberlebensrate. Evidenz zum Einfluss auf die Sterblichkeit ist von niedriger Sicherheit aufgrund zahlreicher Studien mit kleiner Population und hohem Bias. Es besteht ein erhöhtes Hyperglykämierisiko. Unklare Effekte zeigen sich bei pädiatrischen Patienten und unter Nierenersatztherapie. Eine routinemäßige Vitamin C Behandlung bei Patienten mit Sepsis oder septischem Schock wird nicht empfohlen (Conditional recommendation, low certainty evidence) [946].

Vitamin C sollte weiter im Rahmen der Standard-Ernährungspraxis substituiert werden.

22.7.4 Monitoring/Erfolgskontrolle

Allgemein

- Ziel: Aufrechterhaltung der Organperfusion und der Sauerstoffversorgung
- Gesamtschau und Verlaufsbeobachtung klinischer Parameter
- globales O_2-Angebot als Endpunkt nicht sinnvoll, ebenso wenig Anhebung von Herzzeitvolumen und Sauerstoffangebot auf supranormale Werte

Arterielle Blutdruckmessung

- Indikation: alle Patienten mit Sepsis
- systolischer/diastolischer/mittlerer arterieller Druck
- atemzyklusabhängige Pulskurvenveränderung (Swing, SVV)
- Blutgasanalysen: Gasaustausch, Laktat
- Ziel: MAP 65–90 mmHg, unter Berücksichtigung von Vorerkrankungen (aHTN, pAVK, HOCM, dilatative Kardiomyopathie, Aortenstenose etc.)

ZVK

- Indikation: Patienten im septischen Schock
- ZVD
- zentralvenöse Sättigung > 70 %; ein ZVD von 8–12 mmHg war in früheren Protokollen empfohlen, hat jedoch nur eine eingeschränkte Aussagekraft gezeigt

Blasenkatheter/Urinbilanzierung

- Indikation: alle Patienten im septischen Schock
- Ziel: Diurese > 0,5 ml/kgKG/h

Pulmonalarterieller Katheter: nur in begründeten Ausnahmefällen

- Hypoxämie, HZV/CI, PAWP, SVR, PVR
- gemischtvenöse Sättigung (s. u.)
- Ziel: CI > 3 l/min/m², gemischtvenöse Sättigung > 70 %

Zentralvenöse Sättigung

- Ziel: 70 ± 5 %
- erhöhte Werte bei Patienten im septischen Schock aufgrund von Maldistribution möglich, daher erlauben normale bzw. erhöhte gemischtvenöse Sättigungswerte nur bedingt Rückschluss auf ausreichende Gewebeoxygenierung
- $S_{cv}O_2 < 70\,\%$: Minderversorgung

Pulskonturanalyse

- Indikation: therapierefraktärer septischer Schock, Hypoxämie
- HZV/CI
- ITBV
- EVLWI
- Ziel: CI > 3 l/min/m², ITBVI > 850 ml/m² < 1000 ml/m², EVLWI < 10 ml/kgKG

Transthorakale Echokardiografie

- Indikation: Volumenstatus Beurteilung, Ausschluss von Hypo-/Hypervolämie, Wandbewegungsstörungen
- Klappendysfunktion, Vegetationen, Probleme bei PCCO-/PAK-Messungen aufgrund von Klappeninsuffizienzen (insb. TI) und intrakardialen Shunts

Klinische Parameter

- Hautdurchblutung
- Bewusstseinszustand

Laborwerte

- Laktatwerte < 2 mmol/l: Differenzialdiagnose Organhypoxie (in Verbindung mit BE beurteilen)/gestörter Zellmetabolismus/reduzierte hepatische Clearance
- Interpretation im Kontext und im Verlauf, gute prognostische Aussagekraft
- Ferritinbestimmung bei allen Patienten während eines septischen Schocks bei Erstdiagnose und dann alle 7 Tage zur Abgrenzung der hämophagozytischen Lymphohistiozytose

22.8 Störungen der Nierenfunktion/ akutes Nierenversagen

V. von Dossow, S. Weber-Carstens

22.8.1 Definition

Abrupter (< 48 h) Einbruch der Nierenfunktion, definiert als Anstieg des Serumkreatinins von > 0,3 mg/dl oder um 50 % vom Ausgangswert oder eine Reduktion des Urinvolumens (Oligurie von < 0,5 ml/kgKG/h für > 6 h).

Zur besseren Vergleichbarkeit Anwendung der RIFLE-Kriterien:

- Risk: 1,5-facher Serumkreatininanstieg, GFR-Abfall > 25 %, Urin < 0,5 ml/kgKG/h für 6 h
- Injury: 2-facher Serumkreatininanstieg, GFR-Abfall > 50 %, Urin < 0,5 ml/kgKG/h für 12 h
- Failure: 3-facher Serumkreatininanstieg, GFR-Abfall > 75 % oder Serumkreatinin > 4 mg/dl, Urin < 0,3 ml/kgKG/h für 24 h oder Anurie für 12 h
- Loss: persistierendes ANV > 4 Wochen
- ESKD: End Stage Kindney Disease (> 3 Monate)

Abhängig von Dauer und Schweregrad der Nierenfunktionsstörung kommt es zu metabolischen Störungen (z. B. Azidose) und zu Störungen im Elektrolyt- und Wasserhaushalt mit negativen Effekten auf zahlreiche andere Organsysteme. Das ANV besitzt eine eigenständige prognostische Relevanz. Hinsichtlich Krankheitsschwere, Alter etc. vergleichbare Intensivpatienten sterben mit ANV doppelt so häufig wie ohne ANV.

22.8.2 Prophylaxe und konservative Therapie

- Kausale Therapie der Grundkrankheit
- Suche und Korrektur von prä- und postrenalen Faktoren
- Ausschluss von Harnstau (Sonografie)
- Behandlung einer Volumendepletion, Herzinsuffizienzbehandlung
- Ausschluss eines hepatorenales Syndroms
- sofortige Optimierung von systemischem und renalem Blutfluss
- differenzierte Katecholamintherapie und Optimierung des intravasalen Volumens: MAD 65–90 mmHg, $S_{cv}O_2$: > 70 %
- Suche und Korrektur von Komplikationen z. B. Elektrolytstörungen
- adäquate Flüssigkeitsbilanzierung
- kritische Überprüfung der Medikation und Vermeiden potenzieller Nephrotoxine

Eine evidenzbasierte allgemeine pharmakologische Therapie des ANV existiert nicht.

Dosisanpassung von Medikamenten

- Dosisanpassung nierengängiger Medikamente, insbesondere Antibiotika
- Aminoglykoside: Gefahr der akuten Tubulusnekrose
- Vancomycin, Aminoglykoide: wenn die Indikation besteht, Gabe nach Spiegel
- Amphotericin B: Tubulusschädigung, vermutlich durch renale Vasokonstriktion; Na^+-Zufuhr von 150–300 mmol/d als Prophylaxe
- jodhaltige Kontrastmittel: Vasokonstriktion der Vas afferens
- ACE-Hemmer: bei Nierenarterienstenose Gefahr der Reduktion der GFR, Schädigung der Basalmembran, allergische Nephritis
- NSAID/COX_2-Hemmer: Reduktion des renalen Blutflusses durch Hemmung der Prostaglandinsynthese
- Cyclosporin A: Zerstörung des glomerulären Endothels, Mikrothrombenbildung
- Paracetamol und ASS: tubulotoxisch
- Allopurinol: toxisch-allergische Reaktion u. a.
- bei Risikopatienten vor Anwendung von Röntgenkontrastmitteln ausreichende Flüssigkeitssubstitution, Gabe von N-Acetylcystein oder Na-Bicarbonat hat nach derzeitiger Datenlage keinen Effekt
- Suche und Behandlung von Infektionen
- hochkalorische Ernährung (bevorzugt enteral)
- Alkalisierung des Harns
  - Verringerung der tubulären Obstruktion
  - Förderung der renalen Elimination durch Steigerung der Löslichkeit der nierengängigen Substanzen

Furosemid

- In seltenen Fällen Tubulusschädigung v. a. in Kombination mit Aminoglykosiden
- Indikation bei Hypervolämie, Lungenödem, Versuch ein oligurisches in ein nichtoligurisches ANV zu überführen
- keine Verbesserung der Überlebenswahrscheinlichkeit oder der Erholung der Nierenfunktion
- keine Verlängerung der Dialyseintervalle
- neprotoxisch!
- Dosierung:
  - Bolus: maximal 4 mg/kgKG, langsam injizieren
  - intermittierend: 5–20 mg/6 h
  - kontinuierlich: maximal 20 mg/h
  - bei Kindern: bis zu 10 mg/kgKG/d kontinuierlich
  - die Dosisanpassung erfolgt nach Wirkung

Aldactone: Aldosteronantagonist

- Indikation: Adjuvans bei Hypernatriämie, Hypokaliämie unter Furosemidtherapie
- Dosis: 2 × 100–400 mg/d

Mannitol

- Prävention der Schwellung ischämischer Tubuluszellen, osmotische Diurese, Radikalenfänger, Induktion der intrarenalen Prostaglandinsynthese und Vasodilatation
- Dosis: 0,5–1 g/kgKG als Bolus
- Indikation: Nierenischämie, Clamping der Aorta, Crush-Niere
- Kontraindikationen: Dehydratation, Überwässerung, Hypertonie, kardiale Insuffizienz, Hyperosmolarität, Hypernatriämie

22.8.3 Nierenersatztherapie

► **Indikationen**
- Therapierefraktäre Hyperkaliämie (> 6,5 mmol/l)
- therapierefraktäre Hypervolämie, Lungenödem
- Vergiftungen mit dialysablen Medikamenten/Toxinen
- urämische Symptome (Enzepalopathie, Perikarditis, Blutungskomplikationen)
- therapierefraktäre Azidose (pH < 7,2)
- Hyperkalzämie/Hyperposphatämie

Bei kritisch Kranken (bes. im Rahmen einer Sepsis oder MOV) sollten o. g. Komplikationen nicht abgewartet werden. Hier ist eine frühzeitige Entscheidung zum Nierenersatzverfahren anscheinend von Vorteil. Genaue Marker zur Therapieentscheidung (z. B. Harnstoff ab 150–190 mg/dl) fehlen. Eine prophylaktische Dialyse z. B. nach Kontrastmittelgabe wird nicht empfohlen.

Vor Einleitung der extrakorporalen Nierenersatztherapie wird die Wahl des Verfahrens (Hämodialyse, Hämofiltration, Hämodiafiltration, kontinuierlich versus intermittierend) mit den Kollegen der Klinik für Nephrologie abgesprochen (s. a. ► Tab. 22.7).

► **Zielkriterien der extrakorporalen Therapie beim ANV**
- Serumharnstoffkonzentration 100–120 mg/dl
- Flüssigkeitsentzug entsprechend den Bedürfnissen des Patienten anpassen

Verfahren

Kontinuierliche Verfahren

Primäres Verfahren in der Intensivmedizin. Vorteile: kreislaufschonende, stabile und langsame Elimination der harnpflichtigen Substanzen.

- Kontinuierliche venovenöse Hämofiltation (CVVH):
  - Routineverfahren, geeigneter bei Hyperhydratation, Hyperthermie
  - kleinmolekulare Substanzen werden schlechter entfernt als bei der HD
- Kontinuierliche venovenöse Hämodialyse/Hämodiafiltration (CVVHD/CVVHDF):
  - Dialyse in Kombination mit Hämofiltration
  - gute Elimination von klein- und mittelmolekularen Substanzen (Kalium, Harnstoff, Kreatinin)
- Durchführung:
  - Blutflussrate: 100–200 ml/h
  - Substituat-/Dialysatmenge: ca. 2–4 l/h, Substituatlösung richtet sich nach pH, Laktat und K-Werten
  - Ultrafiltrationsraten (Substituat + Entzug) 25–35 ml/kgKG
  - Entzug: ca. 100 ml/h, richtet sich nach der angestrebten Flüssigkeitsbilanz

Nach Stabilisierung der Kreislaufverhältnisse Umstellung auf ein diskontinuierliches Verfahren.

Tab. 22.7 Verfahren der extrakorporalen Nierenersatztherapie (nach Morath et al. 2006).

Kontinuierliche Nierenersatzverfahren	Intermittierende Nierenersatzverfahren
hämodynamische Stabilität durch kontinuierlichen Volumenentzug über 24 h	Kreislaufinstabilität, durch schnelleren Volumenentzug
bessere Volumenkontrolle	schlechtere Volumenkontrolle
kontinuierliche Entgiftung	schnellere Entgiftung (Risiko Hirnödem, Dysäquilibrierung)
niedrigere Harnstoff-Clearance	höhere Harnstoff-Clearance
fehlende Patientenverfügbarkeit	Zeit für Mobilisierung, Untersuchungen
stärkere Antikoagulation	weniger Antikoagulation
höhere Kosten	niedrigere Kosten
Kein signifikanter Unterschied hinsichtlich Letalität oder renaler Rekompensation.	

Intermittierende Verfahren

Intermittierende Hämodialyse (HD)/intermittierende Hämofiltation (HF):

- zweilumiger Dialysekatheter
- hoher Blutfluss erforderlich
- Dauer 3–5 h

Hybridtechnik

Hybridtechnik zwischen der HD und den kontinuierlichen Verfahren.

„Slow low efficiency daily dialysis" (SLEDD):

- Dialysebehandlung über 8–12 h
- Vorteile der HD und der CVVH vereint

Antikoagulation bei Nierenersatzverfahren

Aufgrund des extrakorporalen Kreislaufes und dem damit einhergehenden Kontakt von Patientenblut mit Fremdmaterialien und Luft unter der Dialyse kommt es unter der Therapie zu einer Gerinnungsaktivierung, die eine Antikoagulation erforderlich macht.

Natriumzitrat

Die regionale Antikoagulation mit Na-Zitrat ist mit der Implementierung der Behandlungsprotokolle in die Geräte das primäre Verfahren in der kontinuierlichen Nierenersatztherapie auf unseren Intensivstationen. Die Chelatbildung des Natriumzitrats mit dem Kalzium führt über den Abfall des ionisierten Kalziums zur Ungerinnbarkeit des Blutes im extrakorporalen Dialysesystem. Dazu wird dem Dialysesystem im Ansaugschenkel Natriumzitrat zugeführt. Um die Gerinnungsinaktivierung wieder aufzuheben, wird dem Patienten über einen separaten Infusionsschenkel systemisch Kalzium zugeführt. Die Kalziumkonzentration im Postfilterblut und im systemischen Blut muss in regelmäßigen Abständen überwacht werden. Bei Bedarf müssen die Natriumzitratdosis oder die Dosis der Kalziuminfusion angepasst werden (▶ Tab. 22.8).

▶ **Risiken**

- metabolische Entgleisung im Sinne einer Hypernatriämie, Hypokalzämie
- metabolische Alkalose/Azidose
- Zitratakkumulation durch fehlende Metabolisierung bei Leberinsuffizienz

Da es sich um eine „regionale" Antikoagulation handelt, muss zusätzlich eine indikationsgerechte Thromboseprophylaxe/Antikoagulation durchgeführt werden.

▶ **Therapieüberwachung**

- Postfilter-BGA (blaue, „venöse" Probenentnahmestelle) (▶ Tab. 22.9):
  - 5 min nach Behandlungsbeginn (versehentlich Lösungen/Anschlüsse verwechselt?!)
  - alle 4–6 h
  - Ziel ionisiertes Kalzium Postfilter: 0,25–0,35 mmol/l (▶ Tab. 22.10)
- Arterielle BGA:
  - alle 4–6 h; (alternativ aus roter, „arterieller" Probenentnahmestelle: falsch niedrige Kalziumwerte durch Zitrat-Rezirkulation sind möglich, insbesondere bei „vertauschten" Schenkeln (rote, „arterielle" Blutleitung am blauen, „venösen" Katheterende!)
  - Ziel ionisiertes Kalzium systemisch: 1,11–1,2 mmol/l
- Tägliches Monitoring:
  - Phosphat
  - Magnesium
  - Gesamtkalzium

Tab. 22.8 Grundeinstellungen für Antikoagulation mit Natriumzitrat (am Beispiel der Fresenius Multifiltrate).

Körpergewicht	Dialysatfluss	Blutfluss	Zitratdosis/Blutfluss	Kalziumdosis/Filtratfluss (Dialysat + Abnahme)
50–59 kgKG	2000 ml/h	100 ml/min	4,0 mmol/l	1,7 mmol/l
60–69 kgKG	2200 ml/h	110 ml/min	4,0 mmol/l	1,7 mmol/l
70–79 kgKG	2600 ml/h	130 ml/min	4,0 mmol/l	1,7 mmol/l
80–89 kgKG	3 000 ml/h	150 ml/min	4,0 mmol/l	1,7 mmol/l
90–99 kgKG	3 200 ml/h	160 ml/min	4,0 mmol/l	1,7 mmol/l
> 100 kgKG	3 600 ml/h	180 ml/min	4,0 mmol/l	1,7 mmol/l

Tab. 22.9 Anpassung der Zitratdosis (am Beispiel der Fresenius Multifiltrate).

Ionisiertes Kalzium Postfilter (mmol/l)	Anpassung Zitratdosis (mmol/l)
> 0,45	RS Arzt; um 0,3 mmol/l steigern
0,41–0,45	um 0,2 mmol/l steigern
0,36–0,4	um 0,1 mmol/l steigern
0,25–0,35	**Einstellungen belassen (Zielbereich!)**
0,2–0,24	um 0,1 mmol/l reduzieren
0,15–0,19	um 0,2 mmol/l reduzieren
< 0,15	RS Arzt; um 0,3 mmol/l reduzieren

Tab. 22.10 Anpassung der Kalziumdosis (am Beispiel der Fresenius Multifiltrate).

Systemisches ionisiertes Kalzium (mmol/l)	Anpassung Kalziumdosis (mmol/l)
> 1,45	RS Arzt; um 0,6 mmol/l reduzieren
1,31–1,45	um 0,4 mmol/l reduzieren
1,21–1,3	um 0,2 mmol/l reduzieren
1,11–1,20	**Einstellungen belassen (Zielbereich!)**
1,05–1,1	um 0,2 mmol/l steigern
0,95–1,04	um 0,4 mmol/l steigern
< 0,95	RS Arzt; um 0,6 mmol/l steigern

► **Säure-Base-Status unter Zitratdialyse**

- Bei metabolischer **Alkalose**:
  - Blutfluss um 20 % reduzieren (↓ systemische Zitratinfusion)
  - Dialysatfluss um 20 % steigern (↑ Entfernung von Pufferbasen)
- Bei metabolischer **Azidose**:
  - Blutfluss um 20 % steigern (↑ systemische Zitratinfusion)
  - Dialysatfluss um 20 % reduzieren (↓ Entfernung von Pufferbasen)

Heparin

Die Heparintherapie richtet sich nach dem zellulären und plasmatischen Gerinnungsstatus des Patienten. Es sollte bei jedem Patienten individuell eine Antikoagulanziendosis festgelegt und nach den Erfordernissen und den entsprechenden Laboruntersuchungen angepasst werden. Weiters sollte eine AT-III-Aktivität > 70 % angestrebt werden.

- Dosis:
  - Bolus: z. B. 500 IE „pre-filter" vor Beginn der CVVH (bei stark blutungsgefärdeten Patienten auch ohne Bolus)
  - kontinuierlich: 125–1500 IE/h
  - Monitoring: PTT; Zielbereich: 40–60 s, ACT 150–200 s

Prostazyklin

Wirkt antikoagulatorisch über eine Thrombozytenaggregationshemmung. Kann als Alternative zum Heparin bei z. B. HIT II eingesetzt werden, aber auch bei Patienten mit einer ausgeprägten Blutungsneigung, wenn auf eine weitere Antikoagulation verzichtet werden soll.

- Dosis: 1–10 ng/kgKG/h kontinuierlich

> **Cave** ⚠
>
> Periphere Vasodilatation.

22.9 Therapie der akuten Herzinsuffizienz

M. Carl, J. M. Erb, M. Kastrup, C. Pille, M. Sander

22.9.1 Definition

Zur Einteilung einer Herzinsuffizienz in klinische Stadien, hat sich neben der NYHA-Klassifikation die Einteilung nach Killip bewährt:

- Stadium I: keine klinischen Symptome
- Stadium II: inspiratorisches Entfaltungsknistern und/oder gespaltener 2. Herzton, PCWP erhöht (> 15 mmHg)
- Stadium III: Lungenödem
- Stadium IV: kardiogener Schock: syst. AP < 90 mmHg, Oligurie, Zentralisation, Schwitzen, Zyanose

Eine akute Herzinsuffizienz ist definiert durch einen schnellen Beginn oder durch die Dekompensation einer bestehenden chronischen Insuffizienz (Killip-Stadium III oder IV).

Bei einem akuten systolischen und/oder diastolischen Herzversagen ist das Herz nicht mehr in der Lage den Sauerstoffbedarf des Körpers zu decken, mit resultierender unzureichender kapillärer Perfusion, Gewebehypoxie und konsekutivem Anstieg an anaeroben Stoffwechselprodukten und Aktivierung von Mediatorsystemen.

22.9.2 Ursachen

- Ischämie: passagerer (reversible Ischämie) oder permanenter (Infarkt) Ausfall myokardialer Segmente
- Herzrhythmusstörungen
- Herzklappendysfunktion
- Hypoxie
- primäre Myokarderkrankungen
- sekundär im Rahmen von Infektionserkrankungen, SIRS und Sepsis („cardiodepressive factors“)
- Überdosierung kardiodepressiver Medikamente
- perikardiale Ursache (Tamponade, Perikarditis)

22.9.3 Diagnose

- EKG
- arterielle Blutgasanalyse (inklusive Elektrolytbestimmung, Laktat)
- Echokardiografie (TTE oder TEE): Volumenstatus, Kontraktilität (globale oder regionale Wandbewegungsstörungen), diastolische Funktionsparameter, Klappenfunktionen, Perikarderguss/-tamponade, strukturelle und funktionelle Störungen (Hypertrophie, intrakardiale Gradienten (LVOT), intrakardiale Shunts)
- Röntgen-Thorax
- Labordiagnostik (CK, CKMB, Troponin, ALAT, ASAT, Myoglobin, Kreatinin, Harnstoff, BB, Gerinnungsdiagnostik)

22.9.4 Therapie

► **Therapieziele**

- Symptomatik verbessern
- Wiederherstellung einer guten Oxygenierung
- Verbesserung von Organperfusion und Hämodynamik
- Limitierung von myokardialen Schädigungen

► **Zielparameter für Monitoring und Management**

- $S_{cv}O_2 > 70\,\%$ oder $S_vO_2 > 65\,\%$
- MAP > 65 mmHg
- Cardiac Index > 2,0 l/min/m^2
- ZVD 8–12 mmHg (abhängig von der Beatmung)
- LV-EDAI 6–9 cm^2/m^2
- ITBVI 850–1000 ml/m^2
- GEDVI 640–800 ml/m^2
- PAOP 12–15 mmHg
- Diurese > 0,5 ml/kgKG/h
- Laktat < 3 mmol/l

Das Vorgehen fasst ► Abb. 22.7 zusammen.

Allgemeine Maßnahmen

- Sauerstoffangebot optimieren durch:
  - initiale Erhöhung der inspiratorischen Sauerstoffkonzentration
  - vorsichtige Sedierung und noninvasive (oder invasive) maschinelle Beatmung und damit zusätzliche Senkung des Sauerstoffverbrauches durch Reduzierung der Atemarbeit, Vorlastsenkung und Verbesserung des Recruitments der Lunge: schrittweise Steigerung von PEEP im ASB-Modus beginnend bei 5–7,5 cmH_2O
- spezifische kardiovaskuläre Therapie durch Beeinflussung der Determinanten der myokardialen Funktion: Vorlast, Nachlast, Kontraktilität, Herzfrequenz:
  - optimale Füllung: Volumen oder Nitroglyzerin
  - optimale Nachlast: NPN oder Noradrenalin
  - optimale Herzfrequenz: Katecholamine oder Pacemaker respektive β-Blocker/Amiodaron
  - gute Kontraktilität: PDE-Hemmer, Katecholamine, Levosimendan
  - optimale diastolische Funktion: Vermeidung inotroper Überstimulation
- Säure-Basen-Haushalt normalisieren
- Elektrolytstörungen korrigieren (hochnormales Serumkalium anstreben: 5–5,5 mval/l)
- Absetzen/beschleunigte Elimination kardiodepressiver Medikamente
- ggf. Optimierung des Hämoglobingehaltes

Therapeutische Ansatzmöglichkeiten

- Vorlast zu hoch oder zu niedrig
- Nachlast zu hoch oder zu niedrig
- Kontraktilität zu niedrig
- diastolische Funktion gestört (hypertrophes Myokard)
- Herzfrequenz zu hoch oder zu niedrig
- Kombination von Störungen mehrerer Determinanten

Beeinflussung der Vorlast

Zu niedrige Füllungsdrücke (ZVD, PCWP) anheben durch Volumengabe. Vorsichtige Volumenzufuhr (vgl. „volume challenge“) unter Beachtung der hämodynamischen Auswirkungen. Bei deutlichem Anstieg der Vorlast ohne adäquaten Effekt auf das Herzzeitvolumen (Frank-Starling-Mechanismus) oder Systemblutdruck Volumenzufuhr beenden, da die Vorlast den Punkt der optimalen Vordehnung überschreiten kann und es dadurch dann zu einer Abnahme der Querbrückenverbindungen der kontraktilen Proteine mit konsekutiver Kontraktilitätsabnahme kommt.

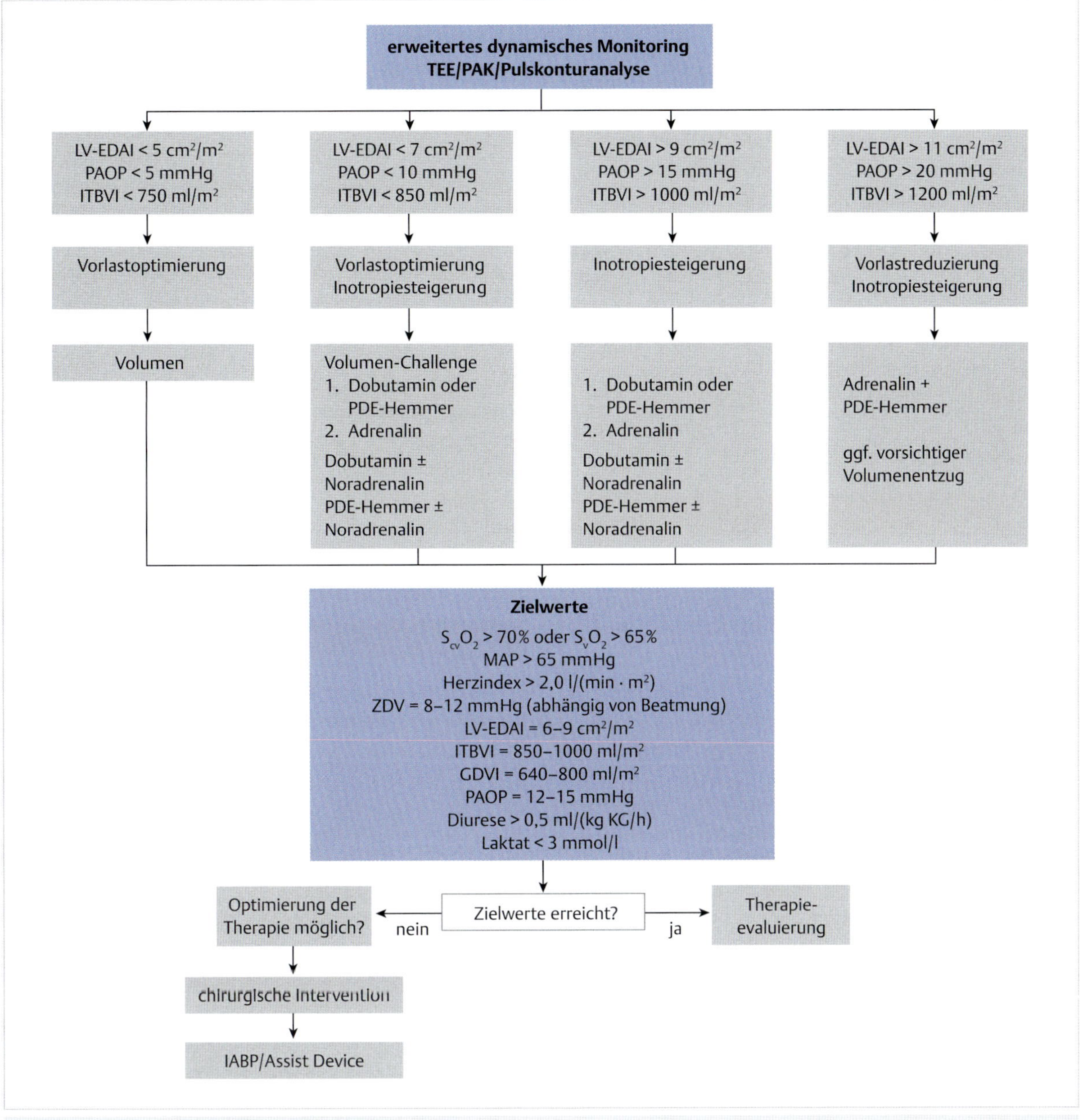

Abb. 22.7 Vorgehen bei der Therapie der Herzinsuffizienz.

Bei hoher Vorlast Vasodilatatortherapie (z. B. Nitroprussidnatrium 0,1–2 µg/kgKG/min; unerreicht in der vasodilatatorischen Wirkung und im Rahmen der Intensivmedizin wegen der sehr kurzen Halbwertszeit sehr gut steuerbar.

Beeinflussung der Nachlast

Bei hohem Strömungswiderstand arterielle Vasodilatation (Nitroprussid 0,2–1 µg/kgKG/min) anstreben, wodurch es zu einer Verringerung der Auswurfimpedanz, einer Erhöhung der Ejektionsfraktion und einem Anstieg des Herzzeitvolumens kommt bei gleichzeitiger Verminderung des myokardialen Sauerstoffverbrauches. Nitroglyzerin ist bei niedrigen Füllungsdrücken zur Beeinflussung eines hohen peripheren Widerstandes kontraindiziert, da es bei niedriger Dosierung venös wirkt und zu einer Senkung des Vorlast mit konsekutivem Abfall des HZV in dieser Situation führt. Eine adäquate Therapie stellt in dieser Konstellation eine Bolusgabe von 500 ml Volumen dar.

Beeinflussung der Herzfrequenz

Ein unzureichendes Herzzeitvolumen durch bradykarde Rhythmusstörungen, wie Bradyarrhythmie bei Vorhofflimmern, höhergradige AV-Blockierungen, sind am effektivsten durch passagere Schrittmacherstimulation zu behandeln, wenn Versuche mit positiv-chronotropen und dromotropen Medikamenten (Atropin, Orciprenalin) keinen Erfolg zeigen.

Schwieriger ist die Therapie tachykarder Herzrhythmusstörungen. Ist die akute Herzinsuffizienz tachykardiebedingt, muss die Senkung der Herzfrequenz angestrebt werden: β-Blocker bei Sinustachykardie; Amiodaron und Ajmalin bei Kammertachykardien. Wirksam können in solchen klinischen Situationen auch elektrische Kardioversion oder Defibrillation in der weiteren therapeutischen Eskalation sein.

Merke **M!**

Bei einer kritischen Hauptstammstenose, einer Aorten- oder Mitralklappenstenose und insbesondere bei dynamischer LVOT-Stenose oder hypertropher obstruktiver Kardiomyopathie (HOCM) ist die Senkung der Herzfrequenz, z. B. mittels β-Blockertherapie, von herausragender therapeutischer Bedeutung!

Eine postoperativ zunehmende Tachykardie kann neben Volumenmangel auch durch die Kompensation eines abnehmenden links- oder rechtsventrikulären Schlagvolumenindex hervorgerufen werden. In diesem Fall kann durch eine inotrope Therapie der Schlagvolumenindex wieder angehoben werden und im Einzelfall damit die kompensatorische Tachykardie gesenkt werden.

Rechtsventrikuläre Insuffizienz/Infarkt

Die Therapieoptionen eines ischämiebedingten rechtsventrikulären Versagens umfassen:

- Wiederherstellung eines physiologischen Rhythmus
- Optimierung der rechtsventrikulären Vorlast
- Therapie mit positiv inotropen und vasoaktiven Substanzen
- mechanische Unterstützungsverfahren mittels IABP/ Assist Device

Der kompromittierte rechte Ventrikel weist unter ischämischen Bedingungen ein relativ fixes Schlagvolumen auf. Somit sind Bradyarrhythmien deletär für ein adäquates biventrikuläres HZV, auch bei Bestehen einer regulären atrioventrikulären Synchronizität. Die Vorlastoptimierung des rechten Ventrikels muss vorsichtig erfolgen. Eine zu schnelle oder zu großzügige Volumengabe führt zu einer überproportionalen Zunahme des RVEDP ohne Zunahme des Schlagvolumens. Die Größenzunahme des rechten Ventrikels ist durch das Perikard begrenzt, sodass bei einer Volumenbelastung das Risiko einer Septumdeviation besteht. Zusätzlich führt eine rechtsventrikuläre Dilatation zu einer Zunahme der Wandspannung, sodass es zu einer kritischen rechtsventrikulären Koronarperfusion, trotz der biphasischen Durchblutung in Systole und Diastole, kommen kann.

Inotropikum der Wahl bei der Therapie eines LCOS auf Basis eines rechtsventrikulären Infarktes ist Dobutamin aufgrund der geringen Auswirkungen auf die rechtsventrikuläre Nachlast. Bei Bestehen einer ausgeprägten systemischen Hypotension sollte der hochdosierte Einsatz von Vasopressoren hinsichtlich der damit einhergehenden pulmonalen Vasokonstriktion zurückhaltend erfolgen. Stattdessen sollte die Indikation zur Implantation einer IABP mit konsekutiver diastolischer Augmentation zur Verbesserung der Koronarperfusion erfolgen.

22.9.5 Positiv-inotrope Medikamente

Merke **M!**

Die Optimierung der Vor- und Nachlast kommt vor einer positiv inotropen Therapie!

Voraussetzungen für den Erfolg einer positiv-inotropen Therapie der akuten Herzinsuffizienz sind:

- funktionelle Reserve des versagenden Myokards
- Stimulierbarkeit der funktionellen Reserve
- Aufrechterhaltung der verbesserten Myokardfunktion

Cave ⚠

Bei funktionellen Stenosen im LVOT verschlechtert sich die Hämodynamik ggf. unter positiv-inotroper Therapie. Noradrenalin kann aufgrund seiner α-adrenergen Wirkung in Verbindung mit einem β-Blocker sinnvoll sein!

Das hämodynamische Wirkungsprofil der Katecholamine wird durch die Rezeptorwirkung am Myokard und den peripheren Gefäßen bestimmt:

- α_1: Vasokonstriktion (mäßig positiv-inotrop)
- α_2: Präsynaptische Hemmung der NA-Freisetzung (Vasodilatation)
- β_1: positiv-inotrop und chronotrop, Verkürzung der AV-Überleitung
- β_2: Vasodilatation, Bronchodilatation, positiv-inotrop
- DA_1: Vasodilatation (renal, mesenterial, zerebral)

- DA_2: Hemmung der NA- und Prolaktinfreisetzung, Emesis

Von besonderer Bedeutung ist, dass die (chronische) neurohumorale Gegenregulation bei Herzinsuffizienz über eine ständige Erhöhung der Plasmakatecholaminkonzentration zu einer Downregulation der Rezeptoren führt.

Adrenalin

Aufgrund der hohen Potenz und den damit verbundenen ausgeprägten Auswirkungen auf den Metabolismus und das Splanchikusgebiet steht Adrenalin bei der akuten Linksherzinsuffizienz am Ende der Stufentherapie mit positiv-inotrop wirkenden Substanzen. Die über β_1-Adrenozeptoren vermittelte Wirkung des Adrenalins steigert die Inotropie des Myokards, bewirkt aber in höheren Dosierungen oftmals einen ausgeprägten Anstieg der Herzfrequenz. Wirkt in niedriger Dosierung (0,04–0,1 µg/kgKG/min) im Wesentlichen auf β_1- und β_2-Rezeptoren. Höhere Dosierungen führen zu einer α-Stimulation mit einer Zunahme der linksventrikulären Füllung und verminderter Organperfusion.

Dobutamin

Wirkt vorwiegend auf kardiale β_1-Rezeptoren und damit positiv-inotrop und positiv-chronotrop. Die Beeinflussung des systemischen Gefäßwiderstandes durch Dobutamin ergibt sich aus den relativen Effekten an β_2- und α_1-Adrenozeptoren, mit meist überwiegender β_2-Wirkung, sodass in der Regel eine milde Vasodilatation resultiert. Zu der positiven Inotropie gesellt sich ein positiv-lusitroper Effekt, also eine verbesserte Myokardrelaxation während der Diastole.

Noradrenalin

Führt über α-Stimulation zu einer starken peripheren Vasokonstriktion mit einer nur mäßigen positiv-inotropen Wirkung.

Phosphodiesterase-(PDE-)III-Hemmer

Durch Hemmung der PDE-III kommt es zu einem intrazellulären cAMP-Anstieg mit konsekutivem Ca^{2+}-Anstieg. Es kommt zur myokardialen Kontraktilitätssteigerung und einer verbesserten Lusitropie. PDE-III-Hemmer bewirken zusätzlich eine periphere Vasodilatation durch Wirkung am cGMP-Rezeptor der glatten Muskulatur des Gefäßsystems

- Dosierung Enoximon:
  - „Loading dose“: 0,5–0,75 mg/kgKG über 5 min; Erhaltungsdosis: 5–10 µg/kgKG/min
  - HWZ: 8 h. **Cave:** Dosisreduktion auf 1/10 bei Nierenersatztherapie
- Dosierung Milrinon:
  - „Loading dose“: 0,05 mg/kgKG über 5 min; Erhaltungsdosis: 0,25–0,75 µg/kgKG/min
  - Vorteil: kürzere HWZ

Besonders günstig scheinen PDE-III-Hemmer beim Rechtsherzversagen zu sein, da es neben der HZV-Steigerung auch zu einer signifikanten Senkung des (erhöhten) PVR kommt. Eine Kombinationstherapie von PDE-III-Hemmern mit β_1-Agonisten ist pharmakologisch sinnvoll, da PDE-III-Hemmer den Abbau des durch adrenerge Stimulation produzierten cAMP verhindern und sich dadurch ein synergistischer Effekt ergibt. Der durch periphere Vasodilatation in seltenen Fällen hervorgerufene Blutdruckabfall ist durch adäquate Volumenzufuhr und ggf. Noradrenalintherapie zu behandeln. Eine ausgeprägte Thrombozytopenie als Nebenwirkung kann zur Beendigung der Therapie zwingen.

Kalziumsensitizer – Typ Levosimendan

Abhängig von der intrazellulären Ca^{2+}-Konzentration unterstützen Kalziumsensitizer den Zustand des Ca^{2+}-Troponin-Komplexes, wodurch die Querbrückenbildung zwischen Aktin und Myosin ermöglicht wird. Hierdurch kommt es zur Kontraktionsverbesserung der Myokardzellen in der Systole, während die Relaxation in der Diastole nicht beeinträchtigt wird. Der myokardiale O_2-Verbrauch wird hierbei nicht erhöht. An der Gefäßmuskulatur bewirken Kalziumsensitizer eine kaliumkanalinduzierte Relaxierung und damit Vasodilatation. Entsprechend diesem pharmakologischen Profil scheint Levosimendan besonders indiziert bei akuten Herzinsuffizienzen ischämischer Genese, also infolge einer koronaren Erkrankung oder nach insuffizienter Kardioplegie. In diesen Fällen wirkt der antiischämische Effekt auf das Myokard und andere Organe im Sinne einer Präkonditionierung protektiv Zellschädigungen entgegen. Der inotrope Effekt ist daher besonders effektiv im ischämischen (bzw. stunned) Myokard.

- Dosierung Levosimendan:
  - Eine „loading dose“ ist aufgrund der zum Teil erheblichen RR-Abfälle obsolet
  - Erhaltungsdosis: 0,05–0,2 µg/kgKG/min über maximal 24 (–48) h
  - nach dieser Applikation hält aufgrund pharmakologisch aktiver Metaboliten die Wirkung dosisabhängig mindestens 7 Tage an

22.9.6 Mechanische Unterstützungsverfahren

Ist die akute Herzinsuffizienz trotz Optimierung der konservativen Therapie therapierefraktär, muss die Indikation für ein mechanisches Unterstützungsverfahren geprüft werden (siehe SOP IABP).

22.10 Literatur

[854] Abassi ZA, Hoffman A, Better OS. Acute renal failure complicating muscle crush injury. Semin Nephrol 1998; 18(5): 558–65

[855] Andalib I, Dawod E, Kahaleh M. Modern Management of Pancreatic Fluid Collections. J Clin Gastroenterol 2018; 52(2): 97–104

[856] Annane D, Bellissant E, Bollaert E et al. Corticosteroids for severe sepsis and septic shock: a systematic review and meta-analysis. BMJ 2004; 329: 480

[857] Arnold WC. Efficacy of metolazone and furosemide in children with furosemide-resistant edema. Pediatrics 1984; 74(5): 872–5

[858] Aronson S, Blumenthal R. Perioperative Renal Dysfunction and Cardiovascular Anesthesia: Concerns and Controversies. J Cardiothorac Vasc Anesth 1998; 12(5): 567–86

[859] Baglin TP. Heparin induced thrombocytopenia thrombosis (HIT/T) syndrome: diagnosis and treatment. J Clin Pathol 2001; 54(4): 272–4

[860] Bai Y, Gao J, Zou DW et al. Prophylactic antibiotics cannot reduce infected pancreatic necrosis and mortality in acute necrotizing pancreatitis: evidence from a meta-analysis of randomized controlled trials. Am J Gastroenterol 2008; 103(1): 104–10

[861] Bednarik J, Vondracek P, Dusek L et al. Risk factors for critical illness polyneuromyopathy. J Neurol 2005; 252(3): 343–51

[862] Bellomo R, Ronco C. Continuous vs. intermittent renal replacement therapy in the intensive care unit. Kidney Int 1998; 53(S 66): 125–8

[863] Bellomo R, Chapman M, Finfer S et al. Low-dose dopamine in patients with early renal dysfunction: a placebo-controlled randomised trial. Australian and New Zealand Intensive Care Society (ANZICS) Clinical Trials Group. Lancet 2000; 356(9 248): 2139–43

[864] Bellomo R, Ronco C, Kellum JA et al. Acute renal failure-definition, outcome measure, animal models, fluid therapy and information technology needs: the Second International Consensus Conference of the Acute Dialysis Quality Initiative Group. Crit Care 2004; 8: R204–12

[865] Bernard GR, Vincent JL, Laterre PF et al. Efficacy and safety of recombinant human activated Protein C for severe sepsis. N Engl J Med 2001; 344: 699–709

[866] Bone RC, Balk RA, Cerra FB et al. Definitions for sepsis and organ failure and guidelines for the use of innovative therapies in sepsis. The ACCP/SCCM Consensus Conference Committee.American College of Chest Physicians/Society of Critical Care Medicine. Chest 1992; 101(6): 1644–55

[867] Braun JP, Dopfmer U, Kastrup M et al. Levosimendan, klinische Indikationen einer neuen vasoaktiven Substanz. Anaesthesist 2004; 53(2): 163–7

[868] Briegel J, Forst H, Haller M et al. Stress doses of hydrocortisone reverse hyperdynamic septic shock: a prospective, randomized, double-blind, single-center study. Crit Care Med 1999; 27(4): 723–32

[869] Briegel J, Möhnle P. Surviving Sepsis Campaign update 2018: the 1 h bundle:Background to the new recommendations. Anaesthesist 2019; 68(4): 204–7

[870] Brochard L, Abroug F, Brenner F et. al. An official ATS/ERS/ESICM/SCCM/SRLF statement: Prevention and management of acute renal failure in the ICU patient. An international consensus conference in intensive care medicine. Am J Respir Crit Care Med Vol 2010; 181: 1128–55

[871] Brunkhorst FM, Engel C, Bloos F et al. Intensive insulin therapy and pentastarch resuscitation in severe sepsis. N Engl J Med 2008; 358: 125–39

[872] Butterworth R. Neuroinflammation in acute liver failure: mechanisms and novel therapeutic targets. Neurochem Int 2011; 59(6): 830–6

[873] Buyse S, Teixeira L, Galicier L et al. Critical care management of patients with hemophagocytic lymphohistiocytosis. Intensive care medicine 2010; 36(10): 1695–702

[874] Carl M, Alms A, Braun J et al. S3-Leitlinie „zur intensivmedizinischen Versorgung herzchirurgischer Patienten – Hämodynamisches Monitoring und Herz-Kreislauf-Therapie“ (2011). AWMF-Leitlinien-Register Nr. 001/016. Im Internet: https://register.awmf.org/de/leitlinien/detail/001-016 (Stand: 24.11.2023)

[875] De Letter MA, Schmitz PI, Visser LH et al. Risk factors for the development of polyneuropathy and myopathy in critically ill patients. Crit Care Med 2001; 29(12): 2281–6

[876] Dellinger RP, Carlet JM, Masur H et al. Surviving Sepsis Campaign Guidelines for management of severe sepsis and septic shock. Intensive Care Med 2004; 30(4): 536–55

[877] Dellinger RP, Levy MM, Rhodes A et al. Surviving Sepsis Campaign Guidelines for management of severe sepsis and septic shock. Crit Care Med 2004; 32(3): 858–73

[878] Dellinger EP, Tellado JM, Soto NE et al. Early antibiotic treatment for severe acute necrotizing pancreatitis: a randomized, double-blind, placebo-controlled study. Ann Surg 2007; 245: 674–83

[879] Dellinger RP, Levy MM, Carlet JM et al. Surviving Sepsis Campaign: International Guidelines for management of severe sepsis and septic shock: 2008; Intensive Care Med 2008; 34(1): 17–60

[880] Deutsche Gesellschaft für Angiologie – Gesellschaft für Gefäßmedizin e. V. (DGA). Leitlinie „Venenthrombose und Lungenembolie: Diagnostik und Therapie“ (2015). AWMF-Leitlinien-Register Nr. 065-002. Im Internet: www.awmf.org/leitlinien/detail/ll/065-002.html

[881] De Jonghe B, Sharshar T, Lefaucheur J-P et al. Paresis Acquired in the Intensive Care Unit: A Prospective Multicenter Study. JAMA 2002; 288 (22): 2859–67. doi: 10.1001/jama.288.22.2859

[882] Doggrell SA, Brown L. The spironolactone renaissance. Expert Opin Investig Drugs 2001; 10(5): 943–54

[883] Druml W. Nutritional management of acute renal failure. Am J Kidney Dis 2001; 37(1 Suppl 2): 89–94

[884] Dünser M, Wenzel V, Mayr AJ et al. Arginin-Vasopressin im vasodilatorischen Schock. Ein neuer Therapieansatz? Anaesthesist 2002; 51: 650–9

[885] Elahi MM, Lim MY, Joseph RN et al. Early hemofiltration improves survial in postcarditomy patients with acute renal failure. Eur J Cardiothorac 2004; 26: 1027–31

[886] Emile JF, Abla O, Fraitag S et al. Revised classification of histiocytoses and neoplasms of the macrophage-dendritic cell lineages. Blood 2016; 127(22): 2672–81

[887] Evans L, Rhodes A, Alhazzani W et al. Executive summary: Surviving Sepsis Campaign: International guidelines for the management of sepsis and septic shock 2021. Crit Care Med 2021; 49(11): 1974–1982. doi: 10.1097/CCM.000 000 0000 005 357

[888] Evans L, Rhodes A, Alhazzani W et al. Surviving Sepsis Campaign: International guidelines for management of sepsis and septic shock 2021. Crit Care Med 2021; 49(11): e1063–e1143. doi: 10.1097/CCM.000 000 0000 005 337

[889] Ferrer R, Artigas A, Suarez D et al. Effectiveness of treatments for severe sepsis: a prospective, multicenter, observational study. Am J Respir Crit Care Med 2009; 180(9): 861–6

[890] Finfer S, Chittock DR, Su SY et al. Intensive versus conventional glucose control in critically ill patients. N Engl J Med 2009; 360: 1283–97

[891] Foitzik T, Stufler M, Hotz HG et al. Glutamine stabilizes intestinal permeability and reduces pancreatic infections in acute experimental pancreatitis. J Gastrointest Surg 1997; 1: 40–7

[892] Follath F, Cleland JG, Just H et al. Efficacy and safety of intravenous levosimendan compared with dobutamine in severe low-output heart failure (the LIDO study): a randomised double-blind trial. Lancet 2002; 9 328: 196–20

[893] Friedrich JO, Adhikari N, Herridge MS et al. Meta-analysis: low-dose dopamine increase urine output but does not prevent renal dysfunction or death. Ann Intern Med 2005; 142: 510–24

[894] Friedrich O, Reid MB, Van den Berghe G et al. The Sick and the Weak: Neuropathies/Myopathies in the Critically Ill. Physiol Rev 2015; 95(3): 1025–109

[895] Frossard JL, Steer ML, Pastor CM. Acute pancreatitis. Lancet 2008; 371 (9 607): 143–52

[896] Gattinoni L, Brazzi L, Pelosi P et al. A trial of goal-oriented hemodynamic therapy in critically ill patients. S_vO_2 Collaborative Group. N Engl J Med 1995; 333(16): 1025–32

[897] Griesdale DE, de Souza RJ, van Dam RM et al. Intensive insulin therapy and mortality among critically ill patients: a meta-analysis including NICE-SUGAR study data. CMAJ 2009; 180: 821–7

[898] Gurda-Duda A, Kusnierz-Cabala B, Nowak W et al. Assessment of the prognostic value of certain acute-phase proteins and procalcitonin in the prognosis of acute pancreatitis. Pancreas 2008; 37: 449–453

[899] Hadem J, Schneider AS, Manns MP. Akutes Leberversagen. Internist 2011; 52: 804–814

[900] Henter JI, Horne A, Aricó M et al. HLH-2004: Diagnostic and therapeutic guidelines for hemophagocytic lymphohistiocytosis. Pediatr Blood Cancer 2007; 48(2): 124–131. doi: 10.1002/pbc.21 039

[901] Hermans G, Van den Berghe G. Clinical review: intensive care unit acquired weakness. Crit Care 2015; 19(1): 274

[902] Hines MR, von Bahr Greenwood T, Beutel G et al. Consensus-Based Guidelines for the Recognition, Diagnosis, and Management of Hemophagocytic Lymphohistiocytosis in Critically Ill Children and Adults. Crit Care Med 2022; 50(5): 860–872. doi: 10.1097/CCM.000 000 0000 005 361. Epub 2021 Oct 5

[903] Howell MD, Davis AM. Management of Sepsis and Septic Shock. JAMA 2017; 317(8): 847–8

[904] www.onkopedia.com/de/onkopedia/guidelines/haemophagozytische-lymphohistiozytose-hlh

[905] Huber W, Schmid RM. Diagnostik und Therapie der akuten Pankreatitis. Internist 2011; 52: 823–32

[906] Huber W, Umgelter A, Reindl W et al. Volume assessment in patients with necrotizing pancreatitis: a comparison of intrathoracic blood volume index, central venous pressure, and hematocrit, and their correlation to cardiac index and extravascular lung water index. Crit Care Med 2008; 36: 2348–54

[907] Kahl S, Zimmermann S, Pross M et al. Procaine hydrochloride fails to relieve pain in patiens with acute pancreatitis. Digestion 2004: 69: 5–9

[908] Kielstein JT, Fliser D. Akute Niereninsuffizienz Extrakorporale Therapie. Internist (Berl) 2007; 48(8): 786–94

[909] Kleinschmidt S, Seyfert UT. Heparin-induced thrombocytopenia (HIT). Importance for anesthesia and intensive care. Anästhesist 1999; 11: 771–85

[910] Konstantinides SV, Torbicki A, AgnelliESC G. 2014 ESC guidelines on the diagnosis and management of acute pulmonary embolism. Eur Heart J 2014; 35(43): 3 033–69

[911] Koster A, Butz S, Hetzer R et al. Anticoagulation with argatroban in patients with heparin induced thrombocytopenia after cardiovascular surgery with cardiopulmonary bypass: First results from the ARG03 trial. J Thorac Cardiovasc Surg 2006; 132: 699–700

[912] Koster A, Meyer O, Hausmann H et al. In vitro cross-reactivity of danaparoid sodium in patients with heparin-induced thrombocytopenia type II undergoing cardiovascular surgery. J Clin Anesth 2000; 12(4): 324–7

[913] Kroger N, Szuba J, Frenzel H. Metolazone in the treatment of advanced therapy-resistant dilated cardiomyopathy. Med Klin 1991; 86(6): 305–8

[914] La Rosée P. Treatment of hemophagocytic lymphohistiocytosis in adults. Hematology Am Soc Hematol Educ Program 2015; 2015: 190–6

[915] Lachmann G, Knaak C, Vorderwülbecke G et al. Hyperferritinemia in Critically Ill Patients. Crit Care Med 2020; 48(4): 459–465. doi: 10.1097/CCM.000 000 0000 004 131

[916] Lachmann G, Spies C, Schenk T et al. Hemophagocytic Lymphohistiocytosis: Potentially Underdiagnosed in Intensive Care Units. Shock 2018; 50: 149–55

[917] Lankisch PG, Weber-Danny, Lerch MM. Diagnose und Therapie der akuten Pankreatitis. Dtsch Med Wocenschr 2005; 130: 1627–32

[918] La Rosée P, Horne A, Hines M et al. Recommendations for the management of hemophagocytic lymphohistiocytosis in adults. Blood 2019; 133(23): 2465–2477. doi: 10.1182/blood.201 889 4 618

[919] Lassnigg A, Donner E, Grubhofer G et al. Lack of renoprotective effects of dopamine and furosemide during cardiac surgery. J Am Soc Nephrol 2000; 11(1): 97–104

[920] Levy MM, Fink MP, Marshall JC et al. 2001 SCCM/ESCIM/ACCP/ATS/SIS International Sepsis Definitions Conference. Crit Care Med 2003; 31 (4): 1250–6

[921] Lobo DN, Memon MA, Allison SP et al. Evaluation of nutritional support in acute pancreatitis. Br J Surg 2000; 87: 695–707

[922] Lowenthal DT, Dickerman D. The use of diuretics in varying degrees of renal impairment: an overview. Clin Exp Hypertens 1983; 5(2): 297–307

[923] Machowicz R, Janka G, Wiktor-Jedrzejczak W. Your critical care patient may have HLH (hemophagocytic lymphohistiocytosis). Crit Care 2016; 20(1): 215. doi: 10.1186/s13 054-016-1369-3

[924] Mahapatra SJ, Garg PK. Management of pancreatic fluid collections in patients with acute pancreatitis. J Pancreatol 2019; 2(3): 82–90

[925] Marik PE, Pastores SM, Annane D et al. Recommendations for the diagnosis and management of corticosteroid insufficiency in critically ill adult patients: Consensus statements from an international task force by the American College of Critical Care Medicine. Crit Care Med 2008; 36(6): 1937–49

[926] Martin C, Viviand X, Leone M et al. Effect of norepinephrine on the outcome of septic shock. Crit Care Med 2000; 28(8): 2758–65

[927] Meier-Hellmann A. Katecholamintherapie in der Sepsis. Anaesthesist 2000; 49: 1069–76

[928] Mermel LA, Farr BM, Sherertz RJ et al. Guidelines for the Management of Intravascular Catheter-Related Infections. J Intraven Nurs 2001; 24 (3): 180–205

[929] Metnitz PG, Krenn CG, Steltzer H et al. Effect of acute renal failure requiring renal replacement therapy on outcome in critically ill patients. Crit Care Med 2002; 30: 2051–8

[930] Morath C, Miftari N, Dikow R et al. Nierenersatztherapie auf der Intensivstation. Anästhesist 2006; 55(8): 901–13

[931] Morgera S, Haase M, Ruckert M et al. Regional citrate anticoagulation in continuous hemodialysis – acid-base and electrolyte balance at an increased dose of dialysis. Nephron Clin Pract 2005; 101(4): c211–9

[932] Morgera S, Schneider M, Slowinski T et al. A safe citrate anticoagulation protocol with variable treatment efficacy and excellent control of the acid-base status. Crit Care Med 2009; 37: 2018–24

[933] Novis BK, Roizen MF, Aronson S et al. Association of Preoperative Risk Factors with Postoperative Renal Failure. Anesth Analg 1994; 78: 143 9

[934] O'Brien A, Clapp L, Singer M. Terlipressin for norepinephrine-resistant septic shock. Lancet 2002; 359: 1209–10

[935] Palevsky PM, Zhang JH, O'Connor TZ et al. The VA/NIH Acute Renal Failure Trial Network: Intensity of Renal Support in Critically Ill Patients with Acute Kidney Injury. N Engl J Med 2008; 359: 7–20

[936] Paugam-Burtz C, Levesque E, Louvet A et al. Management of liver failure in general intensive care unit. Anaesth Crit Care Pain Med 2020; 39(1): 143–61

[937] Paulino J, Ramos Goncalo, Gomes FV. Together We Stand, Divided We Fall: A Multidisciplinary Approch in Complicated Acute Pancreatitis. J Clin Med 2019; 8(10): 1607

[938] Petrov MS, van Santvoort HC, Besselink MGH et al. Enteral nutrition and the risk of mortality and infectious complications in patients with severe acute pancreatitis: a meta-analysis of randomized trials. Arch Surg 2008; 143: 1111–17

[939] Pezzilli R, Zerbi A, Die Carlo V et al. Practical guidelines for acute pancreatitis. Pancreatology 2010; 10(5): 523–35

[940] Phillip V, Huber W, Hagemes F et al. Incidence of acute pancreatitis does not increase during oktoberfest, but is higher than previously described in Germany. Clin Gastroenterol Hepatol 2011; 9(11): 995–1000

22

II

[941] Ramos-Casals M, Brito-Zerón P, López-Guillermo A. et al. Adult haemophagocytic syndrome. Lancet 2014; 383(9927): 1503–1516. doi: 10.1016/S0140-6736(13)61048-X. Epub 2013 Nov 27. Erratum in: Lancet 2014; 383(9927): 1464

[942] Rau BM, Kemppainen EA, Gumbs AA et al. Early assessment of pancreatic infections and overall prognosis in severe acute pancreatitis by procalcitonin: a prospective international multicenter study. Ann Surg 2007; 245: 745–54

[943] Refludan (lepirudin for injection or infusion) Product Information. München: Celgene Europe Ltd; Oktober 2011

[944] Reinhart K, Brunkhorst FM, Bone HG et al. Diagnose und Therapie der Sepsis – S2-Leitlinien der Deutschen Sepsis-Gesellschaft e. V. (DSG) und der Deutschen Interdisziplinären Vereinigung für Intensiv- und Notfallmedizin (DIVI). Clin Res Cardiol 2006; 95: 429–54

[945] Reinhart K, Brunkhorst FM, Bone H-G et al. Prävention, Diagnose, Therapie und Nachsorge der Sepsis 1. Revision der S-2k Leitlinien der Deutschen Sepsis-Gesellschaft e. V. (DSG) und der Deutschen Interdisziplinären Vereinigung für Intensiv- und Notfallmedizin DIVI). Anaesthesist 2010; 59(4): 347–70

[946] Reintam Blaser A, Alhazzani W, Belley-Cote E et al. Intravenous vitamin C therapy in adult patients with sepsis: A rapid practice guideline. Acta Anaesthesiol Scand 2023; 67: 1423–1431. doi:10.1111/aas.14311

[947] Rivers E, Nguyen B, Havstad S et al. Early goal-directed therapy in the treatment of severe sepsis and septic shock. N Engl J Med 2001; 345 (19): 1368–77

[948] Runzi M, Layer P, Buchler MW et al. Therapie der akuten Pankreatitis. Gemeinsame Leitlinien. Z Gastroenterol 2000; 38: 571–81

[949] S3-Leitlinie zur „Intravasalen Volumentherapie beim Erwachsenen". Deutsche Gesellschaft für Anästhesiologie und Intensivmedizin. Stand 21.09.2020. AWMF-Registernummer 001-020

[950] Sakr Y, Reinhart K, Vincent JL et al. Does dopamine administration in shock influence outcome? Results of the Sepsis Occurrence in Acutely Ill Patients (SOAP) Study. Crit Care Med 2006; 34(3): 589–97

[951] Schaller SJ, Anstey M, Blobner M et al. International Early SOMS-guided Mobilization Research Initiative. Early, goal-directed mobilisation in the surgical intensive care unit: a randomised controlled trial. Lancet 2016; 388(10052): 1377–1388. doi: 10.1016/S0140-6736(16)31637-3

[952] Schiffl H, Lang SM, Fischer R. Daily hemodialysis and the outcome of acute renal failure. N Engl J Med 2002; 346: 305–10

[953] SelCuk NY, Odabas AR, Cetinkaya R et al. Frequency and outcome of patients with acute renal failure have more causes than one in etiology. Ren Fail 2000; 22(4): 459–64

[954] Selleng K, Warkentin TE, Greinacher A. Heaprin-induced thrombocytopenia in intensive care patients. Crit Care Med 2007; 35: 1165–76

[955] Shakoory B, Carcillo JA, Chatham WW et al. Interleukin-1 Receptor Blockade Is Associated With Reduced Mortality in Sepsis Patients With Features of Macrophage Activation Syndrome: Reanalysis of a Prior Phase III Trial. Critical care medicine 2016; 44: 275–81

[956] Shefold JC, Bierbrauer J, Weber-Carstens S. Intensive care unit-acquired weakness (ICUAW) and muscle wasting in critically ill patients with severe sepsis and septic shock. J Cachexia Sarcopenia Muscle 2010; 1(2): 147–57

[957] Singer M, Deutschman CS, Seymour CW et al. The Third International Consensus Definitions for Sepsis and Septic Shock (Sepsis-3). JAMA 2016; 315(8): 801–10

[958] Singer P, Blaser AR, Berger MM et al. ESPEN guideline on clinical nutrition in the intensive care unit. Clin Nutr 2019; 38(1): 48–79. doi: 10.1016/j.clnu.2018.08.037

[959] Singh T, Gupta N, Alkhouri N et al. A guide to managing acute liver failure. Clev Clin J Med 2016; 83(6): 453–62

[960] Sural S, Sharma RK, Singhal M et al. Etiology, prognosis and outcome of post-operative acute renal failure. Ren Fail 2000; 22(1): 87–97

[961] Takeda K, Takada T, Kawarada Y et al. JPN Guidelines for the management of acute pancreatitis: medical management of acute pancreatitis. J Hepatobiliary Pancreat Surg 2006; 13(1): 42–7

[962] The Task Force for the Diagnosis and Treatment of acute and chronic heart failure 2008 of the European Society of Cardiologists. ESC Guidelines for the diagnosis and treatment of acute and chonic heart failure. Europ Heart J 2008; 29: 2388–442

[963] Toouli J, Brooke-Smith M, Carr-Locke D et al. Guidelines for the management of acute pancreatitis. J Gastroenterol Hepatol 2002; 17; 15–39

[964] Tothova Z, Berliner N. Hemophagocytic Syndrome and Critical Illness: New Insights into Diagnosis and Management. J Intensive Care Med 2015; 30: 401–12

[965] Tulkdar R, Vege S. Recent developments in acute pancreatitis. Clin Gastroenterol Hepatol 2009; 7: 3–9

[966] Van den Berghe G, Wouters P, Weekers F et al. Intensive insulin therapy in the critically ill patients. N Engl J Med 2001; 345: 1359–67

[967] Van den Berghe G, Wouters PJ, Bouillon R et al. Outcome benefit of intensive insulin therapy in the critically ill: Insulin dose versus glycemic control. Crit Care Med 2003; 31(2): 359–66

[968] Van den Berghe G, Wilmer A, Hermans G et al. Intensive Insulin Therapy in the Medical ICU. N Engl J Med 2006; 354: 449–61

[969] Vanholder R, Van Biesen W, Lameire N. What is the renal replacement method of first choice for intensive care patients? J Am Soc Nephrol 2001; 12(Suppl 17): S40–3

[970] Vargas Hein O, Spies C, Kox WJ. Renal dysfunction in the Perioperative Periode. In: Gullo A, ed. Anaesthesia, pain, intensive care and emergency medicine (A.P.I.C.E.). Mailand: Springer; 2000

[971] Vargas Hein O, von Heymann C, Lipps M et al. Hirudin vs. heparin for anticoagulation in continuous renal replacement therapy. Intensive Care Med 2001; 27(4): 673–9

[972] Vargas Hein O, Heymann C von, Diehl T et al. Intermittent hiridin versus continuous heparin for anticoagulation in continuous renal replacement therapy. Renal Failure 2004; 26(3): 297–303

[973] Vargas Hein O, Kox WJ, Spies C. Anticoagulation in continuous renal replacement therapy. Contrib Nephrol 2004; 144: 308–16

[974] Vincent JL. Hemodynamic support in septic shock. Intensive Care Med 2001; 27: S80–S92

[975] Vincent JL, Gerlach H. Fluid resuscitation in severe sepsis and septic shock: An evidence-based review. Crit Care Med 2004; 32(11): S451–454

[976] Warkentin TE, Kelton JG. Temporal aspects of heparin-induced thrombocytopenia. N Engl J Med 2001; 344(17): 1286–92

[977] Warkentin TE. Heparin-induced thrombocytopenia: a clinicopathologic syndrome. Thromb Haemost 1999; 82(2): 439–47

[978] Weisbord SD, Gallagher M, Jneid H et al. Outcomes after Angiography with Sodium Bicarbonate and Acetylcysteine. N Engl J Med 2018; 378: 603–14

[979] Wiora J, Westenfeld R. Kontrastmittelinduziertes Nierenversagen – Sinnvolle Schutzmaßnahmen vor Kontrastmittelgabe. Internist 2019; 60: 996–1003

[980] Witte MK, Stork JE, Blumer JL. Diuretic therapeutics in the pediatric patient. Am J Cardiol 1986; 57(2): 44A–53A

23 Intensivmedizin bei ARDS

23.1 Aufnahme von Patienten mit ARDS

L. Kaufner, C. Pille, L. Töpfer, S. Weber-Carstens

23.1.1 Beratung über die ARDS-Hotline

Das ARDS-Zentrum der Charité Universitätsmedizin Berlin bietet eine 24-h-Hotline, über die sich externe Kollegen unter der Telefonnummer + 49 (0)30/450–551–024 in der Behandlung von Patienten mit ARDS beraten lassen können. Die Beratung wird für jeden Patienten zusammen mit der strukturierten Anamnese auf dem ARDS-Erfassungsbogen, wie er auf der Homepage www.ards-berlin.de hinterlegt ist, dokumentiert. So lässt sich der Verlauf nachvollziehen. Soweit sich aus den Beratungsgesprächen die Indikation zur Verlegung in unser ARDS-Zentrum mit der Möglichkeit zur Behandlung mit inhalativem Stickstoffmonoxid oder mit extrakorporalen Lungenunterstützungsverfahren ergibt, ist diese Dokumentation eine unerlässliche Grundlage für die weitere Planung.

Nach Erstkontakt bzw. Übermittlung des ARDS-Erfassungsbogens wird der Fall innerhalb des des ARDS-ECMO Centrums der Charité in einer Telefonkonferenz interdisziplinär besprochen. Zeitpunkt der Telefonkonferenz ist die jeweils nächste volle Viertelstunde. Bis dahin werden nach einem festen Ablaufplan die jeweiligen Hintergrunddienste alarmiert. In der Telefonkonferenz wird der Fall diskutiert und das weitere Prozedere hinsichtlich Übernahme, Transport und Aufnahme ITS nach jeweiliger Bettenkapazität festgelegt. Die Reaktionszeit auf eine Anfrage einer externen Klinik beträgt also maximal 30 min. Das Team/die Intensivstation, welche den Patienten übernimmt, ist ab diesem Zeitpunkt für die weitere Kommunikation und Absprache mit der externen Klinik zuständig.

Erfolgt (noch) keine Übernahme, sondern nur eine Beratung über weitere Therapiemaßnahmen (z. B. Anpassung der Beatmung, Lagerungstherapie), so ist dies entsprechend auf dem ARDS-Erfassungsbogen zu dokumentieren und an die jeweils nächste Schicht weiterzugeben.

Stationäre Aufnahme von Patienten mit ARDS

Indikation

Die Klinik für Anästhesiologie mit Schwerpunkt operative Intensivmedizin hält, als eine der drei Kliniken des ARDS-ECMO Centrums der Charité, zur Anwendung erweiterter Therapieoptionen Betten für Patienten mit akutem schwerem Lungenversagen (ARDS) vor. Die Übernahme eines ARDS-Patienten erfolgt entsprechend dem nachfolgend beschriebenen Standardverfahren. Über die Übernahme eines Patienten aus einem auswärtigen Krankenhaus oder einer anderen Fachabteilung entscheidet der diensthabende Oberarzt nach interner Fallkonferenz (s. o.). Die Übernahme soll Patienten vorbehalten sein, die die Kriterien eines ARDS erfüllen und bei denen nach telefonischer Beratung unter den konservativen Therapiealgorithmen eine Indikation für einen Therapieversuch mit NO-Inhalation oder ein extrakorporales Lungenunterstützungsverfahren besteht. Wenn der klinische Zustand des Patienten die Therapiemöglichkeiten der zuweisenden Klinik überschreitet, können Patienten auch unabhängig von der Indikation für diese erweiterten Therapieoptionen übernommen werden. Wichtig für die Evaluation ist vor allem die Grunderkrankung des Patienten und deren Prognose. Der Transport dieser kritisch kranken Patienten erfordert Erfahrung in der Behandlung des ARDS bis hin zur Anwendung erweiterter Therapieverfahren (iNO, vv-ECMO, va-ECMO) während des Transportes. Aus diesem Grund wird die Verlegung in der Regel durch ein Team des ARDS-Zentrums begleitet. In Einzelfällen können andere Übernahmeprozeduren (z. B. RTH, ITW im Regeldienst) diskutiert werden.

> **Praxis**
>
> **Indikationen zur Übernahme von Patienten**
> - Hypoxämie:
>   - relativ: $p_aO_2/F_iO_2 < 150$ mmHg und $F_iO_2 > 90$ %
>   - absolut: $p_aO_2/F_iO_2 < 80$ mmHg und $F_iO_2 > 90$ %
> - schwere respiratorische Azidose (pH < 7,25)
> - inspiratorische Spitzendrücke > 30 cmH_2O
> - bronchopleurale Leckage
> - kardiogener Schock (Sepsis, ARDS)

Organisation der ARDS-Aufnahme

Wenn die Indikation zur Übernahme eines externen Patienten gestellt ist, werden folgende Maßnahmen parallel notwendig:

- Die zuweisende Klinik wird über die Entscheidung zur Übernahme und den angestrebten Zeitpunkt informiert.
- Die Therapieoptionen werden im Hinblick auf die Schaffung optimaler Transportbedingungen mit den behandelnden Kollegen vor Ort besprochen (z. B. Wechsel der zentralen Venenkatheter).
- Entsprechend des klinischen Zustandes des Patienten bzw. der Invasivität der Beatmung und dem Grad der Oxygenierungseinschränkung bzw. Hyperkapnie wird vor dem Transport der direkte Anschluss eines Extrakorporalverfahrens unter Risiko-/Nutzenabwägung durch das abholende Team evaluiert. Voraussetzung hierfür ist die Mitnahme sämtlichen Equipments zum externen ECMO-Anschluss. Die Klinik für Anästhesiologie mit Schwerpunkt operative Intensivmedizin hält hierfür eine spezielle Trage (mit Befestigungsvorrichtung für ECMO, NO-Beatmung, Perfusoren) für den luft- und bodengebundenen Transport vor.
- Die zuweisende Klinik wird gebeten, die Angehörigen zu informieren, ihnen die Angehörigeninformationen von der ARDS-Berlin-Homepage auszuhändigen und sie zu bitten, möglichst bei Übernahme zu einem Aufklärungsgespräch vor Ort zu sein.
- Das geeignete Transportmittel wird ausgewählt und über die Berliner Feuerwehr bestellt.
  - Der ITH ist für alle Intensivtransporte inner- und außerhalb von Berlin geeignet. Die Verfügbarkeit und Wetterlage kann vorab direkt mit dem Stützpunkt geklärt werden.
  - Bei Intensivtransporten innerhalb Berlins oder bei ungünstigen Wetterlagen kann die Verlegung alternativ mit einem Intensivtransportwagen erfolgen, der mit einem kompatiblen Untergestell die ARDS-Transporttrage mit dem NO-Beatmungsgerät und dem ECMO-System aufnehmen kann.
- Innerhalb Berlins kann in besonderen Fällen der Bettentransportwagen der Berliner Feuerwehr genutzt werden.
- Die Rettungsstelle ist über das Eintreffen des ITH/ITW für die ARDS-Übernahme der Intensivstation zu informieren, damit der Landeplatz vorbereitet werden und ein Transport des ARDS-Teams zum Landeplatz organisiert werden kann bzw. das ITW-Team auf die Intensivstation weitergeleitet werden kann.
- Das Transportteam aus Arzt und Pflegekraft (jeweils als Rufdienst organisiert) wird informiert.
- Vorbereitung der ARDS-Trage anhand der Checkliste.
- Vorbereitung der Medikamentenpumpen nach den Informationen des Erfassungsbogens.
- Einen Bettplatz, besser ein Zimmer, auf der Station für die Aufnahme vorbereiten (Gewährleistung der 1:1-Pflege für 8 h).

Übernahme vor Ort

- Dokumentation der klinischen Situation bei Eintreffen auf dem Intensivtransportprotokoll (z. B. nach DIVI-Empfehlung) oder auf einem Narkoseprotokoll:
  - Art des Kreislaufmonitorings inkl. aktueller Parameter (RR, MAP, Temperatur, HF, ZVD…)
  - Beatmung (Modus, Drücke, PEEP, F_iO_2, S_pO_2, AF…)
  - BGA
  - aktuelles Labor
  - aktuelle Medikation (kontinuierlich, diskontinuierlich, besondere Medikation der Vortage, Transfusionen, Antibiotika im Verlauf…)
  - Patientenstatus (orientierende körperliche Untersuchung inkl. Pupillenstatus und Auskultation)
- klinische Anamnese:
  - Aufnahmetag
  - Aufnahmegrund
  - Aufnahmesituation
  - klinischer Verlauf
  - bisherige operative und nichtoperative Behandlungsstrategien
  - Arztbriefe + Befunde aus anderen Kliniken
- übrige Anamnese:
  - Hergang möglicher Ereignisse (Trauma…)
  - Nebendiagnosen
  - Familienanamnese (Kinder, häusliche Umgebung, Haustiere, Krankheiten in der Familie oder Umgebung)
  - Berufsanamnese
  - Reiseanamnese
  - Hausmedikation
  - Kontakt zu Gefahrstoffen

bisherige Diagnostik:

- Labor inkl. BGA
- Bildgebung (CT, MRT, Röntgen, Sonografie…)
- mikrobiologische Befunde
- virologische Befunde
- mögliche Konsile (Neurologie, Augen, ECHO…)
- Angehörigeninformation, soweit diese vor Ort sind
- Versicherungsstatus, aktueller Verlegungsbericht, Adressen + Telefonnummern Angehörige, bisherige Kliniken, Hausarzt; persönliche Sachen des Patienten
- erneute Statuserhebung Beatmung + kardiopulmonale Funktion inkl. BGA nach Anschluss an das Transportbeatmungsgerät und ggf. inhalative NO-Therapie

- telefonische Mitteilung an den 1. Dienst der aufnehmenden Intensivstation:
  - erwartete Ankunftszeit
  - Übermittlung der Personalien zur Anmeldung im KIS, PDMS und zum Fokussuche CT bei Aufnahme
  - Info über Notwendigkeit und Dringlichkeit eines extrakorporalen Therapieverfahren
- Check von O_2- und Stromversorgung, Spritzenpumpen und Monitoring sowie ECMO (+Zubehör) vor Beginn des Transportes
- Verlegungsbrief, Befunde, Transportschein, Röntgenbilder oder Datenträger einpacken

Transportphase (inner- und außerklinisch)

Die Transportphase stellt ein hohes Risiko für den Patienten dar. Während des Transportes sind die Möglichkeiten Veränderungen zu erkennen, zu diagnostizieren und adäquat zu therapieren stark eingeschränkt. Die Patiententrage, Spritzenpumpen, Bedienungseinheit des Respirators und Überwachungsmonitor sollten sicher und gut sichtbar fixiert werden. Bei Ankunft in der Charité wird, soweit es vom Zustand des Patienten vertretbar ist, ein Fokussuche-CT durchgeführt. Das transportierende Team begleitet den Patienten im CT bis zur Übernahme des Patienten auf die Intensivstation. Im CT werden die Bilder mit Radiologen gemeinsam besprochen und ggf. zusätzliche diagnostischer Verfahren indiziert.

Interne Vorbereitungen

- Aufnahme in das PDMS, KIS
- Information an den diensthabenden Radiologen, CT-Anforderung vorbereiten, Rücksprache mit dem CT-Team über wahrscheinliche Ankunftszeit
- TEE/TTE (mit Fragestellung Pumpfunktion, Klappenvitien, Thromben, Rechtsherzbelastung, pulmonalarterieller Druck, Shunt, Endokarditis, Perikarderguss)
- ggf. Information anderer beteiligter Fachdisziplinen
- Vorbereitung von ggf. CRRT, ECMO, Organisation erforderlicher Spezialbetten
- Vorbereitung Notfallmedikamente

Stationäre Aufnahme

Eine Statuserhebung sowie die Labordiagnostik bei stationärer Aufnahme von ARDS-Patienten fassen ▸ Tab. 23.1 und ▸ Tab. 23.2 zusammen.

- CT-Diagnostik zur Fokussuche: cCT, CT der Nasennebenhöhlen, des Thorax und des Abdomens ± KM, Rücksprache mit Radiologen, Vergleich mit Voraufnahmen, Ausmessen der Aa. fem. (Größe der pECLA-Kanülen)
- Transport von CT zur Station, Umlagerung auf ITS-Bett (für Lagerungstherapie; s. ▸ Abb. 23.1)
- Anschluss an stationären Respirator
- Übergabe Transportteam an das Stationsteam

▸ Bronchoskopie (unter Berücksichtigung des aktuellen CT)

- TK-/Tubuslage (Abstand zur Carina)
- Zeichen der Aspiration
- Schleimhaut (rosig, blass, belegt, kontaktvulnerabel, entzündlich verändert, chronisch verändert)
- Konfiguration
- Bronchialsystem
- Sekret (Art, Mobilisation, Ostienverlegung)
- ggf. Videoaufnahme
- Materialentnahme zur Diagnostik
  - Tracheobronchialsekret: Untersuchung auf Erreger und Resistenz (Mikrobiologie)
  - bronchoalveoläre Lavage (mind. 140 ml): Untersuchung auf Galactomannan-Antigen, respiratorische Erreger (Multiplex-PCR), Mykobakterien (TBC-PCR, MOTT-PCR) sowie Pneumocystis jirovecii Antigen

Hinweise zum Umgang mit liegenden Kathetern, Drainagen und Spritzenpumpen bei stationärer Aufnahme von ARDS-Patienten und weitere Diagnostik bei stationärer Aufnahme von ARDS-Patienten sind in ▸ Tab. 23.3 und ▸ Tab. 23.4 dargestellt.

Tab. 23.1 Statuserhebung bei stationärer Aufnahme von ARDS-Patienten.

Organsystem	Statuserhebung
zentrales Nervensystem	Analgosedierung (aktueller RASS, Ziel-RASS, GCS), Pupillenstatus, grober Reflexstatus, Meningismus-Zeichen
Herz/Lunge	Herz: Herztöne, Herzrhythmus, Herzgeräusche, Einflussstauung Lunge: Atem, Rasselgeräusche, seitengleiche Beatmung, Emphysem, Sekret, Giemen, bei liegenden Thoraxdrainagen: Fistelvolumen, Sekretion
Abdomen/Nieren	Voroperation, Peristaltik, Resistenzen, Druckschmerz, Aszites, quantitative und qualitative Diurese
Stamm/Extremitäten	Stamm: äußerer Aspekt, Haut, Exanthem (allergisch), Ulzera (auch Rücken inspizieren), Dekubitus Extremitäten: passive Beweglichkeit, Ödeme, Haut, Wunden, Pulse, Rekapillarisierungszeit, OP

Tab. 23.2 Labordiagnostik (Blutentnahme) bei stationärer Aufnahme von ARDS-Patienten.

Labordiagnostik	Parameter
POC-Analytik	BGA (arteriell und zentralvenös) unter F_iO_2 1,0, ggf. Rotationsthrombelastogramm, ggf. Thrombozytenfunktionstests
Zentrallabor	Gesamtblutbild, TPZ, aPTT, Fibrinogen, Antithrombin III, Gesamtkalzium, Phosphor, Kreatinin, Harnstoff, Gesamtbilirubin, Protein, Albumin, Creatin-Kinase, CK-MB, CrP, PCT, Magnesium, ASAT, ALAT, alkalische Phosphatase, GGT, Lipase, LDH, Myoglobin, freies Hb, Haptoglobin, TSH, ggf. Medikamentenspiegel, UrinStix Stationsprofil-Alk-1-Labor
Blutbank	Blutgruppenbestimmung und Bereitstellung von Blutprodukten (6 Erythrozytenkonzentrate auf Abruf)
Autoimmunlabor	Rheumafaktoren IgA/M, Anti-nukleäre-Ak (ANA/HEp2), anti-dsDNS-Ak/ELISA, glomeruläre Basalmembran-Ak, anti-mitochondriale-Ak (AMA), cANCA-ELISA (PR3), pANCA-ELISA(MPO)
Mikrobiologie	Serum/Blut: Mycoplasma-pneumoniae-AK, Legionella-pneumophila-/-nonpneumophila-AK, Chlamydia-pneumoniae-AK, Chlamydia-psittaci-AK, mehrfache Blutkulturen (bei Neuanlage der Katheter abnehmen): Bakterien E + R, Pilze; Aspergillen-Ag, Candida-Ag Trachealsekret/BAL: Bakterien E + R, Pilze, Direktpräparat + Legionellen-DIF, säurefeste Stäbchen, TBC-Kultur/-PCR, BAL mit PJP-Diagnostik Urin: Legionella-pneumophila-/-nonpneumophila-Ag, Pneumokokken-Ag Urinkultur, falls Urin-Stix positiv
Virologie	Serologie: HSV1/2 IgM, VZV IgM, CMV IgM, Adenovirus IgM, CMV-DNA quantitativ, CMV-Ag (pp65), EBV IgM, Adenovirus IgM, RSV IgA, Influenza A/B IgA, Parainfluenza IgA, Hepatitisserologie Trachealsekret/BAL: HSV Typ1/2-Dna, VZV-DNA, CMV-DNA quantitativ/qualitativ, EBV-DNA quantitativ/qualitativ, Multiplex-PCR für respiratorische Viren, ggf. Influenza A/B Virus-RNA, Influenzavirus-Ag, Neue Influenza H1N1 (2009)-RNA, Adenovirus-DNA, RSV-Ag, Parainfluenzavirus-RNA Rachenabstrich: Neue Influenza H1N1 (2009)
Immunologie	Mini-Immunstatus: Lymphozytensubpopulationen (B-, T-, NK-Zellen), T-Zell-Subpopulationen (CD3, CD4, CD8), Monozytäre HLA-DR-Expression

Tab. 23.3 Umgang mit liegenden Kathetern, Drainagen und Spritzenpumpen bei stationärer Aufnahme von ARDS-Patienten.

Katheter u. Ä.	Vorgehensweise
ZVK	Neuanlage 5-lumig: bevorzugt in V. jugularis int. links, um Gefäß für ECMO-Kanülierung freizuhalten ggf. Schleuse/PAK in Abhängigkeit von PAP/Rechtsherzfunktion anamnestisch oder im TEE ggf. Shaldon (bei Punktionen immer Blutkulturen abnehmen)
Spritzenpumpen	Auswechseln aller fremden Spritzenpumpen und Leitungen, Umstellung auf Standarddosierungsansätze
Arterie	Neuanlage arterieller Katheter (ggf. mit transpulmonaler Thermodilutionsmessung)
Pleuradrainagen	Wechsel des Drainagesystems
Magensonde	Neuanlage
Blasenkatheter	Neuanlage mit Temperaturmessung
Sonstige	Neuanlage aller Drainageablaufsysteme und Verbände unnötige Katheter entfernen

Tab. 23.4 Weitere Diagnostik bei stationärer Aufnahme von ARDS-Patienten.

Diagnostische Untersuchung	Ziel
Röntgen-Thorax	Lagekontrolle nach Katheterwechsel
Hämodynamik-Messung	transpulmonale Thermodilution, HZV, EVLWI, PAK, inhalatives NO: on-off-on mit Eingabe der Messungen in die ARDS-Datenbank
TEE (ggf. TTE)	
12-Kanal-EKG	Ausgangsstatus zum Aufnahmezeitpunkt

Evaluation der bislang erhobenen Befunde

- Optimierung Respiratoreinstellung zur lungenprotektiven Beatmung nach Algorithmus ARDS Standardtherapie
- Lagerungstherapie inklusive Bauchlagerung evaluieren (neue Indikationsstellung nach jedem Lagerungsmanöver nach Befund, Benefit und Lagerungsschäden in Risiko-/Nutzenabwägung)
- Evaluation ECMO-Indikation
- Festlegung antimikrobielle Therapie entsprechend dem nachgewiesenen bzw. vermuteten Fokus unter Einbeziehen der Antibiotikaanamnese und der SOPs zur initialen kalkulierten Antibiotikatherapie DGAI-ABx
- Tracheotomieindikation (nach Leitlinie)
- weitere Konsilanforderungen
- Betreuungssituation klären (ggf. Beantragung einer gesetzl. Betreuung, ggf. Beantragung der Betreuung auf einen Angehörigen)
- Angehörigengespräch (Patientenverfügung, Vorsorgevollmacht)

Dokumentation

Siehe ▶ Tab. 23.5.

Tab. 23.5 Dokumentation der stationären Aufnahme von ARDS-Patienten.

Dokumentationssystem	Maßnahmen
PDMS	Aufnahmedokumentation vervollständigen, Anamnese und Diagnosen eingeben, Beiblatt erstellen
ARDS-Datenbank	Dokumentation der Anamnese, des Aufnahmestatus und der hämodynamischen Messungen
Betreuungsverfahren	Angehörige nach Vorsorgevollmacht, Betreuungsverfügung, Patiententestament befragen Antrag vorbereiten und an das Amtsgericht faxen

ARDS und Alkoholkrankheit

Hintergrund

Alkoholkranke Patienten haben ein höheres Risiko ein akutes Lungenversagen (ARDS) zu entwickeln als nicht alkoholkranke Patienten. Die Behandlung dieser Patienten erfordert ein besonderes Augenmerk, da alkoholkranke Patienten häufig eine klinisch inapparente Kardiomyopathie entwickeln, die z. B. erst durch Herzrhythmusstörungen auffallen kann. Der Einsatz von positiv inotropen Substanzen im Rahmen der Behandlung eines ARDS kann notwendig werden, da sich eine mögliche Rechtsherzdekompensation durch verminderte pulmonale Kompensationsmechanismen klinisch manifestiert und häufig einen limitierenden Faktor im Hinblick auf das Outcome darstellt (s. SOP Pulmonaler_Hypertonus_bei_ARDS). Es liegt bisher keine Studie vor, die die Behandlung des ARDS hinsichtlich der Unterschiede von alkoholkranken und nicht alkoholkranken Patienten untersucht hat. Aus experimentellen und klinischen Daten weiß man, dass bei Patienten mit Alkoholkrankheit die Freisetzung von NO und die Aktivierung einer Entzündungsantwort anderen Pathomechanismen und Faktoren unterliegen als bei nicht alkoholkranken Patienten.

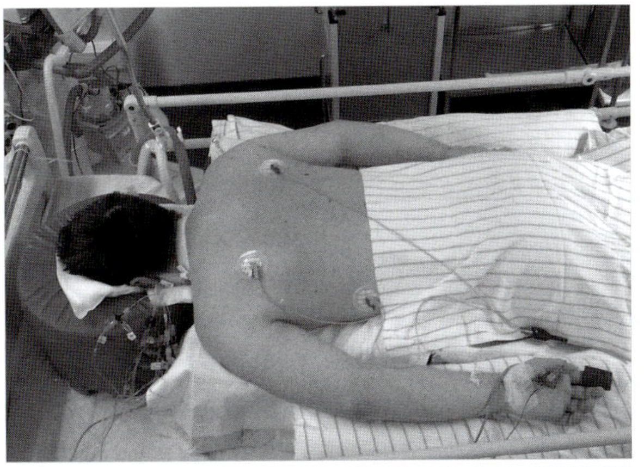

Abb. 23.1 Bauchlagerung des Patienten.

Diagnose

Häufig wird die Prävalenz der Alkoholkrankheit unterschätzt. Daher ist neben der sorgfältigen Anamnese bei allen ARDS-Patienten der Diagnose-Algorithmus (s. SOP Evaluation_alkoholkranker_Patienten) anzuwenden. Da bei den meisten ARDS-Patienten kein AUDIT-Fragebogen verfügbar ist, sollten routinemäßig die in ▶ Tab. 23.6 aufgeführten Alkoholmarker im Rahmen der Aufnahme von ARDS Patienten bestimmt werden.

Bei 2 oder mehr positiven Markern ist das Vorliegen einer Alkoholkrankheit sehr wahrscheinlich. Bei einem positiven Marker und unklarer Anamnese können Alkoholabbauprodukte im Haar bestimmt werden (s. ▶ Tab. 23.7). Dies erlaubt mit einer hohen Sensitivität und Spezifität, einen über einen Zeitraum von Monaten fortgesetzten schädlichen Alkoholkonsum nachzuweisen.

Tab. 23.6 Alkoholmarker in Blut und Urin.

Parameter	Zeitfenster	Cut-off (Positiv)
EtG (Ethylglucuronid) im Urin	akut (24–48 h)	> 0,5 mg/l
PEth (Phosphatidylethanol) in EDTA Vollblut	subakut (ca. 3 Wochen)	> 0,8 µmol/l
CDT (Carbohydrase Deficient Transferrin) im Serum	chronisch (Monate)	> 2,5 %
MCV (Mean Corpuscular Volume) im EDTA Plasma	chronisch (Monate)	> 100 fl
GGT (Gamma Glutamyl Transferase) im Heparin Plasma	chronisch (Monate)	> 55 U/l

Tab. 23.7 Alkoholmarker im Haar.

Parameter	Zeitfenster	Cut-off (Positiv)
FAEE (Fettsäureethylester)	Monate	> 0,5 ng/ml
EtG (Ethylglucuronid)	Monate	> 25 pg/ml

Die Probenentnahme und Aufbereitung erfolgt hierbei folgendermaßen:

- am Hinterkopf ein Haarbüschel direkt über der Haut abschneiden (ca. 100–150 mg, entsprechend einem 6 cm langen und 3 mm dicken Haarbündel)
- immer die Haare in voller Länge einschicken
- Haare, die länger als 6 cm sind, müssen vor dem Abschneiden mit einem Faden zusammengebunden werden, da nur die proximalen 6 cm für die Analyse verwendet werden
- Haare, die kürzer als 6 cm sind, brauchen nicht zusammengebunden zu werden
- falls keine Kopfhaare vorhanden sind, können auch Achsel-, Scham-, Brust- oder Armhaare benutzt werden
- um die erforderliche Probenmenge zu erreichen, können auch Haare von unterschiedlichen Stellen genommen werden
- zum Versand, die trockenen(!) Haare in Aluminiumfolie einwickeln oder in einen einfachen Umschlag legen

Besonderheiten des innerklinischen Transports

Der innerklinische Transport eines Patienten mit ARDS an der ECMO findet entweder zu diagnostischen (z. B. Fokussuche-CT) oder zu therapeutischen Zwecken (z. B. Interventions-CT oder OP) statt. Während des Transportes sind die Möglichkeiten Veränderungen zu erkennen, zu diagnostizieren und adäquat zu therapieren stark eingeschränkt. Durch Lagerungsmanöver oder akzidentelle Tubusdekonnektion können sich bei kritisch kranken Patienten schnell intrapulmonale Veränderungen ergeben (z. B. Belüftungsstörungen, Atelektasen, Dystelektasen), die den kardiopulmonalen Gesamtzustand dramatisch verschlechtern können.

Die Patiententrage, Spritzenpumpen, Bedienungseinheit des Respirators und Überwachungsmonitor sollten sicher und gut sichtbar fixiert werden. Ersatzmaterialien inkl. Notfallequipment (Klemmen, u. A.) muss vor Abfahrt auf Vollständigkeit geprüft werden. Falls eine Dekonnektion der Beatmungsschläuche wegen eines Respiratorwechsels notwendig ist, so ist der Tubus stets mit einer atraumatischen Klemme zu klemmen (**Cave:** Spiraltubus!), um unnötigen Druckverlust zu vermeiden. Vor dem Transport müssen sich Arzt und Pflegekraft vergewissern, dass die vasoaktive und sedierende Medikation in ausreichender Menge vorhanden ist und ggf. Wechselspritzen mitgenommen werden. Vor Abfahrt muss sichergestellt sein, dass der Akku der ECMO ausreichend geladen ist, dass die Sauerstoffvorräte für Respirator und den ECMO-Oxygenator ausreichen und dass sich ein separater manuell zu bedienender Pumpenkopf am ECMO-Wagen befindet. Notfallmedikamente und ein Notfallrucksack sind ebenfalls stets mitzuführen.

Für den Transport eines ECMO-Patienten sind mindestens 2 Personen erforderlich (1 Arzt und 1 Pflegekraft). Alle beteiligten Personen sollten Erfahrung im Umgang mit ECMO-Patienten haben. Das transportierende Team begleitet den Patienten durchgängig zum Bestimmungsort, lagert ihn dort vorsichtig um und stellt nach Umlagerung sicher, dass kein Zug an den Kanülen oder am Tubus entstehen kann. Für den Transport wird eine Umlagerung auf die ECMO-Trage angestrebt, jedoch ist ein Transport im Bett ebenfalls möglich (aus Platzgründen im Aufzug jedoch schwieriger).

Am Ort der Intervention muss stets ein Arzt anwesend sein, der in der Behandlung von ECMO-Patienten erfahren ist. Die ECMO und der Respirator sollten so schnell wie möglich am Ort der Intervention wieder über den Netzstecker mit Strom versorgt werden (und dies muss in der Anzeige der ECMO kontrolliert werden!) und die Sauerstoffversorgung für Respirator und ECMO-Oxygenator sollte über einen Wandanschluss aus der zentralen Versorgung erfolgen.

Nach erfolgter Intervention erfolgt der Rücktransport auf die Intensivstation analog zum Hintransport.

23.2 ARDS-Standardtherapie

M. Deja, M. Kastrup, C. Lojewski, C. Pille, D. Schwaiberger, V. von Dossow, S. Weber-Carstens

23.2.1 Aufnahme

Prozedere gemäß SOP Aufnahme von Patienten mit ARDS.

23.2.2 Pathophysiologie und Definition

Pathophysiologie

Beim akuten Lungenversagen (ARDS) steht die Dysfunktion der alveolokapillären Einheit im Vordergrund. Diese kann sowohl von der Alveole (hohe Beatmungsdrücke, Inhalation toxischer Substanzen, Inflammation) als auch von der Kapillare (Zytokine bei Sepsis etc.) aus geschädigt werden. Im Verlauf kommt es neben der Aktivierung verschiedener inflammatorischer Mediatoren (TNF-α, IL-1, IL-6, IL-8 etc.) zur Entstehung eines proteinreichen Ödems in der Alveole und zur Zerstörung von Surfactant. Dies führt zur vermehrten Bildung atelektatischer Areale und einer Erhöhung des pulmonalen Recht-links-Shunts mit konsekutiver Hypoxie. Zeitgleich beginnt bereits in einem frühen Stadium der Erkrankung der fibrotische Umbau geschädigter Lungenareale, der ebenfalls zu erhöhten pulmonalarteriellen Drücken und einer erniedrigten Compliance führt.

Definition

Die Definition des ARDS erfolgt gemäß der Publikation des Amerikanisch-Europäischen-Konsensus-Panels von 2012 in JAMA (▶ Tab. 23.8). Sie unterscheidet 3 Schweregrade des ARDS, abhängig von der Schwere der Hypoxämie und unter Berücksichtigung der Respiratoreinstellung.

Eine Einschätzung der Schwere des ARDS erlaubt der Score von Murray (▶ Tab. 23.9), der zusätzlich den PEEP und die Lungencompliance berücksichtigt [1021].

Nach Berechnung der Gesamtpunkte erfolgt die Division durch 4. Zur Quantifizierung:

- < 2,5 Punkte: leichtes ARDS
- > 2,5 Punkte: schweres ARDS

Tab. 23.8 Berlin-Definition (ARDS Definition Task Force 2012 [997]).

Kriterium	Bedingungen
Zeitraum	innerhalb 1 Woche nach einem auslösenden Krankheitsereignis oder nach dem Auftreten neuer Atembeschwerden bzw. deren Verschlechterung
Bildgebung	bilaterale Verschattungen in der Röntgenaufnahme oder Computertomografie des Thorax, die sich nicht ausschließlich durch Pleuraergüsse, Atelektasen oder Lungenherde erklären lassen
Ursache des Ödems	respiratorische Insuffizienz, die sich nicht ausschließlich durch Herzinsuffizienz oder Hypervolämie erklären lässt; bei Fehlen von Risikofaktoren ist ein objektives Untersuchungsverfahren (z. B. Echokardiografie) erforderlich, um ein hydrostatisches Lungenödem auszuschließen.
Oxygenierung	leichtes ARDS: p_aO_2/F_iO_2 = 200–300 mmHg und PEEP/CPAP ≥ 5 cmH_2O, invasive oder nichtinvasive Beatmung mittelgradiges ARDS: p_aO_2/F_iO_2 = 101–200 mmHg und PEEP ≥ 5 cmH_2O, invasive Beatmung schweres ARDS: p_aO_2/F_iO_2 ≤ 100 mmHg und PEEP ≥ 5 cmH_2O, invasive Beatmung

Tab. 23.9 ARDS-Score (Murray et al. 1988 [1021]).

Punkte	0	1	2	3	4
Quadranten mit Infiltraten im Röntgen-Thorax	ohne	1 Quadrant	2 Quadranten	3 Quadranten	4 Quadranten
p_aO_2/F_iO_2	> 300	225–299	175–224	174–100	< 100
PEEP (mbar)	< 5	6–8	9–11	12–14	> 15
Compliance (ml/mbar)	> 80	60–79	40–59	20–39	< 19
Auswertung:	Nach Berechnung der Gesamtpunkte erfolgt die Division durch 4. Zur Quantifizierung:			• < 2,5 Punkte: leichtes ARDS • > 2,5 Punkte: schweres ARDS	

II

23.2.3 Therapie des ARDS

Bereits die Aufnahme des ARDS-Patienten erfolgt nach einem festen Algorithmus. Grundsätzlich stehen die Diagnostik und Therapie der Grunderkrankung im Vordergrund. Nach der Durchführung einer CT, die Kopf, Hals, Thorax und Abdomen umfasst, erfolgt der Ausschluss einer kardialen Genese durch ein erweitertes hämodynamisches Monitoring und echokardiografische Diagnostik (vgl. SOP Aufnahme von Patienten mit ARDS).

Grundsätzliche Therapieprinzipien

Fokussanierung (ggf. OP)

Bei einem septischen Herd, der zum ARDS führt, steht die zügige Sanierung im Vordergrund. Bei pulmonalem Foci kann das Einbringen von Thoraxdrainagen (Pleuraempyem) zur Sanierung des Herdes beitragen, zusätzliche sollte ein offen chirurgisches Vorgehen diskutiert werden. Zur Sanierung abdomineller Foci und Peritonitis (z.B. durch Hohlorganperforation, Anastomoseninsuffizienzen, Abszesse, bakterielle Translokation) stellt das radiologisch-interventionelle Einbringen von Spüldrainagen neben der chirurgischen Therapie (Nekrosektomie, Lavage) besonders bei instabilen Patienten eine sinnvolle Therapieoption dar. Bei allen Patienten ist neben der ggf. operativen bzw. interventionellen Sanierung des Infektfokus die frühestmögliche, ausreichend hochdosierte kalkulierte im Verlauf resistenzgerechte antimikrobielle Therapie zwingend erforderlich.

Protektive Beatmung

Alle Patienten werden lungenprotektiv beatmet. Dies dient der Vermeidung ventilatorinduzierter Lungenschäden. Es wird ein druckkontrolliertes Beatmungsverfahren angewandt. Einzige Ausnahme ist die druckkontrolliertevolumengarantierte Beatmung schwer hirntraumatisierter Patienten. Die Einstellung des oberen Druckniveaus (inspiratorischer Plateaudruck: p_{Plat}) und positiv endexspiratorischen Druckes (PEEP) erfolgt nach den Empfehlungen des ARDS Network, wobei die Tabelle „Hoch PEEP/niedrig F_iO_2“ zur PEEP- und F_iO_2-Adjustierung verwendet wird. Die Atemzugvolumen werden primär auf das ideale Körpergewicht (predicted body weight) skaliert:

- Männer: 50 + 0,91 × (Körpergröße in cm – 152,4)
- Frauen: 45,5 + 0,91 × (Körpergröße in cm – 152,4)

Das obere Druckniveau wird so adjustiert, dass die erzielten Atemzugvolumen zwischen 4 und 6 ml/kgKG PBW liegen. Die obere Druckbegrenzung für den Plateaudruck liegt bei < 30 cmH_2O (Spitzendruck < 35 cmH_2O). Bei gegebenem p_{Plat} und PEEP werden für den Distensionsdruck ($\Delta p = p_{Plat} - PEEP$) Werte < 15 cmH_2O angestrebt. Sind diese nicht zu erzielen, ist das applizierte Tidalvolumen gemessen anhand der funktionellen Lungengröße zu groß. Für die PEEP-Titration steht auch die Messung des transpulmonalen Drucks zur Verfügung [1001]. Werden mit diesen Einstellungen die Oxygenierungs- und Beatmungsziele nicht erreicht, kommen adjunktive Maßnahmen zum Einsatz (Bauchlage, inhaliertes NO, extrakorporale Verfahren). Es wird schon in der Frühphase des ARDS eine assistierte Spontanatmung erlaubt, die aber mit nicht mehr als 1/3 Anteil am gesamten Atemminutenvolumen haben soll. Um die frühzeitige assistierte Spontanatmung zu ermöglichen, wird ein Ziel-RASS-Wert von –1 bis 0 angestrebt.

Ausreichende Oxygenation

Eine adäquate Oxygenierung kann durch lungenprotektive Beatmung, Lagerungstherapie, Inhalation pulmonaler Vasodilatatoren und den Einsatz extrakorporaler Lungenersatzverfahren erreicht werden (s. unten).

Reduktion des Lungenödems

Sofern der Patient hämodynamisch stabil ist, wird zur Behandlung des intraalveolären Ödems eine Negativbilanz angestrebt. Diese kann durch Diuretika oder (kontinuierliche) Nierenersatzverfahren erreicht werden. Durch eine restriktive Volumentherapie konnte gezeigt werden, dass sich die Oxygenierung verbessert und die Zahl an Beatmungstagen verringert wird.

Prävention/Therapie des MODS

Die Prävention des MODS richtet sich nach den aktuellen Leitlinien der Behandlung der Sepsis (vgl. SOP Sepsis, Kap. 22.7).

Kalkulierte antiinfektive Therapie

Die frühe antiinfektive Therapie sollte innerhalb von 1 h nach Aufnahme, nachdem mehrere Blutkulturen, Tracheobronchialsekret und Urin abgenommen wurden, begonnen werden (vgl. Kap. Antiinfektive Therapie).

Spezielle Therapieoptionen

Bauchlagerung

Sofern keine Kontraindikationen bestehen, wird der Patient für 16 (±2) h in Bauchlage verbracht. Die Anwendung von Bauchlagen scheint die Mortalität des schweren ARDS günstig zu beeinflussen. Jegliche Art von Druckstellen beim Patienten sollten vermieden werden. Eine adäquate Sicherung des Tubus bzw. Trachealkanüle ist unabdingbar, ebenso die auskultatorische Kontrolle der Lage. Als absolute Kontraindikationen gelten instabile

Wirbelsäulenfrakturen und erhöhte ICP ohne Monitoring. Als relative Kontraindikationen werden hämodynamische Instabilität, Adipositas, Schwangerschaft und ein schlechter Hautstatus (Druckstellen) gesehen. Zu beachten ist, dass zur Toleranz der Bauchlagerung eine Vertiefung der Sedierung notwendig ist und so die Spontanatmung des Patienten unterdrückt wird. Bei Kontraindikationen für die Bauchlagerung kann auch die überdrehte Seitenlagerung (135°) in Erwägung gezogen werden.

Selektive pulmonale Vasodilatatoren

Bereits in der Initialtherapie findet Stickstoffmonoxid (iNO) mit einer Dosis von 10–40 ppm Anwendung. Obwohl durch iNO kein Rückgang der Mortalität zu erreichen war, konnte die passagäre Besserung der Oxygenierung mehrfach belegt werden. Der Profit von der NO-Therapie sollte täglich evaluiert werden, anderenfalls ist die Therapie zu beenden. Zur zusätzlichen Therapie des pulmonalen Hypertonus kann die inhalative Applikation von Prostacyclinen (Iloprost), sowie die systemische Therapie mit Sildenafil und Endothelinrezeptor-Antagonisten erwogen werden. (vgl. SOP Pulmonaler_Hypertonus_bei_ARDS).

Hämodynamisches Management

Das erweiterte Monitoring erfolgt durch die arterielle Pulskonturanalyse mit transpulmonaler HZV-Messung und, falls eine kontinuierliche Überwachung des rechten Herzens notwendig ist, durch einen Pulmonalarterienkatheter. Die hämodynamischen Zielparameter orientieren sich im Wesentlichen an denen der early goal-directed therapy. Zusätzlich ist eine echokardiografische Untersuchung des Patienten zur Einschätzung der kardialen Pumpfunktion und Diagnostik von Klappenvitien und zum Ausschluss einer Endokarditis frühzeitig durchzuführen.

Extrakorporale Lungenersatzverfahren

Die extrakorporale Membranoxygenierung (ECMO) und die pumpengetriebene $ECCO_2R$ stellen eine Therapieoption bei einem schweren akuten Lungenversagen dar. Zeigt ein ARDS-Patient unter Ausschöpfung der o.g. Maßnahmen weiterhin eine schlechte Oxygenierung (p_aO_2 < 60 mmHg oder S_pO_2 < 90 % für mehr als 2 h), wird er mit einer ECMO versorgt. Bei einer isolierten Dekarboxylierungsstörung wird ein pumpengetriebenes $ECCO_2R$-System eingesetzt (s. unten).

Behandlungsalgorithmen

Die Standardtherapie ist in 4 Algorithmen unterteilt, die im Folgenden dargestellt sind. Jeder Algorithmus enthält im rechten oberen Abschnitt ein grün hinterlegtes Feld mit den Zielbeatmungsparametern unter adäquater Oxygenierung und Dekarboxylierung. Grundsätzlich wird von den zur Verfügung stehenden therapeutischen Optionen gefordert, dass sie einen unmittelbaren Behandlungserfolg zeigen.

Die abgebildeten Algorithmen (▶ Abb. 23.2, ▶ Abb. 23.3, ▶ Abb. 23.4, pECLA (pumpenloser extrakorporaler Lung Assist): Weiteres Vorgehen bei Patienten mit ARDS.

▶ Abb. 23.5; [1006]) enthalten folgende Komponenten:

- Zielparameter der Beatmungstherapie
- Hämodynamik
- Lagerungstherapie
- ECMO-Therapie
- NO-Therapie/$ECOO_2R$

ECMO/$ECCO_2R$-Therapie

Tägliche Kontrolle der Hämolyseparameter (fHb, Haptoglobin, LDH).

Alle 8 h Kontrolle von Blutbild, PTT, Quick. Als Ziel-PTT gilt PTT = 50–60 s. Die Antikoagulation erfolgt mit unfraktioniertem Heparin oder Argatroban, bei HIT oder klinisch unzureichender Antikoagulation mit Argatroban. Gegebenenfalls kann die Gabe von 100 mg/d ASS und eine Umstellung auf niedermolekulares Heparin erwogen werden.

Täglicher Funktionstest des Oxygenators (Blutgasanalyse post Oxygenator: p_aO_2 > 300 mmHg). Dabei sollte eine BGA aus dem Dreiwegehahn direkt nach dem Oxygenator im arteriellen Teil des Systems, nach kurzem Flushen des Oxygenators, abgenommen werden. Außerdem erfolgt die visuelle Kontrolle des gesamten extrakorporalen Systems auf eventuelle Clots.

Dafür sollten sich ausreichend Blutprodukte (5 EK/5 FFP) auf Station befinden.

23.2.4 Weaning von extrakorporalen Gasaustauschverfahren

Bei jedem Patienten ist individuell zu entscheiden, ab wann das extrakorporale System entwöhnt werden kann, oder ob primär eine weitere Deeskalation der Beatmung oder gar vollständiges Beatmungsweaning unter Aufrechterhaltung des extrakorporalen Gasaustausches angestrebt werden soll und das extrakorporale Verfahren erst nach dem Beatmungsweaning reduziert werden soll.

▶ **ECMO.** Das Weaning von der ECMO kann begonnen werden, sobald der Patient unter lungenprotektiver Beatmung und einer F_iO_2 < 0,4 einen p_aO_2 > 80 mmHg erreicht. Daraufhin wird der Blutfluss schrittweise um 0,5 l/min gesenkt. Ist der pCO_2 < 60 mmHg, wird der Gasfluss schrittweise um 1 l gesenkt. Ist ein Blutfluss von 2 l/min sowie ein Gasfluss von weniger als 0,5 l/min erreicht, wird ein ECMO-Auslassversuch für 12–24 h durchgeführt und die ECMO-Therapie beendet (s. ▶ Abb. 23.4).

23

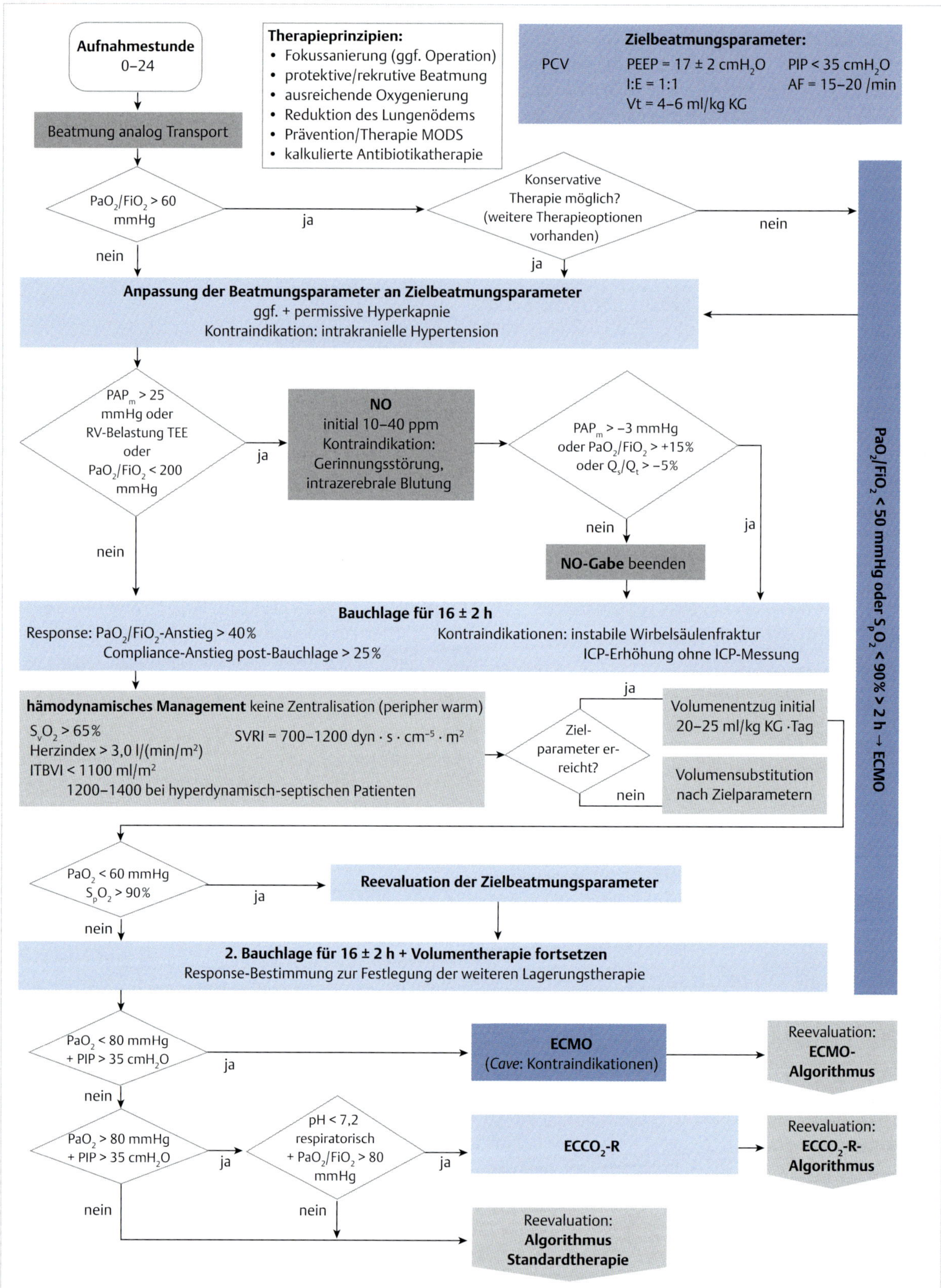

Abb. 23.2 Vorgehen bei der ARDS-Standardtherapie in den ersten 24 h nach Aufnahme des Patienten. Der Algorithmus umfasst am rechten Rand das Fast-Entry-Kriterium für ECMO; im unteren Teil sind ECMO- und pECLA-Indikationen nach Abschluss der Initialphase angegeben (AF_m = mittlere Atemfrequenz, pAVK = periphere arterielle Verschlusskrankheit, RV-Belastung = Belastung des rechten Ventrikels). (Quelle: Deja M, Hommel M, Weber-Carstens S et al. Evidence-based therapy of severe acute respiratory distress syndrome: an algorithm-guided approach. J Int Med Res 2008; 36: 211–221)

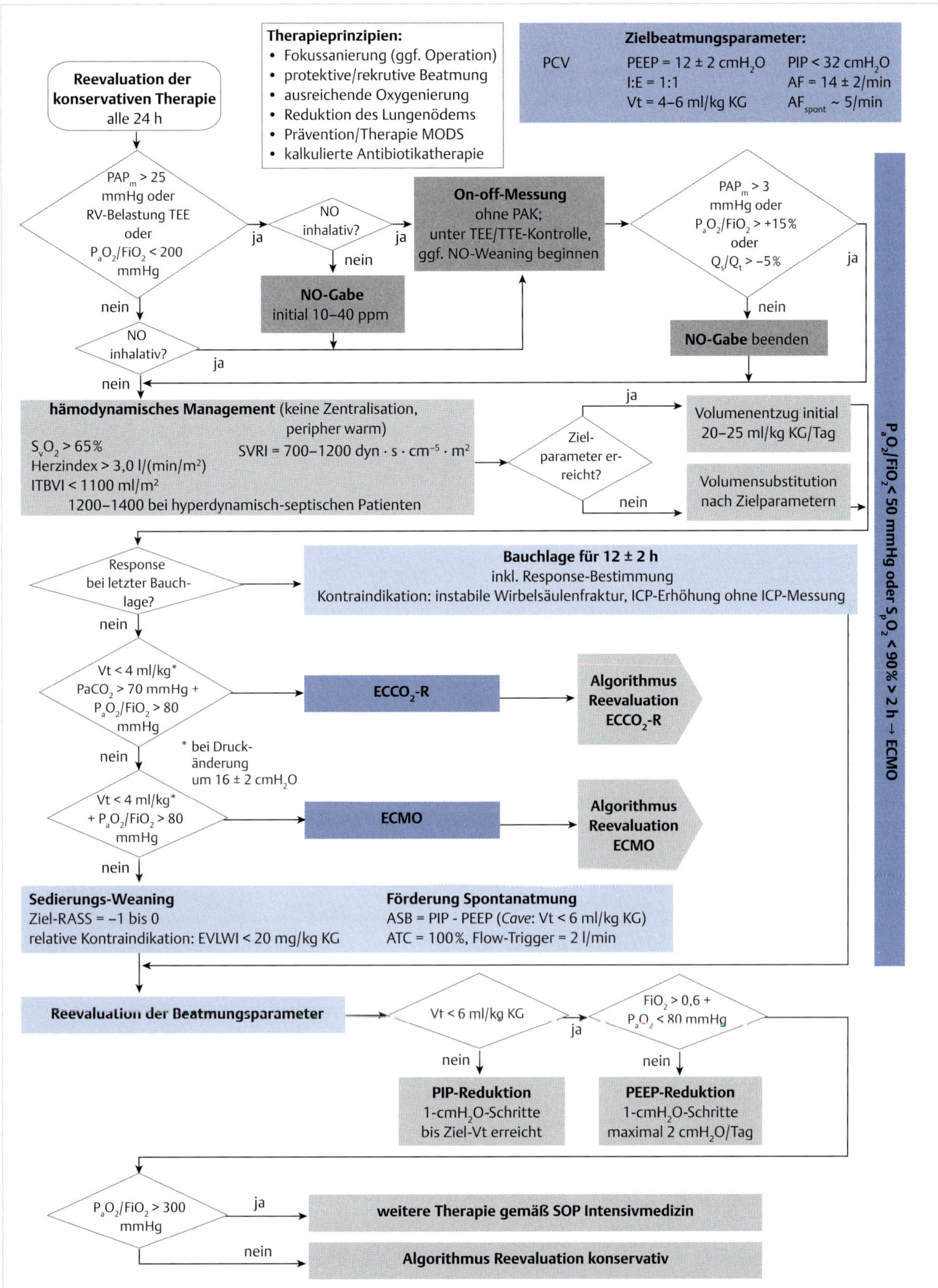

Abb. 23.3 Reevaluation der konservativen ARDS-Therapie. Der Algorithmus zur Reevaluation der konservativen ARDS-Therapie umfasst die Slow-Entry-Kriterien für ECMO und pECLA und gilt entsprechend auch für Patienten nach Abschluss einer extrakorporalen Therapie. Anhand dieses Algorithmus ist die Standardtherapie bis zur Beendigung der Akutphase dargestellt (AF = Atemfrequenz, AF_{spont} = Spontanatmungsfrequenz, ATC = automatische Tubuskompensation, RV-Belastung = Belastung des rechten Ventrikels). (Quelle: Deja M, Hommel M, Weber-Carstens S et al. Evidence-based therapy of severe acute respiratory distress syndrome: an algorithm-guided approach. J Int Med Res 2008; 36: 211–221)

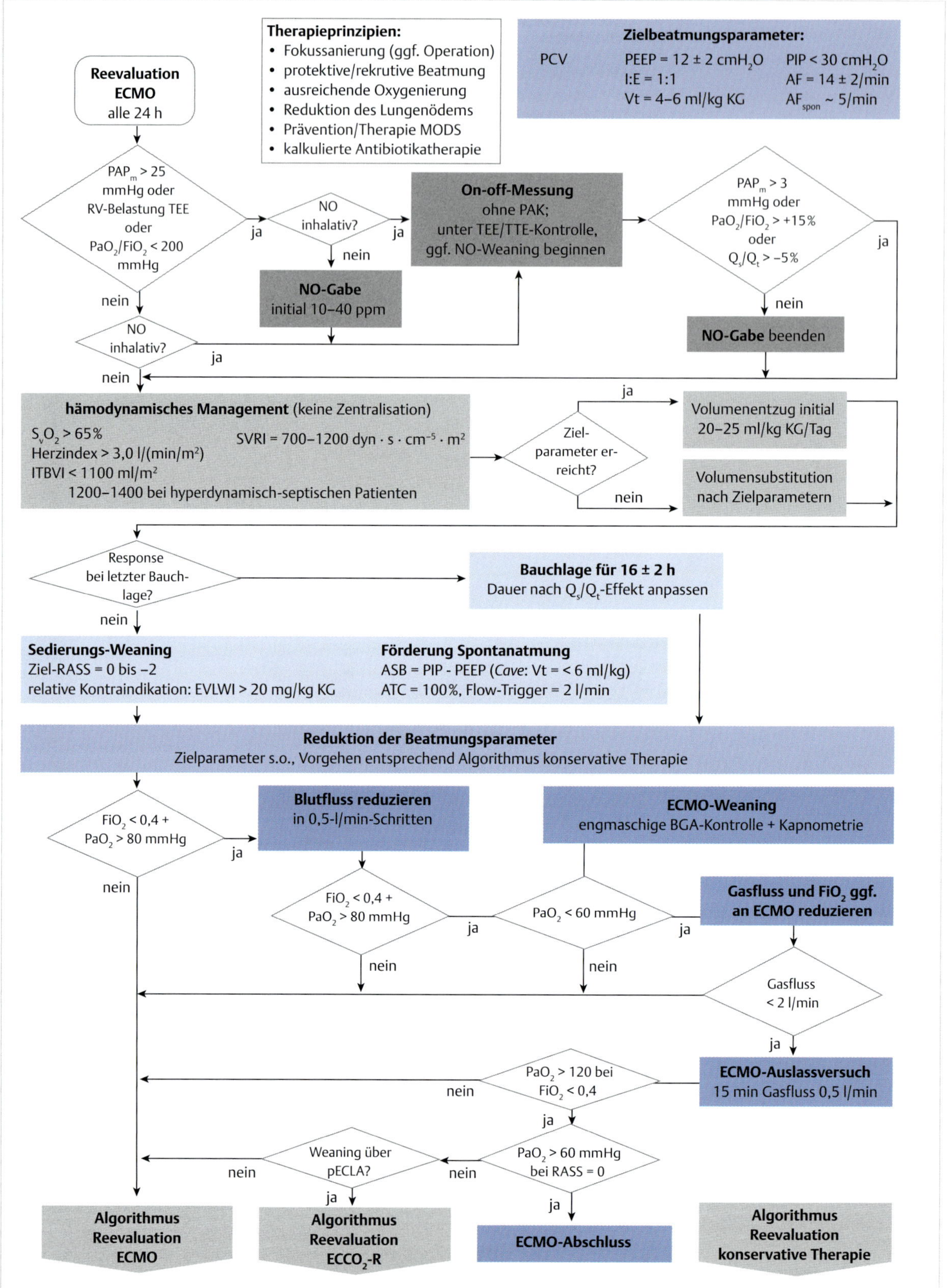

Abb. 23.4 ECMO (extrakorporale Membranoxygenierung): Weiteres Vorgehen bei Patienten mit ARDS. Algorithmus zur Beschreibung des weiteren Vorgehens bei Patienten mit ARDS mithilfe eines extrakorporalen Gasaustauschverfahrens ECMO (AF = Atemfrequenz, AF_{spont} = Spontanatmungsfrequenz, RV-Belastung = Belastung des rechten Ventrikels). (Quelle: Deja M, Hommel M, Weber-Carstens S et al. Evidence-based therapy of severe acute respiratory distress syndrome: an algorithm-guided approach. J Int Med Res 2008; 36: 211–221)

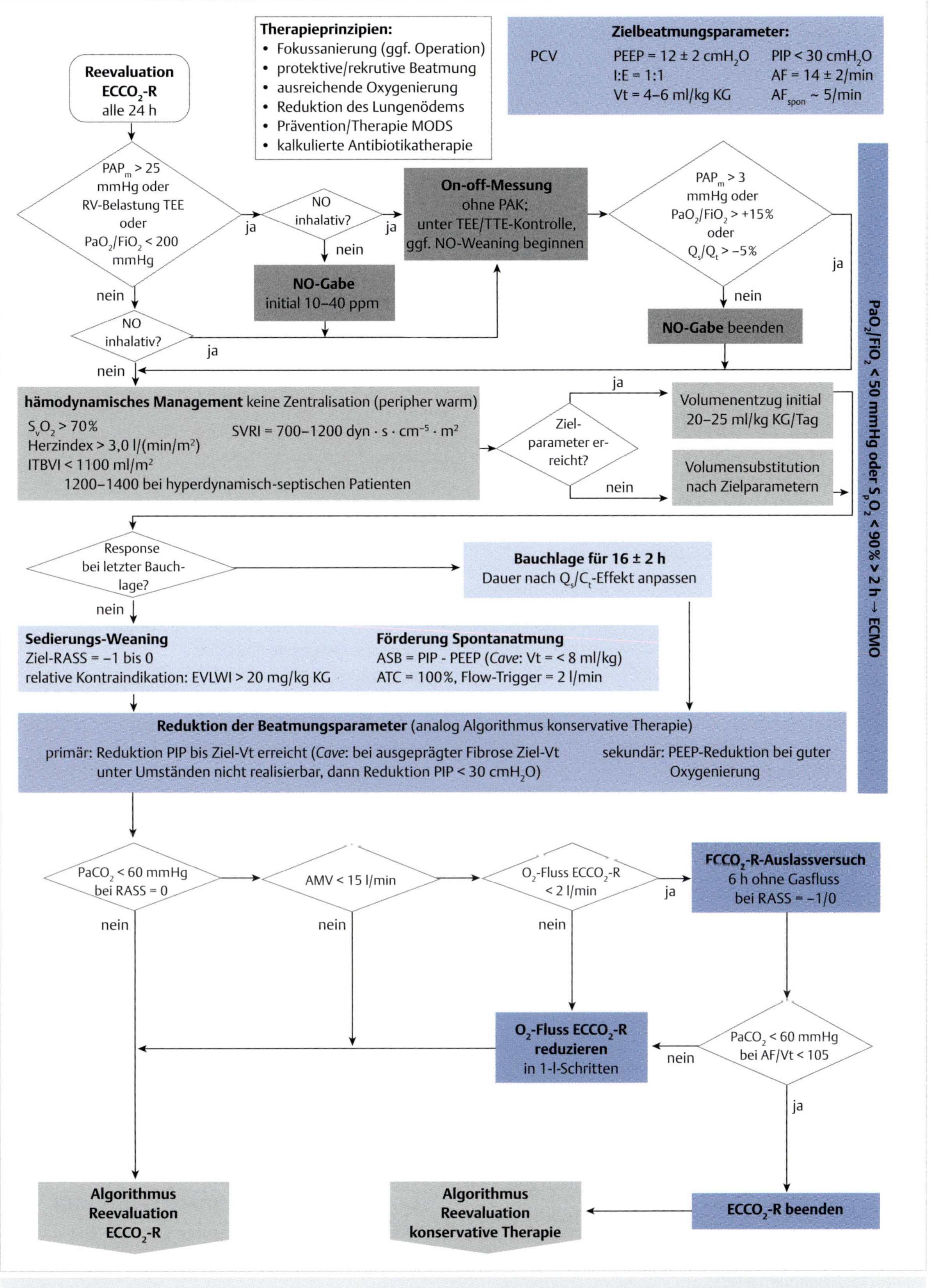

Abb. 23.5 pECLA (pumpenloser extrakorporaler Lung Assist): Weiteres Vorgehen bei Patienten mit ARDS. Algorithmus zur Beschreibung des weiteren Vorgehens bei Patienten mit ARDS mithilfe eines extrakorporalen Gasaustauschverfahrens pECLA (AF = Atemfrequenz, AF_{spont} = Spontanatmungsfrequenz, RV-Belastung = Belastung des rechten Ventrikels). (Quelle: Deja M, Hommel M, Weber-Carstens S et al. Evidence-based therapy of severe acute respiratory distress syndrome: an algorithm-guided approach. J Int Med Res 2008; 36: 211–221)

► **$ECCO_2R$.** Unter Beachtung des AMV wird der Gasfluss, sofern der $p_aCO_2 < 60$ mmHg ist, schrittweise reduziert. Ist ein Gasfluss < 0,5 l/min erreicht, erfolgt für 12–24 h ein Auslassversuch und das Verfahren wird beendet, sofern der Patient keinen relevanten Anstieg seiner Atemarbeit zeigt (s. ► Abb. 23.5).

23.3 Extrakorporale Lungenersatzverfahren

F. Giering, S. Weber-Carstens

23.3.1 Indikation

- Trotz invasiver Beatmung und bestehender maximal konservativer Therapie (lungenprotektive Beatmung, iNO, Lagerungstherapie)
  - Hypoxie $p_aO_2/F_iO_2 < 80$ mmHg → High-Flow-Verfahren (venovenöse ECMO)
  - Hyperkapnie mit pH-Wert < 7,2 → Low-Flow-Verfahren (pumpengetriebenes oder pumpenloses $ECCO_2R$-System)
- Ermöglichen einer lungenprotektiven Beatmung
- Vermeidung eine Intubation im Sinne einer Wach-ECMO bei Patienten (CF, Lungenfibrose) als bridging to transplant/bridging to recovery

23.3.2 Vorbereitung

- Aufbau des ECMO-Systems unter sterilen Bedingungen
- sonografische Bestimmung der Gefäßgröße und folgend Auswahl der Kanülengröße (bei der arteriellen Kanülierung für nicht pumpengetriebene Systeme sollte nach Möglichkeit ca. 1/3 des Gefäßdurchmessers für die Restperfusion des Beines frei bleiben)

Kanülenauswahl

Low-Flow-Verfahren

- Pumpengetriebene Low-Flow-ECMO ($ECCO_2R$-System): Twin-Port-Kanülen: V. jugularis 22 Fr, alternativ V. femoralis 24 Fr

High-Flow-Verfahren

- Femorojugulärer Anschluss (Standardkanülierungsverfahren, um Thromboserisko durch 2 ECMO-Kanülen in der V. cava inferior zu reduzieren):
  - Hergabekanüle 21–25 Fr/38 cm, V. femoralis rechts oder links (je größer die Kanüle, desto höher die Blutflussmöglichkeit), alternativ bei zu kleiner Venengröße 2 × 21–23 Fr. in beide Vv. femoralis
  - Rückgabekanüle 19 Fr/18 cm V. jugularis interna rechts
- femorofemoraler Anschluss:
  - Hergabekanüle 23–25 Fr/38 cm V. femoralis rechts
  - Rückgabekanüle 19 Fr/50 cm V. femoralis links

> **Merke** M!
>
> Es ist durch radiologische Kontrolle und durch Rezirkulationsmessungen auf eine ausreichende Distanz der beiden Kanülenspitzen zu achten, um Rezirkulationen zu vermeiden bzw. zu reduzieren.

Kanülierung mit bicavaler Kanüle (Avalon). Die Kanülierung stellt keine Option im Notfallanschluss dar und muss zwingend aufgrund des erhöhten Komplikationsrisikos unter kontinuierlicher TEE und/oder radiologische Kontrolle während der Punktion, des Drahtvorschubes und des Kanülenvorschubes und Endpositionierung der Kanüle erfolgen:

- V. jugularis interna rechts (23 Fr, 27 Fr, 31 Fr)

23.3.3 Vorgehen bei der Punktion

- Ausreichende Desinfektion
- großzügiges steriles Abdecken
- steriles Bereitlegen sämtliche Materialien
- sonografiegesteuerte Punktion
- auf leichten Drahtvorschub achten
- schrittweises Dilatieren unter Vermeidung von und Kontrolle auf Knickbildung des Drahtes
- Dilatieren erfolgt bis eine French-Größe höher als Kanülengröße
- Vorschieben Kanüle
- ggf. Spülen über Spüladapter, falls nicht zeitgleiche Kanülenanlage (Vermeidung Clotting, Kontrolle venöse Lage)
- in Abhängigkeit des Gerinnungsstatus und der Blutungsgefahr Gabe eines individuell festzulegenden Heparinbolus
- Anschluss ECMO
- langsames Anfahren mit geringem Blut- und Gasfluss, Blutfluss und Gasfluss langsam steigern, in Abhängigkeit von S_pO_2 und p_aCO_2
- doppelte Annaht der Kanülen
- steriler Verband
- Fixierung sämtlicher Konnektionsstellen mittels Kabelbindern

23.3.4 Management unter laufender ECMO/$ECCO_2R$-Therapie

Tägliche Kontrolle der Hämolyseparameter (fHb, Haptoglobin, LDH).

Alle 8 h Kontrolle von Blutbild, PTT, Quick. Als Ziel-PTT gilt PTT = 50–60 s. Die Antikoagulation erfolgt mit unfraktioniertem Heparin, bei HIT oder klinisch unzureichender Antikoagulation mit Argatroban. Gegebenenfalls kann die Gabe von 100 mg/d ASS und eine Umstellung auf niedermolekulares Heparin erwogen werden.

Täglicher Funktionstest des Oxygenators (Blutgasanalyse post Oxygenator: $p_aO_2 > 300$ mmHg). Dabei sollte eine BGA aus dem Dreiwegehahn direkt nach dem Oxygenator im arteriellen Teil des Systems abgenommen werden, nach kurzem Flushen des Oxygenators. Bei pECLA gilt pCO_2 post Oxygenator < 30 mmHg (unter maximalem Gasfluss). Außerdem erfolgt die visuelle Kontrolle des gesamten extrakorporalen Systems auf eventuelle Clots.

Ein Hämatokrit von 40 % wird angestrebt. Dafür sollten ausreichend Blutprodukte (5 EK) in Bereitschaft sein.

Besonders während der pECLA-Therapie ist bei der klinischen Untersuchung auf eine ausreichende Perfusion der Extremität, die arteriell kanüliert wurde (periphere Pulse), zu achten.

Monitoring der Drücke an ECMO (Hergabedruck, Druck vor Oxygenator und Druck nach Oxygenator).

23.3.5 Weaning

Bei jedem Patienten ist individuell zu entscheiden, ab wann das extrakorporale System entwöhnt werden kann oder ob primär eine weitere Deeskalation der Beatmung oder gar vollständiges Beatmungsweaning unter Aufrechterhaltung des extrakorporalen Gasaustausches angestrebt und das extrakorporale Verfahren erst nach dem Beatmungsweaning reduziert werden soll.

▸ **ECMO.** Das Weaning von der ECMO kann begonnen werden, sobald der Patient unter lungenprotektiver Beatmung und einer $F_iO_2 < 0{,}4$ einen $p_aO_2 > 80$ mmHg erreicht. Daraufhin wird der Blutfluss schrittweise um 0,5 l/min gesenkt. Ist der $pCO_2 < 60$ mmHg, wird der Gasfluss schrittweise um 1 l gesenkt. Ist ein Blutfluss von 2 l/min sowie ein Gasfluss von weniger als 2 l/min erreicht, wird ein ECMO-Auslassversuch für 6 h durchgeführt und die ECMO-Therapie beendet (s. ▸ Abb. 23.6).

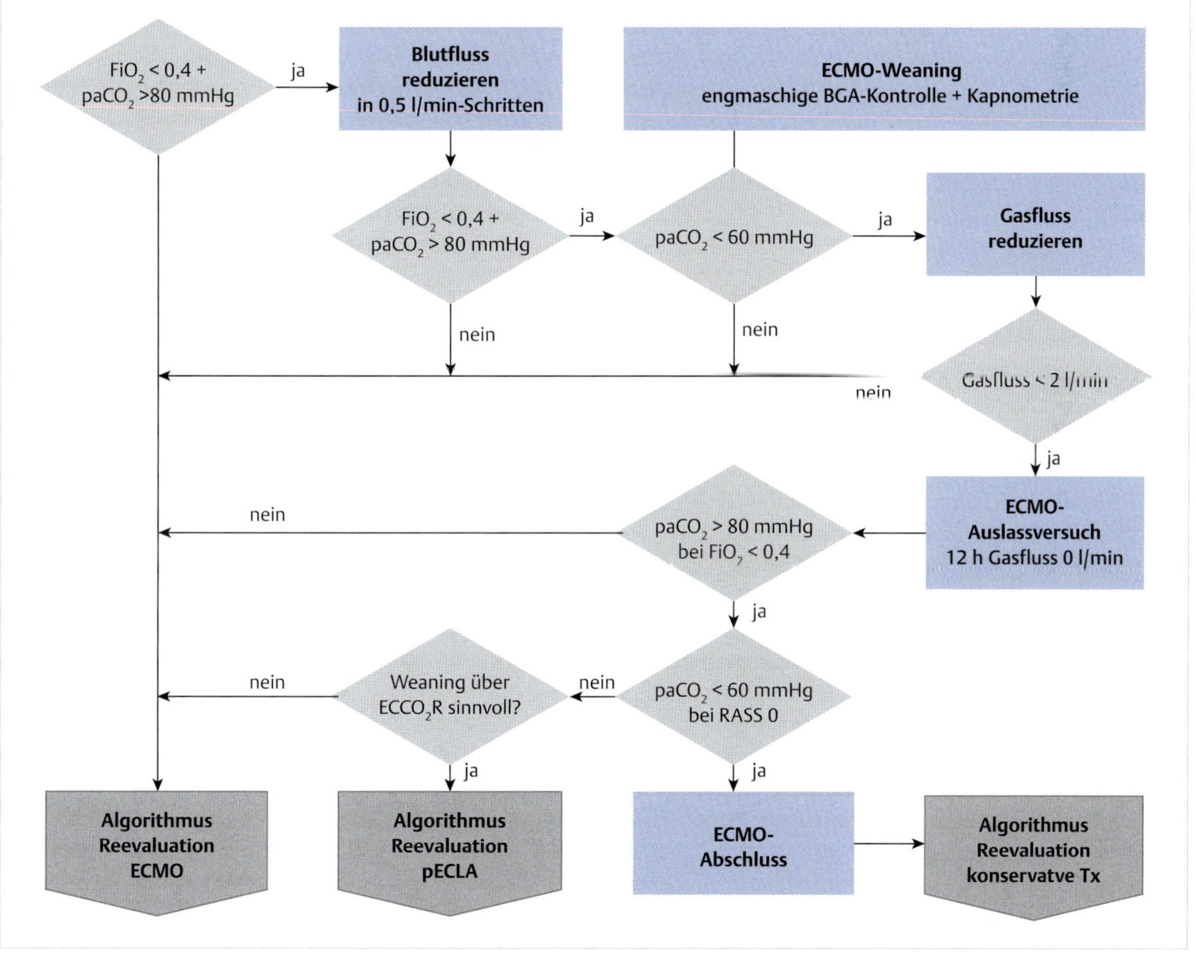

Abb. 23.6 ECMO-Weaning. Algorithmus zur Reduktion des Beatmungsparameter. Zielparameter entsprechend dem Algorithmus konservative Therapie.

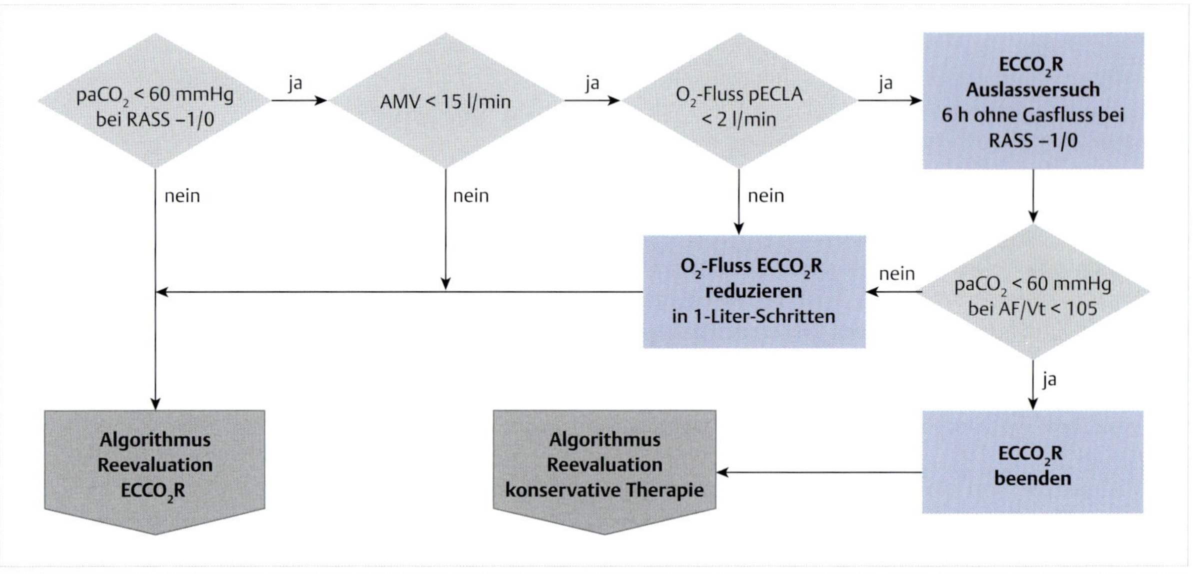

Abb. 23.7 ECLA-Weaning. Algorithmus zur Reduktion der Beatmungsparameter.
primär: Reduktion PIP bis Zile-Vt erreich.
sekundär: PEEP-Reduktion bei guter Oxygenierung.**Cave:** Bei ausgeprägter Fibrose Ziel-Vt u. U. nicht realisierbar dann Reduktion PIP < 30 cmH_2O.

► **$ECCO_2R$.** Unter Beachtung des AMV wird der Gasfluss, sofern der $p_aCO_2 < 60$ mmHg ist, schrittweise reduziert. Ist ein Gasfluss < 2 l/min erreicht, erfolgt für 6 h ein Auslassversuch, und das Verfahren wird beendet, sofern der Patient keinen relevanten Anstieg seiner Atemarbeit zeigt ► Abb. 23.7.

23.4 V-A ECMO für einen Extracorporal Life Support (ECLS)

A. Dobbermann, S. Kirsten, C. Pille, M. Ruß, S. Weber-Carstens

23.4.1 Grundprinzip

Mit Extracorporalen Membranoxygenatoren (ECMO; extracorporeal membrane oxygenation) besteht unter venoarterieller (V-A) Kanülierung seit den 1960er-Jahren eine komplexe technische Möglichkeit, den Gasaustausch und die systemische Perfusion im Falle eines Kreislaufstillstandes temporär sicherzustellen. Die Weiterentwicklung der „Bubble Oxygenatoren“ zu kompakten, transportablen Systemen mit „Membranoxygenatoren“ erlaubt eine prolongierte extrakorporale Unterstützung von Kreislauf und Gasaustausch für Tage bis ggf. Wochen sowie die Etablierung der extrakorporalen Perfusion unter Reanimationsmaßnahmen (eCPR, extracoporeal cardiopulmonary resuscitation) im innerklinischen wie außerklinischen Einsatz (auch extracoporeal life support, ECLS, genannt).

Die periphere V-A ECMO ist keine kausale Therapie, sondern kann die Sicherung der Endorganperfusion ermöglichen, um den sicheren Transport zu gewährleisten („bridge-to-decision/therapy/recovery“). Trotz weltweit steigender Anwendungszahlen, publizierter positiver Einzelfallberichte, Fallserien und Single-Center-Studien mit begrenzter Fallzahl und selektiver Stichprobenauswahl waren die Ergebnisse einer aktuellen randomisierten Multizenterstudie (INCEPTION) zum Einsatz einer eCPR vs. konventioneller Reanimation (ACSL, advanced cardiac life support) im Fall eines außerklinischen Kreislaufstillstandes jedoch hinsichtlich des neurologischen Outcomes ernüchternd.

Die Anwendung einer eCPR wie auch die extrakorporale Unterstützung von hämodynamisch instabilen Patienten mittels V-A ECMO bleiben interdisziplinär getroffene Einzelfallentscheidungen. Die Nutzen-Risiko-Abwägung sollte neben Patientenalter, Vorerkrankungen und natürlich dem Patientenwillen die in ► Abb. 23.8 aufgeführten relativen Indikationen und Kontraindikationen umfassen. Es wird an dieser Stelle betont, dass ein Polytrauma keine generelle Kontraindikation zur ECMO-Therapie ist (bes. V-A oder V-V ECMO nach massivem Thoraxtrauma und z. B. „myocardial stunning“, fortschreitendem Mediastinal-/Weichteilempyhsem trotz suffizienter Drainagen und lungenprotektiver Beatmung, etc.), wohl aber eine nicht kontrollierbare Blutungssituation oder eine große intrakranielle Blutung.

Entscheidungskriterien hinsichtlich einer eCPR/V-A ECMO Anlage
→ Individuelle Fallentscheidung!

Indikationen
- beobachteter Herz-Kreislauf-Stillstand
- no-flow-Zeit ≤ 5 min
- vermutete kardiale Genese, bes. initial defibrillierbarer Herzrhythmus
- geringe low-flow-Zeit ≤ 60min (Zeit bis zur Perfusion)
- durchgehend hochwertige Wiederbelebungsmaßnahmen (effektiver BLS, ACLS)
- reversiblen Ursache des Kreislaufstillstands (u.a. 4H' und HITS: Hypoxie, Hypovolämie, Hypo-/Hyperkaliämie, Hypothermie, Herzbeuteltamponade, Intoxikation, Thromboembolie-Myokardinfarkt, Lungenarterienembolie, Spannungspneumothorax)

Kontraindikationen
- fortgeschrittene Gebrechlichkeit („frailty")
- unbeobachteter Herz-Kreislauf-Stillstand
- no-flow-Zeit ≥ 10min
- inadäquate Wiederbelebungsmaßnahmen (fehlender BLS bis Eintreffen des Rea-Teams, fehlendes $etCO_2$ unter ACLS, etc.)
- Komorbiditäten mit stark reduzierter Lebenserwartung
- kardiale Pathologie mit unwahrscheinlicher Erholung/ Kontraindikation für Herztransplantation/LVAD-Therapie
- vaskuläre Pathologien mit unwahrscheinlicher peripherer Kanülierung (fortgeschrittene PAVK, Aortendissektion mit weitreichender Dissektion)
- hochgradige Aortenklappeninsuffizienz
- prolongierte CPR von > 20 min bei Asystolie (Ausnahmen u.a.: Hypothermie, Intoxikationen)
- CPR >120 min bei persistierendem Kammerflimmern/VT
- niedriger pH-Wert (<6,8)
- hohes Laktat (>180 mg/dl)
- nicht kontrollierbare Blutungssituation
- relevante ICB

Abb. 23.8 Entscheidungskriterien zur eCPR-/V-A ECMO-Therapie in Anlehnung an Michels 2018 [986], Lorusso 2021 [987].

Ist die Entscheidung zur eCPR-/V-A ECMO-Anlage getroffen, muss die extrakorporale Perfusion so zeitnah wie möglich erfolgen (Ziel innerklinische Reanimation: Beginn Kreislaufstillstand bis Etablierung eines suffizienten V-A ECMO-Blutflusses < 30 min).

Für die Etablierung einer V-A ECMO auf den operativen Intensivstationen, der operativen Normalstation, während der Schockraumversorgung von traumatologischen Patienten oder im OP steht das ECMO-Team der operativen Intensivstation des ARDS/ECMO-Zentrums zur Verfügung. Diese SOP bezieht sich nur auf die innerklinische Versorgung in den eben genannten Fällen. Die Versorgung auf den kardiochirurgischen bzw. den internistischen Intensivstationen sind in SOPs der jeweiligen Fachabteilungen abgebildet.

23.4.2 Durchführung eCPR

Der vereinfachte Ablauf für die V-A ECMO-Anlage in den oben aufgeführten Situationen ist in ▶ Abb. 23.9 dargestellt. Ziel ist die Etablierung eines suffizienten ECMO-Blutflusses innerhalb von 30 Minuten ab Beginn des Kreislaufstillstandes.

Im Falle einer frustranen eCPR (ACLS nicht suffizient durchführbar, unmögliche Kanülierung auf Grund der Gefäßsituation, keine Etablierung suffizienter Perfusionsdrücke nach Beginn der V-A ECMO-Therapie mit anhaltendem mittlerem systemischem Blutdruck < 50 mmHg, therapierefraktärer Azidose, etc.) wird interdisziplinär im Team besprochen, wann die Maßnahmen (ACLS wie eCPR) eingestellt werden. Diese Entscheidung ist genauso individuell zu stellen, wie die Entscheidung zum Beginn einer eCPR.

Nach dem Anschluss der Patienten wird unmittelbar interdisziplinär das weitere Prozedere festgelegt.

Operative Patienten werden in Abhängigkeit der Ätiologie des Kreislaufstillstandes und des interdisziplinär festgelegten Prozederes nach ROSC/Etablierung der V-A ECMO primär auf der anästhesiologischen Intensivstation des ARDS/ECMO-Zentrums weiterbehandelt.

Die Verfahren zur extrakorporalen venovenösen Lungenunterstützung sind in der entsprechende SOP (extrakorporale Lungenersatzverfahren) dargestellt.

23.4.3 Materialien

Alle für die eCPR notwendigen Materialien werden kontinuierlich im „ECLS-Interventionswagen" sowie einem „ECLS-Anschlussrucksack/einer Kanülentasche" auf der Intensivstation einsatzbereit vorgehalten. Die Materialien werden durch das alarmierte ECMO-Team zum Patienten gebracht (s. ▶ Abb. 23.9). Ein primäres Mitführen aller Materialien zur eCPR durch das Reanimations-Team der Intensivstation zu jedem „Rea-Alarm" ist auf Grund der vielfältigen Notfälle nicht praktikabel und medizinisch nicht sinnvoll.

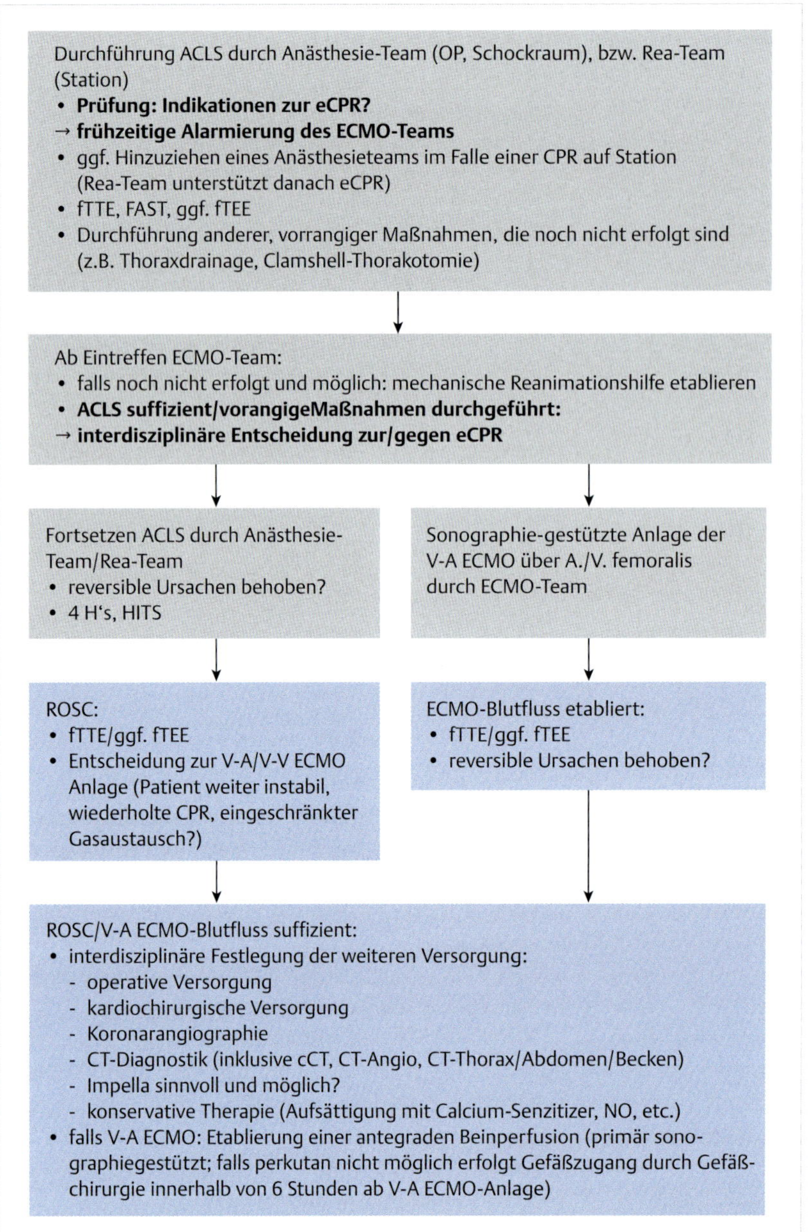

Abb. 23.9 Ablauf einer eCPR im operativen Setting.

23.4.4 Echokardiografie

Bei jedem Patienten sollte vor eCPR eine hämodynamisch fokussierte Echokardiografie (transthorakal und/oder transösophageal) mit den folgenden Fragestellungen durchgeführt werden:

- kardiale Füllungsbehinderung/Perikardtamponde
- Volumenstatus
- globale und regionale systolische linksventrikuläre Funktion
- Zeichen der Rechtsherzbelastung
- hämodynamisch relevantes Vitium
- Hinweis auf intrakardiale Shunts

Kanülengrößen

- V. femoralis: primär 25 oder 23 Fr, 55 cm Länge → Kanülenspitze soll möglichst im rechten Vorhof liegen
- A. femoralis: primär 15 oder 17 Fr, 23 cm Länge → vollständiger Vorschub der Kanüle
- A. femoralis, antegrade Beinperfusion: armierte (knicksichere) 7-Fr-Schleuse
- Adaption an Patientengröße und Gefäßstatus

23.4.5 Praktisches Vorgehen bei der V-A ECMO-Anlage

- Sicherstellung suffizienter ACLS-Maßnahmen, mechanische Reanimationshilfe
- optimale Lagerung des Patienten (ggf. Becken unterpolstern)
- sterile Kautelen
- sonografische Darstellung der Gefäße
- perkutane Punktion der Leistengefäße durch das ECMO-Team unter Sonografie (primär Doppelpunktion einer Seite)
- Seldinger-Technik: Punktion und Platzierung der 0,038-Führungsdrähte
  - im Falle eines Kreislaufstillstandes nur Platzierung der Drähte für die Her- und Rückgabekanüle (Etablierung der antegraden Beinperfusion nach ROSC/Erreichen eines suffizienten ECMO-Blutflusses im Verlauf)
  - Im Falle einer V-A ECMO-Anlage auf Grund eines kardiogenen Schocks mit erhaltenem Kreislauf erfolgt die Anlage der 0,0038-Führungsdrähte sowie eines Drahtes für eine 7-Fr-Schleuse für die antegrade Beinperfusion in das punktierte arterielle Gefäß nach distal.
- ggf. sonografische Darstellung des Führungsdrahtes für die Hergabekanüle in der V. cava inf. transhepatisch
- schrittweise Dilatation
- Vorschub der Hergabekanüle, bis die Kanülenspitze im rechten Vorhof zu liegen kommt (fTTE/fTEE)
- Vorschub der „kurzen" (23 cm) arteriellen Rückgabekanüle „auf Anschlag"
- Dilatation und Vorschub einer 7-Fr-Schleuse nach distal (nur im Fall eines vorliegenden Kreislaufes, sonst im Verlauf)
- Entfernung der Einführhilfe („Kanülenseele") und sorgfältige Entlüftung
- Konnektion des ECMO-Systems unter „Spülung" mittels Blasen-/Perfusorspritze
- Zur Perfusionsaufnahme muss mit einem Vorlauf der Zentrifugalpumpe ein Rückgabedruck generiert werden, der höher ist als der Systemdruck des Patienten (Einstellungen der Zentrifugalpumpe unter gesetzter Klemme post Oxygenator/auf der arteriellen Linie mit > 2500 rpm, dann erst Freigabe der Klemme am System – dieses Manöver verhindert einen „Backflow" mit Pumpenstopp).
- Start nach Anschluss mit einem ECMO-Gasfluss von 2 l/min, FiO_2 am Gasblender initial 1,0
- zügige Anpassung des Gasflusses anhand des p_aCO_2 unter strenger Vermeidung einer Hypokapnie (schlechteres neurologisches Outcome)
- zügige Anpassung der FiO_2 am Gasblender (und der Beatmung) anhand von SpO_2 und p_aO_2 zur Vermeidung supranormaler Sauerstoffpartialdrücke (schlechteres neurologisches Outcome)
- Es gelten primär die Zielwerte etablierter Postreanimationsbehandlung gemäß aktueller Leitlinien mit u. a.:
  - SpO_2 94–98 %
  - p_aO_2 75–100 mmHg
  - p_aCO_2 35–45 mmHg.
  - Temperaturkontrolle (therapeutic temperature management, TTM) mit einer Ziel-Körperkerntemperatur ≤ 36 °C für min. 24 Std. (eine generelle Empfehlung zur Hypothermiebehandlung kann nach negativ verlaufenen Multizenterstudien nicht mehr gegeben werden. Es gilt auch hier eine individuelle Risiko-Nutzen-Abwägung unter strenger Vermeidung von Fieber).
- Eine individualisierte Anpassung der Zielwerte unter u. a. Kontrolle der rechtsventrikulären Funktion ist auf Grund der Ätiologie des Kreislaufstillstandes und der Vorerkrankungen ggf. notwendig (z. B. bei chronischer Hyperkapnie).

Zusätzliches Monitoring unter V-A ECMO

- SpO_2-Messung an der rechten Hand
- **Etablierung einer invasiven Blutdruckmessung an der rechten A. radialis, ggf. rechten A. brachialis nach Anlage der V-A ECMO** (Ziel: Messung von Mitteldruck und p_aO_2/p_aCO_2 „über den Aortenbogen" und damit a. e. der nach kranial abgehenden Gefäße)
- Etablierung einer zerebralen Nah-Infrarot-Spektroskopie (NIRS)

Pathophysiologische Besonderheit an V-A ECMO

Die koronare und zerebrale Perfusion/Oxygenierung/Decarboxylierung an V-A ECMO wird nur bei fehlendem kardialem Auswurf vollständig durch den ECMO-Blutfluss (in Abhängigkeit von der Gefäßsituation) gewährleistet. Nach Einsetzen der kardialen Funktion entsteht ein „Wasserscheidenphänomen" (Harlequin-Syndrom, differential perfusion) an der Grenze von „pulmonal oxygeniertem, kardial gepumptem" Blut zum Blutfluss aus der Rückgabekanüle. In Abhängigkeit von der kardialen Pumpfunktion und des ECMO-Blutflusses wird die „obere" Körperhälfte dann anteilig oder vollständig von Blut versorgt, das über die Aortenklappe gepumpt wird. Eine ausreichende Lungenfunktion ist Voraussetzung für eine suffiziente koronare und zerebrale Sauerstoffversorgung.

II

> **Merke** M!
>
> V-A ECMO-Patienten mit einsetzender kardialer Funktion, die eine gleichzeitige pulmonale Verschlechterung mit unzureichender pulmonaler Sauerstoffaufnahme erleiden, benötigen eine Eskalation der extrakorporalen Unterstützung zur venoarteriovenösen (V-AV) ECMO mit gleichzeitiger arterieller und venöser Blutrückgabe unter differenzierter Blutflussmessung (je venöse und arterielle Rückgabe) und Blutflusseinstellung.

Einstellung der Beatmung unter V-A ECMO

- Nach ROSC/Etablierung eines suffizienten ECMO-Blutflusses wird eine lungenprotektive Beatmung angestrebt mit u. a.:
- FiO_2 soweit möglich < 0,6
- suffizienter PEEP: Einstellung u. a. nach PEEP-/FiO_2-Tabelle des ARDS-Netzwerks, PEEP Trial (cave: hämodynamische Belastung), transpulmonale Druckmessung
- Atemfrequenz: nach Etablierung der V-A ECMO schrittweises Absenken auf 5–8/min (Die Decarboxylierung wird initial über den ECMO-Gasfluss gesteuert; unter ECMO-Weaning muss eine Anpassung der Atemfrequenz erfolgen, s. u.)
- Tidalvolumen: 6 ml/kg KG PBW
- kontinuierliche Anpassung an p_aO_2, p_aCO_2 und pH sowie ECMO-Blut-/Gasfluss im Verlauf

23.4.6 Einstellungen der V-A ECMO

Blutfluss

Der Perfusionsdruck resultiert vor Einsetzen der kardialen Funktion aus ECMO-Blutfluss und Gefäßwiderstand, Volumenstatus, Viskosität und Linienlänge.

- Zielwerte für den initialen ECMO-Blutfluss betragen ca. 55 ml/kgKG/min
- praktisch bedeutet das: Einstellung eines initialen Blutflusses von ca. 4 l/min
- Die Anpassung des Blutflusses sowie der Vasopressorendosis mit einem mittleren arteriellen Blutdruck-(MAD)Ziel von > 60 mmHg und < 80 mmHg (höhere Perfusions-/Blutdrücke erhöhen die kardiale Nachlast)
- Anpassung des ECMO-Blutflusses anhand indirekter Parameter des systemischen Sauerstoffverbrauches (initial SvO_2 > 65 %, im Verlauf SvO_2 > 70 %, fallendes Laktat, regrediente metabolische Azidose) sowie des klinischen Verlaufes (fallende Vasopressorendosis, Diurese)
- Anpassung der Volumentherapie und des ECMO-Blutflusses anhand des klinischen Verlaufes, wiederholter fTTE-Untersuchungen, der Hergabedrücke (Vermeidung von Hergabedrücken ($P_{venös}$) von unter −70 mmHg)
- Bei vorhandenem kardialem Auswurf muss der ECMO-Blutfluss so eingestellt werden, dass eine Pulsatilität der arteriellen Blutdruckmessung erhalten bleibt und im Verlauf der Therapie zunimmt (Nachlastsenkung, Vermeidung einer Thrombenbildung).

Oxygenierung

Die Oxygenierung erfolgt über die V-A ECMO und nach kardialer Rekompensation anteilig über die Lunge.

- Ziel sind „physiologische" Sauerstoffpartialdrücke
- Anpassung der Beatmung, s. o.
- Anpassung der FiO_2 am Sauerstoffblender der V-A ECMO mit dem Ziel eines $P_{post\text{-}Oxygenator}O_2$ von ca. 150 mmHg und von einem p_aO_2 von 75–100 mmHg (gemessen am rechten Arm)

CO_2-Elimination

Die Decaroboxylierung erfolgt initial überwiegend über die V-A ECMO und erst ab Weaning der V-A ECMO und Anpassung der Atemfrequenz vermehrt über die Lunge.

- Einstellung des ECMO-Gasflusses anhand des p_aCO_2 mit dem Ziel der Normokapnie
- Gasflusserhöhung → p_aCO_2 sinkt
- Gasflusserniedrigung → p_aCO_2 steigt (unabhängig von der FiO_2 am Sauerstoffblender!)
- Kontroll-BGA 15 min nach jeder Änderungen des Gasflusses

Gerinnungsmanagement

Standard ist die Verwendung Heparin- oder Phosphorylcholin-beschichteter ECMO-Systeme. Ein Heparinbolus zum ECMO-Anschluss wird in individueller Nutzen-Risiko-Abschätzung appliziert (Trauma vs. STEMI, Blutungs-/Gerinnungssituation während Kanülierung, Lyse appliziert?). Etabliert hat sich in unserer Klinik ein Heparinbolus von ca. 2000 I.E. Heparin für normalgewichtige erwachsene Patienten ohne Blutungskomplikationen. Die kontinuierliche Antikoagulation erfolgt primär mit Argatroban (keine Antithrombinwirkung notwendig). Ein Wechsel auf Heparin muss ggf. auf Grund eines Leberversagens erfolgen.

- Ziel-PTT: 50–70 s oder ACT (Bed-Side) von ca. 180–200 s
- individuelle Anpassung
- pneumatische Venenkompression erwägen
- Unter laufender V-A ECMO sollten 6 EK auf Abruf in der Blutbank verfügbar sein.

- Ein klinisch nicht erklärbarer Verbrauch von Gerinnungsfaktoren und Thrombozyten kann durch ein Clotting des Oxygenators/Thrombenbildung im System verursacht sein.
- Im Falle einer neuen Thrombozytopenie (bes. Abfall > 50 % vom Ausgangswert) muss eine HIT II ausgeschlossen werden (cave: ggf. heparinbeschichtetes System).

Neurologisches Monitoring und neurologische Prognoseabschätzung

- mind. alle 4 h Bestimmung von GCS, Pupillenstatus, Pupillenreflex, Kornealreflex
- frühzeitiges Sedierungs-Weaning zur neurologischen Beurteilbarkeit und Prognoseabschätzung
- orientierend NSE alle 24 Stunden nach Kreislaufstillstand
- Wenn 72 h nach Kreislaufstillstand, bzw. 24 h nach Sedierungsende keine zufriedenstellende neurologische Beurteilbarkeit erreicht ist, sollte die Abschätzung des möglichen Outcomes durch folgende Untersuchungen gestützt werden:
  - NSE 72 h nach Kreislaufstillstand
  - EEG
  - Medianus-SEPs
  - cCT inklusive Bestimmung der „grey-white-matter ratio" (GWR), CT-Angio und CT-Perfusion
  - neurologisches Konsil nach Vorliegen aller Befunde

23.4.7 Allgemeines Management und Hinweise

Allgemein

- sinnvolle Einstellung der Grenzwerte nach jeder Veränderung von z. B. Blutfluss
- regelmäßiger Nullabgleich der Druckmessung des ECMO-Systems ist vom System abhängig (hydrostatische vs. elektrische Druckmessung)
- mindestens 4-stündliche manuelle Spülung des Drucksystems, falls eine hydrostatische Druckmessung erfolgt
- mehrfach tägliche Inspektion des gesamten ECLS-Systems auf (Haar-)Risse, Festigkeit der Konnektoren, Leckagen, Thrombosierungen, Fibrinstraßen (mind. einmal je Schicht)
- tägliche Inspektion der Kanüleneinstichstellen auf Infektionszeichen, Sickerblutungen, sichere Befestigung durch Nähte, Kanülenlage
- Kontrolle der Abpolsterung der Kanülen zur Vermeidung von Druckstellen; eine Lagerung der Patienten ist abhängig von der hämodynamischen Stabilität, die Etablierung eines ECMO-Verfahrens selbst ist keine Kontraindikation zur Lagerung oder Mobilisation.
- klinische Untersuchung auf Perfusion der Extremitäten, vor allem bei arterieller Kanülierung: Sättigung am Zeh ableitbar, Fußpulse tastbar (im Fall kardialen Auswurfes), 2 × /Schicht Kontrolle auf venöse Thrombosen (ggf. Umfangsmessungen, Farbe etc.), ggf. Etablierung einer NIRS-Messung, ggf. Duplexsonografie der Arterien von Unterschenkel und Fuß
- Sicherstellung eines Flusses über die distale Beinperfusion (optisch oder via Ultraschallsensor; es erfolgen keine regelmäßigen Spülungen der Beinperfusion!)

Kontrolle Oxygenator

- 1 × Tag BGA aus einer Blutprobe nach dem Oxygenator nach kurzem „Flushen" (kurzzeitige und zügige Erhöhung des ECMO-Gasflusses auf > 20 l/min für ca. 5 s zum Verdrängen des gasphasenseitigen Wassers aus dem Oxygenator; „Oxy-Test", Ziel: PO_2 post-Oxy/1,0 FiO_2 Gasblender > 300 mmHg)
- 8-stündlich Flush des Oxygenators (kurzzeitiges Erhöhen des Gasflusses auf > 20 l/min für ca. 5 s zur Reduktion von angefallenem Wasser)
- tägliche Inspektion auf Thromben und Fibrinstraßen in Oxygenator und System
- Hinweise auf drohendes Oxygenatorversagen:
  - $P_{post\text{-}Oxygenator}O_2$ < 150 mmHg unter FiO_2 von 1,0 am Blender
  - steigender notwendiger Gasfluss, erhöhter p_aCO_2 in der BGA postOxygenator
  - steigende Drücke vor und sinkende Drücke hinter dem Oxygenator
  - steigende Druckdifferenz über den Oxygenator (delta P)
  - sinkender Blutfluss im System bei konstanter Drehzahl (Cave: auch andere Ursachen möglich)

Laborkontrollen

- Morgenlabor: Blutbild inklusive ICIS, Quick, aPTT, Fibrinogen, Faktor XIII, Haptoglobin, freies Hb, LDH, Leberwerte
- mind. alle 8 h: kleines Blutbild, Quick, aPTT
- mind. alle 48 h: Antithrombin III (nur unter Antikoagulation mit Heparin)

23.4.8 Vorgehen bei Problemen

Ansaugen der Kanüle

- Ursachenabklärung: Volumenmangel (am häufigsten), Kanülenlage korrekturbedürftig, zu hoher Fluss, zu stark negativer Sog in/vor der Hergabekanüle, zu kleine Kanülen, starkes „Pressen" des Patienten
- Reduktion der Drehzahl und langsames erneutes Anheben der Drehzahl

- (cave: bei Unterschreiten des systemischen Druckes ggf. „Backflow"/retrograder Fluss – Klemmen der arteriellen Linie zum „Anfahren" der ECMO, s. o.)
- Optimierung des Volumenstatus
- Blutflussoptimierung (kardiale Rekompensation? – Blutfluss notwendig?)
- Optimierung des Sedierungsregimes, ggf. passagere Relaxierung

Kanülendislokation – Notfall

- sofortiges Klemmen der arteriellen und venösen Linien des Systems, Drehzahl auf 0 rpm fahren
- Blutungsquelle manuell abdrücken
- Eskalation der Beatmung, bes. FiO_2
- Anpassung der Vasopressortherapie und unmittelbare Volumenzufuhr/Transfusion in Abhängigkeit vom geschätzten Verlust
- sonografiegestützte Neuanlage der Kanülen soweit möglich
- ggf. frühzeitige Alarmierung der Gefäßchirurgie/Kardiochirurgie zur Etablierung eines chirurgischen Gefäßzuganges

Pumpendefekt

- umgehende Information an Kardiotechnik
- selektiver Wechsel des Pumpenkopfes
- wenn vorhanden und technisch möglich, Wechsel auf Ersatzdevice
- wenn vorhanden und technisch möglich: Handkurbel-Antrieb, Fluss beachten
- im Fall eines langen Stillstandes: Klemmen des venösen und arteriellen Systems (Thrombosierung!), Wechsel auf ein neues ECMO-System

Luftembolie

- sofortiges Klemmen der arteriellen und venösen Linie des Systems
- Das weitere Vorgehen richtet sich nach Ausmaß der Luftembolie und hämodynamischer Instabilität/Stabilität der Patienten:
  - Evakuierung der Luft über den Oxygenator durch die dafür vorgesehenen Entlüftungsmöglichkeiten
  - Ausklemmen der betroffenen Systemkomponente und gezielter Wechsel (z. B. Pumpenkopf)
  - kompletter Systemwechsel
  - Entfernung des ECMO-Systems (ECMO-Weaning?) und zeitnahe Entfernung der Kanülen

Oxygenatorversagen (Test siehe oben)

Wenn technisch möglich, Wechsel des Oxygenators, sonst kompletter Systemwechsel.

Rechtsherzversagen

- regelmäßige echokardiografische Verlaufsuntersuchungen
- pulmonale Vasodilatation (s. SOP Therapie der sekundären pulmonalarteriellen Hypertonie
- ggf. Eskalation zur V-AV ECMO (s. o.)

23.4.9 Weaning

Innerhalb von 7 Tagen wird täglich entschieden, ob der Patient von der V-A ECMO entwöhnt werden kann. In Abhängigkeit von der klinischen Situation wird nach 24 h mit der neurologischen Evaluation des Patienten begonnen.

- Das Weaning der Kreislaufunterstützung erfolgt nur über den Blutfluss, nicht über Gasfluss oder die FiO_2-Reduktion.
- Voraussetzungen sind eine ausreichende Behandlung der Grunderkrankung, ein „stabiler" pulmonaler Gasaustausch und eine in der fTTE/fTEE ausreichende kardiale Pumpfunktion.
- nach Vorliegen hämodynamischer Stabilität und eines $p_aO_2 > 75$ mmHg (je nach Grunderkrankung) bei einer FiO_2 von 0,45 und einer eingestellten lungenprotektiven Beatmung, Beginn der Reduktion des Blutflusses schrittweise um 0,5 l/min nach klinischem Verlauf (z. B. alle 12 Stunden)
- nach Erreichen von p_aCO_2-Werten < 55 mmHg (je nach Grunderkrankung) schrittweise Senkung des Gasflusses um 0,5 l/min unter Anpassung der Beatmung, bes. Atemfrequenz (z. B. alle 12 Stunden)
- Nach Erzielen eines Blutflusses von 1,5 l/min und eines Gasflusses von < 2 l/min kurzzeitige Reduktion des Blutflusses (Minuten) unter kontinuierlicher Echokontrolle und Entscheidung, ob die V-A ECMO explantiert werden kann.
- Steht die Indikation zur Explantation der V-A ECMO, erfolgt die Planung für z. B. den nächsten Tag und der ECMO-Gasfluss wird komplett pausiert (keine Oxygenierung/Decarboxylierung über die ECMO); der Blutfluss wird auf Grund des Thrombembolierisikos bei 1,5 l/min bis zum Moment der Explantation belassen.

Merke **M!**

Deutlich erhöhtes Thrombembolierisiko unter niedrigen Blutflüssen. Minimaler ECMO-Fluss: ca. 1,5 l/min; sorgfältige Beachtung der Antikoagulation, ggf. Anpassung der Antikoagulation.

- Die Entfernung der arteriellen Kanüle und der Schleuse zur antegraden Beinperfusion erfolgt primär gefäßchirurgisch. Dazu besteht eine eigene SOP zwischen den

Intensivstationen des ARDS/ECMO-Zentrums und der Gefäßchirurgie. Klärung, ob die venöse Kanüle unter Verwendung eines Kompressionsdevices (z. B. Femo-Stop) gezogen oder unmittelbar in derselben OP durch die Kolleg*innen der Gefäßchirurgie entfernt wird.

23.4.10 ECLS-Checkliste

Diese Checklist muss einmal täglich abgearbeitet werden und alle Items müssen mit „ja“ beatwortet werden. Ist dieses nicht der Fall, oder bei Unklarheiten, wird sofort der Arzt hinzugezogen.

Inspektion System

- System am Strom?
- Gasfluss anliegend? Konnektion der Gasschläuche fest?
- Wärmetauscher angeschlossen und korrekt eingestellt?
- System (Pumpe, Oxygenator frei von (Haar-)Rissen?
- Keine Zeichen von Thrombosierung?
- Sind alle Konnektoren fest?
- Sind alle Luer-Lock-Anschlüsse mit einem Kombistopper versehen?
- Alle 3-Wege-Hähne fest?
- Handkurbel, Ersatzantrieb einsatzbereit?
- Set an Klemmen am System (Klemmen der Linien im Notfall)?

Druckmesssystem

- Druckbeutelfüllstand ausreichend und Druck 350–400 mmHg?
- Alle Messlinien blutfrei?
- Druckmesssystem gespült?
- Nullabgleich der Druckaufnehmer erfolgt (nicht bei allen Systemen notwendig)?
- Druckgrenzen eingestellt?
- P1 vor der Pumpe: −100 mmHg?
- P3 nach Oxygenator + 250 mmHg?

Flussmesssystem

- Flussmesser nach Oxygenator?
- Flussgrenzen richtig eingestellt?
- Flow min: 1,5 l/min (Abhängig von Pat. und Flow)?
- Flox max: 7,0 l/min?

Kanülen

- System knickfrei?
- Kanülierungsstellen frei von Entzündungszeichen?
- Befestigung/Annaht der Kanülen ok?
- Kanülenlage-Markierungen ok?
- ECMO-/ECLS-Schläuche patientennah abgepolstert, um Druckstellen zu vermeiden?

23.4.11 Literatur

[981] Kennedy JH. The role of assisted circulation in cardiac resuscitation. JAMA 1966; 197(8): 615–8

[982] Kolobow T, Zapol WM, Sigman RL, Pierce J. Partial cardiopulmonary bypass lasting up to seven days in alert lambs with membrane lung blood oxygenation. J Thorac Cardiovasc Surg 1970; 60(6): 781–8

[983] Yannopoulos D, Bartos J, Raveendran G, Walser E, Connett J, Murray TA, et al. Advanced reperfusion strategies for patients with out-of-hospital cardiac arrest and refractory ventricular fibrillation (ARREST): a phase 2, single centre, open-label, randomised controlled trial. Lancet 2020; 396(10 265): 1807–16

[984] Suverein MM, Delnoij TSR, Lorusso R, Brandon Bravo Bruinsma GJ, Otterspoor L, et al. Early Extracorporeal CPR for Refractory Out-of-Hospital Cardiac Arrest. N Engl J Med. 2023; 388(4): 299–309

[985] Ostadal P, Rokyta R, Karasek J, Kruger A, Vondrakova D; ECMO-CS Investigators et al. Extracorporeal Membrane Oxygenation in the Therapy of Cardiogenic Shock: Results of the ECMO-CS Randomized Clinical Trial. Circulation 2023; 147(6): 454–64

[986] Michels G, Wengenmayer T, Hagl C, Dohmen C, Böttiger BW, Bauersachs J, et al. Recommendations for extracorporeal cardiopulmonary resuscitation (eCPR) : Consensus statement of DGIIN, DGK, DGTHG, DGfK, DGNI, DGAI, DIVI and GRC. Anaesthesist 2018; 67(8): 607–16

[987] Lorusso R, Shekar K, MacLaren G, Schmidt M, Pellegrino V, Meyns B, et al. ELSO Interim Guidelines for Venoarterial Extracorporeal Membrane Oxygenation in Adult Cardiac Patients. ASAIO J 2021; 67(8): 827–44

[988] Richardson ASC, Tonna JE, Nanjayya V, Nixon P, Abrams DC, Raman L, et al. Extracorporeal Cardiopulmonary Resuscitation in Adults. Interim Guideline Consensus Statement From the Extracorporeal Life Support Organization. ASAIO J 2021; 67(3): 221–8

[989] Ried M, Bein T, Philipp A, Müller T, Graf B, Schmid C, et al. Extracorporeal lung support in trauma patients with severe chest injury and acute lung failure: a 10-year institutional experience. Crit Care 2013; 17(3): R110

[990] Nolan JP, Sandroni C, Böttiger BW, Cariou A, Cronberg T, Friberg H, et al. European Resuscitation Council and European Society of Intensive Care Medicine Guidelines 2021: Post-resuscitation care. Resuscitation 2021; 161: 220–69

[991] Sandroni C, Nolan JP, Andersen LW, Böttiger BW, Cariou A, Cronberg T, et al. ERC-ESICM guidelines on temperature control after cardiac arrest in adults. Intensive Care Med 2022; 48(3): 261–9

[992] Rupprecht L, Lunz D, Philipp A, Lubnow M, Schmid C. Pitfalls in percutaneous ECMO cannulation. Heart Lung Vessel 2015; 7(4): 320–6

23.5 Pulmonaler Hypertonus bei ARDS

M. Menk, S. Weber-Carstens

23.5.1 Pathophysiologie

Die gestörte hypoxische-pulmonale Vasokonstriktion (HPV) in Verbindung mit Hyperkapnie, einer Obstruktion des Gefäßbettes durch eine persistierende, endotheliale Inflammationsreaktion und Atelektasen, sowie die Aktivierung verschiedener Mediatoren und der intravasalen Gerinnungskaskade führen beim schweren ARDS regelhaft zur Entwicklung einer pulmonal-arteriellen Hypertonie (PHT). Auch andere Mechanismen, wie die Ausbildung einer Azidose oder die Steigerung des HZV (z. B. in der Sepsis), tragen zu einer Steigerung des pulmonal-arteriellen Druckes bei.

23

Tab. 23.10 Wichtige pharmakokinetische und -dynamische Eigenschaften der bei PHT eingesetzten Substanzen.

Substanz	Wirkmechanismus	Dosierung	Halbwertszeit	Kontraindikationen	Nebenwirkungen	Besonderheiten
iNO	Relaxation glatter Muskelzellen, Hemmung der Thrombozytenaggregation	5–40 ppm p. inhal.	wenige Sekunden	absolut: Methämoglobinämie relativ: schweres Linksherzversagen, Gerinnungsstörungen, intrakranielle Blutungen	Rebound-Phänomen nach abruptem Absetzen der Therapie, Toxizität (ab 200 ppm), Gerinnungsstörungen und Thrombozyteninteraktionen möglich	Monitoring von NO und NOx unerlässlich
iProstacyclin (Ventavis)	Dilatation von Arteriolen und Venolen, Hemmung der Thrombozytenaggregation	2,5–5 µg p. inhal.	20–30 min	schwere KHK, frischer Myokardinfarkt, dekompensierte Herzinsuffizienz, schwere kardiale Arrhythmien, Schwangerschaft und Stillzeit	systemischer Blutdruckabfall, periphere Ödeme, Blutungsneigung, Bronchospasmus, Flush, Diarrhö, Erbrechen	**Cave:** Shuntzunahme möglich
Sildenafil (Revatio)	Hemmung der Phosphodiesterase (PDE5) mit folgender pulmonaler (genitaler) Vasodilatation	3 × 20 mg p. o.	4 h	gleichzeitige Gabe von Nitraten, ischämische Optikusneuropathie, schwere Leberfunktionsstörungen, frischer Myokardinfarkt	Flush, Diarrhö, Anämie, Retinablutungen, Erythem, Priapismus, Fieber, Hypakusis	**Cave:** Shuntzunahme möglich
Ambrisentan (Volibris)	kompetitiver Antagonismus an Endothelin-1A-Rezeptoren	1 × 5–10 mg p. o.	15 h	mittelschwere bis schwere Leberfunktionsstörungen (CHILD B/C), gleichzeitige Anwendung von Ciclosporin A, Schwangerschaft und Stillzeit	Flush, Anämie, systemischer Blutdruckabfall, Lebertoxizität, Ödeme, Erytheme	**Cave:** Shuntzunahme möglich, Monitoring ASAT/ALAT bei Lebertoxizität nötig, starker CYP-Induktor

Die konsekutive, akute Rechtsherzbelastung äußert sich in klinischen Zeichen wie Tachykardie, Dilatation des rechten Vorhofes und Ventrikels, septaler Dyskinesie sowie in eingeschränkter Füllung des linken Ventrikels. Eine therapierefraktäre rechtsventrikuläre Insuffizienz kann zum Rechtsherzversagen voranschreiten und die Prognose des Patienten beeinträchtigen. Während venovenösen ECMO-Therapie und schwerer Rechtsherzbelastung im ARDS limitiert die resultierende Rezirkulation von Blut aus der Rückgabekanüle in die Drainagekanüle auch die Effizienz der ECMO-Therapie.

23.5.2 Therapie

Substanzen

Die Applikation pulmonaler Vasodilatanzien kann den pulmonal-arteriellen Druck senken, den intrapulmonalen Shunt verringern und die Rechtsherzbelastung reduzieren. Verschiedene Medikamente stehen für eine pulmonale Vasodilatation zur Verfügung, die per inhalationem (iNO, iProstacyclin), intravenös (Prostacycline, PDE-5-Hemmer wie Sildenafil) oder per os (Endothelinrezeptorantagonisten wie Ambrisentan, Sitaxentan, Bosentan; PDE-5-Hemmer wie Sildenafil) appliziert werden können (▶ Tab. 23.10).

Entfaltet ein Vasodilatator sowohl in ventilierten als auch nicht ventilierten Lungenarealen seine Wirkung, kann dieser zwar den pulmonal-arteriellen Druck senken, aber auch zu einer Zunahme des intrapulmonalen Rechts-links-Shunts und damit zu einer Verschlechterung der Oxygenierung mit einem Abfall der Sauerstoffsättigung des arteriellen Blutes führen. Eine selektive Vasodilatation nur in ventilierten Lungenarealen ist nur durch inhalativ verabreichte Medikamente zu erreichen.

Eine unmittelbare Metabolisierung bzw. Inaktivierung einer inhalativ verabreichten, vasodilatativ wirksamen Substanz führt nicht zur systemarteriellen Vasodilatation mit Abfall des MAP (selektiver Vasodilatator, z. B. iNO). Die Selektivität einer Substanz kann von der verabreichten Dosis abhängig sein (z. B. Prostacyclin). Hohe Konzentrationen von dilatativ wirksamen Medikamenten, die auch eine Vasodilatation im Kapillarbett von benachbarten Alveolen auslösen, die nicht aber ventiliert werden, können auch auf diesem Wege zu einer Shuntzunahme führen. Bereits maximal dilatierte Kapillaren (z. B. septischer Schock) können nicht weiter dilatiert werden (Non-Responder). Die Response auf den pulmonalen Vasodilatator kann sich im Verlauf einer intensivmedizinischen Behandlung ändern (erfolgreiche Sepsistherapie, Vasokonstriktoren, Vergrößerung der Gasaustauschfläche durch z. B. Rekrutierung zuvor atelektatischer Bereiche). Typischer Vertreter einer selektiven pulmonalen Vasodilatation ist inhalativ verabreichtes NO.

Merke **M!**

Keine der genannten Substanzen ist derzeit für die Behandlung des akuten Lungenversagens des Erwachsenen zugelassen, auch wenn Verbesserungen der Oxygenierung z. B. für iNO gut belegt sind. Ihr Einsatz bei erwachsenen Patienten mit ARDS erfolgt daher im „Off-Label Use". Eine strenge Indikationsstellung für diese supportive Therapie ist erforderlich.

Kombinationstherapie

Das Standardmedikament für die Reduktion gesteigerter Ventilations-Perfusions-Heterogenität, des pulmonalen Hypertonus und der Rechtsherzinsuffizienz bei Patienten mit ARDS ist iNO. Bei nicht ausreichender Wirkung von iNO als Monotherapie kommt eine Zweifachtherapie mit inhalativen Prostacyclinen oder mit Ambrisentan infrage (siehe Algorithmus). In Ausnahmefällen kommt eine Kombinationstherapie mit Sildenafil infrage. Dreifachkombinationen sind kein Standard und kommen nur in seltenen Ausnahmefällen nach Rücksprache mit Oberarzt bzw. der Klinikleitung in Betracht.

Therapiealgorithmus

Siehe ▶ Abb. 23.10.

Voraussetzungen

Voraussetzung für die Anwendung dieser SOP ist das Vorliegen eines ARDS mit begleitender, pulmonaler Hypertonie (mPAP > 25 mmHg) oder Zeichen der Rechtsherzbelastung im TTE/TEE oder stark eingeschränkter Oxygenierung trotz adäquater Beatmungseinstellungen.

Therapiestandard iNO

Inhalativ verabreichtes NO stellt das Standardmedikament zur supportiven Pharmakotherapie des pulmonalen Shunts, des pulmonal-arteriellen Hypertonus und einer begleitenden Rechtsherzinsuffizienz dar (Evidenzlevel C). Die initial verabreichte Dosis beträgt 1–40 ppm und richtet sich nach dem vorrangigen Ziel der Therapie. Dosierungen von 1–10 ppm sind in der Regel für eine Reduktion der Shuntfraktion und zur Verbesserung der Oxygenierung zielführend. Zur Senkung des mittleren pulmonal-arteriellen Druckes (mPAP) sind in der Regel höhere Dosierungen von 20–60 ppm nötig (▶ Abb. 23.11)

Vorsicht ist bei Applikation höherer Dosierungen von iNO geboten. Es besteht das Risiko einer vermehrten Bildung von Methämoglobin. Da Methämoglobin durch die normale periphere Messung der Sauerstoffsättigung nicht als solches erkannt wird (sondern als oxygeniertes Hämoglobin), sind bei der Anwendung von iNO immer arterielle Blutgasanalysen vorgeschrieben. Diese müssen an einem Blutgasanalysator mit erweiterter Ko-Hämoximetrie (z. B. CO- und Methämoglobin) durchgeführt werden.

iNO gelangt von der Alveole in die angrenzende Kapillare und dilatiert diese (▶ Abb. 23.12). Unmittelbar nach Kontakt mit Hämoglobin im pulmonalen Gefäß wird iNO an Hämoglobin gebunden und inaktiviert. Der systemarterielle Blutdruck wird durch diese unmittelbare Inaktivierung von iNO und die sich dadurch ergebende kurze Halbwertszeit nicht verändert.

Die durch iNO ausgelöste, selektive pulmonale Vasodilatation, das praktische Fehlen systemischer, hämodynamischer Nebenwirkungen und die kurze Halbwertszeit stellen wesentliche Vorteile von iNO gegenüber anderen Substanzen dar. Obwohl zahlreiche Studien positive Effekte von iNO hinsichtlich einer verbesserten Oxygenierung belegen, ist ein Überlebensvorteil für Patienten mit akutem Lungenversagen bislang nicht gezeigt.

Der pharmakodynamische Effekt von iNO kann intraindividuell verschieden sein oder ganz fehlen (Responder = ca. 80 % der Patienten versus Non-Responder = ca. 20 % der Patienten). Als unerwünschte Wirkung kann es zur Methämoglobinbildung kommen (s. o.), ebenfalls besteht die Möglichkeit der Bildung von reaktiven Metaboliten (NOx) im Zusammenhang mit hohen inspiratorischen Sauerstoffkonzentrationen und die damit verbundene Möglichkeit der Induktion einer Proliferation pulmonaler Fibroblasten und Nephrotoxizität.

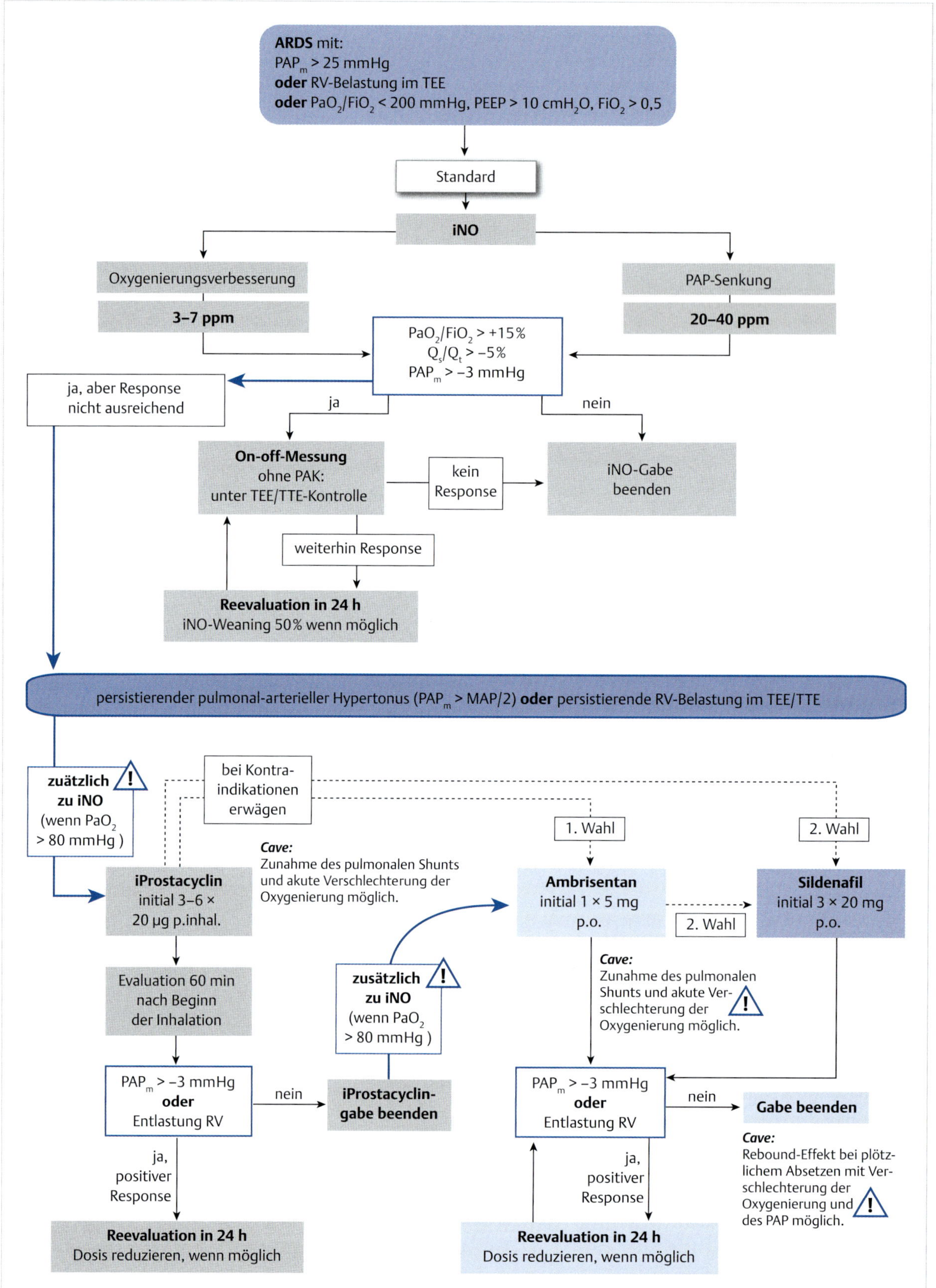

Abb. 23.10 Algorithmus zur Therapie der pulmonal-arteriellen Hypertonie (PAH).

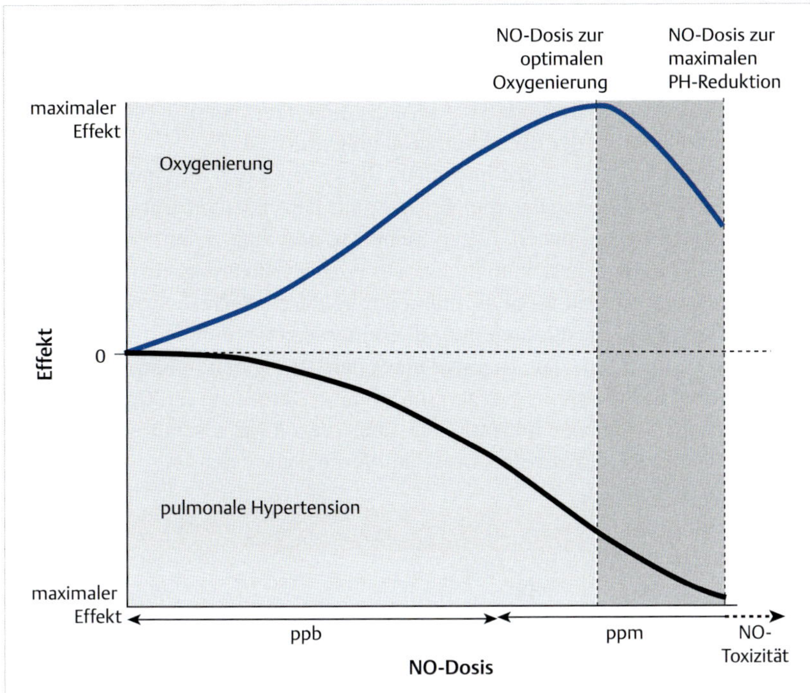

Abb. 23.11 Dosis-Wirk-Beziehung von iNO im ARDS. [1017]

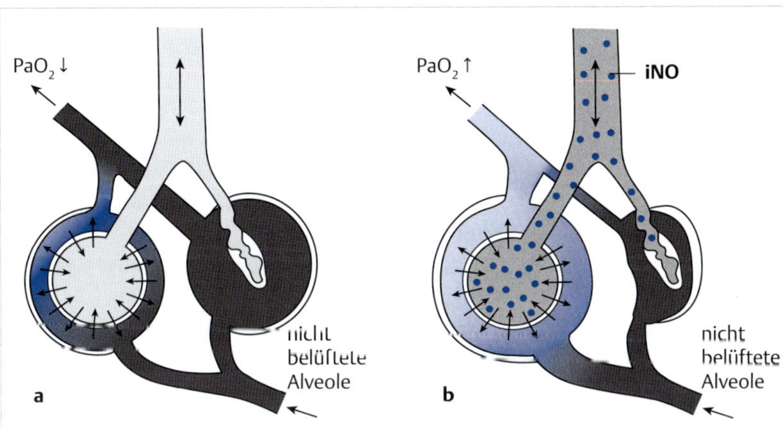

Abb. 23.12 Gasaustausch.
a Nicht ventilierte, aber perfundierte Alveolen tragen nicht zum Gasaustausch bei. Es kommt zu einer Zunahme des intrapulmonalen Rechts-links-Shunts mit Verschlechterung des p_aO_2.
b iNO gelangt nur in ventilierte Bereiche und führt hier zu einer Dilatation der Kapillaren. In der Folge kommt es zu einer relativen Blutflussänderung in ventilierte Bezirke mit Abnahme des Shunts, Verbesserung der Oxygenierung entsprechend einer Zunahme des p_aO_2.

23

Praxis

Zu beachten

Indikationen für inhalativ verabreichtes NO sind ein nachgewiesener positiver Response, d. h.:

- die mittels PAK nachgewiesene Reduktion des mittleren pulmonal-arteriellen Drucks (mPAP > –3 mmHg) *oder*
- eine mit TEE/TTE nachgewiesene Verbesserung der Rechtsherzfunktion *oder*
- eine relevante Verbesserung der Oxygenierung (p_aO_2/F_iO_2 + 15 %) entsprechend einer Verminderung des intrapulmonalen Shunts (Qs/Qt > –5 %)

Wird ein positiver Effekt auf Oxygenierung oder pulmonal-arteriellen Druck nachgewiesen, so kann eine Verabreichung bei weiterhin bestehender Indikation erfolgen.

Der Effekt von iNO auf die pulmonale Gefäßstrombahn ist zeitlich nicht konstant, sondern kann sich im Verlauf des Krankheitsbildes abhängig von belüfteter Gasaustauschfläche und dem Zustand der pulmonalen Gefäßstrombahn ändern. Der vorbestehende Vasomotorentonus der Pulmonalkapillaren entscheidet über den Grad der Wirksamkeit einer Vasodilatation. Durch eine vorbestehende ausgeprägte Vasodilatation ist der fehlende Response auf iNO erklärbar (bis zu 40 % der ARDS-Patienten). Ändert sich im Verlauf der Therapie die Größe der Gasaustauschfläche, z. B. durch Abnahme von Infiltraten oder Rekrutierung von zuvor atelektatischen Lungenarealen, so ist auch eine veränderter bzw. neu auftretender klinischer Response auf iNO möglich.

Deshalb soll eine tägliche Re-evaluation der Effekte von iNO erfolgen. Hierzu dient die On-Off-On-Messung bzw. Off-On-Off-Messung. Zur Vergleichbarkeit der Ergebnisse wird die Messung bei einer F_iO_2 von 1,0 durchgeführt. Nach einer Adaptationszeit von jeweils 15 min werden p_aO_2 und/oder mPAP (TEE/TTE/PAK) unter der Gabe von × ppm iNO bzw. 0 ppm NO gemessen (z. B. 20–0–20 ppm NO).

Ist eine positive Response nach oben genannten Kriterien auch mit geringerer NO-Konzentration erreichbar (z. B. 20–0–20 – 10), so ist das NO-Weaning zu beginnen und die Gabe mit geringerer Dosis fortzusetzen. In der Regel erfolgt eine Reduktion der Dosis um 50 % vom Ausgangswert. Ist ein Effekt von iNO in der On-Off-On-Messung nicht mehr nachweisbar oder hat bereits die initiale Gabe keinen Effekt auf die genannten Parameter, so ist die iNO-Gabe zu beenden.

Merke M!

Nach längerer Anwendung ist nach plötzlichem Absetzen der Therapie eine Zunahme des pulmonal-arteriellen Druckes, eine Verschlechterung der Rechtsherzfunktion und der Oxygenierung denkbar (Rebound-Phänomen, siehe NO-Weaning). Während der gesamten Anwendungsdauer von iNO ist die Messung der Konzentration von NOx notwendig. Der Gehalt an Methämoglobin im Blut wird täglich in der arteriellen Blutgasanalyse überwacht.

Eskalation der Therapie: Prostacyclin inhalativ (iProstacyclin)

Bleibt die Standardtherapie mit inhalativem NO ohne bzw. mit nicht ausreichendem Effekt für den Patienten, so ist inhalativ verabreichtes Prostacyclin (Iloprost, Ventavis) als Kombinationspartner als Mittel der Wahl zu erwägen. Voraussetzung hierfür ist ein persistierender pulmonaler Hypertonus, der trotz Therapiemaßnahmen über der Hälfte des mittleren systemarteriellen Druckes liegt (mPAP > MAP/2) und/oder persistierende Zeichen der Rechtsherzbelastung im TEE/TTE.

Outcomestudien, die systematisch die Anwendung von inhalativem Prostacyclin bei Patienten mit ARDS untersuchen, liegen nicht vor, allerdings konnte in Einzelfallberichten inhalatives Prostacyclin erfolgreich zur Behandlung eines therapierefraktären Rechtsherzversagens bei Patienten mit ARDS eingesetzt werden.

Zur Therapie eines persistierenden pulmonalen Hypertonus werden initial hohe Dosen von je 20 µg alle 4–8 h per inhalationem über etwa 15 min verabreicht. Hierbei wird ein Ultraschall-Vernebler verwendet.

Praxis

Tipp

Die Selektivität von inhalativem Prostacyclin ist weit geringer als die von iNO. Dies beruht zum einen auf einer längeren Halbwertszeit des Medikamentes, die eine Diffusion in benachbarte, nicht ventilierte Areale ermöglicht, zum anderen auf der schlechteren intrapulmonalen Distribution von vernebeltem Prostacyclin im Vergleich zu gasförmigem NO. Durch eine Zunahme des intrapulmonalen Rechts-links-Shunts ist eine akute Verschlechterung der Oxygenierung möglich. Bei ARDS-Patienten mit marginalem Gasaustausch (p_aO_2 < 80 mmHg) sollte iProstacyclin deshalb nicht angewendet werden.

Aus dem gleichen Grund wird die intravenöse Gabe von Prostacyclinen zurückgestellt. Ebenso ist bei der Anwendung zu beachten, dass Prostacyclin auch den systemischen Blutdruck senken kann; auch dann, wenn es inhalativ verabreicht wird.

Analog zu iNO ist die Wirksamkeit von iProstacyclin auf die Oxygenierung, mPAP und/oder rechtsventrikuläre Funktion regelmäßig zu evaluieren. Hierzu wird eine Off-On-Messung bei einer F_iO_2 von 1,0 eine Stunde nach Beginn der Vernebelung von iProstacyclin durchgeführt. Erfüllt die Therapie nicht den geforderten Response (mPAP > –3 mmHg, p_aO_2/F_iO_2 > + 15 %, Verbesserung der RV-Funktion im TTE/TEE), so ist die iProstacyclingabe zu beenden.

Endothelin-1-Rezeptorantagonisten

Endothelin-1-Rezeptorantagonisten (ERA) hemmen kompetitiv an Endothelin-1A- und -1B-Rezeptoren die Endothelin-1-(ET-1)-vermittelte Vasokonstriktion, Inflammation und Fibroproliferation in der pulmonalen Strombahn. Sie sind für die primäre Behandlung der pulmonalarteriellen Hypertonie (PAH) zugelassen und führen bei diesen Patienten zu einer deutlichen Senkung von Morbidität und Mortalität (Evidenzgrad A). Daten für ARDS-Patienten liegen nicht vor. In verschiedenen tierexperimentellen ARDS-Modellen konnten jedoch Vorteile einer ET-1-Blockade bei akutem Lungenversagen aufgezeigt werden. Aus einer selektiven Blockade des ET-1A-Rezeptors ergeben sich Vorteile. Antiinflammatorische, vasodilatierende und antiproliferative Effekte des ET-1B-Rezeptors werden nicht antagonisiert (▶ Abb. 23.13).

Selektive ET-1A-Rezeptorantagonisten wie Sitaxentan oder Ambrisentan sind für alle Schweregrade der PAH ab NYHA II zugelassen. Ambristentan hat dabei aufgrund geringerer Hepatotoxizität ein vorteilhafteres Nebenwirkungsprofil als Sitaxentan. Ambrisentan ist deshalb als Mittel der Wahl zu erwägen bei Patienten, die nicht oder nur unzureichend auf eine Therapie mit iNO und/oder iProstacyclin ansprechen. Voraussetzung ist ein persistierender pulmonaler Hypertonus, der trotz Therapiemaßnahmen über der Hälfte des mittleren systemarteriellen Druckes liegt (mPAP > MAP/2) und/oder persistierende Zeichen der Rechtsherzbelastung im TEE/TTE.

Die Gabe erfolgt mit initial 1 × 5 mg p. o. und kann im Verlauf auf 1 × 10 mg p. o. gesteigert werden.

Die klinische Wirksamkeit von Ambrisentan wird nach 24–48 h der Therapie evaluiert. Bei Fehlen eines positiven Response (mPAP > –3 mmHg, p_aO_2/F_iO_2 > + 15 %, deutliche Verbesserung der RV-Funktion) 1 h nach Applikation p. o. ist die Ambrisentangabe zu beenden.

Merke **M!**

Ambrisentan ist wie alle Endothelinantagonisten ein unselektiver pulmonaler Vasodilatator. Durch eine Zunahme des intrapulmonalen Rechts-links-Shunts ist eine dosisabhängige Reduktion der Oxygenierung möglich, die aufgrund der langen Halbwertszeit über mehrere Stunden anhalten kann. Bei ARDS-Patienten mit marginalem Gasaustausch (p_aO_2 < 80 mmHg) ist die Anwendung nur in Absprache mit dem OA einzuleiten. Diese dosisabhängige nichtselektive pulmonale Vasodilatation kann zum systemarteriellen Blutdruckabfall führen.

Nach längerer Anwendung ist nach plötzlichem Absetzen der Therapie eine Zunahme des pulmonal-arteriellen Druckes, eine Verschlechterung der Rechtsherzfunktion und der Oxygenierung möglich. Eine langsame Dosisreduktion bis zum Beenden der Therapie wird dabei empfohlen. Bei Anwendung von Endothelinantagonisten sind wegen möglicher Hepatotoxizität regelmäßige Kontrollen der Transaminasen notwendig.

Sildenafil

Wegen seiner vasodilatierenden und antiinflammatorischen Eigenschaften erscheint Sildenafil (Revatio) geeignet zur Anwendung bei ARDS-Patienten. Die Substanz senkt den pulmonal-arteriellen Druck und kann zur Verbesserung der rechtsventrikulären Funktion beitragen.

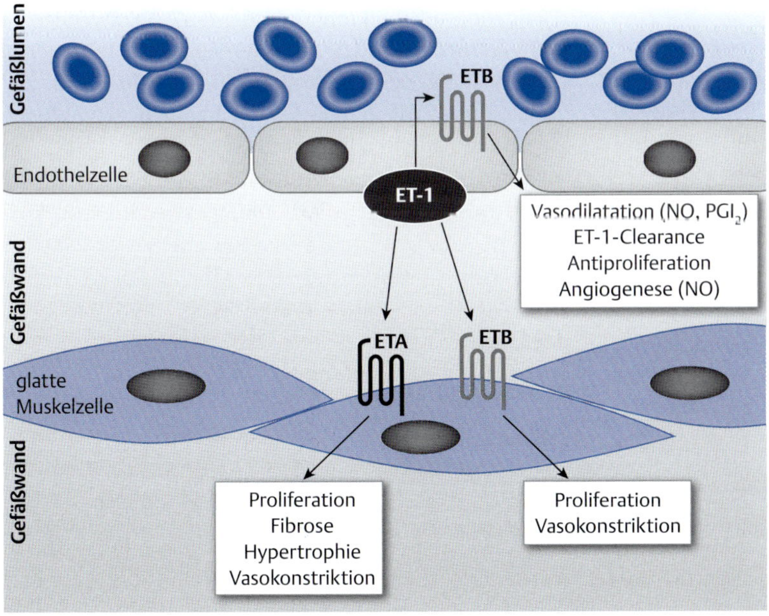

Abb. 23.13 Endothelin-1 am Gefäß. Endothelin-1A- und -1B-Rezeptoren sind an unterschiedlichen Stellen des Endothels und der Gefäßwand lokalisiert. ET-1A-Rezeptoren vermitteln an glatten Muskelzellen der Gefäßwand Vasokonstriktion, Hypertrophie und Fibrose, während über ET-1B-Rezeptoren auf Endothelzellen eine Vasodilatation vermittelt wird (ET-1 = Endothelin-1, ETA = Endothelin-1A-Rezeptor, ETB = Endothelin-1B-Rezeptor, NO = „nitric oxide“, PGI2 = Prostacyclin).

Sildenafil ist für Patienten mit primärer PAH für alle Schweregrade ab NYHA III als primäre Therapie zugelassen (Evidenzgrad A).

Sildenafil kommt bei ARDS-Patienten mit therapierefraktärem pulmonal-arteriellem Hypertonus und begleitender therapierefraktärer Rechtsherzinsuffizienz zum Einsatz, wenn z. B. eine Therapie mit Endothelinantagonisten kontraindiziert ist. Die Gabe erfolgt mit initial 3 × 20 mg p. o.

Bei Fehlen eines positiven Response (mPAP > –3 mmHg, p_aO_2/F_iO_2 > + 15 %, deutliche Verbesserung der RV-Funktion) 1 h nach Applikation p. o. ist die Sidenafilgabe zu beenden.

Merke **M!**

Der Wirkmechanismus von Sildenafil beruht auf einer **unselektiven** Dilatation der Pulmonalgefäße. Es kann zu einer Zunahme des intrapulmonalen Rechts-links-Shunts mit akuter Verschlechterung der Oxygenierung kommen. Bei Patienten mit marginalem Gasaustausch sollte Sildenafil deshalb nur in Absprache mit dem OA zur Anwendung kommen. Relevante Nebenwirkungen wie ein Abfall des systemischen Blutdruckes sollten bei der Anwendung ebenfalls berücksichtigt werden.

In einer Observationsstudie bei 10 ARDS-Patienten mit portopulmonalem Hypertonus verbesserte Sildenafil zwar den pulmonal-arteriellen Druck, es kam allerdings zur Verschlechterung der Oxygenierung mit Abfall des p_aO_2.

Dokumentation

Für jeden Patienten, der eine der genannten Substanzen im Off-Label-Use zur supportiven Pharmakotherapie im ARDS erhält, ist ein Dokumentationsformular auszufüllen. Ebenso ist im PDMS der Einsatz der Medikation mit Angabe der Diagnose zu begründen und zu dokumentieren.

23.6 ARDS und Alkoholkrankheit

A. Goldmann, M. Kastrup, M. Krebs, A. Lütz, C. Pille, L. Töpfer

23.6.1 Hintergrund

Alkoholkranke Patienten haben ein höheres Risiko ein akutes Lungenversagen (Acute Respiratory Distress Syndrome: ARDS) zu entwickeln als nicht alkoholkranke Patienten. Die Behandlung dieser Patienten erfordert ein besonderes Augenmerk, da alkoholkranke Patienten häufig eine klinisch inapparente Kardiomyopathie entwickeln, die z. B. erst durch Herzrhythmusstörungen auffallen kann. Der Einsatz von positiv inotropen Substanzen im Rahmen der Behandlung eines ARDS kann notwendig werden, da sich eine mögliche Rechtsherzdekompensation durch verminderte pulmonale Kompensationsmechanismen klinisch manifestiert und häufig einen limitierenden Faktor im Hinblick auf das Outcome darstellt (s. SOP Pulmonaler Hypertonus bei_ARDS, Kap. 23.5).

Es liegt bisher keine Studie vor, die die Behandlung des ARDS hinsichtlich der Unterschiede von alkoholkranken und nicht alkoholkranken Patienten untersucht hat. Aus experimentellen und klinischen Daten weiß man, dass bei Patienten mit Alkoholkrankheit die Freisetzung von NO und die Aktivierung einer Entzündungsantwort anderen Pathomechanismen und Faktoren unterliegen als bei nicht alkoholkranken Patienten.

23.6.2 Diagnose

Häufig wird die Prävalenz der Alkoholkrankheit unterschätzt. Daher ist neben der sorgfältigen Anamnese bei allen ARDS-Patienten der Diagnose-Algorithmus (s. SOP Evaluation_alkoholkranker_Patienten) anzuwenden. Da bei den meisten ARDS-Patienten kein AUDIT-Fragebogen verfügbar ist, sollten routinemäßig die in ▶ Tab. 23.11 aufgeführten Alkoholmarker im Rahmen der Aufnahme von ARDS Patienten bestimmt werden.

Tab. 23.11 Alkoholmarker in Blut und Urin.

Parameter	Zeitfenster	Cut-off (Positiv)
EtG (Ethylglucuronid) im Urin	akut (24–48 h)	> 0,5 mg/l
PEth (Phosphatidylethanol) in EDTA Vollblut	subakut (ca. 3 Wochen)	> 0,8 µmol/l
CDT (Carbohydrase Deficient Transferrin) im Serum	chronisch (Monate)	> 2,5 %
MCV (Mean Corpuscular Volume) im EDTA Plasma	chronisch (Monate)	> 100 fl
GGT (Gamma-Glutamyl-Transferase) im Heparin Plasma	chronisch (Monate)	> 55 U/l

Bei 2 oder mehr positiven Markern ist das Vorliegen einer Alkoholkrankheit sehr wahrscheinlich. Bei einem positiven Marker und unklarer Anamnese können Alkoholabbauprodukte im Haar bestimmt werden (▸ Tab. 23.12). Dies erlaubt mit einer hohen Sensitivität und Spezifität, einen über einen Zeitraum von Monaten fortgesetzten schädlichen Alkoholkonsum nachzuweisen.

Tab. 23.12 Alkoholmarker im Haar.

Parameter	Zeitfenster	Cut-off (Positiv)
FAEE (Fettsäureethylester)	Monate	> 0,5 ng/ml
EtG (Ethylglucuronid)	Monate	> 25 pg/ml

Die Probenentnahme und Aufbereitung erfolgen hierbei folgendermaßen:

- am Hinterkopf ein Haarbüschel direkt über der Haut abschneiden (ca. 100–150 mg, entsprechend einem 6 cm langen und 3 mm dicken Haarbündel)
- immer die Haare in voller Länge einschicken
- Haare, die länger als 6 cm sind, müssen vor dem Abschneiden mit einem Faden zusammengebunden werden, da nur die proximalen 6 cm für die Analyse verwendet werden
- Haare, die kürzer als 6 cm sind, brauchen nicht zusammengebunden zu werden
- falls keine Kopfhaare vorhanden sind, können auch Achsel-, Scham-, Brust- oder Armhaare benutzt werden
- um die erforderliche Probenmenge zu erreichen, können auch Haare von unterschiedlichen Stellen genommen werden
- zum Versand, die trockenen(!) Haare in Aluminiumfolie einwickeln oder in einen einfachen Umschlag legen

23.7 Bridging to Transplant (Lunge)

M. Gaßner, F. Giering, S. Weber-Carstens

23.7.1 Indikation/Typische Erkrankungen

Typischerweise leiden Patienten, die für eine Lungentransplantation evaluiert sind oder werden sollen, an einem fortgeschrittenen Stadium insbesondere der folgenden Erkrankungen:

- Mukoviszidose (zystische Fibrose)
- idiopathische Lungenfibrose (UIP, AIP, IPF und deren Unterformen)
- chronisch obstruktive Lungenkrankheit (COPD)
- Lungenemphysem (z. B. α1-Antitrypsinmangel)
- selten:
  - pulmonale Hypertonie
  - Sarkoidose
  - exogen allergische Alveolitis und andere

23.7.2 Kontraindikationen

- Absolute:
  - Sepsis, schwere Infektion
  - schwere Blutgerinnungsstörungen
  - anderes, zusätzliches Organversagen (Niere, Leber, Herz)
- relative:
  - bösartige Erkrankung ohne ausreichend rezdivfreies Intervall
  - Lungenversagen mit invasiver Beatmung oder extrakorporalem Lungenersatz ohne vorherige Aufnahme in die Warteliste
  - Besiedlung mit bestimmten therapieresistenten Krankheitserregern
  - schädlicher Substanzgebrauch und Abhängigkeitssyndrom ohne ausreichende Karenzzeit

23.7.3 Stationäre Aufnahme

Aufnahmeprozedere gemäß SOP Aufnahme von ARDS-Patienten; Modifikationen nach Maßgabe OA und in Rücksprache mit dem Transplantzentrum sind möglich.

23.7.4 Standardtherapie

Die Standardtherapie von Patienten, die für eine Lungentransplantation evaluiert werden sollen, bzw. die bereits für eine Lungentransplantation gelistet sind, richtet sich nach den aktuell gültigen SOPs Standardtherapie ARDS, inklusive sämtlicher, gültiger SOPs für extrakorporale Lungenersatzverfahren (High-Flow-, Low-Flow-ECMO, pECLA).

Für dieses Patientenkollektiv ist besonders, dass nach individueller Einschätzung in der Regel angestrebt wird, mithilfe eines extrakorporalen Lungenunterstützungsverfahren die invasive maschinelle Beatmung zu vermeiden (Wach-ECMO).

23.7.5 Anforderungen für Listungsevaluation

- CT (CCT, Thorax, Abdomen)
- urologische Vorsorgeuntersuchung: Prostata-CA
- gynäkologische Vorsorgeuntersuchungen
- ÖGD/Koloskopie, ggf. virtuell
- Linksherz-/Rechtsherzkatheter
- TTE/TEE
- FKDS extrakranielle Arterien und Beinarterien

23

II

- Zahnstatus → MKG-Konsil und im CT
- Spirometrie am Bett
- HLA-AK-Typisierung
- Konsil Pneumologie
- 6 m Gehstrecke (formlose Bescheinigung)
- aktuelles Labor, aktuelle BGA
- psychiatrisches Konsil

Die Evaluation zur Listung zur Lungentransplantation findet durch die verantwortlichen Gremien des Transplantzentrums statt.

23.7.6 Besonderheiten

Wachheit, körperliche Kraft, optimale Ernährung, normales Gewicht, Mobilität, die Wahrung aller anderen Organfunktionen, sowie die Infektfreiheit stehen im Vordergrund und sind wichtige Therapieziele. Regelmäßige Re-Listung mit neuer Berechnung des LAS, üblicherweise im Abstand von 14 Tagen in enger Absprache mit dem Transplantzentrum.

23.8 Literatur

[993] Abroug F, Ouanes-Besbes L, Dachraoui F et al. An updated study-level meta-analysis of randomised controlled trials on proning in ARDS and acute lung injury. Crit Care 2011; 15: R6

[994] Adhikari NKJ, Burns KEA, Friedrich JO et al. Effect of nitric oxide on oxygenation and mortality in acute lung injury: systematic review and meta-analysis. BMJ 2007; 334: 779

[995] Afshari A, Brok J, Møller AM et al. Inhaled nitric oxide for acute respiratory distress syndrome (ARDS) and acute lung injury in children and adults. Cochrane Database Syst Rev 2010: CD002 787

[996] Amato MBP, Meade MO, Slutsky AS et al. Driving pressure and survival in the acute respiratory distress syndrome. N Eng J Med 2015; 372(8): 747–55

[997] ARDS Definition Task Force. Acute respiratory distress syndrome: the Berlin Definition. JAMA 2012; 307(23): 2526–33

[998] Ashbaugh DG, Bigelow DB, Petty TL et al. Acute respiratory distress in adults. Lancet 1967; 2(7 511): 319–23

[999] Barst RJ, Gibbs JSR, Ghofrani HA et al. Updated evidence-based treatment algorithm in pulmonary arterial hypertension. J Am Coll Cardiol 2009; 54: S 78–84

[1000] Beckmann A, Benk C, Beyersdorf F et al. Position article for the use of extracorporeal life support in adult patients. Eur J Cardiothorac Surg 2011; 40(3): 676–80

[1001] Beitler JR, Sarge T, Banner-Goodspeed VM et al.; EPVent-2 Study Group. Effect of Titrating Positive End-Expiratory Pressure (PEEP) With an Esophageal Pressure-Guided Strategy vs an Empirical High PEEP-Fio2 Strategy on Death and Days Free From Mechanical Ventilation Among Patients With Acute Respiratory Distress Syndrome: A Randomized Clinical Trial. JAMA 2019; 321(9): 846–857

[1002] Bernard GR, Artigas A, Brigham KL et al. The American-European Consensus Conference on ARDS. Definitions, mechanisms, relevant outcomes, and clinical trial coordination. Am J Respir Crit Care Med 1994; 149: 818–24

[1003] Brower RG, Lanken PN, MacIntyre N et al. Higher versus lower positive end-expiratory pressures in patients with the acute respiratory distress syndrome. N Engl J Med 2004; 351: 327–36

[1004] Cornet AD, Hofstra JJ, Swart EL et al. Sildenafil attenuates pulmonary arterial pressure but does not improve oxygenation during ARDS. Intensive Care Med 2010; 36(5): 758–64

[1005] Deja M, Busch T, Wolf S et al. Inhalation of the endothelin-A receptor antagonist LU-135 252 at various doses in experimental acute lung injury. J Cardiovasc Pharmacol 2004; 44 Suppl 1: S 151–5

[1006] Deja M, Hommel M, Weber-Carstens S et al. Evidence-based Therapy of Severe Acute Respiratory Distress Syndrome: an Algorithm-guided Approach. J Int Med Res 2008; 36: 211–221

[1007] Essat Z. Prone positioning in patients with acute respiratory distress syndrome. Nurs Stand 2005; 20: 52–5

[1008] Frostell C, Fratacci MD, Wain JC et al. Inhaled nitric oxide. A selective pulmonary vasodilator reversing hypoxic pulmonary vasoconstriction. Circulation 1991; 83: 2038–47

[1009] Galiè N, Ghofrani HA, Torbicki A et al. Sildenafil citrate therapy for pulmonary arterial hypertension. N Engl J Med 2005; 353: 2148–57

[1010] Gattinoni L, Carlesso E, Taccone P et al. Prone positioning improves survival in severe ARDS: a pathophysiologic review and individual patient meta-analysis. Minerva Anestesiol 2010; 76: 448–54

[1011] Gerlach H, Keh D, Semmerow A et al. Dose-response characteristics during long-term inhalation of nitric oxide in patients with severe acute respiratory distress syndrome: a prospective, randomized, controlled study. Am J Respir Crit Care Med 2003; 167: 1008–15

[1012] Guimarares CL, Trentin PG, Rae GA. Endothelin ET(B) receptor-mediated mechanisms involved in oleic acid-induced acute lung injury in mice. Clin Sci (Lond) 2002; 103(Suppl 48): 340S–4S

[1013] Hubloue I, Biarent D, Abdel Kafi S et al. Endothelin receptor blockade in canine oleic acid-induced lung injury. Intensive Care Med 2003; 29 (6): 1003–6

[1014] Kaisers U, Busch T, Deja M et al. Selective pulmonary vasodilation in acute respiratory distress syndrome. Crit Care Med 2003; 31: S 337–42

[1015] Kalk P, Senf P, Deja M et al. Inhalation of an endothelin receptor A antagonist attenuates pulmonary inflammation in experimental acute lung injury. Can J Physiol Pharmacol 2008; 86: 511–5

[1016] Kip MJ, Neumann T, Jugel C et al. New strategies to detect alcohol use disorders in the preoperative assessment clinic of a German university hospital. Anesthesiology 2008; 109: 171–9

[1017] Lewandowski K. Inhaled Nitric Oxide. In: Tobin MJ, Hrsg. Principles and Practice of Mechanical Ventilation, 2nd. Ed. New York: McGraw Hill; 2006

[1018] Lewandowski K. Principles and Practice of Mechanical Ventilation. Tobin MJ, Hrsg. 3. Aufl. New York: McGraw Hill; 2013: 1389–1403

[1019] Mitchell MD, Mikkelsen ME, Umscheid CA et al. A systematic review to inform institutional decisions about the use of extracorporeal membrane oxygenation during the H1N1 influenza pandemic. Crit Care Med 2010; 38: 1398–404

[1020] Moss M, Parsons PE, Steinberg KP et al. Chronic alcohol abuse is associated with an increased incidence of acute respiratory distress syndrome and severity of multiple organ dysfunction in patients with septic shock. Crit Care Med 2003; 31: 869–77

[1021] Murray JF, Matthay MA, Luce JM et al. An expanded definition of the adult respiratory distress syndrome. Am Rev Respir Dis 1988; 138: 720–3

[1022] O'Connor RE, Brady W, Brooks SC et al. Part 10: acute coronary syndromes: 2010 AHA Guidelines for cardiopulmonary resuscitation and emergency cardiovascular care. Circulation 2010; 122(18 Suppl 3): S 787–817

[1023] Pepke-Zaba J, Higenbottam TW, Dinh-Xuan AT et al. Inhaled nitric oxide as a cause of selective pulmonary vasodilatation in pulmonary hypertension. Lancet 1991; 338: 1173–4

[1024] Reinhart K, Brunkhorst FM, Bone HG et al. Prevention, diagnosis, treatment, and follow-up care of sepsis. First revision of the S 2k Guidelines of the German Sepsis Society (DSG) and the German Interdisciplinary Association for Intensive and Emergency Care Medicine (DIVI). Anaesthesist 2010; 59: 347–70

[1025] Rimar S, Gillis CN. Selective pulmonary vasodilation by inhaled nitric oxide is due to hemoglobin inactivation. Circulation 1993; 88: 2884–7

[1026] Rivers E, Nguyen B, Havstad S et al. Early goal-directed therapy in the treatment of severe sepsis and septic shock. N Engl J Med 2001; 345: 1368–77

[1027] Rossaint R, Falke KJ, López F et al. Inhaled nitric oxide for the adult respiratory distress syndrome. N Engl J Med 1993; 328: 399–405
[1028] Sander M, Irwin M, Sinha P et al. Suppression of interleukin-6 to interleukin-10 ratio in chronic alcoholics: association with postoperative infections. Intensive Care Med 2002; 28: 285–92
[1029] Siobal MS, Hess DR. Are inhaled vasodilators useful in acute lung injury and acute respiratory distress syndrome? Respir Care 2010; 55 (2): 144–57
[1030] Spies CD, von Dossow V, Eggers V et al. Altered cell-mediated immunity and increased postoperative infection rate in long-term alcoholic patients. Anesthesiology 2004; 100: 1088–100
[1031] Topalian S, Ginsberg F, Parrillo JE. Cardiogenic shock. Crit Care Med 2008; 36(1 Suppl): S 66–74
[1032] Villar J, Kacmarek RM, Pérez-Méndez L et al. A high positive end-expiratory pressure, low tidal volume ventilatory strategy improves outcome in persistent acute respiratory distress syndrome: a randomized, controlled trial. Crit Care Med 2006; 34: 1311–8
[1033] Voswinckel R, Reichenberger F, Gall H et al. Therapie der pulmonalen Hypertonie. Internist 2009; 50: 1101–10
[1034] Walmrath D, Schneider T, Schermuly R et al. Direct comparison of inhaled nitric oxide and aerosolized prostacyclin in acute respiratory distress syndrome. Am J Respir Crit Care Med 1996; 153: 991–6
[1035] Ware LB, Matthay MA. The acute respiratory distress syndrome. N Engl J Med 2000; 342: 1334–49
[1036] Wiedemann HP, Wheeler AP, Bernard GR et al. Comparison of two fluid-management strategies in acute lung injury. N Engl J Med 2006; 354: 2564–75
[1037] Zapol WM, Snider MT. Pulmonary hypertension in severe acute respiratory failure. N Engl J Med 1977; 296: 476–80
[1038] Zhang Y, Crichton RR, Boelaert JR et al. Decreased release of nitric oxide (NO) by alveolar macrophages after in vivo loading of rats with either iron or ethanol. Biochem Pharmacol 1998; 55: 21–5

24 Intensivmedizin in der Allgemeinchirurgie

24.1 Aortenchirurgie

M. Kastrup, D. Pfaff, M. Schneider, V. von Dossow

Elektive Eingriffe können interventionell als Endovascular Aortic Repair (EVAR) oder offen konventionell durchgeführt werden und unterscheiden sich erheblich in Invasivität und damit perioperativer Mortalität und Morbidität. Prinzipiell ist auch die Notfallversorgung von rupturierten Aortenaneurysmen interventionell möglich, z. B. nach Einbringen eines REBOA-Katheters (Resuscitative Endovascular Balloon Occlusion of the Aorta). Die interventionelle Versorgung von Abschnitten der thorakalen oder abdominellen Aorta mit Abgängen von Viszeralarterien ist elektiv unter Verwendung speziell angefertigter fenestrierter oder gebranchter Prothesen möglich.

24.1.1 Aufnahme

Abklärung folgender Fragen:

- Notfalleingriff oder Elektiv-OP
- ggf. Höhe der Dissektion und Abgang von Gefäßen im dissezierten Bereich (echtes oder falsches Lumen)
- neu angelegte Anastomosen oder inserierte Abgänge (Truncus coeliacus, A. mesenterica superior, A. renalis, A. iliaca, A. femoralis), kritische Anastomosen
- präoperativen Neurostatus und intraoperatives Neuromonitoring erfragen, einschließlich kritischer Ereignisse bzgl. Myelonperfusion
- Blutverlust intraoperativ, diffuse Blutungsneigung
- Ein- oder Zweihöhleneingriff
- intraoperative Heparinisierung, ggf. Protamingaben, Activateted Clotting Time (ACT) Ausgangswert und letzter Wert
- falls PDK liegt: Anlagehöhe, ist der Katheter bereits verwendet worden?
- Lage der Drainagen (Pleuradrainagen, abdominelle Draingen)
- bei thorakoabdominellen Aneurysmen: Spinal-, bzw. Touhy-Drainage? Eröffnungsdruck und Drainageregime?

24.1.2 Diagnostik/Labor

- Pulse an beiden Beinen dokumentieren, ggf. mithilfe des Dopplers, und mit dem letzten intraoperativen Befund vergleichen
- bei mehreren arteriellen Druckmessungen Werte mit präoperativen Werten vergleichen
- Labor: arterielle BGA, BB, Quick, PTT, Fibrinogen CK, CK-MB, Troponin-T, Myoglobin, Albumin sowie Leberenzyme, Retentionsparameter
- neurologischer Status, bei intubierten Patienten frühzeitigen Aufwachversuch
- bei Parese-/Plegiezeichen Therapie über PDK beenden und sofort Operateur informieren
- Pulsstatus stündlich kontrollieren; ggf. Doppler-Sonografie oder Angiografie
- Verlust über Drainagen
- ggf. POCT Gerinnungsdiagnostik (ROTEM, Multiplate, ACT)
- kalte Füße in Watte wickeln, um weitere Vasokonstriktion zu verhindern und Vasodilatation zu ermöglichen
- bei Zeichen intestinaler oder renaler Minderperfusion (rückläufige Diurese, Laktatazidose, Katecholaminbedarf) Diagnostik als CT-A oder Doppler-Sonografie initiieren

24.1.3 Monitoring

- Standardmonitoring
- invasive Blutdruckmessung, evtl. verschiedene Ableitungsorte
- ZVD
- Temperatur
- Delir-Screening 8-stündlich
- Schmerzskala 8-stündlich

24.1.4 Standardtherapie

Antikoagulation

- Problem: Nachblutung bei großer Wundfläche
- ASS 100 mg 1–0–0 ab POD 1
- therapeutische Heparinisierung in Rücksprache mit dem Operateur (Ziel-PTT meist 50–60 s)
- bei stabiler Gerinnung Umstellung von unfraktioniertem Heparin auf niedermolekulares Heparin

Weitere Maßnahmen

- Frühzeitige Entfernung aller nicht mehr benötigten arteriellen Katheter
- hohe intrathorakale und abdominelle Druckwerte vermeiden (frühzeitiger Einsatz von Laxanzien)
- engmaschige Blutdruckeinstellung, Hypertonie vermeiden
- Laktat und Leberenzyme engmaschig kontrollieren
- PDK-Entfernung am 5. post-op. Tag geplant

- frühe enterale Ernährung, engmaschige Untersuchung des Abdomens und Verlaufsbeurteilung der intestinalen Passagefunktion, ggf. eskalierende Abführmaßnahmen
- bei fehlenden Kontraindikationen frühzeitiger Beginn mit β-Blockern
- Normothermie erhalten
- bei EVAR-Prozedur frühelektives CT zum Endoleak-Ausschluss (2.–4. POD)

24.2 Karotis-Thrombendarteriektomie

C. Melzer-Gartzke, D. Pfaff, V. von Dossow, S. Weber-Carstens

24.2.1 Hintergrund

Bei einer Stenose der A. carotis interna von ≥ 70 % (NASCET-Kriterium) besteht – bei entsprechender Symptomatik – eine Indikation zur Operation; bei einem Stenosegrad von 50–70 % (NASCET-Kriterium) besteht nach gegenwärtiger Auffassung eine relative Indikation. Es wird international gefordert, dass das perioperative/periinterventionelle Risiko für einen Eingriff unter 6 % liegen sollte.

Praxis

Kriterien einer symptomatischen Karotisstenose

- Hemisymptomatik (ca. 50 % bzw. 35 % der Patienten)
- Aphasie (ca. 18 %) im Versorgungsbereich der A. carotis interna links
- Amaurosis fugax (ca. 18 % der Patienten)

Der Schlaganfall ist nach der koronaren Herzkrankheit und den malignen Erkrankungen die dritthäufigste Todesursache und die häufigste Ursache einer permanenten Behinderung im Erwachsenenalter. Der Schlaganfall ist entweder die Folge einer fokalen, zerebralen Ischämie (ischämischer Schlaganfall; ca. 85 % der Ereignisse) oder einer zerebralen Blutung (ca. 15 % der Ereignisse). 15–20 % der ischämischen Schlaganfälle werden durch eine Karotisstenose hervorgerufen. Nach stattgehabtem Schlaganfall liegt das Risiko für ein weiteres Ereignis innerhalb des folgenden Jahres zwischen 6 % und 18 %, im 2. Jahr zwischen 6 % und 13,5 %.

24.2.2 Aufnahme

- Symptomatische Stenose
- präoperative neurologische Defizite
- kontralateraler Gefäßstatus
- KHK
- Ischämie-/Abklemmzeiten; Shunt
- Neuromonitoring
- präoperativer Blutdruck
- klinisch-neurologische Untersuchung und Dokumentation des Aufnahmestatus
- Wünsche zur postoperativen Antikoagulation (s. OP-Bericht, bzw. direkte Übergabe durch Operateur)

24.2.3 Diagnostik/Labor

- Labor: postOP BB, Quick, PTT, Kreatinin, Harnstoff 1. postop. Tag: BGA, BB, Kreatinin, Harnstoff, Quick, PTT
- PTT-Kontrolle 3 × täglich bei therapeutischer Antikoagulation mit unfraktioniertem Heparin (Dosisanpassung nach PTT, Ziel 50–60 s)
- ggf. 12-Kanal-EKG und Herzenzyme bei intraoperativ neu aufgetretenen Rhythmusstörungen oder anderen Zeichen einer koronaren Ischämie

24.2.4 Monitoring

- Standardmonitoring: EKG, S_pO_2, invasiver Blutdruck, Temperatur, Diurese (Stundenbilanz), Drainagesekrete (Redon)
- regelmäßige klinisch neurologische Überwachung (GCS, Anzeichen für fokale Defizite)
- Delir-Screening 8-stündlich
- Schmerzskala 8-stündlich

24.2.5 Standardtherapie

Extubation im OP-Saal, postoperative Überwachung auf ITS/IMCU/PACU für 24 h

- keine weitere Antibiotikagabe
- Volumenmanagement: balancierte Volumentherapie, Substitutionstherapie nach klinischen Kriterien (Hämodynamik, Ausscheidung, Fieber, zentralvenöse Sättigung) steuern
- Normoglykämie
- Trinken, sobald der Patient wach ist, normaler Kostaufbau am OP-Tag
- Antikoagulation siehe OP-Bericht (evtl. RS mit Operateur); eine PTT-Verlängerungen nach intraoperativem Heparinbolus wird i. d. R. bei fehlenden Blutungszeichen nicht antagonisiert
  - Standard: am OP-Tag in der Regel Heparin, 400 IE/h direkt bei Aufnahme und mit Ziel PTT 50–60 s
  - 1. postop. Tag ASS 100 mg p. o.
  - 1.–2. postop. Tag Umstellung auf NMH

24.2.6 Komplikationen und Management

► **Nachblutung**

- Info Gefäßchirurgie
- Warnsignale sind Schluckstörungen, Stridor und Luftnot
- bettseitige Eröffnung der OP-Wunde und Hämatomentlastung
- ggf. Re-Intubation, Vorbereitungen für schwierigen Atemweg treffen

► **Auftreten eines neuen fokal-neurologischen Defizites**

- Information an den Operateur und CCT mit Angio-CT oder bettseitige Doppler-Sonografie; ggf. operative Revision oder interventionelle angiografische Therapie
- DD postoperatives Hyperperfusionssyndrom durch präoperativ bestehende Vasodilatation in der Stenose nachgeschalteten Stromgebiet; Symptome: Kopfschmerzen, Krampfanfälle, Übelkeit und Erbrechen; Major-Komplikation ICB; Therapie: RR-Senkung < 140 mmHg systolisch; Diagnosesicherung über transkranielle Duplex-Sonografie

► **Hypertension**

- häufigste Komplikation
- Senkung auf < 160 mmHg
- kontinuierliche Gabe von z. B. Urapidil oder Dihydralazin

24.3 Dickdarmresektion

M. Kastrup, D. Pfaff, V. von Dossow

24.3.1 Hintergründe

Unter dem Begriff Dickdarmchirurgie finden sich multiple Eingriffe von Kolon und Rektum unterschiedlicher Genese. Das Spektrum reicht von chronisch-entzündlichen Darmerkrankungen über Ulzerationen des GI-Traktes, traumatische Darmverletzungen und ischämische Erkrankungen, zu dem breiten Feld der Malignome. Das kolorektale Karzinom (KRK) ist mit 70 000 Neuerkrankungen und ca. 30 000 Todesfällen pro Jahr in Deutschland einer der häufigsten malignen Tumoren. Das Patientenalter liegt durchschnittlich oberhalb der 6. Lebensdekade.

Durch die Entwicklung multimodaler Behandlungskonzepte wird die traditionelle konventionelle Laparotomie und offene Resektion des Dickdarmes, zugunsten minimalinvasiver Techniken verlassen. Die zunehmende Etablierung von Fast-Track-Konzepten führt zu einer erheblichen Reduktion postoperativer Komplikationen bei elektiven Eingriffen, sowie einer Verkürzung der postoperativen Krankenhausverweildauer.

Durch die Etablierung neuer Konzepte und OP-Techniken zeigen sich die lokal-chirurgischen Komplikationen (Abszesse, Nahtinsuffizienz, Wundheilungsstörungen) rückläufig. Durch zunehmend minimalinvasive oder robotische Operationstechniken sinkt außerdem die Inzidenz allgemeiner postoperativer Komplikationen (kardioembolische Ereignisse, nosokomiale Infektionen, Niereninsuffizienz) und damit die perioperative Mortalität und Morbidität, was auch die Versorgung von Patienten in höherem Lebensalter oder mit Vorerkrankungen ermöglicht. Neben den patientenbezogenen Risikofaktoren bei zunehmenden Komorbiditäten eines alternden Patientenkollektives, haben der Zeitpunkt des Eingriffes und die präoperative adäquate Vorbereitung des Patienten einen wesentlichen Anteil an der Entwicklung postoperativer Komplikationen.

Während bei Elektiveingriffen eine Mortalitätsrate zwischen 0,9 und 18 % beschrieben wird, liegt die Mortalität bei Notfalleingriffen mit 6,1–38 % deutlich höher. Übermäßiger intraoperativer Blutverlust mit hohem Transfusionsbedarf, präoperativ schlechter Ernährungszustand, Zustand nach Strahlentherapie und Alkoholerkrankung gelten als Risikofaktoren und gehen mit einer erhöhten postoperativen Komplikationsrate einher. Kommt es zur Entwicklung einer Anastomoseninsuffizienz im postoperativen Verlauf, ist dies mit einer erheblichen Morbidität und Letalität vergesellschaftet. Das Auftreten von Nahtinsuffizienzen wird meistens zwischen dem 4. und 10. Tag beobachtet. Speziell für die Rektumchirurgie wird die Höhe der Anastomose als Risikofaktor angesehen. Insbesondere Anastomosen im unteren Rektumdrittel gelten als komplikationsträchtig.

Praxis

Konzepte der Fast-track-Rehabilitation

- Verkürzung der präoperativen Nahrungskarenz
- restriktiver Umgang mit intensivierter Darmvorbereitung (keine ortho- oder retrograde Darmspülung mit großen Mengen an Elektrolyt- oder Polyäthylenglykollösungen)
- minimalinvasive operative Zugänge zum Operationsgebiet
- perioperative thorakale Periduralanalgesie
- restriktives intraoperatives Volumenmanagement (< 2500 ml)
- opioidfreie postoperative systemische Basisanalgesie
- forcierte frühe postoperative Mobilisation
- früher oraler Kostaufbau

24.3.2 Dickdarmoperationen

- Hemikolektomie rechts (Ileotransversostomie)/erweiterte Hemikolektomie rechts (Ileo-Deszendostomie)
- Hemikolektomie links (Transverso-Rektostomie)
- Sigmaresektion (Deszendo-Rektostomie)
- subtotale Kolektomie (Ileo-Rektostomie, häufig Anlage eines Ileupouches)
- OP nach Hartmann (Anlage eines endständigen Kolostomas mit Blindverschluss des Rektums = Hartmann-Stumpf)
- tiefe anteriore Rektumresektion (TME), (Deszendo-Rektostomie)
- abdominoperineale Rektumexstirpation (perineale Rektumexstirpation mit Anlage eines endständigen Kolostomas und Verschluss des Perineums)
- Wiederanschluss-OP mit Rückverlagerung eines Anus praeter (Rekonstruktion und Wiederherstellung der Darmkontinuität) häufig in Zusammenhang mit En-bloc-Resektionen bei Exenterationsoperationen mit hoher Tumorlast
- Kolstoma: endständiger Anus praeter, Ileostoma: endständig oder protektiv doppelläufig, um nachgeschaltete Darmanastomosen zu schützen

24.3.3 Aufnahme

- Untersuchungsstatus zur Aufnahme und Dokumentation nach Organsystemen im PDMS
- Inspektion der Wunden und Drainagen (Anzeichen für Blutung, hohe Verluste)
- Inspektion vorliegender Darmausgänge (Schleimhaut rosig, Ausriss von Nähten, Stoma auf Hautniveau)
- OP-Bericht: intraoperative Besonderheiten, Anordnungen durch Operateur (Fortführung Antibiotikatherapie, Kostaufbau, Nahrungskarenz)

24.3.4 Diagnostik/Labor

- Labor: post-OP BGA, BB, Quick, PTT, und 1. postop. Tag, BGA, BB, Quick, PTT, Kreatinin, Harnstoff, ALT, AST, GGT, Myoglobin bei großen Exenterationen, lebernahen Eingriffen mit Gefäßrekonstruktion (Pfortader, V. cava, A. hepatica)
- bei sprunghaftem Transaminasenanstieg und Gefäßrekonstruktion Doppler-Sonografie zur Kontrolle der Organperfusion
- Röntgen-Thorax: nach ZVK-Anlage, bei respiratorischen Problemen, nach Anlage einer intrathorakalen Drainage (Bülau)

24.3.5 Monitoring

- EKG, NIBP/IBP, S_pO_2, ZVD, Temperatur, Diurese (Stundenbilanz), Drainagesekrete (Volumenverluste)
- Delir-Screening 8-stündlich
- Schmerzskala 8-stündlich

24.3.6 Standardtherapie

- Antibiotikaprophylaxe: Fortführung einer Antibiotikatherapie nur nach entsprechender Indikation.
- Volumenmanagement: frühzeitige orale Flüssigkeitsaufnahme ermöglichen, wenn keine Kontraindikationen bestehen.
- Kostaufbau:
  - OP-Tag: MS 6 h postop. entfernen, wenn kein Rückfluss oder Übelkeit vorliegt, schluckweise Tee, Wasser, balancierte Volumentherapie (Erhaltung des Grundbedarfes), Substitution von Kristalloiden nach klinischen Kriterien (Hämodynamik, Ausscheidung, Fieber, zentralvenöse Sättigung) steuern. Bei liegender Ernährungssonde (Duodenalsonde) Beginn einer frühenteralen Ernährung „Zottenkost“ mit 20 ml/h.
  - Post-OP Tag 1: Wenn keine Kontraindikationen bestehen, Tee/Wasser ohne Volumenbegrenzung, oral mit 3 × 200 ml Trinknahrung und Kostaufbau mit Suppe und Weißbrot, orale Laxantien (Feigensirup, Lactulose), keine rektale Stimulation! Bei liegender Ernährungssonde (Duodenalsonde) und guter Verträglichkeit der Sondennahrung Steigerung der kontinuierlichen Laufrate auf 40 ml/h.
- Schmerztherapie: Periduralanalgesie vor allem nach Laparotomie (Naropin 0,2 % + 1 µg/ml Sufentanil) kontinuierliche Laufrate 6 ml/h. Bei laparoskopischen Eingriffen auch Verzicht auf PDA und z. B. TAP Block möglich.
- Gegebenenfalls zusätzliche Therapie mit peripher wirksamen Analgetika (Metamizol bis zu 4 × 1 g i. v.). Bei Schmerzfreiheit unter laufender PDA ist eine routinemäßige Zusatzmedikation nicht notwendig! Der Periduralkatheter sollte nicht zügig reduziert werden, da neben der Analgesie die Sympathikolyse zur Behandlung der postoperativen Darmatonie genutzt wird. Auf die zusätzliche Therapie mit Opioiden als Basistherapie sollte verzichtet werden. Ausnahmen bilden Schmerzpatienten mit chronischer Opiattherapie.
- Thromboseprophylaxe: Anwendung von niedermolekularen Heparinen gewichtsadaptiert in prophylaktischer Dosierung ab der 6. Stunde postoperativ. Bei Eingriffen im kleinen Becken (Rektumchirurgie) liegen die Patienten lange in Steinschnittposition, daher ist auf frühe Zeichen einer tiefen Beinvenenthrombose zu achten! Patienten mit Risikofaktoren (metabolisches Syndrom, pos. Anamnese, lange OP-Zeiten) und verzögerter Mobi-

lisation, sollten zusätzlich am OP-Tag beginnend mit AV-Fußpumpen behandelt werden, ggf. muss die NMH-Therapie entsprechend angepasst werden.
- Physiotherapie: Frühzeitige Mobilisation, Atemtraining (incentive Spirometrie). Patienten mit reduziertem Gasaustausch (Raumluftsättigung < 93 %) erhalten Sauerstoffinsufflation und zusätzliches MCPAP-Training 3–5 × tägl. für mindestens 10 min

24.3.7 Komplikationen

- Nosokomiale Infektionen: Pneumonie, ZVK-Sepsis, Harnwegsinfekt, lokale Wundheilungsstörung
- Nachblutungen
- Nahtinsuffizienz (Frühinsuffizienzen Tag 4–5, Spätinsuffizienzen Tag 12–14), Peritonitis, septischer Schock
- kardioembolische Ereignisse
- Thromboembolien

24.4 Dünndarmresektion

C. Lojewski, D. Pfaff, V. von Dossow, S. Weber-Carstens

24.4.1 Hintergrund

Dünndarmresektionen werden häufig in Kombination mit anderen intraabdominellen Eingriffen durchgeführt. Eine isolierter Dünndarmresektion ist selten. Wenn ein zu großer Anteil an Dünndarm entfernt werden muss, kann als Folge eine Kurzdarmsyndrom (short bowel syndrome) resultieren. Ab einem Restdarm von < 100 cm eines Dünndarmabschnittes muss von einem Kurzdarmsyndrom ausgegangen werden.

Grunderkrankungen, die nach operativen Eingriffen mit einem Kurzdarmsyndrom einhergehen können

- Mesenterialinfarkte (Gefäßverschlüsse des Darms)
- Morbus Crohn
- Tumorchirurgie des Darmes, Exenterationen
- Strahlenschäden (Strahelenenteritis)
- Verletzungen/Unfällen mit Darmschädigung
- bei Kindern zusätzlich: Volvulus (Verschlingungen des Darmes), angeborene Darmatresie, nekrotisierende Enterokolitis

Führende postoperative Probleme bei einem Kurzdarmsyndrom

- Hypersekretion mit erheblichen Flüssigkeits- und Elektrolytverlusten
- Hypersekretion von Magensäure, Entstehung von Magengeschwüren
- Diarrhöen und Steatorrhöen
- Gallensäureverlustsyndrom, Gallensteinbildung, Nierensteine
- Resorptionsdefizite mit Mangelernährung
- Hypovitaminose

24.4.2 Aufnahme

Oft in Kombination mit anderen Eingriffen, sehr selten einzelne Operation.
- Anastomosensituation, ggf. Zeichnung
- Drainagesituation
- Ernährungssonde endet distal der Anastomosen?
- Enterostoma?
- Länge des Restdarms
- welcher Anteil wurde? entfernt (Duodenum, Jejunum, Ileum)?

24.4.3 Diagnostik/Labor

- Labor: postoperativ BGA, BB, Quick, PTT, Kreatinin, Harnstoff, 1. postop. Tag BGA, BB, Quick, PTT, Kreatinin, Harnstoff und zusätzlich ALT, AST, GGT
- postoperativ Röntgen-Thorax nach ZVK-Anlage

24.4.4 Monitoring

- EKG, NIBP, S_pO_2, ZVD, Temperatur
- Diurese (Stundenbilanz), Drainagensekrete (EF, Redon)
- Delir-Screening 8-stündlich
- Schmerzskala 8-stündlich

24.4.5 Standardtherapie

- Pantozol 1 × 40 mg i. v.
- Antibiotikaprophylaxe: Fortführung einer Antibiotikatherapie nur nach entsprechender Indikation.
- Patienten mit MRE-Besiedlung (multiresistente Erreger), sollten perioperativ zur Prophylaxe ein Antibiotikum mit entsprechendem Erregerspektrum erhalten.
- Volumenmanagment: balancierte Volumentherapie, Substitutionstherapie nach klinischen Kriterien (Hämodynamik, Ausscheidung, Fieber, zentralvenöse Sättigung) steuern! Basisinfusion mit Kristalloiden (1 ml/kgKG/h), Normovolämie anstreben.
- OP-Tag: nüchtern lassen, in Rücksprache mit Operateur frühenterale Ernährung mit 20 ml/h über die Ernährungssonde 6 h postop beginnen, „Zottenkost“, bei unsicheren Anastomosenverhältnissen wird vom Operateur häufig eine Ernährungskarenz gefordert, schluckweise Tee ist jedoch meist möglich, in diesen Fällen wird die Magensonde meist bis zum erfolgreichen Abführen belassen.

- Ab 3.–5. Tag postop.: weitere enterale Belastung über Ernährungssonde, Darmstimulation nach Rücksprache mit Operateur.
- Abführende Maßnahmen: tgl. Klysma, frühestens ab 3. post-op. Tag durch Einlauf unterstützen; medikamentöse Stimulation nur in Rücksprache mit Operateur.
- Schmerztherapie: Der PDK verbleibt mindestens bis zum 5. postoperativen Tag. Periduralanalgesie (Naropin 0,2 % + 1 µg/ml Sufentanil) kontinuierliche Laufrate 6 ml/h.
- Bei Schmerzfreiheit unter laufender PDA ist eine routinemäßige Zusatzmedikation nicht notwendig! Gegebenenfalls zusätzliche Therapie mit peripher wirksamen Analgetika (Metamizol bis zu 4 × 1 g i. v.). Häufig kommt es zu Schulterschmerzen durch die intraoperative Lagerung, diese werden durch den PDK nicht erfasst. Auf die zusätzliche systemische Therapie mit Opioiden sollte verzichtet werden. Ausnahmen bilden ggf. Schmerzpatienten mit chronischer Opiattherapie.
- Bei Vorliegen eines Kurzdarmsyndroms ist auf eine ausreichende Volumen- und Elektrolytsubstitution zu achten! (**Cave:** Diarrhö, Verlust von intestinalen Sekreten). Der Grundbedarf an Kalorien sollte ab dem 2. postop. Tag parenteral gesichert werden. Eine vollständige parenterale Substitution kann erforderlich werden, falls keine ausreichende Resorptionskapazität des Darmes erreicht wird (Restdarmlänge < 50 cm); auf die Zufuhr der fettlöslichen Vitamine ist zu achten.

24.5 Leberteilresektion

M. Kastrup, C. Lojewski, D. Pfaff, J. Unger, V. von Dossow

24.5.1 Organisation

- ITS/PACU

24.5.2 Vorbereitungen Aufnahme

▸ **Atemwege**
- Gegebenenfalls Masken-CPAP 7,5 mbar

▸ **Zugänge/Monitoring**
- ZVK
- arterielle Druckmessung

▸ **Drainagen**
- Easy-Flow
- ggf. T-Drain
- ggf. Endlosdrainage
- ggf. präoperative PTCD

▸ **Medikamente/Volumen**
- Heparin
- Piritramid
- Metamizol
- 10 mg Vitamin K

▸ **Diagnostik/Labor**
- BB, ALT, AST, TPZ, PTT, BGA, Bilirubin

24.5.3 Aufnahme

- Resektionslokalisation und Ausmaß, Leberhilus geklemmt? Wie lange?
- biliodigestive Anastomose?
- Drainagen? Bei Endlosdrainagen: Nach Leberseite/Darmseite fragen, verlorene Endlosdrainage?
- Gefäßresektion?
- Methylprednisolon gegeben?

24.5.4 Labor

- Aufnahme, 6 und 12 h postop.: BB, ALT, AST, TPZ, PTT, Fibrinogen, BGA, Bilirubin
- eine BGA-Kontrolle soll mindestens alle 4 h erfolgen, ggf. auch öfter (z. B. bei Laktatazidose)
- postop. Tag 1: ALT, AST, TPZ, PTT, ATIII, Albumin, AP, γGT, Bilirubin, GLDH, ggf. kann bei verdächtigem Drainagesekret aus den Silikondrainagen (v. a. Galleleckage) eine Bestimmung des Bilirubins in der Drainage erfolgen; hierfür muss die Entnahmelokalisation eindeutig gekennzeichnet sein

24.5.5 Zugänge/Monitoring

- EKG, IBP, S_pO_2, ZVD, Temperatur
- Diurese, Easyflow-Menge
- Delir-Screening 8-stündlich
- Schmerzskala 8-stündlich

24.5.6 Apparative Diagnostik

- Röntgen-Thorax bei Aufnahme
- bei Gefäßresektion/Rekonstruktion ggf. bei Aufnahme FKDS der Lebergefäße, ansonsten nach Verlauf (s. Besonderheiten)
- zur Erfassung des Volumenstatus bei nicht beatmeten Patienten kann eine Sonografie der VCI durchgeführt werden

24.5.7 Drainagen

- Easy-Flow
- Silikondrainagen oder spülbare Foley-Katheter (s. Besonderheiten)

- ggf. Gallengangsdrainagen:
  - perkutane Drainagen
  - Endlosdrainagen (transhepatisch)
  - verlorene Endlosdrainage
  - T-Drainage

24.5.8 Antiinfektive Prophylaxe

- Intraoperative antiinfektive Prophylaxe als Single-Shot, ggf. Repetition bei hohem Blutverlust oder langer OP-Dauer.
- Gegebenenfalls Fortführen der antiinfektiven Therapie bei präoperativer Cholangitis. Generell großzügige Therapie von postoperativen Infektionen, da diese die Regeneration der Restleber stören.

24.5.9 Spezifische Medikamente

- Gabe von 10–20 mg Vitamin K/24 h.
- Heparin ab 4 h nach Aufnahme mit 200 IU/h beginnen und nach 12 h auf 400 IU/h steigern. Voraussetzung ist eine PTT < 45 s und eine ausbleibende Nachblutungsneigung.
- Bei Gefäßresektionen/Rekonstruktionen ggf. Anpassung der Thromboseprophylaxe (s. Besonderheiten).
- Der Elektrolythaushalt sollte ausgeglichen werden, eine darüberhinausgehende Substitution mit z. B. Magnesium oder Phosphat ist nicht indiziert.
- Bei schwierigen GG-Anastomosen und GG-Drainagen ggf. Ursodesoxycholsäure.

24.5.10 Volumentherapie

Die in der Regel intraoperativ restriktive Volumentherapie muss auf der Intensivstation ausgeglichen werden. Bei größerem Resektionsausmaß können FFPs zur Volumentherapie eingesetzt werden.

Generell sollte bei ausgedehnten viszeralchirurgischen Eingriffen eine schwere Hypoproteinämie bzw. ein Abfall des kolloidosmotischen Drucks vermieden werden, um Verteilungsstörungen im OP-Gebiet vorzubeugen. Daher kann auch die frühzeitige Gabe von Albumin, vor allem bei hochvolumigen Drainageverlusten (10–20 g Albumin/1000 ml Aszites) in Erwägung gezogen werden.

24.5.11 Gerinnungsmanagement

In der unmittelbaren postoperativen Phase unterscheidet sich die Therapie nicht von anderen großen viszeralchirurgischen Eingriffen. Bei fehlender Blutungsneigung kann ein Abfall des TPZ auf < 50 % toleriert werden. Bei häufig bestehendem Volumenbedarf sollte zunächst FFP unter Kontrolle der Fibrinogenspiegel substituiert werden. Bei blutenden Patienten kann auch die Gabe von Tranexamsäure erfolgen.

24.5.12 Ernährung

- Zug der intraoperativen Magensonde und frühpostoperative enterale Ernährung anstreben.
- Gegebenenfalls RS mit dem Operateur bei biliodigestiver Anastomose.
- Eine spezifische Anpassung der Ernährung oder besondere Supplementation ist nur im postoperativen Leberversagen erforderlich. Bei Anlage einer BDA sollte der Kostaufbau nach Zug der Magensonde und in RS mit dem Operateur erfolgen. Trinken bei offener Magensonde ist immer möglich.

24.5.13 Klinische Untersuchung

- Kontrolle der Drainagesekrete auf Galleleckagen. Diese können sich entweder aus der Resektionsfläche entwickeln oder aus einer Insuffizienz der biliodigestiven Anastomose entstehen und äußern sich in der klinischen Untersuchung als Farbumschlag des Sekretes.
- Gegebenenfalls Anspülen von Gallengangsdrainagen bei sistierender Fördermenge. Endlosdrainagen dabei immer von der Leberseite spülen.
- Bei Gallengangsdrainagen auf Dislokation mit dann Galleleckagen achten. Hilfreich kann das Markieren der Drainage am Hautniveau sein.
- Neben der normalen klinischen Untersuchung sollte das Augenmerk auf Zeichen einer Leberinsuffizienz mit zunehmendem Aszites, Ikterus, Zeichen der Synthesestörung und Entwicklung einer Enzephalopathie liegen.

24.5.14 Lagerung, Mobilisation, Physiotherapie

- Bettruhe 24 h postoperativ, Mobilisation nach Rücksprache mit dem Operateur
- Masken CPAP 7,5 mbar alle 2 h über 10 min bei Bedarf

24.5.15 Besonderheiten

- Vermeidung postoperativer Nachbeatmung, wenn notwendig, PEEP möglichst niedrig halten und zügige Extubation anstreben
- häufig rechtsseitiger Pleuraerguss

Besonders bei ausgedehnten Resektionen mit Pfortaderteil- oder Gabelresektionen besteht das Risiko einer frühen Pfortaderthrombose bedingt durch den niedrigen Blutfluss in diesem Stromgebiet. Bei Tumorinfiltration der A. hepatica mit Resektion und Anastomose besteht ebenfalls das Risiko einer Thrombose. Frühe postoperative Gefäßverschlüsse zeigen sich in einer akuten hepatozellulären Schädigung (ALT-/AST-Anstieg) und einer raschen Dekompensation mit Hypoglykämie, Laktatazidose und Gerinnungsversagen. Ziel der Therapie ist eine rasche Rekanalisierung, entweder offen chirurgisch oder interventionell. Entscheidend für die Prognose ist eine rasche Diagnosestellung. Daher sollte bei dem V. a. auf eine Perfusionsstörung eine unmittelbare FKDS durchgeführt werden. Kann ein Gefäßverschluss nicht ausgeschlossen werden, muss ein CT-Abdomen mit portalvenöser und arterieller Phase erfolgen.

24.6 Lebertransplantation

C. Lojewski, J. Unger, V. von Dossow, S. Weber-Carstens

24.6.1 Organisation

- ITS

24.6.2 Vorbereitungen Aufnahme

► **Atemwege**

- Gegebenenfalls Masken-CPAP 7,5 mbar

► **Zugänge/Monitoring**

- 4-Lumen-ZVK
- Shaldon
- ggf. Schleuse/PAK
- arterielle Druckmessung

► **Drainagen**

- T-Drain
- Easy-Flow

24.6.3 Standardtherapie

- Heparin 5 000 IE/24 h ab 6. h postoperativ oder nach Maßgabe des Operateurs, ggf. bei fehlender Blutungsneigung steigern auf 400 IE/h
- Piritramid 3,0 mg i. v. bei Bedarf
- Metamizol 1,0 g i. v. bei Bedarf, max. 6,0 g/24 h
- ACC 600 mg p. o. 1–0–0
- Pantoprazol 40 mg p. o. 0–0–1
- Ursodesoxycholsäure 250 mg p. o. 1–0–1
- Magnesiumdragees 3–0–3 p. o., ggf. i. v. Substitution
- perioperative antimikrobielle Therapie mit Ceftriaxon/Metronidazol über 48 h fortsetzten

Die intraoperativ begonnene Tranexamsäure läuft aus. Gegebenenfalls kann eine weitere antifibrinolytische Therapie bei Nachweis einer Hyperfibrinolyse erfolgen.

Immunsuppression

- Intraoperativ in anhepatischer Phase:
  - 500 mg Urbason
- Weitere Standardmedikation:
- Rocephin 2 g i. v./Clont 0,5 g i. v. über 48 h
  - Tranexamsäure 10 mg/kgKG/h
  - bei HBV-positivem Empfänger, bzw. durchgemachter Hepatitis B beim Spender und nicht immunisiertem Empfänger: 10 000 IE Hepatect in anhepatischer Phase
- Postoperativ:
  - Tranexamsäure auslaufen lassen
  - bei HBV-Zirrhose/naivem Empfänger:
    - Lamivudin (Zeffix) lebenslang 150 mg p. o. 1–0–0 (bzw. nach Clearance adaptiert)
    - Hepatect bis zur Serokonversion in Dosen von 1000–2000 IE/d, Anti-HBs > 100 IU/ml

Induktion

Merke M!

Rücksprache notwendig! Bitte Rücksprache mit dem zuständigen Operateur und intensiv-medizinischen Oberarzt.

► **Keine Induktion (Standard) bei folgender Konstellation**

- Niedriges immunologisches Risiko
- HCC (ohne HCV), C2-toxische Leberzirrhose
- ohne vorbestehende Niereninsuffizienz
- Stoffwechselerkrankungen

► **Induktion bei folgender Konstellation**

- Erhöhtes immunologisches Risiko (nachweisbare PRA)
- Retransplantation
- HCV
- PSC, AIH, PBC (cholestatische und autoimmune Erkrankungen)
- Niedrigdosis/Delayed-onset-CNI-Regime
- vorbestehende Niereninsuffizienz

Thymoglobulin

- Dosis: 1,5 mg/kgKG i. v.
- prä-OP nach Einleitung über 4–8 h (dazu Urbason 500 mg vorziehen)
- postop. Tag 2 über 8–12 h

Bitte entsprechende Begleitmedikation 30 min vor der geplanten Gabe zur SIRS-Vermeidung applizieren:
- Urbason 500 mg bei erster Dosis, 125 mg bei zweiter Dosis entsprechend Steroidregime
- Paracetamol 1000 mg i. v.
- Fenistil 4 mg i. v.
- Famotidin p. o. 40 mg

Simulect

Alternativmedikament in folgenden Situationen:
- bei Panzytopenie (Leukos < 2,5, Thrombos < 30)
- bei Infektproblematik im Vorfeld
- anderen Kontraindikationen gegen Thymoglobulin
- Dosis: 20 mg prä-Tx i. v. und Tag 4 i. v. (ohne Begleitmedikation)

Tacrolimus

- initiale Dosierung: ca. 0,05 mg/kgKG p. o. 1–0–1
- bei Körpergewicht < 70 kgKG: 3–0–3 mg p. o.
- bei Körpergewicht > 70 kgKG: 4–0–4 mg p. o.
- 1. Monat: Zielspiegel 6–10 ng/ml
- 2. Monat: Zielspiegel 5–8 ng/ml

Steroide

Methylprednisolon

- 500 mg i. v. vor Reperfusion bzw. Thymoglobulin
- 1. postop. Tag: 250 mg Urbason i. v.
- 2. postop. Tag: 125 mg Urbason i. v. (ggf. vor Thymo)

Prednisolon (Decortin)

- 3.–5. postop. Tag: 40 mg/d
- 6.–10. postop. Tag: 25 mg/d
- 11.–14. postop. Tag: 20 mg/d
- 15.–21. postop. Tag: 15 mg/d
- 22.–28. postop. Tag: 10 mg/d
- 29.–35. postop. Tag: 7,5 mg/d
- 36.–42. postop. Tag: 5 mg/d, bei Autoimmunhepatitis ggf. 5 mg/d dauerhaft belassen
- 43.–55. postop. Tag: 2,5 mg/d
- > 56. postop. Tag: absetzen

MMF

Bei folgenden Indikationen:
- bei Patienten mit Induktionstherapie 1000 mg i. v. 1–0–1
- ab OP-Tag (Simulect) bzw. ab 3. postop. Tag (Thymo)
- Umstellung auf p. o. ab Therapietag 3
- bei Zytopenie Anpassung

Everolimus

Nach Rücksprache bei folgenden Indikationen:
- HCC, HCV, Niereninsuffizienz 1–0–1 mg
- ab Therapietag 21–30; Absetzen von MMF!

PcP-Prophylaxe

- Cotrim 480 mg 1–0–0 Mo/Mi/Fr über 6 Wochen

CMV-/HSV-Prophylaxe

- Valcyte 1 × 450 mg p. o.
- bei Spender-CMV-IgG-Status (+)/Empfänger-Status (-) über 3 Monate
- Verlängerung auf 6 Monate bei CMV-Infektion

Antifungale Prophylaxe

Nach Lebertransplantation sind invasive Mykosen selten, eine generelle Prophylaxe sollte daher nicht erfolgen. Das Risiko, insbesondere für Candida-Infektionen, steigt beim Vorliegen folgender Risikofaktoren:
- Hämodialyse
- parenterale Ernährung > 3 Tage
- Beatmung > 24 h
- MELD > 30
- Re-LTX
- programmierte Lavage
- Massivtransfusion und Packing
- vorangehender Intensivstationsaufenthalt (insbesondere > 4 d)
- bekannte Candidabesiedelung
- Rejektionstherapie, in erster Linie Hochdosissteroide
- Antibiotikatherapie
- biliodigestive Anastomose
- Diabetes mellitus

Bei Vorliegen von Risikofaktoren sollte eine Pilzprophylaxe erwogen, bei 2 Faktoren durchgeführt werden. In erster Linie zum Einsatz kommt Fluconazol (Diflucan) 200 mg/12 h. Bei bekannter Besiedelung mit Non-albicans-Spezies, außer C. parapsilosis, oder Fluconazol-Resistenz kann ein Echinocandin verwendet werden. Bei bester Evidenz sollte Caspofungin verwendet werden. Bei Problemen mit Wechselwirkungen der immunsuppressiven Therapie kann auf Micafungin (Mycamine) gewechselt werden. Zu Beginn und unter Prophylaxe soll eine Kontrolle im Serum auf Candida-Ag und -Ak erfolgen.

24.6.4 Monitoring

Labor

- Na, K, Phosphor, Krea, Hst, Bili-T, Bili-C, Protein, Alb, CRP, AST, ALT, GLDH, AP, GGT, CHE, Lip, TPZ, PTT, BB (ges.)
- ggf. Drainagesekrete auf Bilirubin ab postop. Tag 2
- Röntgen-Thorax

Sonografie

- Postop. Tag 0–5 einmal täglich FKDS A. hepatica, V. porta, Lebervenen

T-Drainage

- Standarddarstellung 5. postop. Tag

Sonstiges Monitoring

- EKG, IBP, S_pO_2, ZVD, Temperatur
- Diurese, Galleproduktion, Easy-Flow-Menge
- 5. postop. Tag T-Drain-Darstellung
- Delir-Screening 8-stündlich
- Schmerzskala 8-stündlich

24.6.5 Lagerung, Mobilisation, Physiotherapie

- Bettruhe 24 h postoperativ
- Mobilisation nach Rücksprache mit dem Operateur

24.6.6 Allgemeine Maßnahmen

- Volumentherapie nach ZVD, möglichst < 5 mmHg zur Lebernachlastreduktion und Reduktion des Reperfusionsschaden (ungehinderter venöser Abfluss)
- Vermeidung postoperativer Nachbeatmung, wenn notwendig, PEEP möglichst niedrig halten
- frühenterale Ernährung, bei biliodigestiver Anastomose in RS mit dem Operateur
- bei schlechter arterieller Leberperfusion (RI > 0,8) i. v. Therapie mit Prostaglandinen in RS mit Operateur; **Cave:** Verschlechterung des pulmonalen Gasaustausches (Shunt)

24.6.7 Organdysfunktionen im Rahmen der vormaligen Leberzirrhose

- Hepatische Enzephalopathie: Komastadien I–IV durch Leberinsuffizienz und insuffizente Detoxifikation mit konsekutiv steigendem Ammoniak; beeinflussbar durch Ernährung mit Hepar-Lösungen, angereichert mit verzweigtkettigen Aminosäuren, sowie Darmdekontamination
- hepatopulmonales Syndrom: Ausschlussdiagnose bei Gasaustauschstörung
- hepatorenales Syndrom: Ausschlussdiagnose als gestörte Nierenfunktion bei Leberinsuffizienz mit endgültig ungeklärtem Pathomechanismus; Therapieoptionen mit Volumentherapie und Vasopressoren (Glycilpressin)

Keine strenge Umkehrisolation, bei extubierten Patienten Mundschutz für Personal und Angehörige, Händedesinfektion vor Patientenkontakt.

24.6.8 Komplikationen post LTX

- Infektionen: meist Pneumonien, aszendierende Cholangitiden, HWI
- Nachblutung (10–15 %): frühpostoperativ durch Leberverletzungen, Gallenblasenbett, A. cystica, Gefäßanastomosen; später durch Leberpunktion
- A.-hepatica-Thrombose (2,5–10 %): frühes Zeichen: Transaminasenanstieg; bei fehlendem Flussnachweis im FKDS ist ein Angio-CT der Leber oder die Relaparotomie indiziert
- V.-portae-Thrombose (0,3–3 %): frühe Transplantatdysfunktionen, Aszites, Varizenblutung; Nachweis im FKDS, Angio-CT
- V.-cava-Stenose (1–2 %): durch Kinking oder chirurgisch-technisch, Rezidiv Budd-Chiari-Syndrom: massiv Aszites, Nierenversagen, akutes Leberversagen
- Gallengangskomplikationen (2–50 %): abhängig von Grunderkrankung und Anastomosentechnik, sowie Anlage einer biliodigestiven Anastomose: Insuffizienzen, Stenosen, Strikturen
- akute Abstoßung: Verdacht bei steigenden Transaminasen, steigenden Cholestaseparametern und CRP, Veränderung der Gallefarbe und Produktionsmenge; auch cholestatische Verläufe mit nur gering erhöhten Transaminasen möglich; Diagnosesicherung durch Leberpunktion; Therapie nach Rücksprache mit dem Operateur, initial meist 3 × 500 mg Urbason; bei HCV primäre Stoßtherapie möglichst unter Verzicht auf Steroide

24

24.7 Magenchirurgie

M. Kastrup, C. Lojewski, D. Pfaff, V. von Dossow

24.7.1 Hintergrund

OP-Techniken

- Gastrektomie und Rekonstruktion nach Roux-Y hochgezogenene Jejunumschlinge.
- Erweiterte Gastrektomie: bei fortgeschrittenen Tumoren mit Ausdehnung in angrenzende Organe wird die Gastrektomie erweitert:
  - Orale Erweiterung: Der untere Ösophagus wird insbesondere bei Kardiakarzinomen mitreseziert. Eine Schnellschnittuntersuchung des Schnittrandes muss Tumorfreiheit aufzeigen. Die Höhe der Absetzungslinie wird durch die Lokalisation des Tumors bestimmt. In der Regel wird dies durch eine transhiatale Erweiterung erreicht, kann aber bei höherem Sitz einen Zweihöhleneingriff mit abdominothorakaler Ösophagusresektion erforderlich machen (s. Kapitel Ösophaguschirurgie).
  - Linkserweiterte Gastrektomie: Bei Tumorinfiltration in den Pankreasschwanz werden der Pankreasschwanz und die Milz mitreseziert. Die Resektion der linken Kolonflexur und der linken Nebenniere kann ebenfalls erforderlich werden.
  - Rechtserweiterte Gastrektomie: Beim Antrumkarzinom kann der Pankreaskopf infiltriert sein. In diesem Fall wird der Pankreaskopf im Sinne einer Whipple-Operation mitreseziert. Die Rekonstruktion erfolgt mit 2 nach Roux-Y ausgeschalteten Jejunumschlingen. Eine der Schlingen wird an das Pankreas und den Gallengang, die andere an den Ösophagus anastomosiert.
- Vaguserhaltende Kardiaresektion (Merendino).
- Subtotale Gastrektomie: Beim distalen Magenkarzinom im Antrum kann die subtotale Resektion in Erwägung gezogen werden. Es verbleibt ein Restfundus, an den eine nach Roux ausgeschaltete Jejunumschlinge Seit-zu-Seit anastomosiert wird.

Der Anteil der lokal fortgeschrittenen bzw. bereits disseminierten Karzinome ist in westlichen Ländern hoch, häufig kommen Patienten in fortgeschrittenen Stadien zur OP, mit erweiterten operativen Eingriffen. Der Anteil an postoperativen Komplikationen liegt bei ca. 40 %. In spezialisierten „High Volume Centren" liegt die Krankenhausmortalität < 5 %. Wesentliche Ursachen für diese hohe Morbidität findet sich im operativen Trauma in Kombination mit der Komorbidität (Malnutrition, COPD, Nikotinabusus, Leberzirrhose, Alkoholkrankheit, KHK), die bei Patienten des oberen Gastrointestinaltraktes häufig zu finden sind. Die chirurgische Komplikationsrate bei erweiterter Gastrektomie liegt in spezialisierten Zentren unter 10 %.

24.7.2 Aufnahme

- Untersuchungsstatus zur Aufnahme und Dokumentation nach Organsystem im PDMS
- Inspektion der Wunden und Drainagen (Blutung, hohe Sekretmengen)
- OP-Bericht:
  - Resektionshöhe
  - distale Ösophagusresektion (Merendino-OP)
  - intraoperative Diaphragma-Eröffnung
  - intrathorakale Anastomose
  - komplette Gastrektomie oder Magenteilresektion
  - Anastomosensituation

24.7.3 Diagnostik/Labor

- Postoperativ: BGA, BB, Quick, PTT
- 1. postop. Tag: BGA, BB, Quick, PTT, zusätzlich Kreatinin, Harnstoff, ALT, AST, GGT
- postoperativ Röntgen-Thorax: Kontrolle ZVK-Lage, Pneumothorax, Atelektase, intrathorakale Drainage (Bülau)

24.7.4 Monitoring

- EKG, NIBP, evtl. IBP, S_pO_2, ZVD, Temperatur
- Diurese (Stundenbilanz), Drainagesekrete (EF)
- Delir-Screening 8-stündlich
- Schmerzskala 8-stündlich

24.7.5 Standardtherapie

- Antibiotikaprophylaxe: Fortführung einer Antibiotikatherapie nur nach entsprechender Indikation.
- Volumenmanagement: balancierte Volumentherapie, restriktive Substitutionstherapie nach klinischen Kriterien (Hämodynamik, Ausscheidung, Fieber, zentralvenöse Sättigung).
- OP-Tag: nüchtern lassen.
- 5 Tage kein Kostaufbau; in Rücksprache mit Operateur ab 2. Tag postop. schluckweise Tee und Wasser möglich.
- Magensonde sichern und auf Ablauf (Schienung der Anastomose), Entfernung der Magensonde nur in Rücksprache mit dem Operateur.
- 5. postop. Tag: Anastomosendarstellung bzw. Darstellung der Magenentleerung (Radiologie), **Cave:** Schluckstörungen und Mikroaspirationen.
- Abführende Maßnahmen: tgl. Klysma, frühestens ab 3. postop. Tag durch Einlauf unterstützen; medikamentöse Stimulation nur in RS mit Operateur.

- Schmerztherapie: Periduralanalgesie (Naropin 0,2 % + 1 µg/ml Sufentanil) kontinuierliche Laufrate 6 ml/h
- Gegebenenfalls zusätzliche Substitution von peripher wirksamen Analgetika (Metamizol bis zu 4 × 1 g i. v.). Bei Schmerzfreiheit unter laufender PDA ist eine routinemäßige Zusatzmedikation nicht notwendig! Der Periduralkatheter sollte 5 Tage belassen werden, da neben der Analgesie die Sympathikolyse zur Behandlung der postoperativen Darmatonie genutzt wird. Auf die zusätzliche Therapie mit Opioiden als Basistherapie sollte verzichtet werden. Ausnahmen bilden Schmerzpatienten mit chronischer Opiattherapie.
- Bei Karzinomen des oberen GI-Traktes kann eine Delirprophylaxe indiziert sein.
- Thromboseprophylaxe: Anwendung von niedermolekularen Heparinen gewichtsadaptiert in prophylaktischer Dosierung ab der 6. Stunde postoperativ. Bei Kontraindikationen Gabe von unfraktioniertem Heparin 6 h postoperativ zunächst mit 200 E/h.
- Patienten mit Risikofaktoren (metabolisches Syndrom, pos. Anamnese, lange OP-Zeiten) und verzögerter Mobilisation sollten zusätzlich mit dem OP-Tag beginnend mit AV-Fußpumpen behandelt werden.
- Physiotherapie: Frühzeitige, forcierte Mobilisation, MCPAP-Training alle 2 h für mindestens 10 min.
- Bei Auftreten von Fieber: ggf. Sonografie oder CT Thorax und Abdomen zum Ausschluss eines Abszesses oder einer Anastomoseninsuffizienz.
- Bei Nachweis einer Anastomoseninsuffizienz ggf. Re-OP, alternativ endoskopische Stentanlage.
- Lebenslange Substitution von Vitamin B_{12}.

24.7.6 Komplikationen

- Pulmonale Komplikationen: Pneumonie, Atelektasen, Pleuraerguss, Pneumothorax
- kardiovaskuläre Probleme (Rhythmusstörungen, Koronarsyndrom)
- Anastomoseninsuffizienz der Ösophagojejunostomie, bzw. des Duodenalstumpfes
- Chylothorax
- tracheale und bronchiale Fistel
- Enterothorax
- Delir
- nosokomiale Infektionen: Kathetersepsis, Wundinfekte
- Nieren-/Leber-Versagen
- funktionelle Störungen: Passageprobleme, postoperative Darmatonie, Frühdumping und Tachykardie, Spätdumping und Hypoglykämie

24.8 Ösophaguschirurgie

C. Lojewski, D. Pfaff, V. von Dossow, S. Weber-Carstens

24.8.1 Hintergrund

Die Ösophaguschirurgie konzentriert sich im Wesentlichen auf die Therapie des Ösophaguskarzinoms, das in zwei Entitäten (Plattenepithel-/Adenokarzinom) unterschieden wird. Während das Adenokarzinom im distalen Ösophagus zu finden ist, liegt die Mehrzahl der Plattenepithelkarzinome oberhalb der Trachealbifurkation.

OP-Techniken

- Abdominozervikale (transhiatale) Ösophagektomie ohne formale Lymphadenektomie mit zervikaler Anastomose
- abdominothorakale Ösophagektomie mit En-Bloc-Resektion des Primärtumors, Lymphknotendissektion im hinteren Mediastinum und intraabdominell, Anlage intrathorakaler oder zervikaler Anastomosen, Mageninterponat
- limitierte vaguserhaltende Resektion des unteren Ösophagus und der Kardia

In spezialisierten „High Volume Centren“ liegt die Krankenhausmortalität < 5 %, die Gesamtmorbidität ist jedoch hoch und liegt zwischen 30 und 40 %. Die Ösophagektomie als Zweihöhleneingriff stellt einen großen chirurgischen Eingriff dar mit Potenzial für schwere Komplikationen, insbesondere für Patienten mit funktionellen Risikofaktoren. Wesentliche Ursachen für diese hohe Morbidität sind das operative Trauma in Kombination mit der Komorbidität (Malnutrition, COPD, Nikotinabusus, Leberzirrhose, Alkoholkrankheit, KHK), die bei Patienten mit Ösophaguskarzinom besonders hoch ist. Die chirurgische Komplikationsrate (Anastomoseninsuffizienz) beträgt etwa 3–10 %, der Anteil kardiovaskulärer und pulmonaler Komplikation liegt zw. 13 und 16 %.

24.8.2 Aufnahme

- Untersuchungsstatus zur Aufnahme und Dokumentation nach Organsystem im PDMS
- Inspektion der Wunden und Drainagen (Blutung, hohe Sekretmengen, Anzeichen eines Fistelvolumens über Bülau-Drainage)
- OP-Bericht:
  - Resektionshöhe
  - Ein-/Zweihöhleneingriff
  - Ein-Lungen-Beatmung
  - Magenhochzug/Interponat
  - intraoperative Besonderheiten

24

- Pleura eröffnet
- kolare Anastomose
- Anlage eines thorakalen PDK

24.8.3 Diagnostik/Labor

- postoperativ: BGA, BB, Quick, PTT
- 1. postop. Tag: BGA, BB, Quick, PTT, Kreatinin, Harnstoff, zusätzlich ALT, AST, GGT, Laktat, Myoglobin
- postoperativ Röntgen-Thorax: ZVK-Lagekontrolle, Pneumothorax, Atelektase, intrathorakale Drainage (Bülau)

24.8.4 Monitoring

- EKG, IBP, S_pO_2, ZVD, Temperatur
- Diureses (Stundenbilanz), Drainagesekrete (Bülau, EF)
- Delir-Screening 8-stündlich
- Schmerzskala 8-stündlich

24.8.5 Standardtherapie/Management

- Extubation noch im OP-Saal, postoperative Überwachung auf ITS für mindestens 5 Tage.
- Pantozol 2 × 40 mg i. v.
- Antibiotikaprophylaxe: Fortführung einer Antibiotikatherapie nur nach entsprechender Indikation. Patienten mit MRE-Besiedelung (multiresistente Erreger) sollten perioperativ zur Prophylaxe ein Antibiotikum mit entsprechendem Erregerspektrum erhalten.
- Volumenmanagement: balancierte Volumentherapie, restriktive Substitutionstherapie nach klinischen Kriterien (Hämodynamik, Ausscheidung, Fieber, zentralvenöse Sättigung). Basisinfusion mit Kristalloiden (1 ml/kgKG/h), Gefahr von Lungenödem, Pleuraergüsse durch Unterbrechung der ösophagealen Lymphbahnen, trotzdem Normovolämie anstreben.
- OP-Tag: nüchtern lassen.
- 5 Tage kein Kostaufbau bis Anastomosendarstellung an Tag 5 erfolgt; in Rücksprache mit Operateur ab. 2. Tag postop. schluckweise Tee und Wasser möglich.
- Magensonde sichern und auf Ablauf (Schienung der Anastomose), Entfernung der Magensonde nur in Rücksprache mit dem Operateur.
- Regelmäßige Röntgen-Thorax-Kontrollen. Hohes Risiko für Belüftungsstörungen (Dystelektasen), Pneumonien, Ergussbildung.
- Sekretkontrolle der Drainagen, die Anastomoseninsuffizienz der thorakale Anastomose zeigt sich im Sekret der Thoraxdrainage.
- 5. postop. Tag: Gastrografin-Anastomosendarstellung (Radiologie), **Cave:** Schluckstörungen und Mikroaspirationen vor allem bei kollaren Anastomosen.
- Abführende Maßnahmen: tgl. Klysma, frühestens ab 3. postop. Tag durch Einlauf unterstützen; medikamentöse Stimulation nur in RS mit Operateur.*Schmerztherapie: Der PDK verbleibt mindestens bis zum 5. postoperativen Tag. Periduralanalgesie (Naropin 0,2 % + 1 µg/ml Sufentanil) kontinuierliche Laufrate 6 ml/h. Gegebenenfalls zusätzliche Therapie mit peripher wirksamen Analgetika (Metamizol bis zu 4 × 1 g i. v.). Häufig kommt es zu Schulterschmerzen durch die intraoperative Lagerung, diese werden durch den PDK nicht erfasst. Bei Schmerzfreiheit unter laufender PDK ist eine routinemäßig Zusatzmedikation nicht notwendig! Auf die zusätzliche systemische Therapie mit Opioiden sollte verzichtet werden. Ausnahmen bilden Schmerzpatienten mit chronischer Opiattherapie.
- Bei Ösophagus-Ca ist in der Regel Delirprophylaxe erforderlich.
- Thromboseprophylaxe: Kontinuierliche Gabe von unfraktioniertem Heparin 6 h postoperativ zunächst mit 200–300 IE/h, mögliche Steigerung bei normaler PTT und fehlenden Blutungszeichen aus den EF-Drainagen. Die Anwendung von NMH (niedermolekularen Heparinen, z. B. Fraxiparin, Fragmin etc.) gewichtsadaptiert in prophylaktischer Dosierung ab dem 1. postoperativen Tag.
- Patienten mit Risikofaktoren (metabolisches Syndrom, pos. Anamnese, lange OP-Zeiten) und verzögerter Mobilisation sollten bereits ab OP-Tag mit AV-Fußpumpen behandelt werden. Gegebenenfalls muss die NMH-Therapie nach RS mit dem Operateur entsprechend angepasst werden.
- Physiotherapie: frühzeitige, forcierte Mobilisation, MCPAP-Training alle 2 h für mindestens 10 min.
- Bei Auftreten von Fieber: ggf. Sonografie oder CT-Thorax und Abdomen zum Ausschluss eines Abszesses oder einer Anastomoseninsuffizienz.

24.8.6 Komplikationen

- Pulmonale Komplikationen: Pneumonie, Atelektasen, Pleuraerguss, Pneumothorax
- kardiovaskuläre Probleme (Rhythmusstörungen, Koronarsyndrom)
- Anastomoseninsuffizienz: Frühinsuffizienz (bis 2. postop. Tag), Spätinsuffizienzen (5.–9. Tag)
- Nekrose des Magenschlauches
- Chylothorax
- tracheale und bronchiale Fistel
- Enterothorax
- zerebrale Komplikationen (Delir)
- nosokomiale Infektionen: Kathetersepsis, Wundinfekte
- Nieren-/Leber-Versagen
- funktionelle Störungen: Schluckstörungen, Früh-, Spätdumping

24.9 Pankreaschirurgie

M. Kastrup, D. Pfaff, V. von Dossow

24.9.1 Hintergründe

Pankreasresektionen werden bei verschiedenen Erkrankungen des Pankreas durchgeführt. Dazu gehört die chirurgische Therapie der chronischen Pankreatitis, insbesondere bei Patienten mit therapierefraktären abdominellen Schmerzen oder mit Komplikationen, die aus der Grunderkrankung resultieren. Es handelt sich dabei um Stenosen im Bereich des Duodenums und der Gallenwege, Kompression der Pfortader oder Bildung von Pseudozysten. Pankreasresektionen im Rahmen der akuten Pankreatitis finden sich nur noch bei nekrotisierenden Verlaufsformen. In der Tumorchirurgie bleibt die Pankreasresektion die einzige Behandlungsmethode mit kurativem Ansatz bei Patienten mit Pankreas-, distalen Gallengangs- und Papillenkarzinomen. Durch die Zentrumsbildung ist insgesamt die Letalität in der Pankreaschirurgie deutlich rückläufig (< 5 %), die Morbidität bleibt jedoch im Wesentlichen konstant hoch (35–47 %).

Zu den spezifischen Komplikationen in der Pankreaschirurgie gehört die verzögerte Magenentleerung (delayed gastric emptying) ohne mechanische Ursache. Sie tritt vor allem nach Pankreaskopfresektionen mit einer Häufigkeit zw. 0 und 61 % auf. Die Ausbildung von „Pankreasfisteln" gilt als häufigste Major-Komplikation: Auftreten 10–40 %. Der Begriff „Pankreasfistel" stellt ein Synonym für alle Formen einer postoperativ aufgetretenen pankreaticodigestiven Anastomoseninsuffizienz oder Leckage dar. Eine Pankreasfistel ist häufig assoziiert mit dem Auftreten einer Magenentleerungsstörung. Blutungen nach Pankreasresektionen zählen zu den Komplikationen mit der höchsten Letalität. Sie treten in 1–9 % der Fälle auf und sind für 11–38 % der Todesfälle verantwortlich. Es wird zw. frühen Blutungsereignissen, 24 h postoperativ (technische Probleme) und späten Arrosionsblutungen (Komplikationen durch Pankreasfisteln, Abszessen) unterschieden. Das Auftreten einer Insuffizienz der biliodigestiven Anastomose (Galleleck) liegt bei 0,4–8 %.

Zu den Standardeingriffen beim Pankreaskopfkarzinom gehören:

- klassische Kausch-Whipple-Operation (▶ Abb. 24.1**a**)
- partielle pyloruserhaltende Pankreatikoduodenektomie (PPPD) mit Pankreatikojejonustomie oder Pankreatikogastrostomie (▶ Abb. 24.1**b**)

Bei Karzinomen des Pankreaskorpus und -schwanzes:

- Pankreaslinksresektion (▶ Abb. 24.2)
- totale Pankreatektomie

24.9.2 Aufnahme

OP-Technik

- PPPD/Whipple: Nachfragen nach Art der Pankreasanastomose (Pankreatikogastrostomie oder Pankreatikojejunostomie)
- Pankreaslinksresekton (mit oder ohne Pankreatikojejunostomie, ggf. Milzexstirpation)
- duodenumerhaltende Pankreaskopfresektion (biliodigestive Anastomose)
- Pankreatektomie (Duodenopankreatektomie und zusätzlich meist Milzextirpation, Anlage biliodigestiven Anastomose)
- Untersuchungsstatus zur Aufnahme und Dokumentation nach Organsystemen im PDMS.

Inspektion Magensonden: Bei PPPD Nachfragen ob die Magensonde über den Pylorus geschoben wurde (Schienung) oder im Magen liegt zur Ableitung. Beim Vorliegen von Ernährungssonden bitte ebenfalls den Operateur fragen, wie weit die Sonde über die distale Anastomose geschoben wurde. Im Idealfall erfolgt eine Dokumentation über Skizze.

Inspektion Wunden und Drainagen (Anzeichen für Blutung in EF, hohe Verluste, Anzeichen für Galleleck).

Mögliche Drainagen: EF-Drainagen, Foley-Katheter in Milz- oder Pankreasloge, Pankreasgangdrainage (Roeder-Drain), bei GG-Resektionen: Endlosdrainage, verlorene Endlosdrainage. Standard:

- 1 × EF Pankreasanastomose
- 1 × Foley Pankreasanastomose
- 1 × EF BDA

OP-Bericht: intraoperative Besonderheiten, OP-spezifische Anordnungen (Vorgaben für die orale Belastung mit Flüssigkeit, Zeitpunkt Beginn „Zottenkost" über Ernährungssonde).

24.9.3 Diagnostik/Labor

- Postoperativ: BGA, BB, Quick, PTT
- 1. postop. Tag: BGA, BB, Quick, PTT, zusätzlich Kreatinin, Harnstoff, Bilirubin, Lipase, ALT, AST, GGT, Laktat, Myoglobin
- bei sprunghaftem Transaminasenanstieg (insbesondere nach Pfortader-Resektion/-Rekonstruktion): Doppler-Sonografie zur Kontrolle der Organperfusion
- Röntgen-Thorax: nach ZVK-Anlage, bei respiratorischen Problemen, nach Anlage einer intrathorakalen Drainage (Bülau)
- 2. postop. Tag: Bestimmung Lipase, Bilirubin aus Easy Flow und Foley-Katheter

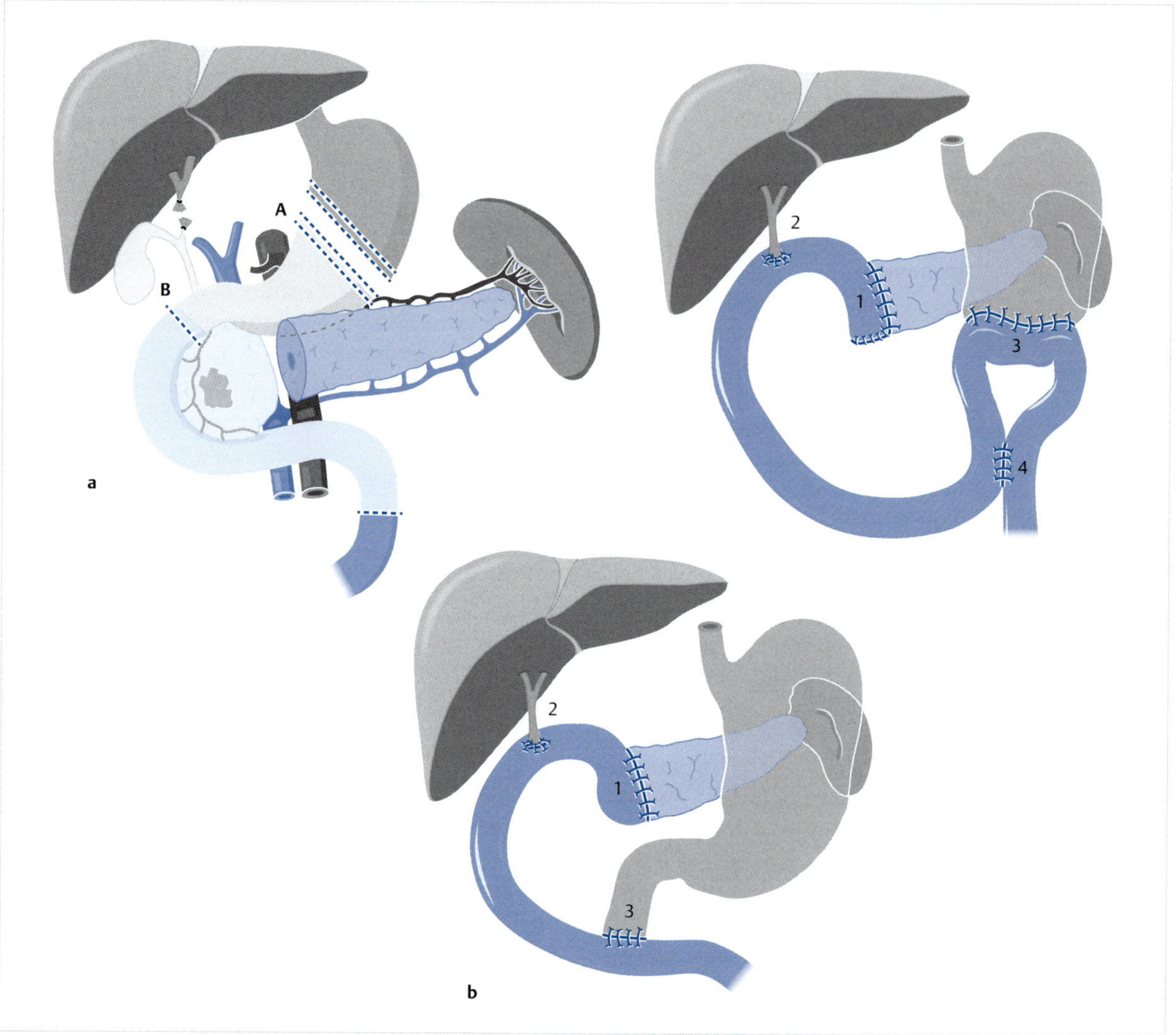

Abb. 24.1 Kausch-Whipple-Operation und pyloruserhaltende Pankreaskopfresektion. a Kausch-Whipple-Operation: Links: Die Entfernung des Pankreaskopfs erfolgt bei der partiellen Duodenopankreatektomie unter Mitnahme der distalen Gallengänge und der Gallenblase (1) sowie des distalen Magenanteils (2). Das Resektat wird am Pankreaskorpus (3) und distal des Treitz-Bandes am proximalen Jejunum abgesetzt (4). Rechts: Die Rekonstruktion erfolgt mittels zweier Jejunalschlingen. Die 1. Schlinge drainiert das Pankreas (3) und die Gallenwege (1), die 2. Schlinge den Magen (2). Mittels einer End-zu-Seit-Jejunojejunostomie (4) werden die beiden Schlingen miteinander verbunden. **b** Rekonstruktion nach pyloruserhaltender Pankreaskopfresektion (PPPD), bzw. partielle Duodenopankreatektomie nach Traverso-Longmire. Die PPPD ist das Standardverfahren bei entzündlichen Pankreaskopftumoren. Dabei bleiben nach Entfernung des Bauchspeicheldrüsenkopfes der Magenausgang und ein Teil des Zwölffingerdarms erhalten. Die Rekonstruktion erfolgt mit einer Dünndarmschlinge. (Quelle: Fechner K, Brunner M, Weber G, Grützmann R. Operative Therapie. In: Grützmann R, Hrsg. Referenz Allgemein- und Viszeralchirurgie – Pankreas. 1. Auflage. Stuttgart: Thieme; 2021. doi:10.1055/b-006-163242)

24.9.4 Monitoring

- EKG, NIBP/IBP, ZVD, S_pO_2, ZVD, Temperatur
- Diurese (Stundenbilanz), Drainagesekrete (Volumenverluste)
- Delir-Screening 8-stündlich
- Schmerzskala 8-stündlich

24.9.5 Standardtherapie

- Antibiotikaprophylaxe: Fortführung einer Antibiotikatherapie nur nach entsprechender Indikation. Ggf. bei vorinstrumentierten Gallenwegen und intraoperativ trüber Sekretion Fortführen einer gegen Cholangitis gerichteten antiinfektiven Therapie.

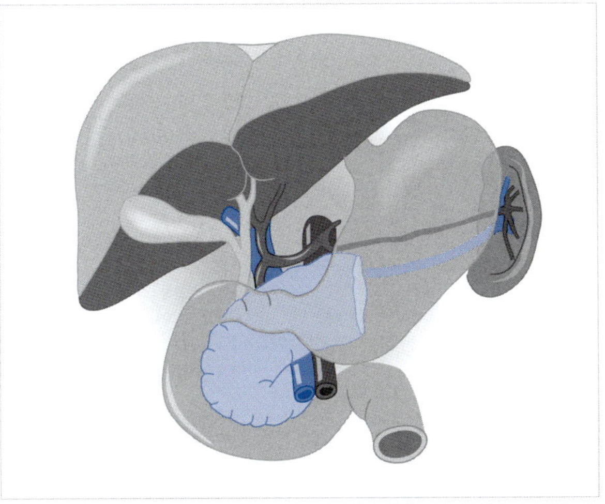

Abb. 24.2 Pankreaslinksresektion bei Karzinomen des Pankreaskorpus und -schwanzes. (Quelle: D'Haese J, Werner J. Ursache. In: Lippert H, Mantke R, Hrsg. Risiken und Komplikationen in der Allgemein- und Viszeralchirurgie. 1. Auflage. Stuttgart: Thieme; 2018. doi:10.1055/b-005-143309)

- Sandostatin 3 × 100 µg s. c., Somatostatin 6 mg/24 h i. v. oder Pasireotid 2 × 0,9 mg s. c. zur Hemmung der Pankreassekretion nur nach RS mit dem Operateur.
- Pantoprazol 2 × 40 mg i. v. bei Pankreatikogastrostomie sonst 1 × 40 mg i. v.
- BZ-Kontrollen, Insulintherapie (besonders bei totaler Pankreatektomie bei kontinuierlicher Insulintherapie auf eine Substitution von Glukose achten, **Cave:** Ketoazidose!)
- Volumenmanagement: balancierte Volumentherapie, Substitutionstherapie nach klinischen Kriterien und HZV-Surrogatparametern (Hämodynamik, Ausscheidung, Fieber, zentralvenöse Sättigung)
- Ernährung:
  - Pankreatikogastrostomie: parenteral bis Tag 5
  - Pankreatikojejunostomie: parenteral bis Tag 2
  - Jeweils MS bis zum Start der enteralen Ernährung belassen. Schluckweises Trinken von klarer Flüssigkeit ist bei offener MS möglich. Bei Patienten mit Zeichen einer langbestehenden Hypoalimentation (Tumorkachexie, langes präoperatives Fasten durch Erbrechen und Volumenverluste) sollte so früh wie möglich eine parenterale Ernährung begonnen werden. Bei Pankreatikogastrostomie auf intragastrale Lage der MS achten.
- Abführen: tgl. Klysma, frühestens ab 3. postop. Tag durch Einlauf unterstützen; medikamentöse Stimulation nur in RS mit Operateur.
- Schmerztherapie: Periduralanalgesie (Naropin 0,2 % + 1 µg/ml Sufentanil) kontinuierliche Laufrate 6 ml/h
- Gegebenenfalls zusätzliche Therapie mit peripher wirksamen Analgetika (Metamizol bis zu 4 × 1 g i. v.). Bei Schmerzfreiheit unter laufender PDA ist eine routinemäßige Zusatzmedikation nicht notwendig! Der Periduralkatheter sollte nicht zügig reduziert werden, da neben der Analgesie die Sympathikolyse zur Behandlung der postoperativen Darmatonie genutzt wird. Auf die zusätzliche systemische Therapie mit Opioiden sollte verzichtet werden. Ausnahmen bilden Schmerzpatienten mit chronischer Opiattherapie. Gegebenenfalls Gabe von Methylnaltrexoniumbromid 1 × täglich s. c.
- Thromboseprophylaxe: Anwendung von niedermolekularen Heparinen gewichtsadaptiert in prophylaktischer Dosierung ab der 6. Stunde postoperativ. Bei Kontraindikationen Gabe von unfraktioniertem Heparin 6 h postoperativ zunächst mit 200 E/h.
- Patienten mit Risikofaktoren (metabolisches Syndrom, Thromboseanamnese, lange OP-Zeiten) und verzögerter Mobilisation sollten bereits ab OP-Tag mit AV-Fußpumpen behandelt werden, ggf. muss die NMH-Therapie nach RS mit dem Operateur entsprechend angepasst werden.
- Physiotherapie: frühzeitige, forcierte Mobilisation, Atemtraining (Triflow-Therapie). Patienten mit reduziertem Gasaustausch (Raumluftsättigung < 93 %) erhalten zusätzliches MCPAP-Training 3–5 × tägl. für mindestens 10 min.
- Bei Auftreten von Fieber: ggf. Sonografie oder CT Abdomen zum Ausschluss eines Abszesses oder einer Pankreasfistel.
- Nachweis Pankreasfistel (Nachweis von hohen Konzentrationen Lipase im EF): Information an den Operateur, ggf. Platzierung einer Spüldrainage und/oder direkte Spülung über liegenden Foley-Katheter mit mindestens 50 ml/h, ggf. operative Revision.
- Blutungskomplikationen – frühe Blutungen: operative Sanierung, späte Blutungen: unterschiedliches Management (Re-OP, endoskopische Intervention, radiologisch-interventionelle Verfahren); in jedem Fall muss der Operateur involviert werden.

24.9.6 Komplikationen

- Nosokomiale Infektionen: Pneumonie, katheterassoziierte Sepsis, Harnwegsinfekt, lokale Wundheilungsstörung
- Magenentleerungsstörungen
- Nachblutungen: frühe Blutungen (innerhalb der ersten 24 h nach OP, meist Blutungen aus Mesenterialgefäßen o. Anastomose), späte Blutungen: 5.–21. Tag (meist induziert durch Nahtinsuffizienzen und lokale Abszedierung)

- Anastomoseninsuffizienz, Pankreasfistel, Gallengangsleckagen
- Peritonitis, septischer Schock, MOV
- kardioembolische Ereignisse
- Thromboembolien

24.10 Literatur

[1039] Brandstrup B. Fluid therapy for the surgical patient. Best Pract Res Clin Anaesthesiol 2006; 20(2): 265–83

[1040] Deutsche Gesellschaft für Gastroenterologie, Verdauungs- und Stoffwechselkrankheiten e.V. (DGVS), Deutsche Krebsgesellschaft e.V. (DKG). Leitlinie „Exokrines Pankreaskarzinom" (2013). AWMF-Leitlinien-Register Nr. 032-010. Im Internet: www.awmf.org/leitlinien/detail/ll/032-010OL.html

[1041] Deutsche Gesellschaft für Verdauungs- und Stoffwechselkrankheiten (DGVS), Deutsche Krebsgesellschaft (DKG). S3-Leitlinie „Kolorektales Karzinom" (2019). AWMF-Leitlinien-Register Nr. 021/007OL. Im Internet: https://register.awmf.org/de/leitlinien/detail/021-007OL (Stand: 15.09.2023)

[1042] Docherty AB, O'Donnell R, Brunskill S et al. Effect of restrictive versus liberal transfusion strategies on outcomes in patients with cardiovascular disease in a non-cardiac surgery setting: systematic review and meta-analysis. BMJ 2016; 352: i1351

[1043] Hölscher AH, Vallböhmer D, Bludau M. Anastomosenprobleme in der Ösophaguschirurgie – Prophylaxe, Management und Ergebnisse. Viszeralchirurgie 2007; 42: 145–51

[1044] Jacobs MJ, Mess WH. The Role of Evoked Potential Monitoring in Operative Management of Type I and Type II Thoracoabdominal Aortic Aneurysms. Semin Thorac Cardiovasc Surg 2003; 15(4): 353–64

[1045] Lang W. Karotisstenose – Indikation zur Operation/Intervention aus neurologischer Sicht. Journal für Kardiologie 2004; 11(5), 212–6

[1046] Langer S, Franzen EL, Haiduk M et al. Aortenaneurysma 2012: offen, hybrid oder total endovaskulär? Zentralbl Chir 2012; 137(5): 418–24

[1047] Low DE, Kunz S, Schembre D et al. Esophagectomy – It's Not Just About Mortality Anymore: Standardized Perioperative Clinical Pathways Improve Outcomes in Patient with Esophageal Cancer. J Gastrointest Surg 2007; 11: 1395–402

[1048] Marusch F, Koch A, Schmidt U et al. The Impact of the Risk Factor „Age" on the Early Postoperative Results of Surgery for Colorectal Carcinoma and Its Significance for Perioperative Management. World J Surg 2005; 29: 1013–22

[1049] McPhee JT, Hill JS, Whalen GF et al. Perioperative mortality for pancreatectomy. An national perspective. Ann Surg 2007; 246: 246–53

[1050] Meyer HJ, Sauer P. Postoperative Probleme nach Magenresektion oder Gastrektomie und Pankreasresektion. Gastroenterologe 2009; 4: 437–45

[1051] Neuhaus P, Pfitzmann R. Aktuelle Aspekte der Lebertransplantation. 2. Aufl. Bremen: UNI-MED 2005

[1052] Ott K, Hofer S, von Haken R et al. Perioperative Therapie bei abdominothorakaler Ösophagusresektion. Intensivmedizin up2date 2010; 6 (3): 213–30

[1053] Pappas PG, Silveira FP. Candida in solid organ transplant recipients. Am J Transplant 2009; 9 Suppl 4: S 173–9

[1054] Saliba F, Delvart V, Ichaï P et al. Fungal infections after liver transplantation: outcomes and risk factors revisited in the MELD era. Clin Transplant 2013; 27(4): E454–61

[1055] Schmiegel W, Buchberger B, Follmann M et al. S3-Leitlinie – Kolorektales Karzinom. Z Gastroenterol 2017; 55(12): 1344–1498. German. doi: 10.1055/s-0043-121 106

[1056] Schwenk W. Was ist „Fast-track"-Chirurgie? Dtsch Med Wochenschr 2005; 130: 536–40

[1057] Stumpf M, Junge K, Wendlandt M et al. Risikofaktoren für das Auftreten postoperativer Anastomoseninsuffizienzen nach kolorektalen Resektionen. Zentralbl Chir 2009; 134: 242–8

[1058] Sülberg D, Chromik AM, Köster O et al. Prävention und Management von postoperativen Komplikationen in der Pankreaschirurgie. Zentralbl Chir 2010; 135: 129–38

[1059] Taussky P, Sangala JR, Meyer FB. Carotid Endarterectomy and Treatment Options for Carotid Occlusive Disease. World Neurosurg 2011; 76(6S): S 35–S 39

[1060] von Heymann C, Spies C. Flüssigkeitsmanagement Volumentherapie in der Fast-Track-Kolon-Chirurgie. AINS 2006; 6: 400–3

25 Intensivmedizin in der HNO

25.1 Besonderheiten bei der intensivmedizinischen Behandlung

M. Kastrup, S. Marz, U. Rohr, I. Rundshagen, S. Weber-Carstens

25.1.1 Indikationen für eine Intensivtherapie

- Nachbeatmung nach langen Eingriffen mit entsprechenden Blutverlusten
- ausgedehnte Tumoroperationen mit Tracheotomie
- Nachbeatmung bei starker Schwellung im Bereich der oberen Luftwege
- Begleiterkrankungen des Patienten

25.1.2 Aufnahme des Patienten

Folgende Punkte sollten bei der Übernahme auf die ITS genau vom Operateur erfragt werden:

- Diagnose und Operation
- Operationsgebiet: intraoral oder extraoral
- Blutverluste und Komplikationen
- Lage der Drainagen, aktiver oder passiver Sog
- wann kann der Patient aus operativer Sicht extubiert werden
- anatomische Besonderheiten der Luftwege des Patienten, Schwellung
- perioperative Antibiotikatherapie notwendig
- ab wann und in welcher Dosierung kann mit der Heparinisierung begonnen werden
- ist besonderes Monitoring notwendig: z. B. bei Lappen zur plastischen Rekonstruktion: Kontrolle der Perfusion, Ziel-PTT etc.

Folgende Punkte sollten vom Anästhesisten erfragt werden:

- Vorerkrankungen des Patienten
- Alkoholkrankheit, Nikotinabusus
- Intubationsbedingungen
- Narkoseführung: Gabe des letzten Relaxans, Gabe des letzten Opioides
- womit ist der Patient zum Transport sediert worden
- ZVK-Anlage: Besonderheiten, ist eine Lagekontrolle erfolgt
- Besonderheiten während der Operation: Blutverlust, Ausscheidung, Kreislaufverhalten, Transfusionsbedarf

25.1.3 Besonderheiten bei der Behandlung

Nach großen Tumoroperationen werden die Patienten meistens intubiert und beatmet auf der Intensivstation übergeben. Wenn kein komplizierter postoperativer Verlauf zu erwarten ist, werden die Patienten bis zum Erreichen der Extubationskriterien mit Propofol sediert, bei Bedarf kann zusätzlich noch ein Opioid zur Schmerztherapie appliziert werden.

Bei alkoholkranken Patienten kann bei Entzugssymptomatik zusätzlich Clonidin kontinuierlich appliziert werden.

Die postoperativen Blutverluste über die Drainagen müssen regelmäßig erfasst und dokumentiert werden.

> **Merke** M!
>
> Am Bett des Patienten muss immer ein Skalpell (Gr. 11) vorhanden sein.

Besonderheiten bei Tracheotomie (s. auch Tracheotomie MKGTracheotomie)

Es wird immer eine postoperative Thoraxröntgenaufnahme angefertigt. Anhand des Röntgenbildes und der allgemeinen klinischen Situation kann entschieden werden, ob der Patient an ein CPAP-System angeschlossen werden kann. Ein schneller Übergang zur Spontanatmung mit einer Sauerstoffsonde („feuchte Nase") kann bei unauffälligem Verlauf zügig erfolgen. Zeigen sich im Röntgenbild Dystelektasen, sollte der Patient die erste postoperative Nacht am CPAP-System bleiben (PEEP: 7,5–10 cmH_2O). Bei anhaltenden Atelektasen sollte der Patient bronchoskopiert werden.

25.1.4 Extubation nach HNO-Eingriffen

Die Extubation sollte unter ruhigen Bedingungen geplant und durchgeführt werden.

Für eine eventuelle Re-Intubation sollte alles bereit liegen: ein Exchange-Katheter sollte vorhanden sein, die Jet-Ventilation wird überprüft, ein Beatmungsbeutel mit angeschlossener Maske wird an die Sauerstoffversorgung angeschlossen.

Die üblichen Extubationskriterien müssen erfüllt sein.

Bei kieferchirurgischen Eingriffen mit einer Verdrahtung der Zahnreihen muss nach der Extubation immer eine Drahtschere in greifbarer Nähe des Patienten bereitliegen.

Bei erwarteter schwieriger Extubation folgt vor der Extubation eine Inspektion durch den Anästhesisten und den HNO-Arzt, um die Extubationsbedingungen abschätzen zu können.

Die Ödeme sollten deutlich rückläufig sein.

Eventuell kann eine abschwellende medikamentöse Therapie notwendig werden: Prednisolon 3 × 2 mg/kgKG i. v.

Nebenluftversuch positiv: Nach sorgfältigem Absaugen des Nasen-Rachen-Raumes wird der Cuff des Tubus entblockt und dabei der Tubus kurzzeitig manuell blockiert. Kann der Patient neben dem Tubus atmen, ist eine Schleimhautschwellung um den Tubus herum unwahrscheinlich (für den Patienten anstrengend; keine absolute Sicherheit!).

Nach erfolgreicher Extubation muss der Patient noch sorgfältig beobachtet werden.

Der Patient kann nach erfolgter Extubation eine Anfeuchtung (Inhalation) mit Aqua dest. und Adrenalinzusatz erhalten.

26 Intensivmedizin in der Kardiochirurgie

26.1 Postoperative Versorgung kardiochirurgischer Patienten

M. Kastrup, M. Ocken

26.1.1 Organisation

- ITS/PACU

26.1.2 Vorbereitung der Aufnahme

► **Beatmungsgerät zur Übernahme der invasiven Beatmung**
- CPAP-Maske zur postoperativen Atemtherapie

► **Zugänge/Monitoring**
- ZVK
- arterielle Druckmessung
- epikardiale Schrittmacherelektroden
- ggf. venöse Schleuse und erweitertes Hämodynamikmonitoring
- ggf. NIRS-Messung

► **Drainagen**
- Pleurale Drainagen (links/rechts)
- retrosternale Drainage
- ggf. retrokardiale Drainagen
- subkutane Redon-Drainagen

► **Medikamente/Volumen**
- Kristalloide 500–1000 ml
- Sedierung (überwiegend Propofol ca. 2–4 mg/kgKG/h)
- Katecholamintherapie (Noradrenalin)

26.1.3 Aufnahme

Merke M!

Strukturierte Übergabe des Patienten durch Operateur und Anästhesisten z. B. unter Nutzung des „SBAR"-Tools!

Zu klärende Fragen:
- Notfalleingriff oder Elektivoperation
- für CABG-Patienten: KHK ausversorgt, duale Thrombozytenaggregationshemmung erforderlich
- Probleme beim Abgang von der Herz-Lungen-Maschine
- Heparin- und Protamindosierung, Gabe von Fremdblutprodukten und Gerinnungsfaktoren, Blutungsneigung am OP-Ende
- Drainagenlage

Grundeinstellung des Beatmungsgerätes

- Druckkontrolliert („BIPAP"), PEEP 5 mbar, F_iO_2 0,5 bzw. nach intraoperativem Oxygenierungsindex I:E = 1:2
- AF 12–16/min
- p_{insp} so einstellen, dass ein Tidalvolumen von ca. 6 ml/kgKG erreicht wird
- bei unproblematischer Ventilation können „closed-loop"-Beatmungsmodi (z. B. ASV/i-ASV) genutzt werden
- zügiges Anpassen von F_iO_2, AF und Beatmungsdrücken mit Ziel einer altersadaptierten Normoxämie und ausgeglichenem pH

26.1.4 Diagnostik/Labor

- Bei Aufnahme sowie nach 6 h und am ersten postoperativen Tag: kleines Blutbild, Quick, INR, PTT, Kreatinin, Harnstoff, CK, CK-MB, ALAT, Bilirubin
- Röntgen-Thorax
- 12-Kanal-EKG bei Aufnahme, nach 6 h sowie am ersten postoperativen Tag
- BGA (inkl. Elektrolyte, BZ, Laktat)
- Activated Clotting Time (ACT)
- zentralvenöse Sättigung und/oder hämodynamisches Profil anhand PAK oder Pulskonturanalyse
- körperliche Basisuntersuchung (Dokumentation von Pupillen-Status, Thorax-Auskultation, Herzrhythmus/Pacer-Einstellung, Abdomen-Tastbefund, Urin-Aspekt, periphere Ödeme, Drainagen)

26.1.5 Monitoring/Drainagen

- EKG inkl. Arrhythmie- und Ischämiediagnostik (ST-Segmentanalyse), Pulsoxymetrie, IBP, ZVD, Temperatur, Bilanzierung (Diurese, Blutverlust) in den ersten 24 h stündlich
- BGA-Kontrolle zunächst alle 1–2 h; bei stabilen BGA-, Hämodynamik-, Glukose- und Kaliumwerten alle 4–6 h (inkl. Elektrolyte, BZ, Laktat) und innerhalb von 30 min nach Änderung des Ventilationsmodus
- $S_{cv}O_2$ (bei Katecholaminbedarf 1 × /Schicht)
- Thoraxdrainagen unter Sog (standardmäßig –20 cm Wassersäule)
- Fortführen des intraoperativ etablierten Monitorings wie Pulskonturanalyse, HZV- und PaP-Messung via PAK resp. weitere Verfahren
- Delirscreening und Schmerzskala mindestens 8-stündlich

26.1.6 Standardtherapie

Stündliche Bestimmung des BZ: Zielparameter 80–150 mg/dl, bei Bedarf Insulinspritzenpumpe starten.

Antikoagulation: Nach Gerinnungskontrolle 6 h postoperativ werden bei sistierenden Drainageverlusten (< 100 ml/h) alle Patienten mit Heparin (250 IE/h) antikoaguliert, CABG-Patienten erhalten darüber hinaus 6 h postoperativ 100 mg ASS i. v. und am 1. postoperativen Tag 100 mg ASS p. o. Indikation zur therapeutischen Antikoagulation (z. B. mechanischer Klappenersatz) berücksichtigen. Je dringlicher dabei die Indikation zur Antikoagulation, desto früher, zügiger und engmaschiger kontrollierte Steigerung der Heparindosierung.

Schmerztherapie mit Bolusgaben von Piritramid i. v. bei einem VAS/NRS von ≥ 4 bzw. bei beatmeten Patienten BPS ≥ 5.

Wenn vom Operateur nicht anders angegeben, so gilt in den 48 h eine Begrenzung des systolischen Blutdruck auf < 120 mmHg bei adäquatem MAD (> 65 mmHg).

26.1.7 Sedierung, Beatmung, Extubation

Praxis

Indikationen zur postoperativen Sedierung

- Hypothermie (KKT < 36 °C)
- Oxygenierungsindex (p_aO_2/F_iO_2) < 250 (wenn vorhanden an präoperativer BGA orientieren!)
- hämodynamische Instabilität
- erhöhte Drainageverluste (> 200 ml/h bzw. > 1000 ml über 6 h)
- ausgeprägtes SIRS (mit oder ohne Laktatanstieg)
- interventionspflichtige Auffälligkeiten in der Röntgen-Thorax-Aufnahme (Pneumothorax, größerer Erguss)
- kardiale Assistverfahren mit zentralem Anschluss (zentrale venoarterielle ECLS, zentral kanülierte Impella)
- ausgeprägte vegetative Aufwachreaktion
- „offener Thorax" z. B. bei Rechtsherzversagen

Die Sedierung erfolgt dann in der Regel kontinuierlich mit Propofol mit einer Dosierung zwischen 1,5 und 4 mg/kgKG/h. Es wird ein Ziel-RASS definiert, der regelmäßig reevaluiert werden muss.

Zur Analgesie können entweder Bolusgaben von Piritramid oder Morphin gegeben oder Opiate (Remifentanil, Sufentanyl) ebenfalls über eine Spritzenpumpe infundiert werden. Die Analgesie erfolgt bedarfsadaptiert nach definierten Zielkriterien (z. B. BPS oder NRS).

EEG- und/oder zerebrale Oxymetrie wird bei Ziel-RASS-Werten < –3 empfohlen.

Merke M!

Liegt keine dieser Indikationen mehr vor, sollte der Patient ohne Zeitverzögerung von der Beatmung entwöhnt werden.

26.1.8 Postoperative Flüssigkeitstherapie

Wegen der Gefahr eines Lungenödems ist für jeden Patienten eine Flüssigkeitsbilanz festzulegen, die individuell nach dem Füllungszustand und der Kontraktilität des Herzens bemessen und laufend reevaluiert wird (anamnestische Angaben, echokardiografische Beurteilung). Die Flüssigkeitszufuhr erfolgt primär mit Vollelektrolytlösung. Grundsätzlich erfolgt am OP-Tag und ersten postoperativen Tag ein liberales Flüssigkeitsregime. Die klinische Beurteilung des Volumeneffektes kann z. B. durch Hochlagern der Beine (passives Leg Raising) erfolgen.

► **Indikationen**

- niedriges HZV bei niedrigem ZVD und niedrigem Wedge-Druck
- niedriger Blutdruck bei negativer intraoperativer Flüssigkeitsbilanz
- erhöhte Schlagvolumenvarianz/pressure pulse variation

► **Zielwerte**

- S_vO_2 ≥ 65 % (in den ersten 6 h ≥ 70 %)
- CI > 2,0 l/min/m² oder SVI > 35 ml/m²
- Diurese > 0,5 ml/h (ohne Diuretika)
- Laktat ≤ 2 mmol/l/20 mg/dl
- ZVD + PAOP nach individuell im Rahmen der Volumenoptimierung mittels TEE/TTE erfasster Zielwerte

► **Relative Kontraindikationen**

- pulmonale Stauung bzw. Lungenödem (Oxygenierungsindex < 250 bei eingeschränkter linksventrikulärer Funktion)
- hohe Füllungsdrücke

26.1.9 Substitution von Blutbestandteilen

Erythrozytenkonzentrat

Transfusion unter Berücksichtigung der Querschnittsleitlinie Hämotherapie der Bundesärztekammer:

- abhängig von der Dynamik (aktive Blutung)
- bei einem Hb-Wert unter 6 mg/dl sollte immer transfundiert werden
- bei Hb-Werten unter 7 mg/dl ist eine Bluttransfusion bei den meisten kardiochirurgischen Patienten gerechtfertigt
- beachten der physiologischen Transfusionstrigger
- wichtig ist die Selektion von Hochrisikopatienten aufgrund vorbestehender Erkrankungen (z. B. schwere COPD, kritische nichtkardiale Endorganischämien)

Es ist unwahrscheinlich, dass eine Transfusion das Sauerstoffangebot bei einem Hb von 10 mg/dl weiter erhöht und wird deshalb leitlinienentsprechend nicht empfohlen.

FFP

Aufgrund der Blutverdünnung an der HLM stellen niedrige postoperative Quick-Werte noch keine Indikation zur FFP-Substitution dar. Eine Indikation für die Gabe von FFP besteht ggf. bei Lebersynthese-Schwäche mit erniedrigten Quick-Werten und klinischer Blutung sowie im Rahmen von Massivtransfusion. Eine effizientere Korrektur von Quick- bzw. INR-Wert erfolgt mittels PPSB-Substitution in individuell errechneter, gewichtsadaptierter Dosierung.

Thrombozyten

Wegen der thrombozytenschädigenden Wirkung der HLM (große Fremdoberfläche, Scherkräfte der Zentifugalpumpen) kann auch bei normaler Thrombozytenzahl eine Thrombozytensubstitution zur Optimierung der Blutgerinnung beitragen (Überprüfung der Thrombozytenfunktion mittels PFA-Test oder Multiplate). Insbesondere bei präoperativer Therapie mit Thrombozytenaggregationshemmern (Clopidogrel, Prasugrel, Ticagrelor – s. Anamnese!) ist häufig nur durch Transfusion von Thrombozytenkonzentraten Blutstillung zu erreichen. Bei Thrombozytenfunktionsstörung sollte ebenfalls die Gabe von Desmopressin (0,3–0,4 µg/kgKG) erwogen werden.

26.1.10 Lagerung, Mobilisation, Physiotherapie

- Nach Sternotomie wird Rückenlagerung empfohlen; die Arme sollten nicht über den Kopf gelagert werden
- bei unkompliziertem Verlauf kann am ersten postoperativen Tag eine Mobilisation an die Bettkante und in den Stand erfolgen
- nach Extubation erfolgt regelmäßige Atemtherapie mittels NIV sowie Anleitung zum eigenständigen Atemtraining (z. B. incentive Spirometer)

26.1.11 Diagnostik und Therapie von Komplikationen

Systemic Inflammatory Response Syndrome (SIRS)

Ein postoperatives SIRS gehört zu den häufigen Komplikationen bei kardiochirurgischen Patienten. Nur bei extremer Ausprägung muss die erhöhte Körpertemperatur durch Kühlung oder NSAID (non-steroidal antiinflammatory drug) und die Vasoplegie durch Noradrenalin symptomatisch behandelt werden. Patienten mit schwerem SIRS sollten jedoch weiter sediert und beatmet werden, bis die Symptome abgeklungen sind.

Arrhythmien

Merke M!

Diagnose vor Therapie! 12-Kanal-EKG zur Feststellung des dominanten Erregungszentrums schreiben.

Bradykarde Rhythmusstörungen

- Sinusbradykardie: pacing DDD (oder VVI), falls nicht möglich medikamentös:
  - Atropin; insbesondere bei vorbestehender β-Blocker-Therapie: Dobutamin/Adrenalin/Orciprenalin i. v.
- AV-Block: Nur ein AV-Block III. Grades sowie Typ II sind behandlungsbedürftig; Therapie der Wahl ist das DDD-Pacing
- Kammerbradykardie: Eine Kammerbradykardie ist meist das Symptom eines schweren Myokardschadens und hat deshalb eine sehr schlechte Prognose; Therapie mit Adrenalin (kontinuierlich i. v.)

Tachykarde Rhythmusstörungen

- Elektrolytausgleich in den Normbereich
- bei tachykarden Rhythmusstörungen Kalium substituieren, bis $K^+ > 4{,}8$ mmol/l; dies sollte jeder weiteren antiarrhythmischen Therapie vorausgehen

- Magnesiumsubstitution erwägen (**Cave:** Hypovolämie: physiologischer Kalziumantagonist!), ggf. Gabe von 1–2 g i. v.

II

Vorgehen bei speziellen Rhythmusstörungen

(Geordnet nach dominantem Erregungszentrum) unter Beachtung der vorbestehenden antiarrhythmischen Therapie:

- Sinustachykardie: Zunächst nach der Ursache suchen (vegetativer Stress, Hypovolämie, Fieber, Schmerzen) und diese therapieren. Wenn danach immer noch eine behandlungsbedürftige Sinustachykardie vorliegt, entsprechend der Vormedikation therapieren, z. B. bei vorbestehender Therapie mit β-Blockern: titrierte Metoprolol-, Esmolol- oder Landiololgabe.
- Vorhoftachyarrhythmie: Wie Sinustachykardie: Bei Vorhoftachyarrhythmie mit aberrierender Leitung (beginnende Spreizung des Kammerkomplexes) ist das Vorgehen dem bei Kammertachykardien ähnlich.
- Vorhofflattern oder Vorhofflimmern mit schneller Überleitung: Ebenfalls zunächst an sekundäre Ursachen (inklusive Blut oder Thromben im Perikardraum) denken. Falls diese Störung bereits präoperativ bestand, lediglich AV-Überleitung durch Gabe eines β-Blockers (ggf. Digitalisierung) begrenzen. Bei neu aufgetretenem und **hämodynamisch wirksamem** Vorhofflimmern sollte der Patient elektrisch kardiovertiert werden. Bei hinreichender hämodynamischer Stabilität kann eine medikamentöse Therapie mit Amiodaron (Kontraindikationen beachten) oder Überstimulation des Vorhofes eingeleitet werden.
- Vorhofflattern und Vorhofflimmern mit langsamer Überleitung: Handlungsbedarf besteht nur bei Low-output-Syndrom, um durch eine koordinierte Vorhofaktion das HZV zu verbessern. Therapie der Wahl ist die elektrische Kardioversion ohne vorherige β-Blockade. Als Alternative kommt die medikamentöse Kardioversion mit Adenosin oder die Überstimulation des Vorhofes in Betracht.
- AV-Tachykardie: Medikamentöse Therapie mit β-Blocker, Amiodaron oder Ajmalin. Nach Senkung der Frequenz kann ein sequenzielles Pacing indiziert sein.
- Kammertachykardie – gemäß ERC-Leitlinien:
  - elektrische Kardioversion
  - Amiodaron (3–7 mg/kgKG) oder Lidocain (1–1,5 mg/kgKG)
  - erneuter Kardioversionsversuch, medikamentöse Therapie kontinuierlich intravenös fortführen

Low-Output-Syndrom (Cardiac Index < 2)

Ursache suchen (Volumenmangel, Tamponade, Klappendefekt, neue Ischämie):

- Ist Volumenmangel als Ursache unwahrscheinlich, wird eine Echokardiografie durchgeführt.
- Je nach Ergebnis der Echokardiografie wird eine Therapie nach dem hämodynamischen Profil ggf. mit Inotropika (Enoximon, Dobutamin, Adrenalin, Levosimendan) begonnen resp. eine ursachenorientierte chirurgische oder kathetertechnische Therapie angestrebt.
- Eine Erweiterung der Therapie kann durch eine IABP oder ein Assistsystem (z. B. Impella, ECLS) erfolgen. Die Indikation zur IABP ergibt sich z. B. bei persistierenden ischämiebedingten Rhythmusstörungen. Die Indikation zur postoperativen Implantation eines Assistsystems wird in Kooperation mit dem Chirurgen gestellt, muss aber als Ultima ratio betrachtet werden VA ECMO.

Diagnose und Therapie einer neu aufgetretenen Ischämie

Postoperativ stützt sich ein Ischämieverdacht auf folgende Kriterien:

- Klinik: Pektanginöse Schmerzen (kein Wundschmerz)
- **Cave:** Neu aufgetretene Herzrhythmusstörung
- plötzlicher Einbruch der Hämodynamik
- EKG: ST-Elevation oder ST-Senkungen > 0,2 mm; **Cave:** auch neu auftretende Blockbilder sind als Ischämiezeichen zu werten
- Enzymdiagnostik: CK, CK-MB, bei Verdacht zusätzlich Troponin-I-Dynamik und Kinetik beachten! (bei entsprechendem Verdacht keine Zeitverzögerung durch Abwarten des Maximums der Enzymkinetik)
- echokardiografischer Nachweis einer neu aufgetretenen regionalen Wandbewegungsstörung

Prozedere bei Vorliegen von mindestens 2 dieser Kriterien:

- bei V. a. auf akute Ischämie und instabilem Patienten: zur Vermeidung weiteren Zeitverlustes „STEMI-Alarm" auslösen!
- im Tagesdienst den Operateur, ansonsten den diensthabenden Herzchirurgen informieren, mit dem Hinweis der gegebenen intensivmedizinischen Indikation für eine Koronarangiografie
- bei gemeinsam gestellter Indikation diensthabenden Kardiologen informieren

Nachblutung, erhöhte Drainageverluste

Zunächst sollte versucht werden, die Blutgerinnung unter Beachtung der Gerinnungsanalyse und ggf. Thrombelastogramm zu optimieren:

- bei einer initialen ACT > 140 s ist eine weitere Protamingabe in Erwägung zu ziehen, insbesondere, wenn der Patient in der Zwischenzeit Perfusat erhalten hat („Maschinenblut“, ist vollheparinisiert)
- Tranexamsäure kontinuierlich als Antifibrinolytikum
- Thrombozytensubstitution bei Thrombozytenzahl < 70 000/µl oder wenn eine schwere Thrombozytenfunktionsstörung nachgewiesen ist oder vorbestehende Therapie mit Thrombozytenaggregationshemmern
- Substitution von Faktoren (PPSB, Fibrinogen, XIII), wenn deren Mangel nachweisbar als Ursache in Betracht gezogen werden kann bzw. bei anamnestisch bekanntem Faktorenmangel
- ggf. PEEP erhöhen
- Normothermie, Normokalziämie einhalten

Merke **M!**

In jedem Fall muss der Chirurg frühzeitig verständigt werden, um ggf. die Indikation zu einer Rethorakotomie zu stellen.

Perikardtamponade

Insbesondere nach Gerinnungsoptimierung ist die Gefahr einer Perikardtamponade aufgrund geclotteter Drainage gegeben. Daher ist in der initialen postoperativen Phase auf Durchgängigkeit der Drainagen zu achten.

Klinische Zeichen einer Perikardtamponade sind Tachykardie, Hypotonie, steigender ZVD, Oligurie. Die Diagnose wird mittels Echokardiografie gestellt. Gemeinsam mit dem Kardiochirurgen wird anhand der Dynamik festgelegt, ob die Rethorakotomie auf Station oder im OP-Saal erfolgt. Die überbrückende Akuttherapie bis zur operativen Versorgung stützt sich auf Volumentherapie und inotrop wirkende Katecholamine.

Störung der Lungenfunktion

Ursache sind meist Pleuraergüsse, Atelektasen oder eine zentrale Stauung (bis zum Lungenödem). Die Klärung können Röntgenbild und Lungensonografie bringen.

- Pleuraergüsse werden sonografisch quantifiziert und ggf. entlastet.
- Liegt ein Lungenödem vor, sind z. B. Inotropika, Furosemid und ggf. Nachlastsenkung indiziert.
- Im Falle einer Atelektase erfolgt bei beatmeten Patienten niederschwellig eine Bronchoskopie, ggf. werden modifizierte Beatmungsmuster und eine Lagerungstherapie erforderlich. Bei wachen Patienten ist eine intensive und individualisierte NIV-Therapie das Verfahren der Wahl.
- Oberkörperhochlagerung je nach Hämodynamik.

Störung der Nierenfunktion (s. ANV)

Typisch ist das oligurische oder anurische Nierenversagen aufgrund einer renalen Hypoperfusion. Begünstigt wird diese Komplikation durch:

- eine vorbestehende Nierenfunktionsstörung
- ein niedriges HZV
- SIRS

Intravasale Hypovolämie oder SIRS werden mittels einer Positivbilanzierung behandelt. Im Fall einer Hyperkaliämie oder respiratorisch relevanten Volumenüberladung wird versucht, den Urin-Output mit Schleifendiuretika erhöhen. Ist dies erfolglos und überschreitet der Harnstoff 160–200 mg/dl, sollte der Patient mit einem kontinuierlichen Nierenersatzverfahren behandelt werden. Die gleichzeitige Gabe von Schleifendiuretika und Volumen ist in der Regel nicht sinnvoll (Ausnahmen sind eine Hyperkaliämie oder eine hämorrhagische Blasentamponade).

Störung der Leberfunktion

Zeichen einer Leberfunktionsstörung sind:

- Hepatomegalie
- spontan erniedrigter Quick-Wert/hohe INR
- niedriges Serumprotein
- eventuell Anstieg der Leberwerte, insbesondere des Bilirubins

Als Ursache finden sich u. a. eine Rechtsherzinsuffizienz bei Myokardschädigung, ein Defekt der Trikuspidal- oder Pulmonalklappe, eine pulmonale Hypertension oder Rhythmusstörungen mit Klappendyskoordination. Die therapeutischen Maßnahmen richten sich dementsprechend nach der Ursache; hepatotoxische Substanzen sollten konsequent vermieden werden.

Neurologische Störungen

Delir

Ausschlussdiagnose! (**Cave:** DD insbesondere Hypoxie, Schock verschiedener Ursache!), aber eine häufige Erscheinung nach kardiochirurgischen Operationen.

Tritt ein Delir erst 3–4 Tage postoperativ auf, ist eine bakterielle Sepsis eine häufige und typische Ursache.

Vegetative Aufwachreaktion

Symptomatische Therapie mit einer Clonidininfusion (30–120 µg/h) oder Dexmedetomidin kont. (0,4–1,2 µg/kgKG/h).

Anhaltende Vigilanzstörung, Krampfanfälle und Paresen

cCT durchführen und die weitere Therapie mit dem Neurologen vereinbaren. Ursache sind zumeist Embolien (Luft, Thromben, Gewebsfragmente) oder eine generalisierte zerebrale Ischämie. Als Therapieoptionen bei ischämischem Infarkt ergeben sich eine interventionelle Revaskularisierung bzw. Hemikraniektomie oder ein konservatives Regime aus Heparinisierung (kann je nach Infarktgröße indiziert oder kontraindiziert sein), die Anhebung des systolischen Blutdruckes und konsequentes Vermeiden von Fieber.

26.1.12 Verlegung

Kardiopulmonal stabile kardiochirurgische Patienten können am Abend des OP-Tages resp. am 1. postoperativen Tag auf die IMCU verlegt werden.

- Antikoagulation:
  - CABG (250 U Heparin/h, 100 mg ASS/d)
  - biologischer Klappenersatz (250 U Heparin/h; ggf. in Absprache mit dem Operateur therapeutische Antikoagulation bei Eingriffen an Mitral- und Trikuspidalklappe einleiten)
  - mechanischer Klappenersatz (Ziel-PTT 50–60 s)
- Monitoring: arteriellen Katheter und ZVK belassen, Pulmonalarterienkatheter entfernen

26.2 Postoperative Versorgung kardiochirurgischer Kinder

M. Kleine-Brüggeney, K. Schmitt

Die Versorgung kardiochirurgischer Kinder durchläuft einen stetigen Wandel. Bei häufig geringem Evidenzgrad basieren Vorgehensweisen und Entscheidungen stark auf der Erfahrung der Behandlungsteams und erfolgen in enger Absprache zwischen den verschiedenen beteiligten Fachdisziplinen. Die hier dargelegten Vorgehensweisen sind auf dieser Basis zu interpretieren.

26.2.1 Transport

- Monitoring: Übernahme des kompletten Operationsmonitorings, mindestens aber direkter arterieller Blutdruck, EKG, Pulsoxymetrie, $etCO_2$
- Drainagen: unter Sog
- Beatmung: Mit Kinderbeatmungsgerät und an die Pathophysiologie des Kindes angepasstem F_iO_2 und Beatmungsparametern, Maske, Reintubationsset und Ambubeutel zur Hand
- Notfallmedikamente und Volumen zur Hand

26.2.2 Aufnahme/Begleitmaßnahmen

► **Grundeinstellung des Beatmungsgerätes**

- Die Beatmungseinstellungen aus dem OP werden auf der Kinderintensivstation initial 1:1 übernommen und dann in Abhängigkeit von BGA, Messwerten von Beatmungsparametern und Klinik adaptiert.

► **Diagnostik bei Aufnahme**

1. ERAS Patient (bereits extubiert oder geplante early extubation): minimal handling
   - klinische Untersuchung (Auskultation der Lunge, gemeinsame Exploration Drainagen, ZVK, Schrittmacherfunktion)
   - BGA (falls noch beatmet)
2. Non-ERAS Patient (längere Intubation und Beatmung nötig)
   - siehe ERAS Patient PLUS
   - Röntgen-Thorax
   - 12-Kanal-EKG
   - Echokardiografie

► **Monitoring**

- Fortführung des Operationsmonitorings
- Monitoring der Drainageverluste

► **Antikoagulation.** Kinder werden, sobald eine mögliche postoperative Blutung sistiert, i. d. R. mit 100 IE Heparin/kgKG/d antikoaguliert. Bei zentralem oder BT Shunt Beginn der Antikoagulation häufig schon im OP. Neuere Antikoagulationsstrategien, z. B. mit Bivalirudin, sind in Entwicklung.

26.2.3 Sedierung, Beatmung, Extubation

Im Rahmen von Enhanced Recovery Strategien in der Kinderherzmedizin werden heutzutage an vielen Zentren Kinder nach Herzoperationen schon im OP extubiert. Die Entscheidung für oder gegen eine „On Table Extubation" ist multifaktoriell und abhängig von der Konstellation verschiedener patientenzentrierter Faktoren und der Erfahrung des Behandlungsteams. Bei geeigneter Konstellation bringt eine Frühextubation besonders für gewisse Gruppen von Patient*innen klinische Vorteile, so z. B. für Patient*innen nach Glenn-OP oder Fontan-Komplettierung durch Vermeidung positiver Beatmungsdrücke.

Indikationen zur postoperativen Sedierung/Beatmung sind z. B.:

- Oxygenierungsindex (p_aO_2/F_iO_2) < 250 mmHg (nicht bei Shuntvitien), insuffiziente Atmung
- hämodynamische Instabilität
- erhöhte Drainageverluste
- ausgeprägtes SIRS

26.2.4 Postoperative Flüssigkeitstherapie

Die Flüssigkeitstherapie orientiert sich an der klinischen Abschätzung der Volämie der Patient*innen. Diese ist u. a. abhängig von der präoperativen Nüchternzeit, dem HLM Priming und der Flüssigkeitsbilanz an HLM, intraoperativen Blutverlusten und „Third Space Verlusten", der Diurese, der intraoperativen Volumen- und Blutproduktsubstitution und den Laufraten der Perfusoren.

Wegen der Gefahr des Lungenödems ist eine ausgeglichene Flüssigkeitsbilanz anzustreben. Um bei Neugeborenen und kleinen Säuglingen einer Hypoglykämie vorzubeugen, sollten die Medikamente der Spritzenpumpen auf Glukose aufgezogen werden. Bei komplizierten postoperativen Verläufen ist bei flüssigkeitsrestriktiv behandelten Kindern ein Augenmerk auf die suffiziente Ernährung zu legen.

Klinische Indikatoren für eine Flüssigkeitssubstitution

- Niedriger Blutdruck bei negativer intraoperativer Flüssigkeitsbilanz
- Zentralisierung des Kreislaufs (Hautstatus)
- echokardiografischer Nachweis geringer Füllung der Herzhöhlen
- bei Neugeborenen und Säuglingen eingefallene Fontanelle
- ggf. Nachweis nicht ausreichender Diurese

Klinische Indikatoren gegen eine Flüssigkeitssubstitution

- Lungenödem
- stark positive intraoperative Flüssigkeitsbilanz
- echokardiografischer Nachweis eines ballonierten Herzens

26.2.5 Substitution von Blutbestandteilen und Gerinnungsprodukten

Die Substitution von Blutbestandteilen und Gerinnungsprodukten orientiert sich am klinischen Bild und Verlauf sowie an der Gerinnungsdiagnostik mit Blutbildanalysen, ACT, Rotationsthrombelastographie und Analysen einzelner Gerinnungsfaktoren.

26.2.6 Komplikationen

Blutung

- Blutgerinnung (plasmatisch und thrombozytär) optimieren
- Blutkomponenten und Gerinnungsfaktoren substituieren
- Chirurg*in verständigen

Arrhythmien

Junctional ectopic tachycardia (JET) sind eine typische und gefährliche Form der postoperativen Rhythmusstörung beim Kind. Diese tritt vor allem bei Rechtsherzbelastung auf. Wichtiger Trigger ist eine erhöhte Temperatur. Targeted temperature management (TTM) mit Fiebervermeidung ist prophylaktisch und therapeutisch äußerst wirksam. Bei Fortbestehen der JET ist neben der Kühlung des Patienten eine Medikation mit Amiodaron indiziert.

Linksventrikuläre Dysfunktion

Blutdruckabfall und Kreislaufzentralisierung sind Leitsymptome einer linksventrikulären Dysfunktion. Die Diagnosestellung erfolgt echokardiografisch.

Die therapeutischen Möglichkeiten umfassen:

- Korrektur des Plasma-Ca^{2+}
- Inotropika (Adrenalin, PDE-III-Hemmer, Levosimendan)
- Chronotropika oder „pacing"
- vorsichtige Anpassung des Füllungszustandes, ggf. Transfusion
- mechanische Kreislaufunterstützung, z. B. kurzzeitig durch ECMO oder Impella, bei länger andauernder linksventrikulärer Dysfunktion und/oder zu erwartendem Ausbleiben einer Erholung des linken Ventrikels Implantation eines permanenten linksventrikulären Herzunterstützungssystems.

Rechtsventrikuläre Dysfunktion

- Eine optimierte Füllung des rechten Ventrikels sollte unter echokardiografischer Kontrolle erfolgen.
- Ein ausreichender koronarer Perfusionsdruck ist essentiell.
- Medikamentöse RV-Unterstützung durch Milrinon
- Medikamentöse Entlastung des RV durch inhalatives NO oder andere pulmonale Vasodilatatoren

Pulmonale Hypertension

Ein akuter Anstieg des pulmonalvaskulären Widerstands kann sich je nach Vitium und Operation z. B. bei Vorliegen einer Kommunikation zwischen systemischer und pulmonaler Zirkulation mit dem Leitsymptom „Entsättigung“ durch Rechts-Links-Shunt oder bei Fehlen einer solchen Kommunikation auch mit einem akuten Kreislaufkollaps, einem akuten ZVD-Anstieg oder/und einem akuten Wegfall des $etCO_2$-Messwertes manifestieren. Besonders gefährdet sind Kinder mit vorbestehender pulmonaler Hypertension, idopathischer pulmonaler Hypertension und Kinder mit einer Vitium bedingten pulmonalen Überzirkulation wie z. B. Kinder mit AVSD.

▸ **Akuttherapie**

▸ **Beatmung**
- initial in der akuten pulmonalhypertensiven Krise F_iO_2 1,0 (potenter pulmonaler Vasodilatator)
- Hyperventilation (p_aCO_2 um 30 mmHg), gering positiven base excess (ABE) anstreben

▸ **Medikamentös**
- Sedierung vertiefen, Muskelrelaxation
- NO inhalativ
- Iloprost i. v.
- Iloprost-Verneblung
- PDE-III-Hemmer (bei ausreichendem Systemdruck)
- Sildenafil i. v.

▸ **Pulmonale Überzirkulation mit systemischer Minderperfusion.** Das Ausbalancieren der System- und Pulmonalperfusion bei großen Shunts und ausgeprägtem Mixing geschieht durch Anpassung des Verhältnisses von SVR zu PVR (zur Beeinflussung des PVR, siehe oben). Der SVR kann durch Noradrenalin oder Phenylephrine angehoben werden. Beide Medikamente führen zu einer Erhöhung des PVR, wobei Phenylephrine einen etwas geringeren Einfluß auf den Anstieg des PVR hat.

$$Qp/Qs = (S_aO_2 - S_vO_2)/(S_aO_2 - Sp_vO_2)$$

Das optimale Qp/Qs bei ausgeprägtem Mixing/univentrikulärem Herzen liegt wahrscheinlich zwischen 1 und 2, entsprechend einer S_aO_2 von 75–85 % und einer Sc_vO_2 von 45–55 %. Hierbei ist zu beachten, dass es sich um kalkulierte Richtwerte handelt.

▸ **Differenzialdiagnostik [1074]**
- S_aO_2 75–85 % und S_vO_2 von 45–55 %: Qp/Qs ist 1–2. Falls dennoch inadäquates HZV a.e. Indikation von Transfusion, Inotropie, ggf. ECMO
- S_aO_2 75–85 % und $S_vO_2 > 60$ %: Qp/Qs ≤ 1, also systemische Überzirkulation. Ziel: Erhöhung des SVR durch Vasopressoren (NA, Vasopressin) und/oder Senkung des PVR durch pulmonale Vasodilatation (Normokapnie, hohes F_iO_2, inhalativ NO)
- S_aO_2 75–85 % und $S_vO_2 < 40$ %: Qp/Qs > 2, also pulmonale Überzirkulation. Ziel: Senkung des SVR durch z. B. Einsatz von PDE-III-Inhibitoren und/oder Anhebung des PVR durch Ventilation mit F_iO_2 0,21, milde Hyperkapnie

Störung der Lungenfunktion

Die häufigste Ursache sind Atelektasen oder Dystelektasen.
- Diagnose: Auskultation, Ultraschall, Röntgenbild
- Therapie: Seitenlagerung, ggf. Drainagelagerung mit supportiver Physiotherapie, eine Bronchoskopie ist nur selten indiziert

26.2.7 Spezielle Operationen

Vorhofseptumdefekt (ASD)/ Pulmonalvenenanomalie

Shunt auf Vorhofebene. Eventuell Fehlmündung der Lungenvenen in das RA. Häufig Erhöhung von Qp/Qs mit RV Belastung und ggf. Vergrößerung sowie Pulmonalarteriendilatation mit relativer Pulmonalstenose.

▸ **Postoperative Besonderheiten.** Gefahr von VH-Arrhythmien, AV-Block, MI und TI. Reaktive Erhöhung des PVR mit Rechtsherzbelastung ist möglich, aber selten.

Ventrikelseptumdefekt (VSD)

Links-rechts-Shunt auf Ventrikelebene.

▸ **Postoperative Besonderheiten.** Bei Verschluss über eine Ventrikulotomie kann es zur Rechtsherzinsuffizienz kommen, insbesondere bei erhöhtem PVR. Bei pulmonaler Überflutung sind pulmonalhypertensive Krisen möglich.

Hypoplastisches Linksherzsyndrom (Norwood-Operation)

Norwood-Operation: Rekonstruktion der Aorta und des Aortenbogens unter Einschluss des Truncus pulmonalis. Die Lungenstrombahn wird durch einen Shunt versorgt (BT-Shunt von Truncus brachiocephalicus oder A. subclavia dextra auf die Pulmonalarterie oder Sano-Shunt vom rechten Ventrikel auf die Pulmonalarterie).

▸ **Postoperative Besonderheiten.** Kinder müssen extrem intensiv überwacht werden. Häufige Komplikationen sind Blutung, eingeschränkte univentrikuläre Funktionsstörung, Klappeninsuffizienzen, Qp/Qs Mismatch und Shuntverschlüsse. Bei BT-Shunts wird aufgrund der Gefahr einer Shuntthrombose häufig noch im OP mit einer intravenösen Antikoagulation durch Heparin begonnen. Erstmaßnahmen bei V.a. auf Shuntthrombose (teilweise akute Entsättigung, hämodynamischer Kollaps, auskultatorisch fehlendes Shuntgeräusch) sind die Heparin- und Volumengabe, die Gabe von Vasopressoren und die sofortige Information des chirurgischen und interventionellen Teams zur Shuntrevision.

Glenn-Operation (Hemi-Fontan)/ Fontan-Operation

Die Glenn- und die Fontanoperation sind meist das 2. und 3. Stadium in der chirurgischen Versorgung von Patient*innen mit einem univentrikulären Herzen. Da diese Kinder nur eine funktionsfähige Herzkammer haben, sind diese chirurgischen Maßnahmen immer als palliativ zu betrachten. Bei der Glenn-Operation („Stage 2", meist nach Norwood) wird die V. cava superior mit der pulmonalen Strombahn anastomosiert. Ein während einer Norwood-Operation angelegter BT- oder Sanoshunt wird entfernt. Bei der Fontan-Operation („Stage 3") wird auch die V. cava inferior an die pulmonale Strombahn angeschlossen. Bei der Fontan-Operation wird meist ein Überlaufventil von der V. cava zum Atrium geschaffen, um eine Entlastungsmöglichkeit für die Lungenstrombahn zu schaffen.

► **Postoperative Besonderheiten.** Hauptkomplikation ist die pulmonale Hypoperfusion durch einen zu hohen relativen pulmonalvaskulären Widerstand (PVR). Es kann zur venösen Rückstauung ins Gehirn (z.B. Kopfschmerzen nach Glenn-Operation) oder in die Leber und das Splanchnikusgebiet (z.B. Aszites, Bauchschmerzen nach Fontan-Operation) kommen. Wichtigstes Ziel ist die Senkung des PVR (s. oben). Die Oberkörperhochlagerung und eine frühe Extubation sind hier immer anzustreben. Bei Notwendigkeit einer maschinellen Beatmung sollte auf möglichst geringe Beatmungsdrücke, die Vermeidung von Atelektasen und möglichst kurze Phasen des positiven intrathorakalen Drucks geachtet werden, da die Lungenperfusion vom transpulmonalen Gradienten abhängig ist und bei maschineller Beatmung bei Inspiration zumeist sistiert. Ein zentralvenöser Katheter in einer Vene der oberen Körperhälfte liegt bei Patienten mit Glenn- oder Fontanphysiologie in direkter Kontinuität mit der Pulmonalarterie und misst pulmonalarterielle Drücke. Da Thrombosen bei diesen Patient*innen eine besondere Relevanz haben, sollte postoperativ die Indikation für einen ZVK immer kritisch hinterfragt werden.

Truncus arteriosus communis

Es besteht ein VSD und ein gemeinsamer Ausflusstrakt von Aorta und A. pulmonalis. Durch die Operation wird eine anatomische Korrektur angestrebt.

► **Postoperative Besonderheiten.** Es ist mit pulmonaler Hypertension und RV-Dysfunktion zu rechnen. Seltener treten Klappeninsuffizienz und ein persistierender VSD mit Links-rechts-Shunt auf.

Fallot-Tetralogie (TOF)

Die Tetralogie mit VSD, überreitender Aorta, Obstruktion des rechtsventrikulären Ausflusstrakts und Rechtsherzhypertrophie wird im Rahmen der Operation meist vollständig anatomisch korrigiert.

► **Postoperative Besonderheiten.** Patient*innen nach Fallot-Korrektur haben teilweise eine ausgeprägte diastolische Dysfunktion. Manche Patient*innen brauchen ein hohes Angebot von Volumen. AV-Blockierungen und andere Rhythmusstörungen können auftreten.

TGA (Switch-Operation)

Es bestehen zwei voneinander getrennte Kreisläufe, bei dem die großen Schlagadern vertauscht an die Herzkammern angeschlossen sind, sodass venöses Blut ohne Aufsättigung mit O_2 über den rechten Ventrikel in den Körperkreislauf und O_2-reiches Blut von der linken Herzkammer in die Lunge gepumpt wird. Diese beiden Kreisläufe können auf Vorhofebene (ASD/PFO), Kammerebene (VSD) oder über Ductus arteriosus miteinander kommunizieren. Ohne diese Kommunikation sind die Kinder nicht überlebensfähig. Bei unzureichender Kommunikation zwischen den beiden getrennten Kreisläufen präsentieren sich die Kinder bereits direkt nach der Geburt mit niedrigen transkutanen Sättigungswerten und müssen notfallmäßig versorgt werden. Die Korrekturoperation ist die arterielle Switch-Operation mit Reimplantation der Herzkranzgefäße in die Aorta sowie Lecompte Manöver.

► **Postoperative Besonderheiten.** SVR-Reduktion anstreben, regelmäßige EKG-Kontrollen auf koronare Ischämie, inotrope Unterstützung des LV.

Aortenisthmusstenose

Beim Neugeborenen ist die Obstruktion meist präduktal, sodass die Perfusion des Systemkreislaufs teilweise über den Ductus arteriosus gespeist wird (Zyanose). Bei älteren Kindern ist die Obstruktion meist postduktal, sodass es zur Hypertension in den oberen und zur Hypotension in den unteren Extremitäten kommt. Bei Neugeborenen mit Aortenisthmusstenose wird der Ductus arteriosus durch kontinuierliche Gabe von intravenösen Prostaglandinen offen gehalten.

► **Postoperative Besonderheiten.** Blutdruckregulationsstörungen sind oftmals eine Folge der operativ erzeugten Perfusionsverhältnisse.

26.3 Versorgung nach Coronary Artery Bypass Graft (CABG)

M. Kastrup, M. Ocken

26.3.1 Organisation

- ITS/PACU

26.3.2 Allgemeines

Die operative Revaskularisation der Koronargefäße wird seit über 50 Jahren durchgeführt und stellt den häufigsten Eingriff im Bereich der Kardiochirurgie dar.

Die Patienten zur Bypass-Versorgung weisen folgende Charakteristika auf:

- Epidemiologie
  - Alter > 65 J (ca. 53 %)
  - männlich (ca. 74 %)
- Begleiterkrankungen
  - art. Hypertonus (ca. 87 %)
  - Dyslipidämie (ca. 86 %)
  - Diabetes mellitus (ca. 40 %)
  - aktiver Nikotinabusus (ca. 33 %)
  - Apoplex in der Anamnese (ca. 6 %)
  - terminale Niereninsuffizienz (ca. 3 %)
- myokardiale Funktion
  - NYHA ≥ 3 (ca. 40 %)
  - EF < 40 % (ca. 16 %)
  - Myokardinfarkt in der Anamnese (ca. 50 %)
  - Z. n. PCI (ca. 29 %)
- Status
  - elektiv (ca. 40 %)
  - dringlich (ca. 56 %)
  - Notfall (ca. 3,5 %)
- Anatomie
  - 1-Gefäß-KHK (ca. 4 %)
  - 2-Gefäß-KHK (ca. 20 %)
  - 3-Gefäß-KHK (ca. 75 %)

26.3.3 Aufnahme

Abklärung folgender Fragen:

- Notfalleingriff oder Elektiv-OP
- präoperative EF
- KHK ausversorgt oder sind noch Interventionen erforderlich
- Vormedikation hinsichtlich Thrombozytenaggregationshemmung sowie geplantes postoperatives Regime

26.3.4 Standardtherapie

► **Antikoagulation**

- ASS 100 mg i. v. 6 h nach OP-Ende sowie p. o. ab 1. postop. Tag
- prophylaktische Heparinisierung (250 I.E./h) beginnend 6 h nach OP-Ende
- Umstellen auf NMH nach Entfernen der Drainagen möglich
- ggf. duale TAH z. B. bei nicht ausversorgter KHK, DES-Implantation innerhalb der letzten 6 Monate, kritischen Gefäßverhältnissen

Merke **M!**

Wenn eine Indikation zur therapeutischen Antikoagulation besteht, erfolgt eine duale Thrombozytenaggregationshemmung nur nach sorgfältiger Indikationsstellung und Rücksprache mit den Kardiologen.

► **Medikamente**

- Eine präoperativ bestehende Medikation mit Statinen sowie β-Rezeptorenblocker sollte fortgesetzt werden.
- Bei Patienten mit der Erstdiagnose einer KHK sollte eine Statintherapie begonnen werden.
- Patienten nach Myokardinfarkt sollte eine β-Rezeptorenblockertherapie für 1 Jahr empfohlen werden.
- Zur analgetischen Therapie kann Metamizol eingesetzt werden; eine zeitversetzte Gabe (30–60 min) zur ASS-Gabe wird empfohlen.

► **Weitere Maßnahmen**

- Frühe enterale Ernährung
- Entfernen der Drainagen bei regredienten Verlusten, normwertiger Gerinnung und nach Ausschluss einer bronchopleuralen Fistel am 2. postop. Tag
- bei rhythmusstabilen Patienten können die epikardialen Pacerelektroden ebenfalls ab dem 2. postop. Tag entfernt werden
- Beratung hinsichtlich Nikotinstopp („make every contact count“)

▸ **Komplikationen**

- Postoperativ erhöhtes Risiko für zerebrovaskuläre Ereignisse
- KHK-Patienten haben oftmals ein vorgeschädigtes Myokard mit eingeschränkter Ischämietoleranz und postoperativen Leistungseinbußen (Stunning); eine vorübergehende medikamentöse inotrope Unterstützung ist deshalb häufig angezeigt
- Patienten, die im kardiogenen Schock operiert wurden, bedürfen einer differenzierten Katecholamintherapie (s. AWMF-Leitlinie infarktbedingter kardiogener Schock); u. a. Erwägen der postoperativen Levosimendanaufsättigung

26.4 Versorgung nach Herzklappenoperationen und -interventionen

M. Ocken

26.4.1 Organisation

- ITS/PACU

26.4.2 Allgemein

Die Therapie der Herzvitien befindet sich im Wandel. Bei den operativen Verfahren werden weniger invasive Methoden genutzt (z. B. partielle Sternotomie zum Aorten-Klappenersatz; laterale Thorakotomie zur Mitralklappenoperation); außerdem werden die interventionellen Verfahren (TAVI, Mitra-Clip, Kardioband) ständig weiterentwickelt.

Gesondert zu betrachten sind Patienten mit einer Endokarditis.

26.4.3 Aufnahme

Zu klärende Fragen:

- Zugangsweg (Sternotomie, Thorakotomie resp. transfemoral, axillär, apikal)
- mechanischer oder biologischer Klappenersatz
- intraoperative Rhythmusstörungen, Patient schrittmacherpflichtig
- Klappenfunktion (Insuffizienz, erhöhter Druckgradient) am OP-Ende
- noch nicht korrigierte Vitien

26.4.4 Verfahren

Aorten-Klappenersatz (AKE)

Diese Patienten haben meist ein links-hypertrophiertes Myokard, das ein relativ hohes „preload" benötigt. Der Einsatz von Katecholaminen, insbesondere Adrenalin, ist restriktiv zu handhaben. Gegebenenfalls ist die Gabe von Phosphodiesterasehemmern aufgrund der lusitropen Wirkung zu erwägen. In der unmittelbaren postoperativen Phase wird oftmals Noradrenalin zur Aufrechterhaltung eines ausreichenden SVR benötigt.

Mitralklappen-Ersatz (MKE)

Postoperativ sind diese Patienten v. a. durch das Lungenödem gefährdet. Des Weiteren besteht meist eine absolute Arrhythmie bei Vorhofflimmern. Obwohl auch MKE-Patienten von einer guten Ventrikelfüllung profitieren, muss die Indikation zur Volumengabe kritisch am Oxygenierungsindex, am Wedge-Druck bzw. anhand des postoperativen TEE geprüft werden. Eine zu großzügige Füllung kann auch zu erneuter Klappeninsuffizienz führen. Mit Vorhofflimmern ist zu rechnen, insbesondere wenn dieses schon präoperativ bestanden hat. Der häufig postoperativ vorliegende Sinusrhythmus ist so lange wie möglich zu erhalten.

Eine vorbestehende pulmonale Hypertension kann mittels PDE-III-Hemmern, systemisch oder inhalativ applizierten Prostazyklinanaloga, inhalativer NO-Applikation oder Levosimendan therapiert werden, allerdings besteht bei bereits lange bestehenden Mitralklappenvitien oft eine bereits fixierte, d. h. therapieresistente pulmonale Hypertonie.

Interventioneller Klappenersatz resp. Intervention (TAVI, Mitra-Clip, Kardioband)

Derzeit werden aufgrund der Richtlinien des GBA hauptsächlich schwer vorerkrankte und/oder hochbetagte Patienten mit einem interventionellen Verfahren zur Vitienkorrektur versorgt. Nach unkompliziertem intraoperativem Verlauf erfolgt eine Routineüberwachung inklusive Standardmonitoring und sequenzieller Echokardiografie zum Ausschluss eines Perikardergusses. Intra- und postoperative Komplikationen haben häufig weitreichende Folgen.

26.4.5 Endokarditis

Die Indikation zur operativen Therapie bei Endokarditis wird gemäß den Leitlinien der ESC gestellt. Idealerweise erfolgt die Operation erst unter adäquater antibiotischer Therapie und nach Identifikation und Sanierung des Fokus. Bei kardialer Dekompensation ist dies gelegentlich nicht möglich, sodass die Patienten im septischen Schock bzw. dekompensiert operiert werden.

Aufnahme

Zu klärende Fragen:
- problemlose Sanierung, Ringabszess
- intraoperative Herzrhythmusstörungen, Patient schrittmacherpflichtig
- Erreger bekannt, antibiotische Therapie resistenzgerecht oder kalkuliert
- Fokussanierung bereits erfolgt; Fremdkörper noch in situ, Anlegedatum der zentralen Zugänge
- präoperativ septische Embolien mit Organdysfunktionen bekannt

Therapie

- Die antibiotische Therapie erfolgt in der Regel hochdosiert
- falls noch nicht erfolgt, sollte ein infektiologisches Konsil angefordert werden (u. a. zur Organisation der Nachbetreuung)
- Folgeblutkulturen müssen gewonnen werden, um die Therapiedauer der antibiotischen Therapie festlegen zu können
- ggf. Fokussuche und Sanierung initiieren

26.4.6 Komplikationen

Cave

Perioperativ ist das Risiko für septische Embolien erhöht (bei Verdacht frühzeitige Bildgebung).

Bei ausgedehntem Befund treten häufig Störungen der Reizleitung auf, woraus eine Schrittmacherabhängigkeit resultieren kann. Täglich wird der Schrittmacher hinsichtlich Erfordernis, Einstellungen (steigender Ausgang) und Batteriekapazität überprüft. Bleibt die Schrittmacherabhängigkeit über mehrere Tage erhalten, so muss die Implantation eines permanenten Schrittmachers zusammen mit den Infektiologen und Kardiologen geplant werden.

26.5 Versorgung nach thorakaler Aortenchirurgie

M. Kastrup, M. Ocken

26.5.1 Organisation

- ITS/PACU

26.5.2 Allgemein

Die Indikation zum Ersatz der Aorta ascendens wird im Wesentlichen bei 3 unterschiedlichen Patientengruppen gestellt:
- als elektive Operation bei genetischen Erkrankungen der Aorta ascendens (z. B. junge Patienten mit Marfan-Syndrom oder vergleichbarer kongenitaler Bindegewebsschwäche)
- als elektive Operation bei Progression eines Aorta-ascendes-Aneurysma (Patientenalter ca. 65–75; kann durch eine Aortenklappenstenose bedingt sein)
- als Notfalleingriff bei Typ-A-Aortendissektion nach Stanford

26.5.3 Aufnahme

Abklärung folgender Fragen:
- Bei Elektiv-OP: mit Aortenklappeneratz oder Reimplantation Aortenklappe und Koronarien (OP nach David); relevante Begleiterkrankungen
- bei Typ-A-Dissektion:
  - Entry und Ausmaß der Dissektion und Abgang von Gefäßen im disseziierten Bereich (echtes oder falsches Lumen)
  - Aortenbogen mit betroffen, (teil)ersetzt
  - Hypothermie, Kreislaufstillstandzeit, zerebrale Perfusion, intraoperatives Neuromonitoring (NIRS)
  - intraoperative Heparinisierung, ggf. Protamingaben, Activateted Clotting Time (ACT) Ausgangswert und letzter Wert
  - Blutverlust intraoperativ, diffuse Blutungsneigung
  - präoperative Symptomatik, neurologische Defizite

26.5.4 Diagnostik/Labor

- Bei mehreren arteriellen Druckmessungen Werte mit präoperativen Werten vergleichen
- Labor: arterielle BGA, BB, Quick, PTT, Fibrinogen CK, Ck-MB, Troponin T, Leberenzyme, Retentionsparameter
- neurologischer Status, frühzeitiger Aufwachversuch nach initialer Stabilisierung
- bei Zeichen intestinaler oder renaler Minderperfusion (rückläufige Diurese, Laktatazidose, Katecholaminbedarf) Diagnostik als CT-A oder Doppler-Sonografie initiieren

26.5.5 Monitoring

- Standardmonitoring
- invasive Blutdruckmessung, evtl. verschiedene Ableitungsorte
- ZVD
- Temperatur
- Delir-Screening 8-stündlich
- Schmerzskala 8-stündlich
- ggf. Fortführen der intraoperativen NIRS-Messung

26.5.6 Standardtherapie

Cave

Insbesondere junge Patienten zeigen häufig ein ausgeprägtes SIRS mit erhöhtem Volumenbedarf!

► Antikoagulation

- Problem: Nachblutung bei großer Wundfläche
- ASS 100 mg 1–0–0 ab 1. postop. Tag
- prophylaktische Heparinisierung

► Weitere Maßnahmen

- engmaschige Blutdruckeinstellung, Hypertonie vermeiden
- frühe enterale Ernährung
- Normothermie erhalten
- bei Typ-A-Dissektionen kann es perioperativ zu zerebralen Ischämien kommen; im Verdachtsfalle ist eine frühzeitige Bildgebung inklusive Darstellung der Rekonstruktion (CT-Angio) durchzuführen

26.6 Literatur

[1061] Castaneda AR, Jonas RA, Mayer JE Jr et al. Cardiac surgery of the neonate and infant. Philadelphia: Saunders; 1994

[1062] Deutsche Gesellschaft für Anästhesiologie und Intensivmedizin e. V. (DGAI), Deutsche Gesellschaft für Thorax-, Herz- und Gefäßchirurgie e. V. (DGTHG). S3-Leitlinie „Intensivmedizinische Versorgung herzchirurgischer Patienten – Hämodynamisches Monitoring und Herz-Kreislauf" (2017). AWMF-Leitlinien-Register Nr. 001-016. Im Internet: https://register.awmf.org/de/leitlinien/detail/001-016 (Stand: 24.11.2023)

[1063] Deutsche Gesellschaft für Anästhesiologie und Intensivmedizin e. V. (DGAI), Deutsche Interdisziplinäre Vereinigung für Intensiv- und Notfallmedizin e. V. (DIVI). S3-Leitlinie „Analgesie, Sedierung und Delirmanagement in der Intensivmedizin" (2021). AWMF-Leitlinien-Register Nr. 001-012. Im Internet: https://register.awmf.org/de/leitlinien/detail/001-012 (Stand: 24.11.2023)

[1064] Deutsche Gesellschaft für Kardiologie – Herz- und Kreislaufforschung e. V. (DGK). S3-Leitlinie „Infarktbedingter kardiogener Schock – Diagnose, Monitoring und Therapie". AWMF-Leitlinien-Register Nr. 019-013. Im Internet: https://register.awmf.org/de/leitlinien/detail/019-013 (Stand: 24.11.2023)

[1065] DGAI-Empfehlung „Strukturierte Patientenübergabe in der perioperativen Phase – das SBAR-Konzept". Anästh Intensiv 2016; 57: 88–90

[1066] DKG: Pocket-Guideline Vierte Definition des Myokardinfarktes (2018). Im Internet: https://leitlinien.dgk.org/2019/pocket-leitlinie-vierte-definition-des-myokardinfarktes/ (Stamd: 24.11.2023)

[1067] Erbel R, Eggebrecht H, Falk V et al. Deutsche Gesellschaft für Kardiologie – Herz-und Kreislaufforschung e. V. ESC Pocket Guidelines. Aortenerkrankungen. Version 2014.

[1068] ESC Clinical guideline infective endocarditis. Eur Heart J 2015; 36(44): 3 075–128

[1069] Hausdorf G. Intensivtherapie angeborener Herzfehler. Darmstadt: Steinkopff; 2000

[1070] Kern H, Kox WJ. Influence of mechanical ventilation and inhalation of pulmonary vasodilators, upon pulmonary blood flow and pulmonary vascular resistance. Cardiol Young 2000; 10: 167–71

[1071] Kuck K, Bleiziffer S, Eggebrecht H et al. Konsensuspapier der Deutschen Gesellschaft für Kardiologie (DGK) und der Deutschen Gesellschaft für Thorax-, Herz- und Gefäßchirurgie (DGTHG) zur kathetergestützten Aortenklappenimplantation (TAVI) 2020. Kardiologe 2020; 14: 182–204

[1072] LaPar DJ, Filardo G, Crosby IK et al. The challenge of achieving 1 % operative mortality for coronary artery bypass grafting: a multi-institution Society of Thoracic Surgeons Database analysis. J Thorac Cardiovasc Surg 2014; 148(6): 2686–96

[1073] NVL-Programm von BÄK, KBV, AWMF. Nationale VersorgungsLeitlinie „Chronische KHK" (2019). AWMF-Leitlinien-Register Nr. nvl-004. Im Internet: https://register.awmf.org/de/leitlinien/detail/nvl-004 (Stand: 24.11.2023)

[1074] Photiadis J, Sinzobahamvya N, Fink C et al. Optimal pulmonary to systemic blood flow ratio for best hemodynamic status and outcome early after Norwood operation. Eur J Cardiothorac Surg 2006; 29(4): 551-6. doi: 10.1016/j.ejcts.2005.12.043

[1075] Querschnittsleitlinie der Bundesärztekammer zur Therapie mit Blutkomponenten und Plasmaderivaten 4. aktualisierte Ausgabe 2014. Im Internet: https://www.bundesaerztekammer.de/themen/medizin-und-ethik/wissenschaftlicher-beirat/stellungnahmen-richtlinien-jahresberichte/haemotherapie-transfusionsmedizin (Stand: 24.11.2023)

II

27 Intensivmedizin in der Neurochirurgie und Neurologie

27.1 Allgemeine Prinzipien, Struktur und Organisation der interdisziplinären Neurointensivstation

J. A. Graw, F. von Dincklage

27.1.1 Medizinische Besonderheiten von neurologisch-neurochirurgischen Patienten

Neurologische Beurteilbarkeit

Neurologisch-neurochirurgische Patienten sollten immer so gut wie möglich neurologisch beurteilbar sein. Am besten neurologisch beurteilbar sind immer wache Patienten. Daher gilt, wie eigentlich für alle Intensivpatienten, für neurologisch-neurochirurgische Patienten ganz besonders:

Merke M!

Patienten sollten postoperativ so früh wie möglich extubiert werden, wenn es keine zwingenden Gründe gibt, die dagegen sprechen.

Beatmungspflichtige Patienten sollten nur dann sediert werden, wenn es nicht anders möglich ist, und mindestens 1 × pro Tag sollte eine Sedierungspause zur neurologischen Beurteilung erfolgen („neurologisches Fenster“).

Ausgenommen von diesen Regeln sind Patienten mit deutlich erhöhtem intrakraniellem Druck, bei denen eine tiefe Analgosedierung zur Hirndrucktherapie eingesetzt wird und diese Vorrang hat vor der klinisch-neurologischen Beurteilbarkeit.

Zerebrale Perfusion

Mehr noch als bei anderen Intensivpatienten ist auf eine ausreichende **zerebrale Perfusion** zu achten. Hypertoniker haben eine nach oben verschobene Autoregulationskurve der zerebralen Vasomotorik.

Praxis

Zerebraler Perfusionsdruck

Wird bei einem Patienten der ICP gemessen, lässt sich der zerebrale Perfusionsdruck berechnen. Er sollte über 60–70 mmHg betragen.

CPP = MAP – ICP

- CPP = zerebraler Perfusionsdruck
- MAP = mittlerer arterieller Blutdruck
- ICP = intrakranieller Druck

Fieber

Noch stärker als andere Intensivpatienten können neurologisch-neurochirurgische Patienten durch Fieber geschädigt werden. Daher sollte Fieber konsequent durch physikalische und medikamentöse Maßnahmen vermieden werden.

27.1.2 Struktur

Die interdisziplinäre Neurointensivstation 102i am Campus Charité Mitte ist eine spezialisierte Station für die Behandlung von Patienten mit neurologisch-neurochirurgischen Krankheitsbildern. Dies umfasst Patienten im Anschluss an neurochirurgische Eingriffe, Patienten mit Schädel-Hirn- und/oder Wirbelsäulentraumata sowie Patienten mit komplexen neurologischen Grunderkrankungen. Das Altersspektrum reicht von Kindern bis zu geriatrischen Patienten.

Die Station verfügt über 21 Intensiv-Behandlungsplätze, die alle als Beatmungsplätze ausgestattet sind.

Im Schichtdienst arbeiten Assistenzärzte der oben genannten Abteilungen. Diese Personalbesetzung erlaubt eine intensivmedizinische Betreuung der Patienten rund um die Uhr und eine gewisse Arbeitsteilung, entsprechend den fachlichen Schwerpunkten der beiden Fachdisziplinen. Darüber hinaus ermöglicht sie eine kontinuierliche Aus- und Weiterbildung der Mitarbeiter in den Nachbargebieten.

27.1.3 Ausbildung, Lehre und Forschung

Die 3 beteiligten Kliniken tragen dafür Sorge, dass die auf der Station tätigen Ärzte über folgende intensivmedizinische Grundkenntnisse und -fertigkeiten verfügen:

- Diagnostik und Akuttherapie akut lebensbedrohlicher Störungen

- Sicherheit im Atemwegsmanagement (endotracheale Intubation) und Kenntnisse in der maschinellen Beatmung intubierter Patienten
- Anlage von zentralvenösen und arteriellen Gefäßzugängen
- Befähigung zur Begleitung von schwerkranken, beatmeten und instabilen Patienten zu diagnostischen oder interventionellen Prozeduren wie CT, MRT und Angiografie

Kollegen, die neu auf die Station kommen, werden entsprechend eingearbeitet. Erst nach entsprechender Einarbeitungszeit und dem Nachweis, dass die gängigen organisatorischen, therapeutischen und diagnostischen Abläufe beherrscht werden, werden sie im Nachtdienst eingesetzt.

Im Rahmen der studentischen Ausbildung kommen regelmäßig PJ-Studenten auf die Station. Soweit es Arbeitsaufwand und Zeit erlauben, wird regelmäßig ein Bedside-Teaching durchgeführt und problem- und fallorientiert intensivmedizinische und neurochirurgische Fragestellungen durchgesprochen. Die Einarbeitung in ärztliche Routinearbeiten, die Untersuchung der Patienten, Vorstellen und Besprechung der untersuchten Patienten in der intensivmedizinischen Hauptvisite gehören ebenso zum Ausbildungsinhalt wie das Erlernen praktischer Tätigkeiten.

27.1.4 Tagesablauf und spezielle Aufgaben in den verschiedenen Schichten

Auf der Station gibt es ein 3-Schicht-System.

Bezüglich intensivmedizinischer Fragen trägt der diensthabende Oberarzt die Verantwortung und ist im Rahmen der Rufbereitschaft ständig erreichbar. In einem intensivmedizinischen Notfall kann bei Abwesenheit des diensthabenden Oberarztes der 102i auch der fachärztliche Intensivbereitschaftsdienst der Station 101i, der gleichzeitig auch den Reanimationsdienst für die chirurgischen Abteilungen versieht, gerufen werden. Ist dieser unabkömmlich, wird der diensthabende anästhesiologische Oberarzt verständigt.

Frühschicht: 7:00–15:54 Uhr

- **7:00 Uhr:** Übergabe durch den Nachtdienst an den Frühdienst
- **8:00 Uhr: neurochirurgische und neurologische Visite**
  - anschließend: Organisation der Verlegung von Patienten auf die periphere Station bzw. in andere Krankenhäuser
  - Anmeldung von neurologisch-neurochirurgisch relevanten Untersuchungen (CCT, MRT, EEG, AEPs, SSEPs etc.)
  - Anmeldung von intensivmedizinisch relevanten Untersuchungen (Rö-Thorax, Abdomen-Sono etc.)
  - Anmeldung von planbaren konsiliarischen Untersuchungen
  - eingehende neurologische Untersuchung und internistisch-intensivmedizinische Untersuchung der Patienten und Anfertigen einer arteriellen Blutgas- und Elektrolytanalyse von beatmeten Patienten, sowie von Patienten mit arteriellem Zugang, die i. v. elektrolyt-substituiert werden
  - Kontrolle der laufenden intensivmedizinischen Therapie
- **11:30 Uhr: anästhesiologisch-intensivmedizinische Visite** mit Erarbeitung und Dokumentation des weiteren Therapiekonzepts im PDMS
  - Aufnahme der postoperativen Patienten (Dokumentation der Anamnese und Hausmedikation, sowie ausführlicher Ausgangsstatus)
  - Schreiben der Kurven für den nächsten Tag und Ausfüllen der Laboranforderungsscheine, Erstellen der Superscores (sorgfältig, da stellenrelevant!)
  - Festlegung und Anmeldung der Patienten für Verlegung in die Rehabilitationseinrichtungen, sowie Schreiben von Betreuungsanträgen

Spätschicht 15:00–23:54 Uhr

- **15:00 Uhr:** Übergabe durch den Früh- an den Spätdienst
  - Erheben des internistischen und neurologischen Status
  - Aufnahme der postoperativen Patienten (Dokumentation der Anamnese und Hausmedikation auf Blatt 13, sowie ausführlicher Ausgangsstatus auf Blatt 3/1)

Nachtschicht 23:00–7:54 Uhr

- **23:00 Uhr:** Übergabe durch Spätdienst an Nachtdienst
  - Erheben des internistischen und neurologischen Status
  - Erheben des Superscores (sorgfältig, da stellenrelevant!)
  - Schreiben von Verlegungsbriefen für den Folgetag und Erstellen der fehlenden Reha- und Betreuungsanträge
  - ggf. Abnahme einer Liquor-Probe bei Patienten mit einer externen Liquordrainage (Tuohy, Ventrikelkatheter) zur laborchemischen und mikrobiologischen Untersuchung

Beatmete Patienten erhalten zumindest einmal pro Schicht eine Blutgasanalyse, bei auftretenden Beatmungsproblemen öfter. Die Serumosmolarität wird bei Patienten, die eine antiödematöse Therapie mit Mannit erhalten, regelmäßig (zumindest vor jeder zweiten Mannit-Gabe) gemessen, bei grenzwertiger Serumosmolarität vor jeder Mannit-Gabe.

27.1.5 Visiten

Es gibt täglich um 7 Uhr eine Morgenvisite zur Übergabe der Patienten vom Nacht- an den Tagdienst. In der daran anschließenden interdisziplinären Visite mit den neurochirurgischen Kollegen stellt der zuständige Stationsarzt die neurochirurgisch-neurologischen Aspekte/Probleme der Patienten dar – Diagnose des Patienten; bisherige Therapie (OPs), derzeitiger Status und Probleme (wenn relevant, auch intensivmedizinischer Art); zu klärende Fragen (Verlegung, Drainagen, Diagnostik).

Die intensivmedizinische Visite beginnt 11:30 Uhr. Sie wird vom diensthabenden Oberarzt der Station geleitet und spielt eine zentrale Rolle in der Ausbildung der jüngeren Kollegen, sowie der auf der Station tätigen PJ-Studenten. An ihr nehmen sämtliche ärztlichen Mitarbeiter der Station teil. Der Patient wird von dem Kollegen (auch PJ-Kollegen) vorgestellt, der ihn am Vormittag betreut hat.

Für den reibungslosen und zügigen Ablauf der Visite ist es von großer Bedeutung, dass gewisse Strukturen eingehalten werden und der Vortragende so wenig wie möglich in seiner Vorstellung unterbrochen wird. Diese Visite soll den Charakter einer Lehrvisite haben.

Die Vorstellung des Patienten sollte einem festen Schema folgen, um Überflüssiges zu vermeiden und um Wichtiges nicht zu vergessen:

- Name und Alter des Patienten
- Diagnose(n): Hauptdiagnose zuerst, dann Nebendiagnosen
- kurze, aber präzise Darstellung der Vorgeschichte
- neurologischer Status nach Trauma, präoperativ, nach Übernahme auf Station
- bisherige Therapie
- Entwicklung und Ereignisse in den letzten 24 h
- aktueller neurologischer Status
- aktueller internistischer Status:
  - Herz/Kreislauf: stabil/instabil, Herzauskultationsbefund, Katecholamintherapie
  - Lunge: Auskultationsbefund, Gasaustausch, BGA, Beatmungsparameter
  - Nierenfunktion; qualitativ/quantitativ
  - Abdomen: Palpations- und Auskultationsbefund
  - Extremitäten: warm/kalt, Ödeme
  - Infektparameter/Antibiose
- aktuelle Probleme
- Therapieziele

27.1.6 Aufnahme eines Patienten auf die Intensivstation

Mit dem Eintreffen des Patienten auf der Intensivstation erfolgt die sofortige Übernahme des Patienten durch einen Kollegen der Station. Dazu gehören:

- bei Übernahme eines beatmeten Patienten Anschluss des Patienten an einen Respirator, dessen fehlerfreie Funktion geprüft zuvor geprüft wurde (Aufkleber am Gerät)
- sich von dem Kollegen, der den Patienten auf die Station begleitet hat, einen Bericht geben zu lassen und im PDMS fixieren

Merke M!

Von großer Bedeutung ist der präoperative neurologische Status bei Patienten, die aus dem OP übernommen werden. Bei Patienten, die aus einem anderen Haus übernommen werden, ist der neurologische Verlauf und bei Traumapatienten ihr neurologischer Status initial nach dem Trauma besonders wichtig!

Cave ⚠

Tritt eine neurologische Verschlechterung auf, bedeutet dies in der Regel eine schwerwiegende Komplikation (Nachblutung, Schwellung) und verlangt rasches Handeln (CCT, Re-OP).

Aufnahmestatus des Patienten

- Körperliche Untersuchung (neurologischer und internistischer Status)
- genaue Beschreibung der Art, Lokalisation und Anzahl liegender Drainagen und Zugänge
- Eigen- oder Fremdanamnese
- Vormedikation
- Name und Telefon-Nr. von Angehörigen
- Name und Telefon-Nr. des Hausarztes
- Diagnose, einweisende Klinik und Aufnahmegrund
- Diagnosen mit ICD 10 eintragen
- Klinikzuordnung
- Kontrolle des Gasaustausches des Patienten und Blutentnahme für das Labor – bei Neuaufnahmen auch für Kreuzblut und falls OP geplant entspr. Anzahl an EKs bestellen

- schriftliche Anordnungen:
  - Infusionstherapie
  - Medikamente
  - Laborkontrollen
  - Röntgenkontrollen
  - mikrobiologische Untersuchungen
  - Lagerung

Die für den Patienten zuständige Pflegekraft ist über die Erkrankung des Patienten sowie die Art der Operation zu informieren. Der Therapieplan, Anordnungen und Besonderheiten werden besprochen, erklärt und schriftlich fixiert.

27.1.7 Sonstiges

Verlegung, Transportbegleitung, OP-Begleitung

Patienten der Station, die für spezielle Untersuchungen oder Eingriffe in andere Funktionsbereiche gebracht werden müssen oder auf eine andere Intensivstation verlegt werden, dürfen nur in ärztlicher Begleitung und mit entsprechendem Monitoring transportiert werden. Die Mitnahme des Notfallkoffers/Notfallschale ist zwingend notwendig. Beatmete Patienten werden zum Transport ausreichend sediert, ggf. relaxiert und kontrolliert mit einem Transportbeatmungsgerät beatmet. In jedem Fall ist eine volle O_2-Flasche mit einem PEEP-Ambu-Beutel mitzunehmen.

Postoperative Patienten, die auf die peripheren neurochirurgischen oder neurologischen Stationen verlegt werden, werden von den Pflegekräften der entsprechenden Stationen auf der Intensivstation abgeholt. Der Stationsarzt hat dafür Sorge zu tragen, dass dem Patienten ein Verlegungsbericht und sämtliche Unterlagen mitgegeben werden.

Wird ein Patient in ein anderes Krankenhaus verlegt, wird mit dem diensthabenden Oberarzt geklärt, ob eine Begleitung durch einen Arzt erforderlich ist und werden der Stationsleitung so frühzeitig wie möglich die transportrelevanten Informationen mitgeteilt (mit/ohne Arzt, Art des Transportmittels etc.), damit der Transport und seine Modalitäten rechtzeitig organisiert werden können. Dem Patienten und seinen Angehörigen wird die Verlegung so früh wie möglich mitgeteilt.

Gerätekunde gemäß Medizinprodukte-Verordnung

Jeder Mitarbeiter der Station muss laut Medizinprodukte-Verordnung in die von ihm benutzten Geräte eingewiesen sein. Dies erfolgt für die anästhesiologischen Mitarbeiter in regelmäßigen Abständen durch Gerätebeauftragte der Abteilung für Anästhesiologie und operative Intensivmedizin. Jeder einzelne Mitarbeiter ist aber auch verpflichtet, sich um individuelle Termine für eine Einweisung zu kümmern und kann sich diesbezüglich an die anästhesiologischen Oberärzte wenden. Von ganz besonderer Bedeutung ist die Einweisung in die Beatmungsgeräte. Jeder auf der Station tätige Arzt muss nach entsprechender Einarbeitung und Einweisung in der Lage sein, selbständig eine Beatmungstherapie mit den entsprechenden Beatmungsgeräten durchzuführen und zu überwachen.

Terminabsprachen

Eine optimale Versorgung eines Patienten auf der Intensivstation erfordert die Zusammenarbeit von Pflegepersonal und Ärzten im Team. Das setzt auch voraus, dass alle an einem Patienten durchzuführenden Maßnahmen in Hinsicht auf die zeitliche Terminierung abgesprochen werden müssen (Ausnahmen bilden natürlich vitale Indikationen). Hierzu gehören Maßnahmen wie: Anlage von intrakraniellen Messeinrichtungen (Raumedic-, Licox-/Gewebs-pO_2-Sonde etc.), Tuohy-Drainagen, Bronchoskopie, Entfernung von Drainagen, Legen zentralvenöser Zugänge, arterielle Druckmessung, wissenschaftliche Messungen, pflegerische Maßnahmen, Lagerung eines Patienten, usw.

Konsile

Die Indikation zur konsiliarischen Beratung durch andere Fachdisziplinen wird bereits in der Frühvisite in Absprache mit einem Facharzt festgelegt, im PDMS fixiert und angemeldet. Die Dokumentation hat durch den Konsil-Arzt schriftlich im PDMS zu erfolgen.

Dringliche Untersuchungen (CCT, Angiografie)

Gefährdet sind neurochirurgische Patienten vor allem durch die Komplikationen Hirnschwellung und Blutung. In diesem Fall ist das diagnostische Verfahren der Wahl die kranielle Computertomografie. Es besteht dann eine dringliche und nicht selten eine vitale Indikation zur Durchführung einer CCT. Es besteht eine Übereinkunft mit der Abteilung für Radiologie, dass in diesem Fall Patienten der Station 102i bezüglich des CTs absoluten Vorrang vor anderen Patienten haben. Aufgrund der Untersuchungsqualität und der Ausstattung (Überwachungsmöglichkeiten) ist für die Station 102i das CT in der Rettungsstelle zuständig. Für die Durchführung zerebraler Angiografien steht ein Angiografie-Dienst zur Verfügung, der auch nachts über die Rufdienstnummer erreichbar ist.

Dokumentation nach Versterben eines Patienten

Verstirbt ein Patient, wird in Rücksprache mit dem Rufdienst-Oberarzt der Todeszeitpunkt und die Todesumstände im PDMS festgehalten und die Angehörigen benachrichtigt.

Folgende Papiere sind auszufüllen:

▸ **Leichenschauschein.** Der Leichenschauschein besteht aus einem nicht vertraulichen und einem vertraulichen Teil.

Zunächst wird der nicht vertrauliche Teil ausgefüllt. Auf dem ersten Blatt muss die Todesart angegeben werden (natürlicher Tod, nicht natürlicher Tod, ungewiss). Verstirbt ein Patient an den Folgen eines Traumas, ist sein Tod immer ein nicht natürlicher Tod. Stirbt ein Patient an den Folgen einer Subarachnoidalblutung nicht traumatischer Genese, ist das ein natürlicher Tod. Ist es ungeklärt, ob ein Patient ein epi- oder subdurales Hämatom in Folge einer Gewalteinwirkung durch einen Dritten erlitten hat, wird ungewiss angekreuzt. Im Falle eines nicht natürlichen Todes oder einer ungewissen Todesursache bleiben alle Zugänge, Katheter und der Beatmungstubus in situ. Das Ausfüllen der übrigen Angaben (persönliche Daten, Anhaltspunkte für eine Meldepflicht nach dem Bundes-Seuchengesetz. Seuchengefahr etc.) hat sorgfältig zu erfolgen, um Nachfragen zu vermeiden.

Im vertraulichen Teil werden Art des Todeseintritts und Todesursache angegeben. Unter Todesursache darf die Art des Todeseintritts nicht wiederholt werden.

▸ **Leicheneinweisungsschein/Sektionsantrag.** Dieser Schein muss **immer** ausgefüllt werden, auch wenn keine Obduktion vorgesehen ist, da es sich eben auch um einen Leicheneinweisungsschein handelt. Die Telefonnummer der Station sollte für die Sektion mit dokumentiert sein. Ist die Leiche durch die Staatsanwaltschaft beschlagnahmt worden, muss dies auf dem Leicheneinweisungsschein vermerkt werden.

27.2 Gewebeoxymetrie

J. A. Graw, S. Wolf

27.2.1 Gewebeoxymetrie – $pbtO_2$-Messung

Bei der SIBICC-Konsensuskonferenz zur Entwicklung der gegenwärtigen Empfehlungen für die Behandlung des erhöhten intrakraniellen Drucks (ICP) wurde die Notwendigkeit von weiteren Monitoringparametern neben dem ICP gesehen. Als erste Wahl kommt die Gewebeoxymetrie ($pbtO_2$-Messung) in Betracht, die neben der Standard-ICP-Messung bei kritisch kranken Patienten mit akuter ZNS-Läsion wie Trauma oder aneurysmatischer Subarachnoidalblutung durchgeführt werden sollte. Das $pbtO_2$-Monitoring wird mit Parenchymsonden durchgeführt.

27.2.2 Normal- und Grenzwert

Eine Hypoxie des ZNS kann auch bei normalen ICP-Werten auftreten. Daher sollte das $pbtO_2$-Monitoring frühzeitig zu Beginn der Intensivtherapie begonnen werden und nicht erst bei erhöhten ICP-Werten. Der Anteil eines kompromittierten $pbtO_2$-Parameters unter 20 mmHg korreliert mit dem Langzeit-Outcome.

Normalwerte der $pbtO_2$ sind um 25 mmHg; als behandlungsbedürftig wird ein Grenzwert unter 20 mmHg gesehen. Wichtig ist die Lagebeziehung der Sonde zu pathologisch verändertem Gewebe. Messwerte von Sonden der verschiedenen Hersteller werden in der Praxis als äquivalent angesehen.

Nach Implantation der Sonde ist wegen des lokalen Gewebetraumas für die ersten Stunden kein reliabler Messwert zu erwarten. Die Funktionalität der Sonde kann mit einer kurzzeitigen Hyperoxie für 10 min getestet werden. Die Wahrscheinlichkeit einer defekten Sonde ist der Erfahrung nach als gering anzusehen. Nach Explantation sollte sich ein Wert um 150 mmHg an Raumluft einstellen.

27.2.3 Steuerung der Therapie

Die Empfehlungen folgen den Therapiestufen der Therapie bei erhöhtem ICP, unter zusätzlicher Berücksichtigung der $pbtO_2$. Mehr als bei der ICP-Therapie ist durch aktuell laufende Phase-III-Interventionsstudien (BOOST III, BONANZA) eine Zunahme an Wissen und in den nächsten Jahren eine Anpassung der Empfehlungen zu erwarten.

Insbesondere bedarf der Klärung, ob bei einer kompromittierten $pbtO_2$ eine arterielle Hyperoxygenierung mit einem p_aO_2 von deutlich mehr als 100 mmHg durchgeführt werden sollte. In den SIBICC-Konsensus-Empfehlungen wird dies als therapeutische Option betrachtet. In den hier vorliegenden Therapieschritten wird dies in Abweichung zu SIBICC wegen der vorhandenen Evidenz gegen eine arterielle Hyperoxie auch bei neurologischen Patienten nicht empfohlen.

27.2.4 Allgemeine Basistherapie bei $pbtO_2 < 20$

Die Basismaßnahmen der ICP-Therapie mit Analgosedierung, Temperaturmanagement, Normoventilation bleiben unverändert (siehe auch SOP Behandlung des erhöhten intrakraniellen Drucks).

Stufe I

- CPP um 70 mmHg
- p_aO_2 um 100 mmHg
- Normoventilation mit $p_aCO_2 > 35$ mmHg
- Sedierungstiefe/EEG-Monitoring
- bei ICP > 20 mmHg zusätzlich Osmotherapie, Liquordrainage

Stufe II

Sollten die obigen Maßnahmen nicht zur Stabilisierung von $pbtO_2$ und/oder ICP ausreichen, sollte die Notwendigkeit einer erneuten CCT zur Reevaluation der intrakraniellen Pathologie erwogen werden. Die CCT-Bildgebung sollte mit CT-Angiografie und CT-Perfusion zur Detektion möglicher Ursachen der zerebralen Minderperfusion durchgeführt werden. Ebenfalls in Betracht kommt die erneute Überprüfung der chirurgischen Therapie einzelner Läsionen, wenn diese in der Nähe der $pbtO_2$-Sonde liegen.

- Senkung des ICP durch Liquordrainage
- Erhöhung der Analgosedierung, ggf. Muskelrelaxierung
- Autoregulationstest mit probatorischer Anhebung des CPP über 70 mmHg zur Testung der Autoregulation (positiv, wenn konsekutive Erniedrigung des ICP)
- dauerhaftes Anheben des CPP, wenn Autoregulationstest positiv

Stufe III

- probatorisches Anheben des p_aCO_2 bis 45–50 mmHg (unter Beachtung des ICP)
- wenn CPP und p_aCO_2 optimiert, ggf. Transfusion eines EKs bei Hb < 9 g/l
- wenn gleichzeitig der ICP erhöht ist, kann eine sekundäre Dekompressions-Kraniektomie oder eine Burst-Suppression-Sedierung erwogen werden

27.3 Externe Ventrikeldrainagen

J. A. Graw, S. Wolf

27.3.1 Organisation

- PACU/IMCU/ITS

27.3.2 Vorbereitungen Aufnahme

- Drucksystem
- Druckmodul mit Kabel

27.3.3 Aufnahme

Jede Liquor-Drainage – externe Ventrikeldrainage (EVD) und Lumbaldrainage (LD) – ist eine geschlossene Drainage mit Messung zur Drucküberwachung. Die Drainage wird nach Anordnung entweder druckgesteuert (z. B. ab einem ICP von 20 mmHg) oder volumengesteuert (z. B. 5 ml/h) geöffnet.

Dokumentation des Drainage-Schwellenwertes und der Drainage-Menge, Drainage offen oder geschlossen in der Verlaufsdokumentation im PDMS.

27.3.4 Monitoring

- Drainagemenge über 24 h
- Liquor-Status (klar?, blutig?)
- Messung des Drucks der geschlossenen Drainage

Das Monitoring des Druckes mit eingestellten realistischen Grenzwerten und aktiviertem Alarm dient zum einen der ICP-Überwachung, zum anderen dem sicheren Erkennen einer versehentlichen Diskonnektion, sei es im Rahmen von pflegerischen Maßnahmen oder auch durch einen unruhigen Patienten.

27.3.5 Umgang mit dem Drainageablaufsystem und dem Verband

- Sämtliche Ports und Dreiwegehähne werden steril verpackt.
- Die Pflasterverbände um Hautschnitt und Drainageaustrittsstelle werden regelmäßig (mindestens 1 × /d) gewechselt.
- Die Pflaster sind mindestens 1 × pro Schicht von den Pflegekräften auf das Vorliegen einer Liquorleckage zu kontrollieren.
- Zum Transport wird das System zum Patienten und zum Filter verschlossen, damit dieser nicht feucht wird. Nach dem Transport Überlaufhöhe und Filter kontrollieren.

27.3.6 Prozedere Drainage

Prinzipiell ist die Drainage geschlossen und auf Messung. Eine dauerhaft geöffnete Drainage führt zu einer höheren Komplikationsrate und soll nicht durchgeführt werden.

Referenzpunkt für den Nullpunkt des Druckaufnehmers ist die Höhe des äußeren Gehörgangs bei gerade liegendem Patienten. Dies gilt explizit für beide Arten der Liquordrainage, sowohl EVD als auch LD.

Der Ablaufpunkt an der Tropfkammer muss unterhalb des Nullpunktes liegen, damit eine Drainage möglich ist. Bei ICP-Anstieg über den definierten Schwellenwert (meist 20 mmHg) Drainage öffnen, Liquor abtropfen lassen, anschließend das System wieder schließen. Sollte der ICP nach Drainage rasch wieder ansteigend, kann es sinnvoll sein, die Kriterien für die Drainage zu überprüfen.

Bei hohen Drainagemengen kann der Einsatz eines automatisierten Liquordrainagesystems erwogen werden.

Generell erfolgt die Bedienung der externen Ventrikeldrainage entsprechend den Maßgaben des behandelnden Neurochirurgen entweder druckgesteuert (anhand definiertem ICP-Grenzwert, klassisch ab > 20 mmHg) oder volumengesteuert (anhand eines fixierten Drainagevolumens pro Zeiteinheit, z. B. pro Stunde).

27.3.7 Gemeinsame Verwendung von EVD und LD

In einigen klinischen Situationen (z. B. therapierefraktär dekompensierter ICP, SAB oder Meningitis) kann eine gemeinsame Verwendung von EVD und LD sinnvoll sein. Die EVD dient hierbei primär dem ICP-Monitoring und als Referenz für das supratentorielle Liquor-Kompartiment. Die LD misst den spinalen Liquordruck und ist die bevorzugte Drainage zur Liquorförderung. Der Nullpunkt für beide Drainagen ist der äußere Gehörgang. Eine Differenz der beiden ICP-Werte von EVD und LD von mehr als 5 mmHg deutet auf blockierte Liquorwege hin. Bei Werten des Gradienten von mehr als 5 mmHg soll die lumbale Drainage nicht mehr bedient werden, damit kein „brain sagging“ provoziert wird.

27.3.8 Liquorentnahmen: Zeitpunkt, Indikation

Nach der Anlage der EVD wird einmalig geplant Liquor steril entnommen und im Standardlabor auf Zellzahl, Protein, Laktat und Glukose untersucht sowie in der Mikrobiologie aufgearbeitet. Eine Routineanalyse des Liquors nach definierten Zeitintervallen ist nicht sinnvoll. Trigger für eine erneute Analyse im Verlauf ist der Verdacht auf eine Infektion.

Bei begründetem klinischem Verdacht auf ein entzündliches/infektiöses Liquorsyndrom wird der Liquor sowohl ins Standardlabor als auch in die Mikrobiologie verschickt. Hierbei sollte für die mikrobiologische Untersuchung nativer Liquor sowohl in sterilen Abnahmeröhrchen als auch eine mit 1 ml Liquor beimpfte anaerobe Blutkulturflasche eingeschickt werden.

Die Entnahme des Liquors erfolgt unter sterilen Kautelen (Mundschutz, Handschuhe) und an dem dafür vorgesehenen Port des Drainagesystems (keinesfalls am ebenfalls vorhandenen 3-Wege-Hahn) nach chirurgischer Desinfektion und auf einer sterilen Unterlage.

27.3.9 Sistieren der Förderung bei externer Ventrikeldrainage

Sollte es zu einem Sistieren des Liquorflusses kommen, wird das Drainagesystem sofort überprüft. Gleiches gilt, wenn die Kurve der ICP-Messung am Monitor nicht pulsatil ist. Gegebenenfalls wird der Katheter nach Rücksprache mit dem ITS-Oberarzt und/oder dem neurochirurgischen AvD vorsichtig aspiriert oder angespült.

27.3.10 Liquorleck

Bei Auftreten eines Liquorlecks wird ggf. die Katheteraustrittsstelle umnäht. Falls die EVD selbst beschädigt ist, muss sie entfernt und bei weiterem Bedarf für eine Drainage neu angelegt werden. Die Indikation für eine CCT wird in Rücksprache mit dem ITS-Oberarzt und/oder dem neurochirurgischen AvD geklärt.

27.3.11 Entfernen der Ventrikeldrainagen

Die Liegedauer der externen Ventrikeldrainagen ist so kurz wie möglich zu halten. Es finden allerdings keine routinemäßigen Drainagewechsel statt.

Externe Ventrikeldrainagen werden unter sterilen Kautelen entfernt oder ersetzt. Wichtig ist eine wasserdichte Übernähung der Austrittstelle.

27.4 Anlage einer Tuohy-Drainage

J. A. Graw, A. Thieme, S. Wolf

27.4.1 Indikation

- Externe Ableitung von Liquor bei erhaltener Liquorpassage, aber gestörter Liquorresorption.
- Vor Tuohy-Anlage CCT-Kontrolle zur Beurteilung der basalen Zisternen.

27.4.2 Kontraindikationen

- Gerinnungsstörungen (siehe SOP Periduralanästhesie)
- bei vitaler Indikation zur Anlage der Drainage ggf. nach Rücksprache Gerinnungsstörung korrigieren und Drainage dann anlegen

27.4.3 Benötigtes Material

- Haube, Mundschutz, steriler Kittel, sterile Handschuhe
- zur Desinfektion: sterile Tupfer, Braunoderm-Desinfektionslösung, sterile Klemme
- ein großes Lochtuch, ein selbstklebendes Abdecktuch
- zur LA: Kanülen 24 G, 20 G, 19 G, 5-ml-Spritze, 5 ml Lidocain 1 %
- Tuohy-Set 18 G
- Verband: Steri-Strips, durchsichtiges Pflaster (Tegaderm), Tapete

▸ **Anmerkung.** Im „Basislegeset" befinden sich Abdecktuch, Klemmen, Spritzen und Kanülen sowie Verbandmaterial.

27.4.4 Lagerung

Die Punktion kann am liegenden oder sitzenden Patienten durchgeführt werden, meistens wird im Liegen punktiert.

Liegend

Der Patient liegt auf der Seite an der Bettkante, falls er kooperativ ist, versucht er, einen möglichst runden Rücken zu machen. Ist der Patient nicht kooperativ, muss er durch eine Hilfsperson in eine optimale Position gebracht werden. Die Wirbelsäule sollte parallel zur Unterlage liegen und die Schultern und das Becken senkrecht dazu.

Sitzend

Der Patient sitzt auf dem Bett mit dem Gesäß an der Bettkante und stützt sich mit den Armen auf den Oberschenkeln ab, Kinn auf die Brust, Versuch, einen „Katzenbuckel" zu machen.

Eine Hilfsperson steht vor dem Patienten.

> **Cave**
>
> Kreislaufkollaps.

27.4.5 Durchführung

- Steriles Vorgehen mit Kopfhaube, Mundschutz, Händedesinfektion, sterilem Kittel und sterilen Handschuhen
- 3-malige großflächige Desinfektion der Punktionsstelle unter Beachtung der Einwirkzeit des Desinfektionsmittels
- Abdecken der Punktionsstelle mit sterilem Lochtuch
- steriles Aufziehen der Lokalanästhesie (Ampullen werden durch Hilfsperson angereicht)
- Setzen einer Hautquaddel mit 0,5–1 ml Lidocain 1 % intrakutan (wache Patienten informieren)
- weitere interspinale Infiltrationsanästhesie mit 3–5 ml 1 %igem Lidocain
- Führungsdraht mit NaCl 0,9 % anfeuchten und in den Katheter einführen
- unter Abstützen am Rücken Nadel durch die Hautquaddel einführen
- Punktionsnadel mit Mandrin bis zum Erreichen des Lig. interspinale vorschieben
- Entfernen des Mandrins, Spritze auf Touhy-Nadel aufsetzen, langsames Aufsuchen des Spinalraums, bei Knochenkontakt Richtung korrigieren

Bei den weiteren Schritten unbedingt darauf achten, dass kein unkontrollierter Liquorabfluss über die einliegende Touhy-Nadel auftritt.

- Abnahme von Liquorproben für Labor und Mikrobiologie
- Einführen des an der Oberfläche mit NaCl 0,9 % angefeuchteten Katheters ausreichend tief in den Spinalraum (ca. 10–15 cm)
- Entfernen der Touhy-Nadel unter ausgleichendem Kathetervorschub zur Beibehaltung der Kathetertiefe
- Anschluss an Liquor-Drainage-Set
- sichere Fixierung des Katheterschlauches am Luer-Adapter des Liquor-Drainage-Sets
- Verband: Fixierung des Katheters mit Steri-Strips, Abkleben mit Tegaderm zur besseren Beurteilung der Punktionsstelle; Fixierung des Tegaderm-Pflasters und des Katheters mit Fixomull
- Tropfkammer wie bei externer Ventrikeldrainage mit Überlaufhöhe 15 cm über Meatus accusticus externus ausrichten

27.4.6 Dokumentation in PDMS

- Blutige Punktion?
- Höhe der Punktionsstelle
- gewünschte Fördermenge

27.4.7 Drainagemanagement über Tuohy-Drainage

- Drainageregime entsprechend Rücksprache mit dem ITS-Oberarzt und/oder dem neurochirurgischen AvD
- siehe auch SOP Externe Ventrikeldrainagen ITS
- siehe auch SOP Behandlung des erhöhten intrakraniellen Drucks ITS

27.5 Behandlung des erhöhten intrakraniellen Druckes

B. Bartholome, J. A. Graw, S. Wolf

27.5.1 Organisation

- PACU/IMCU/ITS

27.5.2 Hintergrund

Wenn eine der 3 Komponenten Gehirn, Blut oder Liquor zunimmt, steigt der Druck im Innenraum des knöchernen Schädels an. Ein erhöhter intrakranieller Druck (ICP: intracranial pressure, diese Bezeichnung hat sich auch im deutschen Sprachraum durchgesetzt) ist der stärkste unabhängige Faktor im klinischen Verlauf für ein schlechtes neurologisches Behandlungsergebnis bei Patienten mit Schädel-Hirn-Trauma (SHT). Wichtig sind sowohl Zeitdauer als auch Höhe des ICP. Auch nach aneurysmatischer Subarachnoidalblutung (SAB) ist der höchste gemessene ICP mit dem Langzeitbehandlungsergebnis verknüpft.

Der zerebrale Perfusionsdruck (cerebral perfusion pressure: CPP) ist die Differenz zwischen mittlerem arteriellem Druck und ICP. Um eine sinnvolle Aussage zum CCP treffen zu können, muss in der Neurointensivmedizin der Druckaufnehmer für die arterielle Blutdruckmessung auf Höhe des äußeren Gehörganges und nicht auf Herzhöhe genullt werden.

Für beide Krankheitsbilder – SHT und SAB – wird zunehmend die Verwendung der Hirngewebeoxymetrie $pbtO_2$ als weiterer gleichrangiger Parameter neben dem ICP empfohlen, s. SOP Gewebeoxymetrie $pbtO_2$.

27.5.3 Messung des intrakraniellen Drucks

Voraussetzung ist eine intrakranielle Druckmessung. Reliable Möglichkeiten der Messung sind:

- externe Ventrikeldrainage (EVD) mit Drucksensor
- piezoelektrische Messsonde im Hirnparenchym

Vorteile einer Ventrikeldrainage sind geringere Kosten sowie die Möglichkeit, Liquor zu drainieren und damit einen erhöhten ICP zu therapieren. Der Vorteil der jederzeit möglichen Neukalibrierung des Nullpunkts ist gleichzeitig auch der Nachteil der immer wieder notwendigen Nachkalibrierung des Nullpunkts. In der Routine und ohne Hilfsmittel ist die Nullpunktkalibrierung einer EVD unzureichend.

Vorteile der Parenchymsonde sind die geringere Wartungsanfälligkeit des Systems, die präzisen Messung auch bei ausgepresstem oder nicht kanülierbarem Liquorsystem sowie die deutlich reduzierte Infektanfälligkeit. Die Parenchymsonden aller Hersteller sind herstellerseitig mit einer maximalen Abweichung von ± 3 mmHg kalibriert.

Neuere Daten deuten auf eine Überlegenheit der Parenchymmessung für ein besseres Behandlungsergebnis hin. Sinnvoll erscheint der Einsatz von kombinierten EVDs mit piezoelektrischer Messung oder auch der zusätzlichen Anlage einer Parenchymsonde, wenn eine EVD häufig zur ICP-Kontrolle bedient werden muss.

27.5.4 Grenzwerte des ICP

Die aktuellen Guidelines der Brain Trauma Foundation spezifizieren einen Schwellenwert über 22 mmHg ohne Zeitangabe. Daten von großen prospektiven Beobachtungsstudien legen im Sinne einer „precision medicine" einen individuellen Grenzwert für jeden Patienten nahe. Sinnvoll ist eine enge Kommunikation mit dem neurochirurgischen Team bezüglich eines festzulegenden Grenzwertes. Als Start empfiehlt sich folgende praktische Definition:

Definition

Erhöhter intrakranieller Druck (ICP)
ICP über 20 mmHg für länger als 10 min.

Eine individualisierte ICP-Therapie berücksichtigt auch den Status der Hirngewebe-Oxymetrie ($pbtO_2$-Messung, siehe SOP Gewebeoxymetrie $pbtO_2$).

Wenn eine ICP-Erhöhung nicht vom klinischen Verlauf erklärbar ist, muss zeitnah zur Therapie eine (erneute) CCT-Bildgebung durchgeführt werden.

Die meisten Daten zur ICP-Therapie existieren bei Patienten mit SHT. Für andere Krankheitsbilder werden die Empfehlungen zumeist extrapoliert. Die aktuellen Leitlinien der Braintrauma Foundation geben mangels randomisierter Studien keine Vorschläge zur ICP-Therapie. Die folgenden Empfehlungen basieren auf Vorschlägen der SIBICC-Konsensuskonferenz internationaler Experten.

27.5.5 Allgemeine ICP-Basistherapie

- Analgesie und Sedierung zur Schmerztherapie und Vermeidung von Agitation
- kontrollierte Beatmung
- Normokapnie (p_aCO_2 35–40 mmHg, zusätzlich endtidales CO_2-Monitoring)
- Normoxie (p_aO_2 80–100 mmHg)
- Normoglykämie (80–130 mg/dl)
- Temperaturmanagement für Normothermie (36–37 °C, Fieberbehandlung ab 38 °C)
- ausgeglichener Elektrolythaushalt
- Oberkörperhochlagerung 30°
- gerade Kopfposition
- Hb > 7 g/dl
- **CPP > 60 mmHg, ICP-Monitoring: Ziel ICP < 20 mmHg**

27.5.6 Spezifische Therapie eines erhöhten ICP

Innerhalb der einzelnen Stufen des ICP-Therapiekonzeptes besteht keine definierte Reihenfolge. Auch kann eine einzelne Stufe übersprungen werden, wenn dies als vorteilhaft angesehen wird.

Stufe I

- Erhöhung und Optimierung der Analgosedierung (Sedierungstiefe, EEG-Monitoring)
- Liquordrainage über einen Ventrikelkatheter, ggf. Anlage einer EVD, wenn bisher eine Parenchymsonde verwendet wurde
- Osmotherapie (Kontrolle von Serum-Na, Grenze 155 mmol/l, in der BGA und der Osmolalität, Grenze 320 mosm/l, im Labor notwendig):
  - hypertones NaCl (10 %, 1,5 ml/kgKG, z. B. 50 ml über 20 min) oder
  - Mannitol-Bolusgabe (0,25–1,0 g/kgKG, initial z. B. 25 g/125 ml über 20 min)
- adaptierte Ventilation mit p_aCO_2 um 35 mmHg

Stufe II

Wenn ein Einsatz der folgenden Methoden erforderlich ist, sollte die Notwendigkeit eines erneuten CCT zur Reevaluation der intrakraniellen Pathologie erwogen werden, ebenfalls wie die erneute Überprüfung der chirurgischen Therapie einzelner Läsionen. Der diensthabende intensivmedizinische Oberarzt ist hinzuzuziehen.

- Moderate Hyperventilation p_aCO_2 32–35 mmHg, kurzfristig (!) zur Beherrschung von ICP-Krisen. Nicht in den ersten 24 h nach pathologischem Ereignis (Trauma, SAB, Ischämie), da in dieser Zeit der zerebrale Blutfluss ohnehin vermindert ist. Keine therapeutische Hyperventilation über einen längeren Zeitraum wegen der Gefahr der Minderperfusion auch gesunder Hirnanteile. Engmaschige BGA-Kontrollen sind erforderlich; Messung des $etCO_2$ reicht nicht aus.
- Neuromuskuläre Relaxierung (bolusweise) bei Patienten mit ausreichender Sedierung.
- Testung der Autoregulation durch Anheben des CPP um 10 mmHg für 20 min. Dies sollte unter direkter Kontrolle durch einen erfahrenen Arzt und ohne weitere begleitende Interventionen oder Pflegemaßnahmen durchgeführt werden. Bei erhaltener Autoregulation kommt es zur Senkung des ICP durch Vasokonstriktion.
- Bei positivem Autoregulationstest dauerhafte Anhebung des CPP.

Stufe III

Sedierung vertiefen auf Burst-Suppression-EEG mit Ketamin oder Barbituraten, eine klare Präferenz existiert nicht. Hochdosiertes Propofol birgt die Gefahr eines Propofol-Infusionssyndroms und sollte nicht verwendet werden.

Dekompressions-Kraniektomie, vorher aktuelles CCT notwendig. Die Entscheidung zur Dekompressions-Kraniektomie ist im Team individuell für jeden Patienten zu treffen. Erzielt wird in der Regel eine bessere ICP-Kontrolle, was aber, insbesondere bei Patienten über 40 Jahren, nicht notwendigerweise in einem besseren Langzeitbehandlungsergebnis resultiert.

Milde Hypothermie bis 35 °C. Im Hinblick auf die Nebenwirkungen (Pneumonie, gesteigerte Mortalität) nicht ohne Vorbehalt empfohlen, aber: konsequente Vermeidung von Fieber bei Patienten mit erhöhtem ICP. Eine tiefere Hypothermie führt nach aktuellen Daten zu einem schlechteren Behandlungsergebnis nach SHT und ist kontraindiziert.

Lumbale Liquordrainage (LD, siehe SOP Externe Ventrikeldrainagen; Kap. 27.3).

Merke M!

Überdrainage (auch durch akzidentielle Diskonnektion) mit transtentorieller Herniation! Keine Drainage über die LD, wenn der supratentoriell über eine EVD gemessene ICP den über die Tuohydrainage gemessenen Druck um 5 mmHg übersteigt!

27.6 Gerinnungsstörungen in der Neurointensivmedizin

J. A. Graw, E. Weidner, S. Wolf

27.6.1 Gerinnungsdiagnostik

Blutungen bei neurochirurgischen Patienten stellen eine akut lebensbedrohliche Situation dar. Liegen diesen angeborene oder erworbene Gerinnungsstörungen zugrunde, so müssen diese rasch erkannt und umgehend korrigiert werden.

Das frühe Erkennen und Behandeln von Koagulopathien bei neurochirurgischen Patienten ist eine interdisziplinäre Aufgabe von behandelnden Neurochirurgen und Intensivmedizinern sowie ggf. weiteren beteiligten Fachabteilungen (z. B. Kardiologie, Neuroradiologie).

Einen zentralen Punkt in der Erkennung möglicher Gerinnungsstörungen stellt soweit möglich eine differenzierte Gerinnungsanamnese dar, in welcher insbesondere auf frühere Blutungsereignisse, eine positive Familienanamnese, die Medikamentenanamnese (z. B. Einnahme von Thrombozytenaggregationshemmern, Vitamin-K-Antagonisten oder anderen oralen Antikoagulanzien, Heparin, Valproinsäure) sowie eine erhöhte Blutungsneigung bei früheren operativen Eingriffen oder bei Marginaltraumata eingegangen werden soll.

Bei jedem neurochirurgischen Patienten sollte eine laborchemische Diagnostik gerinnungsrelevanter Parameter mit Bestimmung von PTT, Quick, INR, Thrombozytenzahl, AT III und Fibrinogen erfolgen. Zudem sollte die Leberfunktion (Transaminasen, Bilirubin, ggf. Albumin) und die Retentionsparameter (v. a. Harnstoff) bestimmt werden. Eine Blutgasanalyse mit Bestimmung von Kalzium, pH-Wert sowie Hb-Gehalt. Zudem sollten die physiologischen Voraussetzungen einer intakten Gerinnung wie ein Hb 7–9 mg/dl, Normothermie, Serum-Kalzium > 0,9 mmol/l, Fibrinogen > 1–1,5 g/l und ein pH > 7,2 gewährleistet sein.

Zeigt sich perioperativ bei fehlender Anamnese eine erhöhte Blutungsneigung oder wird ein nicht sicher anamnestizierbarer Patient mit einer intrakraniellen Blutung auf die Intensivstation aufgenommen, so muss spätestens zu diesem Zeitpunkt eine differenzierte Gerinnungsdiagnostik erfolgen. Gleiches gilt, wenn die Gerinnungsanamnese und/oder die initiale Labordiagnostik auffällig sind.

Aufgrund der vitalen Notwendigkeit einer möglichst raschen Korrektur einer potenziellen Gerinnungsstörung sollte bei diesen Patienten neben der akuten o. g. Labordiagnostik parallel eine Point-of-Care-Diagnostik mittels Thrombelastometrie (z. B. ROTEM) zur Beurteilung der plasmatischen Gerinnung inkl. Ausschluss einer Hyperfibrinolyse, Thrombozytenfunktionsdiagnostik durch eine Impedanzaggregometrie (z. B. Multiplate oder PFA-Test) zum Ausschluss der Einnahme von Azetylsalizylsäure oder ADP-Antagonisten sowie eine Coulterbestimmung der Thrombozytenzahl erfolgen. Sollten sich in der POC-Diagnostik und in den Akutparametern des Zentrallabors unauffällige Werte zeigen, so muss zusätzlich eine Einzelfaktorbestimmung für Faktor XIII sowie eine Von-Willebrand-Diagnostik angefordert werden. Weitere Einzelfaktorenanalysen erfolgen nur bei auffälliger aPTT oder auffälligem Quick-Wert. Zudem sollte Rücksprache mit einem Hämostaseologen gehalten werden.

Merke M!

Als Limitationen der bettseitigen Diagnostik sind zu beachten: Die ROTEM-Diagnostik hat keine ausreichende Sensitivität in der Erkennung von Thrombozytenaggregationshemmern, oralen Antikoagulanzien, niedermolekularen Heparinen und einem Von-Willebrand-Syndrom. Für eine valide Messung der Thrombozytenfunktion mittels Multiplate oder PFA-Test sind eine Thrombozytenzahl von > 100 000/µl sowie annähernd normwertige Hämatokritwerte vorauszusetzen.

27.6.2 Therapieoptionen

Nachfolgend werden Therapiemöglichkeiten für verschiedene Gerinnungsstörungen dargestellt. Generell gilt, dass vor der Therapie von Gerinnungsstörungen Rücksprache mit dem diensthabenden intensivmedizinischen Oberarzt gehalten werden muss. Bei komplexen Gerinnungsstörungen sollte Rücksprache mit dem Gerinnungsrufdienst der Klinik gehalten werden.

Thrombozytenaggregationshemmer

Azetylsalizylsäure

Azetylsalizylsäure verursacht durch Inhibition der thrombozytären Cyclooxygenase eine irreversible Thrombozytenfunktionsstörung mit erhöhter Blutungsneigung bereits bei geringen Dosierungen. Die Thrombozytenfunktion ist 7 Tage nach Absetzen von Aspirin aufgrund des physiologischen Thrombozyten-Turnovers wieder normal. Vor einer Therapieentscheidung wird bei anamnestischer Einnahme von Aspirin soweit möglich eine Plättchenfunktionsanalyse (z. B. mittels Multiplate) empfohlen. Falls eine solche Diagnostik allerdings nicht zeitnah verlässlich verfügbar ist, ist davon abzusehen. Aktuell wird eine Thrombozytentransfusion bei spontanen intrakraniellen Blutungen ohne Indikation zur Operation nicht notwendigerweise empfohlen. Eine Indikation zur Thrombozytentransfusion vor dem Hintergrund von Anamnese (insbesondere bei anamnestisch zu eruierenden hohen ASS-Dosierungen und klinischer Blutungsneigung), Komorbiditäten und akutem Erkrankungsverlauf (kritische Blutungslokalisation, -dynamik) ist interdisziplinär zusammen mit den behandelnden Neurochirurgen zu stellen. Vor notfallmäßigen und nicht aufschiebbaren Eingriffen kann bei geringen Dosierungen von Azetylsalizylsäure versucht werden, die Thrombozytenfunktion durch die Gabe von Desmopressin (Minirin) zu verbessern.

> **Merke** M!
>
> Dosierung: Minirin 0,4 µg/kgKG über 30 min alle 12 h.

Desmopressin wirkt wahrscheinlich über eine vermehrte Expression von Glykoprotein Ib-IX auf der Oberfläche von Thrombozyten, welche zusammen mit dem Von-Willebrand-Faktor für die Thrombozytenadhäsion verantwortlich sind.

> **Cave** ⚠
>
> Vorsicht: Kontrolle der Ausscheidung, da eine unkontrollierte Therapie mit Desmopressin zu Wasserretention und schwerer Hyponatriämie mit Bewusstseinsstörung führen kann.

Die Wirkung von ASS kann in der Impedanzaggregometrie nachgewiesen werden.

ADP-Antagonisten

ADP-Antagonisten (z. B. Clopidogrel) führen zu einer irreversiblen Blockierung des thrombozytären APD-Rezeptors mit einer ausgeprägten Blutungsneigung. Die Thrombozytenfunktion ist ca. 7 Tage nach Absetzen von Clopidogrel aufgrund des physiologischen Thrombozyten-Turnovers wieder normal.

Die Wirkung von ADP-Antagonisten kann in der Impedanzaggregometrie nachgewiesen werden.

Muss ein Patient unter ADP-Antagonisten im ZNS an kritischer Stelle operiert werden und zeigt sich hierbei eine klinische Blutungsneigung, bzw. liegt bei einem Patienten unter ADP-Antagonisten eine intrakranielle Blutung vor, so kann die Wirkung nur durch die Substitution von Thrombozyten aufgehoben werden, wobei hier kritisch die Indikation für den Einsatz des ADP-Antagonisten in die Entscheidung zur Aufhebung der thrombozytenaggregierenden Wirkung mit einbezogen werden muss.

Die Gabe von Desmopressin unter Beachtung oben genannter Nebenwirkungen in einer Dosierung von 0,4 µg/kgKG i. v. innerhalb von 30 min kann erwogen werden.

Bei einer Therapie mit doppelter Plättchenhemmung (z. B. ASS und Clopidogrel) ist eine Substitution nach Multiplateanalyse empfohlen. Steht diese nicht zur Verfügung, kann bei entsprechender Indikation eine Substitution mit 2–3 Thrombozytenkonzentraten erwogen werden.

Heparine

Unfraktioniertes Heparin

Unfraktioniertes Heparin kann durch die Gabe von Protamin antagonisiert werden, was jedoch aufgrund seiner kurzen Halbwertszeit selten notwendig ist. 4 Stunden nach Beendigung des unfraktionierten Heparins ist die aPTT in der Regel wieder normal. Bei akuten Blutungen unter Heparin wird mit Protamin unter engmaschigem ACT-Monitoring antagonisiert, da eine zu hohe Dosis von Protamin selbst antikoagulatorisch wirken kann.

> **Merke** M!
>
> 1 ml (1000 IE) Protamin inaktivert 1000 IE Heparin.

Die Dosis an Protamin orientiert sich dabei an der Heparindosis, welche in den letzten 2–3 h appliziert worden ist. Ist eine ACT-Messung nicht verfügbar, wird eine Kontrolle der aPTT empfohlen.

Beispiel: Unter laufender Vollheparinisierung (z. B. 1000 IE Heparin/h) kommt es zur akuten Blutung im ZNS: Baseline-Messung der ACT, 2 ml Protamin in 100 ml NaCl

0,9 % über 10 min i. v., dann ACT-Kontrolle. Liegt die ACT noch oberhalb des Normbereiches (geräteabhängig, z. B. > 130 s) ist eine weitere titrierte Gabe von 1000 IE Protamin gerechtfertigt, bis die ACT im Normbereich ist.

Cave

Blutdruckabfall, Bradykardie, Flush, Anaphylaxie (Protamin besteht aus Fischeiweiß), Anstieg des pulmonalarteriellen Druckes.

Niedermolekulares Heparin

Die Wirkung niedermolekularen Heparins (NMH) ist nicht allein mit Protamin zu antagonisieren. Die Wirkung von NMH ist bei prophylaktischer Dosierung und intakten Metabolisierungswegen nach etwa 12 h, bei therapeutischer Dosierung nach etwa 24 h abgeklungen. Hierbei ist zu beachten, dass die Wirkung bei Patienten mit Niereninsuffizienz verlängert sein kann. Kommt es unter niedermolekularen Heparinen in therapeutischer Dosierung zu einer intrakraniellen Blutung und/oder muss eine Notfalloperation erfolgen, so sollte neben der Gabe von 3 000–5 000 IE Protamin (Kurzinfusion!), bei erhöhter Blutungsneigung Frischplasma substituiert werden.

Bei Gabe von Enoxaparin in den letzten 8 h sollte eine Dosis von 1 mg Protamin pro 1 mg Enoxaparin gegeben werden. Liegt die Enoxaparingabe 8–12 h zurück, sollten 0,5 mg Protamin pro 1 mg Enoxaparin gegeben werden.

Bei Gabe von Dalteparin, Nadroparin und Tinzaparin wird ein Ausgleich mit 1 mg Protamin pro 100 IE Anti-Xa-Aktivität bis zu einer maximalen Einmaldosis von 50 mg Protamin empfohlen.

Bei persistierender Blutung bzw. Niereninsuffizienz kann einmalig 0,5 mg Protamin pro 1 mg Enoxaparin bzw. 100 IE Anti-Xa-Aktivität nachgegeben werden.

Pentasaccharide wie Fondaparinux sollen bei Gabe in therapeutischer Dosierung und aktiver Blutung ausgeglichen werden. Hierzu wird 20 U/kgKG FEIBA (= aktivierter Prothrombinkomplex) empfohlen.

Rekombinanter Faktor VII = rFVIIa (Dosis: z. B. 90 µg/kgKG) birgt ein erhöhtes Risiko für thrombembolische Ereignisse und sollte daher nur bei Kontraindikationen gegen Protamin oder therapierefraktären Blutungen in Rücksprache mit der Klinikleitung erfolgen. Es handelt sich um einen Off-Label-Use.

Vitamin-K-Antagonisten

Die Therapie mit Vitamin-K-Antagonisten, z. B. Phenprocumon (Marcumar) geht dosisabhängig mit einer ausgeprägten Blutungsneigung einher, welche vor dringlichen oder akuten operativen Eingriffen oder bei akuten Blutungen eine Antagonisierung erforderlich macht.

Bei dringlichen Eingriffen und bestehender Marcumarwirkung ohne akute Blutung kann die Gabe von Vitamin K in oraler oder parenteraler Form zur Antagonisierung eingesetzt werden. Die erste Wirkung nach intravenöser Gabe ist nach ca. 2–4 h, nach oraler Gabe nach 12–24 h nachweisbar.

Bei akuten Blutungen oder Notfalloperationen wird die Wirkung des Vitamin-K-Antagonisten mit Prothrombinkomplex (PPSB: Faktor II, VII, IX, X) antagonisiert.

Merke M!

1 IE PPSB/kgKG hebt den Quickwert um 1–2 % an.

Bei intrazerebralen Blutungen wird ein Quickwert von > 70 % angestrebt bzw. ein INR < 1,4 empfohlen. Individuelle Zielwerte sollten mit dem behandelnden Neurochirurgen abgesprochen werden.

Parallel zur PPSB-Gabe sollte auch Vitamin K in parenteraler Form (10 mg i. v.) verabreicht werden.

Falls in den folgenden 24–48 h weiterhin ein INR > 1,4 besteht, sollte INR-abhängig die weitere Gabe von 10 mg Vitamin K erfolgen. In Abhängigkeit von der Indikation für den Vitamin-K-Antagonisten wird die Antikoagulation im weiteren Verlauf in enger Rücksprache mit den neurochirurgischen Kollegen unter Nutzen-Risiko-Abwägung mittels unfraktioniertem Heparin gesteuert.

Es ist zu beachten, dass PPSB-Faktorenkonzentrate Heparin enthalten können. Bei Patienten mit bekannter heparininduzierter Thrombozytopenie (HIT) müssen entsprechend heparinfreie PPSB-Faktorenkonzentrate angewendet werden. Die Halbwertszeit von PPSB beträgt 6–8 h, daher werden regelmäßige INR-Kontrollen in den ersten 24–48 h und ggf. weitere Substitutionen in Nutzen-Risiko-Abwägung empfohlen.

Direkte orale Antikoagulanzien (DOAKs/NOAKs)

Faktor-Xa-Inhibitoren (Rivaroxaban, Apixaban, Edoxaban)

Direkte, oral eingenommene Faktor-Xa-Inhibitoren werden zunehmend häufiger verordnet. Sie hemmen die Faktor-Xa-abhängige Konversion von Prothrombin zu Thrombin. Da ein laborchemischer Nachweis der Präparate nicht valide durchführbar ist, ist eine genaue Anamnese bezüglich der Einnahme dieser Substanzen sehr wichtig. Bei einer gesicherten Einnahme vor weniger als 2 h kann die Gabe von oraler Aktivkohle (50 g) erwogen werden.

Tab. 27.1 Die Dosierung von Andexanet alfa erfolgt in 2 verschiedenen möglichen Dosen und abhängig vom eingenommenen Faktor-Xa-Inhibitor und seiner Dosierung.

Dosis	Initiale intravenöse Dauerinfusion	Intravenöse Dauerinfusion
Niedrig	400 mg mit einer anzustrebenden Infusionsgeschwindigkeit von 30 mg/min	4 mg/min über 120 min (480 mg)
Hoch	800 mg mit einer anzustrebenden Infusionsgeschwindigkeit von 30 mg/min	8 mg/min über 120 min (960 mg)

Tab. 27.2 Dosierungsschema zur Aufhebung der Apixaban- und Rivaroxaban-Wirkung.

FXa-Inhibitor	Letzte Dosis	Zeitpunkt der letzten Einnahme vor < 8 h oder nicht bekannt	Beginn der Andexanet-α-Gabe vor ≥ 8 h
Apixaban	≤ 5 mg	niedrige Dosis	niedrige Dosis
	> 5 mg/nicht bekannt	hohe Dosis	niedrige Dosis
Rivaroxaban	≤ 10 mg	niedrige Dosis	niedrige Dosis
	> 10 mg/nicht bekannt	hohe Dosis	niedrige Dosis

Bei anamnestisch sicherer oder unsicherer Einnahme in den letzten bis zu 24 h (verlängerte Wirkungsdauer bei Niereninsuffizienz beachten) und aktiver Blutung, ist die Gabe von Andexanet alfa zur Antagonisierung der Wirkung von Apixaban und Rivaroxaban (sowie Off-Label Edoxaban) seit dem 01.09.2019 zugelassen (▶ Tab. 27.1, ▶ Tab. 27.2). Eine Therapie mit Andexanet alfa ist mit dem diensthabenden intensivmedizinischen Oberarzt sowie dem behandelnden Neurochirurgen abzustimmen.

Direkte Thrombin-Inhibitoren (z. B. Dabigatran, Argatroban)

Bei anamnestischer Einnahme direkter Thrombininhibitoren sollten der Zeitpunkt der letzten Einnahme, die Dosis sowie eine eventuelle Niereninsuffizienz evaluiert werden. Dabigatran hat eine Halbwertszeit von 12–17 h bei intakter Nierenfunktion. Die Wirkung von Dabigatran kann über eine Verlängerung der aPTT oder ECT (Ecarin Clotting Time) nachgewiesen werden.

Bei aktiver Blutung, insbesondere intrakraniell, sollten Maßnahmen zum Ausgleich der Wirkung eingeleitet werden. Bei gesicherter Einnahme vor weniger als 2 h kann oral Aktivkohle (50 g) gegeben werden.

Für Dabigatran steht mit Idarucizumab (Praxbind) ein Antidot (Fab-Antikörperfragment) zur Verfügung. Idarucizumab soll in einer Dosierung von 5 g i. v. (aufgeteilt in 2 Dosen: 2 × 2,5 g/50 ml i. v.) gegeben werden. Idarucizumab bindet an freies und an Thrombin gebundenes Dabigatran und seine Metaboliten und inaktiviert die Effekte des Thrombininhibitors innerhalb weniger Minuten. Die terminale Halbwertszeit liegt bei etwa 10 h. Es ist zu beachten, dass es unter Umständen zur Abdiffusion des Antidots von Dabigatran und so innerhalb von 24 h nach Applikation zu einer erneuten Dabigatranwirkung kommen kann. Dies ist insbesondere bei einer Niereninsuffizienz mit verlängerter Dabigatranwirkung zu beachten. In diesem Fall kann eine erneute Gabe von Idaruzicumab (5 mg in 2 Dosen à 2,5 mg) erwogen werden.

Falls Idarucizumab nicht verfügbar ist, wird die Gabe von PPSB (50 IE/kgKG) zum Ausgleich der Gerinnung bei aktiver Blutung empfohlen.

Gabe von Frischplasma und Einzelfaktorenkonzentraten

Komplexe plasmatische oder thrombozytäre Gerinnungsstörungen (angeboren oder erworben) können oftmals nur durch die Gabe von Frischplasma behandelt werden. Insbesondere eine Leberinsuffizienz geht häufig mit einem komplexen Mangel an Gerinnungsfaktoren einher und bedarf einer differenzierten Therapie, z. B. mit FFP und Einzelfaktoren. Für definierte Gerinnungsstörungen durch den Mangel eines Einzelfaktors (z. B. Hämophilie A) stehen teilweise definierte Einzelfaktorenpräparate zur Verfügung.

Generell gilt, dass vor der Therapie von angeborenen oder erworbenen plasmatischen oder thrombozytären Gerinnungsstörungen Rücksprache mit dem intensivmedizinischen Oberarzt gehalten werden muss. Bei komplexen Gerinnungsstörungen sollte in Rücksprache mit dem Gerinnungsrufdienst der Klinik eine exakte Planung der Substitutionstherapie vorgenommen werden.

Merke **M!**

Dosierung von FFP: 1 ml FFP/kgKG erhöht den Faktorengehalt im Plasma um 1–2 %.

Dosierung von Einzelfaktorpräparaten: 1 IE Einzelfaktorpräparation/kgKG erhöht den Faktorengehalt des Einzelfaktors im Plasma um 1 %.

27.7 Interventionelle Vasospasmustherapie

J. A. Graw, F. Salih, S. Wolf

27.7.1 Hintergrund

Bei 30–60 % der Patienten mit aneurysmatischer Subarachnoidalblutung tritt eine Engstellung der zuführenden Blutgefäße auf. Vom Zeitverlauf ist dieser Vasospasmus am häufigsten zwischen dem 3. und 14. Tag nach Blutung nachzuweisen. Ungefähr die Hälfte der Betroffenen bietet ein klinisches Korrelat, das sich bei nicht analgosedierten Patienten mit einem neu aufgetretenen fokalen neurologischen Defizit äußert (siehe SOP aneurysmatische SAB). Bei bewusstseinsgeminderten bzw. analgosedierten Patienten ist ein Anstieg der Flussgeschwindigkeiten in der transkraniellen Dopplersonografie (Schwellenwert > 150 cm/s mean flow in der A. cerebri media in 50–60 mm Tiefe) oder ein Abfall der Gewebeoxymetrie auf Werte kleiner als 20 mmHg hinweisend.

27.7.2 Diagnose und Therapie

Bisherige prospektive Arbeiten zur Therapie des Vasospasmus waren wegen der jeweils assoziierten Morbidität und Mortalität nicht erfolgreich. Daraus folgt, dass jegliche Therapie als experimentell zu betrachten ist und einer sorgfältigen interdisziplinären Abstimmung bedarf. Wenn ein kurzzeitiger Therapieversuch mittels Anhebung des mittleren arteriellen Blutdrucks um 20 mmHg durch Katecholamine nicht erfolgreich oder nicht durchführbar ist (siehe SOP aneurysmatische SAB), ist der nächste Schritt ein Ausschluss anderer Ursachen der neurologischen Verschlechterung. Eine bildgebend nachweisbare Engstellung der Gefäße mit begleitendem Perfusionsdefizit bestätigt das Vorliegen eines symptomatischen Vasospasmus. Aus Zeitgründen wird eine CT-Angiografie mit anschließender CT-Perfusion gegen über dem MRT präferiert; für die CT-Perfusion ergibt sich in aktuellen Arbeiten eine Sensitivität und Spezifität von mehr als 95 %.

Wenn ein symptomatischer Vasospasmus bildgebend gesichert ist, empfiehlt sich der nachfolgende pragmatische Algorithmus. Hierbei ist zu beachten, dass ein neuroradiologisches, interventionelles Vorgehen bisher nur gesichert zu einer radiologischen Verbesserung führt. Das langfristige klinische Behandlungsergebnis kann, nach unpublizierten prospektiven Daten der Universitätsklinik Bonn, auch nachteilig zu schlechterem Outcome verändert werden (persönliche Kommunikation H. Vatter, Direktor NCH Bonn), sodass ein konservatives, nichtinterventionelles Vorgehen durchaus diskutabel ist. Fallserien erscheinen auf den ersten Blick vorteilhaft für eine neuroradiologische Intervention, sind jedoch retrospektiv und nicht abgesichert bezüglich nicht erfasster Störvariablen. Ebenfalls kontrovers diskutiert wird die Art der möglichen neuroradiologischen Intervention – der Effekt einer Ballondilatation wird als länger anhaltend beschrieben als eine temporäre intraarterielle Therapie mit Vasodilatatoren wie Nimodipin.

- Indikation: segmentaler Vasospasmus bei aneurysmatischer SAB.
- Zeitfenster („time is brain!“): < 6 h nach Manifestation (Klinik, TCD, Gewebeoxymetrie).

Den Behandlungsalgorithmus zur interventionellen Vasospasmustherapie fasst ▸ Abb. 27.1 zusammen.

27.8 Zentraler Diabetes insipidus

J. A. Graw, A. Thieme, F. von Dincklage, S. Wolf

27.8.1 Pathophysiologie

Der Diabetes insipidus ist eine Erkrankung, die sich dadurch eine vermehrte Urinausscheidung (Polyurie) und ein gesteigertes Durstgefühl (Polydipsie) auszeichnet. Im Gegensatz zur selteneren Form des renalen Diabetes insipidus liegt die Ursache beim häufigeren zentralen Diabetes insipidus in einem Mangel an antidiuretischem Hormon (ADH = Vasopressin = Argipressin).

ADH wird im Hypothalamus gebildet, im Hinterlappen der Hypophyse gespeichert und in das Blut abgegeben. In der Niere bewirkt ADH die Rückresorption von freiem Wasser in den distalen Nierentubuli und Sammelrohren. Im Falle eines ADH-Mangels wie beim zentralen Diabetes insipidus kommt es somit zur vermehrten Ausscheidung eines hypotonen Urins (Polyurie) bei gleichzeitiger fehlender Harnkonzentrierung (Asthenurie). Wird dem Körper nicht ausreichend Flüssigkeit resubstituiert, kommt es zu einer hypertonen Dehydratation mit einer konsekutiven Hypernatriämie im Serum.

Ursachen des zentralen Diabetes insipidus sind beispielsweise der irreversible Hirnfunktionsausfall (Hirn-

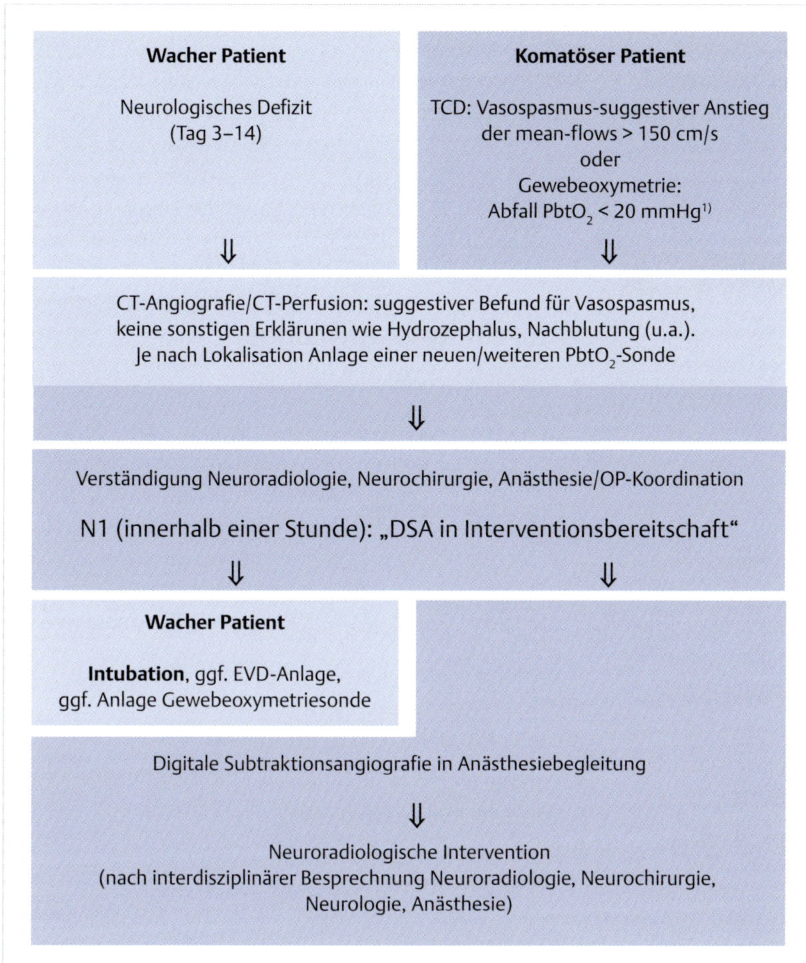

Abb. 27.1 Behandlungsalgorithmus zur interventionellen Vasospasmustherapie. Intubiert-beatmete Patienten erhalten nach Aneurysmaversorgung und Aufnahme auf ITS eine Gewebeoxymetriesonde auf die Seite der Aneurysmalokalisation (siehe SOP Gewebeoxymetrie und SOP aneurysmatische SAB).

tod), intrakranielle Druckerhöhungen, schwere Schädel-Hirn-Traumata, Kraniopharyngeome und operative Eingriffe an der Hypophyse.

27.8.2 Diagnostische Kriterien

- Polyurie mit > 50 ml Urin/kgKG/24 h oder mit > 5 ml/kgKG/h über mehrere Stunden bei normaler Flüssigkeitszufuhr
- das spezifische Gewicht des Urins ist < 1003 in mindestens 2 Stundenportionen
- Osmolalität im 24-h-Urin < 300 mOsmol/l bei steigender Osmolalität im Blut von > 295 mOsmol/l
- Polydipsie bei wachen Patienten
- Hypernatriämie (Spätsymptom)

27.8.3 Therapie

► **Ziele**

- Aufrechterhalten einer physiologischen Diuresemenge
- Serumnatrium im Normbereich

► **Behandlung**

- Flüssigkeitssubstitution
- Gabe von Desmopressin (Minirin) als ADH-Analogon

Ein schneller Wirkungseintritt und eine gute Steuerbarkeit ist durch eine i. v. Substitution von Desmopressin zu erreichen. Die Applikation erfolgt dabei bolusweise mit 1–2 µg i. v. bedarfsadaptiert (meist 1–2 µg alle 6–8 h). Die Steuerung der Dosis erfolgt dabei in Abhängigkeit der Diurese mit den Ziel einer Diurese von 1–2 ml/kgKG/h.

Bei normalstationsfähigen Patienten, die nicht nur an einem transienten zentralen Diabetes insipidus leiden, sondern z. B. aufgrund einer Operation eine dauerhafte ADH-Substitution benötigen, sollte eine nasale Substitution mittels Nasenspray erfolgen. 1 Hub des Nasensprays beinhaltet jeweils 10 µg Minirin und ist von der Wirkung äquivalent zu etwa 1 µg i. v. Die notwendige tägliche Erhaltungsdosis bei Verwendung des Nasensprays beträgt üblicherweise 10–20 µg/24 h. Wenn keine nasale Gabe möglich ist (z. B. bei Nasentamponade nach Hypophysenresektion) ist auch eine Gabe in Form von Tabletten oder subkutan möglich. Die relative Wirkstärke einer Tablette von 0,1 mg entspricht etwa 5 µg des Nasensprays und 0,1 µg der i. v. Gabe. Hierbei ist jedoch mit einer hohen intraindividuellen Variabilität zu rechnen. Die relative Wirkstärke der s. c. Gabe entspricht in etwa der i. v. Gabe, wobei jedoch ebenfalls mit einer hohen intraindividuellen Variabilität zu rechnen ist.

Merke **M!**

Unter Therapie mit osmotisch wirksamen Substanzen, z. B. Mannitol ist die Diagnosestellung eines Diabetes insipidus in der Regel nicht möglich, da diese das spezifische Gewicht des Urins beeinflussen können.

Nicht jede Polyurie, die mit einem Urin mit einem niedrigen oder grenzwertigen spezifischen Gewicht einhergeht ist Ausdruck eines Diabetes insipidus. Deswegen ist es wichtig die Situation in Grenzfällen vorerst über einige Zeit zu beobachten und auch die Entwicklung der Natriumwerte in den kontinuierlich abgenommenen BGAs zu überprüfen.

27.9 Aneurysma-Clipping ohne vorherige Subarachnoidalblutung

J. A. Graw, A. Thieme, S. Wolf

27.9.1 Organisation

- PACU/IMCU/ITS

27.9.2 Vorbereitungen Aufnahme

► **Atemwege**
- Sauerstoffmaske

► **Zugänge/Monitoring**
- Arterielle Druckmessung
- zentralvenöse Druckmessung

► **Drainagen**
- Subgaleale Robinson-Drainage
- Dauerkatheter

► **Medikamente/Volumen**
- Vollelektrolytlösung
- Antibiotikum

► **Diagnostik/Labor**
- Zitrat-Monovette
- EDTA-Monovette
- BGA-Röhrchen

27.9.3 Aufnahme

- Präoperative Symptomatik?
- Präoperative neurologische Ausfälle?

27.9.4 Diagnostik/Labor

► **Neurologische Untersuchung**
- Vigilanz
- GCS
- Pupillomotorik
- Gesichtsfeldausfälle
- fokal neurologisches Defizit

► **Statuserhebung**
- Labor: Blutbild, Quick, PTT, BGA
- Röntgen-Thorax zur ZVK-Lagekontrolle

27.9.5 Monitoring/Drainagen

- Stündlich GCS; Pupillomotorik
- arterielle Blutdruckmessung
- EKG
- Pulsoxymetrie
- Redon-Drainage: Drainage: i. d. R. Robinson-Drainage subgaleal *ohne* Sog

27.9.6 Standardtherapie

Single-Shot-ABx-Therapie intraoperativ. Bei OP-Dauer > 3 h oder hohem Blutverlust nach der 1. Gabe der perioperativen Antibiotikaprophylaxe, 2. Dosis (i. d. R. Cefazolin: 2 g i. v.) intraoperativ geben, keine prophylaktische Antibiotikatherapie auf der Intensivstation.

27.9.7 Lagerung, Mobilisation, Physiotherapie

- OP-Tag: 30°-Oberkörperhochlagerung
- 1. postop. Tag: Mobilisation
- bei unkompliziertem Verlauf Verlegung auf Normalstation nach Kontroll-CCT

27.10 Ambulant erworbene bakterielle Meningitis

K. Angstwurm, J. A. Graw, F. Salih, S. Weber-Carstens

27.10.1 Vorbemerkung

Analog zum Akutmanagement des Schlaganfalls gilt auch in der Notfallversorgung der bakteriellen Meningitis der Leitsatz „time is brain". Pneumokokken und Meningokokken sind die häufigsten Erreger. Anders als in Leitlinien anderer nationaler Fachgesellschaften empfiehlt die Deutsche Gesellschaft für Neurologie unabhängig vom Patientenalter auch empirisch Listerien mit Ampicillin mitzubehandeln, weil sie auf die Cephalosporine der 3. Generation und Penicillin G nicht gut empfindlich sind.

Die sequenzielle Folge der unterschiedlichen diagnostischen Maßnahmen ist abhängig vom neurologischen Status. Ein cCT ist in jedem Fall mit Knochenfenster durchzuführen, um eine Mastoiditis oder Sinusitis als Ursache der Meningitis auszuschließen. Bei parameningealem Fokus ist dieser möglichst bald (am Tag der Aufnahme!) – am besten operativ – zu sanieren.

Der Liquor wird umgehend für Zellzahl, Glukose, Laktat und Gesamteiweiß ins Zentrallabor sowie in die Mikrobiologie (nativ und aerobe Blutkulturflasche mit mindestens 1–2 ml Liquor angeimpft) geschickt, die ein Gram-Präparat und eine Kultur anlegt (zu jeder Tages- oder Nachtzeit). In den letzten Jahren hat sich zusätzlich die Möglichkeit eines Multiplex-PCR-Panels etabliert, mit welchem die häufigsten Meningitiserreger nachgewiesen werden können.

Bei Bewusstseinsstörung oder fokalen neurologischen Defiziten erfolgt umgehend Erregerdiagnostik mit Blutkulturen und Nasenabstrich, dann die Gabe von Dexamethason und Antibiotika und erst danach cCT und Liquorpunktion, wenn für diese im CT keine Kontraindikation zu sehen ist.

Ohne Bewusstseinsstörung und ohne fokale neurologische Defizite erfolgt zuerst die Liquorpunktion, dann die Gabe von Dexamethason und Antibiotika, sowie cCT.

Dexamethason reduziert die Letalität der Pneumokokken-Meningitis von 34 % auf 17 % und verschlechtert die Prognose bei anderen Erregern nicht. Es ist nur wirksam, wenn es vor oder zeitgleich mit der ersten Antibiotikagabe gegeben wird. Üblicherweise wird Dexamethason 4 × 10 mg/d über 4 d gegeben. Dexamethason wird nicht gegeben bei anbehandelter bakterieller Meningitis und zusammen mit Vancomycin (das bei einer „community acquired" Meningitis nur sehr zurückhaltend eingesetzt werden sollte). Die Indikation für den kalkulierten Einsatz von Vancomycin ergibt sich bei Patienten aus Ländern mit einem hohen Anteil penicillinresistenter Pneumokokken. In Deutschland lag die Resistenzrate gemäß dem European Centre for Disease Control in den letzten Jahren bei < 2 %.

Die wichtigsten Komplikationen, die bei einer bakteriellen Meningitis auftreten können, sind Hirnödem, Hydrozephalus (bei Aufnahme in ca. 5–10 % der Fälle) und zerebrovaskuläre Komplikationen, vor allem eine Arteriitis mit Hirninfarkten.

27.10.2 Diagnostik

- cCT mit Knochenfenster (koronarer Gesichtsschädel bzw. Nasennebenhöhlen-CT) zum Ausschluss Mastoiditis und Sinusitis
- Liquorpunktion nach Ausschluss von Kontraindikationen (Hirndruck, Gerinnungsstörungen)
- Liquordiagnostik:
  - Zellzahl, Laktat und Gesamteiweiß über Labor
  - Gram-Präparat über Mikrobiologie
  - Multiplex-PCR-Panel für Meningitis-Erreger

27.10.3 Therapie

Vorgehen

Kittelpflege (Haube, Mundschutz, Kittel, Handschuhe) am Patienten bis 24 h nach Beginn der antibiotischen Therapie (s. a. ▸ Abb. 27.2).

Basistherapie

- Temperaturziel ≤ 37,5 °C
- Blutdruckziel MAP um 80 mmHg
- Pulsoxymetrie: Ziel ≥ 93 %
- BZ-Ziel 100–140 mg/dl; bei Diabetikern < 160 mg/dl
- Elektrolyteziel: normal

Antibiotische Therapie

Empirisch Cephalosporin der 3. Generation (Ceftriaxon 2 × 2 g, Cefotaxim 3 × 2–4 g) plus Ampicillin 3 × 2–5 g

Nach Erregernachweis bzw. Resistenztestung ggf. Umstellung, z. B. auf Penicillin-Monotherapie (6 × 5 MegaU) bei Meningokokken.

Therapiedauer bei unkomplizierten Verläufen: Meningokokken 7–10 Tage, Pneumokokken 10–14 Tage, Listerien 3 Wochen.

> **Merke** M!
>
> Da kein Antibiotikum wirklich gut liquorgängig ist, auf eine hohe Dosierung achten.

27

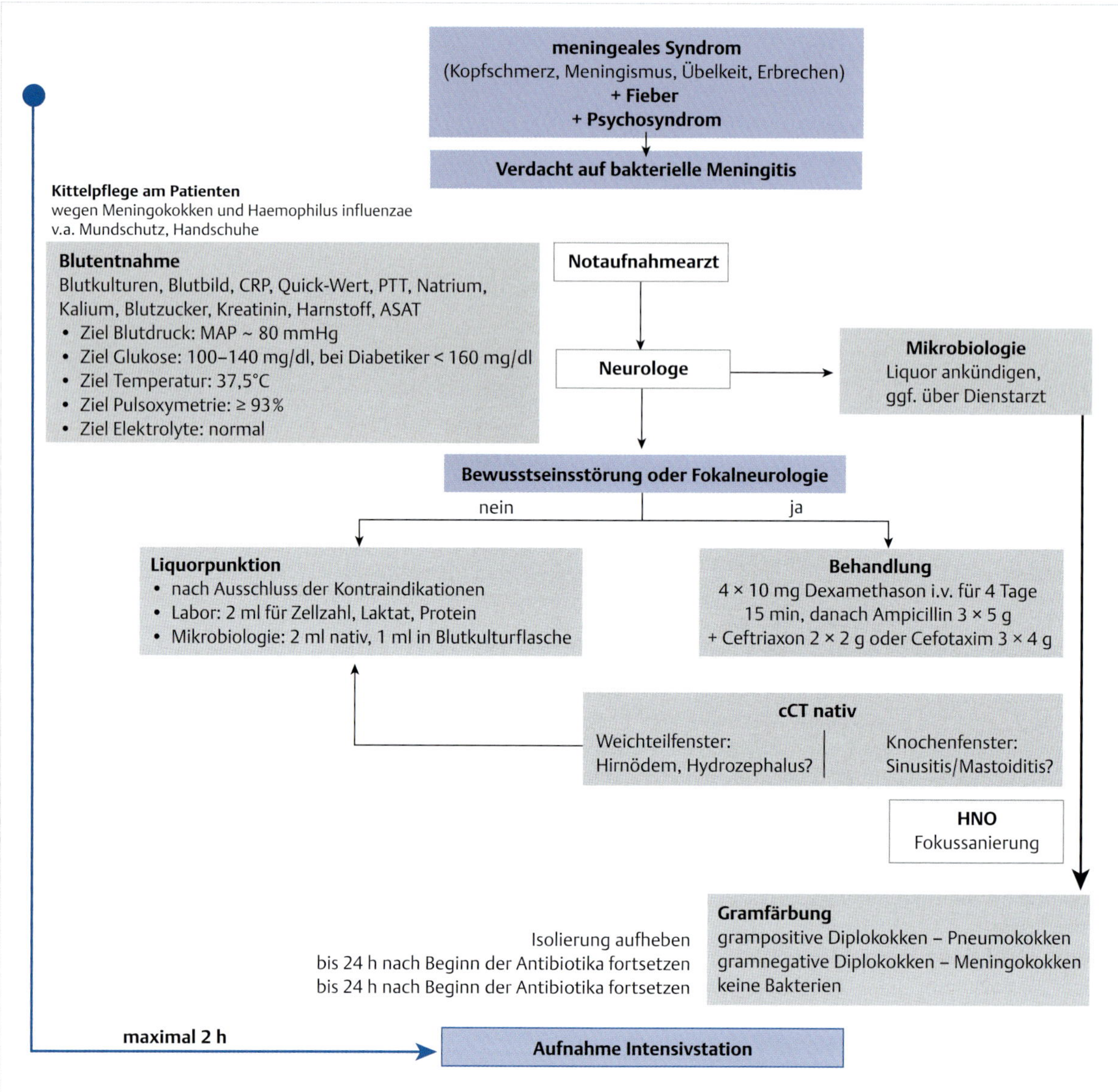

Abb. 27.2 Vorgehen bei der Behandlung der ambulant erworbenen bakteriellen Meningitis.

Adjuvante Therapie

- Dexamethason 4 × 10 mg 15 min vor Antibiotikagabe für 4 Tage
- nicht zusammen mit Vancomycin

Spezielle Therapie

- Sinusitis oder Mastoiditis: umgehende Sanierung durch HNO
- intubierte Patienten: invasives Neuromonitoring
- Hydrozephalus: EVD-Anlage durch Neurochirurgie
- Hirnödem: Hirndrucktherapie

27.10.4 Meldepflicht

Bei Haemophilus-influenca-Meningitis und Meningokokken-Erkrankungen, auch bei Verdacht.

27.10.5 Prophylaxe

Eine Prophylaxe bei Haemophilus-influenca-Meningitis und Meningokokken-Meningitis/-Sepsis ist nur bei engen Kontaktpersonen (mindestens 4 h im selben Raum in den letzten 5–10 Tagen) indiziert und in Schulen, Kindergärten etc., wenn zwei oder mehr Meningokokkenfälle auftreten. Das zuständige Gesundheitsamt hilft bei der Suche nach Kontaktpersonen.

► **Medikamentöse Prophylaxe**
- bei Kindern: Rifampicin 2 × 10 mg/kgKG, maximal 2 × 600 mg über 2 Tage p. o. oder Ceftriaxon 1 × 125 mg i. v./i. m. als Einmaldosis
- bei Erwachsenen: Ciprofloxacin 500–750 mg p. o. als Einmaldosis, Rifampicin 2 × 600 mg über 2 Tage p. o. oder Ceftriaxon 1 × 250 mg i. v./i. m. als Einmaldosis

27.11 Chronisch subdurales Hämatom

J. A. Graw, A. Thieme, S. Wolf

27.11.1 Organisation

- PACU/IMCU/ITS

27.11.2 Vorbereitungen Aufnahme

Atemwege:
- Sauerstoffmaske

► **Zugänge/Monitoring**
- Venöser Zugang

► **Drainagen**
- DK

► **Medikamente/Volumen**
- Vollelektrolytlösung
- perioperative Antibiotikaprophylaxe

► **Diagnostik/Labor**
- Zitrat-Monovette
- EDTA-Monovette
- BGA-Röhrchen

27.11.3 Aufnahme

- Präoperative Symptomatik?
- Präoperative neurologische Ausfälle?

27.11.4 Diagnostik/Labor

► **Neurologische Untersuchung**
- Vigilanz
- GCS
- Pupillomotorik
- Gesichtsfeldausfälle
- fokal neurologisches Defizit

► **Statuserhebung**
- Labor: Blutbild, Quick, PTT, BGA

27.11.5 Monitoring/Drainagen

- Stündlich GCS; Pupillomotorik
- Blutdruckmessung
- EKG
- Pulsoxymetrie
- subdurale Drainagen (Jackson-Pratt):
  - Drainagen sind ohne Sog und offen (ggfs. in Rücksprache mit Operateur mit leichtem Sog) und verbleiben je nach Fördermenge 3–4 Tage
  - bei Verdacht auf Liquoransammlung in der Drainage, umgehende Information an den AvD Neurochirurgie; nach Rücksprache dann Sog von Drainage entfernen und ggf. Drainage in Flachlagerung entfernen

Cave

Niemals ohne Rücksprache mit Neurochirurgie Sog auf Drainage legen oder volle Drainage wechseln und mit Sog belegen.

27.11.6 Standardtherapie

► **Perioperative Antibiotikaprophylaxe**
- Single-Shot-ABx-Therapie intraoperativ
- bei OP-Dauer > 3 h oder hohem Blutverlust nach der 1. Gabe der perioperativen Antibiotikaprophylaxe, 2. Dosis (i. d. R. Cefazolin: 2 g i. v.) intraoperativ geben, keine prophylaktische Antibiotikatherapie auf der Intensivstation
- Weitergabe der präoperativen Medikamente

27.11.7 Lagerung, Mobilisation, Physiotherapie

- OP-Tag: 30°-Oberkörperhochlagerung
- am 1. postop. Tag: Mobilisation

27.12 Epilepsiechirurgie

J. A. Graw, A. Thieme, S. Wolf

27.12.1 Organisation

- PACU/IMCU/ITS

27.12.2 Vorbereitungen Aufnahme

Atemwege:
- Sauerstoffmaske

► **Zugänge/Monitoring**
- Arterielle Druckmessung
- zentralvenöse Druckmessung

► **Drainagen**
- DK

► **Medikamente/Volumen**
- Vollelektrolytlösung
- Antibiotikum

► **Diagnostik/Labor**
- Zitrat-Monovette
- EDTA-Monovette
- BGA-Röhrchen

27.12.3 Aufnahme

► **Präoperative Symptomatik**
- Epilepsieform
- Anfallsfrequenz
- spezifische Therapie
- fokal neurologische Defizite

27.12.4 Diagnostik/Labor

- Statuserhebung
- neurologische Untersuchung:
  - Vigilanz
  - GCS
  - Pupillomotorik
  - Gesichtsfeldausfälle
  - fokal neurologisches Defizit
  - Labor: Blutbild, Elektrolyte, Quick, PTT, BGA
  - Röntgen-Thorax falls ZVK-Lagekontrolle erforderlich

27.12.5 Monitoring, Drainagen

- Stündlich GCS; Pupillomotorik
- arterielle Blutdruckmessung
- EKG
- Pulsoxymetrie
- Drainage: generell untypisch; falls Drainage, dann i. d. R. Robinson-Drainage subgaleal *ohne* Sog

27.12.6 Standardtherapie

Single-Shot-ABx-Therapie intraoperativ. Bei OP-Dauer > 3 h oder hohem Blutverlust nach der 1. Gabe der perioperativen Antibiotikaprophylaxe, 2. Dosis (i. d. R. Cefazolin: 2 g i. v.) intraoperativ geben, keine prophylaktische Antibiotikatherapie auf der Intensivstation.

Merke **M!**

Perioperative Antibiotikaprophylaxe: Ausnahme bei Implantation von subduralen Elektroden: Ceftriaxon; hier ABx-Therapie weiter bis zur Explantation der Elektroden.

Weitergabe der epilepsiespezifischen Vormedikation.

27.12.7 Lagerung, Mobilisation, Physiotherapie

- OP-Tag: 30°-Oberkörperhochlagerung
- 1. postop. Tag: Mobilisation; Verlegung auf Normalstation bzw. in zuweisendes Epilepsiezentrum nach postop. cCT

27.12.8 Besonderheiten, Pathophysiologie

Alle Patienten, die Plattenelektroden oder PEG-Elektroden implantiert bekommen, erhalten am ersten postoperativen Tag eine Navigations-CCT.

Viele Patienten, die zur Diagnostik Ableitungselektroden implantiert bekommen, haben postoperativ eine Vielzahl von Kabeln, die aus dem OP-Gebiet kommen. Hier enge Rücksprache mit Operateur bzw. Neurochirurgie AvD bezüglich Prozedere und Handling.

27.13 Extrakraniell-intrakranieller Bypass

J. A. Graw, U. Schneider, V. Skrypnikov, S. Wolf

27.13.1 Einleitung

Die extrakranielle-intrakranielle Bypass-Chirurgie ist eine etablierte mikrochirurgische Methode, die entweder zur Flussaugmentation oder zum Flussersatz bei zerebralen Perfusionsstörungen dient. Sie ist sowohl Therapiemöglichkeit bei chronischer-hämodynamisch bedingter Ischämie unterschiedlicher Genese, als auch Option der Behandlung von komplexen Aneurysmen oder raumfordernden Prozessen im Bereich der Schädelbasis. Die Methode der neurochirurgischen Bypass-Chirurgie variiert je nach Indikationsstellung.

27.13.2 Indikationen

Flussaugmentation

- Artherosklerotischer Verschluss der A. carotis
- Moyamoya-Krankheit (eine in Europa seltenere, gehäuft in Japan auftretende progressive, stenookklusive Erkrankung der Hirnbasisarterien mit einer deutlichen Neovaskularisation)

Die OP-Indikation für diese beiden Indikationen ist gegeben, wenn trotz Ausschöpfung der medikamentösen Therapie die Patienten klinische und bildmorphologische Zeichen eines zerebralen Perfusionsdefizites aufgrund unzureichender Kollateralversorgung aufweisen. Die Patienten sollten eine H_2O-PET oder SPECT-Untersuchung zum Nachweis einer eingeschränkten Reservekapazität im Rahmen der präoperativen Bildgebung erhalten.

Flussersatz

Komplexe Aneurysmen, die nicht durch einfaches Clipping oder neuroradiologische Intervention adressiert werden können.

Raumfordernde Prozesse im Bereich der Schädelbasis, die bei der operativen Therapie die Ausschaltung eines Gefäßsegmentes mit sich bringen.

27.13.3 Operative Techniken

Der Bypass-Typ ist abhängig von der präoperativ festgelegten, notwendigen Flussaugmentation sowie Größe und Verfügbarkeit des Spendergefäßes. Die am häufigsten verwendete Bypass-Technik ist der STA-MCA-Bypass. Folgende Abkürzungen werden gebraucht. STA-MCA: Superficial-Temporal-Artery/Middle-Cerebral-Artery, STA-P_2: Superficial-Temporal-Artery/Gefäßanteil der A. cerebri posterior, OA-PICA: Occipital Artery/Posterior-Inferior-Cerebellar-Artery, ELANA: Eximer Laser-Assisted Nonocclusive Anastomosis.

► **High-Flow-Bypass** (**V.-saphena-Interponat, freie Bypässe**)
- Flussrate: 100–200 ml/min
- Bypass-Technik: ECA-MCA, ECA-PCA, ECA-ACA
- typische Indikationen: Ausschaltung des pathologischen Gefäßsegmentes

► **Intermediate-Flow-Bypass** (**A.-radialis-Interponat, freie Bypässe**)
- Flussrate: 60–100 ml/min
- Bypass-Technik: ECA-MCA, ECA-PCA, ECA-ACA, End-zu-Seit, Y-Bypass
- typische Indikationen: chronische zerebrale Ischämie, insuffizienter STA-MCA-Bypass, Ausschaltung des pathologischen Gefäßsegmentes

► **Standard-Flow-Bypass** (**ohne Interponat: STA-MCA-, STA-P_2-, OA-PICA-Bypass**)
- Flussrate: 20–70 ml/min
- Bypass-Technik: STA-MCA, STA-PCA, STA-ACA
- typische Indikationen: chronische zerebrale Ischämie mit hämodynamischer Einschränkung bei: Moyamoya, arteriosklerotischen Erkrankungen, Tumoren, Aneurysmen

► **IC-IC**
- Bypass-Technik: M2-P2, Radialis-Graft
- typische Indikationen: Revaskularisierung des hinteren Stromgebietes
- In-situ
- Bypass-Technik: PICA-PICA, MCA-Reanastomose
- typische Indikationen: Aneurysmen (PICA-Aneurysmen, komplexe M3-Aneurysmen)

Spezielle chirurgische Komplikationen

- Zerebrale Ischämien variablen Ausmaßes aufgrund von hämodynamischer Instabilität
- Blutungen
- inadäquater Fluss über den Bypass

27.13.4 Postoperative Überwachung

- Dokumentation des neurologischen Status bei Übernahme im PDMS
- Blutdruckvorgaben sowie Gerinnungsmanagement durch Operateur verdeutlichen

II

27.13.5 Diagnostik/Labor

- Präoperativ sollte zusätzlich zum typ. präop. Labor noch die Testung der adäquaten Thrombozytenfunktionshemmung (PFA-Test, ggf. Multiplate) erfolgt sein
- unmittelbar postoperativ: BGA, BB, Quick, PTT
- 1. postop. Tag: BGA, BB, Quick, PTT, zusätzlich Kreatinin, Harnstoff, ggf. PFA-/Multiplate bei perioperativer Modifikation der OAK-Dosis

27.13.6 Monitoring

- EKG, IBP, S_pO_2, Temperatur
- Diurese (Stundenbilanz)
- Delir-Screening 8-stündlich
- Schmerzskala 8-stündlich

27.13.7 Hämodynamisches Management

Auch für die postoperative Phase gilt, die Blutdruckeinstellung in enger Absprache mit dem Operateur zu gestalten. Näherungswerte: permissive Hypertension (RR systolisch 110–130 mmHg nach Maßgabe des Operateurs).

27.13.8 Antikoagulation

Jeder Patient, der eine extrakranielle-intrakranielle Bypass-Operation erhält, ist vor, während und nach dem Eingriff mit Thrombozytenaggregationshemmern behandelt. Zusätzlich zur Plättchenaggregationshemmung wird die normale Thromboseprophylaxe nach der postoperativen Bildgebung am 1. postoperativen Tag begonnen. Präoperativ wird eine suffiziente Wirkung der antithrombozytären Medikation mittels PFA u/o Multiplate getestet. Postoperativ sollte diese erneut getestet werden, falls sich präoperativ keine suffiziente Wirkung laborchemisch darstellt und/oder die Dosierung der Thrombozytenaggregationshemmer prioperativ geändert wurde.

27.13.9 Postoperative Bildgebung

Standard: Am ersten postoperativen Tag CCT nativ plus CTA. Nach Bildgebung ist der AvD Neurochirurgie zu informieren.

Sollte sich der Bypass in der postoperativen Bildgebung nicht perfundiert darstellen, muss umgehend Rücksprache mit dem AvD Neurochirurgie erfolgen (ggf. sollte eine zusätzlich eine DSA erfolgen).

27.13.10 Pflegerische Aspekte

Ein extrakranieller-intrakranieller Bypass liegt in den meisten Fällen im Bereich des Ohres und der Schläfe subkutan, daher kann ein Druck an dieser Stelle – beispielsweise durch das Gummiband einer Sauerstoff- oder CPAP-Maske – zu einer Kompression des Bypass-Gefäßes führen. Alternative Strategien, wie beispielsweise das Ankleben auf der betroffenen Seite sind zu erwägen.

27.13.11 Verlegung auf Normalstation

Die Verlegung des Patienten auf Normalstation erfolgt nach Rücksprache in der morgendlichen Visite im Regelfall am ersten postoperativen Tag bei Standard-STA-MCA-Bypass bei Atherosklerose/Moyamoya und in enger Rücksprache mit dem behandelnden Neurochirurgen. Für alle anderen Indikationen erfolgt die Verlegung üblicherweise am zweiten postoperativen Tag bzw. nach Rücksprache mit dem diensthabenden neurochirurgischen Oberarzt.

27.13.12 Besonderheiten

Bei bestimmten Operationen zum Flussersatz kann eine Ausschaltung der zugrunde liegenden Pathologie (z. B. Aneurysma) nicht erfolgen. In diesen Fällen muss eine strenge Blutdruckkontrolle besonders bei hypertonen Werten erfolgen. Die Absprache der jeweiligen Grenzen erfolgt auch hier direkt mit dem Operateur.

Bei Patienten, die durch den Bypass eine Flussumkehr erfahren, kann es zu einer Störung der zerebralen Autoregulation kommen, sodass hier ebenfalls auf eine enge Einstellung der Blutdruckgrenzen geachtet werden muss.

Bei Patienten, denen als Bypass-Interponat eine Radialarterie entnommen wurde, sollte eine regelmäßige periphere Durchblutungskontrolle erfolgen.

Patienten mit einem High-Flow-Bypass sind postoperativ in besonderem Maße von Blutdruckschwankungen bedroht. Bei einer hypertonen Entgleisung kann es besonders leicht zu Einblutungen in das Hirnparenchym kommen, da die Autoregulationsfähigkeit des Gehirns noch nicht an das neue, meist deutlich größere Blutangebot adaptiert ist. Umgekehrt kann ein unkritischer Blutdruckabfall Ischämien nach sich ziehen.

27.14 Intrazerebrale Tumorchirurgie

J. A. Graw, A. Thieme, S. Wolf

27.14.1 Organisation

- PACU/IMCU/ITS

27.14.2 Vorbereitungen Aufnahme

► **Atemwege**
- Sauerstoffmaske

► **Zugänge/Monitoring**
- arterielle Druckmessung
- zentralvenöse Druckmessung

► **Drainagen**
- DK

► **Medikamente/Volumen**
- Vollelektrolytlösung
- Antibiotikum
- Dexamethason

► **Diagnostik/Labor**
- Zitrat-Monovette
- EDTA-Monovette
- BGA-Röhrchen

27.14.3 Aufnahme

- Präoperative Symptomatik?
- Präoperative neurologische Ausfälle?

27.14.4 Diagnostik/Labor

► **Neurologische Untersuchung**
- Vigilanz
- GCS
- Pupillomotorik
- Gesichtsfeldausfälle
- fokal neurologisches Defizit

► **Statuserhebung**
- Labor: Blutbild, Quick, PTT, BGA
- Röntgen-Thorax zur ZVK-Lagekontrolle

27.14.5 Monitoring, Drainagen

- Stündlich GCS; Pupillomotorik
- arterielle Blutdruckmessung
- EKG
- Pulsoxymetrie

Die Drainage liegt i. d. R. subgaleal und wird i. d. R. unter keinen Sog genommen. Bei niedriger Fördermenge wird in Absprache mit dem Operateur die Drainage offen gelassen. Die Drainagen werden am 1. oder 2. postop. Tag entfernt.

27.14.6 Standardtherapie

Kortikoidtherapie

Bei präoperativer Kortikoidtherapie (3 × 8 mg Dexamethason) Fortführen der Kortikoidtherapie postoperativ in Rücksprache mit dem behandelnden Neurochirurgen nach Schema.

- Postoperativ i. d. R.:
  - 8 mg Dexamethason 3 × /d für 2 Tage (am OP-Tag i. v., dann p. o.)
  - 4 mg Dexamethason 3 × /d für 2 Tage p. o.
  - 2 mg Dexamethason 3 × /d für 2 Tage p. o.

Perioperative Antibiotikaprophylaxe

- Single-Shot-ABx-Therapie intraoperativ
- bei OP-Dauer > 3 h oder hohem Blutverlust nach der 1. Gabe der perioperativen Antibiotikaprophylaxe, 2. Dosis (i. d. R. Cefazolin: 2 g i. v.) intraoperativ geben, keine prophylaktische Antibiotikatherapie auf der Intensivstation

Nimodipin-Schema

Bei Akustikusneurinomen (und ggf. auch anderen Tumoren des Kleinhirnbrückenwinkels nach RS mit dem Operateur) wird, in Abwandlung des „Erlanger Schemas", ein Nimodipin-Schema unter Verzicht auf Hydroxyethylstärke durchgeführt.

- Beginn Tag –1: Nimotop 60 mg 6 × /d für 5 Tage, dann
- Nimotop 60 mg 3 × /d für 3 Tage, dann
- Nimotop 30 mg 3 × /d für 2 Tage, dann absetzen (ggf. ambulant fortführen)

Hydrocortison-Schema nach Hypophysen-OP

Am OP-Tag Hydrocortison-Spritzenpumpe aus OP fortführen.

- 1. postop. Tag: Hydrocortison 50–30–0 mg
- 2. postop. Tag: Hydrocortison 40–20–0 mg
- 3. postop. Tag: Hydrocortison 30–10–0 mg
- 4. postop. Tag: Hydrocortison 20–10–0 mg

Merke **M!**

Bei Morbus Cushing Therapieschema nach RS mit Endokrinologie ggf. anpassen.

27.14.7 Lagerung, Mobilisation, Physiotherapie

- OP-Tag: 30°-Oberkörperhochlagerung
- 1. postop. Tag: Mobilisation; Verlegung auf Normalstation nach postop. cCT oder Früh-MRT

27.14.8 Besonderheiten, Pathophysiologie

Alle Patienten mit hirneigenen Tumoren erhalten innerhalb von 48 h (regulär am ersten postop. Tag als Verlegungs-MRT) ein sog. Früh-MRT zur Unterscheidung zwischen Narbe und Rezidiv im Verlauf.

27.15 Ischämischer Hirninfarkt

F. Connolly, J. A. Graw, J. C. Ploner, F. Salih, S. Wolf

27.15.1 Vorbemerkung

Der akute ischämische Hirninfarkt stellt grundsätzlich einen Notfall dar, dessen gemeinsamer Auslöser (Verschluss einer hirnversorgenden Arterie auf dem Boden unterschiedlicher pathophysiologischer Mechanismen) innerhalb eines begrenzten Zeitfensters kurativ behandelt werden kann (Rekanalisation). Deshalb ist die Akutphase geprägt von dem Ziel, so schnell wie möglich die Diagnose zu sichern und die Indikation zur Rekanalisation mittels systemischer Thrombolyse und/oder endovaskulärer Rekanalisation zu stellen, d. h. die sogenannte „door to needle“-Zeit und „door to groin“-Zeit so kurz wie möglich zu gestalten („time is brain“).

Der ischämische Hirninfarkt kann prinzipiell in jedem Lebensalter auftreten. Insgesamt zählt er zu den häufigsten Ursachen für Morbidität und Mortalität. In Deutschland stellt er nach kardiovaskulären Ereignissen und Tumorerkrankungen mit ca. 65 000 Fällen pro Jahr die dritthäufigste Todesursache dar (Statistisches Bundesamt 2020) [1155]. Die Ursachen weisen altersabhängig Unterschiede auf. Bei jungen Patienten (< 45 Jahre) sind häufiger Gerinnungsstörungen, Dissektionen der hirnversorgenden Gefäße, metabolische Erkrankungen, primäre oder sekundäre Vaskulitiden oder angeborene kardiale Erkrankungen, wie das persistierende offene Foramen ovale, verantwortlich. Bei älteren Patienten stehen die arteriosklerotische Makro- und Mikroangiopathie auf dem Boden der klassischen vaskulären Risikofaktoren (v. a. arterielle Hypertonie) sowie das Vorhofflimmern ursächlich im Vordergrund.

Die Behandlung von Schlaganfallpatienten auf einer spezialisierten Schlaganfallstation (Stroke Unit) verbessert die Prognose erheblich (Senkung der Mortalität relativ bis 46 %, absolut 3 %). Dafür sind wahrscheinlich die Basistherapie (hochnormale Blutdruckeinstellung, gute Oxygenierung, Blutzucker- und Temperaturnormalisierung), die richtige Auswahl der frühen Sekundärprophylaxe, das frühe Erkennen und Behandeln von ungewöhnlichen Ätiologien und Komplikationen sowie der frühe Beginn der Rehabilitation verantwortlich.

Die apparative Basisdiagnostik im Akutstadium eines Hirninfarktes umfasst grundsätzlich: EKG, Labor, zerebrales CT nativ, extra- und transkranielle Duplexsonografie der hirnversorgenden Gefäße und die transthorakale oder transösophageale Echokardiografie. Dabei liegt der Schwerpunkt bei Patienten, die in den ersten Stunden nach Beginn der Symptome in der Rettungsstelle eintreffen auf der sofortigen Differenzierung zwischen Blutung und Ischämie sowie Detektion eines möglichen frischen Verschlusses einer großen hirnversorgenden Arterie mittels CCT oder CMRT mit CT/MR-Angiografie.

Zur erweiterten Basisdiagnostik in Abhängigkeit von Alter, vaskulären Risikofaktoren und Begleiterkrankungen zählen: CT-Angiografie, zerebrales MRT, Röntgen-Thorax, transösophageale Echokardiografie und Langzeit-EKG.

Spezielleren Fragestellungen vorbehalten bleibt die konventionelle Angiografie, die funktionelle Duplexsonografie, Untersuchung des Liquor cerebrospinalis sowie die spezielle autoimmunologische und hämostasiologische Labordiagnostik.

Zur Minderung des Risikos eines Schlaganfallrezidivs ist in der Akutphase der Beginn einer frühen Sekundärprophylaxe innerhalb der ersten 24 h essenziell. Dies ist umso wichtiger, da das Rezidivrisiko in den ersten Tagen nach einem Schlaganfall/TIA (transitorische ischämische Attacke) deutlich erhöht ist (10 % innerhalb der 1. Woche). Die Sekundärprophylaxe wird nach Abschluss der ätiologischen Zuordnung des Schlaganfalls unter Berücksichtigung von Alter, vaskulären und anderen Risikofaktoren sowie Komorbiditäten gegebenenfalls modifiziert bzw. erweitert.

27.15.2 Pathophysiologie

Ein akuter ischämischer Hirninfarkt besteht aus zwei Zonen: einem inneren Kern und der sog. „Penumbra“ (= gefährdetes, aber noch vitales Gewebe). Im Kern führt die dort schwere Ischämie zum Untergang von Neuronen und Gliazellen. In der Penumbra, dem umgebenden

Randbereich, reicht die Versorgung mit Sauerstoff und Glukose gerade noch aus, um den Grundumsatz der Zellen aufrecht zu erhalten. Sie sind aber nicht mehr in der Lage, ihre Funktion auszuüben. Die Zellen in der Penumbra können sich erholen, wenn sie wieder versorgt werden. Man geht zurzeit davon aus, dass einfache Maßnahmen Teile der Penumbra retten. Das übergeordnete Ziel in der Akutphase ist es daher, Penumbra-Gewebe zu retten. Die optimale Behandlung steigert Überlebenschance und Unabhängigkeit der Patienten.

Ischämien im hinteren Stromgebiet mit Bewusstseinsminderungen sind bis zum Beweis des Gegenteils Verschlüsse oder hochgradige Stenosen der A. basilaris. Da sie per se eine schlechte Prognose haben und sich im Falle von Stenosen rapide verschlechtern können, bedürfen sie einer raschen Abklärung und ggf. aggressiveren Therapie. Ein „stotternder" Beginn der Basilaristhrombose mit anfangs geringer Symptomatik, die sich schrittweise verschlechtert, tritt häufig auf. Insbesondere bei kardialen Embolien kommt es aber auch häufig zum plötzlichen Einsetzen der Symptomatik. Alarmsymptome sind Bewusstseinsstörung, Dysarthrie, Ataxie, Schwindel, Doppelbilder und „gekreuzte" Symptome (z. B. Hypästhesie rechts im Gesicht und Hemiparese links).

Bis zu 30 % der Schlaganfallpatienten verschlechtern sich innerhalb der ersten Stunden bis Tage. Verantwortlich sind dafür auf der einen Seite eine Progredienz des Infarktes bzw. ein zweiter Schlaganfall, auf der anderen Seite die Schwellung des infarzierten Gewebes, die sich bei jedem Hirninfarkt entwickelt. Sie kann so ausgeprägt sein, dass der Infarkt zu Einklemmung (z. B. maligner Media- oder Kleinhirninfarkt) führt. Das Maximum der Schwellung wird nach 3–5 Tagen erreicht.

27.15.3 Diagnostik

► **Neurologische und internistische körperliche Untersuchung:**
- EKG
- Temperatur (bei Fieber an Endokarditis denken)
- Blutdruck
- periphere Sauerstoffsättigung

► **Labor:**
- venöse BGA

► **BZ (Ziel: 100–140 mg/dl); bei Diabetiker HbA1c +**
- kleines BB
- PTT, INR
- Kreatinin, HST
- CK
- CRP (bei Erhöhung an Endokarditis denken)
- ALT
- TSH
- elektiv + nüchtern: Gesamtcholesterin, HDL-Cholesterin, LDL-Cholesterin, Triglyzeride

► **Bildgebung:**
- cCT nativ und CT-Angiografie (wenn keine KI)

CT-Perfusion oder cMRT in besonderen klinischen Situationen (z. B.: Wake-up-Stroke, spätes Zeitfenster (6–24 h) und möglicher Verschluss einer großen hirnversorgenden Arterie (Karotis-T, M1/2, Basilaris), differenzialdiagnostische Abgrenzung zu postiktalen Zuständen oder anderen Stroke Mimics, V. a. Dissektion, Vaskulitis, Sinusthrombose, Endokarditis u. a.)

► **Extra- und transkranielle Duplexsonografie:**
- insbesondere zur Gradierung von Karotis-Stenosen
- Detektion von intrakraniellen Stenosen
- Beurteilung der Kollateralisierung bei Gefäßverschlüssen/hochgradigen Stenosen

► **Echokardiografie:**
- TTE: alle Patienten, sofern mit möglicher therapeutischer Konsequenz verbunden
- TEE: bei potenziell kardialer Emboliequelle (insbesondere Thromben im Vorhofohr) und fehlender Kontraindikation einer evtl. oralen Antikoagulation, als Notfalldiagnostik bei V. a. Endokarditis, vor geplanter Kardioversion bei permanentem VHF, mit Frage nach PFO (Beurteilung der Größe eines eventuellen R-L-Shunts, Vorhofseptumaneurysma)

Erweiterte Diagnostik – Indikationen

cMRT: Bei relevanten Fragen zur Ätiologie des Schlaganfalls sowie differenzialdiagnostischen Überlegungen, die sich durch die CT-Diagnostik alleine nicht beantworten lassen (Abgrenzung zu Stroke mimics, Infarktmorphologie, Dissektion, Vaskulitis, Sinusthrombose, Endokarditis, Amyloidangiopathie u. a.). In der Akutdiagnostik bei Patienten mit Wake-Up-Stroke (FLAIR/DWI-mismatch).

MRT der Halsweichteile (axiale fettsupprimierte native T1- und T2-Wichtung): Bei V. a. Carotis- oder Vertebralisdissektion (vorangegangenes Trauma, Hals/Nackenschmerzen, ipsilaterales Hornersyndrom) ohne eindeutige Zuordnung durch die CT-Angiografie und Duplexsonografie.

Spezielle Diagnostik

Bei unklarer Ätiologie nach Standarddiagnostik, insbesondere bei V. a. paradoxe Embolie, bei jungen Patienten, bei Patienten ohne kardiovaskuläre Risikofaktoren, bei Patienten mit rezidivierenden Venenthrombosen und bei Hirnvenenthrombose.

► **Erweiterte Gerinnungsdiagnostik (nicht als Notfalldiagnostik):**
- AT-III
- Protein C
- Protein S
- APC-Resistenz (falls auffällig Faktor-V-Leiden-Mutation)
- Faktor VIII (wenn > 200, mehrfache Kontrolle nötig)
- Prothrombin-Mutation
- Lupusantikoagulans
- Antikardiolipin-AK (IgG u. IgM)

Diagnostik bei V. a. primäre oder sekundäre Vaskulitis (nicht als Notfalldiagnostik):
- BSG
- Rheumafaktoren
- ANA
- p- und cANCA
- Lupus-Inhibitor
- zirkulierende Immunkomplexe

C 3/C 4:
- Ig-quantitativ

HIV, Hepatitis B und C:
- Borrelien
- Lues
- Diff-BB
- Immunelektrophorese
- Morbus Fabry
- Liquordiagnostik

Digitale Subtraktionsangiografie DSA:
- in der Akutversorgung zur endovaskulären Thrombektomie bei Verschlüssen großer hirnversorgender Arterien (Karotis-T, M1/M2-Segment der A. cerebri media, A. basilaris)
- diagnostisch z. B. bei V. a. Vaskulitis, V. a. Moya-Moya-Erkrankung, zur Identifikation einer Blutungsquelle bei ICB (AVM, dAVF, Aneurysma)

27.15.4 Therapie

Basistherapie

Temperaturziel: ≤ 37,5 °C
- Blutdruckziel: systolisch 160–200 mmHg, Mitteldruck 100–120 mmHg, 90–100 mmHg diastolisch; aber: während Lyse systolisch maximal bis 180 mmHg, Mitteldruck 80–100 mmHg

Verlauf: Senkung etwa 10 mmHg in ersten 4 h, dann 5 mmHg/4 h
- Blutdrucksenkung, wenn der Mitteldruck dauerhaft > 130 mmHg, systolisch > 220 mmHg bzw. diastolisch > 120 mmHg liegt

Sauerstoffsättigungsziel: ≥ 93 %
- BZ-Ziel: 100–140 mg/dl; bei Diabetikern < 160 mg/dl
- Elektrolyteausgleich

Systemische Thrombolyse

Merke M!

Indikationsstellung immer durch neurologischen Oberarzt.

Bis 4,5 h nach Symptombeginn oder bei unklarem Symptombeginn (Wake-Up-Stroke) und FLAIR/DWI-Mismatch in der cMRT: systemische Thrombolyse mit 0,9 mg/kgKG (max. 90 mg Gesamtdosis) rt-PA in 60 min. i. v., (initial 10 % als Bolus/1 min.).

Es gilt die Maxime Time is Brain – Ziel für die Door-To-Needle-Zeit ist 30 min (Eintreffen in der Notaufnahme bis Bolusgabe rt-PA).

Aufgrund des Risikos insbesondere intrakranieller, aber auch anderer schwerer Blutungen müssen einige Kontraindikationen beachtet werden. Diese sollten nicht als absolut angesehen werden, sondern erfordern im Einzelfall eine sorgfältige Abwägung von Chancen und Risiken der systemischen Thrombolyse.

Kontraindikationen für die Applikation von rt-PA:
- V. a. intrakranielle Blutung oder SAB (klinisch u./o. CCT)
- intrakranielle Blutung in der Vorgeschichte (Einzelfallentscheidung)
- Schlaganfall, schweres SHT, NCH-OP < 3 Monate
- GI- oder urogenitale Blutungen < 3 Wochen
- großer chirurgischer Eingriff oder schweres Trauma < 2 Wochen
- Punktion eines großen nicht komprimierbaren Gefäßes oder LP < 1 Woche

Thrombozyten < 100 000; INR > 1,7/Quick < 50 %; PTT > 50 s
- nach Einnahme von neuen oralen Antikoagulantien, siehe unter Anmerkungen
- arterielle Hypertonie: > 180 mmHg systolisch bzw. > 110 mmHg diastolisch, die nur durch aggressive Maßnahmen ≤ 180 mmHg zu senken ist
- Schwangerschaft, Entbindung, Wochenbett
- bakterielle Endokarditis
- Perikarditis (Einzelfallentscheidung)

V. a. Erkrankungen mit erhöhtem Blutungsrisiko: schwere Lebererkrankung, Ösophagusvarizen, akute GI-Ulzera, akute Pankreatitis, fortgeschrittenes Malignom, hämorrhagische Retinopathie, hämorrhagische Diathese oder klinische Zeichen einer Gerinnungsstörung etc.

Anmerkungen:
- Lyse bei Dissektion ist möglich
- Infarktfrühzeichen im CT (hyperdense Media, Abblassen der Basalganglien, Aufhebung Mark-Rinden-Grenze, fokales Verstreichen der Sulci) sind keine Kontraindikation

Therapie mit einem Thrombozytenaggregationshemmer ist keine Kontraindikation (Dokumentation!)
- bei Vollheparinisierung Spritzenpumpe stoppen: Lyse ist möglich sobald die PTT im Normbereich liegt

bei oraler Antikoagulation mit Marcumar: Thrombolyse nur bei Quick > 50 % bzw. INR ≤ 1,7
- bei Therapie mit neuen oralen Antikoagulantien: Lyse möglich in Abhängigkeit von Dosis, letztem Zeitpunkt der Einnahme und der Nierenfunktion; ggf. individuelle Entscheidung zur Lyse nach Gabe von Antidot (Praxbind/Onydexxya) erwägen

Blutdruck während der Lyse nicht > 180 mmHg systolisch bzw. > 110 mmHg diastolisch (ggf. ebrantilgesteuert senken, s. o.)
- nach der Lyse für 24 h keine Antikoagulation und keine Thrombozytenaggregationshemmer

Endovaskuläre Rekanalisation

Standard ist die mechanische Thrombektomie mit Stent-Retriever.

Bis 6 h nach Symptombeginn bei CT/MR-angiografischem Nachweis eines Carotis-T-Verschlusses oder proximalen Verschlusses der A. cerebri media (M1/M2), ggf. nach Bridging-Konzept (Beginn systemische Lyse im CT, rascher Transport in die Angiografie zur endovaskulären Thrombektomie).

Bei spätem Zeitfenster (6–24 h) oder unklarem Zeitfenster und Verschluss von Carotis-T oder M1/M2: Falls Nachweis einer günstigen Konstellation mit kleinem Infarktkern und großem gefährdetem Hirnvolumen (Penumbra) nach Kriterien der DAWN bzw. DEFUSE-3-Studie. Hierzu erweiterte Bildgebung, meist CT-Perfusion mit automatischer Auswertung mittels RAPID-Software.

Bei Verschlüssen der A. basiliaris kein festes Zeitfenster, individuelle Entscheidung nach Ausmaß der Infarktdemarkierung im CT, ggf. unter Berücksichtigung von Vorzustand und Patientenverfügung.

Bei Verschlüssen der A. cerebri anterior, A. cerebri posterior oder A. vertrebralis individuelle Entscheidung in Rücksprache mit neurologischem Oberarzt.

Die endovaskuläre Thrombektomie kann unter Conscious Sedation oder Allgemeinanästhesie erfolgen – wichtig ist bei der Wahl des Verfahren, eine möglichst rasche Rekanalisation sicherzustellen sowie die Vermeidung von Blutdruckabfällen.

Dekompressionskraniotomie

Bei drohender Hirnstammkompression durch Kleinhirninfarkte (ohne Alterslimit) oder sehr großen Media-Infarkten – in Abhängigkeit von Infarktvolumen in MRT/CT sowie Alter und (mutmaßlichem) Patientenwillen, < 48 h nach Symptombeginn. Immer in konsentierter Absprache zwischen neurologischem und neurochirurgischem Oberarzt und nach ausführlicher Aufklärung von Patient/Angehörigen über zu erwartendes Outcome.

27.15.5 Sekundärprophylaxe

Heparin

Cave

Keine Bolusgabe bei PTT-wirksamer Heparinisierung (außer SVT).

Kontraindikation: entgleister RR.

Tab. 27.3 Sekundärprophylaxe mit Heparin.

Indikation	Ratio	Dosierung	Dauer/Kommentar
Thrombose-prophylaxe	antithrombotisch	Heparin 200 IE/h	jeder bettlägerige Patient für den keine der u.g. Indikationen gilt
SVT	antithrombotisch	Vollheparinisierung mittels niedermolekularem Heparin s. c. *oder* Bolus v. 3 000 IE PTT 80–90 s	Bis zur oralen Antikoagulation (nach 1–2 Wochen)
Dissektion	Rekanalisation, Embolieprophylaxe	PTT 60–70 s *oder* primär nur ASS 100 mg/d	in Abhängigkeit von Gefäßbefund und Infarktvolumen für einige Tage, alternativ ggf. auch primär nur ASS 100 mg/d
Basilaristhrombose	Verhinderung eines Locked-in-Syndroms	PTT 60–70 s	individuelle Entscheidung, meist lediglich Thrombozytenfunktionshemmer nach endovaskulärer Rekanalisation

II

Tab. 27.4 Indikationen zur Sekundärprophylaxe.

Erkrankung/klinische Situation	Sekundärprophylaxe
Minor Stroke (NIHSS < 4) oder High-Risk-TIA (ABCD2-Score > 3), innerhalb von 24 h	Clopidogrel loading dose 300 mg, dann 75 mg/d + ASS 100 mg für 3 Wochen, dann ASS 100 mg/d
• TIA oder Hirninfarkt Carotisstenose < 70 % • keine kardiale Emboliequelle • keine Gerinnungsstörung	Thrombozytenfunktionshemmer nach Rezidivrisiko (s. u.)
Hirninfarkt + pAVK	Clopidogrel 75 mg/d oder 2 × Dipyridamol/ASS (200 mg/25 mg)
• Kontraindikation für ASS • ASS-Unverträglichkeit	• bei Magen-/Duodenalulkus ASS + Protonenpumpenblocker Clopidogrel 75 mg/d
TIA oder Hirninfarkt unter ASS	Reevaluation der Pathopyhsiologie und des Rezidivrisikos, ASS verhindert nur einen begrenzten Teil der Rezidive
• Carotisstenose > 70 % plus • ipsilateral TIA/kleinerer Hirninfarkt	• Carotis-Operation so schnell wie möglich (max. bis 7 Tage nach Symptombeginn) + 100 mg/d ASS • Stent als Alternative insbesondere bei nicht operablen Stenosen, ggf. bei Rezidivstenosen und strahleninduzierten Stenosen
kardiale Embolie (Vorhofflimmern, Kunstklappen, Thrombus)	• orale Antikoagulation (neue orale Antikoagulanzien unter Beachtung der Kreatinin-Clearance; sonst Marcumar: INR 2,0–3,0; Ausblick: Rivaroxaban, Apixaban) • bei Kunstklappen aktuell keine neuen oralen Antikoagulanzien sondern immer Vitamin-K-Antagonisten mit INR 2,5–3,5 (ggf. bis 4,5 in Abh. vom implantierten Klappentyp) • Beginn der Antikoagulation bei kleinen bzw. lakunären Infarkten nach 1–3 Tagen, bei größeren Infarkten Einzelfallentscheidung nach Rücksprache mit der Kardiologie/Kardiochirurgie, z. B. volle Antikoagulation nach 7–14 Tagen, Therapie unmittelbar nach Infarkt eng mit Kardiologie abstimmen bis Beginn der Antikoagulation Low-dose-Heparin zur Thromboseprophylaxe und ASS 100 mg/d
• Kardiale Embolie • Kontraindikation für orale Antikoagulation	Vorhofohrverschluss erwägen, ASS 100 mg/d
Kryptogener Schlaganfall bei persistierend offenem Foramen ovale	bei Alter < 60 Jahre und großem PFO interventioneller Verschluss

Wahl des Thrombozytenfunktionshemmers nach zerebraler Ischämie

Nach Leitlinien der Dt. Gesellschaft für Neurologie.

Tab. 27.5 ABCD2-Score.

Risikofaktor	Kriterium	Punkte
Alter	< 60 Jahre	0
	> 60 Jahre	1
Blutdruck	< 140/90 mmHg	0
	< 140 mmHg sys. oder > 90 mmHg diast.	1
Clinical features	andere Beschwerden	0
	Sprachstörung ohne einseitige Schwäche	1
	einseitige Schwäche	2
Dauer der Symptome	< 10 min	1
	10–59 min	1
	< 60 min	2
Diabetes mellitus	nein	0
	ja	1

Statine

Laufende Therapie nicht unterbrechen. Bei begleitender KHK grundsätzlich, ansonsten bei Nüchtern-LDL > 100 mg/dl (z. B. Simvastatin 40 mg/d, Atorvastatin 10–80 mg/d).

Merke **M!**

Bei der Verwendung von niedermolekularen Heparinen (z. B. im Rahmen der Umstellung auf eine orale Antikoagulation, aber auch bei der TVT-Prävention von Stroke-Patienten selbst) sollte auch immer an die aktuelle Zulassungssituation gedacht werden (derzeit wäre Certoparin das Mittel der Wahl). Bei der therapeutischen Verwendung von niedermolekularen Heparinen sollte einmalig die Hep-Zeit (oder Anti-Faktor-X-Aktivität bestimmt werden. Zu beachten ist, dass die Abnahme etwa 4 h nach Gabe erfolgen sollte (Wirkungsmaximum).

27.15.6 Rehabilitation

Sobald ein Schlaganfallpatient die Station erreicht – spätestens nach 24 h – und bei Vorliegen eines entsprechend therapierbaren Defizits, sollte die Rehabilitation beginnen. Wenn der Blutdruck ausreichend stabil ist, kann er voll mobilisiert werden. Bei Schluckstörung, Aphasie oder Dysarthrie erfolgt logopädische Therapie. Die Physio- (und ggf. Ergo-)therapeuten und Logopäden betreuen die Schlaganfallpatienten von Beginn an mit

27.16 Traumatische Rückenmarkverletzung

J. A. Graw, S. Wolf

27.16.1 Vorbemerkung

Eine akute Rückenmarkläsion nach Trauma, aber auch bedingt durch Blutung, Tumor oder Infektion, ist ein Krankheitsbild, bei dem neben einer raschen chirurgischen Versorgung durch eine adäquate intensivmedizinische Behandlung eine zum Teil erhebliche Verbesserung des Behandlungsergebnisses erreicht werden kann. Bedingt durch die relative Seltenheit von akuten Rückenmarkläsionen ist die Literatur spärlich und mit geringerem Evidenzgrad als in anderen Bereichen der Intensivmedizin. Ein Großteil der Empfehlungen wurde an Patienten mit traumatischer Querschnittslähmung erarbeitet und auf andere Ätiologien, wie spontane Blutungen oder tumorbedingte akute Kompressionssyndrome, übertragen.

Im Vordergrund steht derzeit die Verbesserung des spinalen Perfusionsdruckes durch die Optimierung der kardiopulmonalen Funktion für bis zu 7 Tage nach Trauma. Eng damit verknüpft ist die Minimierung der systemischen Inflammation, um die sekundäre Schädigung im Rückenmark zu vermeiden. Auch wenn eine normale Funktion oft nicht wieder erreicht wird, sind durch konsequentes Management alltagsrelevante Verbesserungen der Lebensqualität erreichbar.

27.16.2 Allgemeines intensivmedizinisches Management

Insbesondere zervikale Querschnittsläsionen prädisponieren für Herzrhythmusstörungen, Kreislaufschwankungen und pulmonale Komplikationen. Wenn ein Patient eine intensivmedizinische Komplikation erleidet, reduziert sich die Wahrscheinlichkeit einer neurologischen Erholung um 50 %. Vor diesem Hintergrund kommt einer hochqualitativen Betreuung nach definierten Protokollen eine herausragende Bedeutung zu. Hierzu gehört im Bereich der Intensivmedizin die Beatmung mit niedrigen Tidalvolumina und höheren PEEP-Werten, eine frühzeitige Tracheotomie innerhalb der ersten Woche nach Trauma, eine frühe enterale Ernährung neben einer suffizienten Blutzuckerkontrolle sowie eine zeitnahe Mobilisierung und Rehabilitation. Auch wenn sich aufgrund der geringen Patientenzahlen die einzelnen Komponenten separat nur schwer mit randomisierten, kontrollierten Studien verifizieren lassen, kann mit solchen Maßnahmenbündeln schon bei Verlegung von der Intensivstation in die Frührehabilitation ein besseres neurologisches Ergebnis erzielt werden.

27.16.3 Spezifische Maßnahmen

Blutdruckmanagement, spinaler Perfusionsdruck

MAP-Ziel: mindestens > 85 mmHg.

In Analogie zum zerebralen Perfusionsdruck CPP kann ein spinaler Perfusionsdruck (spinal cord perfusion pressure: SCPP) durch die direkte Messung des intraspinalen Drucks (ISP) berechnet werden:

Spinaler Perfusionsdruck =
mittlerer arterieller Druck MAP – intraspinaler Druck

Ein höherer spinaler Perfusionsdruck korrelierte in mehreren Studien mit dem Grad an neurologischer Erholung nach traumatischer Querschnittsverletzung. Wichtig ist daher die ausreichende Stabilisierung des mittleren arteriellen Drucks mittels differenzierter Katecholamin- und

Volumentherapie. Katecholamin der ersten Wahl ist Noradrenalin.

Das MAP-Ziel von mindestens 85 mmHg ergibt sich aus einem postulierten pathologischen ISP von 20 mmHg, um einen SCPP von mindestens 65 aufrecht zu erhalten. Für die Aufrechterhaltung eines MAP von mindestens 85 mmHg wird entsprechend der amerikanischen Guidelines eine Zeitdauer von 5–7 Tagen empfohlen.

Spinale/lumbale Druckmessung

Keine generelle Empfehlung.

Durchführbar, aber technisch anspruchsvoll ist die direkte Messung des intraspinalen Drucks auf Höhe der Läsion. Mit einer lumbalen Drainage gemessene Druckwerte korrelieren nur unzureichend mit den ISP-Werten, insbesondere bei starker Schwellung des Myelons. Durch eine lumbale Liquordrainage kann potenziell ein niedrigerer intraspinaler Druck auf Läsionshöhe erreicht werden.

Für eine allgemeine Empfehlung zur intraspinalen Druckmessung oder lumbalen Drainage bei akuter Rückenmarkläsion reichen die verfügbaren Daten derzeit nicht aus. Für die Applikation von Osmotherapeutika zur direkten Senkung des spinalen Drucks existieren keine suffizienten Daten.

Blutungskontrolle

Tranexamsäure 15 mg/kgKG, Start präoperativ.

Offene Wirbelsäulenchirurgie kann zu hohen Blutverlusten, Transfusionsbedarf und damit sekundären Komplikationen führen. Die perioperative Applikation von 15 mg/kgKG Tranexamsäure als Bolus führt zu einem signifikant geringeren Blutverlust; gesteigerte Komplikationsraten wurden in der Arbeit nicht beobachtet.

In jedem Fall ist ein sorgfältiges Gerinnungsmanagement prä-, intra- und postoperativ notwendig sowie postoperativ die sorgfältige Beobachtung von Drainage- und okkulten Blutverlusten.

Steroide, Methylprednisolon

Keine klare, allgemein akzeptierte Indikation.

- NASCIS-II-Schema:
- initialer Bolus von 30 mg/kgKG Methylprednisolon über 1 h
- danach kontinuierliche Gabe von 5,4 mg/kgKG/h Methylprednisolon über 23 h

Seit mehr als 30 Jahren wird immer wieder die Gabe von Steroiden zur medikamentösen Neuroprotektion diskutiert. Am häufigsten propagiert wird das Schema der NASCIS-II-Studie mit einem initialen Bolus von 30 mg/kgKG Methylprednisolon über 1 h, gefolgt von einer kontinuierlichen Gabe von 5,4 mg/kgKG/h Methylprednisolon über 23 h. Zwei aktuelle Metaanalysen mit unterschiedlichen Einschlusskriterien untersuchten 3 bzw. 5 randomisierte kontrollierte Studien sowie 13 bzw. 7 Beobachtungsstudien und kamen unabhängig voneinander zum Schluss, dass durch die Gabe von Steroiden keine statistisch signifikante Verbesserung der motorischen Funktion nachgewiesen werden kann. Die Rate der Komplikationen und Nebenwirkungen, insbesondere gastrointestinale Blutungen, Infektionen (hier v. a. Pneumonien) und Hyperglykämien, war in beiden Metaanalysen bei Patienten, die Steroide erhielten, signifikant erhöht. Die definitive Bewertung ist erschwert durch heterogene Daten und Qualität der Quellstudien.

Eine Gabe von Methylprednisolon könnte im Einzelfall bei jungen Patienten früh nach Trauma erwogen werden. Eine großzügige Applikation nach mehr als 8 h nach Trauma oder Gabe bei anderen Krankheitsbildern als traumatischer Querschnittsläsion ist nach derzeitiger Datenlage mit einer erhöhten Komplikationsrate assoziiert und nicht zu empfehlen.

27.17 Schweres Schädel-Hirn-Trauma

J. A. Graw, S. Wolf

27.17.1 Vorbemerkung

Ein Schädel-Hirn-Trauma (SHT) ist nach der Definition der WHO eine äußere Gewalteinwirkung auf den Schädel und/oder das Gehirn mit primären und sekundären Verletzungsfolgen. Ein schweres SHT liegt bei einem Wert von 8 oder niedriger auf der Glasgow-Coma-Skala vor. Das schwere SHT hat eine Mortalität von 20–30 % und einen erheblichen Anteil bleibender Morbidität; weniger als 10 % der Patienten erreichen eine Restitutio ad integrum.

Die Inzidenz des schweren SHT liegt je nach Erhebung bei rund 10/100 000 Einwohner in Deutschland, mit einem medianen Alter von 50–60 Jahren. Ein Drittel der Patienten ist weiblich. In rund 40 % liegt ein isoliertes SHT ohne weitere Verletzung vor. Bei einem Polytrauma ist das SHT in der Regel die letalitätsführende Erkrankung. Häufigste Ursache eines schweren SHT in Deutschland sind Stürze, zumeist aus weniger als 3 m Höhe, gefolgt von Verkehrsunfällen (meist Radfahrer, Fußgänger). Bei rund 25 % der SHTs liegt begleitend eine Alkoholintoxikation vor.

27.17.2 Diagnostik

Domäne der Bildgebung nach SHT ist die CCT mit zumindest initial einmaliger CT-Angiografie zur Abklärung von vaskulären Läsionen. Sinnvoll ist die Kombination mit Spiral-CT von HWS und/oder Ganzkörper zur Klärung weiterer Verletzungsfolgen, da der Wert der klinischen Untersuchung bei einem bewusstseinsgetrübten Patienten nur eingeschränkt ist.

Im Verlauf kann zur Verifizierung insbesondere von Werten der Gewebeoxymetrie auch eine CT-Perfusion durchgeführt werden. Eine MRT ist vor allem zur Detektion einer diffusen axonalen Verletzung hilfreich, die im CT nur unzureichend diagnostiziert werden kann, aber auch einer spezifischen Therapie bisher nicht zugänglich ist. Der Stellenwert der MRT liegt daher derzeit nach SHT im Wesentlichen in der Prognoseeinschätzung.

27.17.3 Therapie

Die Therapie eines schweren SHT ohne und mit Polytrauma besteht in der Zusammenarbeit der beteiligten Disziplinen, insbesondere Neurochirurgie und Intensivmedizin. Eine Konsensuskonferenz definiert als wesentliche Schritte ein protokolliertes Vorgehen:

- sofortige Kontrolle aktiver Blutungen (chirurgisch/interventionell radiologisch)
- dringliche CT-Diagnostik und Vorstellung beim Neurochirurgen
- Etablierung einer ICP-Messung bei Patienten mit einem Risiko für eine intrakranielle Druckerhöhung, parallel und unabhängig von einer gegebenenfalls zeitgleich notwendigen chirurgischen Versorgung
- stufenweise ICP-Therapie, initiales Ziel ICP < 20 mmHg
- systolischer Blutdruck > 100 mmHg, MAP > 80 mmHg, CPP > 60 mmHg
- Hb > 7 g/dl
- p_aO_2 60–100 mmHg, p_aCO_2 35–40 mmHg
- bei drohender oder manifester zerebraler Herniation Osmotherapie und/oder temporäre Hypokapnie (siehe auch SOP Behandlung des erhöhten intrakraniellen Drucks)
- suffiziente Blutgerinnung mit INR < 1,5, Thrombozyten > 50 000/mm³. Wenn verfügbar, erweiterte Gerinnungsdiagnostik mit Thrombelastometrie
- bei notwendiger Massivtransfusion Ratio von 1:1:1 von EK : FFP : TK

Ziel der chirurgischen Versorgung ist die Entfernung von Massenläsionen zur Schaffung von Platz innerhalb des begrenzen Schädelinnenraums. Ziel der Intensivtherapie ist die Wiederstellung der Homöostase zur Stabilisierung des Patienten und Minimierung der sekundären zerebralen Schädigung.

Eine spezifische Pharmakotherapie des schweren SHTs existiert bisher nicht.

Kortikosteroide sind nach der CRASH-Studie mit über 10 000 Patienten mit SHT kontraindiziert.

Nimodipin ist bei der traumatischen SAB, anders als nach aneurysmatischer SAB, nicht indiziert.

Bei mildem bis moderatem SHT kann innerhalb von 3 h nach Trauma die Gabe von Tranexamsäure (1 g über 10 min, gefolgt von 1 g über 8 h) erwogen werden. Bei einem schweren SHT verbessert dies die Prognose nicht.

► **Drohende Komplikationen bei schwerem SHT**

- Zunahme der bereits initial vorhandenen Blutungen im Gehirn
- Ausbildung von erhöhtem intrakraniellem Druck durch Zunahme von Blutungen und Ödem
- Kompromittierung der Vitalfunktionen, insbesondere Atmung und Kreislauf
- Herniation an Falx und Tentorium, mit konsekutiver Entwicklung eines irreversiblen Ausfalls der Gesamthirnfunktion (ugs.: Hirntod)

Intensivmedizinisches Monitoring

Neben dem Routinemonitoring von ITS-Patienten (Arterie, ZVK, Blutgase, Hb, $etCO_2$, S_aO_2, Labor) ist das spezifische Neuro-Monitoring nach SHT wichtig.

- ICP-Monitoring (siehe auch SOP Behandlung des erhöhten intrakraniellen Drucks)
- abgeleitet aus dem ICP und MAP der zerebrale Perfusionsdruck CPP und der Status der Autoregulation
- Gewebeoxymetrie/$pbtO_2$-Monitoring (siehe SOP Gewebeoxymetrie $pbtO_2$)
- Sedierungstiefe/EEG-Monitoring
- Transkranieller Doppler und Nah-Infrarot-Spektroskopie NIRS sind nicht zur Therapiesteuerung nach SHT geeignet

27.17.4 Prognosefaktoren

Wesentlich für die Prognose nach SHT sind:

- Alter
- initialer GCS-Wert, insbesondere der Motorfunktionswert
- Pupillenstatus bei Aufnahme: beide lichtreaktiv, einseitig oder beidseitig nicht reaktiv
- präklinisches Vorliegen einer Hypoxie oder Hypotonie
- CT-Klassifikation nach Marshall (I–IV, beschreibt das Ausmaß der Mittellinienverlagerung und die Präsenz einer Massenläsion)
- Vorhandensein einer traumatischen Subarachnoidalblutung
- Vorhandensein eines Epiduralhämatoms (günstiger)
- Serum-Glukose und Hb bei Aufnahme

Von den im Therapieverlauf erhobenen klinischen Daten sind die Zeitdauer und Höhe von ICP-Krisen und der Status der Autoregulation, definiert als Reaktion des ICP auf spontane Blutdruckschwankungen, von Bedeutung.

Zur Einschätzung der Mortalität und eines schlechten Behandlungsergebnisses wurden verschiedene Prognosemodelle entwickelt (IMPACT, CRASH). Die gegenwärtig am häufigsten verwendete Skala zur Bewertung des Behandlungserfolges ist die Glasgow-Outcome-Skala GOS (Stufen 1–5) und ihre Erweiterung GOS-E (Stufen 1–8). Niedrigere Werten sind mit einem schlechteren Outcome assoziiert, GOS/GOS-E von 1 bedeutet Tod. Ein schlechtes Behandlungsergebnis wird definiert als Wert von 1–4 auf der GOS-E.

Die Domäne der Prognosemodelle sind der Vergleich von Kohorten und Gesundheitssystemen oder die Schweregradschätzung für Studienplanungen. Eine Individualprognose und damit gegebenenfalls verbundene Therapielimitierung bei Vorhersage eines ungünstigen Krankheitsverlaufs sollte nicht durchgeführt werden. Um eine selbsterfüllende Prophezeiung zu vermeiden, sollte in jedem Fall ein, wenn auch gegebenenfalls begrenzter, Therapieversuch zur individuellen Einschätzung durchgeführt werden.

27.18 Subarachnoidalblutung

J. A. Graw, S. Wolf

27.18.1 Hintergrund

Lebensgefährliche Erkrankung mit einer Letalität von über 50 %, ca. 15 % vor Einweisung in die Klinik, dann ca. 25 % der nicht operierten und 15 % der operierten Patienten.

> **Definition** [ ]
>
> **Subarachnoidalblutung**
> Einblutung in die Leptomeninx zwischen Pia mater und Arachnoidea aus den hirnversorgenden Gefäßen.

27.18.2 Symptomatik

- Akutes („apoplektiformes") Kopfschmerzereignis („Vernichtungskopfschmerz")
- Meningismus
- vegetative Symptomatik (Erbrechen, Übelkeit, Schweißausbrüche)
- Bewusstseinsstörung
- fokales, neurologisches Defizit
- Herzrhythmusstörungen, EKG-Veränderungen

27.18.3 Ätiologie

- Sackförmige Aneurysmen (50 %) an den Teilungsstellen basaler Hirnarterien, kongenitale Fehlbildung mit Fehlen der Media muscularis und Ausdünnen der Elastica
- keine nachweisbare Ursache (15–30 %)
- Angiome (5–10 %)
- traumatische SAB
- Einblutung bei ICB
- Sinusvenenthrombose
- Tumoren
- Koagulopathien

Aneurysmatische SAB

▸ Lokalisation der Aneurysmen

- A. communicans anterior (ca. 30 %)
- A. communicans posterior (ca. 25 %)
- A. cerebri media (ca. 20 %)
- A. basilaris (ca. 10 %)
- A. vertebralis (ca. 5 %)

▸ Inzidenz

- 10–13/100 000 Einwohner
- im allgemeinen Sektionsgut bis 4 %

▸ Drohende Komplikationen

- Nachblutung (maximales Risiko innerhalb der ersten 72 h nach der ersten Blutung), deshalb rasche Diagnostik (CCT, Angiografie) und frühe Aneurysmaversorgung
- verzögerte zerebrale Ischämie durch Makro-Vasospasmen und Mikrozirkulationsversagen (größte Vasospasmusgefahr zwischen dem 3. und 10. Tag nach Blutung), deshalb engmaschige klinisch-neurologische Überwachung und bei intubierten Patienten ICP-Monitoring und ggf. Monitoring mittels PtO_2-Sonde zur Messung des zerebralen Gewebesauerstoffs (s. u.).
- akuter Hydrozephalus, deshalb Anlage einer externen Ventrikeldrainage

▸ Sonstige Komplikationen

- Kardiale Funktionseinschränkungen (neurogenic stunned myocardium) mit
- akuter Herzinsuffizienz, ggf. mit kardiogenem Schock bei Takotsubo-Kardiomyopathie
- Herzrhythmusstörungen (ventrikuläre, supraventrikuläre Extrasystolie, ventrikuläre und supraventrikuläre Tachykardien, Vorhofflimmern)
- sonstige EKG-Veränderungen (ST-Hebungen, -senkungen, Infarkt-EKG; zum Teil mit TroponinT-Anstieg)
- neurogenes Lungenödem
- ausgeprägter peripherer Widerstandsverlust
- Hyponatriämie

27.18.4 Diagnostik

CCT ist das Diagnoseverfahren der Wahl, da im Gegensatz zur Lumbalpunktion gleichzeitig das Ausmaß der SAB, eine eventuell vorliegende ICB und ein Hydrozephalus nachgewiesen werden können.

Dann unverzüglich zerebrale Gefäßdarstellung (CT-A/DSA) zum Nachweis der Blutungsquelle. Die Angiografie sollte so schnell wie möglich durchgeführt werden. Wegen der Nachblutungsgefahr wird eine möglichst rasche Ausschaltung (Clipping, Coiling) des Aneurysmas angestrebt.

Bei negativem CCT, aber SAB-typischer Symptomatik wird eine Lumbalpunktion mit Nachweis von Hämosiderophagen im Labor und ggf. die sogenannte Drei-Gläser-Probe durchgeführt.

Merke **M!**

Bei V. a. CT-negative SAB eine atraumatische Nadel benutzen, um einen falsch positiven Liquorbefund zu verhindern.

► **Klinische und radiografische Schweregrade.** Siehe ► Tab. 27.6, ► Tab. 27.7, ► Tab. 27.8, ► Tab. 27.9, ► Tab. 27.10.

Tab. 27.6 Klassifikation der Subarachnoidalblutung nach Hunt und Hess (H&H).

Grad	Beschreibung	Glasgow Coma Scale
I	leichter Kopfschmerz und/oder Opisthotonus (Nackensteifigkeit), keine neurologischen Ausfälle	15
II	mäßiger bis schwerer Kopfschmerz/Opisthotonus, keine neurologischen Ausfälle außer Hirnnervenstörungen (hier in Kombination!), keine Bewusstseinsveränderungen	13–14
III	Somnolenz oder Verwirrtheit und/oder neurologische Ausfälle	13–14
IV	Sopor, schwere neurologische Ausfälle, mäßige bis schwere Hemiparese, Dezerebrationsstarre, vegetative Störungen	7–12
V	Koma (Bewusstlosigkeit), Strecksynergismen, Dezerebrationstarre, moribundes Erscheinungsbild	3–6

Tab. 27.7 Einteilung der WFNS (World Federation of Neurological Surgeons): Subarachnoidalblutungs-Grad.

WFNS-Grad	Glasgow Coma Scale	Fokales Defizit
I	15	nein
II	13–14	nein
III	13–14	ja
IV	7–12	ja oder nein
V	3–6	ja oder nein

Tab. 27.8 Subarachnoidalblutung: Modified Fisher Scale.

mFS-Grad	SAB Verteilungsmuster im CT	Intraventrikuläre Blutung
0	kein Blut sichtbar	nein
I	fokale oder diffuse dünnschichtige Blutung	nein
II	keine, fokale oder diffuse dünnschichtige Blutung	ja
III	dickschichtige Blutung	nein
IV	dickschichtige Blutung	ja

Tab. 27.9 BNI (Barrow-Neurological-Institute)-Klassifikation der Subarachnoidalblutung.

BNI Grad	Maximale SAB-Dicke im CT (in mm)
0	keine SAB sichtbar
I	< 5
II	5–10
III	10–15
IV	> 15

Tab. 27.10 SEBES-Score (Subarachnoid Hemorrhage Early Brain Edema; insgesamt 0–4 Punkte).

CT-Erscheinungsbild	Axiale Schicht in Höhe der Basalganglien	Axiale Schicht in Höhe Centrum semiovale
Sulci beidseitig sichtbar	0	0
Sulci einseitig verstrichen	1	1
Sulci beidseitig verstrichen	2	2

27.18.5 Klinisches Management

Allgemein

Die Art der Aneurysmaversorgung wird interdisziplinär zwischen Neuroradiologie und Neurochirurgie diskutiert und individuell entschieden.

- Bettruhe und engmaschige neurologische Überwachung
- Kreislaufmonitoring und Blutdruckregulierung:
  - vor Aneurysmaversorgung (Clipping oder Coiling): systolischer Blutdruck < 140 mmHg/CPP > 60 mmHg; Abschirmung von Außenreizen
  - nach Aneurysmaversorgung: MAP über 70 mmHg (bei fehlendem Hinweis auf Vasospasmus), bei Vasospasmus Anhebung MAP in Abhängigkeit von Schwere des Spasmus sowie ggf. in Abhängigkeit des gemessenen PtO_2-Wertes auf MAP > 90–100 mmHg, ggf. nach RS mit Neurochirurgie auch höher; Abschirmung von Außenreizen
- konsequente Schmerzbekämpfung: Paracetamol/Metamizol plus ggf. Piritramid
- „stool softener“: Lactulose

Bei Nachweis einer nicht traumatischen SAB Nimodipin 6 × 60 mg/d p. o., auch wenn hierfür Noradrenalin notwendig ist. Bei hohem NA-Bedarf (> 0,5 µg/kgKG/min) oder starken Blutdruckeinbrüchen Reduktion auf 12 × 30 mg/d p. o.; ggf. weitere Reduktion, wenn keine Stabilisierung zu erreichen ist oder bei NA-Bedarf > 1 µg/kgKG/min. Die Nimotop-Gabe wird für insgesamt 3 Wochen ab dem Blutungsereignis durchgeführt und dann ohne Ausschleichen beendet. Eine i. v. Nimotop-Gabe ist nach derzeitiger Datenlage nicht vorteilhaft.

Speziell

Anamnese-Erhebung, eingehende neurologische und internistische Untersuchung (Einteilung der SAB nach Hunt und Hess/WFNS), Blutentnahme (Notfalllabor, Blutgruppe, 8 Erythrozytenkonzentrate bestellen).

► **Diagnostik veranlassen**

- Wenn noch keine Bildgebung im zuweisenden Krankenhaus durchgeführt wurde, so schnell wie möglich eine CCT mit CT-A veranlassen (Ausdehnung der SAB? ICB? Ventrikeleinbruch? Hydrozephalus?). Verschlechtert sich der Patient klinisch, wird in Absprache mit dem AvD Neurochirurgie notfallmäßig (sofort!) eine CCT veranlasst (Nachblutung? Hirnödem? Hydrozephalus?).
- Neuroradiologen wegen der durchzuführenden Diagnostik + ggf. Therapie verständigen.
- Wenn Patient intubiert und beatmet oder nicht absolut kooperativ und in jeder Hinsicht stabil ist, für anästhesiologische Überwachung für die Diagnostik sorgen.

► **Zugänge und Monitoring**

- Präoperativ ZVK und arterielle Kanüle (möglichst mit transpulmonaler Thermodilutionsmessung).
- Wenn arteriell nur femoraler Zugang möglich ist, dann die linke A. femoralis wählen, da die rechte A. femoralis für Angiografie und ggf. Intervention genutzt wird.
- Bei Anlage der Gefäßzugänge immer auf ausreichende Sedierung bzw. Lokalanästhesie achten. Schmerz, Angst und Stress führen zur Blutdruckerhöhung und erhöhen das Risiko der Nachblutung. Andererseits sollte der Patient immer neurologisch beurteilbar bleiben.
- Täglich transkranielle Dopplersonografie zur frühzeitigen Erkennung möglicher Vasospasmen. **Cave:** Alleiniges TCD-Monitoring ist nach aktueller Studienlage nicht sinnvoll, da es mit einem schlechteren Outcome assoziiert ist.
- Bei bewusstseinsgetrübten Patienten ggf. Anlage einer PtO_2-Sonde zur Messung des zerebralen Gewebesauerstoffs.
- Im Regelfall sollte an Tag 8–10 eine Kontroll-DSA zur Verifikation der erfolgreichen Aneurysmaausschaltung und Diagnostik des Vasospasmus durchgeführt werden.

Hämodynamisches Management von späten Ischämien und/oder Vasospasmus

Im Verlauf nach stattgehabter SAB ist das Auftreten einer Delayed Cerebral Ischemia (DCI) mit oder ohne Ausbildung von Infarkten sehr häufig (30 %). Die DCI ist verknüpft mit einem Vasospasmus der intrakraniellen Arterien (bis 70 %), jedoch können beide Phänomene unabhängig voneinander auftreten. Die DCI stellt nach einer erfolgreichen Versorgung eines Aneurysmas die zweithäufigste Todesursache dar. Besonders der Zeitraum zwischen dem 3. und 14. Tag nach Ruptur des Aneurysmas (muss nicht dem Aufnahmezeitpunkt entsprechen) birgt das größte Risiko für das Auftreten. Die Nomenklatur sowie die klinische Symptomatik sind sehr variabel; auch wird die Ätiopathogenese eines Vasospasmus der großen Gefäße mit dem verzögerten Auftreten von Infarkten kontrovers diskutiert.

Da viele SAB-Patienten klinisch nicht zu beurteilen sind (häufig notwendige Mehrfachsedierung zur ICP-Kontrolle postinterventionell/postoperativ), ist eine tägliche Überwachung der intrakraniellen arteriellen Flussgeschwindigkeiten mittels Transkranieller Dopplersonografie (TCD) sinnvoll. Zeigt diese mittlere Blutflussgeschwindigkeiten von > 150 cm/s im Bereich der A. cerebri media in 50 mm Tiefe, ist von einem Vasospasmus auszugehen. Alle anderen Gefäße und Insonationstiefen sind nicht mit spezifischen Grenzwerten assoziiert. Ein Trigger zur weiteren Diagnostik und Intervention stellt ein Anstieg der Flussgeschwindigkeit um mehr als 50 cm/s innerhalb von 24 h dar.

Die Digitale Subtraktionsangiografie (DSA) stellt den Goldstandard zur sicheren Diagnose eines Vasospasmus dar und sollte standardmäßig an Tag 8–10 oder alternativ bei klinischem Hinweis auf Vasospasmen und/oder bildmorphologischem Verdacht auf ein neu aufgetretenes Perfusionsdefizit umgehend erfolgen. Dopplersonografische Kriterien eines Vasospasmus sollten umgehend mittels CT-Angiografie und CT-Perfusion und gegebenenfalls DSA verifiziert werden. Eine Therapie rein nach TCD-Kriterien ist mit einem schlechteren neurologischen Langzeitergebnis assoziiert. Historisch wurde die Therapie eines Vasospasmus unter dem Begriff Triple-H-Therapie zusammengefasst und beinhaltete die 3 Strategien Hypervolämie, Hypertonie und Hämodilution. Von diesen Therapieelementen konnte in kontrollierten prospektiven Studien keines validiert werden. In der Gegenwart hat alleine die Anhebung des Blutdrucks klinische Bedeutung behalten, da hierdurch in großen retrospektiven Kohorten eine verminderte Rate von Infarkten und ein besseres neurologisches Behandlungsergebnis erzielt werden konnte.

Somit ergeben sich nach aktuellen Erkenntnissen folgende Leitlinien/Empfehlungen zum hämodynamischen Management bei Vasospasmus/DCI:

Blutdruck

Patienten, die klinisch beurteilt werden können und den Verdacht eines DCI zeigen, sollten mit einer medikamentös induzierten Hypertonie probatorisch behandelt werden.

Patienten, die klinisch nicht beurteilbar sind, aber in der durchgeführten radiologischen Bildgebung (CTA/DSA) einen Vasospasmus/DCI zeigen, sollten mit einer medikamentös induzierten Hypertonie behandelt werden. Die Induktion einer Behandlung auf alleiniger Basis eines TCD-Wertes ist nicht sinnvoll.

Die Wahl des Vasopressors sollte basierend auf dessen pharmakologischen Eigenschaften sowie der gemessenen hämodynamischen Parameter getroffen werden (z. B. Inotropie, Tachykardie).

Die Blutdrucksteigerung sollte sich am MAP orientieren und schrittweise erfolgen. Gestartet wird meistens mit einem Ziel-MAP von 90–100 mmHg. Je nach klinischem Befund bzw. technisch gemessenen Werten (wie z. B. der PtO_2 über eine eingebrachte PtO_2-Sonde) wird der Ziel-MAP gesteigert und neu evaluiert. Der Ziel-Wert des PtO_2 liegt über 20 mmHg.

Wenn die Gabe von Nimodipin zu immer wieder auftretenden hypotonen Phasen führt, muss die Gabe von 6 × 60 mg auf mehrere Gaben mit niedrigeren Dosierungen (z. B. 12 × 30 mg) abgeändert werden. Resultieren daraus weiterhin hypotone Phasen muss Nimodipin evtl. sogar pausiert werden.

Intravaskulärer Volumenstatus

Das Ziel sollte sein, einen ausgeglichenen Volumenstatus herbeizuführen (Euvolämie).

Das hämodynamische Monitoring kann mittels transpulmonaler Thermodilutionsmessung oder wiederholter Echokardiografie erfolgen.

Inotropie

Sollten Patienten mit DCI von einer Blutdruckerhöhung durch Noradrenalin bei Euvolämie nicht profitieren, kann ein Versuch mit positiv inotrop wirksamen Medikamenten unternommen werden.

Inotrop wirksame Medikamente mit einer ausgeprägten β_2-agonistischen Eigenschaft wie Dobutamin können dabei den MAP absenken und eine höhere Dosis an Vasopressoren provozieren.

Hämodilution

Hämodilution als Versuch die Rheologie zu verbessern sollte nicht erfolgen. Einzige Ausnahme ist eine diagnostizierte Polyzytämie.

27.19 Status epilepticus

K. Angstwurm, J. A. Graw, F. Salih, F. von Dincklage

27.19.1 Vorbemerkung

Der Status generalisierter tonisch-klonischer Anfälle ist ein klinisch zu diagnostizierender Notfall mit hoher Letalität und Morbidität und erfordert bei akuter Lebensgefahr rasches Handeln.

Status fokaler Anfälle (mit oder ohne Bewusstseinsstörung) und Absence-Status sind an sich nicht unmittelbar vital bedrohlich.

27.19.2 Definition

Jede Form klinischer (*nicht* ausschließlich elektroenzephalgrafischer!) Anfallsaktivität, die länger als 5 min anhält.

Dabei zählen sowohl einzelne Anfälle mit einer solchen Dauer, als auch rasch aufeinander folgende isolierte Anfälle mit Bewusstseinsstörung, bei denen der Patient zwischen den Anfällen das vorbestehende Bewusstseinsniveau nicht wieder erreicht.

27.19.3 Klassifikation

Siehe ▶ Tab. 27.11.

27.19.4 Diagnostik

- Anamnese: Abklärung möglicher Ursachen: bekannte Epilepsie, Alkoholkrankheit, Suchterkrankung, Trauma, Schwangerschaft, Kopfschmerz, Verhaltens- oder kognitive Auffälligkeiten
- Körperliche Untersuchung: fokal neurologische Zeichen, Meningismus, Zungenbiss, Enuresis, Palmarerythem, Spider naevi, Injektionsstellen
- Labor: BZ (Stix), venöse BGA, Na, K, CrP, Crea, CK, Leber-/Nierenfunktion, Antiepileptika-Serumspiegel, ggf. Ethanol und Toxikologie

Tab. 27.11 Klassifikation des Status epilepticus.

Bezeichnung	Klinisches Bild	Ätiologie	Prognose
1a. Status generalisiert tonisch-klonischer Anfälle	neben einem pathologisch iktalen, meist artefaktüberlagerten EEG zeigt sich eine typische, sequenziell tonische und dann klonische motorische Aktivität sowie Bewusstlosigkeit	akute symptomatische Ursache (am häufigsten) oder bestehende Epilepsie bei niedrigem Serumspiegel der Antiepileptika oder Trigger wie systemische Infektion	aufgrund der systemischen Komplikationen die prognostisch ungünstigste Form mit einer Mortalität von ca. 20 %; typische Folgeschäden umfassen: metabolische Azidose, Lungenödem, Rhabdomyolyse, Nierenversagen
1b. Subtle Status epilepticus	Trotz pathologisch iktalem EEG zeigt sich keine oder nur geringe motorische Aktivität (z. B. Extremitäten distale oder periorbitale Myoklonien) sowie Bewusstlosigkeit	ähnlich dem Status generalisierter, tonisch-klonischer Anfälle; entwickelt sich oft auch aus einem solchen, wenn dieser nicht oder nur partiell behandelt wurde	ähnlich dem Status generalisierter, tonisch-klonischer Anfälle
2a. Status komplex-fokaler Anfälle	fokaler konvulsiver oder nonkonvulsiver Anfall mit Bewusstseinsstörung		
2b. Status einfach-fokaler Anfälle	fokaler konvulsiver oder nonkonvulsiver Anfall ohne Bewusstseinsstörung, in > 90 % mit motorischen Phänomenen		
3. Absence-Status	Bewusstseinsstörung und gegebenenfalls auch geringe motorische Aktivität; klinisch häufig nicht vom nonkonvulsiven fokalen Status epilepticus unterscheidbar – eine Abgrenzung ist in der Regel nur mittels EEG möglich		

- Weitere Untersuchungen
  - cCT und CT-A nativ bei fokal neurologischen Zeichen mit KM, bei Meningismus zusätzlich Knochenfenster bzw. koronarer Gesichtsschädel, bei V. a. eine Sinusvenenthrombose mit CT-Venografie
  - EEG bei V. a. non-konvulsiven oder subtle Status epilepticus, bei V. a. Absence-Status, bei Therapieresistenz oder diagnostischer Unsicherheit (Indikation großzügig stellen)
  - Liquorpunktion bei erstmaligem Status epilepticus, Infektionszeichen – zzgl. Labor, BK, Temperatur –, Meningismus, amnestisch-aphasischem Syndrom. Achtung: 30–80 % der Patienten mit generalisiert konvulsivem Status epilepticus haben eine Hyperthermie (mit und ohne Leukozytose), am ehesten direkt anfallsassoziiert. Bei Fieber dennoch immer Liquorpunktion zum Ausschluss einer infektiösen ZNS-Erkrankung. Zusätzlich Asservierung einer Liquorprobe, falls sich im Verlauf der V. a. eine antikörpervermittelte paraneoplastische oder autoimmunologische Enzephalitis als Ursache ergibt.
- cMRT/Angio-MRT bei unklarer Ätiologie nach unauffälligem cCT, bei primär klinischer Indikation, V. a. SVT, Herpesenzephalitis

27.19.5 Vorgehen beim Status generalisiert tonisch-klonischer Anfälle

- Atemwege freimachen und ggf. Zahnersatz entfernen, wenn möglich. Applikation von Gegenständen im Mundraum ist kontraindiziert!
- Sauerstoffinsufflation über Maske mit Rückatembeutel.
- Monitoring der Vitalparameter anschließen (v. a. Pulsoxymetrie und EKG für sO_2, HF, AF).
- Venöse Zugänge etablieren (wenn möglich zwei, da bei motorischer Aktivität ein hohes Risiko der akzidentiellen Entfernung besteht, sowie für die parallele Gabe unterschiedlicher Substanzen, siehe Therapie) und Blutentnahme zur weiteren Ursachenabklärung.
- Blutzuckermessung und bei Nachweis oder Verdacht auf Hypoglykämie Gabe von 24 g Glukose i. v. (z. B. 60 ml Glukose 40 % i. v.).
- Thiamin (Vitamin B1) 500 mg i. v. bei Verdacht auf ethanolassoziierten Anfall.
- EEG anmelden – für initiale Therapie nicht notwendig, als Therapiekontrolle obligat.

27.19.6 Therapie

Basistherapie

- Temperaturziel: ≤ 37,5 °C
- Blutdruckziel: MAP um 80 mmHg
- periphere Sättigung Ziel: ≥ 93 %
- BZ-Ziel: 100–140 mg/dl; bei Diabetikern < 160 mg/dl
- Elektrolyteziel: normal

Initialtherapie des generalisiert konvulsiven Status epilepticus

- Nach **5 min Anfallsdauer** Lorazepam 0,05 mg/kgKG i. v. (Gabe langsam über 1–2 min)
- Nach **10 min Anfallsdauer** erneut Lorazepam 0,05 mg/kgKG i. v. (Gabe langsam über 1–2 min) (**Cave:** bei älteren Patienten aufgrund des Risikos der Atemdepression jeweils die Lorazepam-Dosis ggf. halbieren)

Da die Hirnschädigung bei einem Absence-Status geringer ist, auch bei diesen jeweils die Lorazepam-Dosis halbieren, um das Risiko der Atemdepression zu verringern.

Nach **20 min Anfallsdauer** über zweiten Zugang Gabe von:

- Levetiracetam 60 mg/kgKG i. v. mit Laufrate von max. 500 mg/min **oder**
- Valproinsäure 30 mg/kgKG i. v. mit Laufrate von max. 10 mg/kgKG/min (Zielspiegel 100–120 µg/ml) **oder**
- Phenytoin 20 mg/kgKG i. v. mit Laufrate von max. 50 mg/min (Zielspiegel 15–25 mg/dl)

Cave

Spätestens dieser Therapieschritt sollte erst nach Rücksprache mit den Kollegen der Neurologie erfolgen, insbesondere bei einem nonkonvulsiven Status, um eine Übertherapie zu vermeiden.

Insbesondere bei Phenytoin darauf achten, dass es kein Paravasat geben darf und die Applikation unter EKG-Kontrolle erfolgt!

Therapie des refraktären generalisiert konvulsiven Status epilepticus oder Subtle Status epilepticus

Aufgrund des hohen Risikos für systemische Komplikationen (hypertensive Krise, Tachyarrhythmien, metabolische Azidose, Hyperthermie bis 40 °C, Lungenödem, Nierenversagen, DIC) ist bei einem refraktären generalisiert konvulsiven Status epilepticus eine rasche Eskalation der Therapie auf einer Intensivstation indiziert.

Unmittelbar nach Versagen der Stufe-3-Therapie und spätestens nach **60 min Anfallsdauer** Durchführung einer Burst-Suppression-Allgemeinanästhesie unter EEG-Kontrolle für 24 h. Hierzu stehen als Substanzen zur Verfügung:

II

- Propofol 2–3 mg/kgKG i. v. zur Einleitung mit anschließender EEG-gesteuerter (Ziel Burst-Suppression-Muster) Erhaltungsdosis von ca. 4–10 mg/kgKG/h i. v. **oder**
- Midazolam 0,2 mg/kgKG i. v. zur Einleitung mit anschließender EEG-gesteuerter (Ziel Anfallskontrolle) Erhaltungsdosis von ca. 0,1–0,5 mg/kgKG/h i. v. **oder**
- Thiopental 5 mg/kgKG i. v. zur Einleitung mit anschließender EEG-gesteuerter (Ziel Burst-Suppression-Muster) Erhaltungsdosis von ca. 3–7 mg/kgKG/h i. v.

Es liegen keine Daten randomisiert kontrollierter Studien vor, daher keine Präferenz für eine der Substanzen.

Therapie des refraktären komplex-fokalen oder einfach-fokalen Status epilepticus

Aufgrund des deutlich geringeren Risikos für relevante systemische und akut lebensbedrohliche Komplikationen sowie für neuronale und neurologische/neuropsychologische Langzeitschäden, ist in diesem Fall das weitere Prozedere weniger aggressiv. Dennoch sollte eine rasche Beendigung auch des komplex-fokalen Status epilepticus angestrebt werden, wofür auch bei diesem eine Weiterbehandlung auf einer Intensivstation erfolgen muss.

Nach **60 min Anfallsdauer** Versuch der elektroenzephalografischen Anfallsunterbrechung durch Gabe von:

- Phenobarbital 20 mg/kgKG i. v. mit Laufrate von 50 mg/min **oder**
- Valproinsäure 40 mg/kgKG i. v. mit Laufrate von 300–500 mg/min **oder**
- Levetiracetam 30–60 mg/kgKG i. v. mit Laufrate von max. 500 mg/min

Es liegen keine Daten randomisiert kontrollierter Studien vor, daher keine Präferenz für eine der Substanzen. Die Patienten sollten möglichst nicht intubiert und mechanisch beatmet werden. Ist dies bei persistierender klinischer und elektroenzephalografischer Anfallsaktivität trotz des oben beschriebenen Behandlungsregimes dennoch erforderlich, gilt das gleiche therapeutische Prozedere wie beim generalisiert konvulsiven Status epilepticus.

Therapie des refraktären Absence-Status

Ein Absence-Status ruft in der Regel keine systemischen, strukturellen oder funktionellen Hirnschäden hervor, weshalb zurückhaltend therapiert werden sollte, um iatrogene Schädigungen zu vermeiden. Eine Überwachung von Absence-Status-Patienten ist jedoch häufig notwendig, um eine Selbstschädigung zur vermeiden.

Häufige Ursache sind insuffiziente Serumkonzentrationen regelmäßig eingenommener Antiepileptika bei bekannter idiopathisch generalisierter Epilepsie, daher richtet sich die Fortführung der oben genannten Initialtherapie in erster Linie nach der bisherigen Dauertherapie.

27.20 Literatur

[1076] Abulhasan YB, Al-Jehani H, Valiquette M-A et al. Lumbar drainage for the treatment of severe bacterial meningitis. Neurocrit Care 2013; 19: 199–205

[1077] AHA/ASA. Guidelines for the Early Management of Patients With Acute Ischemic Stroke: 2019 Update to the 2018 Guidelines for the Early Management of Acute Ischemic Stroke: A Guideline for Healthcare Professionals From the American Heart Association/American Stroke Association. Stroke 2019; 50: e344–e418. doi: 10.1161/STR.000 000 0000 000 211

[1078] Ahn SH, Savarraj JP, Pervez M et al. The Subarachnoid Hemorrhage Early Brain Edema Score Predicts Delayed Cerebral Ischemia and Clinical Outcomes. Neurosurgery 20 181; 83(1): 137–45

[1079] Al Dieri R, Alban S, Béguin S et al. Fixed dosage of low-molecular-weight heparins causes large individual variation in coagulability, only partly correlated to body weight. J Thromb Haemost 2006; 4(1): 83–9

[1080] Andrews PJD, Sinclair HL, Battison CG et al. European society of intensive care medicine study of therapeutic hypothermia (32–35 °C) for intracranial pressure reduction after traumatic brain injury (the Eurotherm3 235Trial). Trials 2011; 12: 8

[1081] Balanescu S, Rutishauser J. Diabetes insipidus: Differenzialdiagnostik und Therapie. Schweiz Med Forum 2009; 10(7): 123–8

[1082] Bales JW, Bonow RH, Buckley RT et al. Primary External Ventricular Drainage Catheter Versus Intraparenchymal ICP Monitoring: Outcome Analysis. Neurocrit Care 2019; 31: 11–21

[1083] Bardutzky J, Witsch J, Jüttler E et al. EARLYDRAIN – outcome after early lumbar CSF-drainage in aneurysmal subarachnoid hemorrhage: study protocol for a randomized controlled trial. Trials 2011; 12: 203

[1084] Bisnaire D, Robinson L. Accuracy of leveling hemodynamic transducer systems. Off J Can Assoc Crit Care Nurs 1999; 10: 16–9

[1085] Bracken MB, Shepard MJ, Collins WF et al. A randomized, controlled trial of methylprednisolone or naloxone in the treatment of acute spinal-cord injury. Results of the Second National Acute Spinal Cord Injury Study. N Engl J Med 1990; 322: 1405–11

[1086] Carney N, Totten AM, O'Reilly C et al. Guidelines for the Management of Severe Traumatic Brain Injury. Fourth Edition. Neurosurgery 2017; 80(1): 6–15

[1087] Catapano JS, John Hawryluk GW, Whetstone W et al. Higher Mean Arterial Pressure Values Correlate with Neurologic Improvement in Patients with Initially Complete Spinal Cord Injuries. World Neurosurg 2016; 96: 72–9

[1088] Chen JW, Wasterlain CG. Status epilepticus: pathophysiology and management in adults. Lancet Neurol 2006; 5(3): 246–56

[1089] Chesnut R, Aguilera S, Buki A et al. A management algorithm for adult patients with both brain oxygen and intracranial pressure monitoring: the Seattle International Severe Traumatic Brain Injury Consensus Conference (SIBICC). Intensive Care Med 2020; 46(5): 919–29

[1090] Chesnut R, Aguilera S, Buki A et al. A management algorithm for adult patients with both brain oxygen and intracranial pressure monitoring: the Seattle International Severe Traumatic Brain Injury Consensus Conference (SIBICC). Intensive Care Med 2020; 46(5): 919–29

[1091] Chu DK, Kim LH-Y, Young PJ et al. Mortality and morbidity in acutely ill adults treated with liberal versus conservative oxygen therapy(IOTA): a systematic review and meta-analysis. Lancet Lond Engl 2018; 391: 1693–705

[1092] Cinotti R, Demeure-Dit-Latte D, Mahe PJ et al. Impact of a Quality Improvement Program on the Neurological Outcome of Patients with Traumatic Spinal Cord Injury: A Before-After Mono-Centric Study. J Neurotrauma 2019; 36: 3 338–46

[1093] Cossu G, Messerer M, Stocchetti N et al. Intracranial pressure and outcome in critically ill patients with aneurysmal subarachnoid hemorrhage: a systematic review. Minerva Anestesiol 2016; 82: 684–96

[1094] CRASH-3 trial collaborators. Effects of tranexamic acid on death, disability, vascular occlusive events and other morbidities in patients with acute traumatic brain injury (CRASH-3): a randomised, placebo-controlled trial. Lancet Lond Engl 2019; 394: 1713–23

[1095] Dengler J, Frenzel C, Vajkoczy P et al. Cerebral tissue oxygenation measured by two different probes: challenges and interpretation. Intensive Care Med 2011; 37: 1809–15

[1096] Deutsche Gesellschaft für Neurologie (DGN). S1-Leitlinie „Status epilepticus im Erwachsenenalter“ (2020). Im Internet: https://dgn.org/leitlinien (Stand: 24.11.2023)

[1097] Deutsche Gesellschaft für Neurologie e. V. (DGN), Deutsche Schlaganfall-Gesellschaft e. V. (DSG). Leitlinie „Schlaganfall: Sekundärprophylaxe ischämischer Schlaganfall und transitorische ischämische Attacke“ (2015). AWMF-Leitlinien-Register Nr. 030–133. Im Internet: https://dgn.org/leitlinien (Stand: 24.11.2023)

[1098] Deutsche Gesellschaft für Neurologie e. V. (DGN). Leitlinie „Akuttherapie des ischämischen Schlaganfalls – rekanalisierende Therapie“ (Ergänzung 2015). AWMF-Leitlinien-Register Nr. 030–140 (Leitlinie abgelaufen). Im Internet: https://dgn.org/leitlinien (Stand: 24.11.2023)

[1099] Deutsche Gesellschaft für Neurologie e. V. (DGN). Leitlinie „Diagnostik akuter zerebrovaskulärer Erkrankungen“ (2016). AWMF-Leitlinien-Register Nr. 030-117. Im Internet: https://dgn.org/leitlinien (Stand: 24.11.2023)

[1100] Deutsche Gesellschaft für Neurologie e. V. (DGN). Leitlinie „Meningoenzephalitis im Erwachsenenalter, ambulant erworbene bakterielle (eitrige)“ (2015). AWMF-Leitlinien-Register Nr. 030-089. Im Internet: https://dgn.org/leitlinien (Stand: 24.11.2023)

[1101] Deutsche Gesellschaft für Neurologie e. V. (DGN). Leitlinie „Zerebrale Sinus- und Venenthrombose“ (2018). AWMF-Leitlinien-Register Nr. 030–098. Im Internet: https://dgn.org/leitlinien (Stand: 24.11.2023)

[1102] Diringer MN, Bleck TP, Claude Hemphill J 3 rd et al. Critical care management of patients following aneurysmal subarachnoid hemorrhage: recommendations from the Neurocritical Care Society's Multidisciplinary Consensus Conference. Neurocrit Care 2011; 15(2): 211–40

[1103] Edwards P, Arango M, Balica L et al. Final results of MRC CRASH, a randomised placebo-controlled trial of intravenous corticosteroid in adults with head injury-outcomes at 6 months. Lancet 2005; 365: 1957–9

[1104] Frontera JA, Claassen J, Schmidt JM et al. Prediction of symptomatic vasospasm after subarachnoid hemorrhage: the modified fisher scale. Neurosurgery 2006; 59(1): 21–7

[1105] Galvagno SM, Fox EE, Appana SN et al. Outcomes after concomitant traumatic brain injury and hemorrhagic shock: A secondary analysis from the Pragmatic, Randomized Optimal Platelets and Plasma Ratios trial. J Trauma Acute Care Surg 2017; 83: 668–74

[1106] Gathier CS, van den Bergh WM, van der Jagt M et al. Induced Hypertension for Delayed Cerebral Ischemia After Aneurysmal Subarachnoid Hemorrhage: A Randomized Clinical Trial. Stroke 2018; 49: 76–83

[1107] Gathier CS, van den Bergh WM, van der Jagt M et al. Induced Hypertension for Delayed Cerebral Ischemia After Aneurysmal Subarachnoid Hemorrhage: A Randomized Clinical Trial. Stroke 2018; 49: 76–83

[1108] Girardis M, Busani S, Damiani E et al. Effect of Conservative vs Conventional Oxygen Therapy on Mortality Among Patients in an Intensive Care Unit: The Oxygen-ICU Randomized Clinical Trial. JAMA 2016; 316: 1583–9

[1109] Glauser T, Shinnar S, Gloss D et al. Evidence-based guideline: treatment of convulsive status epilepticus in children and adults: Report of the Guideline Committee of the American Epilepsy Society. Epilepsy Curr 2016; 16(1): 48–61

[1110] Güiza F, Depreitere B, Piper I et al. Visualizing the pressure and time burden of intracranial hypertension in adult and paediatric traumatic brain injury. Intensive Care Med 2015; 41: 1067–76

[1111] Güiza F, Depreitere B, Piper I et al. Visualizing the pressure and time burden of intracranial hypertension in adult and paediatric traumatic brain injury. Intensive Care Med 2015; 41: 1067–76

[1112] Haegens NM, Gathier CS, Horn J et al. Induced Hypertension in Preventing Cerebral Infarction in Delayed Cerebral Ischemia After Subarachnoid Hemorrhage. Stroke 2018; 49: 2630–36

[1113] Hasbun R, Abrahams J, Jekel J et al. Computed tomography of the head before lumbar puncture in adults with suspected meningitis. New Engl J Med 2001; 345: 1727–33

[1114] Hawryluk GWJ, Aguilera S, Buki A et al. A management algorithm for patients with intracranial pressure monitoring: the Seattle International Severe Traumatic Brain Injury Consensus Conference (SIBICC). Intensive Care Med 2019; 45: 1783–94

[1115] Hawryluk GWJ, Aguilera S, Buki A et al. A management algorithm for patients with intracranial pressure monitoring: the Seattle International Severe Traumatic Brain Injury Consensus Conference (SIBICC). Intensive Care Med 2019; 45: 1783–94

[1116] Herold G. Innere Medizin 2011. Köln: Herold; 2010

[1117] Hockel K, Diedler J, Steiner J et al. Long-Term, Continuous Intra-Arterial Nimodipine Treatment of Severe Vasospasm After Aneurysmal Subarachnoid Hemorrhage. World Neurosurg 2016; 88: 104–12

[1118] Hogg FRA, Gallagher MJ, Kearney S et al. Acute Spinal Cord Injury: Monitoring Lumbar Cerebrospinal Fluid Provides Limited Information about the Injury Site. J Neurotrauma 2020; 37(9): 1156–64

[1119] Holcomb JB, Tilley BC, Baraniuk S et al. Transfusion of plasma, platelets, and red blood cells in a 1:1:1 vs a 1:1:2 ratio and mortality in patients with severe trauma: the PROPPR randomized clinical trial. JAMA 2015; 313: 471–82

[1120] Hollingworth M, Jamjoom A, Bulters D et al. How is vasospasm screening using transcranial Doppler associated with delayed cerebral ischemia and outcomes in aneurysmal subarachnoid hemorrhage? Acta Neurochir (Wien) 2019; 161: 385–92

[1121] Holtkamp M. Treatment strategies for refractory status epilepticus. Curr Opin Crit Care 2011; 17(2): 94–100

[1122] Horn P, Vajkoczy P, Schmiedek P. Spontaneous occlusion of the circle of Willis (moyamoya disease). Diagnosis and therapy. Nervenarzt 2001; 72: 406—15

[1123] Hutchinson PJ, Kolias AG, Timofeev IS et al. Trial of Decompressive Craniectomy for Traumatic Intracranial Hypertension. N Engl J Med 2016; 375: 1119–30

[1124] Innerhofer P, Fries D, Mittermayr M et al. Reversal of trauma-induced coagulopathy using first-line coagulation factor concentrates or fresh frozen plasma (RETIC): a single-centre, parallel-group, open-label, randomised trial. Lancet Haematol 2017; 4: e258–71

[1125] Jabbarli R, Pierscianek D, Rölz R et al. Endovascular treatment of cerebral vasospasm after subarachnoid hemorrhage: More is more. Neurology 2019; 93: e458–66

[1126] Jeon S-B, Choi HA, Badjatia N et al. Hyperoxia may be related to delayed cerebral ischemia and poor outcome after subarachnoid haemorrhage. J Neurol Neurosurg Psychiatry 2014; 85: 1301–7

[1127] Jiang F, Jaja BNR, Kurpad SN et al. Acute Adverse Events After Spinal Cord Injury and Their Relationship to Long-term Neurologic and Functional Outcomes: Analysis From the North American Clinical Trials Network for Spinal Cord Injury. Crit Care Med 2019; 47: e854–62

[1128] Juul N, Morris GF, Marshall SB et al. Intracranial hypertension and cerebral perfusion pressure: influence on neurological deterioration and outcome in severe head injury. The Executive Committee of the International Selfotel Trial. J Neurosurg 2000; 92: 1–6

[1129] Karow T, Lang R. Allgemeine und spezielle Pharmakologie und Toxikologie. 18. Aufl. Eigenverlag Karow; 2010

[1130] Kassell NF, Peerless SJ, Durward QJ et al. Treatment of ischemic deficits from vasospasm with intravascular volume expansion and induced arterial hypertension. Neurosurgery 1982; 11(3): 337–43

[1131] Krayenbühl N, Hegner T, Yonekawa Y et al. Cerebral vasospasm after subarachnoid hemorrhage: hypertensive hypervolemic hemodilution (triple-H) therapy according to new systemic hemodynamic parameters. Acta Neurochir Suppl 2001; 77: 247–50

[1132] Lawton MT, Vates GE. Subarachnoid Hemorrhage. N Engl J Med 2017; 377: 257–66

[1133] Le Roux P, Menon DK, Citerio G et al. Consensus summary statement of the International Multidisciplinary Consensus Conference on Multimodality Monitoring in Neurocritical Care: a statement for healthcare

professionals from the Neurocritical Care Society and the European Society of Intensive Care Medicine. Neurocrit Care 2014; 21 Suppl 2: S 1–26
[1134] Liu Z, Yang Y, He L et al. High-dose methylprednisolone for acute traumatic spinal cord injury: A meta-analysis. Neurology 2019; 93: e841–50
[1135] Lysakowski C, Walder B, Costanza MC et al. Transcranial Doppler versus angiography in patients with vasospasm due to a ruptured cerebral aneurysm: A systematic review. Stroke 2001; 32(10): 2292–98
[1136] Maegele M, Lefering R, Sakowitz O et al. The Incidence and Management of Moderate to Severe Head Injury. Dtsch Arzteblatt Int 2019; 116: 167–73
[1137] Meierkord H, Boon P, Engelsen B et al. EFNS guideline on the management of status epilepticus in adults. Eur J Neurol 2010; 17(3): 348–55
[1138] Meierkord H, Holtkamp M. Non-convulsive status epilepticus in adults: clinical forms and treatment. Lancet Neurol 2007; 6(4): 329–39
[1139] Mendelowitsch A, Taussky P, Rem JA et al. Clinical outcome of standard extracranial-intracranial bypass surgery in patients with symptomatic atherosclerotic occlusion of the internal carotid artery. Acta Neurochir (Wien) 2004; 146: 95—101
[1140] Muench E, Horn P, Bauhuf C et al. Effects of hypervolemia and hypertension on regional cerebral blood flow, intracranial pressure, and brain tissue oxygenation after subarachnoid hemorrhage. Crit Care Med 2007; 35(8): 1844–51
[1141] Oiso Y, Robertson GL, Norgaard JP et al. Clinical review: Treatment of neurohypophyseal diabetes insipidus. J Clin Endocrinol Metab 2013; 98(10): 3 958–67
[1142] Okonkwo DO, Shutter LA, Moore C et al. Brain Oxygen Optimization in Severe Traumatic Brain Injury Phase-II: A Phase II Randomized Trial. Crit Care Med 2017; 45: 1907–14
[1143] Okonkwo DO, Shutter LA, Moore C et al. Brain Oxygen Optimization in Severe Traumatic Brain Injury Phase-II: A Phase II Randomized Trial. Crit Care Med 2017; 45: 1907–14
[1144] Olson DM, Zomorodi M, Britz GW et al. Continuous cerebral spinal fluid drainage associated with complications in patients admitted with subarachnoid hemorrhage. J Neurosurg 2013; 119(4): 974–80
[1145] Pennings FA, Schuurman PR, van den Munckhof P et al. Brain tissue oxygen pressure monitoring in awake patients during functional neurosurgery: the assessment of normal values. J Neurotrauma 2008; 25: 1173–7
[1146] Picetti E, Rossi S, Abu-Zidan FM et al. WSES consensus conference guidelines: monitoring and management of severe adult traumatic brain injury patients with polytrauma in the first 24 hours. World J Emerg Surg WJES 2019; 14: 53
[1147] Pluta RM, Hansen-Schwartz J, Dreier J et al. Cerebral vasospasm following subarachnoid hemorrhage: time for a new world of thought. Neurol Res 2009; 31(2): 151–158
[1148] Ponce LL, Pillai S, Cruz J et al. Position of probe determines prognostic information of brain tissue PO_2 in severe traumatic brain injury. Neurosurgery 2012; 70: 1492–502
[1149] Rao SS, Chung DY, Wolcott Z et al. Intermittent CSF drainage and rapid EVD weaning approach after subarachnoid hemorrhage: association with fewer VP shunts and shorter length of stay. J Neurosurg 2019; 132(5): 1583–88
[1150] Rass V, Solari D, Ianosi B et al. Protocolized Brain Oxygen Optimization in Subarachnoid Hemorrhage. Neurocrit Care 2019; 31: 263–72
[1151] Rass V, Solari D, Ianosi B et al. Protocolized Brain Oxygen Optimization in Subarachnoid Hemorrhage. Neurocrit Care 2019; 31: 263–72
[1152] Robert Koch Institut. Meningokokken-Erkrankungen. 2022. Im Internet: https://www.rki.de/DE/Content/InfAZ/M/Meningokokken/Meningokokken.html
[1153] Sabit B, Zeiler FA, Berrington N. The Impact of Mean Arterial Pressure on Functional Outcome Post Trauma-Related Acute Spinal Cord Injury: A Scoping Systematic Review of the Human Literature. J Intensive Care Med 2018; 33: 3–15
[1154] Squair JW, Bélanger LM, Tsang A et al. Spinal cord perfusion pressure predicts neurologic recovery in acute spinal cord injury. Neurology 2017; 89: 1660–7
[1155] Statistisches Bundesamt 2020. https://www.destatis.de/DE/Themen/Gesellschaft-Umwelt/Gesundheit/Todesursachen/_inhalt.html#235 880 (Stand: 17.12.2022)
[1156] Staykov D, Speck V, Volbers B et al. Early recognition of lumbar overdrainage by lumboventricular pressure gradient. Neurosurgery 2011; 68: 1187–91
[1157] Steyerberg EW, Mushkudiani N, Perel P et al. Predicting outcome after traumatic brain injury: development and international validation of prognostic scores based on admission characteristics. PLoS Med 2008; 5: e165
[1158] Steyerberg EW, Wiegers E, Sewalt C et al. Case-mix, care pathways, and outcomes in patients with traumatic brain injury in CENTER-TBI: a European prospective, multicentre, longitudinal, cohort study. Lancet Neurol 2019; 18: 923–34
[1159] Sultan I, Lamba N, Liew A et al. The safety and efficacy of steroid treatment for acute spinal cord injury: A Systematic Review and meta-analysis. Heliyon 2020; 6: e03 414
[1160] Taccone FS, Citerio G, Stocchetti N. Is tranexamic acid going to CRASH the management of traumatic brain injury? Intensive Care Med 2020; 46(6): 1261–3
[1161] Treggiari MM. Hemodynamic management of subarachnoid hemorrhage. Neurocrit Care 2011; 15(2): 329–35
[1162] Tuettenberg J, Czabanka M, Horn P et al. Clinical evaluation of the safety and efficacy of lumbar cerebrospinal fluid drainage for the treatment of refractory increased intracranial pressure. J Neurosurg 2009; 110: 1200–8
[1163] Tunkel AR, Hartman BJ, Kaplan SL et al. Practice guidelines for the management of bacterial meningitis. Clin Infect Dis 2004; 39: 1267–84
[1164] van de Beek D, de Gans J, Tunkel AR et al. Community-acquired bacterial meningitis in adults. New Engl J Med 2006; 354: 44–53
[1165] Vergouwen MDI, Vermeulen M, Roos YBWEM. Effect of nimodipine on outcome in patients with traumatic subarachnoid haemorrhage: a systematic review. Lancet Neurol 2006; 5: 1029–32
[1166] Vergouwen MDI. Vasospasm versus delayed cerebral ischemia as an outcome event in clinical trials and observational studies. Neurocrit Care 2011; 15(2): 308–11
[1167] Vulcu S, Wagner F, Santos AF et al. Repetitive Computed Tomography Perfusion for Detection of Cerebral Vasospasm-Related Hypoperfusion in Aneurysmal Subarachnoid Hemorrhage. World Neurosurg 2019; 121: e739–46
[1168] Wang X, Yang R, Sun H et al. Different Effects of Intravenous, Topical, and Combined Application of Tranexamic Acid on Patients with Thoracolumbar Fracture. World Neurosurg 2019; 127: e1185–9
[1169] Wessels L, Hecht N, Vajkoczy P. Bypass in neurosurgery-indications and techniques. Neurosurg Rev 2019; 42: 389
[1170] Wilson JT, Pettigrew LE, Teasdale GM. Structured interviews for the Glasgow Outcome Scale and the extended Glasgow Outcome Scale: guidelines for their use. J Neurotrauma 1998; 15: 573–85
[1171] Wolf S, Schürer L, Engel DC. Room Air Readings of Brain Tissue Oxygenation Probes. Acta Neurochir Suppl 2018; 126: 197–9
[1172] Wolf S. Routine management of volume status after aneurysmal subarachnoid hemorrhage. Neurocrit Care 2011; 15(2): 275–80
[1173] Yue JK, Hemmerle DD, Winkler EA et al. Clinical Implementation of Novel Spinal Cord Perfusion Pressure Protocol in Acute Traumatic Spinal Cord Injury at U.S. Level I Trauma Center: TRACK-SCI Study. World Neurosurg 2020; 133: e391–6
[1174] Yue JK, Winkler EA, Rick JW et al. Update on critical care for acute spinal cord injury in the setting of polytrauma. Neurosurg Focus 2017; 43: E19
[1175] Zwienenberg-Lee M, Hartman J, Rudisill N et al. Effect of prophylactic transluminal balloon angioplasty on cerebral vasospasm and outcome in patients with Fisher grade III subarachnoid hemorrhage: results of a phase II multicenter, randomized, clinical trial. Stroke J Cereb Circ 2008; 39: 1759–65

28 Intensivmedizin in der Unfallchirurgie

28.1 Polytrauma-Management

B. Föhre, C. Pille, V. von Dossow, S. Weber-Carstens

28.1.1 Organisation

- ITS

28.1.2 Vorbemerkungen

Definition

Polytrauma
Ein Polytrauma ist eine gleichzeitig entstandene Verletzung mehrerer Körperregionen oder Organsysteme, wobei wenigstens eine Verletzung oder die Kombination daraus vital bedrohlich ist. Die Verletzungsschwere nach Injury Severity Score (ISS) beträgt > 15 Punkte.

Praxis

Scoring-Systeme
- ISS (Injury Severety Score): Marker für die anatomische Verletzungsschwere (Schwere der einzelnen Verletzung besser berücksichtigt)
- PTS (Hannoveraner Polytrauma Schlüssel): Marker für die anatomische Verletzungsschwere (Anzahl der Gesamtverletzungen besser berücksichtigt)
- TRISS (Trauma und ISS): Prognoseabschätzung (Alter + anatomische Verletzungsschwere)
- RISC (Revised Injury Severety Classification): Prognoseabschätzung (physiologische Parameter berücksichtigt)

28.1.3 Vorbereitungen Aufnahme

► **Atemwege**
- Beatmung

► **Zugänge/Monitoring**
- arterieller Katheter
- ZVK 4 Lumen
- Shaldon-Katheter
- Hirndrucksonde/EVD

► **Drainagen**
- Magensonde
- Blasenkatheter
- Redon
- Easy-Flow
- Thorax-Drainage

► **Medikamente/Volumen**
- Analgosedierung
- EK, FFP und TK Blutgerinnungsprodukte (siehe SOP Gerinnungsmanagement beim schweren Polytrauma)
- Kristalloide
- Gelafundin
- ggf. Katecholamine

► **Diagnostik/Labor**
- BB
- Gerinnung (Quick, PTT, Fibrinogen) ggf. Thrombelastografie, Multiplex/Thrombozytenfunktionstest, ROTEM
- Serum (Krea, HST, ALT, AST, Bili, CK, CK-MB, Myoglobin, Troponin bei schweren Thoraxtrauma)
- BGA
- Kreuzblut/Bedside-Test

28.1.4 Ablauf nach Aufnahme auf der Intensivstation

Übergabe vom behandelnden Anästhesisten nach der initialen Versorgung in der Rettungsstelle/Schockraum und/oder im OP.

► **Notwendige Details der Übergabe**
- Unfallmechanismus und Unfallursache
- initialer GCS, Rettungszeit, Einklemmung in Fahrzeug, Bewusstlosigkeit, Motorik aller Extremitäten, Intoxikation
- Intubation wann, Probleme, Aspiration
- initiale Diagnostik (konventionelles Röntgen, Ultraschall, CT)
- Verletzungsmuster (strukturiert von Kopf – Stamm – Becken – Extremitäten)
- durchgeführte Interventionen/Operationen, welches traumatologische Team ist zuständig, welche Lagerung ist erlaubt
- noch geplante OPs/Revisionen/Second Look
- Drainagen (aktiv/passiv), Lokalisation der Drainagen
- Blutverlust, Transfusion von Blutprodukten
- Volumentherapie, Infusionstherapie
- Nierenfunktion: Diurese, Hämaturie, Blasendauerkatheter/suprapubischer Blasenkatheter, Blasenspülung
- antibiotische Therapie, letzte Gabe der Antibiotika
- letzte Laborwerte, letzte Blutgasanalysen
- Antikoagulation

- Temperatur, letzte Laborwerte/BGAs, Antibiotikatherapie
- postoperative CT-Kontrolle, Röntgen-Kontrolle, Besonderheiten
- Tetanus-Schutzimpfung klären (ggf. Rücksprache mit der chirurgischen Rettungsstelle, da in Schockraumalgorithmus berücksichtigt)
- Vorerkrankungen, Vormedikation bekannt
- Angehörige

► **Hilfsmittel**
- Befunderhebung/Statuserhebung der Traumatologie
- schriftliche CT- u. Röntgenbefunde (falls diese nicht vorhanden sein sollten, müssen sie umgehend von den Kollegen der Traumatologie und Radiologie angefordert werden!)
- OP-Protokoll mit Prozedere

28.1.5 Diagnostik

- Körperliche Untersuchung und Dokumentation (auch Neurostatus, Pupillomotorik), Dokumentation in COPRA (Aufnahmestatus und Anamnese)
- Röntgenbilder ansehen (insbesondere Röntgen-Thorax und CT-Untersuchungen); besondere Aufmerksamkeit hinsichtlich folgender Verletzungen:
  - SHT
  - Wirbelsäulenfrakturen
  - Beckenfrakturen
  - Verletzungen großer Gefäße
  - Verletzungen der Lunge
  - Verletzungen des Herzens
  - Verletzungen der intraabdominellen Organe: Leber, Milz, Nieren, Pankreas, Darm, Blase
  - Verletzungen des Gesichtsschädels
  - Gefäßverletzungen/Weichteiltrauma
- Labor bei Aufnahme:
  - Blutgasanalyse mit Na, K, Ca, Glukose, Laktat
  - Blutbild, AST, ALT, Lipase
  - Harnstoff, Kreatinin, CK, CK-MB, Myoglobin
  - TPZ, PTT, bei Massivtransfusionen zusätzlich D-Dimere, Fibrinogen, ROTEM
  - ggf. Kreuzblut, Bedside-Test
- spezielles Labor für die nächste Routineabnahme:
  - Blutbild, Na, K, Ca, Cl, Mg
  - Harnstoff, Kreatinin, Glukose
  - AST, ALT, AP, GGT, Bilirubin
  - TPZ, PTT, ATIII, Fibrinogen
  - Blutgasanalyse mit Na, K, Ca, Glukose, Laktat
  - Lipase, CK, CKMB, Myoglobin
- Röntgenbild des Thorax:
  - Beurteilung von Tubuslage
  - Pneumothorax
  - Lage der zentralvenösen Katheter
  - Atelektase
  - Aspiration
  - Kontusion
  - knöcherne Verletzungen
- Sonografie des Abdomens:
  - Kontrolluntersuchung spätestens 6 h nach Trauma (bei Klinik sofort)
  - falls pathologische Befunde vorliegen sind ggf. serielle Kontrollen notwendig
- EKG:
  - bei Thoraxtrauma sofort
  - bei allen anderen Patienten in den ersten 24 h ihres Aufenthaltes auf unserer Station
- TTE/TEE:
  - fokussiertes TEE: Beurteilung der rechts- und linksventrikulären Pumpfunktion, relevante Vitien, Ableitung des PAPs, Volumenstatus, Perikarderguss
  - TEE: erfolgt bei klinischem Verdacht auf Verletzung des Herzens bzw. der großen Gefäße oder hohem Risiko aufgrund des Verletzungsmusters, bzw. bei Hinweisen auf Verletzungen der großen intrathorakalen Gefäße in der Angio-CT Thorax

28.1.6 Therapie

Wichtige Indikatoren für den frühen Verlauf sind die Normalisierung des Serum-Laktats und Basendefizits.

► **Medikamente**
- Volumentherapie üblicherweise mit > 150 ml/h Vollelektrolytlösung, Humanalbumin und/oder Blutprodukten.
- Diurese nicht unter 0,8–1,2 ml/kgKG/h, bei Gefahr einer Crush-Niere 1,5 ml/kgKG, ggf. Alkalisierung des Urins erwägen.
- antimikrobielle Therapie je nach Verletzungsmuster und nach AB-Guidelines, ggf. spezielle antibiotische Therapie auf Wunsch des Operateurs.
- Sedierung mit kurzwirksamen Substanzen, wenn die neurologische Beurteilbarkeit erhalten bleiben soll (Aufwachversuch mindestens bei allen Patienten, die keine Hirndrucksonde haben. Kontraindikation: schweres Schädel-Hirn-Trauma, evtl. schweres Thoraxtrauma mit sehr schlechtem Gasaustausch, ggf. Rücksprache mit dem diensthabenden Neurochirurgen und dem Oberarzt ITS, Sedierungsziel festlegen).
- Schmerztherapie: kontinuierlich Sufentanil, bei intermittierender Gabe Piritramid.
- Antikoagulation nach Rücksprache mit der führenden Fachabteilung. In der Regel unfraktioniertes Heparin frühestens 6 h postoperativ unter Berücksichtigung des Gerinnungsstatus und des Gesamtverletzungsmusters unter strenger Risiko-Nutzen-Abwägung.

- Stressulkusprophylaxe bei Vorliegen von entsprechenden Risikofaktoren.
- Sekretolyse.

► **Weitere Anordnungen**
- Inhalation von Brochiodilatatoren
- Nasentropfen erwägen
- Lagerung, Oberkörperhochlagerung, achsengerechtes Drehen bei instabilen Wirbelsäulenverletzungen
- Physiotherapie, Verletzungsmuster beachten
- Überwachung von Atmung, Kreislauf, Diurese und Drainagenverlusten stündlich, BGA und BZ mindestens 4 h
- Ernährung

► **Zugänge (nach Versorgung in der Rettungsstelle sind Zugänge und Monitoring meistens bereits vorhanden)**
- Reichlich großlumige periphere Venenkatheter, evtl. Shaldon-Katheter
- ZVK
- invasives Blutdruckmonitoring
- Magensonde
- Blasenkatheter

Praxis

Polytraumatherapie

Prinzipien der Polytraumatherapie
- Damage Control Surgery
- Early total Care

Phasen der Polytraumaversorgung
- lebensrettende Operationen (Blutstillung)
- Wiederherstellung der Physiologie (Hämostase)
- definitive chirurgische Therapie

Schädel-Hirn-Trauma

► **Einzuholende Informationen**
- Initiale GCS, Pupillenstatus?
- Blutung epi-/subdural, intrazerebral, Ventrikeleinbruch?
- Subarachnoidealblutung?
- Mittellinienverlagerung?
- Ödem?
- Mannitoltherapie bereits durchgeführt?
- Pupillenstatus?
- Knöcherne Verletzungen, Liquorfistel?
- Aufwachversuch gestattet?
- Drainagen oder Drucksonde vorhanden?
- Lagerung, Planung Abfolge unfallchir. Versorgung, Begleitverletzungen HWS, maxiolofaszial

► **Maßnahmen**
- Hypoxämie, Hyper- bzw. Hypokapnie, Hypotonie vermeiden (Volumensubstitution, ggf. Noradrenalin), ggf. Hirndrucksonde, ICP-Messung, Pupillenkontrolle u. GCS-Schema stündlich, Kornealreflex und Hustenreflex prüfen, Oberkörperhochlagerung (30°), zur Verbesserung des venösen Abflusses Kopf gerade in Kopfschale lagern, CPP > 70 mmHg halten
- bei ICP-Anstieg > 20 mmHg: s. SOP Behandlung des erhöhten intrakraniellen Drucks
- bei einer Therapieerweiterung, die über Sedierung, Respiratortherapie und Temperaturregulation hinausgeht, sollte Rücksprache mit dem diensthabenden Neurochirurgen gehalten werden (s. SOP Behandlung des erhöhten intrakraniellen Drucks)
- Drainagen: subgaleale Redons nach Schema öffnen (Blick aufs OP-Protokoll)
- Wundhöhlendrainagen ableiten
- externe Ventrikeldrainagen (eVD): nach Anweisung des Operateurs 5–15 cm über Ohrniveau hängen, gemessen wird immer der Abklemmdruck
- Messung des arteriellen Blutdrucks in Ohrhöhe
- Gesichtsschädelverletzungen: Wo befinden sich Tamponaden?
- Tracheotomie anstreben, dabei wegen der oft massiven Schwellung Kontrolle der Tubus-/Trachealkanülenfixierung (besonders Tracheoflexkanülen dislozieren leicht, wenn die Feststellschraube locker ist)
- Magensonde durch MKG-Chirurgen oder eventuell oral
- Bulbusverletzungen erfordern grundsätzlich ein augenärztliches Konsil; **Cave:** eingeschränkte Beurteilung der Pupillomotorik nach Augentropfen/Adrenalin
- Halswirbelsäulenverletzung: Philadelphia Krawatte; Lagerungstherapie klären; **Cave:** Umintubation, Bronchoskop immer bereithalten, Extubation nur bei Nebenluft

Merke M!

Hypophysäre Störungen als Folge des SHT beachten:
- Nebennierenrindeninsuffizienz
- Diabetes insipidus

Thoraxtrauma

► **Einzuholende Informationen**
- Rippen(serien)frakturen?
- Hämato-/Pneumothorax (Weichteilemphysem)?
- Initiale Thoraxdrainagen?
- Beteiligung von Herz/großen Gefäßen (Aortendissektion)?

- Perikarderguss?
- Lungenkontusion (Pneumomediastinum)?
- Pulmonale Einblutung (klinische Zeichen: Förderrate der Thoraxdrainagen, abzusaugendes Sekret blutig)?
- Frakturen der Brustwirbelsäule?

► **Maßnahmen**
- Bülau-Drainagen mit 20 cmH_2O Sog (Kinder 10 cmH_2O)
- bei Lungenkontusion oder Aspirationsverdacht diagnostische Bronchoskopie, mikrobiologische Untersuchung
- Trachealruptur ausschließen
- bei Verletzung der BWS Neurologie der Extremitäten beobachten
- bei Verletzung der großen Gefäße Pulsstatus stündlich, evtl. zweite arterielle Kanüle in der Leiste; bei Hinweis auf Verletzung der großen Gefäße im CT immer sofort ein TEE durchführen lassen (bei pos. Befund unverzüglich Kontakt mit Herzchirurgie), sonst am nächsten Tag; bei Contusio cordis EKG, ggf. PICCO-Katheter; **Cave:** Rhythmusstörungen, Aortendissektion mit Beteiligung der Koronarabgänge, Perikarderguss/-tamponade (ZVD-Anstieg)
- stündliche, getrennte Bilanzierung der Thoraxdrainagen-Fördermenge bei schwerem Thoraxtrauma innerhalb der ersten 2 h, dann 1 × /Schicht, Leckage Dokumentation/Fisteln der Thoraxdrainage, ggf. BGA aus Thoraxdrainage zur Beurteilung einer akuten Blutung, Drainagen stetig von Blut im Drainageschlauch befreien („melken"), um Verschluss der Drainagen vorzubeugen
- 12-Kanal-EKG bei Aufnahme
- schweres Thoraxtrauma: Troponin-Kontrolle nach 6 h, bei ST-Streckenveränderungen, Ischämie, Blockbild oder Rhythmusstörung 24–48 h Monitorüberwachung; Echokardiografie (TTE/TEE)

Abdominaltrauma

► **Einzuholende Informationen**
- Verletzung parenchymatöser Organe? (**Cave:** zweizeitige Rupturen!)?
- Hohlorganperforation?
- Retroperitoneales Hämatom?
- Freie Flüssigkeit?
- Bauchtücher in situ?
- Wirbelsäulenverletzung?
- Nieren-, Ureter-, Blasen-, Harnröhrenverletzung?
- Hämaturie? Drainagen? Beckenfraktur? Stabilität?
- Lagerung? Enterale Ernährung erlaubt?

► **Maßnahmen**
- Wegen der Gefahr eines abdominellen Kompartments, regelmäßige Untersuchung mit Frage nach Abwehrspannung, Blasendruckmessung, Bauchumfang
- Menge und Aussehen von Drainagesekreten, Hb-Kontrollen; Laktatverlauf; hoher Volumendurchsatz, forcierte Diurese bei Gefahr der Crush-Niere, Alkalisierung des Harns erwägen
- nach 6 h Sonografie mit Frage nach freier Flüssigkeit und Zustand eventuell vorhandener Hämatome
- bei Verletzung der LWS Neurologie der Extremitäten beobachten
- bei Rückgang der Diurese abdominelles Kompartmentsyndrom ausschließen
- Messung des IAP mittels Blasendruckmessung; **Cave:** falsche Messung bei intraabdominellen/pelvic Packing (5–7 mmHg normal, ≥ 12 mmHg intraabdominale Hypertension, ≥ 20 mmHg abdominelles Kompartmentsyndrom)
- Monitoring der Drainagesekrete (Hb, Bili, Lipase) v. a. nach Splenektomie, Leber- und Pankreasverletzung
- Immunisierung 2 Wochen nach Splenektomie (Haemophilus influenzae B, Meningokokken, Pneumokokken)
- Thrombozytose > 1 000 000/nl nach Splenektomie sollte aufgrund erhöhter thromboembolischer Komplikationen mittels ASS 100 mg/d behandelt werden

Cave

Kolonverletzungen haben das höchste Risiko einer Sepsis, v. a. wenn > 4 EK innerhalb 24 h transfundiert werden mussten. Es sollte ggf. eine kalkulierte antimikrobielle Therapie durchgeführt werden.

► **Risikofaktoren für eine Anastomoseninsuffizienz**
- > 5 EK
- Hypotension im Schockraum
- Abdominal Trauma Index Score > 24

Wirbelsäulenverletzungen

► **Einzuholende Informationen**
- Wirbelkörperverletzungen??
- Hinterkantenbeteiligung?
- Vorbestehende/aktuelle Neurologie?
- Lagerungsfähigkeit?

► **Maßnahmen**
- Hypotension bei traumatischem Querschnitt vermeiden, da diese zu sekundärem Myelonschaden führen kann (aggressive Flüssigkeitssubstitution, Noradrenalingabe v. a. bei spinalen Schock mit Vasoplegie):

Ziel-MAP 85–90 mmHg für 7 Tage nach Wirbelsäulentrauma
- Aufwachversuch zur Dokumentation der Sensomotorik
- Volumensubsitution + ggf. Katecholamin bei spinalem Schock/Vasoplegie
- autonome Dysregulationen: Bradykardien innerhalb der ersten 2–3 Wochen
- paralytischer Ileus, Ileusprophylaxe
- hohes Risiko für Harnwegsinfektionen, Restharnbestimmung
- Kontrolle der Drainagen (Liquor? β-TRACE)
- massive Schleimbildung (Inhalation, Sekretolyse)
- Hypersensibilität der Trachea mit Vagusreiz mit der Gefahr des Herz-Kreislauf-Stillstandes
- Temperaturregulation gestört durch Vasoplegie und Ausfall des vegetativen Nervensystems (Schwitzen, Kältezittern)
- Störung des Flüssigkeitshaushaltes mit initial Oligurie und nach 5–7 Tagen Polyurie (5–6 l/d); ein Diabetes insipidus bei begleitendem SHT ist auszuschließen; eine blinde Annahme eines Diabetes insipidus und Therapie mit Vasopressin kann bei Querschnittspatienten zu schweren Hyponatriämie führen
- neuroprotektive Therapie nur nach Rücksprache mit dem Operateur z. B. Dexamethason 40 mg Loading Dose, dann 8 mg 3 × täglich für 3 Tage

Becken-/Extremitätenverletzungen

► **Einzuholende Informationen**
- Lagerungsfähigkeit??
- Kompartmentsyndrom? Begleitverletzungen?
- Retroperitoneales Hämatom bei Beckenverletzungen! (Kamineffekt)?

► **Maßnahmen**
- regelmäßige Prüfung von Durchblutung, Motorik und Sensibilität aller Extremitäten
- Umfangmessung, Blutverlust bei geschlossenen Frakturen wird häufig unterschätzt!
- laborchemische Kontrolle einer Rhabdomyolyse
- AV-Pumpen
- Kühlung
- Monitoring der Extremität mittels Pulsoxymetrie
- aktive Suche nach Missed injuries, vor allem der Hände und Füße
- Polsterung der Beckenzwinge/Fixateur externe
- Sono-Kontrolle bei Oligurie zum Ausschluss eines Harnstau, ggf. Störung des Harnabflusses aufgrund Packing der Blase/Ureter

Verbrennung

► **Einzuholende Informationen**
- Grad der Verbrennung??
- Anteil an der Körperoberfläche? Inhalationstrauma?
- CO-Vergiftung?
- Indikation für Spezialklinik? Bei kindlichen Verbrennungen KOF > 10, oder im Gesicht, Händen, Füßen, anogenital, III.-gradige Verbrennungen?

► **Maßnahmen**
- Volumensubsitution nach Baxter-Parkland-Formel mit kristalloiden Infusionslösungen
- differenziertes Hämodynamikmonitoring mit Messung des HZV (PiCCO)
- Diurese > 0,5 ml/kgKG/h, Normalisierung Laktat
- Vitamin-C-Substitution innerhalb der ersten 24 h (signifikante Reduktion des Volumenbedarfs, interstitiellen Ödems, Beatmungszeit)
- kritische Indikationsstellung zur Intubation und Beatmung (70 % Inzidenz von Pneumonie)
- Sekundärschäden vermeiden:
  - Wärmeerhalt, Kittelpflege/sterile Handschuhe, am besten Einzelplatz mit fester Pflege (Gefahr Kontamination)
  - Kompartmentsyndrom, abdominelles Kompartmentsyndrom, Escharotomie
  - Stressulzera-Prophylaxe
- frühe enterale Ernährung

Cave
- Nebenniereninsuffizienz
- Thromboseneigung

28.2 Literatur

[1176] Bittner RC, Kraemer U. Radiologische Bildgebung des Thorax beim Intensivpatienten. Intensivmedizin up2date 2011; 7(4): 253–78

[1177] Deutsche Gesellschaft für Unfallchirurgie e. V. (DGU). Leitlinie „Polytrauma/Schwerverletzten-Behandlung“ (2016). AWMF-Leitlinien-Register Nr. 012–019. Im Internet: www.awmf.org/leitlinien/detail/ll/012-019.html (Stand: 14.12.2021)

[1178] Kleber C. Surgical intensive care unit – the trauma surgery perspective. Langenbecks Arch Surg 2011; 396(4): 429–46

Teil III

Nofallmedizin

III

29 Krankheitsbilder

29.1 Akut exazerbierte COPD

R. Francis, R. Garnew, T. Kerner, C. Spies

29.1.1 Sofortmaßnahmen

- Bei Atemstillstand: Atemwegsobstruktion beseitigen, Beatmung
- bei Herz-Kreislauf-Stillstand: Reanimation einleiten
- bei Spontanatmung: titrierte O_2-Gabe

29.1.2 Diagnostik/Bodycheck

► **Bewusstsein**
- GCS

► **Atmung**
- AF
- Atemtiefe
- S_pO_2
- Auskultation
- Untersuchung auf:
  - Dyspnoe
  - Zyanose
  - Spastik
  - inspiratorischen Stridor
  - exspiratorische Nebengeräusche
  - evtl. „silent lung“
  - Rasselgeräusche
  - Einsatz der Atemhilfsmuskulatur

► **Kreislauf**
- HF
- Blutdruck
- EKG-Monitoring einschließlich 12-Kanal-Ableitung (Frequenz, regelmäßiger/unregelmäßiger Rhythmus, schmaler/breiter Kammerkomplex, P-Welle)
- Untersuchung auf:
  - obere Einflussstauung
  - periphere Ödeme
  - kapilläre Reperfusionszeit
  - kalte Extremitäten

► **Vegetativum**
- Übelkeit, Erbrechen
- Fieber

► **Schmerzen**
- Lokalisation
- VAS

29.1.3 Anamnese

- Beginn der Symptomatik
- Vorerkrankungen (derzeit bestehender Infekt)
- Medikamente
- Allergien
- Schwangerschaft
- Name/Telefonnummer von Hausarzt und nächstem Angehörigen

29.1.4 Differenzialdiagnosen

- Differenzialdiagnose der akuten Dyspnoe
- Differenzialdiagnose des akuten Brustschmerzes

Die Abgrenzung zu Asthma bronchiale fasst ► Tab. 29.1 zusammen.

Tab. 29.1 Abgrenzung der COPD zum Asthma bronchiale.

Aspekt	Asthma bronchiale	COPD
Patienten	eher Kinder	eher Erwachsene
Erkrankungsentstehung	extrinsisch	intrinsisch, inhalative Noxen (z. B. Tabakrauch)
Symptombeginn	akut	langsam progredient
Dyspnoe	anfallsartig	belastungs- oder infektexazerbiert
Peak-Flow-Messergebnisse	starke Variabilität	geringe Variabilität
Erkrankungsverlauf	variabel	progredient
Familienanamnese	häufig Allergien und atopische Erkrankungen	selten Allergien oder atopische Erkrankungen

29.1.5 Monitoring

- HF
- S_pO_2
- Blutdruck (NIBP, Intervall ≤ 5 min)
- EKG
- bei Beatmung:
  - Beatmungsdrücke
  - AMV
  - AF
  - $etCO_2$

29.1.6 Basismaßnahmen und Therapie

- Periphervenöser Zugang
- BZ-Bestimmung
- Beruhigung des Patienten
- Selbsthilfetechniken zur Atemerleichterung (atmungserleichternde Körperstellung, dosierte Lippenbremse)

29.1.7 Erweiterte Maßnahmen

Atmung

► **Medikamentöse Therapie**

- Sauerstofftherapie: Gabe von 2–4 l O_2, Ziel-S_pO_2 88–92 %
- β_2-Mimetika bzw. Anticholinergika
- Fenoterol inhalativ 2–4 Hübe (100 µg je Hub)
- Inhalationstherapie mit Verneblungsmasken (Salbutamol 1,25 mg + Ipratropiumbromid 500 µg oder Adrenalin 3 mg auf 5 ml verdünnt)

Sollte Initialtherapie nicht ausreichen:

- β_2-Mimetika systemisch:
  - Terbutalin 0,5 mg s. c.
  - Reproterol bis 0,09 mg langsam i. v.
- Magnesiumsulfat 2 g über 20 min i. v.
- Kortikosteroide: 50–100 mg Prednisolonäquivalent i. v. oder p. o.

► **Nichtinvasive Beatmung.** Falls O_2-Inhalation nicht ausreicht, wird ein Beatmungsversuch über NIV (nichtinvasive Beatmung) gestartet:

- Beatmungsdruck begrenzen (max. 30 mbar)
- CPAP/PEEP: 5–15 mbar
- ASB bis zu 20 mbar

Falls keine Verbesserung der Atemnot durch NIV: Indikation zur Intubation und kontrollierten Beatmung überprüfen.

► **Invasive Beatmung**

- Beatmungsdruck begrenzen (max. 35 mbar) dabei Umstellung auf druckkontrollierte Beatmung (PCV oder BIPAP)
- Atemzugvolumen 6 ml/kgKG
- Frequenz 8–10 Atemzüge/min
- Plateaudruck < 30 mbar
- Verlängertes I:E-Verhältnis 1:2–1:4
- PEEP beginnend mit 5 mbar
- F_iO_2: individuell; Ziel-S_pO_2 88–92 %
- permissive Hyperkapnie

Kreislauf

Keine spezifische Therapie. Symptomorientierte Behandlung. Hypertone Blutdruckwerte sind auch im Hinblick auf die Symptomschwere der Atemnot zu interpretieren.

Lagerung/Transport

Oberkörper erhöht, ggf. sitzend.

29.1.8 Pharmakotherapie

Das therapeutische Vorgehen zeigt ► Abb. 29.1 im Überblick.

29.1.9 Präklinische Beatmung

Die Indikationen, Kontraindikationen und Respiratoreinstellungen bei invasiver und nichtinvasiver Beatmung zeigt ► Tab. 29.2.

29.1.10 Besonderheiten

- Im akuten Anfall sollten Sedativa/Anxiolytika möglichst vermieden werden
- wenn Sedierung unumgänglich:
  - Morphin titrieren beginnend mit 3 mg i. v. bei schwerster Dyspnoe
  - Intubationsbereitschaft herstellen
- Expektoranzien sind kontraindiziert
- bei peripheren Ödemen und oberer Einflussstauung können Diuretika indiziert sein

29.1.11 Komplikationen

- Respiratorische Erschöpfung, CO_2-Narkose, Hypoxie
  - NIV: PEEP und ASB erhöhen, soweit möglich
  - bei ausbleibendem Behandlungserfolg Intubation und kontrollierte Beatmung

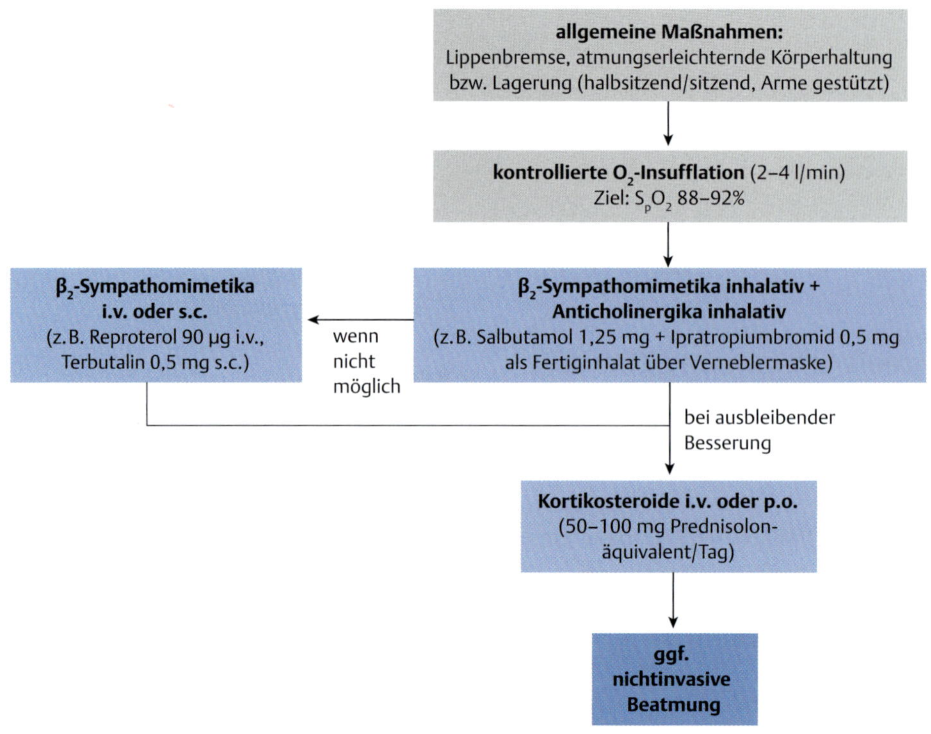

Abb. 29.1 Therapiealgorithmus bei COPD. (Quelle: Kruska P, Kerner T. Präklinische Therapie obstruktiver Ventilationsstörungen. AINS 2011; 46: 726–734)

Tab. 29.2 Beatmung bei obstruktiven Ventilationsstörungen in der Präklinik (nach [1253]).

Beatmungsform	Indikationen	Kontraindikationen	Respiratoreinstellungen
nichtinvasive Beatmung	akute Exazerbation einer COPD akutes kardiogenes Lungenödem akuter Asthmaanfall nach Ausschöpfung medikamentöser Therapieoptionen	fehlende Spontanatmung/Schnappatmung Verlegung der Atemwege gastrointestinale Blutung, Ileus Koma, ausgeprägte Agitation schwere Hypoxie, massiver Sekretverhalt hämodynamische Instabilität	CPAP/PEEP = 5–10 cmH_2O ASB = 5 → 10 → 15 cmH_2O ggf. nichtinvasive Beatmung im BiPAP-Modus ggf. leichte Analgosedierung mit Morphin (3–5 mg i. v.)
invasive Beatmung	persistierende Hypoxämie trotz O_2 oder nichtinvasiver Beatmung Koma, GCS < 9 Schnappatmung/Apnoe muskuläre Erschöpfung hämodynamische Instabilität		druckkontrollierte Beatmung, Spitzendruck ≤ 35 cmH_2O adäquater PEEP = ≤ 5 cmH_2O ggf. permissive Hyperkapnie Atemfrequenz = 8–10/min AZV = 6 ml/kgKG Inspirations-/Exspirations-Verhältnis verlängert, 1:2 – 1:4 F_iO_2 individuell, Ziel-S_pO_2 88–92 %

29.1.12 Zielkrankenhaus

Intensivstation mit Möglichkeit der nichtinvasiven sowie invasiven Ventilation.
Kriterien für eine Krankenhauseinweisung können sein:

- schwere Dyspnoe
- schlechter Allgemeinzustand
- rasch progrediente Symptomatik
- Bewusstseinstrübung
- Zunahme der Ödeme
- instabile Komorbiditäten
- Versagen der ambulanten Therapie
- Fehlen einer adäquaten häuslichen Versorgung

29.1.13 Dokumentation

- S_pO_2
- HF
- Blutdruck
- Pupillen
- Beatmungsdrücke
- AMV
- AF
- (endtidales CO_2) Initial- und Übergabebefund

29.2 Asthma bronchiale

R. Francis, R. Garnew, T. Kerner, C. Spies

29.2.1 Sofortmaßnahmen

- Bei Spontanatmung: titrierte O_2-Gabe (**Cave:** Atemdepression)
- bei Atemstillstand: Atemwegsobstruktion beseitigen, Beatmung
- bei Herz-Kreislauf-Stillstand: Reanimation einleiten

29.2.2 Diagnostik/Bodycheck

► **Bewusstsein**

- GCS

► **Atmung**

- AF
- Atemtiefe
- S_pO_2
- Auskultation
- Untersuchung auf:
  - Dyspnoe
  - Zyanose
  - Spastik
  - inspiratorischen Stridor
  - exspiratorische Nebengeräusche
  - evtl. „silent lung"
  - Rasselgeräusche
  - Einsatz der Atemhilfsmuskulatur

► **Kreislauf**

- HF
- Blutdruck
- EKG-Monitoring (Frequenz, regelmäßiger/unregelmäßiger Rhythmus, schmaler/breiter Kammerkomplex, P-Welle)
- Untersuchung auf:
  - obere Einflussstauung
  - periphere Ödeme
  - kapilläre Reperfusionszeit
  - kalte Extremitäten

► **Vegetativum**

- Übelkeit, Erbrechen
- Fieber

► **Schmerzen**

- Lokalisation
- VAS

29.2.3 Anamnese

- Beginn der Symptomatik
- Vorerkrankungen (derzeit bestehender Infekt)
- Medikamente
- Allergien
- Schwangerschaft
- Name/Telefonnummer von Hausarzt und nächstem Angehörigen

29.2.4 Differenzialdiagnosen

- Differenzialdiagnose der akuten Dyspnoe
- Differenzialdiagnose des akuten Brustschmerzes

Die Abgrenzung zu Asthma bronchiale fasst ► Tab. 29.1 zusammen.

29.2.5 Monitoring

- Minimalmonitoring: S_pO_2
- HF
- Blutdruck (NIBD, Intervall ≤ 5 min)
- EKG
- bei Beatmung:
  - AMV
  - AF
  - Beatmungsdrücke
  - $etCO_2$

29.2.6 Basismaßnahmen und Therapie

- Periphervenöser Zugang
- BZ-Bestimmung
- Beruhigung des Patienten
- Selbsthilfetechniken zur Atemerleichterung (atmungserleichternde Körperstellung, dosierte Lippenbremse)

29.2.7 Erweiterte Maßnahmen

Atmung

► **Medikamentöse Therapie**

- Sauerstofftherapie: Gabe von O_2 mit dem Ziel: S_pO_2 92–94 %
- β_2-Mimetika inhalativ
  - Fenoterol/Salbutamol inhalativ 2–4 Hübe (100 µg je Hub)
  - Inhalationstherapie mit Verneblungsmasken (Salbutamol 2,5–5 mg (0,15 mg/kgKG) und Ipratropiumbromid 250–500 µg oder Adrenalin 3 mg auf 5 ml verdünnt)
- Kortikosteroide: Prednisolon 50–150 mg

Sollte Initialtherapie nicht ausreichen:

- β_2-Mimetika systemisch:
  - Terbutalin 0,5 mg s. c.
  - Reproterol bis 0,09 mg langsam i. v.
- Magnesiumsulfat 50 mg/kgKG max. 2 g über 20 min i. v.

► **Nichtinvasive Beatmung**

- Per Masken-CPAP kann erwogen werden, wenn keine Kontraindikationen vorhanden
- Intubation darf, wenn indiziert, nicht durch NIV-Versuche verzögert werden

► **Invasive Beatmung**

- Beatmungsdruck begrenzen (max. 35 mbar) dabei Umstellung auf druckkontrollierte Beatmung (PCV oder BIPAP)
- Atemzugvolumen 6 ml/kgKG
- Frequenz 8–10 Atemzüge/min
- Plateaudruck < 30 mbar
- Verlängertes I:E-Verhältnis 1:2 -1:4
- PEEP beginnend mit 5 mbar
- F_iO_2: individuell; Ziel-S_pO_2 92–94 %
- permissive Hyperkapnie

Kreislauf

Bestehende Hypovolämie ausgleichen.

Lagerung/Transport

Oberkörper erhöht, ggf. sitzend.

29.2.8 Pharmakotherapie

Das therapeutische Vorgehen zeigt ► Abb. 29.2 im Überblick.

29.2.9 Präklinische Beatmung

Die Indikationen, Kontraindikationen und Respiratoreinstellungen bei invasiver und nichtinvasiver Beatmung zeigt ► Tab. 29.3.

Tab. 29.3 Beatmung bei obstruktiven Ventilationsstörungen in der Präklinik (nach [1253]).

Beatmungsform	Indikationen	Kontraindikationen	Respiratoreinstellungen
nichtinvasive Beatmung	akute Exazerbation einer COPD akutes kardiogenes Lungenödem akuter Asthmaanfall nach Ausschöpfung medikamentöser Therapieoptionen	fehlende Spontanatmung/Schnappatmung Verlegung der Atemwege gastrointestinale Blutung, Ileus Koma, ausgeprägte Agitation schwere Hypoxie, massiver Sekretverhalt hämodynamische Instabilität	CPAP/PEEP = 5–10 cmH_2O ASB = 5 → 10 → 15 cmH_2O ggf. nichtinvasive Beatmung im BiPAP-Modus ggf. leichte Analgosedierung mit Morphin (3–5 mg i. v.)
invasive Beatmung	persistierende Hypoxämie trotz O_2 oder nichtinvasiver Beatmung Koma, GCS < 9 Schnappatmung/Apnoe muskuläre Erschöpfung hämodynamische Instabilität		druckkontrollierte Beatmung, Spitzendruck ≤ 35 cmH_2O adäquater PEEP = ≤ 5 cmH_2O ggf. permissive Hyperkapnie Atemfrequenz = 8–10/min AZV = 6 ml/kgKG Inspirations-/Exspirations-Verhältnis verlängert, 1:2 – 1:4 F_iO_2 individuell, Ziel-S_pO_2 92–94 %

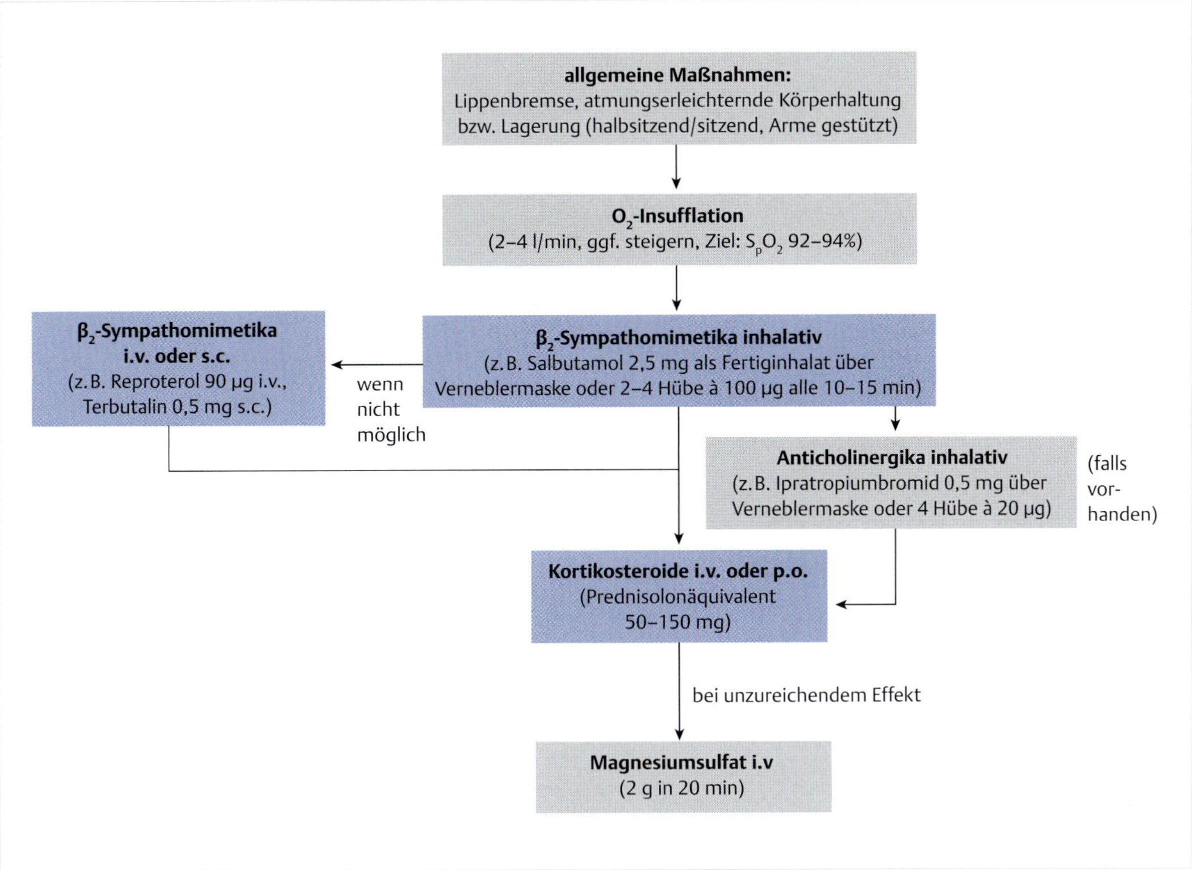

Abb. 29.2 Therapiealgorithmus bei Asthma bronchiale. (Quelle: Kruska P, Kerner T. Präklinische Therapie obstruktiver Ventilationsstörungen. AINS 2011; 46: 726–734)

29.2.10 Besonderheiten

Nicht eingesetzt bzw. möglichst vermieden werden sollten im Anfall Sedativa und Anxiolytika. Wenn Sedierung unumgänglich ist:

- Morphin titrieren beginnend mit 3 mg i. v. bei schwerster Dyspnoe
- Intubationsbereitschaft herstellen
- Expektoranzien sind kontraindiziert

Die Therapie des akuten Asthmaanfalls bei Kindern ist ▶ Abb. 29.3 zu entnehmen.

29.2.11 Komplikationen

- Status asthmaticus
- Hypoxie
- muskuläre Erschöpfung
- Tachypnoe
- CO_2-Narkose
- Maßnahme: Intubation, Beatmung

29.2.12 Zielkrankenhaus

Krankenhaus mit Intensivstation und Beatmungsmöglichkeit.

29.2.13 Dokumentation

- S_pO_2
- HF
- Blutdruck
- Pupillen
- Beatmungsdrucke
- AMV
- AF
- (endtidales CO_2)
- Initial- und Übergabebefund

29

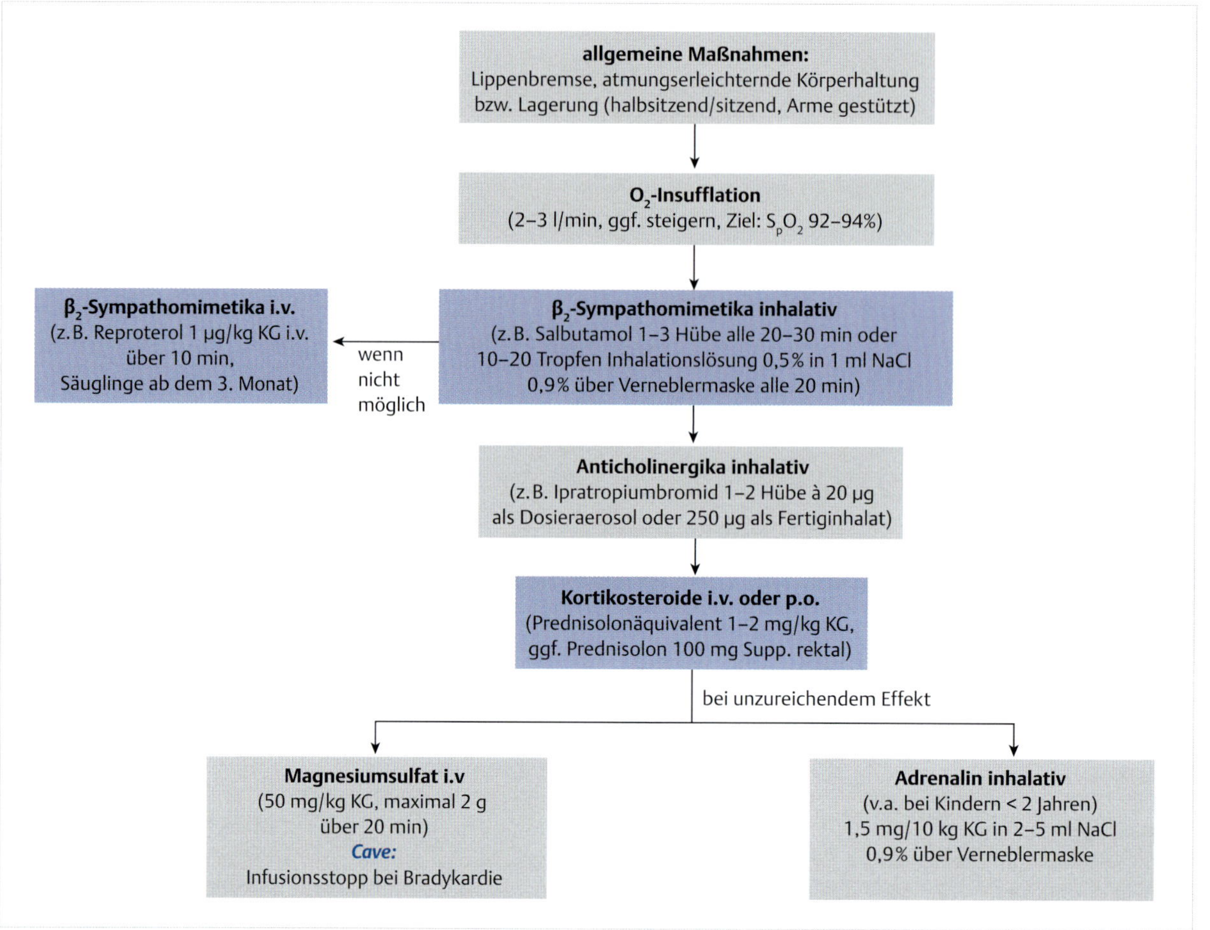

Abb. 29.3 Therapiealgorithmus Asthmaanfall bei Kindern. (Quelle: Kruska P, Kerner T. Präklinische Therapie obstruktiver Ventilationsstörungen. AINS 2011; 46: 726–734)

29.3 Akutes Koronarsyndrom

A. Bichmann, R. Francis, R. Garnew, T. Kerner, C. Spies

29.3.1 Sofortmaßnahmen

- bei Spontanatmung: O_2-Gabe bei Hypoxämie S_pO_2 < 90 %, Dyspnoe oder Lungenstauung
- bei Atemstillstand: Beseitigung der Atemwegsobstruktion, Beatmung
- bei Herz-Kreislauf-Stillstand: Einleitung der Reanimation nach der ERC-Richtlinien 2021

29.3.2 Diagnostik/Bodycheck

► **Bewusstsein**
- GCS
- Pupillenstatus

► **Atmung**
- Atemfrequenz
- Atemtiefe
- S_pO_2
- Auskultation
- Untersuchung auf:
  - Dyspnoe
  - Zyanose
  - in- und exspiratorische Nebengeräusche
  - Stridor

► **Kreislauf**
- Herzfrequenz
- Blutdruck
- EKG-Monitoring
- 12-Kanal-EKG zum frühestmöglichen Zeitpunkt (innerhalb 10 min bei V. a. ACS)

  - Analyse: Frequenz, Rhythmus: regelmäßig/unregelmäßig, Kammerkomplex: schmal/breit, ST-Streckenanalyse, P-Welle
  - wenn ohne Zeitverlust möglich: telemetrische Übermittlung des 12-Kanal-EKG an das Zielkrankenhaus
- Untersuchung auf:
  - obere Einflussstauung
  - periphere Ödeme
  - kalte Extremitäten
  - Rekapillarisierungszeit
  - Oligurie
  - anamnestisch Synkope

► **Neurologie**
- psychische oder kognitive Veränderungen
- ungewöhnliche Agitation
- Verwirrtheitszustände

► **Vegetativum**
- Übelkeit
- Erbrechen
- Schwindel
- Schweißausbruch
- Palpitationen

► **Schmerzen**
- Angina pectoris-typische Schmerzen
  - Lokalisation, Ausstrahlung
  - Art und Charakter: Vernichtungsschmerz?
  - Beginn und Dauer: bei Belastung oder in Ruhe?
  - Intensität: VAS?

Cave ⚠

Bei älteren Patienten, Frauen und Diabetikern treten ggf. atypische Symptome auf.

29.3.3 Anamnese

- Beginn der Symptomatik
- Vorerkrankungen
- Medikamente
- Allergien
- Schwangerschaft
- Begleitumstände
- bisherige kardiale Diagnostik (z. B. Herzkatheter usw.)
- letzte Mahlzeit
- Name und Telefonnummer von Hausarzt und nächsten Angehörigen

29.3.4 Differenzialdiagnosen

- Differenzialdiagnose der akuten Dyspnoe
- Differenzialdiagnose der Synkope
- Differenzialdiagnose des akuten Brustschmerzes

29.3.5 Monitoring

- Herzfrequenz
- Blutdruck (nichtinvasive Blutdruckmessung, Intervall 5 min)
- kontinuierliches EKG
- S_pO_2
- bei Beatmung:
  - Beatmungsdrücke
  - AMV
  - Atemfrequenz
  - $etCO_2$
- kontinuierliche EKG-Überwachung wegen des Risikos auftretender Rhythmusstörungen (Kammerflimmern, Bradykardie)

29.3.6 Basismaßnahmen und Therapie

- periphervenöser Zugang
- Blutzuckerbestimmung
- Beruhigung
- evtl. Sedierung des Patienten
- adäquate Analgesie

► **Atmung**
- O_2-Insufflation nur bei Zeichen von Hypoxämie, Dyspnoe oder Herzinsuffizienz und $S_pO_2 < 90\,\%$
- ggf. Intubation

► **Kreislauf**

► **Symptomatische Therapie des akuten Koronarsyndroms**
- Morphin 3–5 mg i. v.; ggf. mehrfache Wiederholung bis zur Schmerzfreiheit
- bei Übelkeit *nach* Gabe von Opiaten: antiemetische Therapie mit Ondansetron, keine prophylaktische Gabe von Ondansetron

► **Kausale Therapie des akuten Koronarsyndroms**
- Glyzeroltrinitrat sublingual als Spray bei systolischem Blutdruck ≥ 110 mmHg (nicht zur Diagnosestellung empfohlen) und persistierenden Symptomen
- Gabe in bis zu 3 Einzeldosen zu 0,4 mg alle 5 min unter Blutdruckkontrolle

Cave

Keine Gabe bei kürzlicher Einnahme von PDE-Hemmern (< 48 h).

- bei besonders ängstlichen Patienten: vorsichtige Anxiolyse mit Benzodiazepinen
- ASS 150–300 mg oral (Kautablette/Granulat) oder 75–250 mg i. v.
- Heparin (unfraktioniert) 70 IE/kgKG i. v. (maximal 5 000 IE)
- Bei Verdacht auf STEMI keine Routinegabe von β-Blockern:
  - Kontraindikation zur frühen i. v.-Therapie bei Patienten mit Hypotension und Zeichen der Herzinsuffizienz mit Lungenödem

Cave

Erhöhtes Risiko für schweren kardiogenen Schock, bei schwerer Hypertonie und/oder Tachyarrhythmien kann die Gabe von β-Blockern indiziert sein (z. B. Metoprolol 5–10 mg i. v.)

- ggf. Frequenzkontrolle bei TAA mit Zeichen der akuten Herzinsuffizienz jedoch ohne Hypotension: Amiodaron 5 mg/kgKG über 1 h
- ggf. Frequenzkontrolle bei TAA mit Zeichen der akuten Herzinsuffizienz und Hypotension: Digitoxin 0,4–0,6 mg

► Akutes Koronarsyndrom mit ST-Hebung

- ST-Hebung ≥ 0,1 mV in ≥ 2 zusammenhängenden Extremitätenableitungen und/oder ST-Hebung ≥ 0,2 mV (Männern)/≥ 0,15 mV (Frauen) in ≥ 2 zusammenhängenden Brustwandableitungen
- (vermutlich) neuer Links- oder Rechtsschenkelblock
- spezifische Therapie bei ST-Hebung mittels Fibrinolyse oder Katheterintervention (percutaneous coronary intervention – PCI)

► Primäre Koronarangiografie

- PCI „Drahtpassage" soll innerhalb 90 min ab STEMI-Diagnose erfolgen
- keine Routinegabe von ADP-Rezeptor-Inhibitoren vor Angiografie

► Primäre Fibrinolyse

- Wenn PCI mit „Drahtpassage" NICHT innerhalb 120 min ab STEMI-Diagnose erzielbar:
  - Voraussetzung: Symptombeginn vor < 12 h und Lyse innerhalb von 10 min nach Indikationsstellung möglich
  - Medikation: z. B. Alteplase: 15 mg i. v. als Bolus, 0,75 mg/kgKG über 30 min, dann 0,5 mg/kgKG über 60 min; Maximaldosis: 100 mg
  - Bei Patienten ≥ 75 Jahren: vorsichtige Dosierung
  - Transport in ein Zielkrankenhaus mit Kapazität zur sekundären PCI innerhalb von 24 h

Merke M!

Primär ist *immer* eine PCI anzustreben. Eine präklinische Thrombolyse wird durchgeführt, wenn eine PCI ≤ 120 min ab Diagnosestellung nicht möglich ist. Auch nach Fibrinolyse ist ein Transport in ein Zielkrankenhaus mit Kapazität zur PCI indiziert!

► Erweiterte Kriterien für eine PCI Indikation

- Bei allen Patienten mit Ischämiezeichen < 12 h nach Symptobeginn und persistierender ST-Streckenhebung
- in der Abwesenheit einer ST-Streckenhebung bei Verdacht auf Ischämie, bei klinischer Symptomatik eines MI mit mindestens einem folgenden Kriterium:
  - hämodynamische Instabilität
  - kardiogenem Schock
  - mechanischer Pumpfunktionsstörung
  - akutem Herzversagen
  - lebensbedrohlichen Arrhythmien
  - Reanimationsbedürfnis
  - intermittierende ST-Streckenveränderungen
  - innerhalb von 24 h bei Patienten mit vorangegangenen MI-Symptomatiken und ST-Hebungen, die jetzt ein unauffälliges EKG zeigen und symptomfrei sind (unabhängig von einer vorherigen Glyzeroltrinitratgabe)

29.3.7 Lagerung/Transport

- Oberkörperhochlagerung (bei Kreislaufstabilität)
- Sauerstoffgabe
- gute Analgosedierung
- Patient darf nicht selber laufen, keine Belastung
- TTM nach Reanimation bei Diagnostiziertem STEMI indiziert bei andauernder Bewustlosigkeit nach Reanimation

29.3.8 Besonderheiten

Kontraindikationen für Nitrate

- Blutdruck ≤ 90 mmHg systolisch insbesondere bei gleichzeitiger Bradykardie
- inferiorer Infarkt
- Verdacht auf rechtsventrikuläre Infarktbeteiligung
- kürzlicher Einnahme von PDE-Hemmern (< 48 h)
- Allergie bzw. Unverträglichkeit
- Vorsichtige Gabe bei Aortenstenose und hypertropher obstruktiver Kardiomyopathie

Merke M!

Die Gabe von Glykoprotein (Gp)-IIB/IIIA-Rezeptorblockern wird insbesondere beim gleichzeitigen Einsatz von Heparinen nicht empfohlen.

Kontraindikationen für die Fibrinolyse

- Absolut:
  - Zustand nach hämorrhagischem Insult bzw. Insult unklarer Genese in den letzten 6 Monaten
  - ischämischer Insult vor ≤ 6 Monaten
  - Tumoren des zentralen Nervensystems
  - größeres Trauma bzw. Operation im Vormonat
  - gastrointestinale Blutung vor ≤ 1 Monat
  - bekannte hämorrhagische Diathese
  - Aortendissektion
  - Punktion an einer nicht kompressiblen Stelle in den letzten 24 h (z. B. Leberbiopsie, Lumbalpunktion)
- Relativ:
  - transitorisch-ischämische Attacke vor ≤ 6 Monaten
  - orale Antikoagulation
  - Schwangerschaft bzw. Entbindung vor ≤ 1 Woche
  - therapierefraktäre Hypertonie (systolischer Blutdruck ≥ 180 mmHg und/oder diastolischer Blutdruck ≥ 110 mmHg
  - florides Ulcus ventriculi
  - traumatische Reanimation
  - bakterielle Endokarditis

29.3.9 Komplikationen

- Herzrhythmusstörungen → siehe SOP Herzrhythmusstörungen
- Kardiogener Schock → siehe SOP Kardialer Schock
- Lungenödem → siehe SOP Linksherzinsuffizienz mit Lungenödem

29.3.10 Zielkrankenhaus

- Klinik mit 24/7 Herzkatheterbereitschaft und Intensivtherapiemöglichkeit
- bei Ankunft im Krankenhaus mit PCI-Kapazität sollte der Patient sofort ins Herzkatheterlabor gebracht werden
- Patienten mit akutem Koronarsyndrom ohne ST-Hebung im stabilen Zustand: Aufnahme des Patienten über die internistische Notaufnahme

29.3.11 Dokumentation

- Herzfrequenz
- 12-Kanal-EKG
- Blutdruck
- S_pO_2
- ggf. Anamnese
- Medikamentengaben
- Beatmungsdrücke
- AMV
- Atemfrequenz
- $etCO_2$
- Initial- und Übergabebefund

29.3.12 Literatur/Guidelines

[1179] Collet JP, Thiele H, Barbato E et al. 2020 ESC Guidelines for the management of acute coronary syndromes in patients presenting without persistent ST-segment elevation. Eur Heart J 2020:ehaa575. doi: 10.1093/eurheartj/ehaa575

[1180] Culver MA, Richards EC, Jarrell DH et al. Use of Prophylactic Ondansetron with Intravenous Opioids in Emergency Department Patients. A Prospective Observational Pilot Study. J Emerg Med 2017;53 (5):629–634. doi: 10.1016/j.jemermed.2017.06.040. Epub 2017 Oct 5.

[1181] Nikolaou NI, Arntz HR, Bellou A et al. Initial management of acute coronary syndromes section Collaborator. European Resuscitation Council Guidelines for Resuscitation 2015 Section 8. Initial management of acute coronary syndromes. Resuscitation 2015;95:264–77. doi: 10.1016/j.resuscitation.2015.07.030. Epub 2015 Oct 15

[1182] Deutsche Gesellschaft für Kardiologie – Herz-und Kreislaufforschung e. V. ESC Pocket Guidelines. Version 2017. Therapie des akuten Herzinfarktes bei Patienten mit ST-Streckenhebung (STEMI), 2018. Grünwald: Börm Bruckmeier Verlag

[1183] Ibanez B, James S, Agewall S et al. 2017 ESC Guidelines for the management of acute myocardial infarction in patients presenting with ST-segment elevation: the task force for the management of acute myocardial infarction in patients presenting with ST segment elevation or the European Society of Cardiology (ESC). Eur Heart J 2018;39 (2):119–177. doi: 10.1093/eurheartj/ehx393

29.4 Anaphylaktischer Schock

R. Francis, R. Garnew, T. Kerner, C. Spies

29.4.1 Allgemein

- Die Anaphylaxie wird charakterisiert durch sich rasch entwickelnde lebensbedrohliche Störungen der Luftwege, der Atmung und/oder des Kreislaufs, die in der Regel mit Haut- oder Schleimhautveränderungen einhergehen nach Exposition mit einem Allergen.
- Mögliche Auslöser sind Nahrungsmittel, Medikamente (z. B. Antibiotika), Zusatzstoffe, Insektengifte, Impfstoffe usw.
- Bei 28 % der Patienten findet sich keine eindeutige Ursache.
- Kardinalsymptome sind Hauterscheinungen, Tachykardie, Hypotension, Bronchospasmus/Atemwegsobstruktion und gastrointestinale Symptome.

29.4.2 Sofortmaßnahmen

- Allergenexposition stoppen
- *bei Atemstillstand:* Beseitigung der Atemwegsobstruktion, Beatmung
- *bei Herz-Kreislauf-Stillstand:* Einleitung der Reanimation nach ERC-Guideline
- *bei Spontanatmung:* O_2-Gabe mit hohem Flow (> 10 l/min)
- i. v. Zugang

29.4.3 Diagnostik/Bodycheck

ABCDE-Schema

► **Bewusstsein**
- GCS

► **Atmung**
- Atemfrequenz
- Atemtiefe
- S_pO_2
- Auskultation
- Untersuchung auf:
  - Dyspnoe
  - Zyanose
  - in- und exspiratorische Nebengeräusche
  - Stridor
  - Ödeme im Larynx- und Pharynxbereich
  - Bronchospastik
  - Lungenödem
- Frühzeichen eines Larynxödems: Schwellung von Uvula und Zunge möglich (Globusgefühl, Heiserkeit)

► **Kreislauf**
- Herzfrequenz
- Blutdruck
- EKG-Monitoring (Frequenz, regelmäßiger/unregelmäßiger Rhythmus, schmaler/breiter Kammerkomplex)
- Rekapillarisierungszeit
- Untersuchung auf:
  - periphere Vasodilatation
  - Tachykardie
  - Hypotension

► **Neurologie**
- Untersuchung auf:
  - Unruhe
  - Verwirrtheit
  - Schwindel
  - Bewusstseinsstörungen
  - Kopfschmerzen
  - Krampfanfälle

► **Schmerzen**
- Lokalisation
- VAS

► **Vegetativum**
- Untersuchung auf:
  - Übelkeit
  - Erbrechen
  - Schwindel
  - blasse, feuchte Haut

► **Gastrointestinaltrakt**
- Untersuchung auf:
  - Bauchschmerzen
  - Erbrechen
  - Diarrhö

► **Haut/Schleimhäute**
- Untersuchung auf:
  - Flush
  - Erythem
  - Urtikaria
  - Pruritus
  - (Angio-)Ödeme

29.4.4 Anamnese

- Beginn und Art der Symptomatik
- Art der Allergenexposition
- bekannte Allergien
- Vorerkrankungen
- Medikamente
- Schwangerschaft

- Begleitumstände
- letzte Mahlzeit
- Name und Telefonnummer von Hausarzt und nächsten Angehörigen

29.4.5 Differenzialdiagnosen

- Hypovolämischer, neurogener, kardiogener oder septischer Schock (s. SOP Kardialer Schock)
- Dyspnoe (s. SOP Differenzialdiagnose der akuten Dyspnoe)
- Bewusstlosigkeit (s. SOP Differenzialdiagnose der Bewusstlosigkeit
- vasovagale Synkope
- Herzrhythmusstörungen
- Lungenarterienembolie
- hereditäres Angioödem z. B. durch ACE-Hemmer

29.4.6 Monitoring

- EKG-Monitor
- Herzfrequenz
- Blutdruck (nichtinvasive Blutdruckmessung, Intervall 5 min)
- S_pO_2
- bei Beatmung:
  - Beatmungsdrücke
  - AMV
  - Atemfrequenz
  - $etCO_2$

29.4.7 Basismaßnahmen und Therapie

- Allergen identifizieren und, wenn möglich, Allergenexposition unterbinden (z. B. Insektenstachel entfernen, verursachende Infusion abstellen usw.)
- ggf. den Patienten beruhigen

Zugang

► **Zugang zum Gefäßsystem**

- bei intravenöser Allergenexposition den entsprechenden i. v.-Zugang belassen

► **Zugang zum Gefäßsystem**

- periphervenöser Zugang mit größtmöglichem Lumen (bei Katecholamingabe immer 2. peripheren Zugang)
- falls kein periphervenöser Zugang möglich → i.o. Zugang
- Blutzuckerbestimmung

Atmung

- O_2-Gabe mit höchstmöglicher Konzentration
- ggf. Intubation und Beatmung F_iO_2 initial 1,0, dann Anpassung an Ziel-$S_pO_2 > 94\,\%$, PEEP = 5–10 cmH_2O

> **Praxis**
>
> **Schwieriges Atemwegsmanagement**
>
> Cave: Infolge eines Larynx- und/oder Pharynxödems kann die endotracheale Intubation unter Umständen unmöglich sein.
>
> - bei Indikation zur Beatmung und nicht durchführbarer Intubation: Versuch der Maskenbeatmung
> - bei nicht durchführbarer Intubation und ineffektiver Maskenbeatmung:
>   - supraglottische Schwellung wahrscheinlich und extraglottische Beatmungshilfen in der Regel nicht effektiv
>   - Indikation zur Koniotomie um eine Hypoxie zu vermeiden
>   - s. SOP Schwieriger Atemweg Präklinisches Airwaymanagement

Kreislauf

► **Volumengabe**

- Kristalloide Lösungen (zunächst 10–20 ml/kgKG) bis zur Kreislaufstabilisierung verabreichen

► **Katecholamine**

- Adrenalin:
  - Wirkung von Adrenalin umfasst: Mastzellstabilisierung, Vasokonstriktion, Bronchodilatation, Verminderung des Schleimhautödems, Inotropiesteigerung. *Adrenalin ist das wichtigste Medikament in der Therapie der Anaphylaxie.*
  - Adrenalin soll allen Patienten mit lebensbedrohlichen Symptomen verabreicht werden (ab Anaphylaxie Grad II)!
  - Die i. m. Injektion von Adrenalin ist der schnellste Applikationsweg und bietet die größte therapeutische Sicherheit. Applikationsort: z. B. anterolaterale Seite des mittleren Drittels des Oberschenkels
  - i. m. Dosierung:
    - bis zum 6. Lebensjahr 150 µg
    - 6.–12. Lebensjahr 300 µg
    - Standarddosis ab 12 Jahren 500 µg
    - ggf. in 10–15 min Intervallen wiederholen
    - bei bekanntem Körpergewicht 0,01 mg/kgKG (Maximaldosis 0,5 mg)

III

- ggf. i. v. Dosierung:
  - 0,5–1 µg/kgKG-Boli bis zum Therapieerfolg
  - ggf. Adrenalinperfusor mit 0,05–1,0 µg/kgKG/min i. v.
  - bei Patienten mit adrenalin-refraktärerer Symptomatik und gleichzeitiger Betablocker Medikation kann die Gabe von 1–2 mg Glukagon i. v. erwogen werden
- Noradrenalin:
  - bei adrenalinrefraktärer Hypotonie Noradrenalinbolus von 0,5–1 µg/kgKG i. v. und ggf. weiter kontinuierlich mit 0,05–0,50 µg/kgKG/min i. v.
  - zur Bolusgabe 1 Ampulle Adrenalin bzw. Noradrenalin (jeweils 1 mg = 1 ml) in 100 ml NaCl 0,9 % auflösen (1 ml der verdünnten Lösung entspricht dann 10 µg Adrenalin bzw. Noradrenalin)
- Glukokortikoide:
  - Prednisolon initial 500–1000 mg/kgKG i. v., ggf. Wiederholung, keine Standardgabe, Gabe bei prolongierter respiratorischer Symptomatik und/oder refraktärerer Schocksymptomatik in Erwägung ziehen
- Histaminantagonisten:
  - H_1-Blocker: Clemastin 0,03 mg/kgKG i. v. oder Dimetinden 0,1 mg/kgKG i. v.
  - H_2-Blocker: Cimetidin 5 mg/kgKG i. v. bei schwerer Anaphylaxie

Merke M!

Zuerst H_1-Blockade, dann H_2-Blockade!

▶ **Schweregradeinteilung.** Die Schweregrade der Anaphylaxie mit Behandlungsschema fasst ▶ Tab. 29.4 zusammen.

Lagerung/Transport

- bei Dyspnoe (und stabilem Kreislauf): Oberkörperhochlagerung
- bei instabilem Kreislauf: Flachlagerung
- ggf. Schocklage
- Ermittlung einer Position, die dem Patienten angenehm ist

Tab. 29.4 Schweregrade der Anaphylaxie nach Ring und Meßmer mit Behandlungsschema.

Grad	Haut	Abdomen	Respirationstrakt	kardiovaskuläres System	Therapie
I	Juckreiz, Flush, Urtikaria, Angioödem	–	–	–	i. v. Zugang Antihistaminika: • H_1: z. B. Dimetinden 0,1 mg/kgKG Glukokortikoid: • z. B. Prednisolon 50–100 mg in Erwägung ziehen bei prolongierter Symptomatik Adrenalin i. m. vorbereiten
II	Juckreiz, Flush, Urtikaria, Angioödem	Nausea, Krämpfe	Rhinorrhö, Heiserkeit, Dyspnoe	Tachykardie ($\Delta > 20$/min), Hypotension ($\Delta > 20$ mmHg sys), Arrhythmie	Sauerstoff i. v. Zugang Adrenalin: • bis zum 6. Lebensjahr 150 µg i. m. • 6.–12. Lebensjahr 300 µg i. m. • Standarddosis ab 12 Jahren 500 µg i. m. • bei bekanntem Körpergewicht 0,01 mg/kgKG β_2-Mimetikum: • inhalativ: z. B. Salbutamol 2–4 Hub Inhalator/ Salbutamol 1,25 mg über Vernebler • ggf. i. v.: z. B. Reproterol 0,1 mg/kgKG Antihistaminika: • H1-Blocker: z. B. Dimetinden 0,1 mg/kgKG • ggf. H_2-Blocker bei schwerer Anaphylaxie: z. B. Cimetidin 5 mg/kgKG Glukokortikoid: • z. B. Prednisolon (< 15 kgKG: 50 mg; 15–30 kgKG: 100 mg; 30–60 kgKG: 250 mg; 60–100 kgKG: 500–1000 mg) bei prolongierter respiratorischer Symptomatik und/oder refraktärer Schocksymptomatik

Tab. 29.4 Fortsetzung

Grad	Haut	Abdomen	Respirationstrakt	kardiovaskuläres System	Therapie
III	Juckreiz, Flush, Urtikaria, Angioödem	Erbrechen, Defäkation	Larynxödem, Bronchospasmus, Zyanose	Schock	Sauerstoff i. v. Zugang Adrenalin: • bis zum 6. Lebensjahr 150 µg i. m. • 6.–12. Lebensjahr 300 µg i. m. • Standarddosis ab 12 Jahren 500 µg i. m. • bei persistierender Schocksymptomatik: ○ i. v. 0,5–1 µg/kgKG Boli, ggf Adrenalinperfusor mit 0,05–1,0 µg/kgKG/min • bei Larynxödem und/oder schwerer Bronchospastik ○ 1–3 mg auf 5 ml NaCl 0,9 % inhalativ Antihistaminika: • H_1-Blocker: z. B. Dimetinden 0,1 mg/kgKG • ggf. H_2-Blocker bei schwerer Anaphylaxie: z. B. Cimetidin 5 mg/kgKG Glukokortikoid: • z. B. Prednisolon (< 15 kgKG: 50 mg; 15–30 kgKG: 100 mg; 30–60 kgKG: 250 mg; 60–100 kgKG: 500–1000 mg) bei prolongierter respiratorischer Symptomatik und/oder refraktärer Schocksymptomatik
IV	Juckreiz, Flush, Urtikaria, Angioödem	Erbrechen, Defäkation	Apnoe	Kreislaufstillstand	Reanimation Defibrillation Sauerstoff i. v. Zugang Adrenalin: • i. v./i.o. 1 mg (Kinder 10 µg/kgKG) • Antihistaminika: • H_1-Blocker: z. B. Dimetinden 0,1 mg/kgKG • ggf. H_2-Blocker bei schwerer Anaphylaxie: z. B. Cimetidin 5 mg/kgKG Glukokortikoid: • z. B. Prednisolon (< 15 kgKG: 50 mg; 15–30 kgKG: 100 mg; 30–60 kgKG: 250 mg; 60–100 kgKG: 500–1000 mg) bei prolongierter respiratorischer Symptomatik und/oder refraktärer Schocksymptomatik

29.4.8 Besonderheiten

Die klinische Symptomatik kann variabel sein (respiratorische, kardiovaskuläre, kutane, zerebrale und gastrointestinale Symptome einzeln oder in Kombination).

Das laryngeale Ödem ist die häufigste Todesursache beim anaphylaktischen Schock inhalatives Adrenalin hat in der Frühphase eine gute Wirksamkeit.

Die Dynamik einer anaphylaktischen Reaktion ist nicht voraussehbar.

Entwickelt sich innerhalb von Minuten (< 1 h) nach Allergenkontakt eine schwere körperliche Beeinträchtigung, ist an Anaphylaxie zu denken.

Die Symptome können auch nach erfolgreicher primärer Therapie nach bis zu 12 h wiederkehren.

Patienten müssen in jedem Fall intrahospital überwacht werden!

29.4.9 Anaphylaktischer Schock bei Kindern

- Grundprinzipien der Therapie sind altersunabhängig
- Antigenzufuhr unterbrechen; bei i. v.-Zufuhr der Noxe → Kanüle belassen
- initialen Symptome lassen keine Einschätzung des weiteren Verlaufs zu
- O_2 über Maske verabreichen

► **Adrenalin**

- Adrenalin ist auch bei Kindern neben einer Volumentherapie das wichtigste Medikament
- Adrenalin sollte i. m. oder ggf. i. v. gegeben werden
  - Dosis für die i. m.-Gabe:
    - bis zum 6. Lebensjahr 150 µg
    - 6.–12. Lebensjahr 300 µg
    - Standarddosis ab 12 Jahren 500 µg

- ggf. in 10–15 min Intervallen wiederholen
    - bei bekanntem Körpergewicht 0,01 mg/kgKG (Maximaldosis 0,5 mg)
  - Dosis für die i. v.-Gabe:
- i. m. Gabe ist zu bevorzugen; i. v. Gabe nur durch erfahrene Anwender!
- Dosis nach Wirkung (initial ca. 0,5–1 µg/kgKG, ggf. steigern); ggf. Adrenalin über Spritzenpumpe mit 0,05–1,0 µg/kgKG/min verabreichen
- wenn i. v.-Zugang nicht möglich → i.o.-Zugang anlegen
- Bei Kindern mit adrenalinrefraktärerer Symptomatik und gleichzeitiger Betablocker Medikation kann die Gabe von 0,5–1 mg Glukagon i. v. erwogen werden

► **Infusionstherapie**
- Infusionstherapie primär mit kristalloiden Lösungen, initial 10 ml/kgKG i. v., bei positiver Kreislaufreaktion ggf. wiederholen bis zur Stabilisierung, nach Stabilisierung 5–10 ml/kgKG/h

► **Antihistaminika**
- nicht Mittel 1. Wahl
- H_1-Antagonisten: Dimetinden 0,1 mg/kgKG i. v., alternativ Clemastin 0,05 mg/kgKG i. v.
- H_2-Antagonisten: Cimetidin 5 mg/kgKG als Kurzinfusion

► **Kortikosteroide**
- Prednisolon initial (< 15 kgKG: 50 mg; 15–30 kgKG: 100 mg; 30–60 kgKG: 250 mg; 60–100 kgKG: 500–1000 mg) i. v., ggf. Wiederholung, keine Standardgabe
- Gabe bei prolongierter respiratorischer Symptomatik und/oder refraktärerer Schocksymptomatik in Erwägung ziehen

Praxis

Zu beachten

Bei Obstruktion der oberen Atemwege (Stridor) → Inhalation von Adrenalin (1–3 mg auf 5 ml NaCl 0,9 %).
Bei adrenalinrefraktärer Hypotension kann Noradrenalin eingesetzt werden, initial 0,5–1,0 µg/kgKG langsam i. v., anschließend 0,1–1,0 µg/kgKG/min mittels Spritzenpumpe.
Bei schwerer bronchialer Obstruktion zusätzlich β_2-Mimetika (Fenoterol, Reproterol, Terbutalin) geben

29.4.10 Komplikationen

- Bronchospasmus → Einsatz von Bronchodilatatoren (s. SOP Obstruktive Ventilationsstörungen)
- Hypoxie durch Atemwegsobstruktion (→ Koniotomie durchführen)
- schwere Hypotension, Herzstillstand

29.4.11 Zielkrankenhaus

- Kinder: Krankenhaus mit pädiatrischer Abteilung und Kinder-ITS
- bei Anmeldung im Krankenhaus: Hinweis auf schwieriges Atemwegsmanagement

29.4.12 Dokumentation

- Allergen
- Herzfrequenz
- Blutdruck
- S_pO_2
- Vigilanz
- Pupillen
- Beatmungsdrücke
- AMV
- Atemfrequenz
- $etCO_2$
- Initial- und Übergabebefund

29.5 Gestose

R. Francis, R. Garnew, T. Kerner, S. Verlohen

29.5.1 Sofortmaßnahmen

- Bei Atemstillstand: Atemwegsobstruktion beseitigen, Beatmung
- bei Herz-Kreislauf-Stillstand: Reanimation einleiten
- bei Spontanatmung: $S_pO_2 \leq 94\,\%$: O_2-Gabe

29.5.2 Diagnostik/Bodycheck

► **Bewusstsein**
- GCS

► **Atmung**
- AF
- Atemtiefe
- S_pO_2
- Auskultation
- Untersuchung auf:
  - Dyspnoe
  - Zyanose
  - in- und exspiratorische Nebengeräusche
  - Stridor

► **Kreislauf**
- HF
- Blutdruck
- EKG-Monitoring (Frequenz, regelmäßiger/unregelmäßiger Rhythmus, schmaler/breiter Kammerkomplex, ST-Streckenanalyse, P-Welle)
- Untersuchung auf:
  - obere Einflussstauung
  - kapilläre Reperfusionszeit
  - kalte Extremitäten

► **Geburtsverlauf**
- Untersuchung auf:
  - Blasensprung
  - ggf. Öffnung des Muttermundes, Kind bereits in der Vulva erkennbar
  - Nabelschnurvorfall
  - Blutung

► **Vegetativum**
- Übelkeit, Erbrechen
- Schwindel
- Kaltschweißigkeit
- Augenflimmern (Visusstörungen)

► **Schmerzen**
- Wehenintensität und -anzahl pro Stunde
- Oberbauchschmerzen
- Kopfschmerzen

► **Neurologie**
- Krampfanfall (generalisiert/fokal, tonisch-klonisch)
- Krampfdauer
- Hyperreflexie

29.5.3 Anamnese

- Vorerkrankungen
- Schwangerschaftswoche
- Wehenbeginn
- Dauer und Intensität einer vaginalen Blutung
- vorangegangene Schwangerschaften
- Vorerkrankungen der Mutter und Schwangerschaftsverlauf
- Medikamente
- Allergien (Mutterpass)
- Name und Telefonnummer vom Hausarzt, Gynäkologen und nächsten Angehörigen

29.5.4 Differenzialdiagnosen

Siehe Differenzialdiagnose des Krampfanfalls.

29.5.5 Monitoring

- HF
- S_pO_2
- Blutdruck (NIBP, Intervall ≤ 5 min)
- EKG
- bei Beatmung:
  - Beatmungsdrücke
  - AMV
  - AF
  - $etCO_2$

29.5.6 Basismaßnahmen und Therapie

- Periphervenöser Zugang
- BZ-Bestimmung
- Beruhigung der Patientin

Atmung

Gegebenenfalls Intubation.

Kreislauf

► **Antihypertensive Akuttherapie**
- Bei Blutdruckwerten systolisch > 150–160 mmHg, diastolisch > 100–110 mmHg: Blutdruck medikamentös senken.
- Blutdrucksenkungen um nicht mehr als 20 %, niedrigdosierte („start low"), fraktionierte („go slow") Gabe von Antihypertensiva.
- Therapieziel ist die Vermeidung von Multiorganschäden, insbesondere Hirnblutungen, bei hohen Blutdruckwerten.
- Blutdruckzielwerte: systolisch 130–150 mmHg, Mitteldruck 80–100 mmHg.
- Der diastolische Blutdruck sollte 80 mmHg nicht unterschreiten.
- Urapidil:
  - 1. Bolus mit 5–10 mg über 2 min, dann Blutdruckkontrolle; wenn keine Senkung erzielt wurde, erneuter Bolus nach 5 min
  - Spritzenpumpe (100 mg/50 ml): Beginn mit 3 mg/h, steigern bis zu 24 mg/h

  alternativ:
- Nifedipin:
  - 5 mg sublingual; ggf. nach 20 min wiederholen

  oder:
- Dihydralazin:
  - 6,25–12,5 mg langsam i. v. oder kontinuierlich 2–20 mg/h (vermehrte Reflextachykardie und Kopfschmerzen)

► **Eklampsieprophylaxe**
- Magnesium 2–4 g i. v. über 15–20 min (**Cave:** EKG-Monitoring)
- akustische und optische Reize vermeiden (kein Sondersignal)

► **Antikonvulsive Therapie**
- Bei eklamptischem Anfall: generalisierter tonisch-klonischer Krampfanfall (ante-, intra- oder postpartal innerhalb von 7 Tagen möglich); Beginn klonisch ca. 15 s, dann tonisch ca. 60 s, oft mit Apnoe
- Anfallsbehandlung
  - Magnesiumsulfat 4–6 g (in 50 ml) in 15–20 min (als Kurzinfusion)
  - Clonazepam 0,015 mg/kgKG i. v. (Maximaldosis 3 mg), unter Beatmungsbereitschaft
  - Lorazepam 0,05 mg/kgKG i. v. (Maximaldosis 0,1 mg/kgKG), unter Beatmungsbereitschaft
- Seitenlagerung zur Aspirationsprophylaxe, ggf. Intubation

Praxis

Indikation zur Klinkeinweisung

Eine Klinikeinweisung sollte erfolgen bei:
- Blutdruckwerten systolisch ≥ 160 mmHg oder diastolisch ≥ 110 mmHg
- klinischem oder laborchemischem Verdacht auf ein HELLP-Syndrom (persistierende Oberbauchschmerzen)
- V. a. Eklampsie
- V. a. Präeklampsie mit schweren neurologischen Prodromalsymptomen
- Dyspnoe und/oder hypertensiver Krise mit vitaler Bedrohung

Die einzig kausale Therapie ist die rasche Beendigung der Schwangerschaft, meist Sectio → rascher Transport in Klinik für Geburtsmedizin (Perinatalzentrum Level I oder II)

Lagerung/Transport

- Schwangere → Links-Halbseitenlage (Vermeidung Vena-cava-Kompressionssyndrom)
- bei drohender Geburt während des Transportes → Patientin mit dem Kopf auf dem Fußende der Trage lagern (Becken zeigt ins Wageninnere → Platz für Geburt)
- vorab telefonisch direkte Anfahrt in den Kreißsaal anfragen
- nach der Geburt → Fritsch-Lagerung (vaginale Vorlage, Beine gestreckt, Unterschenkel gekreuzt)
- Inkubatortransport des Neugeborenen, Wärmeerhaltung beachten

29.5.7 Besonderheiten

Keine akustischen und optischen Reize (**Cave:** Sondersignal).

29.5.8 Komplikationen

► **HELLP**
- Risikofaktoren:
  - Mehrlinge
  - Präeklampsie
  - präexistenter Hypertonus
- Leitsymptome:
  - rechtsseitige Oberbauchschmerzen
  - Agitiertheit
- bei Verdacht auf HELLP: Rücksprache mit Zielkreißsaal für eventuelle Transfusionsbereitschaft
- In der zweiten Schwangerschaftshälfte soll bei Oberbauchschmerzen oder retrosternalen Schmerzen immer ein HELLP-Syndrom ausgeschlossen werden

► **Akutes Lungenödem**
- Diuretikum (10–20 mg Furosemid i. v. nur bei klinisch gesichertem Lungenödem, ggf. wiederholen)
- bei peripheren Ödemen in der Schwangerschaft kein Therapiebedarf
- Bewusstlosigkeit → Intubation
- Herz-Kreislauf-Stillstand → SOP ACLS_Erwachsene

29.5.9 Zielkrankenhaus

- 24 h Kreißsaalbereitschaft
- 24.–34. SSW: Transport in Perinatalzentrum Level I oder II anstreben

29.5.10 Dokumentation

- HF
- Blutdruck
- S_pO_2
- Pupillen
- Beatmungsdrücke
- AMV
- AF
- ggf. endtidales CO_2
- Initial- und Übergabebefund

29.6 Herzrhythmusstörungen

R. Francis, R. Garnew, T. Kerner, C. Spies

29.6.1 Sofortmaßnahmen

- bei Atemstillstand: Atemwegsobstruktion beseitigen, Beatmung
- bei Herz-Kreislauf-Stillstand: Reanimation einleiten
- bei Spontanatmung: $S_pO_2 \leq 94\,\%$ O_2-Gabe

29.6.2 Diagnostik/Bodycheck

► **Bewusstsein**
- GCS

► **Atmung**
- Atemfrequenz
- Atemtiefe
- S_pO_2
- Auskultation
- Untersuchung auf:
  - Dyspnoe
  - Zyanose
  - in- und exspiratorische Nebengeräusche
  - Stridor

► **Kreislauf**
- Herzfrequenz
- Blutdruck
- EKG-Monitoring einschließlich 12-Kanalableitung (Frequenz, regelmäßiger/unregelmäßiger Rhythmus, schmaler/breiter Kammerkomplex, ST-Streckenanalyse, P-Welle)
- Untersuchung auf:
  - obere Einflussstauung
  - periphere Ödeme
  - kapilläre Reperfusionszeit
  - kalte Extremitäten

► **Vegetativum**
- Übelkeit
- Erbrechen
- Schwindel
- Kaltschweißigkeit

► **Schmerzen**
- Angina pectoris
- Lokalisation
- VAS

29.6.3 Anamnese

- Beginn der Symptomatik
- Vorerkrankungen
- Medikamente
- Allergien
- Schwangerschaft
- Name und Telefonnummer des Hausarztes und der nächsten Angehörigen

29.6.4 Ursachen

- Bei Tachykardie: z. B.
  - Angst
  - Schmerzen
  - Lungenarterienembolie
  - Myokardinfarkt
  - Hyperthermie
  - Anaphylaxie
  - Pneumothorax
  - Volumenmangel
  - Anämie
  - Vergiftungen
  - Elektrolytentgleisung
  - unzureichende Narkosetiefe
- bei Bradykardie: z. B.
  - Myokardinfarkt
  - erhöhter intrakranieller Druck
  - Elektrolytentgleisung
  - Hypothermie
  - Medikamente
  - endokrine Erkrankungen

29.6.5 Differenzialdiagnosen

- Differenzialdiagnose der akuten Dyspnoe
- Differenzialdiagnose der Synkope
- Differenzialdiagnose des akuten Brustschmerzes

29.6.6 Monitoring

- Bewusstsein
- Herzfrequenz
- Blutdruck (NIBP, Intervall ≤ 5 min)
- EKG
- S_pO_2
- bei Beatmung:
  - AMV
  - Atemfrequenz
  - Beatmungsdrücke
  - $etCO_2$

29.6.7 Basismaßnahmen und Therapie

- Suche nach bedrohlichen Symptomen (Schock, Synkope, Herzinsuffizienz, Myokardischämie)
- O_2-Gabe
- i. v.-Zugang
- Monitoring (EKG, Blutdruck, S_pO_2)
- Blutzuckerbestimmung
- Beruhigung des Patienten
- ggf. Intubation
- Bewertung der Arrhythmien: Patient stabil/instabil, Art der Arrhythmie:
  - stabiler Patient (ohne bedrohliche Symptome) → primär medikamentöse Therapie
  - instabiler Patient (mit bedrohlichen Symptomen) → primär elektrische Therapie
- kardiale Instabilitätskriterien:
  - pektanginöse Beschwerden, Dyspnoe, Lungenödem
  - Hypotension (arterieller Mitteldruck < 70 mmHg)
  - Bewusstseinsminderung/-verlust
  - Herzfrequenz > 150/min oder < 40/min
- HF > 100/min
- bei herzgesunden Patienten sind ernsthafte Symptome bei Tachykardien mit Kammerfrequenzen < 150/min unwahrscheinlich

Das Vorgehen bei Tachykardie zeigt ▶ Abb. 29.4.

Symptomatische Patienten mit AV-Knoten-Reentrytachykardie

- Initial Vasalva-Manöver (Vagusreiz, z. B. Patienten zum Pressen oder Aufpusten einer leeren 10-ml-Spritze auffordern)
- Massage des Carotissinus (ca. 5 sec)
  - lediglich moderaten Druck ausüben, um die Ablösung von Gefäßplaques zu verhindern
  - Massage nur einseitig ausüben, da sonst das Risiko einer Bradykardie/Asystolie steigt
- Adenosin (6, 12, oder 18 mg i. v.)
  - schnelle Bolusgabe, großzügig mit NaCl 0,9 % oder laufender Infusion nachspülen
  - häufig sind repetitive Gaben mit ansteigender notwendig

29.6.8 Tachykardie

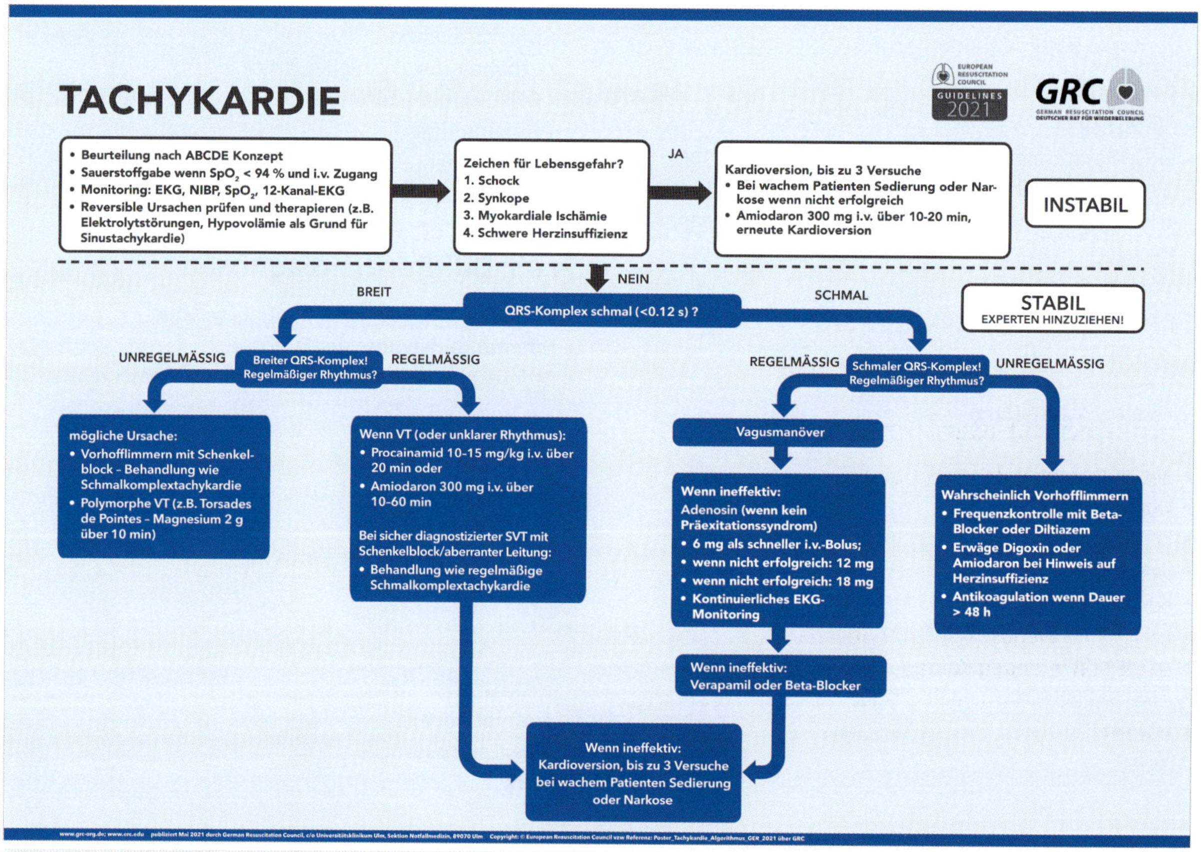

Abb. 29.4 Vorgehen bei Tachykardie. (Quelle: © German Resuscitation Council (GRC) und Austrian Resuscitation Council (ARC) 2021 bzw. modifiziert nach © German Resuscitation Council (GRC) und Austrian Resuscitation Council (ARC) 2021 Kapitel Erweiterte Reanimationsmaßnahmen für Erwachsene)

Praxis

Zu beachten

Bei WPW-Syndrom kann es zu einer Verkürzung der Refraktärzeit des akzessorischen Bündels kommen. Dadurch können ventrikuläre Arrythmien bis hin zum Kammerflimmern begünstigt werden.

Die Gabe von Adenosin erfolgt immer unter kontinuierlichem EKG-Monitoring und erfordert eine EKG-Dokumentation sowie ständige Defibrillationsbereitschaft (Defibrillationspatches kleben).

Symptomatische Patienten mit Vorhofflimmern

► **Vorhofflimmern < 48 h**

- intravenöse Gabe von β-Blockern zur Frequenzkontrolle bei Fehlen klinischer Herzinsuffizienzzeichen und Fehlen einer Hypotension
- intravenöse Gabe von Amiodaron zur Frequenzkontrolle bei vorhandener Herzinsuffizienz und Fehlen einer Hypotension
- intravenöse Gabe von Digitalis-Präparat zur Frequenzkontrolle bei vorhandener Herzinsuffizienz und relativer Hypotension
- bei hämodynamischer Instabilität: Kardioversion indiziert

► **Vorhofflimmern > 48 h oder unbekannter Dauer**

- Bei hämodynamischer Stabilität keine elektrische oder medikamentöse Kardioversion bis Antikoagulation oder Ausschluss von Vorhofthromben
- bei hämodynamsicher Instabilität: Kardioversion indiziert

Patienten mit Kammertachykardien

- Bei kreislaufstabilen Patienten: intravenöse Gabe von Amiodaron
- bei hämodynamsicher Instabilität: Kardioversion indiziert
- bei elektrisch nicht konvertierbarer Kammertachykardie: intravenöse Gabe von Amiodaron
- bei rezidivierenden Kammertachykardien und Kammerflimmern: intravenöse Gabe von Magnesium erwägen

Elektrische Kardioversion

- **Synchronisationsfunktion des Defibrillators aktivieren/prüfen**
- bei Kardioversion suffiziente Analgosedierung mit der Bereitschaft zum Atemwegsmanagement und O_2-Insufflation
  - 0,2–0,5 mg/kgKG Propofol
  - ggf. Analgesie mit Fentanyl 0,5–1 µg/kgKG i. v. oder Esketamin 0,25 mg/kgKG
- bei Breitkomplextachykardien und Vorhofflimmern: 200 J (monophasisch) oder 120–150 J (biphasisch). Bei Misserfolg Energie schrittweise erhöhen
- bei Vorhofflattern oder paroxysmaler supraventrikulärer Tachykardie: 100 J (monophasisch) oder 70–120 J (biphasisch)
- bei Misserfolg Energie schrittweise erhöhen.
- Frequenzkontrolle ist wichtiger als die Konversion in einen Sinusrhythmus
- Klebeelektroden zur Kardioversion bevorzugen
- Positionierung der Defibrillationselektroden: anteroposterior ggü. antero-apikal bevorzugen

Praxis

Zu beachten

Die Gabe mehrerer Antiarrhythmika oder hoher Dosen einer Substanz kann Herzinsuffizienz und Hypotension auslösen.

Die Kombination von mehr als 2 Antiarrhythmika wird nicht empfohlen.

29.6.9 Bradykardien

- Herzfrequenz < 60/min
- bei Vorliegen bedrohlicher Symptome (s. o.) bzw. Instabilitätskriterien → initial medikamentöse Therapie beginnen
- Atropin 0,5–1,0 mg alle 2–5 min (Maximaldosis 3,0 mg/0,04 mg/kgKG; Dosen unter 0,5 mg sollten aufgrund der Gefahr einer paradoxen Bradykardie nicht appliziert werden)

► **Alternativ**

- Adrenalin (2–10 µg/min)
- bei persistierender symptomatischer Bradykardie ist die transkutane Schrittmachertherapie indiziert

Das Vorgehen bei Bradykardie ist in ► Abb. 29.5 dargestellt.

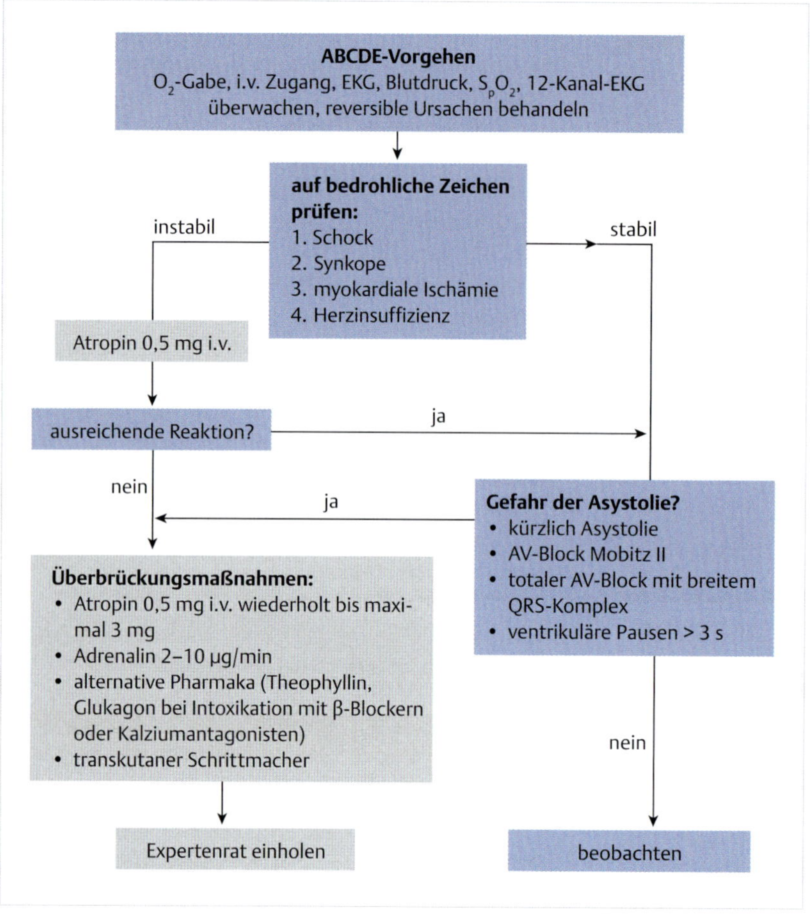

Abb. 29.5 Vorgehen bei Bradykardie. (Quelle: Kruska P, Kerner T. Präklinische Therapie obstruktiver Ventilationsstörungen. AINS 2011; 46: 726–734)

Transkutane Schrittmachertherapie

- Schrittmacherfrequenz 70–100/min
- Reizstromstärke beginnend mit 10–20 mA, schrittweise Erhöhung bis zum „Capture" → QRS-Komplex im EKG sowie adäquat palpabler Puls/Pulskurve
- Analgesie: ggf. Fentanyl 1–2 µg/kgKG i. v. oder Esketamin 0,25 mg/kgKG mit der Bereitschaft zum Atemwegsmanagement und O_2-Insufflation

29.6.10 Lagerung/Transport

- Oberkörperhochlagerung

29.6.11 Besonderheiten

- Bei instabilen, fluktuierenden Rhythmen: Defibrillationsbereitschaft herstellen (Defibrillatorpatches kleben)
- bei Kardioversion suffiziente Analgosedierung mit der Bereitschaft zum Atemwegsmanagement und O_2-Insufflation
  - z. B. Etomidate 0,2–0,3 mg/kgKG i. v. oder 0,2–0,5 mg/kgKG Propofol
  - ggf. Analgesie mit Fentanyl 0,5–1 µg/kgKG i. v. oder Esketamin 0,25 mg/kgKG

29.6.12 Komplikationen

- Akutes Koronarsyndrom → s. SOP Akutes Koronarsyndrom (Kap. 29.3)
- Kardiogener Schock → s. SOP Kardialer Schock
- Lungenödem → s. SOP Linksherzinsuffizienz mit Lungenödem
- Kreislaufstillstand → s. SOP Reanimation

29.6.13 Zielkrankenhaus

- 24-stündige Herzkatheterbereitschaft bei Verdacht auf kardiale Ischämie
- ITS

29.6.14 Dokumentation

- Herzfrequenz
- Blutdruck
- S_pO_2
- Beatmungsdrucke

- AMV
- Atemfrequenz
- $etCO_2$
- Initial- und Übergabebefund
- Verabreichte Medikamente

29.7 Hypothermie

R. Francis, R. Garnew, T. Kerner, C. Spies

29.7.1 Sofortmaßnahmen

- Beachtung des Eigenschutzes (z. B. im Eis eingebrochene Personen)
- bei Atemstillstand: Beseitigung der Atemwegsobstruktion, Beatmung
- bei Herz-Kreislauf-Stillstand: Einleitung der Reanimation
- bei Spontanatmung: ggf. O_2-Gabe

29.7.2 Diagnostik/Bodycheck

► **Bewusstsein**
- GCS

► **Atmung**
- Atemfrequenz
- Atemtiefe
- S_pO_2
- Auskultation
- Untersuchung auf:
  - Zyanose
  - Obstruktion
  - in- und exspiratorische Nebengeräusche
  - Stridor

► **Kreislauf**
- Herzfrequenz
- Blutdruck
- EKG-Monitoring (J-Welle, atrioventrikuläre Blockierungen, Bradyarrhythmien, Asystolie, Kammerflimmern)
- Untersuchung auf:
  - Rekapillarisierungszeit
  - kalte Extremitäten
  - Muskelzittern
  - Myoklonien

► **Temperatur**
- wenn möglich Körperkerntemperatur messen

► **Neurologie**
- Apathie
- Verwirrtheit
- Erregung
- Dysarthrie
- Ataxie
- Rigor
- Akinesie
- ggf. Zeichen einer Alkoholisierung

► **Verletzungen**
- Untersuchung auf Erfrierungen
- ggf. Begleitverletzungen

29.7.3 Anamnese

Art und Dauer der Kälteexposition (Umgebungstemperatur in °C, Nässe, Kontakt mit Wasser bzw. Schnee, Windexposition usw.)
- Vorerkrankungen
- Medikamente
- Allergien
- Schwangerschaft
- letzte Mahlzeit
- Name und Telefonnummer von Hausarzt und nächsten Angehörigen

Cave

Besondere Gefahr von Hypothermie bei Wasser-, Eis- und Schneeunfällen, Obdachlosen, hilflosen Personen, Alkoholintoxikation.

29.7.4 Differenzialdiagnosen

- schwere Hypothermie („Scheintod") versus Exitus letalis

29.7.5 Monitoring

- Herzfrequenz
- Blutdruck (nichtinvasive Blutdruckmessung, Messintervall: 5 min)
- EKG
- S_pO_2 (**Cave**: häufig nicht ableitbar)
- Körpertemperatur (tympanale Messung meist schwierig, Thermometer mit entsprechendem Temperaturbereich verwenden), Messung möglichst ösophageal oder rektal
- bei Beatmung:
  - Beatmungsdrücke
  - AMV
  - Atemfrequenz
  - $etCO_2$

29.7.6 Basismaßnahmen und Therapie

- Schutz vor weiterer Auskühlung (aus kalter Umgebung entfernen, nasse Kleidung entfernen, Haut abtrocknen)
- körpereigene passive Erwärmung (Rettungsfolien entsprechend Herstellerangaben, Decken, Fahrzeug heizen)
- periphervenöser Zugang
- Blutzuckerbestimmung

Atmung

- O_2-Insufflation bei Hypoxämie
- S_pO_2-Zielwert: 94–98 %
- ggf. Intubation

Kreislauf

- ggf. erwärmte Infusionen
- Vermeiden jeglicher körperlicher Aktivitäten (aktiv und passiv)

Das Vorgehen bei Hypothermie fasst ► Tab. 29.5 zusammen.

Tab. 29.5 Vorgehen bei Hypothermie.

Stadium	Temperatur	Symptomatik	Therapeutische Maßnahmen	Transport
Stadium I „leicht“	32–35 °C	wach Kältezittern Tachykardie Hyperventilation Zentralisationszeichen	passive Wiedererwärmung Lagerung auf Trage/Matten etc. Wärmeisolation durch Wolldecken, Mützen, Alufolie Entfernen nasser Kleidung durch Aufschneiden zusätzliche Bewegungen vermeiden Abtrocknen des Patienten Gabe warmer, süßer Getränke	RTW maximal vorheizen Transport ins nächstgelegene Krankenhaus
Stadium II „mittel“	28–32 °C	bewusstseinsgetrübt kein Kältezittern Bradykardie	zusätzlich aktive Wiedererwärmung (z. B. Applikation von Wärmepackungen) Wiedererwärmung immer zunächst am Körperstamm Wiedererwärmung niemals in der Peripherie beginnen! wenn Infusionsgaben indiziert, dann nur vorgewärmte Infusionen stärkere Bewegungen vermeiden ggf. Reanimation **Cave:** „afterdrop“ zusätzlicher Abfall der Körperkerntemperatur durch vermehrten Rückstrom von kaltem Blut aus der Peripherie (Vasodilatation)	zügiger Transport in die Klinik Maßnahmen der Aufwärmung sollten diesen nicht verzögern Transport ins nächstgelegene Krankenhaus bei kardialer Instabilität Transport in ein Zentrum mit Möglichkeit der ECLS
Stadium III „schwer“	24–28 °C	bewusstlos keine suffiziente Atmung	ggf. Reanimation ggf. Beatmung	
Stadium IV „Scheintod“	< 24 °C	kein Puls tastbar keine Atmung sichtbar im EKG langsame Herzaktionen sichtbar	Reanimation und Transport in ECLS-Zentrum	Transport in Zentrum mit Möglichkeit der ECLS
Stadium V Tod durch Hypothermie	< 24 °C	kein Puls tastbar keine Atmung Asystolie/Kammerflimmern	zunächst Ausschluss sicherer Todeszeichen → Reanimation und Transport in ECLS-Zentrum	Transport in Zentrum mit Möglichkeit der ECLS

29.7.7 Reanimation bei Hypothermie

- Differenzierung zwischen primärer und sekundärer Hypothermie häufig schwierig
- Beatmung und Thoraxkompressionen wie bei Normothermie
- bei Hypothermie 30–35 °C → Verdoppelung des Intervalls zwischen den Katecholamingaben (seltener)
- bei Hypothermie < 30 °C → keine Medikamente, maximal 3 Defibrillationen
- Verzicht auf Reanimation nur bei letalen Verletzungen, tödlicher Erkrankung oder prolongiertem Atemstillstand als Ursache des Herz-Kreislauf-Stillstands oder gefrorenem Körper (Brustkorb nicht komprimierbar)
- Todesfeststellung erst nach (versuchter) Erwärmung; *ggf. Transport unter laufender Reanimation* in ein Krankenhaus mit Möglichkeit des ECLS, wenn präklinisch keine Erwärmung möglich ist („No one is dead until warm and dead!")

29.7.8 Lagerung/Transport

- Extrem vorsichtige Bergung bzw. Lagerung vornehmen, um den „Bergetod" (kaltes Blut aus der Peripherie wird nach zentral bewegt, kann Herzrhythmusstörung/Asystolie auslösen) zu vermeiden
- jede unnötige Bewegung des Unterkühlten vermeiden
- horizontale Lagerung belassen, kein Aufrichten in die Vertikale, ggf. unter Nutzung von Hilfsmitteln wie Schaufeltrage oder Spineboard

29.7.9 Besonderheiten

- Weitere iatrogene Auskühlung vermeiden (z. B. durch kalte Infusionen)

29.7.10 Komplikationen

- Bergetod

29.7.11 Zielkrankenhaus

- Nach klinischem Zustand eine Klinik mit der Möglichkeit der aktiven Wiedererwärmung auswählen (z. B. Hämofiltration, Herz-Lungen-Maschine)
- ggf. Transport in kardiochirurgische Abteilung vornehmen

29.7.12 Dokumentation

- GCS
- Herzfrequenz, Blutdruck
- S_pO_2
- Körpertemperatur im Verlauf
- Beatmungsdrücke
- AMV
- Atemfrequenz
- $etCO_2$
- Initial- und Übergabebefund

29.8 Hypovolämischer Schock

R. Francis, R. Garnew, T. Kerner, C. Spies

29.8.1 Sofortmaßnahmen

- Eigenschutz beachten (Unfallstelle absichern, Schutzkleidung, ggf. Helm)
- spritzende Blutungen stillen (Druckverband, Tourniquet)
- bei Spontanatmung: O_2-Gabe
- bei Atemstillstand: Atemwegsobstruktion beseitigen, Beatmung
- bei Herz-Kreislauf-Stillstand: Reanimation einleiten
- ggf. Stabilisierung der Halswirbelsäule (Stifneck/Headblocks) und In-Line-Stabilisierung der gesamten Wirbelsäule

29.8.2 Diagnostik/Bodycheck

► **Bewusstsein**
- GCS

► **Atmung**
- AF
- Atemtiefe
- S_pO_2
- Auskultation
- Untersuchung auf:
  - Dyspnoe
  - Zyanose
  - in- und exspiratorische Nebengeräusche
  - Stridor

► **Kreislauf**
- EKG (Frequenz, Rhythmus: regelmäßig/unregelmäßig, Kammerkomplex: schmal/breit)
- nicht-invasiver Blutdruck (NIBP)
- Puls
- Untersuchung auf:
  - obere Einflussstauung
  - Rekapillarisierungszeit
  - kalte Extremitäten

► **Neurologie**
- Zeichen einer Hemisymptomatik oder eines Querschnittes → Plegie, Parese, Kraftgrad und -differenz, Sensibilitätsdefizit
- Pupillengröße und -reaktion

► **Schmerzen**
- Lokalisation
- VAS

► **Vegetativum**
- Übelkeit
- Erbrechen
- Schwindel
- Kaltschweißigkeit
- Tremor
- Kopfschmerzen
- Shivering

► **Verletzungen**
- Untersuchung auf:
  - Blutungen
  - Schwellungen
  - Fehlstellungen
  - Zeichen eines Schädel-Hirn-Traumas
  - abdominelle Abwehrspannung
  - Instabilität des Beckenringes
  - asymmetrische Thoraxexkursionen

29.8.3 Anamnese

- Unfallmechanismus
- Zeitpunkt
- Beginn der Symptomatik
- Vorerkrankungen
- Medikamente
- Allergien
- Schwangerschaft
- Begleitumstände
- Mahlzeit
- Name und Telefonnummer von Hausarzt und nächsten Angehörigen

29.8.4 Differenzialdiagnosen

- Kardiogener Schock
- anaphylaktischer Schock
- neurogener Schock
- septischer Schock
- Differenzialdiagnose der Bewusstlosigkeit

29.8.5 Monitoring

- S_pO_2
- HF
- Blutdruck (NIBP, Intervall ≤ 5 min)
- EKG
- bei Beatmung:
  - Beatmungsdrücke
  - AMV
  - AF
  - $etCO_2$

29.8.6 Basismaßnahmen und Therapie

- mindestens 2 periphervenöse Zugänge mit größtmöglichem Lumen
- falls kein peripherer Zugang möglich: ossärer Zugang
- bei Kindern: falls Venenpunktion frustran bzw. nicht innerhalb 90 s erfolgreich: ebenfalls ossären Zugang wählen
- BZ-Bestimmung
- Beruhigung des Patienten

Atmung

- ggf. Intubation
- Beatmung: $F_iO_2 = 1{,}0$ im akuten Schock, später Anpassung mit Ziel-$S_pO_2 > 94\,\%$, PEEP 5 mbar

Kreislauf

- Äußere Blutungen stillen (Druckverband, Tourniquet?)
- Volumentherapie initiieren
  Cave: Wenn möglich sonografisches Assessment des Volumenstatus (ventrikuläre Füllung, V. cava collapse)
- Normotensive Patienten ohne Hinweis auf einen gravierenden Volumenmangel benötigen präklinisch primär keine Volumentherapie (Anlage von Gefäßzugängen immer indiziert).
- Bei kalten Patienten mit Trauma vorsichtig mit Volumentherapie
- Deadly Triad:
  - Azidose
  - Hypothermie
  - Koagulopatie
- bei klinischem Verdacht auf einen Volumenmangel soll bei Schwerverletzten eine Volumentherapie eingeleitet werden
- Volumensubstitution soll mittels kristalloider balancierter Vollelektrolytlösung erfolgen
- bei langer Rettungszeit kann der Einsatz kolloidaler Lösungen erwogen werden (aktuell keine Leitlinienempfehlung)
- vasoaktive Substanzen werden als Ultima Ratio eingesetzt:
  - Noradrenalin 0,05–0,50(–1,0) µg/kgKG/min i. v. und/oder
  - Adrenalin 0,05–0,50(–1,0) µg/kgKG/min i. v.
- bei nicht kontrollierbaren Blutungen (z. B. intraabdominell) ggf. permissive Hypotonie erwägen

- Zielblutdruck: systolisch 80–90 mmHg, mittel 40–60 mmHg; dadurch: Verminderung des weiteren Blutverlustes, Verminderung der iatrogenen Dilution (Dilutionskoagulopathie)
- bei Patienten mit Schädel-Hirn-Trauma ist die permissive Hypotonie kontraindiziert
  - Normotension anstreben
  - Zielblutdruck: systolisch > 90 mmHg, mittel > 80 mmHg
- bei Kindern: Normotonie anstreben

Analgesie, Sedierung

Narkoseeinleitung:

- Esketamin 1 mg/kgKG und Midazolam 0,05–0,1 mg/kgKG *oder*
- Propofol 1–2 mg/kgKG, **Cave:** Hypotension
- Muskelrelaxans:
  - Succinylcholin 1 mg/kgKG oder
  - Rocuronium 1,2 mg/kgKG

  Cave: Awareness-Risiko, fortlaufende Sedierung sicherstellen
- Narkoseführung (repetitive Injektionen nach Bedarf):
  - Fentanyl 1–3 µg/kgKG und Midazolam 0,05–0,1 mg/kgKG
  - Esketamin 0,25–1 mg/kgKG und Midazolam 0,05–0,1 mg kgKG

Lagerung/Transport

- Gegebenenfalls Schocklage
- Immobilisation einschließlich HWS
- bei SHT Oberkörperhochlagerung 30° (nur bei MAP > 90 mmHg), Kopf in Mittelstellung

29.8.7 Besonderheiten

- Wärmeerhalt (v. a. bei Kindern); kalte Patienten im Schock → Deadly Triad: Azidose, Hypothermie, Koagulopatie
- Hypoxie, Hypokapnie und Hyperkapnie vermeiden
- Einklemmungstrauma → SOP Eingeklemmte/Verschüttete Person

präklinische Versorgungszeit so kurz wie möglich halten („Golden Hour of Trauma“)

Schock bei Kindern

- Großzügige Indikation eines intraossären Zuganges (EZ-IO)
- Volumensubstitution: balancierter Vollelektrolytlösung, Bolus 10–20 ml/kgKG i. v. über 15 min
- Katecholamine: körpergewichtsbezogene Dosierung

Gerinnungsmanagement

- Gegebenenfalls permissive Hypotension, Vermeidung einer Dilutionskoagulopathie
- bei unstillbarer Blutung oder SHT mit Vigilanzminderung und Anhalt für ICB: Gabe von Tranesaxamsäure 1 g über 10 min (Kinder 10 mg/kgKG)

29.8.8 Komplikationen

- Erhöhter Hirndruck:
  - Oberkörperhochlagerung (wenn mittlerer arterieller Blutdruck > 90 mmHg)
  - Einleitung bzw. Vertiefung einer Narkose
  - streng normokapnische Ventilation siehe **Schädel-Hirn-Trauma**
- Spannungspneumothorax: Thoraxdrainage

29.8.9 Zielkrankenhaus

- 24-stündige CT-Bereitschaft
- 24-stündiger neurochirurgischer und anästhesiologischer Dienst
- Erfahrung in der Versorgung von polytraumatisierten Patienten

29.8.10 Dokumentation

- HF
- Blutdruck
- S_pO_2
- Pupillen
- Beatmungsdrücke
- AMV
- AF
- ggf. endtidales CO_2
- Initial- und Übergabebefund.

29.9 Kardiogener Schock

A. Bichmann, R. Francis, R. Garnew, T. Kerner, C. Spies

29.9.1 Allgemein

Praxis

Zu beachten

- Aufgrund der hohen Mortalität (50–80 %) der betroffenen Patienten sollen diagnostische und therapeutische Maßnahmen unverzüglich und simultan durchgeführt werden.
- Auftreten meist bei STEMI, aber auch beim NSTEMI möglich.
- Eine Schocksymptomatik kann sich innerhalb von Stunden nach dem Beginn kardialer Symptome entwickeln.
- Die Verdachtsdiagnose „kardiogener Schock" ergibt sich aus dem EKG-Befund und der klinischen Schocksymptomatik (Zeichen der Organminderperfusion).

29.9.2 Ursachen

- Meistens: akutes Linksherzversagen
- Seltener:
  - akute Mitralinsuffizienz
  - akuter Ventrikelseptumdefekt
  - Rechtsherzversagen oder Herzbeuteltamponade

29.9.3 Sofortmaßnahmen

- bei Spontanatmung: O_2-Gabe
- bei Atemstillstand: Atemwegsobstruktion beseitigen, Beatmung
- bei Herz-Kreislauf-Stillstand: Reanimation einleiten

29.9.4 Diagnostik/Bodycheck

Die Verdachtsdiagnose „infarktbedingter kardiogener Schock" soll bei typischen klinischen Symptomen unverzüglich mithilfe von nichtinvasivem hämodynamischem Monitoring verifiziert oder falsifiziert werden.

Invasives Hämodynamik-Monitoring ist für die Diagnosestellung nicht erforderlich.

Die unverzügliche Diagnosestellung eines infarktbedingten kardiogenen Schockes in der Prähospitalphase ermöglicht es, Patienten direkt in ein Herzkatheterlabor mit sofortiger Bereitschaft zur Koronarangiografie zu transportieren. Dies ist entscheidend für das klinische Outcome dieser Patienten.

► **Bewusstsein**
- Vigilanz (GCS)

► **Atmung**
- Atemfrequenz
- Atemtiefe
- S_pO_2
- Auskultation
- Untersuchung auf:
  - Dyspnoe
  - Zyanose
  - in- und exspiratorische Rasselgeräusche

► **Kreislauf**
- Kardinalsymptom: Hypotonie mit systolischem Blutdruck < 90 mmHg (10–20 % der Patienten haben normale oder gering erniedrigte Blutdruckwerte)
- Herzfrequenz, Blutdruck, EKG-Monitor
- 12-Kanal-EKG (Frequenz, Rhythmus: regelmäßig/unregelmäßig, Kammerkomplex: schmal/breit, ST-Analyse, P-Welle)
  - bei Verdacht auf einen inferioren Infarkt soll das 12-Kanal-EKG um die Ableitung V4r zur Erfassung einer rechtsventrikulären Infarktbeteiligung erweitert werden
  - bei Verdacht auf einen posterioren Infarkt auch um die Ableitungen V7–V9
- Untersuchung auf:
  - obere Einflussstauung
  - verlängerte Rekapillarisierungszeit
  - kühle Extremitäten
  - periphere Ödeme
- klinische Zeichen eines geringen Herzzeitvolumens:
  - Oligurie?
  - Kalte Extremitäten?

► **Neurologie**
- Vigilanz
- Pupillengröße und -reaktion
- Untersuchung auf psychische oder kognitive Veränderungen, z. B. Agitation

► **Schmerzen**
- Angina pectoris
- Lokalisation
- VAS

► **Vegetativum**
- Übelkeit
- Erbrechen
- Schwindel
- Kaltschweißigkeit

29.9.5 Anamnese

- Beginn der Symptomatik
- Vorerkrankungen
- Medikamente
- Allergien
- Schwangerschaft
- Begleitumstände
- letzte Mahlzeit
- Name und Telefonnummer von Hausarzt und nächsten Angehörigen

29.9.6 Differenzialdiagnosen

- Hypovolämischer, anaphylaktischer, neurogener oder septischer Schock
- Dyspnoe (s. SOP Differenzialdiagnose der akuten Dyspnoe)
- Bewusstlosigkeit (s. SOP Differenzialdiagnose der Bewusstlosigkeit)
- Brustschmerz (s. SOP Differenzialdiagnose des akuten Brustschmerzes)

29.9.7 Monitoring

- körperliche Untersuchung inklusive Auskultation
- Herzfrequenz
- Blutdruck (nichtinvasive Blutdruckmessung, Intervall 3–5 min)
- EKG-Monitor
- S_pO_2
- bei Beatmung:
  - Beatmungsdrücke
  - AMV
  - Atemfrequenz
  - $etCO_2$

29.9.8 Basismaßnahmen und Therapie

Merke M!

Beim infarktbedingten kardiogenen Schock soll eine möglichst frühzeitige Revaskularisation des verschlossenen bzw. stenosierten Koronargefäßes in der Regel mittels PCI erfolgen, unabhängig vom Zeitpunkt des auslösenden Infarkts.

- periphervenöser Zugang (bei Katecholamingabe: 2 periphere Zugänge etablieren)
- Beruhigung des Patienten
- Blutzuckerbestimmung

Atmung/Beatmung

- Bei Spontanatmung: O_2-Gabe bei Hypoxämie $S_pO_2 < 90\,\%$, Dyspnoe oder Lungenstauung
- bei notwendiger Beatmung: invasive Beatmung bevorzugen ($F_iO_2 = 0{,}5–1{,}0$ je nach S_pO_2 mit Ziel-S_pO_2 = 94–98 %, PEEP 5 cmH_2O, $p_{insp} < 30\,cmH_2O$, Tidalvolumen 6–8 ml/kgKG

Kreislauf

- Durch vorsichtige Volumengabe von 500 ml (ggf. über 15–30 min) sollte ein bestehender Volumenmangel ausgeglichen werden
- bei bestehender Schocksymptomatik sind Inotropika indiziert: Dobutamin 2,5–10 µg/kgKG/min angepasst an das Ansprechen von Blutdruck und klinischer Symptomatik

Cave ⚠

Dobutamin ist ein Inodilator, der zu einer Inotropiesteigerung und arteriellen Vasodilation führt. Zur Vermeidung eines durch Vasodilatation weiter absinkenden arteriellen Blutdrucks kann die gleichzeitige Behandlung mit Noradrenalin notwendig werden.

Die korrekte Titrierung einer differenzierte Katecholamintherapie bedarf einer in der prähospitalen Phase oft nicht verfügbaren invasive Blutdruckmessung. Ein zügiger Transport in die weiterbehandelnde Einrichtung ist anzustreben. In der Prähospitalphase gilt:

- nichtinvasiver Blutdruck:
  - Ziel: arterieller Mitteldruck 65–75 mmHg
  - arterieller Mitteldruck > 75 mmHg: Noradrenalin reduzieren, ggf. Glyzeroltrinitrat verabreichen
  - arterieller Mitteldruck < 65 mmHg: Noradrenalin steigern, ggf. Dobutamin steigern
- Dopamin ist **nicht** indiziert
- bei therapierefraktärer Hypotension (trotz Dobutamin und Noradrenalin) wird Adrenalin mit 0,05–0,5 µg/kgKG/min verabreicht
- Diuretika (Furosemid 20–80 mg i. v.) werden bei Patienten mit infarktbedingtem kardiogenem Schock und Zeichen der Flüssigkeitsüberladung gegeben (Auskultationsbefund)
- bei Auftreten von Herzrhythmusstörungen s. SOP Herzrhythmusstörungen
- bei Kreislaufstillstand, s. SOP Reanimation von Erwachsenen

- bei STEMI:
  - ASS 150–300 mg oral (Kautablette/Granulat) oder 75–250 mg i.v
  - Heparin (unfraktioniert) 70 IE/kgKG i. v. (maximal 5 000 IE)
  - Fibrinolyse: wenn PCI mit „Drahtpassage" NICHT innerhalb 120 min erzielbar
  - Voraussetzung: Symptombeginn vor < 12 h und Gabe innerhalb von 10 min nach Indikationsstellung möglich
  - Dosierung: z. B. Alteplase: 15 mg i. v. als Bolus, 0,75 mg/kgKG über 30 min, dann 0,5 mg/kgKG über 60 min; Maximaldosis: 100 mg
  - bei Patienten ≥ 75 Jahren: vorsichtige Dosierung
  - Transport in ein Zielkrankenhaus mit Kapazität zur Durchführung einer PCI innerhalb von 24 h
  - Gabe von 300 mg Clopidogrel oral nach Rücksprache Zielkrankenhaus
- bei rechtsventrikulärer Infarktbeteiligung und kardiogenem Schock:
  - zur Abklärung einer rechtsventrikulären Infarktbeteiligung soll bei Patienten mit V. a. auf einen infero-posterioren Infarkt ein rechtspräkordiales EKG abgeleitet werden (ST-Hebung in der rechtspräkordialen Ableitung V4r), ebenso bei Patienten mit therapierefraktärem kardiogenem Schock unklarer Ursache
  - es sollte frühzeitig eine PCI oder bei fehlender Verfügbarkeit ggf. eine Fibrinolyse durchgeführt werden
  - Volumen sollte in 50–100 ml Schritten unter engmaschigem Blutdruckmonitoring verabreicht werden
  - durch Dobutamingabe sollte die rechtsventrikuläre Inotropie gesteigert werden.
  - bei Bradykardie ist die Gabe von Atropin (0,5–1,0 mg, Maximaldosis 3,0 mg) und ggf. eine transkutane Schrittmacherstimulation indiziert
  - im Schock keine Gabe von β-Blockern, Nitraten oder Kalziumantagonisten

Lagerung/Transport

- Oberkörperhochlagerung bei stabilem Kreislauf
- Flachlagerung bei Kreislaufinstabilität

29.9.9 Besonderheiten

- Patienten mit einem Myokardinfarkt und unmittelbar auftretenden Zeichen des kardiogenen Schocks sollen zwischen dem ersten Notarztkontakt und der „Drahtpassage" im Rahmen der PCI nicht mehr als 90 min vergehen
- Kontraindikationen für Nitrate, Antikoagulation und Reperfusionstherapie beachten (s. SOP Akutes Koronarsyndrom)

29.9.10 Komplikationen

- zunehmende Hypotension → Gabe von Katecholaminen, vorsichtige Volumentherapie
- zunehmende Linksherzinsuffizienz (s. SOP Linksherzinsuffizienz mit Lungenödem)
- Herzrhythmusstörungen (s. SOP Herzrhythmusstörungen)
- Kreislaufstillstand (s. SOP Reanimation von Erwachsenen)

29.9.11 Zielkrankenhaus

- 24-stündige Herzkatheterbereitschaft
- ggf. Kardiochirurgie bei Verdacht auf interventionsbedürftige Komplikationen

29.9.12 Dokumentation

- Herzfrequenz
- Blutdruck
- S_pO_2
- Vigilanz
- Beginn der Symptomatik
- EKG-Befund
- Beatmungsdrücke
- AMV
- Atemfrequenz
- $etCO_2$
- Initial- und Übergabebefund

29.10 Akuter Krampfanfall

R. Francis, R. Garnew, T. Kerner, C. Spies

29.10.1 Sofortmaßnahmen

- Bei Spontanatmung: O_2-Gabe, Ziel-S_pO_2 95–98 %
- bei Atemstillstand: Atemwegsobstruktion beseitigen, Beatmung
- bei Herz-Kreislauf-Stillstand: Reanimation einleiten

29.10.2 Diagnostik/Bodycheck

► **Bewusstsein**
- GCS

► **Atmung**
- AF
- Atemtiefe
- S_pO_2
- Auskultation

- Untersuchung auf:
  - Dyspnoe
  - Zyanose
  - in- und exspiratorische Nebengeräusche
  - Stridor

▸ **Kreislauf**
- HF
- Blutdruck
- EKG-Monitoring:
  - Frequenz
  - Rhythmus (regelmäßig/unregelmäßig)
  - Kammerkomplex (schmal/breit)
  - ST-Streckenanalyse
  - P-Welle

▸ **Neurologie**
- Fremdanamnese erheben/untersuchen auf:
  - Art des Krampfanfalls (generalisiert/fokal, tonisch-klonisch)
  - Dauer
  - Augen offen/geschlossen (bei typischem epileptischem Anfall sind die Augen meist offen)
  - Aura
  - Stigmata (Zungenbiss, Einnässen)
  - postiktaler Zustand
  - Zeichen einer Hemi- oder Querschnittssymptomatik
  - Pupillenstatus

▸ **Verletzungen**
- Begleitverletzungen (z. B. durch Sturz)

Merke M!

Wichtig ist die Kontrolle von Blutzucker und Körpertemperatur.

29.10.3 Anamnese

- Gegebenenfalls auslösendes Ereignis
- Zeitpunkt des Beginns der Symptomatik
- Art und Dauer des Anfalls
- Zyanose
- Vorerkrankungen (vor allem Krampfleiden, Alkoholerkrankung)
- Medikamente
- Allergien
- Schwangerschaft
- Begleitumstände
- letzte Mahlzeit
- Name und Telefonnummer von Hausarzt und nächsten Angehörigen

29.10.4 Differenzialdiagnosen des epileptischen Anfalls

- Differenzialdiagnose des Krampfanfalls
- Differenzialdiagnose der Synkope
- Differenzialdiagnose der Bewusstlosigkeit

29.10.5 Ursachen

Ein Krampfanfall ist meist Symptom einer zugrunde liegenden Erkrankung bzw. Störung, z. B. von Epilepsie, Schädel-Hirn-Trauma, Hirntumor, intracranielle Blutung, ischämischer Insult, Intoxikation, Hypoglykämie, Elektrolytstörung, Hypoxie usw.

29.10.6 Monitoring

- S_pO_2
- HF
- Blutdruck (NIBP, Intervall ≤ 5 min)
- EKG
- bei Beatmung:
  - Beatmungsdrücke
  - AMV
  - AF
  - $etCO_2$

29.10.7 Basismaßnahmen und Therapie

- Lagerung (Schutz vor Selbstgefährdung)
- 1 periphervenöser Zugang (**Cave:** Dislokationsrisiko bei Konvulsionen, insbesondere im Bereich Vena cubitalis)
- BZ-Bestimmung
- Behandlung einer Hypoglykämie
- Temperaturmessung
- ggf. antipyretische Therapie
- Beruhigung des Patienten

Atmung

- Sauerstoffgabe, wenn $S_pO_2 < 95\,\%$, Ziel-S_pO_2 95–98 %
- Freihalten der Atemwege
- Entfernung von Zahnersatz (falls vorhanden und wenn möglich)
- ggf. Intubation

Kreislauf

- Symptomatische Therapie

Tab. 29.6 Stufenschema der medikamentösen Therapie eines Krampfanfalles.

Stufe	Medikamente	Alternativen
1: Initialbehandlung (10–20 min)	• Lorazepam (1. Wahl) 0,05 mg/kgKG i. v. (Injektion: 2 mg/min, max. 4-mg-Bolus, ggf. nach 5 min 1 × wiederholen, Maximaldosis 0,1 mg/kgKG) *oder* • Clonazepam 0,015 mg/kgKG i. v. (Injektion: 0,5 mg/min, max. 1-mg-Bolus, ggf. nach 5 min 1 × wiederholen, Maximaldosis ca. 2 mg)	• Midazolam 0,2 mg/kgKG i. v. (max. 10-mg-Bolus, ggf. nach 5 min 1 × wiederholen) *oder* • Diazepam 0,15–0,2 mg/kgKG i. v. (Injektion: 5 mg/min, max. 10-mg-Bolus, ggf. nach 5 min 1 × wiederholen Maximaldosis ca. 30 mg)
2: benzodiazepin-refraktärer Status epilepticus (ca. 30–60 min)	• Levetiracetam (1. Wahl) 30–60 mg/kgKG i. v. (max. 4 500 mg über mindestens 10 min) *oder* • Valproat 40 mg/kgKG (max. 10 mg/kgKG/min, max. 3 000 mg)	• Phenytoin (2. Wahl) 20 mg/kgKG i. v. (Injektion: 50 mg/min, Maximaldosis 30 mg/kgKG, über separaten i. v. Zugang verabreichen, da stark gewebetoxisch, Vorsicht bei höhergradigem AV-Block) Bei ausbleibender Wirkung: • Phenobarbital 15–20 mg/kgKG i. v. (max. 100 mg/min, **Cave:** kardiorespiratorische Depression) *oder* • Lacosamid 5 mg/kgKG i. v. (Injektion: über 15–30 min, **Cave:** Bradykardien, Verstärkung einer Herzinsuffizienz, Vorsicht bei Myokardinfarkt oder Na^+-Rezeptorblockade)
3: refraktärer Status epilepticus (> 60 min)	Intubationsnarkose mit: • Midazolam 0,2 mg/kgKG i. v. Bolus, Erhaltungsdosis: 0,1–0,5 mg/kgKG/h *oder* • Propofol 2 mg/kgKG i. v. Bolus, Erhaltungsdosis: 4–6(10) mg/kgKG/h (**Cave:** Propofolinfusionssyndrom) *oder* • Thiopental 5 mg/kgKG i. v., dann 500 mg/h als kontinuierliche i. v. Infusion (bei langfristige Gabe EEG-Monitoring notwendig)	

Medikamentöse Therapie

- Eine Krampfdauer von mehr als 3–5 min erfordert eine medikamentöse Therapie.
- Möglich Initialtherapie, wenn noch kein i. v. Zugang etabliert ist:
  - Midazolam 10 mg nasal (off label use) oder bukkal (bei Erwachsenen mit Körpergewicht > 40 kgKG), ggf. wiederholen (Maximaldosis ca. 20 mg)
  - Diazepam 10–20 mg rektal, ggf. wiederholen (Maximaldosis ca. 30 mg)
- Ein Stufenschema fasst ▶ Tab. 29.6 zusammen.

Lagerung/Transport

- Oberkörperhochlagerung 30° (nur bei MAP ≥ 90 mmHg)
- bei V. a. HWS-Trauma sofortige Anlage einer Halskrawatte
- gezielte Einweisung planen mit Möglichkeit der intensivmedizinischen, neurologischen Überwachung

29.10.8 Therapie bei Kindern

Fieberkrampf bei Kindern

- Fieber senken mit Paracetamol 30 mg/kgKG rektal
- ggf. Diazepam Rektiole 5 mg (< 15 kgKG) oder 10 mg (> 15 kgKG) rektal

Epileptischer Anfall bei Kindern

- Diazepam Rektiole 5 mg (< 15 kgKG) oder 10 mg (> 15 kgKG) rektal
  oder
- Midazolam 0,1 mg/kgKG i. v. (0,2 mg/kgKG nasal, 0,2–0,5 mg/kgKG bukkal)
  oder
- Lorazepam 0,05–0,2 mg/kgKG i. v./nasal/bukkal
  oder
- Clonazepam 0,01–0,05 mg/kgKG i. v.

▶ Bei ausbleibender Wirkung

- Levetiracetam 30–60 mg/kgKG i. v., max. 500 mg/min, ggf. nach 10 min wiederholen

► **Mögliche Alternativen**

- Phenytoin 15–20 mg/kgKG i. v. innerhalb von 30 min (25 mg/min, über separaten i. v. Zugang verabreichen, stark gewebetoxisch) *oder*
- Phenobarbital 5–20 mg/kgKG (25 mg/min)

► **Refraktärer Status epilepticus**

- Propofol 2 mg/kgKG i. v. Bolus, Erhaltungsdosis: 4–6(10) mg/kgKG/h (**Cave:** Propofolinfusionssyndrom) *oder*
- Thiopental: initial 5 mg/kgKG (ggf. Wiederholung); Erhaltungsdosis: 3–5 mg/kgKG/h

29.10.9 Komplikationen

Folgende Situationen können einen Status epilepticus definieren:

- ≥ 5 min anhaltender bilateral tonisch-klonischer Anfall
- ≥ 10 min anhaltender fokal beginnender Anfall (mit oder ohne Bewusstseinsstörung) bzw. Absence
- rezidivierende epileptische Anfälle in kurzer Abfolge, ohne eine vollständige Remission zwischen den Anfällen
- Übersehen von Begleitverletzungen: Bodycheck
- Aspiration:
  - Seitenlage
  - ggf. Absaugen
  - ggf. Intubation

Merke M!

Jeder epileptische Anfall, der länger als 5 min anhält, definiert einen Status epilepticus und soll akut antiepileptisch behandelt werden.

29.10.10 Zielkrankenhaus

- CT
- neurologische Intensivüberwachung

29.10.11 Dokumentation

- HF
- Blutdruck
- S_pO_2
- Pupillen
- Beatmungsdrücke
- AMV
- AF
- $etCO_2$
- neurologischer Befund
- Initial- und Übergabebefund

29.11 Linksherzinsuffizienz mit Lungenödem

R. Francis, R. Garnew, T. Kerner, C. Spies

29.11.1 Sofortmaßnahmen

- Bei Spontanatmung: O_2-Gabe bei Hypoxämie und/oder Dyspnoe, Ziel-$S_pO_2 \geq 90\,\%$
- bei Atemstillstand: Atemwegsobstruktion beseitigen, Beatmung
- bei Herz-Kreislauf-Stillstand: Reanimation einleiten

29.11.2 Diagnostik/Bodycheck

► **Bewusstsein**

- GCS

► **Atmung**

- AF
- Atemtiefe
- S_pO_2
- Auskultation
- Untersuchung auf:
  - Dyspnoe
  - Zyanose
  - Orthopnoe
  - Tachypnoe
  - in- und exspiratorische Rasselgeräusche
  - schaumiger Auswurf
  - Stridor
  - Bronchospastik

► **Kreislauf**

- HF
- Blutdruck
- EKG-Monitoring
- 12-Kanal-EKG (Frequenz, regelmäßiger/unregelmäßiger Rhythmus, schmaler/breiter Kammerkomplex, ST-Streckenanalyse, P-Welle)
- Untersuchung auf:
  - obere Einflussstauung
  - periphere Ödeme
  - kapilläre Reperfusionszeit
  - kalte Extremitäten
  - Aszites
  - marmoriertes Hautkolorit

► **Neurologie**

- Bewusstseinsstörung (Verwirrung, Schwindel, Schläfrigkeit)

► **Vegetativum**
- Übelkeit
- Erbrechen
- Schwindel
- Kaltschweißigkeit

► **Schmerzen**
- Angina pectoris
- Lokalisation
- VAS

29.11.3 Anamnese

- Beginn der Symptomatik
- Vorerkrankungen
- Nykturie
- Medikamente
- Allergien
- rückläufige Diurese
- Schwangerschaft
- Name und Telefonnummer von Hausarzt und nächsten Angehörigen

29.11.4 Differenzialdiagnosen

- Differenzialdiagnose der Synkope
- Differenzialdiagnose der akuten Dyspnoe
- Differenzialdiagnose des akuten Brustschmerzes

29.11.5 Monitoring

- HF
- Blutdruck (NIBD, Intervall ≤ 5 min)
- EKG
- S_pO_2
- bei Beatmung:
  - AMV
  - AF
  - Beatmungsdrücke
  - $etCO_2$

29.11.6 Basismaßnahmen und Therapie

- Periphervenöser Zugang (bei Katecholamingabe 2 periphere Zugänge)
- BZ-Bestimmung
- Beruhigung des Patienten
- bei Kreislaufstabilität:
  - Oberkörperhochlagerung und Beine tief (halbsitzende Lagerung)

Atmung

- O_2-Insufflation (bis zu 15 l/min), Ziel-$S_pO_2 \geq 90$ %
- CPAP oder nichtinvasive Beatmung bei Patienten mit schwerer respiratorischer Beeinträchtigung (Atemfrequenz > 25/min, $S_pO_2 < 90$ % unter O_2-Insufflation)
- PEEP 5–10 cmH_2O
- F_iO_2 initial = 1,0, dann reduzieren
- ggf. Intubation und Beatmung (z. B. bei progredienter Erschöpfung, Kreislaufinstabilität, schwerer Hypoxämie usw.)

Kreislauf

► **Dyspnoe oder Zeichen einer pulmonalen Stauung**
- Furosemid 20–80 mg i. v., wenn periphere Perfusion suffizient
- Morphin 3–5 mg i. v.; ggf. Wiederholung

► **Blutdruck**
- Systolischer Blutdruck > 110 mmHg
  - Glyceroltrinitrat 0,4–0,8 mg sublingual als Spray, ggf. über Spritzenpumpe 50 mg/50 ml, 1–8 mg/h i. v. (Vorsicht bei Patienten mit relevanter Aorten- oder Mitralklappenstenose)
  - bei hypertensivem Notfall: Behandlung der Hypertonie z. B. mit Urapidil; s. SOP Hypertensiver Notfall
- systolischer Blutdruck 85–110 mmHg
  - keine zusätzliche Medikation bis zur Reevaluation
- systolischer Blutdruck < 85 mmHg
  - Behandlung wie kardiogener Schock
  - Dobutamin 2–20 µg/kgKG/min i. v. (**Cave:** Vasodilatation und weiterer Blutdruckabfall)
  - ggf. Noradrenalin 0,1–0,5 µg/kgKG/min i. v.
  - bei therapieresistenter Hypotension: Gabe von Adrenalin als 10-µg-Bolus oder über Spritzenpumpe mit 0,05–0,5 µg/kgKG/min i. v.
  - falls indiziert: Kardioversion

Lagerung/Transport

- Falls Stauungszeichen und stabiler Kreislauf: Oberkörper erhöht, halbsitzender oder sitzende Lagerung (Herabhängen der Beine)
- falls kardiogener Schock und Kreislaufinstabilität: Flachlagerung

29.11.7 Besonderheiten

Eine Linksherzinsuffizienz mit Lungenödem tritt häufig in Verbindung mit einem akutem Koronarsyndrom mit oder ohne ST-Streckenhebung und/oder bei Herzrhythmusstörungen auf:

- SOP Herzrhythmusstörungen (Kap. 29.6)
- SOP Akutes Koronarsyndrom (Kap. 29.3)

Infolge einer reflektorischen Bronchokonstriktion können zusätzlich zu den feuchten Rasselgeräuschen des Lungenödems auch trockene Rasselgeräusche auskultiert werden (Giemen, Brummen): bronchospasmolytische Behandlung erst nach kausaler Behandlung der kardialen Erkrankung.

Bei notwendiger Intubation ist Vorsicht mit der Flachlagerung des Patienten geboten (kardiale Dekompensation).

29.11.8 Komplikationen

- Hypoxie
- zunehmende muskuläre Erschöpfung
- Bewusstseinsminderung oder Koma
- therapieresistente Hypoxämie: Intubation, Beatmung
- kardiogener Schock: SOP Kardiogener Schock

29.11.9 Zielkrankenhaus

- Intensivstation
- Beatmungsmöglichkeit
- ggf. Herzkatheterlabor

29.11.10 Dokumentation

- Herzfrequenz
- 12-Kanal-EKG
- Blutdruck
- S_pO_2
- Anamnese
- Medikamentengaben
- Beatmungsdrücke
- AMV
- Atemfrequenz
- $etCO_2$
- Initial- und Übergabebefund

29.12 Lungenarterienembolie

A. Bichmann, R. Francis, R. Garnew, T. Kerner, C. Spies

29.12.1 Sofortmaßnahmen

- Bei Atemstillstand: Beseitigung der Atemwegsobstruktion, Beatmung
- bei Herz-Kreislauf-Stillstand: Einleitung der Reanimation
- bei Spontanatmung: O_2-Gabe bei Hypoxämie und/oder Dyspnoe

29.12.2 Diagnostik/Bodycheck

► **Bewusstsein**

- GCS
- stattgehabte Synkope?

► **Atmung**

- Atemfrequenz
- Atemtiefe
- S_pO_2
- Auskultation
- Untersuchung auf:
  - plötzliche Dyspnoe
  - Zyanose
  - Husten
  - in- und exspiratorische Nebengeräusche
  - Stridor
  - Hämoptysen
  - pleuritischer Brustschmerz

► **Kreislauf**

- Herzfrequenz
- Blutdruck
- EKG-Monitor und 12-Kanal-EKG (Frequenz, regelmäßiger/unregelmäßiger Rhythmus, schmaler/breiter Kammerkomplex, Zeichen der Rechtsherzbelastung (z. B. RSB, SI-QIII-Typ, Tachykardie, Erregungsrückbildungsstörungen)
- Untersuchung auf:
  - Zeichen einer Beinvenenthrombose
  - obere Einflussstauung
  - Rekapillarisierungszeit
  - kühle Extremitäten

► **Neurologie**

- Zeichen einer Hemisymptomatik
- Querschnittszeichen
- Pupillenstatus: Größe, Form und Lichtreagibilität

► **Schmerzen**

- Lokalisation: Thorax, extrathorakal, sonstige
- Stärke: VAS

► **Vegetativum**

- Übelkeit
- Erbrechen
- Schwindel
- Kaltschweißigkeit

29.12.3 Anamnese

- Beginn der Symptomatik
- Vorerkrankungen (tiefe Bein- oder Beckenvenenthrombose?)

- Anamnese oder Risiko einer Thrombophilie: Malignome, Immobilisation (längere Flugreisen, Autofahrten), postoperativer Zustand, Adipositas usw.
- Medikamente
- Allergien
- Schwangerschaft
- Bettruhe in den letzten 4 Wochen
- Begleitumstände
- letzte Mahlzeit
- Name und Telefonnummer von Hausarzt und nächsten Angehörigen

Merke M!

Zu beachten

- Klinische Zeichen einer Lungenarterienembolie sind häufig unspezifisch
- Der Verdacht auf einer Lungenarterienembolie ergibt sich aus der Zusammenschau mehrerer Symptome.
- Jeder Verdacht auf eine Lungenarterienembolie sollte diagnostisch in einem Krankenhaus abgeklärt werden.
- Bei hämodynamisch instabilen Patienten mit dringendem Verdacht auf eine Lungenarterienembolie sollte eine Rescue-Therapie (Thrombolyse) erfolgen, ohne eine vorherige endgültigen Diagnosesicherung zu erzwingen (dann: sekundäre Diagnosestellung nach Therapieeinleitung).
- Für die Risikostratifizierung bei stabilen Patienten existieren verschiedene präklinisch anwendbare Scores, z. B. der vereinfachte Wells-Score (▶ Tab. 29.7).

Tab. 29.7 Vereinfachter Wells-Score.

Kriterien	Punkte
Frühere TVT oder Lungenembolie	1
Frische Operation oder Immobilisation	1
Tumorerkrankung	1
Hämoptyse	1
Herzfrequenz ≥ 100 Schläge/min	1
Klinische Zeichen einer TVT	1
Alternative Diagnose unwahrscheinlicher als Lungenembolie	1
Klinische Wahrscheinlichkeit einer LAE	
Lungenarterienembolie unwahrscheinlich	0–1
Lungenarterienembolie wahrscheinlich	≥ 2

29.12.4 Differenzialdiagnosen

- Differenzialdiagnose der akuten Dyspnoe
- Differenzialdiagnose der Bewusstlosigkeit
- Differenzialdiagnose des akuten Brustschmerzes

29.12.5 Monitoring

- S_pO_2
- HF
- Blutdruck (NIBP, Intervall ≤ 5 min)
- EKG
- bei Beatmung:
  - Beatmungsdrücke
  - AMV
  - AF
  - $etCO_2$

29.12.6 Basismaßnahmen und Therapie

- Periphervenöser Zugang (bei Katecholamingabe immer 2 periphere Zugänge)
- Beruhigung des Patienten
- Blutzuckerbestimmung

Atmung

- O_2-Insufflation
- ggf. NIV/Intubation, Beatmung (F_iO_2 = 1,0, im Verlauf reduzieren, PEEP = 5 cmH_2O, AZV = 6 ml/kgKG, PIP < 30 cmH_2O)
- Intubation und Beatmung:
  - zurückhaltende Indikationsstellung
  - bei NIV-Versagen
  - vorsichtige PEEP-Titration

Cave ⚠

Hohes Risiko für Hypotension und Kreislaufversagen:

- im Rahmen der Sedierung/Narkoseeinleitung
- bei intrathorakaler Druckerhöhung z. B. bei Anwendung eines hohen PEEP

Kreislauf

▶ **Antikoagulation mit 80 IE/kgKG unfraktioniertem Heparin i. v.**

- Vorsichtige fraktionierte Gabe von Volumen in 50–100 ml Portionen, ≤ 500 ml über einen Zeitraum von 15–30 min

- Katecholamine
  - Indikation: Hypotension mit arteriellem Mitteldruck < 60 mmHg nach Volumengabe
  - Noradrenalin nach Wirkung 0,05–1 µg/kgKG/min i. v.
  - bei unzureichendem therapeutischem Erfolg Adrenalin 0,05–1 µg/kgKG/min i. v.
- ggf. Analgosedierung: Morphin fraktioniert 3–5 mg i. v.

▸ **Thrombolyse**

- Alteplase (rtPA) 100 mg: 10 mg i. v.-Bolus über einen Zeitraum von 1–2 min gefolgt von 90 mg über 2 h (bei Gewicht < 65 kgKG maximal 1,5 mg/kgKG); **alternativ** 0,6 mg/kgKG über 15 min (maximal 50 mg)
- Indikation:
  - Kreislaufinstabilität unter dringendem klinischem Verdacht auf eine Lungenarterienembolie, wie z. B. bei
    - systolischer Blutdruck < 90 mmHg
    - Fehlen anderer Ursachen der Instabilität wie Arrythmie, Hypovolämie, Sepsis
    - Zeichen eingeschränkter Endorganperfusion
  - Kreislaufstillstand

Merke M!

Fortführen der CPR für mindestens 60–90 min nach Thrombolyse.

Lagerung/Transport

- Immobilisation
- Oberkörperhochlagerung bei stabilem Kreislauf
- Flachlagerung bei Kreislaufinstabilität

29.12.7 Besonderheiten

- Kontraindikationen für Nitrate, Antikoagulation und Reperfusionstherapie beachten (s. SOP Akutes Koronarsyndrom)
- eine beweisende präklinische Diagnostik ist meistens nicht möglich. Es wird daher unter dem Verdacht behandelt
- bei einer Lungenarterienembolie wird der arterielle CO_2-Partialdruck nur eingeschränkt durch das endtidale CO_2 widergespiegelt
- meist liegt der p_aCO_2 viel höher als das $etCO_2$, die Differenz zwischen beiden Werten ist höher als normal

Merke M!

Aufgrund der hohen Mortalität sollen diagnostische und therapeutische Maßnahmen unverzüglich und simultan durchgeführt werden. Wegen der präklinisch eingeschränkten Therapieoptionen sollten therapeutische Maßnahmen auf das notwendigste beschränkt werden und die Patienten unverzüglich in ein Krankenhaus transportiert werden.

29.12.8 Komplikationen

- Zunehmende Rechtsherzinsuffizienz → vorsichtige Volumen- und Katecholamintherapie
- Herzrhythmusstörungen (s. SOP Herzrhythmusstörungen)
- akutes Koronarsyndrom (s. SOP Akutes Koronarsyndrom)

29.12.9 Zielkrankenhaus

- 24-stündige CT-Bereitschaft
- ITS
- ggf. ECLS/ECMO, interventionelle katheterbasierte Thrombektomie und/oder kardiochirurgische Behandlungsoption

29.12.10 Dokumentation

- Herzfrequenz
- Blutdruck
- S_pO_2
- Vigilanz (GCS)
- Beatmungsdrücke
- AMV
- Atemfrequenz
- $etCO_2$
- Initial- und Übergabebefund

29.13 Meningitis

A. Bichmann, R. Francis, R. Garnew, T. Kerner, C. Spies

Praxis

Zu beachten

Eigenschutz beachten!

Bereits bei Verdacht auf eine bakterielle Meningitis Anlage der persönlichen Schutzausrüstung:

- Schutzkittel/geschlossene Rettungsdienstkleidung
- FFP2/3-Maske und Schutzbrille für das medizinische Personal
- Mund-Nasen-Schutz für den Patienten
- Handschuhe
- Händedesinfektion

Ansteckungsgefahr

Die Meningokokken befinden sich im Nasen-Rachen-Raum des Menschen. Sie gelangen beim Sprechen, Husten oder Niesen in kleinen Tröpfchen (Aerosol) aus dem Nasen-Rachen-Raum in die Luft und können aus kurzer Entfernung eingeatmet werden. Am häufigsten ist eine Tröpfcheninfektion, aber auch Schmierinfektionen sind möglich.

29.13.1 Sofortmaßnahmen

- Bei Spontanatmung: O_2-Gabe
- bei Atemstillstand: Atemwegsobstruktion beseitigen, Beatmung
- bei Herz-Kreislauf-Stillstand: Reanimation einleiten

29.13.2 Diagnostik/Bodycheck

► **Bewusstsein**
- Differenzierte GCS, z. B. Gesamt 11 = E4 M3 V4

► **Atmung**
- AF
- Atemtiefe
- S_pO_2
- Auskultation
- Untersuchung auf:
  - Dyspnoe
  - Zyanose
  - in- und exspiratorische Nebengeräusche
  - Stridor

► **Kreislauf**
- HF
- Blutdruck
- EKG (Frequenz, regelmäßiger/unregelmäßiger Rhythmus, schmaler/breiter Kammerkomplex)
- Untersuchung auf:
  - obere Einflussstauung
  - Rekapillarisierungszeit
  - kalte Extremitäten
  - Schockzeichen

► **Neurologie**
- Seiten- und Querschnittszeichen
- Pupillenstatus:
  - Größe
  - Form
  - Lichtreagibilität
- Untersuchung auf:
  - Vigilanz
  - Meningismus
  - Nackensteifigkeit
  - Kopfschmerz
  - Hörstörungen
  - Hirnnervenausfälle
  - Lichtempfindlichkeit
  - Hyperästhesie
  - Opistotonus
  - Krämpfe
- bei Säuglingen und Kleinkindern zusätzlich:
  - gespannte Fontanelle (bei ca. 40 %)
  - Unruhe oder Apathie
  - Trinkschwäche
  - schrilles Schreien/Wimmern
  - Bewegungsarmut

Cave

Ein typischer Meningismus kann fehlen.

► **Vegetativum**
- Übelkeit
- Erbrechen
- Kaltschweißigkeit
- Fieber

► **Schmerzen**
- Lokalisation
- VAS

► **Haut**
- Makulopapulöse oder petechiale Exantheme bis hin zur ausgedehnten Purpura fulminans mit Hautnekrosen
- Inspektion der Haut am gesamten Körper
- Schleimhautblutungen
- Anzeichen für disseminierte intravasale Koagulopathie

29.13.3 Anamnese

- Vorerkrankungen
- Auslandsaufenthalt
- Erkrankungen in der Umgebung
- Medikamente
- Allergie
- Schwangerschaft
- letzte Mahlzeit
- Name und Telefonnummer von Hausarzt und nächsten Angehörigen

29.13.4 Differenzialdiagnosen

- Differenzialdiagnose der Bewusstlosigkeit
- Differenzialdiagnose der Synkope
- Differenzialdiagnose des Krampfanfalls
- zusätzlich: Enzephalitis, Fieber anderer Ursache

29.13.5 Monitoring

- HF
- S_pO_2
- Blutdruck (NIBP, Intervall ≤ 5 min)
- EKG
- bei Beatmung:
  - Beatmungsdrücke
  - AMV
  - AF
  - $etCO_2$

29.13.6 Basismaßnahmen und Therapie

- Peripher venöser Zugang
- BZ-Bestimmung

Atmung

- O_2-Gabe
- NIV
- ggf. Intubation mit streng normokapnischer Ventilation (p_aCO_2 35–45 mmHg)

Kreislauf

- Symptomatische Therapie

Antiemesis

- Ondansetron 3 × 4–8 mg i. v.

Analgesie

Analgetika mit antipyretischen Eigenschaften:

- Paracetamol
- Metamizol

Antibiotische Therapie

Grundsätzlich sollte eine antibiotische Therapie erst nach Gewinnung von Blutkulturen und ggf. Lumbalpunktion erfolgen.

Bei **verzögertem Transport** kann eine empirische Therapie bereits vor Krankenhausaufnahme indiziert sein:

- bei schwerem Verlauf und rascher klinischer Verschlechterung der Symptomatik
- GCS < 12 und rasche Verschlechterung des quantitativen Bewusstseins oder Auftreten epileptischer Anfälle
- Dosis bei Erwachsenen:
  - Ceftriaxon i. v. 1 × 4 oder 2 × 2 g/d oder
  - Cefotaxim i. v. 3 × 2–4 g/d

► **Wichtig für den interhospitalen Transport.** Eine kalkulierte Antibiotikatherapie sollte möglichst nach Abnahme der Blutkulturen, spätestens aber nach 45 min erfolgt sein.

- Ceftriaxon i. v. 4 g/d (Kinder 100 md/kgKG/d)
- *plus* Ampicillin i. v. 12–15 g/d (solange der Erreger nicht bekannt ist)
- *plus* Vancomycin i. v. 60 mg/kgKG/d im Falle einer Reiseanamnese oder begründeten Verdachts auf Vorliegen resistenter Pneumokokken
- Dexamethason 4 × 10 mg/d für 4 Tage bei V. a. bakterielle Meningitis zur Vermeidung eines begleitenden Hirnödems

Merke **M!**

Kalium- und BZ-Kontrolle vor Transport, da sich diese unter der hohen Dexamethasondosierung oft verschieben (BGA-Kontrolle).

Lagerung/Transport

- Oberkörperhochlagerung (30°)
- Voranmeldung in der Zielklinik (Isolierzimmer)
- Transport und Behandlung von Patienten mit Meningokokkenmeningitis unter Isolationsbedingungen/Schutzmaßnahmen s. o.
- bis zu 24 h nach der ersten Antibiotikumgabe: Schutzkittel, Mund-Nasen-Schutz, Handschuhe, Händedesinfektion, Isolationszimmer

29.13.7 Besonderheiten

Bei ungeschütztem Kontakt zu einem Patienten mit bestätigter Meningokokkenmeningitis wird eine Chemoprophylaxe maximal bis 10 Tage nach dem letzten Kontakt zu einem Erkrankten empfohlen (7 d vor Ausbruch der

Erkrankung bis 24 h nach Antibiotikagabe beim Erkrankten).

Medikamente der Wahl sind:

- Rifampicin 2 × 600 mg/d p. o. für 2 d *oder*
- Ciprofloxacin einmalige Dosis 500 mg p. o. *oder*
- Ceftriaxon einmalige Dosis 250 mg **i. m.**

Die Inkubationszeit beträgt 3–4 Tage. Eine Isolationspflichtigkeit der Patienten besteht für 24 h nach Beginn einer wirksamen antibiotischen Therapie. Patienten mit Meningokokkenmeningitis (Krankheitsverdacht, Erkrankung und Tod) sind gemäß Infektionsschutzgesetz § 6 dem zuständigen Gesundheitsamt zu melden.

29.13.8 Komplikationen

- Waterhouse-Friderichsen-Syndrom.
  Typische Symptome:
  - Übelkeit/Erbrechen
  - Kopfschmerz
  - Meningismus
  - Hypotension/Schock
  - Anzeichen einer disseminierten intravasalen Koagulopathie
  - Zyanose
  - Dyspnoe
  - Koma
  - schnelle Progredienz
- Epilepsie, siehe SOP Akuter Krampfanfall (Kap. 29.10)
- Intrakranielle Druckerhöhung/Hirnödem:
  - Oberkörperhochlagerung (wenn MAP > 90 mmHg)
  - Intubation und Sedierung bzw. Sedierungsvertiefung
- Hydrozephalus:
  - Oberkörperhochlagerung (wenn MAP > 90 mmHg)
  - Einleitung bzw. Vertiefung einer Narkose

29.13.9 Zielkrankenhaus

- CT-Bereitschaft
- Intensivstation
- bei Kindern: pädiatrische Intensivstation

29.13.10 Dokumentation

- HF
- Blutdruck
- S_pO_2
- Pupillen
- Anamnese
- therapeutische Maßnahmen
- bei Beatmung:
  - Beatmungsdrücke
  - AMV
  - AF
  - endtidales CO_2
  - Initial- und Übergabebefund

29.14 Neurogener Schock

R. Francis, R. Garnew, T. Kerner, C. Spies

29.14.1 Sofortmaßnahmen

- Bei Atemstillstand: Atemwegsobstruktion beseitigen, Beatmung
- bei Herz-Kreislauf-Stillstand: Reanimation einleiten
- bei Spontanatmung: O_2-Gabe

29.14.2 Diagnostik/Bodycheck

► **Bewusstsein**

- GCS initial erheben sowie fortlaufend engmaschig kontrollieren und dokumentieren

► **Atmung**

- AF
- Atemtiefe
- S_pO_2
- Auskultation
- Untersuchung auf:
  - Dyspnoe
  - Zyanose
  - in- und exspiratorische Nebengeräusche
  - Stridor

► **Kreislauf**

- HF
- Blutdruck
- EKG (Frequenz, regelmäßiger/unregelmäßiger Rhythmus, schmaler/breiter Kammerkomplex)
- Untersuchung auf:
  - obere Einflussstauung
  - Rekapillarisierungszeit
  - kalte Extremitäten

► **Neurologie**

- Halbseiten- oder Querschnittssymptomatik, Pupillenstatus: Größe, Form und Lichtreagibilität

► **Vegetativum**

- Übelkeit
- Erbrechen
- Schwindel
- warme, blasse und trockene Haut (Anhidrose)
- gestörte Thermoregulation → Temperaturmessung

▶ **Verletzungsmuster**

- Sorgfältiger kraniokaudaler Bodycheck (umfassende Ganzkörperuntersuchung einschließlich Rücken) mit Überprüfung folgender Aspekte und Symptome:
  - Zeichen eines Schädel-Hirn-Traumas
  - Blut- oder Liquoraustritt aus Nase, Ohren oder Mund
  - Blutungen, Schmerzen oder Stufenbildung im Bereich der Wirbelsäule

29.14.3 Anamnese

- Beginn der Symptomatik
- ggf. Unfallmechanismus und -zeitpunkt
- Vorerkrankungen (Gerinnungsstörungen, Thrombozytopenien und Thrombozytenfunktionsstörungen)
- Medikamente (**Cave:** Antikoagulanzien)
- Drogen- und Alkoholintoxikation
- Allergien
- Schwangerschaft
- Begleitumstände
- letzte Mahlzeit
- Name und Telefonnummer von Hausarzt und nächsten Angehörigen
- Fremdanamnese durch Anwesende

29.14.4 Ursachen

Die Pathomechanismen, welche dem neurogenen Schock zugrunde liegen, lassen sich in 3 Hauptgruppen aufteilen:

- Schädigung der zentralen vasomotorischen Steuerung:
  - zerebrale Blutungen
  - Basilaristhrombose
  - Intoxikationen mit zentralwirksamen Medikamenten
  - inflammatorische Prozesse des Hirnstammes
- funktionelle Unterbrechung vasomotorischer Efferenzen
  - spinale Verletzungen
  - akute spinale Ischämien
  - schweres Guillain-Barré-Syndrom
- gestörte Koordination von sympathischer und parasympathischer Regulation
  - neurokardiogene Synkope/vagale Reflexe
  - anteriore Hypothalamusaktivierung z. B. durch Angst und Stress
  - Epilepsie

29.14.5 Differenzialdiagnosen

- Hypovolämischer Schock
- Kardiogener Schock
- Anaphylaktischer Schock
- Differenzialdiagnose der Bewusstlosigkeit
- Differenzialdiagnose des Krampfanfalls

29.14.6 Monitoring

- S_pO_2
- HF
- Blutdruck (NIBP, Intervall ≤ 5 min)
- EKG
- bei Beatmung:
  - Beatmungsdrücke
  - AMV
  - AF
  - $etCO_2$

29.14.7 Basismaßnahmen und Therapie

- Mindestens 2 periphervenöse Zugänge mit größtmöglichem Lumen
- falls kein peripherer Zugang möglich: ossärer Zugang
- bei Kindern: falls Venenpunktion frustran bzw. nicht innerhalb 90 s erfolgreich: ebenfalls ossären Zugang wählen
- BZ-Bestimmung
- Beruhigung des Patienten

Atmung

- Gegebenenfalls Intubation
- Beatmung: $F_iO_2 = 1{,}0$, im Verlauf reduzieren mit Ziel-$S_pO_2 > 94\,\%$, PEEP 5 mbar

Kreislauf

- Normotension anstreben
- Volumensubstitution soll mittels kristalloider balancierter Vollelektrolytlösung erfolgen
- bei langer Rettungszeit kann der Einsatz kolloidaler Lösungen erwogen werden (aktuell keine Leitlinienempfehlung)
- Noradrenalin 0,05–1 µg/kgKG/min i. v. (Katecholamin der 1. Wahl)
- ggf. zusätzlich Dobutamin 2–20 µg/kgKG/min i. v.
- ggf. zusätzlich Adrenalin 0,05–1 µg/kgKG/min i. v.

Lagerung/Transport

- ggf. Schocklage
- ggf. Immobilisation einschließlich HWS

Cave ⚠

Bereits moderater Blutverlust kann schwere hämodynamische Instabilität bis hin zum Kreislaufstillstand verursachen.

Bei Zeichen des erhöhten intrakraniellen Drucks sind Sofortmaßnahmen zu dessen Reduktion indiziert:

- Oberkörperhochlagerung 30°
- adäquate Sedierung
- Messung des $etCO_2$ bei Beatmeten, Normokapnie sicherstellen
- Normothermie
- ggf. Osmotherapie mit hypertoner Infusionslösung: z. B. Mannitol 20 % 0,5 mg/kgKG i. v. (max. 250 ml) oder NaCl 10 % 100 ml als Einmalgabe, repetitive Gabe unter Kontrolle von Serum-Osmolalität und -Natriumkonzentration

29.14.8 Besonderheiten

Wärmeerhalt (v. a. bei Kindern).

29.14.9 Zielkrankenhaus

- 24-stündige CT-Bereitschaft
- 24-stündiger neurochirurgischer und anästhesiologischer Dienst

29.14.10 Dokumentation

- HF
- Blutdruck
- S_pO_2
- Pupillen
- Beatmungsdrücke
- AMV
- AF
- endtidales CO_2
- Initial- und Übergabebefund

29.15 Psychiatrischer Notfall

R. Francis, R. Garnew, T. Kerner, C. Spies

> **Cave**
>
> Eigen- und Fremdgefährdungspotenzial von Patienten mit psychiatrischen Erkrankungen berücksichtigen (ggf. Alarmierung der Polizei).

29.15.1 Sofortmaßnahmen

- Bei Atemstillstand: Atemwegsobstruktion beseitigen, Beatmung
- bei Herz-Kreislauf-Stillstand: Reanimation einleiten
- spritzende Blutungen stillen
- bei Spontanatmung: O_2-Gabe

29.15.2 Diagnostik/Bodycheck

► **Bewusstsein**

- GCS

► **Atmung**

- AF
- Atemtiefe
- S_pO_2
- Auskultation
- Untersuchung auf:
  - Dyspnoe
  - Zyanose
  - in- und exspiratorische Nebengeräusche
  - Stridor

► **Kreislauf**

- HF
- Blutdruck
- EKG (Frequenz, regelmäßiger/unregelmäßiger Rhythmus, schmaler/breiter Kammerkomplex)
- Wenn möglich Untersuchung auf:
  - obere Einflussstauung
  - Rekapillarisierungszeit
  - kalte Extremitäten

► **Psychisch**

- Halluzinationen (optisch/akustisch), Wahnideen (z. B. Verfolgungswahn, Beeinträchtigungswahn etc.)
- Verwirrtheit, Stimmungsveränderungen, Erregungszustände, Aggressivität, Entzugssymptome, Angst, suizidale Gedanken

► **Schmerzen**

- Lokalisation
- VAS

► **Verletzungen**

- Verletzungen durch suizidale bzw. autoaggressive Handlungen

29.15.3 Anamnese

- Vorerkrankungen (v. a. psychiatrische)
- aktiv nach Sturz fragen
- Hinweis auf bestehende Sucht
- Medikamente
- Möglichkeit der Intoxikation
- Allergie
- Hinweise auf zurückliegenden oder aktuellen Suizidversuch
- Schwangerschaft
- letzte Mahlzeit
- Lebenssituation (Partnerschaft, Berufstätigkeit)
- Name und Telefonnummer von Hausarzt und nächsten Angehörigen

29.15.4 Differenzialdiagnosen

- Differenzialdiagnose der Bewusstlosigkeit
- Differenzialdiagnose der Synkope
- Differenzialdiagnose des Krampfanfalls

29.15.5 Monitoring

- HF
- S_pO_2
- Blutdruck (NIBP, Intervall ≤ 5 min)
- EKG
- bei Beatmung:
  - Beatmungsdrücke
  - AMV
  - AF
  - $etCO_2$

29.15.6 Basismaßnahmen und Therapie

- Periphervenöser Zugang
- BZ-Bestimmung
- Patienten beruhigen
  - versuchen, die Situation zu erklären und damit einen Bezug zur Realität wiederherzustellen
  - versuchen, eine vertrauensvolle Atmosphäre herzustellen
  - Distanzgrenzen nicht überschreiten
  - auf die Eigensicherung achten
  - Dritte sollten im Raum anwesend sein

Wenn eine Beruhigung mit diesen Maßnahmen nicht gelingt, medikamentöse Therapie einleiten.

Atmung

- O_2-Gabe bei Sättigungsabfall
- ggf. NIV
- ggf. Intubation

Kreislauf

- Symptomatische Therapie

Pharmakotherapie/Sedierung

Die Maßnahmen sind in ▶ Tab. 29.8 dargestellt.

Lagerung/Transport

- Gegebenenfalls Fixierung mit Gurtsystemen, Hand- und Fußfesseln; WICHTIG: Dokumentation von Gründen und Zeitraum dieser freiheitseinschränkenden Maßnahmen
- Einweisung in die jeweils für den Patienten entsprechend seiner Meldeadresse zuständige Psychiatrie (ggf. über die Leitstelle zu ermitteln)
- wenn somatische Störung besteht, die dort nicht behandelt werden kann, Anfahrt eines geeigneten Krankenhauses zur Primärversorgung

29.15.7 Besonderheiten

Sicherungsmaßnahmen bei Eigen- und Fremdgefährdung einleiten (Vorgehen gemäß geltender Ländergesetze).

Einwilligungsfähigkeit

Bei Patienten mit V. a. eine akute Psychose, Demenz, Intoxikation, Stoffwechselentgleisung oder Ähnliches, ist die Einwilligungsfähigkeit (sog. Selbstbestimmungsfähigkeit) zu überprüfen. Eine ethische Stellungnahme der DGPPN definiert wie folgt:

- „Eine Person ist bezüglich einer konkreten medizinischen Maßnahme selbstbestimmungsfähig, wenn zum Zeitpunkt der Entscheidung folgende Kriterien erfüllt sind:
- Informationsverständnis: Sie muss durch verständliche und ausreichende Aufklärung ein eigenes Verständnis davon entwickeln, worüber sie zu entscheiden hat und worin die Risiken und der potenzielle Nutzen der Entscheidung bestehen.
- Urteilsvermögen: Sie muss die erhaltenen Informationen mit ihrer Lebenssituation, mit ihren persönlichen Werthaltungen und Interessen in Verbindung bringen, sowie diese gewichten und bewerten können. Die Folgen und Alternativen der Entscheidung müssen im Zusammenhang mit der eigenen Lebenssituation beurteilt werden können.
- Einsichtsfähigkeit: Sie muss erkennen können, dass ihre physische oder psychische Gesundheit eingeschränkt ist und dass Möglichkeiten zur Behandlung oder Linderung ihrer gesundheitlichen Problematik bestehen und ihr angeboten werden (sog. Krankheits- und Behandlungseinsicht).
- Ausdrucksfähigkeit der Entscheidung: Sie muss die Fähigkeit besitzen, im Lichte der bestehenden Alternativen eine Entscheidung zu treffen und diese verbal oder non-verbal zum Ausdruck zu bringen.

Alle diese Fähigkeiten sind graduell ausgeprägt. Psychische Erkrankungen oder kognitive Beeinträchtigungen können die Komponenten der Selbstbestimmungsfähigkeit in verschiedener Weise beeinflussen. Kognitive Defizite im Rahmen einer beginnenden Demenzerkrankung können beispielsweise mehr oder weniger stark das Informationsverständnis oder das Urteilsvermögen beeinträchtigen. Wahnvorstellungen bei Patienten mit einer akuten Psychose führen hingegen häufig dazu, dass die Einsichtsfähigkeit vermindert oder sogar aufgehoben ist. Die Fähigkeit, eine Entscheidung zu treffen und zum Ausdruck zu bringen, kann durch eine hochgradige Ambivalenz bei einer schweren Depression eingeschränkt sein."

III

Tab. 29.8 Pharmakotherapie beim psychiatrischen Notfall.

Medikament	Indikation	Dosis	Besonderheiten	cave
Haloperidol (p. o./i. m./ i. v.)	• psychotische und delirante Zustandsbilder • psychomotorische Erregung auch schwerster Ausprägung	i. v./i. m./p. o.: • initial 5–10 mg • bei älteren Patienten niedriger (0,5–1,5 mg beginnend) ggf. Wiederholung alle 30 min • Maximaldosis: 100 mg/ 24 h p. o.; 60 mg/24 h parenteral (i. v./i. m.)	• hohes Wirkpotenzial v. a. in niedrigerer Dosis und kurzer Anwendung relativ gute kardiovaskuläre Verträglichkeit • hohes EPS-Risiko v. a. in hohen Dosisbereichen • Kombination mit Benzodiazepinen möglich • mögliche Interaktionen mit CYP3A4-Inhibitoren oder -Induktoren	• QTc-Verlängerung möglich, besonders bei parenteraler Anwendung • i. v. Gabe nur mit Monitorüberwachung (ventrikuläre Tachyarrythmien i. S. von Torsades de pointes möglich) • bei Frühdyskinesien Gabe von Biperiden 2,5–5 mg i. v.
Midazolam (p. o./i. m./ i. v./nasal)	• psychomotorische Erregung • Analgosedierung • Adjuvans bei stärkerer Agitation (z. B. mit Haloperidol) • Angstzustände	i. v.: • Erwachsene < 60 Jahre: initial 2–2,5 mg Steigerung in 1-mg-Schritten • Erwachsene > 60 Jahre: initial 0,5–1 mg Steigerung in 0,5- bis 1-mg-Schritten nasal: • 10 mg per MAD • auf beide Nasenlöcher verteilen • maximales Volumen 1–2 ml pro Nasenloch pro Gabe • bei größeren Volumina fraktionierte Gabe	• sehr kurze HWZ • keine primäre psychiatrische Indikation • intranasale Applikation • Off-Label-Gebrauch!	• Hypotonie und Atemdepression möglich, insbesondere in hohen Dosen und bei i. v. Gabe • lokale Reizung der Nasenschleimhaut bei nasaler Gabe
Lorazepam (p. o./i. m./ i. v.)	• psychomotorische Erregung leichteren Grades sowie Adjuvans bei stärkerer Agitation (z. B. mit Haloperidol) • Angstzustände • akute Suizidalität	i. v./i. m.: • initial 0,5–1 mg p. o.: • initial 1–2,5 mg • ggf. Wiederholung alle 60 min • Maximaldosis: 7,5 mg/24 h	• relativ kurze HWZ (14 h) • keine aktiven Metaboliten • gut steuerbar	• Hypotonie und Atemdepression möglich, insbesondere in hohen Dosen und bei i. v. Gabe • bei i. v. Gabe sehr langsam spritzen • Ampullen kühlpflichtig

Patientenverfügung

Eine rechtsgültige Patientenverfügung von psychiatrischen Patienten ist zu beachten.

Praxis

Praktisches Vorgehen bei fehlender Selbstbestimmungsfähigkeit der Patienten

Besteht bei einem nicht-einwilligungsfähigen Patienten eine Indikation zur Behandlung einer **nicht** lebensgefährlichen Erkrankung, Verletzung oder Störung, bezüglich welcher der Patient behandlungsunwillig ist, so muss dieser Umstand dokumentiert und dem zuständigen Betreuungsgericht übermittelt werden.

Besteht bei einem nicht-einwilligungsfähigen Patienten eine Indikation zur Behandlung einer Erkrankung, Verletzung oder Störung mit **möglicher Lebensgefahr**, bezüglich welcher der psychiatrische Patient behandlungsunwillig ist, so muss eine Zwangseinweisung eingeleitet werden. Notwendige Zwangsmaßnahmen sind durch Polizeibeamte anzuwenden.

Besteht bei einem nicht-einwilligungsfähigen Patienten eine Indikation für eine lebensrettende Behandlung einer Erkrankung, Verletzung oder Störung mit **akuter Lebensgefahr**, bezüglich welcher der psychiatrische Patient behandlungsunwillig ist, so können erforderliche Zwangsmaßnahmen auch durch das Rettungsdienstpersonal bis zum Eintreffen der Polizei erwogen werden.

29.15.8 Komplikationen

- Medikamentennebenwirkungen:
  - Arrythmien
  - Atemdepression
  - Hypotonie
  - Frühdyskinesien u. a.
- Verletzungen
- Intoxikationen

29.15.9 Zielkrankenhaus

- Psychiatrische Abteilung
- ggf. Intensivüberwachung

29.15.10 Dokumentation

Wenn möglich:
- HF
- Blutdruck
- S_pO_2
- Pupillen
- Beatmungsdrücke
- AMV
- AF
- endtidales CO_2
- Initial- und Übergabebefund

29.16 Vasovagale Synkope

R. Francis, R. Garnew, T. Kerner, C. Spies

29.16.1 Definition

Definition [ ]

Synkope
Bei einer Synkope handelt es sich um einen vorübergehenden Bewusstseinsverlust infolge einer transienten globalen zerebralen Hypoperfusion, charakterisiert durch rasches Einsetzen, kurze Dauer und spontane, vollständige Erholung.

Sowohl die Deutsche Gesellschaft für Neurologie (DGN) als auch die Deutsche Gesellschaft für Kardiologie (DGK) bzw. die European Society of Cardiology (ESC) differenzieren in ihren aktuell gültigen Leitlinien ätiologisch zwischen kardiogenen Synkopen, Reflexsynkopen und orthostatischen Synkopen. Die Begriffe „vasovagale Synkope“ und „Reflexsynkope“ verwendet die DGN synonym und als Oberbegriff für alle Synkopenformen, die als synkopenauslösenden Mechanismus eine Vasodilatation durch Sympathikushemmung und/oder eine vorwiegend vagal bedingte Bradykardie oder Asystolie aufweisen. In der Synkopenleitlinie der ESC dient die „Reflexsynkope“ als Oberbegriff, während der Begriff der „vasovagalen Synkope“ nur für bestimmte Varianten der Reflexsynkope gilt.

29.16.2 Epidemiologie

Synkopen sind in der Allgemeinbevölkerung nicht ungewöhnlich. Nur eine Minderheit von Patienten sucht nach einer erlebten Synkope medizinische Hilfe. Reflexsynkopen bzw. vasovagale Synkopen bilden ätiologisch die größte Gruppe. Synkopen infolge kardiovaskulärer Erkrankungen sind die zweithäufigste Ursache. Synkopen infolge orthostatischer Hypotonie sind bei Patienten vor dem 40. Lebensjahr selten, aber häufiger bei älteren Patienten zu beobachten.

29.16.3 Sofortmaßnahmen

- Bei Atemstillstand: Atemwegsobstruktion beseitigen, Beatmung
- bei Herz-Kreislauf-Stillstand: Reanimation einleiten
- spritzende Blutungen stillen
- bei Spontanatmung: O_2-Gabe

29.16.4 Diagnostik/Bodycheck

► **Bewusstsein**
- GCS

► **Atmung**
- AF
- Atemtiefe
- S_pO_2
- Auskultation
- Untersuchung auf:
  - Dyspnoe
  - Zyanose
  - in- und exspiratorische Nebengeräusche
  - Stridor

► **Kreislauf**
- HF
- Blutdruck
- EKG-Monitor (Frequenz, regelmäßiger/unregelmäßiger Rhythmus, schmaler/breiter Kammerkomplex)
- bei Hinweisen auf kardiale Synkope (12-Kanal-EKG)
- Untersuchung auf:
  - obere Einflussstauung
  - Rekapillarisierungszeit
  - kalte Extremitäten

► **Neurologie**
- Halbseiten- und Querschnittssymptomatik
- Pupillenstatus:
  - Größe
  - Form
  - Lichtreagibilität
- Krämpfe

► **Vegetativum**
- Übelkeit
- Erbrechen
- Schwindel
- Kaltschweißigkeit

► **Schmerzen**
- Lokalisation
- VAS

► **Verletzungen**
- Begleitverletzungen (z. B. durch Sturz nach der Synkope)

29.16.5 Anamnese

- Zeitpunkt des Ereignisses
- Symptome vor der Synkope
- genauer Ablauf/Fremdanamnese (Anwesende befragen)
- Vorerkrankungen
- Medikamente
- Allergie
- Schwangerschaft
- letzte Mahlzeit
- Name und Telefonnummer von dem Hausarzt und nächsten Angehörigen

29.16.6 Differenzialdiagnosen

- Differenzialdiagnose der Bewusstlosigkeit
- Differenzialdiagnose der Synkope
- Differenzialdiagnose des Krampfanfalls
- Differenzialdiagnose des akuten Brustschmerzes

29.16.7 Monitoring

- S_pO_2
- HF
- Blutdruck (NIBP, Intervall $\leq$ 5 min)
- EKG
- bei Beatmung:
  - Beatmungsdrücke
  - AMV
  - AF
  - $etCO_2$

29.16.8 Basismaßnahmen und Therapie

Patienten mit vasovagaler Synkope können auch von einfachen Maßnahmen Linderung erfahren, wie etwa dem Auflegen eines feuchten, kalten Waschlappens auf Stirn oder Brust, dem Zufächeln von Luft oder dem Befreien aus dicker, zugeknöpfter Oberbekleidung (Wintermantel, Jacke), insbesondere wenn eine warme enge Umgebung mit auslösend für die Synkope war.

Basismaßnahmen

- periphervenöser Zugang
- BZ-Bestimmung

Atmung

- O_2-Gabe per Maske
- ggf. Intubation

Kreislauf

- Passive Leg Raise (Beine anheben)
- ggf. i. v. Flüssigkeitsgabe

29.16.9 Besonderheiten

Bei den klassischen und meist harmlosen Formen der Synkope genügt bei typischer Anamnese meist eine ambulante Behandlung mit Kontrolle der Vitalfunktionen, Beruhigung und ärztlicher Aufklärung. Die von den Leitlinien geforderte Anamnese und Basisuntersuchung erfordert aber in der Regel die Vorstellung in einer Notaufnahme. Vor allem bei Erstereignissen sollte eine Einweisung erfolgen, um die Ursache zu ermitteln. Die ESC-Leitlinie listet als Kriterien eines kurzfristig hohen Risikos, welches eine sofortige Hospitalisierung oder intensivierte Abklärung erfordert, das Vorliegen einer ausgeprägten strukturellen oder koronaren Herzerkrankung, das Vorliegen klinischer oder EKG-Merkmale, die eine arrhythmogene Synkope vermuten lassen, sowie das Vorliegen wichtiger Komorbiditäten, wie einer ausgeprägten Anämie oder einer bekannten Elektrolytstörung.

29.16.10 Komplikationen

- Übersehen von Begleitverletzungen → Bodycheck

29.16.11 Zielkrankenhaus

- Krankenhaus der Regelversorgung in Abhängigkeit von der Verdachtsdiagnose bezüglich der Ätiologie und etwaiger Begleitverletzungen
- ggf. Herzkatheterlabor
- ggf. Neurologie/Neurochirurgie

29.16.12 Dokumentation

- HF
- Blutdruck
- S_pO_2
- Pupillen
- bei Beatmung:
  - Beatmungsdrücke
  - AMV
  - AF
  - endtidales CO_2
  - Initial- und Übergabebefund

29.17 Schlaganfall

R. Francis, R. Garnew, T. Kerner, F. Salih, C. Spies

29.17.1 Sofortmaßnahmen

- Bei Atemstillstand: Atemwegsobstruktion beseitigen, Beatmung
- bei Herz-Kreislauf-Stillstand: Reanimation einleiten
- bei Spontanatmung: O_2-Gabe bei Hypoxämie (S_pO_2 < 95 %) und/oder Dyspnoe (keine generelle O_2-Gabe)

29.17.2 Diagnostik/Bodycheck

► **Bewusstsein**
- GCS

► **Atmung**
- AF
- Atemtiefe
- S_pO_2
- Auskultation
- Untersuchung auf:
  - Dyspnoe
  - Zyanose
  - in- und exspiratorische Nebengeräusche
  - Stridor

► **Kreislauf**
- HF
- Blutdruck
- EKG-Monitoring einschließlich 12-Kanal-Ableitung (Frequenz, regelmäßiger/unregelmäßiger Rhythmus, schmaler/breiter Kammerkomplex, ST-Streckenanalyse, P-Welle)
- Prüfen aus Zeichen einer Exsikkose

Metabolismus:
- Blutzucker messen

► **Neurologie**
- Untersuchung auf:
  - plötzlich aufgetretene Lähmungen
  - akute Sprach- oder Sehstörungen
  - stärkste erstmalig einsetzende Kopfschmerzen
  - Vigilanzminderung
  - Krampfanfall
  - Erfassen von Beginn der Symptomatik, Verlauf (Besserung, Verschlechterung usw.) und Kontraindikationen gegen eine Thrombolyse
- Durchführung des **BE FAST** (► Tab. 29.9 [1186])
- Bei pathologischem **BE FAST**, Evaluation mit einem Scoringsystem zur Detektion potenzieller LVO („large vessle occlusion") wie **LAMS** (► Tab. 29.10) oder **APSS** (► Tab. 29.11).

Tab. 29.9 BE FAST (Balance, Eyes, Face, Arm, Speech, Time).

Parameter	Beobachtung	Beurteilung
Balance	Gleichgewicht und motorische Koordination sind ungestört	normal
	Gleichgewicht und motorische Koordination sind gestört	pathologisch
Eyes	keine Gesichtsfeldausfälle oder Doppelbilder	normal
	Gesichtsfeldausfälle und Doppelbilder	pathologisch
Faziale Parese	beide Seiten des Gesichts bewegen sich symmetrisch	normal
	Gesicht wird bei Lähmung einseitig verzogen	pathologisch
Absinken des Arms	beide Arme bewegen sich symmetrisch oder gar nicht	normal
	ein Arm sinkt im Vergleich zum anderen ab	pathologisch
Sprache/Sprechen	Patient verwendet korrekte Wörter und spricht nicht verwaschen	normal
	Patient spricht verwaschen oder mit falschen Wörtern oder gar nicht	pathologisch
Time	Zeitpunkt „Last Seen Well" dokumentieren	

Ist **einer der Punkte pathologisch**, besteht der hochgradige Verdacht auf einen Schlaganfall. Ein negativer Test schließt einen Schlaganfall nicht mit Sicherheit aus!

Tab. 29.10 LAMS (Los Angeles Motor Scale).

Parameter	Beobachtung	Punktezahl
faziale Parese	ja	1
	nein	0
Griffstärke	kein Zugreifen	2
	schwacher Griff	1
	normal	0
Armhalteversuch	Arm fällt schnell	2
	Arm sinkt langsam	1
	normal	0

≥4 Punkte: Verdacht auf LVO („large vessle occlusion").

Tab. 29.11 APSS (Austrian Prehospital Stroke Score).

Parameter	Beobachtung	Punktezahl
faziale Parese	kein Defizit	0
	Mundastschwäche	1
Augenbewegung	keine	0
	Herdblick	2
Armschwäche	keine	0
	Arm sinkt ab	1
	keine Eigenbewegung	2
Beinschwäche	keine	0
	Bein sinkt ab	1
	keine Eigenbewegung	2
Sprache	Patient antwortet auf Fragen	0
	Sprachstörung	1
	keine adäquate verbale Antwort (keine oder gänzlich unverständliche Sprachproduktion)	2

0–3 Punkte: Verdacht auf Schlaganfall.
4–10 Punkte: schwerer Apoplex – LVO („large vessle occlusion") wahrscheinlich.

► **Vegetativum**

- Übelkeit
- Erbrechen
- Schwindel
- Kaltschweißigkeit

29.17.3 Anamnese

- Beginn der Symptomatik bzw. letzter erinnerbarer Zeitpunkt ohne neurologisches Defizit
- Wake-up-Stroke
- rasche oder langsame Entwicklung der Beschwerden
- Vorerkrankungen
- Medikamente
- Allergien
- Schwangerschaft
- Begleitumstände
- letzte Mahlzeit
- Name und Telefonnummer von Hausarzt und nächsten Angehörigen

29.17.4 Differenzialdiagnosen

- Differenzialdiagnose der Synkope
- Differenzialdiagnose der Bewusstlosigkeit
- Differenzialdiagnose des Krampfanfalls
- zusätzlich:
  - epileptischer Anfall mit Todd-Parese (epileptische Hemiplegie)
  - akute entzündliche ZNS-Erkrankung
  - peripher-vestibuläre Störung
  - dissoziative Störung
  - Migräneattacke mit Aurasymptomatik

29.17.5 Monitoring

- HF
- S_pO_2
- Blutdruck (NIBP, Intervall ≤ 5 min)
- EKG
- BZ-Messung
- bei Beatmung:
  - Beatmungsdrücke
  - AMV
  - AF
  - $etCO_2$

29.17.6 Basismaßnahmen und Therapie

- 1 periphervenöser Zugang (möglichst am nicht paretischen Arm)
- BZ-Bestimmung
- Beruhigung des Patienten

Atmung

- gegebenenfalls O_2-Gabe (Ziel-S_pO_2 > 95 %)
- ggf. Intubation

Kreislauf

Hypertensive Blutdruckwerte in der Akutphase belassen, solange keine kritischen Blutdruckwerte (systolisch > 220 mmHg; diastolisch > 120 mmHg) erreicht werden oder andere Komplikationen auftreten wie:
- Lungenödem (Herzinsuffizienz)
- Angina Pectoris
- Myokardinfarkt

Bei indizierter ABP-Senkung:
- Urapidil (5–25 mg i. v. evtl. Wiederholung)

Eine arterielle Hypotonie sollte vermieden werden und durch Gabe von Volumen und ggf. Katecholaminen behandelt werden:
- Arterenol 0,05–0,50 µg/kgKG/min i. v.
- und ggf.
- Dobutamin 2–20 µg/kgKG/min i. v. *oder*
- Adrenalin 0,05–0,50 µg/kgKG/min i. v.

Zielblutdruckwerte:
- Hypertoniker: systolisch 180, diastolisch 100–105 mmHg
- Normotoniker: systolisch 160–180, diastolisch 90–100 mmHg

Cave

Alle Maßnahmen, die zu einem drastischen Abfall des Blutdruckes führen, müssen vermieden werden (keine Gabe von Nifedipin oder Nimodipin).

Metabolismus:
- bei niedrigen BZ-Werten (< 60 mg/dl) Glukose i. v. titriert à 4 g

Lagerung/Transport

- Oberkörperhochlagerung 30° (nur bei arteriellem Mitteldruck > 90 mmHg)
- achsengerechte Zervikalstellung (ungestörter Jugularvenenabfluss)

29.17.7 Besonderheiten

Keine Gabe von:
- Heparin
- ASS
- Steroiden
- intramuskulären Injektionen

Cave

Hypotonie, Hypoxie, Hypo- und Hyperkapnie, Hyperthermie, Hyper- und Hypoglykämie vermeiden.

29.17.8 Komplikationen

- Erhöhter Hirndruck:
  - Oberkörperhochlagerung 30° (nur bei arteriellem Mitteldruck > 90 mmHg)
  - Einleitung bzw. Vertiefung einer Narkose
- Krämpfe:
  - Therapie erst bei Krampfdauer länger als 3–5 min
  - Stufenschema der Krampftherapie: SOP Akuter Krampfanfall

29.17.9 Zielkrankenhaus und Zeitintervalle

Stroke-Unit, CCT, ggf. Kapazität zur mechanischen Thrombektomie.

Die Zeitfenster, in denen eine Lysetherapie oder mechanische Rekanalisation als erfolgversprechend bewertet werden, sind in den letzten Jahren größer geworden.

Eine medikamentöse Thrombolyse ist prinzipiell bis zu 4,5 h nach Symptombeginn möglich, sofern keine Kontraindikationen bestehen. Bei selektierten Patienten auch zwischen 4,5 und 6 h nach Symptombeginn als individueller Heilversuch.

Eine mechanische Thrombektomie kann in einem Zeitfenster von bis zu 6 h erfolgen, bei selektierten Patienten auch noch bis zu 24 h nach Symptombeginn.

In jedem Fall sollten daher Patienten auch mit einem Zeitfenster > 6 h schnellstmöglich (innerhalb von 60 min) in eine geeignete Klinik gebracht werden. Dort sollte frühestmöglich die Entscheidung über eine medikamentöse Thrombolyse und/oder mechanische Thrombektomie (interventionelle Neuroradiologie) getroffen werden.

Bei einem Zeitfenster > 6 h und/oder einem hochgradigen Verdacht auf „large vessel occlusion" (LVO) ist ein transportbedingter Zeitverzug von bis zu 15 min gegenüber einer intrahospitalen Thrombolyse akzeptabel, wenn der Patient innerhalb dieser Zeit in ein Krankenhaus mit Kapazitäten einer mechanischen Thrombektomie zugeführt werden kann.

Patienten mit V. a. Schlaganfall sollen dem Zielkrankenhaus möglichst zeitnah vorangekündigt werden.

Bei Verdacht auf intrazerebrale Blutung: Krankenhaus mit Neurochirurgie. Eine sichere Differenzierung zwischen intrazerebraler Blutung und zerebraler Ischämie anhand klinischer Kriterien ist nicht möglich.

29.17.10 Dokumentation

- HF
- Blutdruck
- S_pO_2
- Pupillen
- Beatmungsdrücke
- AMV
- AF
- endtidales CO_2
- Initial- und Übergabebefund
- neurologischer Befund
- Veränderungen zum initialen neurologischen Status
- APSS- oder LAMS-Score

Praxis

Kraftgrade

Kraftgrad 0–5 nach MRC-Score (medical research council score):

- 0 – keinerlei Muskelaktivität
- 1 – sichtbare Kontraktionen ohne Bewegung
- 2 – Bewegung unter Aufhebung der Schwerkraft
- 3 – Bewegung gegen Schwerkraft
- 4 – Bewegung gegen leichten Widerstand
- 5 – normale Muskelaktivität

29.18 Vergiftungen

R. Francis, R. Garnew, T. Kerner, F. Salih, C. Spies

29.18.1 Sofortmaßnahmen

- Eigenschutz beachten
- Kontaminationsrisiken (Gegenstände, Atemluft, Haut) beachten
- bei Verdacht auf giftige Dämpfe/Rauch: Atemschutzausrüstung (umluftunabhängig) verwenden → Feuerwehr
- bei Atemstillstand: Atemwegsobstruktion beseitigen, Beatmung
- bei Herz-Kreislauf-Stillstand: Reanimation einleiten
- bei Spontanatmung: O_2-Gabe

29.18.2 Diagnostik/Bodycheck

► **Bewusstsein**

- GCS
- Verhaltensauffälligkeiten
- Agitation
- Delir
- Halluzinationen

► **Atmung**

- AF
- Atemtiefe
- S_pO_2
- ggf. CO-Hb
- Auskultation
- Untersuchung auf:
  - Dyspnoe
  - Zyanose
  - in- und exspiratorische Nebengeräusche
  - Stridor
  - Verbrennungen und/oder Rußablagerungen im Gesicht mit Hinweis auf Inhalationstrauma

► **Kreislauf**

- HF
- Blutdruck
- EKG (Frequenz, regelmäßiger/unregelmäßiger Rhythmus, schmaler/breiter Kammerkomplex, bei einigen Intoxikationen Verlängerung der QT-Zeit)
- Untersuchung auf:
  - obere Einflussstauung
  - Rekapillarisierungszeit
  - kalte Extremitäten

► **Neurologie**

- Zeichen einer Halbseiten- oder Querschnittssymptomatik
- Pupillenstatus:
  - Größe
  - Form
  - Lichtreagibilität
- epileptische Anfälle

► **Vegetativum**

- Übelkeit
- Erbrechen
- Kaltschweißigkeit

► **Schmerzen**

- Lokalisation
- VAS

► **Sonstiges**

- Hautveränderungen
- Foetor

29.18.3 Anamnese

- Auffindesituation (einschließlich aufgefundener Giftreste, Verpackungen, Anhalt für Suizidalität, Zeitpunkt und Art der Giftaufnahme
- Vorerkrankung

- Medikamente
- Allergie
- Schwangerschaft
- letzte Mahlzeit
- Name/Telefonnummer von Hausarzt und nächsten Angehörigen

29.18.4 Differenzialdiagnosen

- Differenzialdiagnose der Bewusstlosigkeit
- Differenzialdiagnose der akuten Dyspnoe
- Differenzialdiagnose der Synkope
- Differenzialdiagnose des Krampfanfalls

29.18.5 Monitoring

- HF
- S_pO_2
- ggf. CO-Hb
- Blutdruck (NIBP, Intervall ≤ 5 min)
- EKG
- bei Beatmung:
  - Beatmungsdrücke
  - AMV
  - AF
  - $etCO_2$

29.18.6 Basismaßnahmen und Therapie

- peripherer venöser Zugang
- BZ-Bestimmung

Praxis

Giftnotrufzentrale

Berlin
- **Frühzeitige Kontaktaufnahme**
- **Charité Giftnotruf** https://giftnotruf.charite.de/ Intern: 030/450-569 700

Bundesweit
- https://www.bvl.bund.de/DE/Arbeitsbereiche/01_Lebensmittel/03_Verbraucher/09_InfektionenIntoxikationen/02_Giftnotrufzentralen/lm_LMVergiftung_giftnotrufzentralen_node.html

Atmung

- ggf. Intubation

Kreislauf

- Ziel: systolischer Blutdruck > 90 mmHg
- kristalloide Lösungen: Vollelektrolytlösung
- ggf. kolloidale Lösungen: Gelafundin
- Dobutamin 2–20 µg/kgKG/min i. v. *und/oder*
- Noradrenalin 0,05–0,50 µg/kgKG/min *oder*
- Adrenalin 0,05–0,50 µg/kgKG/min

29.18.7 Giftentfernung

- *Erbrechen auszulösen* ist obsolet
- *medizinische Kohle* 0,5–1 g/kgKG oral
- nur beim bewusstseinsklaren Patienten mit erhaltenen Schutzreflexen oder intubierten Patienten während der Magenspülung (selten im Rettungsdienst indiziert)
- *Magenspülung*
  - Grundsätzlich muss die Indikation zur Magenspülung unter Berücksichtigung der Risiken (z. B. Aspiration) und des damit verbundenen Zeitverlustes sorgfältig abgewogen werden.
  - nur bei oraler Giftaufnahme
  - nur innerhalb der ersten Stunde nach Giftaufnahme
  - nur beim bewusstseinsklaren Patienten mit erhaltenen Schutzreflexen oder intubierten Patienten
  - Indikation:
    - Alkylphosphate
    - Arsen
    - Herbizide wie Paraquat
    - Schwefelwasserstoff
    - Cyanide
    - β-Blocker
    - Chinin
    - Chloroquin
    - Tabak
    - Koffein
    - Nikotin
    - Strychnin
    - Digitalis
    - Klasse-I-Antiarrhythmika
    - Pilze

Merke M!

Absolute Kontraindikation der Magenspülung bei Schaumbildnern und organischen Lösungsmitteln!

29.18.8 Antidottherapie

Alkylphosphate (E605)

- Atropin:
  - grundsätzlich nach Wirkung; initial 2 mg i. v.
  - dann ca. alle 10 min 2–10 mg i. v.
- Obidoxim:
  - initial 250 mg i. v. (Kinder 4–8 mg/kgKG)
  - dann 750 mg/24 h i. v.

Cave

Die Wirkung tritt erst nach gewisser Latenzzeit ein.

Antidepressiva

- Na-Bikarbonat:
  - 1–2 mval/kgKG i. v. bei QRS-Verbreiterung
- Physostigmin:
  - Erwachsene 0,03–0,04 mg/kgKG i. v.
  - Kinder 0,02–0,06 mg/kgKG i. v.
  - Wiederholung nach 20–40 min möglich bei Bradykardien/ventrikulären Rhythmusstörungen

Antihistaminika

- Physostigmin:
  - Erwachsene 0,03–0,04 mg/kgKG i. v.
  - Kinder 0,02–0,06 mg/kgKG i. v.
  - Wiederholung nach 20–40 Minuten möglich

Atropin

- Physostigmin:
  - Erwachsene 0,03–0,04 mg/kgKG
  - Kinder 0,02–0,06 mg/kgKG
  - Wiederholung nach 20–40 min möglich

Benzodiazepine

- Flumazenil:
  - initial 0,2 mg i. v., dann titrierend in 0,1-mg-Schritten i. v.
  - Höchstdosis 1–2 mg

Methamphetamine

- Reizabschirmung, Patienten in ruhige Umgebung verbringen
- bei starker Agitiertheit, Aggressivität oder psychotischen Symptomen: ggf. Sedierung erforderlich
- Benzodiazepine:
  - Midazolam 5–10 mg oral, ggf. Wiederholung nach 30 min; **alternativ**: 2–2,5 mg i. v. Bolus oder i. m., ggf. Wiederholung nach 5–10 min
  - Lorazepam 1–2,5 mg oral, ggf. Wiederholung nach 60 min; **alternativ**: 2–4 mg i. v. Bolus, Wiederholung nach 5–10 min
- bei unzureichender Wirkung von Benzodiazepinen Erweiterung um Antipsychotika
  - Risperidon 2 mg oral (Schmelztabletten), ggf. Wiederholung nach 60 min
  - Haloperidol (2. Wahl) 5 mg oral (Tabletten od. Tropfen), ggf. Wiederholung nach 60 min; alternativ: 5–10 mg i. m., ggf. Wiederholung nach 5–10 min

Cave

Schwere psychopathologische Symptome sind möglich. Bei selbst- oder fremdgefährdenden Handlungen: Beachte Hinweise zur Selbstbestimmungsfähigkeit (s. u.) und den Möglichkeiten zur Behandlung und ggf. Einweisung in eine weiterbehandelnde Klinik.

Kokain

Bei zentralnervösen Symptomen

► **Agitation**

- Midazolam 5–10 mg oral, ggf. Wiederholung nach 30 min; alternativ: 2–2,5 mg i. v. Bolus oder i. m., ggf. Wiederholung nach 5–10 min

► **Hyperthermie**

- Passiver Kühlung durch konvektiven Wärmeverlust (ggf. Ablegen dicker Oberbekleidung)
- ab 40 °C Körpertemperatur aktive nichtinvasive Kühlung (Coldpacks, Targeted Temperature Systeme)

► **Bewusstseinsstörungen**

- Ischämische Schlaganfälle auf Grund von Vasokonstriktionen möglich → Akuter Schlaganfall
- Kokain senkt die Krampfschwelle → Akuter Krampfanfall
- bei V. a. hypertensive intrakranielle Blutungen → Schädel-Hirn-Trauma

Cave

Vermeidung von Neuroleptika wie Haloperidol, welche die Krampfschwelle weiter senken können.

Bei kardiovaskulären Symptomen

- Hypertensive Entgleisung
- Dämpfung zentraler sympathomimetischer Wirkung mittels Benzodiazepine (s. Agitation)
- Glyzeroltrinitrat sublingual als Spray, Gabe in bis zu 3 Einzeldosen zu 0,4 mg alle 5 min unter Blutdruckkontrolle
- kokaininduzierte Brustschmerzen/Myokardinfarkt
- Behandlung siehe Akutes Koronarsyndrom
- kokaininduzierte Vasospasmen sprechen auf Verapamil und Glyzerolnitrat an

Cave

Keine Gabe bei kürzlicher Einnahme von PDE-Hemmern (< 48 h).

Kontraindikation für reine β-Blocker, da diese die Kokainwirkung auf die koronare Vasokonstriktion verstärken können, kombinierte α- und β-Blocker wie Carvedilol gelten als sicher.

Weitere Komplikationen

- Mesenteriale Ischämien
- renale Infarkte und Nierenversagen
- Rhabdomyolyse

Flusssäure

- Kalzium: 1–2 mg intraarteriell bei Extremitätenverätzung
- Kalzium: 1–2 mg Unterspritzen bei Stammverätzungen

Kohlenmonoxid

Allgemeines

Kohlenmonoxid (CO) ist geruchlos, geschmacksfrei und unsichtbar. Es bindet ca. 300-fach stärker an das Hb-Molekül als Sauerstoff. Die Therapie der Wahl besteht aus Sauerstoff; dieser wirkt über eine kompetitive Verdrängung; ggf. kann auch eine hyperbare Oxygenierung in einer Druckkammer zur Anwendung kommen.

Die HWZ von CO im Blut hängt von der Zusammensetzung des Atemgases sowie den Umgebungsbedingungen ab (Raumluft: ca. 5 h, Beatmung mit 100 % Sauerstoff: ca. 60 min, Druckkammer mit 100 % Sauerstoff und 3 bar Druck: ca. 20 min)

CO entsteht bei unvollständigen Verbrennungsprozessen wie z. B. bei Wasserpfeifen („Shisha"), Kohlegrills, Motorabgasen, defekten Öfen und Kaminen sowie Wohnungsbränden.

Symptomatik

Die Symptomatik einer CO-Intoxikation hängt vom CO-Gehalt des Blutes ab und kann großen interindividuellen Schwankungen unterliegen.

- 10–20 %: unspezifische Symptome, Kopfschmerzen, bei Rauchern gelten bis 10 % als „normal"
- 20–30 %: Schwindel, Übelkeit, Ohrensausen
- 30–50 %: Herzrhythmusstörungen, Bewusstseinsstörungen
- 50–60 %: Koma, Lähmungen
- 60–70 %: Krampfanfälle, Cheyne-Stokes-Atmung
- > 70 %: drohendes Atem- und Kreislaufversagen

Diagnosestellung

Bei jeder Bewusstseinsstörung ohne eine erkennbare Ursache an CO denken!

Cave

Die Messung der Sauerstoffsättigung durch einen Pulsoxymeter zeigt bei CO-Vergiftung falsch hohe Werte!

Die Messung von COHb im Patientenblut erfolgt mittels Puls-CO-Oxymeter.

Gegebenenfalls Auftreten von hellroten Leichenflecken.

Praxis

Tipp

Der Einsatz von Gaswarngeräten ist sinnvoll.

- 30 ppm: Aufmerksamkeitsschwelle – Weiterarbeiten möglich.
- 200 ppm: Gefährdungsschwelle – zuerst lüften oder Rettung aus dem Gefahrenbereich.
- 500 ppm: Rückzugsschwelle – sofortige Räumung.

Therapeutische Maßnahmen

- Maßnahmen sind abhängig vom klinischen Zustand und vom COHb-Gehalt des Blutes
- primär sollte schnellstmöglich Sauerstoff mit hohem Fluss gegeben werden
- Indikation zur Intubation großzügig stellen
- nach weiteren Schädigungsmechanismen suchen (z. B. Rauchgasinhalation, Verbrennungen)

Krankenhauseinweisung

Eine Krankenhauseinweisung hängt ab vom COHb-Gehalt und der Symptomatik:

- < 5 % (bzw. bei Rauchern bis 10 %) COHb: Beobachtung vor Ort
- 10–20 % COHb: O_2-Gabe bis COHb < 10 %, Krankenhauseinweisung erwägen
- > 20 % COHb: Krankenhauseinweisung
- bei Schwangeren besteht eine deutlich höhere Bindung des CO an das fetale Hb, daher immer eine Krankenhauseinweisung anstreben
- bei Kindern mit erhöhten COHb-Werten immer eine Klinikeinweisung anstreben
- in der Zielklinik sollte die Möglichkeit der COHb-Messung gegeben sein
- bei klinischer Symptomatik großzügige Indikationsstellung zur Klinikeinweisung

Indikationen für eine hyperbare Oxygenierung in einer Druckkammer

- Hohe COHb-Werte mit Bewusstlosigkeit
- kardiale Ischämiezeichen
- Schwangerschaft mit COHb > 40 % unabhängig von Symptomen

Merke **M!**

Vor der Zuweisung immer Rücksprache mit dem lokal zuständigen Giftinformationszentrum halten.

Methämoglobinbildner (Anilin, Nitrat, Nitrit, Nitrobenzol, Nitroglyzerin)

- Toluidinblau:
  - 4–8 mg/kgKG i. v.

Cave ⚠

Bei methämoglobinbildenden Chloraten kann durch Toluidinblau keine Wirkung erzielt werden.

Opiate

- Naloxon:
  - initial 0,4–2 mg i. v.
  - Kinder: 0,01 mg/kgKG i. v.

Neuroleptika

- Biperiden:
  - 2,5–5 mg i. v.
  - ggf. Wiederholung nach 30 min
  - Kinder 0,04 mg/kgKG i. v.

Schaumbildner

- Verdünnung durch orale Gabe von Wasser oder Tee
- 10 ml Simeticon (Entschäumer)
- kein Erbrechen provozieren

Zyanide

Zyanidvergiftungen treten vorwiegend akzidentiell bei der Inhalation von Verbrennungsprodukten der unvollständigen Verbrennung von stickstoffhaltigen Verbindungen (z. B. Kunststoffe und Naturstoffen wie Wolle und Federn) auf. Auch bei der Galvanisierung oder der Schädlingsbekämpfung kann es zu Zyanidvergiftungen kommen. Die Aufnahme von Zyaniden ist sowohl oral, inhalativ als auch über die Haut möglich. Zu den Symptomen der Zyanidintoxikation gehören:

- Dyspnoe mit fehlenden Zyanosezeichen
- Schleimhautreizung
- Bittermandelgeruch der Ausatemluft
- Rötung der Skleren
- Orientierungslosigkeit
- Übelkeit und Erbrechen
- Kopfschmerz
- Schwindelgefühl
- Krämpfe
- Bewusstlosigkeit
- rosige Hautfarbe

► **Schwere Zyanidvergiftung**

- 4-DMAP:
  - 3–4 mg/kgKG i. v.
  - Kinder: 3,25 mg/kgKG
  - **Cave:** Keine Gabe von 4-DMAP bei Rauchgasvergiftung, wegen Met-Hämoglobinbildung durch 4-DMAP
- Na-Thiosulfat:
  - 50 – 100 – 500 mg/kgKG i. v.
  - Kinder: 50–100 mg/kgKG i. v.

► **Leichte Zyanidvergiftung/Rauchvergiftung:**

- Hydroxycobalamin:
  - 70 mg/kgKG (2 × Repetition möglich)
  - **Cave:** Keine Kombination von Hydroxycobalamin und 4-DMAP; es ist derzeit fraglich, ob eine Kombination von Hydroxycobalamin und Natriumthiosulfat sinnvoll ist

29.18.9 Lagerung/Transport

- In Abhängigkeit vom klinischen Zustand

29.18.10 Besonderheiten

Asservieren von aufgefundenen Noxen und Körperflüssigkeiten, auch Verpackungen (aktiv suchen), Abschiedsbrief?

29.18.11 Komplikationen

Abhängig von Art und Menge des aufgenommenen Giftes.

29.18.12 Zielkrankenhaus

Krankenhaus mit Intensivstation und Beatmungsmöglichkeit.

29.18.13 Dokumentation

- HF
- Blutdruck
- S_pO_2
- CO-Hb
- Pupillen
- Beatmungsdrucke
- AMV
- AF
- endtidales CO_2
- Initial- und Übergabebefund
- Toxin

29.18.14 Einwilligungsfähigkeit

Bei Patienten mit V. a. Intoxikation, Stoffwechselentgleisung, akute Psychose, Demenz oder ähnliches, ist die Einwilligungsfähigkeit (sog. Selbstbestimmungsfähigkeit) zu überprüfen.

> **Praxis**
>
> **Einwilligungsfähigkeit**
>
> Eine ethische Stellungnahme der DGPPN definiert wie folgt:
>
> *„Eine Person ist bezüglich einer konkreten medizinischen Maßnahme selbstbestimmungsfähig, wenn zum Zeitpunkt der Entscheidung folgende Kriterien erfüllt sind:*
>
> Informationsverständnis: sie muss durch verständliche und ausreichende Aufklärung ein eigenes Verständnis davon entwickeln, worüber sie zu entscheiden hat und worin die Risiken und der potenzielle Nutzen der Entscheidung bestehen.
>
> - Urteilsvermögen: sie muss die erhaltenen Informationen mit ihrer Lebenssituation, mit ihren persönlichen Werthaltungen und Interessen in Verbindung bringen sowie diese gewichten und bewerten können. Die Folgen und Alternativen der Entscheidung müssen im Zusammenhang mit der eigenen Lebenssituation beurteilt werden können.
> - Einsichtsfähigkeit: Sie muss erkennen können, dass ihre physische oder psychische Gesundheit eingeschränkt ist und dass Möglichkeiten zur Behandlung oder Linderung ihrer gesundheitlichen Problematik bestehen und ihr angeboten werden (sog. Krankheits- und Behandlungseinsicht).
> - Ausdrucksfähigkeit der Entscheidung: sie muss die Fähigkeit besitzen, im Lichte der bestehenden Alternativen eine Entscheidung zu treffen und diese verbal oder non-verbal zum Ausdruck zu bringen.
>
> Alle diese Fähigkeiten sind graduell ausgeprägt. Psychische Erkrankungen oder kognitive Beeintrachtigungen können die Komponenten der Selbstbestimmungsfähigkeit in verschiedener Weise beeinflussen. Kognitive Defizite im Rahmen einer beginnenden Demenzerkrankung können beispielsweise mehr oder weniger stark das Informationsverständnis oder das Urteilsvermögen beeinträchtigen. Wahnvorstellungen bei Patienten mit einer akuten Psychose führen hingegen häufig dazu, dass die Einsichtsfähigkeit vermindert oder sogar aufgehoben ist. Die Fähigkeit, eine Entscheidung zu treffen und zum Ausdruck zu bringen, kann durch eine hochgradige Ambivalenz bei einer schweren Depression eingeschränkt sein."

Praktisches Vorgehen bei fehlender Selbstbestimmungsfähigkeit der Patienten

Besteht bei einem nicht einwilligungsfähigen Patienten eine Indikation zur Behandlung einer **nicht** lebensgefährlichen Erkrankung, Verletzung oder Störung, bezüglich welcher der Patient behandlungsunwillig ist, so muss dieser Umstand dokumentiert und dem zuständigen Betreuungsgericht übermittelt werden.

Besteht bei einem nicht einwilligungsfähigen Patienten eine Indikation zur Behandlung einer Erkrankung, Verletzung oder Störung mit **möglicher Lebensgefahr**, bezüglich welcher der psychiatrische Patient behandlungsunwillig ist, so muss eine Zwangseinweisung eingeleitet werden. Notwendige Zwangsmaßnahmen sind durch Polizeibeamte anzuwenden.

Besteht bei einem nicht einwilligungsfähigen Patienten eine Indikation für eine lebensrettende Behandlung einer Erkrankung, Verletzung oder Störung mit **akuter Lebensgefahr**, bezüglich welcher der psychiatrische Patient behandlungsunwillig ist, so können erforderliche Zwangsmaßnahmen auch durch das Rettungsdienstpersonal bis zum Eintreffen der Polizei erwogen werden.

29.19 Literatur

[1184] Abalos E, Duley L, Steyn DW et al. Antihypertensive drug therapy for mild to moderate hypertension during pregnancy. Cochrane Database Syst Rev 2018; 10(10): CD002 252

[1185] Airaksinen KEJ. Early versus delayed cardioversion: why should we wait? Expert Rev Cardiovasc Ther 2020;18(3):149–154. doi:10.1080/14 779 072.2 020 173 6 563. Epub 2020 Mar 12

[1186] Aroor S, Singh R, Goldstein LB. BE-FAST (Balance, Eyes, Face, Arm, Speech, Time): Reducing the Proportion of Strokes Missed Using the FAST Mnemonic. Stroke 2017; 48(2): 479–81

[1187] Becke K. Allergie und Anaphylaxie in der Kinderanästhesie. Anästh Intensivmed 2015;56:126–134

[1188] Brignole M, Moya A, de Lange FJ et al. 2018 ESC Guidelines for the diagnosis and management of syncope. Eur Heart J 2018; 39: 1883–1948

[1189] Brugada J, Katritsis DG, Arbelo E et al. 2019 ESC Guidelines for the management of patients with supraventricular tachycardia. The Task Force for the management of patients with supraventricular tachycardia of the European Society of Cardiology (ESC). Eur Heart J 2020;41 (5):655–720. doi:10.1093/eurheartj/ehz467

[1190] Buhl R, Bals R, Baur X et al. 2k-Leitlinie zur Diagnostik und Therapie von Patienten mit Asthma. Pneumologie 2017; 71(12): 849–919

[1191] Cabellos C, Pelegrín I, Benavent E et al. Impact of pre-hospital antibiotic therapy on mortality in invasive meningococcal disease: a propensity score study. Eur J Clin Microbiol Infect Dis 2019; 38: 1671–6

[1192] Collet JP, Thiele H, Barbato E et al. 2020 ESC Guidelines for the management of acute coronary syndromes in patients presenting without persistent ST-segment elevation. Eur Heart J 2020:ehaa575. doi: 10.1093/eurheartj/ehaa575

[1193] CRASH-3 trial collaborators. Effects of tranexamic acid on death, disability, vascular occlusive events and other morbidities in patients with acute traumatic brain injury (CRASH-3): a randomised, placebo-controlled trial. Lancet 2019; 394(10 210): 1713–23

[1194] Culver MA, Richards EC, Jarrell DH et al. Use of Prophylactic Ondansetron with Intravenous Opioids in Emergency Department Patients: A Prospective Observational Pilot Study. J Emerg Med 2017;53(5):629–634. doi: 10.1016/j.jemermed.2017.06.040. Epub 2017 Oct 5.

[1195] Deutsche Gesellschaft für Angiologie – Gesellschaft für Gefäßmedizin e.V. (DGA). S2k-Leitlinie Venenthrombose und Lungenembolie: Diagnostik und Therapie. AWMF Register Nr.065–002. https://register.awmf.org/de/leitlinien/detail/065-002 (Stand: 14.12.2021)

[1196] Deutsche Gesellschaft für Allgemeinmedizin und Familienmedizin e.V. (DEGAM). Leitlinie „Schlaganfall" (2020). AWMF-Leitlinien-Register Nr. 053–011. Im Internet: https://register.awmf.org/de/leitlinien/detail/053-011 (Stand: 24.11.2023)

[1197] Deutsche Gesellschaft für Anästhesiologie und Intensivmedizin e.V. (DGAI). Leitlinie „Intravasale Volumentherapie beim Erwachsenen" (2020). AWMF-Leitlinien-Register Nr. 001–020. Im Internet: https://register.awmf.org/de/leitlinien/detail/001-020 (Stand: 24.11.2023)

[1198] Deutsche Gesellschaft für Gynäkologie und Geburtshilfe e.V. (DGGG). Leitlinie „Hypertensive Schwangerschaftserkrankungen: Diagnostik und Therapie" (2019). AWMF-Leitlinien-Register Nr. 015–018. Im Internet: https://register.awmf.org/de/leitlinien/detail/015-018 (Stand: 24.11.2023)

[1199] Deutsche Gesellschaft für Kardiologie – Herz- und Kreislaufforschung e.V. (DGK). S3-Leitlinie: Infarktbedingter kardiogener Schock – Diagnose, Monitoring und Therapie; AWMF-Leitlinien-Register Nr. 019/013. Im Internet https://register.awmf.org/de/leitlinien/detail/019-013 (Stand: 24.11.2023)

[1200] Deutsche Gesellschaft für Kardiologie – Herz-und Kreislaufforschung e.V. ESC Pocket Guidelines. Version 2016. Herzinsuffizienz. Börm Bruckmeier Verlag, Grünwald; 2017

[1201] Deutsche Gesellschaft für Kardiologie – Herz-und Kreislaufforschung e.V. ESC Pocket Guidelines. Version 2017. Therapie des akuten Herzinfarktes bei Patienten mit ST-Streckenhebung (STEMI). Grünwald: Börm Bruckmeier Verlag GmbH; 2018

[1202] Deutsche Gesellschaft für Kardiologie – Herz-und Kreislaufforschung e.V. ESC Pocket Guidelines. Diagnose und Management von Synkopen. Grünwald: Börm Bruckmeier Verlag; 2019

[1203] Deutsche Gesellschaft für Kardiologie – Herz-und Kreislaufforschung e.V. ESC Pocket Guidelines. Supraventrikuläre Tachykardien. Grünwald: Börm Bruckmeier Verlag; 2020

[1204] Deutsche Gesellschaft für Neurologie e.V. (DGN). Leitlinie „Erster epileptischer Anfall und Epilepsien im Erwachsenenalter" (2017). AWMF-Leitlinien-Register Nr. 030–041. Im Internet: https://dgn.org/leitlinien (Stand: 24.11.2023)

[1205] Deutsche Gesellschaft für Neurologie e.V. (DGN). Leitlinie „Meningoenzephalitis im Erwachsenenalter, ambulant erworbene bakterielle (eitrige)" (2015). AWMF-Leitlinien-Register Nr. 030–089. Im Internet: https://dgn.org/leitlinien (Stand: 24.11.2023)

[1206] Deutsche Gesellschaft für Neurologie e.V. (DGN). Leitlinie „Status epilepticus im Erwachsenenalter" (2020). AWMF-Leitlinien-Register Nr. 030–079. Im Internet: https://dgn.org/leitlinien (Stand: 24.11.2023)

[1207] Deutsche Gesellschaft für Perinatale Medizin e.V. (DGPM). Angemeldetes Leitlinienvorhaben: „Indikationen zur Einweisung von Schwangeren in Krankenhäuser der adäquaten Versorgungsstufe" (2022). AWMF-Leitlinien-Register Nr. 087–002. Im Internet: https://register.awmf.org/de/leitlinien/detail/087-002 (Stand: 24.11.2023)

[1208] Deutsche Gesellschaft für Pneumologie und Beatmungsmedizin e.V. (DGP). S2k-Leitlinie „Diagnostik, Prävention und Therapie der chronisch obstruktiven Lungenerkrankung (COPD)" (2018). AWMF-Leitlinien-Register Nr. 020–006. Im Internet: https://www.atemwegsliga.de/copd.html (Stand: 24.11.2023)

[1209] Deutsche Gesellschaft für Psychiatrie und Psychotherapie, Psychosomatik und Nervenheilkunde e.V. (DGPPN). Leitlinie „Notfallpsychiatrie" (2019). AWMF-Leitlinien-Register Nr. 038–023. Im Internet: https://register.awmf.org/de/leitlinien/detail/038-023 (Stand: 24.11.2023)

[1210] Deutsche Gesellschaft für Psychiatrie und Psychotherapie, Psychosomatik und Nervenheilkunde e.V. (DGPPN). S3-Leitlinie Methamphetaminbezogene Störungen; AWMF Registernummer 038–024; https://www.dgppn.de/_Resources/Persistent/42b731d6180ceeaceae551fc8ae2a1b54eea591a/S3-LL-Methamphetamin_lang.pdf (Stand: 24.11.2023)

[1211] Deutsche Gesellschaft für Psychiatrie und Psychotherapie, Psychosomatik und Nervenheilkunde e.V. (DGPPN). Achtung der Selbstbestimmung und Anwendung von Zwang bei der Behandlung psychisch erkrankter Menschen. Nervenarzt 2014; 85: 1419–31

[1212] Deutsche Gesellschaft für Psychiatrie und Psychotherapie, Psychosomatik und Nervenheilkunde e.V. (DGPPN). Achtung der Selbstbestimmung und Anwendung von Zwang bei der Behandlung psychisch erkrankter Menschen. Nervenarzt 2014;85:1419–1431. doi:10.1007/s00115-014-4202-8

[1213] Deutsche Gesellschaft für Unfallchirurgie e.V. (DGU). Leitlinie „Polytrauma/Schwerverletzten-Behandlung" (2016). AWMF-Leitlinien-Register Nr. 012–019. Im Internet: www.awmf.org/leitlinien/detail/ll/012-019.html (Stand: 14.12.2021)

[1214] Eichhorn L, Thudium M, Jüttner B. The diagnosis and treatment of carbon monoxide poisoning. Dtsch Arztebl Int 2018; 115:863–870. doi:10.3238/arztebl.20180863

[1215] Grönberg T, Hartikainen JE, Nuotio I et al. Anticoagulation, CHA2DS2VASc Score, and Thromboembolic Risk of Cardioversion of Acute Atrial Fibrillation (from the FinCV Study). Am J Cardiol 2016;117 (8):1294–1298. doi:10.1016/j.amjcard.2016.01.024. Epub 2016 Jan 29

[1216] Hafer C, Kielstein JT. Therapie akuter Intoxikationen. intensivmedizinup2date. Intensivmed up2date 2014; 10(03):201–215. doi:10.1055/s-0034-1 377 271

[1217] Hajriz A, Devleta H, Hariz A. Pre-hospital anaphylaxis severity and the applied therapy, Resuscitation 2019;142(1):e110–e111. doi:10.1016/j.resuscitation.2019.06.267

[1218] Haverkamp FJC, Giesbrecht GG, Tan ECTH. The prehospital management of hypothermia – An up-to-date overview. Injury 2018;49 (2):149–164. doi:10.1016/j.injury.2017.11.001

[1219] Hindricks G, Potpara T, Dagres N et al. 2020 ESC Guidelines for the diagnosis and management of atrial fibrillation developed in collaboration with the European Association of Cardio-Thoracic Surgery (EACTS). Eur Heart J 2020:ehaa612. doi:10.1093/eurheartj/ehaa612

[1220] Ibanez B, James S, Agewall S et al. 2017 ESC Guidelines for the management of acute myocardial infarction in patients presenting with ST-segment elevation: the task force for the management of acute myocardial infarction in patients presenting with ST segment elevation or the European Society of Cardiology (ESC). Eur Heart J 2018;39 (2):119–177. doi: 10.1093/eurheartj/ehx393

[1221] Ibanez B, James S, Agewall S et al. 2017 ESC Guidelines for the management of acute myocardial infarction in patients presenting with ST-segment elevation: The Task Force for the management of acute myocardial infarction in patients presenting with ST-segment elevation of the European Society of Cardiology (ESC). Eur Heart J 2018;39 (2):119–177. doi: 10.1093/eurheartj/ehx393

[1222] July J, Pranata R. Tranexamic acid is associated with reduced mortality, hemorrhagic expansion, and vascular occlusive events in traumatic brain injury – meta-analysis of randomized controlled trials. BMC Neurol 2020; 20(1): 119

[1223] Kobayashi A, Czlonkowska A, Ford GA et al. European Academy of Neurology and European Stroke Organization consensus statement and practical guidance for pre-hospital management of stroke. Eur J Neurol 2018; 25(3): 425–33

[1224] Konstantinides SV, Meyer G, Becattini C et al. 2019 ESC Guidelines for the diagnosis and management of acute pulmonary embolism developed in collaboration with the European Respiratory Society (ERS): The Task Force for the diagnosis and management of acute pulmonary embolism of the European Society of Cardiology (ESC). Eur Heart J 2020;41(4):543–603. doi:10.1093/eurheartj/ehz405

[1225] Laufs U, Anker SD, Falk V. et al. Kommentar zu den Leitlinien der Europäischen Gesellschaft für Kardiologie (ESC) zur Diagnostik und Behandlung der akuten und chronischen Herzinsuffizienz. Kardiologe 11, 183–192 (2017). doi:org/10.1007/s12181-017-0143-3

[1226] McGill F, Heyderman RS, Panagiotou S et al. Acute bacterial meningitis in adults. Lancet 2016; 388(10 063): 3 036–3 047

[1227] Müller D, Desel H. Common causes of poisoning: etiology, diagnosis and treatment. Dtsch Arztebl Int 2013;110(41):690–699. doi:10.3 238/arztebl.2 013 0690

[1228] Nationale Versorgungsleitlinie: Asthma. AWMF-Registernummer nvl-002. 4. Auflage; September 2020. Im Internet: https://register.awmf.org/de/leitlinien/detail/nvl-002 (Stand: 24.11.2023)

[1229] Neubauer BA, Bast T. Epilepsien bei Kindern und Jugendlichen. In: Hoffmann G, Lentze M, Spranger J, Hrsg. Pädiatrie. Springer Reference Medizin. Berlin, Heidelberg: Springer; 2015

[1230] Nikolaou NI, Arntz HR, Bellou A et al. Initial management of acute coronary syndromes section Collaborator. European Resuscitation Council Guidelines for Resuscitation 2015 Section 8. Initial management of acute coronary syndromes. Resuscitation 2015;95:264–277. doi:10.1016/j.resuscitation.2015.07.030

[1231] Noorian AR, Sanossian N, Shkirkova K et al. FAST-MAG Trial Investigators and Coordinators. Los Angeles Motor Scale to Identify Large Vessel Occlusion: Prehospital Validation and Comparison With Other Screens. Stroke 2018; 49(3): 565–72

[1232] Paal P, Brugger H, Strapazzon G. Accidental hypothermia. Handb Clin Neurol 2018;157:547–563. doi:10.1016/B978-0-444-64 074-1.00 033-1

[1233] Pichler M, Hocker S. Management of status epilepticus. Handb Clin Neurol 2017; 140: 131–151

[1234] Ponikowski P, Voors AA, Anker SD et al. 2016 ESC Guidelines for the diagnosis and treatment of acute and chronic heart failure: The Task Force for the diagnosis and treatment of acute and chronic heart failure of the European Society of Cardiology (ESC) Developed with the special contribution of the Heart Failure Association (HFA) of the ESC. Eur Heart J 2016; 37(27): 2129–200

[1235] Ponikowski P, Voors AA, Anker SD, Bueno H, Cleland JGF, Coats AJS, Falk V, González-Juanatey JR, Harjola VP, Jankowska EA, Jessup M, Linde C, Nihoyannopoulos P, Parissis JT, Pieske B, Riley JP, Rosano GMC, Ruilope LM, Ruschitzka F, Rutten FH, van der Meer P; ESC Scientific Document Group. 2016 ESC Guidelines for the diagnosis and treatment of acute and chronic heart failure: The Task Force for the diagnosis and treatment of acute and chronic heart failure of the European Society of Cardiology (ESC)Developed with the special contribution of the Heart Failure Association (HFA) of the ESC. Eur Heart J 2016; 37 (27):2129–2200. doi: 10.1093/eurheartj/ehw128.

[1236] Powers WJ, Rabinstein AA, Ackerson T et al. Guidelines for the Early Management of Patients With Acute Ischemic Stroke: 2019 Update to the 2018 Guidelines for the Early Management of Acute Ischemic Stroke: A Guideline for Healthcare Professionals From the American Heart Association/American Stroke Association. Stroke 2019; 50(12): e344–e418

[1237] Ramesh GH, Uma JC, Farhath S. Fluid resuscitation in trauma: what are the best strategies and fluids? Int J Emerg Med 2019; 12(1): 38

[1238] Richards JR, Garber D, Laurin EG et al. Treatment of cocaine cardiovascular toxicity: a systematic review. Clin Toxicol (Phila) 2016;54 (5):345–364. doi:10.3 109/15 563 650.2 016 114 2090. Epub 2016 Feb 26

[1239] Ring J, Beyer K, Biedermann T et al. Guideline for acute therapy and management of anaphylaxis: S 2 Guideline of the German Society for Allergology and Clinical Immunology (DGAKI), the Association of German Allergologists (AeDA), the Society of Pediatric Allergy and Environmental Medicine (GPA), the German Academy of Allergology and Environmental Medicine (DAAU), the German Professional Association of Pediatricians (BVKJ), the Austrian Society for Allergology and Immunology (ÖGAI), the Swiss Society for Allergy and Immunology (SGAI), the German Society of Anaesthesiology and Intensive Care Medicine (DGAI), the German Society of Pharmacology (DGP), the German Society for Psychosomatic Medicine (DGPM), the German Working Group of Anaphylaxis Training and Education (AGATE) and the patient organization German Allergy and Asthma Association (DAAB). Allergo J Int 2014;23(3):96–112. doi: 10.1007/s40 629–014–0009–1

[1240] S2k Leitlinie Venenthrombose und Lungenembolie: Diagnostik und Therapie. AWMF Register Nr. 065-002. www.awmf.org/leitlinien/detail/ll/065-002.html (Stand: 14.12.2021)

[1241] S3-Leitlinie Metamphetaminbezogene Störungen; AWMF Registernummer 038-024; https://www.dgppn.de/_Resources/Persistent/42b731d6180ceeaceae551fc8ae2a1b54eea591a/S3-LL-Methamphetamin_lang.pdf (Stand: 24.11.2023)

[1242] S3-Leitlinie: Infarktbedingter kardiogener Schock – Diagnose, Monitoring und Therapie; AWMF-Leitlinien-Register Nr. 019/013. Im Internet: https://register.awmf.org/de/leitlinien/detail/019-013 (Stand: 24.11.2023)

[1243] S 3-Nationale Versorgungsleitlinie. Chronische Herzinsuffizienz. AWMF-Registernummer nvl-006. Im Internet: https://register.awmf.org/de/leitlinien/detail/nvl-006 (Stand: 24.11.2023)

[1244] Schlembach D, Homuth V, Dechend R. Treating Hypertension in Pregnancy. Curr Hypertens Rep 2015; 17: 63

[1245] Singh D, Agusti A, Anzueto A et al. Global Strategy for the Diagnosis, Management, and Prevention of Chronic Obstructive Lung Disease: the GOLD science committee report 2019. Eur Respir J 2019; 53(5): 1 900 164

[1246] Soar J, Nolan JP, Böttiger BW et al. Adult advanced life support section Collaborators. European Resuscitation Council Guidelines for Resuscitation 2015: Section 3. Adult advanced life support. Resuscitation. 2015;95:100–147. doi:10.1016/j.resuscitation.2015.07.016

[1247] Spahn DR, Bouillon B, Cerny V et al. The European guideline on management of major bleeding and coagulopathy following trauma: fifth edition. Crit Care 2019; 23(1): 98

[1248] Standl T, Annecke T, Cascorbi I et al. The Nomenclature, Definition and Distinction of Types of Shock. Dtsch Arztebl Int 2018;115(45):757–768. doi:10.3 238/arztebl.2 018 0757
[1249] Truhlář A, Deakin CD, Soar J et al. European Resuscitation Council Guidelines for Resuscitation 2015: Section 4. Cardiac arrest in special circumstances. Resuscitation 2015;95:148–201. doi: 10.1016/j.resuscitation.2015.07.017. Epub 2015 Oct 15
[1250] Turc G, Bhogal P, Fischer U et al. European Stroke Organisation (ESO) – European Society for Minimally Invasive Neurological Therapy (ESMINT) Guidelines on Mechanical Thrombectomy in Acute Ischaemic StrokeEndorsed by Stroke Alliance for Europe (SAFE). Eur Stroke J 2019; 4(1): 6–12
[1251] Uchida K, Nishimura T, Hagawa N et al. The impact of early administration of vasopressor agents for the resuscitation of severe hemorrhagic shock following blunt trauma. BMC Emerg Med 2020; 20(1): 26
[1252] Vincent JL, De Backer D. Circulatory shock. N Engl J Med 2013;369 (18):1726–1734. doi:10.1056/NEJMra1 208 943
[1253] Vogelmeier C, Buhl R, Criée CP et al. Leitlinie der Deutschen Atemwegsliga und der Deutschen Gesellschaft für Pneumologie zur Diagnostik und Therapie von Patienten mit chronisch obstruktiver Bronchitis und Lungenemphysem (COPD). Pneumologie 2007; 61: e1–e40
[1254] Vogelmaier C, Klemmer A. Bronchiale Hyperreagibilität und Asthma bronchiale. In: Biedermann T, Heppt W, Renz H et al. (Hrsg.) Allergologie. Berlin, Heidelberg: Springer; 2016
[1255] Wirtz S. Intoxikationen und Drogennotfälle. Notarzt 2019;35:151–166
[1256] Woods JA, Wheeler JS, Finch CK et al. Corticosteroids in the treatment of acute exacerbations of chronic obstructive pulmonary disease. Int J Chron Obstruct Pulmon Dis 2014; 9: 421–30
[1257] Worm M, Eckermann O, Dölle S et al. Triggers and treatment of anaphylaxis: an analysis of 4,000 cases from Germany, Austria and Switzerland. Dtsch Arztebl Int 2014;111(21):367–375. doi: 10.3 238/arztebl.2 014 0367

30 Verletzungen

30.1 Augenverletzung

R. Garnew

30.1.1 Sofortmaßnahmen

- Bei Atemstillstand: Atemwegsobstruktion beseitigen, Beatmung
- bei Herz-Kreislauf-Stillstand: Reanimation einleiten
- spritzende Blutungen stillen
- bei Spontanatmung: O_2-Gabe

30.1.2 Diagnostik/Bodycheck

► **Bewusstsein**
- GCS

► **Atmung**
- AF
- Atemtiefe
- S_pO_2
- Auskultation
- Untersuchung auf:
  - Dyspnoe
  - Zyanose
  - in- und exspiratorische Nebengeräusche
  - Stridor

► **Kreislauf**
- HF
- Blutdruck
- EKG (Frequenz, regelmäßiger/unregelmäßiger Rhythmus, schmaler/breiter Kammerkomplex)
- Untersuchung auf:
  - obere Einflussstauung
  - Rekapillarisierungszeit
  - kalte Extremitäten

► **Neurologie**
- Seiten- und Querschnittszeichen
- Pupillenstatus:
  - Größe
  - Form
  - Lichtreagibilität

► **Vegetativum**
- Übelkeit
- Erbrechen
- Kaltschweißigkeit

► **Schmerzen**
- Lokalisation
- VAS

► **Verletzungen**
- offene oder geschlossene Verletzung
- Visusminderung
- Blutung
- Schwellung
- Okulomotorikstörung

Cave

Eine Orbitafraktur kann zu einer Einklemmung der Augenmuskulatur führen und präsentiert sich dann mit einer reduzierten Okulomotorik.

30.1.3 Anamnese

- Unfallgeschehen inkl. Fremdkörperidentifikation

Cave

Jegliche Entfernung eines penetrierenden Fremdkörpers vermeiden.

- vorbekannte Sehschwäche (Kontaktlinsen-/Brillenträger)
- Vorerkrankungen (Glaukom, Katarakt)
- Voroperationen am Auge
- Medikamente (Drogen- und Alkoholintoxikation)
- Allergie
- Schwangerschaft
- letzte Mahlzeit
- Name und Telefonnummer von Hausarzt und nächsten Angehörigen

30.1.4 Monitoring

- HF
- S_pO_2
- Blutdruck (NIBP, Intervall ≤ 5 min)
- EKG
- bei Beatmung:
  - Beatmungsdrücke
  - AMV
  - AF
  - $etCO_2$

30.1.5 Basismaßnahmen und Therapie

- periphervenöser Zugang
- BZ-Bestimmung

Atmung

- ggf. Intubation

III

Kreislauf

- siehe SOP Hypovolämischer Schock

Analgosedierung

- Fentanyl 1,5–3 µg/kgKG i. v.
- Midazolam 0,01–0,05 mg kgKG i. v.

Narkoseeinleitung

Merke M!

Intubation in tiefer Narkose und nach Muskelrelaxation, Husten unbedingt vermeiden.

- Propofol: 2 mg/kgKG i. v.
- Rocuronium 1,2 mg/kgKG
- Narkoseführung (Nachinjektionen bei Abflachen der Narkose erforderlich):
  - Fentanyl: 1,5–3 µg/kgKG i. v. und Midazolam 0,01–0,1 mg/kgKG i. v.

Cave ⚠

Esketamin kann zu einer Erhöhung des Augeninnendrucks führen und ist daher bei perforierenden Augenverletzungen nicht das Medikament der 1. Wahl.

Lagerung/Transport

Anlegen eines Uhrglasverbandes oder einer starren Schutzschale (bei Penetration), Fremdkörper belassen, diesen ggf. stabilisieren, unnötige Manipulation vermeiden. Unbedingt auch das nicht betroffene Auge abkleben (sonst Mitbewegung des verletzten Auges).

30.1.6 Erweiterte Maßnahmen

► **Kalk im Auge.** Kalkkörner möglichst trocken entfernen, evtl. mit Ölspülung.

Cave ⚠

Keine Spülung mit Wasser, da weitere Verbrennung und Verätzung droht.

Länger im Auge verbleibende Kalk- oder Betonpartikel können eine andauernde Schädigung der Augenoberfläche verursachen.

► **Verätzungen mit Säuren, Laugen, alkylierenden und anderen ätzenden Substanzen oder Verbrennungen des Bulbus:.** Wenn vor Ort (Gefährdungsarbeitsplatz) vorhanden und vorbereitet schnellstmögliche Spülung mit geeigneter Spüllösung Diphoterine oder Previn

► **Verätzungen mit Flusssäure**
- Ausschluss einer gleichzeitigen lebensbedrohlichen Haut- und Inhalationsverätzung
- Eigenschutz beachten
- Hornhaut und alle verätzten Strukturen intensiv spülen mit Hexafluorine-Lösung, wenn vor Ort (Gefährdungsarbeitsplatz) vorhanden und vorbereitet
- bei fehlender Speziallösung mit Leitungswasser oder Kalziumglukonat (**Cave:** Hornhaut-Verkalkung)
- Gefahr einer potenziell vital bedrohlichen assoziierten systemischen Hypokalzämie daher internistische Mitbetreuung und ggf. Kalziumsubstitution (Verätzung > 4 % der Körperoberfläche)
- periorbitale Haut kann zusätzlich mit Kalzium-Glukonat-Lösung 1 % gespült und ggf. auch unterspritzt werden

Cave ⚠

Kein Zeitverlust durch Suche nach geeigneter Spüllösung; Verdünnung des Schadstoffkonzentrats hat höchste Priorität, alternativ mit Leitungswasser für 15 min spülen.

► **Augenspülung**
- Auge mit 2 trockenen Tupfern oder Lidspreizern offen halten
- initial 2–3 min mit sanften Strahl Kornea und Konjunktiva spülen, um Reststoffe des Korrosivums zu entfernen
- danach 13 min noch verbliebene Reststoffe neutralisieren durch langsames Applizieren von Spüllösung (ca. 1 Tropfen alle 2 s)
- Inspektion nach einigen Minuten erfolgter Spülung:
  - Bindehautsack

- Umstülpen der Augenlider
- bei Blepharospasmus (Lidkrampf) und Schmerzen: Lokalanästhetikum als Augentropfen erwägen
- bei sehr starken Schmerzen kann zur genaueren Inspektion und Reinigung eine Kurznarkose erwogen werden
- Übersehen/Unterschätzen von Begleitverletzungen: Bodycheck entsprechend Unfallmechanismus

30.1.7 Zielkrankenhaus

- Augenklinik nach Ausschluss relevanter Begleitverletzungen
- ggf. Krankenhaus der Maximalversorgung mit möglichen Anbindung an die HNO-/MKG-/Neurochrurgie bei Vd.a. Mittelgesichtsfrakturen

30.1.8 Dokumentation

- HF
- Blutdruck
- S_pO_2
- Pupillen
- Anamnese
- schädigendes Agens
- therapeutische Maßnahmen
- bei Beatmung:
  - Beatmungsdrücke
  - AMV
  - AF
  - endtidales CO_2
- Initial- und Übergabebefund

30.2 Extremitätenverletzung

R. Francis, R. Garnew, T. Kerner, C. Spies

30.2.1 Sofortmaßnahmen

- Bei kritischer Blutung:
  - primär direkte Kompression der blutenden Wunde
  - Anlage eines Druckverbandes (ergänzende Anwendung von lokalen Hämostyptika)
- bei Unmöglichkeit der Blutstillung durch andere Maßnahmen: Kompression der proximalen Arterie ggf. durch Tourniquet s. u.
  - zügiger Abtransport in Zielkrankenhaus
  - bei Atemstillstand: Atemwegsobstruktion beseitigen, Beatmung
  - bei Herz-Kreislauf-Stillstand: Reanimation einleiten
  - bei Spontanatmung: O_2-Gabe

Einsatz von Tourniquets

► Indikationen

- Amputationsverletzungen proximal von Handgelenk oder Fuß
- multiple Blutungen an einer Extremität, welche in der Summe einen relevanten Blutverlust bedeuten können
- schwerer Blutverlust über die Extremitäten bei gleichzeitigem kritischen A-, B- oder C-Problem
- schwerer Blutverlust über eine Extremität bei Unerreichbarkeit der Verletzung (z. B. eingeklemmte Person)
- Blutstillung durch Druckverbände o. Ä. nicht möglich
- Versorgung einer stärkeren Blutung an einer Extremität im Dunkeln bzw. bei schlechten Sichtverhältnissen
- schwerer Blutverlust über die Extremitäten bei MANV
- schwerer Blutverlust über die Extremitäten bei Zeitdruck in Gefahrensituationen

► Anlage

- so distal wie möglich – jedoch mindestens 5 cm bzw. handbreit proximal der Blutungsquelle
- keine Verwendung über Gelenken
- keine Verwendung über Wundtaschen, Fremdkörpern und/oder offenen Frakturen
- möglichst proximal in Gefahrensituationen, bei Dunkelheit oder schlechten Sichtverhältnissen, multiplen Blutungsquellen an einer Extremität, MANV, Explosionsverletzungen und/oder offenen Frakturen
- Anlagezeitpunkt dokumentieren

► Komplikationen

- venöse Stauung mit verstärkter Blutung bei insuffizienter Anlage mit erhaltener arterieller Perfusion, ggf. Anlage eines zweiten Tourniquets, direkt proximal der ersten Abbindung
- stärkste Schmerzen: suffiziente Analgosedierung beachten!
- Haut-, Nerven-, Gefäß- und Muskelläsionen
- Kompartmentsyndrom im Rahmen der postischämischen Reperfusion
- systemisches Reperfusionssyndrom bis hin zum Kreislaufstillstand: Öffnung unter kontrollierten Bedingungen im Krankenhaus unter Reanimationsbereitschaft

30.2.2 Diagnostik/Bodycheck

► Bewusstsein

- GCS

► Atmung

- AF
- Atemtiefe
- S_pO_2
- Auskultation

- Untersuchung auf:
  - Dyspnoe
  - Zyanose
  - in- und exspiratorische Nebengeräusche
  - Stridor

► **Kreislauf**
- HF
- Blutdruck
- EKG (Frequenz, regelmäßiger/unregelmäßiger Rhythmus, schmaler/breiter Kammerkomplex)
- Untersuchung auf:
  - obere Einflussstauung
  - Rekapillarisierungszeit
  - kalte Extremitäten

► **Neurologie**
- Seiten- und Querschnittszeichen
- Pupillenstatus:
  - Größe
  - Form
  - Lichtreagibilität

► **Vegetativum**
- Übelkeit
- Erbrechen
- Kaltschweißigkeit

► **Schmerzen**
- Lokalisation
- VAS

► **Verletzung**
- Schwellung
- Blutung
- Fehlstellung
- Überprüfung von pDMS (periphere Durchblutung, Motorik, Sensibilität)
- Begleitverletzungen

30.2.3 Anamnese

- Vorerkrankungen
- Unfallhergang
- Medikamente
- Allergie
- Schwangerschaft
- letzte Mahlzeit
- Name und Telefonnummer von Hausarzt und nächsten Angehörigen

30.2.4 Monitoring

- HF
- S_pO_2
- Blutdruck (NIBP, Intervall ≤ 5 min)
- EKG
- bei Beatmung:
  - Beatmungsdrücke
  - AMV
  - AF
  - $etCO_2$

30.2.5 Basismaßnahmen und Therapie

- periphervenöser Zugang, ggf. mehrere großlumige Zugänge
- BZ-Bestimmung

Cave

Zugänge nicht distal der Verletzung legen!

Atmung

- O_2 Gabe per Maske
- gegebenenfalls Intubation

Kreislauf

- siehe SOP Hypovolämischer Schock

Analgosedierung

- Fentanyl 1–3 µg/kgKG i. v. *oder*
- Esketamin: 0,25–1 mg/kgKG i. v. *und ggf.*
- Midazolam 0,035–0,05 mg kgKG i. v.

Narkoseeinleitung

- Esketamin: 1 mg/kgKG i. v. und Midazolam 0,01–0,1 mg/kgKG i. v. *oder*
- Propofol 2–3 mg/kgKG i. v.
- Narkoseführung (Nachinjektionen bei Abflachen der Narkose erforderlich):
  - Fentanyl: 1–3 µg/kgKG i. v. und Midazolam 0,01–0,1 mg/kgKG i. v. oder
  - Esketamin: 0,25–1 mg/kgKG i. v. und Midazolam 0,01–0,1 mg/kgKG i. v.
  - ggf. Muskelrelaxans

Bei schwierigen Venenverhältnissen kann die initiale nasale Analgetikagabe per MAD zur Repositionierung der Fraktur oder Tourniquetanlage erwogen werden.

> **Cave**
>
> Unerwartete Medikamentenreaktionen und Nebenwirkungen bei fehlendem venösem Zugang.

Lagerung/Transport

- Reposition dislozierter Frakturen
  - Indikation: dringend bei Pulslosigkeit oder sensiblen Ausfällen
  - Voraussetzung: suffiziente Analgesie
  - Durchführung: Anwendung von axialem Zug
  - Stabilisierung: z. B. durch Schiene/Vakuummatratze
  - Überprüfung: pDMS vor und nach Reposition/Schienung
  - bei offenen Verletzungen: sterile Abdeckung
- bei Amputation
  - Bergung und grobe Reinigung des Amputates
  - Transport unter indirekter Kühlung: in sterilen feuchten Kompressen in einem Amputatbeutel (direkten Kontakt des Amputats mit Eis/Kühlmaterial vermeiden)
- bei Pfählungsverletzungen/Fremdkörper:
  - Fremdkörper grundsätzlich *nicht* entfernen; evtl. Kürzung oder befreiendes Zerschneiden von Fremdmaterial, um Patiententransport zu ermöglichen
  - Fremdkörperentfernung kann stärkste unkontrollierbare Blutungen oder sekundäre Gewebeschäden verursachen
- bei Anlage eines Tourniquet/Druckverbands: s. o.

30.2.6 Besonderheiten

Bei kritischen Blutungen:

- Erweiterung des ABCDE-Schemas um cABCDE (critical Bleeding)
- lebensbedrohliche Blutung müssen umgehend gestoppt werden, dies soll gegebenenfalls als erste Maßnahme erfolgen

30.2.7 Komplikationen

- Blutverlust:
  - siehe SOP Hypovolämischer_Schock
  - Blutung stillen (s. o.)
- Übersehen/Unterschätzen von Begleitverletzungen: Bodycheck entsprechend Unfallmechanismus

30.2.8 Zielkrankenhaus

- Unfallchirurgische, anästhesiologische und radiologische Bereitschaft erforderlich
- bei weiten Transportwegen frühzeitig luftgestützten Transport erwägen

30.2.9 Dokumentation

- HF
- Blutdruck
- S_pO_2
- Pupillen
- pDMS
- Anamnese
- therapeutische Maßnahmen
- bei Beatmung:
  - Beatmungsdrücke
  - AMV
  - AF
  - endtidales CO_2
- Initial- und Übergabebefund

30.3 Schädel-Hirn-Trauma

A. Bichmann, R. Francis, R. Garnew, T. Kerner, C. Spies

30.3.1 Sofortmaßnahmen

- Eigenschutz beachten (Unfallstelle absichern, Schutzkleidung, ggf. Helm)
- bei Atemstillstand: Atemwegsobstruktion beseitigen, Beatmung
- bei Herz-Kreislauf-Stillstand: Reanimation einleiten
- bei starker, lebensbedrohlicher äußerer Blutung:
  - primär manuelle Kompression, ggf. danach Druckverband
  - bei fortbestehender Blutung an den Extremitäten:
    - ggf. Hochlagern und Kompression der proximalen Arterie anwenden
    - falls anderweitig keine Blutstillung möglich, Anlage eines Tourniquets erwägen (Zeitpunkt notieren) siehe SOP Extremitätenverletzung
- bei Spontanatmung: ggf. O_2 verabreichen
- Halswirbelsäule stabilisieren (mit HWS-Schiene)

30.3.2 Diagnostik/Bodycheck

Bewusstsein:

- **GCS** initial und engmaschig im Verlauf dokumentieren
- SHT-Einteilung nach dem GCS:
  - leichtes SHT: 13–15 Punkte
  - mittleres SHT: 9–12 Punkte
  - schweres SHT: 3–8 Punkte

► **Atmung**
- Atemfrequenz
- Atemtiefe
- S_pO_2
- Auskultation
- Untersuchung auf:
  - Dyspnoe
  - Zyanose
  - in- und exspiratorische Nebengeräusche
  - Stridor
  - thorakale Krepitation
  - Hautemphysem

► **Kreislauf**
- HF
- Blutdruck
- EKG-Monitoring (Frequenz, regelmäßiger/unregelmäßiger Rhythmus, schmaler/breiter Kammerkomplex)
- Körpertemperatur
- Untersuchung auf:
  - obere Einflussstauung
  - Rekapillarisierungszeit
  - kalte Extremitäten
  - Blässe

► **Neurologie**
- Vigilanz mittels GCS
- Zeichen einer Halbseiten- oder Querschnittssymptomatik, Nackenschmerzen
- Pupillenstatus:
  - Größe
  - Form
  - Lichtreagibilität
- Sehstörung:
  - häufig Doppelbilder
- Amnesie
- Orientierungsgrad
- Hirnnervenfunktion
- Koordination und Sprachfunktion erheben (Erhebungszeitpunkt notieren!)
- Krampfanfälle
- Überempfindlichkeit für Licht und Geräusche

► **Vegetativum**
- Übelkeit/Erbrechen
- Kaltschweißigkeit
- **Schmerzen**
  - Lokalisation
  - NRS/VAS

► **Verletzungsmuster**
- sorgfältiger kraniokaudaler Bodycheck (umfassende Ganzkörperuntersuchung einschließlich Rücken) mit Überprüfung folgender Aspekte und Symptome:
  - Zeichen eines Schädel-Hirn-Traumas (offen, geschlossen, Stufenbildung, Depressionsfrakturen der Schädelkalotte)
  - Galeaverletzungen (evtl. starke Blutungen)
  - Blut- oder Liquoraustritt aus Nase, Ohren oder Mund
  - Kieferfrakturen (**Cave:** Mundöffnung)

30.3.3 Anamnese

- Unfallmechanismus, -zeitpunkt
- Vorerkrankungen, insbesondere:
  - neurologische Erkrankungen mit vorbestehenden neurologischen Veränderungen
  - Gerinnungsstörungen und Thrombozytopenie/Thrombozytenfunktionsstörungen
- Medikamente, vor allem Antikoagulanzien
- Intoxikation (Drogen- und Alkoholanamnese)
- Allergie
- Schwangerschaft
- letzte Mahlzeit
- Name und Telefonnummer von Hausarzt und nächsten Angehörigen

30.3.4 Differenzialdiagnosen

- Differenzialdiagnose der Bewusstlosigkeit
- Differenzialdiagnose des Krampfanfalls

30.3.5 Monitoring

- Vigilanz (GCS)
- Pupillenstatus
- Halbseitensymptomatik (auch im Verlauf)
- Herzfrequenz
- Blutdruck (nichtinvasive Blutdruckmessung, Intervall 3–5 min)
- EKG-Monitor
- S_pO_2
- Körpertemperatur (tympanale Messung)
- bei Beatmung:
  - Beatmungsdrücke
  - AMV
  - Atemfrequenz
  - Kapnometrie

30.3.6 Basismaßnahmen und Therapie

- Mindestens 2 periphere venöse Zugänge mit größtmöglichem Lumen
- ggf. i.o. Zugang bei frustraner peripherer Venenpunktion
- Blutzuckerbestimmung

Atmung

- Vermeiden von Hypoxämie, Hyper- und Hypokapnie
- Indikation für eine präklinische Narkoseeinleitung und Intubation:
    - Apnoe bzw. Schnappatmung mit Atemfrequenz < 6/min
    - Hypoxie mit $S_pO_2 < 90\,\%$ trotz O_2-Gabe und bei gleichzeitigem Ausschluss eines Spannungspneumothorax
    - schweres Schädel-Hirn-Trauma mit GCS ≤ 8, schwer führbarer agitierter Patient mit Risiko für Fremd- oder Eigengefährdung
    - dynamischer GCS mit schneller Verschlechterung
    - traumaassoziierte persistierende hämodynamische Instabilität (systolischer Blutdruck < 90 mmHg, altersadaptiert bei Kindern)
    - schweres Thoraxtrauma mit respiratorischer Insuffizienz und Atemfrequenz > 29/min
- initiale Präoxygenierung über Maske und $F_iO_2 = 1{,}0$ für 4 min anstreben
- Beatmung: lungenprotektive (druckkontrollierte) Beatmung, PEEP = 5 mbar, Normoventilation unter Verwendung von Kapnometrie anstreben
- bei Patienten mit Schädel-Hirn-Trauma: Husten, Pressen und Würgen vermeiden (intrakranielle Druckspitzen)
- Intubation unter Manual-Inline-Stabilisation durch Öffnung des ventralen Verschlusses der Halswirbelsäulenschiene und Stabilisierung der Halswirbelsäule durch Helfer
- falls erforderlich: präklinische Pleuradekompression durchführen

Kreislauf

- Normotonie sicherstellen (systolischer Blutdruck ≥ 90 mmHg)
- äußere Blutungen stillen (s. o.): am Kopf manuelle Kompression, Druckverband an der Kalotte
- Maßnahmen zur Senkung eines erhöhten Blutdrucks sind in der Regel nicht indiziert
- Volumentherapie:
    - hypotensive Patienten mit Schädel-Hirn-Trauma erhalten eine Volumentherapie mit dem Ziel der Normotension (systolischer Blutdruck > 90 mmHg bzw. Normotonie bei Kindern)
    - Volumensubstitution soll mittels kristalloider balancierter Vollelektrolytlösung erfolgen
    - bei ausgeprägter hämodynamischer Instabilität kann der Einsatz kolloidaler Infusionslösungen erwogen werden (aktuell keine Leitlinienempfehlung)
    - keine hypotonen Infusionslösungen (z. B. Glukoselösungen) verwenden
- vasoaktive Substanzen werden als ultima ratio eingesetzt:
    - Noradrenalin 0,05–0,5(–1,0) µg/kgKG/min i. v. oder
    - Adrenalin 0,05–0,5(–1,0) µg/kgKG/min i. v.

Analgesie und Sedierung

- Narkoseeinleitung:
    - Esketamin 1 mg/kgKG i. v. und Midazolam 0,03–0,1 mg/kgKG i. v. und ggf. Fentanyl 1–3 µg/kgKG i. v. *oder*
    - Fentanyl 1–3 µg/kgKG i. v. und Thiopental 3–5 mg/kgKG i. v. oder Propofol 1–2 mg/kgKG i. v.
- Narkoseführung (Nachinjektionen bei unzureichender Narkosetiefe erforderlich):
    - Fentanyl 1,5–3 µg/kgKG i. v. und Midazolam 0,03–0,1 mg/kgKG i. v. *oder*
    - Esketamin 0,25–1 mg/kgKG und Midazolam 0,03–0,1 mg/kgKG i. v.

Gerinnungsmanagement

- Keine exzessive Volumengabe, Verdünnungseffekt vermeiden
- bei isoliertem SHT soll keine präklinische Gabe von Tranexamsäure erfolgen

> **Merke** M!
>
> Hypotonie vermeiden bzw. sofort behandeln. Eine Analgesie ist auch bei komatösen Patienten erforderlich.

Lagerung/Transport

- Frühestmögliche Immobilisation der Halswirbelsäule
- Transport und Umlagerung erfolgen mit Schaufeltrage
- Einsatz der Vakuummatratze
- präklinische Versorgungszeit möglichst kurz halten, rascher Transport ins Krankenhaus zur operativen Versorgung anstreben („Golden Hour of Trauma"); ggf. Einsatz der Luftrettung

- 30° Oberkörperhochlagerung (wenn systolischer Blutdruck > 90 mmHg bzw. Normotonie bei Kindern), Kopf in Mittelstellung
- Schutz vor Wärmeverlusten; Vermeiden einer Hyperthermie

30.3.7 Besonderheiten

- Bei der präklinischen Intubation sollte mit einem schwierigen Atemweg gerechnet werden (alternative Methoden zur Atemwegssicherung bereithalten).
- Bei Bewusstlosen bis zum Beweis des Gegenteils von einer Verletzung der Halswirbelsäule ausgehen.
- Bei anhaltender Hypotension nach extrakraniellen Blutungsquellen suchen.
- Einklemmungstrauma s. SOP Eingeklemmte/Verschüttete Person. Es muss entschieden werden, ob eine patientenorientierte Rettung möglich ist oder ob eine Crash-Rettung nötig ist.
- Hypoxie, Hypo- und Hyperkapnie vermeiden.
- Wärmeerhalt sichern (vor allem bei Kindern).
- Unterschätzung des Verletzungsmuster durch sorgfältige (Re-)Evaluation vermeiden.
- Bei Verdacht auf stark erhöhten ICP bzw. transtentorielle Herniation und Zeichen des Mittelhirnsyndroms (Pupillenerweiterung, Strecksynergismen, Streckreaktion auf Schmerzreiz, progrediente Bewusstseinstrübung) kann die Infusion von Mannitol 20 % (0,5–2,0 g/kgKG als Kurzinfusion) erwogen werden wenn verfügbar.
- Sterile Wundabdeckung offener Wunden, perforierende Fremdkörper in situ belassen, ausgetretene Hirnmasse feucht und steril abdecken.

30.3.8 Zielkrankenhaus

- 24-stündige CT-Bereitschaft
- 24-stündiger neurochirurgischer, traumatologischer und anästhesiologischer Dienst
- Erfahrung in der Versorgung von Schädel-Hirn- bzw. Polytrauma, möglichst Traumazentrum

30.3.9 Dokumentation

- Vigilanz (GCS) im Verlauf
- Herzfrequenz, Blutdruck
- S_pO_2
- Pupillenstatus im Verlauf
- periphere Motorik im Verlauf
- Beatmungsdrücke
- AMV
- Atemfrequenz
- $etCO_2$
- Initial- und Übergabebefund
- Körpertemperatur

30.4 Polytrauma

R. Francis, R. Garnew, I. Greb, T. Kerner, C. Spies

30.4.1 Bewertung der Einsatzstelle

Die Bewertung der Einsatzstelle beginnt mit den ersten Informationen, die man bei der Alarmierung von der Leitstelle bekommt. Diese müssen in Zusammenhang gebracht werden mit den ersten Eindrücken, die man bei der unmittelbaren Anfahrt und dem ersten Sichten an der Einsatzstelle erhält. Der wichtigste Aspekt beim Eintreffen an der Einsatzstelle ist die Sicherheit aller Einsatzkräfte. Deshalb ist sich ein schneller Überblick über potenzielle Gefahrenquellen an der Einsatzstelle zu verschaffen.

- Bewertung der Einsatzstelle hinsichtlich
  - Überblick mit Fokus auf die Sicherheit des Rettungspersonals
  - Erkennen von Ursachen und möglichen Auswirkungen des Ereignisses
  - Anzahl der Verletzten und Betroffenen und ggf. Triage gemäß regionaler SOPs und Protokolle zur (Vor-)Sichtung bei mehreren Verletzten
  - Einschätzung der Situation hinsichtlich der Kinematik (Verletzungsmechanismus) und der daraus möglicherweise resultierenden Verletzungen
- Maßnahmen zum Eigenschutz
  - Absichern der Unfallstelle
  - Persönliche Schutzausrüstung, ggf. Helm mit Visier, Handschuhe, Mund-Nase-Schutz etc.
  - Bei Gefahrenlagen (Gewalttat, Gefahrenstoffunfall etc.): Freigabe der Einsatzstelle durch Polizei oder Feuerwehr abwarten.

30.4.2 Initiale Beurteilung (Primary Survey)

Beim polytraumatisierten Patienten liegt die Priorität auf dem schnellen Erkennen und Behandeln lebensbedrohlicher Verletzungen. Dazu gehört die Beurteilung folgender Aspekte:

- 1. Blutungsquellen/Blutstillung
- 2. Atemwege
- 3. Atemtätigkeit
- 4. Oxygenierung
- 5. Perfusion/Kreislauf
- 6. Wundversorgung
- 7. Neurologische Funktion

Merke **M!**

Lebensbedrohliche, komprimierbare Blutung sollen umgehend gestoppt werden. Dies soll gegebenenfalls bereits während der initialen Beurteilung und noch vor oder zeitgleich mit der Sicherung der Atemwege erfolgen.

► **Patient kommunikationsfähig.** Wenn der Patient kommunikationsfähig ist und Fragen (z. B. Was ist passiert? Wo haben Sie Schmerzen etc.) adäquat in ganzen Sätzen beantwortet, ist sichergestellt:

- dass die Atemwege offen sind,
- der Patient über eine suffiziente Atmung verfügt,
- dass er eine ausreichende Durchblutung des Gehirns hat und eine suffiziente neurologische Funktion aufweist.

► **Patient nicht kommunikationsfähig.** Kann der Patient keine adäquate Antwort geben, wird nach dem cABCDE-Schema vorgegangen.

cABCDE-Schema

► **c = „critical bleeding" (lebensbedrohliche Blutungen)**

- sichtbare lebensbedrohliche Blutungen vorhanden?
- Blutung komprimierbar?
  - → primär direkten Druck auf die Wunde
  - → Anlage eines Druckverbandes (ergänzende Anwendung lokaler Hämostyptika durch direktes Einbringen in die Wunde)
  - → bei Unmöglichkeit der Blutstillung durch andere Maßnahmen: Kompression der proximalen Arterie ggf. durch Tourniquet, hierbei unbedingt venöse Stauung vermeiden, Zeitpunkt notieren, s. SOP Extremitätenverletzung
  - → bei Unmöglichkeit der Blutstillung/nicht komprimierbarer Blutung zügiger Abtransport zum Zielkrankenhaus!

► **A = Airway (Atemweg)**

- Atemwege frei?
- Risiko für Verlegung oder Schwellung?
- Suffiziente Atmung vorhanden?
- Halswirbelsäulentrauma?
  - → ggf. Freimachen der Atemwege
  - → Stabilisierung der HWS: manuelle In-Line-Stabilisation oder HWS-Immobilisationsschiene
  - → ggf. Beatmung, Intubation

► **B = Breathing (Atmung)**

- Normale Atmung (Frequenz, Atemtiefe, Atemmuster)?
- Atemgeräusche, Auskultation
- Zyanose? Sauerstoffsättigung?
- Hautemphysem? Gestaute Halsvenen?
  - → atemunterstützende Lagerung
  - → Sauerstoffgabe
  - → Intubation, kontrollierte Beatmung
  - → Entlastung Spannungspneumothorax

► **C = Circulation (Kreislauf)**

- Hautfarbe, -temperatur und Rekapillarierungszeit der Extremitäten?
- Puls/Blutdruck (Schock)?
- Starke Blutungen nach außen?
- V. a. starke innere Blutungen (Abdomen, Oberschenkel, Hämatothorax)?
- Frakturen großer Knochen (Oberschenkel, Becken)?
  - → großlumiger peripherer Venenkatheter
  - → ggf. Volumengabe
  - → Druckverband, Abbinden, Tourniquet

► **D = Disability (neurologisches Defizit – neurologischer Status)**

- Bewusstseinslage (Glasgow Coma Scale)?
- Pupillenreaktion?
- Hinweise auf Intoxikation?
- Hinweise auf Stoffwechselentgleisungen?

► **E = Exposure (Exposition, Umfeld)**

- Ganzkörperuntersuchung
- Kurzanamnese (SAMPLE, s. u.)
  - → Wärmeerhalt
  - → Wundversorgung
  - → Ruhigstellen von Frakturen

30.4.3 Sofortmaßnahmen

Bei Herz-Kreislauf-Stillstand

Reanimation einleiten.

Merke **M!**

Das Beheben reversibler Ursachen des Kreislaufstillstandes hat höchste Priorität!

► **SHOTS-Schema.** SHOTS-Schema beim traumatischen Kreilaufstillstand

- **S**pannungspneumothorax: Entlasten mit bilateralen Thorakostomien
- **H**ypovolämie: Volumengabe präklinisch mit Kristalloiden (zügige Gabe von 20 ml/kgKG). Blutungen stoppen

(Beckenschlinge, Druckverband, Hämostyptika, Tourniquet)
- **O**xygenierung: Atemweg sichern und Sauerstoff applizieren. **Cave**: zu hoher intrathorakaler Druck bei vulnerabler Hämodynamik (Beatmung)
- **T**amponade: Entlasten mit Thorakotomie/Punktion
- **S**chneller Abtransport zur definitiven intrahospitalen Versorgung

Cave

Alle Maßnahmen des konventionellen ACLS können parallel erfolgen, dürfen die o. g. Maßnahmen jedoch nicht verzögern oder verhindern.

► **Nach ROSC**
- Permissive Hypotension: Volumensubstitution mit systolischen Zieldruck von ≤ 90 mmHg
- bei Verdacht auf traumatische Hirnverletzung mit potenziellem Hirndruckanstieg Anpassung des systolischen Zieldrucks auf > 110 mmHg
- Zeitraum der permissiven Hypotonie sollte 60 min nicht überschreiten
- Ventilation
- mit Ziel der Normokapnie unter $EtCO_2$-Monitoring
- niedrige Tidalvolumina anstreben, um den intrathorakalen Druck zu vermindern (optimiert die kardiale Vorlast, verringert den Blutverlust aus venösen Blutungsquellen

► **Abbruchkriterien für die Reanimation können sein**
- Kein ROSC nach Therapie aller reversiblen Gründer für einen Kreislaufstillstand
- wenn Ultraschallgerät vorhanden: sonografisch keine nachweisbare kardiale Aktivität bei PEA nach Beheben der reversiblen Ursachen

► **DNR (do not resuscitate) bei:**
- Fehlenden Lebenszeichen in den letzten 15 min vor Beginn der Ersthelfermaßnahmen
- Verletzungsmuster, welche mit dem Leben nicht vereinbar sind (z. B. Enthauptung penetrierende Herzverletzungen, offenes SHT mit Verlust von Hirnmasse)

Bei kritischer Blutung

- Primär direkte Wundkompression
- Anlage eines Druckverbandes (ergänzende Anwendung lokaler Hämostyptika)
- Anlage eines Tourniquets, wenn indiziert s. SOP Extremitätenverletzung

Bei Atemstillstand

- Freimachen der Atemwege
- möglichst zeitgleich durch 2. Helfer Stabilisierung der Halswirbelsäule mittels manueller In-Line-Stabilisation oder HWS-Schiene
- Atemwegsmanagement (s. Atemwegsmanagement, nächster Absatz)

Bei Spontanatmung

- Gegebenenfalls O_2 verabreichen (6–8 l/min über Maske)
- Ziel: Vermeiden einer Hypoxämie
- S_pO_2 > 95 % anstreben

30.4.4 Anamnese

Erhebung der Anamnese nach **SAMPLE-Schema**
- **S**ymptoms (Symptome)
- **A**llergies (Allergien)
- **M**edication (Medikation), Gerinnungshemmer, Drogen usw.
- **P**ast medical history (medizinische Vorgeschichte) Vorerkrankungen, Schwangerschaft usw.
- **L**ast oral intake (letzte Nahrungsaufnahme)
- **E**vents prior to incident (dem Vorfall vorangegangene Ereignisse, die zu dem Unfall geführt haben)

Merke M!

Zusätzliche Informationen wie Name und Telefonnummer von Hausarzt und nächsten Angehörigen, wenn hierdurch kein unnötiger Zeitverlust entsteht.

30.4.5 Monitoring

- Vigilanz (GCS)
- S_pO_2
- BZ-Bestimmung
- Herzfrequenz
- Blutdruck (nichtinvasive Blutdruckmessung, Intervall 2,5 min)
- EKG-Monitor
- Körpertemperatur (tympanale Messung)
- regelmäßige Reevaluation anhand des ABCDE-Schemas
- bei Beatmung:
  - Beatmungsdrücke
  - AMV
  - Atemfrequenz
  - Kapnografie

30.4.6 Basismaßnahmen und Therapie

Zugänge zum Gefäßsystem:
- an den nicht frakturierten Extremitäten
- möglichst 2 periphervenöse Zugänge, mit größtmöglichem Lumen
- ossärer Zugang: bei undurchführbarer peripherer Venenpunktion; vor allem bei Kindern oder Patienten mit ausgeprägter Hypovolämie

30.4.7 Atemwegsmanagement

Merke M!

Dem **„A" für Atemweg** (Airway) und dem **„B" für Atmung** (Breathing) wird zusammen mit der lebensbedrohlichen Blutung die höchste Behandlungspriorität eingeräumt. Diese Aspekte nehmen einen besonderen Stellenwert im präklinischen und frühen innerklinischen Management ein.

Bei den unten genannten absoluten Intubationsindikationen müssen folgende Besonderheiten der präklinischen Situation bedacht werden, die die Indikationsstellung und Planung von Narkose, Intubation und Beatmung beeinflussen können:
- Erfahrungslevel und Trainingszustand des Notarztes
- Umstände an der Einsatzstelle (z. B. Einklemmung, Rettungszeit)
- Transportart (bodengebunden vs. luftgestützt)
- Transportzeit
- Begleitverletzungen im Bereich der Atemwege und (abschätzbare) Intubationshindernisse

30.4.8 Indikationen zur Intubation und Notfallnarkose

Merke M!

Für die definitive Sicherung des Atemweges hat die endotracheale Intubation gemäß den aktuell internationalen Leitlinien weiterhin den Stellenwert eines Goldstandards.

Die Indikation zur Intubation besteht in folgenden Situationen:
- polytraumatisierter Patient mit Apnoe oder Schnappatmung (Atemfrequenz < 6)
- Hypoxämie (S_pO_2 < 90 %) trotz Sauerstoffgabe und nach Ausschluss eines Spannungspneumothorax
- schweres SHT (GCS < 9)
- traumaassoziierte persistierende hämodynamische Instabilität (systolischer Blutdruck < 90 mmHg, altersadaptiert bei Kindern)
- schweres Thoraxtrauma mit respiratorischer Insuffizienz (Atemfrequenz > 29, altersadaptiert bei Kindern)

Unter Berücksichtigung dieser Punkte soll der polytraumatisierte Patient zur definitiven Versorgung eine Notfallnarkose mit endotrachealer Intubation und Beatmung erhalten. Die endotracheale Intubation soll bei entsprechender Indikation und entsprechendem Ausbildungsstand präklinisch, aber spätestens während der Schockraumversorgung erfolgen.

30.4.9 Besonderheiten der Notfallnarkose beim Traumapatienten

Die endotracheale Intubation eines Notfallpatienten ist im präklinischen Umfeld aufgrund der Rahmenbedingungen deutlich schwieriger als innerklinisch (zum präklinischen Atemwegsmanagement s. s. Kap. 31.3).
- Bei der endotrachealen Intubation des Traumapatienten muss mit einem schwierigen Atemweg gerechnet werden
- **Plan B** – Bei der Narkoseeinleitung und endotrachealen Intubation des polytraumatisierten Patienten immer alternative Methoden zur Atemwegssicherung (LAMA, Larynxtubus) bereithalten
- wenn vorhanden, sollte die Videolaryngoskopie zur besseren Einstellbarkeit der Stimmbandebene und Optimierung des primären Intubationserfolges in Betracht gezogen werden (Primär- bzw. Reserveverfahren)
- suffiziente Präoxygenierung über Maske und F_iO_2 = 1,0 für 4 min anstreben, dies bereits parallel zu den vorbereitenden Maßnahmen durchführen
- endotracheale Intubation unter manueller In-Line-Stabilisation unter temporärer Aufhebung der Immobilisation mittels HWS-Immobilisationsschiene durchführen
- nach > 2 Intubationsversuchen alternative Methoden zur Beatmung bzw. Atemwegssicherung in Betracht ziehen
- obligate Überwachung der Narkoseeinleitung, endotrachealen Intubation und Führung der Notfallnarkose mittels EKG, Blutdruckmessung, Pulsoxymetrie und kontinuierlicher Kapnografie
- Kapnografie präklinisch im Rahmen der endotrachealen Intubation zur Tubuslagekontrolle und danach zur Dislokations- und Beatmungskontrolle anwenden
- beim endotracheal intubierten und narkotisierten Traumapatienten soll eine Normoventilation durchgeführt werden

- Beatmung:
  - F_iO_2 mit Ziel $SpO_2 > 94\,\%$
  - PEEP = 5 mbar
  - $etCO_2 = 35–40$ mmHg
  - bei Oxygenierungsproblemen ggf. Erhöhung des PEEP
- nach Intubation und kontinuierlicher Überdruckbeatmung engmaschige Kontrolle der Beatmungsdrücke, S_pO_2 und Kreislaufsituation (**Cave**: Spannungspneumothorax)

30.4.10 Kreislaufstabilisierung

Merke M!

Bei schwer verletzten Patienten sollte eine differenzierte Volumentherapie eingeleitet werden. Bei schwer kontrollierbaren Blutungen sollen exzessive Volumengaben vermieden werden, um das Blutungsgeschehen nicht zu verstärken („permissive Hypotension“).

Externe Blutungen stillen (s. o.)
- Anlage von mindestens 2 möglichst großlumigen venösen Zugängen, ggf. ossärer Zugang
- bei fehlendem Hinweis auf einen Volumenmangel auf Volumentherapie verzichten
- bei nicht kontrollierbaren Blutungen (z. B. intraabdominal) sollte diese in reduzierter Form durchgeführt werden, um den Blutdruck auf niedrig-normalem Niveau zu halten und ein Verstärken der Blutung zu vermeiden
- bei hypotensiven Patienten mit einem Schädel-Hirn-Trauma sollte eine Volumentherapie mit dem Ziel der Normotension durchgeführt werden
- zur Volumentherapie bei Traumapatienten balanzierte kristalloide isotone Vollelektrolytlösungen verwenden
- bei ausgeprägter hämodynamischer Instabilität kann der Einsatz kolloidaler Infusionslösungen erwogen werden (aktuell keine Leitlinienempfehlung)
- Einsatz von Katecholaminen nur als Ultima Ratio
  - Noradrenalin 0,05–0,50 (–1,0) µg/kgKG/min i. v.
  - ggf. Adrenalin 0,05–0,50 (–1,0) µg/kgKG/min i. v.
- unbedingt auf Wärmerhalt achten und zügigen Transport anstreben
- Gabe von Tranexamsäure kann präklinisch sinnvoll sein. Sie sollte jedoch individuell und selektiv erfolgen und nur wenn eine lebensbedrohlicher nicht kontrollierbare Blutungssituation und ein Schockgeschehen vorliegt
  - 1 g Tranexamsäure über 10 min als Kurzinfusion
  - die 2. Dosis (1 g über 8 h) sollte nach Möglichkeit erst in der Klinik nach Nachweis einer Hyperfibrinolyse mittels viskoelastische Testverfahren erfolgen
- Bei isoliertem SHT soll von der Gabe von Tranexamsäure abgesehen werden

30.4.11 Thorax

Bei der klinischen Untersuchung des Thorax muss eine beidseitige Auskultation sowie die Erhebung der Atemfrequenz erfolgen. Zudem sollten die Inspektion, Palpation und Perkussion sowie Pulsoxymetrie und Überwachung des Beatmungsdrucks erfolgen, wenn der Patient beatmet wird (▶ Tab. 30.1).

Tab. 30.1 Spezielle Fokussierung der körperlichen Untersuchung zur Identifikation relevanter thorakaler Verletzungen [1258].

Untersuchung	Spezieller Fokus auf
Inspektion	**Atemfrequenz** Seitendifferenz der Atemexkursion Vorwölbung einer Seite paradoxe Atmung Dyspnoe
Palpation	**Druck- und Spontanschmerz** Schmerzpunkte Krepitationen Hautemphysem Instabilität des knöchernen Thorax
Perkussion	hypersonoren Klopfschall
Auskultation	Vorhandensein und Seitengleichheit des **Atemgeräusches**
technisches Monitoring	Pulsoxymetrie Beatmungsdruck Kapnografie (Sonografie) (Pneumo-Scan)

Diagnosestellung Pneumothorax

Merke M!

Die Verdachtsdiagnose Pneumo- und/oder Hämatothorax soll bei einseitig abgeschwächtem oder fehlendem Atemgeräusch (nach Kontrolle der korrekten Tubuslage) gestellt werden.

Zusätzliche Zeichen eines Pneumothorax können sein:
- Dyspnoe
- hypersonorer Klopfschall
- Hautemphysem

Indikation zur Pleuradekompression

▶ **Pneumothorax**
- ein durch Auskultationsbefund diagnostizierter Pneumothorax bei nicht beatmeten Patienten muss engmaschig überwacht und kontrolliert werden

- Pleuradekompression präklinisch nur bei klinischer Verschlechterung
- ein durch Auskultationsbefund diagnostizierter Pneumothorax bei Patienten, die mit Überdruck beatmet werden, soll dekomprimiert werden
- Tubusfehllage zunächst ausschließen
- wenn die Indikation besteht, einen Pneumothorax zu therapieren, dann erfolgt Anlage einer Thoraxdrainage

Merke **M!**

Die mögliche Progredienz eines kleinen, zunächst präklinisch nicht diagnostizierbaren Pneumothorax muss immer in Betracht gezogen werden. Deshalb muss die Kontrolle durch Inspektion, Palpation und Perkussion des Thorax sowie der Pulsoxymetrie und – bei beatmeten Patienten – die Überwachung des Beatmungsdrucks, des Atemzugvolumens und der Kapnografie zum Ausschluss eines Spannungspneumothorax engmaschig erfolgen.

▸ **Spannungspneumothorax.** Der Spannungspneumothorax ist die häufigste reversible Ursache des traumatischen Herzkreislaufstillstandes und muss umgehend in der Präklinik entlastet werden. Bei klinischem Verdacht auf einen Spannungspneumothorax wird dieser stets umgehend entlastet.

Merke **M!**

Die Verdachtsdiagnose Spannungspneumothorax sollte gestellt werden bei einseitig fehlendem Atemgeräusch bei der Auskultation der Lunge (nach Kontrolle der korrekten Tubuslage) und dem zusätzlichen Vorliegen von typischen Symptomen, insbesondere einer schweren respiratorischen oder zirkulatorischen Störung.

- Entlastung eines Spannungspneumothorax sollte bevorzugt durch eine chirurgische Eröffnung des Pleuraspaltes, mit oder ohne Thoraxdrainage (Fingerthorakostomie) erfolgen
- Eine Nadeldekompression gewährleistet in vielen Fällen keine suffiziente oder andauernde Entlastung (z. B. durch Abknickung, Verstopfung, Dislokation etc.)
- Eröffnung des Pleuraspaltes erfolgt mittels Minithorakotomie, die Einlage der Thoraxdrainage ohne Verwendung eines Trokars

Analgesie/Sedierung

▸ **Narkoseeinleitung**

- Esketamin 1 mg/kgKG i. v. und Midazolam 0,01–0,1 mg/kgKG i. v. und ggf. Fentanyl 1–3 µg/kgKG i. v. *oder*
- Fentanyl 1–3 µg/kgKG i. v. und Thiopental 3–5 mg/kgKG i. v. oder Propofol 1–2 mg/kgKG i. v.

▸ **Narkoseführung (Nachinjektionen bei unzureichender Narkosetiefe erforderlich)**

- Fentanyl 1,5–3 µg/kgKG i. v. und Midazolam 0,01–0,1 mg/kgKG i. v. *oder*
- Esketamin 0,25–1 mg/kgKG und Midazolam 0,01–0,1 mg/kgKG i. v.

30.4.12 Lagerung/Transport

- Frühestmögliche Immobilisation der Halswirbelsäule
- bei Pfählungsverletzungen/Fremdkörper:
  - Fremdkörper grundsätzlich nicht entfernen
  - ggf. Fremdkörper kürzen oder befreiendes Zerschneiden bewegungseinschränkender Anteile, um einen Patiententransport zu ermöglichen
  - **Cave**: Entfernung von Fremdköpern kann stärkste Blutungen und sekundäre Gewebeschäden verursachen
- Umlagerung erfolgt mit der Schaufeltrage
- bei Indikation Fixierung mit KED-System (wenn vorhanden; Zeitfaktor beachten!)
- Lagerung in der Vakuummatratze für den Transport
- bei V. a. auf instabilen Beckenring und hämodynamische Instabilität Einsatz eines Beckengurtes bzw. einer Beckenschlinge
- ggf. Schocklage bei ausgeprägter Hypotension (situationsgerecht werden die Beine um 60° angehoben oder die Trage in 15°-Kopftieflage gebracht)
- präklinische Versorgungszeit möglichst kurzhalten;
  - rascher Transport ins Krankenhaus zur operativen Versorgung („Golden Hour of Trauma“)
  - ggf. Einsatz der Luftrettung erwägen (im Berliner Stadtgebiet meist nicht indiziert, da der bodengebundene Transport innerstädtisch in das nächstgelegene Traumazentrum meist schneller organisiert werden kann)
  - bei penetrierendem Trauma des Thorax und/oder Abdomens sollte der schnellstmögliche Transport in das nächstgelegene Traumazentrum erfolgen
- bei Schädel-Hirn-Trauma: 30°-Oberkörperhochlagerung (wenn systolischer Blutdruck > 90 mmHg bzw. Normotonie bei Kindern), Kopf in Mittelstellung
- früh geeignete Maßnahmen zum Wärmeerhalt einleiten
  - z. B. Vorheizen des RTWs (auch im Sommer)
  - gewärmte Infusionslösungen

- ◦ Patient nach initialer Versorgung zudecken (Kombination von Laken, Rettungsdecke und Textildecke verwenden)

▸ **Trauma-/Schockraumteam aktivieren.** Bei folgenden Befunden und Verletzungen Trauma-/Schockraumteam aktivieren (telefonisch oder über die Rettungsleitstelle):

- systolischer Blutdruck unter 90 mmHg (altersadaptiert bei Kindern)
- Vorliegen von penetrierenden Verletzungen der Rumpf-Hals-Region
- Vorliegen von Schussverletzungen der Rumpf-Hals-Region
- GCS < 9 nach Trauma
- Atemstörungen/Intubationspflicht
- Frakturen von > 2 proximalen Knochen
- instabiler Thorax
- Beckenfrakturen
- Amputationsverletzung proximal der Hände/Füße
- Querschnittsverletzung
- offene Schädelverletzungen
- Verbrennungen > 20 % und Grad ≥ 2b

Bei jeder Vorankündigung mit folgenden zusätzlichen Kriterien sollte das Trauma-/Schockraumteam aktiviert werden:

- Sturz aus > 3 m Höhe
- Verkehrsunfall mit:
    - Frontalaufprall mit Intrusion von mehr als 50–75 cm
    - einer Geschwindigkeitsveränderung von > 30 km/h
    - Fußgänger-/Zweirad-Kollision
    - Tod eines Insassen
    - Ejektion eines Insassen

30.4.13 Zielkrankenhaus

Transport von schwer verletzten Patienten primär in ein geeignetes Traumazentrum mit:

- 24-stündiger CT-Bereitschaft
- 24-stündigem traumatologischen, neurochirurgischen und anästhesiologischen Dienst

Merke **M!**

Anmeldung im Zielkrankenhaus ggf. mit Aktivierung des Schockraumteams muss telefonisch oder über die Rettungsleitstelle erfolgen.

30.4.14 Dokumentation

Die Dokumentation erfolgt auf dem Notarzteinsatzprotokoll. Obligat ist die Dokumentation von:

- Vigilanz (GCS)
- neurologischem Befund (einschließlich Pupillenstatus, periphere Motorik), BZ
- Herzfrequenz
- Blutdruck
- S_pO_2
- Körpertemperatur
- Beatmungsdrücke
- AMV
- Atemfrequenz
- $etCO_2$
- Verletzungsmuster
- Unfallmechanismus
- Initial- und Übergabebefund
- verabreichte Medikamente und Infusionen
- durchgeführte invasive Maßnahmen
- Anamnese nach (S)AMPLE

30.5 Verbrennungen/Verbrühungen

R. Francis, R. Garnew, T. Kerner, C. Spies

30.5.1 Sofortmaßnahmen

- Eigenschutz beachten (Unfallstelle absichern, Schutzkleidung, ggf. Helm, ggf. Stromabschaltung, bei Verdacht auf giftige Dämpfe bzw. Rauchentwicklung grundsätzlich Zugang nur mit umluftunabhängiger Atemschutzausrüstung → Feuerwehr)
- Rettung aus dem Gefahrenbereich (→ Eigenschutz)
- ggf. Beseitigung der Hitzequelle
- Ablöschen von brennender oder schwelender Kleidung
- keine aktive Kühlung von Verbrennungen durch medizinisches Fachpersonal
- bereits durchgeführte Kühlmaßnahmen umgehend beenden (lokale Kühlung im Rahmen der Laienhilfe ggf. zur Analgesie, **Cave:** Risiko der Hypothermie)
- Hypothermieprophlyaxe
- bei Atemstillstand: Atemwegsobstruktion beseitigen, Beatmung
- bei Herz-Kreislauf-Stillstand: Reanimation einleiten
- bei Spontanatmung: O_2-Gabe

30.5.2 Diagnostik/Bodycheck

▶ **Bewusstsein**
- GCS

▶ **Atmung**
- AF
- Atemtiefe
- S_pO_2
- Auskultation
- ggf. Carboxyhämoglobin (SpCO) insbesondere bei V. a. Inhalationstrauma
- Untersuchung auf:
  - Dyspnoe
  - Zyanose
  - in- und exspiratorische Nebengeräusche
  - Stridor
  - Verbrennungen/Rußablagerungen in den oberen Luftwegen (Hinweis auf mögliches Inhalationstrauma)

▶ **Kreislauf**
- HF
- Blutdruck
- EKG (Frequenz, regelmäßiger/unregelmäßiger Rhythmus, schmaler/breiter Kammerkomplex)
- bei Stromverletzungen: 12-Kanal-EKG
- Untersuchung auf:
  - obere Einflussstauung
  - Rekapillarisierungszeit
  - kalte Extremitäten

▶ **Neurologie**
- Seiten- und Querschnittszeichen
- Pupillengröße und -reaktion

▶ **Vegetativum**
- Übelkeit
- Erbrechen
- Kaltschweißigkeit

▶ **Schmerzen**
- Lokalisation
- VAS

Verletzungen:
- Ausdehnung (% Körperoberfläche)
  - Neunerregel nach Wallace (ab Verbrennung II°)
    - Hals/Kopf-Bereich 9 %
    - obere Extremitäten je 9 %
    - untere Extremitäten je 18 %
    - kompletter Rumpf 36 %
    - Genitale 1 %
  - Handflächenregel
    - gesamte Handfläche beim Erwachsenen entspricht 1 % der Körperoberfläche
    - Palmarfläche beim Kind entspricht 1 % der Körperoberfläche
- Tiefe der Verbrennung (Verbrennungsgrad) (▶ Tab. 30.2)

Cave

Bei Stromverletzungen wird das Ausmaß der Gewebeschädigung häufig unterschätzt. Auch kleine oberflächliche Hautläsionen können mit ausgedehnten tiefen Gewebeschädigungen einhergehen. Hochvoltverletzungen (Hochspannung/Starkstrom > 1000 V) verursachen häufig größere thermische Verletzungen.

Tab. 30.2 Tiefe der Verbrennung.

Verbrennungsgrad	betroffene Hautschicht	Klinik
I	Epidermis	Rötung, starke Schmerzen, ähnelt Sonnenbrand
IIa	oberflächliche Dermis	Blasenbildung, rosiger Wundgrund, rekapillarisierend, starke Schmerzen, Haare fest
IIb	tiefe Dermis (inkl. Hautanhangsgebilden)	Blasenbildung, blasser Wundgrund, nicht oder schwach rekapillarisierend, reduzierte Schmerzen, Haare leicht entfernbar
III	komplette Dermis	trockener, weißer, lederartiger harter Wundgrund, keine Schmerzen, keine Haare mehr vorhanden
IV	subkutanes Fettgewebe, Muskelfaszie, Muskeln, Sehnen, Knochen	Verkohlung

30.5.3 Anamnese

Zeitpunkt der Verbrennung/Verbrühung, Unfallmechanismus, Begleitumstände, Stromart (Gleich-/Wechselstrom), Stromstärke, Explosivstoffe, Chemikalien, Vorerkrankungen, Medikamente, Allergien, letzte Mahlzeit, Name und Telefonnummer von Hausarzt und nächsten Angehörigen. Bei Stromverletzungen zusätzlich: Höhe der applizierten Spannung, Stromart, Bewusstseinsstatus bei Auffinden, eventueller Kreislauf-, Atem- oder Herzstillstand und initiale EKG-Veränderungen.

30.5.4 Differenzialdiagnosen

Verätzungen.

30.5.5 Monitoring

- HF
- S_pO_2
- Blutdruck (NIBP, Intervall ≤ 5 min)
- EKG
- bei Beatmung:
  - Beatmungsdrücke
  - AMV
  - AF
  - $etCO_2$

30.5.6 Basismaßnahmen und Therapie

- Mindestens 2 periphervenöse Zugänge mit größtmöglichem Lumen, wenn möglich an nicht verbrannter Körperpartie, jedoch auch durch verbranntes Gewebe möglich
- ggf. ossärer Zugang: bei frustraner peripherer Venenpunktion; v. a. bei Kindern (Indikation: erfolglose Punktionsversuche, die 90 s überschreiten)
- Patienten beruhigen
- BZ-Bestimmung
- sterile Abdeckung der Wunden mit entsprechendem Wundmaterial: Gaze, aluminiumbedampfte Kompressen (z. B. Metalline-Kompressen)
- Hypothermieprophylaxe (Innenraum des Transportfahrzeugs vorwärmen)

Atmung

- Gegebenenfalls Intubation
- bei Rauchgasinhalation mit Anzeichen der drohenden Atemwegsverlegung zügige Intubation, um der Komplettverlegung der Atemwege durch Schwellung zuvorzukommen (Stridor, heisere Stimme, respiratorische Insuffizienz)
- der alleinige Verdacht auf ein Inhalationstrauma bei einem respiratorisch stabilen Patienten stellt keine Intubationsindikation dar (Hypothermieprophylaxe)

Kreislauf

- Schockgefahr ab 10 % verbrannter Körperoberfläche bei Erwachsenen und Kindern
- Infusionstherapie zur Schocktherapie obligat: Vollelektrolytlösung
- zur Vermeidung der Überinfusion:
  - bei schwerbrandverletzten Erwachsenen präklinische Gabe von max. 1000 ml in den ersten 2 h
  - bei schwerbrandverletzten Kindern präklinische Gabe 10 ml/kgKG in den ersten 2 h
  - bei Kindern im manifesten Schock 10–20 ml/kgKG
- präklinische Anwendung der bekannten Formeln (Parkland/Baxter) nur bei Verzögerung der präklinischen Phase oder einer Erstversorgung außerhalb eines Verbrennungszentrums

Praxis

Volumenbedarf

Volumenbedarf/24 h in ml balancierter Vollelektrolytlösung = 4 × Körpergewicht (kgKG)x% verbrannte Körperoberfläche (nur II°–III°). Die Hälfte der errechneten Flüssigkeitsmenge wird in den ersten 8 h appliziert. Die letzten beiden Viertel werden nacheinander jeweils über weitere 8 h appliziert. Die verbrannte Körperoberfläche in % wird durch die Neunerregel nach Wallace ermittelt.

Cave

Bei kleineren Verbrennungen oftmals Tendenz zur Überinfusion.

Analgesie

- Ketamin S: 0,25–0,5 mg/kgKG i. v. *und*
- ggf. Midazolam 0,035–0,05 mg kgKG i. v. *oder*
- Fentanyl 1,5–3 µg/kgKG i. v.

Merke M!

Kritische Indikationsstellung zur invasiven Atemwegssicherung, maschinellen Beatmung und tiefen Analgosedierung den allgemeinen Kriterien folgend (Hypothermieprophylaxe).

Narkoseeinleitung

- Ketamin S: 0,5–1 mg/kgKG i. v. und Midazolam 0,035–0,1 mg kgKG i. v. *oder*
- Propofol 2 mg/kgKG
- ggf. Muskelrelaxans
- Narkoseführung (Nachinjektionen bei Abflachen der Narkose erforderlich):
  - Fentanyl: 1,5–3 µg/kgKG i. v. und Midazolam 0,035–0,1 mg kgKG i. v.
  - Ketamin S: 0,25–1 mg/kgKG i. v. und Midazolam 0,035–0,1 mg kgKG i. v.

Lagerung/Transport

- Gegebenenfalls Schocklage
- Oberkörperhochlagerung bei Dyspnoe

30.5.7 Besonderheiten

Verbrennungen der oberen Körperhälfte und/oder in geschlossenen Räumen gehen meist mit einem Inhalationstrauma einher (achte auf Dyspnoe, Tachypnö, Tränenfluss, Stridor, Ruß im Bereich der Atemwege), insbesondere Verbrennung des Gesichtes, versengte Gesichts- und Nasenbehaarung, Ruß im Gesicht oder im Sputum sollen als Zeichen eines Inhalationstraumas gewertet werden.

In Verbindung mit einer Explosion sind Barotraumata möglich.

Kleidung soweit möglich entfernen, mit dem Gewebe verbackenes Material belassen.

Brandverletzte Patienten mit Stromkontakt sollen für mindestens 24 h mit einem EKG-Monitoring überwacht werden, wenn initial ein Kreislaufstillstand und/oder Bewusstlosigkeit und/oder ein pathologisches EKG vorgelegen hat.

30.5.8 Komplikationen

Verlegung der Atemwege bei Schleimhautschwellung durch Inhalationstrauma: rasche Intubation, ggf. Notfallkoniotomie

Cave

Supraglottische Beatmungshilfen ggf. nicht wirksam.

- Inhalative Intoxikation: s. SOP Vergiftungen
- Kohlenmonoxidvergiftung: hyperbare Sauerstofftherapie

30.5.9 Zielkrankenhaus

Indikationen für die Verlegung in ein Brandverletztenzentrum (zentrale Bettenverteilung für Brandverletzte: 040/ 42 851–3 998)

- Verbrennungen Grad 2 von 10 % und mehr Körperoberfläche
- Verbrennungen Grad 3
- Verbrennungen Grad 4
- Verbrennungen an Händen, Gesicht oder Genitalien
- Verbrennungen über großen Gelenken
- Verbrennungen durch Elektrizität inklusive Blitzschlag
- Verätzungen durch Chemikalien
- Inhalationstrauma
- Verbrennungspatienten mit Begleiterkrankungen oder Verletzungen, die die Behandlung erschweren
- Verbrennungspatienten, die eine spezielle psychologische, psychiatrische oder physische Betreuung benötigen

Krankenhaus mit Möglichkeit der hyperbaren Sauerstofftherapie bei schwerer Kohlenmonoxidvergiftung.

30.5.10 Dokumentation

- HF
- Blutdruck
- S_pO_2
- Pupillen
- Beatmungsdrücke
- AMV
- AF
- endtidales CO_2
- Initial- und Übergabebefund

30.6 Literatur

[1258] Bläsius FM, Horst K, Hildebrand F. Inzidenz, präklinisches Management und Klassifikation schwerer Extremitätenverletzung. Notfall Rettungsmed 2020;23:404–411. doi:10.1007/s10049-019-00635-0

[1259] Bossers SM, Loer SA, Bloemers FW et al. Association Between Prehospital Tranexamic Acid Administration and Outcomes of Severe Traumatic Brain Injury. JAMA Neurol 2021;78(3):338–345. doi:10.1001/jamaneurol.20204596

[1260] CRASH-3 trial collaborators. Effects of tranexamic acid on death, disability, vascular occlusive events and other morbidities in patients with acute traumatic brain injury (CRASH-3): a randomised, placebo-controlled trial. Lancet 2019; 394(10210): 1713–23

[1261] Deutsche Gesellschaft für Anästhesiologie und Intensivmedizin e. V. (DGAI). Leitlinie „Prähospitale Notfallnarkose beim Erwachsenen" (2015). AWMF-Leitlinien-Register Nr. 001–030. Im Internet: https://register.awmf.org/de/leitlinien/detail/001-030 (Stand: 24.11.2023)

[1262] Deutsche Gesellschaft für Kinderchirurgie e. V. (DGKCH). Leitlinie „Thermische Verletzungen im Kindesalter (Verbrennung, Verbrühung), Behandlung" (2015). AWMF-Leitlinien-Register Nr. 006–128. Im Internet: https://register.awmf.org/de/leitlinien/detail/006-128 (Stand: 24.11.2023)

III

[1263] Deutsche Gesellschaft für Kinderchirurgie e. V. (DGKCH). S2k-Leitlinie „Polytraumaversorgung im Kindesalter“ AWMF-Reg.-Nr. 006–120; https://register.awmf.org/de/leitlinien/detail/006-120 (Stand: 14.12.2021)

[1264] Deutsche Gesellschaft für Neurochirurgie e. V. (DGNC). Leitlinie „Schädel-Hirn-Trauma im Erwachsenenalter“ (2015). AWMF-Leitlinien-Register Nr. 008–001. Im Internet: https://register.awmf.org/de/leitlinien/detail/008-001 (Stand: 24.11.2023)

[1265] Deutsche Gesellschaft für Neurochirurgie e. V. (DGNC). S 2e-Leitlinie Schädel-Hirn-Trauma im Erwachsenenalter (Update 2015). AWMF-Register Nr. 008/001. https://register.awmf.org/de/leitlinien/detail/008-001 (Stand: 24.11.2023)

[1266] Deutsche Gesellschaft für Unfallchirurgie e. V. (DGU). Leitlinie „Polytrauma/Schwerverletzten-Behandlung“ (2016). AWMF-Leitlinien-Register Nr. 012–019. Im Internet: www.awmf.org/leitlinien/detail/ll/012–019.html (Stand: 14.12.2021)

[1267] Deutsche Gesellschaft für Verbrennungsmedizin e. V. (DGV). Leitlinie „Behandlung thermischer Verletzungen des Erwachsenen“ (2018). AWMF-Leitlinien-Register Nr. 044–001. Im Internet: www.awmf.org/leitlinien/detail/ll/044–001.html (Stand: 14.12.2021)

[1268] Deutsche Ophtalmologische Gesellschaft (DOG). Leitlinie Nr. 8: Verletzungen des Auges und seiner Anhangsgebilde (2011). Im Internet: https://www.dog.org/fuer-aerzte/leitlinien-stellungnahmen-empfehlungen/trauma/leitlinien-trauma/verletzungen-des-auges-und-seiner-anhangsgebilde (Stand: 24.11.2023)

[1269] Deutsche Ophthalmologische Gesellschaft e. V. (DOG). Leitlinie „Akute Verätzung am Auge“ (2020). AWMF-Leitlinien-Register Nr. 045–018. Im Internet: https://register.awmf.org/de/leitlinien/detail/045-018 (Stand: 24.11.2023)

[1270] Francis RCE, Theurl I, Maegele M et al. Point-of-Care diagnostics of coagulation in the management of bleeding and transfusion in trauma patients. Curr Opin Anaesthesiol 2020;33(2):246–252. doi:10.1097/ACO.000 000 0000 000 836

[1271] Hossfeld A, Helm M, Josse F et al. Handlungsempfehlung: Prähospitale Anwendung von Tourniquets. Anästh Intensivmed 2016; 57: 698–704

[1272] Hossfeld B, Josse F, Kulla M et al. Handlungsempfehlung zur prähospitalen Anwendung von Tourniquets. Anasth Intensivmed 2016 57:698–704

[1273] July J, Pranata R. Tranexamic acid is associated with reduced mortality, hemorrhagic expansion, and vascular occlusive events in traumatic brain injury – meta-analysis of randomized controlled trials. BMC Neurol 2020; 20(1): 119

[1274] Lawati KA, Sharif S, Maqbali SA et al. Efficacy and safety of tranexamic acid in acute traumatic brain injury: a systematic review and meta-analysis of randomized-controlled trials. Intensive Care Med 2021; 47: 14–27

[1275] Ramesh GH, Uma JC, Farhath S. Fluid resuscitation in trauma: what are the best strategies and fluids? Int J Emerg Med 2019; 12(1): 38

[1276] Rossaint R, Bouillon B, Cerny V et al. The European guideline on management of major bleeding and coagulopathy following trauma: fourth edition. Crit Care 2016;20:100. doi: 10.1186/s13 054–016–1265-x

[1277] Rowell SE, Meier EN, McKnight B et al. Effect of Out-of-Hospital Tranexamic Acid vs Placebo on 6-Month Functional Neurologic Outcomes in Patients With Moderate or Severe Traumatic Brain Injury. JAMA 2020;324(10):961–974. doi: 10.1001/jama.2 020 8 958. Erratum in: JAMA. 2020 Oct 27;324(16):1683. PMID: 32 897 344; PMCID: PMC 7 489 866

[1278] S1-Leitlinie prähospitalen Notfallnarkose beim Erwachsenen (2015). AWMF-Register Nr. 001/030. https://register.awmf.org/de/leitlinien/detail/001-030 (Stand: 24.11.2023)

[1279] S3-Leitlinie Polytrauma/Schwerverletzten-Behandlung. AWMF Register-Nr. 012/019. Im Internet: https://www.awmf.org/uploads/tx_szleitlinien/012–019l_S3_Polytrauma_Schwerverletzten-Behandlung_2017–08.pdf (Stand: 14.12.2021)

[1280] Scheuerle AF, Auffarth GU. Augenverletzungen – Welche gibt es, und was kann man vor Ort tun? retten! 2017; 6(01): 48–57

[1281] Schrage N, Struck HG. Leitlinie zur Behandlung von Verätzungen und Verbrennungen der Augen und der Lider. Im Internet: https://www.acto.de/media/PDF/BurnsTreatment_2016.pdf (Stand: 24.11.2023)

[1282] Schrage N. Verätzungstherapie. Concept Opthalmologie 2019. Im Internet: www.acto.de (Stand: 24.11.2023)

[1283] Stöhr A, Josse F, Hossfeld B. et al. Blutstillung bei schweren Extremitätenverletzungen. Notfall Rettungsmed 2020; 23: 412–418. doi:10.1007/s10 049–019–00 677–4

[1284] TCA – Drücken ist zwecklos. Im Internet: https://dasfoam.org/2019/01/26/druecken-ist-zwecklos/ (Stand: 24.11.2023)

[1285] Timmermann A, Böttiger BW, Byhahn C et al. S1-Leitlinie: Prähospitales Atemwegsmanagement (Kurzfassung). Anästh Intensivmed 2019;60:316–336. doi:10.19 224/ai2 019 316

[1286] Trentzsch H, Graeff P, Prückner S. E – Wärmeerhalt und Wiedererwärmung: Für kalte und warme Tage. Notf Rettungsmedizin 2017;20:141–153. doi:10.1007/s10 049-017-0272-z

[1287] Truhlář A, Deakin CD, Soar J et al. Cardiac arrest in special circumstances section Collaborators. European Resuscitation Council Guidelines for Resuscitation 2015: Section 4. Cardiac arrest in special circumstances. Resuscitation 2015;95:148–201

31 Spezielle Situationen

31.1 Eingeklemmte Person

R. Francis, R. Garnew, T. Kerner, C. Spies

31.1.1 Sofortmaßnahmen

- Eigenschutz beachten (Unfallstelle absichern, Schutzkleidung, ggf. Helm mit Schutzvisier/Nackenschutz)
- bei unmittelbarer Lebensgefahr durch äußere Einflüsse für eingeklemmte/verschüttete Person (z. B. durch Feuer, drohenden Absturz, drohende weitere Verschüttung) oder nicht zu beherrschende medizinische Lage wird eine sofortige Notfallrettung eingeleitet
- alle Maßnahmen müssen den zum Teil sehr beengten Verhältnissen angepasst werden
- nicht alles ist immer möglich!
- rasche Schaffung eines Rettungszugangs zum Patienten mit Zugriff mindestens auf den Kopf
- einen Arm (venöser Zugang)
- bei Atemstillstand: Atemwegsobstruktion beseitigen, Beatmung
- bei Herz-Kreislauf-Stillstand: Reanimation einleiten

Merke M!

Das Beheben reversibler Ursachen des Kreislaufstillstandes hat höchste Priorität!

► **SHOTS-Schema.** SHOTS Schema beim traumatischen Kreislaufstillstand (modifiziert nach https://dasfoam.org/2019/01/26/druecken-ist-zwecklos/):

- Spannungspneumothorax: Entlasten mit bilateralen Thorakostomien
- Hypovolämie: Volumengabe präklinisch mit Kristalloiden (zügige Gabe von 20 ml/kgKG); Blutungen stoppen (Beckenschlinge, Druckverband Hämostyptika, Tourniquet)
- Oxygenierung: Atemweg sichern und Sauerstoff applizieren. **Cave:** intrathorakaler Druck bei vulnerabler Hämodynamik
- Tamponade: Entlasten, mit Thorakotomie/Punktion; nur wahrscheinlich bei spitzem Thorax-/Oberbauchtrauma
- Schneller Abtransport zur definitiven intrahospitalen Versorgung

Cave ⚠

Alle Maßnahmen des konventionellen ACLS können parallel erfolgen, dürfen o. g. Maßnahmen jedoch nicht verzögern oder verhindern.

- Nach ROSC
  - permissive Hypotension: Volumensubstitution mit systolischen Zieldruck von > 90 mmHg
  - bei Verdacht auf traumatische Hirnverletzung mit potenziellem Hirndruckanstieg Anpassung des systolischen Zieldrucks auf > 110 mmHg
  - der Zeitraum der permissiven Hypotonie sollte 60 min nicht überschreiten
  - Ventilation
  - mit Ziel der Normokapnie unter $etCO_2$-Monitoring
  - niedrige Tidalvolumina anstreben, um intrathorakalen Druck zu vermindern (optimiert die kardiale Vorlast, verringert den Blutverlust aus venösen Blutungsquellen)
- mögliche Abbruchkriterien für die Reanimation
  - kein ROSC nach Adressieren aller reversiblen Gründe für einen Kreislaufstillstand
  - wenn vorhanden: im Ultraschall keine nachweisbar kardiale Aktivität bei PEA nach Beheben der reversiblen Ursachen
- DNR (Do not Resuscitate) bei
  - fehlenden Lebenszeichen in den letzten 15 min vor Beginn der Ersthelfermaßnahmen
  - Verschüttung über 60 min mit Verdacht auf eine Verlegung des Atemwegs
  - Verletzungsmuster, welche mit dem Leben nicht vereinbar sind (z. B. Enthauptung, penetrierende Herzverletzungen, offenes SHT mit Verlust von Hirnparenchym)
- spritzende Blutungen stillen
  - primär direkte Wundkompression
  - Anlage eines Druckverbandes (ergänzende Anwendung lokaler Hämostyptika)
  - bei Unmöglichkeit der Blutstillung durch andere Maßnahmen: Kompression der proximalen Arterie ggf. durch Tourniquet, hierbei unbedingt venöse Stauung vermeiden, Zeitpunkt notieren
- bei Spontanatmung: O_2-Gabe
- Stabilisierung der Halswirbelsäule (Stifneck)
- bei nicht zu sichernden Atemwegen, Herz-Kreislauf-Stillstand oder nicht beherrschbarer Blutung: Notfallrettung (Crashrettung) einleiten!

31.1.2 Diagnostik/Bodycheck

► **Bewusstsein**
- GCS

► **Atmung**
- AF
- Atemtiefe
- S_pO_2
- Auskultation
- Untersuchung auf:
  - Dyspnoe
  - Zyanose
  - in- und exspiratorische Nebengeräusche
  - Stridor
  - Hautemphysem

► **Kreislauf**
- HF
- Blutdruck
- EKG (Frequenz, regelmäßiger/unregelmäßiger Rhythmus, schmaler/breiter Kammerkomplex)
- Untersuchung auf:
  - obere Einflussstauung
  - Rekapillarisierungszeit
  - kalte Extremitäten

► **Neurologie**
- Seiten- und Querschnittszeichen
- Pupillenstatus:
  - Größe
  - Form
  - Lichtreagibilität

► **Schmerzen**
- Lokalisation
- VAS

► **Verletzungen**
- Untersuchung des ganzen Körpers (soweit möglich) → entkleiden
- Hypothermieprophylaxe
- Blutung
- Schwellung
- Fehlstellungen
- Prellmarken
- seitengleiche Thoraxbewegungen
- abdominelle Abwehrspannung
- Stabilität des Beckenringes
- Zeichen eines Schädel-Hirn-Traumas
- Extremitätenverletzung

31.1.3 Anamnese

- Unfallmechanismus
- Unfallzeitpunkt
- weitere Verletzte
- getötete Personen
- Geschwindigkeit
- Explosion
- Brand
- Vorerkrankungen
- Medikamente
- Allergie
- Schwangerschaft
- letzte Mahlzeit
- Name und Telefonnummer von Hausarzt und nächsten Angehörigen

31.1.4 Differenzialdiagnosen

- Differenzialdiagnose der Bewusstlosigkeit
- Differenzialdiagnose des Krampfanfalls

31.1.5 Monitoring

- S_pO_2
- HF
- Blutdruck (NIBP, Intervall ≤ 5 min)
- EKG
- bei Beatmung:
  - Beatmungsdrücke
  - AMV
  - AF
  - $etCO_2$

31.1.6 Basismaßnahmen und Therapie

Die Versorgung eingeklemmter und verschütteter Personen ist in 3 Phasen eingeteilt (Vorgehen zusammengefasst in ► Abb. 31.1):
- Einklemmung/Befreiung
- Behandlung
- Transport

Medikamentenzugang

- Peripherer Venenzugang: mindestens 2 mit größtmöglichem Lumen, BZ-Bestimmung
- ossärer Zugang: bei frustraner peripherer Venenpunktion; insbesondere bei Kindern (Indikation: Punktionszeit länger als 90 s)

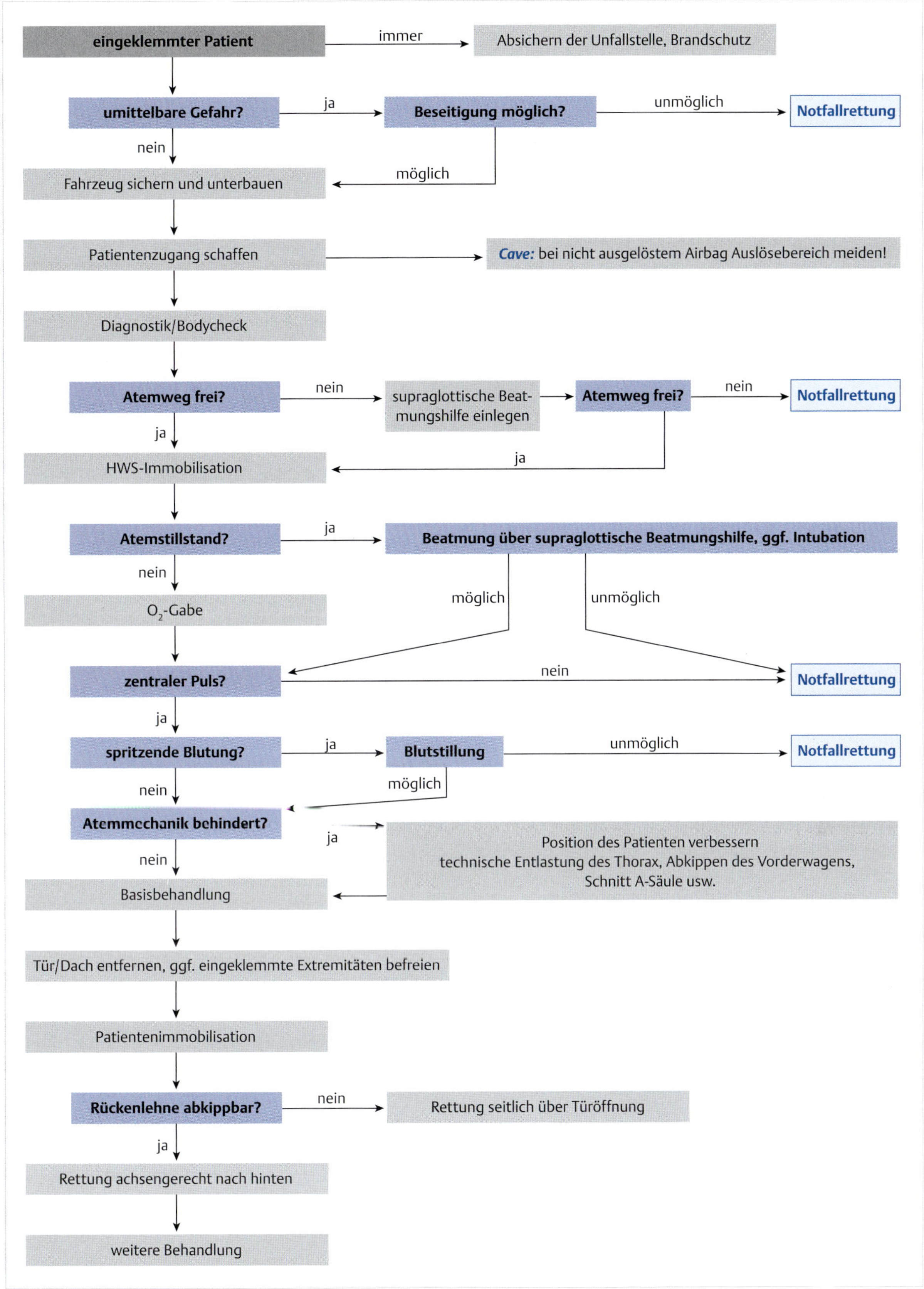

Abb. 31.1 Algorithmus eingeklemmte/verschüttete Person.

III

Atmung

► **Großzügige Intubationsindikation.** Die Intubation sollte erst nach der Befreiung durchgeführt werden, außer bei nicht ausreichender Oxygenierung, vital gefährdender Hypoxie und/oder fehlenden Schutzreflexen

► **Alternative.** Belassen der Spontanatmung unter Absaugbereitschaft, ggf. oropharyngeale Atemwegshilfe.

Cave

Erschwerte Intubation wegen HWS-Immobilisationsschiene und beengten Raumverhältnissen.

- Beatmung: $F_iO_2 = 1{,}0$, PEEP 5 mbar
- bei Verdacht auf Spannungspneumothorax:
  - unverzügliche Anlage einer Thoraxdrainage, ggf. beidseits
- bei Behinderung der Atemmechanik rasche Entlastung des Thorax:
  - durch Verstellen des Autositzes
  - Abklappen der Rückenlehne
  - Abkippen oder Einschneiden des Vorderwagens

Kreislauf

- Blutungen nach extern stillen (s. o.)
- Volumentherapie:
  - bei schwer verletzten Patienten soll eine Volumentherapie bei klinischem Verdacht auf einen Volumenmangel eingeleitet werden
  - bei nicht kontrollierbaren Blutungen (z. B. intraabdominal) soll eine exzessive Flüssigkeitstherapie vermieden werden (permissive Hypotonie):
    - Verminderung des weiteren Blutverlustes
    - Verminderung der iatrogenen Dilution (Gerinnungsmanagement)
    - systolischer Blutdruck: Ziel 80–90 mmHg (MAP 40–60 mmHg)
  - bei Patienten mit Schädel-Hirn-Trauma ist die permissive Hypotonie kontraindiziert
    - Volumentherapie mit dem Ziel der Normotension
    - systolischer Blutdruck: Ziel > 90 mmHg (arterieller Mitteldruck > 80 mmHg)
    - Normotonie bei Kindern
  - normotensive Patienten ohne Hinweis auf einen gravierenden Volumenmangel benötigen präklinisch primär keine Volumentherapie (trotzdem Anlage von Gefäßzugängen)
  - Volumensubstitution soll mittels kristalloider balancierter Vollelektrolytlösung erfolgen
  - bei langer Rettungszeit kann der Einsatz kolloidaer Lösungen erwogen werden (aktuell keine Leitlinienempfehlung)
- vasoaktive Substanzen werden als ultima ratio eingesetzt:
  - Noradrenalin 0,05–0,5(–1,0) µg/kgKG/min i. v. oder
  - Adrenalin 0,05–0,5(–1,0) µg/kgKG/min i. v.
- vor Dekompression die Gabe von Volumen und/oder vasoaktiven Substanzen (z. B. Noradrenalin) vorbereiten und nach Dekompression bei Bedarf einsetzen

Cave

Bei Einklemmung/Verschüttung der großen Körperhöhlen kann es während der Befreiung akut zu einer erheblichen Volumenverschiebung mit einer klinisch manifesten Hypotonie kommen.

Analgesie/Sedierung

Stufenweise Analgosedierung (wenn möglich).

Einklemmung/Befreiung

- Ziel: Analgosedierung bei Erhalt der Spontanatmung
- Esketamin: 0,25–0,5 mg/kgKG i. v. und Midazolam 0,03 mg/kgKG i. v.
  oder
- Fentanyl: 1 µg/kgKG und Midazolam 0,03 mg kgKG

Merke M!

Vorsichtiger Beginn mit niedrigen Dosierungen der verwendeten Medikamente, weitere titrierende Gabe nach individueller Wirkung.

Behandlung

- Intubationsnarkose bei:
  - Aspirationsgefahr (z.B durch enorale Blutung, Mittelgesichtsverletzung)
  - Verlegung des Atemwegs und bei Bewusstseinsstörungen (GCS < 9)
  - zum Transport bei schwer zu therapierenden Schmerzen

► **Narkoseeinleitung**

- Esketamin: 1 mg/kgKG und Midazolam 0,03–0,1 mg kgKG i. v.
  oder

- Thiopental: 3–5 mg/kgKG i. v. (**Cave:** Hypotonie)
  oder
- Muskelrelaxans: Succinylcholin 1 mg/kgKG, Rocuronium 1,2 mg/kgKG

▸ Narkoseführung (Nachinjektionen bei Abflachen der Narkose erforderlich)
- Fentanyl: 1,5–3 µg/kgKG und Midazolam 0,03–0,1 mg kgKG i. v.
- Esketamin: 0,25–1 mg/kgKG und Midazolam 0,03–0,1 mg kgKG i. v.

Gerinnungsmanagement

Frühe Gabe von Tranexamsäure 1 g über 10 min (Kinder 10 mg/kgKG) bei:
- unstillbarer Blutung
- schweren Verletzungen mit hohem Bluterlust

Lagerung/Transport

- HWS-Immobilisation
- Transport und Umlagerung ausschließlich mit Schaufeltrage
- Vakuummatratze (Beckenstabilisierung, ggf. Innenrotation der unteren Extremität)
- ggf. Schocklage
- bei SHT: 30° Oberkörperhochlagerung (nur bei arteriellem Mitteldruck > 90 mmHg), Kopf in Mittelstellung

31.1.7 Besonderheiten

- Hypoxie, Hypo- und Hyperkapnie vermeiden
- Wärmerhalt (v. a. bei Kindern), ggf. aktive Wärmung mittels Heizdecken oder Heizlüftern erwägen
- präklinische Versorgungszeit so kurz wie möglich

Cave ⚠

Die Schwere der Verletzung wird präklinisch oft unterschätzt!

▸ Ablauf technische Rettung bei eingeklemmten Fahrzeuginsassen
- enge Kooperation und Koordination zwischen Feuerwehr und Rettungsdienst
- medizinische Verantwortung: Notarzt
- technische Verantwortung: Einsatzleiter Feuerwehr
- Abklemmen Batterie, Absichern des Fahrzeugs gegen Wegrollen, Unterbau des Fahrzeuges
- Herstellen eines Patientenzuganges (Entfernen der Tür oder zumindest einer Scheibe)
- bei gestörter Atemmechanik durch thorakale Kompression: Versuch der Lageverbesserung des Patienten (z. B. Rückstellen der Sitzlehne) bzw. durch feuerwehrtechnische Maßnahmen (z. B. Abklappen des Vorwagens)
- 1 Helfer (Rettungsassistent oder Notarzt) sollte sich ins Wageninnere begeben, sobald ein entsprechender Zugang besteht und der Eigenschutz gewährleistet ist
- nach initialer rettungsmedizinischer Behandlung einschließlich Wirbelsäulenstabilisierung: Rettung über abgenommene Rückenlehne und Dach oder seitlich über die Tür

Cave ⚠

Ein nicht ausgelöster Airbag kann die Helfer gefährden!

31.1.8 Komplikationen

- Erhöhter intrakranieller Druck
- 30° Oberkörperhochlagerung (wenn arterieller Mitteldruck > 90 mmHg)
- Einleitung bzw. Vertiefung einer Narkose
- Spannungspneumothorax: Thoraxdrainage

31.1.9 Zielkrankenhaus

Transport von schwer verletzten Patienten primär in ein geeignetes Traumazentrum mit:
- 24-stündiger CT-Bereitschaft
- 24-stündigem traumatologischem, neurochirurgischem und anästhesiologischem Dienst
- Anmeldung im Zielkrankenhaus ggf. mit Aktivierung des Schockraumteams

31.1.10 Dokumentation

- HF
- Blutdruck
- S_pO_2
- Pupillen
- Beatmungsdrücke
- AMV
- AF
- endtidales CO_2
- Initial- und Übergabebefund. Siehe auch: SOP Polytrauma in der Unfallchirurgie

31.2 Respiratorische Notfälle bei Kindern

R. Francis, R. Garnew, T. Kerner, C. Spies

31.2.1 Sofortmaßnahmen

III

- Bei Atemstillstand: Atemwegsobstruktion beseitigen, Beatmung
- bei Herz-Kreislauf-Stillstand: Reanimation einleiten
- bei Spontanatmung: O_2-Gabe

31.2.2 Diagnostik/Bodycheck

► **Bewusstsein**
- GCS

► **Atmung**
- AF
- Atemtiefe
- S_pO_2
- Auskultation
- Untersuchung auf:
  - Dyspnoe
  - Zyanose
  - inspiratorischen und/oder exspiratorischen Stridor
  - Spastik
  - Rasselgeräusche
  - Nasenflügeln
  - thorakale Einziehungen
  - Husten

► **Kreislauf**
- HF
- Blutdruck
- EKG-Monitoring (Frequenz, regelmäßiger/unregelmäßiger Rhythmus, schmaler/breiter Kammerkomplex, P-Welle)
- Untersuchung auf:
  - Rekapillarisierungszeit
  - kalte Extremitäten

► **Vegetativum**
- Übelkeit
- Erbrechen
- Fieber

► **Schmerzen**
- Lokalisation
- Intensität VAS

31.2.3 Anamnese

- Beginn der Symptomatik
- Vorerkrankungen
- Medikamente
- Allergien
- letzte Mahlzeit
- Name und Telefonnummer von Hausarzt und nächsten Angehörigen

31.2.4 Differenzialdiagnosen

- Differenzialdiagnose der akuten Dyspnoe
- DD mit inspiratorischem Stridor:
  - infektiöser Krupp
  - Epiglottitis
  - hochsitzender Fremdkörper
  - Glottisödem
  - peritonsillarer/pharyngealer Abszess
- DD mit exspiratorischem Stridor:
  - Asthma bronchiale
  - periphere Obstruktion bei Anaphylaxie
  - tiefsitzender Fremdkörper (meist rechter Hauptbronchus)
  - Bronchiolitis
  - toxisches Lungenödem (z. B. Rauch-, Gasintoxikation)
  - Thoraxtrauma

31.2.5 Monitoring

- HF
- EKG
- S_pO_2
- Blutdruck (nach Bedarf)
- bei Beatmung:
  - AMV
  - AF
  - Beatmungsdrücke
  - $etCO_2$

31.2.6 Basismaßnahmen und Therapie

- Beruhigung, Kompetenz von Bezugspersonen (z. B. Mutter) aktiv einbinden
- peripherer Zugang (nur bei absoluter Indikation, keine weitere Stressinduktion durch Venenpunktionsversuche, v. a. bei Epiglottitis)
- ossärer Zugang: sichere Alternative bei unmöglicher peripherer Venenpunktion (Indikation: Punktionszeit länger als 90 s oder nach 3 erfolglosen Punktionsversuchen)
- ggf. auch nasale oder rektale Gabe von Medikamenten (z. B. Midazolam) möglich

Atmung

- O_2-Inhalation per Maske
- CPAP/NIV bei Asthma möglich, wenn toleriert
- manuelle Beatmung mit Beatmungsbeutel und O_2-Reservoir
- Anlage von Larynxmasken und Beatmung
- ggf. Intubation und Beatmung, wenn unumgänglich
- maschinelle Beatmung mit begrenztem Beatmungsdruck (i.d.R max. 30 mbar), Einsatz von druckkontrollierter Beatmung (PCV oder BIPAP)
- PEEP 3–5 mbar (gelegentlich höher, z. B. beim toxischen Lungenödem)

Merke M!

Bei V. a. Epiglottitis Intubation nur als Ultima Ratio in Tracheotomiebereitschaft.

Kreislauf

- Meist keine Maßnahme erforderlich
- bei Bedarf Volumengabe 10–20 ml/kgKG (Vollelektrolytlösung) i. v.

Lagerung/Transport

- Oberkörper erhöht, ggf. sitzend mit Begleitperson
- bei Akzeptanz Rückhaltesysteme verwenden

31.2.7 Erweiterte Maßnahmen

Pseudokrupp

► **Leitsymptome**
- Rauer, „bellender" Husten
- inspiratorischer Stridor und Dyspnoe, ggf. exspiratorisches Giemen
- thorakale Einziehungen
- Heiserkeit ist fast immer vorhanden, selten hingegen besteht eine Dysphagie (DD: Epiglottitis)
- meist nur subfebrile Körpertemperatur

► **Therapie**
- Feuchte, kühle Atemluft
- Prednisolon 100 mg Suppositorium
- bei Bedarf Sedierung: Diazepam Rektiole 5 mg (< 15 kgKG) oder 10 mg (> 15 kgKG), alternativ Chloralhydrat (40–50 mg/kgKG; 1 Rektiole = 600 mg)
- ggf. auch nasale (0,2–0,3 mg/kgKG; **Cave:** Off-Label-Use) oder rektale (0,5–1 mg/kgKG) Gabe von Midazolam möglich
- ggf. Adrenalin-Inhalation 1–3 mg auf 5 ml NaCl 0,9 %
- bei Bedarf Maskenbeatmung
- sitzender Transport

Merke M!

Sedierung kann die Dyspnoe lindern, jedoch Atemdepression verursachen. Daher titrierende Gabe. Antagonisierung mit Flumazenil möglich.

Epiglottitis

Cave ⚠

Die Epiglottitis ist eine potenziell lebensbedrohliche Erkrankung. Stets zügiger Transport in die Klinik wegen eingeschränkter adäquat möglicher Therapieoptionen im präklinischen Setting.

► **Leitsymptome**
- Schlechter AZ
- hohes Fieber
- kloßige Sprache
- Speichelfluss
- reduzierte Kopfbeweglichkeit

► **Therapie**
- Jede Irritation und Inspektion des Mundes vermeiden (kein Zugang, keine Absaugung)
- bei Bedarf Maskenbeatmung (Intubation häufig schwierig/Ultima Ratio in Tracheotomiebereitschaft)
- Beruhigung und Abschirmung

Glottisödem und Obstruktion bei Anaphylaxie

- Allergenzufuhr stoppen
- Prednisolon initial:
  - < 15 kgKG: 50 mg
  - 15–30 kgKG: 100 mg
  - 30–60 kgKG: 250 mg
- Adrenalin
- i. m. 150 µg (> 10 kgKG), 300–600 µg (> 30 kgKG)
- i. v. 0,5–1 µg/kgKG Boli (persistierende Schocksymptomatik)
- inhalativ 1–3 mg auf 5 ml NaCl 0,9 % (Larynxödem, schwere Bronchospastik)
- Dimetinden 0,1 mg/kgKG i. v.
- Cimetidin 5 mg kgKG i. v.

Weitere Therapie siehe Anaphylaktischer Schock.

III

Fremdkörper

- Leichte Obstruktion:
  - Patient atmet, antwortet und hustet
  - keine Bewusstlosigkeit:
    - Auffordern zum Husten
    - Klinikeinweisung (sitzende Lagerung)
- schwere Obstruktion:
  - Patient antwortet nicht, hustet nicht, atmet schwer (keuchend)
  - keine Bewusstlosigkeit:
    - 5 Schläge auf den Rücken in Kopftieflage
    - 5 Oberbauchkompressionen, bei Kindern < 1 Jahr: stattdessen 5 Thoraxkompressionen
    - ggf. Wiederholung
  - Bewusstlosigkeit:
    - CPR beginnen
    - Maskenbeatmung
    - Laryngoskopie: wenn möglich Fremdkörperentfernung mit Magill-Zange
    - ggf. Intubation mit evtl. Vorschub des Fremdkörpers in einen Hauptbronchus

Asthma bronchiale

- Inhalative β_2-Sympathomimetika: z. B. Fenoterol 100–200 µg oder Adrenalin 1–3 mg auf 5 ml NaCl 0,9 %
- Prednisolon 2 mg/kgKG i. v. oder Prednisolon 100 mg Suppositorium
- ggf. systemische β_2-Sympathomimetikagabe z. B. Terbutalin 5–8 µg/kgKG s. c. oder Reproterol 1,2 µg/kgKG langsam i. v. injizieren (½–1 Minute)
- Ultima Ratio: Methylxanthine: Theophyllin 3–5 mg/kgKG i. v., p. o., rektal

Cave

Tachykardie, Kammerflimmern (Monitorkontrolle), Krampfanfälle. Die präklinische Verwendung von Theophyllin ist umstritten und wird nicht mehr empfohlen. Es besteht ein nur geringer zusätzlichen Benefit mit einem ungünstigem Nebenwirkungsprofil.

31.2.8 Besonderheiten

Bradykardie ist meistens Zeichen einer Hypoxie.

31.2.9 Komplikationen

- Schwieriges Atemwegsmanagement (**Cave:** Epiglottitis)
- respiratorische Erschöpfung
- CO_2-Narkose
- schwere Hypoxie
- Status asthmaticus

31.2.10 Zielkrankenhaus

- Krankenhaus mit Pädiatrie
- bei Kindern in Lebensgefahr: Krankenhaus mit Kinderintensivmedizin
- bei Neugeborenen: Krankenhaus mit Neonatologie

31.2.11 Dokumentation

- HF
- Blutdruck
- S_pO_2
- Pupillen
- Beatmungsdrücke
- AMV
- AF
- endtidales CO_2
- Initial- und Übergabebefund

31.3 Schwieriger Atemweg: Präklinisches Airwaymanagement

R. Francis, R. Garnew, T. Kerner, C. Spies

31.3.1 Sofortmaßnahmen

Erkennen der Situation schwieriger Atemweg.

Schwierige Maskenbeatmung

Merke M!

Bereits bei jeder schwierigen Maskenbeatmung liegt das Szenario schwieriger Atemweg vor!

- Undichte Gesichtsmaske mit deutlicher Leckage während des Beatmungsversuchs
- unüberwindbarer Widerstand während der Beatmung trotz dicht sitzender Maske
- keine erkennbare Thoraxexkursion
- keine wahrnehmbaren Beatmungsgeräusche
- Insufflation des Magens
- kein messbares endtidales CO_2
- Abfall der Pulsoxymetersättigung

► **Optimierungsstrategien für die Maskenbeatmung**

- Optimierte Kopflagerung
- Einsetzen eines Guedel-Tubus
- 2-Hand-2-Personen-Maskenbeatmung

- Narkosevertiefung
- Relaxation
- Entlastung des Magens

Schwierige Intubation

> **Merke** M!
>
> Bereits nach dem ersten erfolglosen Intubationsversuch liegt das Szenario schwieriger Atemweg vor!

- mit konventioneller Laryngoskopie mehr als 3 Versuche notwendig, um den Tubus korrekt zu platzieren
- der Intubationsvorgang dauert länger als 10 min

Eine schwierige Laryngoskopie liegt vor, wenn normalerweise sichtbare Larynxanteile nicht sichtbar sind (Cormack-Lehane Grad III und IV).

► **Optimierungsstrategien für die Verbesserung der Intubationsbedingungen**

- Verbesserung der Kopflagerung unter Berücksichtigung möglicher HWS-Verletzungen
- Druck auf den Schildknorpel (OELM/BURP-Manöver)
- Narkosevertiefung und Muskelrelaxierung
- veränderte Biegung und Position des Führungsstabs
- Benutzung eines Intubationskatheters (z. B. Frovastab)
- Wahl eines Tubus mit kleinerem Durchmesser
- Wechsel auf andere Laryngoskopiespatel (Form, Größe, Krümmung)
- Einsatz der Videolaryngoskopie, wenn nicht bereits initial erfolgt
- ggf. Verwendung von hyperangulierten Spateln (D-Blade)
- ggf. Kombination mit alternativem Intubationskatheter (z. B. Frovastab)

31.3.2 Diagnostik/Bodycheck

> **Merke** M!
>
> In der Situation des schwierigen Atemweges ist eine zuverlässige Überwachung der Vitalparameter des Patienten erforderlich, um eine Hypoxie, Bradykardie und/oder eine Hypotension ohne Verzögerung zu erkennen!
>
> - Laute Alarme einstellen
> - QRS-Ton ggf. mit Tonmodulation aktivieren
> - Monitoring in Sichtweite des Behandlers

► **Atmung**

- S_pO_2
- bei Beatmung:
  - Beatmungsdrücke
  - AMV
  - AF
  - endtidales CO_2
  - Auskultation

► **Kreislauf**

- HF
- EKG
- Blutdruck (NIBP, Intervall 3–5 min)

31.3.3 Anamnese

- Gesichtstrauma
- oropharyngeale Blutung
- Schleimhautschwellung (z. B. allergischer Schock)
- bekannter schwieriger Atemweg (z. B. oropharyngeale Tumoren)

31.3.4 Algorithmus Schwieriger Atemweg

Supraglottische Beatmungshilfen

- Larynxtubus (LT): bevorzugte Nutzung von Larynxtuben mit ösophagealem Drainagelumen
- Larynxmaske (LMA): bevorzugte Nutzung von Larynxmasken mit ösophagealen Drainagelumen, z. B. Larynxmaske Pro Seal

> **Merke** M!
>
> Bei Kindern soll, wenn möglich, eine Larynxmaske verwendet werden. Eine primäre Verwendung von Larynxtuben kann nicht empfohlen werden.

Der Einsatz von supraglottischen Beatmungshilfen kann erfolgen als:

- primäre Strategie:
  - wenn durch den Anwender keine ausreichende Erfahrung in der endotrachealen Intubation vorliegt
  - wenn andere Gründe die endotracheale Intubation erheblich erschweren (z. B. Anatomie, äußere Umstände)
  - wenn durch die endotracheale Intubation Reanimationsmaßnahmen für mehr als 10 s verzögert oder unterbrochen werden müssten
- als sekundäre Strategie:
  - wenn eine endotracheale Intubation auch bei erfahrenen Anwendern misslingt

Wenn eine Beatmung über Maske oder einen supraglottischen Atemweg möglich ist, kann der Patient entweder sofort in die Zielklinik gebracht werden oder ein erneuter Intubationsversuch erfolgen.

Koniotomie

Die Koniotomie kann mit verschiedenen Techniken ausgeführt werden:

- chirurgisch
- Punktionskoniotomie mittels geschliffener Koniotomiekanülen (z. B. Quicktrach)
- Punktionskoniotomie mithilfe der Seldinger-Technik (z. B. Melker-Set)

Die Notfallkoniotomie sollte erfolgen:

- als Ultima Ratio bei einer „cannot intubate, cannot oxygenate" (CICO-) Situation
- bei einer Obstruktion der oberen Atemwege und/oder der Glottis

▶ Abb. 31.2 fasst das Vorgehen bei schwierigem Atemweg in der präklinischen Notfallsituation zusammen.

31.3.5 Zielkrankenhaus

- Nach Verletzungsmuster/Erkrankung
- Anmeldung immer erforderlich

31.3.6 Dokumentation

- HF
- Blutdruck
- S_pO_2
- Pupillen
- Beatmungsdrücke
- AMV
- AF
- endtidales CO_2
- Initial- und Übergabebefund, Airwaymanagement

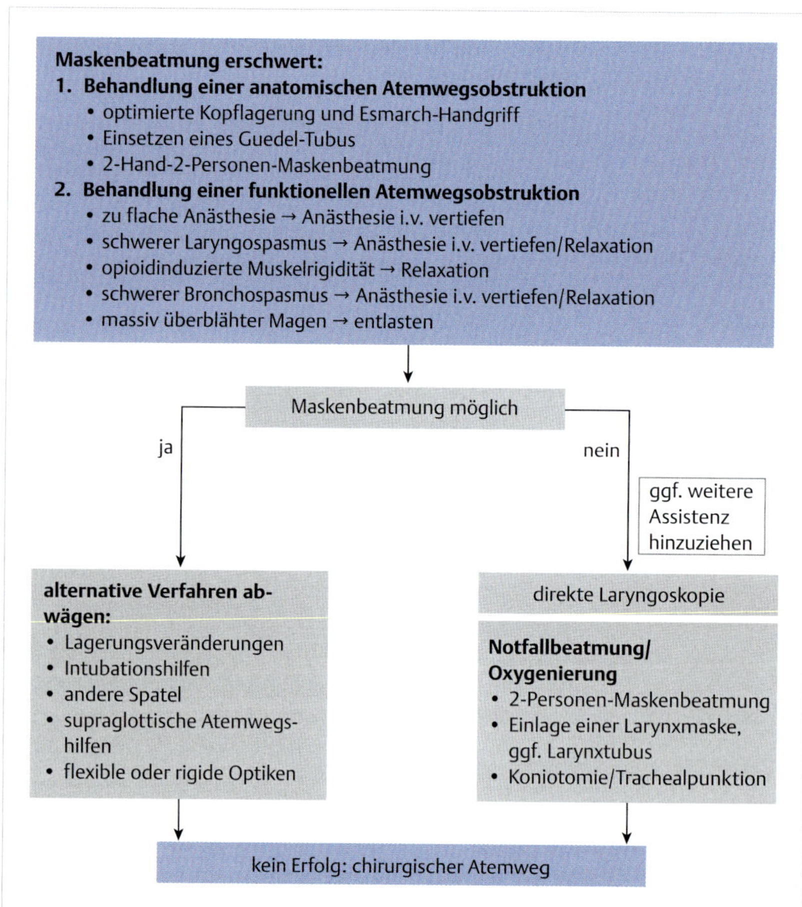

Abb. 31.2 Algorithmus schwieriger Atemweg in der präklinischen Notfallmedizin. (Quelle: [1303], [1311])

31.4 Transport von Intensivpatienten

R. Francis, R. Garnew, T. Kerner, C. Spies

31.4.1 Allgemeines

Interhospitaltransporte kritisch kranker Patienten beinhalten das Risiko einer Verschlechterung des Patientenzustands mit Erhöhung von Morbidität und Mortalität, aber auch die Chance eines besseren Outcome in einer Klinik höherer Versorgungsstufe. Vor einem Interhospitaltransport muss daher eine Nutzen-Risiko-Abwägung der individuellen Situation in Bezug auf den Transport erfolgen.

Der intensivmedizinische Standard (Überwachung und Therapie) muss während des Transportes aufrechterhalten werden.

Bei der Auswahl des Transportmittels sind der Zustand des Patienten, die Entfernung und die Wetterlage zu berücksichtigen. Der Eigenschutz des Personals muss bereits in der Planung der Transportmodalitäten berücksichtigt werden.

Im Rahmen der Planung erfolgt ein Arzt-Arzt-Gespräch zwischen der den Patienten abgebenden und der übernehmenden Klinik.

Die ärztlichen Kollegen müssen dabei sicherstellen, dass die relevanten mitbehandelnden Kliniken informiert sind und zum Zeitpunkt der Übernahme die erforderlichen Ressourcen bereitstellen.

31.4.2 Anmeldung/Vorbereitung

Es müssen vorbereitend folgende Daten erhoben werden:

- Ansprechpartner der abgebenden Klinik (Name und Telefonnummer)
- Verlegungsgrund, Dringlichkeit und Zielkrankenhaus einschließlich Ansprechpartner vor Ort (Name und Telefonnummer)
- Patientendaten (Name, Geburtsdatum, Körpergewicht usw.)
- Hauptdiagnose und relevante Nebendiagnosen, Allergien
  - aktueller Zustand des Patienten:
  - Spontanatmung vs. assistierte vs. nichtassistierte, kontrollierte maschinelle Beatmung
  - kreislaufstabil vs. -instabil (katecholaminpflichtig)
  - Bewusstseinszustand und Sedierungsmedikation
  - aktuelle Probleme und Komplikationen (z. B. Blutungen, Gerinnungsstörungen)
  - Drainagen: z. B. Thoraxdrainagen, externe Ventrikeldrainage, Operationsdrainagen, Magensonde usw.
  - Infektiosität und Transmissionsrisiko des Patienten
- benötigtes Material:
  - Sauerstoff (Sauerstoffbedarf für den Transport beatmeter Patient kalkulieren und mit Bestand auf dem Rettungsmittel abgleichen)
  - Transportbeatmungsgerät
  - Spritzenpumpen (Anzahl)
  - Vakuummatratze
  - Lagerungshilfsmittel, z. B. HWS-Schiene
- benötigte Expertise
  - technisch (Einweisung nach MPG für benötigte Geräte vorhanden?):
    - ECMO
    - IABP
    - Impella
  - patientenbezogen:
    - Neonaten
    - ARDS
- benötigte Medikamente:
  - Vasopressoren und Inotropika
  - Hypnotika, Analgetika inkl. Opioide
  - Muskelrelaxanzien
  - Antiarrhythmika
  - Antikonvulsiva
  - kristalloide Infusionen

31.4.3 Diagnostik/Bodycheck

Vor der Durchführung eines Intensivtransportes müssen ein Übergabegespräch mit dem verlegenden Arzt und eine Untersuchung des Patienten erfolgen, um folgende Informationen zum Status des Patienten zu erhalten:

► **Bewusstsein**
- GCS
- ggf. Sedierungstiefe mittels RASS

► **Atmung**
- Atemfrequenz
- Atemtiefe
- S_pO_2
- Auskultation
- Untersuchung auf:
  - Dyspnoe
  - Zyanose
  - in- und exspiratorische Nebengeräusche
  - Stridor
- zusätzlich bei beatmeten Patienten:
  - Beatmungsform
  - F_iO_2
  - Beatmungsdrücke
  - PEEP
  - AMV
  - Tidalvolumen
  - Spontanatmungsanteil

  - Druckunterstützung
  - aktuelle Blutgaswerte
  - $etCO_2$-Messung
- Tubus:
  - Größe
  - Insertionstiefe
  - Cuffdruck
- Trachealkanüle:
  - Größe
  - Cuffdruck
- ggf. aktuelle Bildgebung des Thorax (konventionelles Röntgen oder CT) ansehen

► **Kreislauf**
- Herzfrequenz
- Blutdruck (invasiv bzw. nichtinvasiv)
- EKG-Monitoring
- ggf. aktuelles 12-Kanal-EKG (Frequenz, regelmäßiger/unregelmäßiger Rhythmus, P-Wellen, schmale/breite Kammerkomplexe, ST-Streckenanalyse)
- zentralvenöse Sättigung ($S_{cv}O_2$)
- ggf. aktuelle HZV-Messung
- Untersuchung auf:
  - obere Einflussstauung
  - Rekapillarisierungszeit
  - kühle Extremitäten
  - Blässe
  - Kaltschweißigkeit
  - periphere Ödeme
  - Hautemphysem
- aktuelle Flüssigkeitsbilanz
- akute Blutungen nach intern oder extern

► **Neurologie**
- Seitendifferenz und Querschnittszeichen
- Pupillenstatus:
  - Größe
  - Form
  - Lichtreagibilität
- Meningismus

► **Vegetativum**
- Übelkeit, Erbrechen
- Schwindel
- Kaltschweißigkeit
- Temperatur

Cave

Flugangst bei Lufttransport.

► **Schmerzen**
- Lokalisation, Art
- Erhebung von NRS/VAS

► **Medikamente**
- Erfassen der aktuellen Medikation und Festlegung der während des Transportes erforderlichen Medikamentengaben (z. B. Analgosedierung, Katecholamine usw.)
- bei kontinuierlich verabreichten Medikamenten über Infusionspumpen: Festlegen von Verdünnung und Laufrate. **Cave:** Die Verdünnung für Katecholamine sollte 10 mg/50 ml nicht überschreiten

► **Gefäßzugänge und Drainagen**
- Venöse und arterielle Zugänge
- Thoraxdrainagen (mit oder ohne Sog, ggf. mit Pumpe)
- intrakranielle Drucksonden
- Operations- bzw. Wunddrainagen
- Magensonden
- Vakuumpumpen bei Vakuumverbänden
- Bei Drainagen:
  - Füllung
  - Funktionalität
  - ausreichende Fixierung
- Kontrolle aller Verbände
- Überprüfung der Durchblutung, Motorik und Sensibilität bei geschlossenen zirkulären Verbänden

Die invasive arterielle Blutdruckmessung ist die sicherste Methode der Kreislaufüberwachung.

Ein Intensivtransport per se kann eine Indikation für ein invasives Kreislaufmonitoring darstellen, insbesondere bei kontinuierlicher Applikation von vasoaktiven Medikamenten.

31.4.4 Anamnese

- Grunderkrankung und Begleiterkrankungen
- alle wesentlichen diagnostischen und therapeutischen Interventionen
- aktuelle mikrobiologische Befunde
- Vorerkrankungen
- Allergien
- Schwangerschaft
- soziales Umfeld

31.4.5 Differenzialdiagnosen

Bei Intensivtransporten sollten die Haupt- und Nebendiagnosen feststehen, sodass differenzialdiagnostische Überlegungen in der Regel nicht erforderlich sind.

31.4.6 Monitoring

- S_pO_2
- Herzfrequenz
- nichtinvasive Blutdruckmessung (Intervall 5 min, oder ggf. invasive Messung)
- EKG-Monitor mit QRS-Ton
- bei Beatmung:
  - Beatmungsdrücke
  - AMV
  - Atemfrequenz
  - $etCO_2$

31.4.7 Basismaßnahmen und Therapie

Allen therapeutischen Maßnahmen sollte ein vorausschauendes Denken und Handeln zugrunde liegen. Probleme, die während des Transportes auftreten können, sollten antizipiert werden und alle entsprechenden Vorkehrungen getroffen werden, um diese zu vermeiden.

Patienten sollten erst stabilisiert und dann transportiert werden.

Atmung

- Spontanatmende Patienten:
  - O_2-Insufflation
  - Intubation und Beatmung bei entsprechender Indikation
- beatmete Patienten:
  - initial erfolgt eine Übernahme des vorgegebenen Beatmungsmusters, ggf. mit Anpassung im weiteren Verlauf
  - Beatmungspatienten müssen ggf. (regelmäßig) abgesaugt werden, vor allem nach Umlagerungen
  - vorhandene Heimbeatmungsgeräte mit ausreichender Akkukapazität können für den Transport dieser Patienten verwendet werden, sofern der begleitende Arzt über eine Einweisung nach MPG über das jeweilige Gerät verfügt

Kreislauf

- Gegebenenfalls ist eine Volumen- bzw. Katecholamintherapie zur Stabilisierung des Kreislaufs angezeigt
- bei laufender Katecholamintherapie auf überlappenden Pumpenwechsel und standardisierte Kennzeichnung der Spritzen (Label) achten, ggf. invasive Blutdruckmessung etablieren

Lagerung/Transport

- Lagerung entsprechend der Grunderkrankung bzw. -verletzung
- bei intubierten oder tracheotomierten Patienten 30°–45° Oberkörperhochlagerung
- bei notwendiger Immobilisierung: Einsatz von Vakuummatratze, Halswirbelsäulenschiene oder Luftkammerschienen
- bei längeren Transportzeiten an Dekubitusprophylaxe denken (> 2 h Fahrzeit)

31.4.8 Besonderheiten

Die folgende Ausrüstung muss grundsätzlich mitgeführt werden:

- Patientenmonitor bzw. Defibrillationseinheit
- Messgerät für die pulsoxymetrische Sauerstoffsättigung
- Sauerstoff zur Inhalation (Bedarf für den Transport planen)
- Beatmungsbeutel mit PEEP-Ventil und Reservoir, Beatmungsmasken verschiedener Größen
- Beatmungsgerät bei beatmeten Patienten
- Kapnometrie, ggf. Kapnografie
- Spritzenpumpen entsprechend dem Bedarf

Praxis

Beatmung

Der Wechsel von Beatmung und Monitoring der verlegenden Station auf das Beatmungsgerät und das Monitoring für den Transport sollte in folgender Reihenfolge erfolgen:

- Wechsel auf die Beatmung mit dem Transportbeatmungsgerät (noch mit der zentralen Gasversorgung konnektiert). Somit ergibt sich die Möglichkeit, den Patienten nach dem Wechsel auf das Transportbeatmungsgerät weiter zu beobachten und ggf. mittels Blutgasanalyse den Gasaustausch zu bewerten.
- Zusätzliche Kabel, Schläuche, Drainagen usw. lösen und für den Transport vorbereiten, damit ein sicheres Umlagern möglich ist.
- Wechsel der Spritzenpumpen. Anpassung der Narkosetiefe.
- Umlagern des Patienten, während das zentrale Monitoring der Station die Vitalparameter anzeigt. Damit ist gewährleistet, dass die Messwerte für jeden noch gut sichtbar sind.
- Anschluss des Patienten an den Transportmonitor.
- Abschließende Kontrolle aller Monitoringparameter, Kabel, Schläuche und Anschlüsse.
- Einstellung von Alarmgrenzen an Monitor und Beatmungsgerät. Je nach Transportmittel sind akustische Alarme unzureichend. In diesen Fällen muss die optische Wahrnehmung der Alarme sichergestellt werden.
- Arterielle Blutgasanalyse, Diskonnektion des Beatmungsgerätes von der zentralen Gasversorgung.

- Alle Zugänge müssen gut fixiert sein, um während des Transportes nicht zu dislozieren; ggf. muss die Fixierung verbessert werden. Arterielle Zugänge kennzeichnen.
- Katecholamine sollten immer über einen eigenen, deutlich gekennzeichneten Schenkel eines (zentralvenösen) Zugangs verabreicht werden.
- Eine unkontrollierte, lebensgefährliche Bolusgabe von Katecholaminen muss unbedingt verhindert werden.
- Bei vorhandenem arteriellem Zugang sollte v. a. bei katecholaminpflichtigen Patienten eine kontinuierliche Blutdruckmessung über das Monitoringsystem erfolgen.
- Intrakranielle Drainagen in ihrer relativen Lage zum Kopf belassen.
- Pneumothorax ggf. vor Transport entlasten.
- Pleuradrainagen nicht abklemmen.
- Patienten mit manifester Hypotension bzw. Schock vor dem Transport erst durch Volumengabe bzw. Katecholamine stabilisieren.
- Notfallequipment (Medikamente, Laryngoskop, Tuben usw.) zur Behandlung von Komplikationen mitnehmen.
- Wache Patienten vor dem Transport über (Transport-) Maßnahmen aufklären.
- Bei infektiösen Patienten (z. B. MRSA, MRGN, offene Tuberkulose) erfolgt der Transport unter Beachtung von RKI Empfehlungen (www.rki.de/DE/Content/Infekt/Krankenhaushygiene/Kommission/kommission_node.html; Stand: 24.11.2023)

31.4.9 Komplikationen

- Atemstillstand → Beseitigung der Atemwegsobstruktion, Beatmung
- Beatmungsprobleme (DOPES-Schema):
  - D: Displacement of the tube (Tubusfehllage) → Korrektur
  - O: Obstruction of the tube (Tubusobstruktion) → Absaugen
  - P: Pneumothorax → Pleuradrainage
  - E: Equipment failure (Geräte- oder Materialfehler) → Ersatz
  - S: Stomach (geblähter Magen) → Magensonde
- Herz-Kreislauf-Stillstand → Einleiten der Reanimation
- Schock → SOP kardiogener, neurogener, hämorrhagischer, anaphylaktischer Schock
- ACS → SOP Akutes Koronarsyndrom
- Herzrhythmusstörungen → SOP Herzrhythmusstörungen
- Krampfanfälle → SOP Akuter Krampfanfall

31.4.10 Zielkrankenhaus

Das Zielkrankenhaus sowie die aufnehmende Station müssen vor Transportbeginn feststehen und die Ansprechpartner definiert sein.

31.4.11 Dokumentation

- HF
- Blutdruck
- S_pO_2
- Pupillen
- Beatmungsdrücke
- AMV
- AF
- endtidales CO_2
- Initial- und Übergabebefund

31.5 Geburtshilfliche Notfälle

A. Bichmann, R. Francis, R. Garnew, T. Kerner, S. Verlohen

31.5.1 Sofortmaßnahmen

- Bei Atemstillstand: Beatmung, Atemwegsobstruktion beseitigen
- bei Herz-Kreislauf-Stillstand: Reanimation einleiten (aortokavales Kompressionssyndrom beachten: nach Möglichkeit Becken leicht nach links gekippt lagern, ggf. Keilkissen oder Lagerung auf den Oberschenkeln eines knieenden Helfers)
- bei Spontanatmung: O_2-Gabe

31.5.2 Diagnostik/Bodycheck

► **Bewusstsein**

- GCS

► **Atmung**

- AF
- Atemtiefe
- S_pO_2
- Auskultation
- Untersuchung auf:
  - Dyspnoe
  - Zyanose
  - in- und exspiratorische Nebengeräusche
  - Stridor

► **Kreislauf**

- HF
- Blutdruck

- EKG-Monitoring (Frequenz, regelmäßiger/unregelmäßiger Rhythmus, schmaler/breiter Kammerkomplex, P-Welle)
- Untersuchung auf:
  - obere Einflussstauung
  - kapilläre Reperfusionszeit
  - kalte Extremitäten
- zusätzliche Messungen:
  - Blutzucker
  - Temperatur

► **Geburtsverlauf**

- Untersuchung auf:
  - Zeichen des erfolgten Blasensprungs
  - Öffnung des Muttermundes
  - Kind bereits in der Vulva erkennbar
  - Nabelschnurvorfall, Blutung
- bei regelstarker oder überregelstarker Blutung: sofortiger Transport in Klinik! (V. a. plazentare Blutung bei vorzeitiger Plazentalösung – sofortiger Transport in Klinik!)

► **Schmerzen**

- Wehendauer und -periodik

► **Neugeborenes**

- Untersuchung nach APGAR-Schema nach 1–5–10 min
- SOP Erstversorgung von Neugeborenen

31.5.3 Anamnese

- Blick in den Mutterpass
- Schwangerschaftswoche (SSW)
- Wehenbeginn
- Dauer und Intensität der vaginalen Blutung
- Vorerkrankungen der Mutter und Schwangerschaftsverlauf
- Medikamente
- Allergien (Mutterpass)
- bekannte Infektionen inkl. HIV
- Hep.-Status
- Name und Telefonnummer von Hausarzt, Gynäkologen und nächsten Angehörigen

31.5.4 Monitoring

- HF
- S_pO_2
- Blutdruck (NIBP, Intervall ≤ 5 min)
- EKG
- bei Beatmung:
  - Beatmungsdrücke
  - AMV
  - AF
  - $etCO_2$

31.5.5 Basismaßnahmen und Therapie

- Peripherer Venenzugang
- BZ-Bestimmung
- Beruhigung der Patientin

Atmung

- Gegebenenfalls Intubation

Kreislauf

- Gegebenenfalls Behandlung eines hypovolämen Schocks

Lagerung/Transport

- Schwangere → Links-Halbseitenlage (Vermeidung eines aortokavalen Kompressionssyndroms)
- Schwangere mit Verdacht auf Nabelschnurvorfall → Links-Halbseitenlage und Beckenhochlagerung, mit der Hand in die Scheide eingehen und vorangehenden Kindsteil hochhalten bis zur Übergabe im Kreißsaal!
- bei drohender Geburt während des Transportes → Patientin mit dem Kopf auf dem Fußende der Trage lagern (Becken zeigt ins Wageninnere → Platz für Geburt)
- Inkubatortransport des Neugeborenen, Wärmeerhaltung beachten

31.5.6 Geburtsmedizinische Maßnahmen

Normaler Geburtsverlauf

Die Pressperiode hat begonnen, das kindliche Köpfchen schneidet am Introitus vaginae ein:

- Geburt abwarten, psychische Betreuung der Schwangeren leisten
- Gebärende mit erhohtem Oberkörper und angewinkelten Beinen lagern
- Anleitung zum wehensynchronen Mitpressen

Geburt des Köpfchens:

- Dammschutz gewährleisten: flache Hand dem Damm auflegen, mit der anderen Hand langsame Entwicklung des Köpfchens, einschließlich des Kinns
- eine Wehe abwarten, dann den Kopf vorsichtig senken: Kopf mit beiden Händen flach über Scheitelbein und Wangen fassen
- kein Zug am kindlichen Köpfchen, wenn die obere Schulter sichtbar ist, das Köpfchen vorsichtig zur Symphyse anheben und so die hintere Schulter entwickeln

Vorgehen nach der Kindsentwicklung

Nabelschnur ca. 5 cm oder großzügig weiter vom Neugeborenen entfernt mit 2 Klemmen abklemmen und zwischen den Klemmen durchtrennen.

Nabelschnurdurchtrennung, wenn möglich erst 60 s nach Geburt bei APGAR > 7 durchführen.

- Ziel: Delayed Cord Clamping (DCC) bei vollentwickelten Neugeborenen verbessert den Hb und Hkt Wert nach voller Lungenentfaltung im Neugeborenen
- falls DCC nicht möglich ist, wird ein „umbilical cord milking" bei Neugeborenen ab der 28. SSW empfohlen

Gabe von 3 I.E. Oxytocin als Kurzinfusion an die Mutter zur Uteruskontraktion.

Neugeborenes oral/nasal absaugen, nur falls Atmung behindert ist.

das Neugeborene trocknen und der Mutter gut gewärmt und zugedeckt auf den Bauch legen.

Geburtszeit dokumentieren, APGAR-Score 1, 5 und 10 min nach der Geburt bestimmen (s. SOP Erstversorgung von Neugeborenen).

Plazentalösung überwachen; Plazenta asservieren; Fritsche-Lagerung (Beine gestreckt übereinanderschlagen).

Zur Beurteilung des Kontraktionsgrads der Plazenta den Uterus tasten. Der gut kontrahierte Uterus ist auf Höhe des Bauchnabels oder bis zu 1 Querfinger oberhalb des Bauchnabels fest und nach rechts verkantet zu tasten. Die Blutungsmenge im Auge behalten. Am besten Vorlagen oder Moltexunterlagen vorlegen und aufheben zur Beurteilung bei Ankunft in der Klinik.

Im Falle einer starken Blutung: manuelle Kompression der Gebärmutter (Fritsche-Handgriff oder Zweifel-Handgriff).

Beckenend- oder Steißlage

Bei Sturzgeburten folgt das Kind am besten der Schwerkraft und muss nur gehalten werden, niemals ziehen. **Hands off!**, bis die Schulterblätter des Kindes zu sehen sind.

Dann Manualhilfe nach Bracht, falls das Kind nicht alleine folgt: Geburt abwarten bis Kind zum Schulterblattbereich entwickelt ist, dann Kind mit beiden Händen über Bauch und Steiß umfassen und Kind über den Bauch der Mutter sanft nach oben führen; dabei Kopf um Symphyse bei gleichzeitigem Druck von oben (durch 2. Helfer) rotieren lassen.

► **Problem der Armlösung.** Klassischer Weg: Fassen der Beine an den Füßen („Hasengriff") und Ziehen des Rumpfes in Richtung der seiner Bauchseite entsprechenden Schenkelbeuge der Mutter, bis die hintere Schulter tief im Beckenausgang steht; über Gesicht und Brust des Kindes hinweg Vorholen des hinteren Armes (bis zu dessen Herausfallen) durch die in den Geburtskanal eingehende innere Hand; Umlagerung der vorderen Schulter nach hinten durch nach oben stopfende Bewegungen; Lösung des anderen Armes.

Armlösung nach Bickenbach: Nach klassischer Lösung des hinteren Armes folgt ein starker Zug des Kindes nach unten bis zum Hervortreten der vorderen Schulter unter der Symphyse u. Herausstreifen des vorderen Arms.

► **Kopfentwicklung.** Kopfentwicklung mit Handgriff nach Veit-Smellie: Eine Hand auf dem Rücken des Kindes, eine Hand auf dem Bauch, dabei Zeigefinger in den Mund des Säuglings und Kinn auf die Brust senken.

Nabelschnurvorfall

- Nabelschnur in der Vulva zu identifizieren, kindliche Herztöne < 100 bpm
- Notfalltokolyse: Fenoterol 2–3 Hub (zu je 200 µg) inhalativ oder Fenoterol i. v. (500 µg/20 ml) in 2-ml-Schritten, auf Herzfrequenzanstieg und Blutdruckabfall achten
- Kind durch starken manuellen Druck nach kranial schieben
- schnellstmöglicher Transport in die Zielklinik

31.5.7 Leitsymptom: regel- oder überregelstarke vaginale Blutung im 2./3. Trimenon

Eine regel- oder überregelstarke Blutung im 2./3. Trimenon ist ein Leitsymptom schwerwiegender Differenzialdiagnosen, die einen sofortigen Transport in eine geeignete Klinik erfordern:

- Placenta praevia: Blutungsbeginn nach einsetzender Wehentätigkeit
- Abruptio placentae: vorzeitige Lösung der normalsitzenden Plazenta
- Uterusruptur

Die Akutbehandlung ist auf wenige Notfallmaßnahmen begrenzt. Es besteht hohe Transportpriorität:

- mindestens ein großlumiger peripherer Venenzugang
- wenn möglich zweiter großlumiger Venenzugang
- ggf. Schocktherapie → SOP Hypovolämischer Schock

Merke **M!**

Im Falle evidenter Blutung: Keine Tokolyse, da Gefahr einer verstärkten Blutung oder beschleunigten Lösung der vorzeitigen Plazentalösung.

31.5.8 Besonderheiten

Geburtszeitpunkt notieren.

31.5.9 Komplikationen

- Volumenmangelschock durch Blutung → SOP Hypovolämischer Schock
- Fruchtwasserembolie → Leitsymptome: schwere Dyspnoe, Tachypnö, Zyanose, Hypotonie, Gerinnungsstörung → Behandlung: Kreislaufunterstützung, ggf. Beatmung und schnellstmöglicher Transport ins Krankenhaus
- Komplikationen beim Neugeborenem → Erstversorgung von Neugeborenen

31.5.10 Zielkrankenhaus

- 24 h Kreißsaalbereitschaft
- 24 h Pädiatrie- und Anästhesiebereitschaft bei Risikogeburt

31.5.11 Dokumentation

- HF
- Blutdruck
- S_pO_2
- Pupillen
- Beatmungsdrücke
- AMV
- AF
- endtidales CO_2

31.6 Literatur

[1288] Brandt S, Hessemer P, Blomeyer R. Aktionsplan für die Rettung des eingeklemmten Patienten. Notfallmedizin up2date 2012; 7(3): 211–229

[1289] CRASH-3 trial collaborators. Effects of tranexamic acid on death, disability, vascular occlusive events and other morbidities in patients with acute traumatic brain injury (CRASH-3): a randomised, placebo-controlled trial. Lancet 2019; 394(10 210): 1713–23

[1290] Deutsche Gesellschaft für Anästhesiologie und Intensivmedizin e.V. (DGAI). Leitlinie „Prähospitales Atemwegsmanagement" (2019). AWMF-Leitlinien-Register Nr. 001–040. Im Internet: https://register.awmf.org/de/leitlinien/detail/001-040 (Stand: 24.11.2023)

[1291] Deutsche Gesellschaft für Anästhesiologie und Intensivmedizin e.V. (DGAI). Leitlinie „Fremdkörperaspiration und Fremdkörperingestion, interdisziplinäre Versorgung von Kindern" (2015). AWMF-Leitlinien-Register Nr. 001–031. Im Internet: https://register.awmf.org/de/leitlinien/detail/001-031 (Stand: 24.11.2023)

[1292] Deutsche Gesellschaft für Anästhesiologie und Intensivmedizin e.V. (DGAI). Leitlinie „Prähospitales Atemwegsmanagement" (2019). AWMF-Leitlinien-Register Nr. 001–040. Im Internet: https://register.awmf.org/de/leitlinien/detail/001-040 (Stand: 24.11.2023)

[1293] Deutsche Gesellschaft für Anästhesiologie und Intensivmedizin e.V. (DGAI). Leitlinie „Intravasale Volumentherapie beim Erwachsenen" (2020). AWMF-Leitlinien-Register Nr. 001–020. Im Internet: https://register.awmf.org/de/leitlinien/detail/001-020 (Stand: 24.11.2023)

[1294] Deutsche Gesellschaft für Anästhesiologie und Intensivmedizin e.V. (DGAI). Leitlinie „Prähospitale Notfallnarkose beim Erwachsenen" (2015). AWMF-Leitlinien-Register Nr. 001–030. Im Internet: https://register.awmf.org/de/leitlinien/detail/001-030 (Stand: 24.11.2023)

[1295] Deutsche Gesellschaft für Gynäkologie und Geburtshilfe e.V. (DGGG). Leitlinie „Peripartale Blutungen, Diagnostik und Therapie" (2016). AWMF-Leitlinien-Register Nr. 015–063. Im Internet: www.awmf.org/leitlinien/detail/ll/015–063.html (Stand: 14.12.2021)

[1296] Deutsche Gesellschaft für Neurochirurgie e.V. (DGNC). Leitlinie „Schädel-Hirn-Trauma im Erwachsenenalter" (2015). AWMF-Leitlinien-Register Nr. 008–001. Im Internet: https://register.awmf.org/de/leitlinien/detail/008-001 (Stand: 24.11.2023)

[1297] Deutsche Gesellschaft für Unfallchirurgie e.V. (DGU). Leitlinie „Polytrauma/Schwerverletzten-Behandlung" (2016). AWMF-Leitlinien-Register Nr. 012–019. Im Internet: www.awmf.org/leitlinien/detail/ll/012–019.html (Stand: 14.12.2021)

[1298] Dresang LT, Yonke N. Management of Spontaneous Vaginal Delivery. Am Fam Physician 2015; 92(3): 202–8

[1299] Dröge LA, Henrich W. Geburtshilfliche Notfälle – was Notfallmediziner wissen müssen. Notfall Rettungsmed 2019: 22, 347–62

[1300] Flemming A. Intensivtransport. Anästh Intensivmed 2013; 54: 59–68

[1301] Flutter L, Melzer-Gartzke C, Spies C et al. Transport of the critically ill patient. In: Hardman JG, Hopkins PM, Struys MRF. Oxford Textbook of Anaesthesia. Oxford: University Press; 2017

[1302] July J, Pranata R. Tranexamic acid is associated with reduced mortality, hemorrhagic expansion, and vascular occlusive events in traumatic brain injury – meta-analysis of randomized controlled trials. BMC Neurol 2020; 20(1): 119

[1303] Kaufmann J, Laschat M, Woppler F. Die präklinische Versorgung von Notfällen im Kindesalter. Anästh Intensivmed 2012; 53: 254–267

[1304] Melzer-Gartzke C. Interhospitaltransfer – Klinisches Vorgehen: Ausrüstung, Risiken und Komplikationen. Anästhesiol Intensivmed Notfallmed Schmerzther 2013; 48(5): 296–9

[1305] Meyburg J, Bernhard M, Hoffmann GF et al. Grundlagen für die Behandlung von Notfällen im Kindesalter. Dtsch Arztebl Int 2009; 106 (45): 739–48

[1306] Monnig M, Brokmann JC, Poloczek S. Intra- und Interhospitaltransport von Intensivpatienten. In: Rossaint R, Werner C, Zwißler B. Die Anästhesiologie. 3. Aufl. Berlin, Heidelberg: Springer; 2019

[1307] Nationale Versorgungsleitlinie: Asthma. AWMF-Registernummer nvl-002. 4. Aufl. September 2020. Im Internet: www.awmf.org/leitlinien/detail/ll/nvl-002.html

[1308] Pecks U, Bauerschlag D. Notfälle in Gynäkologie und Geburtshilfe – Teil 2: Notfälle in der späten Schwangerschaft und Geburt. Notfallmedizin up2date 2016; 11(03): 243–59

[1309] Ramesh GH, Uma JC, Farhath S. Fluid resuscitation in trauma: what are the best strategies and fluids? Int J Emerg Med 2019; 12(1): 38

[1310] Riedler J. Respiratorische Notfälle im Kindes- und Jugendalter. Monatsschr Kinderheilkd 2011; 159(10): 938–47

[1311] Weiss M, Schmidt J, Eich C et al. Handlungsempfehlungen zur Prävention und Behandlung des unerwartet schwierigen Atemwegs in der Kinderanästhesie. Anästh Intensivmed 2011; 52: S 52–S 63

[1312] Winkler S, Brenner S. Die intensivmedizinische Erstversorgung des Kindes. Anästh Intensivmed 2018; 59: 68–87

32 Differenzialdiagnosen im Rettungsdienst

R. Francis, R. Garnew, T. Kerner, C. Spies

32.1 Differenzialdiagnose der Bewusstlosigkeit

► **Zerebrale Ursachen**
- Commotio cerebri
- epidurales/subdurales Hämatom
- Kontusionsblutung
- Subarachnoidalblutung
- intrazerebrale Blutung
- Tumor/Metastase
- Hydrozephalus
- zerebrale Ischämie
- Epilepsie (insbesondere postiktale Phase)
- Demenz
- akute entzündliche ZNS-Erkrankung (Meningitis, Abszess, Enzephalitis)
- Enzephalopathien (z. B. Wernicke-Enzephalopathie)
- hypertensive Enzephalopathie

► **Kardiovaskuläre und respiratorische Ursachen**
- Aortenklappenstenose
- Pulmonalklappenstenose
- Mitralklappenstenose
- Hypotonie
- Herzinsuffizienz
- Herzbeuteltamponade
- dilatative und hypertrophe Kardiomyopathie
- Myokardinfarkt
- bradykarde Herzrhythmusstörungen:
  - Adam-Stokes-Anfall bei Sinusbradykardie
  - Sinusknotendysfunktion
  - bradykardes Vorhofflimmern
  - sinusatrialer Block oder AV-Blockierungen
- tachykarde Herzrhythmusstörungen:
  - AV-Knoten-Reentry-Tachykardie
  - Kammertachykardie
  - Vorhofflimmern
  - Vorhofflattern
- Hypoxämie bei kardiogenem, anaphylaktischem oder neurogenem Schock
- zentrale Hypoxämie wegen Ventilations- und/oder Oxygenierungsstörung
- zentrale Hyperkapnie wegen Ventilations- und oder Diffusionsstörung

► **Psychiatrische Ursachen**
- Akute Psychose
- Delir (v. a. Entzugsdelir)

► **Metabolische Ursachen**
- Hyperglykämie, diabetisches Koma
- Hypoglykämie
- Addison-Krise
- thyreotoxische Krise/hypothyreotisches Koma
- hepatisches Koma
- urämisches Koma
- Phäochromozytomkrise
- Hypo-, Hypernatriämie
- Hyperkalzämie
- Hypovolämie
- Azidose
- hyperosmolares Koma
- urämisches Koma

► **Intoxikation**
- Ethylalkohol
- Hypnotika
- Antiepileptika, Psychopharmaka
- Opiate
- Ketamin
- Sedativa
- Digitalis
- Kohlenmonoxid
- Stickgase
- Rauchgas
- Methylalkohol
- organische Phosphate
- Cyanide
- Alkylphosphate
- Drogen

► **Pathologische Körpertemperatur**
- Hypothermie
- Hitzschlag
- Sonnenstich

► **Akute Infektion**
- Sepsis
- Meningitis
- Pneumonie

32.2 Differenzialdiagnose der Synkope

► **Zerebrale Ursachen**
- Zerebrale Ischämie
- Epilepsie (v. a. Absencen)
- Schädel-Hirn-Trauma

► **Psychiatrische Ursachen**
- Angstzustände
- psychogen
- Hysterie
- emotionale Labilität

► **Kardiale Ursachen**
- Aortenklappenstenose
- Pulmonalklappenstenose
- Mitralklappenstenose
- Hypotonie
- Herzinsuffizienz
- Herzbeuteltamponade
- dilatative und hypertrophe Kardiomyopathie
- Myokardinfarkt
- bradykarde Herzrhythmusstörungen:
  - Adam-Stokes-Anfall bei Sinusbradykardie
  - Sinusknotendysfunktion
  - bradykardes Vorhofflimmern
  - sinusatrialer Block oder AV-Blockierungen
- tachykarde Herzrhythmusstörungen:
  - AV-Knoten-Reentry-Tachykardie
  - Kammertachykardie
  - Vorhofflimmern
  - Vorhofflattern

► **Vasovagale Ursache**
- Schmerz
- Stress, psychische Belastung

► **Metabolische Ursachen**
- Hypoglykämie
- Hypovolämie
- Dehydration
- Addison-Krise

► **Intoxikation**
- Alkohol
- Drogen

► **Medikamente**
- Antihypertonika
- Diuretika
- Sedativa

► **Andere Ursachen**
- Subclavian-Steal-Syndrom
- aortokavales Kompressionssyndrom (Schwangerschaft)

32.3 Differenzialdiagnose des Krampfanfalls

► **Zerebrale Ursachen**
- Commotio cerebri
- epidurales/subdurales Hämatom
- Kontusionsblutung
- Subarachnoidalblutung
- intrazerebrale Blutung
- Tumor/Metastase
- Hydrozephalus
- zerebrale Ischämie
- akute entzündliche ZNS-Erkrankung (Meningitis, Abszess, Enzephalitis)
- Enzephalopathien (z. B. Wernicke-Enzephalopathie)
- Hypoxämie bei kardialem, anaphylaktischem, neurogenem Schock
- Hypoxämie wegen Ventilations- und/oder Oxygenierungsstörung
- hypertensive Enzephalopathie

► **Psychiatrische Ursachen**
- Akuter Entzug (v. a. Alkohol, Medikamente)
- psychogene, nichtepileptische Anfälle

► **Kardiale Ursachen**
- Hypotonie
- Herzinsuffizienz
- bradykarde Herzrhythmusstörungen:
  - Adam-Stokes-Anfall bei Sinusbradykardie
  - Sinusknotendysfunktion
  - bradykardes Vorhofflimmern
  - sinusatrialer Block oder AV-Blockierungen
- tachykarde Herzrhythmusstörungen:
  - AV-Knoten-Reentry-Tachykardie
  - Kammertachykardie
  - Vorhofflimmern
  - Vorhofflattern

► **Metabolische Ursachen**
- Fieber
- Hypo-, Hyperglykämie
- Hypo-, Hypernatriämie
- Hypo-, Hyperkalzämie
- Hypomagnesämie
- Hypophosphatämie
- Alkalose/Azidose
- Urämie
- Leberversagen
- Hypovolämie

► **Medikamente**
- Medikamente (z. B. Digitalis, Theophyllin, trizyklische Antidepressiva)
- Drogen (z. B. Kokain, Amphetamine, Heroin)

► **Andere Ursachen**
- Gestose/Eklampsie
- REM-Schlaf-Verhaltensstörungen (Anfälle aus dem Schlaf im höheren Lebensalter)

32.4 Differenzialdiagnose der akuten Dyspnoe

► **Pulmonale Ursachen**
- Asthma bronchiale
- COPD
- Aspiration
- (Spannungs-)Pneumothorax
- Pleuraerguss
- Pneumonie
- Lungenfibrose
- Sekretverlegung

► **Pulmonal-vaskuläre Ursachen**
- Lungenarterienembolie

► **Kardiale Ursachen**
- Akutes Koronarsyndrom
- Lungenödem
- (Links-/Rechts-)Herzinsuffizienz
- Herzrhythmusstörungen
- hypertone Krise
- Perikardtamponade

► **Traumatologische Ursachen**
- (Serien-)Fraktur der Rippen
- Lungenkontusion

► **Supraglottische Ursachen**
- Glottisödem
- Epiglottitis
- Verlegung durch Fremdkörper
- Pseudokrupp bei Kindern

► **Vergiftungen.** Beispiele:
- Organophosphate
- Zyanide
- Kohlenmonoxid

► **Andere Ursachen**
- Neuromuskuläre Erkrankungen, z. B. amyotrophe Lateralsklerose, akuter Schub einer Multiplen Sklerose, akute Myasthenia gravis
- Anämie
- Hyperventilation
- Aszites
- abdominelles Kompartmentsyndrom

32.5 Differenzialdiagnose des akuten Brustschmerzes

► **Kardiale Ursachen**
- Akutes Koronarsyndrom
- Perikardtamponade
- Perimyokarditis
- Cor pulmonale
- akute hypertensive Krise
- Hypoxämie wegen Ventilations- und/oder Oxygenierungsstörung

► **Pulmonal-vaskuläre Ursachen**
- Lungenarterienembolie
- akutes Cor Pulmonale
- Aortenaneurysma/-dissektion

► **Pulmonale Ursachen**
- Pleuritis
- Pneumonie
- Bronchitis
- Pneumothorax
- Tumor
- Lungenabszess

► **Traumatologische Ursachen**
- (Serien-)Fraktur der Rippen
- Perikardkontusion

► **Mediastinale Ursachen**
- Mediastinale Tumoren
- Mediastinitis
- Mediastinalemphysem

► **Gastrointestinale Ursachen**
- Akutes Abdomen
- Cholezystitis, -zystolithiasis
- Pankreatitis
- Ösophaguserkrankungen

► **Metabolische Ursachen**
- Addison-Krise
- thyreotoxische Krise/hypothyreotisches Koma
- Phäochromozytomkrise

► **Andere Ursachen**
- Vertebrogene Thoraxschmerzen
- Morbus Bechterew
- Herpes zoster
- Inkostalneuralgie

32.6 Differenzialdiagnose der Hypotonie

▶ **Neurologische Ursachen**
- Neurogener Schock
- Schädel-Hirn-Trauma
- sympatholytische Regionalanästhesie
- Tumoren
- Meningitis/Enzephalitis

▶ **Psychiatrische Ursachen**
- Psychogene Synkope

▶ **Kardiovaskuläre und pulmonale Ursachen**
- kardiogener Schock
- Herzinsuffizienz
- Herzbeuteltamponade
- Lungenarterienembolie
- dilatative und hypertrophe Kardiomyopathie
- Myokardinfarkt
- bradykarde Herzrhythmusstörungen:
  - Adam-Stokes-Anfall bei Sinusbradykardie
  - Sinusknotendysfunktion
  - bradykardes Vorhofflimmern
  - sinusatrialer Block oder AV-Blockierungen
- tachykarde Herzrhythmusstörungen:
  - AV-Knoten-Reentry-Tachykardie
  - Kammertachykardie
  - Vorhofflimmern
  - Vorhofflattern
  - akutes Cor Pulmonale
  - Hypoxie
  - Hyperkapnie
  - aortokavales Kompressionssyndrom (Schwangerschaft)

▶ **Vasovagale Ursache**
- Schmerz
- Stress, psychische Belastung

▶ **Metabolische Ursachen**
- Hypoglykämie
- Hypovolämie
- Dehydration
- Addison-Krise
- Hypokalzämie

▶ **Intoxikation**
- Alkylphosphate
- Alkohol
- Drogen

▶ **Medikamente**
- Antihypertensiva
- Antiarrhythmika
- Antidepressiva
- Neuroleptika
- Zytostatika
- Diuretika
- Sedativa (z. B. Thiopental, Propofol)
- histaminerge Medikamente (z. B. Morphin, Pethidine, Mivacurium, Vancomycin)

▶ **Andere Ursachen**
- Subclavian-Steal-Syndrom
- aortokavales Kompressionssyndrom (Schwangerschaft)
- Anaphylaxie
- Transfusionsreaktion
- Sepsis

32.7 Glasgow Coma Scale

Bei Angabe des GCS ist eine differenzierte Dokumentation zusätzlich zur Gesamtpunktzahl wichtig. *Beispiel* GCS-Wert 8:
- E(yes) 3
- V(oice) 3
- M(otorik) 2

Die Indikation zur Intubation bei einem GCS-Wert < 9 gilt insbesondere bei einem Schädel-Hirn-Trauma, weil eine Beatmung sich hier als outcome-relevant erwiesen hat. Der Wert GCS < 9 spiegelt sich beim SHT aus diesem Grund auch in der Abgrenzung des „schweren" vom „mittelgradigen" Schädel-Hirn-Trauma wider. Aus dieser Tatsache sollte jedoch keine allgemeine Regel abgeleitet werden! In die Überlegungen zur Intubationsindikation sollte immer mit einbezogen werden, ob eine Vigilanzminderung in absehbarer Zeit (z. B. postiktal) oder durch eine gezielte, einfache Intervention (z. B. Anheben des BZ) reversibel ist. In diesem Fall ist eine vorsichtige Risikoabwägung (Aspirationsschutz vs. medikamentöse Verfälschung der neurologischen Beurteilbarkeit) notwendig.

Merke **M!**

Der initiale GCS-Wert und der daran bemessene weitere klinische Verlauf fließt in wesentliche Indikationsstellungen ein!

Die pGCS erlaubt eine altersadaptierte GCS-Bestimmung je nach Entwicklungsstand.

Tab. 32.1 Glasgow Coma Scale (GCS).

Kriterium	Auslöser der Reaktion	Antwort auf Reaktion	Punkte
Öffnen der Augen	spontan, Ansprechen, Schmerz	öffnet selbständig	4
		öffnet bei Aufforderung mit lauter Stimme	3
		öffnet auf Schmerzreiz	2
		Augen bleiben geschlossen	1
Sprache	spontan, Ansprechen	orientiert zu Zeit, Ort und Person	5
		desorientiert	4
		grammatikalisch richtig, inhaltslos	3
		unverständliche Laute	2
		keine Laute	1
Motorik	Ansprechen, Schmerz	einfache Kommandos werden ausgeführt	6
		gezieltes Abwehren des Schmerzreizes	5
		Wegziehen des schmerzenden Körperteils	4
		Beugesynergismen	3
		Strecksynergismen	2
		ohne Antwort	1
GCS-Wert = Summe der Punkte aller 3 Kriterien, minimal 3, maximal 15 Punkte.			

Tab. 32.2 Pediatric Glasgow Coma Scale (pGCS).

Kriterium	Auslöser der Reaktion	Antwort auf Reaktion	Punkte
Öffnen der Augen	spontan, Ansprechen, Schmerz	öffnet selbständig	4
		öffnet bei Aufforderung mit lauter Stimme	3
		öffnet auf Schmerzreiz	2
		Augen bleiben geschlossen	1
Sprache	spontan, Ansprechen	konversationsfähig, koordiniertes Gespräch	5
		Brabbeln, Plappern	4
		Schreien, aber tröstbar	3
		Schreien, nicht zu trösten	2
		keine Laute	1
Motorik	Ansprechen, Schmerz	spontane Bewegung	6
		gezieltes Abwehren des Schmerzreizes	5
		Wegziehen des schmerzenden Körperteils	4
		Beugesynergismen	3
		Strecksynergismen	2
		ohne Antwort	1
pGCS-Wert = Summe der Punkte aller 3 Kriterien, minimal 3, maximal 15 Punkte.			

33 Advanced Cardiac Life Support

33.1 ACLS Erwachsene

A. Bichmann, R. Francis, R. Garnew, T. Kerner, C. Spies

33.1.1 Allgemein

Reanimationsteam Management

- Prebriefing: wenn möglich sollte eine Rollenzuweisung zu Dienstbeginn erfolgen
- Debriefing: Nachbesprechung im Anschluss an eine Reanimation zur Identifizierung von Verbesserungspotenzial im Team als auch die Benötigung von Seelsorge für Teammitglieder

33.1.2 Algorithmus

Universeller ACLS-Algorithmus des ERC [1317]; s. ▶ Abb. 33.1.

33.1.3 Diagnostik/Bodycheck

Bewusstsein

- Patient ansprechen, berühren (z. B. an der Schulter rütteln)

Cave

Schnappatmung (langsames, mühsames und lautes Atmen) ist Zeichen eines Kreislaufstillstandes. Krampfanfälle können nach Eintritt eines Kreislaufstillstandes auftreten.

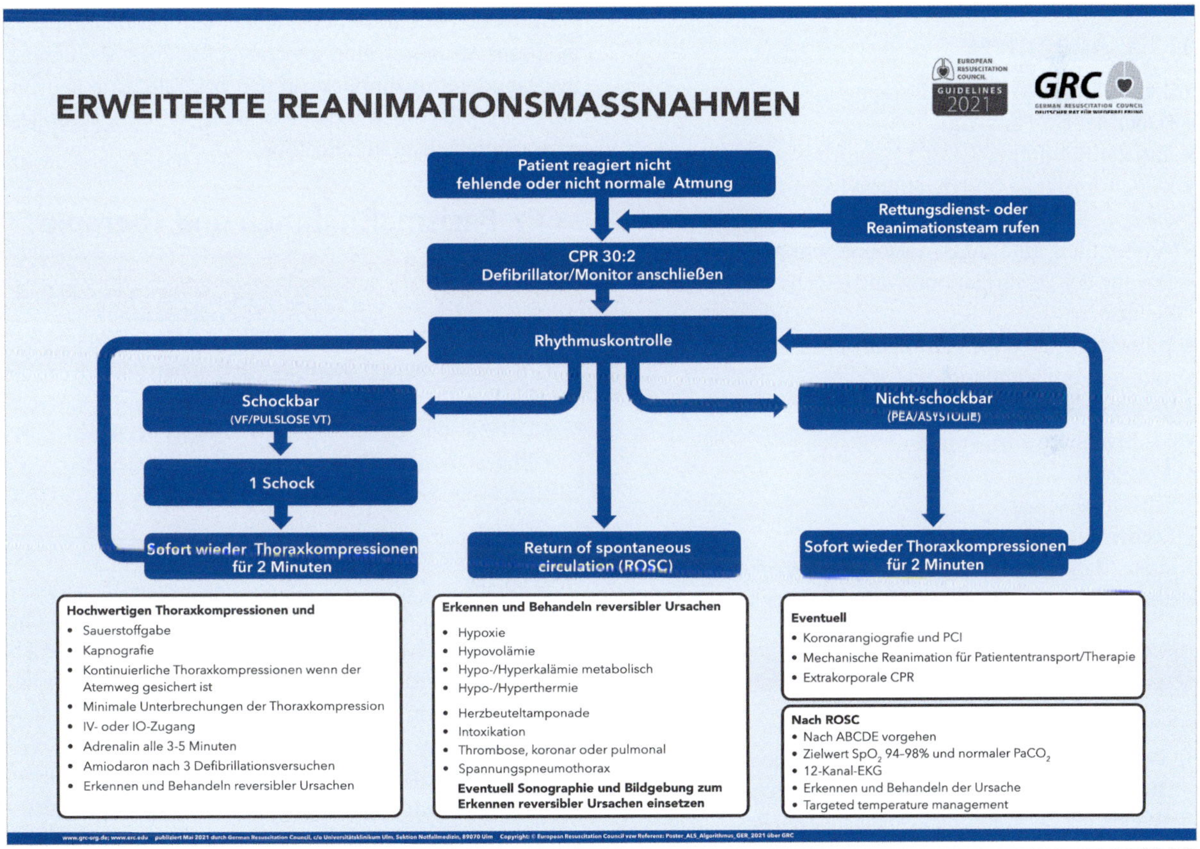

Abb. 33.1 ACLS-Algorithmus bei Erwachsenen. (Quelle: © German Resuscitation Council (GRC) und Austrian Resuscitation Council (ARC) 2022 bzw. modifiziert nach © German Resuscitation Council (GRC) und Austrian Resuscitation Council (ARC) 2022. Kapitel Erweiterte Reanimationsleitlinien für Erwachsene)

III

Atmung – Überprüfung in maximal 10 Sekunden

- Atemwege frei machen (Kopf überstrecken, Kinn anheben)
- Sehen, Hören, Fühlen

Kreislauf (Überprüfung in maximal 10 Sekunden)

Das Palpieren des Karotis-Pulses ist unzuverlässig. Daher sollte immer gleichzeitig nach Lebenszeichen (gezielte Bewegung, Atmung oder Husten) gesucht werden.

Cave

Bei Zweifeln während des *einseitigen* Palpierens immer vom Kreislaufstillstand ausgehen und mit der kardiopulmonalen Reanimation beginnen.

33.1.4 Anamnese

- Zeitpunkt des Kreislaufstillstandes
- Dauer der No-Flow-Time
- initialer Rhythmus
- Begleitumstände (durchgeführte Laienreanimation und die Low-Flow-Time)
- Verwendung eines AED (mit/ohne Schock)
- Summe der Defibrillationen und jeweils verwendete Energie
- kumulative Gabe von Adrenalin
- initialer Pupillenbildung
- Vorerkrankungen
- Medikamente
- Allergien
- Schwangerschaft
- Körper(kern)-temperatur
- letzte Mahlzeit
- Kontakt von Hausarzt und nächstem Angehörigen

Cave

Anamnestische Fragestellungen dürfen den Start und die einzelnen Maßnahmen der Reanimation nicht verzögern. Anamneseerhebung während laufender Reanimation nur bei ausreichenden personellen Ressourcen bzw. nach erfolgreicher Reanimation.

33.1.5 Differenzialdiagnosen

- Differenzialdiagnose der Bewusstlosigkeit

33.1.6 Monitoring

- Während der Reanimation:
  - EKG
  - $etCO_2$
  - S_pO_2
  - Blutzucker
  - ggf. Feedbacksysteme
  - ggf. Beatmungsparameter
- nach ROSC (return of spontaneous circulation):
  - HF
  - Blutdruck (NIBP, Intervall ≤ 5 min)
  - EKG
  - 12-Kanal-EKG
  - S_pO_2
  - $etCO_2$
  - Beatmungsparameter

► **Hinweis.** Für eine BGA bei laufender Reanimation wird in dieser Situation eine zentralvenöse BGA empfohlen, insbesondere im Hinblick auf den pH. Falls eine Beurteilung des p_aO_2 notwendig erscheint, wird unverändert eine arterielle BGA durchgeführt

33.1.7 Basismaßnahmen und Therapie

Praxis

Zu beachten
- BLS-Maßnahmen (Thoraxkompressionen und Beatmung 30:2)
- Defibrillationsbereitschaft unverzüglich herstellen
- frühest mögliche Schockabgabe, wenn indiziert

Atmung

Primär sollte die Beatmung mittels Beatmungsbeutel und Maske in der Zweihelfer-Methode erfolgen. Die endotracheale Intubation während der Reanimation ist die zuverlässigste Form der Atemwegsicherung, sie darf allerdings den Ablauf der Reanimation nicht verzögern!

- Die Maximale Unterbrechung der Thoraxkompressionen während der Intubation soll < 5 s betragen.
- Die endotracheale Intubation soll nur durchgeführt werden, wenn eine ausreichende Expertise hierfür vorhanden ist.
- Die Verwendung eines Videolaryngoskopes wird favorisiert und unter Sicht intubiert.

Die Kontrolle der korrekten endotrachealen Tubuslage ist grundsätzlich durch die Verwendung der endtidalen CO_2-Messung sicherzustellen.

Weiterhin ist die endtidalen CO_2-Messung ein wichtiger Parameter zur Kontrolle der Effektivität der Reanimationsmaßnahmen.

Eine einseitige, bronchiale Tubuslage kann mittels Auskultation detektiert werden.

Alternativen der Atemwegsicherung sind Larynxmaske, Intubationslarynxmaske, Larynxtubus.

In Anbetracht der erschwerten Bedingungen einer endotrachealen Intubation unter laufender Reanimation sollte die Anwendung eines alternativen Atemwegs erwogen werden und die endotracheale Intubation nach dem Wiedereintreten des Kreislaufs (ROSC) durchgeführt werden (s. a. Schwieriger Atemweg Präklinisches Airwaymanagement; Kap. 31.3).

Sobald der Atemweg gesichert ist, Beatmung mit Atemfrequenz von 10/min ohne Unterbrechung der Thoraxkompressionen und Tidalvolumen 6–7 ml/kgKG des geschätzten Köpergewichtes.

Der Einsatz eines Respirators ist möglich, die Beatmung während der Reanimation sollte mit 100 % O_2 (→ Beatmungsbeutel immer mit Reservoir/O_2-Demandventil verwenden) erfolgen.

Kreislauf

► **Thoraxkompressionen**

- die qualitativ hochwertige Durchführung ist Outcome relevant
- korrekten Druckpunkt wählen: untere Hälfte des Sternums oder mittig auf dem Sternum
- gestreckte Arme
- Hebelwirkung aus der Hüfte erzielen
- Kompressionstiefe: 5–6 cm
- Kompressionsfrequenz: 100–120/min
  - Abfall der Kompressionsfrequenz auf < 100/min vermeiden → nach 2 min Helfer auswechseln
- nach jeder Kompression eine vollständige Thoraxentlastung erlauben
- feste Unterlage wählen z. B. Reanimationsbrett, Boden, Krankenbettmatratze auf die Reanimationseinstellung zurücksetzten

► **Defibrillation**

- Schnellstmöglich Defibrillationsbereitschaft herstellen
- immer Klebeelektroden verwenden
- Position der Elektroden überprüfen (rechte Elektrode: subklavikuläre, rechtssternale Lage; linke Elektrode: direkt axillär lateral)
- möglichst manuelle, biphasische Defibrillation verwenden, um die Hands-off-Time während der Analyse zu reduzieren
- Defibrillator vor der jeder Rhytmusanalyse auf die gewünsche Energie vorladen und die Thoraxkompressionen bis zum vollständigen Ladezustand fortsetzte
- biphasisch:
  - Energie nach Herstellerangaben (meist 120–150 J), dann Eskalation je nach Gerät (hohe Energie = Myokardschädigung)
  - im Zweifel bei 150 J beginnen
- monophasisch:
  - 360 J

Medikamentenzugang

► **Zugang der Wahl**

- Peripherer Venenzugang
  - Jede Medikamentengabe muss mit 20 ml NaCl 0,9 % gespült werden und die Extremität für mindestens 10–20 sec angehoben werden.
  - Keine großen Volumengaben frei applizieren.

► **Alternativer Zugang**

- Intraossärer Zugang:
  - wenn i. v. Zugang schwer oder nicht möglich ist (z. B. nach 2 frustranen Versuchen oder Unerreichbarkeit des Patienten)
  - als Punktionsstellen den proximalen Humeruskopf oder proximale und distale Tibia bevorzugen
  - zur Lagekontrolle der Nadel ist eine positive Aspiration nicht notwendig
  - BZ-Messung aus dem Knochenaspirat ist möglich (**Cave**: nicht in BGA Geräten zu verwenden)
- Keine Empfehlung für:
  - zentralvenöse Katheterisierung
  - Applikation via Endotrachealtubus oder extraglottische Devices
  - MAD-Devices

Medikamente

Bei Asystolie/PEA sofort, bei VF/pVT nach der 3. Defibrillation:

- Adrenalin: 1 mg i. v./i.o. alle 3–5 min

Bei VF/pVT nach der 3. Defibrillation:

- Amiodaron: 300 mg i. v./i.o. in 20 ml Glukose 5 %, ggfs. nach dem 5. Schock *oder*
- Lidocain: 1,0–1,5 mg/kgKG

Cave

Nicht mehr applizieren, falls Amiodaron zuvor appliziert worden ist.

Bei Torsade de pointes, V. a. Hypomagnesiämie und refraktärem VF, Digitoxinvergiftung:
- Magnesium: 2 g i. v./i.o.

Bei V. a. Thromboembolie als Ursache für den Kreislaufstillstand (Lungenarterienembolie/Myokardinfarkt):
- Thrombolyse bei Verdacht auf Thromboembolie als Ursache erwägen

Merke M!

Wenn Thrombolytika gegeben wurden, sollen die Reanimation für 60–90 min fortgesetzt werden, bevor der Reanimationsversuch beendet wird.

► **Nach strenger Indikationsstellung**
- Natriumbikarbonat: 50 mval i. v./i.o. ausschließlich bei
  - gesicherter Azidose mit pH < 7,1;
  - Hyperkaliämie
  - Vergiftung mit trizyklischen Antidepressiva

Cave

Katecholamine niemals mit NaBic gleichzeitig über einen gemeinsamen Schenkel applizieren, da die Wirksamkeit Katecholamine sonst herabgesetzt wird.

Volumentherapie

- Kristalloide Lösungen
- nur bei klaren Hinweisen auf eine Hypovolämie

Lagerung/Transport

- Rückenlage

► **Ausnahme.** Schwangere ab der 20. SSW und klinischen palpierbarem Uterus auf Umbilikushöhe: Patientin in Linksseitenlage 15–30° positionieren oder die 2-händige Unterusverschiebung durchführen, um die Kompression der V. Cava zu reduzieren und den venösen Rückfluss zu gewärleisten.

Praxis

Perimortem Caesarean Section

Notsectio (Perimortem Caesarean Section, PMCS) bei Reanimationen von Schwangeren nach 20. SSW oder bei einem palpierbarem Uterus bis Umbilikus erwägen:
- Empfehlungsgrad → Expertenmeinung
- Es besteht ein sehr knappes Zeitfenster
- Maßnahme sollte nach 4 min Reanimation durchgeführt werden, um eine Kindesentwicklung innerhalb von 5 min nach Kollaps zu gewärleisten
- **Cave:** Die **4 E's** berücksichtigen:
  - Experience
  - Environment
  - Equipment
  - Elapsed Time < 5 min

Unterstützungssysteme

Sofern vorhanden wird ein Feedbacksystem zur CPR-Ausführung verwendet z. B.:
- digitale, audio-visuelle Feedbacksysteme für Drucktiefe und Thoraxentlastung
- Metronom für die Kompressionsfrequenz

Sofern vorhanden kann die Verwendung eines mechanischen Unterstützungssystems zur CPR nach kritischer Indikationsstellung erwogen werden. Diese wären z. B.:
- Patiententransport
- Erhöhungen der Sicherheit und Reduzierung der Personalgefärdung (z. B.: Infektionsschutz bei bekannter aerogener Infektion)
- schwerzugängliche Patientenposition
- während Diagnostik und Interventionen

Cave

Kontraindikation: Schwangerschaft.

Notfallsonografie (POCUS)

- Aktuell liegt keine starke Evidenz für eine Durchführung einer präklinischen Notfallsonografie (POCUS) unter Reanimation vor.
- Potenzielle Fehlerquelle ist die oft vorzufindende Erweiterung des rechten Ventrikels, welche keine direkte Diagnose einer Lungenarterienembolie (LAE) darstellt.

33.1.8 Besonderheiten

Es gibt insgesamt 8 reversible Ursachen eines Kreislaufstillstandes, die während einer Reanimation erkannt und behandelt werden sollen: (englisch:4 H und 4 T, deutsch 4 H und HITS)

- **H**ypoxie
- **H**ypovolämie
- **H**ypo-/Hyperkaliämie
- **H**ypothermie
- **T**amponade/**H**erzbeuteltamponade
- **T**oxins/**I**ntoxikation
- **T**hrombosis (coronary and pulmonary)/**T**hrombembolie (koronar oder pulmonal) – *häufigste Ursache!*
- **T**ension Pneumothorax/**S**pannungspneumothorax

Merke M!

Bei Unsicherheit, ob noch eine Herz-Kreislauf-Funktion besteht, immer mit der Reanimation beginnen!

Die korrekte Durchführung der Thoraxkompressionen und die schnelle Defibrillation sind für den Erfolg der Reanimation entscheidend. Daher:

- Thoraxkompressionen bei Herz-Kreislauf-Stillstand schnellstmöglich beginnen
- Helfer spätestens nach 2 min wechseln
- Pausen minimieren (maximal 5 s)
- schnellstmöglich Defibrillationsbereitschaft herstellen

Merke M!

Bei Hypoxie als bekannte Ursache für den Herz-Kreislauf-Stillstand (z. B. Ertrinken, Bolusgeschehen), soll der Algorithmus mit 5 initialen Beatmungen gestartet werden.

33.1.9 Behandlung nach erfolgreicher Reanimation

Atmung

- Einstellung der F_iO_2 und Beatmungsparameter soll so erfolgen, dass ein S_pO_2-Wert zwischen 94 und 98 % erreicht wird
- Hyperoxygenierung vermeiden
- $etCO_2$-Messung und Normokapnie anstreben
- Atemfrequenz und Tidalvolumen anpassen
- Atemweg sichern, ggf. Intubation

Kreislauf

- 12-Kanal-EKG
- intravenösen Zugang sichern
- systolischen Blutdruck > 100 mmHg
- Normovolämie anstreben
- Vasopressor-/Inotropikatherapie zur Erreichung des Zielblutdrucks einsetzen

Temperaturmanagement

- Körperkerntemperatur von 32–36 °C für komatöse Patienten mit einem initalen nicht schockbaren Rhytmus tolerieren
- Fieberspitzen vermeiden
- präklinisch keine aktiven Kühlungsmaßnahmen
- Shivering vermeiden (erhöhter Sauerstoffverbrauch)

33.1.10 Komplikationen

Verletzungen

- Rippen- und Sternumfrakturen
- paravasale Injektion
- Weichteilverletzung von thorakalen und abdominellen Organen

Beatmungsprobleme

→ Lösung nach DOPES-Akronym:

- **D**isplacement of the tube (Tubusfehllage) → Korrektur
- **O**bstruction of the tube (Tubusobstruktion) → Absaugen
- **P**neumothorax → Fingerthorakostomie oder Pleuradrainage
- **E**quipment failure (Geräte- oder Materialfehler) → Geräte-/Materialwechsel
- **S**tomach (geblähter Magen) → Magensonde

33.1.11 Zielkrankenhaus

- Krankenhaus vor Transport informieren
- u. U. frühzeitig Tragehilfe durch Feuerwehr organisieren
- bei Verdacht auf akuten Myokardinfarkt als Ursache, Krankenhaus mit 24-stündiger Herzkatheterbereitschaft
- bei Hypothermie als Ursache, Krankenhaus mit Möglichkeit zur HLM/ECMO
- bei Hyperkaliämie als Ursache, Krankenhaus mit Möglichkeit zur Akutdialyse
- Erwachsene mit nicht traumatischen Kreislaufstillstand sollen primär zertifizierten Cardiac Arrest Zentren zugeführt werden (www.grc-org.de/arbeitsgruppen-projekte/4-1-Cardiac-Arrest-Center-Zertifizierung)

33.1.12 Dokumentation

- 12-Kanal-EKG nach ROSC
- Dokumentation der Dauer der Reanimation in Minuten des primären Rhythmus, Laienreanimation oder vermutete No-Flow-Zeit (wenn Reanimation erst durch den Rettungsdienst begonnen wurde)
- Anzahl der Defibrillationen
- kumulative Adrenalindosis und andere Medikamentengaben
- Intubation und Beatmungsparameter inkl. $etCO_2$
- Anamnese (Medikamente in der Häuslichkeit, andere Hinweise auf Erkrankungen, vorangegangene Behandlungen)
- Kontaktdaten von Angehörigen, Hausarzt etc.

Termination of Resuscitation (TOR)

- Lokale Organsisations- und kulturelle Sturkturen bedenken – Ethikrichtlinien befolgen
- Patientenwillen berücksichtigen z. B. DNACPR (Do not Attempt CPR), Patientenverfügung
- Komorbiditäten und Lebensqualität vor und nach der Reanimation in den Entscheidungsfindungsprozess einfliessen lassen
- UN10-Regel sollte nicht ausschlaggebend sein (unbeobachteter Herzstillstand, nicht schockbarer Rhythmus, 10-Minuten-Reanimation ohne ROSC)
- Verletzungen nicht vereinbar mit dem Leben
- Eigengefärdung, Gefärdung des Rettungsdienstpersonals
- persistierende Asystolie trotz 20-minütiger Reanimation und dem Beheben aller reversiblen Ursachen eines Kreislaufstillstandes

33.2 ACLS Kinder bis zur Pubertät

R. Francis, R. Garnew, T. Kerner, C. Spies

33.2.1 Definitionen

- *Neugeborenes:* Lebenalter bis 4 Wochen
- *Säugling:* Lebensalter bis 1 Jahr
- *Kleinkind:* ab 2.–6. Lebensjahr
- *Schulkind:* ab 6. Lebensjahr

Merke M!

Bis zum Alter von 18 Jahren gelten die folgenden Leitlinien, danach die Erwachsenenleitlinien.

33.2.2 Reanimationsteam Management

- Prebriefing: wenn möglich sollte eine Rollenzuweisung zu Dienstbeginn erfolgen
- Debriefing: Nachbesprechung im Anschluss an eine Reanimation zur Identifizierung von Verbesserungspotenzial im Team als auch die Benötigung von Seelsorge für Teammitglieder

33.2.3 Algorithmus

Den ACLS-Algorithmus bei Kindern zeigt ▶ Abb. 33.2.

33.2.4 Diagnostik/Bodycheck

Bewusstsein

- Ansprechen
- taktile Stimulation
- auf Lebenszeichen (normale Atmung, Husten, Bewegungen) achten

Cave ⚠

Schnappatmung (langsames, mühsames und lautes Atmen) ist Zeichen eines Kreislaufstillstandes. Krampfanfälle können nach Eintritt eines Kreislaufstillstandes auftreten.

Atmung

- Atemwege frei machen (Kopf überstrecken, Kinn anheben)
- sehen, hören, fühlen (max. 10 sec)
- → Wenn keine normale Atmung oder Atemstillstand: 5 initiale Beatmungen

Kreislauf

- Prüfen max. 10 s
- Die alleinige Pulskontrolle ist unzuverlässig, entscheidend ist der Gesamteindruck.
- Es sollte immer gleichzeitig nach Lebenszeichen (gezielte Bewegung, Atmung oder Husten) gesucht werden.
- Wenn eine Pulskontrolle sicher beherrscht wird: Brachialis- oder Femoralispuls (im 1. Lebensjahr), Carotis- oder Femoralispuls (> 1. Jahr).

Merke M!

Im Zweifel immer vom Kreislaufstillstand ausgehen und mit der kardiopulmonalen Reanimation beginnen.

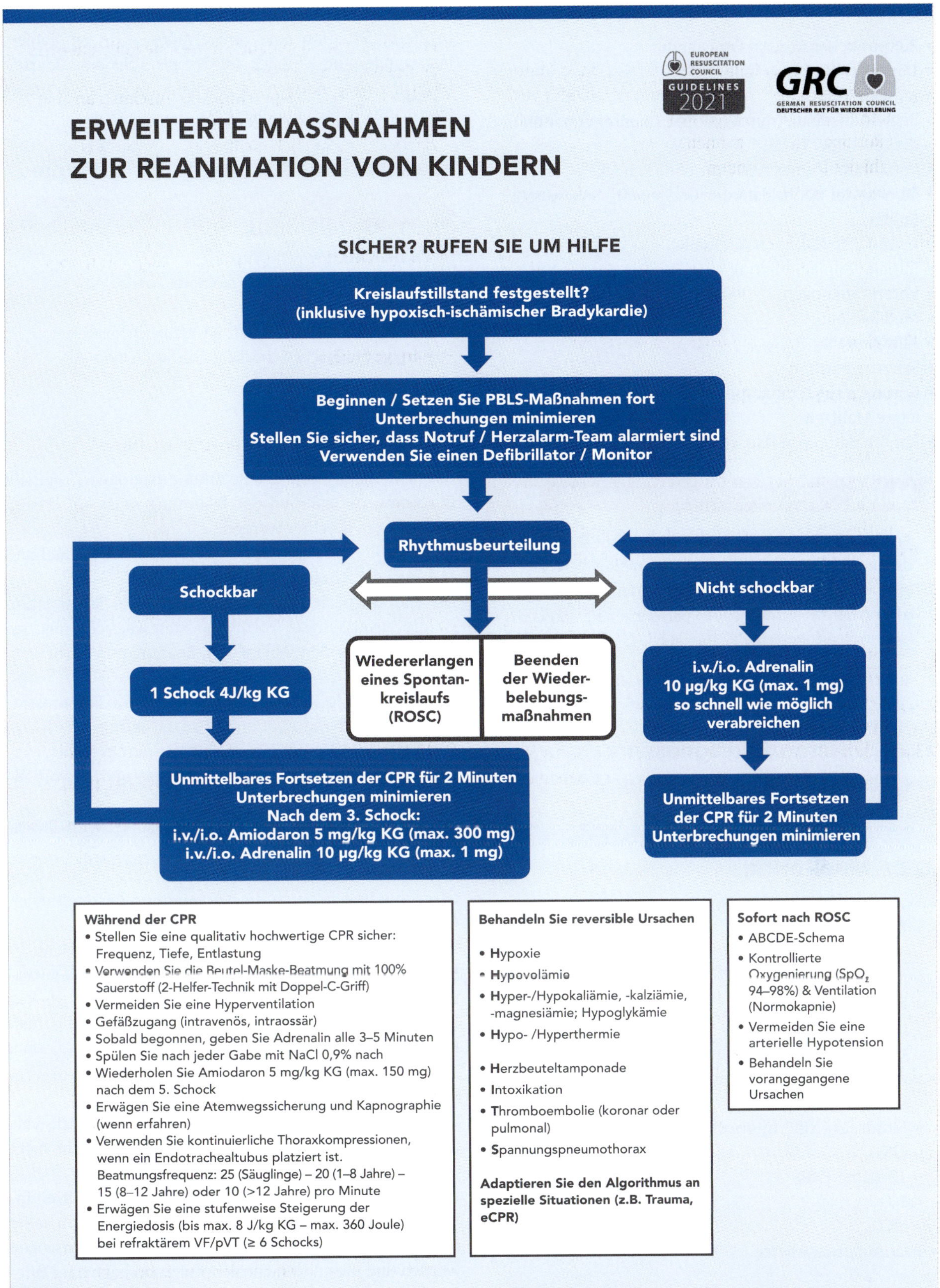

Abb. 33.2 ACLS Algorithmus bei Kindern. (Quelle: © German Resuscitation Council (GRC) und Austrian Resuscitation Council (ARC) 2021 bzw. modifiziert nach © German Resuscitation Council (GRC) und Austrian Resuscitation Council (ARC) 2021 Kapitel Lebensrettende Maßnahmen bei Kindern)

III

33.2.5 Anamnese

- Zeitpunkt des Kreislaufstillstandes
- Dauer der No-Flow-Time
- initialer Rhythmus
- Begleitumstände (durchgeführte Laienreanimation und die Low-Flow Time)
- Verwendung eines AED (mit/ohne Schock)
- Summe der Defibrillationen und jeweils verwendete Energie
- kumulative Gabe von Adrenalin
- initialer Pupillenbildung
- Vorerkrankungen
- Medikamente
- Allergien
- Schwangerschaft
- Körper(kern)-temperatur
- letzte Mahlzeit
- Kontaktdaten von Hausarzt und nächstem Angehörigen

Merke M!

Anamnestische Fragestellungen dürfen den Start und die einzelnen Maßnahmen der Reanimation nicht verzögern. Anamneseerhebung während laufender Reanimation nur bei ausreichenden personellen Ressourcen bzw. nach erfolgreicher Reanimation.

33.2.6 Differenzialdiagnosen

- Differenzialdiagnose der Bewusstlosigkeit
- Kreislaufinsuffizienz

33.2.7 Monitoring

- Während der Reanimation:
  - EKG
  - $etCO_2$
  - S_pO_2
  - Blutzucker
  - ggf. Feedbacksysteme
  - ggf. Beatmungsparameter
- nach ROSC (return of spontaneous circulation):
  - HF
  - Blutdruck (NIBP, Intervall ≤ 5 min)
  - EKG
  - 12-Kanal-EKG
  - S_pO_2
  - $etCO_2$
- Beatmungsparameter

► **Hinweis.** Für eine BGA bei laufender Reanimation wird in dieser Situation eine zentralvenöse BGA empfohlen, insbesondere im Hinblick auf den pH. Falls eine Beurteilung des p_aO_2 notwendig erscheint, wird unverändert eine arterielle BGA durchgeführt.

33.2.8 Basismaßnahmen und Therapie

Praxis

Zu beachten

- BLS-Maßnahmen (Thoraxkompressionen und Beatmung 30:2)
- Defibrillationsbereitschaft unverzüglich herstellen
- frühest mögliche Schockabgabe, wenn indiziert

Atmung

Die Reanimation mit der Beatmung beginnen (5 initiale Beatmungen), während der Beatmung muss auf Husten und Würgen geachtet werden.
Primär sollte die Beatmung mittels Beatmungsbeutel und Maske in der Zweihelfer Methode erfolgen.
Die endotracheale Intubation während der Reanimation ist die zuverlässigste Form der Atemwegsicherung, sie darf allerdings den Ablauf der Reanimation nicht verzögern!

Die maximale Unterbrechung der Thoraxkompressionen während der Intubation soll < 5sec betragen.
Die endotracheale Intubation soll nur durchgeführt werden, wenn eine ausreichende Expertise hierfür vorhanden ist.
Die Verwendung eines Videolaryngoskopes wird favorisiert und unter Sicht intubiert.

Die Kontrolle der korrekten endotrachealen Tubuslage ist grundsätzlich durch die Verwendung der endtidalen CO_2-Messung sicher zustellen.
Weiterhin ist die endtidalen CO_2-Messung ein wichtiger Parameter zur Kontrolle der Effektivität der Reanimationsmaßnahmen.
Eine einseitige, bronchiale Tubuslage, kann mittels Auskultation detektiert werden.

Eine Alternative zur Atemwegsicherung ist die Larynxmaske.
Ein Larynxtubus sollte bei Kindern, wenn möglich, vermieden werden, eine primäre Verwendung kann nicht empfohlen werden.
In Anbetracht der erschwerten Bedingungen einer endotrachealen Intubation unter laufender Reanimation sollte die Anwendung eines alternativen Atemwegs erwogen werden und die endotracheale Intubation nach dem Wiedereintreten des Kreislaufs (ROSC) durchgeführt werden.

Siehe auch → Schwieriger Atemweg Präklinisches Airwaymanagement

Sind die Atemwege mittels endotrachealem Tubus oder supraglottischer Atemwegshilfe gesichert, wird die Beatmung altersentsprechend mit Atemfrequenz von 20–30/min angepasst.
Die Thoraxkompressionen erfolgen dann ohne Unterbrechungen.
Beatmung während der Reanimation mit 100 % O_2 (→ Beatmungsbeutel immer mit Reservoir/O_2-Demandventil verwenden)

Merke **M!**

Für die Beatmung beim Säugling den Kopf des Kindes in neutraler Position halten; bei Beatmungsschwierigkeiten ggf. sichtbare Fremdkörper entfernen.

Kreislauf

► **Thoraxkompressionen**

- Die qualitativ hochwertige Durchführung ist Outcome relevant
- korrekten Druckpunkt wählen: untere Hälfte des Sternums oder mittig auf dem Sternum
- gestreckte Arme
- Hebelwirkung aus der Hüfte erzielen
- Kompressionstiefe: mindestens ⅓ des a.-p. Thoraxdurchmessers
  - bei Säuglingen: ca. 4 cm
  - bei Kindern > 1 Jahr: ca. 5 cm
- Kompressionsfrequenz: 100–120/min
  - Abfall der Kompressionsfrequenz auf < 100/min vermeiden → nach 2 min Helfer auswechseln
- Nach jeder Kompression eine vollständige Thoraxentlastung erlauben
- feste Unterlage wählen z. B. Reanimationsbrett, Boden, Krankenbettmatratze auf die Reanimationseinstellung zurücksetzten

► **Defibrillation**

- Schnellstmöglich Defibrillationsbereitschaft herstellen
- immer Klebeelektroden verwenden
- Position der Elektroden überprüfen (rechte Elektrode: subklavikuläre, rechtssternale Lage; linke Elektrode: direkt axillär lateral)
- möglichst manuelle biphasische Defibrillation verwenden, um die Hands-off-Time während der Analyse zu reduzieren!
- wenn nur ein AED verfügbar:
  - Kinder von 1–8 Jahre Kinder-Paddles oder Energiebegrenzung auf 50–75 J
  - Kinder > 8 Jahre automatisierter externer Standarddefibrillator kann verwendet werden
- Defibrillator vor jeder Rhythmusanalyse auf die gewünsche Energie vorladen und die Thoraxkompressionen bis zum vollständigen Ladezustand fortsetzte
- Energie:
  - 4 J/kgKG
  - stufenweise Erhöhung auf 8 J/kgKG möglich bei refraktärem VF/pVT (≥ 6 Schocks)

Medikamentenzugang

► **Zugang der Wahl**

- Peripherer Venenzugang
  - Jede Medikamentengabe muss mit 20 ml NaCl 0,9 % gespült werden und die Extremität für mindestens 10–20 sec angehoben werden.
  - Keine großen Volumengaben frei applizieren.

► **Alternativer Zugang**

- Intraossärer Zugang:
  - wenn i. v. Zugang schwer oder nicht möglich ist (z. B. nach 2 frustranen Versuchen oder Unerreichbarkeit des Patienten)
  - als Punktionsstellen den proximalen Humeruskopf oder proximale und distale Tibia bevorzugen
  - zur Lagekontrolle der Nadel ist eine positive Aspiration nicht notwendig
  - BZ-Messung aus dem Knochenaspirat ist möglich (**Cave**: nicht in BGA-Geräten zu verwenden)
- **Keine Empfehlung** für
  - zentralvenöse Katheterisierung
  - Applikation via Endotrachealtubus oder extraglottische Devices
  - MAD-Devices

Medikamente

Bei Asystolie/PEA sofort, bei VF/pVT nach der 3. Defibrillation:

- Adrenalin: 10 µg/kgKG alle 3–5 min i. v./i.o.

Bei VF/pVT nach der 3. Defibrillation:

- Amiodaron: 5 mg/kgKG in Glukose 5 %, ggfs. nach dem 5. Schock wiederholen *oder*
- Lidocain: 1,0–1,5 mg/kgKG

Cave ⚠

Nicht mehr applizieren, sofern Amiodaron zuvor appliziert worden ist.

Bei Torsade de pointes, V.a. Hypomagnesiämie und refraktärem VF, Digitoxinvergiftung:

- Magnesium: 50 µg/kgKG i.v./i.o.

Bei Vd.a. Thromboembolie als Ursache für den Kreislaufstillstand (Lungenarterienembolie/Myokardinfarkt):

- Thrombolyse bei Verdacht auf Thromboembolie als Ursache erwägen

Merke M!

Wenn Thrombolytika gegeben wurden, sollen die Reanimation für 60–90 Minuten fortgesetzt werden, bevor der Reanimationsversuch beendet wird.

► **Nach strenger Indikationsstellung**

- Natriumbikarbonat: 50 mval i.v./i.o. ausschließlich bei
  - gesicherter Azidose mit pH < 7,1
  - Hyperkaliämie
  - Vergiftung mit trizyklischen Antidepressiva

Cave ⚠

Katecholamine niemals mit NaBic gleichzeitig über einen gemeinsamen Schenkel applizieren, da die Wirksamkeit Katecholamine sonst herabgesetzt wird.

Volumentherapie

- Kristalloide Lösungen
- nur bei klaren Hinweisen auf eine Hypovolämie
- wenn indiziert Volumenboli mit 10 ml/kgKG wählen

Lagerung/Transport

- Rückenlage

Unterstützungssysteme

Sofern vorhanden, wird ein Feedbacksystem zur CPR-Ausführung verwendet z.B.:

- digitale, audio-visuelle Feedbacksysteme für Drucktiefe und Thoraxentlastung
- Metronom für die Kompressionsfrequenz

Keine Leitlinienempfehlung zum Einsatz von mechanischen Reanimationshilfen bei Kindern.

Je nach verwendetem Gerät ist der Einsatz möglich, wenn die entsprechenden Patientendimensionen erfüllt sind (Thoraxhöhe).

CORPULS CPR aktuell einziges Gerät mit Zulassung für Kinder ab 8 Jahren (03/2021).

Sofern vorhanden kann die Verwendung eines mechanischen Unterstützungssystems zur CPR nach kritischer Indikationsstellung erwogen werden. Diese wären z.B.:

- Patiententransport
- Erhöhungen der Sicherheit und Reduzierung der Personalgefährdung (z.B.: Infektionsschutz bei bekannter aerogener Infektion)
- schwerzugängliche Patientenposition
- während der Diagnostik und Interventionen

Notfallsonografie (POCUS)

- Aktuell liegt keine starke Evidenz für eine Durchführung einer präklinischen Notfallsonografie (POCUS) unter Reanimation vor.
- Potenzielle Fehlerquelle ist die oft vorzufindende Erweiterung des rechten Ventrikels, welche keine direkte Diagnose einer Lungenarterienembolie (LAE) darstellt.

33.2.9 Besonderheiten

Es gibt insgesamt 8 reversible Ursachen eines Kreislaufstillstandes, die während einer Reanimation erkannt und behandelt werden sollen: (englisch:4 H und 4 T, deutsch 4 H und HITS))

- **H**ypoxie
- **H**ypovolämie
- **H**ypo-/Hyperkaliämie
- **H**ypothermie
- **T**amponade/**H**erzbeuteltamponade
- **T**oxins/**I**ntoxikation
- **T**hrombosis (coronary and pulmonary)/**T**hrombembolie (coronar oder pulmonal) – *häufigste Ursache!*
- *Tension* Pneumothorax/**S**pannungspneumothorax

Merke M!

Bei Unsicherheit, ob noch eine Herz-Kreislauf-Funktion besteht, immer mit der Reanimation beginnen!

Die korrekte Durchführung der Thoraxkompressionen und die schnelle Defibrillation sind für den Erfolg der Reanimation entscheidend. Daher:

- Reanimation bei Kindern beginnt mit 5 initialen Atemhüben

- Thoraxkompressionen bei Herz-Kreislauf-Stillstand sschnellstmöglich beginnen
- Helfer spätestens nach 2 min wechseln
- Pausen minimieren (maximal 5 s)
- schnellstmöglich Defibrillationsbereitschaft herstellen

33.2.10 Behandlung nach erfolgreicher Reanimation

Atmung

- Einstellung der F_iO_2 und Beatmungsparameter soll so erfolgen, dass ein S_pO_2-Wert zwischen 94 und 98 % erreicht wird
- Hyperoxygenierung vermeiden
- $etCO_2$ Messung und Normokapnie anstreben
- Atemfrequenz und Tidalvolumen anpassen
- Atemweg sichern, ggf. Intubation

Kreislauf

- 12-Kanal-EKG
- intravenösen Zugang sichern
- Systolischen Blutdruck > 100 mmHg
- Normovolämie anstreben
- Vasopressor-/Inotropikatherapie zur Erreichung des Zielblutdrucks einsetzen

Temperaturmanagement

- Körperkerntemperatur von 32–36 °C für komatöse Patienten mit einem initalen nicht schockbaren Rhythmus tolerieren
- Fieberspitzen vermeiden
- präklinisch keine aktiven Kühlungsmaßnahmen
- Shivering vermeiden (erhöhter Sauerstoffverbrauch)

33.2.11 Komplikationen

Verletzungen

- Rippen- und Sternumfrakturen
- paravasale Injektion
- Weichteilverletzung von thorakalen und abdominellen Organen

Beatmungsprobleme

→ Lösung nach DOPES-Akronym:

- **D**isplacement of the tube (Tubusfehllage) → Korrektur
- **O**bstruction of the tube (Tubusobstruktion) → Absaugen
- **P**neumothorax → Fingerthorakostomie oder Pleuradrainage
- **E**quipment failure (Geräte- oder Materialfehler) → Geräte-/Materialwechsel
- **S**tomach (geblähter Magen) → Magensonde

33.2.12 Zielkrankenhaus

- Krankenhaus vor Transport informieren
- bei Bedarf frühzeitig Tragehilfe durch Feuerwehr organisieren
- Krankenhaus mit Kinderklinik bzw. pädiatrischer Intensivstation
- bei Verdacht auf akuten Myokardinfarkt als Ursache Krankenhaus mit 24-stündiger Herzkatheterbereitschaft
- bei Hypothermie als Ursache Krankenhaus mit Möglichkeit zur HLM/ECMO
- bei Hyperkaliämie als Ursache Krankenhaus mit Möglichkeit zur Akutdialyse

33.2.13 Dokumentation

- 12-Kanal-EKG nach ROSC
- Dokumentation der Dauer der Reanimation in Minuten, des primären Rhythmus, Laienreanimation oder vermutete No-Flow-Zeit (wenn Reanimation erst durch den Rettungsdienst begonnen wurde)
- Anzahl der Defibrillationen
- kumulative Adrenalindosis und andere Medikamentengaben
- Intubation und Beatmungsparameter inkl. $etCO_2$
- Anamnese (Medikamente in der Häuslichkeit, andere Hinweise auf Erkrankungen, vorangegangene Behandlungen)
- Kontaktdaten von Angehörigen, Hausarzt etc.

33.3 Erstversorgung von Neugeborenen

A. Bichmann, C. Dame, R. Francis, R. Garnew, T. Kerner, C. Spies

33.3.1 Vorbemerkung

Diese Empfehlungen zur Erstversorgung von Neugeborenen basieren auf dem *„International Liaison Committee on Resuscitation (ILCOR) 2020 Consensus on Science and Treatment Recommendations (CoSTR) for Neonatal Life Support (NLS)"*, publiziert in [1319] und [1320].

In der Gesellschaft für Neonatologie und Pädiatrische Intensivmedizin (GNPI) werden Teile der Empfehlungen für die Versorgung extrem unreifer Frühgeborener kritisch diskutiert. Auch in der Einrichtung der Autoren wird in einigen Punkten (beispielsweise bei der Gestationsalter-bezogenen Sauerstoffsupplementation bei der Erstversorgung von sehr unreifen Frühgeborenen < 32 Wochen) von den ILCOR Leitlinien bzw. v. a. den nachgeordneten Empfehlungen von ERC (European Resuscitation Counsil), GRC (German Resuscitation Counsil) und ARC (Austrian Resuscitation Counsil) abgewichen. Dies soll hier festgestellt werden – verknüpft mit dem Hinweis, dass das vorliegende Dokument auf die Anwendung in der präklinischen Notfallmedizin abzielt.

33.3.2 Algorithmus

Einen Algorithmus zur Erstversorgung von Neugeborenen fasst ► Abb. 33.3 zusammen.

33.3.3 Diagnostik/Bodycheck

► **Atmung**

- Untersuchung auf:
  - Atemfrequenz
  - Atemantrieb
  - Atemanstrengung (Einziehen, Nasenflügeln)
  - Symmetrie von Atembewegung und Atemgeräusch

► **Herzfrequenz**

- Pulsation Nabelschnuransatz
- Auskultation
- EKG, wenn verfügbar
- Femoralispulse tasten, zur Klärung Perfusion untere Körperhälfte

► **Hautfarbe**

- Untersuchung auf:
  - Zyanose (zentral oder peripher)
  - Blässe
- Kapillarfüllungszeit (Ziel: ≤ 3 s)

► **Muskeltonus**

- Normal oder schlaff

► **Spontanbewegungen**

- Abwehrend/lebhaft, träge oder fehlend

► **Taktile Stimulation**

- Reaktion auf taktile Stimulation: keine – Grimassieren – Atemanstrengung – Herzfrequenzanstieg

► **APGAR**

- Der APGAR wird 1, 5 und 10 min (oder bei Eintreffen auch später) nach Geburt erhoben (► Tab. 33.1).
- Falls nach 1 min APGAR < 5 und keine Stabilisierung oder Besserung des Zustandes → Reanimationsmaßnahmen einleiten
- An der Änderung des APGAR ist der (mangelnde) Erfolg der Reanimationsmaßnahmen erkennbar.
- APGAR:
  - 0–3 schwere Einschränkung
  - 4–6 moderate Einschränkung
  - 7–10 geringe bis keine Einschränkung
- Ziel-APGAR: bei Unterschreitung (≤ 5) Neonatologen hinzuziehen

Merke **M!**

Bei einem reduzierten APGAR oder einer Verschlechterung des APGAR die Körpertemperatur beachten → Ziel 36.5°-37.5 °C, Atemweg überprüfen und ggf. freimachen; taktile Stimulation des Neugeborenen erhöhen!

33.3.4 Anamnese

- Schwangerschaftswoche, Schwangerschaftsverlauf, Medikamente
- Vorerkrankungen der Mutter, Infektionskrankheiten (v. a. HIV, Hepatitis), Substanzabusus (Opiate?)
- Wehenbeginn, Zeitpunkt Blasensprung
- bei ausreichender Zeit: Allergien, Impf- und Antikörperstatus (→ Mutterpass)

Tab. 33.1 Apgar-Kriterien.

Kriterium	0	1	2
Spontanatmung:	keine	unregelmäßig	regelmäßig
Herzfrequenz:	Keine	< 100/min	> 100/min
Muskeltonus:	ohne/schlaff	gebeugte Extremitäten	Spontanbewegungen
Hautfarbe:	blau oder weiß	Stamm rosig, Extremitäten livide	rosig
Reflexaktivität:	keine	Grimassieren	Husten, Niesen, Schreien
Summe			

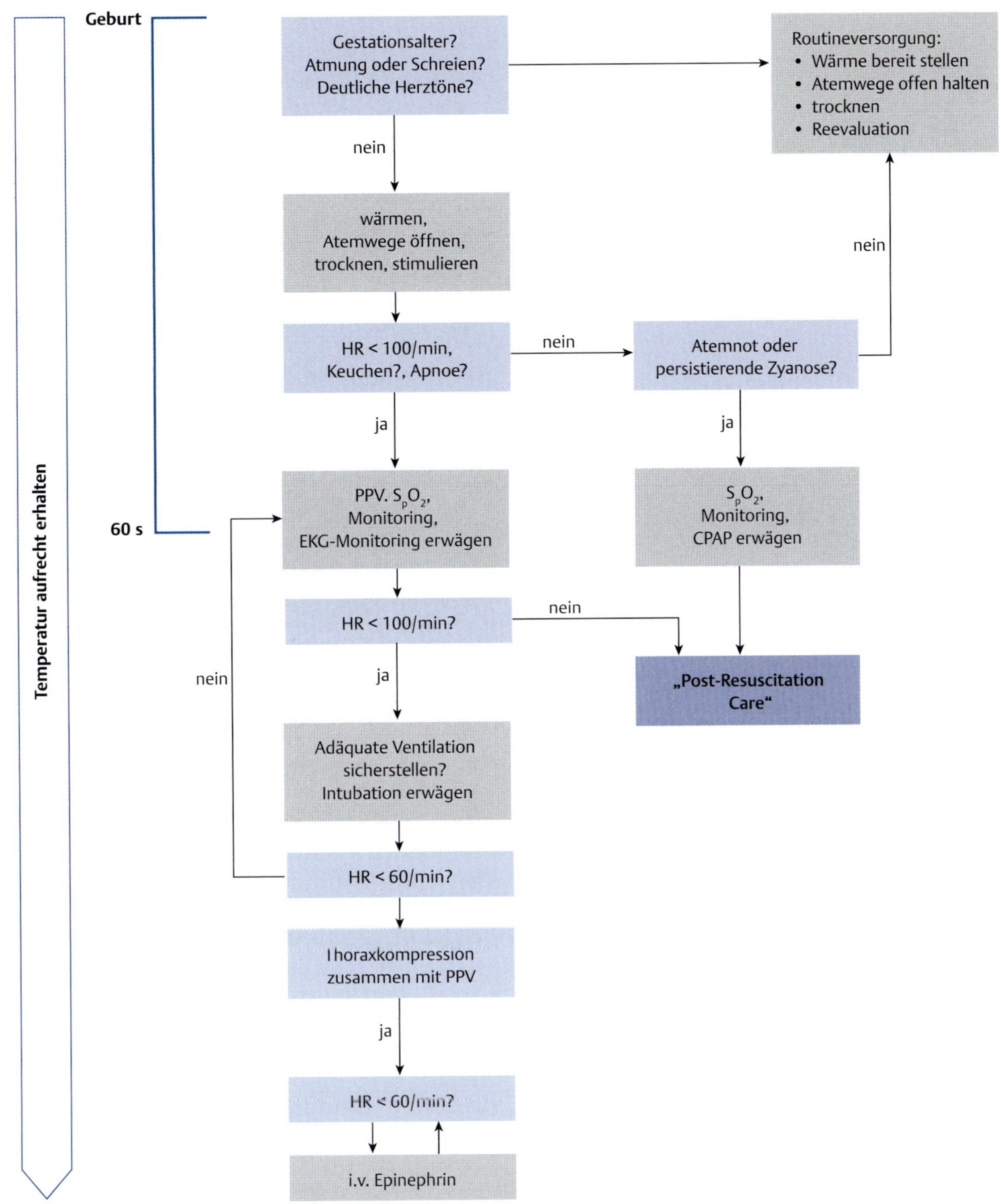

Abb. 33.3 Erstversorgung von Neugeborenen.

33.3.5 Monitoring

- S_pO_2
- Blutdruck (NIBP Intervall ≤ 5 min, MAD entspricht SSW)
- fakultativ EKG
- bei Beatmung: Beatmungsdrücke:
  - P_{insp}
  - PEEP
- bei maschineller Beatmung:
  - P$$subend$$
  - I:E
  - VT
  - AMV
  - AF
  - $etCO_2$

  Cave: angeborener Herzfehler und/oder offenes Foramen ovale/Ductus Botalli

33.3.6 Basismaßnahmen und Therapie

Atmung

- Wichtigster Punkt bei Neugeborenen: Bei ausreichender Ventilation und Oxygenierung erholt sich die Herzfrequenz. Bradykardie (unter 60/min) ist i. d. R. Zeichen für Hypoxämie.
- Einer Hypoxämie liegt fast immer eine respiratorische Insuffizienz zugrunde.
- Bei Verlegung der oberen Atemwege durch größere Sekretansammlungen oro- und nasopharyngeales Absaugen mit ausreichend großlumigen, aber passenden Absaugkatheter (Verletzungsgefahr!)
- Kurze Absaugmanöver, da hierdurch ein Vagusreiz (mit Laryngospasmus und/oder Bradykardie) provoziert werden kann
- Endotracheales Absaugen nur bei Verdacht auf Atemwegsverlegung infolge Aspiration von Mekonium. Am besten mit endotrachealem Tubus (idealerweise unter Zwischenschaltung einer Mekoniumfalle) unter Sicht
- Gefahr von Schleimhautschwellungen mit fortschreitender respiratorischer Insuffizienz

Merke M!

Hypoxämie trotz weitgehend normaler Atmung (kein Effekt durch Erhöhung der F_iO_2) → hochgradiger V. a. Ductus-abhängiges Vitium cordis

Praxis

Typische Fehler oder Probleme bei unzureichender Stabilisierung unter Maskenbeatmung

- Maske undicht aufgesetzt, ggf. besser Rachentubus
- Kopf zu weit überstreckt („Schnüffelposition" bei Neugeborenen)
- Hypovolämie/Schock
- Pneumothorax übersehen
- Zwerchfellhernie übersehen

Bei der kardiopulmonalen Reanimation F_iO_2 konsequent steigern, wenn $S_aO_2 < 80\,\%$ bleibt. Ziel: in 5. Lebensminute S_pO_2 Sättigung > 80 %

► **Indikation zur Intubation/Beatmung**

- Bei unzureichender Maskenbeatmung mit respiratorischer Insuffizienz, endotracheale Intubation erwägen
- bei Intubationsversagen sollte eine Larynxmaske (Größe 1 ab einem Geburtsgewicht von 1250 g) angewandt werden

► **Beatmung**

- Zunächst erhält das Kind über Maske 5 initiale Beatmungen mit T_{insp} 2–3 s. Bereits bei den ersten Beatmungszügen zu hohe Beatmungsdrücke vermeiden – besser schrittweise steigern.
- T_{insp} der weiteren Atmungszüge < 0,6–1 s (I : E = 1 : 2–1 : 3) AF: 30/min
- Bei assistierter Beatmung den PEEP auf ein Minimum von 5–6 cmH_2O
- Beatmungsdrücke (*very preterm* < 32 SSW mit einem $p_{insp} \geq 20$ cm H_2O beginnen; *late preterm* und *term* > 25 cm H_2O), Ziel: V_T (5–8 ml/kg)
- Erfolgskriterium der Oxygenierung ist ein Anstieg der Herzfrequenz, während das Heben des Brustkorbes lediglich die korrekte Durchführung der Ventilation anzeigt.
- Intubation nur bei ausreichender Erfahrung; sonst gute Alternativen: Beatmungsmaske oder ab 34. SSW auch Larynxmasken (bei Neugeborenen kein relevantes Aspirationsproblem), überprüfe richtige Tubuslage mittels $etCO_2$ Indikator. Ggf. nasalen Hypopharynx-Tubus, dabei Mund/Nase verschließen.

Praxis

Merkhilfe
- Einführtiefe des endotrachealen Tubus bei nasaler Intubation (in cm ab Naseneingang) = (Gewicht in kg × 2) + 5 cm (s. a. ▶ Tab. 33.2)
- Einführtiefe des endotrachealen Tubus bei oraler Intubation (in cm ab Oberlippe) = Gewicht in kg + 6 cm

Tab. 33.2 Tubusgröße bei der Versorgung von Neugeborenen.

Gewicht	Innendurchmesser Tubus
< 750 g	2,0
750–1500 g	2,5
1500–2000 g	3,0 (2,5)
2000–3 500 g	3,0
> 3 500 g	3,5

Kreislauf

- CPR beginnen, wenn die Herzfrequenz nach geeigneten Maßnahmen zur Behandlung der respiratorischen Insuffizienz (einschließlich endotrachealer Intubation) nicht oder unzureichend oder nur passager ansteigt
- Thoraxkompressionen und Beatmungen im Verhältnis 3 : 1. Kompressionsfrequenz 120/min
- Druckstelle: unteres Drittel Sternum 2-Finger-Prinzip (volle Thoraxentlastung erlauben), Gegenlager dorsal durch die Finger 2–4 der Hände
- Bei Beginn der kardiopulmonalen Reanimation F_iO_2 1,0
- Medikamente nur geben, wenn trotz Beatmung und Thoraxkompression die HF < 60/min bleibt.

Medikamentenzugang

- Zugang bei Neugeborenen am einfachsten via Nabelvene (1. Wahl; Einmal-Nabelvenenkanüle, ggf. mit Nabelklemme fixieren)
- 1 Nabelvene (großlumig, klafft wie 'Fischmaul'), daneben 2 Nabelarterien (wandstark)
- Nabelvenenkanülenlage (NVK) ab Nabelring: 6 cm (Frühgeborenes bis 1000 g GG) bis max. 12 cm (Reifgeborenes 3–4 kg GG); bei Einführen zwei Engen: a) auf Höhe Bauchdecke, b) in Blasenhöhe nach ca. 4–5 cm; bei Frühgeborenen 2,5 Ch, bei Reifgeborenen 3,5 Ch NVK wählen) NVK als ZVK anzusehen (falls in der VCS liegend): Jede Medikamentengabe muss gespült werden
- peripherer Zugang:
  - maximal 2 Versuche (z. B. Kopfhaut, Handrücken oder V. saphena)
- intraossärer Zugang (Ultima Ratio):
  - proximale und distale Tibia
  - ggf. distaler und mediale Femur

Cave

Grünholzfraktur → bei der Punktion am Unterschenkel diesen abstützen, z. B. mit der Hohlhand des Anwenders. Medikamentendosierung wie bei i. v. Gabe, immer nachspülen, ggf. auch Extremität hochhalten.

Medikamente

- Adrenalin 10–30 µg/kgKG alle 3–5 Minuten i. v. oder i.o. (0,1 – 0,3 ml/kgKG Epinephrin 1:10 000); **Cave:** bei endotrachealer Gabe 50–100 µg/kgKG
- Flüssigkeit initial 20 ml/kgKG, wenn Volumenmangel vermutet wird (isotonische Lösung oder Blut bei weißer Asphyxie) und ggf. wiederholen
- Naloxon 100 µg/kgKG i. v., jedoch *nur* applizieren bei bekannter Opiatadministration unter Geburt und bei Neugeborenen mit guter kardialer Funktion, jedoch persistierender Apnoe
- Natriumbikarbonat 8,4 % 1–2 mmol/kgKG möglich, wenn durch Ausgleich einer Azidose eine kardiale Verbesserung erwartet wird.
- Natriumbikarbonat 8,4 % 1:1 mit NaCl 0,9 % verdünnen → von der 4,2 %igen Natriumbikarbonatlösung 2–4 ml/kg langsam infundieren
- Glukose 300 mg/kgKG, z. B.: 3,0 ml von 10 % Glukose/kgKG
- BZ-Bestimmung bei verlängerten Reanimationsmaßnahmen in BGA ansehen, da oft verzögerte Hypoglykämien auftreten

Kriterien für den Abbruch von Reanimationsmaßnahmen bei Neugeborenen

- Bei 30-minütiger Reanimation ohne Verbesserung des Gesundheitszustandes des Neugeborenen trotz Behebung aller reversiblen Ursachen sollte ein Gespräch mit den Eltern bezüglich einer Terminierung der Reanimationsmaßnahmen erfolgen
- Weiters sollten prädiktive Faktoren in Betracht gezogen werden:
  - kein Puls in den ersten 10 min nach Geburt
  - pH ≤ 6,6 unter fortgesetzter Reanimation
  - klinische Zeichen, welche relevante syndromale Erkrankungen wahrscheinlich erscheinen lassen
- Die Entscheidung zum Einstellen der Reanimationsmaßnahmen sollte immer in Rücksprache mit einem in der Neonatologie erfahrenen ärztlichen Person erfolgen

und ist eine Teamentscheidung unter Einbeziehung der Eltern.
- Unmittelbarer Beginn einer passiven Kühlung (Wärmelampe oder beheizte Unterlage aus) nach Asphyxie ab einem Gestationsalter von ≥ 35 + 0 SSW.

Merke M!

Nach einem Abbruch der Reanimationsmaßnahmen eines Neugeborenen sollten Palliativmaßnahmen eingeleitet werden, wenn notwendig!

Lagerung/Transport

- Inkubatortransport
- Wärmeerhaltung beachten, Ausnahme Beginn der therapeutischen Hypothermie-Behandlung.

Cave ⚠

Schneller Wärmeverlust bei Frühgeborenen < 34 + 0 Schwangerschaftswochen.

33.3.7 Besonderheiten

- Reanimationen von Neugeborenen sind sehr selten.
- Ist eine Reanimation beim Neugeborenen indiziert, sind das Freimachen der Atemwege und die Beatmung meistens ausreichend.
- Für den Erfolg der Reanimation ist die korrekte Durchführung der CPR von entscheidender Bedeutung.
- Ein Abfall der Kompressionsfrequenz < 100/min ist zu vermeiden → nach 2–5 min Helfer auswechseln.
- Nachalarmierung eines Neonatologen erwägen, aber die zusätzliche Eintreffdauer bedenken (innerstädtisch oft ca. 20 min).

33.3.8 Komplikationen

Beatmungsprobleme → Lösung nach DOPES-Akronym:
- Displacement of the tube (Tubusfehllage) → Korrektur
- Obstruction of the tube (Tubusobstruktion) → Absaugen
- Pneumothorax → Einmal-Punktion mit Abbocath oder Anlage Pleuradrainage
- Equipment failure (Geräte- oder Materialfehler) → Geräte-/Materialwechsel
- Stomach (geblähter Magen) → Magensonde

33.3.9 Zielkrankenhaus

- Krankenhaus vor Transport informieren
- Krankenhaus mit Neonatologie und Intensivstation
- u. U. frühzeitig Tragehilfe durch Feuerwehr organisieren (Inkubator)

33.3.10 Dokumentation

- 12-Kanal-EKG (nach ROSC)
- Dauer der Reanimation in Minuten
- primärer Rhythmus
- Laienreanimation oder vermutete No-Flow-Zeit (wenn Reanimation erst durch den Rettungsdienst begonnen wurde)
- Anzahl der Defibrillationen
- kumulative Adrenalindosis und andere Medikamentengaben
- Intubation und Beatmungsparameter inkl. $etCO_2$
- Anamnese (Medikamente in der Häuslichkeit, andere Hinweise auf Erkrankungen, vorangegangene Behandlungen)
- Kontaktdaten von Angehörigen, Hausarzt etc.

33.4 Literatur

[1313] Lott C, Truhlář A, Alfonzo A et al. European Resuscitation Council Guidelines 2021: Cardiac arrest in special circumstances. Resuscitation 2021;161:152–219. doi: 10.1016/j.resuscitation.2021.02.011. Epub 2021 Mar 24. PMID: 33 773 826

[1314] Madar J et al. European Resuscitation Council Guidelines 2021: Newborn resuscitation and support of transition of infants at birth. Resuscitation (2021), https://doi.org/10.1016/j.resuscitation.2021.02.014 (Stand: 17.01.2022)

[1315] Nolan JP, Maconochie I, Soar J et al. Executive Summary 2020 International Consensus on Cardiopulmonary Resuscitation and Emergency Cardiovascular Care Science With Treatment Recommendations. Resuscitation. 2020 Nov;156:A1-A22. doi: 10.1016/j.resuscitation.2020.09.009. Epub 2020 Oct 21

[1316] Olasveengen TM, Semeraro F, Ristagno G et al. European Resuscitation Council Guidelines 2021: Basic Life Support. Resuscitation 2021;161:98–114. doi: 10.1016/j.resuscitation.2021.02.009. Epub 2021 Mar 24. PMID: 33 773 835

[1317] Soar J, Böttiger BW, Carli P et al. European Resuscitation Council Guidelines 2021: Adult advanced life support. Resuscitation 2021;161:115–151. doi: 10.1016/j.resuscitation.2021.02.010. Epub 2021 Mar 24. PMID: 33 773 825

[1318] Van de Voorde P, Turner NM, Djakow J et al. European Resuscitation Council Guidelines 2021: Paediatric Life Support. Resuscitation 2021;161:327–387. doi: 10.1016/j.resuscitation.2021.02.015. Epub 2021 Mar 24. PMID: 33 773 830

[1319] Wyckoff MH, Wyllie J, Aziz K et al. Neonatal life support 2020 international consensus on cardiopulmonary resuscitation and emergency cardiovascular care science with treatment recommendations. Resuscitation 2020; 156:A156-A187. doi: 10.1016/j.resuscitation.2020.09.015

[1320] Wyckoff MH, Wyllie J, Aziz K et al. Neonatal Life Support: 2020 International consensus on cardiopulmonary resuscitation and emergency cardiovascular care science with treatment recommendations. Circulation 2020;142 (16_suppl_1):S 185-S 221. doi: 10.1161/CIR.0000000000000895.

Teil IV

Schmerztherapie

IV

34 Akutschmerztherapie

34.1 Einführung Akutschmerzmedizin OPS 8–919 komplexe Akutschmerzbehandlung

A. Heymann, S. Tafelski, C. West

34.1.1 Einführung, Organisation und rechtliche Grundlagen

Für jeden Arzt besteht die Rechtspflicht zur umgehenden Behandlung akuter Schmerzzustände. Inadäquat behandelte Schmerzzustände können sich zu chronischen Schmerzsyndromen und einer eigenständigen Schmerzkrankheit entwickeln. Unsere Aufgabe besteht auch darin, dies durch adäquate Maßnahmen zu verhindern.

Das individuelle Risiko eines Patienten, postoperativ starke Schmerzen zu erleiden oder chronische Schmerzsyndrome zu entwickeln, kann neben folgenden Operationen (Inzidenz der Schmerzchronifizierung: 30–68 %) auch aufgrund von prädiktiven Faktoren (▶ Tab. 34.1, [1343]) abgeschätzt werden:

- Amputationen
- Thorakotomien
- Brustresektionen
- Tumorresektionen

Tab. 34.1 Prädiktive Faktoren für die Entwicklung chronischer Schmerzsyndrome nach operativen Eingriffen.

Zeitpunkt	Prädiktionsfaktor
präoperativ	mäßige bis starke Schmerzen > 1 Monat wiederholt chirurgische Eingriffe psychische Erkrankung laufende Rentenverfahren
intraoperativ	chirurgischer Zugang mit Risiko der Nervendestruktion
postoperativ	akute mäßige bis starke Schmerzen Strahlentherapie im Gebiet des chirurgischen Eingriffs neurotoxische Chemotherapie Depression psychische Erkrankung Neurose Angsterkrankung

Schmerztherapeutische Maßnahmen erfordern die Einwilligung des Patienten (siehe auch mehrsprachige Aufklärungsbögen). Die Auswahl des Verfahrens wird in Abhängigkeit von der Art des Eingriffs und eventueller Kontraindikationen in Absprache mit dem Patienten getroffen. Eine Aufklärung über Durchführung und Risiken spezieller Verfahren zur postoperativen Schmerztherapie sollte im Rahmen des Anästhesieaufklärungsgespräches erfolgen. Präoperative Information und Schulung erhöhen das Wissen und reduzieren die Angst des Patienten über den zu erwartenden postoperativen Schmerzverlauf sowie die Möglichkeit der Einflussnahme und können zu einer positiven Einstellung hinsichtlich der Einnahme von Medikamenten führen. Das geplante Verfahren wird auf dem Prämedikationsprotokoll vermerkt und dem Akutschmerzdienst gemeldet.

Auf der Grundlage der Vereinbarung der Berufsverbände der Anästhesisten und Chirurgen existierten bis heute für die postoperative Schmerztherapie 4 verschiedene Organisationsmodelle:

- Modell 1: Fakultative Konsultation des Anästhesisten im Einzelfall.
- Modell 2: Übernahme ausgewählter schmerztherapeutischer Leistungen durch Anästhesisten oder den postoperativen Akutschmerzdienst (ASD). Zielgruppe: Ca. 15–20 % der operierten Patienten.
- Modell 3: Übertragen der gesamten postoperativen Schmerztherapie auf den Anästhesisten.
- Modell 4: Fachübergreifender Schmerzdienst.

In unserer Klinik wird die postoperative Schmerztherapie durch einen ASD nach Organisationsmodell 2 umgesetzt, ergänzt durch eine Konsultation eines speziellen Schmerztherapeuten im Einzelfall (Modell 1).

Die Pflegepersonalkontrollierte („nurse-controlled") Analgesie (NCA) wird auf den Stationen von den Pflegekräften nach entsprechenden Anordnungen der ärztlichen Kollegen bzw. Empfehlungen des narkoseführenden Anästhesisten durchgeführt.

In mehreren Kliniken wird derzeit der Expertenstandard Schmerztherapie für Pflegekräfte implementiert. Im Unterschied dazu wird der ASD von der Klinik für Anästhesiologie und Operative Intensivmedizin organisiert.

Dieser übernimmt die Betreuung von Patienten, bei denen eines der folgenden Verfahren bzw. eine Kombination zur postoperativen Analgesie zur Anwendung kommt:

- pflegepersonalkontrollierte Analgesie (NCA)
- patientenkontrollierte Analgesie (PCA)
- Periduralanalgesie (PDA)
- periphere Katheterverfahren

Originäre Aufgaben des ASD sind auch edukative Tätigkeiten, wie Mitarbeiterschulungen oder Geräteeinweisungen, sowie die Qualitätssicherung. Hierbei erfolgt die Überprüfung der Dokumentation und die statistische Erfassung der Daten ebenso wie eine Pflege der interdisziplinären Zusammenarbeit.

34.1.2 Standortspezifische Besonderheiten

Charité Campus Virchow Klinikum: Während des Tagesdienstes besteht der ASD aus „pain nurses" (DECT), speziell geschulten und erfahrenen Anästhesiefachpflegekräften und einem fachärztlichen Kollegen in Weiterbildung zum Schmerztherapeuten. Er führt die morgendliche Übergabevisite/-lehrvisite gemeinsam mit dem Oberarzt der Schmerzambulanz durch. Nachts und am Wochenende übernimmt die Patientenversorgung im ASD ein Anästhesist der 5. Dienstgruppe, der sogenannte „Schmerzdienst". Für Rückfragen steht ihm der diensthabende Anästhesieoberarzt zur Verfügung, der auch bei unerwarteten Notfällen die lückenlose Weiterbetreuung der Patienten organisiert. Somit können täglich mindestens 2 Visiten durchgeführt werden und es steht rund um die Uhr ein Ansprechpartner für die Behandlung von Patienten mit postoperativen Schmerzen zur Verfügung.

Charité Campus Mitte: Der ASD wird von speziell geschulten „pain nurses" und einem ärztlichen Kollegen betreut. Im Bereitschaftsdienst, nachts und am Wochenende erfolgt die Patientenbetreuung durch den Bereitschaftsdienst. Für Rückfragen steht im Bereitschaftsdienst der diensthabende Oberarzt, während des Tagesdienstes der zuständige Oberarzt der Prämedikationsambulanz zur Verfügung. Täglich werden 2 Visiten am Patienten durchgeführt.

34.1.3 Pflegepersonalkontrollierte Analgesie (Nurse-Controlled Analgesia, NCA)

Die NCA ist eine systemische medikamentöse Schmerztherapie. Auf der Grundlage des WHO-Stufenschemas kommen Nichtopioidanalgetika (z. B. Metamizol, Paracetamol, Parecoxib und Diclofenac) sowie Opioide (z. B. Piritramid, Morphin) zur Anwendung. Die Applikation der Medikamente erfolgt durch die Pflegekräfte nach einem definierten Schema bzw. nach der jeweiligen Anordnung des Arztes im Einzelfall.

Indikationen

Für die Anwendung der NCA kommen sowohl Kinder als auch Patienten mit Verwirrtheitszuständen unterschiedlichster Genese und Patienten, welche unter Pflegschaft stehen, infrage. Indiziert ist die Durchführung einer NCA selbstverständlich auch bei allen jenen Patienten nach operativen Eingriffen, die weder mit einer PCA-Pumpe, noch mit einem Katheterverfahren versorgt worden sind.

Eine NCA ist in der Durchführung nur auf einer ITS, Überwachungsstation oder im Aufwachraum/PACU angemessen durchführbar.

Durchführung

Die NCA beginnt unmittelbar postoperativ im Aufwachraum (siehe SOP postoperative Analgesie): Die aktuell vorliegende Schmerzstärke wird von den Pflegekräften anhand einer numerischen Ratingskala (NRS), einer Gesichterskala (Faces Pain Score, revised) oder fremdanamnestisch (KUSS-Skala, BPS-NI) ermittelt und auf dem Narkose- bzw. Aufwachraumprotokoll dokumentiert.

Auf dieser Grundlage erfolgt zunächst die Gabe der WHO-I-Basistherapie (z. B. Metamizol, Paracetamol, Parecoxib), wenn notwendig, kann durch den verantwortlichen Anästhesisten bereits die Verabreichung der 1. Dosis Piritramid angeordnet werden.

► **Nichtopioidanalgetika (Erwachsene)**

- Paracetamol 4 × 1 g i. v. als Kurzinfusion oder 4 × 1000 mg oral, ggf. rektal (4- bis 6-stündlich)
- Metamizol: 4 × 1000 mg als Kurzinfusion über 15 min i. v. oder oral, ggf. rektal
- Diclofenac: 3 × 50 mg oral, ggf. rektal
- Parecoxib: 2 × 40 mg als Kurzinfusion über 5–10 min i. v.

Dosierungsschema für Kinder bei Nichtopioiden: siehe SOP Periphere Analgetika in der Kinderanästhesie.

► **Piritramid.** Empfehlung zur individuellen Dosistitration im AWR/PACU: Für die NCA beträgt die empfohlene Konzentration von Piritramid 1 mg/ml (1 Amp. Piritramid = 15 mg aufgezogen auf 15 ml Gesamtvolumen unter Ergänzung von 13 ml NaCl 0,9 %) alternativ Piritramid 1,5 mg/ml (1 Amp. Piritramid = 15 mg/2 ml + 8 ml NaCl 0,9 %).

Die individuell erforderliche Dosis wird durch Titration ermittelt: Durch das Pflegepersonal wird im Rahmen der postoperativen Kontrolle der Vitalparameter auch die Veränderung der Schmerzstärke zu definierten Zeitpunkten erfasst und dokumentiert.

Bei Vorliegen einer Schmerzintensität NRS > 4 erhält der Patient einen Bolus von 1,5–3 mg Piritramid i. v., diese Bolusgaben können bei bewusstseinsklaren, atmungs- und kreislaufstabilen Patienten im Abstand von 10 min durch die Pflegekräfte wiederholt werden, bis die Schmerzstärke in Ruhe mit < 4 angegeben wird bzw. Schmerzfreiheit erreicht ist. Die Höchstdosis von Piritramid liegt für die NCA bei 15 mg/h. Darüber hinausgehende Piritramidgaben müssen vom Anästhesisten angeordnet werden.

Wenn nach einer Gesamtdosis von 15 mg/h Piritramid keine Schmerzfreiheit vorliegt, ist unbedingt mit dem zuständigen Oberarzt bzw. mit dem narkoseführenden Anästhesisten Rücksprache zu halten. Aus der im AWR gegebenen Piritramiddosis kann der Bedarf für die nächsten Stunden errechnet und als Empfehlung der Station mitgeteilt werden.

Tab. 34.2 Empfehlungen Akutschmerztherapie für Kinder: Opioidanalgetika.

Wirkstoff/ Name	Darreichungsform	Einzeldosis mg/kgKG	kontinuierl. Dosis mg/kgKG/h	Dosisintervall h	PCA-Bolus mg/kgKG
Tramadol (WHO II)	oral/rektal, Retardtabl., i. v.	0,5–1,5; 0,5–2,0; 0,5–1,0	0,25	4; 8–12; 6	0,5
Tilidin/Naloxon (WHO II)	Tropfen 1 Tr. = 2,5 mg	2,5–3,0 Tr. pro Lebensjahr		6	
Piritramid (WHO III)	i. v./Kurzinfusion	0,05–0,1	> 5 Jahre keine Basisrate; 0,02	4–6	0,025
Morphin (WHO III)	Tropfen, Saft, Tbl., Supp., Granulat, i. v./ Kurzinf.	0,15–0,3 (p. o./Supp.) 0,05–0,1 i. v. Bolus	> 5 Jahre keine Basisrate 0,02	4; (Retard: 12); 4	0,025
Hydromorphon (WHO III)	Tbl. unret. 1,3/2,6; Ret. 4/8; i. v.	1,3/2,6 > 50 kgKG; 0,08; 0,015	> 5 Jahre keine Basisrate; 0,005	4–6; 8–12; 2–4	0,003

Antidot: Naloxon 0,001–0,01 mg/kgKG (Narcanti).

Die Dosierung von Opioiden der WHO-Stufe II und III bei Kindern ist ▶ Tab. 34.2 zu entnehmen.

Merke **M!**

Strenge Überwachung und Dokumentation der Vitalfunktionen erforderlich! Bei PCA-Therapie/Dauerinfusion: kontinuierliches Atemmonitoring/S_pO_2-Messung für mindestens 24 h!

Komplikationen

- Unverträglichkeits- bzw. allergische Reaktionen auf die applizierten Medikamente (insbesondere bei den Nichtopioidanalgetika)
- Überdosierungen bei den Opioiden

Verhalten bei Komplikationen siehe SOP Notfallmanagement in der Akutschmerztherapie. Bei Anzeichen einer Medikamentenunverträglichkeit bzw. Allergie ist die Verabreichung des Arzneimittels sofort zu beenden. Gleichzeitig ist in Abhängigkeit vom Ausmaß der allergischen Reaktion mit der Sicherung der Vitalfunktionen zu beginnen und eine den geltenden Standards entsprechende Therapie einzuleiten. Besteht der Verdacht einer Opioidüberdosierung, müssen Vigilanz des Patienten sowie Atmung, Blutdruck und Herzfrequenz kontinuierlich überwacht werden. Je nach Ausprägung sollte die Gabe von Naloxon erwogen werden. In jedem Fall muss der diensthabende Arzt benachrichtigt werden.

Dokumentation

Die Schmerzstärke (NRS-Score) wird ebenso wie Sedierungsgrad, Blutdruck, Herz- und Atemfrequenz des Patienten durch das Pflegepersonal in regelmäßigem (1- bis 2-stündlichem) Abstand ermittelt und in der Pflegedokumentation protokolliert; dort werden auch die Analgetikagaben (einschließlich Menge und Zeitpunkt) festgehalten.

Qualitätskontrolle

Die Qualitätskontrolle bei dieser Form der Analgesie erfolgt durch die operativen Stationen selbst, durch Eintragung in den postoperativen Optiplan-Bogen. Daraus ergibt sich die Möglichkeit der Überprüfung der Therapie in der Pflege/Visite.

34.1.4 Patientenkontrollierte Analgesie (Patient controlled analgesia, PCA)

Standortspezifische Besonderheiten

▶ **CVK.** Die Dokumentation der mindestens 2 Visiten/d (Pain Nurse, Arzt) erfolgt sowohl im Computerprotokoll als auch im Visitenprotokoll in der Patientenakte. Das Abzeichnen mit Handzeichen ist unerlässlich. Nur bei Dokumentation aller Visiten wird die MDA die anästhesiologische Leistung auch als erlösrelevant abrechnen.

Im Computerprotokoll/Laufliste wird neben NRS in Ruhe und Bewegung auch der morgendlich ermittelte Medikamentenverbrauch dokumentiert. Dazu kommen: Der Behandlungstag im ASD, die Erkrankung und der Eingriff mit dem jeweils ersten und letzten OP-Datum, Art der Behandlung (PCA-Verfahren), Alter und Gewicht des Patienten, Schmerzpumpennummer und -modell sowie besondere Bemerkungen in der Visitenberichtsspalte, wie unerwünschte Medikamentenwirkung, durchgeführte Maßnahmen, weiteres Prozedere etc.

Zusätzliche Analgetika bzw. Anordnungen von Blutentnahmen o. Ä. werden vom ASD-Arzt direkt in der Stationskurve eingetragen.

Wenn eine ASD-Betreuung abgeschlossen wird, sollte der Patient auch eine Note von 1–10 für die Betreuung vergeben, welche dann im Computerprotokoll/Laufliste vermerkt wird.

▶ **CCM.** Die Dokumentation der zweimal täglich durchgeführten ärztlichen Visite erfolgt sowohl auf dem Computerprotokoll/Laufliste als auch auf dem Kurveneinleger, welcher nach Abschluss der Behandlung der Patientenakte beigefügt wird.

Im Computerprotokoll wird der Schmerz quantitativ in Ruhe und Bewegung erfasst, sowie die Art der Behandlung und die Gabe von Co-Analgetika dokumentiert. Dazu kommen: der Behandlungstag im ASD, besondere Bemerkungen in der Visitenberichtsspalte, wie unerwünschte Medikamentenwirkung durchgeführte Maßnahmen, weiteres Prozedere etc.

Auf dem computergestützten Anlageprotokoll werden die Operation, die Erkrankung und der operative Eingriff mit Datumsangabe sowie Behandlungsart (z. B. PCA- oder Katheterverfahren) dokumentiert.

Zusätzliche Analgetika bzw. Anordnungen von Blutentnahmen o. Ä. werden vom ASD-Arzt direkt in der Stationskurve eingetragen.

Die Protokollierung ist beispielhaft in ▶ Abb. 34.1, ▶ Abb. 34.2 und ▶ Abb. 34.3 dargestellt.

Aufnahme des Patienten in den Akutschmerzdienst (ASD)

Alle Patienten, die vom ASD betreut werden, müssen zu Beginn der Betreuung aufgenommen werden. So kann nach dem ersten persönlichen Patientenkontakt (oft im AWR) mit der Überprüfung der Indikation die Pumpe angeschlossen werden.

Indikation der i. v. PCA-Therapie

Eine Vielzahl der operativen Eingriffe in Allgemeinchirurgie, Orthopädie, Traumatologie, Herzchirurgie, Gynäkologie, Urologie, Kieferchirurgie und HNO stellen prinzipiell

CVK

CHARITÉ
UNIVERSITÄTSMEDIZIN BERLIN

Universitätsklinik für Anästhesiologie m.S. operative Intensivmedizin
Campus Virchow-Klinikum, Campus Charité Mitte
Klinikdirektorin: Prof. Dr. C. Spies

Patientendaten (kl. Kleber) Name:...... Vorname:...... Geb.Dat.:......	**Beginn der ASD Betreuung** am:______um ____:___ Uhr	**Ende der ASD Betreuung** am:______um ____:___ Uhr	**Betreuung durch den ASD regulär beendet ?** Ja □ , nein □ Erläuterung: □ Empfehlen weitere Betreuung durch Schmerzambulanz im Hause	**Blatt Nr.:**

Siehe Legende für Erläuterungen zur Tabelle **Verfahren:**__________

Datum Uhrzeit	NRS Ruhe / Belastung (0-10)	Toleriert (j/n)	Sedierung (1-4,S)	Sensible Blockade linke Seite / rechte Seite	Motor. Blockade (j/n/v)	Kraftgrad nach Janda	Basisrate (mg/h) (ml/h)	Bolus (mg) / Lockout (min)	Bolus angefordert / erhalten	Verbrauch ges. (mg) (ml)	Infektionsgrad ESS (0-3)	Katheter entfernt (v,g,e)	Abschlussvisite lt. Stand.	Verbandwechsel	Nebenwirkungen Komplikationen Zusatzmedikation Bemerkungen	Arzt Kürzel	Pflege Kürzel
					□ j □ n □ v							□ v □ g □ e					
					□ j □ n □ v							□ v □ g □ e					
					□ j □ n □ v							□ v □ g □ e					
					□ j □ n □ v							□ v □ g □ e					
					□ j □ n □ v							□ v □ g □ e					
					□ j □ n □ v							□ v □ g □ e					

Abb. 34.1 Dokumentation Acute Pain Service am Campus Virchow Klinikum.

CHARITÉ
UNIVERSITÄTSMEDIZIN BERLIN

Universitätsklinik für Anästhesiologie m.S. operative Intensivmedizin
Campus Virchow-Klinikum, Campus Charité Mitte
Klinikdirektorin: Prof. Dr. C. Spies

Patientendaten (kl. Kleber)
Name:.........................
Vorname:....................
Geb.Dat.:....................

WICHTIGE TELEFONNUMMERN
APS Telefon
Arzt:
Pflege:
Schmerzambulanz

NOTFALL: Reateam-Süd:
Reateam-Nord:

Naloxon (1 Amp./10ml NaCl 0,9%) bereithalten + O_2-Gabe

Blatt Nr.:

Überwachungsanordnung

☐ **Laut Behandlungspfad (siehe dort)**

☐ **Außerhalb Behandlungspfad**

Überwachung der Vitalparameter und der Vigilanz
Dokumentation auf dem Optiplan® Überwachungsblatt, auf ITS in COPRA®

Messintervall:_________
(Bei Auffälligkeiten engmaschiger)

Vom:____________________ / ____________Uhr

Bis: :____________________ / ____________Uhr

Danach 1x pro Schicht
(Bei Auffälligkeiten engmaschiger)

Folgende Parameter müssen in den angeordneten Intervallen erfasst und dokumentiert werden:
- Angabe der Schmerzen. NRS-010 in Ruhe und bei Belastung
- Angabe desSedierungsgrades (Vigilanz) [1-4, S]
- Atemfrequenz, AF
- Herzfrequenz, HF
- Blutdruck, RR

Periduralkatheter (PDK)

☐ thorakal	☐ Perfusor / Infusomat	☐ Naropin **0,2%** (2mg/ml) + 1,0 µg Sufentanil pro ml
☐ lumbal	☐ PCEA – Pumpe	☐ Naropin **0,13%** (1,3mg/ml) + 0,8 µg Sufentanil pro ml (200ml Naropin 0,2% + 5ml Sufenta epid.+ 100ml NaCl 0,9%)
☐ sonstige		☐ Naropin **0,1%** (1mg/ml) + 1,0 µg Sufentanil pro ml (100ml Naropin 0,2% + 4ml Sufenta epid. + 100ml NaCl 0,9%)
		☐ Naropin **0,2%** (2mg/ml) **ohne** Sufentanil
		☐ Anderer Ansatz:______________________

i.v. PCA

☐ i.v. PCA - Pumpe	☐ Vygon Pumpe	☐ Vygon Pumpe: 60mg (8ml) Dipidolor + 20ml NaCl 0,9% (**3,0mg** Dipidolor / ml)
	☐ CADD - Pumpe	☐ 60ml Spritze: 120mg (16ml) Dipidolor + 44ml NaCl 0,9% (**2mg** Dipidolor / ml)
		☐ 100ml Kassette: 150mg (20ml) Dipidolor + 80ml NaCl 0,9% (**1,5mg** Dipidolor / ml)
		☐ Anderer Ansatz:______________________

Periphere Schmerzkatheter

☐ ISK	☐ Infraclav.	☐ Perfusor / Infusomat	☐ Naropin **0,1%** (1mg/ml)
☐ Femoralis	☐ Psoas	☐ PCEA – Pumpe	☐ Naropin **0,2%** (2mg/ml)
☐ Ischiadicus			☐ Naropin **0,375%** (3,75mg/ml)
☐ Sonstiges:_________			☐ Anderer Ansatz:______________________

OPS **(Komplexe Akutschmerzbehandlung)**

Unterschrift ASD

Der ASD muss informiert werden bei:
- Vigilanzstörungen (Sedierungsgrad!)
- AF < 8 / Min. Naloxon bereithalten + O_2-Gabe
- HF (Puls) < 40 / Min. oder > 120 / Min.
- RR Abfall < 90mmHg syst. (Normotoniker)
- Ausgeprägte Übelkeit +/oder Juckreiz
- NRS langfristig > 3 (Ruhe); NRS > 5 (Belastung)
- zunehmenden oder neu aufgetretenen Sensibilitätsstörungen und Kopf- / oder Rückenschmerzen
- Neu aufgetretene Blasenentleerungsstörungen +/oder Mastdarmschwäche
- V.a. Nachblutung oder schwere chirurgische Komplikationen
- Neu aufgetretenem Fieber / Infektionszeichen

ACHTUNG:
Bitte keine Verordnung von Sedativa, Opiatanalgetika oder Benzodiazepinen ohne Rücksprache mit dem ASD

Abb. 34.2 Dokumentation Acute Pain Service in der Charité.

eine Indikation für eine postoperative Schmerztherapie mittels i. v. PCA dar. Für die Durchführung einer i. v. PCA sollten die Patienten folgende Voraussetzungen erfüllen:

- Die Patienten müssen intellektuell und körperlich zur Bedienung der Pumpe in der Lage sein.
- Die Patienten dürfen nicht unter Pflegschaft stehen.
- Die Patienten müssen ihre Schmerzen mithilfe der NRS angeben können.
- Es sollte keine Alkohol-, Medikamenten- oder Drogenabhängigkeit bestehen.
- Schwere Funktionsstörungen von Leber, Nieren, Herz-Kreislauf-System und ZNS müssen ausgeschlossen sein.
- Es darf keine Schlafapnoe vorliegen.

Durchführung

Die postoperative Schmerztherapie in Form der i. v. PCA wird bevorzugt im Aufwachraum, der PACU oder einer Intensivstation begonnen. Wenn dies nicht möglich ist, wird eine i. v. PCA auf der peripheren Station angeschlossen und eine erste Bolusabforderung des Patienten unter Aufsicht des ASD durchgeführt.

Dosierung: Die Dosierung erfolgt nach dem i. v. PCA-Schema für Erwachsene und Kinder (s. SOP PCEA [Patientenkontrollierte Epiduralanalgesie]).

Beginn der i. v. PCA im AWR/PACU

Unmittelbar nach dem Eintreffen des Patienten im AWR wird die vorliegende Schmerzstärke ermittelt und mit der Verabreichung der Basisanalgesie begonnen (Nichtopioidanalgetika). Der Patient sollte vor Anschließen der i. v. PCA-Pumpe durch Gaben von Piritramid (durch Titrierung) schmerzfrei bzw. ausreichend schmerzgelindert sein. Vor Anschließen der i. v. PCA-Pumpe sollte die Indikation vom zuständigen Anästhesisten nochmals überprüft werden und spätestens jetzt (falls präoperativ nicht erfolgt) die Einweisung des (wachen, orientierten und kooperativen) Patienten in die Bedienung des Gerätes stattfinden und eine Aufklärung über das Verfahren durch einen Anästhesisten erfolgen. Während des Aufenthaltes im Aufwachraum werden bei stabilen Patienten nach Anschließen der i. v. PCA-Pumpe die Vitalparameter und die Schmerzstärke engmaschig, d. h. mindestens 10-minütlich, kontrolliert und auf dem Verlaufsbogen festgehalten.

CHARITÉ
UNIVERSITÄTSMEDIZIN BERLIN

CVK

Universitätsklinik für Anästhesiologie m.S. operative Intensivmedizin
Campus Virchow Klinikum, Campus Charité Mitte
Klinikdirektorin: Prof. Dr. C. Spies

Patientendaten (möglichst großes Etikett)
Name: ....
Vorname: ....
Geb. Dat.: ....
Station:
Aufnahme Nr.: ....

Pumpen Nr.:

Alter: .... Größe: .... Gewicht: .... ASA: ....
RR: .... HF: .... Narkoseart: ....
Betreuung ohne ASD am: .... von Stat.: ....
Beginn der ASD Betreuung am: .... Um: .... : .... Uhr
Pat. ist/ geht auf Stat.: .... Zi. Nr.: ....

Diagnose: .... Allergie: ....
Operation: .... Am:................................
Nebendiagnose: ....
Vormedikation: ....

☐ **PDK, PCEA (patientenkontrollierte Epiduralanalgesie)**

Füllvolumen: ☐ 200 ml ☐ 60 ml ☐ 50 ml Sperrintervall: 20 min/......... min

Opioid (Sufenta)	Lokal Anästhetikum (Naropin)	PCEA Pumpe Typ	Basal-infusion	Bolus	Zustaz Medikation	Aspiration	Katheter-inspektion	Block re/li	NRS Ruhe/ Belastung
µg/ml	%		ml/Std	ml					

PDK-Punktionshöhe: ____________ Bemerkungen/Neurologie: ____________
gelegt duch Anästhesist: ____________

☐ **PCA i.v. (patientenkontrollierte Analgesie)**

Füllvolumen: ☐ 100 ml ☐ 60 ml Sperrintervall: 5 min/......... min Max. Dosis: 60 mg /4 Std. / ....mg/......... Std.

Bolus	Piritramid Dipidolor ®	Pumpe Typ	Zustaz Medikation	NRS Ruhe/ Belastung
mg	mg/ml			

Bemerkungen: ____________

☐ **ISK, VIP, 3in1 Ischadikus, sonstige**

☐ ISK ☐ infraclavicular ☐ Femoralis ☐ Psoas ☐ Ischiadikus sonstige: .... Füllvolumen: ☐ 200 ml ☐ 60 ml ☐ 50 ml

Lokal Anästhetikum (Naropin)	Pumpe Typ	Basal-infusion		Zustaz Medikation	Aspiration	Katheter-inspektion	Block	NRS Ruhe/ Belastung
%		ml/Std						

Katheter-Punktionsstelle: ____________ Bemerkungen/Neurologie: ____________
gelegt duch Anästhesist: ____________

Dieses Blatt muss vom ASD ausgefüllt werden und im ASD Büro in den entsprechenden ordner abgelegt werden.

Abb. 34.3 Dokumentation Patientenstammblatt am Campus Virchow Klinikum.

Rechtzeitig vor Verlegung des Patienten auf die periphere Station muss der ASD verständigt und über Namen des Patienten, Station, Art des Eingriffs, bisherige analgetische Therapie, aktuelles Schmerzniveau und eventuelle Probleme/Komplikationen informiert werden.

Nachdem der Patient aus dem AWR/PACU auf eine periphere oder nichtanästhesiologische Station verlegt wurde, beginnt die Betreuung durch den ASD.

Die anästhesiologisch geleiteten Intensivstationen behandeln die Patienten selbst, melden aber jeden von ihnen betreuten Patienten, sobald dieser zu einer anderen Station verlegt wird, damit dieser in die ASD-Behandlung aufgenommen werden kann.

Die Patienten der chirurgisch geleiteten Intensivstationen werden nach entsprechender Vereinbarung und schriftlich dokumentierter Einweisung der chirurgischen Kollegen durch Mitarbeiter der Schmerzambulanz, auf der chirurgischen ICU ohne den ASD betreut. Auf den anderen nichtanästhesiologischen ICUs werden die Patienten regulär vom ASD aufgenommen und betreut. Therapieempfehlungen und Änderungen müssen mit dem Stationsarzt abgesprochen werden. Die Überwachung ergibt sich aufgrund des Monitorings von selbst. Bei Verlegung des Patienten auf die periphere Station muss dies dem ASD gemeldet werden, damit die Behandlung des Patienten fortgesetzt werden kann.

Beginn der i. v. PCA auf der (peripheren) Station

Sollte der für eine i. v. PCA vorgesehene Patient im Aufwachraum noch keine Analgetika benötigt haben oder aus anderen Gründen noch kein Gerät angeschlossen worden sein, muss der ASD vor Verlegung des Patienten zur Station benachrichtigt werden. Der Schmerzdienst schließt in diesem Fall den Patienten (nach Prüfung der Indikationsstellung und Einweisung des Patienten in die Bedienung des Gerätes) auf der Station an die i. v. PCA-Pumpe an, protokolliert die Schmerzintensität und stellt die regelmäßige Kontrolle von Blutdruck, Herz- und Atemfrequenz durch die Pflegekräfte der Station sicher. Wenn dies nicht gewährleistet werden kann, darf keine i. v. PCA-Pumpe angeschlossen werden.

Der ASD muss sich solange in der Nähe des Patienten aufhalten, bis sichergestellt ist, dass der Patient mit dem Gerät problemlos umgehen kann und vital durch die Bolusdosis nicht gefährdet ist.

34.2 Patientenkontrollierte Epiduralanalgesie (PCEA)

A. Heymann, S. Tafelski, C. West

34.2.1 Grundlagen und Aufklärung

Die Periduralanalgesie gehört zu den rückenmarknahen Verfahren der Regionalanästhesie. Ihr Prinzip besteht in der kontinuierlichen Verabreichung niedrig konzentrierter Lokalanästhetika vom Amidtyp, welche meist mit potenten Opioiden der WHO-Stufe III gemischt werden (s. u. Tabellen für PDA-Schema). Ihre Durchführung auf der Station setzt eine 24-h-Betreuung durch den ASD voraus.

Die thorakale PDA reduziert pulmonale Komplikationen deutlich und führt zu einer besseren postoperativen Darmfunktion und einer Reduktion der postoperativen Myokardinfarktrate.

Die lumbale PDA lindert Schmerzen nach Knie- und Hüftgelenksoperationen besonders in der frühen postoperativen Phase besser als die systemische Opioidtherapie [1321]. Bei gefäßchirurgischen Eingriffen kann die Reokklusionsrate verringert werden.

Voraussetzung für die Durchführung des Verfahrens und die Katheteranlage ist die präoperative mündliche und schriftliche Aufklärung des Patienten (siehe auch mehrsprachige PDA-Aufklärung/Einwilligungsbögen) im Rahmen des Anästhesieaufklärungsgespräches.

Das geplante Verfahren wird auf dem Prämedikationsprotokoll vermerkt und dem Akutschmerzdienst gemeldet.

34.2.2 PDA-/PCEA-Schema für Erwachsene

Cave ⚠

Kein Sufenta bei Patienten mit gestörter CO_2-Antwort!

Im weiteren postoperativen Verlauf bzw. bei Verdacht auf Unverträglichkeit auf Sufenta, dieses nach Rücksprache mit dem ASD ggf. absetzen.

Bei Bedarf zusätzlich:

- Abdominalchirurgie: 4 × 1 g Novalgin/d, alternativ: 4 × 1 g Paracetamol i. v.
- Traumatologie, Orthopädie: 4 × 1 g Novalgin/d und/oder optional (nach Eingriff) NSAID in Absprache mit Operateur

Beispiele sind in ▸ Tab. 34.3 und ▸ Tab. 34.4 dargestellt.

Tab. 34.3 Thorakale Periduralkatheter: Viszeralchirurgie, Gynäkologie (z. B. Tumorchirurgie).

Charité-Campus	Basisrate	Bolus	Lockout	Max. Boli/h
CVK	6 ml/h	4 ml	20 min	3 Boli
CCM	8 ml/h	4 ml	20 min	3 Boli
Ansatz: z. B. 200 ml Ropivacain 0,2 % + 200 µg Sufenta (2,0 mg/ml Ropivacain = 0,20 % Lösung + 1,0 µg/ml Sufenta)				

Tab. 34.4 Lumbale Periduralkatheter: Traumatologie, Orthopädie, Allgemein- und Gefäßchirurgie.

Charité-Campus	Basisrate	Bolus	Lockout	Max. Boli/h
CVK (PCEA)	6–10 ml/h	4 ml	20 min	3 Boli
CCM (PDA)	6–10 ml/h	4 ml	20 min	3 Boli
Ansatz PCEA: 200 ml Ropivacain 0,2 % + 250 µg Sufenta + 100 ml NaCl 0,9 % (Ropivacain 0,13 % + 0,7 µg/ml Sufenta) Ansatz PDA: Ropivacain 0,1 % + Sufenta 1,0 µg/ml				

34.2.3 Indikationen für die PDA/PCEA

- Patienten, die für die Anwendung einer PDA zur postoperativen Schmerztherapie infrage kommen, sollten folgende Bedingungen erfüllen:
- Sie sollten in der Lage sein, ihre Schmerzen mithilfe der VAS angeben zu können.
- Es sollte keine Alkohol-, Medikamenten- oder Drogenabhängigkeit bestehen (relative Kontraindikation).
- Schwere Funktionsstörungen von Leber, Nieren, Herz-Kreislauf-System und ZNS müssen ausgeschlossen sein (relative Kontraindikation, im Einzelfall abzuklären).
- Bei Schlafapnoe sollte auf eine epidurale Opiatgabe verzichtet werden.

Vor Anlage des PDK sollten folgende Befunde üblicherweise ausgeschlossen sein:

- Gerinnungsstörungen (s. SOP rückenmarknahe Verfahren)
- Allergien auf Amidlokalanästhetika, Opioide
- schwere Funktionsstörungen von Leber, Nieren oder Herz-Kreislauf-System (relative Kontraindikationen)
- ZNS-Erkrankungen (neuromuskuläre Erkrankungen und periphere Nervenläsionen)
- akute Wirbelsäulenerkrankungen
- degenerative Wirbelsäulenerkrankungen nur dann, wenn akute radikuläre neurologische Ausfälle bestehen (ein neurologischer Status ist in solchen Fällen zwingend erforderlich)
- septische Krankheitsbilder (Bakteriämien) oder lokale Hautinfektionen im Bereich der Punktionsstelle

▶ Tab. 34.5 zeigt eingriffsbezogene Indikationen für PCA-Verfahren mit PDK-Anlagehöhe und empfohlener postoperativer Therapiedauer. Als Alternative zu den angegebenen kontinuierlichen regionalen Verfahren kann auch eine i. v. PCA erwogen werden.

Tab. 34.5 OP-bezogene Indikationen für zentrale und periphere regionale Schmerztherapieverfahren und PCA-Verfahren.

Art des Eingriffs	Verfahren	Punktionshöhe	Empfohlene Therapiedauer postoperativ (Tage)	Bemerkungen
Allgemeinchirurgie				
Oberbauchchirurgie	PDK	Th 5–8	5	
Leberlebendspender	PDK	Th 5–8	5	
Leber-Tx-Empfänger	PCA		5	
Kolorektalchirurgie (offen/MIC)	PDK	Th 8–12	3–5	
Große Narbenhernienoperation	PDK	Th 6–12	3	
Laparoskopie	PCA		3	
Thoraxchirurgie				
Thymektomie	ggf. PCA			
Offene Thorakotomie	PDK	Th 4–7	3	bis Bülau-Drainagen entfernt sind
Thorakoskopie	PDK	PDK: Th 4–7	4	

Tab. 34.5 Fortsetzung

Art des Eingriffs	Verfahren	Punktionshöhe	Empfohlene Therapiedauer postoperativ (Tage)	Bemerkungen
Kardiochirurgie				
CABG („coronary arterial bypass graft")	NCA (ITS)/ggf. PCA		3	
Urologie				
Nephrektomie/Nierenbecken-OP offen	PDK	Th 7–9	3–5	
Nierenlebendspender offen (CVK)	PDK	Th 7–9	3–5	
Nieren-Tx-Empfänger	PCA		3–5	
Nephrektomie laparoskopisch	PCA	–	3	
Prostatektomie offen	PDK oder TAP-Block (ggf. bds.)	L 2/3	3	
Prostatektomie laparoskopisch	ggf. PCA	–	3	
Laparotomie, Leistenhernien	CCM: TAP-Block, ggf. bds.			
Peniskarzinomoperation	PDK	L 2/3	3	
Zystektomie radikal, Ileumconduit	PDK	Th 8–12	4	
Orthopädie/Traumatologie				
Offener Eingriff Schulter, Prothetik, Schulterarthrolyse, „frozen shoulder"	Skalenus-Katheter			ggf. Bolusgabe zur KG, Mindestlaufrate 6 ml/h
Trichterbrust	PDK/PCA	PDK: Th 4–7	3	
Hüft-TEP	Psoaskompartmentkatheter + Ischiadicus-Single-shot, PCA, bei Hüft-TEP-Wechsel PDK	PDK: L 2/3		
Knie-TEP/Knie-Arthrolyse	PDK, Femoraliskatheter + Ischiadicus-Single-shot oder Psoaskompartmentkatheter + Ischiadicus-Single shot	PDK: L 2–4	4	ggf. Kombination PCA
OSG-TEP	Ischiadicus-Katheter distal lateral		4	
Umstellungsosteotomie Bein	periphere Kathetertechnik		3	
Gefäßchirurgie (Cave: Infektion bei Diabetikern)				
Bauchaortenaneurysma offen	PDK	Th 8–10	4	
Aortobifemoraler Bypass	PDK	Th 8–10	3–4	
Peripherer Bypass Bein (femoropoplitealer Venenbypass)	PDK	L 2/3	3	
Amputationen	PDK	L 2/3	5	alternativ periphere Kathetertechnik

Tab. 34.5 Fortsetzung

Art des Eingriffs	Verfahren	Punktionshöhe	Empfohlene Therapiedauer postoperativ (Tage)	Bemerkungen
HNO				
Neck dissection	PCA		3	nicht obligatorisch
Gynäkologie				
Mammachirurgie	PCA		2	Nur Augmentationsplastik
Bei Mammakarzinom mit Rekonstruktionsplastik mittels Eigengewebe	PCA		3	Nur Augmentationsplastik
Vaginale Hysterektomie	ggf. PCA		2	
Abdominale Hysterektomie	PCA		3	PDK erwägen
Wertheim-Meigs-Operation	PDK	Th 10–12	3–4	
Eviszeration	PDK	Th 10–12	3–5	
Ovarialkarzinom/Längslap.	PDK	Th 10–12	4–5	
Laparoskopie	PCA		2	nicht obligatorisch
Geburtshilfe/Sectio caesarea				
PDK		L 2–4		

34.2.4 Durchführung der Periduralanalgesie

Nachdem im Aufwachraum die Schmerzstärke (NRS) und die Vitalparameter erfasst und dokumentiert worden sind, muss die korrekte Lage des PDK überprüft werden, sofern dies nicht bereits vom zuständigen Anästhesisten getan wurde. Der jeweilige Anästhesist muss vorher das PDK-Anlageprotokoll ausgefüllt haben, sowie den Patienten dem ASD gemeldet haben. Zur Lageüberprüfung wird ohne Bakterienfilter ein Aspirationstest durchgeführt, bei dem weder Liquor noch Blut aspirabel sein dürfen.

Zum Ausschluss einer spinalen Fehllage wird im OP die Testdosis von 2 ml Ropivacain 0,75 % oder 2 ml Bupivacain 0,5 % via PDK injiziert. Liegt der PDK ordnungsgemäß, erfolgt nach ca. 10 min die fraktionierte Bolusgabe von 1- bis 2-mal 5 ml Ropivacain 0,2 %, ggf. 0,75 %. PDKs nach CSE sind besonders vorsichtig zu testen. Die Dokumentation der Testung, Blockadehöhe, Schmerzstärke und Vitalparameter wird zu den festgelegten Zeitpunkten vorgenommen.

Die Austestung der segmentalen Ausbreitung (Analgesieniveau) wird mittels Kältereiztest (Desinfektionsspray) oder Pin-Prick-Methode vorgenommen.

Die Pumpeneinstellung wird laut PDA/PCEA-Tabelle durchgeführt.

> **Cave**
>
> Opioidinduzierte Atemdepression, toxische Lokalanästhetikaspiegel.

Die Dokumentation der Testung, Blockadehöhe, Schmerzstärke und Vitalparameter wird zu den festgelegten Zeitpunkten vorgenommen. Erst wenn sich die PDA-/PCEA-Einstellung unter kontrollierten Bedingungen als effektiv und stabil erwiesen hat, darf der Patient auf die periphere Station verlegt werden.

34.2.5 Zuständigkeitsregelung

Der ASD ist verantwortlich für:

- Pumpenauslesen, Pumpenprogrammieren, Applikation von Einzelboli oder Änderung des Medikamentenansatzes
- täglich mindestens 2 Visiten
- Qualitätskontrolle
- tägliche Kontrolle der Einstichstelle
- Verbandswechsel des PDK, Systemwechsel nach 72 h
- Beenden der Therapie durch Dosisreduktion und Auslassversuch

- medikamentöse Therapieempfehlungen für die Ausschleichphase
- Erfassung, Behandlung und Dokumentation therapieassoziierter Nebenwirkungen
- Beenden der Therapie und Entfernung des PDK gemäß DGAI-Richtlinien
- Identifizierung von Patienten für eine langfristige differenzierte Schmerztherapie

Die Station ist verantwortlich für:

- Überwachung der Patienten
- Dokumentation der Überwachungsparameter laut „ASD-Visitenprotokoll" oder Optiplaneinleger und beträgt ab dem 2. Liegetag bei stabilem Verlauf meist 1 Messung pro Schicht
- Wechsel der Medikamentenreservoire

Praxis

Zu beachten

Besonderheiten bzw. typische Gefahren der PDA/PCEA:

- Die Gabe von Benzodiazepinen ist kontraindiziert.
- Die Gabe von zusätzlichen Schmerz- und Beruhigungsmitteln darf nur nach Rücksprache mit dem ASD erfolgen.

34.2.6 Voraussetzung für die Entfernung des PDK

Die aktuellen Empfehlungen zur rückenmarknahen Regionalanästhesie und Thromboembolieprophylaxe/antithrombotischen Medikation sind zu berücksichtigen (siehe SOP Periduralanästhesie).

Die Schmerzfreiheit sollte bereits 8 h ohne PDK-Bedienung (nach Ausschleichen) bestanden haben.

Grundsätzlich gilt: Blutentnahmen zur Bestimmung der Gerinnungswerte und Thrombozytenzahl sind nur dann erforderlich, wenn klinisch eine Gerinnungsstörung erwartet werden kann.

Falls primär für die OP keine Gerinnungswerte bestimmt werden mussten und weder die OP noch die klinische Situation des Patienten Anhalt für eine Gerinnungsstörung ergeben, kann der PDK auch ohne Laborbestimmung entfernt werden. Voraussetzung ist die vorhergehende sorgfältige Gerinnungsanamnese.

34.2.7 Komplikationen der PDA/PCEA

Allergische oder Unverträglichkeitsreaktionen auf die applizierten Lokalanästhetika unterschiedlichen Schweregrades.

Neurologische Komplikationen können in Form von Kopfschmerzen, Blasenlähmung, motorischen und/oder sensiblen Störungen der unteren Extremität bis hin zu einer hohen Periduralanalgesie mit vitaler Bedrohung des Patienten auftreten.

Ursachen für eventuelle neurologische Komplikationen sind beispielsweise:

- sekundäre Duraperforation
- Entwicklung eines epiduralen Hämatoms (Häufigkeit: 0,0005–0,03 %)
- Infektionsrisiko: 0,003–0,05 %.

Cave

Das Zeitfenster bis operativen Hämatomentlastung muss unter 6 h bleiben, da sonst das Risiko eines irreversiblen neurologischen Schadens sehr hoch ist. Der diensthabende Anästhesieoberarzt ist ebenso wie der diensthabende Chirurg der zuweisenden Klinik unverzüglich zu informieren.

Ferner kann es theoretisch durch Sufentanil zu einer Atemdepression kommen (äußerst selten); in diesem Falle sind die üblichen Maßnahmen zur Therapie einer Atemdepression durchzuführen (Naloxon fraktioniert bis zum Sistieren der Atemdepression; Opioidrebound beachten!)

34.2.8 Verhalten bei Komplikationen

Der ASD sollte im Falle einer unbefriedigenden Analgesie umgehend verständigt werden.

Bei Auftreten allgemeiner Komplikationen müssen je nach Ausmaß der vitalen Bedrohung der ASD bzw. der Reanimationsdienst über die bekannten DECT-Handys benachrichtigt werden.

Liegen neurologische Störungen vor (statistische Häufigkeit: 0,003–0,05 %), muss neben dem ASD auch ein Neurologe konsultiert werden.

Je nach Ausmaß der neurologischen Störung muss der ASD-Arzt die bildgebende Diagnostik (Goldstandard = MRT) in Rücksprache mit dem verantwortlichen Oberarzt der Anästhesie veranlassen und die Bilder dem diensthabenden Neurochirurgen vorstellen, welcher die OP-Indikation stellt. Hierbei ist zwingend der Zeitrahmen von 6 h einzuhalten, innerhalb derer sich eine irreversible spinale Ischämie ausbildet.

34.2.9 Dokumentation

Die Erfassung der klinischen Parameter (Vigilanz, Atemfrequenz, Blutdruck, Herzfrequenz, Kontrolle von Motorik und Sensibilität der Beine) erfolgt nach Beginn der PDA bzw. nach jeder Neueinstellung der Spritzenpumpe/Pumpe über einen Zeitraum von 4 h in stündlichem Abstand durch das Pflegepersonal der Station; diese Daten werden in der Optiplandokumentation festgehalten.

Nach einer Bolusgabe ist eine Kreislaufüberwachung für mindestens 30 min erforderlich.

Nach der Abschlussvisite bleiben alle ASD-Visitenprotokolle in der Patientendokumentation.

34.2.10 Qualitätskontrolle

Die Qualitätskontrolle bei dieser Form der Analgesie erfolgt durch den ASD.

34.3 Periphere Katheter-PCA (patientenkontrollierte periphere Katheter-PCA)

A. Heymann, S. Tafelski, C. West

34.3.1 Grundlagen und Aufklärung

Bei dieser Art der regionalanästhesiologischen Technik für die perioperative Schmerztherapie erfolgt die Anlage des peripheren Katheters nach der üblichen Aufklärung des Patienten und Einholung seiner Einwilligung im Rahmen des Anästhesieaufklärungsgespräches mit entsprechender Dokumentation bereits präoperativ.

Das Prinzip besteht in einer andauernden Reduktion oder Blockade der Schmerzfortleitung aus dem OP-Gebiet durch perineurale Na^+-Kanalblockade.

Bei der Mehrzahl der Patienten wird die Medikamentenapplikation über den Katheter kontinuierlich mittels Spritzenpumpe (oder PCA-Pumpe) vorgenommen. Aufgrund der im Vergleich geringsten Toxizität kommt dabei das langwirksame Lokalanästhetikum Ropivacain 0,1 %–0,375 % zur Anwendung.

Insbesondere multimorbide Patienten profitieren von diesem gut verträglichen und risikoarmen Verfahren. Bei gerinnungs- und anatomieassoziierten Kontraindikationen für eine PDA/PCEA stellt das periphere Katheterverfahren oft eine gute Alternative dar. Genauso können Patienten mit Abhängigkeitserkrankungen auch nach erfolgreichem Entzug durch dieses Verfahren profitieren. Eine Outcome-Verbesserung durch verbesserte Mobilisierbarkeit von Gelenken ist ebenso belegt wie der durch Sympathikolyse bedingte Vorteil bei Wundheilungsstörungen und in der Gefäßchirurgie.

Das geplante Verfahren wird auf dem Prämedikationsprotokoll vermerkt und dem Akutschmerzdienst gemeldet. Spätestens vor Verlegung des Patienten in den Aufwachraum sollte der zuständige Anästhesist den ASD informieren.

Tab. 34.6 Katheter-PCA-Schema für Erwachsene.

Charité-Campus	Basisrate	Bolus	Lockout	Max/4 h
CVK	6–10 ml/h			40 ml
CCM	6–8 ml/h	6 ml	30 Min	

CVK: Spritzenpumpenansatz für die ersten 24 h (außer „Frozen Shoulder“ und Psoaskatheter): 20 ml Ropivacain 0,75 % + 20 ml NaCl 0,9 % (1 ml = 3,75 mg Ropivacain = 0,375 %-Lösung)
Spritzenpumpenansatz bei „Frozen Shoulder“ und nach 24 h alle peripheren Katheter: Ropivacain 0,2 % (1 ml = 2,0 mg Ropivacain = 0,2 %-Lösung)
CCM: Ropivacain 0,2 % (1 ml = 2,0 mg Ropivacain)

Zusätzlich: NSAID (Ibuprofen, Diclofenac, Indometacin) oder Coxibe in Absprache mit Operateur; optional Novaminsulfon, Paracetamol i. v.

34.3.2 Apparative Voraussetzungen für periphere Katheter-PCA

Geeignet sind netz- und akkubetriebene Injektionsspritzenpumpen, jedoch sollten mit 1. Präferenz PCA-Pumpen wie die CADD-Pumpe eingesetzt werden, wenn die häufige Gabe von Boli für die Physiotherapie benötigt wird (Vorteil: Reservoir größer, Mobilität des Patienten auch mit Gehhilfen gewährleistet).

34.3.3 Indikationen für die periphere Katheter-PCA

Patienten, die für die Anwendung einer kontinuierlichen Leitungsanästhesie zur postoperativen Schmerztherapie infrage kommen, sollten folgende Bedingungen erfüllen:

- sie sollten in der Lage sein, ihre Schmerzen mithilfe der NRS- oder VAS-Skala angeben zu können.
- sie sollten verstanden haben, dass 30 min vor der Physiotherapie der Bolus abzufordern ist.

Vor Anlage der Leitungsanästhesie sollten folgende Befunde üblicherweise ausgeschlossen sein:

- bei Psoas-Kompartment-Kathetern (SOP Periduralanästhesie): Gerinnungsstörungen
- bei anderen peripheren Kathetern: schwere Gerinnungsstörung
- Allergien auf Lokalanästhetika

- schwere Funktionsstörungen von Leber, Nieren oder Herz-Kreislauf-System (relative Kontraindikation)
- ZNS-Erkrankungen (neuromuskuläre Erkrankungen und periphere Nervenläsionen)
- bei akuten neurologischen Ausfällen sollte ein solches Verfahren aus forensischen Gründen eher nicht durchgeführt werden; gibt es dennoch zwingende Gründe hierfür, muss vorher ein neurologischer Status erhoben werden
- septische Krankheitsbilder (Bakteriämien) oder lokale Hautinfektionen im Bereich der Punktionsstelle

Prinzipiell gilt die großzügige Indikationsstellung für Patienten mit starken postoperativen Schmerzen und hohem Risiko für chronische Schmerzen.

34.3.4 PCA-Anschluss und Durchführung der kontinuierlichen Katheteranalgesie

Auf dem Protokoll wird dokumentiert, von wem, um welche Uhrzeit und an welche Person des ASD der Patient gemeldet wurde. Das „Katheteranlageprotokoll" muss vom durchführenden Anästhesisten ausgefüllt und mitgegeben werden. Dieser sollte auch nach Möglichkeit bereits während der OP den Operateur nach dem Übungsziel (Gradzahl Flexion/Extension), dem Zeitpunkt des Übungsbeginns und der WHO-I-Basismedikation befragt und diese im Narkoseprotokoll vermerkt haben.

Im Aufwachraum werden zunächst die Schmerzstärke anhand der NRS ermittelt, die Vitalparameter erfasst und die entsprechenden Werte im Überwachungsprotokoll festgehalten.

Falls die korrekte Lage des Katheters nicht bereits am Operationsende durch den narkoseführenden Anästhesisten überprüft wurde, muss spätestens jetzt vor Anschluss der Spritzenpumpe bzw. der PCA-Pumpe die Testung durchgeführt werden: Aspirationsversuch ohne Filter. Liegt der Katheter korrekt, erfolgt eine fraktionierte Bolusgabe von 10–30 ml in 5-ml-Schritten.

Eine Austestung der Analgesieausbreitung wird mittels Kältereiztest (Desinfektionsspray) oder der Pinprick-Methode vorgenommen.

Die initiale kontinuierliche Laufrate liegt zwischen 6 und 10 ml/h. Bei nicht ausreichender Analgesie (und korrekter Katheterlage) kann die Laufrate bis auf maximal 14 ml/h gesteigert werden (Höchstdosis bei zusätzlicher möglicher Bolusgabe beachten: Naropin 0,6 mg/kgKG/h).

Cave Toxische LA-Wirkungen, stets individuell entscheiden, substanzspezifische Höchstdosis beachten.

Die Dokumentation von Schmerzstärke, Blockadeausdehnung und Kreislaufparametern wird auf dem Überwachungsbogen zu den festgelegten Zeitpunkten vorgenommen. Die Dokumentation der Testung, Blockadehöhe, Schmerzstärke und Vitalparameter wird zu den festgelegten Zeitpunkten vorgenommen.

Erst wenn sich die PCA-Einstellung unter kontrollierten Bedingungen als effektiv und stabil erwiesen hat, darf der Patient auf die periphere Station verlegt werden. Vor Verlegung des Patienten auf die Station muss der ASD benachrichtigt werden, da dieser die weitere Betreuung des Patienten übernimmt.

Täglich wird am NRS unter Belastung die Effektivität des Verfahrens ermittelt. Grundsätzlich sollte dieser < 5 liegen. Die Bolusgröße muss entsprechend der Analgesiequalität und -ausdehnung angepasst werden. Die LA-Konzentration sollte in jedem Fall bei Einschränkung des motorischen Kraftgrades herabgesetzt werden, wenn aktive Beübung gewünscht wird. Ist die Sensibilität eingeschränkt, empfiehlt sich die Herabsetzung der kontinuierlichen Laufrate und/oder der Konzentration. Nach der minimalen Laufrate von 6 ml/h erfolgt der „Auslassversuch", sofern keine weitere Physiotherapie unter Regionalanalgesie mehr erforderlich ist. Entsprechend den Therapieempfehlungen wird eine retardierte (12 h vor Auslass) oder unretardierte Zusatzmedikation der WHO-Stufe II, seltener WHO III angeordnet.

Falls die Analgesiequalität nicht allein mit WHO-I-Medikation und Katheter-PCA erreicht werden kann, ist eine retardierte WHO-II-Medikation therapiebegleitend oder ggf. eine WHO-III-Medikation anzuordnen.

34.3.5 Zuständigkeitsregelung ASD

Der ASD ist verantwortlich für:

- ggf. Pumpenauslesen, Pumpenprogrammieren, Applikation von Einzelboli oder Änderung des Medikamentenansatzes
- täglich mindestens 2 Visiten
- Qualitätskontrolle
- tägliche Kontrolle der Einstichstelle
- Verbandswechsel der Katheter
- Beenden der Therapie durch Dosisreduktion und Auslassversuch
- medikamentöse Therapieempfehlungen für Behandlungs- und Ausschleichphase
- Erfassung, Behandlung und Dokumentation therapieassoziierter Nebenwirkungen und Komplikationen
- Beenden der Therapie und Entfernung des Katheters
- Identifizierung von Patienten für eine langfristige differenzierte Schmerztherapie
- Schulungsmaßnahmen und Geräteeinweisungen

Die Station ist verantwortlich für:

- Überwachung der Patienten

- Dokumentation der Überwachungsparameter laut ASD-Visitenprotokoll, beträgt ab dem 2. Liegetag bei stabilem Verlauf meist 1 Messung pro Schicht
- Wechsel und Bestellung der Medikamentenreservoire/Systeme
- Personalschulungsbedarf beim ASD anzumelden und Termine zu organisieren

Kommunikation mit dem ASD bezüglich therapieassoziierter unerwünschter Wirkungen, Komplikationen: Atemstörung, Vigilanzstörung, Übelkeit/Erbrechen, neurologische Störungen wie zunehmende/neu aufgetretene Sensibilitätsstörung, Kopf- und Rückenschmerzen, V.a. chirurgische Komplikation wie Nachblutung, NRS in Ruhe > 3, unter Belastung > 5.

34.3.6 Besonderheiten der peripheren Katheter-PCA

Eine enge Zusammenarbeit mit dem das Grundleiden behandelnden Arzt, den Pflegekräften der Station und dem Physiotherapeuten ist beim peripheren Katheterverfahren unerlässlich.

Zur Kommunikation auf der Station dient die Spalte ärztliche Visite/ärztliche Anordnungen im Optiplan der Patientenkurve, z. B. um Blutentnahmen anzuordnen, Medikamente anzusetzen etc. Bei auftretenden Sensibilitätsstörungen/Motorblockaden unter der Therapie ist die kontinuierliche Laufrate zu stoppen und später ggf. die Laufrate bzw. die Konzentration der PCA-Mischung herabzusetzen.

Grundsätzlich kann eine gute Aufklärung und Beruhigung des Patienten helfen, Ängste zu reduzieren und Missverständnisse zu vermeiden.

Die Gabe von zusätzlichen Schmerz- und Beruhigungsmitteln bedarf der Rücksprache mit dem ASD.

34.3.7 Voraussetzung für die Entfernung des peripheren Katheters

Ein Schmerzniveau von NRS < 3 in Ruhe, und NRS < 5 unter Belastung (z. B. erfolgreiche Physiotherapieeinheit bzw. Erreichen derselben Gradzahl) sollte 12 h ohne Katheterbedienung bestehen. Vor Entfernung des Katheters muss die Rücksprache mit dem zuständigen Chirurgen erfolgen.

Es darf keine akute Blutungsneigung vorliegen.

Die letzte Heparingabe bei Low-dose-Heparinisierung muss mindestens 4 h, bei fraktioniertem Heparin mindestens 12 h zurückliegen. Dies gilt nur bei peripheren Kathetern, bei denen im Falle der Blutung keine externe Kompression möglich ist (z. B. VIP, Psoas-Kompartment).

Merke **M!**

Grundsätzlich gilt: Blutentnahmen zur Bestimmung der Gerinnungswerte und Thrombozytenzahl sind nur dann erforderlich, wenn klinisch eine Gerinnungsstörung erwartet werden kann. Falls primär für die OP keine Gerinnungswerte bestimmt werden mussten und weder die OP noch die klinische Situation des Patienten Anhalt für eine Gerinnungsstörung ergeben, kann der Katheter auch ohne Laborbestimmung entfernt werden. Voraussetzung ist die vorhergehende sorgfältige Gerinnungsanamnese.

34.3.8 Komplikationen der peripheren Katheter-PCA

- Allergische oder Unverträglichkeitsreaktionen auf die applizierten Lokalanästhetika unterschiedlichen Schweregrades
- akzidentelle intravasale Applikation
- neurologische Komplikationen
- Entwicklung eines Hämatoms
- Entstehung einer Infektion

34.3.9 Verhalten bei Komplikationen

Siehe auch SOP Notfallmanagement in der Akutschmerztherapie.

Der ASD sollte im Falle einer unbefriedigenden Analgesie und therapieassoziierter unerwünschter Wirkungen umgehend verständigt werden.

Bei Auftreten allgemeiner Komplikationen müssen je nach Ausmaß der vitalen Bedrohung der ASD bzw. der Reanimationsdienst über die bekannten Telefonnummern benachrichtigt werden.

Liegen neurologische Störungen vor, muss neben dem Schmerzdienst auch ein Neurologe konsultiert werden.

Bei Verdacht auf Lokalanästhetikaintoxikation (Symptome: periorales Taubheitsgefühl, plötzliche Unruhe, Schläfrigkeit, metallischer Geschmack, Herzrhythmusstörung, Krampfanfall) sollten umgehend eine Sauerstoffgabe, ggf. Maskenventilation mit F_iO_2 1,0, und Intubation erfolgen. Zerebrale Krampfanfälle können mit Lorazepam 0,1 mg/kgKG i. v. oder 0,25 mg/kgKG oder Clonazepam 1–2 mg i. v., bei ausbleibender Wirkung mit Phenytoin 15–20 mg/kgKG i. v. (250 mg über 5 min, die restliche Menge über 25–30 min) oder bei weiterhin ausbleibender Wirkung mit Phenobarbital oder Thiopental i. v. (fraktionierte Gabe) unterbrochen werden.

Lipidinfusionen siehe Kapitel Notfallmanagement in der Akutschmerztherapie.

Bei schweren Komplikationen sind das REA-Team, der behandelnde Stationsarzt und der zuständige Oberarzt zu informieren. Die Überwachung und Therapie sollte im Bereich der anästhesiologischen Intensivmedizin erfolgen.

Eine zeitnahe und sorgfältige Dokumentation wird dringend empfohlen.

34.3.10 Dokumentation

Nach einer Arztbolusgabe in höherer Konzentration (z. B. 0,375 % Naropin) oder Menge, ist eine Kreislaufüberwachung für mindestens 30–45 min erforderlich (Plasmaspitzenspiegel nach ca. 30 min).

Die Erfassung der klinischen Parameter (Blutdruck, Herzfrequenz, Kontrolle von Motorik und Sensibilität) erfolgt nach Beginn der Katheteranalgesie bzw. nach jeder Neueinstellung der Spritzenpumpe über einen Zeitraum von 4 h in stündlichem Abstand durch das Pflegepersonal der Station; diese Daten werden in der Pflegedokumentation festgehalten.

Für die Dokumentation der Schmerzpumpenparameter wird das ASD-Visitenprotokoll benutzt. Nach der Abschlussvisite verbleiben die Visitenprotokolle beim Patienten.

34.3.11 Qualitätskontrolle

Die Qualitätskontrolle bei dieser Form der Analgesie erfolgt durch den ASD.

34.4 Perioperatives Management von Phantomschmerzen

A. Heymann, M. Krimphove, S. Tafelski, C. West

34.4.1 Prämedikation

Beibehaltung vorhergehender Schmerzmedikation.

Grundsätzlich immer Präferenz für Regionalanästhesieverfahren oder Kombination der Regionalanästhesie mit Allgemeinanästhesie. Katheterverfahren haben gegenüber Single-Shot-Blockaden Vorrang.

Katheter müssen immer, vor und nach der OP, kontinuierlich bedient werden.

34.4.2 Regionalanästhesie

Siehe auch SOP Regionalanästhesie (► Tab. 34.7).

Tab. 34.7 Regionalanästhesieverfahren im OP nach Amputationsgebiet.

Amputationsgebiet	Narkoseform	Regionalanästhesie	Zugänge/Monitoring	Medikamente
Zehen	Fußblock	45 min Anschlagzeit	1x Braunüle 18 G Basismonitoring neurologische Kontrolle regional und CNS	Prilocain 1 % 40 ml plus Ropivacain 0,75 % 15 ml
	oder distaler Ischiadicuskatheter (besser bei vorbestehenden Schmerzen)	30 min Anschlagzeit		Prilocain 1 % 15 ml, Ropivacain 0,75 % 10 ml
	ohne/mit Allgemeinanästhesie			
Vorfuß	Ischiadicuskatheter s. o. ohne/mit Allgemeinanästhesie	30 min Anschlagzeit	1x Braunüle 18 G Basismonitoring neurologische Kontrolle regional und CNS	s. o. nach 60 min Ropivacain 0,2 % kont. 8 ml/h, bei Schmerzen: Konzentration 0,375 %
Unterschenkel	Ischiadicuskatheter		PDK: Volumensubstitution	20 ml Prilocain 1 % + 10 ml Ropivacain 0,75 %
	plus Femoraliskatheter		PDK: Volumensubstitution	40 ml Prilocain 1 % + 10 ml Ropivacain 0,75 %
	oder PDK L 3/4		PDK: Volumensubstitution	operativ komplette Blockade: 10 ml Ropivacain 0,75 % + PDA/PCEA-Standardmischung: 6 ml/h
Oberschenkel	PDK L 3/4 oder L 2/3		PDK: Volumensubstitution	operativ komplette Blockade: 10 ml Ropivacain 0,75 % + PDA/PCEA-Standardmischung: 6 ml/h
Hand, Finger, Unterarm	axillärer Plexuskatheter/infraklavikulärer Plexus	Anschlagzeit: 30 min	PDK: Volumensubstitution	komplette Blockade mit 40–50 ml Volumen, Prilocain 1 % 40 ml + Ropivacain 0,75 % 10 ml
Oberarm	Skalenuskatheter ggf. + suprascapularis	Anschlagzeit 30 min	PDK: Volumensubstitution	30 ml Prilocain 1 % + 10 ml Ropivacain 0,7

34.4.3 Material

- Arm-Plexusnadeln und Femoraliskatheter: 19,5 G × 50 mm, Facettenschliff 30°
- Ischiadikus: Pajunk 19,5 G × 100 mm, 15° Facettenschliff; PDK-Set

34.4.4 Monitoring

Basismonitoring und erweitert je nach Komorbidität.

34.4.5 Narkoseeinleitung

Die Anlage eines Regionalkatheters zur Prävention von Phantomschmerzen sollte vor der Amputation, in der Regel auch vor der Narkoseeinleitung erfolgen. Abweichendes Vorgehen im Sinne der Amputation in alleiniger Regionalanästhesie oder die Anlage eines Regionalverfahrens in Narkose ist individuell zu entscheiden. Vasopressor bereithalten. Die Oxygenierung muss zu jedem Zeitpunkt gewährleistet werden. Testung der Effektivität einer Regionalanästhesie spätestens nach 15 min, damit ggf. supplementierende Blockade rechtzeitig durchgeführt werden kann.

34.4.6 Narkoseführung

Die Anwendung des Schemas soll die Rate postoperativer Phantomschmerzen reduzieren und die Schmerzchronifizierungsrate senken.

34.4.7 Lagerung

Cave

Drucknekrosen/Lagerungsschäden an der Extremität mit Regionalanästhesieverfahren!

Bei vorbestehendem Bewegungsdefizit, Lagerung vor Anästhesie; dann Anästhesie und Lagerung der betroffenen Extremitäten so belassen.

34.4.8 Besonderheiten

Wenn keine Regionalanästhesie möglich: Bolus 25 mg S-Ketamin zur Einleitung und 5 min vor Schnitt i. v. Spritzenpumpe mit 12,5 mg S-Ketamin/h **zusätzlich** zum Opioid i. v.

34.4.9 Postoperatives Management

- Fortführen der Regionalanästhesie ohne Pause. Falls dennoch Schmerzen bestehen: Ausbreitung der Regionalanästhesie überprüfen, ggf. Volumenrate anpassen, ggf. Ropivacainkonzentration erhöhen (max. 37,5 mg/h) und ggf. Zusatz von Clonidin in Rücksprache entsprechend den SOPs des Akutschmerzdienstes.
- S-Ketamin weiter mit 25 mg/h kontinuierlich i. v. bis zum 1. postoperativen Tag, bei psychotropen UAWs Dosis reduzieren.
- 1. postop. Tag Reduktion auf 12,5 mg S-Ketamin/h.
- 5. postop. Tag Reduktion auf 5 mg/h für 6 h, dann Spritzenpumpe aus.
- Bei Phantomschmerzen Schmerzambulanz hinzuziehen.
- Rescueoption bei Schmerzen trotz Ketamin: WHO-III-Opioid i. v. (z. B. Morphin 3-mg-weise); Lidocain 1 % 300 mg i. v. über 45 min via Spritzenpumpe unter Basismonitoring.
- Calcitonin 200 IE als Infusion in 250 ml über 1 h i. v. 1 × bis 2 × täglich.

34.5 Akutschmerztherapie bei opioidvorbehandelten Patienten

M. Krimphove, S. Tafelski, C. West

34.5.1 Anamnese und Prämedikation

Von den insgesamt 32 Millionen Menschen, die in einem Quartal ihren Arzt aufsuchen, sind ca. 6 Millionen Menschen von anhaltenden Schmerzen betroffen. Der Anteil der Patienten, bei denen komplexe Chronifizierungsmechanismen vorliegen, beläuft sich auf ca. 2 %. In absoluten Zahlen bedeutet das, dass ca. 500 000 Schmerzpatienten chronifizierte Schmerzpatienten sind, bei denen bestimmte Besonderheiten für das perioperative Management zu beachten sind. Insbesondere chronischer Opioidgebrauch, aber auch Koanalgetikamedikation, Angst- und depressive sowie somatoforme Störungen sind dafür verantwortlich, dass „übliche" Analgesietechniken perioperativ teilweise versagen.

Bei allen Patienten, die zur Prämedikation kommen, ist nach der Einnahme von Opioiden der Stufe I und II im Rahmen der Schmerzbehandlung aktiv zu fragen. Diese Patienten werden dann entsprechend der VA an den Akutschmerzdienst gemeldet, um das postoperative Management zu planen. Die Dosis und der Name des Opioids sind auf dem Prämedikationsprotokoll gut leserlich zu dokumentieren. Wenn es organisatorisch möglich ist, erfolgt eine kurze Rücksprache mit dem geplanten Saalanästhesisten.

Grundsätzlich ist die Gabe der Opioide perioperativ fortzuführen. Klebt das Opioidpflaster im OP-Bereich, ist es dort zu entfernen und sofort durch ein neues in gleicher Dosierung an anderer Stelle zu ersetzen (Anordnung auf dem Prämedikationsprotokoll, verantwortlich: Station).

Opioidvorbehandelte Patienten haben postoperativ einen höheren Opioidbedarf als opioidnaive Patienten.

Ist postoperativ eine längere Nahrungskarenz zu erwarten, erfolgt die Umrechnung der oralen Opioiddosis (über die intravenöse Morphinäquivalenzdosis) zur intravenösen Dauerapplikation über eine Morphin-PCA. Dies muss in der Regel über ein Konsil durch den Schmerzdienst veranlasst werden.

Wann immer möglich sollte ein Regionalverfahren zum Einsatz kommen (siehe SOPs der einzelnen Eingriffe).

34.5.2 Regionalverfahren

Auch bei Patienten, die einen rückenmarknahen oder peripheren Katheter erhalten sollen, ist die Opioidmedikation fortzuführen, um eine Entzugssymtomatik zu vermeiden. Das Regionalverfahren wird entsprechend dem Eingriff nach dem üblichen Standard durchgeführt.

34.5.3 Management im AWR

Patienten mit einer vorbestehenden Opioidbehandlung benötigen in der postoperativen Schmerztherapie eine besondere Beachtung. Eine suffiziente Analgesie ist auch bei diesen Patienten möglich, allerdings mit einer erhöhter Dosis von Opioiden.

Die Gabe von Stufe-I-Analgetika (Novaminsulphon, Paracetamol, COX-II-Hemmer) nach WHO sollte ausgeschöpft werden und erfolgt entsprechend der SOP bei opioidnaiven Patienten. Diese tragen auch in dieser Patientengruppe zur Schmerzlinderung bei.

Sollte sich im AWR ein erhöhter Opioidbedarf abzeichnen, ist frühzeitig an den Einsatz einer CADD-PCA mit Opioiden, z. B. MSI 1 % (Morphin 10 mg/ml) zu denken. Entsprechend der Vormedikation und der aktuellen Schmerzsituation ist die Dosisrate unter Konsultation des ASD-Dienstes einzustellen.

Vorteil: Laufrate und Bolus sind schnell und problemlos anzupassen und ablesbar.

34.5.4 Management im Akutschmerzdienst

Haben diese Patienten ein regionales Katheterverfahren oder eine PCA, werden sie vom ASD besucht.

Sollte sich bei den Visiten ein schmerztherapeutisches Problem herausstellen, das über das sonst Übliche bei opioidnaiven Patienten hinausgeht, ist frühzeitig der CSD einzuschalten. Es sollte umgehend die Anmeldung eines Konsils beim CSD durch die Kollegen der jeweiligen Fachrichtung erfolgen (Kontakt siehe oben).

In aller Regel erfordert die postoperative Situation eine Betreuung von weiteren 3–5 Tagen durch Schmerztherapeuten, um die präoperative Dosis an Opioiden an die nun möglicherweise veränderte Schmerzsituation anzupassen.

Ab dem 3. postop. Tag sollte die Umstellung auf die komplett orale Medikation wieder angestrebt werden.

34.6 Notfallmanagement in der Akutschmerztherapie

J. Birnbaum, A. Heymann, M. Krimphove, S. Tafelski

34.6.1 Opioidintoxikation bei i. v. PCA

► **Symptome**

- Vigilanzminderung
- AF < 10
- tiefe Atemzüge
- stecknadelkopfgroße Pupillen
- ggf. RR-Abfall

► **Erstmaßnahmen.** Opioidzufuhr stoppen,

- O_2-Zufuhr, ggf. Maskenbeatmung
- Naloxon i. v. titriert (1 Amp. = 0,4 mg auf 10 ml)
- wenn nötig Rea-Ruf
- Info an aufsichtsführenden FA/OA und Stationsarzt
- Überwachung des Patienten organisieren
- ggf. Aktennotiz anfertigen

34.6.2 Lokalanästhetikaintoxikation bei PDA/PCEA oder peripherer Katherinfusion/PCA

► **Symptome**

- Sensibilitätsstörungen (radikulär), motorischer Block
- Taubheit der Zunge und perioral, Metallgeschmack, verwaschene Sprache, Schwindel, Schläfrigkeit, Tinnitus, Sehstörungen, Nystagmus, Unruhe, Muskelzittern
- generalisierte Krämpfe, Koma, Atemlähmung
- RR-Abfall, Bradykardie, HRST

► **Erstmaßnahmen**

- Zufuhr des Lokalanästhetikums stoppen
- Hilfe holen
- O_2-Zufuhr
- Prophylaxe eines epileptischen Anfalls mit 1–2 mg Lorazepam
- Airway-Management
- Basic Life Support/Advanced Cardiac Life Support
- Bolusinfusion von 1,5 ml/kgKG Lipidlösung 20 % über 1 min (ca. 100 ml/70 kgKG) [1338]
- Infusion von 0,1 ml/kgKG/min Lipidlösung 20 %
- Wiederholung (1 × oder 2 ×) des Bolus bei anhaltendem kardialen Schock

- ggf. Infusion auf 0,5 ml/kgKG/min (ca. 18 ml/min/ 70 kgKG) Lipidlösung 20 % erhöhen
- Infusion nach Stabilisierung des Kreislaufs mindestens 10 min weiterführen
- maximal 10 ml/kgKG Lipidlösung 20 % innerhalb der ersten 30 min
- vermeide Vasopressin, Ca^{++}-Antagonisten, β-Blocker, Lokalanästhetika
- kardiopulmonalen Bypass erwägen
- keine Sedierung mit Propofol bei kardialer Instabilität

▶ **Bei generalisierten Krampfanfall**

- Lorazepam 0,1 mg/kgKG i. v. oder 0,25 mg/kgKG oder Clonazepam 1–2 mg i. v.
- bei ausbleibender Wirkung Phenytoin 15–20 mg/kgKG i. v. (250 mg über 5 min, die restliche Menge über 25–30 min)
- oder bei weiterhin ausbleibender Wirkung Phenobarbital 20 mg/kgKG i. v. oder Thiopental 5–7 mg/kgKG i. v. dann 500 mg/h als kontinuierliche Infusion
- falls nötig Rea-Ruf
- Info an aufsichtsführenden FA/OA und Stationsarzt
- Überwachung des Patienten organisieren
- ggf. Aktennotiz anfertigen

34.6.3 Epiduraler Abszess

▶ **Symptome**

- Fieber, Leukozytose, CRP-Anstieg, ggf. Meningismus
- vielfältige radikuläre, oft bilaterale Symptome: Parästhesie, Hypästhesie, Kraftminderung bis zur Parese

▶ **Erstmaßnahmen**

- Sofort neurologisches Konsil, bei Verdachtsbestätigung MRT und neurochirurgisches Konsil
- Info an aufsichtsführenden FA/OA und Stationsarzt
- engmaschige Überwachung des Patienten organisieren → Zeitfenster wenige Stunden bis zum irreversiblen Schaden
- Aktennotiz anfertigen

34.7 Schmerztherapie in der Geburtsmedizin

L. Kaufner, P. Niggemann, S. Tafelski

34.7.1 Ziel

Kontinuierliche und schnittstellenübergreifenden (OP – AWR – Station) einfache Schmerztherapie für stillende und nicht stillende Patientinnen nach operativer oder spontaner Entbindung durch Pflege und Stationsärzte. Die Schmerztherapie folgt nach den NRS-Angaben der Patientinnen.

34.7.2 Sectio mit Allgemeinanästhesie innerhalb der ersten 24 h

Das therapeutische Schema fasst ▶ Tab. 34.8 zusammen.

Tab. 34.8 Sectio mit Allgemeinanästhesie innerhalb der ersten 24 h.

Problem	Aktiv	Oral	Parenteral	Bemerkungen
Basistherapie	Pflege	Ibuprofen 3 × 600 mg für 3 Tage, danach bei Bedarf ergänzend: Buprenorphin sublingual 0,2 mg 3–4 × /d oder Oxycodon 10 mg 1 × /d (ggf. retardiertes Oxycodon/Naloxon)	Morphin 5 mg als Kurzinfusion (Dauer: 10–15 min) bei Bedarf TAP-Block vor Extubation alternativ: Rücksprache ASD, ggf. PCA Einmalschmerzpumpe mit Morphin (Bolus: 1,25 mg, Refraktärzeit: 10 min) Buprenorphin sublingual 0,2 mg 3–4 × /d oder Oxycodon einmalig 20 mg (ggf. retardiertes Oxycodon/Naloxon)	Cave: Kontraindikationen für Ibuprofen Allergie Ulkusanamnese Niereninsuffizienz
NRS 4–7	Pflege	optionale Zwischenstufe Paracetamol 1 g i. v.	–	2. Gabe frühestens nach 6 h, maximal 4 × 1 g in 24 h Infusion über Tropfenzähler über 15–20 min
NRS 4–10, trotz Basistherapie	Pflege	Info Schmerzdienst, bzw. Geburtsmediziner, Kreißsaal Anästhesist	–	s. Besonderheiten, Risikostratifizierung

34.7.3 Sectio nach Regionalanästhesie innerhalb der ersten 24 h

▸ **Besonderheit.** Wenn eine engmaschige postoperative Überwachung nach Sectio (S 3 LL) möglich, kann eine epidurale (CSE: 3 mg Morphin epidural) oder intrathekale (Spinalanästhesie: 0,1 mg Morphin) Morphingabe erfolgen. Bei diesen Patientinnen muss auf eine zusätzliche parenterale oder orale Opiatgabe innerhalb der ersten 24 h nach Sectio verzichtet werden. Das schmerztherapeutische Schema fasst ▸ Tab. 34.9 zusammen.

Tab. 34.9 Sectio mit Regionalanästhesie innerhalb der ersten 24 h.

Problem	Aktiv	Oral	Parenteral	Bemerkungen
Basistherapie	Pflege	Ibuprofen 3 × 600 mg für 3 Tage, danach bei Bedarf	–	
NRS 4–7	Pflege	optionale Zwischenstufe Paracetamol 1 g i. v.	–	2. Gabe frühestens nach 6 h maximal 4 × 1 g in 24 h Infusion über Tropfenzähler über 15–20 min
NRS 4–10, Bedarf trotz Basistherapie	Pflege	Info Schmerzdienst, bzw. Geburtsmediziner, Kreißsaal Anästhesist	–	s. Besonderheiten, Risikostratifizierung

34.7.4 Sectio mit Allgemeinanästhesie oder Regionalanästhesie 24 h nach Sectio

Siehe ▸ Tab. 34.10.

Tab. 34.10 Sectio mit Allgemeinanästhesie oder Regionalanästhesie 24 h nach Sectio.

Problem	Aktiv	Oral	Parenteral	Bemerkungen
Basistherapie	Pflege	Ibuprofen 3 × 600 mg für 3 Tage, danach bei Bedarf	–	Cave: Kontraindikationen für Ibuprofen Allergie Ulkusanamnese Niereninsuffizienz
NRS 4–7	Pflege	optionale Zwischenstufe Paracetamol 1 g i. v.	–	2. Gabe frühestens nach 6 h maximal 4 × 1 g in 24 h Infusion über Tropfenzähler über 15–20 min
NRS 4–7, Bedarf trotz Basistherapie	Pflege	Oxycodon 20 mg 1 × /d (ggf. retardiertes Oxycodon/Naloxon) alternativ: Buprenorphin sublingual 0,2 mg 3–4 × /d (siehe Anmerkungen unten)	–	Arztruf, wenn nach Opiatgabe keine ausreichende Schmerzreduktion

34.7.5 Episiotomie und Dammriss Grad II–III

Siehe ▸ Tab. 34.11.

Tab. 34.11 Schema 3: Episiotomie und Dammriss Grad II–III.

Problem	Aktiv	Oral	Parenteral	Bemerkungen
Basistherapie	Pflege	Ibuprofen 3 × 600 mg am OP-Tag und ersten Post-OP-Tag, danach bei Bedarf	–	im Kreißsaal die erste Dosis Ibuprofen nach Naht verabreichen
NRS 4–7, Bedarf trotz Basistherapie	Pflege	Morphin oral 10 mg bei Bedarf alternativ: Buprenorphin sublingual 0,2 mg 3–4 × /d	–	Arztruf bei mehr als 2 × Morphingaben ohne ausreichende Schmerzreduktion → nicht mehr als 20 mg in 60 min ohne Arztrücksprache max. 2 × pro Schicht

34.7.6 Kürettage, Abort, Spontangeburt

Siehe ▸ Tab. 34.12.

Tab. 34.12 Schema 4: Kürettage, Abort, Spontangeburt.

Problem	Aktiv	Oral	Parenteral	Bemerkungen
Basistherapie	Pflege	Ibuprofen 600 mg bei Bedarf	–	Tagesmaximaldosis Ibuprofen = 2,4 g

34.7.7 Übelkeit

Siehe ▸ Tab. 34.13.

Tab. 34.13 Schema bei Übelkeit (Nebenwirkung durch die Schmerzmedikation).

Problem	Aktiv	Oral	Parenteral	Bemerkungen
Übelkeit	Pflege	Stufe 1: MCP (Metoclopramid), 10 mg oral oder i. v., bis 3 × /d Stufe 2: Dimenhydrinat, 150 mg supp rektal bis 2 × /d, 50 mg oral bis 4 × /d	–	das zweite Antiemetikum wird zusätzlich und nicht anstelle gegeben

- Überwachungsparameter und Frequenz
- in den ersten 8 h stündliche Überwachung
- danach alle 3 h bis insgesamt 24 h
- Änderungen jederzeit auf ärztliche Anordnung, sowohl im Sinne einer weniger intensiven als auch einer intensiveren Überwachung

überwacht werden Blutdruck, Puls, O_2-Sättigung (parallel dazu natürlich vag. Blutung, Urinausfuhr, Fundusstand etc.)

34.7.8 Besonderheiten

Abweichungen nach klinischer Relevanz/Häufigkeit

▸ **Postoperative Schmerzen nach Sectio in Allgemeinanästhesie trotz Medikation nach Algorithmus (s. o.)**

▸ **Prävention.** Bei ITN Sectio kann vor Extubation US-gesteuert ein **TAP-Block** als Ergänzung zum o. g. Therapiealgorithmus angelegt werden. Rücksprache mit Bereichs-OA.

▸ **Behandlung/Alternativen.** Mit **Oxycodon** (z. B. 10–20 mg/d) steht ein zusätzliches langwirksames orales Opioid als Ergänzung zu neuraxialen Verfahren und Ibuprofen zur Verfügung; **Cave:** Keine Gabe mit zeitgleicher oraler Buprenorphingabe. Auch eine einmalige low-dose **Ketamin**-Gabe (z. B. 10–15 mg) i. v. kann ergänzend verabreicht werden. Rücksprache mit dem Bereichs-OA. Grundsätzlich kann der ASD zur weiteren Betreuung der Patientin konsultiert werden.

▶ **Postoperative Schmerzen nach Sectio in Regionalanästhesie trotz Medikation nach Algorithmus (s. o.)**

▶ **Prävention.** Intrathekale Gabe von zusätzlich 0,1 mg Morphin bei Anlage der Spinalanästhesie (siehe SOP) oder wahlweise bei liegendem PDK 3 mg Morphin epidural (siehe SOP) oder erneutes Anspritzen des PDK mit 6–10 ml Ropivacain 0,2 % in Rücksprache mit dem Bereichs-OA.

▶ **Behandlung/Alternativen.** Bei fehlenden neuraxialen Verfahren steht mit Oxycodon (z. B. 10–20 mg/d) ein zusätzliches langwirksames orales Opioid als Ergänzung zu neuraxialen Verfahren und Ibuprofen zur Verfügung; **Cave:** Keine Gabe mit zeitgleicher oraler/sublingualer Buprenorphingabe.

▶ **Stillen unter Schmerzmedikation und „Off-Label Use"**

▶ **Prävention.** Viele der in der postpartalen Schmerztherapie verwendeten Medikamente haben aufgrund fehlender Daten keine Zulassung für die Stillzeit: Maßgeblich für die Empfehlungen sind die Leitlinien zur postoperativen Schmerztherapie und zur Anästhesie in der Geburtshilfe. Aktuelle Informationen zu einzelnen Medikamenten und Wirkstoffklassen finden sich unter: z. B. www.embrytox.de.

▶ **Behandlung/Alternativen.** Alle oben genannten Medikamente können unter Berücksichtigung der o. g. Dosierungsangaben, Zeiten und Darreichungsformen ohne Stillpause oder Abpumpen und Verwerfen von Muttermilch verabreicht werden.

Praxis

Anmerkungen

- Morphinmedikation postoperativ bei stillenden Müttern soll nicht von vornherein zeitlich limitiert werden, sondern es wird bei der täglichen Visite kritisch geprüft und entschieden (Nutzen/Risiko Abwägung).
- Bei der Analgesie nach Allgemeinanästhesie sollte darauf geachtet werden, nicht zu viele verschiedene Opioide intraoperativ (z. B. Fentanyl), unmittelbar postoperativ (Piritramid) und über 24–48 h nach Kaiserschnitt (z. B. Oxycodon) zu verwenden.
- Umstellung auf orale Medikation so früh wie möglich.
- Antipyretische Wirkung von Ibuprofen bei möglichen postpartalen subfebrilen Temperaturen beachten.

Cave

Streptokokken-Toxic-Sdhock-Syndrom.

34.8 Literatur

[1321] Anger M, Valovska T, Beloeil H et al. PROSPECT guideline for total hip arthroplasty: a systematic review and procedure-specific postoperative pain management recommendations. Anaesthesia 2021; 76: 1082–1097. doi:10.1111/anae.15498

[1322] American Society of Anesthesiologists Task Force on Acute Pain Management. Practice Guidelines for Acute Pain Management in the perioperative Setting. Anesthesiology 2012; 116: 248 –273

[1323] American Society of Anesthesiologists Task Force on Pain Management, Chronic Pain Section. Practice guidelines for chronic pain management. A report by the American Society of Anesthesiologists Task Force on Pain Management, Chronic Pain Section. Anesthesiology 1997; 86: 995 –1004

[1324] Bell RF, Dahl JB, Moore RA et al. Perioperative ketamine for acute postoperative pain. Cochrane Database Syst Rev 2006; (1): CD004603

[1325] Block BM, Liu SS, Rowlingson AJ et al. Efficacy of postoperative epidural analgesia: a Metaanalysis. JAMA 2003; 290(18): 2455 –63

[1326] Brennan F, Carr DB, Cousins M. Pain Management: A fundamental human right. Anesth Analg 2007; 105: 205–21

[1327] Brill S, Ginosar Y, Davidson EM. Perioperative management of chronic pain patients with opioid dependency. Curr Opin Anaesthesiol 2006; 19: 325 –31

[1328] Capdevila X, Barthelet Y, Bilboulet P et al. Effects of perioperative analgetic technique on the surgical outcome and duration of rehabilitation after major knee surgery. Anesthesiology 1999; 91: 8–15

[1329] Cheung CW, Chinng Wong SS, Qui Q et al. Oral Oxycodone for Acute Postoperative Pain: A Review of Clinical Trials. Pain Physician 2017; 20: 33–52

[1330] de Leon-Casasola OA, Lema MJ. Epidural bupivacaine/sufentanil therapy for postoperative pain control in patients tolerant to opioid and unresponsive to epidural bupivacaine/morphine. Anesthesiology 1994; 80: 303–309

[1331] de Leon-Casasola OA, Myers DP, Donaparthi S et al. A comparison of postoperative epidural analgesia between patients with chronic cancer taking high doses of oral opioids vs. opioid-naive patients. Anesth Analg 1993; 76: 302 –307

[1332] de Leon-Casasola OA. Postoperative pain management in opioid-tolerant patients. Reg Anesth 1996; 21: 114–116

[1333] Deutsche Gesellschaft für Anästhesiologie und Intensivmedizin e. V. (DGAI). Leitlinie „Die geburtshilfliche Analgesie und Anästhesie" (2020). AWMF-Leitlinien-Register Nr. 001–038. Im Internet: https://register.awmf.org/de/leitlinien/detail/001-038 (Stand: 24.11.2023)

[1334] Deutsche Gesellschaft für Anästhesiologie und Intensivmedizin e. V. (DGAI). Angemeldetes Leitlinienvorhaben „Behandlung akuter perioperativer und posttraumatischer Schmerzen" (2021). AWMF-Leitlinien-Register Nr. 001–025. Im Internet: https://register.awmf.org/de/leitlinien/detail/001-025 (Stand: 24.11.2023)

[1335] Deutsches Netzwerk für Qualitätsentwicklung in der Pflege (DNQP). Expertenstandard Schmerzmanagement in der Pflege. Osnabrück: Schriftenreihe des Deutschen Netzwerks für Qualitätsentwicklung in der Pflege; 2004

[1336] Expertenkommission im Auftrag der Deutschen Interdisziplinären Vereinigung für Schmerztherapie (DIVS), Leitlinien zur Behandlung akuter perioperativer und posttraumatischer Schmerzen. Mitteilungen der Deutschen Gesellschaft für Chirurgie, 1999 (2)

[1337] Heesen M, Böhmer J, Brinck ECV et al. Intravenous ketamine during spinal and general anaesthesia for caesarean section: systemic review and meta-analysis. Acta Anaesthesiol Scand 2015; 59: 414–26

[1338] www.lipidrescue.org (Stand: 24.11.2023)

[1339] Jorgensen H, Wetterslev J, Møiniche S et al. Epidural local anaesthetics versus opioidbased analgesic regimens on postoperative gastrointestinal paralysis, PONV and pain after abdominal surgery. Cochrane Database Syst Rev 2000; (4): CD001 839

[1340] Kopf A, Banzhaf A, Stein C. Perioperative management of the chronic pain patient. Best Pract Res Clin Anaesthesiol 2005; 19: 59–76

[1341] Laubenthal H, Becker M, Sauerland S et al. S3-Leitlinie „Behandlung akuter perioperativer und posttraumatischer Schmerzen". Deutscher Ärzte-Verlag 2008; 1: 258–62 (AWMF Registernummer 001 – 025)

[1342] Pawlik MT, Ittner KP. Postoperative Schmerztherapie eines chronischen Schmerzpatienten. Anasthesiol Intensivmed Notfallmed Schmerzther 2006; 41(11): 734–5

[1343] Perkins FM, Kehlet H. Chronic pain as an outcome of surgery. A review of predictive factors. Anesthesiology 2000; 93(4): 1123–33

[1344] Rapp SE, Ready LB, Nessly ML. Acute pain management in patients with prior opioid consumption: a case-controlled retrospective review. Pain 1995; 61: 195–201

[1345] Singelyn FJ, Gouverneur JM. Extended three in one block after total knee arthroplasty: continous versus patient-controlled techniques. Anesth Analg 2000; 91: 176–80

[1346] Stamer UM, Mpasios N, Stüber F et al. A survey of acute pain services in Germany and a discussion of international survey data. Reg Anaesth Pain Med 2002; 27(2): 125 –31

[1347] Telnes A, Skogvoll E, Lonnée H. Transversus abdominis plane block vs. wound infiltration in Caesarean section: a randomised controlled trial. Acta Anaesthesiol Scand 2015; 59(4): 496–504

[1348] Werawatganon T, Charuluxanun S. Patient controlled intravenous opioid analgesia versus continuous epidural analgesia for pain after intraabdominal surgery. Cochrane Database Syst Rev 2005; (1): CD004 088

[1349] White PF, Aissaoui T, Skrivanek GD et al. The use of continuous sciatic nerve block after surgery involving the foot and ankle: does it improve the quality of recovery? Anesth Analg 2003; 97: 1303–09

[1350] Zernikow B, Hechler T. Schmerztherapie bei Kindern und Jugendlichen. Deutsches Ärzteblatt 2008; 105: 511–21

35 Therapie chronischer Schmerzen

35.1 Allgemeines

S. Tafelski, C. West

35.1.1 Einführung chronische Schmerztherapie

Situationsbeschreibung für Deutschland

Nach Angaben der Deutschen Schmerzgesellschaft e. V. (ehemals DGSS) für das Jahr 2019 berichten etwa 23 Mio. Deutsche (28 %) über chronische Schmerzen, 95 % davon über chronische Schmerzen, die nicht durch Tumorerkrankungen bedingt sind. Legt man die Messlatte der Beeinträchtigung durch die Schmerzen zugrunde, so erfüllen 6 Mio. Deutsche die Kriterien eines chronischen, nicht tumorbedingten, beeinträchtigenden Schmerzes. Die Zahl chronischer, nicht tumorbedingter Schmerzen mit starker Beeinträchtigung und assoziierten psychischen Beeinträchtigungen (chronische Schmerzerkrankung mit somatischen und psychischen Faktoren) liegt bei 2,2 Mio. Deutschen.

Diese Patienten haben bereits viele Ärzte und Therapieversuche in Anspruch genommen. Sie fühlen sich oft in ihrer allgemeinen Funktionsfähigkeit beeinträchtigt, haben starke psychische und soziale Belastungen und leiden häufig unter psychischen Störungen. Bei diesen Patienten stellen die chronischen Schmerzen ein eigenständiges Krankheitsbild dar, welches in spezialisierten schmerztherapeutischen Einrichtungen behandelt werden sollte.

Für diese chronifizierten Schmerzpatienten ist die Bereitstellung eines breitgefächerten Therapieangebotes notwendig, welches die individuelle Problematik in ihren biopsychosozialen Zusammenhängen berücksichtigt. Die Methoden in der Schmerztherapie unterliegen einem stetigen Wandel und bedürfen einer ständigen Überprüfung im Rahmen interdisziplinärer klinischer Studien. Leitlinien werden neu erstellt, wie z. B. die S3-Leitlinie zum Einsatz von Opioiden bei Patienten mit Nicht-Tumorschmerzen, welche zum kritischeren Umgang mit Opioiden in dieser Patientengruppe geführt hat.

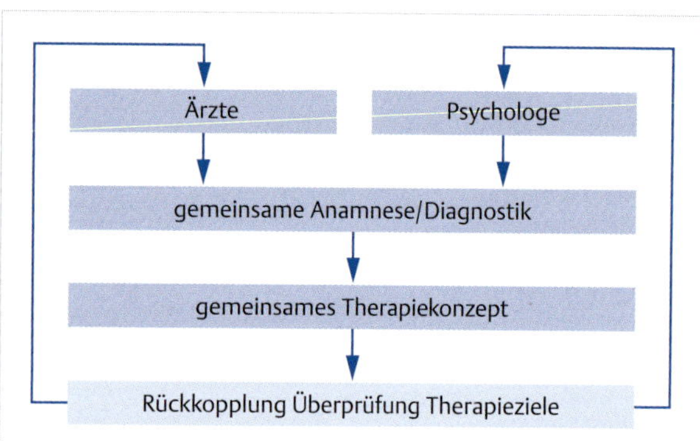

Abb. 35.1 Das interdisziplinäre Vorgehen bei der Therapie chronischer Schmerzen.

Interdisziplinarität in der chronischen Schmerztherapie

Die Behandlung chronischer Schmerzen in schmerztherapeutischen Einrichtungen erfordert interdisziplinäre Konzepte, die auf der Annahme basieren, dass bei Schmerzchronifizierungsprozessen neben somatischen auch immer soziale und psychologische Faktoren eine Rolle spielen (▶ Abb. 35.1). Wir sprechen vom sogenannten biopsychosozialen Modell der Schmerzchronifizierung. Zur Abklärung dieser Zusammenhänge ist eine interdisziplinäre Diagnostik notwendig, die sich häufig über längerer Zeit erstreckt (diagnostischer Prozess). Das heißt, Ärzte verschiedener Fachrichtungen sowie Psychologen führen gemeinsam die Eingangsdiagnostik durch, sichten Befunde und erstellen einen individuellen Therapieplan, bei dem je nach Indikation sowohl medizinische als auch psychologische Behandlungsverfahren im Vordergrund stehen können. Die Koordination der Behandlung obliegt in der Regel dem anästhesiologischen Schmerztherapeuten.

Zur Optimierung des Therapieerfolgs ist unabdingbar, dass eine ständige Rückkoppelung zwischen den Therapeuten über den Therapieverlauf stattfindet, um ggf. Therapieziele neu bestimmen zu können. In die fachübergreifende Behandlung sind neben den anästhesiologischen Schmerztherapeuten und Psychologen häufig Neurologen, Rheumatologen, Ärzte für physikalische Therapie sowie Ärzte für psychosomatische Medizin eingebunden.

Die Realisierung dieser Therapiekonzepte wird durch interdisziplinäre Schmerzkonferenzen unterstützt, an denen auch niedergelassene Ärzte, Physiotherapeuten und Psychologen teilnehmen.

35.1.2 Anamnese und Dokumentation in der chronischen Schmerztherapie, Instrumente und Testverfahren für die Anamnese

Erwachsene

Die Schmerzanamnese ist neben der körperlichen Untersuchung die Basis für die Schmerzdiagnostik und -therapie. Als Vorbereitung auf das Anamnesegespräch erfolgt die Auswertung des vom Patienten ausgefüllten Schmerzfragebogens. Empfohlen wird der Fragebogen der Deutschen Gesellschaft zum Studium des Schmerzes (DGSS), der sowohl zur Diagnostik chronischer Schmerzen als auch zur Verlaufsmessung eingesetzt werden kann. Dieser Fragebogen erhebt:

- personenbezogene Daten
- subjektive Schmerzbeschreibung (Lokalisation, Charakteristik, zeitlicher Verlauf, Intensität etc.)
- schmerzlindernde und -verstärkende Bedingungen, Begleitsymptomatik
- Krankheitsverlauf inkl. bisherige Behandlungen, Medikamenteneinnahme und behandelnde Einrichtungen
- medizinische Komorbidität
- Schul-/Berufsausbildung, aktuelle Arbeitssituation bzw. Rentenstatus; sozialer Status

Psychometrische Tests aus dem DGSS-Schmerzfragebogen

Folgende psychometrische Tests sind in dem Fragebogen enthalten:

- Schmerzempfindungsskala (SES) von Geissner zur Erfassung der subjektiven Schmerzempfindung
- Allgemeine Depressionsskala (DASS-Fragebogen) zur Erfassung des Ausmaßes an depressiver Symptomatik
- Fragebogen zum Allgemeinen Gesundheitszustand (VR-12-Fragebogen) zur Erfassung der Einschränkungen der gesundheitsbezogenen Lebensqualität
- Auswertung des Schweregrades nach v. Korff (von Korff, Ormel et al. 1992) zur Erfassung der schmerzbedingten Beeinträchtigung [1424]

Merke **M!**

Der Schmerzfragebogen kann nicht das Anamnesegespräch ersetzen. Eine Anamnese, die biopsychosoziale Aspekte des Schmerzgeschehens erhebt, ist Voraussetzung, den chronischen Schmerzpatienten ganzheitlich behandeln zu können. Das Anamnesegespräch ermöglicht es, Hypothesen über biopsychosoziale Zusammenhänge bei der Schmerzchronifizierung zu bilden.

Psychosoziale Diagnostik (Psychologe)

Dieses Verfahren beinhaltet Aussagen über:

- das Vorliegen psychischer Erkrankungen, die in direktem Zusammenhang mit dem chronischen Schmerz stehen oder als Komorbidität vorhanden sind
- psychosoziale Faktoren, die maßgebend für die Entstehung und/oder Aufrechterhaltung der Schmerzen sind und/oder Folgeerscheinungen der chronischen Schmerzen

Weiteres siehe SOP Psychologische Schmerztherapie.

Kinder und Jugendliche

Hier wird der Dattelner Schmerzfragebogen für Kinder und Jugendliche verwendet. Bei Kindern mit Tumorerkrankungen sollte das Schmerztagebuch für Kinder und Jugendliche verwendet werden, in dem auch Krankheitszeichen während der Tumorbehandlung erfragt werden können. In jedem Fall sollten die Gespräche unter Einbeziehung der Eltern stattfinden und danach bei Bedarf mit dem Kind allein. Auch die Lehrer und andere enge Kontaktpersonen des Kindes können, das Einverständnis der Eltern vorausgesetzt, wichtige Beiträge zur Anamnese leisten.

Patienten im höheren Lebensalter mit kognitiver Einschränkung

Bei Patienten im höheren Lebensalter ist ein verändertes Vorgehen bei der Schmerzanamnese erforderlich. Die üblichen Schmerzfragebögen können aufgrund kognitiver Einschränkung nicht ausgefüllt werden und werden durch ein strukturiertes Schmerzinterview ersetzt. Hier kann ein von der Arbeitsgruppe „Alter und Schmerz" der DGSS erarbeiteter Fragebogen zur Anwendung kommen. Einen ebenso hohen Stellenwert hat die Fremdanamnese von Angehörigen und Pflegenden. Besteht eine Demenzerkrankung, kann in Pflegeeinrichtungen zusätzlich die Erhebung von Schmerzen durch spezielle Instrumente erhoben werden: z. B. BESD (Beurteilung von Schmerzen bei Demenz über www.dgss.org/akalter_interwiew.asp verfügbar). Für den klinischen Bereich sind diese nicht evaluiert und können aufgrund von fehlenden kontinuierlichen Kontaktpersonen keinen Einsatz finden.

Zusatzfragebögen

Zur Erleichterung der Anamnese bei spezifischen Schmerzbildern können z. B. bei Patienten mit Kopfschmerzen spezielle Kopfschmerzfragebögen ausgewertet werden (z. B. Kieler Kopfschmerzfragebogen). Es existieren ergänzende Fragebögen, die besonders eine neuropathische Komponente der Schmerzen herausarbeiten können.

35.1.3 Dokumentation und Messverfahren in der chronischen Schmerztherapie

Sinn der Dokumentation in der chronischen Schmerztherapie

Dokumentationssysteme chronischer Schmerzen sind notwendig:

- zum Verständnis des subjektiven Geschehens beim Schmerz, der nur auf dieser Ebene messbar ist
- zur Erleichterung der Kommunikation zwischen den Therapeuten der verschiedenen Fachrichtungen
- zur Qualitätssicherung von Diagnostik und Therapie

Basisdokumentation zu Behandlungsbeginn

Der Schmerzfragebogen der Deutschen Gesellschaft zum Studium des Schmerzes (DGSS) ist als Instrument zur Basisdokumentation zu Beginn der Behandlung einzusetzen.

- bei Patienten mit Kopfschmerzen findet der Kieler Kopfschmerzfragebogen nach Göbel Verwendung (Internet: www.schmerzklinik.de, Stand: 24.11.2023)
- bei Kindern der Dattelner Schmerzfragebogen für Kinder und Jugendliche

Dokumentation im Behandlungsverlauf

Im Rahmen des diagnostischen Prozesses zu Beginn der Behandlung kann das Führen von Schmerztagebüchern durch den Patienten (z.B. Heidelberger Schmerztagebuch) in ausgewählten Fällen hilfreich sein. Es gibt Schmerztagebücher für spezielle Schmerzarten (Migränetagebuch von Gerber et al. [1385]), die spezifische Beschwerden wie Begleitsymptome bei Migräne mit erfassen. Die im Folgenden aufgeführten Inhalte in Schmerztagebüchern helfen Patienten und Schmerztherapeuten, biopsychosoziale Wechselwirkungen zu verstehen:

- Schmerzintensität (visuelle Analogskala)
- Schmerzdauer
- allgemeines Wohlbefinden
- Beeinträchtigung durch die Beschwerden
- Aktivitäten
- Medikamente und UAWs von Medikamenten
- Qualität des Nachtschlafes

Stadienmodell der Chronifizierung

Das Mainzer Pain Staging System (MPSS) misst den Chronifizierungsgrad (nach Gerbershagen [1386]). Es bietet einen standardisierten Einsatz, um das Ausmaß der Schmerzchronifizierung zu bestimmen. Klinische Merkmale, die zur Schmerzchronifizierung beitragen, wie Auftretenshäufigkeit, Dauer, Intensitätswechsel, Lokalisation der Schmerzen sowie Medikamenteneinnahmeverhalten, Entzugsbehandlungen und Anzahl der bisherigen Behandlungsverfahren werden bestimmt. Anhand des Summenscores errechnet sich, in welchem der 3 Chronifizierungsstadien der Patient sich befindet. Ab dem Stadium II sollte die Behandlung multimodal erfolgen.

35.1.4 Verfahren zur Schmerzmessung in der chronischen Schmerztherapie

Schmerzmessung bei Erwachsenen

Zur Messung der subjektiv erlebten Schmerzintensität stehen in der klinischen Praxis 3 Instrumente zur Verfügung, bei denen die Patienten ihre Schmerzintensität einer Zahl oder einem Bild zuordnen. Die Angabe muss vom Patienten selbst gemacht werden. Diese Verfahren sind Bestandteil der Verlaufsbeobachtung in der Schmerztherapie und Voraussetzung für die Qualitätskontrolle.

Visuelle Analogskala (VAS)

Die Patienten stellen auf einem unskalierten Schiebelineal einen Wert zwischen schmerzfrei (VAS 0) und unerträglichem Schmerz (VAS 10 oder 100) ein (▶ Abb. 35.2). Der Untersucher liest auf der Rückseite des Lineals den entsprechenden Wert ab. Dieses Verfahren lässt sich bei Patienten mit Vigilanzeinschränkung nur bedingt durchführen (z. B. bei postoperativen Patienten).

Numerische Ratingskala (NRS)

Die Patienten werden gebeten, ihrer Schmerzintensität eine analoge Zahl zuzuordnen zwischen schmerzfrei bzw. kein Schmerz (0), mittelstarker (5 oder 50) und stärkster vorstellbarer Schmerz (10 oder 100). Dieses Verfahren lässt sich auch unmittelbar postoperativ gut vermitteln.

Verbale Ratingskalen (VRS)

Die Patienten werden gebeten, ihrer Schmerzintensität eines von 5 Adjektiven zuzuordnen („schmerzfrei" bis „schlimmster vorstellbarer Schmerz"). Bei diesem Verfahren stellt sich als Hauptproblem, dass die Adjektive bei den Patienten sehr unterschiedliche Assoziationen auslösen, weshalb dieses Verfahren mit einem systematischen Fehler behaftet ist und kaum noch verwendet wird.

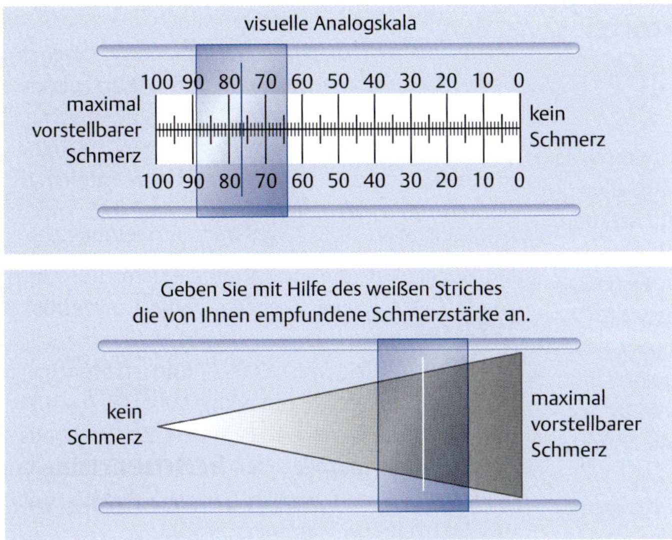

Abb. 35.2 Visuelle Analogskala (VAS). Messung chronischer Schmerzen bei Erwachsenen mittels visueller Analogskala.

Schmerzmessung bei Kindern

Für Neugeborene und Kinder bis 5 Jahren sowie geistig behinderte Kinder kommt die Einschätzung durch Fremdbeobachtung zur Anwendung. In der KUSS-Skala ergibt die Addition der Punktewerte pro Item eine Summe (▶ Tab. 35.1). Ab einer Summe von 4 Punkten müssen Schmerzen behandelt werden [1360].

Die Smiley-Skala für Kinder ab 5 Jahren ist eine visuelle Gesichterskala zur Selbsteinschätzung (▶ Abb. 35.3).

Tab. 35.1 KUSS-Skala (nach W. Büttner [1360]).

Beobachtung	Bewertung	Punkte
Weinen	gar nicht	0
	Stöhnen, Jammern	1
	Wimmern, Schreien	2
Gesichtsausdruck	entspannt, lächelnd	0
	Mund verzerrt	1
	Mund + Augen grimassieren	2
Rumpfhaltung	neutral	0
	unstet	1
	Aufbäumen, Krümmen	2
Beinhaltung	neutral	0
	strampelnd, tretend	1
	an Körper gezogen	2
Motorische Unruhe	nicht vorhanden	0
	mäßig	1
	ruhelos	2

Addition der Punkte. Analgetikabedarf bei Wert ≥ 4.

35.1.5 Systemische Analgesie: Pharmakotherapie bei Erwachsenen

Vorbemerkung

Die Behandlung chronischer Schmerzen stellt bezüglich der Sicherheit und Verträglichkeit der Analgetika höhere Anforderungen an das Nutzen-Risiko-Verhältnis als bei der Behandlung akuter Schmerzen.

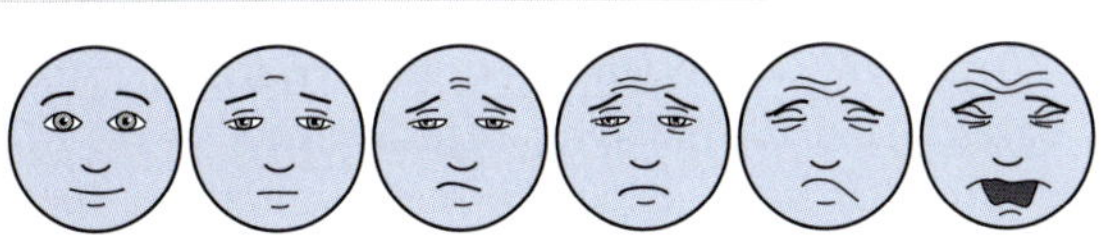

Abb. 35.3 Messung chronischer Schmerzen bei Kindern mittels Smiley-Skala.

Nichtsteroidale Antiphlogistika (NSAIDs), selektive Cyclooxygenase-2-Inhibitoren (Coxibe) und Antipyretika

Wirkung und Wirkmechanismus

NSAIDs und Coxibe haben analgetische, antipyretische und antientzündliche Wirkung. Sie können auf allen 3 Stufen des WHO-Stufenschemas eingesetzt werden. Neuere Forschungen belegen, dass das für die Entzündung und die Algesie relevante Prostagalandin E_2 (PGE_2) nahezu ausschließlich durch die Cyclooxygenase-2 (COX-2) synthetisiert wird. PGE_2 senkt das Schwellenpotenzial der Nozizeptoren und erleichtert so die Depolarisation durch Entzündungsmediatoren wie z. B. Bradykinin oder Substanz P. Coxibe haben keinen Einfluss auf die Thrombozytenaggregation.

Paracetamol hat eine mäßige analgetische und gute antipyretische Wirkung. Metamizol wirkt sehr gut analgetisch, antipyretisch und spasmolytisch.

Die Dosierungen sind in ▶ Tab. 35.2 zusammengefasst.

Tab. 35.2 Dosierungen von nichtsteroidalen Antiphlogistika (NSAID), Coxiben und Antipyretika.

Substanz	Tagesdosen
Naproxen	250–1000 mg/d
Ibuprofen	800–2400 mg/d
Diclofenac	50–150 mg/d
Celecoxib	2 × 100–200 mg/d
Etoricoxib	60–120 mg/d
Paracetamol	4 g/d
Metamizol	4 g/d

Anmerkung

NSAID und Coxibe beeinträchtigen die renale Perfusion und können bei entsprechend disponierten Patienten zum akuten Nierenversagen führen. Prädisponierende Faktoren hierfür sind eine bereits bestehende Niereninsuffizienz sowie ein präexistenter Volumenmangel (Dehydratation, Exsikkose). Besonders ältere Patienten haben eine physiologisch bedingte Einschränkung der Nierenfunktion, welche durch den Kreatininwert oft noch nicht abgebildet wird (sog. kreatininblinder Bereich). Zusätzlich besteht eine Indikationseinschränkung für **COX-II-Hemmer** bei Patienten mit erhöhtem kardiovaskulärem Risiko nach den Empfehlungen der EMEA vom 17.10.2005. Hierbei wurde jedoch die Studienlage bei Medikamenteneinnahme über mehrere Wochen für die Bewertung herangezogen. Für die Kurzzeitanwendung unter 1 Woche ist dieses Risiko nicht übertragbar und muss im Rahmen einer Risiko-Nutzen-Abwägung durch den behandelnden Arzt erfolgen. Grundsätzlich ist bei Patienten über 65 Jahren, bei allen mit stattgehabten thrombembolischen Ereignissen und/oder einem arteriellen Hypertonus die Indikation auch zur Kurzzeittherapie von 7 Tagen streng zu stellen, eine Langzeitbehandlung ist kontraindiziert.

Bei (nichtselektiven) **COX-I- und -II-Hemmern** sollte bei beabsichtigter Therapiedauer über 72 h ein Protonenpumpenblocker wie z. B. Pantozol 40 mg abends zur Ulkusprophylaxe dazugegeben werden. Das intra- und postoperative Blutungsrisiko wird durch Gabe von unselektiven COX-Hemmern erhöht.

Eine **Metamizol**therapie sollte bei Niereninsuffizienz in reduzierter Dosis erfolgen. Schwere Blutdruckabfälle können durch zu rasche Infusion verursacht werden (**Cave:** Hypovolämie/Aortenstenose). Leukopenie und Erkrankung des hämatopoetischen Systems bzw. der Knochenmarkfunktion stellen genauso wie hereditärer G-6-Phosphat-Dehydrogenase-Mangel und akute Porphyrie Kontraindikationen dar. Allergische Agranulozytosen sind äußerst selten, die Häufigkeit wird für den Bereich Deutschlands mit etwa 0,01 % angegeben. Aufgrund der potenziellen Gefahr einer Sepsis bei allergisch vermittelter Agranulozytose ist jeder Patient vor Einnahme von Metamizol über die Symptom-Trias: hohes Fieber, Halsschmerzen, Schleimhautläsionen und die dann sofortige Beendigung der Medikamenteneinnnahme aufzuklären. Auch wenn die Behandlung etwas länger zurückliegt, sollte zwingend bei Vorliegen dieser kombinierten Symptome eine sofortige Blutbildkontrolle erfolgen, um eine Agranulozytose auszuschließen.

Paracetamol zeigt die zuverlässigste Kinetik und beste analgetische Wirksamkeit bei i. v. Gabe. Trotzdem liegt die analgetische Potenz unter der von Metamizol oder Coxiben. Es ist ein gutes Alternativmedikament unter Beachtung der Leberfunktion (2. Wahl). Intoxikationen sind ab 140 mg/kgKG beschrieben. Ein für Erwachsene sicherer Bereich sind 100 mg/kgKG Tageshöchstdosis für 72 h. Hepatotoxizität kann jedoch bei eingeschränkter Glutathionreserve bzw. bei Alkoholkrankheit bereits in der empfohlenen Tagesdosis auftreten. Antidot: N-Acetylcystein (ACC).

Opioide

Grundlagen und Dosierungen von mittelstarken Opioiden der WHO-Stufe II und starken Opioiden der WHO-Stufe III

Für die Therapie chronischer Schmerzen sind nur Opioide mit retardierter Galenik nach festem Zeitschema anzuwenden. Die Indikation für den Einsatz von Opioiden beim Nichttumorschmerz sollte mit Bedacht erfolgen und eine langfristige Behandlung im Kontext der multimodalen Schmerztherapie unter Beachtung aller Einflussfaktoren des biopsychosozialen Schmerzmodells. Hier ist die aktuelle S3-Leitlinie zur Therapie nichttumorbedingter chronischer Schmerzen (LONTS) wegweisend.

Zu beachten ist, dass Retardtabletten nicht zerbrochen werden dürfen. Auch das Zerschneiden der transdermalen Systeme ist unsicher und nicht zu empfehlen. Zu Beginn der Therapie ist häufig eine Titration zur Anpassung der individuellen Dosis notwendig. Diese Titration sollte mittels einer retardierten Basismedikation und nichtretardierten Darreichungsformen durchgeführt werden. Nach Beendigung der Titration (Dosisfindungsphase) ist auf die Gabe nichtretardierter Präparate zu verzichten, da ein erhebliches Suchtpotenzial bei schnell anflutenden Opioiden besteht. Eine Therapiebeendigung sollte erwogen werden, wenn nach einer Titrationszeit von etwa 4 Wochen auch unter 2 verschiedenen Opioiden keine ausreichende analgetische Wirkung erzielt werden kann.

Eine „Opioidrotation" kann auch unter Langzeittherapie mit Opioiden bei nachlassender Wirkung notwendig werden. Einzelnen Opioide binden unterschiedlich an die Subtypen des µ- und auch des δ- und κ-Rezeptors. Im Falle einer Rotation wird die morphinäquivalente Dosis auf das neue Opioid umgerechnet und die Therapie mit 70 % der berechneten Dosis begonnen.

In der Tumorschmerzbehandlung ist immer eine Bedarfsmedikation zur Therapie von Durchbruchschmerzen notwendig. Dabei empfiehlt es sich, das gleiche Opioid wie in der retardierten Dauertherapie in nichtretardierter Form einzusetzen. Die Höhe der Bedarfsmedikation entspricht 1/6 bis 1/10 der Tagesdosis, siehe dort.

Im Falle einer Therapiebeendigung muss das Opioid langsam und schrittweise reduziert werden, um Entzugssymptome zu vermeiden. Eine Opiatreduktion erfolgt immer nach einem ärztlich festgelegten Reduktionsschema zur Vermeidung von Entzugssymptomen.

Die Fahrtüchtigkeit unter Opioidgebrauch muss individuell festgestellt werden. In der Phase der Einstellung auf ein Opioid, bei Dosisänderungen oder der Einnahme nichtretardierter Formen besteht keine Fahrtüchtigkeit. Darüber muss der Patient in jedem Fall schriftlich aufgeklärt werden.

Falls die gastrointestinale Resorption unsicher ist, orale Medikamente nicht vertragen werden oder eingenommen werden können, kann alternativ ein transdermales System appliziert werden. Bei der Umstellung von einem transdermalen System auf orale/i. v./s. c. Applikation ist zu beachten, dass die volle Wirkung des transdermalen Systems noch ca. 8–12 h nach Entfernung anhält, bzw. es 8–12 h benötigt, um den Wirkspiegel aufzubauen.

Opioidanalgetika der WHO-Stufe II – nicht BtMVV-pflichtig

Retardierte Medikation:
- Tramadol retard max. 400 mg/d
- Tilidin/Naloxon max. 600 mg/d

Opioidanalgetika der WHO-Stufe III – BtMVV-pflichtig

Retardierte Medikamente:
- Oxycodon retard
- Oxycodon retard plus Naloxon (Maximaldosis 160 mg/d)
- Morphin retard
- Hydromorphon retard
- Tapentadol retard (Maximaldosis 450 mg/d)
- Methadon

Transdermale Systeme:
- Fentanyl-Pflaster
- Buprenorphin-Pflaster

Schnell wirksame Opioide (verfügbar je nach Wirkstoff für die orale, bukkale, nasale, rektale Applikation):
- Morphin
- Fentanyl (keine Zulassung für nichttumorbedingte Schmerzen!)
- Hydromorphon
- Buprenorphin

Die Äquivalenzdosen verschiedener Opioide zu Morphin sind in ▶ Tab. 35.3 dargestellt.

Merke **M!**

Die Anwendung starker Opioide kann bei Überdosierung zu einer Atemdepression führen.

Bei Nierenfunktionseinschränkungen sollten die hauptsächlich über die Leber metabolisierten Opioide wie Tilidin/Naloxon, Hydromorphon oder Buprenorphin bevorzugt werden.

Tab. 35.3 Äquivalenzdosen verschiedener Opioide zu Morphin.

Wirkstoff	Verhältnis Morphin:Alternative	Dosisäquivalent					
Morphin oral (mg)		30	60	90	120	150	180
Tramadol oral (rektal) (mg)	1:10	300					
Tilidin/Naloxon oral (mg)	1:5	150	300	450–600			
Hydromorphon oral (mg)	7(5):1	4	8	12	16	20	24
Oxycodon oral (mg)	1,5–2:1	20	40	60	80	100	120
Fentanyl transdermal (µg/h)		12,5	25	25 + 12,5	50	50 + 12,5	75
Buprenorphin transdermal (µg/h)	110:1		20	35	40	52,5	70

Nebenwirkungen

Übelkeit und Erbrechen kommen in der Einstellungsphase auf eine Opioidtherapie häufig vor. Immer soll prophylaktisch in den ersten 10–14 Tagen ein Antiemetikum gegeben werden. Blasenentleerungsstörungen infolge einer Erhöhung des Sphinktertonus sind meist passager. Lediglich gegen die Obstipation entwickelt sich keine Toleranz, sodass in den meisten Fällen dauerhaft, von Therapiebeginn an, mit Laxanzien behandelt werden muss.

Koanalgetika

Als Koanalgetika werden Medikamente bezeichnet, deren Wirkung nicht primär bei Schmerzen nachgewiesen wurde. Sie beeinflussen jedoch die Wahrnehmung von Schmerzen auf verschiedenen Ebenen des peripheren und zentralen Nervensystems.

Antikonvulsiva

Durch Hemmung von Na-, K-, oder Ca-Kanälen kommt es zu einer Reduktion einer pathologisch gesteigerten Spontanaktivität. Das Ergebnis ist eine Reduktion von Spontanschmerzen. Klinisch können Spontanschmerzen in Form einschießender Attacken oder dysästhetischer Dauerschmerzen auftreten. Neben der Hemmung von Ionenkanälen führen einige Antikonvulsiva auch zu einer vermehrten Freisetzung von hemmenden Transmittern, z. B. GABA. Die Hauptindikation sind neuropathische Schmerzen. Die Dosierung beginnt mit einer minimalen Dosis und erfolgt in Abhängigkeit von Nebenwirkungen, individuell titriert über mehrere Wochen. Die klinische Wirkung kann erst nach ca. 2–6 Wochen beurteilt werden.

Nicht alle Antiepileptika sind zur Behandlung von neuropathischen Schmerzen zugelassen. Zum indikationsgerechten Einsatz stehen Pregabalin, Gabapentin und Carbamazepin zur Verfügung. Die übrigen Antiepileptika können bei Therapieversagen als off-label in Ausnahmefällen und nach Aufklärung des Patienten über den Off-Label-Gebrauch versuchsweise eingesetzt werden.

Die Dosierung verschiedener Substanzen sind in ▶ Tab. 35.4 dargestellt.

Tab. 35.4 Antikonvulsiva in der Schmerztherapie.

	Carbamazepin	Oxcarbazepin	Gabapentin	Valproat	Lamotrigin	Pregabalin
Initialdosis (mg/d)	150–300	300	300	150–300	25	25
Steigerungsrate (mg/d)	150	300	300	150	25	25
Intervall (d)	2	2	2–3	2	7	2–3
Zieldosis (mg/d)	400–1200	400–1800	1800 (max. 3 600 mg/d)	1000	400	300 (max. 600 mg/d)

Antidepressiva (AD)

Aus schmerztherapeutischer Sicht wird mit der Anwendung der Antidepressiva speziell deren Wirkung auf das körpereigene schmerzhemmende System genutzt. Antidepressiva kommen besonders bei neuropathischen Schmerzen zum Einsatz. Bei brennender Schmerzkomponente und einer Allodynie sind sie neben den Analgetika Mittel der ersten Wahl. Einen weiteren Stellenwert haben sie bei der Prophylaxe chronischer Kopfschmerzerkrankungen. Die klinische Wirkung kann erst nach ca. 2–6 Wochen beurteilt werden. Es wird mit der geringsten Dosis begonnen und langsam, in Abhängigkeit von auftretenden Nebenwirkungen, gesteigert. Bei Substanzen mit Antriebsteigerung (z. B. Duloxetin) wird mit einer morgendlichen Gabe begonnen. Bei geringer Beeinflussung des Antriebs (z. B. Clomipramin) können morgendliche und abendliche Medikationen verordnet werden, bei eher sedierenden Nebenwirkungen (z. B. Amitryptilin) sollte die Einnahme am Abend erfolgen.

Cave

Zu beachten ist, dass nicht alle Antidepressiva für die Behandlung von chronischen Schmerzen zugelassen sind.

Die Datenlage für den Einsatz der trizyklischen AD (Amitriptyllin, Clomipramin, Imipramin) ist umfangreich. Allerdings sind auch hier die Nebenwirkungen zahlreich (Müdigkeit, Mundtrockenheit, Harnverhalt, kardiale NW). Mirtazapin als atypisches trizyklisches AD hat weniger kardiale NW, ist allerdings für die Therapie von chronischen Schmerzen nicht zugelassen, auch wenn es von zahlreichen Experten für neuropathische Schmerzen empfohlen wird. Kommt es zum Einsatz mit der Indikation Schmerzen, ist der Patient über den Off-Label-Gebrauch zu informieren.

SSRI (selektive Serotonin-Wiederaufnahmehemmer) haben keinen Stellenwert bei der Behandlung chronischer Schmerzen und sind dafür nicht zugelassen.

Duloxetin aus der Gruppe der SSNRI (selektive Serotonin- und Noradrenalin Wiederaufnahmehemmer) ist für die Indikation Schmerzen bei diabetischer Neuropathie zugelassen. SSNRI haben insgesamt weniger Nebenwirkungen als trizyklische AD. Venlafaxin hat keine Zulassung für die Therapie chronischer Schmerzen, sollte jedoch bei Vorliegen einer Depression und Schmerzen in Erwägung gezogen werden.

Die Dosierung verschiedener Substanzen sind in ▶ Tab. 35.5 dargestellt.

Tab. 35.5 Dosierung von Antidepressiva.

Substanz	Dosis mg/d
Amitryptilin	10–75
Clomipramin	10–75
Imipramin	50–100
Mirtazapin	15–30
Duloxetin	30–90
Venlafaxin	75–225

Kortikosteroide

Die schmerztherapeutisch relevanten Wirkungen liegen in der Entzündungshemmung (z. B. rheumatoide Arthritis). In der Tumorschmerztherapie wird die abschwellende Wirkung genutzt. Die epidurale Applikation von Triamcinolon wird bei akuten radikulären Schmerzen eingesetzt. Kortikosteroide können lokal intraartikulär gegeben werden. Auswahl und Dosierung hängen von der Indikation ab. Bei rückenmarknaher Gabe wird Triamcinolon in Dosierungen zwischen 20 und 60 mg eingesetzt.

Bisphosphonate

Bisphosphonate hemmen den osteoklastischen Knochenabbau und damit eine Hauptursache von Knochenschmerzen bei Skelettmetastasen.

Lidocain/Procain

Lidocain wird in der Schmerztherapie systemisch und topisch bei neuropathischen Schmerzen verwendet:

- Lidocain 1 % 100–300 mg i. v. in 1 h oder 10–40 ml Procain 1 % in 40–160 ml Natriumbikarbonat 8,4 % (Verhältnis 1:4) unter Monitoring von Herz und Kreislauf. Gegebenenfalls kann eine Serie von 6–10 Infusionen erfolgen.
- Lidoderm 5 % Patch (Versatis) 1 × tgl. für 12 h, dann 12 h Pause, kann transdermal bei zosterneuralgischen Schmerzen eingesetzt werden. Es ist nur für die Postzosterneuralgie zugelassen.

NMDA Antagonisten: S-Ketamin

- Ketamin kann zur Behandlung neuropathischer Schmerzen und zur Reduzierung des Opioidbedarfs eingesetzt werden. Dies ist eine Off-label-Behandlung, über welche der Patient aufzuklären ist. Die Therapie ist als individueller Heilversuch zu werten.
- Ketamin-S z. B. 25–50 mg über 5 h i. v. unter Monitoring von Herz und Kreislauf sowie Vigilanz.

Capsaicin transdermal (Qutenza)

Capsaicin steht in Form eines transdermalen Systems zur Verfügung. Es kann im Abstand von 3 Monaten angewendet werden. Eine Anwendung beansprucht eine Zeit von ca. 2 h. Zur Anwendung sind die Firmenhinweise genau zu beachten. Unter Umständen kann unter der Therapie eine systemische Analgesie notwendig werden, da die Anwendung auf der Haut sehr schmerzhaft ist. Die Zulassung ist breit für neuropathische Schmerzen gegeben.

35.1.6 Psychologische Schmerztherapie

Psychotherapeutischer Befundbericht/ schmerzspezifische psychologische Diagnostik

In der Schmerzambulanz der Charité Campus Mitte wird entweder nach dem ärztlichen Erstgespräch oder im ärztlichen Behandlungsverlauf vom behandelnden Arzt oder durch das gesamte Schmerzteam entschieden, ob eine psychologische Diagnostik erfolgt.

► **Ziele.** Der psychotherapeutische Befundbericht dient der Kommunikation der psychologischen Diagnostik und des Behandlungsergebnisses an die Behandler des Schmerzteams und den Zuweiser.

Die relevanten Bausteine des psychologischen Befunds werden in den Arztbrief aufgenommen. Der Psychologe ist Mitunterzeichner des Arztbriefes.

► **Begründung**

- Die Indikation zur psychologischen Diagnostik besteht bei vermuteter oder nachgewiesener psychischer Erkrankung im Zusammenhang mit dem Schmerzerleben oder bei Vorliegen eines „außergewöhnlichen" Schmerzsyndroms (z. B. Phantomschmerz, CRPS).

Fragestellung/Setting

Befunderhebung in der ambulanten schmerzspezifischen Psychotherapie.

Schmerzspezifische Anamnese und Exploration

Durch die schmerzspezifische Anamnese und Exploration werden folgende Informationen erhoben:

Spezielle Schmerzanamnese (Lokalisation, Häufigkeit, Dauer und Charakter der Schmerzen; Abhängigkeit von verschiedenen Körperhaltungen, Tätigkeiten und Tageszeiten, Verlauf mit/ohne Remissionen; biographische Schmerzerfahrungen: körperliche Misshandlung, emotionale Vernachlässigung, chronische familiäre Disharmonie, Parentifizierung, mehrfache postoperative Schmerzsituationen, Schmerzmodell).

Behandlungsanamnese (Art, Dauer, Intensität und Ergebnis bisheriger Behandlungsmaßnahmen, insbesondere Häufigkeit und Regelmäßigkeit von Arztbesuchen, Häufigkeit und Dauer der Einnahme von Medikamenten – insbesondere auch Opioide – einschl. deren Wirkung und ggf. Nebenwirkungen, Art und Intensität physiotherapeutischer Behandlungen, Einbringen eigener Bewältigungsstrategien; symptomverstärkende und -unterhaltende therapeutische Maßnahmen).

Allgemeine Anamnese (Entwicklung der körperlichen und psychischen Erkrankungen aktuell und unter Einbeziehung früherer Lebensabschnitte einschließlich familiärer Belastungen).

Arbeits- und Sozialanamnese (Berufsausbildung mit/ ohne Abschluss, Arbeitsbiografie, besondere psychische und physische Belastungen am Arbeitsplatz, Dauer und Begründung für Arbeitslosigkeit und Arbeitsunfähigkeit, Entwicklung der familiären Situation und deren Belastungen).

Einschränkungen in den Aktivitäten des täglichen Lebens (Schlaf, Tagesablauf, Mobilität, Selbstversorgung, Haushaltsaktivitäten wie Kochen, Putzen, Waschen, Bügeln, Einkaufen, Gartenarbeit, erforderliche Ruhepausen, Fähigkeit zum Auto- und Radfahren sowie zur Benutzung öffentlicher Verkehrsmittel).

Einschränkungen der Partizipation in verschiedenen Lebensbereichen (Familienleben einschließlich Sexualität und schmerzbedingter Partnerprobleme; soziale Kontakte einschließlich Freundschaften und Besuche; Freizeitbereich wie Sport, Hobbys, Vereinsleben, Halten von Haustieren, Urlaubsreisen; soziale Unterstützung und Qualität der Partnerbeziehung).

Erhebung relevanter schmerzassoziierter psychosozialer Variablen entsprechend der psychosozialen Dimension der Multiaxialen Schmerzklassifikation [MASK-P]. Angabe individuell relevanter Beschreibungsachsen. Mindestens aber:

- Achse 1: funktionale Zusammenhänge (Hypothesen zur Entstehung und/oder Aufrechterhaltung der Schmerzen aus verhaltensorientierter, tiefenpsychologischer oder systemischer Sicht)
- Achse 2: emotionale Schmerzverarbeitung (entspricht ggf. schmerzassoziierter affektiver Störung im psychischen Befund)
- Achse 3: kognitive Schmerzverarbeitung
- Achse 4: krankheitsbezogene Metakognitionen
- Achse 5: aktuelle Stressoren
- Achse 6: Traumata/Belastungen in der Lebensgeschichte; als traumatisierend dürfen nur Ereignisse bezeichnet werden, die entsprechend DMS-V/ICD-10 Definition geeignet sind Traumafolgestörungen auszulösen. In die-

sem Fall sollten Traumafolgesymptome exploriert werden. Anderenfalls wird der Begriff „belastende Ereignisse“ verwendet. Trauma-Ereignisse werden im Befund nicht konkret beschrieben, sondern als „traumatisch-erlebtes Ereignis“ mit Angabe des Erlebenszeitraums angegeben; meist greift hier ein besonderer Schutz sensibler Daten (Trauma, Missbrauch, familiäre und Beziehungskonflikte), insbesondere bei Involvierung Dritter oder bei Straftaten. Konkrete Angaben über Trauma-Ereignisse sind für den Weiterbehandler nicht relevant und werden auch nicht im SAP dokumentiert, da dies von anderen Fachabteilungen der Charité gelesen werden kann.
- Subjektives Behandlungsziel

► **Ziele**
- Bestimmung schmerzauslösender, -verstärkender und -aufrechterhaltender psychosozialer Faktoren
- Einschätzung der Bedeutung psychischer Komorbidität
- Bestimmung des Chronifizierungsausmaßes
- Bestimmung der Indikation und des Therapiepotenzials für eine psychotherapeutische Behandlung
- Beziehungsaufbau und Stärkung der Behandlungsmotivation
- Ableitung von realistischen Therapiezielen des Patienten
- Ableitung von realistischen Therapiezielen des Behandlers

► **Begründung**
- Diagnostik psychosozialer Variablen, um ungünstige Einflüsse zu identifizieren und abzubauen
- Identifikation von psychosozialen Variablen als Risikofaktoren für eine Chronifizierung z. B. Durchhaltestrategien, Vermeidungsverhalten, katastrophisierende Kognitionen, Unzufriedenheit am Arbeitsplatz, intrafamiliäre Konflikte, psychische Komorbidität
- Erweiterung von Therapiezielen um die psychosoziale Komponente
- Planung einer individuellen Behandlung unter Berücksichtigung des gesamten Versorgungssystems (u. a. Sozialberatung)
- Spezifizierung und Vermittlung konkreter individueller Therapieziele zur Erhöhung der Adhärenz

Psychischer Befund und Verhaltensbeobachtung

- Der psychische Befund wird in Anlehnung an das AMDP System erfasst.
- Die Verhaltensbeobachtung erfasst gegebenenfalls verbales oder non-verbales Schmerzverhalten z. B. dramatisierender Beschwerdeausdruck oder das Vorliegen von einer psychophysiologischen Dysregulation z. B. habituelle motorische Unruhe, ängstliche Einnahme von Schonhaltung sowie die Bewertung der Emotion in Mimik, Prosodie und Psychomotorik oder es ist „kein auffälliges Schmerzverhalten identifizierbar“.

► **Ziel.** Dokumentation des psychischen Befundes und der Verhaltensbeobachtung für das Schmerz-Behandlungsteam und unter Umständen für den Zuweiser oder Weiterbehandler, sofern eine Ausführung um den psychischen Befund angezeigt ist z. B. bei Weiterbehandlung in Klinik für Psychiatrie und Psychotherapie.

► **Begründung.** Ableitung einer psychischen Diagnose anhand des psychischen Befundes.

Psychologische Diagnose

- Gegebenenfalls Angabe einer oder mehrerer psychischen Diagnosen entsprechend ICD-10 Kapitel 5.
- Gegebenenfalls konkrete Angabe, ob eine schmerzunterhaltende psychische Erkrankung besteht.
- Angabe der funktionalen Zusammenhänge aufrechterhaltender Faktoren.
- Angabe der Ausprägung relevanter psychosozialer Variablen nach MASK-P.

► **Ziele**
- psychische Komorbidität bei chronischer Schmerzerkrankung erkennen und einordnen (ICD-10 Klassifikation und Symptomangabe)
- psychologische Diagnostik für den Kostenträger

► **Begründung**
- Grundlage der Erarbeitung einer ersten Behandlungsmotivation für eine psychotherapeutische/medikamentöse Behandlung einer psychischen Störung
- Zuführen des Patienten zu einer adäquaten komplementären Behandlung psychischer Komorbidität:
  - ist bei chronischer Schmerzerkrankung häufig
  - stellt als schmerzunterhaltende Begleiterkrankung (OPS-Kriterium) einen negativen Prognosefaktor in der Schmerzbehandlung dar
  - erfordert eine Anpassung der Therapiestrategien (medikamentöse, psychosoziale und und/oder psychotherapeutische Interventionen)
- bei Vorliegen einer chronischen Schmerzstörung F45.41 muss der psychotherapeutische Befundbericht den konkreten Einfluss psychischer Faktoren auf das Schmerzgeschehen beschreiben (OPS-Kriterium)

Intervention

Die Wahl der Intervention und deren Frequenz in der Schmerzambulanz richtet sich nach Indikation und Motivation des Patienten.

Mögliche Interventionen sind:

- psychotherapeutisches Einzelgespräch
- Psychoedukation im Einzelkontakt oder in der Gruppe
- Ursache und Folgen
- Strategien zur Schmerzbewältigung
- Stress und Schmerz
- Selbstbeobachtung
- Entspannungstherapie
- Angehörigengespräch

► **Ziel.** Dokumentation der psychotherapeutischen Behandlung für Weiterbehandler und Kostenträger.

► **Begründung.** Vermittlung einer Strategie therapeutischen Vorgehens zur Motivationsförderung einer Weiterbehandlung und/oder eigeninitiativen Verhaltensänderung.

Empfehlung

Angabe von Empfehlungen zur:

- psychotherapeutischen Behandlung (bei krankheitswertigen psychischen Störungen)
- komplementäre und alternative Verfahren z. B. Entspannungstherapie: progressive Muskelentspannung, autogenes Training, hypnotherapeutische Schmerzbehandlung, meditative Bewegungstherapie (Tai Chi, Chigong, Yoga), Mindfullness Based Stressreduktion (MBSR), Stressbewältigungsseminar
- Besuch von Selbsthilfegruppen z. B. zum Thema „Chronische Schmerzerkrankung“ oder „Fibromyalgie“ oder zu anderen psychologischen Themen
- Maßnahmen des betrieblichen Eingliederungsmanagement, falls psychosoziale Faktoren am Arbeitsplatz schmerzunterhaltende Faktoren sind
- Anregung zur Beantragung von Leistungen zur Teilhabe am Arbeitsleben (Hilfsmittel, berufliche Rehabilitation, Aufsuchen des zuständigen Integrationsfachdienst im Falle einer Schwerbehinderung und Schmerz aufrechterhaltenden Arbeitsbedingungen)
- Anregung zur Beantragung eines Pflegegrades, falls Überforderung in der Bewältigung des Alltages schmerzunterhaltende Faktoren sind
- Angabe von konkreten eigenen Aktivitäten (Pausenmanagement, Belastungsmanagement, Schmerztagebuch etc.)
- Angabe, ob und welche Informationen, wie z. B. Kontaktadressen oder Informationsmaterial, mitgegeben worden sind
- Durchführung einer (teil)stationären multimodalen Schmerztherapie (MMST). Die Kriterien für eine MMST müssen aus dem Befund bzw. der Dokumentation ersichtlich werden

Mindestens 3 der nachfolgenden Merkmale müssen für eine multimodale Schmerztherapie, OPS 8-918, vorliegen:

- manifeste oder drohende Beeinträchtigung der Lebensqualität und/oder der Arbeitsfähigkeit
- Fehlschlag einer vorherigen unimodalen Schmerztherapie, eines schmerzbedingten operativen Eingriffs oder einer Entzugsbehandlung
- bestehende Medikamentenabhängigkeit oder -fehlgebrauch
- schmerzunterhaltende psychische Begleiterkrankung
- gravierende somatische Begleiterkrankung

Merke **M!**

F45.41 kann nicht gleichzeitig Hauptdiagnose und „schmerzunterhaltende psychische Begleiterkrankung“ sein.

► **Ziel.** Dokumentation der Empfehlung an den Weiterbehandler.

► **Begründung.** Sicherstellung des Therapieerfolgs durch konkrete Anregung weiterführender Maßnahmen.

Psychologisch-psychotherapeutische Interventionen

► **Übergeordnete Ziele**

- Verbesserung der Teilhabe, von Krankheit und von Alltagsbewältigung
- Verbesserung des krankheitsbezogenen Wissens
- Stärkung der aktiven Krankheitsverarbeitung und Selbsteffizienzwahrnehmung
- Reduktion von Angst und Unsicherheit
- Chronifizierungs- und Rückfallprophylaxe
- Verbesserung des Umgangs mit der Erkrankung und deren Auswirkung im Alltag
- Motivation zu einem gesundheitsförderlichen aktiven Lebensstil
- Stärkung von Therapieadhärenz

Psychologische Einzeltherapie

▶ **Ziel.** Erarbeiten der individuellen Zusammenhänge von Schmerz und psychosozialen Variablen.

▶ **Begründung**
- Steigerung von Selbsteffizienzerleben zur Erweiterung der therapeutischen Möglichkeiten
- Abbau affektiver Störungen, wie Depressionen

Psychoedukation im Einzelkontakt oder in der Gruppe

Folgende Inhalte zur Informationsvermittlung zum Thema chronischer Schmerz können je nach Motivation des Patienten und Vorwissen angewendet werden.

▶ **Ursache und Folgen**

▶ **Inhalte**
- Schmerzbegriff, wie kann Schmerz hervorgerufen werden (reale körperliche Verletzung, drohender Schmerz, Schmerzgedächtnis, psychische Verletzung, Beobachtung von Schmerz)
- Differenzierung akuter Schmerz und chronische Schmerz
- Aufrechterhaltung des Schmerzes: Teufelskreismodell des Schmerzes, Fear-Avoidence-Modell, Endurance-Beliefs-Model („Ein Indianer kennt keinen Schmerz")

▶ **Methoden**
- Präsentation der theoretischen Einführung unter Hinzunahme von Bildern, die in einfacher Weise das Verständnis der Physiologie und Pathophysiologie von Schmerz darstellen (Nervensysteme, Schmerzrezeptoren, schmerzassoziierte Hirnareale)
- Aushändigen von Infoblättern und Kontaktinformationen z. B. von Patientenorganisationen

Strategien zur Schmerzbewältigung

▶ **Inhalte**
- Methoden zur Ablenkung, Entspannung, Spannungsregulation, Bewegungsübungen, Medikamente
- Ressourcenaktivierung

▶ **Methoden**
- Elemente aus dem Genusstraining (nach z. B. [1399])
- Zusammentragen von bereits bekannten Strategien im Umgang mit akutem Schmerz
- falls keine Strategien bekannt, auch Aktivieren von Strategien als Kind möglich (z. B. Trost durch Eltern, heiße Schokolade trinken, Malen)
- Thematisieren von früheren Hobbys, die vernachlässigt worden sind

Stress und Schmerz

▶ **Inhalte**
- Begriffsbestimmung Stress, Differenzierung von Stresserleben und Stressoren
- vegetative Reaktionen bei Stresserleben; Fight-or-Flight-Theory von Cannon; Homöostase
- Folgen chronischen Stresserlebens (Muskelverspannung, Erschöpfung, Bewegungseinschränkung)

▶ **Methoden**
- Übung: Zusammentragen von individuellen körperlichen Symptomen von Stresserleben am Beispiel „Körperliche Reaktion bei Prüfungsangst/Bewerbungsgespräch"
- grafische Darstellung von chronischem Stress und Fehlen von Entspannung über Zeit
- Erarbeitung von stressfördernden Gedanken (Durchhalteappelle)

Selbstbeobachtung

▶ **Inhalte**
- Vermittlung des Nutzens von Schmerztagebüchern mit der Erweiterung der Dokumentation von Gefühlen, Gedanken und Handlungen, die den Schmerz begleiten
- gegebenenfalls Anregung zur Dokumentation eines Freude-Tagebuchs mit positiven Aktivitäten und Stimmungen
- gemeinsame Erarbeitung von auslösenden und aufrechterhaltenden Faktoren von Schmerz in den Bereichen Gefühlen, Gedanken und Aktivitäten
- gemeinsame Erarbeitung von Möglichkeiten der Einflussnahme (Selbsteffizienz)
- Formulierung von Behandlungszielen (SMART: spezifisch, messbar, attraktiv, realistisch, terminiert)

▶ **Methoden**
- Anleitung zum Ausfüllen eines psychosozialen Schmerztagebuchs adaptiert an die Bedürfnisse des Patienten (paper pencil, App – u. a. CatchMyPain, Manage My Pain; M-Sense für Migräne – im Handy Kalender)
- gemeinsame Auswertung

Entspannungstherapie

▶ **Inhalte**
- Vorstellung und Übung einer Entspannungstechnik bestehend aus kurzer theoretischer Einführung zur Durchführung, Wirkungsweise und Anleitung zum selbständigen Üben z. B. progressive Muskelrelaxation nach Jacobson, autogenes Training, Atemübungen, ressourcenorientierte Visualisierung (z. B. nach Reddemann).

▶ **Methoden**
- Erklärung des Therapieverfahrens
- praktische Übung unter Anleitung des Therapeuten
- selbständige Übung zu Hause
- Aushändigen eines Infoblattes

Interdisziplinäres Schmerzteam

▶ **Inhalte**
- Darstellung der schmerzrelevanten psychosozialen Informationen von neuen Patienten
- Darstellung von Patientenverläufen und ggf. neuen psychosozialen Aspekten
- Darstellung von Schwierigkeiten in der Behandlung, die auch die somatische Behandlung betreffen

▶ **Methoden**
- Täglich, 1 h
- persönlicher Austausch mit den Kollegen der Anästhesiologie und/oder anderen Fachdisziplinen
- Protokollierung der Ergebnisse im SAP-Verlauf

▶ **Ziele**
- Integration der relevanten Informationen zur Diagnostik und Therapieplanung
- Integration relevanter Informationen der Beobachtungen anderer Fachdisziplinen in den psychologischen Befund

35.1.7 Therapie neuropathischer Schmerzen

Neuropathischer Schmerz – Einführung

Definition (laut IASP)

Schmerzen werden als neuropathisch bezeichnet, wenn als Schmerzursache eine Läsion oder Dysfunktion des zentralen oder peripheren Nervensystems per se vorliegt.

Die Entstehung und Aufrechterhaltung ist nicht das Resultat eines einzigen pathophysiologischen Mechanismus, sondern das Endprodukt einer geänderten peripheren, spinalen und supraspinalen Signalverarbeitung.

Epidemiologie

- 20–40 % aller Patienten, die eine Schmerzambulanz aufsuchen
- 20 % aller operierten Patienten haben chronisch neuropathische Schmerzen unabhängig von der Eingriffsgröße
- 60 % aller Patienten nach Amputationen
- in 10 Jahren besuchen solche Patienten 8 Ärzte und verbringen 72 Tage im Krankenhaus

Diagnostische Kriterien

- Qualität: brennend, kribbelnd, schneidend, einschießend, elektrisierend, eher oberflächlich
- Allodynie, Hyp-, Hyperästhesie, trophische Störungen etc.
- typisch: nächtliche Zunahme
- labormedizinische und apparative Maßnahmen nur in Abhängigkeit des vorliegenden Krankheitsbildes und zur richtungsweisenden Diagnose (z. B. AK-Bestimmung bei Infektionen, Skelettszintigrafie bei CRPS)

Ätiologie

- Infektionen:
  - viral: z. B. Herpes zoster, HIV
  - bakteriell: z. B. Borrelien
- Nervendegeneration (metabolisch):
  - Diabetes mellitus
  - Vitaminmangel bei Alkoholismus
- toxische Nervenschädigung:
  - Gifte, Medikamente, Chemotherapeutika
- mechanische Nervenläsion:
  - CTS, traumatisch, CRPS, BSP, Tumor
- zentrale Nervenschädigung:
  - 30 % aller RM-Verletzten
  - 23 % aller MS-Patienten
  - 10 % aller Parkinson-Patienten
  - 2,8 % aller Epilepsiekranken
  - 1,5 % aller Schlaganfallpatienten

Pathophysiologie

- Abnorme Sensibilisierung peripher nozizeptiver Fasern
- Sensibilisierung zentral nozizeptiver „second order“-Neurone im Hinterhorn des Rückenmarks: Übererregbarkeit!
- Änderung der Expression und Kinetik von Ionenkanälen primärer Afferenzen
- Wechselwirkung somatisches System mit efferentem sympathischem System
- pathologische Interaktion: nozizeptives System mit efferentem sympathischem System
- Spontanaktivität spinaler Neurone
- anatomische Reorganisation der spinalen und supraspinalen Verschaltung
- Verlust der supraspinal deszendierenden Kontrolle
- Verlust der zentralen Inhibition

Therapie

Die medikamentöse Schmerztherapie erfolgt unabhängig von der auslösenden Ursache der neuropathischen Schmerzen.

Die allgemeinen Richtlinien aus der Therapie chronischer Schmerzen gelten hier ebenfalls. Es gibt mehrere häufige akut auftretende Schmerzereignisse, deren Besonderheiten extra dargelegt werden.

Es kommen Analgetika und Koanalgetika aus der Gruppe der Antiepileptika und Antidepressiva zum Einsatz. Eine Kombination mehrerer Medikamentengruppen ist meist notwendig und erfordert viel Geduld vonseiten des Patienten und des Behandlers. In vielen Fällen ist keine komplette Schmerzfreiheit zu erreichen.

Medikamentöse Therapie

Kortikosteroide bei Nervenkompression, Antidepressiva, Antikonvulsiva, Opioide etc. nach dem Motto: Start low – Go slow!

In der Regel ist eine Kombination mehrerer Medikamente notwendig, eine Wirksamkeit erst nach einigen Wochen beurteilbar und eine längere Einnahmedauer auch bei unzureichender Analgesie notwendig.

Die Auswahl der Medikamente sollte sich nach Evidenzkriterien richten, Komorbiditäten und Lebensqualität der Patienten müssen dabei berücksichtigt werden.

Antidepressiva

▸ **Trizyklische Antidepressiva**

- Amitriptylin (Vorteil bei frühem Einsatz bei Herpes zoster belegt, beste Evidenzlage)
  - Dosis: 10–75 mg retardiert p. o., 10–50 mg Tbl./Saft unretardiert (bei Müdigkeit am nächsten Tag)
  - abends p. o., 25–50 mg i. v., wenn enterale Resorption nicht gewährleistet
- Doxepin (weniger anticholinerge NW, Off-Label-Use)
  - Dosis: 10–75 mg p. o.
- Clomipramin (stimmungsaufhellend)
  - Dosis: 10–100 mg p. o. abends

▸ **Noradrenerg-serotonerges Antidepressivum**

- Mirtazapin
  - (zusätzlicher Effekt: Angstreduktion, antihistamine Wirkung, keine anticholinergen NW, Off-Label-Use, keine Zulassung zur Behandlung von Schmerzen, Expertenmeinung)
  - Dosis: 7,5–45 mg/d, einmalig abends

▸ **Serotonin- und Noradrenalinwiederaufnahmehemmer**

- Duloxetin (z. Zt. nur Zulassung für diabetische Polyneuropathie)
  - Dosis: 30–60 mg p. o. morgens

Antikonvulsiva

▸ **Wirkung an Kalziumkanälen**

- Gabapentin:
  - Dosis: 300–2400 (–3 600) mg p. o./d
  - schrittweises Einschleichen: Start 3 × 100 mg, alle 1–2 Tage um 300 mg steigern nach klinischem Effekt, bei erheblichen zentralnervösen NW Beginn nur abendlich bis zunächst 600 mg 0–0–1 möglich
- Pregabalin
  - Dosis: 75–600 mg/d
  - Beginn mit 25–75 mg abends, Steigerung nach Verträglichkeit alle 1–2 Tage
  - Wirkung an Natriumkanälen (membranstabilisierend):
- Carbamazepin (kein Medikament der 1. Wahl!)
  - Dosis: 200–1200 mg p. o./d (einschleichen mit Steigerung alle 3–5 Tage um 100 mg)
- Oxcarbazepin (bessere Verträglichkeit als Carbamazepin)
  - Dosis: 300–1200 mg p. o./d (einschleichen mit Steigerung um 300 mg alle 7 Tage)

Opioide (nach WHO-Stufenschema)

Die Opioidsensibilität ist unterschiedlich und individuell und muss ausgetestet werden (Responder/Nonresponder).

Grundlegend können alle Opioide neuropathische Schmerzen lindern. Bei chronischen Schmerzen gelten die Richtlinien zum Umgang mit Opioiden beim nicht-tumorbedingten Schmerz (LONTS).

NMDA-Antagonisten

Kein Medikament der 1.Wahl!

- Ketamin, S-Ketamin (50 % Dosisreduktion gegenüber Ketamin)
  - Dosis: 7,5–15(–25) mg/h i. v. unter Vollmonitoring und unter Beachtung und Therapie (Benzodiazepine) psychotroper unerwünschter Wirkungen über ca. 4 h

▸ **Anmerkung.** Orale Formen befinden sich im Entwicklungsstadium. Bei oraler Gabe von Ketamin werden bis zu 50 % first-pass-metabolisiert. Die Anwendung ist wenn, dann Off-Label.

Weitere Antiarrhythmika/Lokalanästhetika (Ionenkanalblocker)

- Mexiletin, Lidocain: Lidocain wird als „Testsubstanz“ verwendet, bei Ansprechen: Mexiletin – Off-Label-Use!
- Lidocain 1 % 300 mg i. v. in 1 h unter Vollmonitoring

Lokale Medikamente

- Lidocainpflaster 10 × 14 cm transdermal zu applizieren, maximal 3 Pflaster parallel, Zulassung nur für die Behandlung der Postzosterneuralgie – hier hat es einen hohen und unverzichtbaren Stellenwert, Anwendung siehe Fachinformation
- Capsaicin (Chilischotencreme lokal) 4–6 × /d dünn auf betroffenes Hautareal
- Anwendung des Capsaicin-Pflasters transdermal alle 3 Monate, hier besteht eine Zulassung zur Behandlung von peripheren neuropathischen Schmerzen unabhängig von der Ätiologie, Anwendung siehe Fachinformation

Weitere Off-Label-Optionen

- GABA-B-Agonisten (Baclofen)

Interventionelle Therapieverfahren

Diagnostisch und therapeutisch nutzbar durch Unterbrechung der Nervenleitfähigkeit unterschiedlicher Strukturen.

Interventionelle Verfahren müssen bei der Behandlung chronischer neuropathischer Schmerzerkrankungen in ein multimodales Setting eingebettet sein. Grundsätzlich erfolgt zunächst eine konservative Therapie. Nach interdisziplinärer Diagnostik kann in Ausnahmefällen die Indikation gestellt werden.

Grundsätzlich unterliegen alle invasiven Verfahren einer strengen Indikationsstellung und müssen eingebettet in ein multimodales Konzept der interdisziplinären Schmerzmedizin erfolgen.

Sympathikusblockaden

Sympathikusblockaden werden diagnostisch und therapeutisch eingesetzt. Das Ansprechen auf Sympathikusblockaden ist nicht Voraussetzung für die Diagnose einer Erkrankung. Bei Ansprechen auf manche Blockaden kann eine Neurolyse in Erwägung gezogen werden.

Diagnostisch: Bei Schmerzreduktion nach Sympathikusblockaden kann man von einem sympathisch unterhaltenen Schmerz ausgehen, wenn 75 % der Schmerzen reduziert werden und den Krankheitsverlauf entscheidend beeinflussen.

- SMP = Sympathically Maintained pain
- SMP-Komponente: > 75 % Schmerzreduktion, ohne das Krankheitsbild entscheidend zu beeinflussen
- SIP = Sympathically Independent Pain, keine Schmerzreduktion

> **Merke** M!
>
> Die Ausprägung der sympathischen Beteiligung ist dynamisch und kann sich im Verlauf eines Krankheitsgeschehens verändern.

▸ **Orte/Dosierungen für häufige Sympathikusblockaden.** Durchführung stets unter Monitoring, mit liegender Verweilkanüle, Notfallzubehör, Defibrillator, anästhesieüblichem Notfallwagen, Intubations- und Beatmungsmöglichkeit. Ein geschulter Helfer muss anwesend sein.

- Ganglion stellatum: 10 ml Bupivacain 0,25 % (immobile Nadeltechnik)
- Ganglion coeliacus: 30 ml Bupivacain 0,125–0,25 % (CT-gestützt durch Interventionsradiologen)
- Lumbaler Grenzstrang: 10–20 ml Bupivacain 0,125–0,25 % (Bildwandler/CT durch Interventionsradiologen)

▸ **Ohne Verweilkanüle und Monitoring**

- Ganglion cervicale superius: GLOA (ganglionäre Opioidanalgesie mit Buprenorphin 0,03 mg)

Regionalanästhesieverfahren

Bei akuten therapieresistenten nicht beherrschbaren neuropathischen Schmerzen kann ein Regionalanästhesieverfahren, bevorzugt mit kontinuierlicher Kathetertechnik, eine gute Schmerzreduktion bringen.

Geeignete Verfahren sind alle peripheren Regionalanästhesieverfahren ebenso wie rückenmarknahe Verfahren.

Chirurgische/operative Verfahren

Meist sind neurochirurgische Verfahren nur als Ultima Ratio einsetzbar (DREZ), aber bei ausgewählten Krankheitsbildern auch eine sinnvolle Therapieoption (OP nach Janetta bzw. Thermokoagulation bei Trigeminusneuralgie).

Hier sind interdisziplinäre Therapieabsprachen selbstverständlich unverzichtbar.

Nichtmedikamentöse Therapieverfahren

Auch hier gelten entsprechend die Vorgehensweisen wie bei chronischen Schmerzerkrankungen allgemein.

Spezielle Krankheitsbilder

Complex Regional Pain Syndrome (CRPS)

▶ **Klassifikation.** M 89.0 Neurodystrophie, Morbus Sudeck, sympathische Reflexdystrophie

Der Verdacht auf ein CRPS erfordert in besonderer Weise ein interdisziplinäres Herangehen. Zu Beginn der Diagnostik erfolgt neben einer Schmerzanamnese ausnahmslos eine psychotherapeutische ausführliche Evaluation, im Behandlungsverlauf ist stets ein psychosomatisches Denken und Herangehen erforderlich.

▶ **Diagnostische Kriterien**
- Sensible Störungen: spontaner Brennschmerz, Allodynie, Hyperalgesie
- motorische Störungen: Muskelatrophie mit Reduktion der Kraft und Verlust der Willkürmotorik
- vegetative Störungen: generalisierte Schwellung (Ödem), trophische Störungen, Temperaturunterschiede, Durchblutungsstörungen, Störungen der Sudomotorik
- Schmerzverstärkung bei Erhöhung des hydrostatischen Druckes
- Lokalisation meist an den Extremitäten, Kraftminderung, Funktionseinschränkung
- die Diagnosestellung erfolgt klinisch, Laboruntersuchungen sind nicht erforderlich
- Pseudo-Neglect-Phänomen

▶ **Epidemiologie**
- Durchschnittsalter 40 Jahre
- Verhältnis Frauen zu Männer = 2:1

▶ **Pathophysiologie**
- Unterhalt des Schmerzes durch den Sympathikus, Ephapsen zwischen sympathischen Efferenzen und nozizeptiven Afferenzen
- übliche Chronifizierungsmechanismen mit Spontanaktivität und Übererregbarkeit der Nozizeptoren
- neurogene Entzündung

▶ **Differenzialdiagnosen**
- Verzögerte Wundheilung
- Inaktivitätsatrophie
- autodestruktive Erkrankungen

▶ **Medikamentöse Schmerztherapie.** Alle Medikamente zur Behandlung neuropathischer Schmerzen können zum Einsatz kommen.
- Prednisolon in der Frühphase, Dosierung: 40–80 mg p. o./d für 2 Wochen, dann ausschleichen
- Calcitonin (in den ersten Wochen als Option diskutiert), Dosierung: 100–200 IE/d i. v. oder als Nasenspray über 6 Wochen

▶ **Interventionelle Schmerztherapie.** Die invasive Schmerztherapie stellt nicht mehr die erste Wahl des Therapieverfahrens dar und tritt zunehmend in den Hintergrund.
- Sympathikusblockaden
- Stellatumblockaden
- Plexus-Blockaden
- „Spinal cord stimulation“

▶ **Physikalische und ergotherapeutische Verfahren.** Sie stellen den Schwerpunkt der hochfrequenten und langfristigen Behandlung dar. Jegliche Schmerzbehandlung hat das Ziel diese Behandlungsformen durchführen zu können, ohne dass der Schmerz exazerbiert.
- Physiotherapie: zur Wiederherstellung der verlorengegangenen Funktion, ohne Überschreitung der Schmerzgrenze
- Lymphdrainage
- Ergotherapie

▶ **Psychologische Therapieverfahren.** Wie bereits erwähnt, stellen sie den zweiten Schwerpunkt der Behandlung dar.
- Körperwahrnehmungstraining: Patienten entwickeln Pseudo-Neglect-Beschwerden (Wahrnehmung für den betroffenen Körperteil geht verloren, Abscheu/Ekel entsteht)
- bei akuter Symptomatik: Ruhe gönnen, nur das tun was gut tut, Belastungsregulation, Unterstützung bei Anpassung an einen längeren Krankheitsverlauf
- nach Abklingen der akuten Symptomatik: Stressbewältigung, Veränderung von Selbstüberforderung, Verbesserung der emotionalen Wahrnehmung

▶ **Gegenirritationsverfahren.** Diese Verfahren können im Einzelfall nach Abklingen der akuten Problematik hilfreich sein.
- Akupunktur
- TENS

Phantomschmerz

Die Therapie eines länger bestehenden Phantomschmerzes ist außerordentlich schwierig. Im Sinne einer Prävention ist somit eine effiziente perioperative Schmerztherapie essenziell. Die Schmerzfreiheit vor der Amputation ist anzustreben!

► **Klassifikation**

- G 54.6: Phantomschmerz
- G 54.7: Phantomglied ohne Schmerzen (ohne nähere Angaben in ICD 10)
- Phantomglied

► **Diagnostische Kriterien**

- Meist Dauerschmerz
- Qualität brennend, krampfartig, elektrisierend, juckend, Attacken einschießend, elektrisierend
- Schmerzintensität sehr hoch
- der Phantomschmerz ist eine schmerzhafte Empfindung eines nicht mehr vorhandenen Körperteiles (DD: Phantomerlebnisse) und zunächst nach Amputationen ein akutes Ereignis

► **Epidemiologie.** Nach Amputation 50–85 %, mit dem Alter zunehmend, nach Extremitätenamputationen, auch nach Zahnextraktionen, Mastektomien etc.

► **Ätiologie**

- Amputation von Körperteilen (nicht nur Extremitäten)

► **Pathophysiologie**

- Deafferentierungshypothese: Enthemmung exzitatorischer Neurone (zentraler nozizeptiver Systeme im Rückenmark, Thalamus und Kortex) durch den Wegfall des afferenten Einstroms im ZNS (Oberbegriff Deafferenzierungsschmerz)
- die Intensität hängt ab vom Ausmaß der kortikalen Repräsentation und von der Stärke des nozizeptiven Input und dessen Dauer vor der Amputation

► **Medikamentöse Schmerztherapie.** Alle Medikamente zur Behandlung neuropathischer Schmerzen können zum Einsatz kommen.

► **Interventionelle Schmerztherapie.** Aufgrund der akuten Symptomatik ist hier die perioperative Indikation großzügig zu stellen.

- perioperative kontinuierliche Regionalanästhesie
- ein protektiver Effekt im Sinne einer Phantomschmerzreduktion ist wahrscheinlich
- Sympathikusblockaden
- Stellatumblockaden an der oberen Extremität
- Blockaden des lumbalen Sympathikus an der unteren Extremität (in Form von PDA oder auch PVA möglich)

► **Psychologische Therapieverfahren**

- Verhaltenstherapeutische kognitive Schmerzbewältigungsverfahren (die Patienten trauen sich oft nicht, über den Phantomschmerz zu sprechen)
- progressive Muskelrelaxation nach Jacobson
- Hypnose

► **Gegenirritationsverfahren**

- Akupunktur
- Neuraltherapie
- TENS

Postzosterische Neuralgie

► **Klassifikation**

- B 02: Zoster (Herpes zoster)

► **Diagnostische Kriterien**

- Dauerschmerz
- Qualität brennend, bohrend, „wie rohes Fleisch", Schmerzattacken neuralgiform-einschießend, dynamische Berührungsallodynie
- Beginn meistens hoch akut mit maximaler Schmerzintensität; ein entsprechendes Vorgehen wie bei akuten Schmerzen ist zunächst indiziert
- Sonderform: Zoster opticus mit Befall des N. facialis (**Cave:** Befall des inneren Gehörgangs)

► **Epidemiologie**

- Inzidenz liegt bei älteren Menschen bei ca. 125/100 000/Jahr
- Inzidenz steigt mit zunehmendem Alter und dem Ausmaß einer Immunsuppression
- Verhältnis Frauen zu Männer = 1:1

► **Pathophysiologie**

- Bei Zustand nach Infektionskrankheit durch das Varizella-zoster-Virus kommt es zur Reaktivierung latenter Varizellenviren durch forcierte Replikation in den Spinal- und Hirnnervenganglien mit Befall von Hirnnerven, peripheren Nerven und der Haut
- die viral bedingte nekrotisierende Entzündung besonders myelinisierter Nervenfasern führt zu deren teilweisen Zerstörung mit neuropathischem Schmerz als klinischem Korrelat
- die antivirale Therapie verringert die Wahrscheinlichkeit chronischer Schmerzzustände und findet in aller Regel im hausärztlichen und dermatologischen Bereich statt

► **Medikamentöse Schmerztherapie.** Alle Medikamente zur Behandlung neuropathischer Schmerzen können zum Einsatz kommen.

Ergänzend ist hier die lokale Behandlung mit Lidocainpflaster Medikament der 1. Wahl!

► **Interventionelle Schmerztherapie bei Therapieresistenz oraler Analgetika und Koanalgetika.** Die Indikation ist entsprechend einer Akutschmerzbehandlung großzügig zu stellen.

- Sympathikusblockaden
- an der oberen Extremität Blockaden des Ganglion cervicale superius oder des Ganglion stellatum als GLOA (ganglionäre lokale Opioidapplikation) oder mit Lokalanästhetikum (nur Ganglion stellatum!), an der unteren Extremität PDA, PVA oder lumbale Sympathikusblockaden

► **Psychologische Therapieverfahren und Prophylaxe**

- Entspannungs-, Imaginationsverfahren, Aufmerksamkeitslenkung, Stressmanagement

► **Gegenirritationsverfahren**

- Akupunktur
- Neuraltherapie
- TENS

35.1.8 Tumorschmerztherapie

Einführung

Die Tumorschmerztherapie ist eine symptomatische Therapie. Ziel ist die effektive Schmerzlinderung, die Erhaltung einer ausreichend guten Lebensqualität (**Cave:** unerwünschte Wirkungen der Therapie) unter Kontrolle und Behandlung der Symptome (Stichwort Palliativmedizin).

Wie aus der Schmerzforschung bekannt ist, können psychische Beeinträchtigungen sowie dysfunktionale Verhaltensweisen im Umgang mit Schmerzen das Schmerzgeschehen bei Tumorpatienten negativ beeinflussen. Werden Tumorschmerzen nicht ausreichend behandelt, kommt es zu Beeinträchtigungen in fast allen Lebensbereichen, was den Prozess der Krankheitsverarbeitung stören und zu fortschreitender sozialer Isolation führen kann. Die Lebensqualität kann auch unter nicht indizierter invasiver Schmerztherapie reduziert werden.

Merke **M!**

Die aufgeführten SOPs sind für Tumorschmerztherapie bei Erwachsenen konzipiert worden.

Bei Kindern mit Tumorschmerzen müssen die dafür erstellten Richtlinien beachtet werden. Die WHO-Veröffentlichung (1998): „Cancer pain relief and Palliative Care in Children" liegt in übersetzter Form vor [1430].

Epidemiologie

Häufigkeit

Tumorschmerzen haben ungefähr 50 % aller Tumorpatienten unabhängig vom Tumorstadium, im fortgeschrittenen Stadium mehr als 70 % (WHO 1990) [1427]. Durch die Altersentwicklung der Bevölkerung nehmen Tumorerkrankungen und damit auch Tumorschmerzen zu.

Intensität

Sie ist bei ca. 50 % der Patienten mittel bis schwer und bei ca. 30 % der Patienten unerträglich. Bis heute erhalten nicht alle Tumorschmerzpatienten eine adäquate Schmerztherapie. Diese Problematik wurde bereits vor 25 Jahren erkannt und führte zur Entwicklung des WHO-Stufenschemas. Wir haben auf der einen Seite zahlreiche Patienten mit chronischen nichttumorbedingten Schmerzen, die hochdosiert und langjährig mit Opioiden behandelt werden, ohne dass sich Schmerzsymptomatik und/oder Lebensqualität bessern. Auf der anderen Seite sehen wir zahlreiche Patienten mit einer Tumorerkrankung und einer begrenzten Lebensdauer, wo Opioide nur zögerlich oder gar nicht zum Einsatz kommen. Noch immer gibt es offensichtlich Unsicherheiten aufseiten der Behandler, Ängste und unbeantwortete Fragen aufseiten der Patienten, die zur Verzögerung des Beginns einer adäquaten analgetischen Einstellung führen.

Klassifikation nach Ätiologie

Die im Verlauf einer Tumorkrankheit auftretenden Schmerzen haben unterschiedliche Ursachen. Der Tumorschmerz allein ist keine Diagnose [1413].

- tumorbedingt (Anteil 60–90 %) durch:
  - Infiltration/Kompression von Nervengewebe
  - Weichteilinfiltration
  - Infiltration von Hohlorganen
  - Knochenarrosionen/-metastasen
- therapiebedingt (Anteil ca. 10–25 %):
  - medikamenteninduziert
  - strahlenbedingt
  - postchirurgisch
- tumorassoziiert (Anteil ca. 5–20 %) durch:
  - paraneoplastisches Syndrom
  - Fehlhaltungen
- tumorunabhängig (Anteil ca. 3–10 %)

Klassifikation nach Art des Schmerzes

- Nozizeptorschmerz – somatisch:
  - betroffene Strukturen: Haut, Muskulatur, Knochen, Bindegewebe
  - Qualität: gut lokalisierbar, stechend, bohrend, Verstärkung bei Belastung
- Nozizeptorschmerz – viszeral:
  - betroffene Strukturen: parenchymatöse Organe, Hohlorgane, Peritoneum
  - Qualität: schlecht lokalisierbar, dumpf, drückend, kolikartig
- neuropathischer Schmerz:
  - betroffene Strukturen: nozizeptives System (periphere Nerven, Rückenmark, Zerebrum)
  - Qualität: einschießend, elektrisierend, blitzartig, brennend

Therapie von Tumorschmerzen

Therapieprinzipien

Erhebung einer gründlichen allgemeinen Anamnese und einer speziellen Schmerzanamnese.

Die Tumorschmerztherapie orientiert sich am WHO-Stufenschema der Schmerztherapie. Dies hat unverändert einen hohen Stellenwert als Handwerkszeug eines jeden Arztes, der Tumorpatienten betreut und gibt einen guten Überblick über die zur Verfügung stehenden Analgetika.

Analgetikaauswahl

- Die Auswahl der Medikamente erfolgt nach Schmerzcharakter, Schmerzursache und Schmerzstärke
- Opioide der Stufen II und III sollen nicht kombiniert werden

Merke M!

Immer eine neuropathische Komponente erfragen und an den Einsatz der Koanalgetika aus der Gruppe der Antidepressiva und Antiepileptika denken!

Applikation

- Analgetika werden möglichst per os appliziert – konservativ vor invasiv
- transdermale Applikationssysteme werden erst nach enteraler oder parenteraler (s. c., i. v.) Titration der erforderlichen Wirkstoffdosis eingesetzt
- keine Behandlung akuter Schmerzen mit transdermalen Systemen!
- der Bedarf muss zumindest als Größenordnung bekannt sein
- es ist stets der für den Patienten angenehmste mögliche Applikationsweg zu bevorzugen
- ein retardiertes Opioid-Präparat ist mit einem nichtretardierten zu kombinieren – siehe Bedarfsmedikation
- es gibt keine Höchstdosis für starke Opioide (Ausnahme Buprenorphin Ceiling-Effekt, Oxycodon in Kombination mit Naloxon 80 mg/d und Tapentadol maximal 500 mg/d)
- die Komedikation zur Behandlung opioidspezifischer Nebenwirkungen ist bei Neueinstellung fest anzusetzen und im Verlauf an den Bedarf zu adaptieren

Basismedikation

Analgetika sollen möglichst in retardierter Form nach einem festen Zeitschema (nach der Uhr) eingenommen werden.

Bedarfsmedikation/Behandlung von Durchbruchschmerzen

Ein Schmerztherapieschema beinhaltet immer die Verordnung einer zusätzlichen Schmerzspitzenbehandlung mit *nichtretardierten* Analgetika. 65 % aller Tumorschmerzpatienten haben Durchbruchschmerzen, d. h. episodische stärkste Schmerzen mit schnellem Schmerzanstieg und einer mittleren Dauer von ca. 30 min.

Therapie unerwünschter Nebenwirkungen

- Nebenwirkungen werden dokumentiert und prophylaktisch behandelt
- die Verordnung eines Opioids muss eine Obstipationsprophylaxe, möglicherweise dauerhaft, und ein Antiemetikum für mindestens 5 Tage bei Neueinstellung und Dosiserhöhung beinhalten

WHO-Stufenschema der Tumorschmerztherapie

Das WHO-Stufenschema ist kein starres Therapieschema, vielmehr stellt es ein Gliederungskonstrukt für einzelne Bausteine der Schmerztherapie dar (▶ Tab. 35.6). In den einzelnen Stufen sind ähnliche Therapieverfahren zusammengefasst. Sie sind nicht unbedingt in zeitlicher Abfolge hintereinander durchzuführen, sondern einzelne Stufen können auch übersprungen und beliebig ergänzt werden (allerdings sollten Opioide der Stufen II und III nicht miteinander kombiniert werden). Bei Patienten mit stärksten Tumorschmerzen kann u. U. direkt mit Stufe III begonnen werden, auch ohne Mitmedikation von Stufe I. Für jeden Patienten ist in individueller Abwägung eine passende Therapie zu definieren.

Tab. 35.6 WHO-Stufenschema zur Schmerztherapie.

Stufe	Analgetikaklasse bzw. Therapieverfahren	Substanz
I	Nichtopioidanalgetika	NSAID/Coxibe Metamizol Paracetamol
II	schwache Opioide	Tramadol Tilidin + Stufe I
III	starke Opioide	Morphin Hydromorphon Oxycodon/Tapentadol Fentanyl/Buprenorphin Methadon + Stufe I
IV	invasive Techniken	rückenmarknahe Analgesie Neurolysen + Stufe I und III bzw. II

Therapie mit Nichtopioidanalgetika (WHO-Stufe I)

- Ibuprofen:
  - Indikation: Nozizeptorschmerz, besonders vom somatischen Typ (Knochenschmerz)
  - Dosierung: 3 × 400–800 mg/d p. o.
- Diclofenac:
  - Indikation: Nozizeptorschmerz, besonders vom somatischen Typ mit entzündlicher Komponente
  - Dosierung: 3 × 50 mg/d p. o. oder rektal
- Naproxen:
  - Indikation: Nozizeptorschmerz, besonders vom somatischen Typ
  - Dosierung: 2 × 500 mg/d p. o.
- Metamizol:
  - Indikation: Nozizeptorschmerz, besonders vom viszeralen (Spasmolyse), auch vom somatischen Typ
  - Dosierung: 4 × 500–1000 mg/d p. o. als Tabletten oder Tropfen oder rektal
- Paracetamol:
  - Indikation: Nozizeptorschmerz
  - Dosierung: 4 × 500–1000 mg/d p. o. als Tabletten oder rektal als Supp.

Therapie mit Opioiden (WHO-Stufen II, III)

Basismedikation

- Tilidin/Naloxon retardiert:
  - Indikation: Basisanalgesie, WHO-Stufe II
  - Applikation: p. o.
  - Dosierung: entsprechend dem Bedarf, Tagesdosis 150–600 mg
  - Intervall: 2–3 × /d
- Tramadol retardiert:
  - Indikation: Basisanalgesie, WHO-Stufe II
  - Applikation: p. o.
  - Dosierung: entsprechend dem Bedarf, Tagesdosis 150–400 mg
  - Intervall: 2–3 × /d
- Morphinsulfat Tabletten retardiert:
  - Indikation: Basisanalgesie, Referenzsubstanz, WHO-Stufe III
  - Applikation: p. o.
  - Dosierung: entsprechend dem Bedarf
  - Intervall: 2–3 × /d oder 1–2 × /d
- Morphinsulfat-Granulat retardiert:
  - Indikation: Basisanalgesie, WHO-Stufe III, Schluckstörungen oder Passagestörungen im Pharynx-/Ösophagusbereich
  - Applikation: p. o. oder über Ernährungssonde (z. B. PEG)
  - Dosierung: entsprechend dem Bedarf
  - Intervall: 2–3 × /d
- Hydromorphon retardiert:
  - Indikation: Basisanalgesie WHO-Stufe III (besonders bei Niereninsuffizienz)
  - Applikation: p. o. oder PEG-Sonde ab 15 Ch mit Sondennahrung
  - Dosierung: entsprechend dem Bedarf
  - Intervall: 1–2 × /d, je nach Präparat
- Oxycodon retardiert und nichtretardiert
  - Indikation: Basisanalgesie WHO-Stufe III
  - Applikation: p. o.
  - Dosierung: entsprechend dem Bedarf
  - Intervall: 2–3 × /d
  - **Cave** Oxycodon plus Naloxon (Targin); Dosierung: entsprechend dem Bedarf, maximal zugelassene Dosis 80 mg/d.
- Fentanyl-Pflaster:
  - Indikation: Basisanalgesie, WHO-Stufe III, enterale Passage- und/oder Resorptionsstörungen
  - Applikation: retardiert: transdermal
  - Dosierung: entsprechend dem Bedarf
  - Intervall: Wechsel des Pflasters alle 2–3 Tage
- Buprenorphin-Pflaster:
  - Indikation: Basisanalgesie, WHO-Stufe III, enterale Passage- und/oder Resorptionsstörungen
  - Applikation: transdermal
  - Dosierung: entsprechend dem Bedarf
  - Intervall: Wechsel des Pflasters alle 2–3 Tage bzw. alle 7 Tage je nach Präparat

- Tapentadol retardiert:
  - Indikation: Basisanalgesie, WHO-Stufe III, dualer Wirkmechanismus
  - Applikation: p. o.
  - Dosierung: entsprechend dem Bedarf
  - Intervall: 2 × /d
  - **Cave** Tapentadol: Maximaldosis 500 mg/d.

Bedarfsmedikation WHO-Stufe II und III

Der Einsatz schnell wirksamer Opioide außerhalb der postoperativen Akutschmerzbehandlung ist der Behandlung von Patienten mit Tumorschmerzen vorbehalten. Das Herangehen an eine Behandlung mit Opioiden unterscheidet sich grundlegend beim nichttumorbedingten Schmerz und beim tumorbedingten Schmerz. Grundsätzlich besteht immer ein Abhängigkeitspotenzial beim Einsatz von Opioiden zur Behandlung länger anhaltender Schmerzen. Auch bei Tumorpatienten kann in Abhängigkeit vom Krankheitsverlauf eine Reduktion oder eine Beendigung der Opiopideinnahme möglich werden. Nach kurativem Ansatz können die Grundregeln der Opioidverordnung wie im Rahmen der Leitlinie zum Umgang mit Opioiden beim nichttumorbedingten Schmerz in den Vordergrund rücken.

- Tilidin-Tropfen:
  - Indikation: Durchbruchschmerz, WHO-Stufe II
  - Applikation: p. o.
  - Dosierung: ca. 50 % der Basiseinzeldosis; 1 Tropfen = 2,5 mg Tilidin-Hcl
  - Intervall: bei Bedarf alle 3–4 h
- Tramadol-Tropfen:
  - Indikation: Durchbruchschmerz, WHO-Stufe II
  - Applikation: p. o.
  - Dosierung: ca. 50 % der Basiseinzeldosis; 1 Tropfen = 2,5 mg Tramadol
  - Intervall: bei Bedarf alle 3–4 h
- Morphinsulfat-Tabletten nicht retardiert oder Trinklösung:
  - Indikation: Durchbruchschmerz, WHO-Stufe III
  - Applikation: p. o.
  - Dosierung: ca. 50 % der Basiseinzeldosis
  - Intervall: bei Bedarf alle 3–4 h
- Morphinsulfat-Tropfen:
  - Indikation: Durchbruchschmerz, WHO-Stufe III
  - Applikation: p. o. oder Ernährungssonde (z. B. PEG)
  - Dosierung: ca. 50 % der Basiseinzeldosis
  - Lösung zu 0,5–2 %: (0,5 %: 5 mg/ml, 0,1 %: 10 mg/ml, 0,2 %: 20 mg/ml) 1 ml = 16 Tropfen
  - Intervall: bei Bedarf alle 3–4 h
- Fentanyl (Lutschtabletten oder Nasentropfen oder bukkale oder sublinguale Tabletten)
  - Indikation: Durchbruchschmerz, WHO-Stufe III
  - Applikation: oral, sublingual, nasal, bukkal
  - Dosierung: entsprechend Schema der Fachinformation
- Buprenorphin-Sublingualtabletten (Temgesic):
  - Dosierung: ca. 50 % der Initialdosis
  - Intervall: bei Bedarf alle 4–6 h

Opioidgabe subkutan oder intravenös

- PCA-Pumpen (patientenkontrollierte Analgesie):
  - Indikation: Basisanalgesie, enterale Passage- und/oder Resorptionsstörungen, besonders dynamische Schmerzprogredienz
  - Applikation: i. v. (z. B. über Port, ZVK etc.) oder s. c.
  - Dosierung: nach Bedarf als Dauerlaufrate mg/ml mit Möglichkeit der Bolusgabe in mg; exakte Intervallangabe und maximale Bolusrate pro Stunde möglich, Bolusgabe wird genau registriert und erleichtert so die Dosisanpassung
  - geeignete Medikamente: Morphin, Hydromorphon, Buprenorphin (eher selten)
  - mögliche Zusätze in therapieresistenten Ausnahmesituationen: Clonidin, Ketamin

Therapie unerwünschter Medikamentenwirkungen

► **Atemdepression.** Schmerz ist der physiologische Antagonist der opioidbedingten Atemdepression, deshalb Titrierung nach Schmerzintensität. Dies benötigt Zeit. Atemdepression tritt am ehesten bei sehr hohen Peak-Serumspiegeln auf, Vermeidung durch langsame Anflutung der Substanz im ZNS (Retardpräparate). Ein häufiges Problem stellt die mit zunehmender Krankheitsprogression abnehmende Vigilanz der Patienten dar, die sich zu der durch Opioide bewirkten Sedierung addiert. Dies sollte aber gerade bei präfinalen Patienten nicht dazu verleiten, eine funktionierende Opioidtherapie abzusetzen und die Patienten starken Schmerzen auszusetzen.

- Opioidinduzierte Atemdepression:
  - Behandlung mit Naloxon
  - Dosierung: in kleinen Schritten à 0,04 mg i. v. bis zur Aufhebung der Atemdepression

Cave ⚠

Rebound, Überwachung der Atemfrequenz notwendig.

► **Obstipation**

- Makrogol/Movicol:
- Dosierung: 1–3 Beutel/d, maximal 6 Beutel/d

- Natriumpicosulfat (Laxoberal, Dulcolax):
  - Dosierung: 2- bis 3-mal 5–20 Tropfen p. o. oder über Ernährungssonde
- Laktulose (Bifiteral):
  - Dosierung: 2- bis 3-mal 10–20 ml p. o. oder über Ernährungssonde
- Moventig:
  - Dosierung: 1 × /d 12,5–25 mg
  - Reservepräparat bei therapieresistenter opioidbedingter Obstipation, alle anderen Laxanzien zuvor absetzen

▶ **Übelkeit/Erbrechen**

- Haloperidol:
  - Dosierung: 3-mal 5 Tropfen p. o. oder über Ernährungssonde – off-label, keine Zulassung für diese Indikation
- Metoclopramid:
  - Dosierung: 3-mal 10–20 Tropfen p. o. oder über Ernährungssonde
- Ondansetron:
  - Dosierung: 1- bis 2-mal 4–8 mg p. o. oder i. v.
- Dexamethason:
  - Dosierung: 4 mg einmal morgendlich
- Vergentan (Alizaprid):
  - Dosierung: 3–6 Tbl. p. o. oder 3 × 1 Amp. i. v., i. m. – off label bei opioidbedingter Übelkeit, jedoch deutlich weniger Müdigkeit als Metocolpramid

▶ **Pruritus.** Opioidrotation erwägen.

Therapie mit Koanalgetika

Die Therapiemöglichkeiten neuropathischer Schmerzkomponenten im Rahmen der Tumorschmerztherapie mit Koanalgetika aus der Gruppe der Antiepileptika und Antidepressiva unterscheiden sich nicht vom nichttumorbedingten Schmerz (s. SOP Therapie Neuropathischer Schmerzen).

Sonstige Koanalgetika

Dexamethason:

- bei Kapseldehnungsschmerzen parenchymatöser Organe (durch Ödem und/oder Metastasenwachstum), Nervenkompression durch Tumor (z. B. mit radikulärer Symptomatik)
- Dosierung: Beginn am 1. Tag 32 mg p. o. oder i. v., dann in absteigender Dosierung bis zu einer Erhaltungsdosis von 4 mg/d p. o. oder i. v.
- antiemetische und appetitsteigernde Wirkung zusätzlich

Interventionelle Schmerztherapie

Neurolysen

Neurolysen sind als Ultima Ratio möglich, z. B. bei Pankreaskarzinom (Neurolyse des Plexus coeliacus) oder bei Karzinomen im kleinen Becken (intrathekale Neurolysen).

Spinal- oder Periduralkatheter

Der Vorteil liegt in der möglichen Dosisreduktion der Opioide im Vergleich zu oraler oder parenteraler Gabe. Nachteil ist der erhebliche technische Aufwand und das immanente Problem technischer Fehlfunktionen. Bei externen Systemen besteht Infektionsgefahr. Eine engmaschige Betreuung mit einer Notrufmöglichkeit 24 h am Tag ist zwingend notwendig. Der Einsatz invasiver Techniken ist seltenen ausgewählten Indikationen vorbehalten. Es gilt stets: konservativ vor invasiv.

Psychologische Therapie

Die psychologische Therapie ist Teil einer palliativmedizinisch geprägten interdisziplinären Behandlungsstrategie (siehe SOPs Palliativmedizin; Kap. 36).

35.1.9 Schmerztherapie in der Schwangerschaft

Prämedikation

Ausführliche Informationen erhält man über die Rote Liste im Kapitel: Arzneimittel in Schwangerschaft und Stillzeit, Beratungsstellen. In den Chiffren Gr. 1–11 werden die Gefährdungsmöglichkeiten benannt und Anwendungsbeschränkungen, strenge Indikationsstellungen und Kontraindikationen erläutert.

- Gr. 1–3: Bei umfangreicher Anwendung am Menschen hat sich kein Verdacht auf eine embryotoxische/teratogene Wirkung ergeben.
- Gr. 4–6: Ausreichende Erfahrungen über die Anwendung beim Menschen liegen nicht vor.
- Gr. 7: Es besteht ein embryotoxisches/teratogenes Risiko beim Menschen (1. Trimenon).
- Gr. 8: Es besteht ein fetotoxisches Risiko beim Menschen (2. und 3. Trimenon).
- Gr. 9: Es besteht ein Risiko perinataler Komplikationen oder Schädigungen beim Menschen.
- Gr. 10 und 11: Es besteht das Risiko unerwünschter hormonspezifischer oder mutagener/karzinogener Wirkungen auf die Frucht beim Menschen. Dies scheint für Analgetika ohne große Relevanz zu sein.

Eine weitere Informationsmöglichkeit besteht über die: Beratungsstelle für Embryotoxikologie, Augustenburger Platz 1, 13353 Berlin, Tel: +49 30450525700, E-Mail: embryotox@charite.de, Internet: www.embryotox.de

Medikamentöse Therapie

Prinzipiell sollte vor Verschreibung von Arzneimitteln Folgendes geklärt werden:

- Ob eine Schwangerschaft vorliegen könnte, da gerade während einer noch nicht bemerkten Frühschwangerschaft die embryonale Entwicklung gefährdet ist.
- Bei Langzeitbehandlung von Patientinnen im gebärfähigen Alter sollte immer an eine Schwangerschaft gedacht werden. Optimal sind Medikamente, die ohne erkennbares Risiko auch während einer Schwangerschaft weiter eingenommen werden können.
- Behandlung nur mit Medikamenten, die schon seit vielen Jahren eingeführt sind, weil hier die größten Erfahrungen vorliegen.
- Möglichst eine Monotherapie anstreben.
- Die therapeutische Dosis so gering wie möglich wählen.
- Immer eine individuelle Nutzen-Risiko-Abwägung machen, da auch Schmerzen und psychische Konflikte den Schwangerschaftsverlauf ungünstig beeinflussen können.

Praxis

Empfehlungen für die Praxis

- Paracetamol ist das Analgetikum und Antipyretikum der Wahl. Es kann in jeder Phase der Schwangerschaft innerhalb des üblichen Dosierbereiches eingesetzt werden.
- Acetylsalicylsäure ist ein Mittel 2. Wahl. In niedriger Dosierung (80–150 mg/d) wird es in manchen Fällen zur Prävention der Präeklampsie eingesetzt.
- Für die längerfristige antiphlogistische Behandlung sind NSAID wie z. B. Ibuprofen zu bevorzugen. Diclofenac und Naproxen sind möglich (**Cave:** Ductus-arteriosus-Verschluss ab der 28.–30. SSW möglich, deshalb dopplersonografische Kontrollen des Fötus erforderlich!).
- Auf Pyrazolonverbindungen (z. B. Metamizol) sollte wegen der unerwünschten Wirkungen auf die Hämatopoese verzichtet werden.
- Codein darf, auch in Kombination mit Paracetamol, eingesetzt werden.
- Opiate dürfen bei gegebener Indikation in jeder Phase der Schwangerschaft eingesetzt werden.
- Selektive Cyclooxygenase-2-(COX-2-)Inhibitoren sind aufgrund mangelnder Erfahrung zu meiden.

Stufe-I-Analgetika

Das WHO-Stufenschema umfasst die in ▶Tab. 35.7 genannten Analgetika.

Tab. 35.7 Analgetika der WHO-Stufe I.

Medikament	Schwangerschaft	Stillzeit
Paracetamol bis 1000 mg	Mittel der 1. Wahl	Mittel der 1. Wahl
Ibuprofen bis 800 mg	Mittel der 1. Wahl neben Paracetamol NSAID der Wahl, bis 28. SSW	1. Wahl neben Paracetamol, bis 1600 mg keine relevante Belastung des Säuglings über die Muttermilch
Diclofenac bis 200 mg	Mittel der 2. Wahl, bis 28. SSW	Mittel der 2. Wahl, sporadische Anwendung vertretbar
Acetylsalicylsäure bis 1000 mg	Mittel der 2. Wahl, bis 28. SSW	Mittel der 2. Wahl, bis 1500 mg sporadisch vertretbar
Metamizol	unzureichende Datenlage, nicht empfohlen im 3. Trimenon kontraindiziert	unzureichende Datenlage, nicht empfohlen
Coxibe	unzureichende Datenlage, nicht empfohlen	unzureichende Datenlage, nicht empfohlen

Stufe II + III: Opioide

Grundsätzlich gilt die enge Indikationsstellung. Ein Opioidentzug muss unter allen Umständen vermieden werden, da dieser zum Fruchttod führen kann. Nach Anwendung im 2./3. Trimenon und perinatal muss mit neonatalen Entzugssymptomen und Atemdepression gerechnet werden (auch zeitlich verzögert bis 72 h). Es soll in einer Klinik mit Neonatologie entbunden werden.

In der Stillzeit ist bei Kindern mit Apnoeneigung bei allen Opioiden (auch bei geringem Übergang in die Muttermilch) besondere Vorsicht geboten. Langzeitauswirkungen einer Opiattherapie während der Stillzeit sind unzureichend untersucht, die Gabe von therapeutischen Einzeldosen erfordert keine Einschränkung des Stillens. Ein Kind, das bereits intrauterin Opiat exponiert war, wird bei fortgesetzter Substitution der Mutter unter vollem Stillen tendenziell geringere Entzugssymptome entwickeln als ein nicht gestillter Säugling. Daher sollte unter Substitution gestillt werden, wenn andere Drogen und mütterliche Infektionen, wie z. B. HIV sicher ausgeschlossen werden können. Die Substanzen sind in ▶ Tab. 35.8 beschrieben.

Tab. 35.8 Stufe II + III: Opioide.

Medikament	Schwangerschaft	Stillzeit
Tramadol	Mittel der 1. Wahl	Mittel der 1. Wahl, Einzeldosen erfordern keine Einschränkung des Stillens, bei längerer Therapie gute Beobachtung des Säuglings
Buprenorphin	Mittel der 1. Wahl für die Substitutionstherapie	Mittel der 2. Wahl, Hinweise auf verringerte Milchproduktion
Morphin	Mittel der 2. Wahl	Mittel der 1. Wahl, bisher wurde nicht über schwerwiegende Nebenwirkungen bei gestillten Kindern berichtet
Tilidin/Naloxon	Mittel der 2. Wahl	nicht empfohlen, es gibt keine Erfahrungen zur Anwendung von Tilidin/Naloxon in der Stillzeit
Codein	Mittel der 2. Wahl	nicht empfohlen, da bei schnellen Verstoffwechslern zu Morphin Atemdepression beim Säugling diskutiert wird
Fentanyl	Mittel der 3. Wahl, wenig Erfahrung	Mittel der 1. Wahl, über toxische Wirkungen beim gestillten Säugling wurde bisher nicht berichtet
Hydromorphon	Mittel der 3. Wahl, wenig Erfahrung	Mittel der 2. Wahl, wenig Erfahrung; es gibt keine Berichte über Symptome beim Kind nach mütterlicher Hydromorphon-Exposition
Oxycodon	Mittel der 3. Wahl, wenig Erfahrung	Mittel der 2. Wahl, wenig Erfahrung; bisher gibt es keine Berichte über negative Auswirkungen auf den gestillten Säugling

Antiepileptika und Antidepressiva

Siehe ▶ Tab. 35.9.

Tab. 35.9 Antiepileptika und Antidepressiva.

Medikament	Schwangerschaft	Stillzeit
Amitryptilin	Mittel der 1. Wahl, viel Erfahrung, Anpassungsstörungen bzw. Entzugssymptome des Neugeborenen wurden beobachtet; diese können sich u. a. als Zittrigkeit, Übererregbarkeit und Atemnotsyndrom äußern, Krampfanfälle sind sehr selten Entbindung in Klinik mit Neonatologie	Mittel der 1. Wahl, geringe Belastung des Säuglings über die Muttermilch, bisher wurden keine Symptome bei gestillten Kindern beschrieben – daher Dauermedikation in moderater Dosis vertretbar
Mirtazapin	Mittel der 2. Wahl, Anpassungsstörungen bzw. Entzugssymptome des Neugeborenen wurden beobachtet; diese können sich u. a. als Zittrigkeit, Übererregbarkeit und Atemnotsyndrom äußern, Krampfanfälle sind sehr selten Entbindung in Klinik mit Neonatologie	Mittel 2. Wahl, bisher wurden keine Symptome bei gestillten Kindern beschrieben
Gabapentin	kontraindiziert, wenig Erfahrung, ein Fehlbildungsrisiko kann nicht ausgeschlossen werden	bisher wurde nicht über Nebenwirkungen bei gestillten Kindern berichtet
Carbamazepin	kontraindiziert, teratogen (v. a. Neuralrohrdefekte)	akzeptabel, ggf. Spiegelkontrolle beim Kind

Antiemetika

Siehe ▶ Tab. 35.10.

Tab. 35.10 Antiemetika.

Medikament	Schwangerschaft	Stillzeit
Dimenhydrinat	Mittel der 1. Wahl **Cave** im 3. Trimenon: kontraktionsfördernde Wirkung auf den Uterus	Mittel der 1. Wahl, sporadische Anwendung vertretbar **Cave:** Sedierung oder Übererregbarkeit beim gestillten Säugling möglich
Metoclopramid	keine Hinweise auf Teratongenität bei sporadischer Anwendung	sporadische Anwendung vertretbar

35.2 Schmerzsyndrome

S. Tafelski, C. West

35.2.1 Atypischer Gesichtsschmerz

Klassifikation

IHS-Code 13.18.4 neu als: Anhaltender idiopathischer Gesichtsschmerz (als unverbindliche Bezeichnung zu bevorzugen lt. IHS), Ausschlussdiagnose.

Diagnostische Kriterien

- Dauerschmerz, zusätzliche Attacken möglich
- Qualität meist brennend, manchmal ziehend
- Lokalisation oft nur ungenau möglich, meist einseitig, keinem definierten Nerv zuzuordnen
- nicht durch eine kausale Erkrankung zu begründen
- häufige Assoziation mit psychischen Störungen

Ätiologie

- Nicht geklärt
- Ausschlussdiagnose
- Psychologische Faktoren werden als mitverursachend angenommen

Epidemiologie

- Alter meist über 30 Jahre
- Verhältnis Frauen zu Männer = 8:2

Pathophysiologie

- Nicht geklärt
- möglicherweise eine Form des Kopfschmerzes vom Spannungstyp mit Lokalisation im Gesichtsbereich

Differenzialdiagnosen

- Symptomatischer (sekundärer) Kopfschmerz
- andere primäre Kopfschmerzformen
- Ausschlussdiagnose

Therapie

Medikamentöse Therapie

- Amitriptylin (1. Wahl)
  - Dosierung: 25–150 mg/d p. o.
- Doxepin (2. Wahl)
  - Dosierung: 10–150 mg/d p. o.
- Clomipramin (2. Wahl)
  - Dosierung: 25–150 mg/d p. o.
- Carbamazepin (2. Wahl)
  - Dosierung: 400–1200 mg/d p. o.
- Oxcarbamazepin (2. Wahl)
  - Dosierung: 600–1800 mg/d p. o.
- Gabapentin (2. Wahl)
  - Dosierung: 1200–2400 mg/d p. o.
- Pregabalin (2. Wahl)
  - Dosierung: 150–600 mg/d p. o.
- Topiramat (2. Wahl)
  - Dosierung: 100–200 mg/d p. o.

Interventionelle Schmerztherapie

Die vorhandenen Daten zu invasiven Maßnahmen (ganglionäre lokale Opioidanalgesie: GLOA, PT, CT-gesteuerte perkutane trigeminale Traktotomie-Nukleotomie, Radiofrequenz-Rhizotomie) reichen nicht aus, um diese Verfahren zu empfehlen.

Psychologische Therapieverfahren und Prophylaxe

- Edukation
- EMG-Biofeedback
- Verhaltenstherapie
- autosuggestive Verfahren wie Hypnose

Gegenirritationsverfahren

- Akupunktur
- TENS

Neurodestruktive Eingriffe

Kontraindiziert.

Im Gesicht ist eine besonders hohe Innervationsdichte vorhanden, Gesichtsschmerzen haben eine starke emotionale Komponente, somit ein besonders hohes Chronifizierungsrisiko. Invasive Therapieverfahren können die Schmerzen verschlimmern. Psychische Auffälligkeiten liegen häufig vor (erhöhtes Ausmaß an Depression, Hypochondrie, abnorme Persönlichkeitsentwicklung). Psychotherapie ist indiziert. Patienten verneinen häufig psychische Aspekte. Ziel: Verhinderung unnötiger kieferchirurgischer Eingriffe.

35.2.2 Clusterkopfschmerz

Klassifikation

- IHS-Code 3 Clusterkopfschmerz und andere trigemino-autonome Kopfschmerzerkrankungen
- IHS-Code 3.1.1 Episodischer Clusterkopfschmerz: Clusterperioden über 1 Woche bis höchstens 1 Jahr mit schmerzfreien Remissionsphasen von 1 Monat oder länger, min. 2 Clusterperioden mit einer Dauer von 7–365 Tagen, die durch Remissionsphasen von ≥ 1 Monat Dauer voneinander getrennt sind
- IHS-Code 3.1.2 Chronischer Clusterkopfschmerz: Clusterperioden über 1 Jahr, mit ev. schmerzfreier Remissionsphase von unter 1 Monat

Diagnostische Kriterien

- Kopfschmerzattacken, wenigstens 5 pro Monat
- Häufigkeit jeden 2. Tag bis 8 pro Tag
- Dauer 15–180 min unbehandelt
- Qualität bohrend, brennend, vernichtend
- Intensität stark bis unerträglich
- Lokalisation einseitig orbital, supraorbital und/oder temporal
- neurologische Begleitstörung im Sinne einer Sympathikusregulationsstörung (Lidödem, partielles Horner-Syndrom, Lakrimation, konjunktivale Injektion, Rhinorrhö), Bewegungsdrang, Trigger Alkohol, Vasodilatatoren, z. B. Nitroglycerin (zum Testen) oder Ca^{++}-Antagonisten

Epidemiologie

- Prävalenz 0,9 %, 10/100 000/Jahr
- Männer 15/100 000/Jahr, Frauen 4/100 000/Jahr, Verhältnis Männer zu Frauen = 3:1
- das mittlere Alter beim erstmaligen Auftreten ist das 30. Lebensjahr

Ätiologie

- Unklar
- möglicherweise in 5 % der Fälle autosomal-dominant vererbt

Pathophysiologie

Möglicherweise Entzündung (aseptisch) im Bereich des Sinus cavernosus und der V. ophthalmica superior mit mechanischer und inflammatorischer Alteration angrenzender Strukturen wie z. B. des N. ophthalmicus, sympathischer Fasern etc.

Differenzialdiagnosen

- Hemicrania continua; episodische und chronische paroxysmale Hemikranie (Therapie: Indometacin, 100–200 mg/d, häufig geringere Dosen ausreichend; Mittel der zweiten Wahl ist Gabapentin bzw. Celecoxib)
- SUNCT-Syndrom („short lasting unilateral neuralgiform headache attacks with conjunctival injection, tearing sweating and rhinorrhoea“), Therapie: Lamotrigin (mind. 100–200 mg/d)
- SUNA-Syndrom („short-lasting unilateral neuralgiform headache attacks with cranial autonomic symptoms“)
- symptomatischer (sekundärer) Kopfschmerz
- Trigeminusneuralgie

Therapie

Medikamentöse Therapie im Anfall

- Sumatriptan
  - Dosierung: 6 mg s. c. mit Autoinjektor, Erfolgsrate 74 %
- Zolmitriptan
  - Dosierung: 5–10 mg nasal
- Lidocain
  - intranasale ipsilaterale Applikation von Lidocain 4–10 % (2. Wahl)

Nichtmedikamentöse Therapie im Anfall

- Sauerstoff, Inhalation von 100 % Sauerstoff über Gesichtsmaske mit Rückatembeutel, von 12 l/min über 15–20 min, Erfolgsrate 78 %
- Vorschlag für eine Verordnung: www.dmkg.de/files/dmkg.de/patienten/Download/ck_sauerstoff.pdf

Medikamentöse Therapie zur Prophylaxe

- Verapamil (1. Wahl)
  - Dosierung: 3–6 × 80 mg/d, selten bis 960 mg/d; **Cave:** Bradykardien und AV-Block, EKG-Kontrolle
- Kortikoide (Prednisolon)
  - Dosierung: mindestens 1 mg/kgKG initial für 2–5 Tage, dann individuell abdosieren
- Lithium (2. Wahl)
  - Dosierung: 1- bis 2-mal 400 mg/d p. o. (Plasmaspiegel 0,6–1,2 mmol/l)
- Topiramat (2. Wahl)
  - Dosierung: TD 100–200 mg/d p. o.

Interventionelle Schmerztherapie

- Blockaden des Ganglion pterygopalatinums oder des N. occipitalis majors, GLOA
- Neurostimulation des Ganglion pterygopalatinums, des N. occipitalis majors, des N. vagus
- Tiefenhirnstimulation des posterioren, inferioren Hypothalamus in spezialisierten Zentren

Psychologische Therapieverfahren

Nicht primär indiziert. Medikamentöse Therapiemaßnahmen stehen im Vordergrund, psychische Einflüsse auf das Geschehen gelten als minimal.

35.2.3 Kopfschmerzsyndrome

Grundlagen

Klassifikation

Die Klassifikation erfolgt nach den Richtlinien der International Headache Society (IHS) in 14 Gruppen. Seit 2018 ist die ICHD-3 gültig: (www.ichd-3.org).

Epidemiologie

- Migräne und Kopfschmerzen vom Spannungstyp sind für 92 % aller Kopfschmerzen verantwortlich
- die Lebenszeitprävalenz liegt bei 80 %

Diagnostische Kriterien

Extrem wichtig ist der Ausschluss eines symptomatischen Kopfschmerzes. Die IHS-Kriterien müssen zur Erstellung einer Kopfschmerzdiagnose erfüllt sein. Hilfreich ist die Verwendung von Fragebögen, z. B. des Kieler Kopfschmerzfragebogens. Die Erstanamnese bei Kopfschmerzerkrankungen ist besonders zeitaufwendig und muss u. U. in mehreren Sitzungen durchgeführt werden.

Verlaufsbeobachtung

Sie erfolgt mit Kopfschmerztagebüchern, z. B. dem Kieler Kopfschmerzkalender. Er dient zur Verlaufs- und Erfolgskontrolle der Kopfschmerzerkrankung.

Migräne

Klassifikation

IHS 1.1–1.6.

Diagnostische Kriterien

- Episodische Migräne: seit mindestens 3 Monaten Migräne an bis zu 14 Tagen im Monat
- chronische Migräne: seit mindestens 3 Monaten Migräne an ≥ 15 Tagen im Monat

► **Migräne ohne Aura**

- Kopfschmerzattacken, wenigstens 5, mit einer Dauer von 4–72 h (unbehandelt)
- Lokalisation einseitig, 1/3 holokraniell
- Qualität pulsierend
- Schmerzintensität mäßig bis stark
- übliche Tagesaktivität erschwert oder unmöglich
- Verstärkung beim Treppensteigen oder üblicher körperlicher Arbeit
- Begleiterscheinungen Übelkeit und/oder Erbrechen und/oder Photophobie und Phonophobie

► **Migräne mit Aura**

- Wie bei der Migräne ohne Aura
- zusätzlich neurologische Symptome, die sich über 5–20 min entwickeln und < 1 h andauern
- sie sind eindeutig dem Hirnstamm oder dem zerebralen Kortex zuzuordnen

► **Typische Aura**

- homonyme Sehstörungen
- Dysphasie
- Halbseitensymptomatik, z. B. Sensibilitätsstörungen oder Hemiplegie
- Dauer < 1 h

► **Migräne mit prolongierter Aura, Migräne mit akutem Aurabeginn.** Die früheren Begriffe einer Migräne mit prolongierter Aura und einer Migräne mit akutem Aurabeginn wurden aufgegeben. In der Mehrzahl der Fälle haben Patienten mit dieser Art von Attacken auch solche, die die Kriterien einer der Unterformen der 1.2. **Migräne mit Aura** erfüllen und sollten deshalb unter dieser Diagnose kodiert werden. Der Rest sollte unter 1.6.2 **wahrscheinliche Migräne mit Aura** kodiert werden, wobei die atypischen Besonderheiten (prolongierte Aura oder akuter Aurabeginn) in Klammern beigefügt werden sollten.

► **Familiäre hemiplegische Migräne (FHM).** Ein Verwandter 1. Grades hat identische Attacken.

► **Migräne vom Basilaristyp**
- Aurasymptome mit Zuordnung zum Hirnstamm oder den Okzipitalislappen, keine motorische Schwäche, min. 2 Attacken, 5–60 min
- eines der Symptome: Dsyarthrie, Schwindel, Tinnitus, Hörminderung, Doppeltsehen, Sehstörungen gleichzeitig sowohl im temporalen als auch im nasalen Gesichtsfeld beider Augen, Ataxie, Bewusstseinsstörung, simultane bilaterale Parästhesien

► **Status migraenosus.** Dauer unter Behandlung länger als 72 h.

Epidemiologie

- Vorkommen bei ca. 12 % der Erwachsenen in Deutschland
- Verhältnis Frauen zu Männer = 2:1
- mittlere Attackenfrequenz 3 Tage/Monat
- etwa 270 Krankheitstage pro 1000 Beschäftigte pro Jahr

Ätiologie

- Unbekannt
- Annahme einer neuronalen mitochondrialen Energiereserveproblematik, die mit einer Reizüberempfindlichkeitsstörung gekoppelt ist
- Einfluss genetischer Faktoren

Pathophysiologie

- Interaktionen des trigeminalen Systems und anderer Systeme mit intra- und extrakraniellen Gefäßen und deren unmittelbarer Umgebung
- kortikale Spreading-Depression durch Überangebot von exzitatorischen Neurotransmittern
- vor und während der Aura Reduktion der zerebralen Perfusion mit nachfolgender Hyperämie
- Auslösung teilweise durch Triggermechanismen

Differenzialdiagnosen

- Symptomatischer (sekundärer) Kopfschmerz
- zerebrale Ischämien
- andere primäre Kopfschmerzformen

Akutmedikation zur Behandlung von Migräneattacken

► **Übelkeit, Magen-Darm-Atonie**
- Metoclopramid (1. Wahl)
  - Dosierung: 10 mg p. o., supp., i. m. oder i. v.
- KI: Kinder und Jugendliche unter 18 Jahren, Hyperkinesien, Epilepsie, Schwangerschaft, Prolaktinom
- Domperidon (2. Wahl)
  - Dosierung: 10 mg p. o., maxminale Tagesdosis 30 mg
  - KI: Kinder unter 12 Jahren und unter 35 kgKG, sonst wie MCP, aber geringer ausgeprägt und seltener, QTc-Zeit-Verlängerung

► **Analgesie**
- Acetylsalicylsäure
  - Dosierung: 1000 mg p. o. als Brausetablette
- Ibuprofen
  - Dosierung: 400–800 mg p. o. oder Supp.
- Metamizol
  - Dosierung: 1000 mg p. o.
- Diclofenac-Kalium
  - Dosierung: 50 mg/100 mg p. o.
- Kombinationsanalgetika
  - 2 Tabletten ASS 250 mg/265 mg + Paracetamol 200 mg/265 mg + Koffein 50 mg/65 mg
- bei KI gegen NSAID: Paracetamol 1000 mg oder Metamizol 1000 mg p. o. oder Phenazon (Pyrazolon-Derivat) 1000 mg p. o. oder supp (rezeptfrei)

Merke **M!**

Die Schwelle für die Entstehung von Medikamentenübergebrauch-Kopfschmerz nach ICHD-3 liegt für Kombinationsanalgetika bei ≥ 10 Einnahmetagen/Monat, für Monoanalgetika bei ≥ 15 Einnahmetage/Monat.

(Mittel-)schwere Migräneattacke und bei (bekanntem) fehlendem Ansprechen auf Analgetika

- Schneller Wirkeintritt:
  - Sumatriptan 6 mg s. c.
  - Eletriptan 20 mg/40 mg/80 mg p. o.
  - Rizatriptan 5 mg/10 mg p. o.
  - Zolmitriptan 5 mg nasal
- mittelschneller Wirkeintritt + länger anhaltende Wirkung:
  - Sumatriptan 50 mg/100 mg p. o.
  - Zolmitriptan 2,5 mg/5 mg p. o.
  - Almotriptan 12,5 mg p. o.

- langsamer Wirkeintritt mit lang anhaltender Wirkdauer:
  - Naratriptan 2,5 mg p. o.
  - Frovatriptan 2,5 mg p. o.

Falls Monotherapie unzureichend: Triptan + NSAID.

Bei Wiederkehrkopfschmerz: erneute Einnahme eines Triptans nach frühestens 2 h oder initiale Kombinationstherapie Triptan + lang wirksames NSAID (z. B. Naproxen 250–500 mg p. o.; bis 250 mg rezeptfrei).

KI Triptane: schwerwiegende kardiovaskuläre Krankheiten.

Merke **M!**

Die Schwelle für die Entstehung von Medikamentenübergebrauch-Kopfschmerz nach ICHD-3 liegt für Triptane bei ≥ 10 Einnahmetagen/Monat.

Notfall-Akutmedikation bei Migräneattacken

- MCP
  - Dosierung: 10 mg i. v.
- Lysin-Acetylsalicylat
  - Dosierung: 1000 mg i. v. zusammen mit MCP über 3–5 min
- alternativ: Sumatriptan
  - Dosierung 6 mg s. c.
- Cortison im Status migraenosus
- Prednison 50–100 mg i. v. oder 4–8 mg Dexamethason i. v.

Behandlung der Migräneattacke bei Kindern

- Ibuprofen (1. Wahl)
  - Dosierung: 10 mg/kgKG p. o.
- Acetylsalicylsäure (2. Wahl)
  - Dosierung: 500 mg p. o. (ab 12. LJ)
- Paracetamol (2. Wahl)
  - Dosierung: 15 mg/kgKG p. o. (**Cave:** kumulative Dosis)
- Domperidon
  - Dosierung: 10 mg p. o. (ab 12. LJ)
- Sumatriptan
  - Dosierung: 10 mg nasal (ab 12. LJ)
- Zolmitriptan
  - Dosierung: 5 mg nasal (ab 12. LJ)

Behandlung der Migräneattacke in der Schwangerschaft

- 1. und 2. Trimenon: Acetylsalicylsäure oder Ibuprofen
- 3. Trimenon: Paracetamol

Triptane sind für die Schwangerschaft nicht zugelassen. Bislang gibt es aber keine klinischen Hinweise, dass Triptane zu Fehlbildungen oder anderen Komplikationen in der Schwangerschaft führen. Sumatriptan sollte bei Schwangeren nur angewendet werden, wenn der zu erwartende Nutzen für die Mutter ein mögliches Risiko für das Kind überwiegt.

Prophylaxe

► **Medikamentöse Prophylaxe.** Indikation: Leidensdruck, 3 und mehr Migräneattacken, die die Lebensqualität einschränken, Migräneattacken, die regelmäßig mehr als 72 h anhalten, Migräneattacken, die auf NSAIDS und Triptane nicht ansprechen, Einnahme von Schmerz- oder Migränemitteln an mehr als 10 Tagen im Monat, bei komplizierten Migräneattacken, nach einem migränösen Hirninfarkt.

- Therapiedauer: 6–12 Monate, dann Überprüfung auf Notwendigkeit
- Therapiewechsel/-abbruch: falls innerhalb von 2 Monaten nach Erreichen der Enddosis keine befriedigende Besserung.

► **Substanzen zur Migräneprophylaxe mit hoher/guter wissenschaftlicher Evidenz**

- Propanolol
  - Dosierung: TD 40–240 mg/d p. o.
- Metoprolol
  - Dosierung: TD 50–200 mg/d p. o.
- Flunarizin
  - Dosierung: 5–10 mg/d p. o.
- Amitriptylin
  - Dosierung: 25–75 mg/d p. o.
- Topiramat
  - Dosierung: TD 25–100 mg/d p. o.
- Valproinsäure (nur bei sicherer Verhütung)
  - Dosierung: 500–1000 mg/d p. o.
- OnabotulinumtoxinA (nur bei chonischer Migräne; bei Bedarf Vorstellung in neurologischer Kopfschmerzambulanz CCM)
  - Dosierung: 155–195 U i. m. alle 3 Monate

Merke **M!**

Regelmäßige Leberwertkontrollen unter Valproat und Topiramat.

► **Substanzen zur Migräneprophylaxe mit geringer wissenschaftlicher Evidenz**

- Opipramol 50–150 mg
- Acetylsalicylsäure 300 mg
- Magnesium 2 × 300 mg (+ Vitamin B_2 plus Coenzym Q 10)
- ACE-Hemmer
- Sartane, v. a. Candesartan, Pestwurzelextrakt, Ingwer

► **Prophylaxe der Migräne in besonderen Situationen oder bei vorliegender Komorbidität**

- + Depression: Amitriptylin (75–150 mg), Venlafaxin (150–225 mg)
- + Angsterkrankung: Amitriptylin (75–150 mg), Venlafaxin (150–225 mg)
- + Epilepsie: Topiramat und Valproinsäure
- + vaskuläre Vorerkrankung/art. Hypertonus: Candesartan, β-Blocker (+ kontrollierter Ausdauersport)
- + metabolisches Syndrom: Topiramat
- + Schwangerschaft: bei 50–80 % Reduktion der Attackenzahl ohne Therapie; v. a. nichtmedikamentöse Maßnahmen wie Entspannungsübungen, Biofeedback und Akupunktur; evtl. Metoprolol, Propranolol, Amitriptylin; Fallberichte für Onabotulinumtoxin A, Nervenblockaden mit Lidocain
- menstruelle Migräne: falls regelmäßiger Zyklus, Kurzzeitprophylaxe 2 Tage vor erwartetem Zyklusbeginn beginnen, für 6 Tage mit Naproxen oder Triptan
- Prophylaxe von Auren und Attacken: Flunarizin, evtl. Topiramat
- sporadische bzw. familiäre hemiplegische Migräne: Acetazolamid bzw. Lamotrigin, auch in Kombination mit Valproinsäure
- Kinder und Jugendliche: keine gesicherten Daten zur Prophylaxe; evtl. Flunarizin 5 mg/d oder Topiramat 15–100 mg/d

Merke M!

Bei Frauen, die unter einer Migräne mit Aura leiden und die häufige Attacken haben, sollten Gestagene zur Antikonzeption verwendet werden.

► **Einsatz monoklonaler Antikörper in der Migräneprophylaxe**

- Substanzen gegen den CGRP-Rezeptor (Erenumab)
- Substanzen gegen den Neurotransmitter CGRP (Fremanezumab, Galcanezumab, Eptinezumab)

Für Patienten mit 4 und mehr Migräneattacken/Monat kann diese neue Therapieform infrage kommen. Hierzu ist eine Vorstellung in der Kopfschmerzambulanz am CCM notwendig. In einem begleitenden Arztbrief muss hierbei dargelegt werden, dass die bisherigen nicht medikamentösen und alle 4 (episodische Migräne) bzw. 5 (chronische Migräne) medikamentösen Prophylaxegruppen der ersten Wahl ausprobiert wurden und nicht erfolgreich waren oder welche Kontraindikationen gegen diese Prophylaxen vorlagen.

Interventionelle Schmerztherapie

Die Anwendung einer **okzipitalen Nervenblockade** hat in wenigen kleinen Studien moderate prophylaktische Effekte gezeigt. Vor dem Hintergrund der geringen Nebenwirkungen kann die Anwendung in Einzelfällen erwogen werden, wenngleich unklar ist, ob Lokalanästhetika, Steroide oder beides die beste Wirksamkeit haben. Akute Effekte auf Migräneattacken sind nicht ausreichend untersucht.

Invasive Verfahren der Neurostimulation wie die bilaterale Stimulation des N. occipitalis major oder die Implantation einer Elektrode in das Ganglion sphenopalatinum werden zur Migräneprophylaxe **nicht** empfohlen.

Nichtinvasive Stimulationsverfahren (z. B. transdermale Stimulation des N. vagus oder des N. supraorbitalis, die transkutane Gleichstromstimulation (tDCS), die repetitive transkranielle Magnetstimulation (rTMS) und die transkutane elektrische Nervenstimulation (TENS) können angesichts der guten Verträglichkeit bei Patienten zum Einsatz kommen, die eine medikamentöse Migräneprophylaxe ablehnen/nicht vertragen.

Nichtmedikamentöse Prophylaxe

- Regelmäßiger aerober Ausdauersport
- verhaltenstherapeutische Maßnahmen, z. B. Entspannungsverfahren (PMR, autogenes Training, Hypnose etc.), Biofeedback
- psychologische Schmerztherapie, z. B. Schmerzbewältigung, Stressmanagement
- ggf. kognitive Verhaltenstherapie
- Akupunktur
- Smartphone-Applikationen (z. B. SMARTGEM)

Es ist besonders hervorzuheben, dass jede Behandlung eines Patienten mit rezidivierenden Migräneattacken in ein therapeutisches Gesamtkonzept aus wirksamer Akutmedikation, ggf. Lebensstilveränderung, sowie nichtmedikamentösen Maßnahmen zur Migräneprophylaxe eingebunden werden sollte.

35.2.4 Kopfschmerzen vom Spannungstyp

Klassifikation

- ISH-Code 2 Kopfschmerz vom Spannungstyp
- ISH-Code 2.1: Sporadisch auftretender episodischer Kopfschmerz vom Spannungstyp: An weniger als 1 Tagen im Monat, an weniger als 12 Tagen im Jahr, Dauer 30 Minuten bis 7 Tage
- ISH-Code 2.2: Häufig auftretender episodischer Kopfschmerz vom Spannungstyp: An min. 1 bis 14 Tagen im Monat in wenigstens 3 Monaten, an weniger 180 Tagen im Jahr, Dauer 30 Minuten bis 7 Tage
- ISH-Code 2.3: Chronischer Kopfschmerz vom Spannungstyp: An min. 15 Tagen im Monat in wenigstens 3 Monaten, an min. 180 Tagen im Jahr, Dauer 30 Minuten bis 7 Tage

Diagnostische Kriterien

- Qualität drückend, dumpf, ziehend, nicht pulsierend
- Lokalisation bilateral, Nacken/Hinterkopf oder Stirn-/Schläfenregion oder auch holenzephal
- Intensität leicht bis mittel
- Druckdolenz perikranialer Muskeln
- vegetative Begleiterscheinungen gering oder fehlend
- keine Steigerung bei körperlicher Aktivität

Epidemiologie

- Häufigste Kopfschmerzform
- Bevölkerung zu 40–90 % betroffen, 3 % der Bevölkerung hat chronischen Kopfschmerz vom Spannungstyp
- etwa 920 Krankheitstage pro 1000 Beschäftigte pro Jahr

Ätiologie

- Muskulärer Stress, oromandibuläre Funktionsstörung
- Angst/Depression (in ca. 70 % vorhanden)
- Kopfschmerz als Vorstellung, psychosozialer Stress
- Medikamentenabusus (besonders Kombinationspräparate)

Pathophysiologie

- Modell der Erkrankung der perikranialen Muskeln und Sehnen (mit klinischer Druckdolenz); initial muskuläre Hypoxien und folgende Mikroläsionen (ausgelöst durch unphysiologische muskuläre Beanspruchung)
- infolge von Dauerschmerz Beginn zentraler Chronifizierungsmechanismen mit Versagen zentraler Inhibitionsmechanismen

Differenzialdiagnosen

- Symptomatischer (sekundärer) Kopfschmerz
- andere primäre Kopfschmerzformen

Therapie

Medikamentöse Therapie

► **Episodischer Kopfschmerz vom Spannungstyp**

- Ibuprofen
  - Dosierung: 200–400 mg p. o.
- Paracetamol
  - Dosierung: 500–1000 mg p. o.
- Acetylsalicylsäure
  - Dosierung: 500–1000 mg p. o.
- Metamizol
  - Dosierung: 500–1000 mg p. o.

Merke **M!**

Analgetikaeinnahme an nicht mehr als 10 Tagen pro Monat!

► **Chronischer Kopfschmerz vom Spannungstyp.** Keine Analgetika!

- Amitriptylin (1. Wahl)
  - Dosierung: 10–150 mg/d p. o. [1363], [1402]
- Amitriptylinoxid
  - Dosierung: 30–180 mg p. o. oder
- Doxepin
  - Dosierung: 25–150 mg/d p. o.
- Imipiramin
  - Dosierung: 30–150 mg/d p. o.
- Clomipramin
  - Dosierung: 75–150 mg/d p. o.
- Mirtazepin (2. Wahl)
  - Dosierung: 15–60 mg/d p. o.
- Venlafaxin (2. Wahl)
  - Dosierung: 150–225 mg/d p. o.

Interventionelle Schmerztherapie

Blockaden der Nn. occipitales majores, minores, supraorbitales.

Psychologische Therapieverfahren und Prophylaxe

- Progressive Muskelrelaxation und EMG-Biofeedback (Metaanalyse nach [1352]; Wirksamkeit belegt)
- kognitiv-verhaltenstherapeutische Verfahren [1393]

Gegenirritationsverfahren

- Akupunktur (geringe Evidenz)
- TENS

Physikalische Verfahren

- Behandlung einer oromandibulären Dysfunktion
- Massagen
- Pfefferminzöl in äthanolischer Lösung

Physiotherapie

- Wärmetherapie
- medizinische Trainingstherapie

Merke M!

Nichtmedikamentöse Therapiemaßnahmen stehen beim Kopfschmerz vom Spannungstyp im Vordergrund! Die Kombination aus pharmakologischer Therapie und Stressbewältigungstraining ist erfolgreicher als die Einzeltherapien.

35.2.5 Medikamenteninduzierter Kopfschmerz

Klassifikation

IHS-Code 8.2.1–8.2.8.

Diagnostische Kriterien

- Kopfschmerz an mindestens 15 Tagen im Monat über einen Zeitraum von mindestens 3 Monaten
- Einnahme von spezifischen Kopfschmerzmitteln (Triptane, Mutterkornalkaloide), analgetischen Mischpräparaten oder Opioiden an mehr als 10 Tagen/Monat
- Einnahme von einfachen Analgetika an mehr als 15 Tagen/Monat
- meist als täglicher Dauerkopfschmerz
- Qualität dumpf drückend, manchmal pulsierend
- Begleiterscheinungen: Übelkeit, Erbrechen, Photo- und Phonophobie, Müdigkeit, Schlafstörungen
- Abklingen des Kopfschmerzes innerhalb eines Monates nach Absetzen der Medikamente
- nach Analgetikakarenz tritt zunächst immer ein sehr starker Entzugskopfschmerz auf
- der mehrfach tägliche Gebrauch von Triptanen beim Clusterkopfschmerz führt ansonsten in aller Regel nicht zu einem MOH

Epidemiologie

- 0,7–1 % in Deutschland
- 8 der 20 meistverkauften Medikamente sind Analgetika
- Verhältnis Frauen zu Männer 4:1

Ätiologie

Die häufige oder tägliche Einnahme von Medikamenten zur Behandlung akuter Kopfschmerzen kann zu einer Zunahme der Kopfschmerzhäufigkeit und letztendlich zum Übergang von episodischen zu chronischen Kopfschmerzen führen.

Pathophysiologie

Durch sehr häufige Einnahme von Analgetika in sehr hoher Dosis in Kombination mit psychotrop wirkenden Substanzen (z. B. Koffein) kommt es zu einer Reduktion (Downregulation) der Rezeptorsensitivität.

Zusätzlich Veränderungen der Schmerzwahrnehmung durch Fehlsteuerung der antinozizeptiven Systeme mit Hyperalgesie. Hierdurch induziert kontinuierliche Steigerung der Medikamentendosis.

Differenzialdiagnosen

- Symptomatischer (sekundärer) Kopfschmerz
- andere primäre Kopfschmerzformen

Therapie

Stufenschema zum Entzug inkl. medikamentöse Therapie

Die Patienten sollten über die Beziehung zwischen häufiger Einnahme von symptomatischer Kopfschmerzmedikation und Chronifizierung der Kopfschmerzen durch Übergebrauch von Medikamenten (Medication Overuse Headache = MOH) aufgeklärt werden, mit dem Ziel, die Einnahme von Akutmedikation zu limitieren.

In einem zweiten Schritt sollte bei Patienten mit chronischer Migräne und Übergebrauch von Schmerz- oder Migränemitteln (MOH) eine Prophylaxe initiiert werden. Wirksamkeitsnachweise in dieser Situation liegen vor für Topiramat, OnabotulinumtoxinA und Amitriptylin. Bei Patienten mit zugrunde liegendem Kopfschmerz vom Spannungstyp erfolgt die medikamentöse Prophylaxe mit Amitriptylin.

Bei Patienten, bei denen Edukationen und medikamentöse Prophylaxe nicht ausreichend sind, erfolgt in einem dritten Schritt eine Medikamentenpause, wobei diese je nach Konstellation ambulant, tagesklinisch oder stationär durchgeführt werden sollte. Eine stationäre Medikamentenpause ist indiziert bei Patienten mit MOH, die Opioide einsetzen oder die unter einer psychiatrischen Komorbidität leiden.

Die Erfolgsrate der gestuften Therapie beträgt etwa 50–70% nach 6–12 Monaten. Bei Patienten mit Opioidübergebrauch ist eine hohe Rückfallrate bekannt.

Zur Behandlung von Entzugssymptomen oder Kopfschmerzen während der Medikamentenpause werden im Expertenkonsens die intravenöse Gabe von Acetylsalicylsäure und die Gabe von Steroiden empfohlen. Zur Dämpfung vegetativer Symptome können adjuvant Antiemetika, Antidepressiva, niedrigpotente Neuroleptika eingesetzt werden.

Konsequente Patientenedukation und weitere Betreuung reduzieren das Risiko eines Rückfalls.

Nach erfolgreichem Entzug ist das primäre Kopfschmerzleiden entsprechend den oben genannten Richtlinien zu behandeln.

Interventionelle Schmerztherapie

Keine Indikation.

Psychologische Therapieverfahren

- Beratung und Edukation
- Entspannungsverfahren
- Ausdauersport
- kognitive Verhaltenstherapie
- Biofeedback

35.2.6 Schmerzen am Bewegungsapparat

Klassifikationen (ICD 10, SGB-V, Version 2.0)

- M 54.1 Radikulopathie
- M 54.2 Zervikalneuralgie
- M 54.3 Ischialgie
- M 54.4 Lumboischialgie
- M 54.5 Kreuzschmerz
- M 54.6 Schmerzen im Bereich der Brustwirbelsäule
- M 54.8 Sonstige Rückenschmerzen
- M 54.9 Chronischer Rückenschmerz

Epidemiologie

Die Lebenszeitprävalenz für Rückenschmerzen beträgt circa 85%. Erkrankungen des Muskel-Skelett-Systems gehören zu den teuersten Erkrankungen in den industrialisierten Ländern. Sie machten im Jahr 2008 11,2% der gesamten Krankheitskosten in Höhe von 254 Milliarden Euro aus (Robert Koch-Institut 2012 [1388]). Die Kosten für nichtspezifische Kreuzschmerzen beliefen sich, nach Angaben der Gesundheitsberichterstattung des Bundes aus dem Jahr 2008, auf 3,6 Milliarden Euro. Der überwiegende Anteil ergibt sich aus den chronischen Kreuzschmerzen und indirekten Kosten durch Ausfall der Arbeitsleistung der Patienten (Robert Koch-Institut 2012 [1388]). Eine Studie errechnete durchschnittliche Kosten von 1322 Euro pro Patient und Jahr für Kreuzschmerzen in Deutschland [1426].

Die Wahrscheinlichkeit, nach einer 6-wöchigen Arbeitsunfähigkeit wieder in den Arbeitsprozess eingegliedert zu werden, beträgt lediglich 50%. Die durchschnittliche Schmerzdauer beträgt bei Rückenschmerzen 10,8 Jahre, sodass von einer starken Chronifizierung bei Rückenschmerzpatienten auszugehen ist. Bei 90% aller Rückenschmerzen handelt es sich um unspezifische Rückenschmerzen, d.h. es kann kein relevanter pathologischer Befund identifiziert werden.

Biopsychosoziales Therapiekonzept vs. pathomorphologisches Paradigma

Das biopsychosoziale Paradigma ist zu bevorzugen, da es die meistens auftretende Diskrepanz zwischen objektiver Behinderung und subjektiver Beeinträchtigung erklären kann. Anhand von Untersuchungen an Rückenschmerzpatienten mit radikulären Schmerzen im akuten Schmerzstadium und 6 Monate nach Auftreten der Schmerzen konnten Risikofaktoren für eine Schmerzchronifizierung bestimmt werden (mechanische/psychische Belastungen, Verstärkung von Schon- und Vermeidungsverhalten, negative Emotionen [1392]). Weitere psychosoziale Faktoren, die einen hohen prädiktiven Aussagewert haben, sind psychische Störungen (Depressionen, Angststörungen, Somatisierungsstörungen), Unzufriedenheit am Arbeitsplatz [1351]. Ist ein erhöhtes Risiko für eine Chronifizierung erkennbar, ist eine interdisziplinäre Therapie unter Einbeziehung von psychotherapeutischen Verfahren erforderlich.

▸ Psychosoziale Risikofaktoren („Yellow Flags")

- Depressivität, Distress
- schmerzbezogene Kognitionen, z. B. Katastrophisieren, Hilf-/Hoffnungslosigkeit, Angst-/Vermeidungsüberzeugungen
- passives Schmerzverhalten, z. B. ausgeprägtes Schon- und Angst-/Vermeidungsverhalten
- überaktives Schmerzverhalten, z. B. beharrliche Arbeitssamkeit, suppressives Schmerzverhalten
- schmerzbezogene Kognitionen, z. B. Gedankenunterdrückung
- Neigung zur Somatisierung

▸ **Arbeitsplatzbezogene Risikofaktoren („Blue Flags")**

- Überwiegend körperliche Schwerarbeit (Tragen, Heben schwerer Lasten)
- überwiegend monotone Körperhaltung
- überwiegend Vibrationsexposition
- geringe berufliche Qualifikation
- geringer Einfluss auf die Arbeitsgestaltung
- geringe soziale Unterstützung
- berufliche Unzufriedenheit
- Verlust des Arbeitsplatzes
- Kränkungsverhältnisse am Arbeitsplatz, chronischer Arbeitskonflikt (Mobbing)
- eigene negative Erwartung hinsichtlich der Rückkehr an den Arbeitsplatz
- Angst vor erneuter Schädigung am Arbeitsplatz

Nach 4 Wochen Schmerzdauer und unzureichendem Therapieerfolg trotz leitliniengerechter Therapie sollten psychosoziale und arbeitsplatzbezogene Risikofaktoren durch den koordinierenden Arzt mit einem standardisierten Screening-Instrument, z. B. STarT Back Tool, Örebro Kurzfragebogen, Heidelberger Kurzfragebogen (HKF-R 10) oder Risikoanalyse der Schmerzchronifizierung (RISC-R) und Instrumente Work Ability Index (WAI) und Arbeitsbezogenes Verhaltens- und Erlebensmuster (AVEM) erfasst werden [1373].

▸ **Spezifische Ursachen („Red Flags")**

- Fraktur, Osteoporose (z. B. Trauma, Steroidtherapie, auch Materialbruch bei Z. n. Stabilisierungsoperationen)
- Infektion (z. B. allgemeine Symptome, Immunsuppression, Z. n. Infektion, i. v. Drogenabusus)
- Radikulopathien/Neuropathien (z. B. ausgeprägte oder zunehmende sensible oder motorische Ausfälle, Kaudasyndrom)
- Tumor/Metastase (z. B. B-Symptome, starker nächtlicher Schmerz; Schmerz, der in Rückenlage zunimmt)
- axiale Spondyloarthritis (z. B. Beginn vor 45. LJ, Morgensteifigkeit, Verbesserung der Schmerzen durch Bewegung, schmerzbedingtes nächtliches Erwachen, alternierender Gesäßschmerz)

Cave ⚠

Bei allen Rückenschmerzen, besonders plötzlich auftretenden, müssen Warnhinweise („red flags") für spezifische Ursachen ausgeschlossen werden (Indikation für weitergehende Untersuchungen, z. B. Bildgebung).

Frühbehandlung und Prävention

Frühzeitige körperliche Aktivierung des Patienten im Akutstadium reduziert u. a. Fehlzeiten am Arbeitsplatz [1373]. Es liegen Empfehlungen der DGSS zur Prävention der Chronifizierung bei Rückenschmerzen vor. Zur Prävention gehören Rückenschulprogramme, bei denen das Training von Bewegungsverhalten wichtig ist.

Multimodale Therapie chronifizierter Rückenschmerzen

- Körperliches Training
- kognitiv-verhaltenstherapeutische Verfahren
- ergotherapeutische Maßnahmen entsprechend den Arbeitsplatzanforderungen

Eine Metaanalyse [1357] zeigt die Überlegenheit von multimodalen gegenüber monodisziplinären Ansätzen. Die Effektivität eines standardisierten Schmerzbewältigungstrainings in Gruppen in 12 Sitzungen wurde nachgewiesen. Die Effektivität eines 8-wöchigen Trainings, welches neben psychologischen Verfahren u. a. Kraft- und Ausdauertraining einbezieht, ist ebenfalls nachgewiesen.

Rückenschmerzsyndrome

Spezifischer Kreuzschmerz

▸ **Morphologische Entitäten**

- Spondylarthrose/lumbales Facettensyndrom
- discogenes Lumbalsyndrom bei Osteochondrosis vertebralis
- axiale Spondylarthritis
- Morbus Baastrup (Rückenschmerzen infolge sich berührender Dornfortsätze)
- Spinalkanalstenose (relativ: 10–12 mm AP-Durchmesser; absolut: < 10 mm AP-Durchmesser)
- Spondylolyse und Spondylolisthese (Klassifikation des Ausmaßes des Wirbelgleitens: Meyerding I < 25 %; II 25–50 %; III 51–75 %; IV 75–100 %)
- Bandscheibenvorfall
- osteoporotische Wirbelkörperfraktur
- pathologische Prozesse in den Sakroiliakalgelenken

▸ **Funktionelle Entitäten**

- Myofasziale Dysfunktion als spezifische Ursache für Kreuzschmerzen
- hypomobile segmentale Dysfunktion der LWS (Blockierung)

IV

► **Therapie**

► **Psychologische Therapieverfahren und Prophylaxe.** Prävention der Chronifizierung: Verhaltenstraining in Arbeitsbereichen (Arbeitsorganisation, Haltung und Bewegung am Arbeitsplatz).

► **Entspannungsverfahren.** Auch bei spezifischen Formen des Kreuzschmerzes sind u. U. psychologische Therapieverfahren indiziert, da selten eine eindeutige Trennung zwischen spezifischen und nichtspezifischen Kreuzschmerzen möglich ist.

► **Medikamentöse Therapie.** Siehe nichtspezifischer Kreuzschmerz.

► **Gegenirritationsverfahren.** Akupunktur.

► **Physikalische Verfahren.** Physiotherapie (muskuläre Stabilisierung; ggf. entlordosierende Übungen; ggf. intermuskuläre Koordination mit propriozeptivem Training einschließlich der Integration der segmentalen Stabilisierung); frühfunktionell, keine Immobilisation, Haltungsschulung; insbesondere auch postoperative Physiotherapie.

► **Interventionelle Schmerztherapie**
- Paravertebralblockade
- Periduralanästhesie

► **Spezifische interventionelle/operative Schmerztherapie laut Leitlinie**
- Spondylarthrose: ggf. diagnostische Facettenblockaden; perkutane Neurotomien (z. B. mittels Radiofrequenztherapie)
- discogenes Lumbalsyndrom: intradiscale Verfahren sind **nicht** indiziert
- Morbus Baastrup: ggf. lokale interspinöse Injektion von Lokalanästhetika mit/ohne Kortison
- Spinalkanalstenose: ggf. epidurale Injektionen von Lokalanästhetika mit/ohne Cortison; ggf. Orthesen; ggf. operatives Vorgehen notwendig: mittellinienstrukturensparende Verfahren der Laminektomie; Stabilisierungstechniken nur, wenn klinisch und radiologisch Zeichen einer Instabilität; interspinöse Spreizer nicht generell empfehlenswert
- Blockierungen: ggf. Techniken der manuellen Therapie (Manipulation, Mobilisation, Weichteiltechniken)

Merke M!

Alle spezifischen Interventionen sollen Bestandteil eines multimodalen Vorgehens sein.

Nichtspezifischer Kreuzschmerz

► **Diagnostische Kriterien**
- Beginn chronisch
- Qualität diffus, schlecht abgrenzbar, dumpf
- Lokalisation oft beidseitig
- Schmerzauslösung durch längere statische Belastung, Schmerzfreiheit durch Entlastung

► **Klassifikation nach zeitlichem Verlauf**
- akut: Schmerzen < 6 Wochen
- subakut: Schmerzen > 6 und < 12 Wochen
- chronisch: Schmerzen > 12 Wochen

► **Ätiologie.** Entsprechend der Ursache können nichtspezifische und spezifische Kreuzschmerzen unterschieden werden. Bei nichtspezifischen Kreuzschmerzen lassen sich keine eindeutigen Hinweise auf eine spezifische zu behandelnde Ursache erkennen. Dagegen haben spezifische Kreuzschmerzen eine feststellbare somatische Ursache, deren gezielte Therapie den Krankheitsverlauf positiv beeinflussen kann, z. B. Bandscheibenvorfall, Spinalkanalstenose, entzündliche Kreuzschmerzen, Osteoporose, Fraktur, Infektion, Tumor, Spondylolisthesis usw. Mit dem derzeitigen medizinischen Wissen ist es nicht möglich, die Klassifikation nach Ursache der Kreuzschmerzen noch weiter zu differenzieren. Die Trennschärfe differenzialdiagnostischer Methoden zur Beurteilung muskulärer und gelenkbezogener Strukturen bei der Schmerzentstehung ist nicht ausreichend belegt. Davon abzugrenzen ist die Klassifikation der Kreuzschmerzen entsprechend der ICD-10, die nicht eindeutig zwischen nicht-spezifischen und spezifischen Kreuzschmerzen unterscheidet [1373].

► **Pathophysiologie.** Störung von Funktionskreisen, reflektorische muskuläre Verspannungen und Blockierungen.

► **Therapie**

► **Nichtmedikamentöse Therapie**
- Akupunktur
- Bettruhe soll vermieden werden
- Bewegungstherapie kombiniert mit edukativen Maßnahmen
- Entspannungsverfahren, z. B. Progressive Muskelrelaxation (PMR)
- manuelle Therapie
- Massage nur in Kombination mit aktivierenden Maßnahmen
- Wärmetherapie im Rahmen des Selbstmanagements
- Rückenschule

- TENS wird derzeit aufgrund fehlender Evidenz nicht empfohlen; Patienten, die positive Erfahrungen damit gesammelt haben, sollen dies aber fortführen
- kognitive Verhaltenstherapie, auf das individuelle Risikoprofil abgestimmt

▶ **Medikamentöse Therapie.** Grundsätze der medikamentösen Schmerztherapie: Aufklärung darüber, dass Medikamente nur eine unterstützende Therapieoption darstellen; Festlegung eines Therapieziels.

Cave ⚠

Multimedikation gerade bei älteren Patienten (PRISCUS- und FORTA-Liste); Überprüfung Effekt und Nebenwirkungen engmaschig; Ausschleichen bei fehlender Wirkung bzw. Besserung der Symptomatik.

▶ **Nichtopioide und Opioide**

- NSAID (**Cave:** UW Niere, Magen, Herz-Kreislauf) (beachte Einnahmeabstand von ASS 100 zu Ibuprofen und Metamizol von 2 h)
  - Dosierung: Ibuprofen max. 3 mal 800 mg/d p. o.; Diclofenac max. 150 mg/d p. o.; Naproxen max. 1,25 mg/d p. o.
- Coxibe
  - möglich, aber „off label"
- Metamizol
  - Dosierung: max. 4 mal 1000 mg p. o.
- Opioide (Tramadol, Tapentadol, Tilidin/Naloxon, Fentanyl, Morphin, Buprenorphin, Oxycodon oder Hydromorphon retardiert) gemäß der Maßgaben in der Leitlinie LONTS
  - Dosierung: nach Wirkung; Dosis von > 120 mg Morphinäquivalent nur in Ausnahmefällen

Zuvor Evaluation von Psychopathologien; Reevaluation von Wirkung und Nebenwirkungen nach spätestens 3 Monaten; nur im Rahmen eines therapeutischen Gesamtkonzeptes; keine schnell wirksame Opioide.

Muskelrelaxanzien sollen laut aktueller Leitlinien aufgrund fehlender Evidenzen nicht mehr zur Behandlung nicht-spezifischer Kreuzschmerzen angewendet werden. Zugelassen sind jedoch noch folgende Medikamente, die für einen kurzen Zeitraum gegeben werden können:

- Tizanidin
  - Dosierung: 3 × 2–6 mg/d p. o.
- Methocarbamol
  - Dosierung: 3 × 750–1500 mg/d p. o.; **< 30 Tage!**
- Orphenadrin
  - Dosierung: 2 × 100 mg/d p. o.; **< 7 Tage!**
- Pridinolmesilat
  - Dosierung: 3 × 1,5–3 mg/d
- Tolperison
  - Dosierung: max. 3 × 150 mg/d; Indikation **nur bei Spastizität nach Schlaganfall**

Nicht mehr zugelassen sind: Flupirtin, Tetrazepam.

Antidepressiva können zur Behandlung chronischer nichtspezifischer Kreuzschmerzen bei Vorliegen einer komorbiden Depression oder Schlafstörung angewendet werden.

- Amitriptylin (1. Wahl)
  - Dosierung: 1 × 25–75 mg/d p. o.
- Doxepin (2. Wahl)
  - Dosierung: 1 × 10–75 mg/d p. o.

Antikonvulsiva wie Gabapentin, Pregabalin, Topiramat und Carbamazepin sollten nicht zur Behandlung nichtspezifischer Kreuzschmerzen angewendet werden.

Weidenrinde (Salix alba) kann mit einer täglichen Dosis von 240 mg in Kombination mit aktivierenden Maßnahmen zur Behandlung chronischer nichtspezifischer Kreuzschmerzen angewendet werden. Zu den bekannten Nebenwirkungen gehören allergische Reaktionen und gastrointestinale Symptome, weiterhin kann es möglicherweise zu einer Wirkungsverstärkung von Antikoagulanzien (z. B. Cumarin-Derivate) kommen. Kontraindiziert ist Weidenrinde bei Überempfindlichkeit gegen Salicylate oder NSAID, peptischen Ulzera, Asthma, Glukose-6-Phosphatdehydrogenasemangel sowie in der Schwangerschaft.

Capsaicinpflaster und -cremes können im Rahmen des Selbstmanagements in Kombination mit aktivierenden Maßnahmen zur Behandlung nichtspezifischer Kreuzschmerzen angewendet werden.

▶ **Interventionelle Schmerztherapie.** Verfahren wie Paravertebralblockaden oder Periduralanästhesien sollen zur Behandlung nichtspezifischer Kreuzschmerzen nicht angewendet werden. Solche invasive Maßnahmen erhöhen das Risiko der iatrogenen Chronifizierung.

Fibromyalgiesyndrom (FMS)

▶ **Klassifikation (ICD 10, SGB-V, Version 2.0).** M 79.0 Rheumatismus, nicht näher bezeichnet, Fibromyalgie, Fibromyalgiesyndrom.

▶ **Diagnostische Kriterien**

- Chronische Schmerzen in mehreren Körperregionen
- Schlafstörungen bzw. nichterholsamer Schlaf
- Müdigkeit bzw. Erschöpfungsneigung (körperlich und/oder geistig)
- seit mindestens 3 Monaten

- Ausschluss einer hinreichenden Organerkrankung
- im Serum niedrige Serotonin- und Tryptophanspiegel, im Liquor hohe Substanz-P-Werte

► **Definition FMS.** Das FMS wurde 1990 in den American College of Rheumatology (ACR) Klassifikationskriterien [1374] durch chronische Schmerzen in mehreren Körperregionen und Druckschmerzhaftigkeit von mindestens 11/18 Tender Points definiert bzw. nach den ACR-Kriterien von 2010 bzw. den modifizierten 2011-Kriterien durch einen Symptomschwerescore von ≥ 5 [1374]. Beide Definitionen sind gültig. Der Symptomschwerescore wird folgendermaßen gebildet: Summe von Müdigkeit, nicht-erholsamer Schlaf, kognitive Probleme (jeweils 0 = nicht vorhanden bis 3 = extrem ausgeprägt; Kopfschmerzen, Bauchschmerzen, Depression (jeweils 0 = nicht vorhanden, 1 = vorhanden; Spannweite des Summenscores = 0–12).

► **Epidemiologie.** Etwa 2 % der Bevölkerung; in klinischen Einrichtungen gibt es mehr Frauen als Männer mit FMS; in der Bevölkerungsstichprobe ausgeglichenes Geschlechterverhältnis [1428], [1429].

► **Diagnostik.** Abgrenzung/Überlappung: Das FMS kann mit depressiven Störungen assoziiert sein. Das FMS ist aber nicht als depressive Störung zu klassifizieren. Angststörungen sind ebenso assoziiert.

► **Differenzialdiagnosen.** Muskelschmerzen unter Protonenpumpenhemmern und Statinen.

► **Basislabor.** BSG, C-reaktives Protein, kleines BB, Kreatinkinase, Kalzium, TSH, 25-OH-Vitamin D

► **Graduierung des Schweregrades.** Mittels psychometrischen Tests: Fibromyalgia Impact Questionnaire (leichte Form FIQ < 39, mittelschwere Form 39–58, und schwere Form 59–100) und der Fibromyalgiesymptomfragebogen (leichtere Form PSD Score 12–19, schwerere Form PSD Score 20–31).

► **Ätiologie**

- Funktionelles somatisches Syndrom unklarer Ätiologie
- assoziierte Faktoren: entzündlich-rheumatische Erkrankungen, Genpolymorphismen des 5HT2-Rezeptors, Vitamin-D-Mangel, Rauchen, Übergewicht, mangelnde körperliche Aktivität, körperliche Misshandlung, depressive Störung

► **Pathophysiologie.** Nicht geklärt, diskutiert werden:

- zentrale Sensibilisierung
- Veränderung zentralnervöser Neurotransmitter
- Dysfunktion des sympathischen Nervensystems
- Kleinfaserpathologie (aber: keine klassische Small Fiber Neuropathie)

► **Therapie.** Patientinnen mit leichter Ausprägung des FMS sollten zu angemessener körperlicher und psychosozialer Aktivierung ermutigt werden. Bei schwerer Ausprägung des FMS sollten multimodale Therapien und eine zeitlich befristete medikamentöse Therapie (< 6 Monate) empfohlen werden.

► **Edukation**

- Keine organische Erkrankung, sondern funktionelle Störung
- Versicherung der Legitimität der Beschwerden
- biopsychsoziales Krankheitsmodell
- Linderung der Beschwerden durch eigene Aktivität
- normale Lebenserwartung
- Verweis auf Patientenleitlinie des AWMF

► **Nichtmedikamentöse Therapie**

- Ausdauertraining mit geringer bis mittlerer Intensität (z. B. schnelles Spazierengehen, Walking, Fahrradfahren bzw. Ergometertraining, Tanzen, Aquajogging), 2–3 × /Woche über mindestens 30 min
- Wassergymnastik (Kombination aerobes Training, Flexibilitäts-, Koordinations- und Kräftigungsübungen) mit geringer bis mittlerer Intensität mit einer Häufigkeit von 2–3 × /Woche über mindestens 30 min
- Trockengymnastik, Funktionstraining, Krafttraining, Spa-Therapie (Baden in mineralhaltigem Wasser), Muskeldehnung, Wärmetherapie (z. B. Vollbäder, Moorpackungen, -bäder, Biosauna, Infrarotkabine)
- zeitlich befristete Physiotherapie (CSa)
- zeitlich befristete Ergotherapie bei Einschränkungen von Aktivitäten des täglichen Lebens (SB4/SB5)

Merke **M!**

Nicht empfohlen werden sollen: Chirotherapie, hyperbare Sauerstofftherapie, Kältetherapie, Lasertherapie, Magnetfeldtherapie, Massage, TENS, transkranielle Magnetstimulation.

► **Medikamentöse Therapie.** Es gibt in Deutschland kein explizit für das FMS zugelassenes Medikament.

- Amitriptylin
  - Dosierung: 10–50 mg/d p. o.
- Duloxetin (bei komorbider Major Depression und/oder generalisierter Angststörung oder Kontraindikationen gegenüber Amitriptylin)
  - Dosierung: 60 mg/d

- Pregabalin (bei komorbider generalisierter Angststörung)
  - Dosierung: 150–450 mg/d
- Quetiapin (bei komorbider Major Depression und fehlendem Ansprechen auf Duloxetin)
  - Dosierung 50–300 mg/d
- SSRI (bei komorbiden depressiven und Angststörungen)

Merke **M!**

Nicht verordnet werden sollen: Muskelrelaxanzien, Opioide, NSAIDs, Cannabis, intravenöses Ketamin oder Lidocain.

► **Interventionelle Schmerztherapie.** Nicht indiziert.

► **Psychologische Therapieverfahren und Prophylaxe**
- Unterstützende psychotherapeutische Behandlung (Depressionsbehandlung)
- verhaltenstherapeutische Verfahren zur Erhöhung der Schmerztoleranz
- kognitiv-verhaltensorientierte Schmerzbewältigungsprogramme (z. B. Steigerung des Aktivitätsniveaus)
- Biofeedback kann erwogen werden.
- Hypnose/geleitete Imagination kann erwogen werden
- achtsamkeitsbasierte Stressreduktion nur im Rahmen eines multimodalen Programmes

► **Komplementäre und alternative Verfahren**
- Meditative Bewegungstherapien (z. B. Yoga, Qi-Gong, Tai-Chi, Feldenkrais)
- Gewichtsabnahme bei Adipositas
- (Elektro-)Akupunktur

Merke **M!**

Nicht empfohlen werden sollten Nahrungsergänzungsprodukte.

Ein multidisziplinärer mehrdimensionaler Therapieansatz steht hier besonders im Vordergrund, besonders Psychotherapie. Durch medikamentöse Therapie ist meist nur eine geringe Linderung möglich.

Osteoporose

► **Klassifikation (ICD 10, SGB-V, Version 2.0)**
- M 81: Osteoporose ohne pathologische Fraktur

► **Diagnostische Kriterien**

Definition **[ ]**

Osteoporose
Abweichung des Knochenmineralgehalts in einer DXA-Knochendichtemessung an der Lendenwirbelsäule und/oder am proximalen Femur um unter −2,5 Standardabweichungen vom Mittelwert einer 20–29-jährigen Frau.

- Klinische Manifestation kann Knochenschmerz sein
- systemische Erkrankung des Skeletts mit Reduktion der Knochenmasse und Verschlechterung der Mikroarchitektur bei erhöhtem Frakturrisiko; häufige Assoziation mit Schenkelhals-, Unterarm und Wirbelfrakturen
- als postmenopausale (Typ I) oder senile Osteoporose (Typ II), Frakturen und Größenabnahme
- Diagnose durch Röntgen (bei Abnahme der Knochenmasse > 30 %), Knochendichtemessung, u. U. Knochenszintigrafie

► **Epidemiologie**
- Frauen 70 Jahre: 45 %; Männer 70 Jahre: 17 %
- in 95 % der Fälle als primäre Osteoporose, 80 % bei postmenopausalen Frauen

► **Ätiologie**
- Primäre Osteoporose: zunehmendes Alter, weibliches Geschlecht, körperliche Inaktivität, Mangel an Kalzium oder Vitamin D, Nikotinabusus

► **Risikofaktoren für Osteoporose und Stürze.** Viele, u. a. auch Langzeittherapie mit Protonenpumpenhemmern (schwach bis mäßig erhöhtes Risiko), Antiepileptika, Antidepressiva, Opioide, Glukokortikoide, Schilddrüsenhormone

► **Differenzialdiagnosen**
- Malignome
- primärer Hyperparathyreoidismus
- Osteomalazie

► **Therapie**

► **Nichtmedikamentöse Therapie.** Regelmäßige körperliche Aktivität sollte gefördert werden mit dem Ziel, Muskelkraft, Gleichgewicht und Koordination zu verbessern. Immobilisierung sollte vermieden werden.

Durch Physiotherapeuten supervidierte Übungsprogramme mit und ohne Informationsangebot sind in der Lage Schmerzen zu reduzieren und Lebensqualität zu verbessern.

Um eine schmerzarme Mobilisation zu ermöglichen, sollte bei Frakturen die Versorgung mit einer wirbelsäulenaufrichtenden Orthese erwogen werden; tendenziell sind semirigide, flexible Orthesen (thorakolumbale Orthesen, TLOs) zu erwägen. Die Orthesen sollten mit physiotherapeutischen Übungsprogrammen und Haltungsschulungen zur Anwendung kommen. Die Aufklärung des Patienten durch den Arzt über die Indikation, den Tragemodus (einschleichende Behandlung bis zu 2 h/d), sowie die korrekte Anpassung der Orthese und Kontrolle während der Behandlungszeit durch den Orthopädietechniker sind erforderlich.

Elektrische Feldtherapie und Elektrotherapie, wie Interferenzstrom und horizontale Therapie mit und ohne Übungsprogramm, sind möglicherweise geeignet Schmerz bei multiplen Wirbelkörperfrakturen zu reduzieren und eine Funktionsverbesserung zu ermöglichen.

Sind trotz der Anwendung von ambulanten mono- oder bereits multimodalen konservativen Behandlungsmöglichkeiten Schmerzen und Funktionsbeeinträchtigungen nicht beherrschbar, kann eine stationäre Behandlung, die dann multimodalen Charakter aufweist, auch unter der Berücksichtigung zum Beispiel von Sturzangst erforderlich werden.

► **Medikamentöse Therapie.** Medikamente, die eine Osteoporose und/oder Stürze begünstigen können, sollen bei allen betroffenen Personen bezüglich ihres individuellen Nutzen-Risiko-Verhältnisses regelmäßig überprüft werden.

- Medikamente mit Reduktion des Frakturrisikos (nicht unbedingt auch des Schmerzes):
  - Kalzium; Dosierung: 1000 mg/d p. o. (möglichst durch Ernährung, nicht isoliert)
  - Vitamin D 3; Dosierung: 800–1000 IE/d
  - Alendronat (Biphosponat); Dosierung: 10 mg/d p. o., 70 mg/Woche p. o.
  - Bazedoxifen (selektiver Östrogenrezeptor-Modulatoren = SERM); Dosierung: 20 mg/d p. o.
  - Denosumab (monoklonaler Antikörper aus der Gruppe der RANK-Ligand-Inhibitoren); Dosierung: 60 mg s. c. alle 6 Monate
  - Ibandronat (Biphosphonat); Dosierung: 2,5 mg/d p. o.; 2–3 mg i. v. alle 2 Monate
  - Teriparatid (Parathormon-Analogon); Dosierung: 20 µg/d s. c. (Autoinjektion)
  - Raloxifen (selektiver Östrogenrezeptor-Modulatoren = SERM); Dosierung: 60 mg/d p. o.
  - Risedronat (Biphsphonat); Dosierung: 35 mg/Woche p. o.
  - Zoledronat (Biphosphonat); Dosierung: 4 mg i. v. alle 3–4 Wochen
- Nebenwirkungen von Biphosphonate und Denosumab:
  - Vorhofflimmern (nur Biphosphonate)
  - Kiefernekrosen (seltener als im Rahmen einer Malignomtherapie; ca. 1:100 000; dennoch vorher und währenddessen regelmäßige Zahnarztbesuche)
- Analgetische Wirksamkeit von Bisphosphonaten:
  - Eine (schwache) analgetische Wirkung von Bisphosphonaten nach Wirbelkörperfrakturen ist nur bei intravenöser Hochdosistherapie nachgewiesen, nicht aber für die üblicherweise in der Osteoporosetherapie verwendeten Dosen [1355], [1384]. Für osteoporoseübliche Dosierungen der Bisphosphonate und für andere frakturreduzierende Osteoporosetherapeutika ist im Langzeitverlauf ein geringeres Auftreten von Rückenschmerzen belegt [1408], [1411], wobei dies vermutlich über die Reduktion neuer vertebraler Frakturen zustande kommt.
- Schmerzmedikamente:
  - NSAID, Paracetamol, Metamizol und Opioide sind zur Behandlung von Frakturschmerzen wirksam. Vom WHO-Stufenschema muss in vielen Fällen wegen Kontraindikationen oder nicht tolerabler Nebenwirkungen abgewichen werden. Da meist ältere Menschen behandelt werden, sind die Regeln der „Schmerztherapie beim älteren Menschen" anzuwenden mit Berücksichtigung von Komorbiditäten, Nebenwirkungen und Komedikationen. Es existieren aber keine qualitativ hochwertigen Studien zur Wirksamkeit der genannten Medikamente bei Patienten mit Osteoporose.
  - Opioide retardiert nach WHO-Schema (z. B. Tramadol, Tilidin/Naloxon, Oxycodon) bei Schmerzen, die durch Basistherapie nicht ausreichend zu beherrschen sind. Opioide sind aber auch mit einer erhöhten Sturzrate und vermutlich auch einer erhöhten Frakturrate verbunden. Subjektiv besteht der Eindruck, dass Tapentadol und niedrigdosiertes Buprenorphin (transdermal) am wenigsten zentrale Nebenwirkungen hat. Eine Überprüfung in Studien steht aus.

► **Interventionelle/operative Schmerztherapie**
- Keine Indikation (u. U. bei Frakturen mit Wurzelkompression)
- unklare Studienlage bezüglich Kyphoplastie und Vertebroplastie

► **Psychologische Therapieverfahren und Prophylaxe**
- Schmerzimmunisierungsverfahren: Entspannungs-, Imaginationsverfahren, Aufmerksamkeitslenkung, Stressmanagement

35.2.7 Trigeminusneuralgie

Klassifikation

ISH-Code 13.1.

Diagnostische Kriterien

- Paroxysmale Schmerzattacken, Dauer wenige Sekunden bis 2 min
- Qualität stromstoßartig, stechend, brennend, oberflächlich
- Lokalisation streng einseitig im Versorgungsbereich eines oder mehrerer Äste des N. trigeminus
- in der Regel durch Trigger (nichtnoxischer sensorischer Input) ausgelöst
- kein neurologisches Defizit (klassische Trigeminusneuralgie)
- Schmerzintensität sehr hoch

Klassifikation

- Klassische (früher idiopathische) Trigeminusneuralgie
- symptomatische (sekundäre) Trigeminusneuralgie; Sensibilitätsstörungen möglich; nach längerem Krankheitsverlauf auch dumpfer Hintergrundschmerz

Epidemiologie

- Erkrankung der 2. Lebenshälfte, meist 40.–60. Lebensjahr
- Verhältnis Frauen zu Männer 2:1

Ätiologie

- Pathologischer Gefäß-, Nervenkontakt; Pulsation führt zu segmentaler Demyelinisierung
- Nervenkompression und -läsion (durch Angiome, Arterien, Venen, Cholesteatome etc.)

Differenzialdiagnosen

- Symptomatischer (sekundärer) Kopfschmerz
- andere primäre Kopfschmerzformen

Therapie

Medikamentöse Therapie

- Carbamazepin (1. Wahl)
  - Dosierung: 600–1200 mg/d, maximal 1600 mg/d p. o.; retardierte Applikationsform
  - Erfolgsrate über 80 % bei erstbehandelten Patienten; Länge der Therapiedauer korreliert mit der erforderlichen Dosis
- Oxcarbamazepin (1. Wahl bei Unverträglichkeit von Carbamazepin); Off-Label-Therapie!
  - Dosierung: 900–1800 mg/d; kognitive NW geringer; Hyponatriämien häufiger
- Baclofen (2. Wahl, als Zusatztherapie in Kombination mit Carbamazepin oder Oxcarbamazepin)
  - Dosierung: 3 × 5–20 mg/d p. o. (25–75 mg/d)
  - Erfolgsrate über 70 % bei erstbehandelten Patienten
- Phenytoin (2. Wahl)
  - Dosierung: 1–3 × 100–200 mg/d p. o.
  - Erfolgsrate über 60 % bei erstbehandelten Patienten
- Lamotrigin, Pregabalin, Gabapentin (3. Wahl)
  - Dosierung: 3 × 200 µg/d p. o.
- Levetiracetam, Topiramat, Valproinsäure (möglicherweise effektiv)
  - Dosierung: 3 × 200 µg/d p. o.
- Misoprostol (bei Trigeminusneuralgie und MS); off label
  - Dosierung: 3 × 200 µg/d p. o.

► Akuttherapie der schweren Exazerbation

- 250 mg Phenytoin langsam i. v.; die weitere Aufsättigung von Phenytoin kann i. v. oder p. o. (3 mg/kgKG auf 3 Dosen verteilt) erfolgen
- Pimozid (hochpotentes Neuroleptikum); 4–12 mg p. o.

Interventionelle Schmerztherapie

- Ganglion-pterygopalatinum(-sphenopalatinum)-Blockade
- GLOA

► Blockade der peripheren Trigeminusäste mit LA, später u. U. Neurolysen

- V1: N. supraorbitalis, N. supratrochlearis
- V2: N. maxillaris, N. infraorbitalis
- V3: N. mandibularis, N. mentalis

Psychologische Therapieverfahren und Prophylaxe

- Folgeerscheinungen sind starke Depressionen mit starken Rückzugstendenzen: Psychotherapie zur Depressionsbehandlung
- Schmerzimmunisierungsverfahren greifen aufgrund der geringen Schmerzdauer von wenigen Minuten nicht
- stützende, beratende Gespräche

Invasive Therapie

Chirurgische Therapieverfahren, z. B. mikrovaskuläre Dekompression nach Janetta sowie perkutane Verfahren im oder am Ganglion Gasseri und die radiochirurgische Behandlung (Gamma-Knife, Cyber-Knife, Linearbeschleuniger). Radiochirurgischer Verfahren sind den klassischen operativen Verfahren im Hinblick auf die Langzeitergebnisse unterlegen.

Wegen der Irreversibilität der Läsionen ist jede medikamentöse Therapie eine Langzeittherapie. Leider kommt es oft nach initial sehr erfolgreicher medikamentöser Behandlung zu einem Wirkungsverlust.

35.3 Literatur

[1351] Andersson PG, Dahl S, Hansen JH et al. Prophylactic treatment of classical and non-classical migraine with metoprolol – a comparison with placebo. Cephalgia 1983; 3(4): 207–12

[1352] Andrasik F, Blanchard EB. The biofeedback treatment of tension headache. In: Hatch JP et al. (eds.) Biofeedback: Studies in clinical efficacy. New York: Plenum Press; 1987: 1–79

[1353] Anhang A: Dattelner Schmerzfragebogen. In: Zernikow B (Hrsg.). Schmerztherapie bei Kindern. 3. Auflage. 2005. ISBN: 978-3-540-23 728-0

[1354] Arbeitskreis Schmerz und Alter – Downloads der Deutschen Schmerzgesellschaft, https://www.schmerzgesellschaft.de/topnavi/die-gesellschaft/arbeitskreise/schmerz-und-alter (Stand: 24.11.2023)

[1355] Armingeat T, Brondino R, Pham T et al. Intravenous pamidronate for pain relief in recent osteoporotic vertebral compression fracture: a randomized double-blind controlled study. Osteoporos Int 2006; 17 (11): 1659–65

[1356] Baron R, Strumpf M, Hrsg. Praktische Schmerztherapie. Heidelberg: Springer; 2007

[1357] Bethge M, Müller-Fahrnow W. Wirksamkeit einer intensivierten stationären Rehabilitation bei muskuloskelettalen Erkrankungen: systematischer Review und Meta-Analyse. Rehabilitation (Stuttg). 2008; 47 (4): 200–209. doi: 10.1055/s-2008-1 077 091

[1358] Bingel U, Evers S, Reister F et al. Behandlung der Migräne und idiopathischer Kopfschmerzsyndrome in Schwangerschaft und Stillzeit. Leitlinie der Deutschen Migräne- und Kopfschmerzgesellschaft. Nervenheilkunde 2009; 28(12): 896–906

[1359] Bundesärztekammer (BÄK), Kassenärztliche Bundesvereinigung (KBV), Arbeitsgemeinschaft der Wissenschaftlichen Medizinischen Fachgesellschaften (AWMF). Nationale VersorgungsLeitlinie Nicht-spezifischer Kreuzschmerz – Leitlinienreport, 2. Auflage. Version 1. 2017

[1360] Bussone G, Leone M, Peccarisi C et al. Double blind comparison of lithium and verapamil in cluster headache prophylaxis. Headache 1990; 30(7): 411–7

[1361] Büttner W, Finke W, Hilleke M et al. Entwicklung eines Beobachtungsbogens zur Beurteilung des postoperativen Schmerzes bei Säuglingen. Anasthesiol Intensivmed Notfallmed Schmerzther 1998; 33(6): 353–61

[1362] Clark WC, Yang JC, Tsui SL et al. Unidimensional Pain rating scales: a multidimensional affect and Pain survey (MAPS) analysis of what they really measure. Pain 2002; 98(3): 241–7

[1363] Couch JR; Amitriptyline Versus Placebo Study Group. Amitriptyline in the prophylactic treatment of migraine and chronic daily headache. Headache. 2011; 51(1): 33-51. doi: 10.1111/j.1526-4 610 2010.01 800. x

[1364] Dachverband Osteologie e. V. [assoziiert]. Leitlinie „Prophylaxe, Diagnostik und Therapie der Osteoporose" (2017). AWMF-Leitlinien-Register Nr. 183–001. Im Internet: www.awmf.org/leitlinien/detail/ll/183–001.html (Stand: 14.12.2021)

[1365] Deutsche Gesellschaft für Allgemeinmedizin und Familienmedizin e. V. (DEGAM). Leitlinie „Chronischer Schmerz" (2013). AWMF-Leitlinien-Register Nr. 053–036. Im Internet: https://register.awmf.org/de/leitlinien/detail/053-036 (Stand: 24.11.2023)

[1366] Deutsche Gesellschaft für Neurologie e. V. (DGN), Deutsche Migräne- und Kopfschmerzgesellschaft e. V. (DMKG). Leitlinie „Therapie des episodischen und chronischen Kopfschmerzes vom Spannungstyp und anderer chronischer täglicher Kopfschmerzen" (2021). Angemeldetes Leitlinienvorhaben, AWMF-Leitlinien-Register Nr. 030–077. Im Internet: https://dgn.org/leitlinien (Stand: 24.11.2023)

[1367] Deutsche Gesellschaft für Neurologie e. V. (DGN). Leitlinie „Clusterkopfschmerz und trigeminoautonome Kopfschmerzen" (2015). AWMF-Leitlinien-Register Nr. 030–036. Im Internet: https://dgn.org/leitlinien (Stand: 24.11.2023)

[1368] Deutsche Gesellschaft für Neurologie e. V. (DGN). Leitlinie „Kopfschmerz bei Übergebrauch von Schmerz- oder Migränemitteln (Medication Overuse Headache = MOH)" (2018). AWMF-Leitlinien-Register Nr. 030–031. Im Internet: https://dgn.org/leitlinien (Stand: 24.11.2023)

[1369] Deutsche Gesellschaft für Neurologie e. V. (DGN). Leitlinie „Therapie der Migräneattacke und Prophylaxe der Migräne" (2018). AWMF-Leitlinien-Register Nr. 030–057. Im Internet: https://dgn.org/leitlinien (Stand: 24.11.2023)

[1370] Deutsche Gesellschaft für Neurologie e. V. (DGN). Leitlinie „Trigeminusneuralgie" (2008 – abgelaufen!). AWMF-Leitlinien-Register Nr. 030–016. Im Internet: https://dgn.org/leitlinien (Stand: 24.11.2023)

[1371] Deutsche Gesellschaft für Neurowissenschaftliche Begutachtung e. V. (DGNB), Deutsche Gesellschaft für Orthopädie und Orthopädische Chirurgie e. V. (DGOOC). Leitlinie „Ärztliche Begutachtung von Menschen mit chronischen Schmerzen" („Leitlinie Schmerzbegutachtung") (2017). AWMF-Leitlinien-Register Nr. 094–003. Im Internet: https://register.awmf.org/assets/guidelines/094-003l_S2k_Schmerzbegutachtung_2018-01.pdf (Stand: 24.11.2023)

[1372] Deutsche Gesellschaft für Orthopädie und Orthopädische Chirurgie e. V. (DGOOC). Leitlinie „Spezifischer Kreuzschmerz" (2017). AWMF-Leitlinien-Register Nr. 033–051. Im Internet: https://register.awmf.org/assets/guidelines/033-051m_S2k_Spezifischer_Kreuzschmerz_2018-02-abgelaufen.pdf (Stand: 24.11.2023)

[1373] DGOU-Leitliniensekretariat, Deutsche Gesellschaft für Orthopädie und Unfallchirurgie e. V. (DGOU). AWMF S2k-Leitlinie Spezifischer Kreuzschmerz- neue Register-Nr.: 187–059, 2. Auflage 2017

[1374] Deutsche Schmerzgesellschaft e. V. AWMF S3-Leitlinie „Definition, Pathophysiologie, Diagnostik und Therapie des Fibromyalgiesyndroms", 2. Aktualisierung 2017. AWMF-Register Nr. 145/004

[1375] Deutsche Schmerzgesellschaft e. V. Leitlinie „Definition, Pathophysiologie, Diagnostik und Therapie des Fibromyalgiesyndroms" (2017). AWMF-Leitlinien-Register Nr. 145–004. Im Internet: https://register.awmf.org/de/leitlinien/detail/145-004 (Stand: 24.11.2023)

[1376] Devoghel JC. Cluster headache and sphenopalatine block. Acta Anest Belg 1981; 32(1): 101–7

[1377] Diener HC, Dichgans J, Scholz E et al. Analgesic-induced chronic headache: long-term results of withdrawal therapy. J Neurol Neurosurg Psychiat 1989; 236(1): 9–14

[1378] Drillisch C, Girke W. Results of treatment of migraine patients with cinnarizine and flunarizine. Med Welt 1980; 31(51–52): 1870–2

[1379] EMEA-Statement zur Therapie mit Coxiben vom 17.10.2005

[1380] Finnerup NB, Attal N, Haroutounian S et al. Pharmacotherapy for neuropathic pain in adults: a systematic review and meta-analysis: Lancet Neurol 2015; 14(2): 162–73

[1381] Fishbain D. Evidence-based data on pain relief with antidepressants Ann Med 2000; 32(5): 305–16

[1382] Freye E, Hrsg. Opioide in der Medizin. 6. Aufl. Heidelberg: Springer; 2004

[1383] Gabai IJ, Spierings EL. Prophylactic treatment of cluster headache with verapamil. Headache 1989; 29(3): 167–8

[1384] Gangij V, Appelboom T. Analgesic Effect of Intravenous Pamidronate on chronic back pain due to osteoporotic vertebral fractures. Clin Rheumatol 1999; 18: 266–7

[1385] Gerber WD. Verhaltensmedizin der Migräne. Weinheim: Edition Medizin; 1986

[1386] Gerbershagen HU. Das Mainzer Stadien-Konzept des Schmerzes. Eine Standortbestimmung. In: Linger D et al. Hrsg. Antidepressiva und Analgetika. Wien: Aarachne; 1996: 71–95

[1387] Gilron I, Milne B, Hong M. Cyclooxygenase-2 Inhibitors in postoperative pain management. Anesthesiology 2003; 99(5): 1198–208

[1388] Gesundheitsberichterstattung des Bundes Robert Koch-Institut in Zusammenarbeit mit dem Statistischen Bundesamt. Heft 53 Dezember 2012, Rückenschmerzen. Berlin: Robert Koch-Institut, ISBN 978-3-89 606-216-1. https://www.rki.de/DE/Content/Gesundheitsmonitoring/Gesundheitsberichterstattung/GBEDownloadsT/rueckenschmerzen.pdf

[1389] Göbel. Kieler Kopfschmerzfragebogen. Im Internet: www.schmerzklinik.de/ (Stand: 24.11.2023)

[1390] Hendrischke A, von Wachter M. Psychoedukation bei chronischen Schmerzen: Manual und Materialien. Heidelberg: Springer; 2016

[1391] Hicks CL, von Baeyer CL, Spafford PA et al. The Faces Pain Score Revised. Toward a common metric in pediatric pain measurement. Pain 2001; 93: 173–83

[1392] Hildebrandt J, Pfingsten M, Maier C et al. Zum Problem der Klassifikation chronischer Schmerzsyndrome. Multiaxiale Schmerzklassifikation MASK. Anasthesiol Intensivmed Notfallmed Schmerzther 1992; 27(6): 366–373. doi: 10.1055/s-2007-1 000 315

[1393] Holroyd KA, Andrasik F. Do the effects of cognitive therapy endure? A two-year follow-up of tension headache sufferers treated with cognitive therapy or biofeedback. Cogn Ther Res 1982; 6: 325–33

[1394] www.embryotox.de (Stand: 24.11.2023)

[1395] Husebo S, Klaschik E, Hrsg. Palliativmedizin. Heidelberg: Springer; 2000

[1396] Hyllestedt M, Jones S, Pedersen JL et al. Comparative effect of paracetamol, NSAIDs or their combination in postoperative pain management: a qualitative review. Br J Anesthesia 2002; 88(2): 199–214

[1397] Justinus MD. Pain 2005 – An updated Review. International Association For The Study Of Pain. IASP Press: 157–171

[1398] Kaluza G. Stressbewältigung. Heidelberg: Springer; 2018

[1399] Köppenhöfer E. Kleine Schule des Genießens: Ein verhaltenstherapeutisch orientierter Behandlungsansatz zum Aufbau positiven Erlebens und Handelns. Lengerich: Pabst; 2004

[1400] Kox W, Spies C, Hrsg. Check-up Anästhesiologie. 2. Aufl. Heidelberg: Springer; 2005

[1401] Kudrow L. Cluster Headache: Mechanisms and Management. Oxford: Oxford University Press; 1980

[1402] Lance JW, Curran DA. Treatment of chronic tension headache. Lancet 1964; 1(7 345): 1236–9

[1403] Mainzer Pain Staging System (MPSS). Im Internet: www.schmerzzentrum.de/ (Stand: 24.11.2023)

[1404] Marret E, Kurdi O, Zufferey P et al. Effects of nonsteroidal anti-inflammatory drugs on patinet-controlled analgesia morphine side effects: meta-analysisof randomized controlled trials Anesthesiology 2005, 102(6): 1249–60

[1405] Mc Dermott AM, Toelle TR, Rowbotham DJ et al. The burden of neuropathic pain: results from a cross-sectional survey. Eur J Pain 2006; 10 (2): 127–35

[1406] McGettigan P, Henry D. Cardiovascular risk and Inhibition of Cyclooxygenase: a systematic review of the observational studies of selective and nonselective inhibitors of cyclooxygenase 2. JAMA 2006; 296(13): 1633–44

[1407] Mercadente S, Villari P, Ferrera P et al. Optimization of opioid therapy for preventing incident pain associated with bone metastases. J Pain Symptom Manage 2004; 28(5): 505–10

[1408] Nevitt-MC, Chen-P, Dore-RK et al. Reduced risk of back pain following teriparatide treatment: a meta-analysis. Osteoporos Int 2006; 17: 273–280

[1409] Nilges P, Rief F. F45.41 Chronische Schmerzstörung mit somatischen und psychischen Faktoren. Eine Kodierhilfe. Schmerz 2010; 24: 209–212

[1410] Okon T. Ketamine: An Introduction for the Pain and Palliative Medicine Physician. Pain Physician 2007; 10: 493–500

[1411] Papadokostakis-G, Katonis-P, Damilakis-J et al. Does raloxifene treatment influence back pain and disability among postmenopausal women with osteoporosis. Eur Spine J 2005; 14: 977–81

[1412] Petzke F, Hüppe M, Kohlmann T et al. Handbuch Deutscher Schmerz-Fragebogen. 2020. https://www.schmerzgesellschaft.de/fileadmin/pdf/DSF_Handbuch_2020.pdf (Stand: 24.11.2023)

[1413] Portenoy RK. Cancer pain. Epidemiology and syndromes. Cancer 1989; 63(11 Suppl): 2298–307

[1414] S1-Leitlinie Anhaltender idiopathischer Gesichtsschmerz; Deutsche Gesellschaft für Neurologie. Im Internet: https://dgn.org/leitlinien (Stand: 24.11.2023)

[1415] Saarto P, Wiffen PJ. Antidepressants for neuropathic pain. Cochrane database Syst Rev 2007; 4: CD005 454

[1416] Schaefer C, Chandran A, Hufstader M et al. The comparative burden of mild, moderate and severe fibromyalgia: results from a cross-sectional survey in the United States. Health Qual Life Outcomes 2011; 9: 71

[1417] Schaefer Ch, Spielmann H, Vetter K. Arzneimittel in Schwangerschaft und Stillzeit. 8. Aufl. München: Elsevier/Urban & Fischer; 2012

[1418] Scholz OB. Schmerzmessung und Dokumentation. Basel, Freiburg, New York: Krager; 1994

[1419] Sharav Y, Singer E, Schmidt E et al. The analgesic effect of amitriptyline on chronic facial pain. Pain 1987; 31(2): 199–209

[1420] Tannenbaum H, Bombardier C, Davis P et al. An evidence-based approach to prescribing nonsteroidal anti-inflammatory drugs. Third Canadian Consensus Conference. J Rheumatol 2006; 33: 140–57

[1421] Tölle TR, Baron R. Neuropathische Schmerzen – auf dem Weg vom Mechanismus zur Therapie (Sprecher des DFNS, Deutscher Forschungsverbund Neuropathischer Schmerz). 2005

[1422] Tölle TR, Treede R-D, Zenz M. Langzeitanwendung von Opioiden bei nicht tumorbedingten Schmerzen (LONTS). Schmerz 2009; 23: 437–9

[1423] Vestische Kinderklinik Datteln – Universität Witten-Herdecke (Hrsg). Schmerztherapie und Palliative Versorgung krebskranker Kinder. Datteln; 2002

[1424] von Korff M, Ormel J et al. Grading the severity of chronic pain. Pain 1992; 50: 133–149

[1425] Weber R, Reinmuth OM. The treatment of migraine with propranolol. Neurology 1972; 22(4): 366–9

[1426] Wenig CM, Schmidt CO, Kohlmann T, Schweikert B. Costs of back pain in Germany. Eur J Pain 2009; 13(3): 280–286. doi: 10.1016/j.ejpain.2008.04.005

[1427] WHO guidelines for the pharmacological and radiotherapeutic management of cancer pain in adults and adolescents. Geneva: World Health Organization; 2018. ISBN: 978-92-4-155 039-0. https://www.who.int/publications/i/item/978 924 155 0390

[1428] Wolfe F, Brähler E, Hinz A et al. Fibromyalgia prevalence, somatic symptom reporting, and the dimensionality of polysymptomatic distress: Results from a survey of the general population. Arthritis Care Res (Hoboken) 2013; 65: 777–85

[1429] Wolfe F, Walitt BT, Rasker JJ et al. The Use of Polysymptomatic Distress Categories in the Evaluation of Fibromyalgia (FM) and FM Severity. J Rheumatol 2015; 42(8): 1494–501

[1430] World Health Organization. Cancer pain relief and palliative care in children. World Health Organization; 1998. https://apps.who.int/iris/handle/10 665/42 001

[1431] Zenz M, Jurna I. Lehrbuch der Schmerztherapie. Stuttgart: Wissenschaftliche Verlagsgesellschaft; 2001

[1432] Zeppetella G, Ribeiro MDC. Opioids for the management of breakthrough episodic pain in cancer patients. Cochrane Database Syst Rev 2006; (1): CD004 311

[1433] Zernikow B. Hrsg. Schmerztherapie bei Kindern, 3. Auflage. Heidelberg: Springer; 2005. ISBN 978-3-540-23 728-0

36 Palliativmedizin

36.1 Angst, Panik

U. Scholz

36.1.1 Grundlagen

Angst ist ein Affektzustand, bei dem eine Gefahr erwartet wird. Panik ist ein Zustand intensiver Angst, die plötzlich ohne offensichtliche Ursache auftritt und bis 20 min anhalten kann.

Angst ist bei fortgeschrittenen Erkrankungen häufig, wird jedoch bei den meisten Patienten übersehen. Anzeichen von Angst können sein:
- innere Unruhe, Angespanntheit, Reizbarkeit
- Sorgen, Grübeln
- Schlafstörungen
- Hilflosigkeit, Unkonzentriertheit, wiederholt gleiche Fragen
- körperliche Symptome wie Zittern, Tachykardie, Tachypnoe, Schwitzen, Mundtrockenheit, Übelkeit, Diarrhö, Druckgefühl über der Brust

Ursachen der Angst können sein:
- nichtkontrollierte Symptome wie Schmerzen und Atemnot
- widersprüchliche Informationen
- nicht krankhafte Angst vor Zukunft, Tod, Sorgen um Angehörige
- Autonomieverlust, Kontrollverlust, Verlust der Würde
- Medikamente wie Steroide, Metoclopramid, Theophyllin, Medikamentenentzug, Alkoholentzug
- Begleiterkrankungen wie Angina pectoris, Asthma, hirnorganische Veränderungen
- rez. Hypoglykämien, Hypoxie, Sepsis
- häufig vergesellschaftet mit Depression

36.1.2 Nichtmedikamentöse Therapien

- organische Ursachen behandeln
- stützende und beruhigende Gespräche
- Information, Aufklärung des Patienten
- körperlicher Kontakt
- Entspannung, Ablenkung, Massage, Aromatherapie, Musik- und Kunsttherapie
- bei persistierenden Beschwerden professionelle Hilfe von Psychiater, Psychologen, Sozialarbeiter hinzuziehen

36.1.3 Medikamentöse Therapien

- Benzodiazepine wie Lorazepam (0,5–1 mg p. o. oder s. l.), Midazolam bei Panikattacken
- Neuroleptika wie Levomepromazin (25–50 mg p. o. oder s. c.), Risperidon (0,5–4 mg/d p. o.)
- Antidepressiva wie Amitriptylin (10–50 mg p. o. z.N.), Mirtazapin (15 mg p. o. oder s. l. z.N.), Citalopram (10–20 mg p. o. morgens)

36.2 Atemnot

U. Scholz, V. Wegener

36.2.1 Grundlagen

Atemnot ist ein häufiges Symptom bei Patienten mit einer fortgeschrittenen Krebserkrankung. Nach der American Thoracic Society wird die Atemnot definiert als „eine subjektive Erfahrung einer unangenehmen Atmung, die in ihrer Ausprägung schwanken kann. Die Erfahrung wird von einem komplexen Zusammenspiel physischer, psychischer, sozialer und umweltbedingter Faktoren beeinflusst und kann sekundäre physiologische und verhaltensbezogene Reaktionen auslösen". Eine Registererhebung bei 5 014 Krebspatienten in stationären Palliativ- und Hospizeinrichtungen in Deutschland in den Jahren 2006–2008 ergab eine Atemnotprävalenz von 53,4 %. Die höchste Prävalenz zeigten Patienten mit Lungenkarzinom (74,3 %) [1434].

36.2.2 Therapie

Essenziell ist die optimale Therapie der Grunderkrankung und Ausschluss behandelbarer Ursachen (▶ Tab. 36.1). Besteht trotz dieser Maßnahmen weiter Atemnot, soll die weitere symptomatische Therapie erfolgen.

Tab. 36.1 Beispiele möglicher Ursachen von Atemnot und deren ursächliche Therapieoptionen.

Ursache von Atemnot	Ursächliche Therapie
Anämie	Transfusion
Atemwegsobstruktion, COPD	antiobstruktive Therapie, Kortikosteroide
Hämoptysen	Antifbrinolytika (Tranexamsäure, auch inhalativ), bronchoskopische oder operative Interventionen (Stent, Laser)
Infektionen, Pneumonie	Antibiotika
Obstruktion der Atemwege durch Tumor	bronchoskopische oder operative Interventionen (Stent, Laser)
Pleuraerguss	Pleurapunktion, Pleuradrainage, Pleurodese
pulmonale Stauung	Diuretika

Nichtmedikamentöse Therapie

Nichtmedikamentöse Allgemeinmaßnahmen spielen eine wichtige Rolle bei der Behandlung der symptomatischen Atemnot. Allen voran sind hier die Aufklärung der Patienten als auch der Angehörigen über das Symptom Atemnot zu nennen. Beruhigung und Entspannung sowie Atemübungen oder Kühlung des Gesichts können die symptomatische Atemnot lindern. Ein auf das Gesicht gerichteter kühler Luftzug z. B. durch einen Handventilator oder das Öffnen der Fenster können ebenfalls Erleichterung herbeiführen. Es können auch Maßnahmen aus dem Bereich der Aromatherapie, Fußmassagen, Lagerungstechniken und Atemtherapie angewendet werden.

Medikamentöse Therapie

Sauerstoff

Die Therapie mit Sauerstoff zur Linderung von symptomatischer Atemnot wird in der Literatur kontrovers diskutiert. Aus der Erfahrung hat die Verabreichung von Sauerstoff eine große beruhigende Wirkung auf den Patienten und Angehörige. Laut Empfehlung der S3-Leitlinie Palliativmedizin für Patienten mit einer nicht heilbaren Krebserkrankung sollte Sauerstoff nicht zur Linderung von Atemnot bei nichthypoxämischen Patienten eingesetzt werden. Bei Patienten mit Hypoxämie unter Raumluft hingegen ist die Sauerstoffgabe indiziert.

Opioide

Nach S3-Leitlinie Palliativmedizin für Patienten mit einer nicht heilbaren Krebserkrankung sollen Opioide zur symptomatischen Linderung von Atemnot eingesetzt werden. Bei einer nebenbefundlich bestehenden Niereninsuffizienz und Zunahme von Nebenwirkungen sollte die Dosis und die Wahl des Opioids anhand der klinischen Situation angepasst werden. Für den klinischen Alltag gilt, dass eine lege artis durchgeführte Therapie der Atemnot mit Opioiden zu keiner klinisch relevanten Atemdepression führt. Daher sollten und dürfen Opioide zur symptomatischen Therapie von Atemnot einen unheilbar erkrankten Patienten nicht vorenthalten werden.

Dosierung beispielsweise:
- 2,5–5 mg Morphin titriert s. c. oder i. v. alle 4 h beim opioidnaiven Patienten
- bei vorbehandelten Patienten an der Tagesdosis orientiert (ca. 1/6 der Tagesdosis alle 4 h).

Benzodiazepine

Benzodiazepine, aber auch die Kombination mit Opioiden, können zur Linderung von Atemnot eingesetzt werden, wenn die Behandlung mit Opioiden nicht wirksam ist.

Dosierung beispielsweise:
- Lorazepam sublingual 1–2,5 mg alle 4 h
- Diazepam 2,5–5 mg oral/i. v. alle 8 h

Steroide

Patienten im palliativen Setting sollten nicht standardmäßig mit Steroiden zur Linderung von Atemnot behandelt werden. Bei Tumorerkrankungen, bei denen eine Lymphangiosis carcinomatosa oder eine tumorbedingte Atemwegsobstruktion vorliegt, kann eine Therapie mit Steroiden zur Linderung von Atemnot in Betracht gezogen werden.

Dosierung beispielsweise: 4–8 mg Dexamethason als Einzeldosis, bis zu 3 × tgl.

36.3 Delir

E. Kornemann, U. Scholz

36.3.1 Grundlagen

Delirante Syndrome unterschiedlicher Ätiologien kommen in der Palliativmedizin häufig vor.

In der Hälfte der Fälle ist ein Delir beim erstmaligen Auftreten potenziell reversibel und gut behandelbar, in der Endphase ist es jedoch oft ein Anzeichen des nahen Todes.

Merke M!

Am häufigsten ist (bis zu 86 %) die hypoaktive Delirform, sie wird entsprechend oft übersehen oder als depressive Episode fehldiagnostiziert.

Wichtig ist zudem die differenzialdiagnostische Überlegung, ob ein Delir oder eine Demenz vorliegt.

36.3.2 Symptomatik

- Störung des Bewusstseins und der Aufmerksamkeit
- Beeinträchtigung der Kognition (Gedächtnis, Orientierung, Sprache, Auffassung)
- Änderung der Psychomotorik (hypo- oder hyperaktiv)
- akuter Beginn und fluktuierender Verlauf
- zugrundeliegende organische Ursache

36.3.3 Diagnostik

- Tatsächlich Delir vorhanden?
- Vorbekannte Demenz?
- Akuter Beginn und fluktuierende Symptome?
- V. a. Aufmerksamkeitsstörung?
- Organische Ursache?
- Überprüfung mittels CAM-ICU (▶ Abb. 36.1).

36.3.4 Therapie

Ursachen differenzialdiagnostisch abklären und gegebenenfalls behandeln:

- Hypoxie
- metabolische Entgleisung
- Elektrolytentgleisung
- Hypothermie
- Infektion
- Medikamente
- Toxine
- Entzug
- Psychose
- Demenz
- Depression
- nonkonvulsiver Status epilepticus
- Schädel-Hirn-Trauma und andere Organfunktionsstörungen

Nichtmedikamentöse Therapie

▶ **Basismaßnahmen**

- Ruhige und sichere Umgebung schaffen
- Angehörige und Patient zusammenbringen
- Berührung durch vertraute Personen
- Förderung der Mobilität
- Reorientierungstraining/kognitive Stimulation
- basal stimulierende Pflege
- Verbesserung der Umweltfaktoren (Lärmreduktion, Lichtanpassung, soziale Deprivation meiden, entspannende Musik und Gerüche

Merke M!

Sturzprophylaxe!

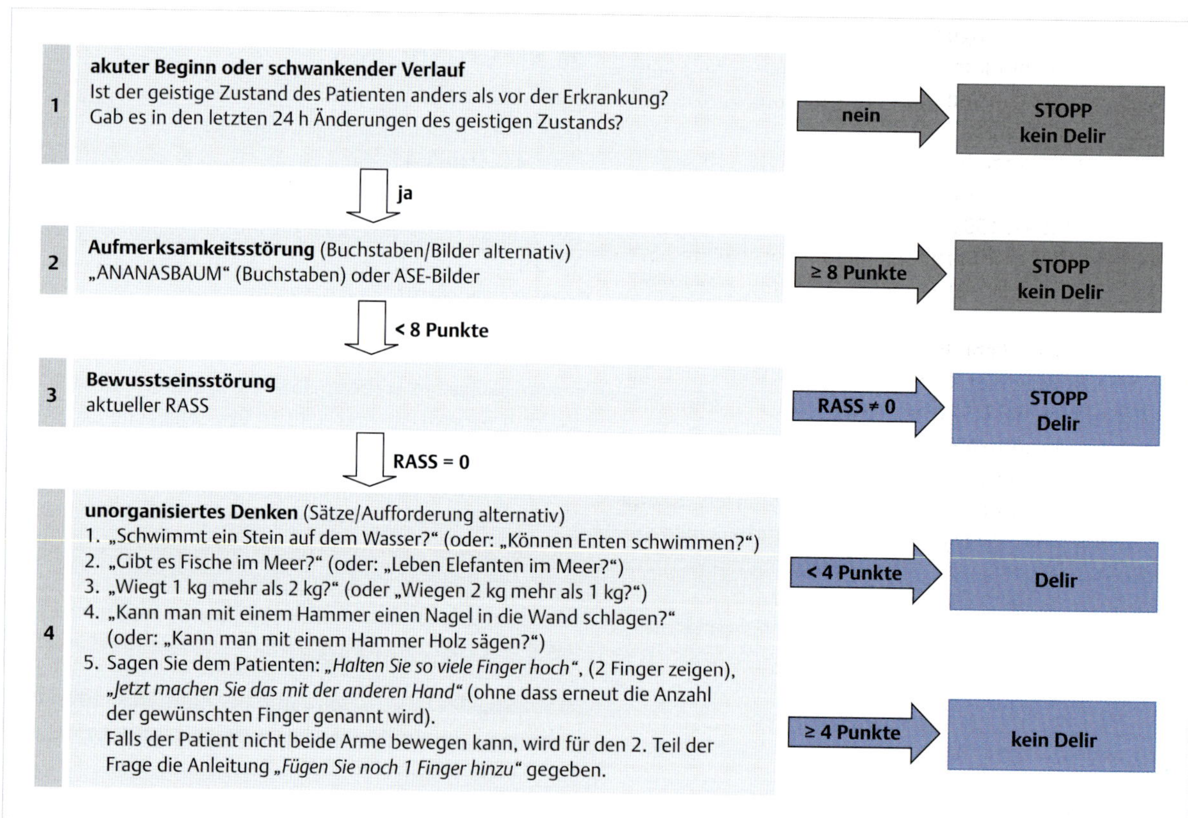

Abb. 36.1 Delir. CAM-ICU zur Überprüfung, ob ein Delir vorliegt.

Medikamentöse Therapie

Parallel zu den nichtmedikamentösen Basismaßnahmen:

- Haloperidol (niedrig dosiert) 4 × 0,5–1 mg p. o., bei ausgeprägter Symptomatik initial 1–2 mg s.c oder i. v. alle 30–60 min bis Symptome unter Kontrolle, danach oral beginnend mit 50 % der parenteralen Dosis (maximale Tagesdosis von 10 mg sollte nicht überschritten werden). Bei älteren Patienten 0,25–0,5 mg als Einzeldosis, die maximale Tagesdosis für ältere Patienten beträgt 5 mg.
- Risperidon: 1–2 mg p.o alle 12 h, bei älteren Patienten Anfangsdosis 0,25–0,5 mg p. o. bis zu max. 3–4 mg/d, bei älteren Patienten max. 2 mg/h (Beachte: Wirkeintritt Stunden bis Tage, WD: 12–24 h).
- Quetiapin (Seroquel): 50 mg 2 × /d p. o., tägliche Steigerung um 50 mg (maximal 400 mg/d), bei älteren Patienten 12,5–25 mg Startdosis, bei Bedarf um 25 mg steigern (maximal 200 mg/d). Mittel der Wahl bei Morbus Parkinson.
- Benzodiazepine (nur bei Angst bzw. Panikattacken, Agitation, ggf. am Lebensende- wenn Sedierung gewünscht):
- Lorazepam: 0,5–1 mg i. v.
- bei älteren oder multimorbiden Patienten Therapie mit Benzodiazepinen möglichst vermeiden; wenn unvermeidbar, dann nur kurzwirksame Substanzen wie z. B. Midazolam in Schritten von 0,5 mg i. v. langsam titrieren bis max. 2 mg i. v.
- Clonidin: bei sympathischer Hyperaktivität (z. B. bei Diaphorese) als Bolus in Schritten von 30–60 µg i. v. titrieren bis max. 150 µg i. v., kontinuierliche Weiterbehandlung über eine Spritzenpumpe: 1,5 mg/50 ml NaCl 0,9 % (30 µg/ml); Dosis: 1–3 ml/h (0,3–1,0 µg/kgKG/h).

Bei Tag-Nacht-Umkehr bzw. Schlaf-/Einschlafstörungen: Keine Benzodiazepine! Keine Z-Substanzen!

- Mirtazapin, initial 7,5–15 mg p. o. z.N.
- alternativ Circadin (Melatonin) 2 mg ret. abends
- wenn Schlafstörung v. a. durch psychomotorische Unruhe: z. B. Melperon 25–50 mg p. o. z.N. kann bei Bedarf innerhalb mehrerer Tage auf bis zu 200 mg gesteigert werden

36.4 Fatigue

E. Kornemann, U. Scholz

36.4.1 Grundlagen

Fatigue ist ein subjektives, anhaltendes Gefühl von Müdigkeit, Schwäche oder Energiemangel, das im Zusammenhang mit der Tumorerkrankung oder der Tumorbehandlung steht, ohne das (physiologische) Verhältnis zu aktuellen Aktivitäten widerzuspiegeln. Es beeinträchtigt die übliche Funktionsfähigkeit. Während Müdigkeit bei Gesunden ein physiologisches Regulativ darstellt (Antwort auf physische oder psychische Anstrengungen, wird durch Ruhe behoben), hält Fatigue stets mehrere Wochen an und kann mit Ruhe oder Schlaf nur teilweise oder gar nicht erleichtert werden.

Fatigue ist mit einer Prävalenz von 70–90 % das häufigste Symptom bei Patienten mit Tumorerkrankung und eine häufige Nebenwirkung der Tumortherapie.

- Primäres Fatiguesyndrom: wahrscheinlich Teil des inflammatorischen Tumorsyndroms (bedingt durch hohe Zytokinspiegel)
- Sekundäres Fatiguesyndrom: ausgelöst durch tumor- oder therapiebegleitende Symptome oder Komorbiditäten (z. B. Anämie, Fieber, Infektionen, Depressionen oder Dysbalancen des Elektrolyt- und Hormonhaushalts, Medikamentennebenwirkung)

36.4.2 Diagnostik

Regelmäßiges Screening im Rahmen der Grundversorgung. „Fühlen Sie sich oft außergewöhnlich müde oder schwach?“ Was meint der Patient mit Schwäche? Allgemeines Schwächegefühl? Neuromuskuläre Schwäche? Antriebslosigkeit? (s. Symptomcheckliste des BPA-Bogens).

Differenzialdiagnostische Überprüfung, ob es sich um die Symptomatik einer behandelbaren Ursache (z. B. eine Depression oder Medikamentennebenwirkungen, Anämie, organische Dysfunktion) handelt:

Frage nach Schlafproblemen, Appetit, Gewichtsverlust, Medikamenten, tumorspezifischen Behandlungen (wann zuletzt OP, Bestrahlung, Chemotherapie?), Charakteristika für ein depressives Syndrom (z. B. Gefühl der Wertlosigkeit, Schuldgefühle, fehlende Schwingungsfähigkeit)? Charakteristika für neuromuskuläre Schwäche (Beginn? Verteilung? Muskelschmerzen?)

Gegebenenfalls laborchemische Diagnostik: Hb, Infektparameter, Elektrolyte, Retentionsparameter, Leberenzyme, Medikamentenspiegel etc.

36.4.3 Therapie

Merke M!

Zunehmende Schwäche/Fatigue ist für den Patienten ein unübersehbarer Hinweis auf das nahende Lebensende! Verständnis und Unterstützung sind ein essenzieller Teil jedweder Therapie!

Symptomorientierte, nichtmedikamentöse Verfahren

Regelmäßige Durchführung eines moderaten Ausdauer- und Krafttrainings! Das Training sollte bei Patienten mit fortgeschrittener Tumorerkrankung an den reduzierten Funktionsstatus angepasst werden; z. B. mehrfach tägliche Wechsel zwischen Bett und Stuhl/Sessel, Aufsetzen an der Bettkante oder Bewegungsübungen im Liegen mehrmals pro Tag für bettlägerige Patienten.

- Tagesstrukturierung, Highlights schaffen, Angehörige einbeziehen
- psychoedukative Verfahren, insbesondere kognitive Verhaltenstherapien
- Beratung zu Strategien des Energiemanagements und zu einer energieadaptierten Tagesstruktur/Copingstrategien zur Vermeidung von zu langen Ruhepausen und Reduktion der körperlichen Aktivität anbieten (führt oftmals nicht zum Aufladen der Energie, sondern zur Verstärkung der Fatigue)
- Ernährungsberatung/Ernährungstherapie: Verbesserung der Energiebilanz, individuellen Ernährungsplan erstellen

Medikamentöse Therapie

Die Behandlung von Kachexie, Depression, Störungen im Flüssigkeits- oder Elektrolythaushalt, Fieber oder Infektionen können als Therapieoptionen bei Palliativpatienten mit Fatigue sinnvoll sein, wobei der Einfluss dieser Behandlung auf Fatigue bislang nicht ausreichend untersucht wurde.

Behandlung der Kachexie

- Einsatz von Cannabinoiden erwägen. Der Einfluss auf Appetit- oder Energiemangel konnte in klinischen Studien jedoch bislang nicht bestätigt werden.
- Kortikosteroide zur Steigerung von Appetit und Aktivität. Führt zu einer Steigerung der Lebensqualität. Ergebnisse der klinischen Studien zum Einfluss auf Fatigue bislang jedoch nicht eindeutig. Bei längerfristigem Einsatz sind Nebenwirkungen der Kortikosteroide zu beachten!
- Bei klinischen Zeichen einer Depression und Fatigue kann eine antidepressive Therapie (mit aktivierendem Wirkspektrum!) erwogen werden. Trotzdem ist v. a. ein Rückgang der depressiven Symptomatik zu erwarten, während das Gefühl der inadäquaten Müdigkeit und Erschöpfung weitgehend unbeeinflusst bleibt.
- Gegebenenfalls Therapieversuch mit Methylphenidat oder Modafinil.
- Bei ausgeprägter Anämie können wiederholte Transfusionen bei ausgewählten Indikationen zur Behandlung der Fatigue und weiterer Anämiesymptome sinnvoll sein (z. B. vor wichtigen Ereignissen wie Geburtstag oder anderen Familienfesten).

36.5 Inappetenz

U. Scholz

36.5.1 Ursachen

- krankheitsbedingt: Tumortoxine, gastrointestinale Symptome, Schluckprobleme
- therapiebedingt: Chemotherapie, Strahlentherapie, andere Medikamente
- psychische Faktoren: Nahrungsmittelaversionen, Angst vor Erbrechen, Ekel vor dem Essen

36.5.2 Therapie

Nichtmedikamentöse Therapie

- Soweit möglich auslösende Ursachen beseitigen (Medikamente absetzen)
- Ruhe, angenehme Ablenkung, unangenehme Gerüche beseitigen
- kleine, appetitliche Mahlzeiten
- kein Druck beim Essen (Auswahl, Portionen, Setting)
- Ernährungsberatung
- Mundhygiene
- Mobilisation

Medikamentöse Therapie

Nach Ursachen:
- Antiemetika, Prokinetika
- Antidepressiva
- Mukositisbehandlung
- Schmerztherapie

Zur Appetitsteigerung:
- Dexamethason, ***Beispiel:*** Fortecortin 2–4 mg/d oral oder s. c.
- Cannabinoide, ***Beispiel:*** Dronabinol 2–3 × 2,5–5 mg

36.6 Juckreiz

U. Scholz

Merke **M!**

Pruritus gehört zu den besonderen Herausforderungen der Symptomkontrolle!

36.6.1 Auslösende Faktoren

- Medikamente (Opioide, Carbamazepin, Captopril, Bleomycin, Mistel)
- metabolische Faktoren (Diabetes mellitus, Urämie, Cholestase, Hyperkalzämie, Hyperurikämie)
- dermatologische Ursachen (Hauttrockenheit, atopisches Ekzem, Kontaktekzem)
- maligne Grunderkrankungen
- Verstärkung aller Formen durch psychische Anspannung

36.6.2 Klinik

- Gefahr von Hautverletzungen durch Zerkratzen mit Infektionsrisiko
- Schlafstörungen
- Beeinträchtigung der Lebensqualität

36.6.3 Therapie

Nichtmedikamentöse Therapie

- Soweit möglich auslösende Ursachen beseitigen (Medikamente absetzen)
- regelmäßige Pflege verletzlicher Haut (Schutz vor Noxen, Reinigung, rückfettende Basispflege)
- Spezialisten (Dermatologen) frühzeitig hinzuziehen
- verhaltenstherapeutische Maßnahmen
- Phototherapie
- äußere juckreizstillende Anwendungen:
  - *Beispiel:* Gurkenwickel (1 Gurke schälen, pürieren, mittels einer Gaze auftragen, 1 h einwirken lassen)
  - *Beispiel:* Pflegeöl mit Johanniskrautöl, Melisse, Lavendel, Teebaumöl, Rose, römische Kamille, Jojobaöl

Medikamentöse Therapie

- Antidepressiva: *Beispiel:* Mirtazapin 7,5–15 mg
- Antikonvulsiva: *Beispiel:* Gabapentin 3 × 100 mg beginnend
- bei urämischem Juckreiz: *Beispiel:* Mirtazapin
- bei cholestatischem Juckreiz: *Beispiel:* Naltrexon, Rifampicin, Paroxetin
- bei paraneoplastischem Juckreiz: *Beispiel:* Paroxetin, Mirtazapin
- äußere Anwendung von Steroiden: *Beispiel:* Volon A Lotio
- Off-Label-Use bei allen Arten von Juckreiz: 3 × 5 Tropfen Haloperidol

36.7 Obstipation

U. Scholz

36.7.1 Grundlagen

Obstipation wird als eine unregelmäßige bzw. fehlende Entleerung von hartem Stuhl definiert. Die subjektive Beeinträchtigung des Patienten, wie Schwierigkeiten beim Absetzen des Stuhles, Völlegefühl, abdominelles Unwohlsein, kolikartige Schmerzen, Übelkeit bis Verwirrtheit spielt dabei die entscheidende Rolle. Die objektiven Kriterien wie Stuhlfrequenz, Beschaffenheit und Menge des Stuhles sind an den individuellen Gewohnheiten zu messen.

Ursachen der Obstipation können u. a. Dehydrierung, eingeschränkte Mobilität, verminderte Nahrungsaufnahme, neurogene Störungen, Opioide, Medikamente mit anticholinergen Wirkungen, Sedativa, Diuretika, Antazida, metabolische Veränderungen (Hyperkalzämie, Hypokaliämie), Diabetes mellitus sein.

Ziel der Therapie sollte die Entlastung des Patienten durch erleichterten Stuhlgang sein, nicht unbedingt eine regelmäßige Darmentleerung.

36.7.2 Prophylaxe

- Verhaltensberatung (z. B. Zeitdruck vermeiden, Flüssigkeitszufuhr, Analpflege)
- Privatsphäre sicherstellen
- physiotherapeutische Maßnahmen (aktive Bewegungsübungen, Mobilisation, Kolonmassage)
- medikamentöse Prophylaxe bei Opiattherapie
- Kontrolle bzw. Reduktion obstipierender Medikamente

36.7.3 (Medikamentöse) Therapien

- Osmotisch wirksame Substanzen wie Macrogrol (Polyethylenglykol), Laktitol, Sorbit und Laktulose
- stimulierende Laxantien wie Natriumpicosulfat, Bisacodyl und Anthrachinone
- Opiatantagonisten Methylnaltrexon oder Kombinationspräparate mit Naloxon
- neue medikamentöse Prokinetika und Sekretagoga (z. B. Linaclotid und Prucaloprid)
- rektale Entleerungshilfen (Zäpfchen, insbes. Bisacodylzäpfchen, Klysmen, Macrogol über Darmrohr)

- manuelle Ausräumung
- osmotisch wirksame Salze (**Cave:** Herz- und Niereninsuffizienz), Magnesiumhydroxid (**Cave:** paralytischer Ileus, Nierenversagen) bzw. Paraffinöl (**Cave:** Lipidpneumonie) sollten bei Patienten mit einer nicht heilbaren Krebserkrankung und einer Obstipation nicht eingesetzt werden

36.7.4 Stufenplan

Bei Prophylaxe und Therapie sollte ein Stufenplan angewendet werden:

- Stufe 1: osmotisches Laxans oder propulsives Laxans
- Stufe 2: osmotisches Laxans und propulsives Laxans
- Stufe 3: Stufe 2 plus peripherer Opioidantagonist
- Stufe 4:
  - medikamentöse Maßnahmen: Stufe 3 + Rizinus, Erythromycin, Amidotrizoeessigsäure o. a. (Medikamente im Off-Label-Use)
  - nichtmedikamentöse Maßnahmen: Stufe 3 + Einläufe (z. B. Macrogol), manuelle Ausräumung (ggf. + diagnostische Abklärung)

Begleitend können zu allen Stufen physiotherapeutische Maßnahmen wie z. B. Kolonmassage angewandt werden.

36.8 Übelkeit und Erbrechen

U. Scholz, H. Wendt

36.8.1 Grundlagen

Übelkeit und Erbrechen gehen häufig mit einem erheblichen Krankheits- und Schwächegefühl einher, welches die Lebensqualität der Patienten stark mindert. Die Begleitung und Therapie bedarf hoher sozialer Kompetenz, da es häufig zu einem Schamgefühl kommt. Im Mittelpunkt der Therapie stehen die Ursachenidentifikation, soweit möglich die Ursachenbekämpfung und die symptomatische Kontrolle.

36.8.2 Anamnese

► **Übelkeit**

- Wann beginnt die Übelkeit?
- Wie stark ist die Übelkeit (Stärke 1–10)?
- Einflussfaktoren:
- Gibt es auslösende oder verstärkende Faktoren (Medikamente, Mahlzeiten, Gerüche, Situationen)?
- In welchem Zusammenhang tritt die Übelkeit auf?
- Gibt es andere Symptome (Kopfschmerz, Durst)?

► **Erbrechen**

- Häufigkeit: Brechakt und Brechepisoden
- Qualität (schwallartig oder würgend) und Menge (wenig oder viel)
- Tritt vor dem Erbrechen Übelkeit auf? Ist diese danach gelindert?
- Zeitliche Veränderungen oder Lageabhängigkeit?
- Beimengungen: unverdaute Nahrung, Schleim, Miserere?

Cave ⚠

Darmverhalt.

Einteilung des Erbrechens in 4 Schweregrade durch das „Common Terminology Criteria of Adverse Events"-System:

- Grad 1: 1–2 Brechepisoden/24 h
- Grad 2: 3–5 Brechepisoden/24 h
- Grad 3: ≥ 6 Brechepisoden/24 h – eine Ernährungsunterstützung ist indiziert
- Grad 4: lebensbedrohliches Ausmaß der Brechepisoden – eine medizinische Intervention ist dringend notwendig

36.8.3 Ursachen

► **Veränderungen im Magen-Darm-Trakt**

- Obstruktion
- Obstipation
- Aszites
- Magenentleerungsstörung
- gastrointestinale Infektionen

► **Toxisch wirkende Medikamente**

- Chemotherapeutika
- Antibiotika
- SSRI
- Opioide

► **Metabolische Entgleisung**

- Urämie
- Hyperkalzämie

► **Zerebrale Funktionsstörung**

- Hirntumoren
- Meningeosis carcinomatosa
- Ganzhirnbestrahlung
- vestibuläre Dysfunktion

► **Sonstige**

- psychosomatische Störung
- andere: heftiger Hustenreiz

36.8.4 Pathophysiologie

Chemorezeptortriggerzone (CTZ), im IV. Ventrikel lokalisiert, wird durch z. B. Medikamente und metabolische Veränderungen erregt → Brechzentrum im Hirnstamm wird durch CTZ, vagale Afferenzen und ZNS-Veränderungen erregt → Folge: Aktivierung des Gastrointestinaltrakts.

36.8.5 Therapie

Nichtmedikamentöse Therapie

- Soweit möglich auslösende Ursachen beseitigen (Medikamente absetzen, Hirndrucktherapie, Hyperkalzämietherapie etc.)
- Mundspülung nach dem Erbrechen, Mundpflege, Mundhygiene
- Aromatherapie
- Ruhe, angenehme Ablenkung, unangenehme Gerüche beseitigen
- Akupressur Perikard 6
- Fußmassage mit Zitronen-/Lavendelöl
- Lagerung (OK-Hochlagerung)
- kleine, appetitliche Mahlzeiten
- kein Druck beim Essen (Auswahl, Portionen, Setting)

Medikamentöse Therapie

Die Details fassen ▶ Tab. 36.2 und ▶ Tab. 36.3 zusammen.

Tab. 36.2 Rezeptorbindungsstellen von Antiemetika.

Medikament	D 2	H1	Achm	5HT 2	5HT 3	5HT 4	NK	μ
Metoclopramid	++	–	–	–	+	++	–	–
Domperidon	++	–	–	–	–	–	–	–
Haloperidol	+++	–	–	–	–	–	–	–
Cyclicin	–	++	++	–	–	–	–	–
Hysozin	–	–	+++	–	–	–	–	–
Promethazin	++	–	–	++	–	–	–	–
Levopromethazin	++	+++	++	+++	–	–	–	–
Setrone	–	–	–	–	+++	–	–	–

D 2 = Dopaminrezeptor, H1 = Histaminrezeptor, Achm = muskarinerger Acetylcholinrezeptor, 5HT 2/3/4 = Serotoninrezeptoren 2/3/4, NK = Neurokininrezeptor, μ = μ-Opioidrezeptor

Tab. 36.3 Empfohlene Medikamente unter Berücksichtigung der Ursachen.

Ursache	Medikament und Dosierung
keine spezifische Ursache	Dimenhydrinat (Vomex): 3–4 × /d 50–100 mg supp. oder i. v.
gastrointestinal • Magenparese • Reduktion der Motilität • maligne GI-Obstruktion • Bestrahlungsfolgen	Metoclopramid (1. Wahl): 3–4 × /d 10(–20) mg i. v. Haloperidol (Reserve, Off-Label-Use): 2–3 × /d 0,3–0,5 mg p. o., s. c. oder i. v. Ondansetron: 1–3 × /d 4 mg p. o. Levomepromazin (Reserve): 1–4 × /d 6–12,5 mg p. o. oder s. c. (abends beginnen)
metabolisch/chemisch • Opioide • Hyperkalzämie • Urämie	Alizapridhydrochlorid (Vergentan; 1. Wahl): 2–3 × /50 mg i. v. oder oral Metoclopramid: 3–4 × /d 10(–20) mg i. v. Levomepromazin (Reserve): 1–4 × /d 6–12,5 mg p. o. oder s. c. (abends beginnen)
zentralnervös • Hirndruck • bewegungsbedingt	Dimenhydrinat (Vomex; 1. Wahl): 3–4 × /d 50–100 mg supp. oder i. v. + Dexamethason: 2–3 × /d 4–8 mg p. o. oder i. v.
psychisch • Angst • Stress	Lorazepam: 1–3 × /d 0,5–1 mg p. o., s. l. oder i. v.

Andere Medikamente:
- Scopolamin-Pflaster
- Cannabinoide 2–3 × 2,5 mg (3–4 Tropfen) beginnend, als Heilversuch

36.9 Wunden/Wundversorgung

U. Scholz

36.9.1 Grundlagen

In der palliativen Wundversorgung steht nicht die Wundheilung im Sinne der kurativen Wundversorgung im Vordergrund, sondern die Verbesserung der Lebensqualität durch:
- Schmerzreduktion
- Geruchsdämmung
- Exsudatminderung
- Blutungskontrolle
- ästhetischer Verband

In der klinischen Versorgung erfolgt die Wundversorgung durch speziell geschulte und ausgebildete Pflegefachkräfte für Wundversorgung.

36.9.2 Therapie

Nichtmedikamentöse Therapie

- Einsatz spezieller Verbandsstoffe je nach Wundbeschaffenheit
- Verbandswechsel individualisieren: so oft wie nötig, so wenig wie möglich
- Geruchsbindung/Minderung durch Aufstellen von Kaffeepulver im Zimmer und Stoßlüften
- Vermeidung von Parfüms und Raumdüften

Medikamentöse Therapien

- Vor Verbandswechsel Sicherstellung einer adäquaten Schmerztherapie durch
  - systemische Analgesie (schnellwirksame Opioide oral, parenteral)
  - ggf. Sedierung (Lorazepam, Midazolam)
  - lokale Anästhesie (*Beispiel:* Emla-Creme-Verband, Umschläge mit Lokalanästhetika)
  - lokale Anwendung von Morphin in Gelform (*Beispiel:* 1 mg Morphin mit 1 g Hydrogel vermischt)
- bei Blutungsgefahr: Einsatz von Hämostyptika
- bei Geruchsbildung: Einsatz von Antibiotika (*Beispiel:* Metronidazol, Clindamycin), Chlorophyll 2,5 %, Kohleauflagen

36.9.3 Vorbereitung auf terminal blutende Wunden

- Strategien interdisziplinär besprechen
- lokale äußere Anwendung, *Beispiel:* Kompressen getränkt mit Nasentropfen (Otriven) oder Suprarenin 1 ml auf 9 ml NaCl 0,9 %
- Hämostyptika *Beispiel:* Tabotamb, Celita-Tampon, Alginatkompressen (Askina Sorb)
- mit Tranexamsäure getränkte Kompressen zum Auflegen
- terminales Verbluten besprechen:
  - Vorbereiten von Patienten und Angehörigen
  - Sicherstellung einer adäquaten Sedierung mittels Midazolam, Opioiden
  - Setting: gedämpftes Licht, dunkle Tücher zur Abdeckung

36.10 Literatur

[1434] Altfelder N et al. Characteristics of patients with breathlessness – a German national survey on palliative care in-patient units. Palliative Med 2010; 24: 37

[1435] Bausewein C, Roller S, Voltz R. Leitfaden Palliativmedizin – Palliative Care. 3. Aufl. München: Elsevier; 2007

[1436] Cella D, Davis K, Breitbart W et al. Cancer-related fatigue: prevalence of proposed diagnostic criteria in a United States sample of cancer survivors. J Clin Oncol 2001; 19(14): 3 385–91

[1437] Deutsche Gesellschaft für Anästhesiologie und Intensivmedizin e. V. (DGAI), Deutsche Interdisziplinäre Vereinigung für Intensiv- und Notfallmedizin e. V. (DIVI). Leitlinie „Analgesie, Sedierung und Delirmanagement in der Intensivmedizin" (2015). AWMF-Leitlinien-Register Nr. 001–012. Im Internet: https://www.awmf.org/leitlinien/detail/ll/001-012.html (Stand: 14.12.2021)

[1438] Deutsche Gesellschaft für Palliativmedizin e. V. (DGP). Leitlinie „Palliativmedizin für Patienten mit einer nicht heilbaren Krebserkrankung" (2019). AWMF-Leitlinien-Register Nr. 128–001OL. Im Internet: https://www.awmf.org/leitlinien/detail/ll/128-001OL.html (Stand: 24.11.2023)

[1439] Fachinfo Haloperidol Stand 01/2018; www.fachinfo.de

[1440] Fachinfo Melperon Stand 01/2018; www.fachinfo.de

[1441] Fachinfo Risperidon Stand 01/2018; www.fachinfo.de

[1442] Husebo S, Klaschik E, Hrsg. Palliativmedizin. Heidelberg: Springer; 2000

[1443] Jentschke E, Thomas M, Babiak A et al. SOP Akuter Verwirrtheitszustand. Onkologe 2017; 23: 213–7

[1444] Mücke M, Carter C, Cuhls H et al. Cannabinoide in der palliativen Versorgung: Systematische Übersicht und Metaanalyse der Wirksamkeit, Verträglichkeit und Sicherheit. Schmerz 2016; 30(1): 25–36

[1445] Mücke M, Cuhls H, Peuckmann-Post V et al. Pharmacological treatments for fatigue associated with palliative care. Cochrane Database Syst Rev 2015; 2015(5): CD006 788

[1446] National Comprehensive Cancer Network. NCCN Clinical Practice Guidelines in Oncology: Cancer-related fatigue. v.1.2016

[1447] Radbruch L, Strasser F, Elsner F et al. Fatigue in palliative care patients – an EAPC approach. Palliat Med 2008; 22(1): 13–32

[1448] Regnard C, Dean M. Praktische Palliativmedizin. 1. Aufl. Bern: Hans Huber; 2010

[1449] Thiem A, Rolke R, Radbruch L. Glukokortikoide und Androgene zur Behandlung von Müdigkeit und Schwäche bei Palliativpatienten: Eine systematische Übersichtsarbeit. Schmerz 2012; 26(5): 550–67

[1450] Tonia T, Mettler A, Robert N et al. Erythropoietin or darbepoetin for patients with cancer. Cochrane Database Syst Rev 2012; 12: CD003 407

[1451] Uebach B. Möglichkeiten der Lokalbehandlung wundbezogener Probleme. Z Palliativmed 2012; 13(6): e7–e8

Sachverzeichnis

A

B

H

I

J

K

L

M

N

O

P

T

U

V